8000 Qu

Ampia **raccolta di quesiti** suddivisi per r... ...gomento
per la preparazione ai **test di accesso**

PROFESSIONI SANITARIE • AREA SCIENTIFICA E FARMACEUTICA

Accedi ai servizi riservati

Il codice personale contenuto nel riquadro dà diritto a servizi esclusivi riservati ai nostri clienti. Registrandoti al sito, dalla tua area riservata potrai accedere a:

- **Numerose video-lezioni**
  Quesiti svolti in aula virtuale e tutoraggio online
- **Infinite esercitazioni**
  Scegli se esercitarti su singole materie, sulle prove ufficiali o se simulare una prova d'esame con le stesse modalità del test reale
- **Ulteriori materiali di interesse**
  Contenuti extra, test attitudinali, prospettive e sbocchi occupazionali ed altro ancora su **www.ammissione.it**

CODICE PERSONALE

Grattare delicatamente la superficie per visualizzare il codice personale.
Le **istruzioni per la registrazione** sono riportate nella Prefazione
Il volume NON può essere venduto né restituito se il codice personale risulta visibile
L'accesso ai servizi riservati ha la durata di un anno
dall'attivazione del codice e viene garantito esclusivamente sulle edizioni in corso.

8 000 Quiz

Ampia **raccolta di quesiti** suddivisi per materia e argomento
per la preparazione ai **test di accesso**

PROFESSIONI SANITARIE • AREA SCIENTIFICA E FARMACEUTICA

editest

EdiTest – 8000 Quiz per Professioni sanitarie e Area scientifica e farmaceutica
VII Edizione

I Edizione 2010

9 8 7 6 5 4 3 2 1 0
2024 2023 2022 2021 2020

Le cifre sulla destra indicano il numero e l'anno dell'ultima ristampa effettuata

Nota

I curatori, l'editore e tutti coloro in qualche modo coinvolti nella preparazione o pubblicazione di quest'opera hanno posto il massimo impegno per garantire che le informazioni ivi contenute siano corrette, compatibilmente con le conoscenze disponibili al momento della stampa; essi, tuttavia, non possono essere ritenuti responsabili dei risultati dell'utilizzo di tali informazioni.

Grafica di copertina: curvilinee

Progetto grafico e composizione: curvilinee

Stampato presso: Litografia Sograte S.r.l. – Città di Castello (PG)

per conto della EdiSES – Piazza Dante, 89 – Napoli

www.edises.it
www.editest.it
info@edises.it

ISBN 978 88 9362 484 8

PREFAZIONE

Rivolto a tutti i candidati agli esami di ammissione ai corsi di laurea triennale delle **Professioni Sanitarie** e ai **corsi di ambito scientifico e farmaceutico**, questo volume costituisce un utile strumento di preparazione.
Si tratta di una vastissima raccolta di quesiti, tratti in parte dalle **prove assegnate negli ultimi anni** (segnalati da apposite sigle indicate nella legenda riportata a fine pagina) e in parte elaborati ad hoc, favorendo uno studio sistematico di tutte le materie d'esame (Ragionamento logico, Cultura generale, Biologia, Chimica, Matematica e Fisica) e un'agevole assimilazione dei concetti.

I quiz contenuti nel volume sono, infatti, ripartiti secondo una suddivisione degli argomenti minuziosa e capillare che stimola l'**apprendimento induttivo**, consentendo, mediante l'esercitazione, la memorizzazione di concetti e nozioni e al contempo la possibilità di verificare il proprio livello di preparazione e di individuare senza difficoltà le materie e gli argomenti in cui si è più deboli così da procedere a uno studio mirato della parte teorica.

Il **codice personale**, contenuto nella prima pagina del volume, consente di accedere a una serie di servizi riservati ai clienti tra cui:
– **software di simulazione online** (infinite esercitazioni per materia, sulle prove degli anni passati e simulazioni d'esame gratuite);
– centinaia di **spiegazioni in aula virtuale** di quesiti inerenti le varie materie, facilmente individuabili nel testo tramite una specifica icona ▶ ;

– materiali di approfondimento e **contenuti extra**, tra cui le prove Cineca e Cisia degli ultimi anni.

Legenda delle sigle utilizzate nel volume

CINECA: prova assegnata ai corsi di Professioni Sanitarie
CISIA: prova assegnata ai corsi di laurea di Scienze
M/O: prova assegnata a Medicina e Odontoiatria
V: prova assegnata a Veterinaria

Tutti i materiali e i servizi associati al volume sono accessibili dall'**area riservata** che si attiva mediante registrazione al sito **edises.it**. Per accedere alla tua area riservata segui queste semplici istruzioni.

Collegati al sito edises.it

• Se sei registrato al sito

- clicca su *Accedi al materiale didattico*
- inserisci email e password
- inserisci le ultime 4 cifre del codice ISBN, riportato in basso a destra sul retro di copertina
- inserisci il tuo **codice personale** per essere reindirizzato automaticamente all'area riservata

• Se non sei già registrato al sito

- clicca su *Accedi al materiale didattico*
- registrati al sito o autenticati tramite facebook
- attendi l'email di conferma per perfezionare la registrazione
- torna sul sito **edises.it** e segui la procedura già descritta per *utenti registrati*

INDICE GENERALE

PARTE PRIMA - LOGICA

CAPITOLO 1 | Logica verbale

CAPITOLO 2 | Ragionamento critico

CAPITOLO 3 | Problem solving

CAPITOLO 4 | Ragionamento astratto e attitudine visuo-spaziale

PARTE SECONDA - CULTURA GENERALE

CAPITOLO 1 | Letteratura

CAPITOLO 2 | Lingua

CAPITOLO 3 | Storia

CAPITOLO 4 | Educazione civica

CAPITOLO 5 | Geografia e Scienze della Terra

PARTE TERZA - CULTURA SCIENTIFICA

CAPITOLO 1 | Matematica

CAPITOLO 2 | Fisica

CAPITOLO 3 | Chimica

ESTENSIONI ONLINE

GLOSSARIO

- Glossario dei termini scientifici
  Glossario dei termini medici

PROVE UFFICIALI

- Prove CINECA per le Professioni sanitarie
- Prove CISIA per i corsi di laurea in Scienze

PARTE PRIMA - LOGICA

CAPITOLO 1
Logica verbale

1.1 • Sinonimi, definizioni, significato dei termini

1) Tra le seguenti parole trovare quella che abbia lo stesso significato di "creato" e "compiuto".

A. Soggetto
B. Eseguito
C. Cosmo
D. Fatto
E. Finito

2) Tra le seguenti parole trovare quella che abbia lo stesso significato di "sbaglio" e "oca".

A. Papera
B. Allocca
C. Gallina
D. Sventato
E. Abbaglio

3) Tra le seguenti parole trovare quella che abbia lo stesso significato di "abbandono" e "rimborso".

A. Rifusione
B. Defezione
C. Indennizzo
D. Resa
E. Risarcimento

4) Tra le seguenti parole trovare quella che abbia lo stesso significato di "guardare" e "bloccare".

A. Osservare
B. Fissare
C. Ammirare
D. Risolvere
E. Sistemare

5) Tra le seguenti parole trovare quella che abbia lo stesso significato di "desiderato" e "latitante".

A. Voluto
B. Ricercato
C. Stimato
D. Amato
E. Bandito

6) Tra le seguenti parole trovare quella che abbia lo stesso significato di "coltivato" e "erudito".

A. Versato
B. Colto
C. Spontaneo
D. Ferrato
E. Cresciuto

7) Tra le seguenti parole trovare quella che abbia lo stesso significato di "mappa" e "erba".

A. Pianta
B. Droga
C. Disegno
D. Fusto
E. Quadro

8) Tra le seguenti parole trovare quella che abbia lo stesso significato di "masse" e "demente".

A. Complessi
B. Folle
C. Blocchi
D. Gruppi

E. Mentecatto

9) Tra le seguenti parole trovare quella che abbia lo stesso significato di "monotono" e "portata".

A. Carica
B. Uniforme
C. Pasto
D. Posto
E. Piatto

10) Tra le seguenti parole trovare quella che abbia lo stesso significato di "liquidazione" e "resistente".

A. Indennizzo
B. Saldo
C. Grosso
D. Rimborso
E. Nerboruto

11) Tra le seguenti parole trovare quella che abbia lo stesso significato di "fattezza" e "segno".

A. Portamento
B. Gesto
C. Tratto
D. Indizio
E. Atto

12) Tra le seguenti parole trovare quella che abbia lo stesso significato di "trattenuto" e "argomento".

A. Contenuto
B. Enunciato
C. Calcolato
D. Sinossi
E. Pretesto

13) Tra le seguenti parole trovare quella che abbia lo stesso significato di "elegante" e "nitido".

A. Chic
B. Distinto
C. Sereno
D. Fine
E. Ricercato

14) Tra le seguenti parole trovare quella che abbia lo stesso significato di "insensibile" e "secco".

A. Polare
B. Asciutto
C. Inerte
D. Chiuso
E. Arido

15) Tra le seguenti parole trovare quella che abbia lo stesso significato di "fermo" e "gruppo".

A. Saldo
B. Ammasso
C. Arresto
D. Blocco
E. Termine

16) Tra le seguenti parole trovare quella che abbia lo stesso significato di "macchia" e "mancanza".

A. Assenza
B. Deficienza
C. Voglia
D. Penuria
E. Neo

17) V • 2018 Individua, tra i termini seguenti, quello che intrattiene relazioni di sinonimia tanto con "valuta" quanto con "tenuta":

A. divisa
B. moneta
C. foggia
D. uniforme
E. fondo

18) Sbrigare una pratica burocratica significa:

A. evaderla
B. pervaderla

C. invaderla
D. rivederla
E. provvederla

19) Indicare il sinonimo di *vagliare*:

A. esaminare
B. trascurare
C. custodire
D. decidere
E. rinviare

20) *Ineffabile* vuol dire:

A. amichevole
B. ostile
C. arguto
D. inutile
E. inesprimibile

21) Indicare il sinonimo di *impudente*:

A. sconsiderato
B. incurante
C. incauto
D. assiduo
E. sfacciato

22) "Dare l'ostracismo a qualcuno" significa:

A. accoglierlo con un'ovazione
B. insignirlo di un'onorificenza
C. accusarlo di astrattezza
D. escluderlo o isolarlo
E. contraddirlo

23) Individua il significato del termine *lapalissiano.*

A. Ceruleo
B. Ovvio
C. Liscio
D. Uniforme
E. Complesso

24) Indicare l'unico sinonimo di *riluttante* tra:

A. recalcitrante
B. polemico
C. docile
D. deciso
E. retrivo

25) Un *mallevadore* è chi:

A. contribuisce a raggiungere un accordo tra due parti in contesa
B. accusa qualcun altro con false affermazioni
C. affascina i suoi interlocutori grazie alla sua eloquenza
D. istiga a compiere azioni disoneste o atti di ribellione
E. si fa garante dell'adempimento di un obbligo assunto da un'altra persona

26) Il verbo *esimere* è sinonimo di:

A. manifestare
B. esentare
C. pretendere
D. frenare
E. costringere

27) A quale delle parole sotto elencate può essere accostato l'aggettivo APODITTICO/A?

A. Proposta
B. Comportamento
C. Ragionamento
D. Fede
E. Ipotesi

28) *"Persona salda di carattere, ben capace di resistere alle avversità"*. Quale delle parole sotto elencate ha, se usata in senso figurato, questo significato?

A. Torvo
B. Tetragono
C. Refrattario
D. Solido
E. Impenetrabile

29) Scegliete la parola che corrisponde meglio alla definizione di "scrivano che curava la trascrizione dei testi, prima dell'invenzione detta stampa":

A. miniaturista
B. cistercense
C. copista
D. amanuense
E. benedettino

30) Individuare la definizione errata:

A. filigrana: tipo di lavorazione dei metalli
B. monologo: soliloquio
C. cupola: banda di malfattori
D. semantica: studio dei significati del linguaggio
E. glottologia: studio storico-scientifico della lingua

31) Tra le seguenti definizioni della parola aforisma scegliete quella più corretta:

A. ragionamento che contiene una contraddizione
B. concetto privo di fondamento ma brillantemente formulato
C. precetto morale frutto di esperienza
D. deduzione priva di rigore, logicamente non rigorosa
E. motto, sentenza che compendia esperienze significative

32) Qual è la definizione esatta della parola "patogeno"?

A. Ciò che provoca o genera ansia
B. Ciò che è sintomo caratteristico al punto da permettere la diagnosi certa
C. Ciò che provvede o concorre a una secrezione interna
D. Ciò che riguarda la patologia o, più in generale, le malattie
E. Ciò che determina o ha la capacità di provocare fenomeni morbosi

33) "Pagare a pronta cassa" significa:

A. pagare in banca
B. pagare entro i termini indicati sul contratto
C. pagare soltanto alla posta
D. pagare in contanti
E. un sollecito di pagamento

34) L'espressione *in medias res* vuole significare:

A. appartenere ad un ceto medio
B. entrare nel cuore dell'argomento
C. vivere una situazione incerta
D. una fase del procedimento amministrativo
E. essere mediocri

35) Il termine "apocrifo" significa:

A. antico
B. spostato
C. autentico
D. originale
E. falso

36) «Luogo che non è; luogo della felicità»: a quale delle parole sottostanti si riferiscono ambedue le definizioni etimologiche?

A. Irrealtà
B. Idealità
C. Virtualità
D. Utopia
E. Ipostasi

37) Delle seguenti locuzioni, quale esprime il significato del termine «ipocondria»?

A. Tendenza morbosa ad evitare i luoghi chiusi
B. Preoccupazione morbosa per la propria salute
C. Spiccata e pretestuosa avversione nei confronti delle donne

D. Temperamento difficilmente irritabile
E. Tendenza a prevaricare il prossimo

38) Delle seguenti locuzioni, quale esprime il significato del termine «apoteosi»?

A. Pratica rituale volta ad allontanare gli influssi malefici
B. Deificazione di un mortale
C. Avversione nei confronti della divinità
D. Affermazione di scetticismo
E. Ripudio della propria religione

39) Delle seguenti locuzioni, quale esprime il significato del termine «astenia»?

A. Mancanza di forza
B. Scomposta iperattività
C. Mancanza d'appetito
D. Eccitazione generale
E. Sensibilità ridotta

40) M/O • 2019 "Circostanza o complesso di circostanze da cui si teme possa derivare un grave danno" è la definizione associata a quale fra queste parole?

A. Incognita
B. Frangente
C. Allarme
D. Pericolo
E. Incidenza

41) Individuare tra le alternative proposte un sinonimo del seguente termine: tetragono

A. Sensibile
B. Insensibile
C. Opportunista
D. Irremovibile
E. Vanitoso

42) Quale dei seguenti termini è un sinonimo di *frode*?

A. Artificio
B. Tranello
C. Inganno
D. Insidia
E. Mistificazione

43) Quale dei seguenti termini è un sinonimo dell'aggettivo *laido*?

A. Ributtante
B. Sconcio
C. Sudicio
D. Turpe
E. Pulito

44) Qual è tra i seguenti un sinonimo della parola *ossimoro?*

A. Contraddizione
B. Chiarezza
C. Contraffatto
D. Coeso
E. Copertura

45) Individuare tra le alternative proposte un sinonimo del termine *dicotomico.*

A. Sincero
B. Vero
C. Duplice
D. Aperto
E. Chiaro

46) Nella frase "Hai caldo? Affatto" la parola affatto significa:

A. …no
B. …un poco
C. …abbastanza
D. …no, per niente
E. …tanto

47) Individuare tra le alternative proposte un sinonimo del termine *stocastico.*

A. Finito
B. Adoperato

C. Impattato
D. Casuale
E. Colorato

48) Individuare tra le alternative proposte un sinonimo del termine *irretire.*

A. Amare
B. Ingannare
C. Avvicinare
D. Incuneare
E. Infilare

49) Individuare tra le alternative proposte un sinonimo del termine *opulento.*

A. Rosso
B. Grosso
C. Tardivo
D. Povero
E. Ricco

50) Individuare tra le alternative proposte un sinonimo del termine *delazione.*

A. Infuocata
B. Estinta
C. Acquistata
D. Spiata
E. Rotta

51) Individuare tra le alternative proposte un sinonimo del termine *avallare.*

A. Permettere
B. Garantire
C. Accodare
D. Perorare
E. Incavare

52) Individuare tra le alternative proposte un sinonimo del seguente termine: PATETICO

A. Insofferente
B. Sereno
C. Mesto
D. Dubbioso
E. Veloce

53) Individuare tra le alternative proposte un sinonimo del seguente termine: ENDEMICO

A. Riprovevole
B. Diffuso
C. Certo
D. Raro
E. Probabile

54) Quale tra le seguenti definizioni descrive cosa è un CHIOSTRO?

A. Fontana al centro di un cortile
B. Casotto
C. Padiglione
D. Cortile di convento
E. Recinzione di un cortile

55) Individuare tra le alternative proposte un sinonimo del seguente termine: IMPLEMENTARE

A. Serbare
B. Mandare
C. Scardinare
D. Attivare
E. Costruire

56) Individuare tra le alternative proposte un sinonimo del seguente termine: ESAUSTIVO

A. Finito
B. Esaurito
C. Lavato
D. Sdoppiato
E. Completo

57) Individuare tra le alternative proposte un sinonimo del seguente termine: EUFEMISMO

A. Femminismo
B. Vandalismo
C. Serbare
D. Perifrasi

E. Operare

58) Individuare tra le alternative proposte un sinonimo del seguente termine: GLABRO

A. Liscio
B. Limpido
C. Aperto
D. Sereno
E. Pulito

59) Individuare tra le alternative proposte un sinonimo del seguente termine: PAVENTARE

A. Piastrellare
B. Minare
C. Temere
D. Coprire
E. Impaurire

60) Individuare tra le alternative proposte un sinonimo del seguente termine: ELUDERE

A. Eleggere
B. Affrontare
C. Aprire
D. Evitare
E. Accogliere

61) Individuare tra le alternative proposte un sinonimo del seguente termine: PLEONASTICO

A. Indispensabile
B. Vario
C. Superfluo
D. Chiuso
E. Utile

62) Individuare tra le alternative proposte un sinonimo del seguente termine: PRAGMATICO

A. Sincero
B. Concreto
C. Vivace
D. Curioso
E. Astratto

63) Individuare tra le alternative proposte un sinonimo del seguente termine: EMPIO

A. Vuoto
B. Irriverente
C. Religioso
D. Calmo
E. Emozionato

64) Individuare tra le alternative proposte un sinonimo del seguente termine: REDIGERE

A. Abbattere
B. Scrivere
C. Sorreggere
D. Eseguire
E. Cancellare

65) Individuare tra le alternative proposte un sinonimo del seguente termine: ATAVICO

A. Favorevole
B. Primitivo
C. Stropicciato
D. Semplice
E. Prioritario

66) Il sinonimo di *concione* è:

A. arringa
B. acconto
C. giudizio
D. riepilogo
E. riunione

67) Indicare il significato di *biacca*:

A. provitamina utile nello sviluppo della struttura ossea
B. strumento utilizzato dai marinai pugliesi per la navigazione a vista
C. segno grafico utilizzato nei testi dedicati ai bambini

D. colorante usato anche nel trucco femminile
E. tinta usata per la segnaletica stradale orizzontale

68) L'*aporia* è:

A. mancanza di induzione logica
B. mancanza di coerenza logica
C. mancanza di pori
D. mancanza di forma logica
E. problema insolubile

69) Qual è il sinonimo di *panacea*?

A. Benda
B. Focaccia
C. Fasciatura
D. Pane raffermo
E. Rimedio universale

70) Cosa significa letteralmente la parola *anarchia*?

A. Assenza di ordine
B. Confusione generale
C. Illegalità
D. Assenza di governo
E. Insubordinazione

71) Qual è il sinonimo di *cadenza*?

A. Precipizio
B. Rialzo
C. Ritmo
D. Instabilità
E. Ribasso

72) Qual è il sinonimo di *ricettivo*?

A. Culinario
B. Sensibile
C. Respinto
D. Fatturato
E. Contraccettivo

73) Qual è il sinonimo di *ferino*?

A. Esordiale
B. Festivo
C. Conclusivo
D. Curiale
E. Animalesco

74) Qual è il sinonimo di *basito*?

A. Accigliato
B. Vizzo
C. Sciupato
D. Attonito
E. Ilare

75) Qual è il sinonimo di *alterco*?

A. Ostacolo
B. Scelta
C. Testardaggine
D. Albagia
E. Litigio

76) Qual è il sinonimo di *ravvivare*?

A. Rassettare
B. Nascere
C. Rianimare
D. Riesumare
E. Rivivere

77) Qual è il sinonimo di *redimere*?

A. Riporre
B. Misurare
C. Mettere
D. Rassettare
E. Liberare

78) Qual è il sinonimo di *sancire*?

A. Dissanguare
B. Santificare
C. Stabilire
D. Passare attraverso
E. Sacrificare

79) Qual è il sinonimo di *indefesso*?

A. Superficiale
B. Stanco
C. Sottosviluppato
D. Integerrimo

E. Instancabile

80) Qual è il sinonimo di *vetustà*?

A. Vecchiezza
B. Divieto
C. Esuberanza
D. Parsimonia
E. Lontananza

81) Qual è il sinonimo di *incongruente*?

A. Irrilevante
B. Cospicuo
C. Contraddittorio
D. Incontinente
E. Misero

82) Qual è il sinonimo di *ingerenza*?

A. Capacità di ingerire
B. Assimilazione
C. Digestione
D. Intromissione
E. Gestione

83) Qual è il sinonimo di *prototipo*?

A. Schema
B. Originale
C. Esemplare tipo
D. Cellula
E. Tipologia

84) Qual è il sinonimo di *debellare*?

A. Riempire
B. Mietere
C. Imbottire
D. Sconfiggere
E. Combattere

85) Qual è il sinonimo di *balìa*?

A. Inganno
B. Spillone
C. Potere
D. Levatrice
E. Badante

86) Qual è il sinonimo di *tralcio*?

A. Ramoscello
B. Brano
C. Traliccio
D. Impedimento
E. Insulto

87) Qual è il sinonimo di *dozzinale*?

A. Pari
B. Numerico
C. Esiguo
D. Abbondante
E. Ordinario

88) Qual è il sinonimo di *altèro*?

A. Estraneo
B. Superbo
C. Umile
D. Remoto
E. Elevato

89) Qual è il sinonimo di *concomitanza*?

A. Coincidenza
B. Fusione
C. Compagnia
D. Sovrapposizione
E. Slittamento

90) Qual è il sinonimo di *farraginoso*?

A. Confuso
B. Arrugginito
C. Insidioso
D. Inceppato
E. Surreale

91) Qual è il sinonimo di *ricognizione*?

A. Ripristino
B. Unione
C. Controllo
D. Riconoscenza
E. Consegna

92) Qual è il sinonimo di *patriarca*?

A. Antenato
B. Capostipite
C. Padrone
D. Avo
E. Predecessore

93) Qual è il sinonimo di *labile*?

A. Policromo
B. Psicologico
C. Fuggevole
D. Trasparente
E. Orale

94) Qual è il sinonimo di *malleabile*?

A. Indeformabile
B. Soffice
C. Arrendevole
D. Commestibile
E. Pastoso

95) Qual è il sinonimo di *rudimentale*?

A. Arcaico
B. Psichico
C. Posticcio
D. Rigido
E. Elementare

96) Qual è il sinonimo di *irrisione*?

A. Escoriazione
B. Beffa
C. Ilarità
D. Sussulto
E. Esplosione

97) Qual è il sinonimo di *gravare*?

A. Rimettersi
B. Peggiorare
C. Gravitare
D. Ammalarsi
E. Opprimere

98) Qual è il sinonimo di *irrompere*?

A. Invadere
B. Infrangere
C. Invalidare
D. Insultare
E. Infangare

99) Qual è il sinonimo di *imperturbabile*?

A. Affollato
B. Immutabile
C. Meteorologico
D. Instabile
E. Irrequieto

100) Qual è il sinonimo di *anelare*?

A. Infilare
B. Impalmare
C. Emettere
D. Forgiare
E. Aspirare

101) Qual è il sinonimo di *accalcare*?

A. Sovrapporre
B. Stipare
C. Sottolineare
D. Umiliare
E. Calpestare

102) Qual è il sinonimo di *commestibile*?

A. Edificabile
B. Commerciale
C. Imprenditoriale
D. Aggredibile
E. Mangereccio

103) Qual è il sinonimo di *constare*?

A. Elencare
B. Risultare
C. Indicare
D. Valutare
E. Prendere atto

104) Qual è il sinonimo di *nosocomio*?

A. Ospedale
B. Manicomio

C. Fortezza
D. Caserma
E. Tribunale

105) Qual è il sinonimo di *adulare*?

A. Levigare
B. Modellare
C. Denigrare
D. Ondulare
E. Ossequiare

106) Qual è il sinonimo di *mellifluo*?

A. Dolce
B. Calmo
C. Liscio
D. Morbido
E. Spugnoso

107) Qual è il sinonimo di *rappresaglia*?

A. Ritorsione
B. Accaparramento
C. Spettacolo
D. Recita
E. Grisaglia

108) Qual è il sinonimo di *maculato*?

A. Infetto
B. Bicolore
C. Sporco
D. Magro
E. Picchiettato

109) Qual è il sinonimo di *avello*?

A. Sepolcro
B. Pozzo
C. Cella
D. Copricapo
E. Monile

110) Qual è il sinonimo di *diafano*?

A. Duplice
B. Bifronte
C. Tafano
D. Trasparente
E. Insettivoro

111) Qual è il sinonimo di *pervertire*?

A. Avvitare
B. Corrompere
C. Imitare
D. Convertire
E. Plagiare

112) Qual è il sinonimo di *subasta*?

A. Asticella
B. Vendita di beni
C. Pietanza
D. Copricapo
E. Fucile subacqueo

113) Qual è il sinonimo di *frenesia*?

A. Fretta
B. Fermo
C. Malattia nervosa
D. Anestesia locale
E. Smania

114) Qual è il sinonimo di *abilitare*?

A. Rendere abile
B. Desumere
C. Assumere
D. Dichiarare idoneo
E. Dichiarare mendace

115) Qual è il sinonimo di *inerpicarsi*?

A. Smarrirsi
B. Reggersi
C. Usare l'erpice
D. Arrampicarsi
E. Escoriarsi

116) Qual è il sinonimo di *riluttante*?

A. Indiscreto
B. Imbarazzante
C. Restio
D. Lagnoso
E. Ristretto

117) Qual è il sinonimo di *depennare*?

A. Cancellare
B. Redigere
C. Sottolineare
D. Stilare
E. Vergare

118) Qual è il sinonimo di *inveire*?

A. Ritornare
B. Trovare
C. Sventolare
D. Assalire verbalmente
E. Invadere

119) Qual è il sinonimo di *pesto*?

A. Sanguinante
B. Lacero
C. Ammaccato
D. Buio
E. Infranto

120) Qual è il sinonimo di *satollo*?

A. Isolano
B. Errabondo
C. Isolato
D. Sazio
E. Spaziale

121) Qual è il sinonimo di *accessorio*?

A. Non interessante
B. Non necessario
C. Non apprezzabile
D. Non corretto
E. Non condivisibile

122) Qual è il sinonimo di *collidere*?

A. Ritagliare
B. Coincidere
C. Scontrarsi
D. Confinare
E. Congiungere

123) Qual è il sinonimo di *biasimevole*?

A. Riprovevole
B. Lodevole
C. Meschino
D. Ferino
E. Lusinghiero

124) Qual è il sinonimo di *abbrancare*?

A. Espiantare
B. Afferrare
C. Mutilare
D. Brancolare
E. Tendere un agguato

125) Qual è il sinonimo di *implicare*?

A. Impilare
B. Estrapolare
C. Complicare
D. Coinvolgere
E. Destinare

126) Qual è il sinonimo di *rampino*?

A. Scaletta
B. Racchetta da neve
C. Calzatura
D. Fune
E. Gancio

127) Qual è il sinonimo di *gualdrappa*?

A. Coperta
B. Meretrice
C. Attrezzatura
D. Pantofola
E. Alambicco

128) Qual è il sinonimo di *liquefatto*?

A. Fresco
B. Sciolto
C. Refrigerante
D. Alcolico
E. Aromatizzato alla liquirizia

129) Qual è il sinonimo di *accalorarsi*?

A. Infervorarsi
B. Prostrarsi
C. Rinvigorirsi
D. Debilitarsi
E. Sudare

130) Qual è il sinonimo di *abbordabile*?

A. Livellabile
B. Additabile
C. Accessibile
D. Nautico
E. Edificabile

131) Qual è il sinonimo di *gentilizio*?

A. Ornamentale
B. Nobiliare
C. Cortese
D. Cerimonioso
E. Affabile

132) Qual è il sinonimo di *abbarbicato*?

A. Alienato
B. Attaccato fortemente
C. Distaccato
D. Rampicante
E. Attaccato debolmente

133) Qual è il sinonimo di *abluzione*?

A. Esalazione
B. Lavanda
C. Gorgoglio
D. Infiltrazione
E. Vapore acqueo

134) Qual è il sinonimo di *accanimento*?

A. Pertinacia
B. Inganno
C. Accantonamento
D. Seduzione
E. Metamorfosi

135) Qual è il sinonimo di *inflessione*?

A. Aumento
B. Cadenza
C. Regresso
D. Diminuzione
E. Crollo

136) Qual è il sinonimo di *insidia*?

A. Lusinga
B. Pericolo
C. Stanziamento
D. Insulto
E. Elogio

137) Qual è il sinonimo di *celia*?

A. Scherzo
B. Ciglio
C. Amnesia
D. Dieta
E. Cecità

138) Qual è il sinonimo di *iterare*?

A. Ripetere
B. Convalidare
C. Inserire un iter
D. Contagiare
E. Seguire

139) Qual è il sinonimo di *abbozzato*?

A. Lavorato con cura
B. Infido
C. Tracciato a grandi linee
D. Lacero
E. Sagomato

140) Qual è il sinonimo di *venustà*?

A. Bellezza
B. Levigatezza
C. Impedimento
D. Circolazione
E. Vecchiaia

141) Qual è il sinonimo di *savio*?

A. Linfatico
B. Antico
C. Succoso

D. Saggio
E. Sapido

142) Qual è il sinonimo di *indennità*?

A. Precauzione
B. Salvataggio
C. Interiorità
D. Incolumità
E. Risarcimento

143) Qual è il sinonimo di *allestire*?

A. Stabilire
B. Ricoprire
C. Approntare
D. Adornare
E. Investire

144) Qual è il sinonimo di *casellante*?

A. Apicoltore
B. Impiegato postale
C. Geometra
D. Studioso di statistica
E. Cantoniere

145) Qual è il sinonimo di *ravvedersi*?

A. Pentirsi
B. Sorprendersi
C. Rimirarsi
D. Persuadersi
E. Accorgersi

146) Qual è il sinonimo di *palesare*?

A. Festeggiare
B. Decorare
C. Fornire
D. Manifestare
E. Scavare

147) Qual è il sinonimo di *accigliato*?

A. Glabro
B. Peloso
C. Furioso
D. Disordinato
E. Imbronciato

148) Qual è il sinonimo di *avulso*?

A. Radiato
B. Respinto
C. Arrotolato
D. Staccato
E. Agitato

149) Qual è il sinonimo di *esiguo*?

A. Rispettabile
B. Lascivo
C. Modesto
D. Filiforme
E. Ipocrita

150) Qual è il sinonimo di *decurtazione*?

A. Cesello
B. Aumento
C. Diminuzione
D. Appropriazione
E. Amputazione

151) Qual è il sinonimo di *galvanizzato*?

A. Rarefatto
B. Cromato
C. Espulso
D. Eccitato
E. Accessoriato

152) Qual è il sinonimo di *fustigare*?

A. Ordinare
B. Competere
C. Ordire
D. Scappare
E. Flagellare

153) Qual è il sinonimo di *futile*?

A. Vano
B. Disponibile
C. Impalpabile
D. Necessario
E. Semplice

154) Qual è il sinonimo di *diffamare*?

A. Screditare
B. Criticare
C. Denunciare
D. Censurare
E. Insultare

155) Qual è il sinonimo di *fittizio*?

A. Locato
B. Finto
C. Misero
D. Redditizio
E. Originale

156) Qual è il sinonimo di *autolesionista*?

A. Dannoso
B. Masochista
C. Conducente
D. Nevrotico
E. Sadico

157) Qual è il sinonimo di *inerente*?

A. Endovenoso
B. Riguardante
C. Aderente
D. Irritante
E. Anallergico

158) Qual è il sinonimo di *aspirante*?

A. Deodorante
B. Pretendente
C. Ambizioso
D. Fumatore
E. Agonizzante

159) Qual è il sinonimo di *scemare*?

A. Stupire
B. Rimbambirsi
C. Diminuire
D. Scomparire
E. Scremare

160) Qual è il sinonimo di *zavorra*?

A. Peso
B. Utensile domestico
C. Zimarra
D. Arma
E. Pacco

161) Qual è il sinonimo di *opzionale*?

A. Obbligatorio
B. Incerto
C. Scelto
D. Gratuito
E. Facoltativo

162) Qual è il sinonimo di *fugare*?

A. Sottrarre
B. Scappare
C. Dissipare
D. Correre
E. Perquisire

163) Qual è il sinonimo di *proroga*?

A. Sanzione
B. Scadenza
C. Differimento
D. Indicazione
E. Segnalazione

164) Qual è il sinonimo di *futilità*?

A. Impiego
B. Frivolezza
C. Interesse
D. Proiezione
E. Disinteresse

165) Qual è il sinonimo di *palustre*?

A. Paludoso
B. Investigativo
C. Predeterminato
D. Insigne
E. Stagnante

166) Qual è il sinonimo di *riarso*?

A. Emerso
B. Ustionato

C. Arido
D. Incenerito
E. Accaldato

167) Qual è il sinonimo di *sperticato*?

A. Ligneo
B. Cadente
C. Ferreo
D. Esagerato
E. Turgido

168) Qual è il sinonimo di *gabella*?

A. Grafico
B. Dazio
C. Scheda
D. Bacheca
E. Sedile

169) Qual è il sinonimo di *inalare*?

A. Inspirare
B. Respirare
C. Espirare
D. Espellere
E. Soffiare

170) Qual è il sinonimo di *sincrono*?

A. Unanime
B. Contemporaneo
C. Scaduto
D. Multimediale
E. Atemporale

171) Qual è il sinonimo di *desueto*?

A. Inconsueto
B. In uso
C. Antico
D. Stantio
E. Disusato

172) Qual è il sinonimo di *palustre*?

A. Relativo ad un lago
B. Preistorico
C. Lucido
D. Relativo ad una palude
E. Famoso

173) Qual è il sinonimo di *simulacro*?

A. Falsità
B. Simulazione
C. Altare
D. Effigie
E. Dispiacere

174) Qual è il sinonimo di *unanimità*?

A. Concorrenza accanita
B. Situazione controversa
C. Concordanza totale
D. Attivismo sfrenato
E. Concordanza maggioritaria

175) Qual è il sinonimo di *sindacare*?

A. Eleggere
B. Perorare
C. Fare proselitismo
D. Criticare
E. Difendere

176) Qual è il sinonimo di *lena*?

A. Debolezza
B. Virtù
C. Dissolutezza
D. Vigore
E. Infamia

177) M/O • 2018 Individua, tra i termini seguenti, quello che intrattiene relazioni di sinonimia tanto con "volume" quanto con "attitudine":

A. idoneità
B. intelligenza
C. capienza
D. portata
E. capacità

178) Qual è il sinonimo di *minatorio*?

A. Di minaccia
B. Esplosivo
C. Di offesa

D. Espettorante
E. Dirompente

179) Qual è il sinonimo di *incontinente*?

A. Lesivo
B. Intemperante
C. Vasto
D. Trascendente
E. Immanente

180) Qual è il sinonimo di *accollarsi*?

A. Incollarsi
B. Caricare
C. Appiccicare
D. Assumere su di sé
E. Aderire

181) Qual è il sinonimo di *perspicace*?

A. Inusitato
B. Acuto
C. Ostinato
D. Pervicace
E. Loquace

182) Qual è il sinonimo di *oppugnare*?

A. Affiggere
B. Combattere
C. Edificare
D. Lottare
E. Contestare

183) Qual è il sinonimo di *appariscente*?

A. Evidente
B. Vistoso
C. Lampante
D. Semplice
E. Ovvio

184) Qual è il sinonimo di *elusivo*?

A. Invalso
B. Solerte
C. Pigro
D. Sfuggente
E. Esclusivo

185) Qual è il sinonimo di *onta*?

A. Rappresaglia
B. Vendetta
C. Disonore
D. Onore
E. Ripicca

186) Qual è il sinonimo di *vessare*?

A. Rovesciare
B. Tormentare
C. Disperdere
D. Spostare
E. Appianare

187) Qual è il sinonimo di *affresco*?

A. Allestimento
B. Scultura
C. Progetto
D. Sinopia
E. Dipinto murale

188) Qual è il sinonimo di *dipanare*?

A. Smielare
B. Svolgere
C. Dirimere
D. Tessere
E. Impastare

189) Qual è il sinonimo di *assoggettare*?

A. Assegnare le parti teatrali
B. Riunire
C. Legare
D. Sottomettere
E. Identificare il soggetto grammaticale

190) Qual è il sinonimo di *sofisma*?

A. Ragionamento vano
B. Ragionamento insidioso
C. Ragionamento capzioso
D. Ragionamento illogico
E. Ragionamento fittizio

191) Un sinonimo di *schietto* è:

A. sincero
B. scettico
C. insipido
D. doppio
E. scialbo

192) *Diradare* significa:

A. rendere meno fitto
B. distogliere
C. rendere folto
D. orientare in una direzione
E. distrarre

193) *Dirimere una questione* vuole dire:

A. esasperarla
B. esprimerla
C. risolverla
D. travisarla
E. rinviarla

194) Una persona con molti interessi diversi si può definire un tipo:

A. dialettico
B. didattico
C. ellittico
D. eclettico
E. sinottico

195) La spiegazione di uno dei seguenti modi di dire NON è CORRETTA:

A. è lapalissiano: è talmente evidente da essere scontato
B. andare per la maggiore: riscuotere un notevole successo
C. mettere all'indice: vietare qualcosa ritenuto riprovevole
D. sbarcare il lunario: vivere al di sopra delle proprie possibilità
E. questioni di lana caprina: questioni senza importanza

1.2 • Contrari, opposti

196) Indicare il contrario di *evasivo*:

A. destabilizzante
B. preciso
C. elusivo
D. suggestivo
E. sfuggente

197) Indicare il contrario di *sollecito* tra:

A. veloce
B. negligente
C. ostile
D. avaro
E. vietato

198) Indicare l'unico contrario di *eludere* tra:

A. affrontare
B. tergiversare
C. occultare
D. ingannare
E. compromettere

199) Individuare il termine contrario della parola indicata di seguito: DEMAGOGO

A. Selvaggio
B. Vigliacco
C. Agitatore
D. Coscienzioso
E. Credulone

200) Individuare il termine contrario della parola indicata di seguito: SFARZOSO

A. Maestoso
B. Ospitale
C. Ristretto
D. Composto
E. Dimesso

201) Individuare il termine contrario della parola indicata di seguito: LOGORROICO

A. Ascetico
B. Prolisso
C. Avulso
D. Sintetico
E. Ripetitivo

202) Individuare il termine contrario della parola indicata di seguito: COGENTE

A. Penoso
B. Ben cotto
C. Gelido
D. Freddo
E. Rinviabile

203) Individuare il termine contrario della parola indicata di seguito: ERESIA

A. Sacro
B. Apertura
C. Ortodossia
D. Sincerità
E. Divisione

204) Individuare il termine contrario della parola indicata di seguito: PERVICACE

A. Attaccato
B. Creato
C. Pratico
D. Temerario
E. Arrendevole

205) Individuare il termine contrario della parola indicata di seguito: NEMESI

A. Schiettezza
B. Ricorrenza
C. Vuoto
D. Perdono
E. Chiusura

206) Individuare il termine contrario della parola indicata di seguito: LACONICO

A. Pigro
B. Verboso
C. Segreto
D. Imbroglione
E. Triste

207) Individuare il termine contrario della parola indicata di seguito: PEDANTE

A. Saccente
B. Assonnato
C. Sofisticato
D. Divertente
E. Disinvolto

208) Individuare il termine contrario della parola indicata di seguito: LAPALISSIANO

A. Opinabile
B. Molesto
C. Indiscutibile
D. Incombente
E. Liscio

209) Individuare il termine contrario della parola indicata di seguito: ECLETTICO

A. Omogeneo
B. Ruvido
C. Ispido
D. Variegato
E. Insicuro

210) Individuare il termine contrario della parola indicata di seguito: APOLOGIA

A. Denigrazione
B. Negazione
C. Affermazione
D. Raccomandazione
E. Traspirazione

211) Individuare il termine contrario della parola indicata di seguito: PROSAICO

A. Maniacale
B. Indignato
C. Banale
D. Carnale
E. Spirituale

212) Individuare il termine contrario della parola indicata di seguito: PROCRASTINARE

A. Avviare
B. Inventare
C. Anticipare
D. Sentenziare
E. Cestinare

213) Individuare il termine contrario della parola indicata di seguito: INFICIARE

A. Sfilare
B. Convalidare
C. Coprire
D. Infilare
E. Depositare

214) Individuare il termine contrario della parola indicata di seguito: ESOTERICO

A. Sincero
B. Onesto
C. Evidente
D. Convinto
E. Evitante

215) Individuare il termine contrario della parola indicata di seguito: APOCRIFO

A. Vero
B. Sporco
C. Opaco
D. Sfoltito
E. Puro

216) Individuare il termine contrario della parola indicata di seguito: ANODINO

A. Prospero
B. Fornito
C. Accorto
D. Energico
E. Accolto

217) Individuare il termine contrario della parola indicata di seguito: CAPZIOSO

A. Capace
B. Sofisticato
C. Diretto
D. Consunto
E. Ozioso

218) Individuare il termine contrario della parola indicata di seguito: ICASTICO

A. Isterico
B. Depresso
C. Discutibile
D. Triste
E. Allegro

219) Individuare il termine contrario della parola indicata di seguito: ADAMANTINO

A. Certo
B. Falso
C. Lunatico
D. Miracoloso
E. Opaco

220) Quale delle parole minuscole ha significato opposto a quella scritta in caratteri maiuscoli? PROFUSIONE

A. Certezza
B. Carenza
C. Grandezza
D. Povertà
E. Proliferazione

221) Quale delle parole minuscole ha significato opposto a quella scritta in caratteri maiuscoli? ORRIBILE

A. Stupendo
B. Normale
C. Bello
D. Accettabile
E. Carino

222) Quale delle parole minuscole ha significato opposto a quella scritta in caratteri maiuscoli? ROVINATO

A. Rinnovato
B. Affrettato
C. Distrutto
D. Incosciente
E. Bizzarro

223) Quale delle parole minuscole ha significato opposto a quella scritta in caratteri maiuscoli? GARRULO

A. Silenzioso
B. Triste
C. Serio
D. Rigido
E. Curato

224) Quale delle parole minuscole ha significato opposto a quella scritta in caratteri maiuscoli? PATOLOGICO

A. Sano
B. Selettivo
C. Testardo
D. Prevedibile
E. Instabile

225) Quale delle parole minuscole ha significato opposto a quella scritta in caratteri maiuscoli? PONDERATO

A. Prudente
B. Accorto
C. Calcolato
D. Impulsivo
E. Soppesato

226) Quale delle parole minuscole ha significato opposto a quella scritta in caratteri maiuscoli? BOLLARE

A. Esaltare
B. Diffamare
C. Vistare
D. Contrassegnare
E. Infamare

227) Quale delle parole minuscole ha significato opposto a quella scritta in caratteri maiuscoli? UMBRATILE

A. Riservato
B. Permaloso
C. Socievole
D. Ombroso
E. Fresco

228) Un contrario di *denigrare* è:

A. colorare
B. diffamare
C. calunniare
D. offendere
E. elogiare

229) Un contrario di *fausto* è:

A. quotidiano
B. nefasto
C. felice
D. fertile
E. prospero

230) Un contrario di *pernicioso* è:

A. nocivo
B. molesto
C. casto
D. sotterraneo
E. benefico

231) Un contrario di *ostinazione* è:

A. pusillanimità
B. ottusità

C. arrendevolezza
D. vigliaccheria
E. pervicacia

232) Un contrario di *astruso* è:

A. felice
B. incomprensibile
C. oscuro
D. sagace
E. comprensibile

233) Un contrario di *reietto* è:

A. sereno
B. affettato
C. accettato
D. benestante
E. usato

234) Un contrario di *urbano* è:

A. garbato
B. gentile
C. educato
D. rurale
E. incombente

235) Un contrario di *edotto* è:

A. superficiale
B. incompetente
C. disinformato
D. stimato
E. istruito

236) Un contrario di *agnostico* è:

A. permaloso
B. diplomatico
C. suscettibile
D. partecipe
E. noncurante

237) Un contrario di *rigoglio* è:

A. stupore
B. sgomento
C. avvizzimento
D. tristezza
E. floridezza

238) Un contrario di *eludere* è:

A. evadere
B. giocare
C. affrontare
D. illudere
E. evitare

239) Un contrario di *verecondia* è:

A. disprezzo
B. menzogna
C. impudicizia
D. vergogna
E. purezza

240) Un contrario di *larvato* è:

A. facile
B. evidente
C. complesso
D. elementare
E. nascosto

241) Un contrario di *cosmopolita* è:

A. globale
B. provinciale
C. speciale
D. eremita
E. internazionale

242) Un contrario di *esoso* è:

A. avaro
B. energico
C. dinamico
D. generoso
E. incompiuto

243) Un contrario di *plastico* è:

A. solenne
B. digeribile
C. rigido
D. ferreo
E. scultoreo

244) Un contrario di *dissimulazione* è:

A. discernimento
B. ipocrisia
C. mascheramento
D. sincerità
E. falsificazione

245) Un contrario di *mordace* è:

A. pungente
B. mite
C. acre
D. malevolo
E. aspro

246) Un contrario di *discernere* è:

A. discendere
B. scegliere
C. scendere
D. confondere
E. salire

247) Un contrario di *riservato* è:

A. disagiato
B. insulso
C. libero
D. timido
E. attaccato

248) Un contrario di *pervicacia* è:

A. ottusità
B. compostezza
C. evidenza
D. ostinazione
E. arrendevolezza

249) Un contrario di *recrudescenza* è:

A. aumento
B. peggioramento
C. maturazione
D. macerazione
E. attenuazione

250) Un contrario di *decantato* è:

A. lodato
B. disprezzato
C. finito
D. elogiato
E. ammirato

251) Un contrario di *illusione* è:

A. disinganno
B. vittoria
C. correttezza
D. utopia
E. errore

252) Un contrario di *contratto* è:

A. rattrappito
B. stupito
C. disteso
D. velleitario
E. illegale

253) Un contrario di *esitazione* è:

A. presenza
B. decisione
C. assenza
D. rinvio
E. conclusione

254) Un contrario di *sfarzo* è:

A. stravaganza
B. lussuria
C. invidia
D. vigore
E. sobrietà

255) Un contrario di *analgesico* è:

A. ansiogeno
B. dolorifico
C. rilassante
D. ansiolitico
E. sedativo

256) Un contrario di *lungimirante* è:

A. imprevidente
B. accorto
C. gretto
D. imprevisto
E. intelligente

257) Un contrario di *statico* è:

A. fermo
B. mobile
C. immobile
D. statale
E. statuario

258) Un contrario di *poroso* è:

A. duro
B. morbido
C. compatto
D. bucato
E. pieno

259) Un contrario di *ignavo* è:

A. stanco
B. pigro
C. svogliato
D. solerte
E. indifferente

260) Un contrario di *acrimonia* è:

A. parsimonia
B. livore
C. bonarietà
D. odio
E. trascuratezza

261) Un contrario di *tracimazione* è:

A. trasudazione
B. titubazione
C. inondazione
D. incanalamento
E. concimazione

262) Un contrario di *apprensione* è:

A. felicità
B. ottusità
C. angoscia
D. ansia
E. serenità

263) Un contrario di *fugace* è:

A. durevole
B. evaso
C. rapido
D. imprigionato
E. ignorante

264) Un contrario di *incauto* è:

A. illeso
B. prudente
C. evidente
D. avventato
E. manifesto

265) Un contrario di *refrattario* è:

A. equivoco
B. resistente
C. alleato
D. ostile
E. malleabile

266) Un contrario di *uggioso* è:

A. nuvoloso
B. pericoloso
C. divertente
D. noioso
E. sicuro

267) Un contrario di *astruso* è:

A. complesso
B. chiaro
C. difficile
D. confuso
E. sagace

268) Un contrario di *assoluto* è:

A. enorme
B. universale

C. individuale
D. relativo
E. democratico

269) Un contrario di *sedativo* è:

A. calmante
B. lenitivo
C. eccitante
D. dissetante
E. soporifero

270) Un contrario di *succinto* è:

A. conciso
B. compendioso
C. stringato
D. prolisso
E. sciolto

271) Un contrario di *eburneo* è:

A. chiaro
B. pallido
C. emaciato
D. fragile
E. bruno

272) Un contrario di *distrarsi* è:

A. concentrarsi
B. annoiarsi
C. distogliersi
D. divertirsi
E. impegnarsi

273) Un contrario di *pratica* è:

A. esperienza
B. goffaggine
C. inutilità
D. teoria
E. uso

274) Un contrario di *fedifrago* è:

A. scapolo
B. omosessuale
C. leale
D. traditore
E. spergiuro

275) Un contrario di *districare* è:

A. liberare
B. scarcerare
C. applicare
D. attaccare
E. aggrovigliare

276) Un contrario di *nequizia* è:

A. pulizia
B. giustizia
C. bontà
D. prudenza
E. nefandezza

277) Un contrario di *dilapidare* è:

A. scomparire
B. liquidare
C. risparmiare
D. sperperare
E. scialacquare

278) Un contrario di *affettazione* è:

A. semplicità
B. artificiosità
C. integrità
D. complessità
E. finzione

279) Un contrario di *ovattare* è:

A. rinchiudere
B. assalire
C. riportare
D. proteggere
E. amplificare

280) Un contrario di *negligente* è:

A. poltrone
B. zelante
C. buono
D. indolente
E. svogliato

281) Un contrario di *tergiversare* è:

A. temporeggiare
B. ripararsi
C. aspettare
D. affrettarsi
E. pulire

282) Un contrario di *attinenza* è:

A. estraneità
B. opportunità
C. adiacenza
D. inefficacia
E. incontinenza

283) Un contrario di *aitante* è:

A. gagliardo
B. servile
C. vigoroso
D. mingherlino
E. avaro

284) Un contrario di *rancoroso* è:

A. bonario
B. astioso
C. irresponsabile
D. iracondo
E. fragile

285) Un contrario di *mnemonico* è:

A. ragionevole
B. meccanico
C. ragionato
D. mnesico
E. ginnico

286) Un contrario di *estromesso* è:

A. minacciato
B. interno
C. escluso
D. mandato
E. incluso

287) Un contrario di *alacre* è:

A. dolce
B. solerte
C. ignavo
D. vispo
E. acido

288) Un contrario di *impertinenza* è:

A. insolenza
B. ostinazione
C. perfezione
D. riguardo
E. imperizia

289) Un contrario di *traviare* è:

A. redimere
B. spezzare
C. accompagnare
D. saldare
E. guidare

290) Un contrario di *prosperare* è:

A. decadere
B. inciampare
C. proliferare
D. disperare
E. prospettare

291) Un contrario di *distanza* è:

A. lunghezza
B. vicinanza
C. stazione
D. lontananza
E. termine

292) Un contrario di *lenire* è:

A. mitigare
B. calmare
C. inasprire
D. ardire
E. soccombere

293) Un contrario di *insigne* è:

A. conosciuto
B. celebre
C. imperfetto

D. ignoto
E. cospicuo

294) Un contrario di *borioso* è:

A. sereno
B. umile
C. esaltato
D. tranquillo
E. orgoglioso

295) Un contrario di *spronare* è:

A. incitare
B. impaurire
C. stupire
D. subire
E. scoraggiare

296) Un contrario di *tediare* è:

A. irritare
B. divertire
C. dimenticare
D. sovvenire
E. annoiare

297) Un contrario di *mediocre* è:

A. meditativo
B. mediano
C. eccellente
D. pessimo
E. diplomato

298) Un contrario di *disprezzo* è:

A. dispiacere
B. rispetto
C. preghiera
D. livore
E. sconto

299) Un contrario di *sagacia* è:

A. sfiducia
B. sconsideratezza
C. furbizia
D. irritabilità
E. sottigliezza

300) Un contrario di *costanza* è:

A. disponibilità
B. urgenza
C. piacere
D. necessità
E. variabilità

301) Un contrario di *debosciato* è:

A. reprobo
B. scostumato
C. licenzioso
D. stanco
E. virtuoso

302) Un contrario di *insigne* è:

A. illustre
B. luminare
C. oscuro
D. cospicuo
E. insidioso

303) Un contrario di *acume* è:

A. trivialità
B. ottusità
C. genialità
D. sagacia
E. perspicacia

304) Un contrario di *usurare* è:

A. consumare
B. preservare
C. tacere
D. gustare
E. guastare

305) Un contrario di *avvampare* è:

A. arrossire
B. ardere
C. avviluppare
D. brillare
E. impallidire

306) Un contrario di *virtù* è:

A. generosità
B. carenza
C. ingegno
D. magnanimità
E. dissolutezza

307) Un contrario di *imbrigliare* è:

A. liberare
B. complicare
C. ingannare
D. aiutare
E. dissuadere

308) Un contrario di *condensare* è:

A. compendiare
B. addensare
C. scaldare
D. rarefare
E. raffreddare

309) Un contrario di *apocrifo* è:

A. inconfutabile
B. recente
C. ispirato
D. falso
E. autentico

310) Un contrario di *glaciale* è:

A. freddo
B. polare
C. innevato
D. rovente
E. tiepido

311) Un contrario di *acribia* è:

A. arrabbiato
B. ostinato
C. sciatteria
D. incisivo
E. scrupolosità

312) Un contrario di *collettivo* è:

A. collegiale
B. individuale
C. uno
D. totale
E. unione

313) Un contrario di *infermità* è:

A. morbo
B. immobilismo
C. ubiquità
D. movimento
E. salute

314) Un contrario di *negletto* è:

A. dimenticato
B. chiaro
C. abbandonato
D. curato
E. oscuro

315) Un contrario di *redimere* è:

A. riscattare
B. lucidare
C. addolcire
D. vincolare
E. calmare

316) Un contrario di *compiacere* è:

A. lusingare
B. favorire
C. ammiccare
D. desiderare
E. contrastare

317) Un contrario di *nomadismo* è:

A. denominazione
B. vagabondaggio
C. sedentarietà
D. madrepatria
E. abitazione

318) Un contrario di *volubile* è:

A. frivolo
B. costante
C. mutevole

D. disattento
E. futile

319) Un contrario di *offuscare* è:

A. illuminare
B. accecare
C. scherzare
D. chiudere
E. ammaliare

320) Un contrario di *peculiare* è:

A. culinario
B. speciale
C. generico
D. proprio
E. pecuniario

321) Un contrario di *ammaliare* è:

A. spostare
B. separare
C. incatenare
D. disincantare
E. incantare

322) Un contrario di *agevolare* è:

A. ritirare
B. facilitare
C. semplificare
D. intralciare
E. appianare

323) Un contrario di *palesarsi* è:

A. credersi
B. manifestarsi
C. caricare
D. camminare
E. celarsi

324) Un contrario di *reticente* è:

A. sacro
B. sincero
C. vago
D. indeciso
E. ritroso

325) Un contrario di *obnubilare* è:

A. scurire
B. maritare
C. aiutare
D. liberare
E. rischiarare

326) Un contrario di *riluttante* è:

A. recalcitrante
B. polemico
C. propenso
D. brutto
E. restio

327) Un contrario di *accolto* è:

A. sventato
B. ricevuto
C. comodo
D. respinto
E. rotto

328) Un contrario di *estratto* è:

A. estromesso
B. tolto
C. immesso
D. indigeno
E. straniero

329) Un contrario di *fulgido* è:

A. opaco
B. raggiante
C. splendente
D. fuggiasco
E. rapido

330) Un contrario di *scialbo* è:

A. squallido
B. chiaro
C. stupito
D. vivace
E. nero

331) Un contrario di *idrorepellente* è:

A. impermeabile
B. resistente
C. riarso
D. permeabile
E. astemio

332) Un contrario di *furbizia* è:

A. perseveranza
B. dolcezza
C. ingenuità
D. furia
E. astuzia

333) Un contrario di *castigatezza* è:

A. carità
B. pudore
C. isterismo
D. morigeratezza
E. licenziosità

334) Un contrario di *lecito* è:

A. interdetto
B. legittimo
C. lesivo
D. consentito
E. loquace

335) Un contrario di *scorporare* è:

A. escludere
B. addentrarsi
C. spogliare
D. rammendare
E. includere

336) Un contrario di *rinsavire* è:

A. impazzire
B. voltare
C. guarire
D. costringere
E. scendere

337) Un contrario di *lenire* è:

A. sondare
B. aggravare
C. formare
D. calmare
E. distrarre

338) Un contrario di *defalcare* è:

A. aggiungere
B. dedurre
C. derubricare
D. scorporare
E. togliere

1.3 • Significato dei termini nel contesto

339) "Si prenda il *Della Pittura*, il trattato che Leon Battista Alberti dedicò nel 1436 a Filippo Brunelleschi. Nel proemio, dopo aver alluso alla gloria "dei virtuosissimi passati", l'autore individua nei contemporanei Brunelleschi e Donatello, Ghiberti, Luca della Robbia e Masaccio gli alfieri di una nuova stagione dello spirito destinata a competere vittoriosamente con l'antico. L'Alberti, prima di Leonardo, è il prototipo dell'uomo universale del Quattrocento; esperto di molti saperi, partecipe della cultura umanistica e di quella scientifica, teorico, artista e letterato, testimone e protagonista della politica e del costume del suo secolo. Tutte queste cose è stato l'Alberti, e sempre ad un livello di eccellenza. C'è l'artista, prima di tutto (...) c'è in lui il critico militante amico di Donatello e di Masaccio, (...) c'è l'umanista allievo del Panormita e del Filelfo, autore di opere in latino e in volgare, per cui i suoi Libri della famiglia improntati all'etica ciceroniana del bene et beate vivere restano un testo fondamentale della letteratura italiana. (...) La mostra dedicata a Leon Battista Alberti, che si è tenuta nell'autunno del 1994 nella bellissima Mantova, affrontava sistematicamente tutti questi aspetti dislocando dipinti e sculture, disegni e medaglie, manoscritti e planimetrie, insieme ai modelli lignei degli edifici albertiani. (…) La casa è una città in miniatura, la città è una grande casa, aveva scritto l'Alberti. E aveva anche scritto che "nessuno scopo si può trovare nell'esistenza, a eccezione della virtù, al quale si debbano dedicare maggiori cure, fatiche, attenzioni, di quanto sia bene fare per abitare nel modo migliore con una famiglia felice".

A. Paolucci "*Dapprima si edifichi la virtù*" "Presentazione di una mostra su Leon Battista Alberti"

Tra le note che chiariscono il significato che assumono alcuni termini nel testo riportato, una offre una spiegazione inaccettabile:

A. In miniatura: in formato molto ridotto rispetto all'originale
B. Militante: che si impegna attivamente, che prende posizioni esplicite, anche polemiche
C. Alfieri: portabandiere, assertori, precursori
D. Volgare: non tecnico, divulgativo
E. Dislocando: ripartendo opportunamente in luoghi diversi

340) "Tolkien, da filologo conoscitore di antiche lingue e antiche epopee, ha trasfuso nella sua opera il senso profondo di esse, l'afflato, il respiro, colpendo quindi le corde più intime dell'animo del lettore... L'Altra Realtà proposta da Tolkien si oppone totalmente a quella in cui viviamo, ma in senso positivo e propositivo. La Terra di Mezzo in cui si svolgono le avventure degli hobbit, la lotta della Compagnia dell'Anello contro l'Oscuro Signore Sauron, è un mondo in cui vigono "valori" che questa nostra società ha dimenticato o ripudiato, ma che evidentemente (considerato il successo delle sue opere) i lettori nel loro intimo desiderano ancora. Si entra nella lettura di questa immensa saga... quasi come una vacanza dello spirito, per respirare aria pura, per prendere una boccata di ossigeno, e ritornare poi ritemprati alla vita di ogni giorno.

da G. De Turris:*Tolkien, il Signore della Terra di Mezzo*

Tra le definizioni sotto riportate una è inesatta:

A. Afflato: alito, soffio, ispirazione
B. Vacanza: libertà dagli impegni (lavorativi)
C. Ripudiato: rifiutato, respinto
D. Filologo: studioso delle lingue antiche
E. Saga: racconto epico eroico

341) "Con i suoi canoni, Bach ci offre un primo esempio della nozione che qui definiremo degli Strani Anelli. Il fenomeno dello Strano Anello consiste nel fatto di ritrovarsi inaspettatamente, salendo o scendendo lungo i gradini di qualche sistema gerarchico, al punto di partenza (nel nostro esempio il sistema è quello delle tonalità musicali). (...) A mio avviso, le più belle e imponenti realizzazioni visive del concetto di Strano Anello si trovano nell'opera del grafico olandese M.C. Escher, vissuto tra il 1898 e il 1971. Escher ha creato alcuni disegni che sono tra i più intellettualmente stimolanti di tutti i tempi. Molti hanno la loro ispirazione in paradossi, illusioni o doppi sensi. I matematici furono tra i primi ammiratori dei disegni di Escher, e si capisce perché: spesso essi sono basati su princìpi matematici di simmetria o di regolarità… Ma in un disegno tipicamente escheriano c'è molto di più di semplici simmetrie e regolarità; c'è spesso un'idea di fondo che viene realizzata in forma artistica. In particolare lo Strano Anello è uno dei temi più frequenti dell'opera di Escher; (...) pensiamo all'interessante "Mani che disegnano", dove si vedono due mani ognuna delle quali disegna l'altra: è uno Strano Anello a due componenti. (...) Il concetto di Strani Anelli contiene quello di infinito: un anello infatti non è proprio un modo per rappresentare un processo senza fine in modo finito? (...) E come gli anelli di Bach e di Escher fanno appello ad intuizioni molto semplici e antiche come la scala musicale o la scala di un edificio, così la scoperta ad opera di K. Gödel di uno Strano Anello in un sistema matematico trae le sue origini da intuizioni semplici e antiche. La scoperta di Gödel, nella sua forma essenziale, comporta la traduzione in termini matematici di un antico paradosso della filosofia. Si tratta del cosiddettoparadossodi Epimenide, o paradosso del mentitore. Epimenide era un cretese che pronunciò questo paradosso immortale: "Tutti i Cretesi sono mentitori". Una versione più incisiva di questo enunciato è semplicemente: "Io sto mentendo"; o ancora: "Questo enunciato è falso".

Douglas R. Hofstadter, *Gödel, Hescher, Bach: un'eterna Ghirlanda Brillante*, Adelphi, 1992

Le cinque parole sotto elencate compaiono, sottolineate, nello scritto di D.R. Hofstadter sopra riportato; delle definizioni che spiegano il significato che esse assumono nel testo, UNA è imprecisa:

A. tonalità: definizione della nota tonica che definisce una scala o un pezzo di musica
B. enunciato: formulazione di un teorema, di una questione
C. simmetria: disposizione regolare, equilibrata degli elementi di un insieme
D. grafico: rappresentazione di dati attraverso una costruzione grafica
E. paradosso: deduzione che contiene una contraddizione intrinseca

342) "Il discorso scientifico è a volte più complesso, ambiguo, allusivo, di quanto gli stessi scienziati pensino. Nel discorso scientifico le metafore possono avere un ruolo creativo per far intuire e immaginare cose non dette o, addirittura, non completamente comprese. Ma possono anche portar fuori strada il destinatario – e qui ci riferiamo al discorso scientifico-didattico – che le interpreta in modo non previsto dal proponente. Le due forme più semplici, ma importanti per un discorso scientifico-didattico, sono la *catacresi*, il cui uso permette di ovviare a una lacuna del vocabolario, e le metafore *esegetiche* e *pedagogiche.* Alla prima categoria appartengono espressioni come "il letto del fiume" o come "l'atlante", cioè la prima vertebra che regge il capo e che prende il nome da Atlante, il gigante che regge il mondo; alla seconda espressioni come la "catena" dei trasportatori di elettroni nella catena mitocondriale interna, che evoca l'immagine di una catena umana che si passa secchi d'acqua per spegnere un incendio. Nella costruzione delle idee scientifiche ha maggior importanza una terza forma di metafora, quella "costitutiva di teorie". Queste metafore, oltre ad avere un ruolo genetico fondamentale nella formulazione di un nuovo programma di ricerca, invitano a ricercare nuovi caratteri degli argomenti primari e secondari, nuovi rapporti, tecnicamente rilevanti, di somiglianza e di analogia. Howard Gruber chiama questo tipo di metafore "immagini di vasta portata" e mette in rilievo il ruolo della metafora dell'albero nello sviluppo delle idee di Charles Darwin; noi possiamo però anche ricordare la metafora dello stato bene ordinato a cui ricorre Linneo per descrivere l'ordinamento della natura, o quella del *bricoleur* che Francois Jacob utilizza per dare un'idea della casualità, della mancanza di progetto nel processo dell'evoluzione. Per tornare alle metafore esegetiche e pedagogiche, il loro scopo è quello di trasmettere informazioni dal dominio di origine (noto) al dominio *target* (ignoto). Le metafore possono quindi fungere da modello per ragionare sul dominio *target*, anche se di esso abbiamo una conoscenza largamente incompleta. Tuttavia, ogni volta che nell'insegnamento si ricorre a un modello metaforico è bene ricordare che una metafora, un modello non sono la realtà, ma uno strumento cognitivo che ci permette di descrivere, di comprendere, di fare previsioni su alcuni aspetti della realtà considerata.

da: Bruno Bertolini, *Tra metafore e termini scientifici*, in Iter, Treccani, n. 5, 1999

Tra le definizioni delle espressioni qui riportate INDIVIDUATE QUELLA ERRATA, facendo riferimento al significato che assumono nel testo di Bruno Bertolini nel quale sono sottolineate:

A. Esegetico: esplicativo, interpretativo
B. Ovviare: porre rimedio
C. Genetico: che genera, produttivo
D. Catacresi: uso di una parola al di là del suo significato proprio
E. Casualità: principio interpretativo della realtà secondo rapporti di causa-effetto

343) "Lina Presotto, la mia formosa e alacre domestica che pochi giorni or sono lasciò il mio servizio per esordire nel varietà, parlando con me e con mia moglie o con i miei figli usava il verbo *aspettare*, ma al telefono usava il verbo *attendere*... (pensa che attendere sia più elegante che aspettare) ... Nella terza edizione del *Furioso*, Ariosto cambia tutti gli attendere in altrettanti aspettare. Resta a vedere se è meglio prendere esempio dal nostro Ludovico o da Lina Presotto, la mia domestica alacre e formosa, passata or non è molto ai fasti del varietà".

da Alberto Savinio, *Nuova Enciclopedia*

Tra le seguenti note UNA È SCORRETTA, in quanto fraintende il senso che la parola assume nel testo:

A. Varietà: genere teatrale di intrattenimento, misto di prosa e canto
B. Formosa: di belle e procaci forme
C. Alacre: veloce, come fornita di ali
D. Fasti: vita brillante, che dà notorietà
E. Esordire: incominciare, fare la prima prova

344) "I totalitarismi moderni, basati sul consenso di masse politicizzate, sono stati accesi nel loro furore ideologico dai tossicomani dell'Idea, dai profeti delle idee che uccidono. (...) Robert Conquest, storico degli orrori staliniani, racconta e interpreta ne *Il secolo delle idee assassine* il delirio ideologico del Novecento, le aberrazioni mentali che hanno animato e condizionato uomini, partiti e Stati. (...) siamo usciti indenni dal Novecento "assassino" solo per un soffio; le ideologie, con la loro attitudine all'utopia, sono state sconfitte sul piano intellettuale e politico. Gli anticorpi sono stati la conoscenza della storia, la libertà, la democrazia e il pluralismo politico. Il crollo del Muro è stato un tornante e una grande emozione. Ma i valori positivi devono restare sentimento e non diventare idea. Perché la presunzione di essere nel vero è sempre traditrice e la cultura a misura dell'uomo è quella del dubbio: quel rimettere in discussione tutto e tutti che è l'antitesi dell'utopia e il motore dell'immaginazione politica."

da Marco Innocenti, *Un secolo con la vocazione al male*, Il sole 24 ore; recensione comparsa il 6/5/2001

Delle note esplicative delle parole sottolineate nel testo di M. Innocenti UNA È IMPRECISA.

A. Aberrazioni: deviazioni, follie
B. Indenni: senza danno
C. Utopia: progetto ideale irrealizzabile
D. Anticorpi: elementi che costituiscono una difesa
E. Totalitarismi: tirannidi

345) Talete, il filosofo greco, aveva osservato, verso il 600 avanti Cristo, che una resina fossile che si trovava sulle rive del Baltico, che noi chiamiamo ambra e i greci chiamavano "elektron", acquisiva la capacità di attrarre piume, fili, batuffoli di lanugine, quando veniva strofinata con un pezzo di pelliccia. Fu l'inglese William Gilbert, lo studioso del magnetismo, a proporre per primo di chiamare tale forza attrattiva "elettricità", appunto dal greco "elektron". Egli scoprì che, oltre all'ambra, altri materiali, come il vetro, acquistavano proprietà elettriche se li si strofinava.

Stando al contenuto del brano, "elektron" è il nome greco:

A. del magnetismo
B. dell'elettricità
C. dell'ambra
D. dei batuffoli di lanuggine
E. dell'elettrone

346) Alla base del film c'è l'idea, che può essere originale oppure ispirarsi ad altre forme artistiche e letterarie; in quest'ultimo caso, l'idea andrà opportunamente rielaborata per poterla realizzare cinematograficamente, attraverso immagini in movimento. In ogni caso, al centro della storia che verrà sviluppata, ci deve essere un conflitto esteriore (tra personaggi, fra ambiente e personaggio ecc.) oppure interiore (sul piano morale, esistenziale, ideologico ecc.), per determinare la tensione drammatica del film. L'immagine filmica deve essere funzionale alla narrazione: ciascuna inquadratura racconta e comunica emozioni, da sola e in sequenza con altre inquadrature. Nel passaggio dall'idea alla stesura della sceneggiatura si definiscono sempre più precisamente l'argomento, i luoghi, l'epoca, i personaggi, le azioni. La sceneggiatura descrive tutte le scene in cui si dipana il film, le azioni e le battute dei personaggi. Preparatorio al film è lo Story board, che rappresenta, tramite vignette, tutte le scene. In genere la narrazione cinematografica condensa la storia, utilizzando frequentemente l'ellissi ed eliminando i momenti meno significativi, dato che il film dura mediamente da un'ora e trenta minuti a tre ore, pur se la storia narrata dura anni o secoli. A volte si può scegliere se far coincidere "tempo della storia" e "tempo della narrazione", costruendo il film in tempo reale, come avviene in *Mezzogiorno di fuoco* di Fred Zinnemann del 1952. Le battute, data la limitata durata di un film, devono essere particolarmente ricche di significato e sintetiche; attraverso di esse si stabiliscono i legami fra i personaggi, si comprendono antefatti, si svelano segreti; talvolta chi parla resta fuori campo, come accade per la voce del narratore nelle sequenze girate in soggettiva o nei documentari. Il registro adottato (solenne, scientifico, familiare, gergale ecc.) connota i personaggi e contribuisce all'ambientazione. Alcuni registi, tuttavia, preferiscono avere solo un canovaccio e procedere alla definizione della sceneggiatura nel corso delle riprese.

In base a quanto scritto nel brano, quale delle seguenti è la corretta definizione di *Story board*?

A. Costruzione di ambienti, sia interni sia esterni, necessari per la realizzazione di un film
B. Immagine funzionale alla narrazione
C. Registro che permette di connotare i personaggi e l'ambientazione
D. Insieme di bozzetti grafici che rappresentano le scene del film
E. Testo che descrive tutte le scene in cui si dipana il film, le azioni e le battute dei personaggi

347) Che cosa significa l'espressione "*recentiores non deteriores*"?

A. Che i testi antichi erano migliori dei moderni
B. Che i testimoni più recenti non possono essere determinanti nel procedimento di costituzione di un testo critico
C. Che i testimoni più recenti di un testo non sono deteriorati e dunque sono più affidabili di quanto non lo siano i più antichi
D. Che i testimoni più recenti non sono necessariamente peggiori dei più antichi perché possono conservare lezioni importanti provenienti da altri testimoni successivamente perduti
E. Che i testimoni più antichi di un testo sono i più deteriorati e dunque i meno affidabili

348) Il linguaggio architettonico

Parto dal presupposto di una conoscenza generale dell'argomento: per esempio, che si sappia che la cattedrale di St Paul a Londra è un edificio classico, mentre l'abbazia di Westminster non lo è; che il British Museum è un edificio classico, mentre il Natural History Museum a South Kensington non lo è; che tutti gli edifici intorno a Trafalgar Square, cioè la National Gallery, la chiesa di St Martin-in-the-Fields, la Canada House e anche South Africa House sono classici; che tutti gli edifici pubblici nella Whitehall sono classici, ma che non lo è il palazzo del parlamento. Si tratta di distinzioni elementari, tanto che sulle prime mi si potrebbe accusare di perdere tempo in cose scontate. Quand'è che un edificio classico non è tale? E ciò ha davvero importanza? Le principali caratteristiche architettoniche non hanno forse un rilievo maggiore e non sono forse indipendenti da una simile terminologia stilistica? Certamente. Tuttavia non mi è possibile giungere a quanto intendo dire in queste conversazioni senza isolare subito da tutti gli altri quegli edifici che, prima facie, sono classici. Tratterò dell'architettura come linguaggio e mi limiterò per il momento a presumere che il mio pubblico riconoscerà il latino dell'architettura quando se lo troverà di fronte. Il latino dell'architettura: ecco ciò che mi induce a un altro presupposto di carattere generale. L'architettura classica affonda le sue radici nell'antichità, nel mondo greco e in quello romano, nell'architettura dei templi del mondo greco e nell'architettura religiosa, militare e civile dei romani. Ma questa serie di conversazioni non è destinata all'architettura greca e romana, non è destinata allo sviluppo e all'elaborazione del linguaggio classico dell'architettura, ma verte sulla natura e il suo uso: il suo uso come linguaggio architettonico comune, ereditato da Roma, da parte di quasi tutto il mondo civile nei cinque secoli che intercorrono fra il Rinascimento e l'epoca attuale. Dunque, d'ora in poi potremo essere più precisi. Consideriamo il termine "classico" applicato all'architettura. È un errore cercare di definire il classicismo. Esso assume ogni sorta di significati utili in contesti differenti e io propongo di considerarne soltanto due che saranno entrambi utili nel corso di queste conversazioni. Il primo significato è il più evidente. Un edificio classico è quello i cui elementi decorativi derivano direttamente o indirettamente dal vocabolario architettonico del mondo antico: il mondo "classico", come è spesso chiamato. Questi elementi sono facilmente identificabili: per esempio, le colonne di cinque tipi determinati, usate in determinati modi; modi determinati di trattare porte e finestre e le estremità del frontone, e determinati tipi di modanature applicabili a tutte queste cose. Benché spesso si prescinda da questi "elementi determinati", essi sono ancora riconoscibili come tali in ogni parte di tutti gli edifici che possono essere considerati classici in questo senso. Quanto precede costituisce, mi sembra, una schematizzazione esatta, benché superficiale, di ciò che è l'architettura classica; essa consente di riconoscere l'"uniforme" indossata da una certa categoria di edifici, la categoria che chiamiamo classica. Ma non dice nulla sugli elementi essenziali del classicismo in architettura. A questo punto, tuttavia, dobbiamo procedere piuttosto cautamente. Dire "elementi essenziali" è molto vago e, documentandosi, si scopre spesso che essi non esistono. Ciò nondimeno, la storia dell'architettura classica è costellata da una serie di giudizi sugli elementi essenziali dell'architettura, e tali giudizi sono concordi per un lungo periodo di tempo, al punto che possiamo affermare che lo scopo dell'architettura classica è stato sempre quello di ottenere un'armonia delle parti suscettibile di dimostrazione. Si è sempre ritenuto che questa armonia fosse propria degli edifici dell'antichità e fosse in gran parte "incorporata" negli elementi principali antichi, particolarmente nei cinque "ordini" di cui ora parleremo. Ma tale armonia è stata anche teorizzata da una serie di trattatisti, i quali hanno dimostrato che in una costruzione si raggiunge un'armonia analoga a quella musicale mediante la proporzione, garantendo cioè che i rapporti di un edificio abbiano soltanto funzioni aritmetiche e che i rapporti di tutte le sue parti siano quei rapporti stessi o si ricolleghino ad essi in modo diretto. Molte pretenziose inesattezze sono state scritte sulla proporzione e non intendo soffermarmici. Il concetto rinascimentale di proporzione è molto semplice. Scopo della proporzione è di ottenere l'armonia attraverso una struttura: un'armonia resa intelligibile mediante l'uso manifesto di uno o più ordini come componente dominante, oppure soltanto mediante l'uso di dimensioni che implicano la replica di semplici rapporti. Questo è sufficiente per consentirci di proseguire. Vi è tuttavia un punto, in questa teorizzazione di ciò che è classico, che costituisce un problema. È possibile, ci si può chiedere, che un edificio non presenti alcuna delle caratteristiche proprie dell'architettura classica, eppure si qualifichi come edificio "classico" soltanto in virtù della proporzione? Ritengo che la risposta debba essere negativa. Si può dire, descrivendo un edificio simile, che le sue proporzioni sono classiche, ma sostenere che è classico non farebbe che disorientare e costituirebbe un abuso di terminologia.

Il "latino" dell'architettura indica:

A. una particolare schematizzazione
B. la destinazione ad un suo uso ufficiale e pubblico
C. un linguaggio ereditato dal mondo classico

D. una struttura di difficile interpretazione
E. la patina di antichità vera o presunta

349) La criminalità prima della mafia

Tra le cause di povertà c'erano l'elevata criminalità e la dispersione di tanti talenti e di tanta energia nelle attività della malavita che paralizzavano la vita economica. In questo campo i Borboni erano altrettanto impotenti quanto lo erano stati tutti i precedenti regimi. A Bentinck era sembrato che a Palermo si commettessero tanti assassinii quanti se ne commettevano in tutto il resto dell'Europa insieme, e il segretario di Bentinck aveva messo in luce le difficoltà particolari offerte da un ambiente sociale in cui la vendetta personale era considerata un piacere e un dovere. Come al solito, uno dei reati più comuni era il contrabbando di cibo che veniva introdotto in città frodando i funzionari del dazio. Meno comune, ma ancora grave, era il controllo illecito dei rifornimenti idrici, e sappiamo da rapporti ufficiali che l'inaridirsi della superficie freatica a sud di Palermo aveva reso questa pratica molto lucrativa intorno al 1840. Al primo posto per la frequenza era l'abigeato o furto di animali, che era reso facile dal sistema seminomade di allevamento nelle zone dell'interno prive di strade. La minaccia di rubare il bestiame o di appiccare il fuoco allo zolfo nelle miniere era un mezzo comunemente usato per estorcere denaro ai proprietari terrieri in cambio di protezione; e i latifondisti venivano poi sottoposti a forti pressioni perché assumessero dei criminali come guardiani sui loro terreni. Queste antiche forme di organizzazione clandestina per imporre la protezione furono largamente responsabili dell'influenza dominante assunta dalle bande nell'interno. Il sequestro di persona era frequente e anche qui i preti, che non erano analfabeti ed erano in grado di scrivere le lettere per il riscatto, erano talvolta usati come intermediari. Sappiamo che una volta, per qualche controversia locale, un intero villaggio si mosse con fucili e falci all'attacco di un villaggio vicino. Tutti gli ingredienti della mafia erano già presenti, tranne la parola. All'inizio del secolo le truppe britanniche si erano trovate di fronte delle associazioni segrete che godevano fama di coraggio, di senso dell'onore, di crudeltà e di completa irriverenza verso la legge. Circolavano molte voci di proprietari terrieri che davano asilo a gruppi di banditi, di altri che talvolta li guidavano, ma più spesso essi si limitavano ad assumerli come guardie del corpo. Esistevano anche altri gruppi del genere, composti, sembra, da contadini che si difendevano contro le usurpazioni feudali, e sappiamo di uno che era comandato dall'arciprete locale. Non tutte le loro attività erano illegali. A volte svolgevano un'attività politica o in favore dei Borboni o contro di loro. In un modo o nell'altro, i gruppi che avevano maggior successo si procuravano i mezzi per corrompere i testimoni e i funzionari o, in caso di necessità, per ottenere la condanna di vittime innocenti. Un tema dominante nelle campagne erano gli sforzi di una banda per eliminare le altre e stabilire il dominio di un notabile su una certa zona, ma talvolta molte lavoravano insieme cosicché un gregge di pecore poteva scomparire ed essere subito venduto in una città lontana. Esistevano dei mediatori che potevano ottenere la restituzione dei beni rubati in cambio di una somma, e i visitatori stranieri imparavano presto a chi dovevano rivolgersi per comprarsi la protezione. L'unica cosa che mancava a questo complicato e illegale mondo clandestino era un nome, e questo fu coniato dopo il 1860. Era impossibile controllare una criminalità di questa natura su così larga scala. Venticinque compagnie d'armi pattugliavano la campagna, ma in totale c'erano generalmente meno di 350 poliziotti per tutta l'isola. Due o tre volte all'anno una compagnia di armati arrivava in ogni villaggio e circondava un piccolo gruppo di malfattori, ma a questo facevano seguito altri mesi di completa impunità. I poliziotti onesti ed efficienti suscitavano l'odio universale. L'avversione per la polizia, infatti, fu uno degli elementi più importanti nello sviluppo di un'opposizione al regime borbonico. Le compagnie d'armi erano gruppi reclutati privatamente che stipulavano un contratto col governo in base al quale ricevevano un salario e potevano essere costretti a rispondere dei furti: talvolta erano dipendenti feudali di un proprietario e continuavano ad agire nel suo interesse; a volte estorcevano denaro in cambio di protezione a somiglianza di quanto facevano le altre bande e agivano in collusione con i criminali in modo da poter scoprire i beni rubati e restituirli in cambio di denaro. Nella peggiore delle ipotesi, le compagnie di polizia erano bande di briganti vere e proprie. Non stupisce, dunque, che in questo mondo di omertà vi fossero proporzionalmente meno arresti e ancora meno condanne che a Napoli, e il problema era piuttosto come convivere con la malavita che come dominarla. Il re promise il perdono a ogni brigante che ne denunciasse un altro, e se uno riusciva ad uccidere il capo di una banda otteneva anche una ricompensa in denaro; ma gli altri rimedi erano in genere una pia illusione. Il governo una volta fece delle trattative con il Portogallo per deportare alcuni banditi siciliani nell'Africa meridionale, ma non se ne fece nulla.

Per "protezione", si intendeva:

A. l'intervento delle forze di polizia
B. la certezza dell'intervento della giustizia
C. la sicurezza pagata col denaro o con altri benefici
D. il perpetuarsi dell'omertà
E. la certezza dell'impunità

350) Termine che in origine indicava il codice di pergamena su cui, raschiata la prima scrittura, si vergava un nuovo testo (dal greco [...] «raschiato di nuovo»). [...] Nel linguaggio televisivo è utilizzato per definire il prospetto o quadro d'insieme delle trasmissioni programmate da una rete per un dato periodo [...], con titoli dei programmi, caratteristiche tecniche, durata, orari di messa in onda. Lo schema della programmazione può essere continuamente rielaborato in rapporto agli obiettivi della rete (proprio come le antiche pergamene venivano continuamente corrette, raschiate e riutilizzate).

A. Grasso, *Storia della televisione. Vol. II: dizionario dei personaggi; glossario dei termini tecnici e gergali*, Garzanti, 1998, pp. 414-415.

La definizione si riferisce ad UNA delle voci sotto elencate:

A. palinsesto
B. copione
C. vademecum
D. diorama
E. organigramma

351) «Testo di carattere tecnico-letterario per la messa in scena di un'opera di fiction sia cinematografica sia televisiva [...]. Comprende la successione specificata delle scene, delle sequenze e delle inquadrature; la precisa descrizione di ambienti, azioni, movimenti; i testi dei dialoghi; le indicazioni pratiche per le riprese, i campi, gli obiettivi e altre informazioni circa la colonna sonora (musiche e rumori).»

A. Grasso, *Storia della televisione. Vol. II: dizionario dei personaggi; glossario dei termini tecnici e gergali*, Garzanti, 1998, p. 452.

La definizione si riferisce ad UNA delle voci sotto elencate:

A. canovaccio
B. sceneggiatura
C. coreografia
D. scenografia
E. spartito

352) "Arrivare a una comprensione del Furioso, non dico piena ma ricca, non è facile, come non lo è per ogni libro che abbia molte facce diverse. Occorrerebbe (...) poter afferrare la ricchezza poliedrica del mondo ariostesco nella sua molteplicità sfaccettata (...). E bisognerebbe poter apprezzare la maestria con cui il narratore struttura la sua opera intrecciando tanti fili e portandoli tutti avanti con perspicua chiarezza; (...) Bisognerebbe insomma possedere una cultura letteraria acquisita con il lavoro di una vita e insieme una umanità intelligente e una sensibilità acuta per l'arte (...) Un patrimonio quasi impossibile da mettere insieme, e chi può sperare di possederlo? Solo gli sciocchi possono sperare di raggiungere tanta profondità di comprensione perché in possesso di questa o di quella competenza settoriale, o perché asserviti all'ultimo metodo venuto di moda. Ma è sufficiente, per un'opera come l'Orlando Furioso, anche accontentarsi di meno, assai meno. Procurarsi le informazioni indispensabili, liberarsi di ideologismi e preconcetti scolastici, e leggere... con il gusto di leggere, sapendo che un'opera letteraria è frutto, e quindi può esser fonte, di mille interessi e piaceri diversi: godere con umiltà di quelle invenzioni, di quel narrare sapientemente orchestrato, di quella musicale armonia. Io, purtroppo, so poco o niente di musica, ignoro le nozioni elementari necessarie ad analizzare la struttura di un brano, e sono, lo so, incapace di spiegarmi tecnicamente le emozioni che mi procura l'ascolto. Ma non per questo rinuncio a sentir musica, anzi! Ascolto e riascolto, conscio che tanto di quell'arte e del godimento che essa potrebbe procurarmi mi è precluso per sempre; ma tuttavia ascolto, e godo quello che natura e cultura consentono. Non dovrebbe esser lo stesso per chi è poco esperto di letteratura, ma non per questo è disposto a rinunciare alla ricchezza di conoscenze e di gioia che un'opera letteraria come il Furioso racchiude?".

Giuseppe Petronio, *Il piacere di leggere*, Oscar Mondadori

Tra le definizioni sotto elencate di cinque parole che compaiono, sottolineate, nello scritto di Giuseppe Petronio, una è imprecisa. Quale?

A. Poliedrica: dai molteplici aspetti
B. Preconcetti: concetti assunti come veri per abitudine, senza sottoporli ad analisi critica
C. Perspicua: pronta, perspicace
D. Ideologismi: schemi ideologici attraverso i quali si filtra acriticamente ogni giudizio
E. Sfaccettata: che presenta numerose facce, aspetti diversi

353) "Supponiamo che un individuo possa ricostruire elettronicamente un'immagine animata del suo oggetto del desiderio, che nella vita reale non può manipolare come meglio crede, magari semplicemente perché non suscita nell'altro un analogo stimolo. Ammettiamo che attraverso pratiche sessuali elettroniche quell'individuo possa piegare alla sua volontà quell'immagine. Se ciò accadesse nella vita reale sarebbe un'aggressione violenta, uno stupro e quell'individuo finirebbe in cella (si spera). Nel ciberspazio tutto è permesso, anche la proliferazione di patologie violente e crudeli, se pur virtuali. Questa sarebbe liberazione? Forse liberazione degli istinti più bassi. Se ciò può accadere è perché viviamo in una società che produce numerose frustrazioni tenute a freno da regole sociali e morali, ma che vengono liberate in ambienti virtuali (...) ma come agirebbe sul terreno reale un individuo abituato a realizzare le proprie aggressioni violente, a dettare ordini, a piegare alla propria volontà immagini virtuali di altre persone reali? "Il potere teme la libertà dell'immaginazione (...) Non dimentichiamo che sia Stalin sia Hitler sono noti per aver bandito la pubblicazione dei racconti di fate" (Stenger, 1991). Forse sarebbe meglio capovolgere questa osservazione e constatare invece che il "potere" cerca di fornire proprio strumenti di evasione. In fin dei conti è più facile accettare di esser schiavi su questa terra se poi nel ciberspazio tutto è lecito. Il ciberspazio, dove il corpo è assente, potrebbe diventare un illusorio conforto per il corpo martoriato dallo stress e dallo sfruttamento che subisce nel mondo reale. Hitler e Stalin sarebbero stati ben contenti se avessero avuto a disposizione anche questa possibilità, oltre ai loro campi di sterminio di massa. Nella visione di Orwell i media entravano nel mondo reale per condizionare la vita concreta degli individui, con il ciberspazio il mondo reale può seguire tranquillamente il suo corso, purché l'individuo si riconosca nelle vaste possibilità e personificazioni del ciberspazio. Il ciberspazio rischia di essere veicolato come la "droga" più micidiale che sia mai stata inventata".

Alberto Pian, *Computer, scuola e formazione*, Centro scientifico editore, Torino 1996

Tra le definizioni sotto elencate UNA è SCORRETTA, in quanto non coglie il significato che il termine ha assunto nel testo in cui queste parole compaiono sottolineate. Individuarla.

A. Analogo: identico, uguale
B. Manipolare: modificare, rielaborare
C. Micidiale: che ha effetti mortali
D. Stupro: atto di violenza carnale
E. Frustrazioni: insoddisfazioni, delusioni

354) "Oggi, nel terrore del futuro e della perdita d'identità si tende a rifugiarsi nel passato. Il risultato è la mania del revival o della cosiddetta filologia. O le brutte copie di un'arte ormai lontana nei secoli. Come l'orrenda architettura ellenizzante [...] In musica, come in architettura, la creatività è diventata soprattutto una questione di materiali. Mi riferisco alle nuove tecnologie, l'informatica e l'elettronica. E non a caso la tecnologia, pur se in modo superficiale e commerciale, attrae i musicisti pop, non condizionati dal passato e da un'eredità culturale. Nel territorio classico invece, l'eredità è pesante da portare, e bisogna avere un gran coraggio per staccarsene [...] La pigrizia e il conservatorismo sono la morte della cultura".

Pierre Boulez (dall'intervista su Repubblica del 26/4/2004)

Alcune parole, sottolineate nell'articolo citato, sono spiegate di seguito. Individuare la definizione ERRATA RISPETTO AL SIGNIFICATO CHE IL TERMINE HA ASSUNTO NEL CONTESTO:

A. Ellenizzante: che si ispira a modelli dell'antica Grecia

B. Filologia: ricostruzione documentaria di opere del passato
C. Identità: rapporto di esatta uguaglianza
D. Revival: ripresa e ricupero di motivi del passato
E. Conservatorismo: atteggiamento ostile alle innovazioni

355) "Alcuni libri (...) ci accompagnano per anni, per la vita, ed il perché ne è chiaro, accessibile, facile ad esprimersi in parole: fra questi, con reverenza ed amore, oso citare Gargantua e Pantagruel, opera colossale ma unica di Rabelais, «mon maitre». È noto lo strano destino del libro: nato dall'amor di vita e dagli ozi colti di Rabelais, monaco, medico, filologo, viaggiatore ed umanista, cresce e prolifera con assoluta mancanza di piano per quasi vent'anni e per più di mille pagine, accumulando le invenzioni più strabilianti in piena libertà fantastica, per metà robusta buffonata epico-popolare, per metà intriso della vigorosa e vigile consapevolezza morale di un grande spirito del Rinascimento. Ad ogni foglio si incontrano, audacemente accostate, scurrilità geniali, o ribalde, o melense, ed insieme citazioni (autentiche e non, quasi tutte fatte a memoria) da testi latini, greci, arabi, ebraici; dignitose e sonanti esercitazioni oratorie; sottilità aristoteliche da cui si diparte una risata da gigante, altre sottoscritte ed avallate con la buona fede dell'uomo di vita pura. (...) ... i due giganti non sono soltanto montagne di carne, assurdi bevitori e mangiatori: insieme, e paradossalmente, essi sono gli epigoni legittimi dei giganti che mossero guerra a Giove, (...) e sono ad un tempo principi illuminati e filosofi gioiosi. Nel gran respiro e nel gran riso di Pantagruele è racchiuso il sogno del secolo (...) Basta che lo vogliate, ed il mondo sarà vostro: bastano l'educazione, la giustizia, la scienza, l'arte, le leggi, l'esempio degli antichi. Dio esiste, ma nei cieli: l'uomo è libero, non predestinato, è «faber sui», e deve e può dominare la terra, dono divino. Perciò il mondo è bello, è pieno di gioia, non domani ma oggi: poiché ad ognuno sono dischiuse le gioie illustri della virtù e della conoscenza, ed anche le gioie corpulente, dono divino anch'esse, delle tavole vertiginosamente imbandite, delle bevute «teologali», della venere instancabile. Amare gli uomini vuol dire amarli quali sono, corpo ed anima, "tripes et boyaux" (trippa e budella)". (...) Come si concilia questa dottrina intemperante, pagana, terrena, col messaggio evangelico, mai negato né dimenticato dal pastore d'anime Rabelais? Non si concilia affatto: anche questo è proprio della condizione umana, di essere sospesi fra il fango e il cielo, fra il nulla e l'infinito. La vita stessa di Rabelais, per quanto se ne sa, è un intrico di contraddizioni, un turbine di attività apparentemente incompatibili fra loro e con l'immagine dell'autore che tradizionalmente si ricostruisce dai suoi scritti. Monaco francescano, poi (a quarant'anni) studente in medicina e medico all'ospedale di Lione, editore di libri scientifici e di almanacchi popolari, studioso di giurisprudenza, di greco, d'arabo e d'ebraico, viaggiatore instancabile, astrologo, botanico, archeologo, amico di Erasmo, precursore di Vesalio nello studio dell'anatomia sul cadavere umano; scrittore fra i più liberi, è simultaneamente curato di Meudon, e gode per tutta la sua vita della fama di uomo pio ed intemerato; tuttavia lascia di se stesso (deliberatamente, si direbbe) il ritratto di un sileno, se non di un satiro. (...) Perché Rabelais ci è vicino? (...) Ci è vicino, principalmente, perché in questo smisurato pittore di gioie terrene si percepisce la consapevolezza permanente, ferma, maturata attraverso molte esperienze, che la vita non è tutta qui. In tutta la sua opera sarebbe difficile trovare una sola pagina melanconica, eppure Rabelais conosce la miseria umana; la tace perché, buon medico anche quando scrive, non l'accetta, la vuole guarire: *Mieux est de ris que de larmes escrire* (è meglio scrivere del riso che delle lacrime) *pour ce que rire est le propre de l'homme* (perché il riso è proprio dell'uomo)".

Primo Levi, *L'altrui mestiere*: *François Rabelais*, Einaudi, Torino 1985

Individuare la definizione ERRATA rispetto al significato che i termini assumono nel testo di P. Levi.

A. Avallate: abbassate, volgarizzate per essere comprese
B. Ribalde: furfantesche
C. Melense: sdolcinate, melliflue
D. Epigoni: ultimi, tardi seguaci o eredi
E. Scurrilità: espressioni triviali, volgarmente buffonesche

356) UNO dei detti citati, derivati dalla tradizione classica o dalla saggezza popolare, ha un significato diverso dagli altri quattro. Quale?

A. Vino e sdegno fan palese ogni disegno (detto popolare)
B. Il bronzo è lo specchio del volto, il vino quello della mente (Eschilo)
C. Ciò che sta nel cuore del sobrio è sulla lingua dell'ubriaco (Plutarco)
D. Chi non hanno reso eloquente i fecondi calici? (fecundi calices quem non fecere disertum?)
E. Nel vino la verità (in vino veritas)

357) "Da parecchio tempo ormai è stato diagnosticato il ruolo patologico fondamentale dell'*Helicobacter pylori* nell'ulcera peptica. Questo microrganismo si può isolare nell'ambiente gastrico o intestinale di diversi vertebrati sotto forma di 20 diverse specie. [...] Le novità scientifiche emerse negli ultimi anni su questo batterio coinvolgono anche gli animali domestici, [...] gatti, cani, suini, cavalli. [...] In un caso è stata dimostrata la presenza di Helicobacter in un uomo con gastrite acuta e nei suoi due gatti con la stessa sintomatologia. Dopo aver effettuato studi sul genoma dei batteri si è giunti alla conclusione che erano uguali e quindi condivisi tra la specie umana e quella felina. Proprio da questa e da altre considerazioni patognomoniche alcuni studiosi stanno affrontando questa malattia sotto la nuova ottica di zoonosi emergente".

Marco Buri, *Se c'è l'ulcera occhio al gatto,* TuttoScienze, La Stampa, 18/9/2002

Tra le seguenti note esplicative dei termini sottolineati nel testo riportato, UNA NON È CORRETTA. Individuarla.

A. Patologico: che riguarda la malattia
B. Zoonosi: classificazione sistematica degli animali
C. Patognomonico: che riguarda sintomi caratteristici sufficienti alla diagnosi
D. Peptico: che riguarda il succo gastrico
E. Sintomatologia: complesso dei sintomi propri di una malattia

358) "(a Galileo) si svelavano fino in fondo gli equivoci che la confusione peripatetica fra fisica e teologia aveva introdotto sul terreno religioso. La scienza umana è valida nella misura in cui si rende conto dei propri limiti, che sono i limiti della propria verificabilità. (...) L'ambito dell'esperienza è mondano e corruttibile; è limitato e conscio del limite. Deserta di presenze ultramondane, la scienza mondana riconosce l'esistenza di un'altra esperienza: la fede; conflitto tra le due non può esserci, quando sia eliminata la confusione aristotelica fra fisica e teologia. Ed è qui, forse, che nasce il più profondo interrogativo di Galileo. Quella veduta tutta terrestre del sapere e dell'uomo, lascia davvero un margine alla fede? (...) Galileo trova la sua risposta in un cristianesimo sincero, riconosciuto nella sua funzione pedagogica e morale. La sua lotta contro il peripatetismo si presenta insieme come lotta per la liberazione degli uomini attraverso la verità e la fecondità della scienza, e come una sorta di nuova apologetica di un Dio molto lontano dal Dio dei filosofi. Serena la sua fede, liberatrice la sua scienza; i cieli scoperti, gli strumenti costruiti, gli danno un senso di gioia e di forza, di fiducia. Proprio per questo la proclamazione della verità, a tutti, nel suo straordinario volgare assume ai suoi occhi valore di missione. Sagredo lo implora invano di non «mettere in discorso cose dimostrative» e di lasciar perdere gl'ignoranti: «Se i predicatori non muoiono dietro gli ostinati peccatori, perché ella vuole martireggiarsi da se stessa per convertire gli ignoranti, i quali infine, non essendo predestinati o eletti, bisogna lasciarli cadere nel fuoco dell'ignoranza». Vincat veritas! – risponde Galileo; alla verità è intrinseca la necessità di comunicarsi a tutti e di operare per il bene di tutti. Qui l'inizio e la fondazione, non la crisi delle scienze europee".

Eugenio Garin, *Scienza e vita civile nel Rinascimento italiano*, UL, 1975

Delle note esplicative di alcuni termini del testo di Garin UNA È ERRATA. Quale?

A. Teologia: discorso, studio su Dio e su ciò che concerne il divino
B. Apologetica: difesa, elogio, esaltazione
C. Peripatetica: di scuola aristotelica, conforme all'aristotelismo
D. Volgare: un linguaggio inelegante, quotidiano
E. Intrinseca: necessariamente connessa

359) Il super-processore è arrivato. Durante l'ultima conferenza annuale, l'Intel ha presentato un prototipo di chip capace di offrire le prestazioni di un supercomputer. Il processore raggiunge la straordinaria velocità di un teraflops. Sarebbe a dire che è capace di operare un triliardo di istruzioni ogni secondo. Ma il superprocessore, per ora, non è destinato al grande pubblico. La tecnologia che adotta, però, presto potrebbe finire nei nostri computer o, addirittura, nelle nostre tasche. Il vantaggio di questo tipo di tecnologia è che, in via teorica, aumentando i nuclei è possibile aumentare la potenza di un processore senza aumentarne il consumo. Con il diffondersi dei dispositivi portatili, la questione del consumo è diventata di primaria importanza nell'industria dei processori. Occorrono chip in grado di offrire alte prestazioni senza consumare troppo la batteria. E il nuovo prototipo di Intel rappresenta un decisivo passo avanti in questa direzione. A fronte della sua spaventosa potenza, infatti, il chip consuma solo 62 watts, meno di una lampadina. Ma per funzionare al meglio, le strutture multi-core richiedono la riprogrammazione della maggior parte delle applicazioni. Per questo motivo la compagnia canadese D-Wave ha annunciato che presenterà un prototipo commerciale di computer quantistico. Il computer, chiamato Orion, nonostante sia capace di elaborare solo 16 qubits (la versione quantistica del bit) ha una velocità simile a quella dei computer "normali". Merito dei principi di fisica quantistica intorno ai quali è progettato. I qubits, infatti, non si limitano ad assumere il valore di 0 o 1, come accade nei bit, ma possono – miracoli delle superposizioni quantiche – avere entrambi i valori contemporaneamente. Questo rende, in linea teorica, il computer quantistico capace di velocità di calcolo impossibili da raggiungere per i processori "tradizionali". (Da: Repubblica On-line).

Quale significato è attribuito, nel contesto del brano, al termine "prototipo"?

A. Modello originale di computer quantistico, a cui si sono ispirati tutti gli altri computer quantistici
B. Primo esemplare di una lunga serie
C. Computer costruito con appositi requisiti tecnici e funzionali e non destinato alla produzione in serie
D. Archetipo
E. Primo esemplare di computer quantistico che serve per la realizzazione successiva di prodotti in serie

360) Tutti sanno che Achille è un eroe, ma spesso, quando aprono l'Iliade, molti faticano a comprendere quale e dove sia la natura del suo eroismo. Achille, il più forte dei nobili greci che assediano Troia, è infuriato con Agamennone, il re di Argo che è a capo della spedizione, per via di una schiava. L'eroe si presenta quindi renitente al combattimento per furente risentimento personale, e in tutto il poema il suo carattere manifesta segni di incontinenza: la furia per la morte dell'amico Patroclo, diversa dal dolore del lutto e vissuta come un'offesa insanabile alla propria persona, la generale subordinazione del disegno dei greci – conquistare Troia – al proprio ego rabbioso e incontenibile, una smodata ossessione di bagliore e sangue: questo è Achille. E ancora, terribilmente, si rivela nel momento fatale, nello scontro diretto con l'eroe avverso, il troiano Ettore. Ettore che ha moglie e un figlio, e un vecchio padre, è il più grande e valoroso dei troiani, combatte per difendere la propria città e la propria famiglia, ed è un uomo. Achille, che è un assediante, combatte per distruggere la città nemica, non ha nulla da difendere e non intende difendere nulla se non il proprio orgoglio, e non è un uomo ma un semidio, nato dall'amore tra la ninfa Teti e un mortale. Un solo punto del magnifico corpo è vulnerabile, il famoso tallone. La lotta è impari e vede di fronte un uomo e un semidio. Noi siamo subito dalla parte del primo, un nostro simile, difensore e non aggressore, giusto marito, figlio e padre. Inoltre l'incontro è truccato: Atena inganna Ettore e aiuta Achille a vincere con prestidigitazioni degne del pantheon greco. Pur essendo un semidio, Achille riesce a sopraffare l'uomo solo grazie ai trucchi degli dei, arbitri disonesti del destino umano, e prima di soccombere Ettore, l'umano, il difensore, riceve l'offesa estrema. Avendo promesso ad Achille di restituire ai greci il suo corpo, in caso di vittoria, gli chiede che lo stesso avvenga per il proprio. Achille risponde contrapponendo la legge delle belve a quella degli umani: le bestie si sbranano. Viola la sacra legge del funerale, della sepoltura, del lutto, della memoria; ucciso Ettore, lo trascina a pezzi nella polvere. Dov'è l'eroe? C'è, se pensiamo che Omero scrisse nell'Iliade il poema della giovinezza dell'uomo, per poi passare nell'Odissea, alla maturità. Achille è eroe come lo è il giovane uomo, non più cucciolo e non ancora adulto, il giovanissimo, incontinente, bruciante desideroso più che di vittoria, di sfida alla morte. Omero rappresenta in Achille un'età dell'uomo, della nostra origine e della vita individuale di ognuno, un'età incosciente e selvaggia, ma irrorata dalle forze generanti della luce e del sole e del sangue, prima che la sapienza le incanali e trasmuti. L'eroismo di Achille è lì, nel suo lottare ciecamente in un mondo a lui incomprensibile, pur di essere amato, nell'unica dimensione concessa al greco: la memoria.

In base a quanto scritto nel brano, quale dei seguenti aggettivi NON è riferito a Ettore?

A. Troiano
B. Eroico
C. Assediante
D. Umano
E. Difensore

---

361) ***"Il maestro disse: «Soltanto dopo i primi freddi ci accorgiamo che il pino e il cipresso conservano più a lungo le loro foglie»."***

(da Confucio, *Massime*, a c. di P. Santangelo, Roma, Newton Compton, 2005, p. 92).

Fuor di metafora l'aforisma intende verosimilmente suggerire che:

A. non tutte le specie vegetali possiedono la stessa vitalità
B. i primi freddi sfrondano la maggior parte delle piante
C. solo gli alberi d'alto fusto resistono alle intemperie
D. nei momenti difficili si riconoscono gli uomini superiori
E. gli uomini sono come le foglie degli alberi d'autunno

---

362) Cosa si intende con "energia rinnovabile"?

A. Esclusivamente il metano
B. Il petrolio
C. Una fonte energetica sempre attiva in natura, che non viene consumata se utilizzata dall'uomo
D. Esclusivamente l'energia solare
E. Il carbone

363) La doppia elica

Quando la mattina dopo entrai nello studio ancora vuoto, spazzai via tutte le carte dalla scrivania, in modo da avere un'ampia superficie libera su cui formare coppie di basi tenute insieme da legami idrogeno. Da principio mi ostinai con la mia formula del "simile con simile" ma poi mi accorsi che non mi avrebbe veramente mai condotto in porto. Quando entrò Jerry [Donohue, un cristallografo americano che lavorava nel mio laboratorio], alzai la testa, vidi che non era Francis e cominciai a spostare le basi avanti e indietro, secondo altre possibilità di accoppiamento. Improvvisamente notai che una coppia adenina-timina, tenuta insieme da due legami idrogeno, era identica nella forma a una coppia guanina-citosina tenuta insieme da almeno due legami idrogeno. Tutti i legami sembravano formarsi spontaneamente; non occorrevano artifici per ottenere i due tipi di coppie della stessa forma. Subito chiamai Jerry per chiedergli se avesse obiezioni da muovere alle nuove coppie di basi. Quando mi rispose di no, il mio morale balzò alle stelle: ora mi sembrava di aver finalmente afferrato la ragione del perché il numero dei residui di purina uguagliasse esattamente il numero dei residui di pirimidina. Due sequenze irregolari di basi potevano inserirsi regolarmente al centro di un'elica, se ogni purina si legava sempre mediante l'idrogeno con una pirimidina. Inoltre, la necessità del legame idrogeno significava che l'adenina si sarebbe sempre accoppiata alla timina, mentre la guanina poteva accoppiarsi solo con la citosina. Di colpo le regole di Chargaff mi apparvero la conseguenza logica di una struttura a doppia elica. Ma soprattutto, questo tipo di doppia elica suggeriva uno schema di duplicazione molto più soddisfacente dell'accoppiamento "simile con simile". L'appaiamento costante dell'adenina con la timina e della guanina con la citosina significava che le sequenze delle basi delle due catene intrecciate erano complementari l'una all'altra. Data la sequenza di una catena, risultava automaticamente determinata quella dell'altra. Era quindi facile immaginare concettualmente come ogni singola catena potesse essere lo stampo per la sintesi di una catena con la sequenza complementare. Francis non era ancora entrato dalla porta che mi precipitai ad annunciargli la vittoria. Per principio rimase scettico ancora qualche minuto, ma poi l'analogia formale delle coppie A-T e G-C travolse i suoi ultimi dubbi. Si mise subito a spostare e a riunire le basi in diversi modi, senza però scoprire un'altra via di soddisfare le regole di Chargaff. Pochi minuti dopo individuò il fatto che due legami glicosidici di ogni coppia di basi venivano sistematicamente correlati da un asse perpendicolare all'asse dell'elica. Perciò le due coppie potevano venire ribaltate eppure mantenere i legami glicosidici rivolti nella stessa direzione. Ne derivava l'importante conseguenza che una data catena poteva contenere sia purine sia pirimidine. E al tempo stesso veniva da pensare che gli scheletri delle due catene corressero in direzioni opposte.

Tratto da "La doppia elica" di James Watson, 1968 (edizione italiana, Garzanti)

In due punti del testo è adoperata l'espressione "simile con simile". A che cosa si riferisce?

A. Al fatto che le catene potrebbero correre in direzione opposta
B. Alle regole di Chargaff
C. Alla duplicità dell'elica del DNA
D. All'accoppiamento purina-purina o pirimidina-pirimidina
E. All'accoppiamento purine-pirimidine

364) 'Dico che un buon cittadino e amante della patria non solo debba accettare di collaborare col tiranno per sua sicurtà, perché è in pericolo se diventa sospetto, ma anche per il bene della patria, perché comportandosi così gli viene l'occasione, con i consigli e con le opere, di promuovere molto bene e di evitare molto male. E questi che biasimano chi così si comporta sono pazzi: perché starebbe fresca la città e loro, se il tiranno non avesse intorno altro che malvagi'.

Francesco Guicciardini, *Ricordi,* prima stesura, n. 220

QUAL È, tra quelle sotto elencate, LA DEFINIZIONE CORRETTA della concezione della politica che ispira il giudizio di Guicciardini sul comportamento del buon cittadino in tempi di tirannia?

A. Trasformista
B. Opportunistica
C. Utopistica
D. Realista
E. Cinica

365) Indicare il significato della parola "gittata" nella frase: "il collasso cardiovascolare rappresenta un'alterazione dell'omeostasi circolatoria associata ad una perdita di volume ematico circolante, ad una riduzione della gittata cardiaca e/o ad una appropriata resistenza ventricolare periferica".

A. Portata
B. Ritmo
C. Frequenza delle pulsazioni
D. Pressione
E. Distanza raggiunta

1.4 • Analogie

366) Alcuni celebri personaggi sono stati separati dal loro autore: riuniteli scegliendo la combinazione giusta tra quelle proposte:

1) Julien Sorel; 2) Dorian Gray; 3) Cosimo Rondò; 4) Tonio Kroger; 5) Leopold Bloom

a) Th. Mann; b) Stendhal; c) O. Wilde; d) J. Joyce; e) I. Calvino

A. 1 + c; 2 + b; 3 + e; 4 + a; 5 + d
B. 1 + a; 2 + c; 3 + e; 4 + b; 5 + d
C. 1 + d; 2 + b; 3 + e; 4 + c; 5 + a
D. 1 + b; 2 + c; 3 + e; 4 + a; 5 + d
E. 1 + d; 2 + c; 3 + b; 4 + a; 5 + e

367) Sono qui elencati alcuni storici teatri italiani, contrassegnati con lettere dell'alfabeto, e altrettante città contrassegnate con un numero:

a – San Carlo; b – Carlo Felice; c – Fenice; d – Petruzzelli; e – La Pergola; f – Massimo
1 – Firenze; 2 – Venezia; 3 – Palermo; 4 – Napoli; 5 – Bari; 6 – Genova
Scegliete la serie in cui alla lettera che indica il teatro corrisponde il numero della città in cui si trova:

A. a3 – b4 – c2 – d6 – e5 – f1
B. a4 – b3 – c2 – d5 – e1 – f6
C. a4 – b6 – c2 – d5 – e1 – f3
D. a6 – b4 – c2 – d3 – e5 – f1
E. a4 – b3 – c6 – d2 – e1 – f5

368) 1 – Cavour; 2 – Riccardo III; 3 – Enrico IV; 4 – Garibaldi; 5 – Giulio Cesare; 6 – Luigi XIV.
A) Un cavallo, un cavallo, il mio regno per un cavallo!; B) Parigi vale bene una messa; C) Libera chiesa in libero stato; D) Il dado è tratto; E) Obbedisco; F) Lo stato sono io
Scegliete la sequenza in cui a ciascun personaggio corrisponde la frase celebre che la tradizione gli attribuisce:

A. 1 + a; 2 + c; 3 + b; 4 + f; 5 + d; 6 + e
B. 1 + e; 2 + f; 3 + a; 4 + c; 5 + d; 6 + b
C. 1 + b; 2 + a; 3 + c; 4 + e; 5 + f; 6 + d
D. 1 + b; 2 + a; 3 + d; 4 + c; 5 + f; 6 + e
E. 1 + c; 2 + a; 3 + b; 4 + e; 5 + d; 6 + f

369) Uno dei seguenti abbinamenti non è congruente con gli altri. Quale?

A. Basilare / secondario
B. Perspicuo / incomprensibile
C. Pernicioso / deleterio
D. Irreprensibile / censurabile
E. Cauto / avventato

370) Individuare, tra le alternative proposte, la coppia da scartare:

A. Parigi – Louvre
B. Ferrara – Palazzo dei Diamanti
C. San Pietroburgo – Hermitage
D. Siviglia – Alhambra
E. Micene – Porta dei leoni

371) Individuare l'abbinamento errato:

A. Federico Fellini – I vitelloni
B. Steven Spielberg – Il colore viola
C. Al Pacino – Il Padrino
D. Mel Gibson – La passione di Cristo
E. The Aviator – Martin Scorsese

372) Individuare l'abbinamento errato:

A. Luigi XIV – *Lo Stato sono io*
B. Enrico IV – *Un cavallo, un cavallo, il mio regno per un cavallo*
C. Giulio Cesare – *Il dado è tratto*
D. Massimo D'Azeglio – *Fatta l'Italia, bisogna fare gli Italiani*
E. Garibaldi – *Obbedisco*

373) Individuare l'abbinamento non corretto:

A. *All'ombra delle fanciulle in fiore* – Marcel Proust
B. *1984* – Ray Bradbury
C. *Gita al faro* – Virginia Woolf
D. *Il giovane Holden* – Jerome David Salinger
E. *Il ritratto di Dorian Gray* – Oscar Wilde

374) Individuare l'abbinamento errato:

A. Mustafà Kemal – Turchia
B. Tadeusz Kosciuzko – Polonia
C. Lajos Kossuth – Ungheria
D. Simon Bolivar – Sierra Leone
E. Emiliano Zapata – Messico

375) Individuare l'abbinamento errato:

A. *Il rinoceronte* – Ionesco
B. *Vita di Galileo* – Brecht
C. *Il gabbiano* – Cecov
D. *Il postino* – Neruda
E. *Delitto e castigo* – Dostoevskij

376) Individuare l'abbinamento errato:

A. *Addio alle armi* – Hemingway
B. *Alla ricerca del tempo perduto* – Sartre
C. *Il tamburo di latta* – Grass
D. *Robinson Crusoe* – Defoe
E. *I Buddenbrook* – Mann

377) Individuare l'abbinamento errato:

A. caffè – tazza
B. vino – bottiglia
C. fetta biscottata – miele
D. pasta – piatto
E. latte – bicchiere

378) Individuare l'abbinamento errato:

A. ignorante-colto
B. avaro-prodigo
C. saggio-sciocco
D. infimo-sommo
E. disordine-caos

379) Individuare l'abbinamento errato:

A. Della Scala-Genova
B. Visconti-Milano
C. Gonzaga-Mantova
D. Estensi-Ferrara
E. Malatesta-Rimini

380) Individuare l'abbinamento errato:

A. Massimo-Palermo
B. La Pergola-Firenze
C. Petruzzelli-Bari
D. San Carlo-Milano
E. Fenice-Napoli

381) Individuare l'abbinamento errato:

A. Caro diario-Moretti
B. La vita è bella-Benigni
C. Gli uccelli-Hitchcock
D. Underground-Kusturica
E. Ladri di biciclette-Fellini

382) Individuare l'abbinamento errato:

A. Piano Marshall-Truman
B. Piani quinquennali-Stalin
C. Caccia alle streghe-McCarthy
D. New Deal-Nixon
E. Nuova frontiera-Kennedy

383) Individuare l'abbinamento corretto:

A. Verlaine-Verismo
B. Gozzano-Crepuscolarismo
C. D'Annunzio-Ermetismo
D. Pascoli-Surrealismo
E. Baudelaire-Decadentismo

384) Individuare l'abbinamento errato:

A. Atene – Eretteo Costantinopoli
B. Stoccolma – Pont du Gard
C. Roma – Teatro di Marcello
D. Napoli – Palazzo Reale

E. Instanbul – Santa Sofia

385) Individuare l'abbinamento errato:

A. termometro – calore
B. goniometro – angoli
C. igrometro – umidità
D. barometro – pressione atmosferica
E. altimetro – altitudine

386) Individua l'abbinamento ERRATO:

A. Olanda / Repubblica parlamentare
B. Germania / Repubblica federale
C. Francia / Repubblica semipresidenziale
D. Regno Unito / Monarchia parlamentare
E. Norvegia / Monarchia costituzionale

387) Indicare la coppia in cui NON si verifica il tipo di relazione presente nelle altre quattro:

A. capitolo – romanzo
B. violino – regista
C. finestra – palazzo
D. tasca – cappotto
E. ali – fringuello

388) Quale dei seguenti accoppiamenti NON è corretto?

A. Russia / Moldava
B. Germania / Elba
C. Spagna / Guadalquivir
D. Francia / Loira
E. Inghilterra / Tamigi

389) In una di queste coppie i due termini NON si possono unire come nelle altre:

A. mente, triste
B. fucile, mano
C. filo, acido
D. piede, marcia
E. scritto, mano

390) Quale delle seguenti coppie di termini è anomala?

A. Teleologico – finalistico
B. Spiritualistico – materialistico
C. Storicistico – metastorico
D. Aprioristico – empirico
E. Autonomo – eteronomo

391) Nell'abbinamento tra alcuni classici del cinema, più o meno recenti, ed i loro registi, c'è un errore. Individuatelo:

A. La finestra sul cortile – Hitchcock
B. Rain Man – F.F. Coppola
C. Titanic – Cameron
D. The Departed – Scorsese
E. Salvate il soldato Ryan – Spielberg

392) Quale degli abbinamenti di un vizio con la virtù opposta NON è CORRETTO?

A. Ira / accidia
B. Superbia / umiltà
C. Violenza / mansuetudine
D. Invidia / benevolenza
E. Avarizia / generosità

393) M/O • 2019 Quale tra le serie ABCDE è coerente con tutte le serie 1, 2 e 3?
1 primavera, estate, autunno, inverno
2 mattino, mezzogiorno, pomeriggio, sera, notte
3 lunedì, martedì, mercoledì, giovedì, venerdì, sabato, domenica

A. George H.W. Bush, William J. Clinton, George W. Bush, Barack H. Obama, Donald J.Trump
B. Pollice, indice, medio, anulare, mignolo
C. Alisso, begonia, crisantemo, dalia, elicriso
D. Gennaio, febbraio, marzo, aprile, maggio, giugno, luglio, agosto, set-

tembre, ottobre, novembre, dicembre
E. 1, 2, 3, 4, 5, 6

394) Si individui l'abbinamento ERRATO:

A. Canzoniere/Petrarca
B. Decameron/Pulci
C. Gerusalemme liberata/Tasso
D. Adelchi/Manzoni
E. Zibaldone/Leopardi

395) Si individui la coppia INCOERENTE:

A. Planck / teoria quantistica
B. Einstein / relatività
C. Newton / caduta dei gravi
D. Fermi / teoria dei giochi
E. Galileo /metodo sperimentale

396) S'individui l'UNICA antitesi ERRATA:

A. attinente/estraneo
B. apocrifo/spurio
C. convergente/divergente
D. euforico/disforico
E. esoterico/essoterico

397) Nei seguenti accoppiamenti tra città e piazze, vi è un errore, quale?

A. Roma – Piazza del Popolo
B. Torino – Piazza Castello
C. Napoli – Piazza del Duomo
D. Bologna – Piazza Maggiore
E. Firenze – Piazza della Signoria

398) Quale degli abbinamenti atleti-disciplina sportiva è errato?

A. Sampras – tennis
B. Abbagnale – cannottaggio
C. Magic Johnson – basket
D. Rossi – motociclismo
E. Bubka – calcio

399) Quale delle seguenti coppie è anomala?

A. Joel Cohen – Il grande Lebowski
B. Stanley Kubrick – Shining
C. Andrej Tarkovskij – Underground
D. Sergej Ejzenstejn – Alexandr Nevskij
E. Sofia Coppola – Lost in translation

400) Quale delle seguenti coppie è anomala?

A. Shakespeare – Otello
B. Manzoni – Adelchi
C. Pirandello – Enrico VIII
D. Brecht – La resistibile ascesa di Arturo Ui
E. Shaw – La professione della signora Warren

401) Individuare l'abbinamento ERRATO:

A. Atene – Eretteo
B. Costantinopoli (Instanbul) – Santa Sofia
C. Stoccolma – Pont du Gard
D. Spalato – Palazzo di Diocleziano
E. Roma – Teatro di Marcello

402) Lo schema che segue associa ad alcune delle più importanti divinità dell'antica religione greca olimpica la corrispondente "sfera di competenza". Si identifichi l'UNICO abbinamento ERRATO:

A. Poseidone – mare; acque
B. Apollo – ebbrezza sfrenata
C. Ares – guerra
D. Artemide – boschi; caccia
E. Atena – sapienza

403) Individuare l'abbinamento errato:

A. I Promessi sposi – Alessandro Manzoni
B. Un anno sull'altipiano – Niccolò Machiavelli

C. Per la pace perpetua – Emmanuel Kant
D. Il contratto sociale – J.Jacques Rousseau
E. La peste – Albert Camus

404) Individuare l'abbinamento errato:

A. Ernest Hemingway – Le città invisibili
B. Erich Maria Remarque – Niente di nuovo sul fronte occidentale
C. Albert Camus – La peste
D. Giovanni Boccaccio – Il Decameron
E. Emilio Lussu – Un anno sull'altipiano

405) Individuare l'abbinamento errato:

A. George Harrison – batteria
B. Carlos Santana – chitarra
C. Paganini – violino
D. Sting – basso elettrico
E. Charlie Parker – sassofono

406) Individuare l'abbinamento errato:

A. avvocato – leggi
B. compositore – musica
C. paleontologo – fossili
D. psicologo – intuizione
E. numismatico – monete

407) V • 2019 Uno dei seguenti abbinamenti non è coerente con gli altri. Quale?

A. Alto – nobile
B. Grossolano – incolto
C. Fine – acuto
D. Sacro – divino
E. Gelido – entusiasta

408) Individuare l'abbinamento errato:

A. Gloriosa rivoluzione – Luigi XVI
B. Carboneria – Mazzini
C. L'impero su cui non tramontava mai il sole – Carlo V
D. Tetrarchia – Diocleziano
E. Non violenza – Gandhi

409) Individuare l'abbinamento errato:

A. Giuseppina Strepponi – Alessandro Manzoni
B. Santippe – Socrate
C. Gemma Donati – Dante Alighieri
D. Cosima Liszt – Richard Wagner
E. Drusilla Tanzi – Eugenio Montale

410) Individuare l'abbinamento errato:

A. F. Fellini – La dolce vita
B. B. Wilder – Casanova
C. O. Welles – Quarto potere
D. R. Rossellini – Roma città aperta
E. L. Bunuel – La via lattea

411) Individuare l'abbinamento errato:

A. Hannah e le sue sorelle – W. Allen
B. Psyco – T. Power
C. Metropolis – F. Lang
D. Mediterraneo – G. Salvatores
E. Jurassic Park – S. Spielberg

412) Individuare l'abbinamento errato:

A. Marilyn Monroe – Arthur Miller
B. Carla Bruni – Nicolas Sarkozy
C. Nilde Jotti – Palmiro Togliatti
D. Anna Bolena – Carlo V
E. Giuseppina Strepponi – Giuseppe Verdi

413) Individuare l'abbinamento errato:

A. F. Fellini – Casanova
B. I. Bergman – Il settimo sigillo
C. R. Benigni – La vita è bella
D. O. Welles – A qualcuno piace caldo
E. C.T. Dreyer – La passione di Giovanna D'Arco

414) Individuare l'abbinamento errato:

A. Castore – Polluce
B. Narciso – Boccadoro

C. Gargantua – Pantagruel
D. Bouvard – Pécuchet
E. Troilo – Virginia

415) Individuare l'abbinamento errato:

A. Leopold Bloom – O. Wilde
B. Tonio Kroger – T. Mann
C. Julien Sorel – Stendhal
D. Amleto – Shakespeare
E. Cosimo Rondò – I. Calvino

416) Quale coppia compositore/opera non è corretta?

A. Giuseppe Verdi – Parsifal
B. Giacomo Puccini – Turandot
C. Wolfgang Amadeus Mozart – Don Giovanni
D. Richard Strauss – Don Chisciotte
E. Gioacchino Rossini – Cenerentola

417) Individuare il rapporto anomalo.

A. Ivrea – Ivreano
B. Siena – Senese
C. Padova – Patavino
D. Perugia – Perugino
E. Caltanissetta – Nisseno

418) Quale delle seguenti coppie autore/opera NON è corretta?

A. Vasco Pratolini / "Cronache di poveri amanti"
B. Giosué Carducci / "Rime nuove"
C. Carlo Goldoni / "Il campiello"
D. Luigi Pirandello / "Gente in Aspromonte"
E. Baldassarre Castiglione / "Il Cortegiano"

419) Nell'abbinamento tra alcuni classici del cinema, più o meno recenti, ed i loro registi, c'è un errore. Individuatelo.

A. Mediterraneo – G. Salvatores
B. Il Gattopardo – L. Visconti
C. Psyco – S. Spielberg
D. Metropolis – F. Lang
E. Hannah e le sue sorelle – W. Allen

420) Si individui la coppia INCOERENTE:

A. Joule / termodinamica
B. Coniugi Curie / radioattività
C. Fermi / fisica nucleare
D. Foucault / elettrostatica
E. Bohr / fisica atomica

421) Individuare l'abbinamento ERRATO:

A. Picasso – Guernica
B. Bernini – Apollo e Dafne
C. Brunelleschi – Cupola di Santa Maria del Fiore
D. Michelangelo – I Prigioni
E. Van Gogh – Déjeuner sur l'herbe

422) Individuare l'abbinamento ERRATO:

A. Spalato – Palazzo di Diocleziano
B. Atene – Eretteo
C. Stoccolma – Pont du Gard
D. Costantinopoli (Istanbul) – Santa Sofia
E. Roma – Teatro di Marcello

423) Individuare l'abbinamento ERRATO:

A. Picasso – I tre musici
B. Michelangelo – David
C. Brunelleschi – Cupola di Santa Maria del Fiore
D. Bernini – Fontana del Tritone
E. Dalì – Déjeuner sur l'herbe

424) Quale delle seguenti coppie è anomala?

A. Shaw – La professione della signora Warren

B. Pirandello – Enrico VIII
C. Shakespeare – Otello
D. Brecht – La resistibile ascesa di Arturo
E. Manzoni – Adelchi

425) Individuare il rapporto anomalo.

A. Compositore – musica
B. Entomologo – insetti
C. Paleontologo – fossili
D. Psicologo – economia
E. Botanico – piante

426) Individuare la coppia anomala rispetto alle altre.

A. Fred Astaire e Ginger Rogers
B. Jerry Lewis e Dean Martin
C. Franco e Ciccio
D. Gianni e Pinotto
E. Stanlio e Ollio

427) Quale dei seguenti abbinamenti è errato?

A. Mosca cavallina: insetto ematofago
B. Mosca cieca: gioco di ragazzi
C. Peso mosca: categoria di atleti
D. Mosca cocchiera: persona modesta e premurosa
E. Mosca bianca: persona o cosa rarissima

428) Individuare l'abbinamento errato:

A. angioscopio – vasi sanguigni
B. sfigmomanometro – pressione sanguigna
C. endoscopio – visceri
D. Stetoscopio – torace
E. tachimetro – cuore

429) Quale delle seguenti coppie non contiene sinonimi?

A. Scorticare: spellare
B. Insinuare: inscenare
C. Svellere: sradicare
D. Rabboccare: colmare
E. Rivangare: rimestare

430) Quale dei seguenti abbinamenti è errato?

A. Terra promessa: luogo ardentemente desiderato
B. Terra rara: area coltivabile in ambiente desertico
C. Terra di Siena: varietà di roccia da cui si estrae un pigmento
D. Terra di nessuno: zona neutra che divide due eserciti, due stati, e simili
E. Terra bruciata: area devastata abbandonata al nemico

431) Quale dei seguenti abbinamenti, in senso figurato, è errato?

A. Toccare il cuore: riuscire a commuovere
B. Ammainare le vele: desistere da un'impresa
C. Mettere molta carne al fuoco: voler fare molte cose in una volta
D. Puntare i piedi: impuntarsi in un proposito
E. Starsene nel proprio brodo: condividere euforicamente un risultato conseguito

432) Una delle frasi famose qui riportate NON è assegnata all'autore a cui è comunemente attribuita:

A. "*Guai ai vinti*" (Brenno)
B. "*Libera Chiesa in libero Stato*" (Camillo Benso, Conte di Cavour)
C. "*Volli, sempre volli, fortissimamente volli*" (Vittorio Alfieri)
D. "*Parigi val bene una messa*" (Napoleone Bonaparte)
E. "*Venni, vidi, vinsi*" (Giulio Cesare)

433) Indicare la coppia in cui NON si verifica il tipo di relazione presente nelle altre quattro:

A. ali – colomba
B. scala – palazzo
C. manica – cappotto
D. viola – violino
E. quadro – pinacoteca

434) Individuare la coppia nella quale i termini NON rimandano al medesimo prefisso:

A. paramedico – paranormale
B. neofilia – neogene
C. misofobia – misogamia
D. filantropia – filologia
E. paleomagnetismo – paleozoico

1.5 • Configurazioni grafiche delle analogie verbali

435)

adamantino	repentino
improvviso	?

A. adamitico
B. prezioso
C. graduale
D. rubicondo
E. puro

436)

?	enciclopedica
erudita	enciclica

A. circolare
B. ecclesiastica
C. ciclica
D. colta
E. dimessa

437)

mefistofelico	perfido
amletico	?

A. diabolico
B. dimesso
C. misterioso
D. folle
E. cinico

438)

metaforico	realtà
metafisica	?

A. pensiero
B. letterale
C. fantastico
D. diabolico
E. ambiguo

439)

verticali	?
perpendicolari	orizzontali

A. quattro
B. vertici
C. paralleli
D. dritti
E. lineari

440)

vetro	caccia
?	vitreo

A. dado
B. trasparente
C. battuta
D. venatorio
E. forastico

441)

otto	?
ottico	atto

A. ittico
B. ostrica
C. sette
D. etto
E. ippico

442)

aroma	limone
?	amaro

A. timone
B. monile
C. milione
D. miliardo
E. amore

443)

piombo	oro
aureo	?

A. piombino
B. dorato
C. bronzeo
D. plumbeo
E. metallico

444)

indivia	mestolo
?	invidia

A. stolido
B. invalida
C. avidi
D. solito
E. molesto

445)

?	continentale
litoraneo	interno

A. peninsulare
B. costiero
C. interiore
D. clima
E. temperato

446)

leone	coniglio
pantera	?

A. felino
B. tigre
C. scoiattolo
D. savana
E. roditore

447)

?	furbo
ingenuo	pronto

A. impreparato
B. sagace
C. intelligente
D. veloce
E. reattivo

448)

?	bocca
orale	dito

A. verbale
B. digitale
C. anulare
D. mano
E. unghia

449)

fotofobia	claustrofobia
?	luce

A. chiuso
B. paura
C. altitudine
D. quattro
E. folla

450)

soprintendente	?
luogotenente	funzionario

A. impiegato
B. indenne
C. burocrate
D. vice

E. attendente

451)

ove	luogo
?	tempo

A. addio
B. laggiù
C. qui
D. colà
E. mai

452)

stame	aste
?	tesa

A. caste
B. maestà
C. festa
D. testa
E. mesta

453)

rame	alto
?	mare

A. allo
B. mero
C. atto
D. lato
E. folto

454)

complice	contiguo
?	complicità

A. semplice
B. trasparenza
C. contiguità
D. remoto
E. amicizia

455)

sorella	?
suora	fratello

A. figlio
B. chiesa
C. spora
D. frate
E. germano

456)

cencio	lurido
?	straccio

A. sapone
B. lencio
C. sudicio
D. brandello
E. puro

457)

solerte	?
operoso	opificio

A. aggettivo
B. cantina
C. fattivo
D. solitario
E. officina

458)

la	re
?	nota

A. articolo
B. pentagramma
C. spartito
D. appunto
E. sovrano

459)

sinfonia	quadrante
?	bussola

A. movimento
B. asta
C. nord
D. direzione
E. andamento

460)

ora	**epoca**
tempo	?

A. poi
B. posteri
C. orologio
D. adesso
E. pioggia

461)

contributo	?
tributo	**apporto**

A. sgravio
B. impavido
C. imposizione
D. cooperazione
E. parte

462)

dare	**ora**
?	**fare**

A. rare
B. ira
C. egli
D. stare
E. andare

463)

banalità	**utile**
?	**banale**

A. banana
B. futile
C. utilità
D. poco
E. pochezza

464)

mora	**lima**
?	**orma**

A. mali
B. miele
C. ora
D. sbarra
E. lume

465)

copioso	**copione**
?	**numeroso**

A. regia
B. testo
C. copia
D. furbo
E. deficiente

466)

esportazione	**importazione**
transito	?

A. dazio
B. sosta
C. viavai
D. traffico
E. commercio

467)

da	**origine**
fine	?

A. nel
B. a
C. con
D. quattro
E. su

468)

tanto	certo
?	poco

A. ovvio
B. vero
C. dubbio
D. assodato
E. verificato

469)

legno	quando
ferro	?

A. fugace
B. alto
C. voi
D. talora
E. nave

470)

verità	altezza
vero	?

A. utilità
B. utile
C. morale
D. alto
E. vertice

471)

forbire	tagliare
?	pulire

A. raffinare
B. affliggere
C. recidere
D. unire
E. sporcare

1.6 • Anagrammi

472) Individuare, tra i seguenti, l'anagramma del nome di un animale:

A. torta
B. divano
C. mensole
D. letto
E. cassetto

473) Quale dei seguenti non è un anagramma di un nome proprio di persona?

A. Zone
B. Elica
C. Nido
D. Alieni
E. Asfalto

474) Quale dei seguenti non è un anagramma del nome di un albero?

A. Beate
B. Ciarquer
C. Mondarlo
D. Binato
E. Processi

475) Quale dei seguenti non è un anagramma di un nome di persona?

A. Polito
B. Lagone
C. Alveari
D. Tarma
E. Calmare

1.7 • Inserzione logica di termini in un brano

476) La pianta può essere considerata come una macchina alimentata ad energia solare. ______ fornisce energia per la fotosintesi, il processo mediante il quale l'anidride carbonica e l'acqua vengono trasformati in zuccheri, amido ed ossigeno. È un errore, tuttavia, credere che per la pianta ______ non rappresenti altro che un

combustibile: ______ influisce sull'altezza, sul numero di foglie che possono germogliare, sul momento esatto della fioritura e della fruttificazione. Più che costituire una semplice fonte di energia ______ controlla la forma della pianta stessa attraverso il processo della morfogenesi.
Dal testo è stata cancellata quattro volte la stessa parola. Quale delle seguenti risulta la più pertinente?

A. L'acqua
B. L'ossigeno
C. L'aria
D. La luce
E. Il calore

477) I processi ... sono un fattore decisivo nell'evoluzione geochimica della superficie della Terra e della sua atmosfera: per esempio le piante verdi hanno un ruolo importante nel limitare la concentrazione di anidride carbonica nell'atmosfera e così molti altri composti ... sono controllati dall'attività biologica e sono originati direttamente dalla biosfera. Si potrebbe immaginare che nei confronti dell'ambiente ... terrestre, la biosfera avesse un ruolo analogo a quello che ha un termostato nel regolare la temperatura di una stanza, mantenendola intorno a un valore prestabilito. Naturalmente, negli organismi viventi agiscono meccanismi ... molto più complessi di quello costituito dal termostato, meccanismi in grado di controllare contemporaneamente ma in modo simile un gran numero di variabili...
Dal brano precedente sono stati cancellati cinque aggettivi che vengono riportati qui di seguito, non declinati, in diversa successione. Scegli la serie con la successione di aggettivi che corrisponde alle esigenze logiche del testo:

A. Chimico-fisico, fisico, biologico, chimico, omeostatico
B. Fisico, chimico, biologico, chimico-fisico, omeostatico
C. Biologico, chimico, chimico-fisico, omeostatico, fisico
D. Omeostatico, chimico, chimico-fisico, fisico, biologico
E. Chimico-fisico, biologico, fisico, omeostatico, chimico

478) V • 2014 **Quali parole vanno sostituite ai numeri per dare un senso compiuto e logico alla frase seguente?**

"Deve essere per questo che, negli ultimi mesi, ho fatto ricorso ____(1)____ morale, perfino all'indignazione, molto più che in ____(2)____; io che preferisco ____(3)____, entrare nell'ambiente, adattarmi ad esso, per osservarlo meglio".

A. (1) all'invettiva (2) passato (3) la mimesi
B. (1) all'oltraggio (2) precedenza (3) la contraffazione
C. (1) alla diatriba (2) seguito (3) l'osmosi
D. (1) all'ingiuria (2) priorità (3) il realismo
E. (1) al vilipendio (2) futuro (3) l'imitazione

479) Cos'è l'intuizione, dopotutto? È un fatto facilmente osservabile che talvolta le persone raggiungono improvvisamente, d'emblé, la soluzione del problema che li assilla ed esse hanno allora un'esperienza "aha!" variamente graduata per intensità. Non vi è alcun dubbio sulla genuinità del fenomeno e, d'altronde, le soluzioni che le persone raggiungono quando hanno di queste esperienze, quando cioè emettono giudizi ______, sono molto spesso corrette. Dati affidabili sono ______ a questo proposito per i campioni di scacchi. Mostrate una figura di scacchi, relativa ad una situazione intermedia nel corso della partita, ad un campione o ad un grande campione: dopo averla osservata per soli cinque, dieci secondi, sarà generalmente in grado di proporre una mossa risolutiva, molto spesso proprio la mossa che è oggettivamente la migliore ipotizzabile in quella situazione. Se invece la stessa configurazione gli si presenta nel corso di una partita contro un forte avversario, non vorrà fare quella stessa mossa immediatamente e potrà indugiare alcuni minuti e magari anche mezz'ora per decidere se la sua prima intuizione sia o non sia effettivamente corretta; comunque nell'ottanta o novanta per cento dei casi il suo primo impulso gli avrà indicato la mossa più opportuna. La spiegazione della profonda intuizione del campione di scacchi è ben nota agli psicologi e non è veramente sorprendente, né è più complicata di quanto non sia la spiegazione della nostra abilità, in termini di secondi, nel riconoscere uno dei nostri amici incontrandolo per strada mentre ci rechiamo al lavoro. Ora, in qualsiasi campo si sia raggiunta una considerevole esperienza, abbiamo acquisito un gran numero di "amici", un gran numero di stimoli immediatamente ______. (...) Quasi ogni persona di istruzione superiore può distinguere, ricordandone il significato, da cinquantamila a centomila parole. Nel corso degli anni abbiamo "fatto amicizia" con cinquanta o centomila di esse. Qualsiasi entomologo professionista ha una paragonabile capacità di riconoscere gli insetti che incontra, e lo stesso dicasi di un botanico per le piante. In ogni settore di specializzazione, la padronanza di un'elaborata rete di criteri di distinzione è uno degli strumenti ______ dell'esperto e la principale fonte delle sue intuizioni. (...) Per quale motivo dovremmo credere che il meccanismo di riconoscimento ci dia la spiegazione della maggioranza delle esperienze "aha!" di cui è testimonianza la storia della creatività? Un motivo importante è che le valide esperienze "aha!" accadono solo alle persone in possesso delle appropriate cognizioni: Raymond Poincaré giustamente osservava che l'ispirazione viene solo alle menti preparate. Al giorno d'oggi disponiamo anche di alcuni dati che indicano quanto tempo sia necessario per preparare una mente umana ad un'attività creativa di livello mondiale. (...) I dati ______ raccolti da John P. Hayes per i campioni di scacchi ed i compositori e, in modo leggermente meno sistematico, per i pittori e i matematici indicano che dieci anni è il numero magico: quasi nessuno, nelle discipline citate, ha raggiunto una prestazione a livello mondiale senza avere prima trascorso almeno dieci anni di studio intensivo e di strenua applicazione. Che dire allora degli enfants prodige? Mozart compose capolavori forse a partire dai suoi diciassette anni, certo non prima. (...) Certamente bisogna dire che Mozart aveva già iniziato a comporre all'età di quattro anni... Mozart resta comunque il tipico esempio di questi enfants prodige le cui biografie sono state studiate da Hayes e il suo esempio conferma che condicio sine qua non per ottenere un'opera rilevante è la diligente applicazione alla propria disciplina per almeno una decina d'anni o più.

da Herbert A. Simon: *La ragione nelle vicende umane*, Il Mulino, 1988

Dal testo di Herbert A. Simon sono state espunte cinque parole elencate qui sotto in diverse successioni. INDICARE la serie che corrisponde alle esigenze logiche del testo.

A. Intuitivi, disponibili, riconoscibili, fondamentali, empirici

B. Empirici, fondamentali, intuitivi, disponibili, riconoscibili
C. Fondamentali, disponibili, intuitivi, riconoscibili, empirici
D. Empirici, fondamentali, riconoscibili, disponibili, intuitivi
E. Intuitivi, riconoscibili, empirici, fondamentali, disponibili

480) "La ______ dell'onorevole Giolitti è stata sempre quella di una ______ conservatrice fatta per mezzo dei condottieri dei partiti democratici: sia lusingandoli e addomesticandoli per mezzo di qualche ______ individuale (siamo arrivati già alle nomine senatoriali) sia, quando si tratti di uomini personalmente disinteressati, come Turati e Bussolati, conquistandoli con qualche ______ che non intacchi seriamente gli interessi economici e politici dei gruppi dominanti nel governo. (...) Giolitti migliorò o peggiorò la ______ elettorale in Italia? La ______ non è dubbia per chi voglia giudicare senza le traveggole dell'amicizia. La trovò e la lasciò nell'Italia settentrionale quale si andava via via migliorando. La trovò cattiva e la lasciò peggiore nell'Italia meridionale."

G. Salvemini, *Il ministro della malavita e altri scritti sull'Italia giolittiana*, Feltrinelli, Milano, 1962

Dallo scritto di Salvemini sono state espunte sei espressioni qui elencate in diverse successioni. Indicate la serie che meglio corrisponde alle esigenze logiche del testo.

A. Tattica / politica / attenzione / riforma / situazione / risposta
B. Riforma / tattica / risposta / attenzione / politica / situazione
C. Tattica / risposta / attenzione / riforma / politica / situazione
D. Politica / tattica / risposta / attenzione / riforma / situazione
E. Risposta / politica / tattica / attenzione / situazione / riforma

481) Una delle componenti del moderno ______ è ______ (la dottrina secondo cui la verità è relativa al nostro ambiente intellettuale, ambiente che si suppone determini in qualche modo la cornice all'interno della quale siamo in grado di pensare: che la verità possa cambiare da una cornice all'altra) e, in particolare, la dottrina che sostiene l'impossibilità della reciproca comprensione tra differenti culture, generazioni, o periodi storici – anche all'interno della scienza, e persino della fisica.

Karl R. Popper, *Il mito della cornice*, Il Mulino, 1994

Scegliete la coppia che, nell'ordine, completa il senso della frase di Popper:

A. Relativismo, la sfiducia
B. Irrazionalismo, il relativismo
C. Cinismo, l'incomunicabilità
D. Indifferentismo, l'irrazionalismo
E. Irrazionalismo, l'incomunicabilità

482) Il ______ scientifico tende a un linguaggio puramente formale, matematico, basato su una logica astratta, indifferente al proprio contenuto. Il discorso letterario tende a costruire un ______ di valori in cui ogni parola, ogni segno è un valore per il solo fatto di esser stato scelto e fissato sulla pagina. Non ci potrebbe essere nessuna coincidenza tra i due linguaggi, ma ci può essere (proprio per la loro estrema diversità) una sfida, una scommessa tra loro. In qualche situazione è la letteratura che può indirettamente servire da molla propulsiva per lo scienziato: come esempio di ______ nell'immaginazione, nel portare alle estreme conseguenze un'ipotesi ecc. E così in altre situazioni può avvenire il contrario. In questo momento il ______ del linguaggio matematico, della logica formale, può salvare lo scrittore dal logoramento in cui son scadute parole e immagini per il loro falso uso. Con questo lo scrittore non deve però credere d'aver trovato qualcosa di assoluto; anche qui può servirgli l'esempio della scienza: nella paziente modestia di considerare ogni ______ come facente parte di una serie forse infinita di approssimazioni.

Italo Calvino, Due interviste su scienza e letteratura, in *Una pietra sopra*, 1968

Alcune parole sono state espunte dal testo di Calvino; individuate LA SERIE che le contiene nell'ordine in cui vanno reinserite nel discorso:

A. sistema . risultato . discorso . coraggio . modello
B. modello . sistema . coraggio . risultato . discorso
C. sistema . modello . discorso . coraggio . risultato
D. discorso . sistema . coraggio . modello . risultato
E. modello . discorso . sistema . coraggio . risultato

483) Dislessico. Che non vuol dire più indietro degli altri. È intelligente come gli altri, anzi spesso è più intuitivo e creativo della media. Ha soltanto bisogno di tempo, e di una diversa organizzazione dell'apprendimento per arrivare dove arrivano gli altri, e a volte anche più in là. Tra i dislessici presunti, in fondo, figurano personaggi del calibro di Einstein o Thomas Edison. [...] "La distribuzione dell'intelligenza è uguale al resto della popolazione anche se ci si stupisce ancora di trovare delle supermenti tra chi soffre di questo problema", spiega Giacomo Stella, docente di psicopatologia dell'apprendimento all'Università di Urbino [...]. La dislessia non è un problema psichico come si è creduto per molto tempo [...], è un disturbo dell'apprendimento di natura neurobiologica e come tale va trattato. [...] Si stima che dal 3 al 5% della popolazione in Italia ne sia affetto, e che almeno la metà non lo sappia [...].

S. Gandolfi, *Tra genio e normalità: ecco che cosa ci insegna la dislessia*, Sette-Corriere della sera, 22/4/04

Alcune parole, sottolineate nell'articolo citato, sono spiegate in nota. Individuate la definizione ERRATA RISPETTO AL SIGNIFICATO che il termine ha assunto nel contesto:

A. Psicopatologia: studio e classificazione delle malattie della psiche
B. Presunti: ritenuti tali per congettura
C. Apprendimento: acquisizione di una o più cognizioni
D. Neurobiologica: che attiene alla sfera della scienza neurobiologica
E. Affetto: sentimento, stato d'animo

484) "L'opera di Tolkien è a modo suo un mondo vero di fatti, è quello che è, non adombra né eventi e personaggi della cosiddetta realtà, cioè non è ______, né grandi figurazioni generiche di tipo morale, cioè non è ______, ma, in quanto costituisce un ponte, un legame tra basso e alto, tra microcosmo e macrocosmo, può essere analizzato come ______ L'autore del "Signore degli anelli" ha reso ______, facendolo accettare a giovani e meno giovani, il genere letterario fantasy o heroic fantasy, nobilitandolo per la forma e il contenuto. In secondo luogo ha creato un mondo ______ al nostro, descritto in modo pacato e piano, ricorrendo a materiali mitici... Anche la trama si rifà ai testi classici dell'antichità: il viaggio, l'eroe, la lotta tra il Bene e il Male, le insidie del Potere..."

G. De Turris, *Tolkien, il Signore della Terra di Mezzo*

In quale delle serie sotto proposte si trovano nell'esatta successione le parole espunte dal testo?

A. Simbolico, alternativo, metaforico, popolare, allegorico
B. Allegorico, simbolico, popolare, alternativo, metaforico
C. Metaforico, allegorico, simbolico, popolare, alternativo
D. Allegorico, metaforico, popolare, simbolico, alternativo
E. Alternativo, metaforico, popolare, allegorico, simbolico

485) Un farmaco ha un'azione ______ quando allevia la sofferenza o limita il disagio connesso con uno stato morboso; ha invece un'azione ______ quando agisce modificando e correggendo le condizioni da cui deriva la malattia.
Inserite nella frase la coppia di parole opportune.

A. Negativa / curativa
B. Positiva / risolutiva
C. Palliativa / sintomatica
D. Sintomatica / positiva
E. Sintomatica / terapeutica

486) V • 2015 **Quali parole vanno sostituite ai numeri per dare un senso compiuto e logico alla frase seguente?**

"Le barricate erano state allestite all'inizio della protesta, cominciata il 28 settembre, contro l'attuale legge _____(1)_____ che assicura a Pechino il diritto di _____ (2)_____ sui candidati per l'elezione della massima carica di Hong Kong, quella di capo ______(3)______."

A. (1) terrea; (2) recesso; (3) della magistratura
B. (1) tributaria; (2) prefazione; (3) ad honorem
C. (1) eterea; (2) prelazione; (3) apofantico
D. (1) prevaricante; (2) deferenza; (3) pro partes
E. (1) elettorale; (2) veto; (3) esecutivo

487) "L'originalità della Repubblica Partenopea del 1799, quel che le conferisce una inesauribile ______ – sì da esser stata e da essere tuttora materia non soltanto di storia, ma anche di ______ – proviene dal fatto che nella sua breve, ma intensa vita si intersecarono realtà e problemi di varia ______: la fine dello Stato *d'ancien régime* e la ______ del moderno Stato nazionale, tra età dell'Illuminismo e età delle rivoluzioni; la ______ e il ruolo delle élites intellettuali, e il loro rapporto con il potere politico; la ______ e la forma della ______: la democrazia e il liberalismo. Come un lampo, la drammatica ______ rivoluzionaria napoletana illuminò per un'ultima volta tutte le tensioni di fine Settecento.
Girolamo Imbruglia, *La Repubblica Napoletana*, in *Iter*, Treccani, 1999

Dallo scritto di G. Imbruglia sono state espunte sette espressioni qui elencate in diverse successioni. INDICARE LA SERIE che corrisponde alle esigenze logiche del testo:

A. profondità / letteratura / carica simbolica / nascita / formazione / natura / vicenda / politica
B. letteratura / profondità / carica simbolica / formazione / natura /nascita / vicenda / politica
C. carica simbolica / politica / letteratura / nascita / natura / profondità / formazione / vicenda
D. carica simbolica / letteratura / profondità / nascita / formazione / natura / politica / vicenda
E. profondità / carica simbolica / natura / nascita / politica / formazione / vicenda / letteratura

488) M/O • 2015 Quali parole vanno sostituite ai numeri per dare un senso compiuto e logico alla frase seguente?

"La direttrice non ha avuto nulla da _____ (1)_____, poiché negli ultimi anni le era già capitato di dover _____(2)_____una richiesta simile da parte di almeno una dozzina di persone, tutte seguaci del Pastafarianesimo, una religione _____(3)_____."

A. (1) epurare; (2) ostruire; (3) pudica
B. (1) auspicare; (2) interdire; (3) miliare
C. (1) assentire; (2) dilazionare; (3) faziosa
D. (1) acconsentire; (2) reiterare; (3) parossistica
E. (1) obiettare; (2) esaudire; (3) parodistica

489) ANDREA – Noi ripetevamo all'uomo della strada: "Morirà ma non abiurerà". E voi siete tornato dicendoci: "Ho abiurato ma vivrò". Noi allora: "Vi siete sporcato le mani". E voi: "Meglio sporche che vuote" ... Volevate guadagnar tempo per scrivere il libro che solo voi potevate scrivere. Se foste salito al rogo, se foste morto in un'aureola di fuoco, avrebbero vinto gli altri... La scienza non ha che un imperativo: contribuire alla scienza...
GALILEO – Non credo che la pratica della scienza possa andar disgiunta dal ______. Essa tratta del ______, che è un prodotto del ______; e col procacciare ______ a tutti su ogni cosa, tende a destare il ______ in tutti... Se gli uomini di scienza non reagiscono all'intimidazione dei potenti egoisti e si limitano ad accumular sapere per sapere, la scienza può rimaner fiaccata per sempre, ed ogni nuova macchina non sarà fonte che di nuovi triboli per l'uomo... Così stando le cose, il ______in cui si può sperare è una progenie di gnomi inventivi, pronti a farsi assoldare per qualsiasi scopo.

Bertold Brecht, *Vita di Galileo*, Einaudi, Torino, 1963

Dal dialogo tra Galileo e Andrea sono state espunte sei parole qui elencate in diverse successioni. Indicare la serie che corrisponde alle esigenze logiche del testo:

A. sapere – sapere – dubbio – dubbio – massimo – coraggio
B. sapere – dubbio – sapere – dubbio – massimo – coraggio
C. coraggio – sapere – dubbio – sapere – dubbio – massimo
D. dubbio – sapere – coraggio – dubbio – sapere – massimo
E. dubbio – coraggio – dubbio – sapere – sapere – massimo

490) "I totalitarismi moderni, basati sul consenso di masse politicizzate, sono stati accesi nel loro furore ideologico dai tossicomani dell'Idea, dai profeti delle idee che uccidono. (...) Robert Conquest, storico degli orrori staliniani, racconta e interpreta ne *Il secolo delle idee assassine* il delirio ideologico del Novecento, le aberrazioni mentali che hanno animato e condizionato uomini, partiti e Stati. (...) siamo usciti indenni dal Novecento "assassino" solo per un soffio; le ideologie, con la loro attitudine all'utopia, sono state sconfitte sul piano intellettuale e politico. Gli anticorpi sono stati la ______ della storia, la libertà, la democrazia e il pluralismo politico. Il crollo del Muro è stato un tornante e una grande emozione. Ma i valori positivi devono restare ______e non diventare ______ . Perché la ______ di essere nel ______ è sempre traditrice e la ______ a misura dell'uomo è quella del ______ : quel rimettere in ______ tutto e tutti che è l'antitesi dell'utopia e il motore dell'immaginazione politica."

da Marco Innocenti, *Un secolo con la vocazione al male*,
Il sole 24 ore; recensione comparsa il 6/5/2001

Dal testo citato sono state espunte otto parole qui elencate in ordine diverso e non declinate: scegliete la sequenza che meglio risponde alle esigenze logiche del testo.

A. Conoscenza – sentimento – idea – presunzione – vero – cultura – dubbio – discussione
B. Cultura – idea – conoscenza – presunzione – vero – discussione – sentimento – dubbio
C. Discussione – cultura – sentimento – presunzione – dubbio – idea – vero – conoscenza
D. Cultura – conoscenza – sentimento – presunzione – dubbio – idea – vero – discussione
E. Idea – dubbio – conoscenza – presunzione – vero – cultura – sentimento – discussione

491) V • 2016 **Individuare l'alternativa che completa logicamente la seguente frase: "Tutti i cittadini hanno pari .... sociale e sono eguali davanti alla legge, senza .... di sesso, di razza, di lingua, di religione, di opinioni .... , di condizioni personali e sociali".**

A. dignità; distinzione; politiche
B. etica; parità; collettive
C. moralità; differenza; personali
D. opportunità; similitudine; pubbliche
E. libertà; distacco; prevalenti

492) Completare la frase seguente con un aggettivo indefinito. "Non cedere a ... lusinga".

A. tutta
B. tutte
C. della
D. ogni
E. quasi

493) M/O • 2016 **Individuare l'alternativa che completa logicamente la seguente frase: "Tra l'XI ed il XIII secolo Milano divenne libero comune, ... poi da Federico Barbarossa che voleva ristabilire l'Impero. Nel XIV secolo la .... dei Visconti si aggiudicò il .... su Milano, che successivamente passò agli Sforza".**

A. assediato; supremazia; territorio
B. soggiogato; dominazione; popolo
C. assoggettato; signoria; dominio
D. liberato; giurisdizione; possedimento
E. affrancato; circoscrizione; distretto

494) Inserire l'unica congiunzione pertinente nella seguente frase: *Farò qualunque sacrificio __________ tu possa arrivare alla laurea.*

A. purché
B. che
C. benché
D. giacché
E. poiché

495) Completare la seguente frase che si potrebbe leggere nel foglio illustrativo di un farmaco: *Anche nel corso di trattamenti prolungati non è stata evidenziata ___________ tra omeprazolo e assunzione di cibo.*

A. interruzione
B. interdizione
C. interiezione
D. intercettazione
E. interazione

496) Completare la seguente frase: *I soci ordinari possono deliberare di ________ all'Accademia venti accademici italiani e altrettanti stranieri.*

A. prodigare
B. disgregare
C. promulgare
D. segregare
E. aggregare

497) Completare la seguente frase: ***Il ferro si lega a una proteina, la transferrina, che viene sintetizzata dal fegato ed è ________ al trasporto degli ioni ferrici nel circolo sanguigno.***

A. supposta
B. anteposta
C. proposta
D. imposta
E. preposta

498) Completare la seguente frase che si potrebbe leggere in un referto medico: ***Si è provveduto __________ di un basalioma nella regione temporale sinistra.***

A. all'escissione
B. all'accezione
C. all'eccezione
D. all'accessione
E. all'esecrazione

499) Completare la frase con l'unico aggettivo pertinente: ***restare ________ per la sorpresa.***

A. inaudito
B. indifferente
C. emerito
D. sollecito
E. attonito

500) Completare la frase con l'unico verbo pertinente: ***La legge non può ________ nelle decisioni personali di un adulto tranne che queste non arrechino danno ad altri.***

A. intercalare
B. intromettere
C. interferire
D. interporre
E. interdire

501) "L'uomo è in fondo un animale __________. Noi lo conosciamo solo in quello stato di ammansimento e di domesticità che è detto civiltà: perciò ci spaventano le rare esplosioni della sua vera natura. Ma fate che vengano tolte le catene dell'ordine legale, e nell'anarchia l'uomo si mostrerà quale esso è". In base al senso generale di questa affermazione di A. Schopenhauer, reintegra nello spazio vuoto l'unica coppia di aggettivi corretta:

A. incauto e sprovveduto
B. selvaggio e feroce
C. coerente e prevedibile
D. buono e altruista
E. prevedibile e abitudinario

502) "Perciò io penso che il __________ non nasca dal rimpianto di una mala azione già commessa, ma dalla visione della propria colpevole disposizione. La parte superiore del corpo si china a guardare e giudicare l'altra parte e la trova deforme. Ne sente ribrezzo e questo si chiama __________ . Anche nella tragedia antica la vittima non ritornava in vita e tuttavia il ________ passava. Ciò significava che la deformità era guarita e che ormai il pianto altrui non aveva alcuna importanza. Dove poteva esserci posto per il ________ in me che con tanta gioia e tanto affetto correvo dalla mia legittima moglie? Da molto tempo non m'ero sentito tanto puro."

(I. Svevo, *La coscienza di Zeno*)

In questo testo uno stesso termine ricorre per quattro volte: qual è?

A. Bene
B. Pensiero
C. Dolore

D. Rimorso
E. Coraggio

503) Completare la frase con l'unico sostantivo pertinente: ***gli enti locali devono fronteggiare l'attuale crisi ________ nel settore manifatturiero.***

A. dell'indulto
B. del condotto
C. dell'edotto
D. del ridotto
E. dell'indotto

504) Completare la seguente frase con l'unica congiunzione pertinente: ***"E fin qui, _____ a parlare sia il direttore di un festival culturale che si annuncia imponente, al punto da coinvolgere l'intero Nordest d'Italia, potrebbe sembrare d'essere ancora immersi nella tradizionale filosofia produttiva "made in Veneto" (D. Fertilio Corriere della sera, 8.4.2010)***

A. cosicché
B. poiché
C. benché
D. affinché
E. finché

505) La ________ è la scienza che studia i sintomi morbosi per interpretarli; la ________ è la scienza che descrive gli stati morbosi e ne fa la storia.

Inserite nella frase la coppia di parole opportune:

A. bioetica / anamnestica
B. semeiotica / patologia
C. patologia / diagnostica
D. diagnostica / bioetica
E. patologia / semeiotica

506) "Eccoti: __________ un veleno anche più pestifero del tuo per le anime umane; e ne uccide in questo odioso mondo più che questi intrugli che t'è vietato vendere. Io a te ho venduto un veleno, non tu a me..."

Shakespeare, Romeo e Giulietta, atto V, scena 1

Con queste parole Romeo si rivolge allo speziale che gli ha venduto un veleno. Scegliete l'espressione che, secondo logica, completa correttamente la frase:

A. il mio pugnale
B. la mia riconoscenza
C. il mio nome e il mio casato
D. il cuore
E. l'oro

507) "Per ____________ s'intende la consegna, da parte dello Stato richiesto allo Stato richiedente, di una persona ricercata, o perché oggetto di una sentenza di condanna definitiva ad una pena detentiva o ad una misura di sicurezza privativa della libertà personale, o perché oggetto di una ordinanza di custodia cautelare in carcere." (www.giustizia.it)

Tra quelli che seguono, qual è il termine da inserire nello spazio vuoto?

A. Abdicazione
B. Estradizione
C. Surroga
D. Contumacia
E. Denuncia

508) «Le passioni generano spesso altre passioni a loro contrarie. L'avarizia produce talvolta la prodigalità; e la prodigalità l'avarizia; si è spesso irremovibili per ...., e audaci per timidità.»

La Rochefoucauld, Le massime e altri scritti, tr. it. Mondadori, 1950, massima 11, p. 56.

Dalla riflessione riportata abbiamo eliminato un sostantivo. Lo si reintegri,

con UNA delle seguenti alternative, rispettandone la logica e il significato:

A. ostinazione
B. temerarietà
C. debolezza
D. avversione
E. ambizione

509) CAMERIERE: Con la cena gradisce il vino bianco o il rosso?

GEORGE: Non importa. Sono ________»

J. A. Paulos, Penso, dunque rido. L'altra faccia della filosofia, tr. it. Feltrinelli, Milano, 2004, p. 69.

Si individui la conclusione che restituisce senso umoristico alla scenetta:

A. daltonico
B. astemio
C. raffreddato
D. anoressico
E. bulimico

510) Dal brano seguente, abbiamo espunto qualcosa. Lo si reintegri logicamente con UNA delle alternative sottostanti. «Più si è dotati spiritualmente, più si trova che ci sono uomini originali. La gente comune non trova affatto ________ tra gli uomini.»

Tratto dal Pensiero 465 di B. Pascal (tr. it., La spiga, Milano, 2002)

A. differenze
B. somiglianze
C. affinità
D. ambiguità
E. rivalità

511) Dal brano seguente, abbiamo espunto qualcosa. Lo si reintegri logicamente con UNA delle alternative sottostanti. «Ciascuno provi ad esaminare il proprio pensiero. Lo troverà rivolto interamente al passato o al futuro. Non pensiamo quasi mai al presente e se ci pensiamo, è solo per prenderne la forza per disporre del futuro. Il presente non è mai il nostro fine. Il passato e il presente sono i nostri mezzi: solo l'avvenire ________. Così non viviamo mai, ma speriamo di vivere e preparandoci sempre ad esser felici, inevitabilmente non lo siamo mai.»

Tratto dal Pensiero 43 di B. Pascal (tr. it., La spiga, Milano, 2002)

A. è grigio
B. è ignoto
C. è il nostro fine
D. c'è negato
E. è il nostro incubo

512) Don Abbondio, dopo le terribili minacce che aveva ricevuto da parte di Don Rodrigo, era colto da angoscia e non sapeva quale soluzione trovare per evitare da un lato le ire di quel potente e per fronteggiare dall'altro le richieste ________, che sarebbe venuto l'indomani mattina. Completare il brano con UNA delle alternative sottostanti:

A. del Padre Cristoforo
B. di don Rodrigo
C. del Nibbio
D. di Renzo
E. del Griso

513) Dal brano seguente abbiamo eliminato qualcosa. Lo si REINTEGRI, rispettandone la logica e il significato, con UNA delle alternative sottostanti.

"[...] Tanto perde colui il quale muore vecchissimo che colui il quale muore giovanissimo, perché è soltanto ________ che ci può esser tolto, dato che soltanto questo possediamo e nessuno può perdere ciò che non possiede."

Marco Aurelio, I ricordi, X, 28, Einaudi, Torino, 1968

A. Il passato
B. Il presente
C. Il divino
D. Il futuro
E. L'eterno

514) Quale delle parole sottoindicate deve essere inserita nella frase seguente perché essa abbia senso compiuto? "Nonostante il suo comportamento potesse far pensare che egli non fosse che un superficiale esibizionista e che la sua opera fosse vuota e mirasse soprattutto *ad épater les bourgeois*, Salvador Dalì curava con attenzione la sua arte e le sue opere mostrano una profonda ________".

A. Alterigia
B. Unicità
C. Concretezza
D. Coerenza
E. Malinconia

515) L'isola è una colonia, sebbene in molte aree sia ________ e non riceva ordini dalla madre patria.

A. Autonoma
B. Indifferente
C. Collegata
D. Sottomessa
E. Distante

516) Per Mirò l'arte divenne un rituale ________: carta e pennello erano per lui oggetti particolari e lavorava con essi come se compisse un rito religioso.

A. Appassionato
B. Sacro
C. Esoterico
D. Profondo
E. Criptico

517) Un raro ________ scoperto recentemente potrebbe in futuro essere utilizzato in agricoltura per proteggere i raccolti da alcune delle più frequenti malattie e per incrementare la produzione. Il ________ è stato isolato nel 1987 ed i suoi effetti sono stati studiati sia in laboratorio sia sul campo in oltre 40 specie di vegetali, dai cereali agli eucalipti.

Il ________, che è in grado di formare spore o corpi fruttiferi, colonizza le radici della pianta e ne accelera la crescita. In ciascuna delle specie saggiate, il ________ ha mostrato di saper prevenire gravi malattie delle radici causate da altri ________. Apparentemente il ________ secerne una molecola con proprietà antibiotiche nei confronti di altri ________ competitori. Un'altra proprietà peculiare del nuovo ________ è quella di riuscire ad infettare ogni specie di pianta su cui è stato provato.

Dal testo è stata eliminata una sola parola che ricorre 8 volte. Di quale delle seguenti parole si tratta?

A. Plasmide
B. Fungo
C. Imenottero
D. Virus
E. Batterio

518) Il 13 ottobre 1765 un giovane viaggiatore scozzese, (...) James Macdonald, arrivava a Ginevra per incontrare Voltaire. Portava con sé un piccolo libro, comparso oltre un anno prima e rapidamente giunto, con quella che veniva ora offerta al patriarca dei Lumi, alla quarta edizione. Fu così che Voltaire seppe di _ (1) _ e della sua opera _ (2) _ e fu così che nel decennio successivo si occupò di casi giudiziari e scrisse in favore delle vittime dell'ingiustizia scritti sempre più finalizzati, anche in senso tecnico, ad una vasta riforma dei diritto penale.

Liberamente tratto dalla prefazione al Commentario di Voltaire, ed. Ibis, 1994

Scegliere la coppia di parole che completano correttamente la frase citata:

A. (1) Montesquieu (2) Lettere persiane
B. (1) Rousseau (2) Emile
C. (1) Cesare Beccaria (2) Dei delitti e delle pene
D. (1) Jonathan Swift (2) Una modesta proposta
E. (1) Lessing (2) Nathan il saggio

519) Completare correttamente la frase seguente: "L'__, ultima meraviglia della tecnica dei raggi laser, inventata già da Dennis Gabor negli anni Cinquanta, realizza una rappresentazione fotografica tridimensionale a colori".

A. Iconografia
B. Iperrealismo
C. Ecografia
D. Tomografia
E. Olografia

520) Nella frase "Il monte ___ sono salito" va inserito al posto dei puntini:

A. che
B. sul quale
C. da cui
D. per cui
E. di cui

521) Completare correttamente la frase seguente: "Se avessi avuto meno coraggio, le tue parole mi ____ a desistere dall'impresa".

A. Inducessero
B. Avessero indotto
C. Avevano indotto
D. Indurranno
E. Avrebbero indotto

522) Indicare quale delle alternative seguenti completa in modo corretto la frase: "Non ____ lo spiritoso, adesso non ____ il momento!".

A. Faresti; mi pare
B. Farai; sarà
C. Fare; è proprio
D. Essere; è ancora
E. Pare; crederti

523) Completare correttamente la frase seguente: "Se voi ____ più attenti, non fareste questi errori sciocchi".

A. Fosse stati
B. Steste
C. Sarete
D. Stesse
E. Stasse

524) Completare correttamente la frase seguente: "Stasera ____ restiamo a casa tranquilli: io e te soli!".

A. C'è ne
B. Ce n'è
C. Ce né
D. Cene
E. Ce ne

525) Completare la frase "Per non essere interrogato tu ____ un mucchio di scuse".

A. Aduresti
B. Adurresti
C. Adducetti
D. Addussi
E. Adducesti

526) Completare con il termine più appropriato la frase: "Ci sono funghi che ____ la morte".

A. Procurano
B. Producono
C. Contraggono
D. Simulano
E. Risolvono

527) Completare correttamente la frase seguente: "Signora, ____ pure i fiori che le piacciono di più!".

A. Sceglia
B. Sceglie
C. Scegli
D. Scielga
E. Scelga

528) Individuare l'alternativa che completa correttamente la frase "Se fossi io il marito____".

A. L'avessi perdonata
B. La perdonai
C. La perdonassi
D. La perdonerei
E. L'avevo perdonata

529) Completare correttamente la frase seguente: "Se voi ____ un po' in silenzio, capireste meglio".

A. Staste
B. Stavate
C. Steste
D. Stesse
E. Stiate

530) Individuare la forma verbale che completa correttamente la frase seguente: "Benché non gli ____, tuttavia si arrogò quel titolo".

A. Era dovuto
B. Aveva riconosciuto
C. Fosse stato riconosciuto
D. Era stato riconosciuto
E. Sarà stato riconosciuto

531) Completare con il termine più appropriato la frase: "La lezione di oggi ____ sulla poetica del Carducci".

A. Finirà
B. Terrà
C. Verterà
D. Spiegherà tutto
E. Causerà

532) Completare con il termine più appropriato la frase: "Venendo non ho ____ molto traffico".

A. Incrociato
B. Provato
C. Ottenuto
D. Rischiato
E. Visto

533) Completare con il termine più appropriato la frase: "In previsione della neve, sulle piste già ____ i preparativi".

A. Suggono
B. Sogliono
C. Si addicono
D. Corrono
E. Fervono

534) Completare correttamente la frase seguente: "La commissione incaricata valuterà attentamente il contenuto della ____ correttiva di cinque milioni di euro".

A. Trama
B. Tassa
C. Spesa
D. Manodopera
E. Manovra

535) Individuare l'alternativa che completa correttamente la frase: "Ti ____ un regalo, se ____ così gentile da accompagnarmi in stazione".

A. Farei – fossi
B. Farò – saresti
C. Facessi – saresti
D. Farei – saresti stato
E. Farei – sei stato

536) Completare la frase: "Si dice che nel mondo esistono dei ____ di ciascuno".

A. Sosia
B. Sosii
C. Sosie
D. Sosi
E. Doppi

537) Completare correttamente la frase seguente: "Il turismo si disegna nel territorio, che diventa ambiente e ____ Le attività debbono essere pianificate con rispetto per la tradizione, tenendo conto delle specificità, pur con un percorso culturale riconducibile a standard più ampi".

A. Bosco
B. Natura
C. Paesaggio
D. Tutela
E. Risorsa

538) Individuare l'alternativa che dà alla frase seguente senso compiuto e corretto: "Sarebbe utile che ____ un esperto a valutare la difficile contesa".

A. Intervenisse
B. Sia intervenuto
C. Interverrebbe
D. Interveniva
E. Fosse intervenuto

539) Individuare l'alternativa che completa correttamente la frase: "Di certo ____ il lavoro se ____ per tempo".

A. Avesse finito – avrebbe iniziato
B. Avrebbe finito – avesse iniziato
C. Finirebbe – inizierà
D. Finiva – avrebbe iniziato
E. Finirà – avesse iniziato

540) Completare la frase: "È un vero peccato che ____ proprio oggi".

A. Piova
B. Piove
C. Pioverebbe
D. Pioveva
E. Piovve

541) Quale delle seguenti voci verbali completa correttamente la frase: "Ha dilapidato tutto il suo patrimonio malgrado ____ una notevole ricchezza"?

A. Possedesse
B. Possedeva
C. Possiederebbe
D. Avrà posseduto
E. Possiede

542) Completare con una proposizione comparativa la frase: "Ti telefonerò ____".

A. Dopo aver risolto questo problema
B. Come mi hai chiesto
C. Qualora ci siano novità
D. Quando ne avrò voglia
E. Anche se sarà tardi

543) Individuare l'alternativa che completa correttamente la frase: "Mi ____ accompagnato, se non ____ rotta la macchina".

A. Avesse – si fosse
B. Aveva – si era
C. Avrebbe – si fosse
D. Avrebbe – si sarebbe
E. Avrà – si sarebbe

544) Completare con una proposizione avversativa la frase: "Torneremo a casa ____".

A. A lasciare i pacchi
B. Ma non sperare di trovare ciò che cerchi
C. Per giocare a carte
D. Quando comincerà a piovere
E. Contro ogni aspettativa

545) Individuare, tra le alternative proposte, quella che completa correttamente la frase seguente: "Quei tessuti trattati in modo da diventare impermeabili all'acqua si dicono ___".

A. Idrorepellenti
B. Idratati
C. Idropulsori
D. Idrofili
E. Idrometrici

546) Completare la frase: "Se domani piovesse, non ___ andare al mare".

A. Si potesse
B. Si potrà
C. Si può
D. Si poteva
E. Si potrebbe

547) Nella frase "La richiesta ___ il Ministro deve dare risposta" va inserito al posto dei puntini il pronome:

A. dove
B. cui
C. di cui
D. dalla quale
E. che

548) Quale delle alternative seguenti completa in modo corretto la frase: "Lo aiuterei volentieri, se mi ___ tutta la verità"?

A. Racconterebbe
B. Racconta
C. Raccontava
D. Raccontasse
E. Avrebbe raccontato

549) Completare la frase: "Il ragazzo ___ l'elenco di tutti i compagni".

A. Redesse
B. Redisse
C. Redette
D. Redigette
E. Redasse

550) Nella frase "Il cane ___ è stata amputata una zampa" va inserito al posto dei puntini il pronome:

A. cui
B. che
C. di cui
D. del quale
E. a che

551) Completare con il termine più appropriato la frase: "Luigi ___ passare intere serate al computer".

A. Verte
B. Compie
C. Suole
D. Fa in modo
E. Fa

552) Completare l'espressione " ___ sabato prossimo".

A. Si ci può incontrare
B. Si incontriamo
C. Si ci incontra
D. Ci si incrontriamo
E. Ci si può incontrare

553) Completare correttamente la frase seguente: "Volevo assaggiare la torta, ma non ___ più nemmeno una fetta".

A. Ce n'era
B. Ce nera
C. C'è ne era
D. C'è nera
E. C'è n'era

554) Completare correttamente la frase seguente: "Ha espresso quei concetti come se ___ il professore".

A. Sarebbe stato
B. Era
C. Era stato

D. Sarebbe
E. Fosse stato

555) Individuare l'alternativa che completa correttamente la frase: "Io ____ molto di più, se ne ____ capace".

A. Faccio – sarei
B. Farei – sarò
C. Facessi – fossi
D. Farei – sarei
E. Farei – fossi

556) Individuare fra i seguenti il complemento di fine che completa correttamente la seguente frase: "Combatterono ____".

A. Per la libertà
B. Per mare e per terra
C. Per anni
D. Per un anno intero
E. Per attacchi successivi

557) Completare con il termine più appropriato la frase: "Gianni ha ____ il diploma a pieni voti".

A. Posseduto
B. Superato
C. Preso
D. Conseguito
E. Tenuto

558) Completare la frase "Ah, se tu ____ il mio stato d'animo!"

A. Capiresti
B. Capivi
C. Capisci
D. Capissi
E. Avresti capito

559) Individuare l'alternativa che completa correttamente la frase: "Credevo che ci ____ divertiti, altrimenti non ____".

A. Saremo – verrò
B. Fossimo – vengo
C. Saremmo – sarei venuto
D. Saremmo – venivo
E. Fossimo – verrei

560) Completare con una proposizione ipotetica la frase: "Non sarei venuto ...".

A. Perché era troppo tardi
B. Neanche per un milione di euro
C. Se avessi previsto questo pandemonio
D. Perché non ci tenevo proprio
E. Ma avevo appetito

561) Completare correttamente la frase seguente: "____ ho saputo che alla festa verrà anche Claudia, non voglio mancare".

A. Quando
B. Se
C. A meno che
D. Ieri
E. Siccome

562) Nella frase "Quella è la chiesa ____ mi hanno battezzato" va inserito al posto dei puntini il pronome:

A. nella quale
B. con cui
C. dove
D. che
E. di cui

563) M/O • 2014 Quali parole vanno sostituite ai numeri per dare un senso compiuto e logico alle frasi seguenti? "Ancora più fondamentale è l'eredità culturale e politica: i modi di pensare, d'agire, il mal du siècle che ____(1)____. Il conflitto d'interessi in ____(2)____, e l'ibrido politica-affarismo: ambedue persistono, come modus vivendi della politica. ____(3)____ non è lavata né pianta".

A. (1) devia (2) effetti (3) la vigliaccheria
B. (1) permane (2) fondo (3) l'ignominia
C. (1) spicca (2) fine (3) la pusillanimità
D. (1) perdura (2) primis (3) l'onta
E. (1) sommerge (2) conclusione (3) la viltà

564) Individuare l'alternativa che completa correttamente la frase: "Se ____ giunta la sera, non ____ proseguire il cammino".

A. Sarebbe – avremo potuto
B. Fosse – avremmo potuto
C. Sarà – potevamo
D. Era – potevamo
E. Fosse – potremo

565) Individuare l'alternativa che dà alla frase seguente senso compiuto e corretto. "Ho capito chi era la ragazza ____ mi hai parlato ieri".

A. Che
B. Per cui
C. Di cui
D. Su che
E. La quale

566) Individuare l'alternativa che dà alla frase seguente senso compiuto e corretto: "____ il tempo, per favore!".

A. Getta
B. Compra
C. Alleva
D. Contro
E. Tieni

567) Individuare fra i seguenti il complemento di argomento che completa correttamente la seguente frase: "In quella sede si discute ____".

A. Di fronte a tutti
B. Di nuovo
C. Con forza
D. Di soppiatto
E. Di politica

568) Individuare l'alternativa che completa correttamente la frase: "____ contento se la mia squadra ____ a vincere il campionato".

A. Fossi – sarebbe riuscita
B. Ero – riuscisse
C. Sarò – fosse riuscita
D. Sarei – riuscisse
E. Sarò – riuscirebbe

569) Individuare fra i seguenti il complemento di tempo che completa correttamente la seguente frase: "Mi sono laureato ____".

A. Con la lode
B. In tutta fretta
C. Il secolo scorso
D. In ottima compagnia
E. A pieni voti

570) Individuare l'alternativa che completa correttamente la frase: "Mi ____ impossibile che proprio io ____ a farcela".

A. Pare – fossi riuscito
B. Pare – sia riuscito
C. Parve – riuscivo
D. Parrà – riuscirò
E. Pareva – sia riuscito

571) Individuare, fra i seguenti, il complemento di termine che completa correttamente la seguente frase: "Ho parlato di te ____".

A. Tutta la notte
B. A mio padre
C. A piena voce
D. A tutto spiano
E. Al mare

572) Quale delle seguenti voci verbali completa correttamente la frase: "Dopo che ____ tutti si misero a piangere"?

A. Fu partito
B. Parte
C. Partiva
D. Era partito
E. Sarebbe partito

573) Completare correttamente la frase seguente: "Luigi ____ andato via furibondo".

A. Se n'è
B. Sene
C. Se né
D. Se ne
E. Sen'è

574) Completare la frase: "Si comportò così male, che avevo voglia di ____".

A. Percuoterlo
B. Perquoterlo
C. Perscuoterlo
D. Percosserlo
E. Percollero

575) Quale delle alternative seguenti NON completa in modo corretto la frase: "Ho ____ che Giorgio ha finalmente trovato un lavoro"?

A. Sentito dire
B. Ascoltato
C. Saputo
D. Appreso
E. Sentito

576) Completare correttamente la frase seguente: "Erica si è chiusa in camera per studiare e non credo che ne ____ per un paio d'ore".

A. Sarà uscita
B. Uscisse
C. Esca
D. Uscirebbe
E. Uscirà

577) Mettere il servile "dovere" in tempo composto nella frase: "Maria ____ imparare presto a vivere da sola".

A. È dovuto
B. Sarebbe dovuta
C. Ha dovuto
D. Doveva
E. È dovuta

578) Quale delle alternative seguenti completa in modo corretto la frase: "Carla dice che quando ha un problema, non ha nessuno ____ confidarsi"?

A. Del quale
B. Di cui
C. Con cui
D. Per cui
E. Con chi

579) Completare correttamente la frase seguente: "In Italia, il futurismo fu il primo movimento organico di ____, e la sua importanza storica sta proprio nell'avere elaborato una poetica coerente, estesa a tutte le arti e a tutte le manifestazioni della vita".

A. Protesta
B. Contestazione
C. Poesia
D. Opinione
E. Avanguardia

580) Completare con una proposizione temporale la frase: "Correggerò gli errori ____".

A. Nel rileggere il testo
B. Se il testo risultasse sbagliato
C. Commessi nel testo
D. Come avevamo previsto
E. Che compaiono nel testo

581) Individuare l'alternativa che completa correttamente la frase: "Se aveste pazienza ____ il terreno".

A. Sondaste
B. Abbiate sondato
C. Sonderete
D. Avreste sondato
E. Sondereste

582) Quale delle alternative seguenti completa in modo corretto la frase: "Paolo si è dimostrato così ____ da meritare un ____ rimprovero"?

A. Solerte; repentino
B. Maleducato; dolce
C. Incurante; assurdo
D. Indolente; severo
E. Accorto; duro

583) Completare correttamente la frase seguente: "____ capirlo subito, che non era il caso che mi fidassi di te!".

A. Dovrei
B. Dovrò
C. Avessi dovuto
D. Avrò dovuto
E. Avrei dovuto

584) Completare correttamente la frase seguente: "Dal momento che oggi c'è molto ____, non prenderò ____".

A. Frastuono; l'ombrello
B. Ingorgo; una passeggiata
C. Traffico; l'automobile
D. Smog; il marciapiede
E. Rumore; la metropolitana

585) Completare con una proposizione limitativa la frase: "Vi spiegherò tutto ____".

A. Al ritorno dalle vacanze
B. Per quanto è a mia conoscenza
C. Appena possibile
D. Ciò che è accaduto
E. A costo di perdere la vostra stima

586) Completare correttamente la frase seguente: "La mamma ha riposto i bicchieri nella ____".

A. Cristallizzazione
B. Cristalliera
C. Cristalleria
D. Cristallografia
E. Cristallina

587) Completare con una proposizione relativa la frase: "L'erborista ti consiglierà delle tisane ____".

A. Anche se non potrebbe
B. Contro l'emicrania
C. Che sono efficaci per una buona digestione
D. Ottime contro l'insonnia
E. Se glielo chiedi

588) Quale delle seguenti voci verbali completa correttamente la frase: "Sebbene ____ l'aereo, arrivarono in tempo per la conferenza"?

A. Perdevano
B. Stavano perdendo
C. Avessero perso
D. Avrebbero perso
E. Avevano perso

589) Indicare quale alternativa NON completa correttamente la frase: "Laura comprese la ____ dell'allenatore di non rinnovarle la fiducia".

A. Difensiva
B. Scelta
C. Determinazione
D. Volontà
E. Decisione

590) Individuare l'alternativa che completa correttamente la frase "Non ____ che tu ____ incontrarlo oggi stesso".

A. Credo – possa
B. Crederei – potresti
C. Credo – potevi
D. Crederei – potessi
E. Credevo – potresti

591) Individuare la forma verbale che completa correttamente la frase seguente: "Avrei comprato quel libro anche se ____ molto denaro".

A. Avesse costato
B. Costasse
C. Fosse costato
D. Avrebbe costato
E. Costava

592) Completare correttamente la frase seguente: "È necessario trarre insegnamenti dalle vicissitudini ____ ci hanno preceduti".

A. Di coloro che
B. Dalle quali
C. Dei quali
D. Di colui i quali
E. Di chi

593) Indicare quale alternativa NON completa correttamente la frase: "Mi è stato ____ che si è fidanzata con un poco di buono".

A. Inviato
B. Assicurato
C. Scritto
D. Detto
E. Confermato

594) Completare correttamente la frase seguente: "Il manifesto invitava a comprare solo ____ era necessario per evitare gli sprechi".

A. Ciò
B. Quanto
C. Il minimo
D. Quello
E. Che

595) Completare con una proposizione relativa la frase: "Torniamo al rifugio ____".

A. Che si trova lungo il sentiero
B. Per lontano che sia
C. Perché sta per piovere
D. Come ci ha consigliato la guida
E. Prima che faccia buio

596) Individuare l'alternativa che completa correttamente la frase "____ volentieri al mare, se ____ che tu lo avresti raggiunto".

A. Andrebbe – avesse saputo
B. Andrà – aveva saputo
C. Va – saprà
D. Sarebbe andato – avesse saputo
E. Andrebbe – sapeva

597) Individuare fra i seguenti il complemento di causa che completa correttamente la seguente frase: "Non ho mai riso così tanto ____".

A. Per una barzelletta
B. Al cinema
C. Con i miei amici
D. A lungo
E. Da molto tempo

598) Completare con una proposizione comparativa la frase: "Il torneo comincerà ____".

A. Più presto di quanto ci aspettassimo
B. Il mese entrante
C. Una volta definito il calendario
D. Salvo che non nevichi
E. Malgrado stia piovendo

599) Completare correttamente la frase seguente: "Un terreno demaniale perde tale qualifica ____ dell'alterazione dei suoi caratteri".

A. A seguito
B. A causa di
C. Prima
D. Corrispettivamente
E. Consecutivamente

600) Completare correttamente la frase seguente: "Bisogna che i desideri dai quali ____ diventino realtà".

A. Sei logorato
B. Sei volto
C. Hai giunto
D. Sia coperto
E. Sei animato

601) Quale delle alternative seguenti NON completa in modo corretto la frase: "Ho ____ tutti i tuoi libri a Marcello"?

A. Ridato
B. Ritirato
C. Riconsegnato
D. Riportato
E. Restituito

602) Completare con una proposizione causale la frase: "Ti telefonerò, ____".

A. Appena avrò tempo
B. Visto che non ci siamo più sentiti da mesi
C. Dopo aver risolto questo problema
D. Anche se sarà tardi
E. Come mi hai chiesto

603) Completare con il termine più appropriato la frase "Le tue calunnie non mi ____".

A. Insultano
B. Fervono
C. Tangono
D. Arrogano
E. Sollevano

604) Individuare l'alternativa che completa correttamente la frase: "Credevo che ci ____ visti oggi, altrimenti non me ne ____ andato".

A. Saremo – sarò
B. Avremmo – sarei
C. Saremmo – sarei
D. Fossimo – sarei
E. Fossimo – sono

605) Individuare l'alternativa che completa la frase nel modo più corretto nel contesto dato: "Gianluigi lavora da tre anni come ____ in un ipermercato".

A. Banconiere
B. Bracconiere
C. Bancale
D. Banchiere
E. Bancario

606) Individuare la forma verbale che completa correttamente la seguente frase: "Supposto che il treno sia partito in ritardo, ormai ____ arrivato, a quest'ora".

A. È
B. Sarebbe
C. Dovrebbe essere
D. Sia
E. Doveva essere

607) Completare correttamente la frase seguente: "È possibile che tu ____ commettendo un errore".

A. stia
B. hai
C. abbia
D. stai
E. avessi

608) Completetare correttamente la frase seguente: "Marco è stato assunto come ____ da una grande ditta".

A. Magnetizzatore
B. Magazzinaggio
C. Magazzinatore
D. Magazzino
E. Magazziniere

609) Completare correttamente la frase seguente: "____ lo si giudichi, è un incapace".

A. Anche
B. Quindi
C. Comunque
D. Per quanto
E. Così

610) Individuare l'alternativa che completa la frase nel modo più corretto nel contesto dato: "Mio padre, Atticus Finch, sparò a un cane ____".

A. Idrofugo
B. Idrofobo
C. Idrorepellente
D. Idrogeno
E. Idrofilo

611) Completare correttamente la frase seguente: "____ si sforzasse, non riusciva a ricordare il suo nome".

A. Finché
B. Anche se
C. Per quanto
D. Poiché
E. Mentre

612) Individuare l'alternativa che completa la frase nel modo più corretto nel contesto dato: "Trovai lavoro come ____ in un'azienda informatica".

A. Sistemato
B. Sistematico
C. Sistolico
D. Sistemico
E. Sistemista

613) Individuare l'alternativa che completa correttamente la frase: "Se ti fossi curato subito ____ prima".

A. Guariresti
B. Saresti guarito
C. Fossi guarito
D. Guaristi
E. Avresti guarito

614) Individuare l'alternativa che completa correttamente la frase: "Se ____ più concordi, ____ concluso di più".

A. Eravamo – avessimo
B. Fossimo – avessimo
C. Fossimo stati – avremmo
D. Saremmo stati – avevamo
E. Saremmo – abbiamo

615) Completare la frase "Avevo sperato che tutto ____ bene".

A. Finisse
B. Finirà
C. Finisce
D. Finiva
E. Finirebbe

616) Quale delle seguenti voci verbali completa correttamente la frase: "Se ... prima, non avresti perso il treno"?

A. Saresti uscito
B. Uscivi
C. Uscissi
D. Fossi uscito
E. Eri uscito

617) Individuare l'alternativa che completa la frase nel modo più corretto nel contesto dato: "Annalisa ha iniziato a lavorare come ____ in un istituto bancario".

A. Sportelleria
B. Sportelliera
C. Sportellente
D. Sportellista
E. Sportantina

618) Completare correttamente la frase seguente: "Questo progetto nasce dalla ___ fra aziende internazionali".

A. Cooptazione
B. Cooperazione
C. Coperativa
D. Coperazione
E. Costruzione

619) Completare la frase: "Il sole le ___ la pelle".

A. Arrossette
B. Rossò
C. Arrostì
D. Arrossò
E. Arrossì

620) Completare correttamente la frase seguente: "Chiedo ___ per il mio increscioso comportamento dell'altro giorno".

A. Venia
B. Apprezzamento
C. Riconoscenza
D. Ragione
E. Pena

621) Completare la frase: "I marosi ___ la diga foranea".

A. Frangessero
B. Fratturarono
C. Fransero
D. Frangettero
E. Frangerono

622) Completare la frase: "Il rimorso ___ dalla consapevolezza di aver commesso una ___ azione".

A. nasce; cattiva
B. viene; buona
C. provoca; sbagliata
D. sorge; giusta
E. manifesta; erronea

623) Dal brano seguente abbiamo espunto qualcosa. *"La curiosità spesso non è altro che vanità; si vuol conoscere solo per parlarne; non si viaggerebbe sul mare per non _______ mai e per il solo piacere di vedere."*

(Tratto dal pensiero 72 di B. Pascal, tr. it. *La spiga*, Milano, 2002)

Lo si reintegri con UNA delle alternative sottostanti logicamente coerenti con il senso del brano.

A. Attraversarlo
B. Tornarvi
C. Immaginarlo
D. Parlarne
E. Rivederlo

624) M/O • 2014 Quali parole vanno sostituite ai numeri per dare un senso compiuto e logico alle frasi seguenti? *"Le facoltà mentali che si ____(1)____ chiamare analitiche sono poco suscettibili di analisi. Le conosciamo soltanto ____ (2)____. Come l'uomo forte gode della sua potenza fisica e si compiace degli esercizi che mettono in azione i suoi muscoli, così l'analista si ____(3)____ di quella attività spirituale che serve a «risolvere»."*

A. (1) usano (2) nelle illazioni (3) intrattiene
B. (1) vogliono (2) nei difetti (3) diletta
C. (1) possono (2) nei diletti (3) diverte
D. (1) devono (2) nei fallimenti (3) allevia
E. (1) sogliono (2) negli effetti (3) gloria

625) Si completi correttamente il seguente ragionamento ipotetico: "Se non avessi avuto talento non saresti di-

ventato artista; ma sei diventato artista dunque _____________”.

A. avessi talento
B. non avrai talento
C. hai talento
D. sei artista
E. non hai talento

626) ‘[...] questo museo (il *Museum of Natural History*) è riuscito, forse più di qualunque altra antica istituzione, a miscelare in modo soddisfacente la tradizione e le nuove idee sulla divulgazione, ponendosi all’avanguardia nel campo della museografia scientifica. E proponendosi, anzi, come un esempio. [...] L’intenzione era quella di realizzare un museo organizzato non più secondo le branche delle scienze naturali – ______ (1) ______ – ma per temi. È in questo senso che sono state predisposte le sezioni relative alla biologia umana, ai dinosauri, all’origine della specie, all’evoluzione dell’uomo, e all’ecologia. Non più, quindi, sale dedicate a un solo campo della ricerca, ma ad argomenti in cui le varie discipline naturalistico-scientifiche sono combinate tra loro. È come passare da ______ (2) ______, insomma. Si tratta di una frattura netta con il passato, e non soltanto teorica: muri e transenne, vecchi di oltre un secolo, sono stati abbattuti per creare nuovi spazi. [...] In realtà, considerare il visitatore come il fulcro di tutti i nuovi allestimenti significa intervenire su vari aspetti’.

Alberto Angela, Cattedrale sì, ma di natura, in Airone, n. 92

Individuare QUALE tra le espressioni sotto riportate COMPLETA correttamente il testo per quanto concerne il n. (1).

A. Archeologia, cristallografia, botanica, eccetera
B. Zoologia, epigrafia, biologia, eccetera
C. Ecologia, astrolatria, mineralogia, eccetera
D. Mineralogia, zoologia, paleontologia, eccetera
E. Paleontologia, oceanografia, quantistica, eccetera

627) In riferimento al brano precedente, individuare QUALE tra le espressioni sotto riportate COMPLETA correttamente il testo per quanto concerne il n. (2).

A. Un vocabolario a una rubrica alfabetica
B. Un’enciclopedia a un vocabolario
C. Un libro di grammatica a un elenco bibliografico
D. Un’enciclopedia a un quaderno
E. Un vocabolario a un libro di grammatica

628) Indicare quali parole, tra le cinque sequenze proposte, vanno sostituite ai numeri per dare un senso compiuto e logico alle frasi seguenti. “Il primo biologo che parlò chiaramente di origine delle ___(1)___ animali e vegetali per evoluzione da tipi precedenti, Jean-Baptiste Lamarck, ___(2)___ che il motore dell’evoluzione fosse l’___(3)___ di ogni individuo alle condizioni ambientali”.

A. (1) specie, (2) riteneva, (3) adattamento
B. (1) componenti, (2) ipotizzava, (3) incompatibilità
C. (1) tipologie, (2) sosteneva, (3) assorbimento
D. (1) classi, (2) ricordava, (3) interazione
E. (1) creature, (2) negava, (3) arrangiamento

629) Indicare quali parole, tra le cinque sequenze proposte, vanno sostituite ai numeri per dare un senso compiuto e logico alle frasi seguenti. "Il cervello aveva ____(1)____ uguali alle nostre già negli uomini di 300.000 anni fa; anzi, sembra quasi avesse addirittura un ____(2)____un po' superiore a quello odierno. Questo non implica che fosse di ____(3)____ interna uguale alla nostra".

A. (1) funzioni, (2) peso, (3) specie
B. (1) condizioni, (2) formato, (3) tipologia
C. (1) grandezze, (2) rilievo, (3) durezza
D. (1) misure, (2) valore, (3) peculiarità
E. (1) dimensioni, (2) volume, (3) struttura

630) Quali parole vanno sostituite ai numeri per dare un senso compiuto e logico alle frasi seguenti? "*Le parole ____(1)____, più o meno regolarmente, da altre parole già note a chi le ha coniate. A volte capita che non ____ (2)____ a rintracciare l'ètimo. Ma l'esperienza ci dice che ciò dipende soprattutto dalla nostra ____(3)____*".

A. (1) raggiungono, (2) arriviamo, (3) cultura
B. (1) spuntano, (2) troviamo, (3) insipienza
C. (1) arrivano, (2) sappiamo, (3) scolarità
D. (1) derivano, (2) possiamo, (3) educazione
E. (1) nascono, (2) riusciamo, (3) ignoranza

631) Quali parole vanno sostituite ai numeri per dare un senso compiuto e logico alle frasi seguenti? "*Le province italiane sono quasi ____(1)____ sorte come comuni indipendenti nel nord e centronord, cioè come centri civili e ____(2)____. Anche nel sud, dove la struttura comunale era meno frequente, la distribuzione ____ (3)____ delle città era piuttosto simile al nord e aveva la stessa funzione*".

A. (1) tutte, (2) commerciali, (3) geografica
B. (1) totalmente, (2) sagaci, (3) territoriale
C. (1) sempre, (2) marinari, (3) asimmetrica
D. (1) ovunque, (2) portuali, (3) statistica
E. (1) mai, (2) mercantili, (3) storica

632) ______ studia i fenomeni collettivi suscettibili di misura e di descrizione quantitativa.

Quale parola funge da soggetto a questo periodo?

A. La statistica
B. La normativa
C. L'etica
D. La biologia
E. La mineralogia

633) Numerosi scienziati ______ che la dieta mediterranea sia la migliore in ______.

SOLO UNA delle coppie di parole qui elencate completa correttamente la frase, quale?

A. Pensano – genere
B. Sostengono – assoluto
C. Facilitano – massimo
D. Ritengono – bene
E. Comprendono – minimo

634) ANDREA – Noi ripetevamo all'uomo della strada: "Morirà ma non abiurerà ". (1) E voi siete tornato dicendoci: "Ho abiurato ma vivrò". Noi allora: "Vi siete sporcato le mani". E voi: "Meglio sporche che vuote" (2) ... Volevate guadagnar tempo per scrivere il libro che solo voi potevate scrivere. Se foste salito al rogo, se foste morto in un'aureola di fuoco (3), avrebbero vinto gli altri... La scienza non ha che un imperativo: contribuire alla scienza...

GALILEO – Non credo che la pratica della scienza possa andar disgiunta dal coraggio. Essa tratta del sapere, che è un prodotto del dubbio; e col procacciare sapere a tutti su ogni cosa, tende a destare il dubbio in tutti... Se gli uomini di scienza non reagiscono all'intimidazione dei potenti egoisti e si limitano ad accumular sapere per sapere, la scienza può rimaner fiaccata per sempre (4), ed ogni nuova macchina non sarà fonte che di nuovi triboli per l'uomo... Così stando le cose, il massimo in cui si può sperare è una progenie di gnomi inventivi (5), pronti a farsi assoldare per qualsiasi scopo.

Bertold Brecht, Vita di Galileo, Einaudi, Torino, 1963

Nella scena sopra riportata della *Vita di Galileo*, la penultima, si contrappongono due diverse concezioni del compito dello scienziato, una espressa da Galileo stesso e l'altra dal suo antico allievo Andrea. UNA delle notazioni esplicative qui riportate TRADISCE IL SENSO del testo di Brecht:

A. (3) cioè in un'aura eroica, come coronato dal fuoco del martirio
B. (4) lo scienziato, se non resiste alle intimidazioni dei potenti, non potrà procedere a nuove scoperte e invenzioni
C. (1) i discepoli di Galileo assicurano che egli non cederà alle minacce dell'Inquisizione e confermerà le sue teorie
D. (5) cioè piccoli uomini ricchi di inventiva ma pronti a mettersi al servizio di qualsiasi potente per qualsiasi scopo
E. (2) meglio fingere di cedere, apparire vile, cioè con le mani sporche, che rinunciare a portare avanti il proprio lavoro tradendo la scienza

1.8 • Proporzioni verbali

635) grafomane : x = y : canto

Una sola delle soluzioni completa correttamente l'eguaglianza di rapporti:

A. x = libro; y = opera
B. x = melomane; y = scrittore
C. x = scrittura; y = lirica
D. x = scrittura; y = melomane
E. x = scrittore; y = musicista

636) V • 2014 Quale tra le coppie di termini proposti completa logicamente la seguente proporzione verbale? x : provvisorio = stabile : y

A. x = frettoloso y = prorogato
B. x = futile y = improrogabile
C. x = accidentale y = posticipato
D. x = inessenziale y = procrastinabile
E. x = fugace y = prolungato

637) Se Scuola sta ad X come Ospedale sta ad Y, cosa sono rispettivamente X ed Y?

A. X = Insegnante, Y = Paziente
B. X = Studente, Y = Insegnante
C. X = Studente, Y = Medico
D. X = Impiegati, Y = Operai
E. X = Studente, Y = Paziente

638) M/O • 2017 Quali, tra i termini proposti, completano correttamente la seguente proporzione verbale?
Esteriore : estremo = X : Y

A. X = finale Y = terminale
B. X = effimero Y = caduco
C. X = alto Y = supremo

D. X = ottimo Y = buono
E. X = superiore Y = sommo

639) Joyce: Dublino = X : Lubecca = Bulgakov : Y

Quale delle coppie di parole proposte completa correttamente l'uguaglianza?

A. X = Th. Mann; Y = Mosca
B. X = Brecht; Y = Berlino
C. X = Goethe; Y = Dublino
D. X = Mosca; Y = Tolstoj
E. X = Amsterdam; Y = Puskin

640) Romanticismo sta a Foscolo come X sta ad Y

A. X = Voltaire; Y = Dadaismo
B. X = Ungaretti; Y = Futurismo
C. X = D'Annunzio; Y = Pascoli
D. X = Surrealismo; Y = Monti
E. X = Futurismo; Y = Marinetti

641) Individuare la coppia di termini che completa la proporzione data. Sbadiglio : sonnolenza = X : Y

A. X = viso; Y = espressione
B. X = risata; Y = buonumore
C. X = sogno; Y = dormire
D. X = impazienza; Y = ribellione
E. X = raffreddore; Y = starnuto

642) determinismo : libertà = X : Y

Quale delle coppie proposte si adatta meglio alla proporzione?

A. X = colpevolezza; Y = innocenza
B. X = predeterminazione; Y = onniscienza
C. X = certezza; Y = probabilità
D. X = congettura; Y = scienza
E. X = comprensione; Y = azione

643) intonso : libro = ______ : ______

Scegliere tra UNA delle coppie sotto elencate quella che completa correttamente l'uguaglianza.

A. Ignoto : vero
B. Gas : inerte
C. Insondabile : mistero
D. Intatto : colpito
E. Inviolato : suolo

644) "Che cos'è un mito?" È "un lungo discorso": questa la distratta – forse solo apparentemente distratta – definizione di Alexandre Dumas, che di miti se ne intendeva, tanto da averne creato più di uno. Credo che allo stesso modo risponderebbero i tre coautori del dizionario *Miti e personaggi* della modernità. Apparente semplicità, segreta complessità: questa formula vale per i "miti" moderni come per i miti classici. Nella Grecia antica il "lungo discorso" – senza il quale non esisterebbe il mito – aveva introdotto una serie vertiginosa di varianti che a volte si limitavano a correggere una sfumatura e altre volte rovesciavano completamente il significato di un personaggio: Ulisse e il valoroso Achille adottano ogni sorta di sotterfugi per sottrarsi alla guerra di Troia, l'infedele Elena infedele non è, perché a fuggire con Paride è stato un suo simulacro, la fedele Penelope va a letto con tutti i Proci... Varianti analoghe, fondate sulla riabilitazione o sullo smascheramento, non sono estranee al nostro tempo: così, per esempio, lo studioso spagnolo Gregorio Maranon individuò, nella figura di Don Giovanni, i tratti dell'omosessualità e dell'impotenza; Federico Fellini rappresentò il vitale Casanova come una funebre marionetta; il regista Konicev nel 1964 vinse il premio Stalin con un film in cui l'indeciso Amleto appariva nelle vesti di un tortuoso e implacabile discepolo di Machiavelli... Anche se le integrazioni possibili sono tante, *Miti e personaggi* offre un ricco repertorio e bellissime tracce per ricerche, saggi, tesi di laurea. L'ultima voce è Zarathustra, l'antico maestro persiano diventato un "mito della modernità" nel 1883, per opera di Nietzsche.

Giovanni Mattiotti, MITI. Il catalogo della modernità, "Corriere della Sera", 18/11/98

Completa la proporzione tenendo conto del carattere tradizionalmente attribuito ai personaggi mitici citati nell'articolo di Mariotti: seduzione : don Giovanni =

A. Zarathustra : saggezza
B. Casanova : Visconti
C. Elena : infedeltà
D. fedeltà : Penelope
E. Persia : Zarathustra

645) Scegliere nella espressione X : grande = poco : Y, la coppia X ed Y più plausibile in modo che, tra le varie alternative, il rapporto tra il primo e secondo termine sia simile o analogo a quello tra terzo e quarto.

A. X = ieri, Y = oggi
B. X = piccolo, Y = molto
C. X = vuoto, Y = pieno
D. X = gallina, Y = uovo
E. X = abbastanza, Y = sufficiente

646) Scegliere nell'espressione X : vino = conchiglia : Y, la coppia X ed Y più plausibile in modo che, tra le varie alternative, il rapporto tra il primo e secondo termine sia simile o analogo a quello tra terzo e quarto.

A. X = semi, Y = sabbia
B. X = foglia, Y = mollusco
C. X = grappolo, Y = valva
D. X = uva, Y = mare
E. X = botte, Y = perla

647) Quali tra i termini proposti completano correttamente la seguente proporzione? Scala : X = Y : foglio

A. X = piolo; Y= risma
B. X = quaranta; Y = asso
C. X = 40; Y = jolly
D. X = tris; Y = fiori
E. X = re minore; Y = carta

648) Quali tra i termini proposti completano correttamente la seguente proporzione? Giornale : emeroteca = X : Y

A. X = giornalaio; Y = custode
B. X = albero; Y = giungla
C. X = quadro; Y = pinacoteca
D. X = giardino; Y = sedia
E. X = enoteca; Y = vino

649) V • 2015 Quale tra le coppie di termini proposti completa logicamente la seguente proporzione verbale? x : litografo = chitarra : y

A. x = ritratto; y = metronomo
B. x = stampa; y = liutaio
C. x = affresco; y = accordi
D. x = scultura; y = plettro
E. x = ipotassi; y = violino

650) Quali tra i termini proposti completano correttamente la seguente proporzione? "Manzoni : Adelchi = x : y"

A. x = Pirandello; y = Questa sera si recita a soggetto
B. x = Leopardi; y = La cavallina storna
C. x = Il piacere; y = D'Annunzio
D. x = Pascoli; y = L'infinito
E. x = Verdi; y = La cavalcata delle valchirie

651) M/O • 2016 Quali, tra i termini proposti, completano correttamente la seguente proporzione verbale? triangolo : X = Y : cubo

A. X = piramide; Y = quadrato
B. X = geometria; Y = algebra
C. X = tre; Y = rettangolo
D. X = solido; Y = piano
E. X = angoli; Y = lati

652) CINECA • 2016 Quali, tra i termini proposti, completano correttamente la seguente proporzione verbale?
sasso : ghiaione = X : Y

A. X = calciatore; Y = allenamento
B. X = frana; Y = slavina
C. X = mucca; Y = mandria
D. X = parola; Y = sillaba
E. X = marmo; Y = sabbia

653) Quali, tra i termini proposti, completano correttamente la seguente proporzione? "Taranto : x = Terni : y"

A. x = Abruzzo; y = Molise
B. x = Campania; y = Puglia
C. x = Puglia; y = Umbria
D. x = Milano; y = Bologna
E. x = Emilia Romagna; y = Basilicata

654) Quale, tra i termini proposti, completa correttamente la seguente proporzione? "Pittore : pennello = scultore : y"

A. x = fornello
B. x = pialla
C. x = forbici
D. x = sega
E. x = scalpello

655) Quali, tra i termini proposti, completano correttamente la seguente proporzione? "pizzaiolo : pizza = x : y"

A. x = scalpello; y = falegname
B. x = statua; y = scultore
C. x = architetto; y = abitazione
D. x = pennello; y = colore
E. x = tela; y = cavalletto

656) Quale, tra i termini proposti, completa correttamente la seguente proporzione? "Faggio : albero = gramigna : x"

A. x = erba
B. x = frutto
C. x = fiore
D. x = animale
E. x = fungo

657) CINECA • 2019 Quali tra i termini proposti completano correttamente la seguente proporzione?
Vespa : insetto = X : Y

A. X = balena; Y = pesce
B. X = lucertola; Y = rettile
C. X = pungiglione; Y = esoscheletro
D. X = occhio; Y = pupilla
E. X = mammifero; Y = leone

658) Quale, tra i termini proposti, completa correttamente la seguente proporzione? "Propenso : x = devoto : infedele"

A. x = ostile
B. x = attento
C. x = positivo
D. x = fedele
E. x = affettuoso

659) Quale, tra i termini proposti, completa correttamente la seguente proporzione? "due e cinquantaquattro : pollice = tre e settecentottantacinque : x"

A. x = gomito
B. x = gallone
C. x = yard
D. x = pollice
E. x = piede

660) V • 2016 Quali, tra i termini proposti, completano correttamente la se-

guente proporzione verbale? camicia : X = Y : suola

A. X = bottone; Y = cuoio
B. X = giacca; Y = stringhe
C. X = manica; Y = scarpa
D. X = maglietta; Y = calzino
E. X = cotone; Y = pianta

661) Quali, tra i termini proposti, completano correttamente la seguente proporzione? "Renzo Tramaglino : I promessi sposi = x : y"

A. x = Edmondo De Amicis; y = Cuore
B. x = Malerba; y = Le avventure di Tom Sawyer
C. x = Geppetto; y = Le avventure di Pinocchio
D. x = Salgari; y = Le avventure di Pinocchio
E. x = Gargantua; y = I promessi sposi

662) Quali, tra i termini proposti, completano correttamente la seguente proporzione? "Cuoco : mestolo = x : y"

A. x = cacciavite; y = bullone
B. x = geometra; y = fiore
C. x = chirurgo; y = bisturi
D. x = ingegnere; y = studio
E. x = cucina; y = ingresso

663) Quale, tra i termini proposti, completa correttamente la seguente proporzione? "Porcino : fungo = pesca : x"

A. x = frutto
B. x = fusto
C. x = fiore
D. x = pianta
E. x = foresta

664) Quale, tra i termini proposti, completa correttamente la seguente proporzione? "Lima : Perù = Oslo : x"

A. Svezia
B. Ucraina
C. Finlandia
D. Norvegia
E. Islanda

665) Quali, tra i termini proposti, completano correttamente la seguente proporzione? "Bergamo : x = Foggia : y"

A. x = Lombardia; y = Puglia
B. x = Abruzzo; y = Lombardia
C. x = Piemonte; y = Cuneo
D. x = Lombardia; y = Sicilia
E. x = Basilicata; y = Veneto

666) Quali, tra i termini proposti, completano correttamente la seguente proporzione? "Libro : biblioteca = x : y"

A. x = pinacoteca; y = quadro
B. x = quaderno; y = aula studio
C. x = mobile; y = cassetti
D. x = piatto; y = bicchiere
E. x = quadro; y = pinacoteca

667) Quali, tra i termini proposti, completano correttamente la seguente proporzione? "Annoiarsi : x = divertirsi : y"

A. x = circo; y = teatro
B. x = sbadiglio; y = risata
C. x = università; y = corso
D. x = sillogismo; y = acronimo
E. x = ragionamento; y = cinema

668) Quali, tra i termini proposti, completano correttamente la seguente proporzione? "Manzoni : Il Conte di Carmagnola = x : y"

A. x = Verga; y = La coscienza di Zeno
B. x = Petrarca; y = Il Conte di Montecristo
C. x = Shakespeare; y = Re Lear
D. x = Pirandello; y = Andromeda
E. x = Monti; y = Amleto

669) Quali, tra i termini proposti, completano correttamente la seguente proporzione? "Messina : Sicilia = x : y"

A. x = Sardegna; y = Sassari
B. x = Sondrio; y = Piemonte
C. x = Trieste; y = Veneto
D. x = Cagliari; y = Calabria
E. x = Brindisi; y = Puglia

670) Quale, tra i termini proposti, completa correttamente la seguente proporzione? "clorofilla : pigmento = mercurio : x"

A. x = gas
B. x = vetro
C. x = metallo
D. x = pasta
E. x = termometro

671) Camilleri : Montalbano = x : y

A. x = Il visconte dimezzato; y = Italo Calvino
B. x = Rousseau; y = Candido
C. x = Renzo; y = Manzoni
D. x = Joyce; y = Alla ricerca del tempo perduto
E. x = Stendhal; y = J. Sorel

672) Individuare la coppia che completa correttamente l'uguaglianza: x : Molly Bloom = y : von Aschenbach

A. x = Londra; y = Berlino
B. x = Dublino; y = Vienna
C. x = Parigi; y = Milano
D. x = Dublino; y = Venezia
E. x = New York; y = Trieste

673) Olimpo : dei = ________ : ________

A. Paradiso : vita eterna
B. Eden : beatitudine
C. cielo : nuvole
D. Parnaso : Muse
E. calvario : croci

674) Cosmo : galassia = ________ : ________

A. vento : correnti
B. nuvole : fumo
C. terra : sabbia
D. stelle : pianeti
E. foresta : albero

675) Coerenza : armonia = ________ : ________

A. costanza : continuità
B. integrazione : concordia
C. dissonanza : rumore
D. frequenza : sonorità
E. convergenza : rapporto

676) Autonomia: dipendenza = ________ : ________

A. garanzia: disimpegno
B. dominio: tirannia
C. libertà: soggezione
D. redenzione: espiazione
E. autarchia: dittatura

677) Sbadiglio : noia = ________ : ________

A. cammello : deserto
B. alterco : rissa
C. bicicletta : veicolo
D. elettricità : scossa
E. pianto : dolore

678) Spergiuro : verità = ________ : ________

A. tradimento: fedeltà
B. coraggio: paura
C. avvocato: cliente
D. pazienza: indecisione
E. magia: stregoneria

679) Oppresso : libero = ________ : ________

A. triste : gioioso
B. infelice : irritato
C. mare : fiume
D. montagna : collina

E. cavallo : asino

680) Completare i termini mancanti della proporzione: x : pasta = pomodoro : y

A. x = oliva, y = verdura
B. x = grano, y = salsa
C. x = pesca, y = cucina
D. x = riso, y = vino
E. x = salsa, y = cipolla

681) Completare i termini mancanti della proporzione: insolito : x = y : lento

A. x = capace, y = solito
B. x = forte, y = corpo
C. x = leggero, y = veloce
D. x = indolente, y = leggero
E. x = veloce, y = solito

682) CINECA • 2019 Quali tra i termini proposti completano correttamente la seguente proporzione? Cera : X = latte : Y

A. X = ape; Y = lattaio
B. X = chiesa; Y = latteria
C. X = candela; Y = burro
D. X = incenso; Y = mucca
E. X = pavimento; Y = torta

683) Quali tra i termini proposti completano correttamente la seguente proporzione? "Asia : continente = x : y"

A. x = senso; y = vista
B. x = verde; y = blu
C. x = ocra; y = indaco
D. x = sapore; y = salato
E. x = giallo; y = colore

684) Quali tra i termini proposti completano correttamente la seguente proporzione? "suono : immagine = x : y"

A. x = udito; y = vista
B. x = udito; y = tatto
C. x = tatto; y = gusto
D. x = udito; y = gusto
E. x = elice; y = cornea

685) Quali tra i termini proposti completano correttamente la seguente proporzione? "laconico : loquace = x : y"

A. x = sensuale; y = incontinente
B. x = miope; y = ipermetrope
C. x = miope; y = robusto
D. x = ribelle; y = robusto
E. x = serpentino; y = impostore

686) Quali tra i termini proposti completano correttamente la seguente proporzione? "Rinaldo : Gerusalemme Liberata = x : y"

A. x = Giovanni Verga; y = Mastro Don Gesualdo
B. x = Orlando; y = Cristo si è fermato a Eboli
C. x = Padron 'Ntoni; y = I Malavoglia
D. x = Pasternak; y = Don Chisciotte
E. x = Don Camillo; y = Don Abbondio

687) Quale tra i termini proposti completa correttamente la seguente proporzione? "cane : cene = varo : x"

A. x = nave
B. x = vero
C. x = mare
D. x = sere
E. x = vate

688) Quale tra i termini proposti completa correttamente la seguente proporzione? "infuocato : gelato = x : spossato"

A. x = vigoroso
B. x = affranto
C. x = snervato
D. x = affaticato
E. x = stanco

689) Quali tra i termini proposti completano correttamente la seguente pro-

porzione? "Stendhal : La Certosa di Parma = x : y"

A. x = Molière; y = Il processo
B. x = Hemingway; y = La metamorfosi
C. x = Mann; y = La fattoria degli animali
D. x = Kafka; y = Il vecchio e il mare
E. x = Marquez; y = Cent'anni di solitudine

690) Quali tra i termini proposti completano correttamente la seguente proporzione? "Gargantua : x = Dottor Zivago : y"

A. x = Amleto; y = Pirandello
B. x = Rabelais; y = Pasternak
C. x = Cirano; y = Bulgakov
D. x = Mattia Pascal; y = Shakespeare
E. x = Don Giovanni; y = Beckett

691) Quali tra i termini proposti completano correttamente la seguente proporzione? "Manzoni : I promessi sposi = x : y"

A. x = Monti; y = Amleto
B. x = Pirandello; y = Andromeda
C. x = Petrarca; y = Il Conte di Montecristo
D. x = Boccaccio; y = Il Canzoniere
E. x = Vittorini; y = Il garofano rosso

692) Quali tra i termini proposti completano correttamente la seguente proporzione? "Svevo : La Coscienza di Zeno = x : y"

A. x = Kafka; y = Pinocchio
B. x = Hemingway; y = Addio alle armi
C. x = Cronin; y = Guerra e Pace
D. x = Pascoli; y = Il processo
E. x = Tolstoj; y = Uno, nessuno e centomila

693) Quali tra i termini proposti completano correttamente la seguente proporzione? "x : Charlie Watts = y : Ringo Starr"

A. x = Rolling Stones; y = Beatles
B. x = The Edge; y = U2
C. x = Beatles; y = Europe
D. x = Charlie Mingus; y = Brian Eno
E. x = Abba; y = The Black Eyed Peas

694) Quali tra i termini proposti completano correttamente la seguente proporzione? "x : Guernica = van Gogh : y"

A. x = Guttuso; y = I girasoli
B. x = De Chirico; y = I pioppi
C. x = Braque; y = I bagnanti
D. x = Picasso; y = La notte stellata
E. x = Magritte; y = Le ballerine

695) Quale tra i numeri proposti completa correttamente la proporzione? "tappo sta a toppa come 32664 sta a ____"

A. 34662
B. 36642
C. 32466
D. 34266
E. 36462

696) Quale tra i numeri proposti completa correttamente la proporzione? "casta sta a cassa come 32652 sta a ____"

A. 32562
B. 32625
C. 32552
D. 36262
E. 32662

697) Quale tra i termini proposti completa correttamente la proporzione seguente? "sudovest sta a nord come nordovest sta a ____"

A. Ovest
B. Sudest
C. Nordest
D. Sud
E. Est

698) Quali tra i termini proposti completano correttamente la seguente proporzione? "x : tavola periodica = capitali : y"

A. x = piramidi; y = aztechi
B. x = guardie svizzere; y = atlante
C. x = elementi chimici; y = investitori
D. x = stele di rosetta; y = dogane
E. x = pietra filosofale; y = banche

699) Quali tra i termini proposti completano correttamente la seguente proporzione? "luce : x = calore : y"

A. x = giorno; y = notte
B. x = ombra; y = luminosità
C. x = lampadina; y = stufa
D. x = caldo; y = freddo
E. x = ghiaccio; y = acqua

700) Quali tra i termini proposti completano correttamente la seguente proporzione? "x : aggressivo = mite : y"

A. x = tenace; y = arrendevole
B. x = ostilità; y = mitezza
C. x = remissivo; y = battagliero
D. x = forte; y = debole
E. x = malevolo; y = bonario

701) Quali tra i termini proposti completano correttamente la seguente proporzione? "rilevare : x = impregnare : y"

A. x = afferrare; y = bagnare
B. x = minimizzare; y = inzuppare
C. x = enfatizzare; y = seccare
D. x = liberare; y = riempire
E. x = riscontrare; y = intridere

702) Quali tra i termini proposti completano correttamente la seguente proporzione? "pecora : gregge = x : y"

A. x = albero; y = montagna
B. x = mucca; y = toro
C. x = nave; y = flotta
D. x = mandria; y = allevamento
E. x = erba; y = fiore

703) Quali tra i termini proposti completano correttamente la seguente proporzione? "geometra : architetto = x : y"

A. x = ragioniere; y = commercialista
B. x = direttore; y = ambasciatore
C. x = ingegnere; y = perito
D. x = medico; y = infermiere
E. x = avvocato; y = notaio

704) Quali tra i termini proposti completano correttamente la seguente proporzione? "volumi : enciclopedia = x : y"

A. x = pittore; y = quadri
B. x = mesi; y = anno
C. x = giornali; y = edicola
D. x = bianco; y = nero
E. x = scrittore; y = romanzo

705) Quale tra i termini proposti completa correttamente la seguente proporzione? "supremazia : soggezione = x : mescolanza"

A. x = risma
B. x = egocentrismo
C. x = distinzione
D. x = colore
E. x = libertà

706) Quale tra i termini proposti completa correttamente la seguente proporzione? "quercia : albero = mogano : x"

A. x = abete
B. x = falegname
C. x = legno
D. x = colore
E. x = letto

707) Quali tra i termini proposti completano correttamente la seguente proporzione? "ottico : x = barista : y"

A. x = otorino; y = gola
B. x = occhio; y = dente
C. x = effetto; y = speciale
D. x = occhiali; y = cocktail
E. x = vista; y = cameriere

708) Quale tra i termini proposti completa correttamente la seguente proporzione? "tasto : fasto = trave : x"

A. x = grido
B. x = grado
C. x = treno
D. x = grave
E. x = greve

709) Quali tra i termini proposti completano correttamente la seguente proporzione? "luna : terra = x : y"

A. x = astronauta; y = navicella
B. x = saturno; y = anelli
C. x = satellite; y = astronave
D. x = orione; y = vega
E. x = mercurio; y = sole

710) Quale tra i termini proposti completa correttamente la seguente proporzione? "calmo : irrequieto = x : roseo"

A. vivace
B. intenso
C. confuso
D. pallido
E. colorito

711) Quali tra i termini proposti completano correttamente la seguente proporzione? "lancetta : orologio = x : y"

A. x = fertilizzante; y = contadino
B. x = ala; y = aereo
C. x = canile; y = vaccinazione
D. x = nuvola; y = vento
E. x = biblioteca; y = libro

712) M/O • 2017 Quali tra i termini proposti completano correttamente la seguente proporzione verbale?

SFRTHZ : TESSIV = X : Y

A. X = DPILGF Y = EOLIHE
B. X = DPILGF Y = FOLIEH
C. X = DPIMGF Y = CRLIEH
D. X = DPILFG Y = EOLIEH
E. X = DPILFG Y = EOLIHE

713) Quali tra i termini proposti completano correttamente la seguente proporzione? "procrastinare : x = y : sommesso"

A. x = ritardare; y = tonante
B. x = anticipare; y = stentoreo
C. x = posticipare; y = possente
D. x = omettere; y = vigoroso
E. x = affrettare; y = modesto

714) Quale tra i termini proposti completa correttamente la seguente proporzione? "Tunisia : Stato Africano = paleozoico : x"

A. x = era geologica
B. x = palestra
C. x = Mar Mediterraneo
D. x = archeologia
E. x = Libia

715) Quale tra i termini proposti completa correttamente la seguente proporzione? "Francoforte : tedesco = Rio de Janeiro : x"

A. Portoghese
B. Francese
C. Spagnolo
D. Italiano
E. Arabo

716) Completare correttamente la seguente proporzione: "quarzo : minerale = quarzite : x"

A. vitamina

B. fluido
C. lega
D. marmo
E. roccia

717) Quali tra i termini proposti completano correttamente la seguente proporzione? "illusorio : immaginario = x : y"

A. x = cinema; y = regista
B. x = sogno; y = veglia
C. x = stringato; y = succinto
D. x = realtà; y = ideale
E. x = fatato; y = cortese

718) Quale tra i termini proposti completa correttamente la seguente proporzione? "Saturno : pianeta = fluorite : x"

A. x = acido
B. x = salgemma
C. x = minerale
D. x = dentifricio
E. x = marte

719) Quale tra i termini proposti completa correttamente la seguente proporzione? "violino : strumento = patata : x"

A. x = albero
B. x = pomodoro
C. x = chitarra
D. x = flauto
E. x = tubero

720) Quali tra i termini proposti completano correttamente la seguente proporzione? "falegname : x = giornalista : y"

A. x = mobile; y = articolo
B. x = artigiano; y = inchiesta
C. x = lima; y = direttore
D. x = professionista; y = segatura
E. x = mestiere; y = arte

721) Quali tra i termini proposti completano correttamente la seguente proporzione?
"Rettore : x = Preside : y"

A. x = facoltà; y = ateneo
B. x = convitto; y = liceo
C. x = facoltà; y = scuola
D. x = ateneo; y = facoltà
E. x = Tor Vergata; y = La Sapienza

722) Quale tra i termini proposti completa correttamente la seguente proporzione? "tenaglia : attrezzo = Lampedusa : x"

A. x = Sicilia
B. x = Tunisia
C. x = isola
D. x = Italia
E. x = martello

723) Quale tra i termini proposti completa correttamente la seguente proporzione? "piume : uccelli = squame : x"

A. x = pinguini
B. x = foche
C. x = serpenti
D. x = orsi
E. x = meduse

724) Quali tra i termini proposti completano correttamente la seguente proporzione? "bile : fegato = x : y"

A. x = adrenalina; y = ghiandole surrenali
B. x = pelle; y = sebo
C. x = intestino; y = acido
D. x = lipasi; y = milza
E. x = bocca; y = saliva

725) Quale tra i termini proposti completa correttamente la seguente proporzione? "studente : esame = atleta : x"

A. x = palestra
B. x = gara

C. x = allenatore
D. x = sciatore
E. x = libro

726) Quali tra i termini proposti completano correttamente la seguente proporzione? "capacità : inetto = x : y"

A. x = conoscenza; y = ignorante
B. x = valore; y = insipienza
C. x = ateo; y = dio
D. x = disonestà; y = menzogna
E. x = povertà; y = lussuria

727) Quali tra i termini proposti completano correttamente la seguente proporzione? "placare : spegnere = x : y"

A. x = gracidare; y = abbaiare
B. x = rafforzare; y = rinvigorire
C. x = assumere; y = spiegare
D. x = accendere; y = arrossire
E. x = borbottare; y = tacere

728) Quale coppia di termini tra quelle proposte completa correttamente la seguente proporzione? "x : asilo = anziani : y"

A. x = geriatria; y = nosocomio
B. x = maternità; y = senilità
C. x = donne; y = ostetricia
D. x = bambini; y = gerontocomio
E. x = neonati; y = pediatria

729) Quali tra i termini proposti completano correttamente la seguente proporzione? "pettirosso : uccelli = x : y"

A. x = cantare; y = pigolare
B. x = zanzara; y = mammiferi
C. x = rospo; y = anfibi
D. x = rospo; y = animali
E. x = rospo; y = principe

730) Quali tra i termini proposti completano correttamente la seguente proporzione? "motociclista : x = alpinista : y"

A. x = velocità; y = caduta
B. x = discesa; y = salita
C. x = pedali; y = corda
D. x = casco; y = piccozza
E. x = fiato; y = vista

731) Quali tra i termini proposti completano correttamente la seguente proporzione verbale? "giornalista : x = scultore : y"

A. x = penna; y = trapano
B. x = pittore; y = giornalista
C. x = redazione; y = marmo
D. x = quotidiano; y = ispirazione
E. x = articolo; y = statua

732) CINECA • 2016 Quali tra i termini proposti completano correttamente la seguente proporzione verbale? inetto : X = Y : esiziale

A. X = inane; Y = esistenziale
B. X = incapace; Y = meritato
C. X = assente; Y = presente
D. X = adatto; Y = salutare
E. X = investito; Y = essenziale

733) Quali tra i termini proposti completano correttamente la seguente proporzione? "x : Keplero = musica : y"

A. x = cannocchiale; y = violino
B. x = arte; y = scienza
C. x = scienziato; y = Bach
D. x = Mozart; y = Copernico
E. x = astronomia; y = Bach

734) Individuare la risposta che completa correttamente la seguente proporzione tra parole: "scabro : x = renitente : remissivo"

A. x = morbido
B. x = liscio
C. x = ruvido
D. x = canuto
E. x = arrendevole

735) Quali tra i termini proposti completano correttamente la seguente proporzione? "Hemingway : Per chi suona la campana = x : y"

A. x = Tolstoj; y = Il conte di Montecristo
B. x = Poe; y = Uno, nessuno e centomila
C. x = Pirandello; y = Guerra e pace
D. x = Dostoevskij; y = Il vecchio e il mare
E. x = Kafka; y = La metamorfosi

736) Individuare la risposta che completa correttamente la seguente proporzione tra parole: "Gange : x = y : Africa"

A. x = Sud America; y = Volga
B. x = Australia; y = Reno
C. x = Asia; y = Zambesi
D. x = Europa; y = Tigri
E. x = Asia; y = Danubio

737) Individuare la risposta che completa correttamente la seguente proporzione tra parole: "galante : scortese = x : infimo"

A. x = superiore
B. x = educato
C. x = spregevole
D. x = eterno
E. x = supremo

738) CINECA • 2015 Indicare quale, fra i termini proposti, completa logicamente la seguente proposizione verbale: trama : vello = brama : X

A. X = merlo
B. X = spello
C. X = agnello
D. X = bello
E. X = pelo

739) Quale tra i termini proposti completa correttamente la seguente proporzione? "fucile : arma = tulipano : x"

A. x = pistola
B. x = fiore
C. x = gardenia
D. x = serra
E. x = Olanda

740) Quali tra i termini proposti completano correttamente la seguente proporzione? "ape : sciame = x : y"

A. x = prato; y = erba
B. x = quaderno; y = pagina
C. x = ragno; y = insetto
D. x = tegola; y = tetto
E. x = miele; y = fiore

741) Quali tra i termini proposti completano correttamente la seguente proporzione? "Dante : La vita nuova = x : y"

A. x = Petrarca; y = Il Canzoniere
B. x = Monti; y = Ossi di seppia
C. x = Poe; y = Alice nel paese delle meraviglie
D. x = Eco; y = Il codice da Vinci
E. x = Kafka; y = Il passero solitario

742) Quali tra i termini proposti completano correttamente la seguente proporzione? "ardente : infiammabile = x : y"

A. x = splendente; y = combustibile
B. x = fuoco; y = fiamma
C. x = gelido; y = ignifugo
D. x = gelido; y = spento
E. x = spento; y = arso

743) Quali tra i termini proposti completano correttamente la seguente proporzione? "troncare : x = ventilare : y"

A. x = schiantare; y = respirare
B. x = istigare; y = proporre
C. x = recidere; y = aerare
D. x = censurare; y = schiacciare
E. x = tagliare; y = volare

744) Quali tra i termini proposti completano correttamente la seguente pro-

porzione verbale? "cantante : x = falegname : y"

A. x = teatro; y = chiodi
B. x = disco; y = sedia
C. x = concerto; y = apprendista
D. x = legname; y = tavolo
E. x = microfono; y = palco

745) Quale tra i termini proposti completa correttamente la seguente proporzione? "leale : infido = x : costante"

A. x = disordinato
B. x = stabile
C. x = legale
D. x = fedele
E. x = mutevole

746) Quale tra i termini proposti completa correttamente la seguente proporzione? "stilista : x = scrittore : libro"

A. x = manichino
B. x = abito
C. x = fotomodella
D. x = versace
E. x = editore

747) Quale coppia di termini tra quelle proposte completa correttamente la seguente proporzione? "trapezio : x = y : albero"

A. x = riga; y = bosco
B. x = quattro; y = uno
C. x = figura geometrica; y = fiore
D. x = muscolo; y = quercia
E. x = braccio; y = pianta

748) Individuare la risposta che completa correttamente la seguente proporzione tra parole: "Praga : x = Sofia : y"

A. x = Repubblica Ceca; y = Bulgaria
B. x = Georgia; y = Macedonia
C. x = Polonia; y = Ungheria
D. x = Moldavia; y = Transilvania
E. x = Slovacchia; y = Romania

749) Quali tra i termini proposti completano correttamente la seguente proporzione? "agosto : x = y : martedì"

A. x = otto; y = due
B. x = settembre; y = lunedì
C. x = mercoledì; y = luglio
D. x = mese; y = giorno della settimana
E. x = prima; y = dopo

750) Quali tra i termini proposti completano correttamente la seguente proporzione? "nota : x = sillaba : y"

A. x = lettera; y = alfabeto
B. x = si; y = bemolle
C. x = melodia; y = parola
D. x = tenore; y = riassunto
E. x = musica; y = libro

751) Quali tra i termini proposti completano correttamente la seguente proporzione? "subacqueo : x = pilota : y"

A. x = pesce; y = nuvola
B. x = immersione; y = volo
C. x = mare; y = aviazione
D. x = oceano; y = radar
E. x = fiocina; y = ali

752) M/O • 2014 Quale tra le coppie di termini proposti completa logicamente la seguente proporzione verbale: x : teorico = concreto : y

A. x = induttivo y = onirico
B. x = tangibile y = intangibile
C. x = apocrifo y = apografo
D. x = spurio y = autentico
E. x = empirico y = astratto

753) Quali tra i termini proposti completano correttamente la seguente proporzione? "caricaturale : parodistico = x : y"

A. x = acqua; y = pioggia
B. x = robusto; y = vigoroso
C. x = mano; y = braccio

D. x = ironico; y = serioso
E. x = rotondo; y = rotolo

754) Quali tra i termini proposti completano correttamente la seguente proporzione? "Gela : x = Olbia : y"

A. x = Costa Brava; y = Costa Smeralda
B. x = Sicilia; y = Sardegna
C. x = rabbrividisce; y = ostenta
D. x = Italia; y = Europa
E. x = Isola d'Elba; y = Corsica

755) Quali tra i termini proposti completano correttamente la seguente proporzione verbale? "legislatore : legge = x : y"

A. x = chirurgo; y = bisturi
B. x = contadino; y = campo
C. x = cane; y = fedeltà
D. x = fornaio; y = pizza
E. x = scolaro; y = libri

756) Quali tra i termini proposti completano correttamente la seguente proporzione? "decennio : cinquantennio = x : y"

A. x = ora; y = minuto
B. x = mela; y = albero
C. x = secolo; y = millennio
D. x = mese; y = settimana
E. x = anno; y = lustro

757) Quali tra i termini proposti completano correttamente la seguente proporzione? "Frate Cipolla : Decameron = x : y"

A. x = Andrea Sperelli; y = Il fu Mattia Pascal
B. x = Giovanni Boccaccio; y = Decameron
C. x = Virgilio; y = Eneide
D. x = Angelica; y = Orlando Furioso
E. x = Ludovico Ariosto; y = Orlando Furioso

758) Quali tra i termini proposti completano correttamente la seguente proporzione? "Pirandello : Il fu Mattia Pascal = x : y"

A. x = Tolstoj; y = Guerra e pace
B. x = Orwell; y = La Metamorfosi
C. x = Poe; y = Il conte di Montecristo
D. x = Stendhal; y = Cime tempestose
E. x = Kafka; y = Per chi suona la campana

759) Quali tra i termini proposti completano correttamente la seguente proporzione? "trauma : ematoma = x : y"

A. x = fiammifero; y = accendino
B. x = malaria; y = frattura
C. x = goccia; y = mare
D. x = terremoto; y = maremoto
E. x = scintilla; y = esplosione

760) Quale tra i termini proposti completa correttamente la seguente proporzione? "betulla : albero = aneto : x"

A. x = frutto
B. x = animale
C. x = erba
D. x = fungo
E. x = profumo

761) Quali tra i termini proposti completano correttamente la seguente proporzione? "Catanzaro : x = Ancona : y"

A. x = Puglia; y = Basilicata
B. x = Campania; y = Toscana
C. x = Liguria; y = Sardegna
D. x = Calabria; y = Marche
E. x = Roma; y = Napoli

762) Quale tra i termini proposti completa correttamente la seguente proporzione? "eccitante : sedativo = x : infimo"

A. x = eccelso
B. x = immobile
C. x = cattivo
D. x = alto

E. x = perfido

763) Quali tra i termini proposti completano correttamente la seguente proporzione? "agricoltore : x = marinaio : y"

A. x = coltivazione; y = navigazione
B. x = carciofo; y = alga
C. x = zappa; y = capitano
D. x = verdura; y = melanzane
E. x = parassiti; y = àncora

764) Quali tra i termini proposti completano correttamente la seguente proporzione? "infermiere : x = sarto : y"

A. x = farmacia; y = vestito
B. x = ago; y = sfilata
C. x = ospedale; y = tintoria
D. x = medicazione; y = rammendo
E. x = infezione; y = virus

765) Quale tra i termini proposti completa correttamente la seguente proporzione? "Cervino : monte = Toscana : x"

A. x = Alpi
B. x = Alto Adige
C. x = Italia
D. x = Piemonte
E. x = regione

766) Quali tra i termini proposti completano correttamente la seguente proporzione? "assegnare : x = commuovere : y"

A. x = erogare; y = accomodare
B. x = concedere; y = rimuovere
C. x = togliere; y = intenerire
D. x = assemblare; y = muovere
E. x = affidare; y = impietosire

767) Completare correttamente la seguente proporzione: "caro : cero = ramo : x"

A. raro
B. rogo
C. remo
D. rana
E. rado

768) Quale tra i termini proposti completa correttamente la seguente proporzione? "x : cartuccia = vino : damigiana"

A. Tappo
B. Scatola
C. Inchiostro
D. Pallottola
E. Fucile

769) Quale tra i termini proposti completa correttamente la seguente proporzione? "encomio : x = finito : concluso"

A. Vigore
B. Esaltazione
C. Imitazione
D. Lode
E. Caratteristica

770) M/O • 2015 Quale tra le coppie di termini proposti completa logicamente la seguente proporzione verbale? x : montagna = faccia : y

A. x = sommità; y = nuca
B. x = mare; y = testa
C. x = versante; y = esaedro
D. x = vetta; y = arto
E. x = collina; y = pentagono

771) Completare correttamente la seguente proporzione: "grano : cereale = x : tubero"

A. cipolla
B. fungo
C. carota
D. tartufo
E. patata

772) Quale tra i termini proposti completa correttamente la seguente proporzione? "tortellini : Emilia Romagna = x : Toscana"

A. risotto
B. sartù
C. ragù
D. pizza
E. ribollita

773) Quali tra i termini proposti completano correttamente la seguente proporzione? "pasta : x = martello : y"

A. x = carne; y = strumento
B. x = bevanda; y = carta
C. x = alimento; y = utensile
D. x = riso; y = pinza
E. x = negozio; y = chiodo

774) Quali tra i termini proposti completano correttamente la seguente proporzione? "vino : x = piombo : y"

A. x = aria; y = nuvola
B. x = bevanda; y = metallo
C. x = acqua; y = fonte
D. x = alimento; y = argento
E. x = terra; y = plastica

775) Quali tra i termini proposti completano correttamente la seguente proporzione? "Louvre : x = La Fenice : y"

A. x = Codice da Vinci; y = Angeli e demoni
B. x = museo; y = teatro
C. x = Parigi; y = Napoli
D. x = regione; y = marchio
E. x = museo; y = città

776) Quali tra i termini proposti completano correttamente la seguente proporzione? "x : y = giallo : colore"

A. x = ocra; y = indaco
B. x = Europa; y = città
C. x = Asia; y = continente
D. x = blu; y = continente
E. x = rosso; y = semaforo

777) Quali tra i termini proposti completano correttamente la seguente proporzione? "barbabietola : radice = x : y"

A. x = patata; y = tubero
B. x = noce; y = nocciolo
C. x = corteccia; y = sughero
D. x = albero; y = seme
E. x = fragola; y = tubero

778) Quali tra i termini proposti completano correttamente la seguente proporzione? "ferro : x = esperanto : y"

A. x = metallo; y = pietanza
B. x = metallo; y = lingua
C. x = minerale; y = libro
D. x = pietra; y = sasso
E. x = legno; y = hiddish

779) Quali tra i termini proposti completano correttamente la seguente proporzione? "Sicilia : isola = x : y"

A. x = millefoglie; y = torta
B. x = madre; y = figlio
C. x = continente; y = Italia
D. x = pastiera; y = gelato
E. x = regione; y = arcipelago

780) Quali tra i termini proposti completano correttamente la seguente proporzione? "Kafka : scrittori = x : y"

A. x = Svevo; y = Zeno
B. x = Einstein; y = relatività
C. x = Leonardo; y = pittori
D. x = Michelangelo; y = poesia
E. x = Ungaretti; y = scultori

781) UNA sola delle soluzioni completa correttamente l'eguaglianza di significati proposta: "grafomane : x = y : lirica"

A. x = libro; y = operetta
B. x = scrittore; y = libro
C. x = scrittura; y = canto
D. x = scrittura; y = melomane
E. x = melomane; y = scrittore

782) Completa i termini mancanti della seguente proporzione: "strumento : orchestra = x : y"

A. x = violino; y = suonata
B. x = rima; y = poesia
C. x = marmo; y = statua
D. x = tromba; y = assolo
E. x = uccello; y = stormo

783) Completa i termini mancanti della seguente proporzione: "discorso : candidato = x : y"

A. x = pianista; y = concerto
B. x = melodia; y = sinfonia
C. x = monologo; y = attore
D. x = albero; y = foresta
E. x = carta; y = albero

784) Completa i termini mancanti della seguente proporzione: "Alpi : Monte Bianco = x : y"

A. x = montagna; y = roccia
B. x = Padania; y = pianura
C. x = città; y = regione
D. x = Europa; y = continente
E. x = Himalaya; y = Everest

785) Completa i termini mancanti della seguente proporzione: "scalatore : corda = pianista : x = chimico : y"

A. x = sgabello; y = composto
B. x = tastiera; y = provetta
C. x = leggìo; y = libro
D. x = archetto; y = provetta
E. x = musica; y = computer

786) Tempo sta a cronometro come pressione sta a ___:

A. Altimetro
B. Barometro
C. Igrometro
D. Anemometro
E. Termometro

787) Quali tra i termini proposti completano correttamente la seguente proporzione? "Adda : x = y : mare"

A. x = Po; y = fiume
B. x = lago; y = Jonio
C. x = fiume; y = Sila
D. x = monte; y = Adriatico
E. x = fiume; y = Tirreno

788) Completa correttamente la proporzione sostituendo alla x uno dei seguenti artisti: "Mecenate : Orazio = Giulio II : x"

A. x = Botticelli
B. x = Michelangelo
C. x = Mantegna
D. x = Tiziano
E. x = Bernini

789) Quali tra i termini proposti completano correttamente la seguente proporzione? "prode : valoroso = x : y"

A. x = retto; y = curvo
B. x = stella; y = costellazione
C. x = scampolo; y = tessuto
D. x = granito; y = roccia
E. x = fragile; y = delicato

790) Quali, tra i termini proposti, completano correttamente la seguente proporzione? "agosto : x = y : martedì"

A. x = 8; y = 2
B. x = settembre; y = lunedì
C. x = mese; y = giorno della settimana
D. x = mercoledì; y = luglio
E. x = prima; y = dopo

791) Quale tra i termini proposti completa correttamente la seguente proporzione? "torrido : gelido = x : fiacco"

A. x = indolente
B. x = spossato
C. x = esaurito
D. x = vigoroso
E. x = infuocato

792) Individuare l'alternativa che completa correttamente la seguente proporzione tra parole: "guaina : fodero = x : y"

A. x = gradasso; y = modesto
B. x = faretra; y = frecce
C. x = panoplia; y = arco
D. x = ombrello; y = pioggia
E. x = flemma; y = calma

793) Quali tra i termini proposti completano correttamente la seguente proporzione? "x : y = giallo : colore"

A. x = sapore; y = salato
B. x = senso; y = vista
C. x = ocra; y = indaco
D. x = Asia; y = continente
E. x = limone; y = arcobaleno

794) Se scuola : X = ospedale : Y, che cosa sono rispettivamente X e Y?

A. X = insegnante; Y = medico
B. X = studente; Y = insegnante
C. X = bidello; Y = studente
D. X = insegnante; Y = malato
E. X = medico; Y = infermiere

795) M/O • 2015 Quale tra le coppie di termini proposti completa logicamente la seguente proporzione verbale? x : scommesse = tabagismo : y

A. x = ludoteca; y = tabasco
B. x = ludopatia; y = tabacco
C. x = ludoterapia; y = dipendenza
D. x = gioco d'azzardo; y = botulismo
E. x = patologia; y = manicheismo

796) Quali tra i termini proposti completano correttamente la seguente proporzione verbale? Granello : X = goccia : Y

A. X = sabbia; Y = acqua
B. X = sabbia; Y = terra
C. X = spiaggia; Y = cielo
D. X = sale; Y = pepe
E. X = poco; Y = molto

797) Quali tra i termini proposti completano correttamente la seguente proporzione verbale? Genova : x = y : Piemonte

A. x = Campania; y = Napoli
B. x = Lazio; y = Rieti
C. x = La Spezia; y = Liguria
D. x = Liguria; y = Torino
E. x = Capoluogo di Provincia; y = Regione

798) Individuare quale coppia di parole completa la relazione tra i seguenti termini: X : Acquistare = Oggetto : Y

A. X = Denaro, Y = Barattare
B. X = Euro, Y = Lira
C. X = Valore, Y = Scambio
D. X = Acquirente, Y = Comprare
E. X = Comprare, Y = Vendere

799) Quale tra le coppie di termini proposti completa logicamente la seguente proporzione verbale? X : Frequenza = Molto : Y

A. X = Spesso, Y = Quantità
B. X = Assenza, Y = Peso
C. X = Durata, Y = Qualità
D. X = Del tutto, Y = Completamente
E. X = Frequente, Y = Quanto

800) CINECA • 2015 Quale, tra le coppie di termini proposti, completa logica-

mente la seguente proporzione verbale? X : intonso = territorio : Y

A. X = libro; Y = inesplorato
B. X = capitolo; Y = regione
C. X = intatto; Y = selvaggio
D. X = libraio; Y = mappa
E. X = cultura; Y = geografia

801) Quale tra le coppie di termini proposti completa logicamente la seguente proporzione verbale? X : Onorevole = Conclave : Y

A. X = Senato, Y = San Pietro
B. X = Primo Ministro, Y = Papa
C. X = Stato, Y = Chiesa
D. X = Parlamento, Y = Eminenza
E. X = Italia, Y = Vaticano

802) Quali, tra i termini proposti, completano correttamente la seguente proporzione verbale? Rifiuto : diniego = X : Y

A. X = accettazione; Y = partecipazione
B. X = concorso; Y = ricorso
C. X = vendita; Y = acquisto
D. X = negazione ; Y = sì
E. X = riverenza; Y = ossequio

803) CINECA • 2017 Quali, tra i termini proposti, completano correttamente la seguente proporzione verbale? Abbiente : ricco = X : Y

A. X = stravagante Y = bizzarro
B. X = giusto Y = errato
C. X = aereo Y = cielo
D. X = volante Y = macchina
E. X = ambiente Y = chiuso

804) Completare la seguente proporzione: Tranquillo : X = Y : Discreto

A. X = Lago, Y = Perbene
B. X = Tradito, Y = Descritto
C. X = Possibile, Y = Buono
D. X = Irrequieto, Y = Invadente
E. X = Agitato, Y = Passabile

805) CINECA • 2018 Quali, tra i termini proposti, completano correttamente la seguente proporzione verbale? Lindo : Pulito = X : Y

A. X = Profumato; Y = Fresco
B. X = Lucido; Y = Rugoso
C. X = Casa; Y = Strada
D. X = Acuto; Y = Intelligente
E. X = Giusto; Y = Errato

806) Quali tra i termini proposti completano correttamente la seguente proporzione? Quadro : pinacoteca = X : Y

A. X = elettricità; Y = pila
B. X = fiore; Y = giungla
C. X = giornalaio; Y = negozio
D. X = enoteca; Y = vino
E. X = giornale; Y = emeroteca

1.9 • Relazione logica o etimologica tra vari termini

807) Indicare, tra le seguenti proposizioni, quella ERRATA:

A. l'eco è il fenomeno della riflessione di un'onda sonora contro un ostacolo
B. quello di Pitagora è un teorema
C. l'ottica è la parte della fisica che studia i fenomeni luminosi
D. il triangolo è una figura geometrica piana
E. la Basilica di S. Sofia in Istanbul è dedicata alla santa di cui porta il nome

808) Quale dei seguenti gruppi di termini è disomogeneo rispetto agli altri?

A. Consistente – cospicuo – rilevante – irrisorio
B. Aggraziato – leggiadro – grazioso – goffo
C. Carente – limitato – ristretto – dovizioso

D. Motteggiatore – mordace – maldicente – adulatore
E. Aitante – robusto – gagliardo – forte

809) Una di queste parole NON si spiega con il prefisso "meta":

A. metafora
B. metamorfosi
C. metastasi
D. metallo
E. metabolismo

810) V • 2014 Individuare il termine la cui etimologia NON segue la stessa "logica" degli altri:

A. Perlaceo
B. Coriaceo
C. Aureo
D. Cetaceo
E. Bronzeo

811) V • 2014 Individuare il termine la cui etimologia NON segue la stessa "logica" degli altri:

A. Filantropico
B. Biaurale
C. Ipertrofico
D. Ipotermico
E. Polivalente

812) Quale termine integra la serie "asperrimo – ocra – angelo – onnivoro – ____"?

A. elmo
B. edera
C. ufficiale
D. occhio
E. imbuto

813) Quale termine integra la serie "tu – lui – loro – rione – ____"?

A. noi
B. palazzo
C. essi
D. chiesa
E. viale

814) Quale termine integra la serie "casa – pasta – loro – rione – tana – corsa – ____"?

A. scrivania
B. sesamo
C. festa
D. asso
E. banca

815) Quale termine integra la serie "acquazzone – partorito – sessanta – scalino – ____"?

A. denaro
B. impiegato
C. contanti
D. sportello
E. banca

816) V • 2016 Individuare l'alternativa da scartare.

A. Calcio
B. Pallavolo
C. Rugby
D. Pattinaggio artistico
E. Hockey su prato

817) Individuare il termine da scartare:

A. cellulare
B. netbook
C. fotocamera digitale
D. i-pod
E. ferro da stiro

818) Individuare, tra le alternative proposte, il termine da scartare:

A. ferro
B. bronzo
C. mercurio
D. oro
E. argento

819) Individuare, tra le alternative proposte, il termine da scartare:

A. Gauss
B. Volta
C. Keplero
D. Ohm
E. Coulomb

820) Individuare, tra le alternative proposte, il termine da scartare:

A. Dante
B. Fogazzaro
C. Pascoli
D. Verga
E. Carducci

821) M/O • 2014 Individuare il termine la cui etimologia NON segue la stessa "logica" degli altri:

A. apnea
B. anacronistico
C. apatia
D. analfabeta
E. acritico

822) Individuare, tra le alternative proposte, la parola da scartare:

A. motonave
B. automobile
C. bicicletta
D. motocicletta
E. motocarro

823) Individuare, tra le alternative proposte, il termine da scartare:

A. orientato
B. incline
C. restio
D. disposto
E. propenso

824) Individuare, tra le alternative proposte, il termine da scartare:

A. saccarosio
B. maltosio
C. acido folico
D. lattosio
E. amido

825) Individuare, tra le alternative proposte, il termine da scartare:

A. tuttavia
B. ma
C. oltre
D. però
E. mentre

826) Individuare, tra le alternative proposte, il termine da scartare:

A. polmone
B. fegato
C. stomaco
D. intestino
E. dente

827) Individuare, tra le alternative proposte, il termine da scartare:

A. paraplegico
B. ematologo
C. dermatologo
D. pediatra
E. otorinolaringoiatra

828) Individuare, tra le alternative proposte, il termine da scartare:

A. annuncio
B. comunicato
C. segnalazione
D. avviso
E. avvisaglia

829) Individuare, tra le alternative proposte, il termine da scartare:

A. pentagono
B. trapezio
C. esagono
D. tetraedro

E. triangolo

830) Individuare, tra le alternative proposte, il termine da scartare:

A. neutrone
B. atomo
C. protone
D. bottone
E. elettrone

831) Individuare, tra le alternative proposte, il termine da scartare:

A. briga
B. celia
C. burla
D. scherno
E. beffa

832) Individuare, tra le alternative proposte, il termine da scartare:

A. ticcoso
B. avaro
C. tirato
D. tirchio
E. spilorcio

833) Individuare, tra le alternative proposte, il termine da scartare:

A. casuale
B. avventizio
C. ordinario
D. fortuito
E. estemporaneo

834) Individuare, tra le alternative proposte, il termine da scartare:

A. politeismo
B. divisionismo
C. simbolismo
D. cubismo
E. impressionismo

835) Individuare, tra le alternative proposte, il termine da scartare:

A. oboe
B. clavicembalo
C. sassofono
D. clarinetto
E. tromba

836) Indicate quale delle seguenti parole è eterogenea rispetto alle altre:

A. cornea
B. iride
C. patella
D. cristallino
E. retina

837) Individuare, tra le alternative proposte, il termine da scartare:

A. lidio
B. dorico
C. ionico
D. tuscanico
E. corinzio

838) Individuare, tra le alternative proposte, il termine da scartare:

A. animali selvatici vaganti
B. discesa pericolosa
C. attraversamento pedonale
D. divieto di sosta
E. caduta massi

839) Individuare, tra le alternative proposte, il termine da scartare:

A. seta
B. lino
C. cotone
D. lana
E. nylon

840) Individuare, tra le alternative proposte, il termine da scartare:

A. Cimabue
B. Giotto
C. Caravaggio

D. Pinturicchio
E. Bruegel

841) Individuare, tra le alternative proposte, il termine da scartare:

A. Tamigi
B. Tigri
C. Volga
D. Senna
E. Danubio

842) Individuare, tra le alternative proposte, il termine da scartare:

A. Richelieu
B. Francesco Giuseppe
C. Luigi XIV
D. Carlo Alberto
E. Vittorio Emanuele II

843) Individuare, tra le alternative proposte, il termine da scartare:

A. Picasso
B. Mirò
C. Monet
D. Kafka
E. Renoir

844) V • 2015 Individuare il termine la cui etimologia NON segue la stessa "logica" degli altri:

A. refrigerio
B. artico
C. perfrigerazione
D. raffreddamento
E. frigorifero

845) Individuare, tra le alternative proposte, il termine da scartare:

A. Robespierre
B. Campanella
C. Rousseau
D. Voltaire
E. Beccaria

846) Dati i nomi di cinque specialità mediche (angiologia, oncologia, nefrologia, proctologia, tisiologia) indicare la corretta sequenza dell'organo, dell'apparato o della patologia di specifica competenza:

A. menorragia, leucemia, prostatite, paradontosi, enfisema
B. apparato circolatorio, tumore, rene, intestino retto, tubercolosi
C. stomaco, epitelioma, vescica, intestino tenue, polmoni
D. milza, granuloma, cistifellea, cistite, asma
E. apparato scheletrico, pancreas, diabete, colon, bronchi

847) Indicare l'unica parola specifica dell'ambito biomedico:

A. antinflativo
B. antifrastico
C. antitetico
D. antimicotico
E. antinomico

848) Individuare il termine NON congruente con gli altri:

A. impressionismo
B. astrattismo
C. decostruttivismo
D. surrealismo
E. cubismo

849) Le parole qui elencate riguardano lo stesso ambito, eccetto una:

A. antagonista
B. trama
C. decisionista
D. protagonista
E. intreccio

850) Quale, tra i termini che seguono, non è coerente con gli altri?

A. Futurismo

B. Simbolismo
C. Decadentismo
D. Verismo
E. Liberismo

851) Qual è l'intruso tra i seguenti termini, tutti appartenenti al lessico anatomico?

A. Soleo
B. Perone
C. Bicipite
D. Massetere
E. Deltoide

852) Uno degli esempi riportati va escluso dall'elenco perché non omogeneo agli altri:

A. se verrai, vedrai
B. non so se valga la pena
C. se tu sapessi!
D. se lo mise in tasca
E. mi chiedo se ti piacerebbe questo regalo

853) Una delle seguenti parole non possiede la curiosa caratteristica delle altre:

A. ingegni
B. radar
C. ebbe
D. fiuto
E. aveva

854) Quale delle cinque parole sotto riportate non va d'accordo con le altre quattro, affini invece tra loro?

A. Rotula
B. Metatarso
C. Ulna
D. Perone
E. Tibia

855) Individuate il termine etimologicamente anomalo:

A. panlogismo
B. panteista
C. panflettista
D. paneuropeo
E. panpsichismo

856) Individuate il termine anomalo:

A. mielato
B. mieloso
C. mieloma
D. mellifero
E. mellifluo

857) Individuare il termine anomalo:

A. politico
B. poligamo
C. polimorfo
D. politecnico
E. politeismo

858) Individuare nella seguente serie il termine NON omogeneo:

A. filodendro
B. georgofilo
C. filigrana
D. filarmonia
E. necrofilia

859) Individuate il termine etimologicamente anomalo:

A. eufonico
B. euclideo
C. euforico
D. eupeptico
E. euritmico

860) Individuate il "don" anomalo rispetto agli altri quattro:

A. don Giovanni
B. don Abbondio
C. don Rodrigo
D. don Carlos
E. don Gesualdo

861) Individuare nella seguente serie il termine etimologicamente NON OMOGENEO:

A. olocausto
B. olimpico
C. ologenesi
D. olografo
E. olistico

862) Individuare il termine etimologicamente incongruente:

A. telecomandato
B. telepatico
C. telefonico
D. teleologico
E. telegenico

863) Quale delle parole elencate NON è affine per significato alle altre?

A. Epitaffio
B. Epigramma
C. Epistéme
D. Epigrafe
E. Epigrafia

864) Quattro delle seguenti parole hanno una radice etimologica comune. Individuate quella anomala:

A. antipatia
B. antiquario
C. antibiotico
D. antifonario
E. antiemetico

865) Quale delle parole sotto elencate è etimologicamente anomala?

A. Interdentale
B. Addentato
C. Incidentale
D. Dentellato
E. Tridente

866) V • 2015 Individuare il termine la cui etimologia NON segue la stessa "logica" degli altri:

A. idrovoro
B. divorare
C. mellivoro
D. vorace
E. famelico

867) M/O • 2015 Individuare il termine la cui etimologia NON segue la stessa "logica" degli altri:

A. antonomasia
B. omonimia
C. pronominale
D. toponomastica
E. omofonia

868) Si individui il termine che NON appartiene alla sfera semantica degli altri quattro:

A. futurismo
B. fauvismo
C. espressionismo
D. epicureismo
E. divisionismo

869) S'individui il termine che NON appartiene allo stesso campo semantico degli altri quattro:

A. scherzo
B. beffa
C. briga
D. celia
E. burla

870) S'individui il termine che non appartiene allo stesso campo semantico degli altri quattro:

A. abbagliare
B. abbarbagliare
C. accecare
D. abbacinare
E. abbrumare

871) Qual è la parola da scartare?

A. Rinvigorire
B. Spossare
C. Fiaccare
D. Affaticare
E. Logorare

872) Qual è la parola da scartare?

A. Scimpanzé
B. Ghiro
C. Orso
D. Pipistrello
E. Scoiattolo

873) Qual è la parola da scartare?

A. Volo
B. Corsa
C. Nuoto
D. Slitta
E. Riposo

874) Qual è la parola da scartare?

A. Ritegno
B. Millanteria
C. Boria
D. Ostentazione
E. Vanteria

875) Qual è l'elemento da scartare?

A. Squalo
B. Orca
C. Balena
D. Capodoglio
E. Delfino

876) Qual è la parola da scartare?

A. Lampada
B. Candela
C. Cero
D. Terra
E. Sole

877) Qual è la parola da scartare?

A. Panca
B. Divano
C. Sedia
D. Sgabello
E. Tavolo

878) Qual è la parola da scartare?

A. Pesca
B. Mela
C. Susina
D. Pera
E. Patata

879) Qual è la parola da scartare?

A. Autobus
B. Tram
C. Treno
D. Automobile
E. Motore

880) Qual è la parola da scartare?

A. Salmone
B. Passera di mare
C. Granchio
D. Aringa
E. Luccio

881) Qual è la parola da scartare?

A. Maiale
B. Asino
C. Vacca
D. Tacchino
E. Cavallo

882) Qual è la parola da scartare?

A. Fazzoletto
B. Sporta
C. Borsellino
D. Borsa
E. Tasca

883) Qual è la parola da scartare?

A. Marinaio
B. Aviatore

C. Contadino
D. Soldato
E. Poliziotto

884) Trovare l'intruso:

A. oro
B. ferro
C. platino
D. mercurio
E. acciaio

885) Qual è la parola da scartare?

A. Iguana
B. Ramarro
C. Salamandra
D. Lucertola
E. Geco

886) Trovare l'intruso:

A. Aeronautica
B. Esercito
C. Carabinieri
D. Polizia
E. Marina

887) Trovare l'intruso:

A. Bologna
B. Cosenza
C. Ancona
D. L'Aquila
E. Trieste

888) Qual è la parola da scartare?

A. Sassofono
B. Flauto
C. Cornetta
D. Tromba
E. Violino

889) Qual è la parola da scartare?

A. Turchia
B. Spagna
C. Francia
D. Inghilterra
E. Germania

890) Qual è la parola da scartare?

A. Caffè
B. Tè
C. Latte
D. Aranciata
E. Cognac

891) Qual è la parola da scartare?

A. Piselli
B. Fagioli
C. Pomodori
D. Cavoli
E. Broccoli

892) Qual è la parola da scartare?

A. Girino
B. Gattino
C. Asino
D. Puledro
E. Leoncino

893) Qual è la parola da scartare?

A. Gemito
B. Sogghigno
C. Risata
D. Risolino
E. Sorriso

894) Qual è la parola da scartare?

A. Telescopio
B. Microscopio
C. Megafono
D. Lente di ingrandimento
E. Occhiali

895) Qual è la parola da scartare?

A. Penna
B. Stupendo
C. Anello
D. Becco
E. Anatra

896) Qual è la parola da scartare?

A. Indicativo
B. Condizionale
C. Presente
D. Imperativo
E. Congiuntivo

897) Qual è la parola da scartare?

A. Coagulato
B. Rappreso
C. Concentrato
D. Condensato
E. Stemperato

898) Qual è la parola da scartare?

A. Pioppo
B. Quercia
C. Tulipano
D. Olmo
E. Faggio

899) Qual è la parola da scartare?

A. Pantaloni
B. Cappello
C. Vestito
D. Ombrello
E. Sciarpa

900) Individuare il termine anomalo:

A. eufemistico
B. eucariote
C. eupeptico
D. eucalipto
E. eunuco

901) Indicare l'elemento estraneo nel seguente gruppo di parole:

A. cambio
B. automobile
C. volante
D. sedile
E. ruota

902) Indicare l'elemento estraneo nel seguente gruppo di parole:

A. Margherita Hack
B. Dario Fo
C. Rita Levi Montalcini
D. Carlo Rubbia
E. Renato Dulbecco

903) Individuare il personaggio anomalo:

A. Lucrezio
B. Mac Smith
C. Mommsen
D. Erodoto
E. Guicciardini

904) Individuare la coppia in cui il rapporto tra i due personaggi è anomalo rispetto agli altri quattro:

A. Castore / Polluce
B. Eteocle / Polinice
C. Ettore / Achille
D. Enea / Turno
E. Oreste / Egisto

905) Indicare l'elemento estraneo nel seguente gruppo di parole:

A. Parigi
B. Washington
C. Canberra
D. Pechino
E. Rio de Janeiro

906) Individuare, tra le alternative proposte, il termine da scartare:

A. mansueto
B. indocile
C. calmo
D. quieto
E. pacifico

907) Individuare, tra le alternative proposte, il termine da scartare:

A. masterizzatore

B. DVD
C. scanner
D. campanello
E. tastiera

908) Individuare, tra le alternative proposte, il termine da scartare:

A. rodio
B. lantanio
C. topazio
D. litio
E. zirconio

909) Individuare, tra le alternative proposte, il termine da scartare:

A. acciaio
B. ferro
C. oro
D. platino
E. rame

910) Individuare, tra le alternative proposte, il termine da scartare:

A. ordinario
B. quasi
C. certo
D. buono
E. costoso

911) Individuare, tra le alternative proposte, il termine da scartare:

A. yogurt
B. ricotta
C. panna
D. olio
E. mozzarella

912) Individuare, tra le alternative proposte, il termine da scartare:

A. tosse
B. mal di gola
C. ipertermia
D. termometro
E. gastrite

913) Individuare, tra le alternative proposte, il termine da scartare:

A. convento
B. duomo
C. cattedrale
D. icona
E. basilica

914) Individuare, tra le alternative proposte, la parola da scartare:

A. chitarra
B. violino
C. arpa
D. contrabbasso
E. organo

915) Individuare, tra le alternative proposte, il termine da scartare:

A. tristezza
B. odio
C. beatitudine
D. felice
E. allegria

916) Individuare, tra le alternative proposte, il termine da scartare:

A. Roosevelt
B. Stalin
C. Wilson
D. Ford
E. Kennedy

917) Individuare, tra le alternative proposte, il termine da scartare:

A. abbarbagliare
B. abbacinare
C. abbrumare
D. accecare
E. abbagliare

918) Individuare la parola da scartare:

A. larice

B. leccio
C. abete
D. pino
E. bosco

919) Indicare la parola da scartare:

A. Sandro Pertini
B. François Mitterand
C. Helmut Kohl
D. Boris Eltsin
E. John F. Kennedy

920) Individuare la parola da scartare:

A. panico
B. timore
C. febbre
D. terrore
E. paura

921) Individuare, tra le alternative proposte, la parola da scartare:

A. sbagliato
B. grossolano
C. andante
D. dozzinale
E. mediocre

922) Individuare la parola da scartare:

A. quadriglia
B. valzer
C. tarantella
D. giga
E. ballotta

923) Individuare, tra le alternative proposte, la parola da scartare:

A. avventizio
B. casuale
C. ordinario
D. estemporaneo
E. occasionale

924) Indicare la parola da scartare:

A. cerchio
B. quadrato
C. triangolo
D. rettangolo
E. prisma

925) Individuare, tra le alternative proposte, la parola da scartare:

A. avvilito
B. prostrato
C. costernato
D. incarognito
E. accorato

926) Indicare la parola da scartare:

A. Pablo Picasso
B. Francisco Goya
C. Pierre Auguste Renoir
D. Claude Monet
E. Karl Raimund Popper

927) Individuare la parola da scartare:

A. manubrio
B. bicicletta
C. catena
D. pedale
E. dinamo

928) Indicare la parola da scartare:

A. Elsa Morante
B. Sergio Leone
C. Umberto Eco
D. Paolo Giordano
E. Natalia Ginzburg

929) Indicare la parola da scartare:

A. ingegnere
B. architetto
C. medico
D. geometra
E. avvocato

930) Individuare la parola da scartare:

A. poi
B. tosto

C. immantinente
D. immediatamente
E. subito

931) Individuare, tra le alternative proposte, la parola da scartare:

A. procuratore
B. ministro
C. deputato
D. pediatra
E. senatore

932) Indicare la parola da scartare:

A. Einaudi
B. Mondadori
C. Garzanti
D. De Agostini
E. De Crescenzo

933) Individuare, tra le alternative proposte, la parola da scartare:

A. cane
B. dobermann
C. dalmata
D. alano
E. levriero

934) Individuare, tra le alternative proposte, la parola da scartare:

A. falso
B. apparente
C. ingannevole
D. illusorio
E. mediocre

935) Individuare la parola da scartare:

A. vascello
B. capitaneria
C. fregata
D. caravella
E. goletta

936) Individuare, tra le alternative proposte, la parola da scartare:

A. malizioso
B. burbero
C. rude
D. cafone
E. sgarbato

937) Individuare, tra le alternative proposte, la parola da scartare:

A. encomiabile
B. lodevole
C. ammirevole
D. generoso
E. apprezzabile

938) Indicare la parola da scartare:

A. affabile
B. caloroso
C. amabile
D. cordiale
E. felice

939) Individuare la parola da scartare:

A. Olanda
B. Venezia
C. Berlino
D. Vienna
E. Cannes

940) Indicare la parola da scartare:

A. Natalia Ginzburg
B. Luchino Visconti
C. Elsa Morante
D. Umberto Eco
E. Sebastiano Vassalli

941) Indicare l'alternativa da scartare:

A. litorale
B. litigare
C. logorare
D. lusingare
E. livellare

942) Qual è il mese da scartare tra i seguenti?

A. Novembre
B. Settembre
C. Dicembre
D. Ottobre
E. Agosto

943) Quale tra le seguenti parole è da scartare?

A. Soprano
B. Baritono
C. Tenore
D. Contralto
E. Giorno

944) Indicare il nome da scartare:

A. Torquato Tasso
B. Carlo Emilio Gadda
C. Giovanni Verga
D. Filippo Tommaso Marinetti
E. Giuseppe Tomasi di Lampedusa

945) Indicare la parola da scartare:

A. anaconda
B. cobra
C. vipera
D. pipistrello
E. boa

946) Individuare il termine anomalo:

A. politecnico
B. politico
C. poliglotta
D. polimorfo
E. politeismo

947) Indicare la parola da scartare:

A. albumina
B. collagene
C. clorofilla
D. cheratina
E. emoglobina

948) Individuare, nella seguente serie, il termine che NON è omogeneo:

A. geologia
B. meteorologia
C. paleontologia
D. astrologia
E. economia

949) Identificare tra i cinque seguenti termini quello NON coerente:

A. paracadutista
B. paradentosi
C. parafrasi
D. parapsicologia
E. paradigma

950) Individuare il titolo da scartare:

A. Soldati
B. La capra
C. L'infinito
D. La pioggia nel pineto
E. Alba chiara

951) Individuare il personaggio anomalo:

A. Salvador Dalì
B. Honoré de Balzac
C. Joan Mirò
D. Pablo Picasso
E. Renato Guttuso

952) Individuare l'oggetto anomalo:

A. fax
B. walkie-talkie
C. telegrafo
D. telefono
E. fotocopiatrice

953) Individuare l'intruso:

A. cranio
B. pancreas
C. udito
D. arteria
E. femore

954) Individuare il termine anomalo:

A. appiccicoso
B. grazioso
C. pastoso
D. sciropposo
E. vischioso

955) Individuare il personaggio anomalo:

A. Dylan Dog
B. Braccio di ferro
C. Spiderman
D. Batman
E. Luciano Pavarotti

956) Individuare il termine anomalo:

A. piombo
B. zinco
C. argento
D. rame
E. ottone

957) Quale di questi personaggi è fuori tempo rispetto agli altri quattro?

A. Francesco Crispi
B. Carlo Goldoni
C. Giuseppe Mazzini
D. Giuseppe Garibaldi
E. Vincenzo Gioberti

958) Individuare nella seguente serie il termine NON omogeneo:

A. poema
B. ballata
C. endecasillabo
D. sonetto
E. canzone

959) Individuare la coppia in cui il rapporto tra i due personaggi è anomalo rispetto agli altri quattro:

A. Otello/Iago
B. Oreste/Pilade
C. Cloridano/Medoro
D. Achille/Patroclo
E. Romeo/Mercuzio

960) Quale delle parole sotto elencate è etimologicamente anomala?

A. Equilatero
B. Equivalente
C. Equino
D. Equinoziale
E. Equo

961) Quale di queste città non è capoluogo di provincia?

A. Crotone
B. Lodi
C. Oristano
D. Civitavecchia
E. Biella

962) Uno dei seguenti scrittori è fuori tempo. Quale?

A. Joyce
B. Moravia
C. Mann
D. Kafka
E. D'Annunzio

963) Si individui il termine che NON appartiene alla STESSA sfera semantica degli altri quattro:

A. eretico
B. cenobita
C. asceta
D. anacoreta
E. eremita

964) Individuare il personaggio anomalo:

A. René Magritte
B. Paul Klee
C. Vasilij Kandinskij
D. Gustav Klimt
E. Walter Gropius

965) Individuare il termine anomalo:

A. volo
B. nuoto
C. corsa
D. marcia
E. riposo

966) Individuare la parola da scartare:

A. Perù
B. Cile
C. Cina
D. Messico
E. Argentina

967) Individuare la parola da scartare:

A. Adige
B. Passirio
C. Garda
D. Tanaro
E. Isarco

968) Individuare la parola da scartare:

A. Morante
B. Verdi
C. Manzoni
D. Eco
E. Moravia

969) Individuare la parola da scartare:

A. Berti
B. Sannia
C. Tebaldi
D. Reitano
E. Milva

970) Individuare la parola da scartare:

A. Oslo
B. Berlino
C. Mosca
D. Atene
E. Palermo

971) Individuare la parola da scartare:

A. Ischia
B. Stromboli
C. Giglio
D. Procida
E. Salento

972) Individuare la parola da scartare:

A. salto con l'asta
B. maratona
C. lancio del disco
D. sollevamento Pesi
E. staffetta

973) Individuare la parola da scartare:

A. foulard
B. bombetta
C. panama
D. basco
E. sombrero

974) Individuare la parola da scartare:

A. pinoli
B. nocciole
C. arachidi
D. banane
E. noci

975) Individuare la parola da scartare:

A. Tebaldi
B. Milva
C. Callas
D. Simionato
E. Moffo

976) Individuare la parola da scartare:

A. cassata
B. ricciarelli
C. calzone
D. panforte
E. strudel

977) Individuare la parola da scartare:

A. William Fly
B. Henry Morgan
C. Thomas More
D. Francis Drake
E. Barbanera

978) Individuare la parola da scartare:

A. bastimento
B. vascello
C. brigantino
D. caravella
E. galeone

979) Individuare l'intruso:

A. Elvis Presley
B. John Lennon
C. George Harrison
D. Michael Jackson
E. Barbra Streisand

980) Individuare l'intruso:

A. Mary Poppins
B. West Side Story
C. Riso Amaro
D. My Fair Lady
E. Cabaret

981) Individuare la parola da scartare:

A. British Museum
B. Prado
C. Louvre
D. La Scala
E. Hermitage

982) Individuare la parola da scartare:

A. Rigoletto
B. Turandot
C. Traviata
D. Flauto Magico
E. O Sole Mio

983) Individuare la parola da scartare:

A. merengue
B. cha cha cha
C. mambo
D. valzer
E. rumba

984) Individuare la parola da scartare:

A. Gennargentu
B. Madonie
C. Iblei
D. Peloritani
E. Nebrodi

985) Individuare la parola da scartare:

A. rana
B. delfino
C. dorso
D. slalom
E. stile libero

986) Individuare la parola da scartare:

A. alce
B. sika
C. gnu
D. daino
E. barasinga

987) Individuare la parola da scartare:

A. lontra
B. geco
C. tartaruga
D. lucertola
E. vipera

988) Individuare la parola da scartare:

A. Nike
B. Rea Silvia
C. Tiche
D. Afrodite
E. Demetra

989) Il prefisso in uno dei seguenti aggettivi NON obbedisce alla stessa logica degli altri:

A. illogico
B. imbattibile
C. irregolare
D. imbiancato
E. inutile

990) Indicare l'unica parola che NON indica una branca della zoologia:

A. ornitologia
B. ittiologia
C. mineralogia
D. entomologia
E. erpetologia

991) Individuare la parola da scartare:

A. ruota
B. motore
C. marmitta
D. cofano
E. orologio

992) Individuate il termine anomalo:

A. ipotiroidismo
B. ipocrisia
C. ipotensione
D. ipocalcemia
E. ipoglicemia

993) Qual è la parola da scartare?

A. Cubo
B. Prisma
C. Cilindro
D. Triangolo
E. Piramide

994) In quale dei seguenti termini il prefisso è semanticamente diverso dagli altri?

A. Anticamera
B. Antidemocratico
C. Antipatico
D. Antiorario
E. Antipodi

995) In quattro dei seguenti termini il prefisso "sin-" ha lo stesso significato. Individuare il termine rimanente:

A. sincrono
B. sinedrio
C. sinistro
D. sindrome
E. sinfonia

996) Individuare quale esempio di figura retorica NON è corretto:

A. iperbole: "*e gli alberi sono alberi. Le case sono case*"
B. chiasmo: "*odi greggi belar, fuggire armenti*"
C. anacoluto: "*un uomo superficiale, il cervello gli dà noia*"
D. ossimoro: "*immoto andare*"
E. metafora: "*il sol dell'avvenire*"

997) In quale dei seguenti termini il prefisso è semanticamente diverso dagli altri?

A. Tribordo
B. Triangolo
C. Tridente
D. Trilogia
E. Trittico

998) Individuare la coppia di termini antitetici che NON è grammaticalmente coerente con le altre:

A. flemma – foga
B. tatto – indelicatezza
C. accordo – disaccordo
D. garbo – malagrazia
E. grazioso – goffo

999) Individuare, nella seguente serie, il termine da scartare:

A. cardiologia
B. neurologia
C. endocrinologia
D. dermatologia
E. filologia

1000) Qual è la parola da scartare?

A. Trapezio
B. Cerchio
C. Rettangolo
D. Rombo
E. Quadrato

RISPOSTE CORRETTE

1) D	53) B	105) E	157) B	209) A
2) A	54) D	106) A	158) B	210) A
3) D	55) D	107) A	159) C	211) E
4) B	56) E	108) E	160) A	212) C
5) B	57) D	109) A	161) E	213) B
6) B	58) A	110) D	162) C	214) C
7) A	59) C	111) B	163) C	215) A
8) B	60) D	112) B	164) B	216) D
9) E	61) C	113) E	165) A	217) C
10) B	62) B	114) D	166) C	218) C
11) C	63) B	115) D	167) D	219) E
12) A	64) B	116) C	168) B	220) B
13) B	65) B	117) A	169) A	221) A
14) E	66) A	118) D	170) B	222) A
15) D	67) D	119) C	171) E	223) A
16) E	68) E	120) D	172) D	224) A
17) A	69) E	121) B	173) D	225) D
18) A	70) D	122) C	174) C	226) A
19) A	71) C	123) A	175) D	227) C
20) E	72) B	124) B	176) D	228) E
21) E	73) E	125) D	177) E	229) B
22) D	74) D	126) E	178) A	230) E
23) B	75) E	127) A	179) B	231) C
24) A	76) C	128) B	180) D	232) E
25) E	77) E	129) A	181) B	233) C
26) B	78) C	130) C	182) E	234) D
27) C	79) E	131) B	183) B	235) C
28) B	80) A	132) B	184) D	236) D
29) D	81) C	133) B	185) C	237) C
30) C	82) D	134) A	186) B	238) C
31) E	83) C	135) B	187) E	239) C
32) E	84) D	136) B	188) B	240) B
33) D	85) C	137) A	189) D	241) B
34) B	86) A	138) A	190) C	242) D
35) E	87) E	139) C	191) A	243) C
36) D	88) B	140) A	192) A	244) D
37) B	89) A	141) D	193) C	245) B
38) B	90) A	142) E	194) D	246) D
39) A	91) C	143) C	195) D	247) C
40) D	92) B	144) E	196) B	248) E
41) D	93) C	145) A	197) B	249) E
42) C	94) C	146) D	198) A	250) B
43) C	95) E	147) E	199) D	251) A
44) A	96) B	148) D	200) E	252) C
45) C	97) E	149) C	201) D	253) B
46) D	98) A	150) C	202) E	254) E
47) D	99) B	151) D	203) C	255) B
48) B	100) E	152) E	204) E	256) A
49) E	101) B	153) A	205) D	257) B
50) D	102) E	154) A	206) B	258) C
51) B	103) B	155) B	207) E	259) D
52) C	104) A	156) B	208) A	260) C

261) D	315) D	369) C	423) E	477) C
262) E	316) E	370) D	424) B	478) A
263) A	317) C	371) C	425) D	479) A
264) B	318) B	372) B	426) A	480) A
265) E	319) A	373) B	427) D	481) B
266) C	320) C	374) D	428) E	482) D
267) B	321) D	375) D	429) B	483) E
268) D	322) D	376) B	430) B	484) C
269) C	323) E	377) C	431) E	485) E
270) D	324) B	378) E	432) D	486) E
271) E	325) E	379) A	433) D	487) D
272) A	326) C	380) E	434) C	488) E
273) D	327) D	381) E	435) E	489) C
274) C	328) C	382) D	436) A	490) A
275) E	329) A	383) B	437) C	491) A
276) C	330) D	384) B	438) B	492) D
277) C	331) D	385) A	439) C	493) C
278) A	332) C	386) A	440) D	494) A
279) E	333) E	387) B	441) A	495) E
280) B	334) A	388) A	442) B	496) E
281) D	335) E	389) B	443) D	497) E
282) A	336) A	390) A	444) E	498) A
283) D	337) B	391) B	445) B	499) E
284) A	338) A	392) A	446) C	500) C
285) C	339) D	393) D	447) A	501) B
286) E	340) D	394) B	448) B	502) D
287) C	341) D	395) D	449) A	503) E
288) D	342) E	396) B	450) D	504) C
289) A	343) C	397) C	451) E	505) B
290) A	344) E	398) E	452) E	506) E
291) B	345) C	399) C	453) D	507) B
292) C	346) D	400) C	454) C	508) C
293) D	347) D	401) C	455) D	509) A
294) B	348) C	402) B	456) C	510) A
295) E	349) C	403) B	457) E	511) C
296) B	350) A	404) A	458) A	512) D
297) C	351) B	405) A	459) A	513) B
298) B	352) C	406) D	460) D	514) D
299) B	353) A	407) E	461) C	515) A
300) E	354) C	408) A	462) B	516) B
301) E	355) A	409) A	463) C	517) B
302) C	356) D	410) B	464) A	518) C
303) B	357) B	411) B	465) B	519) E
304) B	358) D	412) D	466) B	520) B
305) E	359) E	413) D	467) B	521) E
306) E	360) C	414) E	468) C	522) C
307) A	361) D	415) A	469) D	523) B
308) D	362) C	416) A	470) D	524) E
309) E	363) D	417) A	471) C	525) E
310) D	364) D	418) D	472) A	526) A
311) C	365) A	419) C	473) E	527) E
312) B	366) D	420) D	474) D	528) D
313) E	367) C	421) E	475) A	529) C
314) D	368) E	422) C	476) D	530) C

531) C
532) E
533) E
534) E
535) A
536) A
537) E
538) A
539) B
540) A
541) A
542) B
543) C
544) B
545) A
546) E
547) B
548) D
549) E
550) A
551) C
552) E
553) A
554) E
555) E
556) A
557) D
558) D
559) C
560) C
561) E
562) A
563) D
564) B
565) C
566) E
567) E
568) D
569) C
570) B
571) B
572) A
573) A
574) A
575) B
576) E
577) C
578) C
579) E
580) A
581) E
582) D
583) E
584) C
585) B
586) B
587) C
588) C
589) A
590) A
591) C
592) A
593) A
594) B
595) A
596) D
597) A
598) A
599) A
600) E
601) B
602) B
603) C
604) C
605) A
606) C
607) A
608) E
609) C
610) B
611) C
612) E
613) B
614) C
615) A
616) D
617) D
618) B
619) D
620) A
621) C
622) A
623) D
624) E
625) C
626) D
627) E
628) A
629) E
630) E
631) A
632) A
633) B
634) E
635) D
636) E
637) E
638) E
639) A
640) E
641) B
642) C
643) E
644) D
645) B
646) E
647) A
648) C
649) B
650) A
651) A
652) C
653) C
654) E
655) C
656) A
657) B
658) A
659) B
660) C
661) C
662) C
663) A
664) D
665) A
666) E
667) B
668) C
669) E
670) C
671) E
672) D
673) D
674) E
675) B
676) C
677) E
678) A
679) A
680) B
681) E
682) C
683) E
684) A
685) B
686) C
687) B
688) A
689) E
690) B
691) E
692) B
693) A
694) D
695) A
696) E
697) D
698) C
699) C
700) C
701) E
702) C
703) A
704) B
705) C
706) C
707) D
708) D
709) E
710) D
711) B
712) A
713) B
714) A
715) A
716) E
717) C
718) C
719) E
720) A
721) D
722) C
723) C
724) A
725) B
726) A
727) B
728) D
729) C
730) D
731) E
732) D
733) E
734) B
735) E
736) C
737) E
738) D
739) B
740) D
741) A
742) C
743) C
744) B
745) E
746) B
747) D
748) A
749) B
750) C
751) B
752) E
753) B
754) B
755) D
756) E
757) D
758) A
759) E
760) C
761) D
762) A
763) A
764) D
765) E
766) E
767) C
768) C
769) D
770) C
771) E
772) E
773) C
774) B
775) B
776) C
777) A
778) B
779) A
780) C
781) D
782) E
783) C
784) E
785) B
786) B
787) E
788) B
789) E
790) B
791) D
792) E
793) D
794) A
795) B
796) A
797) D
798) A
799) A
800) A

801) D	841) B	881) D	921) A	961) D
802) E	842) A	882) A	922) E	962) B
803) A	843) D	883) C	923) C	963) A
804) D	844) B	884) E	924) E	964) E
805) D	845) B	885) C	925) D	965) E
806) E	846) B	886) D	926) E	966) C
807) E	847) D	887) B	927) B	967) C
808) E	848) C	888) E	928) B	968) B
809) D	849) C	889) A	929) D	969) C
810) D	850) E	890) E	930) A	970) E
811) A	851) B	891) C	931) D	971) E
812) D	852) D	892) C	932) E	972) D
813) D	853) D	893) A	933) A	973) A
814) D	854) C	894) C	934) E	974) D
815) A	855) C	895) B	935) B	975) B
816) D	856) C	896) C	936) A	976) C
817) E	857) A	897) E	937) D	977) C
818) B	858) C	898) C	938) E	978) A
819) C	859) B	899) D	939) A	979) E
820) A	860) B	900) E	940) B	980) C
821) B	861) B	901) B	941) A	981) D
822) C	862) D	902) A	942) E	982) E
823) C	863) C	903) A	943) E	983) D
824) C	864) B	904) A	944) A	984) A
825) C	865) C	905) E	945) D	985) D
826) E	866) E	906) B	946) B	986) C
827) A	867) E	907) D	947) C	987) A
828) E	868) D	908) C	948) D	988) B
829) D	869) C	909) A	949) A	989) D
830) D	870) E	910) B	950) E	990) C
831) A	871) A	911) D	951) B	991) E
832) A	872) A	912) D	952) E	992) B
833) C	873) E	913) D	953) C	993) D
834) A	874) A	914) E	954) B	994) A
835) B	875) A	915) D	955) E	995) C
836) C	876) D	916) B	956) E	996) A
837) A	877) E	917) C	957) B	997) A
838) D	878) E	918) E	958) C	998) E
839) E	879) E	919) C	959) A	999) E
840) E	880) C	920) C	960) C	1000) B

CAPITOLO 2
Ragionamento critico

2.1 • Deduzioni logiche

Sillogismi

1) "I ladri sono disonesti – i ladri sono uomini – dunque ______ sono disonesti". Si individui il corretto completamento del sillogismo proposto.

A. alcuni onesti
B. alcuni ladri
C. tutti gli uomini
D. alcuni uomini
E. tutti gli onesti

2) "Nessuna margherita è un animale – ogni cane è un animale – dunque ______ è una margherita". Si individui il corretto completamento del sillogismo proposto.

A. nessun cane
B. ogni animale
C. qualche animale
D. ogni margherita
E. qualche margherita

3) "Tutti i gatti sono istintivi e tutti gli animali istintivi sono mammiferi. Alcuni mammiferi possono nuotare. Dunque ...". Una sola delle deduzioni qui elencate completa correttamente il sillogismo:

A. gli animali che possono nuotare sono mammiferi
B. è impossibile che alcuni gatti non possano nuotare
C. tutti i mammiferi sanno nuotare
D. non è impossibile che alcuni gatti possano nuotare
E. è impossibile che alcuni gatti possano nuotare

4) "Nessun cane è alato. Alcuni animali sono alati". Indicare con quale delle seguenti conclusioni può essere completato il sillogismo proposto.

A. Alcuni cani sono animali
B. Alcuni animali alati sono cani
C. Nessun essere alato è un cane
D. Alcuni animali non sono cani
E. Alcuni esseri alati non sono animali

5) "Tutti i marescialli sono valorosi – nessun valoroso è delinquente, dunque ... è maresciallo". Si individui il corretto completamento del sillogismo proposto.

A. nessun delinquente
B. qualche maresciallo
C. ogni delinquente
D. qualche delinquente
E. ogni maresciallo

6) "Nessun diamante è un essere parlante – qualche animale è un essere parlante – dunque ____ non è un diamante". Si individui il corretto completamento del sillogismo proposto.

A. nessun animale
B. qualche animale
C. ogni essere parlante
D. ogni diamante
E. ogni animale

7) "Tutti i leoni mangiano le verdure – alcuni felini non mangiano le verdure. Dunque ____ non sono leoni". Si individui il corretto completamento del sillogismo proposto.

A. le verdure
B. alcuni leoni
C. alcune verdure
D. i felini
E. alcuni felini

8) "Tutti i dentisti sono ricchi. Nessun ricco è una persona triste. Quindi ... è un dentista". Si individui il corretto completamento del sillogismo proposto.

A. qualche ricco
B. quasi tutti i ricchi
C. ogni ricco
D. soltanto un ricco
E. nessuna persona triste

9) "Tutti i molussi hanno il perto, i tungsteni hanno il perto, quindi i tungsteni sono molussi". Il sillogismo proposto è ...

A. verosimile
B. vero
C. inesistente
D. vero o falso a seconda del significato di tungsteni
E. falso

10) "Nessun ingenuo è cattivo – qualche cattivo è adulto – dunque ______ non è ingenuo". S'individui il corretto completamento del sillogismo:

A. ogni cattivo
B. qualche adulto
C. qualche ingenuo
D. ogni adulto
E. qualche cattivo

11) "Tutti i condottieri sono coraggiosi; nessun coraggioso è dissimulatore; dunque ________ è condottiero". Si individui il corretto completamento del sillogismo:

A. nessun dissimulatore
B. qualche dissimulatore
C. nessun coraggioso
D. ogni dissimulatore
E. qualche condottiero

12) "Nessun minerale è animato – qualche esistente è animato – dunque ______ non è minerale". S'individui il corretto completamento del sillogismo:

A. ogni minerale
B. qualche minerale
C. ogni animato
D. qualche esistente
E. ogni esistente

13) "Tutti i piccioni mangiano le fave – alcuni uccelli non mangiano le fave – dunque ______ non sono piccioni". S'individui il corretto completamento del sillogismo:

A. alcune fave
B. tutti gli uccelli
C. le fave
D. alcuni uccelli
E. alcuni piccioni

14) "I bugiardi sono ingiusti – i bugiardi sono uomini – dunque ____ sono ingiusti". Si individui il corretto completamento del sillogismo:

A. alcuni bugiardi
B. i bugiardi
C. alcuni uomini
D. alcuni giusti
E. tutti gli uomini

15) "Nessuna pianta ha le ali – tutti gli alberi sono piante – dunque ____ ha le ali". Si individui il corretto completamento del sillogismo:

A. qualche pianta
B. ogni pianta
C. qualche albero
D. nessun albero
E. nessuna pianta

16) "Ogni uomo è mammifero – qualche animale è uomo – dunque ____ è mammifero". Si individui il corretto completamento del sillogismo:

A. ogni animale
B. ogni uomo
C. qualche uomo
D. ogni mammifero
E. qualche animale

17) "Nessun calciatore è zoppo – alcuni uomini sono zoppi – dunque ____ non sono calciatori". Si individui il corretto completamento del sillogismo:

A. tutti gli uomini
B. alcuni calciatori
C. alcuni uomini
D. alcuni zoppi
E. tutti gli zoppi

18) "Nessuna pianta è animale – ogni uomo è animale – dunque ____ è pianta". Si individui il corretto completamento del sillogismo:

A. qualche animale
B. ogni animale
C. qualche uomo
D. ogni pianta
E. nessun uomo

19) "Tutti gli eccessi sono biasimevoli – alcune passioni non sono biasimevoli – dunque ____ non sono eccessi". S'individui il corretto completamento del sillogismo:

A. alcuni eccessi
B. tutti i biasimevoli
C. alcune passioni
D. tutti gli eccessi
E. tutte le passioni

20) CINECA • 2017 "Tutti i delfini nuotano. Tutti i delfini sono mammiferi. Tutti i mammiferi vivono a lungo". Quale delle seguenti affermazioni può essere dedotta dalle precedenti?

A. I delfini non vivono a lungo
B. Se un mammifero nuota, è un delfino
D. Tutti i mammiferi sono delfini
C. I delfini sono gli unici mammiferi che nuotano
E. I delfini vivono a lungo

21) "Tutti i cani sono fedeli e tutti gli animali fedeli sono mammiferi. Alcuni mammiferi possono passeggiare sui tetti". Una sola delle deduzioni qui elencate completa correttamente il sillogismo.

A. Gli animali che possono passeggiare sui tetti sono mammiferi
B. È impossibile che alcuni gatti non possano passeggiare sui tetti
C. Non è impossibile che alcuni cani possano passeggiare sui tetti
D. È impossibile che alcuni cani possano passeggiare sui tetti
E. È impossibile che alcuni mammiferi non siano fedeli

22) "I ladri sono ingiusti; i ladri sono uomini; dunque ____sono ingiusti". Si individui il corretto completamento del sillogismo:

A. tutti gli uomini
B. i ladri
C. alcuni ladri
D. alcuni giusti
E. alcuni uomini

23) M/O • 2018 Quale/i dei seguenti sillogismi è/sono vero/i?
S_1 ogni X è Y, ogni Z è X, allora ogni Z è Y
S_2 ogni X è Y, qualche Z non è Y, allora qualche Z non è X
S_3 nessun X è Y, qualche X è Z, allora qualche Z non è Y

A. S_1 e S_3
B. Tutti
C. Nessuno
D. Solo S_1
E. S_2 e S_3

24) Gli italiani sono sciatori. Gli sciatori possono essere tennisti. Indicare con quale delle seguenti conclusioni può essere completato il sillogismo proposto:

A. gli italiani possono essere tennisti
B. il sillogismo non può essere completato
C. gli italiani sono tennisti
D. alcuni italiani sono tennisti
E. alcuni tennisti sono italiani

25) V • 2018 Quale/i dei seguenti sillogismi è/sono vero/i?
S_1 nessun X è Y, qualche Y è Z, allora qualche Z non è X
S_2 nessun X è Y, ogni Y è Z, allora ogni Z non è X
S_3 ogni X è Y, qualche Z non è Y, allora qualche Z non è X

A. Tutti
B. S_1 e S_3
C. Nessuno
D. S_2 e S_3
E. Solo S_1

Implicazioni logiche

26) Anna ama la cioccolata. Tutti coloro che amano la cioccolata sono intelligenti. Molte persone intelligenti sono mancine. Da queste affermazioni si può dedurre che:

A. tutte le altre sono vere
B. Anna potrebbe non essere amante della cioccolata
C. Anna è sicuramente intelligente
D. Anna è certamente mancina
E. Anna dovrebbe mangiare meno cioccolata

27) Se Giovanna ama i quadri di Kandinskij; Kandinskij è un pittore astrattista; a chi ama Kandinskij non piacciono tutti i quadri di Picasso, quale delle seguenti affermazioni è sicuramente VERA?

A. Giovanna va a vedere tutte le mostre di pittura che si tengono nella sua città
B. Giovanna apprezza solo alcune opere di Picasso
C. Tutti coloro che amano Kandinskij amano anche Picasso
D. Chi ama Picasso non va a vedere mostre di quadri di Kandinskij
E. Giovanna ama tutti i pittori astrattisti

28) "Alcuni stranieri sono alti, tutti gli stranieri alti hanno gli occhiali". Quindi ____

A. nessuno straniero basso ha gli occhiali
B. tutti gli stranieri, sia alti che bassi, hanno gli occhiali
C. tutti gli stranieri hanno gli occhiali
D. chi non ha gli occhiali non è straniero
E. alcuni stranieri hanno gli occhiali

29) "Tutti i francesi sono romantici". "Jean è francese". In base alle precedenti informazioni, quale delle seguenti affermazioni è certamente vera?

A. I francesi hanno molte relazioni sentimentali
B. Jean ha successo con le donne
C. Jean ha avuto molte donne nella sua vita
D. Jean è romantico
E. Jean non è romantico

30) La frase "Non c'è casa senza scale" implica che:

A. ogni casa ha almeno una scala
B. almeno una casa ha una scala
C. ogni casa ha due scale
D. nessuna casa ha due scale
E. qualche casa ha almeno una scala

31) "Chi legge romanzi o va in chiesa ama passeggiare. Chi ama passeggiare ama la natura". Se le precedenti affermazioni sono vere, allora è vero che:

A. chi ama la natura va abitualmente in chiesa
B. chi legge romanzi va in chiesa
C. chi legge romanzi ama la natura
D. chi ama la natura e legge romanzi va abitualmente in chiesa
E. chi ama passeggiare va in chiesa

32) Se "Francesco va a scuola e tutti i bambini che vanno nella stessa scuola hanno il motorino", quale delle seguenti affermazioni è vera?

A. La mamma di Francesco deve comprare un motorino
B. Francesco non usa mai il motorino
C. Non si può dire che Francesco non abbia il motorino
D. Francesco usa sempre il motorino
E. Il motorino di Francesco è nero

33) "Tutti coloro che inviano sms sanno accendere un cellulare; Luca sa accendere il cellulare; chi invia sms sa effettuare una telefonata". Se le precedenti affermazioni sono vere, quale delle seguenti è necessariamente falsa?

A. È probabile che chi effettua una telefonata sappia anche inviare sms
B. È probabile che chi sappia accendere un cellulare sia in grado di effettuare una telefonata
C. È probabile che Luca talvolta invii sms
D. È probabile che esista una persona in grado di inviare sms, ma che non sappia accendere il cellulare
E. È probabile che Luca possieda un cellulare

34) "Giacomo ama la marmellata. La marmellata è un dolce. Chi ama la marmellata adora la montagna". Se le precedenti affermazioni sono vere, quale delle seguenti è necessariamente vera?

A. Giacomo mangia marmellata solamente quando va in montagna
B. Chi ama la marmellata non può non amare i dolci
C. Giacomo adora la montagna
D. Giacomo adora tutti i dolci
E. Giacomo adora la montagna solamente quando mangia la marmellata

35) "Tutti i camerieri amano le donne bionde. Tutti gli attori vanno spesso dall'estetista. Chi ama le donne bionde va spesso dall'estetista". Se le precedenti informazioni sono vere, quale delle seguenti affermazioni è necessariamente vera?

A. Tutti i camerieri vanno spesso dall'estetista
B. Chi va spesso dall'estetista è un attore o un cameriere
C. Alcuni camerieri, che fanno anche gli attori, vanno spesso dall'estetista
D. Chi ama le donne bionde è un cameriere
E. Tutti gli attori amano le donne bionde

36) "Tutti i fumatori sono malati; Marco è un cantante; tutti i cantanti sono malati". Se le precedenti affermazioni sono vere, quale delle seguenti è necessariamente vera?

A. Marco è malato
B. Marco è malato e fumatore
C. Tutti i fumatori sono cantanti
D. Esiste almeno un cantante che è anche malato
E. Marco è un fumatore

37) "Le persone che studiano matematica sono geniali; Sergio è una persona geniale". Quale delle seguenti affermazioni aggiuntive consente di dedurre con sicurezza che Sergio studia matematica?

A. Alcune persone geniali studiano matematica
B. Alcune persone che studiano matematica sono geniali
C. Tutte le persone che studiano matematica sono geniali
D. Non è certo che tutte le persone geniali studino matematica
E. Tutte le persone geniali studiano matematica

38) "I leoni amano gli elefanti; gli elefanti amano le giraffe; le giraffe amano gli scoiattoli". Se le precedenti affermazioni sono vere, quale delle seguenti è sicuramente vera?

A. Gli scoiattoli amano gli elefanti
B. I leoni amano gli elefanti
C. I leoni non amano le giraffe
D. I leoni amano le giraffe
E. Le giraffe amano i leoni

39) "Tutti coloro che amano la natura sono felici; Gennaro ama la natura; chi è felice non si ammala mai". Se le precedenti informazioni sono corrette, quale delle seguenti affermazioni NON rappresenta una conclusione corretta?

A. Gennaro non si ammala mai
B. Chi è felice ama la natura
C. Gennaro è felice
D. Gennaro non si ammala mai perché è felice
E. Gennaro è felice e non si ammala mai

40) Analizzate le premesse seguenti: "tutti gli psicologi sono fumatori; i distratti sono sempre presi in giro; alcuni psicologi sono distratti". Sulla base delle premesse proposte è possibile concludere che ____

A. i fumatori sono sempre presi in giro
B. gli psicologi sono tutti distratti
C. certi distratti sono fumatori e presi in giro
D. i fumatori sono sempre distratti
E. tutti i fumatori sono distratti

41) "Tutte le modelle sono magre. Claudia è magra". In base alle precedenti informazioni, quale delle seguenti affermazioni è necessariamente vera?

A. Tutte le donne magre sono modelle
B. Claudia potrebbe essere una modella
C. Claudia è sicuramente una modella
D. Bisogna essere magri per saper sfilare
E. Claudia non è una modella

42) "Alcuni animali belano. Ponny bela. Alcuni animali sono pecore". In base alle precedenti informazioni, quale delle seguenti affermazioni è certamente vera?

A. Ponny è un animale
B. È possibile che Ponny sia un animale
C. Gli animali che belano sono pecore
D. Ponny è una pecora
E. Ponny è un animale, ma non una pecora

43) Se è vero che: tutte le persone generose sono serene; Lisa è generosa; Sara è serena; si può dedurre che:

A. le persone non generose non sono serene
B. Lisa è serena
C. Sara è generosa
D. le persone serene sono generose
E. Sara non è generosa

44) V • 2017 **"Alcuni A sono B, alcuni B sono C". Se ne deduce che:**

A. alcuni B sono A
B. alcuni A sono C
C. non si possono trarre conclusioni univoche
D. nessuna C e A
E. alcuni A sono C e alcuni B sono A

45) "Tutti i cuochi sono grassi". "Tutti i cuochi sono buongustai". "Alcuni camerieri sono grassi". Dalle precedenti affermazioni si deduce che:

A. i camerieri sono buongustai
B. tutti i buongustai sono grassi
C. tra le persone grasse vi sono sia cuochi sia camerieri
D. tutti i buongustai sono cuochi
E. tutti i cuochi sono stati camerieri

46) Qual è la conclusione del seguente ragionamento? Se qualche x è y e nessun y è z allora:

A. tutti gli z sono x
B. nessun z è x
C. qualche z non è x
D. qualche z è x
E. tutti gli x sono z

47) Si consideri la seguente affermazione: "Ogni italiano è castano ed ogni tedesco è biondo". Se ciò è VERO, quale delle seguenti affermazioni deve essere necessariamente dedotta?

A. Ogni scozzese è rosso
B. Ogni italiano non è biondo ed ogni tedesco non è castano
C. Ogni biondo è tedesco ed ogni italiano non è biondo
D. Ogni castano è italiano e ogni tedesco non è castano
E. Ogni castano è italiano e ogni biondo è tedesco

48) M/O • 2019 **Una delle critiche alla teoria darwiniana si attribuisce a Thomas Huxley (1825 – 1895) con il famoso paradosso: "La quantità di latte prodotto in Inghilterra è direttamente proporzionale al numero delle vecchie zitelle esistenti nel paese".**
Infatti, spiega Huxley, il latte, come ben noto è prodotto dalle mucche che ne producono tanto più quanto più trifoglio possono mangiare. Gli insetti che favoriscono l'impollinazione del trifoglio sono i bombi, i cui nidi sono spesso distrutti dai topi. I più feroci nemici dei topi sono i gatti che, come è ben noto, sono protetti... dalle vecchie zitelle! Quindi più zitelle più gatti, più gatti meno topi, meno topi più bombi, più bombi più trifoglio per le mucche, più mucche più latte. Quale tipo di ragionamento logico ripropone il paradosso di Huxley?

A. Modus ponens
B. Deduzione
C. Induzione
D. Abduzione
E. Modus tollens

49) "Piera è giovane; Anna ama la cucina cinese; tutti i giovani amano la cucina cinese". In base alle precedenti informazioni, quale delle seguenti affermazioni è necessariamente vera?

A. Piera ama la cucina cinese
B. Anna è giovane
C. Anna non ama la cucina cinese
D. Chi ama la cucina cinese è giovane
E. Anna e Piera sono sorelle

50) "Tutti coloro che ascoltano la musica sono felici. Marco è felice. Le persone felici lavorano bene". Se le precedenti affermazioni sono vere, quale delle seguenti è necessariamente vera?

A. Marco lavora ascoltando musica
B. Marco ascolta la musica lavorando
C. Le persone che lavorano bene sono felici
D. Le persone che ascoltano la musica lavorano bene
E. Le persone felici ascoltano la musica

51) "Chi lavora meno spende di più. Gli abitanti di Levigno sul Colle spendono di più. Gli abitanti di Giada sul Mare spendono di meno". Individua la conclusione corretta.

A. Tutti gli abitanti di Giada sul Mare lavorano meno
B. È certo che vi sia almeno un abitante di Levigno sul Colle che lavora meno
C. È possibile che vi sia un abitante di Giada sul Mare che lavora meno
D. È possibile che vi sia un abitante di Levigno sul Colle che lavora meno
E. È sicuro che vi sia un abitante di Levigno sul Colle che lavora meno

52) "Tutti i professori hanno molta fantasia. Per essere uno scrittore bisogna essere un professore. Marco ha molta fantasia". Se le precedenti affermazioni sono vere, è possibile dedurre che:

A. Marco è uno scrittore
B. tutti gli scrittori hanno molta fantasia
C. gli scrittori hanno poca fantasia
D. Marco è un professore
E. anche chi non ha molta fantasia può diventare un docente

53) "Tutti i postini sono dinamici; Arturo è audace; tutte le persone audaci sono dinamiche". In base alle precedenti affermazioni, quale delle seguenti è necessariamente vera?

A. Tutti i postini si chiamano Arturo
B. Arturo è un postino
C. Arturo è dinamico
D. Tutti i postini sono audaci
E. Tutte le persone dinamiche sono audaci

54) "Tutti gli argentini amano il tango". "Diego ama il tango". In base alle precedenti informazioni, quale delle seguenti affermazioni è certamente vera?

A. Diego non è argentino
B. Gli argentini non amano il tango
C. Nessuna delle altre alternative è corretta
D. Le persone che amano il tango sono tutte argentine
E. Diego è argentino

55) "Tutti i rifiuti in plastica sono riciclabili. Questo contenitore delle uova è in plastica". In base alle precedenti informazioni, quale delle seguenti affermazioni è certamente vera?

A. Questo contenitore delle uova è inquinante
B. Questo contenitore delle uova è riciclabile
C. Queste uova sono da buttare
D. Tutti i rifiuti riciclabili sono in plastica
E. È probabile che questo contenitore delle uova sia riciclabile

56) "Tutti i meteorologi hanno studiato fisica. Lorenzo è un meteorologo". In base alle precedenti informazioni, quale delle seguenti affermazioni è certamente vera?

A. Lorenzo ha studiato fisica
B. Nessuna delle altre alternative è corretta

C. Le previsioni di Lorenzo sono sempre giuste
D. La fisica è una scienza esatta
E. Tutti i fisici sono anche metereologi

57) "Tutti i barbieri sono loquaci. Carlo è loquace. Tutti i barbieri sono curiosi". In base alle precedenti affermazioni, quale delle seguenti è necessariamente vera?

A. Tutti i barbieri sono taciturni
B. Tutti i curiosi sono loquaci
C. Carlo è un barbiere
D. Carlo è curioso
E. Nessun barbiere è taciturno

58) "Tutti i geometri sono precisi. Paola è una geometra". In base alle precedenti informazioni, quale delle seguenti affermazioni è certamente vera?

A. Paola può non essere precisa
B. Alcuni geometri sono imprecisi
C. Tutte le persone precise sono geometri
D. Nessuna delle altre risposte è corretta
E. Paola è precisa

59) "Tutti i promotori finanziari conoscono le basi della ragioneria. Lorenzo è un promotore finanziario". In base alle precedenti informazioni, quale delle seguenti affermazioni è certamente vera?

A. La ragioneria è una materia fondamentale per il lavoro di promotore finanziario
B. Lorenzo non ha superato l'esame di ragioneria
C. Lorenzo non conosce bene le basi della ragioneria
D. Per diventare promotore finanziario bisogna superare un esame di ragioneria
E. Lorenzo conosce le basi della ragioneria

60) CINECA • 2018 "Maurizio ama la caccia. Chi abita in campagna ama la caccia. Giuseppe abita in campagna." Se le affermazioni precedenti sono vere, quale delle seguenti è necessariamente vera?

A. Chi ama la caccia abita in campagna
B. Maurizio abita in campagna
C. Chi non abita in campagna non ama la caccia
D. Giuseppe ama la caccia
E. Maurizio non abita in campagna

61) "I bambini sono buoni. Alcuni genitori sono alti. Chi è buono dorme. Non tutti i nonni bevono il caffè. Chi dorme sogna. Chi beve il caffè non dorme". Individua la conclusione corretta.

A. Alcuni bambini bevono caffè
B. I genitori sognano
C. I bambini sognano
D. Le persone alte sono genitori
E. I genitori bevono più caffè dei nonni

62) "Tutti i baristi sono affabili; Amedeo è un ottimista; tutte le persone ottimiste sono affabili". In base alle precedenti affermazioni, quale delle seguenti è necessariamente vera?

A. Amedeo è un barista
B. Tutti i baristi sono ottimisti
C. Chi non è un barista non è affabile
D. Nessun barista è ottimista
E. Amedeo è affabile

63) "I gatti sono ladri. Alcuni ladri vanno in giro di notte. I nottambuli vanno in giro di notte". Individuare la conclusione corretta.

A. È possibile che alcuni gatti siano nottambuli
B. I gatti derubano i nottambuli
C. Tutti i nottambuli sono ladri
D. I ladri miagolano

E. Tutti i gatti sono nottambuli

64) "Tutti gli attori sono vanitosi. Lorenzo è un attore". In base alle precedenti informazioni, quale delle seguenti affermazioni è certamente vera?

A. Lorenzo è vanitoso
B. Nessuna delle altre alternative è corretta
C. Tutte le persone vanitose sanno recitare
D. Lorenzo non è vanitoso
E. Tutte le persone vanitose sono attori

65) "Tutti gli attori di teatro sono artisti preparati; Sara è un'artista preparata; tutti gli artisti preparati hanno frequentato numerose scuole d'arte". In base alle precedenti affermazioni, quale delle seguenti è necessariamente vera?

A. Sara non ha frequentato numerose scuole d'arte
B. Chi ha frequentato numerose scuole d'arte è un artista preparato
C. Chi non ha frequentato numerose scuole d'arte non può essere un attore di teatro
D. Sara è un'attrice di teatro
E. Chi ha frequentato numerose scuole d'arte non può essere un attore di teatro

66) "Tutti i motociclisti sono estroversi. Valentino è audace. Tutti i motociclisti sono audaci". In base alle precedenti affermazioni, quale delle seguenti è necessariamente vera?

A. Valentino è estroverso
B. Nessun motociclista è audace e introverso
C. Valentino è un motociclista
D. Nessun motociclista è audace ed estroverso
E. Tutti gli estroversi sono audaci

67) "Tutti i baristi sono loquaci. Paolo è un barista". In base alle precedenti informazioni, quale delle seguenti affermazioni è certamente vera?

A. Paolo è loquace
B. Nessuna delle altre alternative è corretta
C. Paolo non ama bere
D. Tutte le persone loquaci sono baristi
E. Paolo ama bere

68) "Tutti gli avvocati sono buoni oratori. Alessandro è un buon oratore". In base alle precedenti informazioni, quale delle seguenti affermazioni è necessariamente vera?

A. Gli oratori sono più eloquenti degli avvocati
B. Nessuna delle altre risposte è corretta
C. I buoni oratori sono tutti avvocati
D. Alessandro non è un avvocato
E. Alessandro è un avvocato

69) "Tutti i medici lavorano in ospedale. Cesare lavora in ospedale". In base alle precedenti informazioni, quale delle seguenti affermazioni è necessariamente vera?

A. Cesare non è un medico
B. Cesare è un barelliere
C. Chi lavora in ospedale è medico
D. Cesare è un medico
E. Nessuna delle altre risposte è corretta

70) "Enrico è muscoloso; tutti gli atleti sono muscolosi; Daniele è un atleta". In base alle precedenti informazioni, quale delle seguenti affermazioni è necessariamente vera?

A. Enrico è un atleta
B. Chi è muscoloso è un atleta
C. Daniele è meno muscoloso di Enrico
D. Enrico è più muscoloso di Daniele
E. Daniele è muscoloso

71) "Tutti i calzolai sono meticolosi; Massimo è fortunato; tutte le persone fortunate sono meticolose". In base alle precedenti affermazioni, quale delle seguenti non è necessariamente vera?

A. Tutte le alternative sono vere
B. Massimo è un calzolaio
C. Massimo è meticoloso
D. Chi non è meticoloso non può essere un calzolaio
E. Non esistono persone fortunate non meticolose

72) "Fabio è intelligente; tutti i professori sono intelligenti; Pietro è un professore". In base alle precedenti informazioni, quale delle seguenti affermazioni è necessariamente vera?

A. Le persone intelligenti sono tutte professori
B. Pietro e Fabio lavorano nella stessa scuola
C. Tutte le persone intelligenti sono abili insegnanti
D. Pietro è intelligente
E. Fabio è un professore

73) "Tutti i pasticcieri sono grassi; Antonio è grasso; tutte le persone grasse sono socievoli". In base alle precedenti affermazioni, quale delle seguenti è necessariamente vera?

A. Chi non è socievole non è un pasticciere
B. Antonio è un pasticciere
C. Chi è socievole è grasso
D. Alcuni pasticceri sono magri
E. Chi non è socievole può essere grasso

74) "Tutti i calciatori di serie A sono ricchi; Michele è ricco; tutte le persone ricche sono famose". In base alle precedenti affermazioni, quale delle seguenti non è necessariamente vera?

A. Michele è famoso
B. Michele è un calciatore di serie A
C. Chi è sconosciuto non è ricco
D. Chi è povero non è un calciatore di serie A
E. Tutti i calciatori di serie A sono famosi

75) "Tutti i giovani amano ballare. Carlo ama ballare". In base alle precedenti informazioni, quale delle seguenti affermazioni è necessariamente vera?

A. Carlo non è giovane
B. Carlo è giovane
C. Molti giovani non amano ballare
D. Le persone che amano ballare sono tutte giovani
E. Nessuna delle altre risposte è corretta

76) "Matteo è un buon oratore; tutti i giornalisti sono buoni oratori; Alfonso è un giornalista". In base alle precedenti informazioni, quale delle seguenti affermazioni è necessariamente vera?

A. Matteo e Alfonso svolgono la stessa professione
B. Matteo è un giornalista
C. Alfonso non è un buon oratore
D. Alfonso è un buon oratore
E. Chi è un buon oratore è anche un buon giornalista

77) "Marisa è una persona precisa; tutte le sarte sono persone precise; Rita è una sarta". In base alle precedenti informazioni, quale delle seguenti affermazioni è necessariamente vera?

A. Marisa è una sarta
B. Rita è più precisa di Marisa
C. Tutte le persone precise sanno cucire bene
D. Marisa e Rita si conoscono
E. Rita è una persona precisa

78) "Tutti i militari sono valorosi. Enrico è un militare. Tutti i valorosi merita-

no una medaglia". Quale delle seguenti conclusioni non può essere vera, se sono vere le precedenti affermazioni?

A. Tutti i militari meritano una medaglia
B. Enrico è valoroso
C. Enrico non merita una medaglia
D. Anche chi non è militare può meritare una medaglia
E. Esiste un valoroso che non è militare

79) "Massimo ama leggere; tutti gli scrittori amano leggere; Fabio è uno scrittore". In base alle precedenti informazioni, quale delle seguenti affermazioni è necessariamente vera?

A. Massimo e Fabio si conoscono
B. Massimo è uno scrittore
C. Fabio ama leggere
D. Chi ama leggere è uno scrittore
E. Chi scrive non ama leggere

80) "Tutti i poeti sono dei sognatori. Carlo è un poeta". In base alle precedenti informazioni, quale delle seguenti affermazioni è certamente vera?

A. Tutti i sognatori sono poeti
B. Alcuni poeti sono dei sognatori
C. Carlo è un sognatore
D. Tutti coloro che sognano spesso compongono poesie
E. Nessuna delle alternative è corretta

81) "Tutti gli scolari sono diligenti; Tommaso è intelligente; tutte le persone intelligenti sono diligenti". In base alle precedenti affermazioni, quale delle seguenti è necessariamente vera?

A. Tommaso è diligente
B. Chi non è intelligente non può essere uno scolaro
C. Tommaso è uno scolaro
D. Tutti gli scolari sono intelligenti
E. Tutte le persone intelligenti sono scolari

82) Alcuni legumi sono borlotti, tutti i borlotti sono fagioli. Quindi:

A. tutti i legumi sono fagioli
B. tutti i fagioli sono borlotti
C. nessun fagiolo è un legume
D. nessun legume è un fagiolo
E. alcuni legumi sono fagioli

83) "Giulia ama i biscotti". "I biscotti sono un dolce". "Chi ama i biscotti adora la montagna". Sulla base di queste considerazioni, individuate quale tra le seguenti conclusioni è vera.

A. Giulia adora la montagna solo quando mangia biscotti
B. Giulia ama tutti i dolci che mangia in montagna
C. Giulia ama la montagna
D. Giulia ama tutti i dolci
E. Chi ama i biscotti ama tutti i dolci

84) CINECA • 2018 Quale dei seguenti fatti (se fosse vero) costituirebbe un controesempio alla frase "se piove, prendo l'ombrello"?

A. Non piove
B. Piove e prendo l'ombrello
C. Non piove e non prendo l'ombrello
D. Piove e non prendo l'ombrello
E. C'è il sole

85) "Tutti i vigili del fuoco sono atletici; Piero è coraggioso; tutte le persone coraggiose sono atletiche". In base alle precedenti affermazioni, quale delle seguenti è necessariamente vera?

A. Tutti i vigili del fuoco sono coraggiosi
B. Piero è atletico
C. Tutte le persone coraggiose sono vigili del fuoco
D. Piero è un vigile del fuoco

E. Non esistono vigili del fuoco coraggiosi

86) "Stefano è una persona paziente; tutti i cacciatori sono persone pazienti; Carlo è un cacciatore". In base alle precedenti informazioni, quale delle seguenti affermazioni è necessariamente vera?

A. Carlo è una persona paziente
B. Le persone pazienti sono cacciatori
C. Chi non caccia è impaziente
D. Stefano è un cacciatore
E. Stefano e Carlo sono cacciatori

87) "Marco ama i dolci; chi è magro non ama i dolci; chi è attivo è magro". Se le precedenti affermazioni sono vere, allora è certamente FALSO che:

A. le persone che amano i dolci non sono magre
B. Marco è attivo
C. chi è attivo non ama i dolci
D. non tutte le persone magre sono attive
E. Marco non è magro

88) V • 2018 Quale/i delle seguenti regole di sostituzione è/sono corretta/e:
1 tutti gli X sono Y ⇒ tutti gli Y sono X
2 nessun X è Y ⇒ nessun Y è X
3 qualche X non è Y ⇒ qualche Y non è X

A. la prima e la terza
B. solo la seconda
C. tutte
D. nessuna
E. la prima e la seconda

89) "Tutti i parrucchieri sono simpatici; Mauro è simpatico; tutti i parrucchieri sono baffuti".
In base alle precedenti affermazioni, quale delle seguenti è necessariamente vera?

A. Mauro è un parrucchiere
B. Tutte le persone simpatiche sono baffute
C. Nessun parrucchiere è simpatico e privo di baffi
D. Tutte le persone baffute sono simpatiche
E. Mauro è baffuto

90) M/O • 2018 Se l'enunciato "Se continui a gridare, perderai la voce" vale [A → B] e l'enunciato "Non risolverai il problema" vale [~C], allora l'enunciato "Se continui a gridare, non solo non risolverai il problema, ma perderai la voce" vale:

A. [A → [[~ C] ∧ B]]
C. [A → [[~C] ∧ (~B)]]
B. [A → [~ [~ C] ∧ B]]
D. [A → [[~ C] → B]]
E. [A → [[~ C] ∧ [~B]]

91) "Giuseppe è sardo; tutte le persone con i capelli neri sono italiane; tutti i sardi sono italiani".
Se le precedenti informazioni sono vere, quale delle seguenti è necessariamente vera?

A. Giuseppe ha i capelli neri
B. Tutte le persone con i capelli neri sono sardi
C. Tutti i sardi si chiamano Giuseppe
D. Tutti i sardi hanno i capelli neri
E. Giuseppe è italiano

92) "Cosimo è milanese; tutte le persone con gli occhi celesti sono italiane; tutti i milanesi sono italiani". Se le precedenti informazioni sono vere, quale delle seguenti è necessariamente vera?

A. Tutti i milanesi si chiamano Cosimo
B. Tutti i milanesi hanno gli occhi celesti
C. Cosimo ha i capelli neri
D. Tutte le persone con gli occhi celesti sono milanesi
E. Cosimo è italiano

93) "Chi non ha un cane non va in montagna. Antonio non va in montagna. Chi va in montagna respira aria pura". Quale tra queste affermazioni NON è corretta?

A. È possibile che Antonio respiri aria pura
B. È impossibile che chi va in montagna non abbia un cane
C. È impossibile che chi non respiri aria pura vada in montagna
D. È possibile che Antonio non abbia un cane
E. È impossibile che Antonio respiri aria pura

94) Tutti gli studiosi sono portati per la logica. Davide ama giocare a dama. Chi ama giocare a dama ha un debole per le donne. Quale delle seguenti affermazioni è sicuramente vera?

A. Chi è portato per la logica non può non amare la dama
B. Tutti gli studiosi amano giocare a dama
C. Davide è un profondo pensatore e ha un debole per le donne
D. Davide ha tutti i requisiti per essere un buon giocatore di dama
E. Non si può negare che Davide abbia un debole per le donne

95) "Sandro è una persona atletica; le persone alte sono tutte atletiche; le persone alte sono magre". Se le precedenti affermazioni sono vere, quale delle seguenti è sicuramente vera?

A. Sandro è una persona magra
B. Tutte le persone atletiche sono alte
C. Chi è alto è magro e atletico
D. Sandro è una persona alta
E. Le persone magre sono atletiche

96) "Antimo è napoletano; tutte le persone con i capelli castani sono italiane; tutti i napoletani sono italiani." Se le precedenti informazioni sono vere, quale delle seguenti è necessariamente vera?

A. Tutte le persone con i capelli castani sono napoletane
B. Tutti i napoletani si chiamano Antimo
C. Antimo è italiano
D. Tutti i napoletani hanno i capelli castani
E. Antimo ha i capelli neri

97) "Tutti i pompieri sono coraggiosi. Tutti i marinai sono coraggiosi. Tutti i marinai amano il mare". Se le precedenti informazioni sono corrette, quale delle seguenti informazioni addizionali consentirebbe di concludere che tutti i pompieri amano il mare?

A. Tutte le persone coraggiose amano il mare
B. Tutti i marinai sono anche pompieri
C. Chi ama il mare è un marinaio
D. Tutti i pompieri sanno nuotare
E. Non ci sono pompieri che siano anche marinai

98) "Andrea è una persona simpatica; tutti i giovani sono simpatici. Gino è un giovane". In base alle precedenti informazioni, quale delle seguenti affermazioni è necessariamente vera?

A. Andrea è giovane
B. Andrea e Gino sono giovani
C. Le persone simpatiche sono giovani
D. Chi non è giovane è antipatico
E. Gino è una persona simpatica

99) "Annamaria ama le patatine fritte; chi è magro non ama le patatine fritte; chi è attivo è magro". Se le precedenti affermazioni sono vere, allora è certamente FALSO che:

A. Annamaria non è magra
B. non tutte le persone magre sono attive
C. le persone che amano le patatine fritte non sono magre
D. Annamaria è attiva
E. chi è attivo non ama le patatine fritte

100) M/O • 2016 Un recente studio ha mostrato che negli ultimi 20 anni il peso medio degli italiani è salito del 5%. Più in particolare, il peso medio dei cittadini del Centro-Nord è cresciuto del 6%, mentre quello dei cittadini del Meridione è cresciuto del 3%. Quale delle seguenti conclusioni può essere dedotta dalle informazioni riportate sopra?

A. I cittadini del Centro-Nord sono più numerosi dei cittadini del Meridione
B. Nessuna delle altre alternative è corretta
C. Alcuni cittadini del Centro-Nord sono immigrati dal Meridione
D. I cittadini del Centro-Nord hanno un peso medio superiore rispetto ai cittadini del Meridione
E. I cittadini del Centro-Nord sono mediamente aumentati di peso di 3 chilogrammi in più rispetto ai cittadini del Meridione

101) "Tutti i professori sono colti; Maurizio è colto; tutti i professori sono affascinanti". In base alle precedenti affermazioni, quale delle seguenti è necessariamente vera?

A. Tutte le persone affascinanti sono colte
B. Nessun professore è colto e privo di fascino
C. Maurizio è affascinante
D. Tutte le persone colte sono affascinanti
E. Maurizio è un professore

102) "Tutte le amiche di Alessandra sono veliste, e tutte le veliste sono abbronzate". Determinare, sulla base di queste sole informazioni, quale delle seguenti deduzioni è corretta.

A. Lisa non è abbronzata, quindi non è una delle amiche di Alessandra
B. Lisa non è velista, quindi non è abbronzata
C. Lisa è abbronzata quindi è una amica di Alessandra
D. Lisa non è amica di Alessandra, quindi non è abbronzata
E. Lisa è una velista abbronzata, quindi è amica di Alessandra

103) "Tutti gli studenti amano i libri. Chi partecipa ad assemblee è sovente un rivoluzionario. Alcuni rivoluzionari sono studenti". Se le precedenti affermazioni sono vere, quale delle seguenti deduzioni è infondata?

A. Chi ama i libri è un rivoluzionario
B. Alcuni studenti è probabile che partecipino ad assemblee
C. Chi partecipa alle assemblee può amare i libri
D. Non si può dire che chi studia non ama i libri
E. È possibile che alcuni rivoluzionari amino i libri

104) Al termine dell'ultima riunione di condominio, ognuno dei 12 inquilini seduti intorno al tavolo ha gridato: "Voi state tutti mentendo!". Ammesso che non si possa dire contemporaneamente il vero e il falso, quanti sono i coinquilini che dicono il vero?

A. 1
B. 2
C. 6
D. 0
E. 12

105) "Il Presidente Rossi promette che, se verrà eletto, non aumenterà le tasse per i cittadini". In quale dei seguenti casi si è certi che il Presidente Rossi non ha mantenuto la promessa?

A. Il Presidente Rossi non viene eletto e le tasse per i cittadini non aumentano
B. Il Presidente Rossi viene eletto e le tasse per i cittadini aumentano
C. Il Presidente Rossi non viene eletto e le tasse per i cittadini diminuiscono
D. Il Presidente Rossi viene eletto e le tasse rimangono invariate
E. Il Presidente Rossi non viene eletto e le tasse per i cittadini aumentano

Date le premesse, è vero che

106) "Se gli studenti si applicano, conseguiranno la promozione". Se quanto affermato è vero, quale delle seguenti affermazioni è sicuramente vera?

A. Se uno studente è promosso, allora si è applicato
B. Se uno studente è promosso, non è detto che si sia applicato
C. Verranno promossi solo gli studenti che si sono applicati
D. Se uno studente non si applica, verrà bocciato
E. Verranno bocciati tutti gli studenti che non si sono applicati

107) Se non è vero che è necessario essere maschio per essere alto più di 1.70 m, allora sarà sicuramente vero che:

A. è sufficiente essere maschio per essere più alto di 1.70 m
B. i maschi e le femmine sono più alti di 1.70 m
C. non è sufficiente essere maschio per essere più alto di 1.70 m
D. almeno una femmina è più alta di 1.70 m
E. è necessario non essere maschio per essere più alto di 1.70 m

108) V • 2016 Se l'affermazione "tutti i piloti sono persone colte" è FALSA, quale delle seguenti proposizioni è certamente vera?

A. Alcuni piloti non sono persone colte
B. Almeno un pilota non è una persona colta
C. Almeno un pilota è colto
D. Nessun pilota è una persona colta
E. I piloti leggono poco

109) "Non esiste torta senza ciliegina". Se la precedente affermazione è FALSA, quale delle seguenti affermazioni è vera?

A. Ogni torta ha una ciliegina
B. Esiste almeno una torta senza ciliegina
C. Tutte le torte sono senza ciliegina
D. Nessuna torta ha la ciliegina
E. Non vi sono ciliegine senza torta

110) "Se Francesco lavora, allora Anna non fa le pulizie". Se l'argomentazione precedente è vera, quale delle seguenti è certamente vera?

A. Anna e Francesco fanno le pulizie insieme
B. Se Anna fa le pulizie, allora Francesco lavora
C. Mentre Anna lavora, Francesco fa le pulizie
D. Se Francesco non lavora, allora Anna non fa le pulizie
E. Se Anna fa le pulizie, allora Francesco non lavora

111) Se non è vero che "In ogni città italiana c'è almeno un rione in cui tutti i residenti sono stranieri" allora si può affermare che:

A. "in ogni città c'è almeno un residente italiano in tutti i rioni"
B. "c'è almeno una città italiana che ha almeno un residente italiano in ogni rione"
C. "in ogni città c'è almeno un rione in cui tutti i residenti sono italiani"
D. "c'è almeno una città che ha solo residenti italiani in ogni rione"
E. "in ogni città vi sono residenti italiani in tutti i rioni"

112) "Non esiste una piazza senza fontana". Se la precedente affermazione è falsa, quale delle seguenti è necessariamente vera?

A. Esiste almeno una piazza con una fontana
B. Esiste almeno una piazza senza fontana
C. Tutte le piazze hanno una fontana
D. Tutte le piazze non hanno una fontana
E. Nessuna piazza ha una fontana

113) "Strada scivolosa in caso di versamento di olio". Se la precedente affermazione è vera, allora è possibile dedurre che:

A. se non c'è un versamento di olio la strada non è scivolosa
B. se c'è un versamento di olio la strada non è scivolosa
C. se non c'è un versamento di olio la strada è scivolosa
D. se c'è un versamento di olio la strada è scivolosa
E. se c'è un versamento di olio non è detto che la strada sia scivolosa

114) "Renato indossa un paio di scarpe da ginnastica in questo momento". In base alla precedente informazione, quale delle seguenti affermazioni è sicuramente esatta?

A. Renato non fa mai ginnastica
B. Renato porta sempre le scarpe
C. Renato è spesso a piedi nudi
D. Renato non è a piedi nudi
E. Renato fa spesso ginnastica

115) "Se Michele rimane a lavorare allora Rossella studia con Cristina". Se la precedente affermazione è vera, allora è sicuramente vero che:

A. se Michele è rimasto a lavorare, significa che Rossella non ha studiato con Cristina
B. se Michele non rimane a lavorare allora Rossella non studia con Cristina
C. se Rossella ha studiato con Cristina, vuol dire che Michele è rimasto a lavorare
D. se Rossella non ha studiato con Cristina, significa che Michele non è rimasto a lavorare
E. Rossella studia con Cristina solo se Michele rimane a lavorare

116) "Chi non rispetta il codice della strada viene sanzionato amministrativamente". In base alla precedente affermazione, è necessariamente vero che:

A. chi non viene sanzionato amministrativamente ha rispettato il codice della strada
B. chi non viene sanzionato amministrativamente non è detto che non abbia rispettato il codice della strada
C. il codice della strada è rispettato da tutti
D. chi rispetta il codice della strada non viene sanzionato amministrativamente
E. chi viene sanzionato amministrativamente non ha rispettato il codice della strada

117) Se l'affermazione "Tutti i fiumi italiani hanno regime torrenziale" è falsa, quale delle seguenti proposizioni è necessariamente vera?

A. Almeno un fiume italiano non ha regime torrenziale
B. Nessun fiume italiano ha regime torrenziale
C. Almeno un fiume italiano ha regime torrenziale
D. Almeno due fiumi italiani non hanno regime torrenziale
E. Alcuni fiumi polacchi hanno regime torrenziale

118) Se l'affermazione "nessun contadino è sereno" è falsa, quale delle seguenti alternative è necessariamente vera?

A. Alcuni contadini sono sereni
B. Tutti i contadini sono sereni
C. Nessun contadino è agitato
D. Tutti i contadini sono agitati
E. Almeno un contadino è sereno

119) V • 2016 **"Se i candidati si applicano, conseguiranno l'idoneità". Sulla base dell'affermazione precedente, quale delle seguenti affermazioni è vera?**

A. Se un candidato non si applica, non conseguirà l'idoneità
B. Conseguiranno l'idoneità solo candidati che si sono applicati
C. Se un candidato consegue l'idoneità è possibile che si sia applicato
D. Tutte le altre affermazioni sono vere
E. Se un candidato si applica, conseguirà il massimo risultato

120) CINECA • 2015 **"Se i candidati si applicano, conseguiranno l'iscrizione". Sulla base dell'affermazione precedente, quale delle seguenti affermazioni è vera?**

A. Se un candidato si applica, conseguirà il massimo risultato
B. Se un candidato è stato iscritto è possibile che si sia applicato
C. Tutte le altre affermazioni sono vere
D. Verranno iscritti solo candidati che si sono applicati
E. Se un candidato non si applica, verrà escluso

121) "Francesca prenderà un 8 se e solo se non commetterà errori di distrazione". Se la precedente affermazione è vera allora è certamente vero che:

A. se Francesca non commetterà errori di distrazione, non prenderà 8
B. se Francesca commetterà solo qualche errore di distrazione, allora prenderà 8
C. se Francesca non prenderà 8, non riuscirà a conseguire a fine anno la media dell'8
D. se Francesca non prenderà 8, vorrà dire che avrà commesso errori di distrazione
E. se Francesca commetterà un solo errore di distrazione, allora prenderà 8

122) Se "in una libreria ci sono diversi scaffali con libri di matematica e di chimica; negli scaffali dove ci sono almeno due libri ce ne è almeno uno di chimica" allora è vero che:

A. se in uno scaffale c'è un solo libro, questo è di chimica
B. il numero dei libri di matematica in uno scaffale è sempre inferiore al numero di libri di chimica
C. in uno scaffale che contiene due libri potrebbero non esserci libri di matematica
D. uno scaffale che contiene tre libri ne ha sempre due di matematica

E. in uno scaffale che contiene due libri c'è necessariamente un libro di matematica

123) "Chi non ha studiato, viene bocciato". In base alla precedente affermazione, è necessariamente vero che:

A. chi viene bocciato non ha studiato
B. chi non viene bocciato ha studiato
C. chi ha studiato può essere bocciato
D. chi ha studiato non viene bocciato
E. è sufficiente aver studiato per non essere bocciato

124) "La pallavolo è uno sport molto seguito a Cuba, ma ultimamente non riscuote più l'attenzione che aveva in passato". Quale delle seguenti affermazioni è vera, in base alle informazioni fornite?

A. A Cuba oggi ci sono sport più seguiti della pallavolo
B. A Cuba in passato c'era più interesse per lo sport
C. La pallavolo è lo sport più amato dai cubani
D. La pallavolo oggi non si pratica più a Cuba
E. La pallavolo in passato a Cuba riscuoteva maggiore interesse

125) "Delle tre banche d'affari ABI, EBI e OBI almeno due sono svizzere. Si sa, inoltre, che se ABI è svizzera anche EBI lo è, che se OBI è svizzera lo è anche ABI, e che tra EBI e OBI almeno una è non svizzera". In base a queste informazioni, quale delle seguenti è sicuramente vera?

A. ABI non è svizzera e EBI è svizzera
B. OBI non è svizzera e EBI è svizzera
C. EBI non è svizzera e OBI è svizzera
D. ABI, OBI e EBI sono svizzere
E. OBI è svizzera e EBI non è svizzera

126) "Eugenio sta bevendo un'aranciata". In base alla precedente informazione, quale delle seguenti affermazioni è sicuramente esatta?

A. Eugenio beve sempre aranciata
B. Eugenio è costretto a bere aranciata
C. Eugenio non beve mai aranciata
D. Eugenio talvolta beve aranciata
E. Ad Eugenio piace l'aranciata

127) "Tutti i mari italiani sono molto profondi". In base alla precedente informazione, quale delle seguenti affermazioni è certamente vera?

A. Almeno un mare italiano è poco profondo
B. È impossibile negare che esista almeno un mare italiano poco profondo
C. È impossibile affermare che la maggior parte dei mari italiani siano profondi
D. Non esistono mari italiani poco profondi
E. Non esistono mari più profondi di quelli italiani

128) Se l'affermazione "non tutti i giorni del mese d'agosto vado al mare" è vera, allora necessariamente:

A. a luglio vado sempre al mare
B. almeno un giorno del mese di agosto non vado al mare
C. non esiste un giorno in agosto in cui non vada al mare
D. in luglio generalmente non vado al mare
E. non esiste un giorno in agosto in cui vada al mare

129) Se l'affermazione "tutti i Watussi sono alti" è vera, allora è anche vero che:

A. chi non è Watusso non è alto
B. alcuni Watussi sono bassi

C. alcuni Watussi sono alti e alcuni Watussi sono bassi
D. non esistono Watussi bassi
E. tutte le persone alte sono Watussi

130) "Se riesco a risparmiare, vado in Brasile". In base alla precedente affermazione, è necessariamente vero che:

A. se vado in Brasile, non vuol dire che sia riuscito a risparmiare
B. vado in Brasile solo se riesco a risparmiare
C. se non sono andato in Brasile, vuol dire che non sono riuscito a risparmiare
D. se vado in Brasile, significa che sono riuscito a risparmiare
E. è necessario avere tanti soldi per andare in Brasile

131) "Martina indossa un paio di scarpe da ginnastica in questo momento". In base alla precedente informazione, quale delle seguenti affermazioni è sicuramente esatta?

A. Martina non è a piedi nudi
B. Martina porta sempre le scarpe
C. In questo momento Martina indossa un paio di scarpe normali
D. Martina indossa sempre le scarpe da ginnastica
E. Martina fa spesso ginnastica

132) "Tutti i tedeschi sono bugiardi. Io, che lo affermo, sono tedesco". Della frase proposta:

A. si può dire che è assurda
B. è falsa solamente la prima affermazione
C. è vera solamente la seconda affermazione
D. è vera solamente la prima affermazione
E. è vero che sono un bugiardo

133) "Tutte le macchine sono rosse e tutte le macchine sono vecchie". Quale affermazione è sicuramente vera?

A. Alcune macchine vecchie sono rosse
B. La maggior parte delle macchine sono nuove
C. Solo alcune macchine sono vecchie
D. Tutte le macchine sono rosse e vecchie
E. Alcune macchine rosse sono vecchie

134) "Tutte le volte che sono andato in montagna, ha nevicato". Se la precedente affermazione è falsa, quale delle seguenti è certamente vera?

A. Quando vado in montagna, c'è sempre il sole
B. Tutte le volte che sono andato in montagna, non ha nevicato
C. Quando non vado in montagna, il tempo è bello
D. Quando il tempo è bello, vado in montagna
E. Almeno una volta sono andato in montagna e non ha nevicato

135) Se affermo che "non è vero che tutti gli abitanti di Paraponzi sono bassi e antipatici", quale delle seguenti affermazioni è vera?

A. Nessun abitante di Paraponzi è basso e antipatico
B. Le persone alte e antipatiche non abitano a Paraponzi
C. Gli abitanti di Paraponzi sono alti e antipatici
D. Gli abitanti di Paraponzi se sono bassi non sono simpatici
E. C'è qualche abitante di Paraponzi che non è basso oppure non è antipatico

136) "Solo se il blu è spento il verde è acceso. Solo se il viola è acceso il nero lampeggia. Ma o il blu è spento o il viola

è acceso". Sulla base delle affermazioni fornite in precedenza, quale delle seguenti è sicuramente vera?

A. Il viola e il nero lampeggiano
B. Il nero lampeggia
C. Il viola e il verde sono accesi
D. Il verde è acceso o il nero lampeggia
E. Il nero e il verde sono accesi

137) Marco afferma: "Se il numero di penne contenute nel mio astuccio è un multiplo di tre allora è pari". Basandosi sulla precedente argomentazione, individuare quale delle seguenti alternative è quella esatta.

A. Il numero di penne contenute nell'astuccio di Marco è divisibile per sei
B. L'astuccio di Marco contiene un numero pari di penne
C. Il numero di penne contenute nell'astuccio di Marco è divisibile per cinque
D. L'astuccio di Marco contiene un numero dispari di penne
E. Se il numero di penne contenute nell'astuccio di Marco non è divisibile per due allora non è neanche divisibile per tre

138) Se l'affermazione "Nessun elefante è aggressivo" è falsa, quale delle seguenti affermazioni è necessariamente vera?

A. Almeno un elefante è aggressivo
B. Nessun elefante è mansueto
C. Tutti gli elefanti sono mansueti
D. Almeno un elefante è mansueto
E. Tutti gli elefanti sono aggressivi

139) In un ateneo, degli studenti iscritti, il 62% è di sesso maschile, il 36% è fuori corso ed il 9% è lavoratore. Quale delle seguenti affermazioni è necessariamente vera?

A. C'è almeno uno studente di sesso maschile fuori corso
B. C'è almeno uno studente di sesso maschile che non è né lavoratore né fuori corso
C. Non ci sono studenti lavoratori che non siano fuori corso
D. C'è almeno una studentessa in corso e non lavoratrice
E. C'è almeno una studentessa lavoratrice

140) Se è vero che «non tutti i mali vengono per nuocere», sarà necessariamente vera anche UNA delle affermazioni seguenti:

A. i mali non nuocciono
B. quelli che nuocciono non sono mali
C. qualche male non viene per nuocere
D. se non vengono per nuocere non sono mali
E. se sono mali non vengono per nuocere

141) Se è vero che "chi disprezza compra; chi loda vuol lasciare" sarà necessariamente vera anche UNA delle affermazioni seguenti:

A. chi vuol comprare, loda
B. chi vuol lasciare, disprezza
C. chi disprezza, non vuol lasciare
D. chi non vuol comprare, disprezza
E. chi vuol lasciare, non loda

142) Se è vero che «tutti gli intellettuali sono interlocutori noiosi», sarà necessariamente VERA anche UNA delle affermazioni seguenti:

A. nessun interlocutore noioso è intellettuale
B. tutti gli interlocutori sono noiosi
C. alcuni interlocutori noiosi sono intellettuali
D. tutti gli interlocutori sono intellettuali noiosi
E. tutti i noiosi sono intellettuali

143) Si completi correttamente il seguente ragionamento ipotetico: Se non avessi avuto talento non saresti diventato artista; ma sei diventato artista dunque ....

A. hai talento
B. sei artista
C. sarai artista
D. non avrai talento
E. non hai talento

144) Pierino (lo sbruffone) afferma: "Ogni volta che gioco a Tombola, vinco io!". Il suo amico Carletto ribatte che questo non è vero. Carletto ha ragione; dunque necessariamente:

A. qualche volta Carletto ha giocato a tombola con Pierino e altri amici, e non ha vinto Carletto
B. una volta ha giocato a tombola con Pierino e ha vinto Pierino
C. qualche volta Pierino ha giocato a tombola e non ha vinto
D. ogni volta che non ha giocato a tombola con Pierino, ha vinto Carletto
E. ogni volta che ha giocato a tombola, Pierino ha perso

145) CINECA • 2017 In base ai risultati di uno studio condotto l'anno scorso, il 10% dei cittadini italiani è biondo. Sono biondi l'11% delle donne e l'8% degli uomini.
Quale delle seguenti affermazioni è quindi necessariamente vera?

A. In Italia l'anno scorso le donne erano più numerose degli uomini
B. L'anno scorso il 90% delle cittadine italiane non era biondo
C. Non è possibile stabilire se fossero più numerosi gli uomini non biondi oppure le donne italiane non bionde l'anno scorso
D. Nessuna delle altre alternative è corretta
E. L'anno scorso il 92% degli uomini italiani era castano

146) Se è vero che «il riso abbonda sulla bocca degli sciocchi», sarà necessariamente vera anche UNA delle affermazioni seguenti:

A. tutti quelli che ridono sono sciocchi
B. per diventare intelligenti basta ridere poco
C. tutti gli sciocchi ridono poco
D. tutti quelli che non ridono sono intelligenti
E. una persona intelligente non ride troppo

147) Data per vera l'affermazione che «tutti i cani che abbaiano non mordono», sarà necessariamente vera anche UNA delle affermazioni seguenti:

A. se i cani non mordono, abbaiano
B. i cani che mordono non abbaiano
C. alcuni cani che abbaiano mordono
D. tutti gli animali che mordono non sono cani
E. tutti i cani non mordono

148) Se è vero che «tutti i lottatori di sumo sono grassi», sarà necessariamente vera anche una delle affermazioni seguenti:

A. il sumo non è praticato dai magri
B. tutti i grassi sono lottatori di sumo
C. tutti i lottatori di sumo originariamente non erano grassi
D. intensificare la praticare del sumo fa dimagrire
E. sospendere la pratica del sumo fa ingrassare

149) CINECA • 2016 "Veronica è una brava studentessa. Tutti gli studenti di Farmacia sono bravi studenti. Tutti i bravi studenti sono preparati". Date tali premesse, si può dedurre che:

A. solo alcuni studenti di Farmacia sono preparati
B. Veronica è preparata
C. tutti gli studenti preparati sono bravi studenti
D. Veronica è una studentessa di Farmacia
E. solo alcuni bravi studenti sono preparati

150) Giacomo conosce tre ragazze: Susanna, Maria e Daniela. Questi fatti sono veri:

– Giacomo ama almeno una delle tre ragazze
– Se Giacomo ama Susanna ma non Daniela, allora ama anche Maria
– O Giacomo ama sia Daniela che Maria, o nessuna delle due
– Se Giacomo ama Daniela, allora ama anche Susanna
Quali ragazze ama Giacomo?

A. Solo Daniela
B. Solo Maria
C. Solo Susanna
D. Maria e Daniela
E. Nessuna risposta è corretta

151) La frase "ogni giorno in cui vado al mare c'è vento" è falsa. Allora è vero che:

A. vado al mare perché c'è vento
B. non ho mai trovato vento al mare
C. un solo giorno in cui sono andato al mare c'era vento
D. quando c'è vento io sono al mare
E. vi è almeno una giornata in cui sono andato al mare e non c'era vento

152) Il sig. Obesotti si fa assegnare una dieta dal medico curante. La dieta prevede, tra l'altro, le seguenti restrizioni:

1. ogni giorno si può mangiare pane e pasta ma non entrambi;
2. nell'arco della giornata non si può mangiare sia formaggio che carne;
3. se un certo giorno si mangia formaggio, non si può mangiare pasta;
4. se un certo giorno si mangia pasta non si può mangiare carne.

Considera le seguenti affermazioni:

a. non si può mai mangiare pasta;
b. non si possono mangiare formaggio e pasta lo stesso giorno;
c. se si mangia pasta, nello stesso giorno non si possono mangiare né carne né formaggio;
d. non si può mai mangiare carne.

Quale delle seguenti possibilità è vera?

A. Le affermazioni b. e c. sono vere e le altre sono false
B. Le affermazioni a. e c. sono vere e le altre sono false
C. L'affermazione a. è vera e le altre sono false
D. Le affermazioni c. e d. sono vere e le altre sono false
E. L'affermazione b. è vera e le altre sono false

153) "Se mi ammalo, non andrò al mare". In base alla precedente affermazione, è necessariamente vero che:

A. se sono andata al mare significa che non mi sono ammalata
B. se non sono andata al mare vuol dire che mi sono ammalata
C. se non mi ammalo allora andrò al mare
D. solo se mi ammalo non andrò al mare
E. bisogna che mi ammali per non andare al mare

154) "Nella libreria di Claudia tutti i ripiani contengono da un minimo di venti libri a un massimo di cinquanta. Se un ripiano contiene più di trenta libri, è dotato di rinforzo".

Se le precedenti informazioni sono vere, quale delle seguenti affermazioni sulla libreria di Claudia è necessariamente corretta?

A. Alcuni ripiani contenenti venti libri sono dotati di rinforzo
B. Nessun ripiano con venti libri è dotato di rinforzo
C. Bisogna che un ripiano contenga almeno trenta libri perché sia dotato di rinforzo
D. Solo i ripiani che contengono più di trenta libri sono dotati di rinforzo
E. I ripiani contenenti quaranta libri sono dotati di rinforzo

155) "I grandi magazzini generalmente sono costituiti da un numero di piani che va da 2 a 8. Se un magazzino ha più di tre piani ha l'ascensore per tutti i piani". Se le precedenti affermazioni sono vere, quale delle seguenti deve ugualmente essere vera?

A. Per andare al secondo piano non si può usare l'ascensore
B. Solo i piani al di sopra del terzo sono serviti da ascensori
C. Per andare al settimo piano si può sempre prendere un ascensore
D. Per andare al terzo piano si può sempre usare l'ascensore
E. Nei magazzini a due piani non ci sono ascensori

156) Un filosofo sostiene che tutti gli uomini sono alti, che tutti gli alti sono biondi e chi è biondo possiede un conto in banca. Quale delle seguenti affermazioni è quindi corretta?

A. Solo alcuni uomini hanno un conto in banca
B. Tutti gli uomini hanno un conto in banca
C. Alcuni alti non hanno un conto in banca
D. Alcuni uomini non sono biondi
E. Nessun uomo ha un conto in banca

157) Se Marina mi telefona, andiamo insieme al cinema. In base alla precedente affermazione, è necessariamente vero che:

A. se io e Marina non siamo andate insieme al cinema, vuol dire che Marina non mi ha telefonato
B. bisogna che Marina telefoni perché andiamo al cinema insieme
C. se Marina non telefona, io e Marina non andiamo insieme al cinema
D. io e Marina andiamo insieme al cinema solo se Marina mi telefona
E. se io e Marina andiamo insieme al cinema, significa che Marina mi ha telefonato

158) In una classe di un liceo linguistico composta da 26 alunni, ciascun alunno studia tre lingue a scelta tra Inglese, Francese, Spagnolo e Tedesco. Si sa che: 1. Tutti gli alunni tranne 2 studiano l'Inglese 2. 14 alunni studiano il Francese 3. Almeno 3 alunni studiano Spagnolo. Quale delle seguenti affermazioni è necessariamente vera?

A. Almeno tre alunni studiano Spagnolo, Inglese e Francese
B. Due alunni non studiano Francese e Inglese
C. Dodici alunni studiano Francese e Inglese
D. Tutti gli alunni studiano Tedesco
E. Non vi sono alunni che studiano Spagnolo e Tedesco

159) In una versione un po' originale del libro "Le avventure di Pinocchio", la Fata Turchina afferma che: "Pinocchio è un bugiardo; le persone con le gambe corte sono tutte bugiarde; le persone con le gambe corte hanno tutte

il naso lungo". Se la Fata Turchina afferma il VERO, quale dei seguenti asserti è sicuramente VERO?

A. Tutti i bugiardi hanno le gambe corte
B. Pinocchio ha le gambe corte
C. Pinocchio ha il naso lungo
D. Chi ha il naso lungo è bugiardo
E. Chi ha le gambe corte ha il naso lungo ed è bugiardo

160) "Umberto è una persona allegra; le persone grasse sono tutte allegre; le persone grasse sono golose". Se le precedenti affermazioni sono vere, quale delle seguenti è sicuramente vera?

A. Umberto è una persona golosa
B. Umberto è una persona triste
C. Chi è grasso è goloso e allegro
D. Le persone golose sono allegre
E. Umberto è una persona grassa

161) "Oronzo sta bevendo birra scura". In base alla precedente informazione, quale delle seguenti affermazioni è sicuramente esatta?

A. Oronzo talvolta beve birra
B. Le altre opzioni sono errate
C. Ad Oronzo piace la birra
D. Ad Oronzo piace il vino
E. Oronzo è costretto a bere birra scura

162) Considerando veritiere le affermazioni "i francesi non sanno mentire" e "i francesi sono simpatici", allora si può affermare con certezza che:

A. tutti i francesi simpatici sono bugiardi
B. tutti i simpatici sono sinceri
C. tutti i sinceri sono simpatici
D. alcuni francesi simpatici sono bugiardi
E. tutti i francesi sono simpatici e sinceri

163) "Solo se il ragno tesse la tela, la farfalla cade nella trappola". In base alla precedente affermazione, è necessariamente vero che:

A. è impossibile che la farfalla cada nella trappola se il ragno tesse la tela
B. è possibile che la farfalla cada nella trappola anche se il ragno non tesse la tela
C. se la farfalla non cade nella trappola, significa che il ragno non ha tessuto la tela
D. se il ragno non tesse la tela, la farfalla non cade nella trappola
E. se il ragno tesse la tela, sicuramente la farfalla cade nella trappola

164) In base all'informazione "tutte le tartarughe marine sono molto grandi", quale delle seguenti affermazioni è necessariamente vera?

A. È impossibile negare che esista almeno una tartaruga marina piccola
B. Le tartarughe marine sono più grandi di quelle terrestri
C. Non esistono tartarughe più grandi di quelle marine
D. Non esistono tartarughe marine piccole
E. Le tartarughe terrestri sono più grandi di quelle marine

165) "Se Davide dorme al pomeriggio, allora Erica va al cinema con le amiche". Se l'argomentazione precedente è vera, quale delle seguenti è certamente vera?

A. Se Davide dorme al pomeriggio, Erica non va al cinema
B. Se Davide non dorme al pomeriggio, allora Erica non va al cinema con le amiche
C. Se Erica non va al cinema con le amiche vuol dire che Davide non dorme al pomeriggio

D. È impossibile che al pomeriggio Davide ed Erica vadano al cinema insieme
E. Se Erica va al cinema con le amiche significa che Davide dorme al pomeriggio

166) In base all'informazione "tutte le ciambelle riescono con il buco", quale delle seguenti affermazioni è necessariamente vera?

A. Solo le ciambelle riescono con il buco
B. Le ciambelle che riescono con il buco sono più numerose di quelle che riescono senza buco
C. Non esistono ciambelle che riescono senza buco
D. È impossibile negare che esista almeno una ciambella che riesce senza buco
E. Qualche ciambella riesce col buco

167) Condizione necessaria e sufficiente affinché Vincenzo vada a sciare è che non ci sia bel tempo. Se la precedente affermazione è vera, quale tra le seguenti non rappresenta una conclusione corretta?

A. Se il tempo è bello, Vincenzo non va a sciare
B. Se il tempo è brutto, Vincenzo non va a sciare
C. Se Vincenzo va a sciare, allora il tempo non è bello
D. Se il tempo è brutto, Vincenzo va a sciare
E. Se Vincenzo non va a sciare, allora il tempo è bello

168) In base all'informazione "tutti i mobili del Settecento sono molto preziosi", quale delle seguenti affermazioni è necessariamente vera?

A. È impossibile negare che esista almeno un mobile del Settecento poco prezioso
B. Non esistono mobili del Settecento poco preziosi
C. Non esistono mobili più preziosi di quelli del Settecento
D. I mobili del Settecento sono più preziosi di quelli dell'Ottocento
E. Esistono mobili del Settecento poco preziosi

169) "Se Anna sta dormendo, allora Marco è fuori casa". Se la precedente affermazione è vera, allora è anche vero che:

A. se Marco è in casa, allora Anna non sta dormendo
B. Marco è fuori casa solo quando Anna dorme
C. se Marco è in casa, allora Anna sta dormendo
D. se Marco è fuori casa, allora Anna sta dormendo
E. se Anna è sveglia, allora Marco è in casa

170) Ugo dice: "Se questa sera non lavoro vengo al pub. Se Mara è tornata da Milano porto anche lei". La sera, al pub non c'è nessuno. Sicuramente:

A. Ugo lavora e Mara non è tornata da Milano
B. Mara è tornata da Milano e Ugo non lavora
C. Mara era stanca e Ugo ha rinunciato
D. Ugo lavora
E. Mara non è tornata da Milano

171) In base all'informazione "tutti i segnali stradali sono molto chiari", quale delle seguenti affermazioni è necessariamente vera?

A. È impossibile negare che esista almeno un segnale stradale poco chiaro
B. I segnali stradali sono più chiari di quelli marittimi
C. Non esistono segnali stradali non chiari
D. Possono esistere segnali stradali poco chiari
E. Non esistono segnali più chiari di quelli stradali

172) "Chi non mente, è rispettato". In base alla precedente affermazione, è necessariamente vero che:

A. coloro che vengono rispettati sono tutti quelli che non mentono
B. chi non è rispettato mente
C. coloro che vengono rispettati sono solo quelli che non mentono
D. chi mente non viene rispettato
E. chi viene rispettato non mente

173) "Affinché il dirigente possa preparare la sua relazione è necessario che la segretaria inserisca i dati nel computer". Se la precedente affermazione è vera allora è anche vero che:

A. il dirigente ha una relazione clandestina con la segretaria
B. se il dirigente non ha ancora preparato la sua relazione, significa che la segretaria non ha ancora inserito i dati nel computer
C. se il dirigente non prepara la sua relazione è per colpa della segretaria
D. il fatto che il dirigente abbia terminato la sua relazione implica che la segretaria abbia inserito i dati nel computer
E. se il dirigente non preparerà la sua relazione significa che la segretaria dovrà inserire i dati nel computer

174) "Se il muratore sta riposando, allora il capo cantiere è assente". Se la precedente affermazione è vera, allora è anche vero che:

A. il capo cantiere è assente solo quando il muratore si riposa
B. se il muratore non sta riposando, allora il capo cantiere è presente
C. il capo cantiere è presente solo quando il muratore si riposa
D. se il capo cantiere è presente, allora il muratore non sta riposando
E. se il capo cantiere è assente, allora il muratore si riposa

175) In base all'informazione "tutte le materie scientifiche sono molto difficili", quale delle seguenti affermazioni è necessariamente vera?

A. Esistono alcune materie scientifiche facili
B. Non esistono materie scientifiche poco difficili
C. È impossibile negare che esista almeno una materia scientifica poco difficile
D. Non esistono materie più difficili di quelle scientifiche
E. Le materie scientifiche sono più difficili di quelle umanistiche

176) In base all'informazione "tutti i viaggi in treno sono molto disagevoli", quale delle seguenti affermazioni è necessariamente vera?

A. Esistono alcuni viaggi in treno agevoli
B. Non esistono viaggi più disagevoli di quelli in treno
C. I viaggi in treno sono più disagevoli di quelli in aereo
D. È impossibile negare che esista almeno un viaggio in treno poco disagevole
E. Non esistono viaggi in treno poco disagevoli

177) In base all'informazione "Tutte le videocamere digitali sono molto sofisticate", quale delle seguenti affermazioni è necessariamente vera?

A. Le videocamere digitali sono più sofisticate delle altre
B. È impossibile negare che esista almeno una videocamera digitale poco sofisticata
C. Esistono alcune videocamere molto sofisticate
D. Solo le videocamere digitali sono molto sofisticate
E. Non esistono videocamere digitali poco sofisticate

178) In base all'informazione "In tutti i paesi della Provenza si trovano cespugli di lavanda", quale delle seguenti affermazioni è necessariamente vera?

A. È impossibile negare che esista almeno un paese della Provenza dove non si trovano cespugli di lavanda
B. In alcuni paesi della Provenza si trovano cespugli di lavanda
C. I cespugli di lavanda si trovano solo nei paesi della Provenza
D. Non esistono paesi della Provenza dove non si trovino cespugli di lavanda
E. Nei paesi della Provenza non si trovano mai cespugli di lavanda

179) "Chi non pensa prima di parlare in pubblico viene frainteso dai presenti". In base alla precedente affermazione, è necessariamente vero che:

A. parlare in pubblico richiede intelligenza
B. chi viene frainteso dai presenti non ha pensato prima di parlare in pubblico
C. chi non viene frainteso dai presenti non ha pensato prima di parlare in pubblico
D. chi non viene frainteso dai presenti ha pensato prima di parlare in pubblico
E. chi pensa prima di parlare in pubblico non viene frainteso dai presenti

180) In base all'informazione "tutti i ciclisti senza capelli sono grandi scalatori", quale delle seguenti affermazioni è necessariamente vera?

A. Esistono ciclisti senza capelli che sono anche grandi scalatori
B. È impossibile negare che esista almeno un ciclista senza capelli che non sia un grande scalatore
C. Tutti i ciclisti senza capelli sono campioni
D. Non esistono ciclisti senza capelli che non siano grandi scalatori
E. Non esistono scalatori più grandi dei ciclisti senza capelli

181) In base all'informazione "tutti i vignettisti sono arguti", quale delle seguenti affermazioni è necessariamente vera?

A. Non esistono vignettisti non arguti
B. I vignettisti sono i più arguti di tutti
C. È impossibile negare che esista almeno un vignettista non arguto
D. Solo i vignettisti sono arguti
E. Alcuni vignettisti sono poco arguti

182) In base all'informazione "tutte le automobili tedesche sono veloci", quale delle seguenti affermazioni è necessariamente vera?

A. Le automobili tedesche sono più veloci di quelle spagnole
B. Non esistono automobili tedesche lente
C. Non esistono automobili americane più veloci di quelle tedesche
D. È impossibile negare che esista almeno un'automobile tedesca lenta

E. Non esistono automobili tedesche veloci

183) "Prima di andare al ristorante, Fausto deve avvisare sua madre". Se l'argomentazione precedente è vera, quale delle seguenti è certamente vera?

A. Se Fausto va al ristorante, allora non ha avvisato sua madre
B. Se Fausto va al ristorante, allora ha avvisato sua madre
C. Se Fausto avvisa sua madre, allora andrà al ristorante
D. Se Fausto non va al ristorante, allora non ha avvisato sua madre
E. Fausto va al ristorante solo col permesso della madre

184) In base all'informazione "tutti gli alberi da frutto sono molto pregiati", quale delle seguenti affermazioni è necessariamente vera?

A. Non esistono alberi da frutto poco pregiati
B. Alcuni alberi da frutto sono molto pregiati
C. È impossibile negare che esista almeno un albero da frutto poco pregiato
D. Non esistono alberi più pregiati di quelli da frutto
E. Gli alberi da frutto sono più pregiati di quelli sempreverdi

185) In base all'informazione "tutti i fiumi francesi sono navigabili", quale delle seguenti affermazioni è necessariamente vera?

A. I fiumi francesi sono più navigabili di quelli italiani
B. Esistono alcuni fiumi francesi navigabili
C. Non esistono fiumi più larghi di quelli francesi
D. È impossibile negare che esista almeno un fiume francese non navigabile
E. Non esistono fiumi francesi non navigabili

186) "Se Ugo legge, allora Mauro va a dormire". Se l'affermazione precedente è vera, quale delle seguenti deve essere vera?

A. Se Mauro va a dormire, allora Ugo legge
B. Se Ugo non legge, allora Mauro non va a dormire
C. Se Ugo non legge, allora Mauro va a dormire
D. Se Mauro non va a dormire, allora Ugo non legge
E. Se Mauro non va a dormire, allora Ugo legge

187) In base all'informazione "tutte le trasmissioni dedicate agli animali sono molto seguite", quale delle seguenti affermazioni è necessariamente vera?

A. Le trasmissioni dedicate agli animali sono più seguite di quelle dedicate alla Borsa
B. Non esistono trasmissioni più seguite di quelle dedicate agli animali
C. Esistono alcune trasmissioni dedicate agli animali molto seguite
D. Non esistono trasmissioni dedicate agli animali poco seguite
E. È impossibile negare che esista almeno una trasmissione dedicata agli animali poco seguita

188) In base all'informazione "tutti i palazzi americani sono molto alti", quale delle seguenti affermazioni è necessariamente vera?

A. Non esistono palazzi americani bassi
B. È impossibile negare che esista almeno un palazzo americano basso
C. Alcuni palazzi americani sono alti
D. Non esistono palazzi più alti di quelli americani

E. I palazzi americani sono più alti di quelli giapponesi

189) In base all'informazione "tutte le canzoni d'amore sono molto melense", quale delle seguenti affermazioni è necessariamente vera?

A. Esistono alcune canzoni d'amore poco melense
B. Non esistono canzoni più melense delle ninne nanne per bambini
C. Le canzoni d'amore sono più melense di quelle impegnate
D. Non esistono canzoni d'amore poco melense
E. È impossibile negare che esista almeno una canzone d'amore poco melensa

190) Per avere la busta paga, è sufficiente rivolgersi in segreteria. Se l'affermazione precedente è vera, quale delle seguenti è certamente vera?

A. Per avere la busta paga non è necessario rivolgersi in segreteria
B. Per avere la busta paga è necessario rivolgersi in segreteria
C. L'unico ufficio autorizzato alla consegna della busta paga è la segreteria
D. Per avere la busta paga, bisogna rivolgersi in segreteria
E. In segreteria ha sede la cassaforte con tutte le buste paga

191) "Chi non mangia carote tutti i giorni accusa problemi alla vista in età avanzata". In base alla precedente affermazione, è necessariamente vero che:

A. chi mangia carote tutti i giorni non accusa problemi alla vista in età avanzata
B. chi non accusa problemi alla vista in età avanzata ha mangiato carote tutti i giorni
C. le altre risposte sono tutte errate
D. chi accusa problemi alla vista in età avanzata non ha mangiato carote tutti i giorni
E. chi accusa problemi alla vista in età avanzata ha mangiato carote tutti i giorni

192) "È necessario sapere parlare l'inglese molto bene per poter lavorare nell'azienda gamma". Se la precedente affermazione è vera, allora quale tra le seguenti lo è sicuramente?

A. Se Alberto parla l'inglese meglio di Angelo, verrà assunto nell'azienda gamma al suo posto
B. Se Alberto parla male l'inglese, allora non può lavorare nell'azienda gamma
C. Se Alberto parla bene l'inglese, potrà scegliere in quale azienda andare a lavorare
D. Se Alberto lavora nell'azienda gamma, allora parla l'inglese molto male
E. Se Angelo parla l'inglese meglio di Alberto, verrà assunto nell'azienda gamma al suo posto

193) Se l'affermazione "tutti gli avvocati italiani sono bassi" è FALSA, quale delle seguenti proposizioni è necessariamente vera?

A. Almeno un avvocato italiano è basso
B. Alcuni avvocati spagnoli sono alti
C. Nessun avvocato italiano è basso
D. Tutti gli avvocati italiani sono alti
E. Almeno un avvocato italiano non è basso

194) "Non esiste abitazione senza riscaldamento". Se la precedente affermazione è FALSA, quale delle seguenti è necessariamente vera?

A. Tutte le abitazioni sono senza riscaldamento

B. Molte abitazioni hanno il riscaldamento
C. Esiste almeno un'abitazione senza riscaldamento
D. Nessuna abitazione ha il riscaldamento
E. Tutte le abitazioni hanno il riscaldamento

195) Se l'affermazione "tutti i dischi pop hanno ritmo" è FALSA, quale delle seguenti proposizioni è necessariamente vera?

A. Almeno un disco pop ha ritmo
B. Alcuni dischi rock hanno ritmo
C. Nessun disco pop ha ritmo
D. Pochi dischi pop non hanno ritmo
E. Almeno un disco pop non ha ritmo

196) Se l'affermazione "tutti i calciatori sono ricchi" è FALSA, quale delle seguenti proposizioni è necessariamente vera?

A. Nessun calciatore è ricco
B. Tutti i ricchi sono calciatori
C. Almeno un calciatore non è ricco
D. Non esiste nessun calciatore che non sia ricco
E. Molti calciatori sono ricchi

197) Se l'affermazione "tutti i pittori sono ricchi" è FALSA, quale delle seguenti affermazioni è necessariamente vera?

A. Almeno un pittore non è ricco
B. Molti pittori sono poveri
C. Nessun pittore è ricco
D. I pittori sono meno ricchi dei tennisti
E. I pittori sono pieni di debiti

198) "Non esiste pentola senza coperchio". Se la precedente affermazione è FALSA, quale delle seguenti è necessariamente vera?

A. Nessuna pentola ha il coperchio
B. Tutte le pentole hanno il coperchio
C. Esiste almeno una pentola senza coperchio
D. Tutte le pentole sono senza coperchio
E. Esistono molte pentole con il coperchio

199) CINECA • 2019 "Non esiste rosa senza spine". Se la precedente affermazione e FALSA, quale delle seguenti e necessariamente vera?

A. Nessuna rosa ha le spine
B. Nessuna delle altre alternative è corretta
C. Tutte le rose hanno le spine
D. Alcune rose hanno le spine
E. Esiste almeno una rosa senza spine

200) "Non esiste pendio senza alberi". Se la precedente affermazione è FALSA, quale delle seguenti è necessariamente vera?

A. Nessun pendio ha gli alberi
B. Tutti i pendii sono senza alberi
C. Esiste almeno un pendio senza alberi
D. Molti pendii sono privi di alberi
E. Tutti i pendii hanno gli alberi

201) "Non esiste città senza centro storico". Se la precedente affermazione è FALSA, quale delle seguenti è necessariamente vera?

A. Nessuna città ha il centro storico
B. Molte città non hanno un centro storico
C. Tutte le città hanno il centro storico
D. Esiste almeno una città senza centro storico
E. Tutte le città sono senza centro storico

202) M/O • 2018 "Ogni volta che mi alzo dal letto, provo delle vertigini".

Se la precedente affermazione è FALSA, quale delle seguenti è certamente vera?

A. Almeno una volta mi sono alzato dal letto senza provare vertigini
B. Quando mi alzo dal letto non provo mai vertigini
C. Tutte le mattine provo delle vertigini
D. Almeno una volta mi sono alzato dal letto e ho provato delle forti vertigini
E. Quando non mi alzo dal letto non provo vertigini

203) "Tutte le volte che ho copiato il compito in classe, sono stato scoperto". Se la precedente affermazione è FALSA, quale delle seguenti è certamente vera?

A. Almeno una volta ho copiato il compito in classe e non sono stato scoperto
B. Tutte le volte che ho copiato il compito in classe, non sono stato scoperto
C. Quando copio il compito in classe, non vengo mai scoperto
D. Quando non copio il compito in classe, non raggiungo la sufficienza
E. Nessuna delle altre risposte è corretta

204) Se l'affermazione "tutte le diete fanno dimagrire" è FALSA, quale delle seguenti alternative è necessariamente vera?

A. Tutte le diete fanno ingrassare
B. Almeno una dieta fa dimagrire
C. Nessuna dieta fa dimagrire
D. Alcune diete fanno ingrassare
E. Almeno una dieta non fa dimagrire

205) "Non si può escludere che, se Luigi non si fosse ubriacato, la festa sarebbe riuscita". In base alla precedente affermazione, quale delle seguenti è certamente vera?

A. Se la festa non fosse riuscita, sicuramente Luigi non si sarebbe ubriacato
B. È possibile che la festa sarebbe riuscita, qualora Luigi si fosse ubriacato
C. La festa sarebbe riuscita se Luigi fosse stato sobrio
D. Se la festa fosse riuscita, è possibile che Luigi non si sarebbe ubriacato
E. È possibile che la festa sarebbe riuscita qualora Luigi non si fosse ubriacato

206) "Non si può escludere che, se Tommaso non si fosse infortunato, la sua squadra avrebbe vinto". In base alla precedente affermazione, quale delle seguenti è certamente vera?

A. La squadra di Tommaso avrebbe vinto se egli fosse stato esente da infortuni
B. Se la squadra di Tommaso avesse vinto, è possibile che egli sarebbe stato esente da infortuni
C. È possibile che la squadra di Tommaso avrebbe vinto qualora egli non si fosse infortunato
D. La squadra di Tommaso avrebbe sicuramente vinto qualora egli non si fosse infortunato
E. È possibile che la squadra di Tommaso avrebbe vinto, qualora egli si fosse infortunato

207) Contro uno dei più diffusi luoghi comuni che riguardano gli italiani, un famoso giornalista statunitense afferma che non è vero che tutti gli italiani cantano e mangiano spaghetti. Dunque egli sta affermando che:

A. chiunque non mangi spaghetti e non canti può essere italiano
B. gli italiani non cantano e non mangiano spaghetti
C. tutti gli italiani mangiano spaghetti ma non cantano

D. c'è qualche italiano che non canta oppure che non mangia spaghetti
E. gli italiani o mangiano spaghetti o cantano

208) "In base alle statistiche dell'ospedale, i medici hanno appurato che non è falsa la tesi secondo cui quella malattia non è mortale". Basandosi sulla precedente affermazione, quale delle seguenti alternative è vera?

A. I dati delle statistiche dell'ospedale sono poco significativi
B. Quella malattia non è mortale, in base alle statistiche dell'ospedale
C. In base alle statistiche dell'ospedale, i medici non hanno potuto appurare il livello di mortalità di quella malattia
D. Quella malattia è mortale, in base alle statistiche dell'ospedale
E. Basandosi sulle statistiche dell'ospedale, i medici non possono affermare la falsità della tesi secondo la quale quella malattia è mortale

209) Alberto ha tre figlie, Katia, Elisabetta e Marina, due delle quali sono bionde e una mora. Se Katia è bionda, allora lo è anche Elisabetta; se Elisabetta è bionda allora lo è anche Marina. In base a queste informazioni, quale delle seguenti è sicuramente vera?

A. Marina e Elisabetta sono more
B. Katia e Elisabetta sono bionde
C. Elisabetta è mora e Katia è bionda
D. Katia è mora e Marina è bionda
E. Katia è bionda e Marina è mora

210) "Se Ivano corre in moto, allora Bianca è in apprensione". Se l'argomentazione precedente è vera, quale delle seguenti è certamente vera?

A. Se Bianca non è in apprensione significa che Ivano non corre in moto
B. È necessario che Ivano corra in moto perché Bianca sia in apprensione
C. Se Bianca è in apprensione, allora Ivano corre in moto
D. Bianca è in apprensione solo se Ivano corre in moto
E. Se Ivano non corre in moto allora Bianca non è in apprensione

211) Se l'affermazione "Nessun cuoco è magro" è FALSA, quale delle seguenti affermazioni è necessariamente vera?

A. Tutti i cuochi sono magri
B. Nessun cuoco è grasso
C. Almeno un cuoco è grasso
D. I cuochi sono tutti grassi
E. Almeno un cuoco è magro

212) "Non esiste campo senza recinto". Se la precedente affermazione è FALSA, quale delle seguenti è necessariamente vera?

A. Tutti i campi hanno il recinto
B. Tutti i campi sono senza recinto
C. Esiste almeno un campo senza recinto
D. Non vi sono recinti senza campi
E. Nessun campo ha il recinto

213) Se l'affermazione "Tutte le barche a remi sono leggere" è falsa, quale delle seguenti affermazioni è necessariamente vera?

A. Almeno una barca a remi è leggera
B. Non esistono barche a remi leggere
C. Almeno una barca a remi non è leggera
D. Alcune barche a motore sono leggere
E. Tutte le barche a remi sono pesanti

214) Ad una festa partecipano 8 studenti, i quali complessivamente possiedono 17 cellulari. Determinare quale delle seguenti affermazioni è sicuramente vera.

A. Nessun ragazzo possiede più di 3 cellulari
B. Almeno un ragazzo possiede esattamente 3 cellulari
C. C'è un unico ragazzo che possiede esattamente 3 cellulari
D. C'è un unico ragazzo che possiede almeno 3 cellulari
E. Almeno un ragazzo possiede almeno 3 cellulari

215) "Tutte le star del cinema degli anni Quaranta sono leggendarie. Marlene Dietrich è una star del cinema degli anni Quaranta". In base alle precedenti informazioni, quale delle seguenti affermazioni è certamente vera?

A. Marlene Dietrich è un'attrice tedesca
B. Marlene Dietrich è leggendaria
C. Alcune star del cinema degli anni Quaranta erano tedesche
D. Nessuna delle altre alternative è corretta
E. Per entrare nella leggenda del cinema bisogna essere stati attori negli anni Quaranta

216) "Gli studenti del corso sono contenti di avere ulteriori spiegazioni ogni volta che le chiedono. Il professore spiega loro che approfondire eventuali dubbi sortisce spesso un effetto benefico". Se le precedenti proposizioni sono vere allora è vero che:

A. il professore non si ritrae innanzi ad alcuna richiesta degli studenti
B. gli studenti chiedono frequentemente ulteriori spiegazioni
C. nutrire dubbi su un argomento può essere condizione favorevole all'apprendimento
D. il professore fornisce spiegazioni sempre e solo se richieste
E. nutrire dubbi su un argomento è condizione necessaria e sufficiente per capirlo

217) La seguente proposizione è VERA:

Nessuna stella della nostra galassia è una nana azzurra

Sulla base di quanto affermato si stabiliscono le seguenti proposizioni:
(a) Almeno una stella della nostra galassia è una nana azzurra
(b) Qualsiasi stella della nostra galassia è una nana bianca
(c) Se una stella appartiene alla nostra galassia, allora non è una nana azzurra
(d) Ogni stella della nostra galassia non è una nana azzurra
Quale delle proposizioni (a), (b), (c) e (d) è VERA oppure FALSA?

A. (a) è falsa, (b) è vera, (c) è falsa, (d) è falsa
B. (a) è vera, (b) è falsa, (c) è vera, (d) è falsa
C. (a) è falsa, (b) è vera, (c) è vera, (d) è vera
D. (a) è falsa, (b) è falsa, (c) è vera, (d) è vera
E. (a) è vera, (b) è falsa, (c) è falsa, (d) è vera

218) Dieci amici, per fare una scampagnata, hanno a disposizione tre auto da cinque posti. Quale delle seguenti affermazioni possiamo ritenere certamente vera?

A. Nessuna auto partirà piena
B. Nessuna auto rimarrà vuota
C. Se un'auto rimarrà vuota, almeno un'auto sarà piena
D. Almeno un'auto rimarrà vuota
E. Almeno un'auto partirà piena

219) Francesca afferma che "tutti gli studenti di Ingegneria Biomedica han-

no partecipato almeno una volta al test di Medicina". Sapendo che l'affermazione di Francesca è falsa, determinare quale delle seguenti situazioni è sicuramente verificata.

A. Almeno uno studente di Ingegneria Biomedica ha superato il test di Medicina
B. Almeno uno studente che ha partecipato al test di Medicina non si è iscritto a Ingegneria Biomedica
C. Almeno uno studente di Ingegneria Biomedica non ha mai partecipato al test di Medicina
D. Almeno uno studente di Ingegneria Biomedica ha partecipato al test di Medicina
E. Nessuno studente di Ingegneria Biomedica ha mai partecipato al test di Medicina

220) Dall'analisi delle risposte fornite ad un esame per il conseguimento della patente di guida, emerge che, per ognuna delle 40 domande, c'è stato almeno un candidato che ha fornito la risposta corretta. Determinare, sulla base di questa sola informazione, quale delle seguenti situazioni si è necessariamente verificata.

A. Esiste un candidato che ha risposto in maniera errata a tutte le domande
B. Esiste un candidato che ha risposto correttamente a tutte le domande
C. Esiste almeno una domanda a cui tutti i candidati hanno risposto correttamente
D. Nessuna domanda è stata lasciata senza risposta da tutti i candidati
E. Tutti i candidati hanno risposto correttamente ad almeno 30 domande

221) "Paolo è così amico di Giuseppe e di Claudio che quando lui va alle feste ci vanno anche i suoi due amici". Data la frase precedente, quale delle seguenti affermazioni è certamente vera?

A. Paolo ieri è andato ad una festa, quindi sicuramente c'erano anche Giuseppe e Claudio
B. Ieri Claudio è andato ad una festa, quindi c'è andato anche Paolo
C. Giuseppe ieri era ad una festa, quindi sicuramente c'è andato anche Claudio
D. Giuseppe e Claudio ieri erano ad una festa, quindi c'era anche Paolo
E. Ieri c'era una festa alla quale Paolo non è andato, quindi anche Giuseppe e Claudio non c'erano

222) Se Marina mi telefona, andiamo insieme al cinema. In base alla precedente affermazione, è necessariamente vero che:

A. se io e Marina andiamo insieme al cinema, significa che Marina mi ha telefonato
B. se Marina non telefona, io e Marina non andiamo insieme al cinema
C. io e Marina andiamo insieme al cinema solo se Marina mi telefona
D. se io e Marina non siamo andate insieme al cinema, vuol dire che Marina non mi ha telefonato
E. bisogna che Marina telefoni perché andiamo al cinema insieme

Date le premesse, non è necessariamente vero che

223) "Arturo andrà a sciare se e solo se comprerà gli scarponi". In base alla precedente affermazione, quale delle seguenti non è necessariamente vera?

A. Se Arturo non comprerà gli scarponi, non andrà a sciare
B. Se Arturo non comprerà gli scarponi allora non andrà a sciare

C. È sufficiente che Arturo compri gli scarponi perché vada a sciare
D. Se Arturo è andato a sciare allora ha comprato gli scarponi
E. Anche se Arturo comprerà gli scarponi, potrebbe non andare a sciare

224) CINECA • 2019 **"Tutti i tau sono lambda; tutti gli omega sono tau; tutti i lambda sono delta". In base alle precedenti affermazioni, quale delle seguenti NON è necessariamente vera?**

A. I non lambda sono non delta
B. Tutti gli omega sono lambda
C. Tutti i tau sono delta
D. I non delta sono non lambda
E. I non tau sono non omega

225) "Solo se la rappresentazione teatrale è in atto, gli spettatori non parlano a voce alta". In base alla precedente affermazione, quale delle seguenti non è necessariamente vera?

A. Se la rappresentazione teatrale non è in atto, gli spettatori parlano a voce alta
B. Se gli spettatori non parlano ad alta voce significa che la rappresentazione teatrale è in atto
C. È sufficiente che la rappresentazione teatrale non sia in atto perché gli spettatori parlino a voce alta
D. Se gli spettatori parlano a voce alta allora vuol dire che la rappresentazione teatrale non è in atto
E. Se gli spettatori parlano a voce bassa allora vuol dire che la rappresentazione teatrale è in atto

226) "Solo se conservati nel congelatore, i surgelati non si deteriorano". In base alla precedente affermazione, quale delle seguenti alternative non è necessariamente vera?

A. Se non sono conservati nel congelatore, i surgelati si deteriorano
B. Condizione necessaria perché i surgelati non si deteriorino è che siano conservati nel congelatore
C. Se non vengono conservati nel congelatore, i surgelati si deteriorano
D. I surgelati non deteriorati sono stati conservati nel congelatore
E. I surgelati deteriorati non sono stati conservati nel congelatore

227) "Solo se imballati con cura, i vasi di ceramica non si rompono durante il trasporto". In base alla precedente affermazione, quale delle seguenti non è necessariamente vera?

A. I vasi di ceramica che non si rompono durante il trasporto sono stati imballati con cura
B. Le alternative sono tutte vere
C. Se non vengono imballati con cura, i vasi di ceramica si rompono durante il trasporto
D. Condizione necessaria perché i vasi di ceramica non si rompano durante il trasporto è che siano imballati con cura
E. I vasi di ceramica che si rompono durante il trasporto non sono stati imballati con cura

228) M/O • 2016 **"Chi legge un quotidiano al giorno o utilizza spesso internet è informato; i social specialist utilizzano spesso internet; Luisa è una social specialist". Se le precedenti affermazioni sono corrette, quale delle seguenti NON è necessariamente vera?**

A. Luisa utilizza spesso internet
B. Le social specialist sono informate
C. Chi è informato utilizza spesso internet
D. Luisa è informata
E. Non esistono persone disinformate che leggano un quotidiano al giorno

229) "Giovanni gioca e studia. Chi studia trova lavoro e legge. Luisa studia e suona. Chi suona è sensibile e ha molti amici. Chi legge è sensibile". Se le precedenti affermazioni sono vere, NON si può affermare con certezza che:

A. Giovanni legge
B. Giovanni è sensibile
C. Luisa trova lavoro
D. Giovanni ha molti amici
E. Chi non è sensibile non studia

Date le premesse, è falso che

230) Sergio, Claudia, Nico e Adamo possiedono ciascuno un solo animale. I loro animali sono un coniglio, un canarino, un tigrotto e un pesce palla. L'animale di Nico ha 4 zampe; quello di Sergio ha il pelo; Adamo ha un uccellino e sia Claudia sia Nico non possiedono tigrotti. Quale delle seguenti affermazioni è falsa?

A. Adamo ha un canarino
B. Claudia ha un pesce
C. Sergio ha un coniglio
D. Sergio ha un tigrotto
E. Nico ha un coniglio

231) I beati stanno giocando contro gli ubriachi. I beati hanno già vinto più partite degli ubriachi. Se gli ubriachi vincessero la partita in corso, quale delle seguenti affermazioni risulterebbe necessariamente falsa?

A. Gli ubriachi perderanno sicuramente la prossima partita
B. Il numero delle partite vinte dagli ubriachi potrebbe essere maggiore rispetto al numero delle partite vinte dai beati
C. Gli ubriachi potrebbero sopravanzare i beati vincendo anche la prossima partita
D. Il numero delle partite vinte dagli ubriachi potrebbe comunque restare inferiore rispetto al numero di partite vinte dai beati
E. Il numero delle partite vinte dagli ubriachi potrebbe uguagliare il numero di partite vinte dai beati

232) V • 2014 Nel deserto ci sono 3 accampamenti:
- l'accampamento X si trova a 30 km ad ovest rispetto all'accampamento Z;
- l'accampamento Y si trova a 40 km a sud rispetto all'accampamento X;
- la distanza tra l'accampamento Z e l'accampamento Y è di 50 km.
La capacità di trasmissione radio varia da accampamento ad accampamento. Il segnale radio dall'accampamento X copre un raggio di 10 km; dall'accampamento Y copre un raggio di 20 km e dall'accampamento Z copre un raggio di 40 km.
Quale delle seguenti affermazioni NON è corretta?

A. Un soldato che riceve un segnale dall'accampamento X capta sempre il segnale dall'accampamento Z, ma non capta mai il segnale dall'accampamento Y
B. È possibile che un soldato capti un segnale trasmesso dall'accampamento Y e dall'accampamento X, ma non possa captare un segnale dall'accampamento Z
C. È impossibile per un soldato in pattugliamento nel deserto captare un segnale trasmesso da tutti e tre gli accampamenti
D. È possibile che un soldato capti un segnale trasmesso dall'accampamento Y e dall'accampamento Z, ma non possa captare un segnale dall'accampamento X
E. Un soldato che riceve un segnale dall'accampamento Y può non es-

sere in grado di captare un segnale dall'accampamento Z e neanche di captare un segnale dall'accampamento X

233) I sostenitori del vitalismo 'scientistico' sono stati numerosi ed annoverano nelle loro file scienziati di grande valore. Ma, mentre una cinquantina d'anni or sono i vitalisti si reclutavano fra i biologi (il più noto dei quali, H. Driesch, abbandonò l'embriologia per dedicarsi alla filosofia), oggi essi provengono soprattutto dalle scienze fisiche, come Elsasser e Polanyi. Ed è comprensibile che la stranezza degli esseri viventi abbia colpito i fisici in misura ancor maggiore dei biologi. Per quanto riguarda, ad esempio, Elsasser, il suo atteggiamento è in sintesi il seguente: le proprietà strane degli esseri viventi, l'invarianza e la teleonomia, non violano probabilmente la fisica, ma esse non sono spiegabili appieno in termini di forze fisiche e di interazioni chimiche, rilevate dallo studio dei sistemi non viventi. È dunque indispensabile ammettere che alcuni principi i quali si sommerebbero a quelli della fisica, operano nella materia vivente e non nei sistemi non viventi, dove di conseguenza essi, come principii elettivamente vitali, non possono essere reperiti. Sono questi principi (o leggi biotoni che, per usare la terminologia di Elsasser) che è necessario chiarire.

Sulla base della lettura del testo sopra riportato, quale delle seguenti affermazioni è FALSA?

A. Il vitalismo scientistico tenta di spiegare le proprietà strane degli esseri viventi, quali l'invarianza e la teleonomia
B. I sostenitori del vitalismo scientifico al giorno d'oggi provengono prevalentemente dalle scienze fisiche
C. Elsasser definisce "leggi biotoniche" i principi che operano nella materia vivente
D. Elsasser sosteneva che tutti i fenomeni viventi sono spiegabili in termini di interazioni chimiche e forze fisiche
E. Elsasser ammette che alcuni principi sommantisi alle leggi della chimica e della fisica operano nella materia vivente e non nei sistemi non viventi

234) "Secondo il critico d'arte Giovanni Morelli, attivo negli ultimi decenni del XIX secolo, particolari considerati di solito senza importanza, o addirittura triviali, 'bassi', forniscono una chiave privilegiata per accedere ai prodotti più elevati dello spirito umano. «I miei avversari – scriveva ironicamente Morelli – si compiacciono di qualificarmi per uno il quale non sa vedere il senso spirituale di un'opera d'arte e per questo dà una particolare importanza a mezzi esteriori, quali le forme della mano, dell'orecchio, e persino, horribile dictu, di un così antipatico oggetto qual è quello delle unghie». Ma questi dati marginali sono, per Morelli, rivelatori, perché costituiscono i momenti in cui il controllo dell'artista, legato alla tradizione culturale, si allenta per cedere il posto a tratti puramente individuali, «che gli sfuggono senza che egli se ne accorga»".

Carlo Ginzburg, *Miti, Emblemi, Spie*

Le frasi sotto riportate sono state tutte, meno una, tratte dal saggio su Morelli del quale qui è stata citata una parte significativa. Individuare, perché incongruente, la frase indebitamente inserita:

A. I grandi artisti non sono influenzati dalle norme della tradizione, a cui per lo più si contrappongono
B. Data l'attenzione evidente per gli elementi inconsci dell'attività dell'ar-

tista, si può comprendere come Morelli abbia interessato Freud
C. I nostri piccoli gesti inconsapevoli possono rivelare il nostro carattere più di qualunque atteggiamento formale
D. Se la realtà è opaca, esistono zone privilegiate – spie, indizi – che consentono a un osservatore attento di decifrarla
E. Grazie al suo metodo indiziario Morelli fu in grado di proporre nuove attribuzioni nei principali Musei d'Europa

Date le premesse, si può dedurre che

235) Thomas Malthus scrisse nel "*Saggio sui principi della popolazione*" che la crescita di popolazioni di piante o animali, ivi compreso l'uomo, segue una progressione geometrica, mentre la capacità di aumentare le fonti di cibo segue una progressione aritmetica.
Quale delle seguenti risposte è logicamente collegata all'affermazione di Malthus?

A. Non esiste conflitto tra progressione aritmetica e progressione geometrica
B. Una popolazione in espansione si appropria delle fonti di cibo di altre popolazioni
C. Una popolazione in espansione scatena l'aggressività delle popolazioni confinanti
D. Le popolazioni si espandono occupando spazi appartenenti ad altre popolazioni confinanti più deboli
E. Le fonti di cibo limitano automaticamente l'espandersi di una popolazione

236) CINECA • 2018 Da "Chi dorme non piglia pesci" segue logicamente che:

A. chi piglia pesci non dorme
B. chi non dorme piglia pesci
C. chi non piglia pesci non dorme
D. il sonno e la veglia sono del tutto irrilevanti sulla quantità dei pesci pescati
E. chi non piglia pesci dorme

237) L'italiano che afferma che tutti gli italiani sono sempre bugiardi dice:

A. una affermazione perfettamente verificabile
B. il vero
C. una bugia
D. niente di nuovo
E. una cosa ovvia

238) Dopo mesi di indagini, la guardia di finanza ha arrestato un professionista coinvolto in un giro di tangenti. Da quanto esposto, una sola delle deduzioni ricavate è indiscutibile:

A. qualcuno ha giocato sulla sua ingenuità
B. la sua è stata una debolezza passeggera
C. era in combutta con uno o più complici
D. tutti i professionisti sono corrotti
E. c'è stato un errore di persona

239) In un romanzo il nipote "con la sua ritrosa ironia" dice allo zio: "Tu, zione, corteggi la morte". Se ne deduce correttamente che:

A. lo zio desidera morire
B. lo zio teme che il nipote voglia la sua eredità
C. il nipote parla della morte come di una donna sgradevole
D. il nipote proietta sullo zio un suo desiderio inconscio
E. il nipote desidera la morte dello zio

240) Di un gruppo di persone si sa che non è vero che "tutti i maschi sono originari della Sicilia". Se ne può dedurre che in quel gruppo:

A. tutte le persone originarie della Sicilia sono femmine
B. c'è almeno un maschio che non è originario della Sicilia
C. tutte le femmine sono originarie della Sicilia
D. c'è almeno una persona originaria della Sicilia che non è maschio
E. c'è almeno una femmina che non è originaria della Sicilia

241) Lucia, Francesco e Roberta parlano dei loro viaggi futuri. Lucia afferma: "Se Roberta andrà a Londra, anch'io andrò a Londra". Francesco afferma: "Esattamente due di noi andranno a Londra". Da queste affermazioni possiamo dedurre con certezza che:

A. Lucia andrà a Londra
B. Lucia non andrà a Londra
C. Roberta e Lucia andranno a Londra
D. Roberta andrà a Londra
E. Francesco andrà a Londra

242) Se tutti gli elefanti hanno la proboscide e nessun quadrupede ha le piume, possiamo affermare che:

A. nessun elefante ha le piume
B. tutti i quadrupedi hanno le piume
C. tutti i quadrupedi hanno la proboscide
D. alcuni elefanti hanno le piume
E. nessun quadrupede ha la proboscide

243) In un villaggio egiziano tutti i camerieri sono tedeschi e tutti i tedeschi sono biondi. Ne consegue che:

A. alcuni camerieri tedeschi sono biondi
B. tutti i biondi sono tedeschi
C. tutti i tedeschi sono camerieri
D. tutti i biondi sono camerieri
E. tutti i camerieri sono biondi

244) "Strada scivolosa in caso di ghiaccio". Se la precedente affermazione è vera allora è possibile dedurre che:

A. se c'è ghiaccio la strada non è scivolosa
B. se non c'è ghiaccio la strada è scivolosa
C. se non c'è ghiaccio la strada non è scivolosa
D. se c'è ghiaccio la strada è scivolosa
E. la strada è scivolosa solo in presenza di ghiaccio

245) CISIA • 2015 **Se è falso che *nessuno degli abitanti di un condominio ha almeno due automobili* allora si può dedurre che:**

A. ogni abitante del condominio ha almeno due automobili
B. c'è un abitante del condominio che ha una sola automobile
C. c'è un abitante del condominio che ha esattamente due automobili
D. ogni abitante del condominio ha meno di due automobili
E. c'è un abitante del condominio che ha almeno due automobili

246) Tutti i bambini piangono quando hanno freddo. Marco ha freddo, pertanto:

A. Marco è un bambino
B. Marco ha freddo ma resiste
C. Marco si copre
D. Marco piange
E. non è possibile stabilire il comportamento di Marco

247) Luca dice alternativamente il vero e il falso (cioè ogni sua affermazione vera è seguita da una falsa, e viceversa). Quale delle seguenti affermazioni è attribuibile a Luca?

A. La mia precedente affermazione è vera
B. La mia precedente affermazione e la mia prossima affermazione sono vere
C. La mia precedente affermazione è falsa

D. Entrambe le mie affermazioni sono false
E. Questa mia affermazione è falsa

248) Se sono corrette le seguenti affermazioni: "Tutti i pompieri sono coraggiosi. Tutti i piloti sono coraggiosi. Tutti i piloti amano il cielo", quale delle seguenti ulteriori affermazioni potrebbe far concludere che tutti i pompieri amano il cielo?

A. Chi ama il cielo è un pompiere
B. Tutti i pompieri sanno volare
C. Tutti i piloti sono anche pompieri
D. Non ci sono pompieri che siano anche piloti
E. Tutte le persone coraggiose amano il cielo

249) Se sono vere le seguenti affermazioni: "gli Italiani amano il calcio / il calcio è uno sport / chi ama il calcio adora il mare", l'unica deduzione plausibile è che:

A. chi va al mare ama il calcio
B. i calciatori vanno raramente al mare
C. gli italiani amano tutti gli sport
D. chi ama il basket detesta il mare
E. gli italiani amano il mare

250) CISIA • 2016 Gabriele, Luciano e Michele hanno sostenuto un esame all'università.

Gabriele dice: ***Solo due di noi hanno superato l'esame***
Michele dice: ***Se Luciano ha passato l'esame, allora l'ho passato anch'io***
Se le due affermazioni precedenti sono vere, possiamo dedurre che:
A. Gabriele non ha passato l'esame
B. Gabriele ha passato l'esame
C. Luciano ha passato l'esame
D. Michele ha passato l'esame
E. Michele non ha passato l'esame

251) Andrea possiede un mazzo di carte: su ogni carta sono segnati due numeri, uno su ogni faccia. Nel suo mazzo, dietro ogni numero pari c'è un multiplo di 3. Ne consegue che, nel mazzo di carte di Andrea:

A. ci può essere una carta che contiene 11 su un lato e 18 sull'altro
B. nessuna carta può avere su un lato un numero doppio di quello che c'è sul lato opposto
C. una carta può contenere 3 su un lato e 5 sull'altro
D. nessuna carta può avere lo stesso numero su entrambi i lati
E. se su un lato c'è 15, sull'altro lato non ci può essere 7

252) Nel paese di Belpoggio tutti i ragazzi praticano qualche sport. Se:

chi gioca a calcio fa anche nuoto
chi gioca a tennis non fa nuoto
chi gioca a pallavolo gioca anche a calcio
si può concludere che:
A. chi fa nuoto gioca anche a calcio
B. chi gioca a tennis gioca anche a calcio
C. chi gioca a pallavolo fa anche nuoto
D. chi fa nuoto e gioca a pallavolo, gioca anche a tennis
E. chi non gioca a calcio non fa nuoto

253) Quando esce di casa, la signora Pazzerelli porta con sé l'ombrello se splende il sole e gli occhiali da sole se nevica. Si può dedurre allora che:

A. se non splende il sole e non nevica, la signora Pazzerelli porta con sé ombrello ed occhiali da sole uscendo di casa
B. se la signora Pazzerelli porta con sé l'ombrello uscendo di casa, allora splende il sole
C. se non splende il sole, la signora Pazzerelli non porta con sé l'ombrello uscendo di casa

D. se la signora Pazzerelli non porta con sé gli occhiali da sole, non nevica
E. se la signora Pazzerelli non porta con sé l'ombrello uscendo di casa, nevica

254) In tre diverse occasioni, Clementina fa le seguenti affermazioni riguardanti i suoi tre amici Quirino, Rocco e Silvio:

Silvio è più intelligente di Rocco, che è più ricco di Quirino
Silvio è più ricco di Rocco, che è più intelligente di Quirino
Quirino è più stupido di Silvio
In base alle affermazioni di Clementina, ne deduciamo che:

A. Silvio è il più ricco dei tre, ma non il più intelligente
B. Rocco è il più intelligente dei tre
C. Rocco è più intelligente ma meno ricco di Silvio
D. Quirino è il meno intelligente dei tre
E. Silvio è il più intelligente dei tre, ma non il più ricco

255) Se sono vere entrambe le affermazioni:
qualche studente della classe quinta A ha gli occhiali
qualche studente della classe quinta A tifa Bologna
allora:

A. c'è almeno uno studente della quinta A che ha gli occhiali e tifa Bologna
B. non si può escludere che esista uno studente della quinta A che non ha gli occhiali e non tifa Bologna
C. tutti gli studenti della quinta A tifano Bologna
D. c'è almeno uno studente della quinta A che porta gli occhiali e non tifa Bologna
E. c'è almeno uno studente della quinta A che non ha gli occhiali e non tifa Bologna

256) Se Salvatore ha superato il test e Carmela ha superato il test, allora anche Benedetto ha superato il test. Però Salvatore non ha superato il test. Quindi:

A. Benedetto oppure Carmela non hanno superato il test
B. se neppure Carmela ha superato il test, Benedetto non ha superato il test
C. Benedetto non ha superato il test e Carmela ha superato il test
D. Benedetto non ha superato il test
E. Benedetto potrebbe avere superato il test

257) Si completi correttamente il seguente ragionamento ipotetico:

"Se non si ferma è perduto; ma si ferma dunque ...."

A. non si ferma
B. non si muove
C. è perduto
D. non è perduto
E. perderà

258) "Il cane ed il gatto hanno la febbre quando la loro temperatura è superiore a 39-39,5°C, e questo rilievo si può effettuare solo con un termometro. La temperatura si considera normale quando è attorno ai 38°-38,5°C, ma per i cani nelle razze di grandi dimensioni può anche essere leggermente inferiore. Quando si riscontra che la temperatura è tra 39°-40°C bisogna prendere precauzioni, ma se è addirittura intorno ai 40°-40,5°C la visita dal Veterinario è essenziale." Dal testo si può dedurre che:

A. i gatti di grandi dimensioni hanno una temperatura normale di 39,5°C
B. quando la temperatura di un cane è uguale a quella dell'uomo il cane ha la febbre
C. se il naso del cane è caldo, il cane ha sicuramente la febbre

D. i cani di grandi dimensioni hanno una temperatura normale sui 39°-40°C
E. la temperatura normale dei gatti è superiore a quella dell'uomo

259) "Credevo che tutti i medici avessero un rimedio per ogni male, ma l'esperienza mi ha costretto a ricredermi". Quale delle seguenti affermazioni consegue necessariamente dalla premessa?

A. I medici non hanno rimedio per nessun male
B. C'è un male per cui nessun medico ha un rimedio
C. Esiste un medico che non ha un rimedio per un certo male
D. Ogni medico manca del rimedio per almeno un male
E. Per ogni male, c'è un medico che non sa porvi rimedio

260) Nello stato di Burgundia, una norma di circolazione stabilisce che ogni automobile, se non è verniciata di rosso, deve avere gomme chiodate e vetri oscurati. Poiché questa norma viene rigorosamente rispettata, possiamo affermare con sicurezza che:

A. ogni automobile che ha gomme chiodate e vetri oscurati è rossa
B. ogni automobile verniciata di rosso ha gomme chiodate e vetri oscurati
C. c'è almeno un'automobile che ha vetri oscurati oppure non è verniciata di rosso
D. non ci sono automobili rosse con gomme chiodate e vetri oscurati
E. ogni automobile è rossa oppure ha vetri oscurati

261) La maestra dice a Pierino: "Se risolvi correttamente due esercizi su cinque, ti darò la sufficienza". Pierino non prende la sufficienza. Dunque, necessariamente Pierino:

A. ha risolto correttamente un esercizio
B. ha risolto correttamente al più un esercizio
C. non ha risolto correttamente nessun esercizio
D. ha risolto due esercizi, ma con errori
E. ha risolto correttamente un esercizio e ne ha sbagliato un altro

262) Anna, convinta dell'imbattibilità della sua squadra del cuore, i Giulivi, a settembre conclude con Bruno il seguente accordo: "Alla fine del campionato ti darò 4 Euro per ogni partita che i Giulivi avranno perso e tu me ne darai 2 per ogni partita che avranno vinto". Poiché al termine del campionato i Giulivi hanno giocato 30 partite senza mai pareggiare e Bruno deve dei soldi ad Anna, se ne deduce che, necessariamente:

A. Bruno deve ad Anna almeno 6 Euro
B. Anna deve ricevere al più 10 Euro da Bruno
C. i *Giulivi* hanno perso al più 5 partite
D. i *Giulivi* hanno perso tra 10 e 15 volte
E. i *Giulivi* hanno vinto meno di 20 volte

263) Claudia sognava un fidanzato che fosse alto e biondo, oppure bruno e affascinante. Nella realtà si è fidanzata con Manlio che non rispetta questi canoni. In base a tali informazioni cosa si può stabilire su Manlio?

A. Se Manlio è alto, allora non è biondo e se Manlio è affascinante allora non è bruno
B. Se Manlio non è biondo, allora è alto e se Manlio non è affascinante, allora non è bruno
C. Manlio non è alto, non è biondo e non è né colto, né bruno
D. Se Manlio è bruno, allora non è seducente

E. Se Manlio è alto, allora non è bruno

264) Il dirigente scolastico dell'istituto "Dante Alighieri" afferma quanto segue: "In ciascuna classe dell'istituto che dirigo c'è almeno uno studente che ha avuto una insufficienza in ciascuna delle materie studiate in quella classe".

Se tale affermazione è FALSA, cosa si può necessariamente dedurre?

A. Vi è almeno una classe dell'istituto in cui non vi è nessuno studente che ha avuto una insufficienza in ciascuna delle materie studiate in quella classe
B. Vi è almeno una classe dell'istituto in cui almeno uno studente ha avuto una insufficienza in ciascuna delle materie studiate in quella classe
C. In ogni classe dell'istituto vi è almeno uno studente che non ha avuto una insufficienza in ciascuna delle materie studiate in quella classe
D. In nessuna classe dell'istituto vi sono studenti che hanno avuto una insufficienza in ciascuna delle materie studiate in quella classe
E. In alcune classi dell'istituto vi sono studenti che hanno avuto una insufficienza in ciascuna delle materie studiate in quella classe

265) Dino è proprietario di una Ferrari, mentre Pino non è proprietario di una Porsche. Da tale affermazione si deduce necessariamente che:

A. almeno uno dei due è proprietario di un'automobile
B. nessuno dei due è proprietario di una Lamborghini
C. almeno uno dei due è proprietario di una Porsche
D. Pino possiede una Ferrari
E. solo Dino possiede una Ferrari

266) Il proprietario di una concessionaria di automobili presenta ad un cliente l'ultimo modello superaccessoriato ed afferma che: *"Se l'airbag è di serie, allora il navigatore satellitare non è installato"*.

Il cliente deduce quindi che:

A. il navigatore satellitare è installato, anche se l'airbag non è di serie
B. se il navigatore satellitare è installato, allora l'airbag non è di serie
C. se l'airbag non è di serie, allora il navigatore satellitare è installato
D. il navigatore non è installato solo se l'airbag non è di serie
E. l'airbag non è di serie oppure il navigatore satellitare è installato

267) In una particolare scuola vige la seguente regola: *"Se un alunno studia la matematica, allora viene promosso"*. Cosa si può necessariamente dedurre in senso logico da questa regola?

A. Se un alunno non viene promosso, allora non ha studiato la matematica
B. Se un alunno viene promosso, allora ha studiato l'inglese
C. Se un alunno non viene promosso, allora non ha studiato l'inglese
D. Se un alunno ha studiato l'inglese, allora viene promosso
E. Se un alunno non studia la matematica, allora non viene promosso

268) La sig.ra Avarietti, direttrice del supermercato SuperScarto, orgogliosamente dichiara quanto segue: "Su tutti gli scaffali del mio supermercato vi è almeno un prodotto che non è in offerta speciale con il 50% di sconto". Se tale affermazione è FALSA, cosa si può necessariamente dedurre?

A. Su tutti gli scaffali del supermercato tutti i prodotti non sono in offerta speciale con il 50% di sconto

B. Su ciascuno scaffale del supermercato tutti i prodotti sono in offerta speciale con il 25% di sconto
C. In alcuni scaffali del supermercato vi sono prodotti che non sono in offerta speciale con il 50% di sconto
D. Vi è almeno uno scaffale del supermercato in cui tutti i prodotti sono in offerta speciale con il 25% di sconto
E. Vi è almeno uno scaffale del supermercato in cui tutti i prodotti sono in offerta speciale con il 50% di sconto

269) Tutti i miei amici hanno la patente. Alcuni di essi non hanno la macchina. Questo significa che:

A. alcuni miei amici non hanno la patente ma hanno la macchina
B. tutti i miei amici hanno la patente e la macchina
C. alcuni miei amici non hanno la macchina e neppure la patente
D. alcuni miei amici, pur essendo patentati, non hanno la macchina
E. i miei amici non hanno la macchina

270) "L'olio di oliva costa più dell'olio di semi. Angelo non ha abbastanza denaro per acquistare una bottiglia di olio di oliva", pertanto:

A. Angelo acquista un panetto di burro
B. Angelo può acquistare due bottiglie di olio di semi
C. non è detto che Angelo acquisti olio di semi
D. Angelo acquista una bottiglia di olio di semi
E. Angelo non può acquistare olio di semi

271) "Se Paolo non telefona a Stefano, allora l'appuntamento è fissato in via Verdi alle 21:00". Se la precedente affermazione è vera, si può concludere che:

A. se i due amici si incontrano in Via Verdi alle 20:00, allora Paolo ha telefonato a Stefano
B. se i due amici si incontrano in Via Verdi alle 21:00, allora Paolo non ha telefonato a Stefano
C. se Paolo telefona a Stefano, i due amici non si incontrano in Via Verdi alle 21: 00
D. se i due amici non si incontrano in Via Verdi alle 21:00, allora Paolo non ha telefonato a Stefano
E. se Paolo telefona a Stefano, i due amici si incontrano in Via Verdi alle 21:00

272) Sia *n* un numero naturale. Si consideri l'implicazione "se *n* è divisibile per 8 allora *n* è pari". Si può dedurre che:

A. se *n* è pari allora *n* non è divisibile per 8
B. se *n* non è divisibile per 8 allora *n* non è pari
C. nessuna delle altre alternative è esatta
D. se *n* non è pari allora *n* non è divisibile per 8
E. se *n* è pari allora *n* è divisibile per 8

273) "Teresa ha comprato un bulbo dalla serra Gardenia. I bulbi venduti dalla serra Gardenia sono solo di giacinti o di tulipani; i bulbi di giacinti sono tutti di giacinti screziati. Dal bulbo acquistato da Teresa è cresciuto un fiore non screziato". È dunque possibile concludere che:

A. Teresa ha comprato un bulbo di gardenia
B. Teresa ha comprato un bulbo di tulipano
C. Teresa non ha comprato un bulbo di tulipano

D. Teresa ha comprato un bulbo di giacinto
E. Teresa ha comprato un bulbo di giacinto non screziato

274) "Quando la borsa è in rialzo, Marco compra azioni; quando è in ribasso le vende e con il ricavato compra obbligazioni. Ieri Marco ha comprato obbligazioni". Se le precedenti affermazioni sono vere, è possibile dedurre che ieri:

A. la borsa era in rialzo
B. la borsa era in ribasso
C. il mercato obbligazionario era in ribasso
D. il mercato obbligazionario era in rialzo
E. non si può stabilire con certezza se ieri la borsa fosse in rialzo o in ribasso

275) "A meno che domani sia venerdì, non mangerò pesce". Se la precedente affermazione è vera allora è possibile dedurre che:

A. se domani è giovedì mangerò carne
B. se domani mangerò carne, domani non è venerdì
C. se non mangerò pesce, domani è venerdì
D. non amo mangiar pesce
E. se mangerò pesce, domani è venerdì

276) "Il fumo può essere causa di tumori. Antonio non fuma molto. Suo fratello Carlo non fuma affatto". Se ne deduce che:

A. Carlo ha più probabilità di Antonio di avere un tumore
B. nessuna delle altre risposte è deducibile dal testo
C. Carlo ha più o meno le stesse probabilità di Antonio di avere un tumore
D. Carlo ha meno probabilità di Antonio di avere un tumore
E. Carlo ben difficilmente avrà un tumore entro 20 anni

277) Se l'affermazione "tutte le porte sono aperte" è FALSA, allora necessariamente:

A. poche porte sono aperte
B. molte porte sono chiuse
C. tutte le porte sono chiuse
D. nessuna porta è aperta
E. almeno una porta non è aperta

278) Se l'affermazione "tutti i computer sono costosi" è FALSA, allora necessariamente:

A. nessun computer è costoso
B. almeno un computer è costoso
C. pochi computer sono economici
D. esiste almeno un computer che costa poco
E. tutti i computer sono costosi

279) Sapendo che la frase "Tutti i lunedì vado in campagna e canto una canzone" è FALSA, se ne deduce che:

A. tutti i lunedì non vado in campagna o non canto una canzone
B. tutti i lunedì vado in campagna o non canto una canzone
C. qualche lunedì non vado in campagna e non canto una canzone
D. tutti i lunedì non vado in campagna e non canto una canzone
E. qualche lunedì non vado in campagna o non canto una canzone

280) "Non si può escludere che, se Antonio non fosse stato negligente, la relazione sarebbe stata un successo". In base alla precedente affermazione, quale delle seguenti è certamente vera?

A. Se la relazione fosse stata un successo, è possibile che Antonio sarebbe stato diligente

B. La relazione sarebbe stata un successo se Antonio fosse stato diligente
C. È impossibile che la relazione sarebbe stata un successo qualora Antonio non fosse stato negligente
D. È possibile che la relazione sarebbe stata un successo, qualora Antonio non fosse stato diligente
E. È possibile che la relazione sarebbe stata un successo qualora Antonio non fosse stato negligente

281) Delle tre società Alpha, Beta e Gamma almeno due sono lussemburghesi. Sapendo che se Alpha è lussemburghese anche Beta lo è, che se Gamma è lussemburghese lo è anche Alpha, e che tra Beta e Gamma almeno una è non lussemburghese, si può dedurre che:

A. Alpha, Gamma e Beta sono lussemburghesi
B. Alpha non è lussemburghese e Beta è lussemburghese
C. Gamma non è lussemburghese e Beta è lussemburghese
D. Gamma è lussemburghese e Beta non è lussemburghese
E. Alpha e Gamma sono lussemburghesi

282) "Tutti i miei parenti hanno la patente nautica. Alcuni di essi non hanno la barca". Questo significa che:

A. i miei parenti non hanno la barca
B. tutti i miei parenti hanno la patente nautica e la barca
C. alcuni miei parenti non hanno la patente nautica ma hanno la barca
D. alcuni miei parenti non hanno la barca e neppure la patente nautica
E. alcuni miei parenti, pur essendo patentati, non hanno la barca

283) "Quando prende il treno, Carlo arriva sempre in ritardo a destinazione". Quale delle seguenti affermazioni può essere dedotta dalla frase precedente?

A. Carlo non ha preso il treno, quindi è arrivato in orario
B. Carlo è arrivato in orario, quindi non ha preso il treno
C. Carlo è arrivato in orario, quindi ha preso il treno
D. Carlo è arrivato in ritardo, quindi ha preso il treno
E. Carlo non ha preso il treno, quindi è arrivato in ritardo

284) Se fossero vere le seguenti premesse:
"ogni animale vola";
"l'asino è un animale"
ne deriverebbe che:

A. l'asino vola
B. non tutti gli animali volano
C. non tutti gli asini volano
D. l'asino non può volare
E. non è vero che ogni animale vola

285) Quando il mio gatto fa le fusa vuol dire che è rilassato. Sulla base di questa sola affermazione, quale delle seguenti deduzioni è corretta?

A. Il mio gatto non è rilassato, quindi non fa le fusa
B. Il mio gatto non sta facendo le fusa, quindi è rilassato
C. Il mio gatto è rilassato, quindi sta facendo le fusa
D. Il mio gatto non è rilassato, quindi sta facendo le fusa
E. Il mio gatto non sta facendo le fusa, quindi non è rilassato

286) Il venusiano Vrxff afferma: "Su Venere nessuno può avere più di una mgl". Il suo amico marziano Mrkzz lo

informa che su Marte questa norma non è in vigore. Dunque, necessariamente:

A. tutti i Venusiani hanno una e una sola mgl
B. ogni Marziano ha più di una mgl
C. se un Venusiano abita su Marte allora ha più di una mgl
D. i Marziani possono avere più di una mgl
E. almeno un Marziano ha più di una mgl

287) C'è una scatola contenente gettoni da gioco. La metà di essi è quadrata e l'altra metà è rotonda. I gettoni per metà sono verdi e per metà sono blu. Si può dedurre necessariamente che:

A. il numero di gettoni deve essere un multiplo di quattro
B. il numero dei gettoni quadrati blu è uguale al numero dei gettoni quadrati verdi
C. i quattro tipi di gettoni (quadrati blu, quadrati verdi, rotondi blu, rotondi verdi) sono in numero uguale
D. il numero dei gettoni quadrati blu è uguale al numero dei gettoni rotondi blu
E. il numero di gettoni rotondi verdi è uguale al numero di gettoni quadrati blu

288) Un'indagine, condotta dall'ufficio del personale di una grande azienda (in cui ci sono almeno tre dirigenti) sui propri dipendenti maschi, ha mostrato che: almeno un dipendente non è calvo; tutti i dirigenti sono calvi; non è vero che almeno un dipendente non è laureato. A questo punto, solo una delle seguenti proposizioni è deducibile per l'azienda in questione. Quale?

A. Almeno un calvo non è laureato
B. Tutti i dipendenti, tranne uno, sono calvi
C. Nessun laureato è calvo
D. Almeno un laureato non è calvo
E. Tutti i calvi sono dirigenti

289) Quando c'è una partita dell'Italia, Mario si trova sempre all'estero. Determinare, sulla base di questa sola informazione, quale delle seguenti deduzioni è corretta:

A. oggi Mario è all'estero, quindi c'è una partita dell'Italia
B. oggi Mario è all'estero, quindi non ci sono partite dell'Italia
C. oggi non ci sono partite dell'Italia, quindi Mario è all'estero
D. oggi non ci sono partite dell'Italia, quindi Mario è in Italia
E. oggi Mario è in Italia, quindi non ci sono partite dell'Italia

290) Claudio afferma: "In ogni corso di laurea in Medicina Veterinaria c'è almeno uno studente che non ha superato alcun esame del primo anno". Se tale affermazione è falsa, allora sicuramente ...

A. c'è almeno un corso di laurea in Medicina Veterinaria in cui almeno uno studente ha superato tutti gli esami del primo anno
B. c'è almeno un corso di laurea in Medicina Veterinaria in cui tutti gli studenti hanno superato almeno un esame del primo anno
C. in tutti i corsi di laurea in Medicina Veterinaria tutti gli studenti hanno superato almeno un esame del primo anno
D. c'è almeno un corso di laurea in Medicina Veterinaria in cui almeno uno studente ha superato almeno un esame del primo anno
E. c'è almeno un corso di laurea in Medicina Veterinaria in cui tutti gli studenti hanno superato tutti gli esami del primo anno

291) Simona afferma: "In ogni corso di laurea in Medicina e Chirurgia c'è almeno uno studente che ha superato tutti gli esami del primo anno". Se tale affermazione è falsa, allora sicuramente:

A. c'è almeno un corso di laurea in Medicina e Chirurgia in cui nessuno studente ha superato tutti gli esami del primo anno
B. in ogni corso di laurea in Medicina e Chirurgia c'è almeno uno studente che non ha superato alcun esame del primo anno
C. in tutti i corsi di laurea in Medicina e Chirurgia nessuno studente ha superato tutti gli esami del primo anno
D. c'è almeno un corso di laurea in Medicina e Chirurgia in cui c'è almeno uno studente che non ha superato alcun esame del primo anno
E. c'è almeno un corso di laurea in Medicina e Chirurgia in cui almeno uno studente ha superato tutti gli esami del primo anno

292) "Se Anna riceve un rimprovero a scuola, piange. Se nessuno rimprovera Anna a scuola, la sua vicina di banco le fa i dispetti. Ieri Anna non ha pianto". Se le precedenti affermazioni sono vere, è possibile dedurre che ieri:

A. Anna ha ricevuto un rimprovero a scuola e la sua vicina di banco non le ha fatto i dispetti
B. Anna non è andata a scuola
C. Anna non ha ricevuto un rimprovero a scuola e la sua vicina di banco le ha fatto i dispetti
D. Anna non ha ricevuto un rimprovero a scuola e la sua vicina di banco non le ha fatto i dispetti
E. Anna ha ricevuto un rimprovero a scuola e la sua vicina di banco le ha fatto i dispetti

293) Il "farmaco generico" è un farmaco non più coperto da brevetto, che al posto del nome commerciale ha il nome del principio attivo seguito dal nome dell'azienda farmaceutica che lo produce. I farmaci generici hanno lo stesso effetto farmacologico, le stesse indicazioni terapeutiche, posologia e la stessa efficacia e sicurezza del farmaco di "marca". La copertura brevettale dei farmaci in Italia è di 15-20 anni: in questo arco di tempo la ditta che ha brevettato il farmaco mantiene l'esclusività della commercializzazione. Questo non esclude, che la ditta che detiene il brevetto, non possa cedere, dietro compenso, la produzione ad altre ditte farmaceutiche.
In ogni farmaco è presente un "principio attivo" cioè la sostanza che induce l'effetto farmacologico. Il nome del principio attivo fa spesso riferimento alle sue caratteristiche chimiche, e gli è attribuito al momento della scoperta.
Il nome commerciale di un farmaco non generico è il nome di fantasia che gli è attribuito dalla ditta che lo produce.
Un maggior utilizzo dei farmaci generici sarebbe auspicabile: infatti costano circa il 20% in meno rispetto ai farmaci "di marca". Diversi fattori ne impediscono però la diffusione, come la naturale diffidenza degli italiani, la mancanza di informazioni per i medici di base e i cittadini, il nome "farmaco generico" che spesso è considerato sinonimo di "non specifico", e quindi non identico a quelli di marca. Sarebbe stato auspicabile chiamarli con il loro vero nome, cioè "farmaci senza brevetto".
Dalla lettura del brano e dalla sua interpretazione si può dedurre che un farmaco generico:

A. è indicato con un nome commerciale, spesso di fantasia, scelto dalla ditta che lo produce

B. ha un effetto farmacologico e una posologia che varia secondo la ditta che lo produce
C. contiene lo stesso principio attivo del farmaco di marca
D. è definito "generico" in quanto non è specifico per una precisa indicazione terapeutica
E. in Italia la ditta che lo produce ne ha l'esclusiva nella commercializzazione

294) Se affermo "nessun elefante ha tre zampe", allora deduco che:

A. almeno un elefante ha tre zampe
B. tutti gli elefanti hanno tre zampe
C. tutti gli elefanti hanno quattro zampe
D. tutti gli elefanti hanno un numero di zampe diverso da tre
E. almeno un elefante ha un numero di zampe diverso da tre

295) Se una squadra di calcio ha vinto una partita, si può affermare che:

A. ha segnato una sola rete
B. ha segnato almeno una rete
C. ha segnato più di una rete
D. l'avversario non ha segnato
E. ha segnato almeno due reti

296) Aldo, Bruno, Carlo, Donato ed Eugenio durante una gita pernottano in una locanda dove hanno a disposizione tre camere singole e una doppia. Nessuno vuol dormire con Eugenio, perché russa troppo sonoramente. Aldo accetta di dividere la camera doppia solo con Carlo o con Bruno. Bruno dice che andrà nella doppia solo con Donato. Se ne deduce, necessariamente, che:

A. uno dei due, tra Aldo e Bruno, dormirà sicuramente nella camera doppia
B. Aldo e Bruno dormiranno nella camera doppia
C. nella camera doppia dormirà Aldo oppure Donato
D. Eugenio, Carlo e Donato dormiranno nelle camere singole
E. Eugenio, Aldo e Bruno dormiranno nelle camere singole

297) Tancredi e Nina sono due strani cugini. Tancredi mente il lunedì, il martedì ed il mercoledì e dice la verità tutti i rimanenti giorni della settimana. Nina invece mente il giovedì, il venerdì ed il sabato, ma dice la verità tutti gli altri giorni della settimana. Un giorno X Tancredi afferma:
Ieri era uno dei giorni in cui Nina diceva la verità.
Che giorno della settimana è il giorno X?

A. Lunedì
B. Martedì
C. Venerdì
D. Giovedì
E. Mercoledì

298) Alla nonna hanno rubato la crostata e lei sa che deve essere stato almeno uno dei suoi nipotini, Pim, Pom e Pam. Sa che se Pim è colpevole e Pom è innocente, allora Pam è colpevole. Che cosa si può dedurre?

A. C'è almeno un colpevole fra Pom e Pam
B. C'è almeno un colpevole fra Pim e Pom
C. Il colpevole è uno solo
D. C'è almeno un colpevole fra Pim e Pam
E. I colpevoli sono almeno due

299) Incontro due persone nel paese dei cavalieri (che dicono sempre la verità) e dei furfanti (che mentono sempre). Il primo dice: "*Siamo entrambi ricchi*". Il secondo afferma: "Siamo entrambi furfanti". Dunque necessariamente:

A. il primo è un cavaliere, il secondo non è ricco

B. il secondo è un furfante, il primo non è ricco
C. il primo è un furfante, il secondo è un cavaliere
D. il primo è un cavaliere, il secondo è ricco
E. il primo è un furfante, il secondo è ricco

300) "Se il pomeriggio ho lavorato, la sera ho fame e se la sera ho fame, allora sono nervoso". Quale delle seguenti conclusioni non posso trarre da queste premesse?

A. Se la sera non ho fame, allora non ho lavorato il pomeriggio
B. Se la sera sono nervoso, il pomeriggio ho lavorato
C. Se la sera ho fame, allora sono nervoso, oppure ho lavorato il pomeriggio
D. Se lavoro il pomeriggio, allora la sera ho fame e sono nervoso
E. Se la sera non ho fame, allora non sono nervoso

301) "Non è stato accolto il ricorso che intendeva annullare la sentenza che aveva invertito a tavolino il risultato, ottenuto sul campo, di 2-0 sfavorevole alla Roma contro il Palermo". Quale delle seguenti conclusioni può essere dedotta dalla precedente argomentazione?

A. La Roma ha battuto il Palermo per 2-0 sul campo
B. Il Palermo è retrocesso in serie B
C. Il Palermo ha battuto la Roma per 2-0 a tavolino
D. La Roma è retrocessa in serie B
E. La Roma ha battuto il Palermo per 2-0 a tavolino

302) Quale delle seguenti deduzioni logiche NON è corretta?

A. I macachi sono scimmie. In Sud Africa ci sono scimmie; dunque in Sud Africa ci sono macachi
B. Se Gruff è un maiale, allora non abbaia. Gruff abbaia; dunque Gruff non è un maiale
C. Nessun maiale abbaia. Gruff è un maiale; quindi Gruff non abbaia
D. Nessun L è P. Ogni T è P. Allora nessun L è T
E. Ogni cetaceo è un mammifero. Le balene sono cetacei; pertanto le balene sono mammiferi

303) A differenza delle altre palestre della città, nel 2007 la palestra In-forma ha aumentato le iscrizioni rispetto all'anno precedente. Il motivo di tale aumento è riconducibile all'allestimento in sede di una piscina olimpionica. Quale delle seguenti conclusioni NON può essere dedotta dalla precedente affermazione?

A. L'allestimento della piscina olimpionica è risultato determinante nell'aumento del numero di iscritti della palestra In-forma
B. Le altre palestre della città diverse dalla In-forma non sono dotate di piscina
C. Nel 2007 le palestre della città, a esclusione della In-forma, non hanno registrato un aumento delle iscrizioni rispetto all'anno precedente
D. Nel 2006 la palestra In-forma aveva una piscina olimpionica in meno rispetto al 2007
E. Nel 2007 gli iscritti della palestra In-forma sono aumentati rispetto a quelli dell'anno precedente

304) Quest'anno Tancredi ha provato a imparare francese, inglese e tedesco. Sapendo che:

– se ha imparato il tedesco, allora ha imparato anche il francese e l'inglese
– se ha imparato il francese, allora ha imparato anche un'altra lingua tra inglese e tedesco
– se ha imparato l'inglese, allora ha imparato il tedesco ma non il francese
quante di tali lingue ha imparato Tancredi?

A. Due
B. Non si può determinarlo
C. Nessuna
D. Tre
E. Una

Condizione necessaria

305) "Se e solo se c'è umidità, apro la finestra". In base al precedente assunto, quale delle seguenti affermazioni è certamente vera?

A. Quando apro la finestra non è detto che ci sia umidità
B. A volte, anche se c'è umidità, non apro la finestra
C. Se apro la finestra c'è sempre umidità
D. Quando apro la finestra non so se c'è umidità
E. Se apro la finestra significa che c'è umidità

306) "Solamente dopo la riunione Aldo e Giacomo possono andare a cena". Se la precedente informazione è corretta, quale delle seguenti affermazioni NON rappresenta una conclusione corretta?

A. Anche se la riunione è terminata, può darsi che Aldo e Giacomo non siano andati a cena
B. Se la riunione è terminata, allora Aldo e Giacomo sono andati a cena
C. Se Aldo e Giacomo sono andati a cena, allora la riunione è terminata
D. Se Aldo e Giacomo non sono andati a cena, allora la riunione non è terminata
E. Se la riunione non è terminata, allora Aldo e Giacomo non possono andare a cena

307) Imparerai che per un intervallo *I* di numeri reali vale la seguente proprietà: *I* è compatto se e solo se è chiuso e limitato. Senza che tu debba conoscere il significato dei termini in oggetto, scegli tra le seguenti affermazioni l'unica che consegue necessariamente dalla proprietà enunciata.

A. Se *I* è limitato ma non compatto, allora *I* è chiuso
B. Se *I* non è chiuso oppure non è limitato, allora *I* è compatto
C. Se *I* è chiuso oppure è limitato, allora *I* è compatto
D. Se *I* è chiuso e compatto, allora *I* non è limitato
E. Se *I* non è limitato, allora *I* non è compatto

308) "Soltanto se vi è silenzio, Luca riesce ad addormentarsi". In base alla precedente affermazione, è necessariamente vero che:

A. se vi è silenzio, sicuramente Luca riesce ad addormentarsi
B. è sufficiente che vi sia silenzio perché Luca riesca ad addormentarsi
C. se Luca non riesce ad addormentarsi, significa che non vi è silenzio
D. Luca riesce ad addormentarsi anche se non vi è silenzio
E. se non vi è silenzio Luca non riesce ad addormentarsi

309) "Se e solo se mangio solo verdura, riduco i miei chili di troppo". In base alla precedente informazione, quale

delle seguenti affermazioni è certamente vera?

A. Mangio verdura quando ho fame
B. Le modelle sicuramente mangiano verdura
C. Mangiare verdura è una consuetudine delle società orientali
D. I miei chili di troppo si riducono solo quando mangio verdura
E. I calciatori non mangiano verdura

310) "Se e solo se mangio i dolci, ingrasso". In base alla precedente informazione, quale delle seguenti affermazioni è certamente vera?

A. A volte, anche se mangio i dolci, non ingrasso
B. Quando ingrasso non è detto che io abbia mangiato i dolci
C. Se mangio dolci dimagrisco
D. Ingrasso solo prima di mettermi a dieta
E. Quando ingrasso è perché ho mangiato i dolci

311) V • 2019 Dalle premesse: solo le persone in buona salute possono donare il sangue, Michele è un donatore di sangue mentre suo fratello Nicolò non lo è, quale delle seguenti deduzioni è vera?

A. Nicolò gode di buona salute
B. Michele gode di buona salute
C. Michele gode di buona salute mentre Nicolò non gode di buona salute
D. Michele e Nicolò non godono di buona salute
E. Nicolò non gode di buona salute

312) "Se e solo se nevica, accendo il camino". In base alla precedente informazione, quale delle seguenti affermazioni è certamente vera?

A. Se accendo il camino significa che nevica
B. Quando accendo il camino non sempre sta nevicando
C. Accendo il camino solo dopo aver raccolto la legna
D. Se non accendo il camino significa che nevica
E. A volte, anche se nevica, non accendo il camino

313) "Solo se vado a dormire presto, rendo al massimo sul lavoro". In base alla precedente affermazione, è necessariamente vero che:

A. se vado a dormire tardi, sicuramente rendo al massimo sul lavoro
B. è possibile che renda al massimo sul lavoro anche se non vado a dormire presto
C. se non rendo al massimo sul lavoro, significa che non sono andato a dormire presto
D. se vado a dormire presto, sicuramente rendo al massimo sul lavoro
E. se non vado a dormire presto, non rendo al massimo sul lavoro

314) CINECA • 2019 "Solamente dopo il lavaggio si può stirare la camicia". Se la precedente informazione è corretta, quale delle seguenti affermazioni NON rappresenta una conclusione corretta?

A. Se la camicia è stata lavata allora può essere stirata
B. Se la camicia non è stata stirata allora non è stata lavata
C. Se la camicia è stata stirata allora è stata lavata
D. Se la camicia non è stata lavata allora non può essere stirata
E. È necessario lavare la camicia per poterla stirare

315) "Solo se l'amministratore mi procura le chiavi, posso aprire i cancelli".

In base alla precedente affermazione, è necessariamente vero che:

A. se non posso aprire i cancelli, significa che l'amministratore non mi ha procurato le chiavi
B. se l'amministratore mi procura le chiavi, sicuramente posso aprire i cancelli
C. se l'amministratore non mi procura le chiavi, non posso aprire i cancelli
D. è impossibile aprire i cancelli se l'amministratore mi procura le chiavi
E. è possibile aprire i cancelli anche se l'amministratore non mi procura le chiavi

316) "Se e solo se la Polizia scorterà il pullman dei tifosi, l'ordine pubblico nella città sarà garantito". In base alla precedente affermazione, è necessariamente vero che:

A. se la Polizia scorta il pullman dei tifosi, l'ordine pubblico nella città non sarà garantito
B. se la Polizia non scorta il pullman dei tifosi, l'ordine pubblico nella città non sarà garantito
C. anche se il pullman dei tifosi viene scortato dalla Polizia, l'ordine pubblico nella città potrebbe non essere garantito
D. non è sufficiente che il pullman dei tifosi venga scortato perché l'ordine pubblico sia garantito nella città
E. per garantire l'ordine pubblico nella città, occorre che la Polizia scorti il pullman dei tifosi fino alla stazione dei treni

317) "Solo se la nave lancia l'SOS, arrivano i soccorsi". In base alla precedente affermazione, è necessariamente vero che:

A. se la nave non lancia l'SOS, i soccorsi non arrivano
B. se non arrivano i soccorsi, significa che la nave non ha lanciato l'SOS
C. se la nave lancia l'SOS, sicuramente arrivano i soccorsi
D. è possibile che arrivino i soccorsi anche se la nave non lancia l'SOS
E. è impossibile che arrivino i soccorsi se la nave lancia l'SOS

318) "Solo se Luisa telefona, Stefano le dà un passaggio in automobile". In base alla precedente affermazione, è necessariamente vero che:

A. è possibile che Stefano dia a Luisa un passaggio in automobile anche se lei non telefona
B. se Luisa non telefona, Stefano le dà un passaggio in automobile
C. se Stefano non dà un passaggio in automobile a Luisa, significa che lei non ha telefonato
D. se Luisa non telefona, Stefano non le dà un passaggio in automobile
E. se Luisa telefona, sicuramente Stefano le dà un passaggio in automobile

319) "Se torno a casa presto, vado a giocare a tennis". In base alla precedente affermazione, è necessariamente vero che:

A. vado a giocare a tennis solo se torno a casa presto
B. se vado a giocare a tennis, significa che sono tornato a casa presto
C. se torno a casa tardi, non vado a giocare a tennis
D. se torno a casa tardi, vado a giocare a tennis
E. se non sono andato a giocare a tennis, vuol dire che non sono tornato a casa presto

320) "Solo se l'insegnante assente telefona entro le ore nove, il preside provvede a chiamare un supplente". In base

alla precedente affermazione, è necessariamente vero che:

A. è possibile che il preside provveda a chiamare un supplente anche se l'insegnante assente non telefona entro le ore nove
B. se l'insegnante assente non telefona entro le ore nove, il preside provvede a chiamare un supplente
C. se il preside non provvede a chiamare un supplente, significa che l'insegnante assente non ha telefonato entro le ore nove
D. se l'insegnante assente telefona entro le ore nove, sicuramente il preside provvede a chiamare un supplente
E. se l'insegnante assente non telefona entro le ore nove, il preside non provvede a chiamare un supplente

321) "È necessario che il tram sia in orario affinché Sabina arrivi in tempo al lavoro". Se la precedente informazione è vera, allora è possibile dedurre che:

A. se il tram non è in orario allora Sabina arriva in tempo al lavoro
B. se il tram non è in orario allora Sabina non arriva in tempo al lavoro
C. se Sabina non arriva in tempo al lavoro allora il tram non è in orario
D. se il tram è in orario allora Sabina arriva in tempo al lavoro
E. se Sabina arriva in tempo al lavoro allora il tram non è in orario

322) "Solo se il camino è acceso, si avverte l'atmosfera natalizia". In base alla precedente affermazione, è necessariamente vero che:

A. se il camino è acceso, sicuramente non si avverte l'atmosfera natalizia
B. se non si avverte l'atmosfera natalizia, significa che il camino non è acceso
C. se il camino non è acceso, non si avverte l'atmosfera natalizia
D. si può avvertire l'atmosfera natalizia anche con il camino spento
E. nessuna delle alternative è corretta

323) "Se e solo se mangio le patatine fritte, ingrasso". In base alla precedente informazione, quale delle seguenti affermazioni è certamente vera?

A. Se ingrasso non ho mangiato le patatine fritte
B. Se ingrasso è perché ho mangiato le patatine fritte
C. Ingrasso solo prima di mettermi a dieta
D. A volte, anche se mangio le patatine fritte, non ingrasso
E. Quando ingrasso non è detto che io abbia mangiato le patatine fritte

324) "L'autobus partirà se e solo se i posti saranno tutti occupati". In base alla precedente affermazione, quale delle seguenti non è necessariamente vera?

A. L'autobus non partirà se i posti non saranno tutti occupati
B. Anche se i posti saranno tutti occupati, l'autobus potrà non partire
C. Se i posti saranno tutti occupati, l'autobus potrà partire
D. Nessuna delle altre risposte è vera
E. È sufficiente che i posti siano tutti occupati perché l'autobus parta

325) "Solo se il bambino piange, la mamma gli compra il giocattolo". In base alla precedente affermazione, è necessariamente vero che:

A. se il bambino piange, sicuramente la mamma non gli compra il giocattolo
B. la mamma vizia il bambino
C. se il bambino non piange, la mamma non gli compra il giocattolo
D. la mamma non vizia il bambino

E. se la mamma non compra il giocattolo al bambino, significa che lui non ha pianto

326) "Antonio va a prendere una pizza se e solo se ha il frigo vuoto. Se Antonio va a prendere una pizza allora noleggia una videocassetta". Se le precedenti informazioni sono vere, quale delle seguenti affermazioni è certamente FALSA?

A. Se Antonio noleggia una videocassetta allora va a prendere una pizza
B. Se Antonio ha il frigo vuoto allora noleggia una videocassetta
C. Se il frigo è pieno allora Antonio non va a prendere una pizza
D. Se Antonio noleggia una videocassetta vuol dire che il frigo non è vuoto
E. Se Antonio non noleggia una videocassetta significa che il frigo non è vuoto

327) "Soltanto se la porta è chiusa, riesco a concentrarmi". In base alla precedente affermazione, è necessariamente vero che:

A. riesco a concentrarmi anche con la porta aperta
B. se la porta è chiusa, sicuramente riesco a concentrarmi
C. se la porta non è chiusa non riesco a concentrarmi
D. se non riesco a concentrarmi, significa che la porta non è chiusa
E. è sufficiente che la porta sia chiusa per riuscire a concentrarmi

328) "Affinché l'atleta vinca le Olimpiadi, occorre che si alleni tutto l'anno". Se l'affermazione precedente è vera, quale delle seguenti deve essere vera?

A. È sufficiente che l'atleta si alleni tutto l'anno perché vinca le Olimpiadi
B. Se l'atleta non ha vinto le Olimpiadi, allora non si è allenato tutto l'anno
C. Se l'atleta non si allena tutto l'anno, allora non vince le Olimpiadi
D. Se l'atleta si allena tutto l'anno, allora vince le Olimpiadi
E. Anche se l'atleta si allena tutto l'anno non vince le Olimpiadi

329) Aldo è titolare di una azienda casearia, e in un dato giorno può produrre formaggio se e solo se ha a disposizione sia latte che caglio. Determinare quale delle seguenti deduzioni è corretta.

A. Aldo oggi non può produrre formaggio, quindi non possiede caglio
B. Aldo oggi possiede caglio, quindi può produrre formaggio
C. Aldo oggi non può produrre formaggio, quindi non possiede latte
D. Aldo oggi possiede latte ma non può produrre formaggio, quindi non ha caglio
E. Aldo oggi non può produrre formaggio, quindi non possiede né latte né caglio

330) "Se e solo se il malato viene curato in tempo, la terapia avrà effetto". In base alla precedente affermazione, è necessariamente vero che:

A. se il malato non viene curato in tempo, la terapia non avrà effetto
B. condizione necessaria, ma non sufficiente, perché la terapia abbia effetto, è che il malato venga curato in tempo
C. anche se il malato viene curato in tempo, la terapia potrebbe non avere effetto
D. la terapia potrebbe avere effetto anche se il malato non viene curato in tempo
E. perché la terapia abbia effetto, occorrono frequenti visite mediche di controllo

331) "Se e solo se studio con impegno, supero l'esame di Stato". In base alla precedente informazione, quale delle seguenti affermazioni è certamente vera?

A. Supero l'esame di Stato solo se finisco di studiare i miei appunti
B. Se supero l'esame di Stato, non significa che ho studiato con impegno
C. Non è sufficiente che io studi con impegno perché io superi l'esame di Stato
D. Anche se studio con impegno, non supero l'esame di Stato
E. Se supero l'esame di Stato significa che ho studiato con impegno

332) "Se e solo se studio con impegno, supero l'esame di Stato". In base alla precedente informazione, quale delle seguenti affermazioni è certamente falsa?

A. Solo se non studio con impegno, non supero l'esame di Stato
B. Se non supero l'esame di Stato, significa che non ho studiato con impegno
C. È necessario che io studi con impegno affinché superi l'esame di Stato
D. Supero l'esame di Stato solo se studio con impegno
E. Se non supero l'esame di Stato significa che ho studiato con impegno

Condizione sufficiente

333) L'affermazione "quando mangio troppo mi viene mal di stomaco" implica che:

A. a volte capita che non abbia mal di stomaco pur avendo mangiato troppo
B. se ho mal di stomaco vuol dire che ho mangiato troppo
C. se non mi viene mal di stomaco allora non ho mangiato troppo
D. o mangio troppo o mi viene mal di stomaco
E. non ho mal di stomaco pur avendo mangiato troppo

334) Quale delle seguenti proposizioni equivale a dire che "condizione sufficiente affinché la proposizione Q sia vera è che sia vera la proposizione P"?

A. Se P è vera, allora Q è vera
B. Se Q è vera, allora P è vera
C. Se P è falsa, allora Q è falsa
D. P è vera se e solo se Q è vera
E. P è falsa se e solo se Q è falsa

335) M/O • 2016 "Se il mandorlo è in fiore, la rosa marcisce. Se la begonia marcisce il papavero sboccia. Inoltre o il mandorlo è in fiore o la begonia marcisce". In base alle precedenti affermazioni è sicuramente vero che:

A. il mandorlo è in fiore e il papavero sboccia
B. la rosa marcisce o il papavero sboccia
C. il papavero sboccia
D. la rosa marcisce e il papavero sboccia
E. la rosa e la begonia marciscono

336) "Se lascerò accesa la mia lampada troppo a lungo, la lampadina si fulminerà". Se la precedente affermazione è vera, quale delle seguenti alternative è necessariamente vera?

A. Se non lascerò la lampada accesa troppo a lungo, la lampadina non si fulminerà
B. Se la lampadina non si è fulminata, allora non ho lasciato la lampada accesa troppo a lungo
C. Se la lampadina si è fulminata, vuol dire che ho lasciato la lampada accesa troppo a lungo
D. Se la lampadina si è fulminata, allora non ho lasciato la lampada accesa troppo a lungo
E. Se la lampadina non si è fulminata, allora non è detto che io non abbia

lasciato accesa la lampada troppo a lungo

337) "È sufficiente che piova perché i prezzi della frutta e della verdura diminuiscano". Se la precedente informazione è vera, quale delle seguenti affermazioni è certamente vera?

A. È necessario che piova perché i prezzi della frutta e della verdura diminuiscano
B. Se i prezzi della frutta e della verdura diminuiscono significa che è piovuto
C. È possibile che i prezzi della frutta e della verdura diminuiscano senza che sia piovuto
D. Se non piove allora i prezzi della frutta e della verdura non diminuiscono
E. Se i prezzi della frutta e della verdura aumentano significa che è piovuto

338) "Se Bruno corre in moto, allora Bianca è in apprensione". Se l'argomentazione precedente è vera, quale delle seguenti è certamente vera?

A. Se Bianca è in apprensione, allora Bruno corre in moto
B. Se Bianca non è in apprensione significa che Bruno non corre in moto
C. Se Bruno non corre in moto allora Bianca non è in apprensione
D. Se Bruno corre in moto allora Bianca non è in apprensione
E. Bianca è in apprensione solo se Bruno corre in moto

339) "Se Gabriella è in ufficio, allora Tommaso è all'asilo nido". Se l'argomentazione precedente è vera, quale delle seguenti è certamente vera?

A. Se Gabriella è in ufficio, allora Tommaso non è all'asilo nido
B. Se Tommaso non è all'asilo nido, allora Gabriella non è in ufficio
C. Se Tommaso è all'asilo nido, allora Gabriella è in ufficio
D. Gabriella e Tommaso non possono mai essere all'asilo nido insieme
E. Se Gabriella non è in ufficio, allora Tommaso non è all'asilo nido

340) "Se Luigi continua a fumare, si ammalerà". Se l'affermazione precedente è vera, allora è vero anche che:

A. se Luigi non si ammalerà, significa che ha smesso di fumare
B. se Luigi si ammalerà, sarà a causa di un tumore
C. se Luigi smette di fumare, vivrà a lungo in buona salute
D. se Luigi si ammalerà, sarà a causa del fumo
E. se Luigi non si ammalerà, significa che non ha smesso di fumare

341) "È sufficiente che Sandra segua la dieta perché il medico non le prescriva il farmaco Obex". Se l'argomentazione precedente è vera, quale delle seguenti è certamente vera?

A. Se Sandra non segue la dieta allora il medico le prescrive il farmaco Obex
B. Se il medico non prescrive a Sandra il farmaco Obex vuol dire che lei non segue la dieta
C. Sandra segue la dieta soltanto se il medico le prescrive il farmaco Obex
D. Se il medico prescrive a Sandra il farmaco Obex vuol dire che lei non segue la dieta
E. Se il medico non prescrive a Sandra il farmaco Obex vuol dire che lei segue la dieta

342) "Se Sara segue le spiegazioni, allora il professore non la respinge all'esame". Se l'argomentazione precedente

è vera, quale delle seguenti è certamente vera?

A. Se il professore respinge Sara all'esame, vuol dire che Sara non ha seguito le spiegazioni
B. Se Sara non segue le spiegazioni, allora il professore non la respinge all'esame
C. Se il professore non respinge Sara all'esame, vuol dire che Sara ha seguito le spiegazioni
D. Se Sara non segue le spiegazioni, allora il professore la respinge all'esame
E. Se il professore non respinge Sara all'esame, vuol dire che Sara non ha seguito le spiegazioni

343) CINECA • 2016 **"Se piove non usciamo di casa". Se la precedente affermazione è vera, quale delle seguenti è necessariamente vera?**

A. Non usciamo di casa solo quando piove
B. Se non usciamo di casa allora piove
C. Se non piove usciamo di casa
D. Se usciamo di casa allora non piove
E. Se e solo se piove usciamo di casa

344) "Se c'è lo sciopero dei treni, rimando la partenza per le vacanze". In base alla precedente affermazione, è necessariamente vero che:

A. se non ho rimandato la partenza per le vacanze, vuol dire che non c'è stato lo sciopero dei treni
B. rimando la partenza per le vacanze solo se c'è lo sciopero dei treni
C. l'unica possibilità che io rimandi la partenza per le vacanze è che ci sia lo sciopero dei treni
D. se rimando la partenza per le vacanze, significa che c'è lo sciopero dei treni
E. se non c'è lo sciopero dei treni, non rimando la partenza per le vacanze

345) Condizione sufficiente, ma non necessaria, affinché al Liceo Pitagora l'anno scolastico si concluda con una festa è che le interrogazioni terminino entro la fine del mese di maggio. Determinare quale delle seguenti situazioni è INCOMPATIBILE con l'affermazione precedente.

A. Nel 2008 le interrogazioni sono terminate a marzo, e poi non c'è stata la festa
B. Nel 2006 uno studente è stato interrogato il 4 giugno, e poi c'è stata la festa
C. Nel 2010 uno studente è stato interrogato il 3 aprile, e poi non c'è stata la festa
D. Da quando esiste il Liceo Pitagora la festa c'è stata ad anni alterni
E. Nel 2003 uno studente è stato interrogato il 4 giugno, e poi non c'è stata la festa

2.2 • Negazioni

346) "È sbagliato negare che è falso che lo studente non abbia studiato". Basandosi sulla precedente affermazione, individuare quale delle seguenti alternative è esatta.

A. Si può affermare con certezza che lo studente ha studiato
B. Lo studente ha studiato
C. Lo studente è stato verosimilmente punito dal professore
D. Non si sa se lo studente abbia studiato
E. La frase proposta non ha senso

347) CINECA • 2017 **La frase: "È stata respinta la prova della negazione della certezza che i cattivi non si astengono dal manifestare avversione per i buoni":**

A. è priva di significato

B. significa che i buoni amano i cattivi
C. significa che i buoni non amano i cattivi
D. significa che i cattivi amano i buoni
E. significa che i cattivi non amano i buoni

348) "Non è possibile negare la falsità della tesi secondo la quale il cerchio non è una figura perfetta". Qual è il corretto significato della precedente affermazione?

A. È falso affermare che il cerchio sia una figura perfetta
B. Non è possibile sapere con certezza se il cerchio sia una figura perfetta o meno
C. È corretto affermare che non si può sapere se il cerchio è una figura perfetta
D. Il cerchio non è una figura perfetta
E. Il cerchio è una figura perfetta

349) "È corretto negare che è vero che la *Dama con ermellino* non è stata dipinta da Leonardo da Vinci". Sulla base dell'affermazione proposta, quale delle frasi seguenti non è errata?

A. Non si può affermare che la "Dama con ermellino" sia stata dipinta da Leonardo da Vinci
B. La "Dama con ermellino" non è un dipinto
C. Non si sa chi abbia dipinto la "Dama con ermellino"
D. La "Dama con ermellino" è stata dipinta da Leonardo da Vinci
E. La "Dama con ermellino" non è stata dipinta da Leonardo da Vinci

350) La negazione logica della proposizione "Non è permesso ai minori di 18 anni di frequentare il parco comunale dalle ore 20.00 alle ore 8.00" è ...

A. chiunque può frequentare il parco comunale dalle ore 8.00 alle ore 20.00
B. il parco comunale è chiuso dalle ore 20.00 alle ore 8.00
C. solamente i minorenni possono frequentare il parco comunale dalle ore 20.00 alle ore 8.00
D. chiunque può frequentare il parco comunale dalle ore 20.00 alle ore 8.00
E. i maggiorenni possono frequentare il parco comunale dalle ore 20.00 alle ore 8.00

351) La negazione della frase "tutti sono alti e almeno uno non è triste" è ...

A. "qualcuno è alto o nessuno è triste"
B. "esiste almeno uno non alto e triste"
C. "tutti quelli che sono alti sono tristi"
D. "nessuno è alto e almeno uno è triste"
E. "qualcuno non è alto o tutti sono tristi"

352) "Non si può escludere che, se Umberto non avesse sostituito la ruota, l'auto avrebbe subito molti danni". In base alla precedente affermazione, quale delle seguenti è certamente vera?

A. È possibile che l'auto avrebbe subito molti danni qualora Umberto avesse sostituito la ruota
B. Se l'auto avesse subito molti danni, è possibile che Umberto non avrebbe sostituito la ruota
C. L'auto avrebbe riportato molti danni se Umberto non avesse sostituito la ruota
D. È possibile che l'auto avrebbe subito molti danni qualora Umberto non avesse sostituito la ruota
E. È possibile che l'auto non abbia subito alcun danno, sebbene Umberto abbia sostituito la ruota

353) La negazione della frase "gatto che miagola non graffia" è …

A. "tutti i gatti che non miagolano non graffiano"
B. "esiste almeno un gatto che miagola e graffia"
C. "tutti i gatti che miagolano graffiano"
D. "esiste almeno un gatto che non miagola e graffia"
E. "tutti i gatti che non graffiano miagolano"

354) "I carabinieri non avevano avuto la possibilità di escludere che il locale potesse essere utilizzato per coprire serate a luci rosse". In base alla precedente affermazione, quale delle seguenti è certamente vera?

A. Il locale veniva utilizzato per coprire serate a luci rosse
B. È possibile che il locale potesse essere utilizzato per coprire serate a luci rosse
C. Il locale veniva utilizzato per addestrare le giovani a prostituirsi
D. Non è possibile che il locale potesse essere utilizzato per coprire serate a luci rosse
E. I carabinieri avevano la certezza che il locale venisse usato per coprire serate a luci rosse

355) Negare l'affermazione: "chi ama la propria città la tiene pulita".

A. Ci sono cittadini che amano la loro città e la puliscono
B. C'è almeno un cittadino che pulisce la propria città ma non la ama
C. C'è almeno un cittadino che ama la propria città ma non la tiene pulita
D. Non c'è alcun cittadino che ami e pulisca la sua città
E. Chi pulisce la propria città la ama

356) C'è una casa con almeno due porte; si consideri l'affermazione:

Esiste una chiave che apre tutte le porte di casa, ma non la porta della cantina.
Indicare quale tra le seguenti frasi costituisce la negazione dell'affermazione riportata sopra.

A. Per ogni chiave, esiste una porta che non è quella della cantina che viene aperta da quella chiave
B. Esiste una chiave che apre tutte le porte di casa, compresa quella della cantina
C. Nessuna chiave apre tutte le porte
D. Esiste una chiave che non apre nessuna porta, se non quella della cantina
E. Per ogni chiave, o esiste una porta che non è quella della cantina che non viene aperta da quella chiave, oppure quella chiave apre la porta della cantina

357) "L'esame del quadro non ha consentito di dimostrare l'impossibilità che l'autore sia il grande Giotto". Qual è il corretto significato della precedente affermazione?

A. L'esame del quadro ha dimostrato che l'autore non può essere il grande Giotto
B. È molto probabile che l'autore del quadro sia il grande Giotto
C. L'esame del quadro non ha dimostrato che l'autore non è il grande Giotto
D. L'esame del quadro ha dimostrato che l'autore è il grande Giotto
E. È impossibile che l'autore del quadro sia il grande Giotto

358) Alessandro afferma: "Se Rossi parte in pole position arriva primo". Quale delle seguenti

proposizioni è la NEGAZIONE di quella di Alessandro?

A. Rossi può non vincere anche se parte in pole position
B. Se Rossi non parte in pole position non vince
C. Rossi può non partire in pole position e non vincere
D. Rossi può arrivare primo anche se non parte in pole position
E. Rossi non vince mai ogni volta che parte in pole position

359) "Non si può escludere che, se Marta non avesse vinto la lotteria, il marito l'avrebbe lasciata". In base alla precedente affermazione, quale delle seguenti è certamente vera?

A. È possibile che il marito di Marta l'avrebbe lasciata qualora lei non avesse vinto la lotteria
B. Se il marito di Marta l'avesse lasciata, è possibile che lei non avrebbe vinto la lotteria
C. È possibile che il marito di Marta l'avrebbe lasciata, qualora lei avesse vinto la lotteria
D. Se il marito di Marta non l'avesse lasciata, è possibile che lei avrebbe vinto la lotteria
E. Il marito di Marta l'avrebbe lasciata se lei non avesse vinto la lotteria

360) CINECA • 2015 **"Se la giornalista non avesse trovato il messaggio, non avrebbe potuto evitare che la notizia si diffondesse". In base alla precedente affermazione, quale delle seguenti è certamente vera?**

A. Avendo trovato il messaggio, la giornalista ha potuto evitare che la notizia si diffondesse
B. È possibile che la notizia non si sarebbe diffusa se la giornalista non avesse trovato il messaggio
C. Essendosi diffusa la notizia, allora la giornalista non ha trovato il messaggio
D. Anche se non avesse trovato il messaggio è possibile che la giornalista avrebbe comunque evitato che la notizia si diffondesse
E. Il messaggio obbligava la giornalista a non diffondere la notizia

361) "Non si può escludere che, se Bruno non avesse perso il biglietto, l'addetto alla sicurezza l'avrebbe fatto entrare nel cinema". In base alla precedente affermazione, quale delle seguenti è certamente vera?

A. Se l'addetto alla sicurezza avesse fatto entrare Bruno nel cinema, è possibile che quest'ultimo non avrebbe perso il biglietto
B. Se l'addetto alla sicurezza avesse fatto entrare Bruno nel cinema, sicuramente quest'ultimo non avrebbe perso il biglietto
C. È possibile che l'addetto alla sicurezza avrebbe fatto entrare Bruno nel cinema, qualora quest'ultimo avesse perso il biglietto
D. È possibile che l'addetto alla sicurezza avrebbe fatto entrare Bruno nel cinema qualora quest'ultimo non avesse perso il biglietto
E. L'addetto alla sicurezza avrebbe fatto entrare Bruno nel cinema se quest'ultimo avesse mostrato il biglietto

362) "Non si può escludere che, se Rita non avesse avvertito del ritardo, i genitori si sarebbero preoccupati". In base alla precedente affermazione, quale delle seguenti è certamente vera?

A. Se i genitori si fossero preoccupati, certamente Rita non avrebbe avvertito del ritardo

B. I genitori si sarebbero preoccupati se Rita avesse dimenticato di avvertire del ritardo
C. È possibile che i genitori si sarebbero preoccupati, qualora Rita avesse avvertito del ritardo
D. È possibile che i genitori si sarebbero preoccupati qualora Rita non avesse avvertito del ritardo
E. Se i genitori si fossero preoccupati, è possibile che Rita non avrebbe avvertito del ritardo

363) "È senza dubbio corretta la teoria che nega la verità dell'affermazione secondo cui è possibile che la vita esista su altri pianeti". Dalla precedente affermazione si deduce che:

A. la verità è che la vita esiste su altri pianeti
B. gli astronomi effettuano osservazioni regolari e scientifiche
C. la vita esiste su altri pianeti
D. la vita non può esistere su altri pianeti
E. è possibile che la vita esista su altri pianeti

364) CINECA • 2016 "Non esiste favola senza lieto fine". Se la precedente affermazione è FALSA, quale delle seguenti è necessariamente vera?

A. Tutte le favole hanno un lieto fine
B. Tutte le favole sono senza lieto fine
C. Nessuna favola ha un lieto fine
D. Esiste almeno una favola senza lieto fine
E. Tutte le storie con un lieto fine sono favole

365) "La testimonianza del giardiniere non ha permesso di dimostrare l'impossibilità che Francesco amasse Maddalena". Qual è il corretto significato della precedente affermazione?

A. La testimonianza del giardiniere ha dimostrato che Francesco odiava Maddalena
B. È impossibile che Francesco non amasse Maddalena
C. La testimonianza del giardiniere non ha dimostrato che Francesco non amava Maddalena
D. È impossibile che Francesco amasse Maddalena
E. La testimonianza del giardiniere ha dimostrato che Francesco amava Maddalena

366) "L'esame del curriculum vitae non ha consentito di dimostrare l'impossibilità che il candidato possegga i requisiti per l'assunzione". Qual è il corretto significato della precedente affermazione?

A. L'esame del curriculum del candidato ha dimostrato che il candidato possiede i requisiti per l'assunzione
B. L'esame del curriculum del candidato ha dimostrato che il candidato non può possedere i requisiti per l'assunzione
C. L'esame del curriculum del candidato non ha dimostrato che il candidato può possedere i requisiti per l'assunzione
D. L'esame del curriculum vitae non ha dimostrato che il candidato non possiede i requisiti per l'assunzione
E. È impossibile che il candidato possegga i requisiti necessari per essere assunto

367) CINECA • 2016 "Non si può non dimostrare la non estraneità dell'imputato al delitto". La precedente affermazione è equivalente a:

A. l'imputato è certamente da assolvere
B. il delitto è stato compiuto con l'ausilio determinante dell'imputato

C. l'imputato non è estraneo al delitto
D. l'imputato potrebbe non avere a che fare alcunché con il delitto
E. l'imputato è estraneo al delitto

368) "Almeno una delle case di Parigi ha le tegole rosse". Negare questa affermazione significa affermare che:

A. a Parigi almeno due case hanno le tegole rosse
B. a Parigi quasi tutte, ma non tutte, le case hanno le tegole rosse
C. Parigi è l'unica città senza una casa con le tegole rosse
D. a Parigi tutte le case hanno le tegole rosse
E. a Parigi nessuna casa ha le tegole rosse

369) CINECA • 2016 **"È sbagliato non ammettere che la scarsità di neve non è bastata per impedire lo svolgimento regolare della gara sciistica". Basandosi sulla precedente affermazione, individuare quale delle seguenti alternative è esatta.**

A. Bisogna ammettere che la gara sciistica non si è svolta regolarmente
B. La gara sciistica si è svolta regolarmente nonostante la scarsità di neve
C. Si può affermare che la scarsità di neve è stata sufficiente a impedire lo svolgimento regolare della gara sciistica
D. La scarsità di neve ha di fatto impedito lo svolgimento regolare della gara sciistica
E. Grazie all'abbondanza di neve la gara sciistica si è svolta regolarmente

370) "In base alle notizie in suo possesso, il giornalista ha scritto che non è falsa l'ipotesi secondo cui l'incendio non è doloso". Basandosi sulla precedente affermazione, quale delle seguenti alternative è vera?

A. Sicuramente l'incendio non è doloso
B. L'incendio è doloso in base alle notizie in possesso del giornalista
C. L'incendio non è doloso in base alle notizie in possesso del giornalista
D. Non vi è nessun elemento valido per sostenere che l'incendio non sia doloso
E. Le notizie in possesso del giornalista lo hanno indotto in errore

371) "È sbagliato non ammettere che le precauzioni prese non sono bastate per impedire il rovesciamento della barca". Basandosi sulla precedente affermazione, individuare quale delle seguenti alternative è esatta.

A. Si può affermare che le precauzioni prese sono state sufficienti per impedire il rovesciamento della barca
B. La barca si è rovesciata nonostante le precauzioni prese
C. Bisogna ammettere che non è stata presa alcuna precauzione per impedire il rovesciamento della barca
D. Le precauzioni che si possono prendere per impedire il rovesciamento di una barca sono inefficaci
E. Grazie alle precauzioni prese la barca non si è rovesciata

372) "È assurdo contestare che è sbagliato non riconoscere che il film di Antonio è stato visto da molte persone". Basandosi sulla precedente affermazione, individuare quale delle seguenti alternative è esatta.

A. Il film di Antonio non è stato visto da molte persone
B. Molte persone hanno visto il film di Antonio
C. Non si può evitare di negare che non sia corretto non affermare che il film di Antonio sia stato visto da molte persone

D. Non è possibile stabilire se il film di Antonio sia stato visto da molte o poche persone
E. Il film di Antonio è stato contestato da molte persone

373) "È assurdo negare l'inesistenza di un testimone che abbia assistito al delitto della contessa". La precedente affermazione significa che:

A. si è in presenza di un caso poliziesco molto intricato
B. il delitto della contessa è stato visto da almeno un testimone
C. è sicuro che non esiste una persona che non sia stata testimone del delitto della contessa
D. non esiste alcun testimone che abbia assistito al delitto della contessa
E. al delitto della contessa hanno assistito molti testimoni

374) "Non si può non negare che il signor Rossi non manifesti in modo non chiaro la sua avversità verso il signor Verdi". Se la precedente affermazione è vera, allora è vero che:

A. il signor Rossi non manifesta in modo non chiaro la sua avversità verso il signor Verdi
B. il signor Rossi non può manifestare in modo non chiaro la sua avversità verso il signor Verdi
C. il signor Verdi è ostile al signor Rossi
D. il signor Rossi manifesta in modo non chiaro la sua avversità verso il signor Verdi
E. il signor Rossi manifesta in modo evidente e aperto la sua avversità verso il signor Verdi

375) La negazione di "ogni cane abbaia" è:

A. c'è un cane che non abbaia
B. se non abbaia non è un cane
C. ogni cane non abbaia
D. nessuna delle altre risposte
E. c'è un cane che abbaia

376) CINECA • 2018 "È sbagliato non ammettere che la competenza del medico non è bastata per impedire che la prognosi risultasse errata". Basandosi sulla precedente affermazione, individuare quale delle seguenti alternative è esatta.

A. Solo un medico competente può fare una diagnosi corretta
B. Bisogna ammettere che il medico non è stato competente
C. Grazie alla competenza del medico la prognosi non è risultata errata
D. La prognosi è risultata errata nonostante la competenza del medico
E. La prognosi è risultata corretta nonostante l'incompetenza del medico

377) "Non esiste alcun elemento probatorio che consenta di eliminare la possibilità che l'imputato sia estraneo al fatto". Dalla precedente affermazione si deduce che:

A. l'imputato è estraneo al fatto
B. è possibile che l'imputato sia estraneo al fatto
C. è impossibile che l'imputato sia estraneo al fatto
D. vi sono prove sull'estraneità dell'imputato al fatto
E. l'imputato non è estraneo al fatto

378) "Non si può escludere che, se Davide non avesse perso gli occhiali, l'esecuzione del pezzo musicale sarebbe stata perfetta". In base alla precedente affermazione, quale delle seguenti è certamente vera?

A. È possibile che l'esecuzione del pezzo musicale sarebbe stata perfetta

qualora Davide non avesse perso gli occhiali
B. È possibile che l'esecuzione del pezzo musicale sarebbe stata perfetta, qualora Davide avesse perso gli occhiali
C. L'esecuzione del pezzo musicale sarebbe stata perfetta se Davide avesse avuto con sé gli occhiali
D. Se l'esecuzione del pezzo musicale fosse stata perfetta, è possibile che Davide avrebbe trovato gli occhiali
E. Non si può escludere che, se Davide avesse perso gli occhiali, l'esecuzione del pezzo musicale non sarebbe stata perfetta

379) "È assurdo contestare che è sbagliato non riconoscere che la mostra dei quadri di Picasso è stata visitata da molte persone". Basandosi sulla precedente affermazione, individuare quale delle seguenti alternative è esatta.

A. Non si può evitare di negare che non è corretto non affermare che la mostra dei quadri di Picasso è stata visitata da molte persone
B. La mostra dei quadri di Picasso è stata contestata da molte persone
C. Molte persone hanno visitato la mostra dei quadri di Picasso
D. Non è possibile stabilire se la mostra dei quadri di Picasso sia stata visitata da molte o poche persone
E. La mostra dei quadri di Picasso non è stata visitata da molte persone

380) "L'esame dei reperti ritrovati non ha consentito di dimostrare l'impossibilità che il gioiello scoperto sia d'oro". Qual è il corretto significato della precedente affermazione?

A. L'esame dei reperti ritrovati ha dimostrato che il gioiello scoperto non può essere d'oro
B. È impossibile che il gioiello scoperto sia d'oro
C. L'esame dei reperti ritrovati ha dimostrato che il gioiello scoperto è d'oro
D. L'esame dei reperti ritrovati non ha dimostrato che il gioiello scoperto non è d'oro
E. L'esame dei reperti ritrovati ha dimostrato che il gioiello scoperto non è d'oro

381) "Non si può escludere che, se Francesco non avesse perso il denaro, la trattativa si sarebbe risolta con un successo". In base alla precedente affermazione, quale delle seguenti è certamente vera?

A. Se la trattativa fosse stata un successo, è possibile che Francesco avrebbe trovato il denaro
B. È possibile che la trattativa sarebbe stata un successo, qualora Francesco avesse perso il denaro
C. La trattativa sarebbe stata un successo se Francesco avesse avuto con sé il denaro
D. È possibile che la trattativa sarebbe stata un successo qualora Francesco non avesse perso il denaro
E. Non si può escludere che, se Francesco avesse perso il denaro, la trattativa non sarebbe stata un successo

382) "Non si può escludere che, se Livio non si fosse ferito, la gara di atletica l'avrebbe vinta lui". In base alla precedente affermazione, quale delle seguenti è certamente vera?

A. La gara di atletica sarebbe stata vinta da Livio se fosse stato sano
B. Se la gara di atletica fosse stata vinta da Livio, quest'ultimo non si sarebbe ferito
C. È possibile che la gara di atletica sarebbe stata vinta da Livio qualora Livio non si fosse ferito

D. Se la gara di atletica non fosse stata vinta da Livio quest'ultimo sicuramente non si sarebbe ferito
E. È possibile che la gara di atletica l'avrebbe vinta Livio qualora Livio si fosse ferito

383) "Non si può escludere che, se Matteo non si fosse infortunato, avrebbe vinto". In base alla precedente affermazione, quale delle seguenti è certamente vera?

A. È possibile che Matteo avrebbe vinto qualora egli non si fosse infortunato
B. È possibile che Matteo avrebbe vinto, qualora egli si fosse infortunato
C. Se Matteo avesse vinto, è possibile che egli sarebbe stato esente da infortuni
D. Matteo avrebbe sicuramente vinto qualora egli non si fosse infortunato
E. Matteo avrebbe vinto se egli fosse stato esente da infortuni

384) CINECA • 2015 "Si consideri la seguente affermazione: "Nessun gatto ha 3 zampe". Dire che tale affermazione è FALSA equivale ad affermare che:

A. tutti i gatti hanno 4 zampe
B. almeno un gatto ha 3 zampe
C. tutti i gatti hanno un numero di zampe diverso da 3
D. tutti i gatti hanno 3 zampe
E. almeno un gatto ha un numero di zampe diverso da 3

385) "La visita ortopedica non ha consentito di dimostrare l'impossibilità che il legamento del pollice sia rotto". Qual è il corretto significato della precedente affermazione?

A. La visita ortopedica ha dimostrato che il legamento del pollice non può essere rotto
B. La visita ortopedica ha dimostrato che il legamento del pollice non può essere integro
C. La visita ortopedica ha dimostrato che il legamento del pollice è rotto
D. La visita ortopedica non ha dimostrato che il legamento del pollice non è rotto
E. La visita ortopedica non ha dimostrato che il legamento del pollice è rotto

386) CINECA • 2018 "L'esame dell'affresco non ha consentito di dimostrare l'impossibilità che l'autore sia il grande Michelangelo". Qual è il corretto significato della precedente affermazione?

A. Michelangelo non può essere l'autore dell'affresco
B. Michelangelo è l'autore dell'affresco
C. È impossibile che l'autore dell'affresco non sia Michelangelo
D. Michelangelo potrebbe essere l'autore dell'affresco
E. Michelangelo non è l'autore dell'affresco

387) È stata respinta la prova che nega che A è uguale a B, ma non è stata acquisita alcuna prova del contrario. Quindi:

A. A è sicuramente diverso da B
B. A è sicuramente uguale a B
C. A potrebbe essere uguale a B
D. A è diverso da B al 100%
E. A è uguale a B al 99%

388) "Non è impossibile che la bottiglia ritrovata sulla spiaggia possa contenere un messaggio". In base alla precedente affermazione, quale delle seguenti è certamente vera?

A. La bottiglia ritrovata sulla spiaggia potrebbe contenere un messaggio
B. La bottiglia ritrovata sulla spiaggia conteneva un messaggio

C. La bottiglia ritrovata sulla spiaggia non conteneva un messaggio
D. Non è possibile che il messaggio nella bottiglia fosse leggibile
E. La bottiglia ritrovata sulla spiaggia non poteva contenere un messaggio

389) Si consideri il famoso detto popolare: "Non tutte le ciambelle riescono col buco". Quale delle seguenti proposizioni è la NEGAZIONE di questo asserto?

A. In tutte le ciambelle è presente almeno un buco
B. Non tutti i dolci in cui è presente un buco sono ciambelle
C. In tutte le ciambelle non è presente alcun buco
D. In alcune ciambelle non è presente alcun buco
E. Non tutti i dolci in cui non è presente un buco sono ciambelle

390) "Non è possibile negare l'inesistenza di un'automobile dotata di freno a mano idraulico". Qual è il corretto significato della precedente affermazione?

A. Esiste almeno un'automobile dotata di freno a mano idraulico
B. Nessuna automobile è dotata di freno a mano meccanico
C. Tutte le automobili sono dotate di freno a mano idraulico
D. Le automobili dotate di freno a mano idraulico sono più diffuse di quelle dotate di freno a mano meccanico
E. Non esiste alcuna automobile dotata di freno a mano idraulico

2.3 • Diagrammi insiemistici

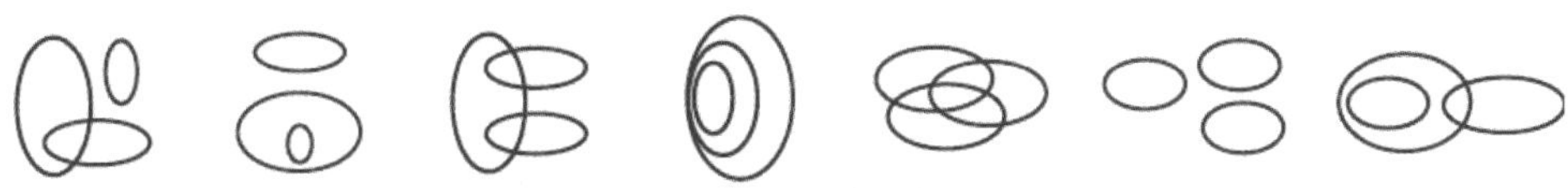

DIAGRAMMA 1 DIAGRAMMA 2 DIAGRAMMA 3 DIAGRAMMA 4 DIAGRAMMA 5 DIAGRAMMA 6 DIAGRAMMA 7

391) Individuare quale diagramma soddisfa la relazione insiemistica esistente tra i tre termini seguenti: Romanzieri, Scrittori, Biblioteche.

A. Diagramma 3
B. Diagramma 1
C. Diagramma 5
D. Diagramma 2
E. Diagramma 6

392) Individuare quale diagramma soddisfa la relazione insiemistica esistente fra i tre termini seguenti: Disoccupati, Giovani, Liberi professionisti.

A. Diagramma 1
B. Diagramma 4
C. Diagramma 2
D. Diagramma 5
E. Diagramma 3

393) Individuare quale diagramma soddisfa la relazione insiemistica esistente fra i tre termini seguenti: Riviste settimanali, Edicole, Pubblicazioni periodiche.

A. Diagramma 3
B. Diagramma 5
C. Diagramma 4
D. Diagramma 1
E. Diagramma 2

394) Individuare quale diagramma soddisfa la relazione insiemistica esistente fra i tre termini seguenti: Riviste, Enciclopedie, Prodotti della casa editrice Mondadori.

A. Diagramma 3
B. Diagramma 2
C. Diagramma 4
D. Diagramma 6
E. Diagramma 5

395) Individuare quale diagramma soddisfa la relazione insiemistica esistente fra i tre termini seguenti: Abitazioni, Mobili, Tappeti.

A. Diagramma 1
B. Diagramma 6
C. Diagramma 5
D. Diagramma 3
E. Diagramma 2

396) Individuare quale diagramma soddisfa la relazione insiemistica esistente fra i tre termini seguenti: Mucche, Pecore, Allevatori.

A. Diagramma 5
B. Diagramma 1
C. Diagramma 3
D. Diagramma 6
E. Diagramma 4

397) Individuare quale diagramma soddisfa la relazione insiemistica esistente tra i tre termini seguenti: Anziani, Panettieri, Grissini.

A. Diagramma 2
B. Diagramma 4
C. Diagramma 3
D. Diagramma 6
E. Diagramma 1

398) Individuare quale diagramma soddisfa la relazione insiemistica esistente fra i tre termini seguenti: Fiumi vietnamiti, Fiumi, Fiumi asiatici.

A. Diagramma 5
B. Diagramma 4
C. Diagramma 1
D. Diagramma 2
E. Diagramma 3

399) Individuare quale diagramma soddisfa la relazione insiemistica esistente fra i tre termini seguenti: Vocali, Consonanti, Parole.

A. Diagramma 3
B. Diagramma 4
C. Diagramma 6
D. Diagramma 5
E. Diagramma 1

400) Individuare quale diagramma soddisfa la relazione insiemistica esistente fra i tre termini seguenti: Oggetti in pelle, Borse da viaggio, Pellettieri.

A. Diagramma 5
B. Diagramma 4
C. Diagramma 6
D. Diagramma 1
E. Diagramma 3

401) Individuare quale diagramma soddisfa la relazione insiemistica esistente fra i tre termini seguenti: Giovani, Epatopatici, Bevitori di vino.

A. Diagramma 1
B. Diagramma 5
C. Diagramma 6
D. Diagramma 4
E. Diagramma 2

402) Individuare quale tra i seguenti diagrammi soddisfa la relazione insiemistica esistente fra i tre termini seguenti: Uomini, Deputati, Senatori.

A. Diagramma 5
B. Diagramma 3
C. Diagramma 6
D. Diagramma 1
E. Diagramma 2

403) Individuare quale tra i seguenti diagrammi soddisfa la relazione insiemistica esistente fra i tre termini seguenti: Università, Istituti Magistrali, Licei.

A. Diagramma 2
B. Diagramma 4
C. Diagramma 1
D. Diagramma 3
E. Diagramma 6

404) Individuare quale tra i seguenti diagrammi soddisfa la relazione insiemistica esistente fra i tre termini seguenti: Cittadini europei, Italiani, Milanesi.

A. Diagramma 2
B. Diagramma 1
C. Diagramma 5
D. Diagramma 4
E. Diagramma 3

405) Individuare quale tra i seguenti diagrammi soddisfa la relazione insiemistica esistente fra i tre termini seguenti: Persone con i capelli castani, Architetti, Milanesi.

A. Diagramma 1
B. Diagramma 4
C. Diagramma 5
D. Diagramma 3
E. Diagramma 2

406) Individuare quale tra i seguenti diagrammi soddisfa la relazione insiemistica esistente fra i tre termini seguenti: Pasticceri, Cuochi, Camerieri.

A. Diagramma 2
B. Diagramma 1
C. Diagramma 4
D. Diagramma 3
E. Diagramma 5

407) Individuare quale tra i seguenti diagrammi soddisfa la relazione insiemistica esistente fra i tre termini seguenti: Scienziati, Professori, Orsetti lavatori.

A. Diagramma 5
B. Diagramma 4
C. Diagramma 1
D. Diagramma 2
E. Diagramma 3

408) Individuare quale tra i seguenti diagrammi soddisfa la relazione insiemistica esistente fra i tre termini seguenti: Artisti, Pittori, Cassieri.

A. Diagramma 5
B. Diagramma 3
C. Diagramma 1
D. Diagramma 2
E. Diagramma 4

409) Individuare il diagramma che soddisfa la relazione insiemistica esistente tra i termini dati: Quadrupedi, Tacchini, Conigli.

A. Diagramma 1
B. Diagramma 2
C. Diagramma 6
D. Diagramma 7
E. Diagramma 4

410) Individuare il diagramma che soddisfa la relazione insiemistica esi-

stente tra i termini dati: Laureati, Impiegati, Persone ambiziose.

A. Diagramma 2
B. Diagramma 4
C. Diagramma 7
D. Diagramma 1
E. Diagramma 5

411) Individuare il diagramma che soddisfa la relazione insiemistica esistente tra i termini dati: Acqua, Mare, Laghi.

A. Diagramma 6
B. Diagramma 2
C. Diagramma 4
D. Diagramma 1
E. Diagramma 3

412) "Tutti i toscani sono italiani. Tutti gli italiani sono europei. Tutti i toscani sono europei". Quale tra i seguenti diagrammi rappresenta correttamente la relazione?

A. Diagramma 1
B. Diagramma 3
C. Diagramma 5
D. Diagramma 6
E. Diagramma 4

413) Individuare il diagramma che soddisfa la relazione insiemistica esistente tra i termini dati: Alberi, Pini, Panchine.

A. Diagramma 3
B. Diagramma 6
C. Diagramma 1
D. Diagramma 2
E. Diagramma 4

414) Individuare il diagramma che soddisfa la relazione insiemistica esistente tra i termini dati: Biondi, Farmacisti, Italiani.

A. Diagramma 5
B. Diagramma 4
C. Diagramma 3
D. Diagramma 1
E. Diagramma 2

2.4 • Prove di percorso logico

415) Cinque stati sono tra loro confinanti. A confina solo con B, B confina con C e con D, inoltre D confina anche con E. Qual è il numero minimo di confini da attraversare per una persona che debba recarsi da A ad E?

A. Uno
B. Tre
C. Quattro
D. Cinque
E. Due

416) Un commerciante vuole disporre di un numero sufficiente di sedie per poter soddisfare le richieste dei clienti. Egli fissa in 80 il numero minimo di sedie di scorta. Se ha in magazzino più di 80 sedie, non effettua l'ordine. Quando ne ha esattamente 80, invia al fornitore un ordine normale. Quando ha in magazzino meno di 80 sedie, invia un ordine urgente. Alla fine di ogni giornata il commerciante decide se, in base alle vendite effettuate, deve ordinare o meno le sedie.

In base al quadratino 1, quale azione dovrà intraprendere il commerciante?

A. Comprare 80 sedie
B. Inviare un ordine normale
C. Non è richiesta alcuna azione
D. Non è necessario effettuare un ordine
E. Inviare un ordine urgente

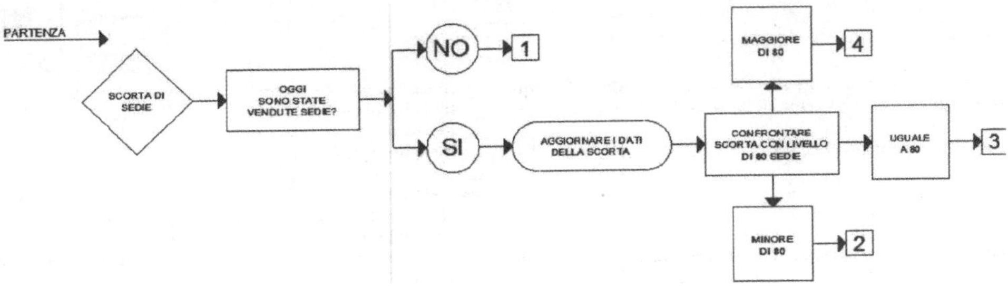

417) In base al quadratino 2, quale azione dovrà intraprendere il commerciante?

A. Non è richiesta alcuna azione
B. Comprare 20 sedie
C. Inviare un ordine normale
D. Inviare un ordine urgente
E. Comprare 80 sedie

418) In base al quadratino 3, quale azione dovrà intraprendere il commerciante?

A. Comprare 20 sedie
B. Inviare un ordine normale
C. Non è richiesta alcuna azione
D. Inviare un ordine urgente
E. Comprare 80 sedie

419) In base al quadratino 4, quale azione dovrà intraprendere il commerciante?

A. Comprare 80 sedie
B. Inviare un ordine urgente
C. Inviare un ordine normale
D. Non è necessario effettuare un ordine
E. Comprare 20 sedie

420) In una fabbrica di abbigliamento si producono camicie da uomo di cotone e di seta. La fabbrica, a pieno regime, produce 50 camicie al giorno, indipendentemente dal tipo di stoffa utilizzato. Il direttore della fabbrica stabilisce che, per garantire la continuità della produzione, ci devono essere in magazzino almeno 400 metri di cotone o 300 metri di seta. Alla fine della giornata l'addetto al magazzino verifica le scorte dei due prodotti per decidere quale ordine inviare ai fornitori. Se per entrambe le stoffe ci sono scorte maggiori del minimo stabilito, non invia l'ordine. Se la quantità di entrambe le stoffe è inferiore al minimo invia un ordine urgente. Se ci sono meno di 400 metri di cotone ma seta a sufficienza o meno di 300 metri di seta ma cotone a sufficienza, invia un ordine normale.

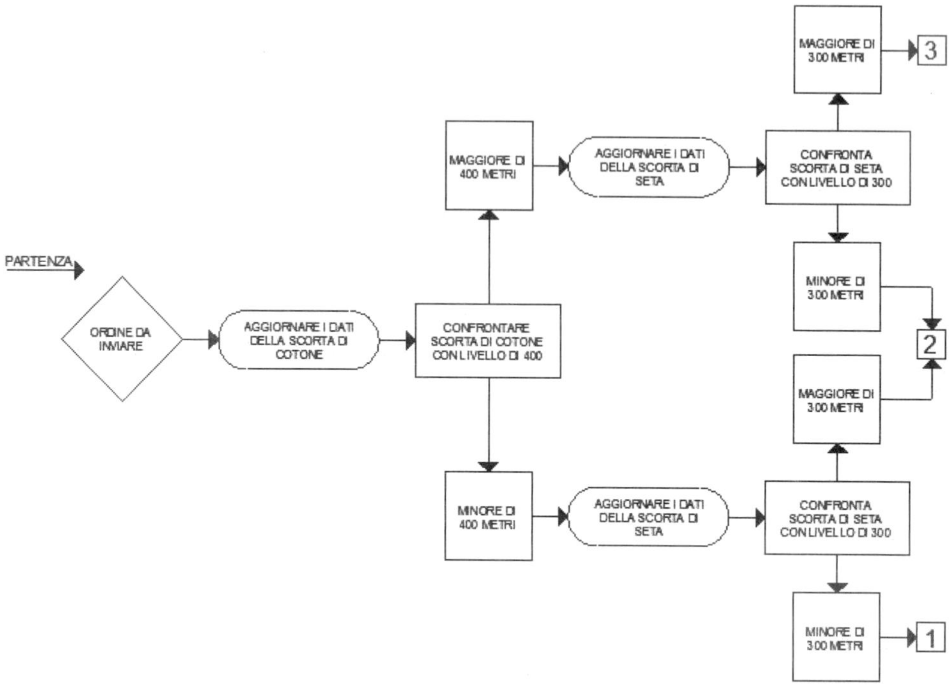

In base al quadratino 1, quale operazione deciderà di effettuare l'addetto al magazzino della fabbrica?

A. Invia un ordine normale
B. Invia un ordine di seta
C. Non invia l'ordine
D. Invia un ordine di cotone
E. Invia un ordine urgente

421) In base al quadratino 2, quale operazione deciderà di effettuare l'addetto al magazzino della fabbrica?

A. Invia un ordine di cotone
B. Invia un ordine urgente
C. Invia un ordine normale
D. Non invia l'ordine
E. Invia un ordine di seta

422) In base al quadratino 3, quale operazione deciderà di effettuare l'addetto al magazzino della fabbrica?

A. Non invia l'ordine
B. Invia un ordine urgente
C. Invia un ordine normale
D. Invia un ordine di cotone
E. Invia un ordine di seta

423) Il gestore di un pub prepara esclusivamente panini con hamburger, e stabilisce, quindi, di avere sempre una scorta di almeno 200 hamburger tra freschi e congelati. Ogni giorno, alla chiusura del pub, controlla le scorte per stabilire cosa ordinare ai fornitori. Se il numero di hamburger è superiore a 100, invia un ordine di 50 hamburger freschi. Se, invece, è minore di 100, controlla la scorta di hamburger congelati: se è superiore a 100, invia un ordine di 100 hamburger freschi; se la scorta è compresa tra 50 e 100 hamburger congelati, invia un ordine di 100 hamburger freschi e 50 congelati; se, infine, è inferiore a 50, invia un ordine di 100 hamburger freschi e 100 congelati.

A quale operazione effettuata dal gestore del pub corrisponde il quadratino 3?

A. Ordina 100 hamburger freschi e 100 congelati
B. Non effettua l'ordine
C. Ordina 100 hamburger freschi
D. Ordina 100 hamburger freschi e 50 congelati
E. Ordina 200 hamburger congelati

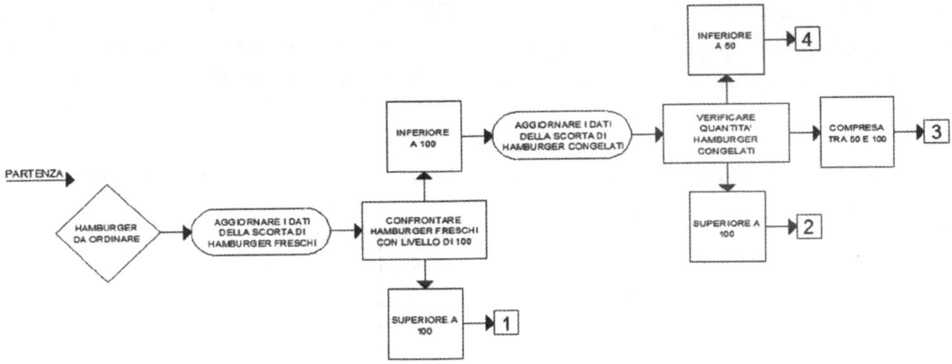

---

424) In una fabbrica si costruiscono televisori al plasma e televisori LCD. La fabbrica, a pieno regime, riesce a produrre 50 televisori al giorno, indipendentemente dal tipo di tecnologia utilizzata. Il direttore della fabbrica stabilisce che ci devono essere in magazzino almeno 300 schermi al plasma o 200 schermi LCD. A fine giornata un addetto al magazzino verifica le scorte dei due prodotti per decidere quale ordine inviare ai fornitori: se per entrambe le tecnologie ci sono scorte maggiori del minimo stabilito, non invia l'ordine; se la quantità di schermi di entrambe le tecnologie è inferiore al minimo, invia un ordine urgente; se, infine, ci sono meno di 300 schermi al plasma ma più di 200 schermi LCD o più di 300 schermi al plasma ma meno di 200 schermi LCD, invia un ordine normale.

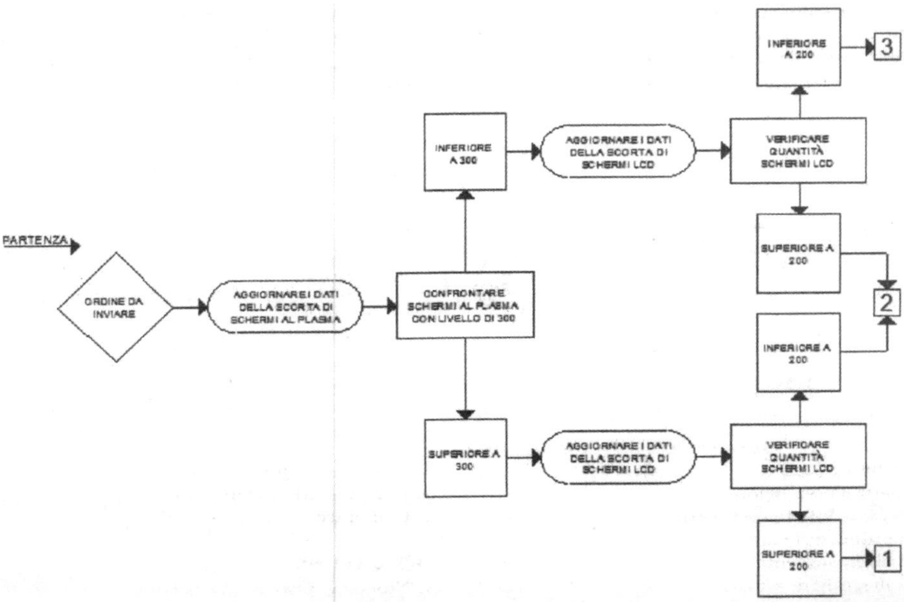

A quale operazione effettuata dall'addetto al magazzino corrisponde il quadratino 2?

A. Inviare un ordine normale
B. Non inviare alcun ordine
C. Inviare un ordine urgente
D. Inviare un ordine di schermi LCD
E. Inviare un ordine di schermi al plasma

425) Individuare il diagramma corrispondente alle attività proposte.

Prelevare bottiglia d'acqua da distributore automatico aziendale – inserire il badge; – digitare il codice matricola; – verificare la disponibilità della tipologia di acqua che si desidera; in caso positivo: – prelevare la bottiglia; – ritirare il badge; in caso negativo: – ritirare il badge.

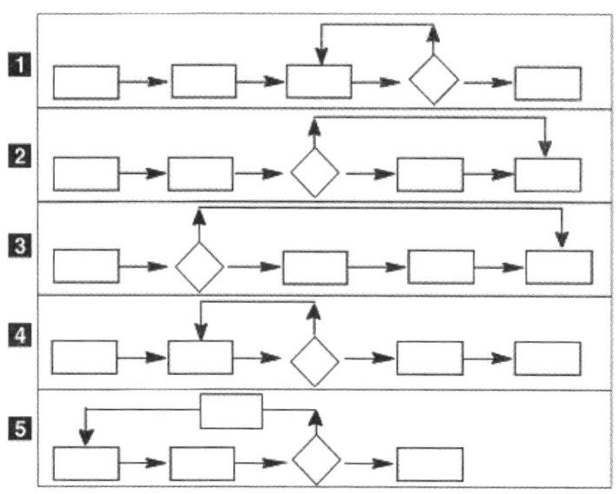

A. Diagramma 4
B. Diagramma 3
C. Diagramma 5
D. Diagramma 1
E. Diagramma 2

426) Nei diagrammi di flusso in figura precedente, un rettangolo rappresenta un'azione compiuta con un solo esito possibile, un rombo indica una scelta con due esiti possibili.

Indicare quale diagramma corrisponde esattamente alle attività proposte, in quanto rappresenta le successive azioni così come riportate nel testo del quesito. PRELEVARE AL BANCOMAT 200 EURO:
– inserire la tessera; – digitare il codice segreto; – controllare se si ha la disponibilità dell'importo che si desidera prelevare;
in caso positivo: – prelevare il denaro; – ritirare la tessera;
in caso negativo: – ritirare la tessera.

A. Diagramma 1
B. Diagramma 5
C. Diagramma 3
D. Diagramma 2
E. Diagramma 4

427) Rispondere al seguente quesito facendo riferimento al DIAGRAMMA del quesito n. 425.

Quale dei diagrammi di flusso rappresenta l'attività di effettuare un'iniezione intramuscolare, sapendo che essa è scomponibile in: aspirare il liquido nella siringa, controllare di averlo fatto completamente ed eventualmente aspirare quanto rimasto nella fiala, espellere l'aria dalla siringa, inserire l'ago?

A. Diagramma 3
B. Diagramma 4
C. Diagramma 1
D. Diagramma 5
E. Diagramma 2

Leggere il seguente brano e rispondere ai quesiti 428-431.

In un cantiere il direttore dei lavori stabilisce che ci deve essere sempre una quantità di cemento tale da poter soddisfare il fabbisogno delle lavorazioni; per far ciò stabilisce di avere sempre almeno 10 sacchi di cemento per scorta.

Se in cantiere ci sono più di 10 sacchi il direttore non commissiona l'ordine di altro cemento. Quando ce ne sono esattamente 10 invia al fornitore un ordine normale. Se ce ne sono meno di 10 invia al fornitore un ordine urgente. Alla fine di ogni giornata lavorativa il direttore dei lavori decide se, sulla base delle lavorazioni effettuate, deve ordinare o meno il cemento.

In ciascun quadratino numerato in figura, quale azione dovrà intraprendere il direttore dei lavori?

428) Quadratino 1

A. Non è richiesta alcuna azione
B. Non è necessario effettuare un ordine
C. Inviare un ordine normale
D. Inviare un ordine urgente
E. Comprare 10 sacchi di cemento

429) Quadratino 2

A. Non è richiesta alcuna azione
B. Non è necessario effettuare un ordine
C. Inviare un ordine normale
D. Inviare un ordine urgente
E. Comprare 10 sacchi di cemento

430) Quadratino 3

A. Non è richiesta alcuna azione
B. Non è necessario effettuare un ordine
C. Inviare un ordine normale
D. Inviare un ordine urgente
E. Comprare 10 sacchi di cemento

431) Quadratino 4

A. Non è richiesta alcuna azione
B. Non è necessario effettuare un ordine
C. Inviare un ordine normale
D. Inviare un ordine urgente
E. Comprare 10 sacchi di cemento

2.5 • Ordinare eventi, elementi

432) In una gara di corsa a ostacoli hanno partecipato: Antonio, Bruno, Carlo, Davide, Franco, Gianni e Ivan. Tutti sono arrivati al traguardo ma non in questo ordine. Si sa che: Bruno è arrivato prima di Antonio e dopo di Franco; Davide dopo Carlo ma prima di Ivan; Gianni prima di Franco ma dopo Ivan. Chi è arrivato per ultimo?

A. Bruno
B. Antonio
C. Davide
D. Carlo
E. Ivan

433) M/O • 2016 **Alla finale di una gara di automobilismo la classifica dal 1° al 7° posto è la seguente: Alessandro, Federico, Iris, Bruna, Cesare, Eligio, Gianna. Cinque di questi sette piloti indossano il casco integrale e si sa che a indossarlo sono tre tra i primi quattro classificati e tre tra gli ultimi quattro classificati. Si può essere certi che a indossare il casco integrale è:**

A. Federico
B. Eligio
C. Iris
D. Bruna
E. Cesare

434) Se Mirco è più vicino ad Assunta che non a Benedetta, e Assunta è più vicina a Mirco che non a Benedetta, allora Benedetta è più vicina:

A. a nessuno
B. ad Assunta
C. le informazioni fornite non consentono di stabilirlo con certezza
D. sia a Mirco che ad Assunta
E. a Mirco

435) Elio è nato prima di Franco, il quale è nato prima di Giorgio. Anche Italo è nato prima di Giorgio. Pertanto ____

A. Italo e Franco hanno la stessa età
B. È certo che Elio sia il più anziano
C. Franco ha il doppio dell'età di Giorgio
D. Elio e Franco hanno sicuramente età diverse
E. Italo è sicuramente il più anziano

436) Marco ha quattro carte e le dispone sul tavolo una di fianco all'altra in questo modo: il re è di fianco all'asso; la carta di cuori è di fianco a quella di quadri ma non a quella di picche; la dama di picche è la prima carta, la seconda è una carta rossa; la carta di fiori è di fianco all'asso, ma non al fante. Qual è la terza carta?

A. L'asso di quadri
B. L'asso di cuori
C. Il fante di cuori
D. Il fante di fiori
E. Il re di quadri

437) Al *Festival di San Romolo* la canzone di Malva riceve più voti di quella dei *Dromedari*, che a sua volta riceve più voti di quella di *Tito Acciaio*. La canzone di *Fred Fedeli* riceve più voti sia di quella dei Dromedari che di quella dei *Cognati Simili*.

Quale delle seguenti affermazioni è sicuramente corretta?

A. La canzone di *Malva* riceve più voti di quella dei *Cognati Simili*
B. La canzone di *Malva* riceve più voti di quella di *Fred Fedeli*
C. La canzone dei *Cognati Simili* riceve più voti di quella dei *Dromedari*
D. La canzone dei *Dromedari* riceve più voti di quella dei *Cognati Simili*
E. La canzone di *Fred Fedeli* riceve più voti di quella di *Tito Acciaio*

438) In una corsa, Giuseppe è più veloce di Alfio, il quale a sua volta è più lento di Federico. Di conseguenza:

A. Federico è più veloce di Giuseppe
B. Alfio impiega lo stesso tempo degli altri due
C. Giuseppe è più lento di Federico
D. Giuseppe è più veloce di Federico
E. Alfio impiega più tempo degli altri due

439) Se Antonio, Mario e Luca sono tre fratelli: Antonio maggiore di Mario, questi minore di Luca, a sua volta, meno grande anche di Antonio", si ha che:

A. Mario è il più piccolo
B. Antonio è il più piccolo
C. Luca è il più grande
D. Mario è il mediano
E. Antonio e Mario sono coetanei

440) Sei bambini sono di statura diversa. Marco è più alto di Giacomo e più basso di Franco. Giacomo è più basso di Andrea e più alto di Sergio. Marco è più alto di Andrea, mentre Paolo è più basso di Sergio. Di conseguenza:

A. Giacomo è più basso di Sergio
B. Sergio è il più basso
C. Marco è alto come Sergio
D. Andrea è più alto di Paolo
E. Franco è il secondo più alto dopo Giacomo

441) La maestra d'asilo mette in fila indiana sei bimbe, i cui nomi sono: Anna, Bianca, Claudia, Diana, Eva, Federica. Sapendo che Eva viene subito dopo Federica, che Bianca è la seconda della fila e che fra lei ed Anna vi è una sola bambina, si dica chi è l'ultima della fila.

A. Eva
B. Federica
C. Claudia
D. Anna
E. Diana

442) CINECA • 2018 **La prossima settimana Anna deve incontrare: Loredana, Roberta, Marisa, Paola, Gianni e Simona e ha a disposizione solo le sere di venerdì, sabato e domenica. Anna decide quindi di incontrare due amici ogni sera.**
Per organizzare gli appuntamenti si deve, però, ricordare che:
I) Roberta e Simona non vogliono incontrarsi tra di loro;
II) Paola non può uscire il venerdì sera;
III) Gianni può solo la domenica sera;
IV) Marisa e Loredana escono solo insieme.
In base alle precedenti affermazioni, per poter incontrare tutti e sei gli amici, quale delle seguenti persone incontrerà sicuramente il venerdì?
A. Roberta
B. Roberta o Simona
C. Simona
D. Loredana
E. Paola

443) Una slot-machine può visualizzare i seguenti simboli: "mela", "fragola", "dollaro" e "stella". La slot-machine è stata truccata in modo che ogni volta che si abbassa la leva per giocare, il simbolo mostrato sulla prima ruota a sinistra appare secondo le seguenti regole:
- Dopo una "mela" non può essere visualizzata una "fragola".
- Dopo un "dollaro" viene visualizzata una "stella" solo se prima del "dollaro" non era stata visualizzata una "mela".
- Dopo un "dollaro" viene visualizzata una "mela" solo se prima del "dollaro" non era stata visualizzata una "fragola".
- Dopo una "fragola" non viene mai visualizzata una "stella".

Quale delle seguenti sequenze è impossibile ottenere sulla prima ruota a sinistra della slot-machine?
A. "dollaro" → "dollaro" → "fragola" → "stella"
B. "mela" → "dollaro" → "stella" → "fragola"
C. "fragola" → "dollaro" → "stella" → "stella"
D. "fragola" → "dollaro" → "mela" → "stella"
E. "dollaro" → "stella" → "mela" → "fragola"

444) M/O • 2016 **Gabriele si allena in piscina ogni lunedì, mercoledì e sabato. In uno dei rimanenti giorni della settimana Gabriele gioca a calcio. Sapendo che il giorno dopo gli allenamenti di nuoto Gabriele non svolge alcuna attività fisica, qual è il giorno in cui gioca a calcio?**
A. Domenica
B. Mercoledì
C. Giovedì
D. Martedì
E. Venerdì

445) Se P viene prima di Q; O viene prima di Q; Q viene prima di R; O viene prima di P, quale tra queste affermazioni non è corretta?
A. O viene dopo R
B. Q non è l'ultima della serie
C. L'ordine è alfabetico
D. O non è la seconda lettera della serie
E. O viene prima di P

446) Se Q viene prima di P; O viene prima di P; P viene prima di R; O viene

prima di Q, quale tra queste affermazioni è corretta?

A. La P è a fianco alla R
B. La P è l'ultima della serie
C. L'ordine è alfabetico
D. La Q viene prima della O
E. La O viene dopo la R

447) Se O viene prima di P; R viene prima di P; P viene prima di Q; R viene prima di O, quale tra queste affermazioni non è corretta?

A. L'ordine non è alfabetico
B. R non è la seconda lettera della serie
C. La O viene dopo la R
D. La R è a fianco alla Q
E. La O è a fianco alla P

448) Due fratelli, Andrea e Marco, sono tali che Andrea dice solo bugie il lunedì, mercoledì e venerdì e negli altri giorni dice sempre la verità, mentre Marco dice solo bugie il martedì, giovedì e sabato e negli altri giorni dice sempre la verità. Se ascoltate la seguente conversazione: Andrea: "oggi è domenica"; Marco: "ieri era domenica"; Andrea: "siamo in estate", quale tra le seguenti affermazioni è vera?

A. È un lunedì ma non d'estate
B. È una domenica ma non in estate
C. È una domenica d'estate
D. Non è domenica, né lunedì
E. È un lunedì d'estate

449) Leggere il seguente problema e rispondere alla relativa domanda. Quattro cavalli, Adamo, Bisset, Carolina e Demiurgo, partecipano ad una gara equestre. I proprietari dei cavalli sono Fini, Gini, Lini e Mini, non necessariamente in questo ordine. È inoltre noto che: il cavallo del signor Gini ha vinto il primo premio e non si chiama Carolina; Demiurgo è arrivato terzo; il cavallo del signor Lini si chiama Bisset ed è arrivato prima di Carolina; il cavallo del signor Fini non è arrivato terzo. Quale cavallo è arrivato ultimo?

A. Bisset
B. Il cavallo del signor Fini
C. Il cavallo del signor Lini
D. Adamo
E. Il cavallo del signor Mini

450) J è più anziano di K ma più giovane di L. K e L sono entrambi più giovani di M. N è più anziano di J. Se le precedenti informazioni sono corrette, X è più anziano di J se è anche vero che: 1) X è più anziano di N; 2) N è più giovane di L e X è più giovane di M; 3) X e M hanno la stessa età. Quali sono le condizioni sicuramente corrette?

A. Solo 1)
B. 1) e 3)
C. 1), 2) e 3)
D. Solo 3)
E. Solo 2)

451) V • 2016 Laura ha tre sorelle, Flavia, Sara e Alice, e due fratelli, Diego e Vincenzo. Si sa che:

I) Diego è il maggiore di tutti;
II) Vincenzo è più grande di Sara e Flavia (non necessariamente in quest'ordine) ma più piccolo di Laura e Alice (non necessariamente in quest'ordine).
In base alle informazioni precedenti è FALSO affermare che:

A. Laura è più grande di Sara
B. Flavia è più piccola di Alice
C. Alice non può essere la terza in ordine di età
D. Alice è più grande di Sara
E. Sara non può essere la seconda in ordine di età

452) Giovanni ha tre figli, Michele, Giampiero e Andrea, due dei quali sono

alti e uno è basso. Se Michele è alto, allora lo è anche Giampiero; se Giampiero è alto allora lo è anche Andrea. In base a queste informazioni, quale delle seguenti è sicuramente vera?

A. Michele e Giampiero sono alti
B. Michele è basso e Andrea è alto
C. Michele è alto e Andrea è basso
D. Andrea e Giampiero sono bassi
E. Giampiero è basso e Michele è alto

453) "Giovanni è più vecchio di Carlo; Lorenzo è più vecchio di Mario; Mario è più giovane di Alessandro; Carlo e Alessandro sono gemelli". Sulla base delle precedenti affermazioni, quale delle seguenti è certamente vera?

A. Carlo è più giovane di Mario
B. Lorenzo è più vecchio di Giovanni
C. Giovanni è più vecchio di Mario
D. Carlo è più giovane di Lorenzo
E. Lorenzo è più vecchio di Alessandro

454) CINECA • 2019 **Tre amici stanno passando le vacanze insieme. La mattina ognuno dei tre scende a un orario diverso per fare colazione. Il primo a fare colazione è sempre Riccardo. Una mattina sul tavolo ci sono cinque frutti, una mela, due albicocche, una banana e una pesca. Alberto e Luca mangiano solo albicocche e pesche. Riccardo invece mangia tutti i frutti. Si può dedurre con certezza che:**

A. se Alberto scende per secondo e Riccardo ha mangiato due frutti, non potrà mangiare nessuno dei frutti rimanenti
B. se Riccardo decide di mangiare due frutti presenti sul tavolino, uno degli altri due amici potrà mangiare due frutti rimanenti
C. se Riccardo decide di mangiare due frutti presenti sul tavolino, entrambi gli altri due amici potranno mangiare uno dei frutti rimanenti a testa
D. se Luca scende per secondo e Riccardo ha mangiato due frutti, non potrà mangiare nessuno dei frutti rimanenti
E. se Riccardo decide di mangiare due frutti presenti sul tavolino, almeno uno degli altri due amici potrà mangiare almeno uno dei frutti rimanenti

455) Tra Fabio, Marco, Alessia e Luigi vi sono i seguenti vincoli di parentela: Alessia è la sorella di Luigi; Marco è il figlio di Fabio; Luigi è il figlio di Marco. In base alle precedenti informazioni è plausibile che Marco sia:

A. il nonno di Alessia
B. il figlio di Alessia
C. il figlio di Luigi
D. il padre di Alessia
E. il fratello di Luigi

456) Su un pianetino vivono tre persone: Antonio, Marco, Giovanni. Marco è più ricco di Antonio. Antonio è più povero di Giovanni. Quale delle seguenti conclusioni è sicuramente VERA?

A. Giovanni è il più ricco
B. Antonio non è il più ricco
C. Marco è il più ricco
D. Giovanni è più povero di Marco
E. Marco e Giovanni hanno quantità diverse di soldi

457) M/O • 2016 **Leggere il testo del seguente problema.**

Cinque amiche, Elisa, Lucia, Romina, Giulia e Patrizia, temono ciascuna una diversa categoria di animali (ragni, piccioni, formiche, maggiolini, api). Analogamente ciascuna di esse ne ama un'altra (cani, gatti, scoiattoli, pony, delfini). Si sa che:

1) Elisa teme le api e Romina ama i gatti;

2) Colei che ama i pony teme i ragni;
3) Patrizia non ama gli scoiattoli e teme le formiche;
4) Giulia ama i delfini e non teme i maggiolini.

Quali animali ama Lucia? (vedi *Testo*)

A. Pony
B. Gatti
C. Cani
D. Scoiattoli
E. Delfini

458) M/O • 2016 **Quale delle cinque amiche ama i cani? (vedi *Testo*)**

A. Lucia
B. Romina
C. Giulia
D. Patrizia
E. Elisa

459) Se oggi è lunedì, qual è il giorno successivo al giorno che precede il giorno prima di domani?

A. Sabato
B. Mercoledì
C. Martedì
D. Domenica
E. Lunedì

460) In una maratona Sergio è stato più veloce di Giorgio, Daniele ha battuto Giovanni ma ha perduto rispetto a Giorgio, Giovanni ha sopravanzato Ugo. Chi è arrivato per ultimo?

A. Daniele
B. Ugo
C. Giovanni
D. Giorgio
E. Sergio

461) CINECA • 2016 **"Cinque amici, Antonio, Vincenzo, Luigi, Diego e Sandro, sono nati in cinque città diverse: Perugia, Bari, Catania, Genova e Venezia, non necessariamente in questo ordine. Tutti hanno un'età diversa: 28, 26, 25, 24 e 22 anni, non necessariamente in questo ordine. Si sa che: Diego è il più giovane ed è nato in una città meridionale; Luigi è il più anziano ed è nato a Venezia; chi è nato a Catania ha 2 anni meno di Luigi e non si chiama Antonio; Vincenzo proviene da Perugia e ha un'età divisibile per 5.**

In base alle precedenti informazioni, quanti anni ha Antonio e in quale città è nato?

A. 26 anni ed è nato a Genova
B. 24 anni ed è nato a Genova
C. 24 anni ed è nato a Bari
D. 26 anni ma non si può stabilire dove è nato
E. 26 anni ed è nato a Bari

462) Cinque persone (A, B, C, D, E) decidono di scambiarsi i regali di Natale di modo che ciascuno faccia un regalo a due persone e ne riceva da altre due persone. A fa un regalo a B e C; D fa un regalo a B e a una delle due persone che ricevono il regalo anche da E; C fa un regalo a D e alla stessa persona che riceve il regalo anche da B. Da chi riceve i regali E?

A. D e A
B. B e D
C. C e A
D. B e C
E. D e C

463) Alla festa da ballo organizzata per festeggiare il diploma sono presenti tanti ragazzi quante ragazze; esattamente un terzo dei presenti è maggiorenne. Vengono formate le coppie per il ballo, ognuna delle quali è composta da un ragazzo e una ragazza; nessuno

resta senza compagno/a. Si considerino le seguenti affermazioni:

1. in ogni coppia il ragazzo è maggiorenne e la ragazza minorenne
2. in ogni coppia il ragazzo è minorenne e la ragazza maggiorenne
3. in ogni coppia il ragazzo è minorenne
4. in ogni coppia la ragazza è minorenne
5. ci sono meno di 6 persone
Indicando con (P) le affermazioni possibili e con (N) quelle non possibili, dire quale è la giusta sequenza di affermazioni possibili e non possibili:

A. 1.N – 2.P – 3.P – 4.N – 5.N
B. 1.N – 2.P – 3.N – 4.P – 5.P
C. 1.N – 2.N – 3.P – 4.P – 5.N
D. 1.N – 2.N – 3.P – 4.N – 5.N
E. 1.N – 2.N – 3.N – 4.P – 5.N

464) Siamo in presenza di 4 militari aventi 4 gradi diversi (generale, maggiore, caporale e soldato semplice), che provengono da 4 regioni italiane diverse (Calabria, Lombardia, Piemonte e Sardegna). Si sa che Antonio è un generale lombardo, Bruno è piemontese, Donato è un soldato semplice, che il maggiore non è calabrese e che Carlo non è un caporale. Si può stabilire chi è il sardo?

A. Non lo sono né Bruno né Carlo
B. Carlo è il sardo
C. I dati non sono sufficienti per stabilirlo
D. Non lo sono né Antonio né Carlo
E. Donato è il sardo

465) Alberto, Carlo, Roberto, Paolo e Sergio sono nati in cinque città diverse: Amsterdam, Cagliari, Roma, Pavia, Siracusa. Alberto e Sergio mentono sempre mentre Paolo non mente mai. Alberto afferma di essere nato ad Amsterdam e che Sergio è nato a Siracusa. Paolo afferma di essere nato a Pavia e riferisce che Alberto gli ha detto di essere nato a Cagliari. Dove può essere nato Alberto?

A. Roma o Pavia
B. Roma o Siracusa
C. Roma o Amsterdam
D. Roma o Cagliari
E. Siracusa o Pavia

466) Leggere il testo e rispondere al relativo quesito.

Cinque giovani scultori frequentano un'Accademia. I loro nomi sono Alberto, Luigi, Carla, Davide e Giulia. Le loro statue raffigurano: Giove, Venere, Bacco, Nettuno e Minerva, non necessariamente in quest'ordine. Ognuno di loro utilizza uno solo dei seguenti materiali: marmo, argilla, gesso, bronzo e legno, non necessariamente in quest'ordine. Si sa inoltre che:
1) Carla ha realizzato una statua in legno;
2) Davide ha realizzato una statua in argilla;
3) la statua in gesso raffigura Venere;
4) un ragazzo ha realizzato una statua in bronzo che raffigura Giove;
5) Luigi ha realizzato una statua raffigurante Nettuno.
Chi ha realizzato la statua in bronzo?

A. Alberto
B. Carla
C. Luigi
D. Davide
E. Giulia

467) Se A viene prima di C, E viene prima di C, C viene prima di D ed A viene prima di E, una delle seguenti affermazioni è falsa (F) mentre tutte le altre sono vere (V):
1. A è la prima della serie
2. E viene dopo D
3. E non è l'ultima della serie
4. E viene prima di D

5. L'ordine non è alfabetico
Quale tra le seguenti è dunque la sequenza corretta?
A. 1:V 2:V 3:V 4:V 5:F
B. 1:F 2:V 3:V 4:V 5:V
C. 1:V 2:V 3:V 4:F 5:V
D. 1:V 2:V 3:F 4:V 5:V
E. 1:V 2:F 3:V 4:V 5:V

468) CINECA • 2015 **Carlo, Dario, Paolo e Ugo sono quattro atleti che partecipano a una gara di velocità su pista.**
Sono date le seguenti premesse:
– Paolo arriva prima di Carlo;
– Carlo arriva prima di Dario;
– Ugo arriva prima di Carlo;
– La corsa non è stata vinta da Ugo.
Quale, tra le seguenti affermazioni, NON è corretta?
A. L'ordine di arrivo non è alfabetico
B. Paolo è il vincitore della corsa
C. Ugo non è arrivato per ultimo
D. Ugo è arrivato dopo Dario
E. Ugo è arrivato prima di Dario

469) In una corsa automobilistica di auto d'epoca una Balilla è stata più veloce di un'Alfa Romeo Giulietta Spider, una Mercedes Benz ha battuto una Lamborghini ma ha perduto rispetto all'Alfa Romeo Giulietta Spider, la Lamborghini ha superato una Lancia Fulvia. Chi è arrivato per ultimo?
A. Mercedes Benz
B. Lancia Fulvia
C. Lamborghini
D. Alfa Romeo Giulietta Spider
E. Balilla

470) Se oggi è giovedì, qual è il giorno precedente al giorno che segue dopodomani?
A. Venerdì
B. Lunedì
C. Martedì
D. Domenica
E. Sabato

471) Franco è più giovane di Sandro; Alessio è più giovane di Franco ma è più vecchio di Marco. Chi è il più giovane dei quattro ragazzi?
A. Alessio
B. Sandro
C. Marco
D. Franco
E. I dati non sono sufficienti per rispondere

472) In una scuola lavorano Amilcare, Basilio e Concetto, come bidello, professore e segretario (non necessariamente in quest'ordine). Amilcare è figlio di Concetto, ed è più basso di statura del professore. Il bidello è il più alto di statura, e non ha figli. Quale delle seguenti affermazioni è compatibile con le premesse?
A. Basilio è il segretario, Amilcare è il bidello, Concetto è il professore
B. Non è possibile attribuire esattamente a ciascuna persona il proprio ruolo
C. Concetto è il segretario, Basilio è il bidello, Amilcare è il professore
D. Amilcare è il segretario, Basilio è il bidello, Concetto è il professore
E. Amilcare è il segretario, Basilio è il professore

Relazioni di parentela

473) Sonia ha una sorella di nome Concetta ed un fratello di nome Michele, che ha sposato la sorella del marito di Sonia. Che relazione c'è tra Concetta e la moglie di Michele?
A. Sono sorelle
B. Sono cognate
C. Sono semplici conoscenti
D. Sono consuocere

E. Sono cugine acquisite

474) Se il padre di Luigi è fratello della madre di Marco, in che rapporto di parentela è Marco con la madre di Luigi?

A. Nipote
B. Cognato
C. Fratello
D. Cugino
E. Zio

475) Paola non ha sorelle. Chi è la sorella del figlio del nonno materno della figlia di Paola?

A. Paola stessa
B. Una cugina di Paola
C. Non esiste tale persona
D. La mamma di Paola
E. Una zia di Paola

476) M/O • 2017 **Tommaso, Rosario e Flavio hanno sposato Viviana, Alice e Marcella, due delle quali sono tra loro sorelle. Rosario ha sposato la sorella di Alice. Flavio ha sposato Alice. Tommaso non è cognato di Rosario e Marcella non ha sorelle. La moglie di Rosario è:**

A) Marcella
B) Viviana
C) Alice
D) la sorella di Viviana
E) la sorella di Marcella

477) Laura non ha sorelle. Chi è la sorella del figlio del nonno paterno della figlia di Laura?

A. Laura stessa
B. La mamma di Laura
C. Una cugina di Laura
D. Una zia della figlia di Laura
E. Non esiste tale persona

478) Tra Fabio, Massimo, Daniele, Katia e Valeria vi sono i seguenti vincoli di parentela: Katia è la nipote di Massimo; Valeria è la mamma di Fabio e di Katia; Daniele è il nonno materno di Fabio. In base alle precedenti informazioni è plausibile che Massimo sia:

A. il cugino di Valeria
B. il cugino di Fabio
C. il papà di Valeria
D. il fratello di Valeria
E. il fratello di Fabio

2.6 • Comprendere il significato di un testo e individuare il messaggio principale

479) "... tra le cattive abitudini del pensiero scientifico occidentale possiamo annoverare le posizioni che chiamiamo atomismo, riduzionismo e determinismo. Dietro queste c'è l'idea che le totalità debbano essere comprese scomponendole nelle loro unità basilari, che le proprietà di unità microscopiche possano generare e spiegare il comportamento dei loro risultati macroscopici, che tutti gli eventi e gli oggetti abbiano cause precise, prevedibili e determinate. Queste idee ci sono state utili nello studio degli oggetti semplici, che sono costituiti di pochi componenti e che non sono influenzati dalla storia... Ma gli organismi sono molto di più che un semplice amalgama di geni. Essi hanno una storia che ha importanza e le parti che li compongono interagiscono tra di loro in maniera complessa. Gli organismi sono costituiti di geni che operano di concerto, influenzati dall'ambiente, tradotti in parti che la selezione vede, e in parti che sono ad essa invisibili."

Stephen Jay Gould, *Darwiniana,* in *Il pollice del panda*

Una sola delle seguenti affermazioni È DEDUCIBILE dal testo riportato.

A. La concezione atomista deve essere assolutamente rinnegata quando si studiano gli organismi complessi
B. Cercare le cause che spiegano e permettono di prevedere i fenomeni è sempre inutile nell'ambito della scienza biologica
C. Un organismo non è mai riducibile ai suoi componenti e pertanto deve essere studiato solo in una prospettiva storica
D. La concezione determinista della scienza classica non ha alcuna utilità quando si debbano spiegare fenomeni biologici
E. Lo studio degli organismi richiede criteri che non coincidono sempre con quelli del determinismo scientifico

480) "La tattica dell'onorevole Giolitti è stata sempre quella di una politica conservatrice fatta per mezzo dei condottieri dei partiti democratici: sia lusingandoli e addomesticandoli per mezzo di qualche attenzione individuale (siamo arrivati già alle nomine senatoriali) sia, quando si tratti di uomini personalmente disinteressati, come Turati e Bussolati, conquistandoli con qualche riforma che non intacchi seriamente gli interessi economici e politici dei gruppi dominanti nel governo. (...) Giolitti migliorò o peggiorò la situazione elettorale in Italia? La risposta non è dubbia per chi voglia giudicare senza le traveggole dell'amicizia. La trovò e la lasciò nell'Italia settentrionale quale si andava via via migliorando. La trovò cattiva e la lasciò peggiore nell'Italia meridionale."

G. Salvemini, *Il ministro della malavita e altri scritti sull'Italia giolittiana*, Feltrinelli, Milano, 1962

Delle seguenti considerazioni UNA sola è RIGOROSAMENTE DEDOTTA dalla tesi esposta da Salvemini. Quale?

A. Giolitti non riuscì a conquistare i condottieri più disinteressati dei partiti democratici
B. La politica di Giolitti non ebbe alcuna influenza sul costume politico dell'Italia meridionale
C. Giolitti si impegnò a migliorare il costume elettorale solo nell'Italia settentrionale
D. Le concessioni di Giolitti ai partiti progressisti non furono tali da intaccare seriamente gli interessi della classe dominante
E. I giudizi su Giolitti sono stati per lo più condizionati dalla benevolenza di chi gli fu amico

481) Erra chi crede che la vittoria delle imprese consista nello essere giuste o ingiuste, perché tutto dì si vede il contrario: che non la ragione, ma la prudenza, le forze e la buona fortuna danno vinte le imprese. È ben vero che in chi ha ragione nasce una certa confidenza, fondata sulla opinione che Dio dia la vittoria alle imprese giuste, la quale fa gli uomini arditi e ostinati: dalle quali due condizioni nascono talvolta le vittorie. Così l'avere la causa giusta può per indiretto giovare, ma è falso che lo faccia direttamente.

Francesco Guicciardini, *Ricordi*, n. 147

UNO SOLO dei motivi elencati NON È rilevante, secondo Guicciardini, per il buon esito di un'impresa. Individuatelo:

A. l'ostinazione a perseguire una meta che si crede giusta
B. la fiducia in un Dio giusto
C. il fatto che la causa che si difende sia oggettivamente giusta
D. la determinazione nel lottare per ciò che si crede giusto
E. la buona sorte

482) Il discorso scientifico tende a un linguaggio puramente formale, matematico, basato su una logica astratta, indifferente al proprio contenuto. Il discorso letterario tende a costruire un sistema di valori in cui ogni parola, ogni segno è un valore per il solo fatto di esser stato scelto e fissato sulla pagina. Non ci potrebbe essere nessuna coincidenza tra i due linguaggi, ma ci può essere (proprio per la loro estrema diversità) una sfida, una scommessa tra loro. In qualche situazione è la letteratura che può indirettamente servire da molla propulsiva per lo scienziato: come esempio di coraggio nell'immaginazione, nel portare alle estreme conseguenze un'ipotesi ecc. E così in altre situazioni può avvenire il contrario. In questo momento il rigore del linguaggio matematico, della logica formale, può salvare lo scrittore dal logoramento in cui son scadute parole e immagini per il loro falso uso. Con questo lo scrittore non deve però credere d'aver trovato qualcosa di assoluto; anche qui può servirgli l'esempio della scienza: nella paziente modestia di considerare ogni risultato come facente parte di una serie forse infinita di approssimazioni.

Italo Calvino, Due interviste su scienza e letteratura, in *Una pietra sopra*, 1968

UNA SOLA delle seguenti considerazioni È logicamente dedotta dal passo riportato di Calvino.

A. Il discorso scientifico ha sempre bisogno di difendersi dal logoramento indotto nel linguaggio dall'uso improprio delle parole
B. Il discorso scientifico è fondato su una logica puramente formale che tende a costruire un sistema di valori universali
C. Il modello della logica matematico-formale può rappresentare un'ancora di salvezza per il linguaggio letterario in un tempo in cui esso è usurato e scaduto
D. Il coraggio dell'immaginazione, dote propria del letterato, è sempre assolutamente necessario anche allo scienziato
E. Il linguaggio della letteratura ha sempre bisogno del rigore caratteristico del linguaggio scientifico nel portare alle estreme conseguenze le proprie ipotesi

483) Chiunque scriva di storia è necessariamente obbligato a scegliere solo una piccola quantità delle testimonianze disponibili, e se questo viene fatto con onestà, si tratta di una prassi tanto ineccepibile quanto inevitabile. La necessità di semplificare ci ricorda tuttavia che la falsificazione si ottiene più facilmente attraverso le omissioni anziché per esplicite affermazioni. L'interpretazione del passato implicherà sempre una semplificazione, talvolta anche un eccesso di semplificazione (e di conseguenza la distorsione), ma esiste comunque una garanzia nel fatto che in seguito altri storici potrebbero criticare qualunque interpretazione non tenga conto di testimonianze pertinenti in grado di offrire una differente versione dei fatti.

Denis Mack Smith, *La storia manipolata*, Laterza, 2000

UNA SOLA delle norme operative qui elencate PUÒ essere dedotta dalla concezione espressa nel passo citato di Mack Smith.

A. Uno storico onesto deve essere rigorosamente obiettivo nel pronunciare giudizi
B. Uno storico onesto non ha il diritto di operare scelte tra le testimonianze che ha a disposizione

C. Uno storico onesto deve operare delle scelte tra le testimonianze che ha a disposizione
D. Uno storico onesto non deve mai far ricorso a semplificazioni
E. Uno storico onesto non deve tralasciare nessuna testimonianza

484) Sul *Corriere della sera* di qualche giorno fa c'era la notizia che su Internet grandi motori di ricerca metteranno a nostra disposizione milioni di libri e ci si domandava se questo avrebbe comportato la scomparsa delle biblioteche a cui siamo abituati da secoli. [...] Ma il vero grande pericolo di questa trasformazione mi sembra un altro: [...] Chi farà la scelta? Quali criteri seguirà nel prendere e nello scartare? Alcune previsioni è facile farle. La storia è sempre stata scritta da chi ha il dominio politico, culturale e tecnologico. Egli ha imposto la sua lingua e la sua visione del mondo. [...] Oggi chi deciderà cosa è importante leggere e che cosa non lo è? Coloro che dominano la cultura mondiale con la loro potenza e con la loro lingua: gli anglosassoni. [...] Questo e non altro è il pericolo. La perdita di tutto ciò che è diverso, deviante, non capito, non visto, rifiutato. Perciò io dico ai governi, agli studiosi di tutti i paesi del mondo: per favore, salvate il nostro passato. [...] Lottate per inserire nella grande biblioteca tutto ciò che potete del vostro patrimonio nazionale, nella lingua originale. Tutto, non solo quello che vi pare buono e quello che vi pare cattivo ora. Perché saranno gli storici, gli studiosi, gli uomini del futuro a decidere cosa era o non era importante. La Chiesa cattolica medioevale non avrebbe messo il Corano tra i libri da salvare e oggi gli integralisti islamici non vi metterebbero la Divina Commedia. [...]

Francesco Alberoni, *Pubblico e privato*, Corriere della sera, 26/4/2004

Individuate, tra le considerazioni sotto elencate, LA SOLA RIGOROSAMENTE DEDOTTA dal testo citato di Alberoni.

A. Il Corano e la Divina Commedia sono opere a forte rischio di scomparsa
B. È naturale che su Internet non tutte le testimonianze del passato vengano conservate, e a ciò bisogna rassegnarsi e adeguarsi
C. Nella biblioteca di Internet, l'unico problema del lettore è quello di scegliere quale leggere tra milioni di test
D. La scomparsa delle biblioteche tradizionali può e deve essere contrastata in tutti i modi
E. Gli Italiani, come altri, dovrebbero battersi per salvare il proprio patrimonio culturale e la propria lingua

485) Le enunciazioni di principio riportate nella domanda 484 sono tutte alla base del discorso di Alberoni, ECCETTO UNA. Individuatela.

A. La difesa della propria lingua non è un atto di superbia nazionalistica, ma un dovere nei confronti dei posteri
B. In ogni cultura ci possono essere elementi preziosi, e non sempre i migliori giudici in merito sono i contemporanei
C. Sbaglia chi si ostina a conservare il maggior numero possibile di opere: in ogni cultura ci sono cose che meritano di essere dimenticate per sempre
D. Sono sempre stati i vincitori, i detentori del potere a scrivere la storia
E. L'uso di nuovi mezzi di comunicazione comporta, come ogni novità, dei rischi di cui è bene tener conto

486) CINECA • 2017 **Se gli organizzatori del concerto di Capodanno non si adegueranno alla nuova normativa europea sulla sicurezza, potrebbero incorrere in un'ingente sanzione amministrativa che finirebbe con il ridurre i fondi per il concerto e potrebbe risultare estremamente dannoso per le finanze degli organizzatori. Questi sono quindi costretti ad adeguarsi alla normativa sulla sicurezza per non mettere a rischio il futuro dell'evento. Quale delle seguenti affermazioni esprime il messaggio principale del brano precedente?**

A. Se non si adegua alla normativa europea, il concerto di Capodanno sarà a serio rischiodi annullamento
B. Nessuna delle altre alternative è corretta
C. Se non si riesce a innalzare il livello di sicurezza vi è il rischio di incorrere in unasanzione amministrativa ingente
D. Se le norme vengono seguite allora il concerto di Capodanno sarà salvo anche per l'anno prossimo
E. La sicurezza durante il concerto di Capodanno ha raggiunto livelli pericolosamente bassi

Leggere il brano e rispondere a ogni quesito solo in base alle informazioni contenute (esplicitamente o implicitamente) nel brano e non in base a quanto il candidato eventualmente conosca sull'argomento.

La torbiera? Un ambiente pericoloso, minaccioso, oscuro. Persino Frodo, il protagonista del *Signore degli anelli*, ha corso il rischio di morire in una torbiera (le "Paludi morte"). Eppure, visti con gli occhi di un ricercatore, pochi ambienti sono più affascinanti di queste distese di muschi in decomposizione, di piccoli cespugli e di specie vegetali e animali molto adattate. E le torbiere non sono neppure ambienti marginali: coprono infatti 400 milioni di ettari delle terre emerse, in gran parte nelle nazioni più vicine al Polo Nord, come Russia e Finlandia, e rappresentano circa il 50% delle zone umide del mondo.

Le torbiere si creano quando il territorio umido, come un lago non molto profondo o una palude, è lentamente ricoperto da uno strato di muschi che, nel giro di migliaia di anni, vanno a riempire l'intero bacino. L'ambiente che si forma è una strana combinazione di morte e vita, perché il muschio, di solito del genere *Sphagnum*, è sepolto nelle profondità a mano a mano che i suoi piccoli steli crescono verso la luce. Si forma così un tappeto di piante vive che ricopre metri e metri di materiale spugnoso che si decompone a fatica. Lontani dall'ossigeno dell'aria, infatti, i muschi e i resti organici sepolti rimangono intatti per secoli. È un ambiente a volte estremamente acido, che quindi ospita specie adatte a un ecosistema particolare. Le piante, per esempio, devono riuscire a sopravvivere con poco azoto, che si trova solo nei terreni ricchi di materiale organico decomposto. Per questo nelle torbiere vivono spesso piante carnivore come la Drosera, che estraggono l'azoto dalle loro prede: piccoli animali come insetti o ragni.

L'estrema immobilità delle torbiere le ha trasformate in un vero e proprio archivio vivente. Scavare nello strato, profondo metri, di stagni morti o in via di decomposizione, permette di risalire, quasi anno per anno, ai cambiamenti di vegetazione avvenuti nel corso dei secoli (spesso la torba ha cominciato a depositarsi oltre 10 mila anni fa). Il polline, le foglie o i fiori delle piante testimoniano le modifiche nel clima della regione.

E a volte è possibile trovare corpi umani, le "mummie delle torbiere", che secondo alcuni studi sono abitanti locali dell'età del ferro, forse sacrificati durante misteriose cerimonie.

(M. Ferrari, «Focus»)

487) CINECA • 2016 **La torbiera viene definita come una combinazione di morte e di vita perché:**

A. insetti e ragni si nutrono di piante morte
B. in superficie vi sono piante vive e in profondità materiale in lentissima decomposizione
C. le specie animali che vi si trovano si nutrono di materiale in decomposizione
D. in superficie vi è materiale in lenta decomposizione e in profondità piante vive
E. le specie vegetali che vi si trovano prosperano grazie al materiale in decomposizione

488) CINECA • 2016 **Quale delle seguenti affermazioni sulle torbiere è FALSA?**

A. Non vi si trovano piante d'alto fusto
B. Costituiscono circa la metà delle zone umide del mondo
C. Coprono più di 300 milioni di ettari delle terre emerse
D. Spesso costituiscono un ambiente acido
E. Sono tipiche di zone particolarmente ricche di luce

489) CINECA • 2016 **Stando al contenuto del brano, come si origina una torbiera?**

A. Attraverso la colonizzazione di un terreno umido da parte di un muschio chiamato Sphagnum. In seguito, il tappeto di muschio viene colonizzato anche da ragni, insetti e da una pianta carnivora, la Drosera
B. Attraverso la lenta proliferazione dei muschi che, nel corso di migliaia di anni, arrivano a ricoprire per intero la superficie di uno specchio d'acqua poco profondo
C. Mediante la proliferazione di piante che necessitano di poco azoto in una zona umida e depositano, strato dopo strato, resti di polline, foglie e fiori, che andranno a formare un tappeto ideale per la proliferazione del muschio
D. Mediante la rapida colonizzazione di una palude o di un lago poco profondo da parte di muschi, piante che cercano terreni acidi e piante carnivore
E. Nessuna delle altre alternative è corretta

490) CINECA • 2016 **La torbiera può essere definita un archivio vivente perché:**

A. lontani dall'ossigeno dell'aria, i muschi e i resti organici sepolti si conservano per secoli
B. nell'età del ferro veniva usata come cimitero
C. vi si trova una grandissima varietà di specie animali e vegetali
D. vi sono stati rinvenuti resti di corpi umani risalenti all'età preistorica
E. lontani dall'ossigeno e dall'acqua, i muschi e i resti organici si conservano per secoli

491) V • 2014 I recenti casi di cronaca relativi alle aggressioni di cani all'uomo, hanno fatto emergere la necessità di ulteriori interventi legislativi. È inutile, però, considerare alcune razze canine pericolose a priori, poiché i cani diventano pericolosi non per propria indole, bensì in base al trattamento che ricevono dal proprio padrone. Ciò significa che un cane, a prescindere dalla razza, può diventare pericoloso se maltrattato, mentre può non diventarlo se trattato bene sin dalla nascita. Una legge specifica sulle razze canine considerate pericolose è, pertanto, inefficace. Quale delle seguenti affermazioni esprime il messaggio principale del brano precedente?

A. È inutile considerare alcune razze canine pericolose a priori
B. Una legge specifica sulle razze canine considerate pericolose è inefficace
C. Nessuna legge è in grado di condizionare il comportamento dei cani
D. I cani diventano pericolosi in base al trattamento che ricevono
E. Dovrebbero esistere norme più restrittive che regolino il possesso dei cani

492) "La natura imita l'arte, secondo un paradosso di cent'anni fa. Ma è, appunto, solo un paradosso. Prendiamo il misterioso fattaccio di Milano. Una giovane giornalista viene aggredita sulle scale di casa da due criminali italiani, costretta ad aprire, malmenata, legata a un termosifone. È poi derubata di tutto? No, ed è la prima complicazione. I due (ed è la seconda) non toccano i soldi, ma frugano nella scrivania, buttano all'aria i documenti, se ne vanno dopo aver riempito di carta la bocca della vittima. Arriva il marito, giornalista anche lui. Ha problemi (terza complicazione) di mobilità. Ma con lui si sposta anche (quarta complicazione) una scorta della polizia, l'uomo è un esperto di questioni terroristiche, riceve continue minacce di morte, è amico di Arafat, forse ha contatti coi Servizi Segreti. E dove scrive? Su "Famiglia Cristiana", quinta complicazione. Mentre la moglie (complicazione sesta), è collaboratrice della rivista "Polizia moderna". Ce n'è abbastanza per indagare, come si dice, in tutte le direzioni, in troppe direzioni. È questo che l'arte non fa, quando sia praticata come si deve. Goffi, irritanti, tediosi sono quei romanzi in cui l'autore procede per accumulazione, continua a rovesciarti addosso indizi totalmente contraddittori, particolari stravaganti, effettacci dozzinali, personaggi maggiori e minori che non legano, piste e contropiste che si accavallano, colpi di scena che schizzano via dalle dita. L'arte, l'artigianato, non possono permettersi gli eccessi. Solo la natura, la vita, vanno dove vogliono, s'ingorgano dove vogliono, complicano a piacere le loro trame senza curarsi di verosimiglianza, coerenza, plausibilità; e scrivono, è vero, pagine e pagine di romanzo. Ma di un brutto romanzo".

Carlo Fruttero – Franco Lucentini, *Un giallo con troppe complicazioni*, su *La Stampa*, 28/5/99

UNA SOLA delle osservazioni che seguono è conseguente all'analisi dalla quale Fruttero e Lucentini sottopongono uno sconcertante fatto di cronaca.

A. Il fatto che la vittima della violenza sia una giovane giornalista dà precise indicazioni sull'identità degli aggressori
B. L'accumulo di indizi che aprono piste di indagine diverse suscita un'attenzione tutta speciale su questa triste vicenda
C. Troppo spesso i giornalisti si compiacciono di complicare, soffermandosi su particolari del tutto irrilevanti, le già complicate vicende che registra la cronaca
D. I romanzieri sanno bene che perché una storia sia avvincente e abbia fortuna deve essere straordinariamente ricca di colpi di scena
E. Spesso la realtà è più incredibilmente complicata e appare quindi meno verosimile dell'invenzione romanzesca

493) ANDREA: "Certo vi siete beffato degli eroismi. (...) Volevate guadagnar tem-

po per scrivere il libro che solo voi potevate scrivere. Se foste salito sul rogo, se foste morto in un'aureola di fuoco, avrebbero vinto gli altri. (...) La scienza non ha che un imperativo: contribuire alla scienza".
GALILEO: "Nel tempo che ho libero – e ne ho di tempo libero – mi è avvenuto di rimeditare il mio caso e di domandarmi come sarò giudicato da quel mondo della scienza al quale non credo più di appartenere. Anche un venditore di lana, per quanto abile sia ad acquistarla a buon prezzo per poi rivenderla cara, deve preoccuparsi che il commercio della lana si svolga liberamente. Non credo che la pratica della scienza possa andar disgiunta dal coraggio. Essa tratta il sapere, che è un prodotto del dubbio; e col procacciare sapere a tutti su ogni cosa, tende a destare il dubbio in tutti. Ora, la gran massa della popolazione è tenuta in una nebbia madreperlacea di superstizioni e di pregiudizi che occulta gli intrighi dei potenti (...) Finché l'umanità continuerà a brancolare nella sua nebbia millenaria di superstizioni e di venerande sentenze, finché sarà troppo ignorante per sviluppare le sue proprie energie, non sarà nemmeno capace di sviluppare le energie della natura che le vengono svelate. (...) Se gli uomini di scienza non reagiscono all'intimidazione dei potenti egoisti e si limitano ad accumulare sapere per sapere, la scienza può rimanere fiaccata per sempre, e ogni nuova macchina non sarà fonte che di nuovi triboli per l'uomo. E quando, con l'andar del tempo, avrete scoperto tutto lo scopribile, il vostro progresso non sarà che un progressivo allontanamento dell'umanità... Tra voi e l'umanità può scavarsi un abisso così grande che ad ogni vostro eureka rischierebbe di rispondere un grido di dolore universale (...) Se io avessi resistito, i naturalisti avrebbero potuto sviluppare qualcosa di simile a ciò che per i medici è il giuramento di Ippocrate: il voto solenne di far uso della scienza ad esclusivo vantaggio dell'umanità. Così stando le cose, il massimo in cui si può sperare è una progenie di gnomi inventivi, pronti a farsi assoldare per qualsiasi scopo...".
da Bertold Brecht, *Vita di Galileo*, Einaudi, Torino, 1965

Nell'ultima scena del dramma di Brecht, nel dialogo con il discepolo Andrea, il vecchio Galileo mostra di aver maturato una severa e autocritica concezione della natura e dei compiti della scienza e dello scienziato. Alcuni dei princìpi che egli in passato aveva considerato validi, e che Andrea continua a difendere, sono qui sotto elencati: tutti sono chiaramente confutati e rifiutati nel dialogo riportato, ECCETTO UNO: individuatelo.

A. Non spetta allo scienziato preoccuparsi del fatto che sia tenuta nell'ignoranza la gran massa degli uomini, poiché ad essi le sue scoperte non potrebbero essere di alcuna utilità
B. Allo scienziato non serve il coraggio di morire per le sue idee, di immolarsi per la libertà; l'unica cosa che conta è che produca ciò che sa produrre, cioè sapere
C. Lo scienziato non sa che farsene degli atti eroici, del sacrificio della vita per la verità; e ciò è giusto, perché è con la sua vita che serve alla verità
D. Qualcosa di simile al giuramento di Ippocrate dei medici non è un modello proponibile agli scienziati, i quali studiano non l'uomo e le malattie, ma la natura
E. Diffondere il sapere significa diffondere il dubbio, di cui il sapere si nutre; e ciò richiede coraggio, poiché disturba i potenti: dominare gente che dubita è difficile

494) "Credo di poter affermare che nella ricerca scientifica, né il grado di intelligenza né la capacità di eseguire e portare a termine con esattezza il compito intrapreso, siano i fattori essenziali per la riuscita e la soddisfazione personale. Nell'una e nell'altra contano maggiormente la totale dedizione e il chiudere gli occhi davanti alle difficoltà: in tal modo possiamo affrontare problemi che altri, più critici e più acuti, non affronterebbero... Il fatto che l'attività svolta in modo così imperfetto sia stata e sia tuttora per me fonte inesauribile di gioia, mi fa ritenere che l'imperfezione nell'eseguire il compito che ci siamo prefissi o ci è stato assegnato sia più consona alla natura umana così imperfetta che non la perfezione".
R. Levi Montalcini: *Elogio dell'imperfezione.*
Quali sono, per la Montalcini, le doti essenziali per lo scienziato che vuole riuscire nella ricerca e trarne soddisfazione? (una sola risposta è rigorosamente deducibile dal testo).

A. Atteggiamento vigile e autocritico
B. Intelligenza e distacco
C. Passione e coraggio
D. Acume intellettuale ed efficienza
E. Forte coscienza dei propri limiti

495) Non essendosi potuto fare in modo che quel che è giusto fosse forte, si è fatto in modo che quel che è forte fosse giusto". "Non essendosi potuto render forte la giustizia, si è giustificata la forza".

Pascal, Pensieri

I pensieri citati di Pascal possono essere definiti:

A. riflessioni sulla storia dell'umanità
B. aforismi filosofici
C. affermazioni di principi etici
D. valutazioni comportamentali individuali
E. ammonizioni morali

496) "Che cos'è un mito?" È "un lungo discorso": questa la distratta – forse solo apparentemente distratta – definizione di Alexandre Dumas, che di miti se ne intendeva, tanto da averne creato più di uno. Credo che allo stesso modo risponderebbero i tre coautori del dizionario *Miti e personaggi della modernità.* Abelardo ed Eloisa, Cola di Rienzo, Giovanna d'Arco, Paracelso, Cromwell, Robespierre, Napoleone, Byron, Don Giovanni, Casanova, Amleto, Don Chisciotte, Faust...; sono – scelte a caso – alcune delle figure storiche o immaginarie a cui gli autori del dizionario hanno deciso di dedicare una voce. Quale criterio consente di far convivere o rientrare nella stessa famiglia personaggi così dissimili, alcuni dei quali veramente esistiti e altri invece frutto di immaginazione? Per quel che posso capire, un criterio molto semplice e molto empirico: ognuno di loro è all'origine di un "lungo discorso", a cui hanno contribuito, di secolo in secolo, poeti, drammaturghi, romanzieri, pittori, scultori, autori di opere liriche, registi.
(...) ogni epoca pretende di avere una sua produzione mitica. Ci sentiremmo diminuiti il giorno in cui dovessimo ammettere che la nostra non ne è capace. Ma niente ci fa credere prossimo quest'isterilimento. Basta che guardiamo indietro, al secolo che sta per finire, per incontrare personaggi reali o fittizi ognuno dei quali sembra destinato, negli anni e nei secoli a venire, ad alimentare un "lungo discorso", tessuto di nuove interpretazioni storiche o filosofiche, di invenzioni romanzesche, di film, eccetera. Recentemente, via via che il film di Benigni *La vita è bella* veniva presentato all'estero, sono apparsi sui giornali dei diversi Paesi articoli che lo approvano o che lo disapprovano. C'è chi ritiene che dello sterminio degli ebrei si possa parlare solo in termini storici e documenta-

ri, e dunque giudica il film un *faux pas* (*un passo falso*); chi invece ammette altri approcci, e dunque lo ritiene un'operazione legittima. Io non so a chi dare ragione; mi rendo conto dell'enormità di quel massacro e della relativa vicinanza nel tempo (moltissimi testimoni diretti sono ancora tra noi); forse il film di Benigni può essere stato prematuro; ma non penso che la memoria di avvenimenti così sconvolgenti possa mantenersi in un ambito rigorosamente storico. Fatalmente diventerà anche variazione e racconto, cioè "mito", nel senso già detto.

Torniamo al nostro dizionario. Scorrendo i lemmi, si è colpiti dalla facilità con cui li associamo a un carattere, a un episodio, a un attributo... Abelardo ed Eloisa, Romeo e Giulietta, Paolo e Francesca sono coppie di amanti appassionati, Alboino è un tiranno crudele che versa da bere alla moglie Rosamunda nel cranio del padre, Don Giovanni e Casanova sono donnaioli, Faust e Peter Schlemil stringono un patto col diavolo, all'Ebreo Errante e all'Olandese Volante tocca sperimentare i notevoli disagi dell'immortalità (o di un'esistenza eccessivamente protratta), i sovrapponibili e spesso sovrapposti Barbablù e Gilles de Rais sono serial killer, Cagliostro è un imbroglione, Zarathustra un guru, Munchausen un cacciaballe, Werther un suicida, Robin Hood un ladro che prende ai ricchi per dare ai poveri, e così via. Si direbbero personaggi semplici, primari, eppure una piccola riflessione alimenta il sospetto che non sia così: se hanno ispirato tanti drammi, tanti romanzi, tanti film, vorrà dire che erano portatori di un nucleo di ambiguità tale da impedire, ogni volta, l'approdo a un'interpretazione – a una versione – definitiva. Un mito è un pensiero al quale si ritorna di continuo, e che non ci si stanca mai di riprendere e variare.

Giovanni Mattiotti, *MITI. Il catalogo della modernità*, "Corriere della Sera", 18/11/98

UNA SOLA delle seguenti affermazioni È rigorosamente deducibile dal testo di Giovanni Mariotti sopra citato.

A. Il film *La vita è bella* di Benigni testimonia il fatto che anche la memoria dell'olocausto è ormai entrata nella dimensione del mito
B. Werther e Barbablù, Faust e Robin Hood non sono personaggi chiusi e fissati nel loro carattere, ma aperti, cioè soggetti a un numero indefinito di variazioni
C. Ognuno dei personaggi diventati mitici ha assunto nei secoli un carattere definito e univoco per il quale vive immutabile nell'immaginario collettivo della civiltà a cui appartiene
D. Nella dimensione del mito i personaggi, storici o immaginari che siano, sono portatori o emblemi di caratteri e comportamenti propri degli uomini in carne e ossa
E. Gli autori del dizionario citato hanno catalogato i miti non secondo un ordine cronologico, ma secondo le caratteristiche che la tradizione ha assegnato loro

Leggere il brano e rispondere a ogni quesito solo in base alle informazioni contenute (esplicitamente o implicitamente) nel brano e non in base a quanto il candidato eventualmente conosca sull'argomento.

Il punto sulle cellule staminali

(Modificato da: *Luciano Conti e Elena Cattaneo, "Il punto sulle staminali", Le Scienze*, ottobre 2011)

Nell'uomo, come in tutte le forme di vita multicellulari, la rigenerazione dei tessuti è un processo fisiologico di rin-

novamento cellulare necessario per la sopravvivenza dell'organismo. Per tessuti come il sangue e l'epidermide si tratta di un ricambio quotidiano con cellule giovani che sostituiscono quelle vecchie. In altri tessuti, come il tessuto nervoso e il muscolo cardiaco, questo ricambio è assai più ridotto. Alla base di questi processi rigenerativi ci sono popolazioni di cellule di riserva localizzate nei diversi tessuti, tanto più abbondanti quanto maggiore è la capacità e la necessità rigenerativa di quel tessuto. Si tratta delle cellule staminali, cellule immature in grado di moltiplicarsi ripetutamente generando cellule identiche a se stesse. Oltre a replicarsi, le cellule staminali hanno anche la capacità di differenziarsi (specializzarsi) nelle diverse tipologie cellulari mature dei tessuti e degli organi in cui si trovano.
Normalmente lo sviluppo dei mammiferi procede a senso unico, con cellule prima immature che successivamente si differenziano divenendo meno versatili. Le primissime fasi dello sviluppo sono caratterizzate dalla comparsa di cellule speciali, le cellule staminali embrionali (cellule ES), presenti esclusivamente nella blastocisti, uno stadio precoce dello sviluppo embrionale dei mammiferi.
Nell'uomo le cellule ES, circa un centinaio per blastocisti, possono essere isolate da blastocisti generate con le tecniche di fecondazione *in vitro* e, nei paesi dove la legge lo permette, donate alla ricerca perché in sovrannumero o difettose. In questi casi, si preleva dalla blastocisti la massa cellulare interna che viene messa in coltura. Dopo alcuni giorni, le cellule ES cominceranno a proliferare generando una linea di cellule identiche tra loro, capaci di dividersi in modo illimitato pur conservando un elevato potenziale differenziativo. Queste cellule, infatti, possono dare origine a tutti i tipi cellulari differenziati - circa 220 - dell'organismo umano adulto, ma anche generare le cellule staminali adulte che permangono nei diversi tessuti dell'organismo. Per questa ragione, le cellule ES sono definite pluripotenti. Le cellule ES presentano segni particolari unici: nucleo di grandi dimensioni, citoplasma ridotto e soprattutto la presenza di proteine specifiche, come i fattori di trascrizione Oct4 e Nanog e molte altre, che ne definiscono e istruiscono la pluripotenza. La straordinarietà delle cellule ES è tutta nella loro incredibile e molteplice capacità differenziativa.
Possono essere infatti convertite in cellule della pelle, dei vasi sanguigni, dell'osso, del muscolo, del cuore, del pancreas e del fegato.
Secondo la classificazione proposta da Giulio Bizzozero, medico e istologo dell'Ottocento, accettata fino agli anni '50 del Novecento, i tessuti umani possono essere suddivisi in labili, stabili e perenni.
In base a questa classificazione, il sangue è un tessuto labile, in quanto è dotato di un'estrema capacità rigenerativa, assicurata da una consistente riserva di "cellule staminali professioniste" presenti nel midollo osseo (cellule ematopoietiche). Ogni giorno queste cellule sono capaci di produrre 2,5 miliardi di eritrociti, 2,5 miliardi di piastrine e 1 miliardo di leucociti per chilogrammo di peso corporeo in modo da sostituire le cellule "usurate".
Un altro tessuto labile ricco di cellule staminali è l'epidermide, che ogni minuto perde, e quindi rigenera, 30.000 cellule del suo strato più superficiale.
Una posizione intermedia hanno i tessuti stabili, o potenzialmente rinnovabili, le cui cellule esprimono una capacità rigenerativa solo in seguito a lesione. Ne è un esempio il fegato, un organo preva-

lentemente ghiandolare la cui attività rigenerativa è nota da moltissimo tempo. All'estremo opposto troviamo il tessuto nervoso, tessuto considerato perenne per eccellenza che, a fronte dei circa 100 miliardi di neuroni presenti nel cervello umano adulto, subisce una perdita di circa 85.000 neuroni sottocorticali al giorno, che non sono più sostituiti. In realtà già nel 1965, Joseph Altman e Gopal Das avevano descritto la formazione di nuovi neuroni nell'ippocampo adulto, l'area cerebrale deputata alla memoria e all'apprendimento, sollevando la possibilità che alcune aree circoscritte del cervello maturo possano rigenerare, sebbene in modo parziale. Questa scoperta non fu riconosciuta dalla comunità scientifica fino agli inizi degli anni '90 quando gli esperimenti di Samuel Weiss e Brent Reynolds confermarono che anche il cervello adulto possiede una riserva di elementi staminali, le cellule staminali neurali. Si tratta di un numero esiguo di cellule scarsamente attive, che sostengono la produzione di un numero limitato di nuovi neuroni ogni giorno e solo in due aree specifiche del cervello: l'ippocampo e la zona sottoventricolare dei ventricoli laterali.

Nel 2006, Shinya Yamanaka e collaboratori, in Giappone, hanno riprogrammato cellule adulte facendole ritornare ad uno stadio pluripotente simile a quello delle cellule ES. Queste nuove cellule staminali sono state denominate con l'acronimo iPS (da *induced pluripotent stem cell*, cellule staminali pluripotenti indotte). Questo risultato è stato ottenuto grazie all'espressione, in fibroblasti adulti, di soli quattro geni codificanti per i fattori di trascrizione associati allo stadio di pluripotenza (*oct4, sox2, klf4 e c-myc*). Soprattutto, queste cellule sembrano mantenere molte caratteristiche delle staminali embrionali vere, inclusa la potenzialità differenziativa, anche se sembra ormai chiaro che le cellule iPS non sono proprio identiche alle cellule ES.

La prova che il DNA delle cellule specializzate mantiene la straordinaria capacità di parlare alfabeti diversi (e più giovani), se sollecitato con segnali appropriati, stravolge molti dogmi della biologia.

Oggi non c'è scienziato al mondo che non consideri la scoperta della riprogrammazione cellulare come una tra le più rivoluzionarie degli ultimi decenni.

497) CISIA • 2015 **Secondo il brano presentato, le cellule staminali adulte:**

A. possono dare origine a tutti i tipi cellulari specializzati dell'organismo
B. danno origine solo ai tipi cellulari del tessuto cui appartengono
C. danno origine a un nuovo individuo
D. possono dividersi una sola volta prima di andare incontro al differenziamento
E. danno sempre origine ad un solo tipo di cellula specializzata

498) CISIA • 2015 **Secondo il brano proposto, la classificazione di Bizzozero dei tessuti in labili, stabili e perenni:**

A. è stata messa in discussione dalla scoperta che il tessuto nervoso contiene elementi staminali
B. prevedeva la presenza di elementi deputati al rinnovamento cellulare in tutti i tessuti
C. è stata messa in discussione dalla scoperta che il fegato è costituito da cellule che si moltiplicano attivamente in seguito alle lesioni
D. è sempre valida
E. è stata messa in discussione dalla scoperta che il tessuto nervoso perde ogni giorno migliaia di neuroni

499) CISIA • 2015 **Secondo il brano presentato, cellule staminali pluripotenti possono avere origine in tutti i seguenti modi, tranne uno. Quale?**

A. Dalla divisione delle cellule differenziate
B. Da cellule staminali pluripotenti preesistenti
C. Dalle cellule ES pluripotenti
D. Dalla divisione delle iPS pluripotenti
E. Dalla riprogrammazione delle cellule differenziate

500) CISIA • 2015 **L'espressione in fibroblasti adulti di 4 geni codificanti fattori di trascrizione che ne inducono la conversione:**

A. permette di riportare le cellule alla potenzialità dello zigote
B. impedisce alle cellule di autorinnovarsi
C. permette di riprogrammare cellule mature in cellule pluripotenti
D. permette di riprogrammare cellule mature in cellule ES
E. non modifica la potenzialità differenziativa delle cellule

501) CISIA • 2015 **Le cellule staminali neurali:**

A. danno origine a circa 1 miliardo di neuroni al giorno
B. sono in numero esiguo e poco attive
C. sono equamente distribuite in tutte le aree cerebrali
D. sono pluripotenti
E. si trovano solo nell'ippocampo

502) Perché la biologia è differente?

Nonostante i sensazionali sviluppi di cui si è resa protagonista – come la genetica, la teoria dell'evoluzione e la biologia molecolare – la biologia ha continuato a essere trattata alla stregua di un mero derivato delle scienze fisiche. Ben pochi filosofi hanno capito che tanto la meccanica quanto tutte le discipline scientifiche postgalileiane possedevano due tipi di caratteristiche. Si tratta, nel primo caso, di caratteristiche condivise da tutte le discipline scientifiche autentiche, tra cui l'organizzazione e la sistematizzazione delle conoscenze sulla base di principi esplicativi. Gli altri attributi rappresentano caratteristiche che risultano specifiche di un particolare settore scientifico o gruppo di discipline scientifiche. Nel caso della meccanica tra gli attributi salienti potremmo includere il ruolo rilevante della matematica, il fatto che le sue teorie si basino su leggi naturali, una tendenza assai più marcata di quella che si rinviene nella biologia al determinismo, al ragionamento tipologico e al riduzionismo. Nessuna di queste caratteristiche specifiche della meccanica, però, svolge un ruolo di primo piano in biologia, quando si tratta di formulare una teoria.

Quando iniziò a svilupparsi la filosofia della scienza, gli specialisti del campo diedero apparentemente per scontato che tutti i tipi di scienza fossero equivalenti, quanto al contenuto filosofico. Questo è il motivo per cui Galileo, Kant e, di fatto, la stragrande maggioranza dei filosofi della scienza hanno applicato alla biologia, senza modificazione alcuna, una filosofia che era stata plasmata sulla meccanica. Anzi, la stessa procedura è stata usata per tutte le scienze: antropologia, psicologia, sociologia e altre ancora. Invece, bisognerebbe analizzare accuratamente ogni disciplina, per riuscire a determinare se i suoi principi di base e le sue componenti siano adeguatamente coperti dalle spiegazioni della meccanica e, in senso lato, da quelle della fisica.

(Da E. Mayr, *L'unicità della biologia*, Raffaello Cortina Editore, 2005)

Dalla lettura del brano precedente si evince che:

A. le varie discipline scientifiche non hanno nulla in comune tra di loro
B. in biologia non serve la matematica
C. nessuna delle altre alternative proposte
D. ogni disciplina ha caratteristiche fondamentalmente specifiche
E. la biologia deriva in tutto dalla fisica

503) "Non domandarci la formula che mondi possa aprirti, sì qualche storta sillaba e secca come un ramo. Codesto solo oggi possiamo dirti, ciò che non siamo, ciò che *non* vogliamo".

Eugenio Montale con questi versi afferma che il poeta:

A. è un superuomo della conoscenza
B. non ha intenzione di condividere con altri il suo privilegio
C. si sente offeso da una richiesta così pretenziosa
D. non ha alcuna risposta ottimistica
E. accortamente minimizza le sue competenze

504) Sempre più ricercatori italiani studiano in parte o *in toto* all'estero. Senza contare coloro che pur vivendo in Italia, esportano nel mondo la propria competenza nei settori più diversi, dalla filosofia alla scienza, alla tecnologia. Il problema è che non vi è solo una globalizzazione dell'economia, ma anche quella della scienza e della ricerca ed il ricercatore va dove vi sono più fondi e migliori condizioni di lavoro. Se non si interviene in Italia sulle risorse, sulle strutture e sul sistema di valutazione non sempre meritocratico, ha senso solo parziale parlare di:

A. brevetti in scadenza
B. durata temporale dei brevetti
C. edilizia universitaria
D. fuga e mancato rientro dei cervelli
E. riordino degli enti di ricerca

505) Se il calcio è uno sport e Claudia non sa palleggiare, si può logicamente concludere che:

A. Claudia non sa giocare a calcio
B. Claudia non va allo stadio
C. Claudia pratica la pallavolo
D. Claudia detesta il calcio
E. Claudia non pratica sport

506) Fino ai primi anni Ottanta le case editrici di libri erano considerate parte di un segmento dai confini ben definiti all'interno del settore editoriale e si caratterizzavano per logiche gestionali particolari. I due elementi in comune fra l'editoria libraria, periodica e quotidiana erano le caratteristiche del contenuto (l'informazione, sotto forma di testo e immagini) e l'utilizzo della carta come supporto per trasferire le informazioni. I volumi delle tirature, la diversa durata del ciclo produttivo e le caratteristiche fisiche del prodotto determinavano strutture aziendali e processi molto dissimili tra loro. La principale differenza fra i prodotti dei tre segmenti era rappresentata – oltre che dalle caratteristiche fisiche – dalla durata del ciclo di vita dei singoli titoli, connessa alla frequenza di aggiornamento delle informazioni contenute. La necessità di sostituire il prodotto sul punto vendita con diversa frequenza aveva inoltre portato alla specializzazione dei canali di distribuzione: l'edicola per i titoli e le testate ad altissima rotazione, la libreria per i prodotti di catalogo. Il relativo isolamento delle case editrici di libri, la limitata possibilità di sfruttare sinergie fra i libri e gli altri prodotti editoriali da parte dei gruppi editoriali, la matrice culturale omogenea degli editori, la specificità delle professionalità richieste hanno contribuito al consolidamento di regole di funzionamento tipiche, spesso poco attente alle implicazioni economico-finanziarie delle scelte aziendali. Le strategie di molte case editrici anteponevano il raggiungimento di obiettivi sociali all'ottenimento di risultati competitivi ed economici. Parte degli editori reputava che la natura del prodotto non consentisse alle case editrici una gestione secondo economicità, mentre altri ritenevano che la "povertà" strutturale del settore non consentisse alle imprese grandi guadagni, ma neppure grandi perdite.

In base a quanto sostenuto nel brano, all'inizio degli anni Ottanta:

A. i diversi segmenti dell'editoria erano accomunati, dal punto di vista gestionale, solo dai contenuti e dai canali distributivi
B. all'interno del settore editoriale esistevano tre segmenti distinti caratterizzati da logiche gestionali diverse
C. il settore editoriale era uniformemente governato dalle stesse logiche editoriali
D. gli editori di libri erano isolati dagli altri editori che avevano basi culturali diverse tra loro
E. gli editori di libri e gli altri editori erano accomunati dalle stesse basi culturali

507) In base a quanto riportato nel brano, quale dei seguenti NON è uno dei motivi che determinano strutture aziendali diverse tra l'editoria libraria, quella periodica e quella quotidiana?

A. Le testate ad altissima rotazione
B. I risultati economici
C. I volumi delle tirature
D. La diversa durata del ciclo produttivo
E. La specializzazione dei canali di distribuzione

508) Nel brano si afferma che negli anni Ottanta:

A. le consistenti perdite economiche che caratterizzavano le case editrici portarono all'abbandono del perseguimento di obiettivi sociali
B. esistevano gli stessi canali distributivi per tutti i prodotti editoriali
C. le case editrici, vittime di un totale isolamento, operavano in un sistema di funzionamento che aveva come unico fine il risultato economico
D. esistevano diversi canali distributivi in relazione ai differenti prodotti editoriali
E. e case editrici presentavano un ciclo produttivo dalla medesima durata

509) Talete, il filosofo greco, aveva osservato, verso il 600 avanti Cristo, che una resina fossile che si trovava sulle rive del Baltico, che noi chiamiamo ambra e i greci chiamavano "elektron", acquisiva la capacità di attrarre piume, fili, batuffoli di lanugine, quando veniva strofinata con un pezzo di pelliccia. Fu l'inglese William Gilbert, lo studioso del magnetismo, a proporre per primo di chiamare tale forza attrattiva "elettricità", appunto dal greco "elektron". Egli scoprì che, oltre all'ambra, altri materiali, come il vetro, acquistavano proprietà elettriche se li si strofinava.

Chi fu il primo a proporre l'impiego del termine "elettricità"?

A. Lo studioso inglese Gilbert
B. Lo studioso greco del magnetismo Gilbert
C. Sia Talete che Gilbert
D. Lo studioso inglese Talete
E. Il filosofo greco Talete

510) Quali materiali, oltre all'ambra, acquistano proprietà elettriche se si strofinano?

A. Piume
B. Fili di cotone
C. Legno
D. Pelliccia
E. Vetro

Leggere il brano e rispondere a ogni quesito solo in base alle informazioni contenute (esplicitamente o implicitamente) nel brano e non in base a quanto il candidato eventualmente conosca sull'argomento.

Curare il diabete non è mai stato così semplice. Dall'ippocampo e dal bulbo olfattivo, nella parte frontale del cervello, si possono ricavare, in maniera molto semplice e poco invasiva, moltissime cellule staminali ancora non specializzate e quindi capaci di trasformarsi.
Queste cellule, una volta impiantate nel pancreas, diventano spontaneamente cellule beta in grado di controllare il livello di glucosio nel sangue e di produrre grandi quantità di insulina. E il gioco è fatto.
La ricerca, pubblicata sull'"EMBO Molecular Medicine Journal", è stata portata avanti dal team di Tomoko Kuwabara dell'istituto AIST di Tsukuba. Lo studio è stato condotto su topi da laboratorio e, se dovesse risultare applicabile anche per l'uomo, costituirebbe la cura definitiva alla malattia che, ogni anno, uccide 200 milioni di persone in tutto il mondo.
"La scoperta di cellule staminali che si rinnovano illimitatamente fa crescere grandi aspettative per il loro uso nella medicina rigenerativa. L'isolamento e la coltivazione di queste cellule, come risorsa rinnovabile di cellule beta, costituirebbe un incredibile passo avanti": è quanto hanno scritto Onur Basak e Hans Clevers, dell'istituto Hubrecht di ricerca e sviluppo delle cellule staminali, in un commento allo studio.
Lo scorso 12 gennaio è morto Ernest McCulloch, colui che dimostrò l'esistenza delle staminali insieme al suo collega James Till ed effettuò i primi esperimenti in laboratorio. Il suo lavoro ha rivoluzionato la biologia cellulare e la battaglia contro le leucemie.
Come dichiarò la Fondazione canadese delle cellule staminali in seguito alla sua morte, "gli scienziati di tutto il mondo possono considerarsi suoi eredi, e la sua influenza cresce parallelamente al progresso dei loro lavori".
(Valeria Dammicco, *Il Quotidiano Italiano*)

511) V • 2016 Da quale parte del cervello si possono ricavare cellule staminali? (vedi Brano)

A. Dal pancreas
B. Da diverse zone
C. Dalla parte anteriore del tronco encefalico
D. Dalle cellule beta
E. Dalla parte dell'amigdala collegata all'olfatto

512) V • 2016 Nel pancreas, le cellule beta: (vedi Brano)

A. si rinnovano illimitatamente
B. producono glucosio in grandi quantità
C. abbassano il livello di insulina e glucosio
D. controllano il glucosio e producono insulina
E. inibiscono la produzione di insulina

513) V • 2016 La ricerca di cui parla l'articolo, se dovesse risultare applicabile: (vedi Brano)

A. costituirebbe la cura definitiva del diabete

B. sarebbe fondamentale per prevenire il diabete
C. migliorerebbe le condizioni della maggior parte dei malati di diabete
D. potrebbe salvare la vita a 200 milioni di persone
E. costituirebbe la conferma definitiva dell'importanza del lavoro di McCulloch e Till

514) V • 2016 **Onur Basak e Hans Clevers, a proposito della ricerca citata nell'articolo, pensano che: (vedi Brano)**

A. gli scienziati di tutto il mondo possano considerarsi suoi eredi
B. abbia rivoluzionato la biologia cellulare e la battaglia contro le leucemie
C. non troverebbe applicazione nella medicina rigenerativa
D. rappresenterebbe un progresso straordinario
E. se dovesse risultare applicabile anche per l'uomo, rappresenterebbe la misura più efficace di prevenzione del diabete

515) Alla base del film c'è l'idea, che può essere originale oppure ispirarsi ad altre forme artistiche e letterarie; in quest'ultimo caso, l'idea andrà opportunamente rielaborata per poterla realizzare cinematograficamente, attraverso immagini in movimento. In ogni caso, al centro della storia che verrà sviluppata, ci deve essere un conflitto esteriore (tra personaggi, fra ambiente e personaggio ecc.) oppure interiore (sul piano morale, esistenziale, ideologico ecc.), per determinare la tensione drammatica del film. L'immagine filmica deve essere funzionale alla narrazione: ciascuna inquadratura racconta e comunica emozioni, da sola e in sequenza con altre inquadrature. Nel passaggio dall'idea alla stesura della sceneggiatura si definiscono sempre più precisamente l'argomento, i luoghi, l'epoca, i personaggi, le azioni. La sceneggiatura descrive tutte le scene in cui si dipana il film, le azioni e le battute dei personaggi. Preparatorio al film è lo Story board, che rappresenta, tramite vignette, tutte le scene. In genere la narrazione cinematografica condensa la storia, utilizzando frequentemente l'ellissi ed eliminando i momenti meno significativi, dato che il film dura mediamente da un'ora e trenta minuti a tre ore, pur se la storia narrata dura anni o secoli. A volte si può scegliere se far coincidere "tempo della storia" e "tempo della narrazione", costruendo il film in tempo reale, come avviene in *Mezzogiorno di fuoco* di Fred Zinnemann del 1952. Le battute, data la limitata durata di un film, devono essere particolarmente ricche di significato e sintetiche; attraverso di esse si stabiliscono i legami fra i personaggi, si comprendono antefatti, si svelano segreti; talvolta chi parla resta fuori campo, come accade per la voce del narratore nelle sequenze girate in soggettiva o nei documentari. Il registro adottato (solenne, scientifico, familiare, gergale ecc.) connota i personaggi e contribuisce all'ambientazione. Alcuni registi, tuttavia, preferiscono avere solo un canovaccio e procedere alla definizione della sceneggiatura nel corso delle riprese.

Secondo l'autore del brano, in un film i conflitti:

A. sono accompagnati da un'immagine filmica funzionale
B. possono essere esteriori o interiori
C. contribuiscono all'ambientazione
D. sono utili per vivacizzare le sequenze in soggettiva
E. vengono espressi dalla voce fuori campo

516) Secondo quanto si può dedurre dal brano, l'idea alla base di un film:

A. è ellittica
B. è originale se non è ricavata da altre opere artistiche o letterarie
C. trae sempre spunto da storie già raccontate
D. non deve mai trarre spunto da altre forme artistiche o letterarie
E. è sempre originale

Leggere il brano e rispondere a ogni quesito solo in base alle informazioni contenute (esplicitamente o implicitamente) nel brano.

Così tanto intelligenti che di più non si può: è questa la sintesi di una ricerca condotta dagli scienziati dell'Università di Cambridge secondo i quali il cervello umano avrebbe raggiunto il limite fisico del proprio sviluppo e delle proprie capacità. Secondo i ricercatori ci sarebbero insomma dei limiti biologici che impedirebbero all'uomo di diventare più intelligente di quanto lo sia adesso.

Gli scienziati inglesi hanno analizzato la struttura del cervello e hanno calcolato il suo fabbisogno energetico. «Abbiamo dimostrato che il cervello umano, per funzionare, consuma energia e questa evidenza da sola è sufficiente per affermare che esiste un limite alle sue performance» spiega Simon Laughlin, professore di neurobiologia presso l'ateneo britannico.

Una capacità deduttiva molto più sviluppata rispetto a quella attuale richiederebbe una quantità di energia significativamente maggiore perché il nostro cervello dovrebbe mettere in relazione tra loro informazioni provenienti da molte più fonti.

Altri studi sostengono che le connessioni tra le diverse aree del cervello non potrebbero essere più efficienti di quanto lo siano ora senza grandi investimenti in termini di energia. E proprio l'efficienza di queste connessioni sembra essere direttamente legata al quoziente intellettivo degli individui: chi ha la rete di comunicazione cerebrale più efficiente e veloce ha una maggior capacità di elaborazione e quindi è più intelligente.

Aumentare sensibilmente la "potenza di calcolo" del cervello richiederebbe insomma un aumento più che proporzionale nei consumi energetici.

«Prevedere il futuro è sempre rischioso, ma sembra evidente che le possibilità di sviluppo della nostra intelligenza siano fortemente limitate da fattori energetici», spiega Martijn van den Heuvel, docente di psichiatria presso l'Utrecht medical center, in Olanda.

(da: www.focus.it)

517) CINECA • 2018 **L'efficienza delle connessioni interne al cervello umano, secondo alcuni studiosi:**

A. è connessa al quoziente intellettivo, ma non alla capacità deduttiva degli individui
B. non è connessa al quoziente intellettivo degli individui e per aumentare richiederebbe un grosso investimento di energia
C. è connessa al quoziente intellettivo degli individui e per aumentare richiederebbe un grosso investimento di energia
D. è connessa alla capacità deduttiva, ma non al quoziente intellettivo degli individui
E. è inversamente proporzionale al quoziente intellettivo degli individui

518) CINECA • 2018 **Secondo quanto riportato nel brano, è più intelligente colui che:**

A. riesce ad aumentare la propria potenza di calcolo

B. consuma neurologicamente più energia degli altri
C. dimostra di poter superare i limiti biologici propri dell'essere umano
D. dimostra negli studi citati un fabbisogno energetico minore del resto delle persone
E. possiede connessioni cerebrali più attive e funzionanti

519) CINECA • 2018 **Secondo una ricerca condotta dall'Università di Cambridge:**

A. il cervello umano non ha raggiunto lo sviluppo massimo delle sue capacità, ma comunque non è plausibile un'ulteriore crescita dell'intelligenza
B. il cervello umano con lo sviluppo delle sue capacità è causa di limiti biologici, che non consentono un'ulteriore crescita dell'intelligenza
C. il cervello umano avrebbe raggiunto il limite di sviluppo delle sue capacità, a causa di limiti biologici che non consentono un'ulteriore crescita dell'intelligenza
D. prevedere il futuro delle possibilità di sviluppo dell'intelligenza umana è sempre rischioso
E. il cervello umano, anche se ha raggiunto il limite di sviluppo delle sue capacità, può ancora contemplare un'ulteriore crescita dell'intelligenza

520) CINECA • 2018 **Simon Laughlin:**

A. ha ipotizzato che il cervello umano consumi energia per funzionare; questo comporterebbe un limite alle sue performance
B. ha ipotizzato che il cervello umano consumi energia per funzionare, analizzando la struttura del cervello e il suo fabbisogno energetico
C. ha dimostrato che il cervello umano consuma energia per funzionare, ma questo non implica un limite alle sue performance
D. ha dimostrato che il cervello umano consuma energia per funzionare, quindi ha un limite alle sue performance
E. ha calcolato il fabbisogno energetico del cervello umano, ovvero quanta energia sarebbe necessario consumare per sviluppare la massima performance potenziale

521) La curiosità, l'intenso desiderio di sapere, non compare nella materia morta, e sembra non essere caratteristica neppure di certe forme di organismi viventi, che, proprio per tale ragione, a gran fatica riusciamo a considerare come viventi. Un albero non mostra curiosità per il suo ambiente, almeno in modo per noi riconoscibile; lo stesso vale per una spugna o un'ostrica: il vento, la pioggia, le correnti dell'oceano apportano loro ciò di cui abbisognano, ed essi ne traggono quello che possono. Se il caso fa sì che ciò che giunge a loro siano il fuoco, un veleno, dei predatori o dei parassiti, essi muoiono stoicamente e tacitamente come sono vissuti. Tuttavia, fin dai primi stadi dell'evolversi della vita, alcuni organismi svilupparono un moto indipendente; ciò costituì per loro un progresso enorme dal punto di vista del controllo dell'ambiente.
Il moto indipendente di cui parla l'autore del brano è un atto di liberazione:

A. dalle correnti dell'oceano
B. dal controllo dell'ambiente
C. dal fuoco
D. dal caso
E. dai predatori

522) Perché, secondo l'autore del brano, si fa fatica a considerare esseri viventi una spugna o un'ostrica?

A. Perché muoiono stoicamente
B. Perché si nutrono passivamente
C. Perché vivono tacitamente
D. Perché sono esseri inanimati di per sé
E. Perché non mostrano curiosità per il loro ambiente

523) Chi porta alle spugne ciò di cui abbisognano?

A. Il fuoco e le correnti dell'oceano
B. Il vento, la pioggia e le correnti dell'oceano
C. I predatori e i parassiti
D. Il vento, le correnti dell'oceano e il fuoco
E. Il vento, il veleno e i predatori

524) "La scimmia è proverbiale per la sua curiosità. Il suo piccolo cervello affaccendato non può fare a meno di interessarsi a tutto ciò che è alla sua portata; e sotto questo aspetto, come sotto molti altri, l'uomo non è che una superscimmia. Il cervello umano è il pezzo di materia organizzato nel modo più meraviglioso di tutto l'universo conosciuto; la sua capacità di ricevere, organizzare e immagazzinare dati supera enormemente le necessità ordinarie della vita".
Secondo quanto sostenuto nel brano, perché l'essere umano si può definire una "superscimmia"?
A. Perché il cervello umano ha la stessa quantità di neuroni di quello di una scimmia
B. Perché ha la sua stessa capacità di ricevere e immagazzinare dati
C. Per l'organizzazione del suo cervello
D. Perché l'uomo deriva dalle scimmie
E. A causa della sua curiosità, aspetto che ha in comune con le scimmie

525) Il cervello umano:

A. è curioso come le scimmie
B. ha la stessa capacità di organizzare i dati delle scimmie
C. ha capacità superiori rispetto alle necessità ordinarie della vita
D. riceve e organizza solo i dati necessari alla vita
E. organizza l'universo in modo meraviglioso

526) Per che cosa è proverbiale la scimmia?

A. Per la sua curiosità
B. Perché è simile all'uomo
C. Per il suo cervello piccolo
D. Per la sua capacità di ricevere e immagazzinare dati
E. Per la sua capacità di saltare

527) "Per i creatori di miti tutti gli aspetti della natura erano essenzialmente umani per la loro imprevedibilità. Per maestosi e possenti che fossero le personificazioni, per sovrumani che apparissero i poteri di Giove o di Ishtar o di Iside o di Marduk o di Odino, queste divinità erano anche, proprio come i semplici esseri umani, frivole, capricciose, emotive, capaci di comportamenti violenti per motivi di poco conto, sensibili alle lusinghe come bambini. Fintantoché l'universo era controllato da tali divinità arbitrarie e imprevedibili, non vi era alcuna speranza di poterlo comprendere, ma solo una vaga speranza di poterselo rendere amico. Invece, secondo il nuovo modo di vedere dei pensatori greci di un'epoca più tarda, l'universo era una macchina governata da leggi inflessibili".

Secondo quanto si può dedurre dal brano, chi era Marduk?

A. Una divinità
B. Un semplice essere umano
C. Un pensatore greco
D. Un pianeta
E. Un bambino

528) Perché non si riteneva possibile comprendere le leggi che governavano il mondo, all'epoca dei miti?

A. Perché le divinità erano maestose e possenti
B. Perché l'universo era una macchina governata da leggi inflessibili
C. Perché neanche gli dei riuscivano a governarlo
D. Perché il mondo era soggetto alle misteriose leggi dell'universo
E. Perché le divinità erano arbitrarie e imprevedibili

529) Quale caratteristica, secondo l'autore, si adatta alla personalità di divinità come Giove o Ishtar?

A. La comprensione
B. L'inflessibilità
C. La cattiveria
D. L'umanità
E. La frivolezza

530) "Fu forse mezzo milione di anni fa che i nostri antenati ominidi "scoprirono" il fuoco; ciò avveniva assai prima che comparisse l'"Homo sapiens", cioè l'uomo moderno. Certamente anche prima di allora gli ominidi si erano imbattuti in incendi di boscaglie e foreste appiccati dai fulmini, e probabilmente si erano dati alla fuga. Ma la scoperta delle virtù del fuoco venne solo quando la curiosità divenne più forte della paura. Deve esserci stato un momento in cui un essere primitivo – forse una donna, o più probabilmente un bambino – fu attratto dai residui in lenta combustione di uno di questi incendi e cominciò a divertirsi giocando con le braci, alimentandole con qualche ramoscello e osservando i guizzi delle fiamme. Senza dubbio qualche adulto sarà intervenuto a por fine al gioco pericoloso, finché un giorno qualcuno, dotato di maggior immaginazione, deve aver compreso quali vantaggi si potevano avere domando il fuoco e trasformando un gioco infantile in un'attività utile agli adulti".

Secondo quanto sostenuto nel brano, il fuoco fu scoperto:

A. dall'"Homo sapiens"
B. molto prima della comparsa dell'"Homo sapiens"
C. dagli antenati degli ominidi
D. dalle scimmie
E. dall'"Homo sapiens sapiens"

531) Il maneggiare il fuoco può essere definito un gioco:

A. esclusivamente infantile e pericoloso
B. infantile e pericoloso, ma anche un'attività utile agli adulti
C. vantaggioso per gli ominidi
D. con cui si divertivano le scimmie
E. per cui serve molta immaginazione

532) Prima della scoperta del fuoco, gli ominidi si erano imbattuti in incendi appiccati da:

A. qualche adulto
B. i fulmini
C. una donna o un bambino
D. le scimmie
E. strani e misteriosi eventi naturali

533) Verso il 9000 avanti Cristo gli esseri umani cominciarono a coltivare piante e addomesticare animali: nacquero così l'agricoltura e la pastorizia, che accrebbero le risorse alimentari e fornirono la fonte diretta di energia costituita dagli animali. I buoi, gli asini, i cammelli e alla fine anche i cavalli (per non parlare delle renne, degli yak, dei bufali indiani, dei lama e degli elefanti, utilizzati nei più svariati angoli del globo) potevano, con la loro forte muscolatura, sbrigare i lavori essenziali, nutrendosi di alimenti troppo grossolani per gli uomini.

L'agricoltura nacque:

A. dopo la pastorizia
B. per far fronte ai periodi di carestia
C. per nutrirsi di alimenti più elaborati
D. verso il 9000 a.C.
E. per fornire alimentazione agli animali

534) Con l'introduzione della pastorizia, gli animali:

A. accrebbero la loro forte muscolatura
B. iniziarono a svolgere lavori piuttosto complessi
C. si nutrirono degli stessi alimenti dell'uomo
D. sbrigarono i lavori essenziali
E. furono addestrati e divennero più mansueti

535) Stando al contenuto del brano, la nascita dell'agricoltura e della pastorizia accrebbero:

A. la forza degli animali
B. la capacità di far fronte alle calamità naturali
C. il numero di animali
D. il numero di uomini
E. le risorse alimentari

536) In un'epoca imprecisata, verso il 3500 avanti Cristo, fu inventata la ruota (forse, all'inizio, una ruota da vasaio per foggiare il vasellame); nel giro di qualche secolo, certo entro il 3000 avanti Cristo, si applicarono le ruote alle slitte, il che consentì di far rotolare i carichi, anziché trascinarli. La ruota, pur non essendo essa stessa una fonte diretta di energia, rese possibile un risparmio energetico attraverso la riduzione dell'attrito. All'incirca nella stessa epoca si cominciarono a usare primitive zattere e piroghe, che consentivano di utilizzare l'energia della corrente dei fiumi per il trasporto di carichi. Forse attorno al 2000 avanti Cristo si cominciarono a usare le vele per sfruttare il vento.

L'invenzione della ruota permise di:

A. avere un risparmio energetico
B. trascinare i carichi anziché farli rotolare
C. fare a meno degli animali per i lavori più duri
D. sfruttare l'energia del vento
E. creare un'altra fonte diretta di energia

537) L'impiego delle vele per sfruttare il vento ebbe inizio:

A. dopo il 3000 a.C., dopo l'introduzione della ruota
B. attorno al 2000 a.C., insieme all'introduzione della ruota
C. entro il 3000 a.C., insieme all'introduzione delle zattere e delle piroghe
D. molto prima del 3000 a.C., quando ancora non era stata scoperta la ruota
E. dopo il 2000 a.C., insieme all'applicazione della ruota alle slitte

538) Secondo l'autore del brano, le prime ruote furono verosimilmente impiegate per:

A. le piroghe
B. far rotolare i carichi
C. le slitte
D. il vasellame
E. il trasporto lungo i fiumi

539) Il primo impiego distruttivo dell'energia chimica (a parte la tecnica assai semplice delle frecce incendiarie) sembra essersi verificato all'incirca nel 670 dopo Cristo, quando un alchimista siriaco, Callinico, avrebbe inventato il "fuoco greco", una rudimentale bomba incendiaria composta di zolfo e nafta; si dice che fu essa a salvare Costantinopoli dal primo assedio dei musulmani, nel 673. La polvere da sparo fece la sua comparsa in Europa nel tredicesimo secolo: Ruggero Bacone la descrisse verso il 1280, ma in Asia era già nota da secoli; forse erano stati proprio gli invasori mongoli a introdurla in Europa, dopo il 1240. Comunque, l'uso della polvere da sparo per l'artiglieria iniziò in Europa nel quattordicesimo secolo, e si pensa che i cannoni abbiano fatto la loro comparsa per la prima volta alla battaglia di Crécy, nel 1346.

Che cos'è il "fuoco greco"?

A. La polvere da sparo, che fu scoperta in Europa nel tredicesimo secolo
B. Le frecce incendiarie utilizzate nell'antica Grecia
C. Una bomba incendiaria, inventata da un siriaco
D. Una bomba incendiaria inventata a Costantinopoli dai musulmani
E. Una bomba di zolfo e nafta, inventata da un alchimista greco

540) Secondo l'autore del brano, in quale periodo e in quale luogo la polvere da sparo fu introdotta in artiglieria?

A. Nel XII secolo, in Grecia
B. Nel XIII secolo, in Europa
C. Nel XIII secolo, in Asia
D. Nel X secolo, in Turchia
E. Nel XIV secolo, in Europa

541) Quando si verificò il primo impiego distruttivo dell'energia chimica?

A. Nel XVI secolo
B. Verso il 670
C. Nel 1240
D. Nel 1346
E. Verso il 1280

542) Tra tutte le invenzioni del Medioevo, la più importante è quella attribuita al tedesco Johann Gutenberg. Verso il 1450, questi introdusse i caratteri mobili da stampa, che dovevano diventare una potente forza innovatrice della società umana. [...] Insieme alla sostituzione della pergamena con la carta [...], queste invenzioni consentirono la produzione e la diffusione su vasta scala dei libri e di altri materiali scritti. Nessun'altra invenzione, prima dell'epoca moderna, si diffuse così rapidamente: nel giro di una generazione, furono stampati qualcosa come 40 mila libri. Il sapere umano non era più sepolto nelle raccolte di manoscritti presso le corti, ma diventava accessibile nelle biblioteche, a disposizione di tutti coloro che sapevano leggere. La carta stampata cominciò a creare l'opinione pubblica e a permetterle di esprimersi. (L'esistenza della stampa fu un fattore decisivo per il successo della ribellione del 1517 di Martin Lutero contro il papato, ribellione che altrimenti non sarebbe forse andata al di là di una polemica personale tra monaci.)

A cavallo tra il XV e il XVI secolo, il sapere umano era:

A. sepolto in raccolte presso le corti
B. rinchiuso in manoscritti nelle biblioteche
C. a disposizione di tutti coloro che sapevano leggere
D. accessibile soltanto ai monaci amanuensi
E. accessibile esclusivamente al clero

543) La produzione su vasta scala dei libri contribuì:

A. all'ampliamento delle polemiche tra i monaci
B. alla diffusione della cultura clericale
C. alla creazione dell'opinione pubblica

D. alla diffusione del sapere anche presso le corti
E. alla ribellione del papato contro Lutero

544) Nel XV secolo, in quale arco di tempo vennero stampati circa 40 mila libri?

A. In trent'anni
B. In un solo anno, il 1450
C. In un secolo
D. In una generazione
E. In cinquant'anni

545) Deve esser stata la pentola a pressione a suscitare in Papin l'idea di utilizzare il vapore facendogli compiere del lavoro. Egli introdusse un po' d'acqua in fondo a un tubo e la convertì in vapore riscaldandola. Il vapore, espandendosi energicamente, sospingeva verso l'alto uno stantuffo. La prima persona che tradusse quest'idea in un congegno utilizzabile in pratica fu però un ingegnere militare inglese, Thomas Savery. La sua macchina a vapore poteva essere usata per pompare l'acqua di una miniera o di un pozzo, o per far funzionare una ruota idraulica: pertanto egli la chiamò "l'Amica del Minatore". Era però pericolosa (perché la pressione elevata del vapore poteva far scoppiare recipienti e tubi) e aveva un basso rendimento (perché il calore del vapore andava perso tutte le volte che si raffreddava il contenitore).

Che cos'è l'Amica del Minatore?

A. Una macchina a vapore utilizzabile solo nelle miniere
B. Una ruota idraulica a basso rendimento
C. Una turbina elettrica
D. Una macchina idraulica
E. Una macchina a vapore polifunzionale

546) Quale fu l'intuizione di Papin sulla pentola a pressione?

A. Capire che la pressione elevata del vapore poteva far scoppiare recipienti e tubi
B. Capire che il calore del vapore andava perso tutte le volte che si raffreddava il contenitore
C. Creare un congegno utilizzabile per scopi militari
D. Usare il vapore per compiere del lavoro
E. Riscaldare un tubo usando uno stantuffo

547) Chi inventò l'Amica del Minatore?

A. I greci
B. Savery e Papin
C. Gli inglesi
D. Savery
E. Papin

548) Nel corso del '700 vennero inventati molti congegni meccanici per filare e tessere su più vasta scala (sostituendo l'arcolaio, usato nel Medioevo). In un primo tempo questi macchinari venivano azionati dalla forza muscolare degli animali o da ruote idrauliche, ma nel 1790 fu compiuto il passo cruciale: venne adottata la macchina a vapore per azionarli. Così gli impianti tessili di nuova costruzione non richiedevano più la vicinanza di correnti d'acqua veloci né la disponibilità di animali, ma si potevano costruire in qualsiasi località. La Gran Bretagna entrò in una fase di trasformazione rivoluzionaria: i lavoratori lasciavano la campagna e abbandonavano le manifatture familiari per riversarsi in massa nelle grandi fabbriche [...]. La stessa trasformazione si verificò in altri Paesi che adottarono il nuovo sistema basato sull'uso della macchina a vapore: era la Rivoluzione industriale (un'espressione introdotta nel 1837 dall'economista francese Jerome Adolphe Blanqui).

Prima dell'introduzione della macchina a vapore, gli impianti tessili venivano azionati:

A. dalla forza muscolare degli uomini o da ruote idrauliche
B. con mulini ad acqua
C. dalla forza muscolare degli animali o da ruote idrauliche
D. con pale eoliche
E. solamente dalle ruote idrauliche

549) Con l'introduzione della macchina a vapore nella produzione tessile, gli impianti potevano essere posizionati:

A. in prossimità di zone ventose
B. solo in prossimità di correnti d'acqua veloci
C. solo in campagna, dove era più disponibile la forza animale
D. lungo i litorali marini
E. in qualsiasi località, anche in città

550) Quando fu adottata la macchina a vapore nella produzione tessile?

A. Nel Medioevo
B. Nel primo '700
C. Nel XIX secolo
D. Nel Rinascimento
E. Nel 1790

551) Quale fu una delle prime conseguenze della rivoluzione industriale in Gran Bretagna?

A. L'abbandono delle campagne e delle manifatture familiari
B. L'aumento della manodopera nelle manifatture familiari
C. La chiusura delle grandi fabbriche
D. L'abbandono delle grandi fabbriche
E. L'arricchimento della classe operaia

552) "Il reddito di una nazione è la somma dei redditi di tutti gli abitanti di quel Paese. Un Paese dove la maggior parte della gente è povera sarà dunque un Paese povero o un Paese a basso reddito. Ciò è vero anche se nel Paese vi sono alcune persone che sono ricche o anche molto ricche".

In base a quanto riportato nel testo:

A. un Paese in cui la maggior parte della gente è povera sarà un Paese a basso reddito, indipendentemente dalla presenza o meno di persone ricche. Il reddito di una nazione, infatti, è costituito dalla somma dei redditi di tutti gli abitanti del Paese; pertanto, in un Paese povero, questo reddito sarà molto basso
B. il fatto che in un Paese vi siano persone anche molto ricche, non significa che si tratta di un Paese ricco. Infatti, il reddito di una nazione è la somma dei redditi di tutti i suoi abitanti: se in maggioranza essi sono poveri, il Paese sarà a basso reddito
C. non necessariamente la presenza di alcune persone che sono ricche o anche molto ricche, significa che il reddito nazionale del loro Paese sia sopra la media. Se vi sono anche dei poveri, poiché il reddito di una nazione è la somma dei redditi di tutti i suoi abitanti, il Paese potrebbe non essere ricco
D. sebbene in un Paese povero vi siano anche alcune persone ricche o molto ricche, ciò non vuol dire che il reddito di quel Paese si alzerà, ma rimarrà sempre un reddito piuttosto basso. Infatti, l'andamento del reddito è determinato dalla somma di tutti i redditi degli abitanti di quel dato Paese e se la popolazione è generalmente povera, il reddito non potrà essere alto

E. per valutare la ricchezza di una nazione, bisogna sommare i redditi di tutti i suoi abitanti poveri. Si potrebbe scoprire che un Paese in cui vi sono persone che sono ricche o anche molto ricche, è un Paese a basso reddito

Leggere il brano e rispondere a ogni quesito solo in base alle informazioni contenute (esplicitamente o implicitamente) nel brano e non in base a quanto il candidato eventualmente conosca sull'argomento.

Il giardino di Mendeleev

(Liberamente tratto da: Oliver Sacks, *"Zio Tungsteno", Adelphi Edizioni*)

Nel 1945 il Museo della Scienza di South Kensington fu riaperto e per la prima volta vidi la gigantesca tavola periodica che vi era esposta. La tavola, che copriva un'intera parete in cima alle scale, era in realtà una vetrina di legno scuro con una novantina di scomparti, ciascuno dei quali portava scritto il nome del proprio elemento, il suo peso atomico e il suo simbolo chimico. In ogni scomparto, poi, c'era un campione dell'elemento stesso. Il cartellino informava: «La classificazione periodica degli elementi secondo Mendeleev».

I primi che vidi furono i metalli, esposti a decine in tutte le forme possibili: barrette, cubi, fili, fogli, dischi, cristalli, masse di forma indefinita. Perlopiù erano grigi o argentei, alcuni avevano sfumature azzurre o rosa. In qualche caso le superfici erano brunite e risplendevano debolmente di giallo; poi c'erano i colori intensi del rame e dell'oro.

Nell'angolo in alto a destra c'erano i non metalli – i cristalli gialli dello zolfo e quelli rossi del selenio; il fosforo, immerso nell'acqua; e il carbonio, sotto forma di minuscoli diamanti e grafite.

C'era poi il boro, una polvere brunastra; e i cristalli di silicio, di una lucentezza nera, intensa, simile alla grafite.

A sinistra c'erano i metalli alcalini e i metalli alcalino-terrosi, tutti, tranne il magnesio, immersi in bagni protettivi di nafta. Fui colpito dal litio, nell'angolo più in alto a sinistra, perché, leggero com'era, galleggiava sulla nafta; e anche dal cesio, più in basso, che formava una pozzanghera luccicante sotto la nafta. Il cesio, questo lo sapevo bene, aveva un bassissimo punto di fusione, e quello era un giorno d'estate molto caldo. Tuttavia, non mi ero del tutto reso conto fino ad allora, che il cesio puro fosse dorato: al principio lanciava solo un bagliore, un lampo d'oro, sembrava emettere un'iridescenza con una lucentezza dorata; ma poi, osservato da un'angolazione diversa, appariva di un color oro puro, e sembrava un mare d'oro, o del mercurio dorato.

C'erano poi altri elementi che fino ad allora erano stati per me solo dei nomi e adesso per la prima volta li vedevo in tutta la loro diversità e la loro realtà. In quella mia prima, sensuale panoramica, percepii la tavola come un sontuoso banchetto, un enorme desco apparecchiato con un'ottantina di portate diverse.

A quell'epoca avevo ormai acquisito familiarità con le proprietà di molti elementi e sapevo che essi formavano un certo numero di famiglie naturali, come quella dei metalli alcalini, dei metalli alcalino-terrosi e degli alogeni. Queste famiglie (che Mendeleev chiamò «gruppi») formavano le colonne verticali della tavola, con i metalli alcalini e quelli alcalino-terrosi a sinistra, gli alogeni e i gas inerti a destra, e tutto il resto collocato in quattro gruppi intermedi situati nel mezzo. Questi gruppi intermedi erano «gruppi» in un modo un po' meno chiaro - nel Gruppo VI, per esempio, vedevo lo zolfo, il selenio e il tellurio. Sa-

pevo bene che questi tre elementi erano molto simili – ma che ci faceva in mezzo a loro l'ossigeno, proprio in testa al gruppo? Doveva esserci un principio più profondo – e infatti c'era. Era stampato in cima alla tavola, ma nella mia impazienza di osservare gli elementi, non gli avevo prestato attenzione alcuna.
Il principio più profondo, vidi poi, era la valenza. Il termine *valenza* non esisteva nei miei libri, Mendeleev fu uno dei primi ad avvalersene e a usarlo come fondamento per la classificazione, offrendo così qualcosa che non era mai stato chiaro prima: una base razionale per spiegare la tendenza degli elementi a formare famiglie naturali e ad avere profonde analogie chimiche e fisiche gli uni con gli altri. Mendeleev ora riconosceva otto di tali gruppi di elementi in termini di valenza.
Gli elementi del Gruppo I, ossia i metalli alcalini, avevano valenza 1: un atomo di questi elementi si combinava con un atomo di idrogeno per formare composti come LiH, NaH, KH, e così via.
(Oppure con un atomo di cloro, per formare composti come LiCl, NaCl o KCl). Gli elementi del Gruppo II, i metalli alcalino-terrosi, avevano valenza 2, e quindi formavano composti come $CaCl_2$, $SrCl_2$, $BaCl_2$, e così via. Gli elementi del Gruppo VIII avevano valenza massima 8.
Tuttavia, mentre classificava gli elementi in base alla valenza, Mendeleev era affascinato anche dal loro peso atomico, dal fatto che esso fosse unico e specifico per ciascun elemento. E se cominciò a elencare mentalmente gli elementi in base alla valenza, lo fece anche in termini di peso atomico. E ora, come per magia, i due criteri confluirono. Infatti, se disponeva gli elementi, in modo molto semplice, in ordine di peso atomico, costruendo quelli che chiamò «periodi» orizzontali, egli poteva constatare il ricorrere delle stesse proprietà e delle stesse valenze a intervalli regolari.

553) CISIA • 2015 **Quanti gruppi in termini di valenza individua Mendeleev?**

A. Cinque gruppi
B. Tre gruppi
C. Otto gruppi
D. Quattro gruppi
E. Un gruppo

554) CISIA • 2015 **Mendeleev utilizzò anche il peso atomico per classificare gli elementi, in quanto:**

A. è correlato alla valenza di un elemento
B. determina quali composti si possono formare con l'idrogeno
C. determina quali composti si possono formare con l'ossigeno
D. è unico e specifico per ciascun elemento
E. individua lo stato fisico di un elemento

555) CISIA • 2015 **Mendeleev si avvalse del concetto di "valenza":**

A. per interpretare lo stato fisico degli elementi
B. per spiegare come il calcio e il bario formassero i composti CaCl e BaCl
C. per spiegare come gli elementi del gruppo VIII si combinassero con l'idrogeno
D. per sistemare il tellurio nel gruppo II
E. per spiegare le analogie chimiche e fisiche degli elementi

556) CISIA • 2015 **Nella classificazione degli elementi proposta da Mendeleev il peso atomico e la valenza:**

A. non permettono di identificare in modo univoco i Gruppi e i Periodi

B. permettono di prevedere lo stato fisico nel quale si trova ogni elemento
C. sono due proprietà che devono essere utilizzate in alternativa per la costruzione della tavola periodica
D. non permettono di evidenziare il ricorrere ad intervalli regolari di proprietà chimicofisiche
E. sono due proprietà che devono essere utilizzate congiuntamente per la costruzione della tavola periodica

557) CISIA • 2015 **A proposito dei metalli alcalini e alcalino terrosi, l'autore osserva che:**

A. il cesio aveva colore uguale a quello del mercurio
B. il litio aveva una densità maggiore di quella della nafta
C. la temperatura dell'ambiente era prossima al punto di fusione del cesio
D. il magnesio non doveva essere esposto all'aria
E. il cesio era opaco

558) "La conoscenza aumenta sicuramente nel corso degli studi scolastici medi, mentre dopo il diploma della Scuola Media Superiore sono possibili sia un aumento che una diminuzione delle nozioni non utilizzate nella vita. In ogni caso, la conoscenza si modifica sostanzialmente quando lo studente entra nell'Università".
Quale delle seguenti affermazioni NON può essere dedotta dalla lettura del brano precedente?

A. Gli studenti aumentano sempre le loro conoscenze durante gli studi scolastici medi
B. Una parte di quanto appreso durante gli studi può andare perduta dopo il diploma
C. A contatto con il mondo accademico si verificano cambiamenti della conoscenza
D. Le nozioni acquisite durante gli studi medi vanno perdute all'Università
E. È possibile che alcuni studenti aumentino le loro conoscenze dopo il diploma

559) Il fenomeno della specializzazione delle Scienze [individuazione di sei discipline fondamentali, con compiti, metodi e strutture ben distinte, cioè matematica, astronomia, fisica, chimica, biologia e sociologia, e altre in esse comprese] – fin dall'inizio del secolo XIX – non faceva che riprodurre, entro l'organizzazione delle ricerche, una delle più tipiche situazioni che si venivano imponendo nella nascente industria per evidenti ragioni economiche: la suddivisione del lavoro. Come questa mirava a incrementare la produzione delle merci, così quella si rendeva necessaria per incrementare la produttività scientifica. Il primo vantaggio della specializzazione è una precisa delimitazione dei campi di indagine perché permette al singolo ricercatore di assimilare in breve tempo le tecniche ivi solitamente applicate e quindi di metterle subito a profitto dell'indagine. Ma vi è anche un altro aspetto, non meno importante. Con le ricerche specialistiche nascono anche i linguaggi appositamente costruiti da ogni scienza per denotare tutte e sole le proprietà che essa intende prendere in considerazione nei fenomeni indagati: linguaggi che favoriscono in misura notevolissima l'esattezza delle espressioni, il rigore dei ragionamenti, la chiarificazione dei principi che stanno alla base delle singole teorie. Tale specializzazione e tecnicizzazione dei linguaggi scientifici ha però avuto anche un'altra conseguenza assai meno positiva. E invero è stata proprio essa a far sorgere nello scienziato specialista una tendenza a rinchiudersi nella propria disciplina, senza nemmeno chiedersi se questa necessitasse di una qualunque integrazione o di un coordinamento con il lavoro dei ricercatori impegnati in altri campi di indagine. Si ebbe così un frantumarsi della scienza in tante scienze particolari, dando luogo a un mosaico di risultati concreti, ove non era rintracciabile, se non con grande difficoltà, un disegno fornito della benché minima organicità.

Da L. Geymonat, *"Lineamenti di filosofia delle scienze"*, EST, 1986, ED. Mondadori

Relativamente a quanto riportato nel testo è possibile ritenere che il fenomeno della specializzazione delle Scienze:

A. abbia ostacolato il coordinamento tra i campi di indagine delle diverse discipline scientifiche
B. nessuna delle altre alternative proposte
C. abbia favorito una visione globale delle scienze della natura
D. abbia ostacolato la produttività nel campo scientifico
E. abbia favorito l'utilizzazione di un linguaggio scientifico comprensibile a tutti

560) "La matematica è un'ostentazione di audacia della pura ratio; uno dei pochi lussi oggi ancora possibili. Anche i filologi si dedicano spesso ad attività nelle quali essi per primi non intravedono il minimo utile, e i collezionisti di francobolli e di cravatte ancora peggio. Ma questi sono passatempi inoffensivi, ben lontani dalle cose serie della vita. La matematica, invece, proprio in esse abbraccia alcune delle avventure più appassionanti e incisive dell'esistenza umana."

Robert Musil, *L'uomo matematico*, in *Der lose Vogel*, 1911

"Non ho difficoltà a immaginare un'antologia dei più bei frammenti della poesia mondiale in cui trovasse posto anche il teorema di Pitagora. Perché no? Lì c'è quella folgorazione che è connaturata alla grande poesia, e una forma sapientemente ridotta ai termini più indispensabili, e una grazia che non a tutti i poeti è stata concessa".

W. Szymborska, *Letture facoltative*, Adelphi, 2006

UNA SOLA delle seguenti riflessioni è rigorosamente e pienamente fondata sui testi citati:

A. il fatto che il collezionista non badi all'utile, ma segua una sua gratuita passione, lo nobilita, qualunque sia l'oggetto della sua collezione
B. secondo Robert Musil, che fu ingegnere e matematico oltre che scrittore, la matematica è l'unico lusso, tanto inoffensivo quanto futile, ancora permesso nel XX secolo
C. la matematica non è un'avventura dello spirito, ma è un'esibizione di superbia della pura ragione
D. secondo la poetessa polacca W. Szymborska, premio Nobel 1996, non c'è differenza alcuna tra la poesia e la matematica, in quanto la matematica ha molto in comune con la filologia
E. secondo la poetessa polacca W. Szymborska, non sempre la poesia si rivela come una folgorazione, ma tale ci appare sempre la grande poesia

561) Nonostante i sensazionali sviluppi di cui si è resa protagonista – come la genetica, la teoria dell'evoluzione e la biologia molecolare – la biologia ha continuato a essere trattata alla stregua di un mero derivato delle scienze fisiche. Ben pochi filosofi hanno capito che tanto la meccanica quanto tutte le discipline scientifiche postgalileiane possedevano due tipi di caratteristiche. Si tratta, nel primo caso, di caratteristiche condivise da tutte le discipline scientifiche autentiche, tra cui l'organizzazione e la sistematizzazione delle conoscenze sulla base di principi esplicativi. Gli altri attributi rappresentano caratteristiche che risultano specifiche di un particolare settore scientifico o gruppo di discipline scientifiche. Nel caso della meccanica tra gli attributi salienti potremmo includere il ruolo rilevante della matematica, il fatto che le sue teorie si basino su leggi naturali, una tendenza assai più marcata di quella che si rinviene nella biologia al determinismo, al ragionamento tipologico e al riduzionismo. Nessuna di queste caratteristiche specifiche della meccanica, però, svolge un ruolo di primo piano in biologia, quando si tratta di formulare una teoria. Quando iniziò a svilupparsi la filosofia della scienza, gli specialisti del campo diedero apparentemente per scontato che tutti i tipi di scienza fossero equivalenti, quanto al contenuto filosofico. Questo è il motivo per cui Galileo, Kant e, di fatto, la stragrande maggioranza dei filosofi della scienza hanno applicato alla biologia, senza modificazione alcuna, una filosofia che era stata plasmata sulla meccanica. Anzi, la stessa procedura è stata usata per tutte le scienze: antropologia, psicologia, sociologia e altre ancora. Invece, bisognerebbe analizzare accuratamente ogni disciplina, per riuscire a determinare se i suoi principi di base e le sue componenti siano adeguatamente coperti dalle spiegazioni della meccanica e, in senso lato, da quelle della fisica.

(Da E. Mayr, *L'unicità della biologia,* Raffaello Cortina Editore, 2005)

Dalla lettura del brano precedente si evince che:

A. in biologia non serve la matematica
B. ogni disciplina ha caratteristiche fondamentalmente specifiche
C. le varie discipline scientifiche non hanno nulla in comune tra di loro
D. nessuna delle altre alternative proposte
E. la biologia deriva in tutto dalla fisica

---

562) "La psicoanalisi è stata, nel corso di tutta la sua storia e nelle diverse sue evoluzioni, un approccio che valuta i conflitti tra tendenze opposte che si danno battaglia per un ruolo dominante nella vita mentale degli individui: questa prospettiva considera il conflitto come un fattore costitutivo del soggetto in quanto utile alla strutturazione della personalità. Nella teoria classica delle pulsioni elaborata da Freud, la conflittualità riguarda la contrapposizione intrinseca tra pulsioni istintuali (altrimenti dette "pulsioni psicosessuali e aggressive") e realtà sociale: il conflitto intrapsichico è predeterminato e universale. In quest'ottica il conflitto si verifica tra le funzioni esercitate da es, io e super-io: l'es è visto come la fonte di impulsi derivati da tensioni pulsionali; il super-io è alimentato da impulsi istintuali organizzati intorno a immagini interiorizzate di figure parentali; l'io funge da negoziatore tra le richieste di gratificazione pulsionale dell'es, gli aspetti dei genitori interiorizzati nel super-io e le esigenze del mondo esterno. L'io agisce in funzione del raggiungimento di un'armonia interna e di una buona posizione rispetto al mondo esterno. La struttura conflittuale della psiche fa sì che l'antagonismo delle pulsioni possa condurre gli individui a psicosi, a nevrosi e a stati di psicopatologia grave: la condizione che rende il conflitto intrapsichico non deleterio è il suo superamento. Il conflitto non risolto è ritenuto infatti patologico perché fonte di aggressività e quindi di devastazione sia a livello individuale sia a livello sociale. Il superamento dell'antagonismo conflittuale si può ottenere in fase di costituzione della personalità solo in particolari condizioni di equilibrio tra le diverse istanze della vita psichica, quando cioè tra loro non vi siano discrepanze troppo radicali o intense: le eccessive differenze portano alla distruzione di una delle due parti in conflitto o al totale squilibrio della dinamica psicologica. In questo caso la teoria psicoanalitica indica la terapia come via di uscita dalla condizione conflittuale patologica".

Nel brano si afferma che:

A. l'antagonismo delle pulsioni può ingenerare stati psicopatologici più o meno gravi se il conflitto intrapsichico non viene superato
B. il superamento del conflitto intrapsichico non rende immune il soggetto da psicosi e nevrosi
C. l'antagonismo delle pulsioni, anche se superato e risolto, è ritenuto patologico perché può produrre danni a livello individuale e sociale
D. la struttura conflittuale della psiche è sempre dannosa
E. il conflitto intrapsichico, poiché è predeterminato e universale, è insuperabile

563) In relazione alla teoria classica delle pulsioni, quale funzione svolge l'io?

A. L'io permette di creare un buon equilibrio interno e una perfetta sintonia con il mondo grazie alla sua funzione di negoziatore tra il super-io e la realtà
B. L'io assorbe gli impulsi istintuali legati alle rappresentazioni delle figure parentali
C. L'io svolge la funzione di negoziatore tra le esigenze del mondo esterno, che si esprimono nel super-io, e le richieste dell'es, in modo da ottenere una perfetta sintonia interna e con la realtà circostante
D. L'io costituisce la sorgente delle tensioni pulsionali
E. L'io svolge la funzione di negoziatore tra le pulsioni dell'es, quelle del super-io e le pressioni della realtà circostante, al fine di ottenere armonia interna ed equilibrio rispetto al mondo esterno

564) Qual è il tema del brano?

A. Il principio di costanza nell'approccio psicoanalitico di Freud
B. La funzione coesiva dell'aggressività
C. La terapia nel conflitto, secondo l'approccio psicoanalitico di Freud
D. Il conflitto nell'approccio psicoanalitico di Freud
E. Alcune teorie per comprendere i conflitti

Leggere il brano e rispondere a ogni quesito solo in base alle informazioni contenute (esplicitamente o implicitamente) nel brano e non in base a quanto il candidato eventualmente conosca sull'argomento.

La realtà fisica dell'odore

(Fonte, *Jim Al-Khalili e Johnjoe McFadden. La fisica della vita, Bollati-Boringhieri, 2015*)
Al contrario dei sensi della vista e dell'udito, che catturano informazioni indirettamente attraverso onde elettromagnetiche o sonore, l'olfatto e il gusto ricevono informazioni direttamente dal contatto con l'oggetto rilevato (una molecola), portandoci messaggi da una realtà materiale.
Entrambi sembrano funzionare tramite principi molto simili. Le molecole che rilevano sono disciolte nella saliva o galleggiano nell'aria e sono raccolte da

recettori che si trovano sulla lingua (nel caso del gusto) o nell'epitelio olfattivo all'interno delle narici (nel caso dell'olfatto). La volatilità implica che gran parte delle molecole odorose siano molto piccole e leggere.

Il naso non ha un ruolo diretto nell'odorare, eccetto quello di incanalare l'aria verso l'epitelio olfattivo, che è più arretrato. Questo tessuto è piuttosto piccolo, misura solo tre centimetri quadrati (più o meno come un francobollo) negli umani, ed è rivestito di ghiandole che secernono muco e anche di milioni di neuroni olfattivi, un tipo di cellule nervose che stanno all'olfatto come i coni e i bastoncelli sulla retina stanno al senso della vista. La parte frontale del neurone olfattivo è fatta un po' come una scopa, con una testa a forma di spazzola in cui la membrana cellulare si ripiega a formare moltissime ciglia, sottili come capelli. Questa spazzola con le sue ciglia spunta fuori dallo strato cellulare, dove può catturare le molecole odorose che passano. La parte posteriore della cellula è come il manico della scopa; si tratta dell'assone, il nervo che attraversa un piccolo osso sul retro della cavità nasale ed entra nel cervello, dove si collega con una regione chiamata bulbo olfattivo.

L'anatomia dell'olfatto

Forse sarebbe opportuno leggere il resto di questo capitolo tenendo un'arancia a portata di mano, magari tagliata a pezzi, così che l'aroma pungente possa entrare nel naso e raggiungere l'epitelio nasale. Magari si può anche mettere uno spicchio in bocca, così che le sostanze odorose volatili passino dalla parte posteriore del naso e raggiungano il medesimo tessuto. Come tutti gli odori naturali, il profumo dell'arancia è molto complesso, costituito da centinaia di composti volatili, ma uno dei più fragranti si chiama «limonene», del quale ora seguiremo il percorso, da molecola a fragranza.

Il limonene, come dice il nome, si trova in abbondanza negli agrumi, come le arance e i limoni, ed è il principale responsabile del loro aroma e del sapore pungente. Appartiene a una classe di composti noti con il nome di terpeni, che sono i costituenti profumati degli oli essenziali di molte piante e fiori, quelli che generano il buon profumo del pino, della rosa, dell'uva e del luppolo.

Quindi, volendo, si può sostituire l'arancia con un bicchiere di vino o di birra, se preferite. Questo composto chimico è prodotto in molte zone della pianta, incluse le foglie, ma è più abbondante nella buccia del frutto, dalla quale è più facile ottenere il limonene puro.

Il limonene è un liquido volatile, che evapora lentamente a temperatura ambiente, facendo sì che l'arancia rilasci milioni di molecole di questa molecola nell'aria circostante. Gran parte di queste molecole voleranno nella stanza, e poi fuori dalla finestra o dalla porta; qualcuna arriverà vicino al vostro naso. Al primo respiro, un notevole volume di aria zeppa di sostanze odorose sarà risucchiato attraverso le narici verso l'epitelio nasale, che è rivestito da circa dieci milioni di neuroni olfattivi.

Quando le molecole di limonene si diffondono vicino all'epitelio olfattivo, restano intrappolate dai neuroni olfattivi. La cattura di una singola molecola di limonene è sufficiente a scatenare l'apertura di un minuscolo canale nella membrana cellulare del neurone, che permette un flusso di ioni positivi di calcio dall'esterno all'interno della cellula. Quando circa 35 molecole di limonene sono catturate, il flusso di ioni all'interno della cellula diventa una minuscola corrente elettrica, di circa un picoampere in tutto. Questo livello di corrente agisce come un interruttore e fa partire un segnale elettrico, chiamato «potenziale d'azione» lungo il manico della scopa, l'assone della cellula. Il segnale viaggia fino al bulbo olfattivo del cervello, e dopo l'elaborazione da parte dei neuroni, noi finalmente percepiamo il «messaggio dalla realtà materiale» sotto forma del pungente aroma degli agrumi.

L'evento chiave in questo processo è naturalmente la cattura delle molecole odorose da parte dei neuroni olfattivi. Come funziona? In analogia con la vista e con la sensibilità alla luce dei coni e dei bastoncelli nella retina (anch'essi un tipo di neuroni), ci si aspetterebbe che il senso dell'olfatto sia conferito da qualche tipo di recettore olfattivo posizionato sulla superficie del tessuto. Eppure, ancora negli anni settanta, l'identità e la natura dei recettori olfattivi era completamente sconosciuta.

565) CISIA • 2016 **Secondo gli autori del testo, relativamente al meccanismo di percezione dell'odore:**

A. alla fine degli anni settanta, c'erano molti aspetti importanti non ancora chiariti
B. alla fine degli anni settanta, la sua comprensione era paragonabile a quella sulla decodifica dei colori da parte dell'apparato visivo
C. si è giunti alla sua completa comprensione
D. la comunità scientifica ha deciso di abbandonare le ricerche
E. alla fine degli anni settanta, la sua comprensione da parte degli scienziati era allo stesso livello di quella attuale

566) CISIA • 2016 **A che cosa può essere paragonato il neurone olfattivo?**

A. Alle ciglia degli occhi
B. Al bulbo di una lampada
C. Ad una scopa in cui la parte anteriore del neurone costituisce una testa a forma di spazzola e l'assone è il manico
D. Ad una spazzola per capelli
E. Ad un cono gelato

567) CISIA • 2016 **A che classe di composti organici appartiene il limonene?**

A. Chetoni
B. Terpeni
C. Alcoli
D. Acidi carbossilici
E. Aldeidi

568) CISIA • 2016 **Perché gli autori propongono di sostituire un bicchiere di birra all'arancia durante la lettura del testo?**

A. Perché la birra e l'arancia hanno lo stesso odore
B. Perché la birra ha un odore più forte dell'arancia
C. Perché gli autori pensano che i lettori siano in genere dei bevitori di birra
D. Perché l'aroma della birra e dell'arancia condividono alcune sostanze odorose
E. Perché vi sono meno rischi di sporcare le pagine leggendo

569) CISIA • 2016 **Da che cosa è costituito il profumo dell'arancia?**

A. Il profumo dell'arancia è costituito da pochi composti
B. Nessuno ha mai analizzato i componenti del profumo dell'arancia
C. Il profumo dell'arancia è costituito da centinaia di composti volatili, tra cui il limonene

D. Il profumo dell'arancia è costituito da composti non volatili
E. Il profumo dell'arancia è costituito dall'olio essenziale di bergamotto

570) Si legga la seguente cronaca elettorale: A ha conseguito il 36,4% dei voti, mentre in lieve flessione rispetto alle elezioni del 2005 appare B (fermo al 28,5); C ha quasi raddoppiato i consensi (20,9) e D, al battesimo delle urne, si attesta al 14,2.

Quale è l'unico risultato delle elezioni del 2005 che sia compatibile col quadro appena delineato?

A. A 18,3 – B 41,4 – C 40, 3
B. A 63,3 – B 26,2 – C 10,5
C. A 36,4 – B 32,4 – C 20,7 – D 10,5
D. A 43,3 – B 30,3 – C 10,9 – D 15,5
E. A 58,3 – B 30,7 – C 11,0

571) "Se ne andò con la sua sporta sotto il braccio; poi, quando fu lontano, in mezzo alla piazza scura e deserta, che tutti gli usci erano chiusi, si fermò ad ascoltare se chiudessero la porta della casa del nespolo, mentre il cane gli abbaiava dietro, e gli diceva col suo abbaiare che era solo in mezzo al paese". Così si legge nell'ultima pagina di un romanzo dell'Ottocento.

Se ne ricava una sola delle informazioni qui proposte:

A. il protagonista parte con bastone e cappello
B. il protagonista intravede un volto dietro un uscio socchiuso
C. il protagonista getta un boccone di pane al cane
D. il protagonista non ha vicino a sé nessuna interlocutrice
E. il protagonista sta ad origliare accanto ad un uscio socchiuso

572) **M/O • 2014** Il numero di Paesi aperti al turismo è in continuo aumento. Tra questi ve ne sono alcuni in cui i diritti umani dei cittadini vengono ripetutamente violati e per questo motivo, quindi, i turisti non dovrebbero recarvisi. Il turismo è sempre fonte di reddito per un Paese e, per quei governi soggetti ad embarghi e restrizioni, questo tipo di introito è particolarmente importante. Pertanto, i turisti che visitano tali Paesi aiutano a mantenere al potere regimi corrotti e oppressivi. Mentre i turisti visitano tesori archeologici e si rilassano su spiagge incontaminate, i cittadini di quel Paese sono sempre più vessati.

Quale delle seguenti affermazioni esprime il messaggio principale del brano precedente?

A. La responsabilità morale di aiutare i più deboli è più importante del desiderio di visitare altri Paesi
B. Gli introiti derivanti dal turismo aiutano a mantenere i regimi corrotti e oppressivi al potere
C. I turisti non dovrebbero visitare i Paesi che violano i diritti umani dei loro cittadini
D. Molti dei regimi che violano i diritti umani dei loro cittadini incoraggiano il turismo
E. Proibire il turismo nei Paesi in cui si violano i diritti umani è il modo migliore per aiutare la popolazione di questi Paesi

573) **M/O • 2015** I proprietari di automobili con la stessa potenza (kW) pagano il medesimo importo di bollo auto, indipendentemente dai chilometri percorsi. Non è giusto che chi percorre solo 1.000 km all'anno paghi quanto chi ne percorre 20.000. Il bollo dovrebbe essere abolito e questa entrata fiscale andrebbe sostituita con un incremento dell'impo-

sta sul carburante. In tal modo, gli automobilisti che percorrono più chilometri pagherebbero di più. Si otterrebbe così non solo un sistema più equo, ma anche un probabile aumento delle entrate fiscali.

Quale delle seguenti affermazioni esprime il messaggio principale del brano precedente?

A. Tutti dovrebbero continuare a pagare lo stesso importo di bollo auto a parità di kW
B. Il bollo auto andrebbe sostituito con un incremento dell'imposta sul carburante
C. L'aumento dell'imposta sul carburante farebbe in modo che gli automobilisti che percorrono più chilometri paghino di più
D. Un'imposta sul carburante più elevata porterebbe maggiori entrate fiscali rispetto all'attuale
E. Gli automobilisti dovrebbero pagare importi differenziati di bollo auto in base ai chilometri percorsi

574) Il bando di un concorso richiede ai candidati la conoscenza almeno di francese e/o tedesco; per superarlo occorre aver conseguito nella prima delle due prove il punteggio di almeno 60/100 ed è necessario raggiungere comunque, tra prima e seconda prova, il punteggio di almeno 150/200.

In base a questi criteri, qual è l'unico candidato che ha superato il concorso?

A. Lingue conosciute: francese e spagnolo; 1ª prova: 60; 2ª prova 75
B. Lingue conosciute: francese e inglese; 1ª prova: 50; 2ª prova 100
C. Lingue conosciute: francese e russo; 1ª prova: 90; 2ª prova 55
D. Lingue conosciute: francese e tedesco; 1ª prova: 70; 2ª prova 75
E. Lingue conosciute: spagnolo e tedesco; 1ª prova: 80; 2ª prova 70

575) "È la fede degli amanti / come l'araba fenice: / che vi sia, ciascun lo dice; / dove sia, nessun lo sa" (Pietro Metastasio). Dalla massima del poeta si ricava una sola delle informazioni riportate:

A. non esiste un solo innamorato infedele
B. l'araba fenice è stata avvistata da alcuni fortunati
C. la fedeltà è più femminile che maschile
D. la fedeltà degli innamorati a parole non è negata da nessuno
E. la fedeltà degli innamorati balza agli occhi di tutti

576) M/O • 2014 Molti passeggeri scelgono di viaggiare in aereo con compagnie low cost per la loro convenienza economica, seppur consapevoli che il trasporto aereo causi danni ambientali. Tale convenienza è, però, illusoria. Le compagnie low cost attirano i clienti pubblicizzando tariffe a prezzi apparentemente molto convenienti, ma oltre alla tariffa base, i clienti devono poi pagare per molti servizi considerati essenziali, quali l'imbarco dei bagagli e i posti a sedere riservati. Si è persino ipotizzato che i passeggeri paghino per l'utilizzo dei servizi igienici a bordo.

Quale delle seguenti affermazioni è totalmente sostenuta dal brano precedente?

A. Le proteste dei passeggeri nei riguardi delle compagnie aeree low cost non hanno alcun effetto
B. I voli delle compagnie aree low cost causano meno danni all'ambiente rispetto a quelli delle compagnie tradizionali

C. Le compagnie aeree low cost stanno perdendo soldi poiché offrono tariffe economiche
D. Le compagnie aeree low cost non sono così convenienti economicamente come pubblicizzato
E. Tutte le compagnie aeree low cost forniscono servizi analoghi

577) Indica la parafrasi corretta del seguente brano di Bruto minore di Giacomo Leopardi: "Non io d'Olimpo o di Cocito i sordi regi, o la terra indegna, e non la notte moribondo appello; non te, dell'atra morte ultimo raggio, conscia futura età. Sdegnoso avello placàr singulti, ornàr parole e doni di vil caterva? In peggio precipitano i tempi; e mal s'affida a putridi nepoti l'onor d'egregie menti e la suprema de' miseri vendetta. A me d'intorno le penne il bruno augello avido roti; prema la fera, e il nembo tratti l'ignota spoglia; e l'aura il nome e la memoria accoglia".

A. Né io né tu possiamo sperare nell'ultimo appello prima di morire: i re d'Olimpo e di Cocito sono sordi, solo l'età futura conosce il raggio della nera morte. Come possono i pianti, le parole, i doni di una massa vile placare e onorare la tomba di chi disprezza il mondo? I tempi volgono rapidamente al peggio; e l'onore delle menti egregie e l'estrema vendetta degli infelici inutilmente può essere affidata a discendenti corrotti. L'uccello dalle penne score (l'aquila) ruoti avidamente attorno a me; la fiera mi insegua, la pioggia bagni il cadavere che non conosco; e l'aria accolga il nome e il ricordo
B. Io sto per morire e non voglio invocare i falsi dei dell'Olimpo o degli Inferi, o la Terra che non merita la loro protezione; ma neppure te, età futura che conoscerai il vero Dio, unico raggio di speranza per chi soccombe alla nera morte. Le preghiere degli umili, il loro pianto, i loro doni non hanno mai salvato chi ha disprezzato la loro fede. L'orgoglio della mia mente e la vendetta della mia infelicità non possono, d'altronde, essere affidati a discendenti corrotti. E dunque si compia il mio destino: il corvo rotei avidamente attorno a me, la fiera calpesti il mio cadavere ignoto a tutti, la tempesta lo muova; e il mio nome e il mio ricordo si disperdano nel vento
C. Io sto per morire e non invoco gli dei del Cielo o dell'Inferno, che non possono sentire, o la terra indegna, né la notte; e non invoco te, età futura che conosci la verità, ultimo raggio (di speranza) per chi scompare nelle tenebre della morte. Placarono mai i pianti, onorarono mai i discorsi e i doni di una massa vile la tomba di chi la disprezza? I tempi volgono rapidamente al peggio, ed è incauto e vano raccomandare l'onore delle menti superiori e l'estremo riscatto degli infelici a discendenti corrotti. Intorno a me rotei pure le sue penne, avido di preda, il bruno uccello (il corvo); le fiere calpestino i miei resti che nessuno riconoscerà, li smuova la tempesta; e il mio nome e il mio ricordo si disperdano nel vento
D. Io sto per morire e non mi rivolgo agli dei del Cielo o dell'Inferno, o alla terra indegna, né alla notte; e neppure a te, ultima luce della nera morte, età futura che saprai la verità. Placarono mai i pianti, onorarono mai le parole e i doni di una massa vile la tomba di chi la disprezza? La stagione volge rapidamente all'inverno; e non è possibile affidare a discendenti corrotti l'onore delle men-

ti egregie e l'estrema vendetta degli infelici. L'uccello oscuro ruoti avidamente le sue penne intorno a me, la fiera mi insegua, la pioggia mi bagni, sconosciuto a tutti; e il mio nome e il mio ricordo si disperdano al vento

E. Sono ormai agonizzante, ma non mi appello agli dei dell'Olimpo o del Tartaro, né alla Terra madre indegna, né a te, posterità che ti pentirai del male commesso (e questo è l'ultimo raggio di speranza per chi soccombe alla nera morte). Come possono i pianti, le parole, i doni di una massa vile placare e onorare la tomba di chi disprezza il mondo? La notte si avvicina rapidamente; e l'onore delle menti superiori e l'estrema vendetta degli infelici non può essere affidata a discendenti decomposti. L'uccello rapace dalle penne scure (l'aquila) rotei attorno a me, le fiere mi inseguano, la tempesta bagni le mie vesti anonime; e l'aria conservi il nome e la memoria storica dei fatti

578) Indica la parafrasi esatta di questi versi della *Divina Commedia*: "Sempre a quel ver c'ha faccia di menzogna de' l'uom chiuder le labbra fin ch'el puote, però che sanza colpa fa vergogna: ma qui facer no'l posso; e per le note di questa commedia, lettor, ti giuro, s'elle non sien di lunga grazia vote, ch'i' vidi..."

A. È sempre necessario tacere, finché è possibile, quella verità che ha l'apparenza della menzogna, perché procura vergogna anche a chi è innocente; ma io qui non posso tacerla, e per l'armonia e la grazia che pervadono questo mio lungo poema io ti giuro, o lettore, che io vidi... (etc.)

B. È sempre necessario tacere, finché è possibile, quella verità che ha l'apparenza della menzogna, poiché procura vergogna anche a chi sia innocente; ma io qui non posso tacerla e ti giuro, lettore, per i versi di questa *Commedia* (così possano essi riuscire a lungo grati ai lettori) che io vidi... (etc.)

C. Gli uomini devono sempre tacere la verità quando essa ha l'aspetto della menzogna, finché possono farlo, perché procura vergogna anche a chi è innocente; ma io (Virgilio) non posso tacerla, e giuro al lettore di questa *Commedia,* se col passare del tempo non si svuoterà completamente di grazia, che io...

D. A quella verità che ha l'apparenza della menzogna si deve, fin che è possibile, chiudere la bocca, perché procura vergogna anche a chi è innocente; ma qui io non la posso zittire, e ti giuro, o lettore, su questi versi, se non saranno privi di duratura fortuna, che io vidi... (etc.)

E. Quella parte dell'uomo che affaccia verso la menzogna può chiudere le labbra finché le è possibile, ma io qui non posso tacere, e ti giuro lettore, sui versi di questo poema, se non saranno privi di duratura fortuna, che io vidi... (etc.)

579) Collegate a ognuno dei nomi di critici la rispettiva opinione sulla Divina Commedia di Dante: Giambattista Vico (*Discoperta del vero Dante*), Benedetto Croce (*La poesia di Dante*), Erich Auerbach (*Mimesis*), Pietro Bembo (*Prose della volgar lingua*).

I) Quando e' [Dante] disse: Biscazza, e fonde la sua facultade Consuma o Disperde avrebbe detto, non Biscazza, voce del tutto dura e spiacevole, oltra che ella non è voce usata, e forse non mai tocca dagli scrittori. Non fece così il Petrarca...

II) [la Commedia] Si potrebbe raffigurarla come una fabbrica robusta e massiccia, sulla quale una rigogliosa vegetazione si arrampichi e stenda e s'orni di penduli rami e di festoni e di fiori, rivestendola in modo che solo qua e là qualche pezzo della muratura mostri il suo grezzo o qualche spigolo la sua dura linea.

III) Ma quello che è più proprio della sublimità di Dante, egli fu la sorte di nascere grande ingegno nel tempo della spirante barbarie d'Italia. Perché gli ingegni umani sono a guisa de' terreni, i quali, per lunghi secoli incolti, se finalmente una volta inducónsi alla coltura, danno sul bel principio frutti e nella perfezione e nella grandezza e nella copia meravigliosi; ma, stanchi di essere tuttavia più e più coltivati, gli danno pochi, sciapiti e piccioli.

IV) E tuttavia ci convince l'unità del poema. Essa riposa sull'argomento complessivo: lo "status animarum post mortem". Esso deve, come giudizio finale di Dio, costituire un'unità perfettamente ordinata, tanto come sistema teoretico quanto come realtà pratica, e dunque anche come creazione estetica; deve rappresentare in una forma più pura e più attuale l'unità dell'ordine divino che il mondo terrestre... è ben lungi dal mostrare.

A. Bembo/I; Auerbach/IV; Croce/II; Vico/III
B. Bembo/III; Auerbach/I; Croce/II; Vico/IV
C. Bembo/IV; Auerbach/II; Croce/I; Vico/III
D. Bembo/I; Auerbach/IV; Croce/III; Vico/II
E. Bembo/I; Auerbach/II; Croce/III; Vico/IV

580) Indica tra le seguenti parafrasi l'unica corretta: Ed elli a lui: "Tu prima m'inviasti Verso Parnaso a ber ne le sue grotte, e prima appresso Dio m'alluminasti. Facesti come quei che va di notte, che porta il lume dietro e sé non giova, ma dopo sé fa le persone dotte, quando dicesti: "Secol si rinnova; torna giustizia e primo tempo umano, e progenie scende dal ciel nova". (Purgatorio XXII)

A. Parla Stazio e si rivolge a Virgilio con parole di gratitudine: "Tu per primo mi indirizzasti verso Parnaso a bere nelle sue grotte (allusione alla poesia) e per primo mi illuminasti verso Dio. Facesti come colui che cammina di notte, che porta la luce dietro e non giova a sé, ma rende esperte le persone che lo seguono, quando dicesti "Il mondo si rinnova, torna l'età della giustizia e dell'innocenza e scende dal cielo una nuova progenie"
B. Parla Guinizzelli e si rivolge a Virgilio con parole di gratitudine: "Tu per primo mi indirizzasti verso Parnaso a bere nelle sue grotte (allusione alla poesia) e per primo mi illuminasti verso Dio. Facesti come colui che cammina di notte, che porta la luce dietro e non giova a sé, ma rende esperte le persone che lo seguono, quando dicesti "Il mondo si rinnova, torna l'età della giustizia e dell'innocenza e scende dal cielo una nuova progenie"
C. Parla Stazio e si rivolge a Virgilio con parole di gratitudine: "Tu prima mi indirizzasti verso Parnaso a bere nelle sue grotte (allusione alla poesia) e per primo mi illuminasti verso Dio. Facesti come colui che cammina di notte, che porta la luce e dietro sé non giova, ma dopo rende esperte le persone quando dicesti "Il mondo

si rinnova, torna l'età della giustizia e dell'innocenza e scende dal cielo una nuova progenie"

D. Parla Guinizzelli e si rivolge a Virgilio con parole di gratitudine: "Tu prima mi indirizzasti verso Parnaso a bere nelle sue grotte (allusione alla poesia) e per primo mi illuminasti verso Dio. Facesti come colui che cammina di notte, che porta la luce e dietro sé non giova, ma dopo rende esperte le persone, quando dicesti "Il mondo si rinnova, torna l'età della giustizia e dell'innocenza e scende dal cielo una nuova progenie"

E. Parla Brunetto Latini e si rivolge a Virgilio con parole di gratitudine: "Tu per primo mi indirizzasti verso Parnaso a bere nelle sue grotte (allusione alla poesia) e per primo mi illuminasti verso Dio. Facesti come quelli che camminano di notte, la luce che portano dietro non giova a sé, ma dopo rende esperte le persone, quando dicesti "Il mondo si rinnova, torna l'età della giustizia e dell'innocenza e scende dal cielo una nuova progenie"

581) Del seguente passo dei Sepolcri: "Ma ove dorma il furor d'inclite geste e sien ministri al vivere civile l'opulenza e il tremore, inutil pompa e inaugurate imagini dell'Orco sorgon cippi e marmorei monumenti." Scegli la parafrasi corretta:

A. Ma nei casi in cui il delirio delle gesta eroiche appartenga ormai al passato e la vita civile sia serenamente guidata dalla ricchezza e dal timore del ritorno agli orrori trascorsi, non serve inaugurare con gran pompa steli sepolcrali e monumenti ai caduti

B. Ma nei casi in cui la follia della guerra sia sopita, e i rappresentanti del Governo possano proporre ai cittadini ricchezza e passione, non serve rappresentare, con cippi e monumenti in marmo, i rischi mortali dello scontro tra le civiltà

C. Ma nei casi in cui il desiderio ardente di imprese eroiche non esista più e la vita dei cittadini sia guidata dal desiderio di ricchezza e dalla paura, non serve inaugurare con gran pompa steli sepolcrali e monumenti ai caduti, che appaiono come funeste immagini dell'Aldilà

D. Ma nei casi in cui il desiderio ardente di imprese nobili sia spento e la vita civile sia governata dal desiderio di ricchezza e dal timore di perderla, cippi e monumenti sepolcrali rappresentano un inutile lusso e forniscono un'immagine indesiderata della Morte

E. Ma nei paesi in cui la follia della guerra sia sopita, e i ministri propongano ai cittadini la ricchezza unita alla minaccia di perderla, è uno spreco inutile inaugurare ogni tipo di monumenti marmorei per ricordare il terribile castigo che attende chi sbaglia

582) La conclusione del *Canto notturno d'un pastore errante dell'Asia* di Giacomo Leopardi è di un assoluto pessimismo: "forse in qual forma, in quale / stato che sia, dentro covile o cuna, / è funesto a chi nasce il dì natale". Cosa significa in sintesi?

A. Ogni creatura del mondo, uomo e animale, nasce solo al pianto e al dolore

B. Ogni volta che nasce qualcuno, questo è motivo di lutto e di cattivi auspici per tutti gli uomini

C. Tutti gli uomini, di ogni tempo e condizione, nascono solo per soffrire

D. Tutti gli uomini sono destinati alla morte
E. Ogni creatura della Terra è partorita con fatica e sofferenza

583) Questo passo è tratto da un romanzo del nostro Novecento: "Il romanzo comincia in una stazione ferroviaria, sbuffa una locomotiva, uno sfiatare di stantuffo copre l'apertura del capitolo, una nuvola di fumo nasconde in parte il primo capoverso [...]. Io sono l'uomo che va e viene tra il bar e la cabina telefonica. Ossia quell'uomo si chiama "io" e non sai altro di lui, così come questa stazione si chiama soltanto "stazione" [...]". Il romanzo riprende con uno dei passi seguenti. Indica di quale si tratta.

A. "Mercé la matita che ho in mano, resto desto, oggi. Vedo, intravedo delle immagini bizzarre che non possono avere nessuna relazione col mio passato: una locomotiva che sbuffa su una salita trascinando delle innumerevoli vetture; chissà donde venga e dove vada e perché sia ora capitata qui!" (Italo Svevo, *La coscienza di Zeno*)
B. "Quando il treno arrivò, era vicino a buio; e Nicolò non si sentì nessuna fretta di andare a casa. Lasciò passarsi avanti tutti gli altri scesi alla stazione; seguiti dai facchini con le valigie in spalla; ed egli guardava Siena come se la vedesse per la prima volta." (Federico Tozzi, *Tre croci*)
C. "Sta' attento: è certo un sistema per coinvolgerti a poco a poco, per catturarti nella vicenda senza che te ne renda conto: una trappola. O forse l'autore è ancora indeciso, come d'altronde anche tu lettore non sei ben sicuro di cosa ti farebbe più piacere leggere: se l'arrivo a una vecchia stazione [...] oppure un balenare di luci e di suoni che ti dia il senso di essere vivo oggi." (Italo Calvino, *Se una notte d'inverno un viaggiatore*)
D. "Verso la carreggiata obliqua di accesso ai binari, il suono aumentò di volume. Non era, come Ida s'era già indotta a credere, il grido degli animali ammucchiati nei trasporti, che a volte s'udiva echeggiare in questa zona. Era un vocio di folla umana, proveniente, pareva, dal fondo delle rampe, e Ida andò dietro a quel segnale, per quanto nessun assembramento di folla umana fosse visibile fra le rotaie di smistamento e di manovra che s'incrociavano sulla massicciata intorno a lei." (Elsa Morante, *La Storia*)
E. "Fremevo. Finalmente il treno si arrestò a un'altra stazione. Aprii lo sportello e mi precipitai giù, con l'idea confusa di far qualcosa subito: un telegramma d'urgenza per smentire quella notizia. Il salto che spiccai dal vagone mi salvò: come se mi avesse scosso il cervello quella stupida fissazione, intravidi in un baleno... ma sì! La mia liberazione la libertà una vita nuova!" (Luigi Pirandello, *Il fu Mattia Pascal*)

Leggere il brano e rispondere a ogni quesito solo in base alle informazioni contenute (esplicitamente o implicitamente) nel brano e non in base a quanto il candidato eventualmente conosca sull'argomento.

I cambiamenti climatici: alcuni effetti sugli ecosistemi
(Fonte, D. Rubolini: "Effetti ecologici dei cambiamenti climatici", Treccani online)

Negli ultimi due secoli, le attività antropiche hanno provocato un notevole aumento delle concentrazioni atmosferiche di gas serra, tra cui l'anidride carbonica, in grado di modificare la temperatura terrestre. Ai ritmi attuali, la crescita media delle temperature superficiali globali potrebbe essere di 0,2 °C per decennio, con una previsione di aumento compresa tra 1,8 °C e 4 °C per la fine del XXI secolo.

Per l'emisfero boreale, sono già documentate alterazioni nella distribuzione spaziale delle specie in risposta al riscaldamento globale. Un aumento delle temperature medie può consentire a molte specie con distribuzione geografica limitata dalle basse temperature, di espandere il margine settentrionale dell'areale verso nord. Analogamente, in specie con distribuzione altitudinale limitata dalle basse temperature, uno scenario di riscaldamento globale può consentire un'espansione degli areali verso quote più elevate. Viceversa, ci si attende che specie tipiche di alte latitudini o montane mostrino una contrazione del margine meridionale dell'areale, oppure un innalzamento del margine inferiore della distribuzione altitudinale. In entrambi i casi, questi fenomeni possono comportare una contrazione complessiva dell'areale, una contrazione numerica e un maggiore grado di frammentazione delle popolazioni, con un conseguente aumento del rischio di estinzione locale o globale.

Numerosi studi evidenziano modificazioni di areale delle specie in relazione ai cambiamenti climatici. Lo studio della distribuzione geografica degli uccelli nidificanti nei periodi 1968-1972 e 1988-1991 evidenzia che 59 specie di uccelli nidificanti a distribuzione prevalentemente meridionale avevano espanso verso nord il margine settentrionale dell'areale di 18,9 km in media. Per specie di clima caldo, pertanto, questi andamenti costituiscono un ampliamento netto di areale. Gran parte degli studi relativi alle variazioni latitudinali di areale documentano espansioni verso nord dei margini settentrionali degli areali, ma non contrazioni dei margini meridionali.

Tra le specie circumpolari, si sono osservate marcate riduzioni delle popolazioni più settentrionali del pinguino di Adelia *Pygoscelis adeliae* e del pinguino imperatore *Aptenodytes forsteri* in Antartide. Il pinguino imperatore, in particolare, ha subito un drastico calo della popolazione (50%) nidificante a Terra Adelia nel periodo compreso tra il 1952 e il 2000. Questo calo è avvenuto in un periodo prolungato di elevate temperature, che ha determinato una netta riduzione della copertura glaciale e della disponibilità di krill e di molluschi predatori del krill, che costituiscono la principale fonte alimentare del pinguino imperatore. La riduzione della popolazione è stata attribuita a una minore sopravvivenza degli adulti a causa della scarsità di risorse alimentari. È interessante notare che, nello stesso periodo, il successo di schiusa delle uova è aumentato a causa della minore densità di adulti riproduttori, ma questo incremento del successo riproduttivo non è stato sufficiente a bilanciare gli effetti negativi dell'aumento di mortalità degli adulti.

Studi sulle variazioni altitudinali di areale di piante vascolari, condotti in zone montane, hanno mostrato un evidente innalzamento della distribuzione di molte specie verso quote più elevate, nel corso del XX secolo. In particolare, in stazioni di alta quota (2900–3500m s.l.m.) si è osservato un incremento nella ricchezza di specie pari a circa il 12% tra il 1994 e il 2004. Tuttavia, tutte le specie dell'orizzonte nivale o subnivale hanno mostrato un decremento significativo della percentuale di copertura.

I cambiamenti climatici e le conseguenti contrazioni di areale possono condurre a fenomeni di estinzione locale o globale e a una riduzione della diversità biologica complessiva, in particolare nelle aree circumpolari o montane. Un caso eclatante è rappresentato dalla scomparsa di oltre il 65% delle 110 specie di anfibi del genere *Atelopus* nelle foreste tropicali montane dell'America Centrale e Meridionale, registrata negli ultimi 20-30 anni del secolo scorso. La rapida scomparsa di queste specie è stata attribuita all'aumento delle epidemie di chitridiomicosi, provocate dal fungo patogeno *Batrachochytrium dendrobatidis*, nelle regioni di alta quota. Si è osservato infatti un innalzamento delle temperature notturne e della copertura nuvolosa, entrambe condizioni favorevoli allo sviluppo del fungo, nella fascia altitudinale compresa tra 1000 e 2400m s.l.m., fascia maggiormente interessata dalle estinzioni.

584) CISIA • 2016 **Nella seconda metà del secolo scorso, la popolazione del pinguino imperatore nidificante nella Terra Adelia ha subito un drastico calo della densità, dovuto a:**

A. aumento della mortalità degli adulti e concomitante riduzione della fecondità
B. incremento della competizione con altre specie di pinguini
C. estensione dell'areale dei predatori in risposta ai cambiamenti climatici
D. riduzione della fecondità causata dall'incremento della temperatura
E. riduzione delle risorse trofiche a causa dei cambiamenti climatici

585) CISIA • 2016 **Quale di queste considerazioni emerge dal testo presentato?**

A. I cambiamenti climatici influenzano prevalentemente le specie che vivono nell'emisfero australe, che spostano i loro areali verso sud
B. In risposta alle variazioni di temperatura, l'areale delle specie tende sempre ad espandersi
C. Nell'emisfero boreale, l'incremento di temperatura può provocare l'espansione verso nord di alcune specie senza modificare significativamente i margini meridionali dell'areale
D. Le specie rispondono ai cambiamenti climatici in maniera molto variabile e ci sono molte specie che non modificano il proprio areale in relazione alla temperatura
E. La competizione interspecifica impedisce spesso alle specie di estendere il proprio areale, nonostante le variazioni di temperatura

586) CISIA • 2016 **Qual è l'effetto dell'incremento di temperatura sugli areali delle piante vascolari delle aree montane?**

A. Riduzione significativa dell'areale in tutte le stazioni
B. Espansione della distribuzione delle specie tipiche dell'orizzonte nivale
C. Completa sostituzione delle specie di alta quota con quelle tipiche dei livelli inferiori
D. Incremento nel numero totale di specie nelle stazioni di alta quota
E. Conservazione dell'areale di tutte le specie

587) CISIA • 2016 **Per quale motivo il 65% delle specie di anfibi del genere Atelopus sono scomparse nelle foreste tropicali montane dell'America Centrale e Meridionale negli ultimi decenni del '900?**

A. Per l'aumento dei predatori degli anfibi alle temperature più alte
B. Per l'incapacità degli anfibi di sopravvivere all'innalzamento della temperatura notturna

C. Per la contrazione dell'habitat derivato dall'incremento delle temperature medie
D. Per il proliferare di funghi patogeni in seguito alle variazioni climatiche
E. Per le ripetute epidemie batteriche che hanno colpito gli anfibi

588) CISIA • 2016 **Perché, nella seconda metà del secolo scorso, il successo riproduttivo del pinguino imperatore nidificante nella Terra Adelia è aumentato contestualmente all'incremento della temperatura ambientale?**

A. Per lo scioglimento dei ghiacci e una maggiore disponibilità di cibo
B. Per un aumento nel numero delle uova deposte
C. Per la minore densità degli adulti riproduttori
D. Per il drastico calo dei predatori naturali
E. Per la minore densità di competitori per le risorse trofiche

589) «A uno principe adunque non è necessario avere in fatto tutte le [...] qualità, ma è bene necessario parere di averle. Anzi ardirò di dire questo, che avendole e osservandole sempre, sono dannose, e parendo di averle sono utili; come parere pietoso, fedele, umano, intero [onesto], religioso, ed essere; ma stare in modo edificato con l'animo che, bisognando non essere, tu possa e sappi mutare el contrario. [...] Uno principe [...] non può osservare tutte quelle cose per le quali gli uomini sono tenuti buoni, sendo spesso necessitato, per mantenere lo stato, operare contro alla fede, contro alla carità [...]. E però bisogna che egli abbi uno animo disposto a [...] non partirsi dal bene potendo, ma sapere intrare nel male, necessitato.»

(Da Niccolò Machiavelli, ***il Principe***, 1513, cap. XVIII, 6o c.v.)

UNA delle seguenti note di parafrasi distorce il pensiero che il Segretario fiorentino ha inteso esprimere nel brano riportato. La si individui.

A. Un principe non può assoggettarsi alle norme di comportamento che, se osservate dall'uomo comune, inducono a giudicarlo buono
B. È bene che il Principe, nell'esercizio del potere, adotti sistematicamente una linea di deliberata trasgressione delle norme etiche e dei precetti della religione
C. Essere effettivamente pietoso, fedele ecc. potrebbe impedire al Principe di adottare, all'occorrenza, il comportamento opposto che la situazione imponesse
D. Al Principe si conviene, piuttosto che esserlo realmente, apparire pietoso, fedele, umano, onesto e religioso
E. In ogni circostanza in cui gli fosse possibile, il Principe non dovrebbe allontanarsi dal bene ma, ove costretto, dovrebbe anche saper intraprendere il male

590) Il cinema è un'arma magnifica per esprimere il mondo dei sogni, delle emozioni, dell'istinto. Il meccanismo creatore delle immagini cinematografiche è, per il suo stesso funzionamento, quello che ricorda meglio, tra tutti i mezzi d'espressione umana, l'attività dello spirito durante il sogno (...) le immagini appaiono e scompaiono come nel sogno grazie a "dissolvenze"; il tempo e lo spazio diventano flessibili, si allargano o restringono a volontà.

(L. Buñuel, ***Gli argomenti umani***, Napoli, 1969)

Dal brano, secondo l'autore, si evince che il cinema:

A. è l'arte della "dissolvenza" in quanto privilegia immagini fluttuanti e soluzioni spaziali e temporali immaginarie
B. si avvicina di più delle altre arti al mondo dello spirito per l'immaterialità e i mezzi di cui si avvale
C. grazie alla possibilità di dissolvere le immagini o di montarle in sequenze che superano lo spazio e il tempo è l'arte più vicina al sogno
D. è un'arte istintuale come dimostrano le alterazioni nella successione delle immagini e nel concetto di tempo e di spazio
E. riesce a rappresentare il mondo dei sogni mediante immagini e scene irreali che producono emozioni a livello istintuale

La realtà del Caravaggio

Della fondamentale motivazione stilistica della luce del Caravaggio si è largamente parlato, e se ne sono cercate le fonti nella cultura lombarda dove in parte si trovano; ma l'insorgenza del luminismo caravaggesco risulterebbe inspiegabile senza lo stimolo e l'urgenza di comunicare un contenuto simbolico. Intendo simbolico in senso intenzionale, programmatico.
Da questo intento simbolico può essere infine considerata distinta ma comunicante la componente espressiva ed "emozionale": tutto ciò che il luminismo caravaggesco dice ed esprime anche al di là delle più immediate intenzioni. Non hanno dunque un messaggio univoco ma un coacervo di messaggi, nel quale certo hanno la loro parte gli stessi connotati psichici dell'intensità religiosa ed umana di Caravaggio, della sua passionalità, come e soprattutto, in stretta connessione di trauma, l'eco delle inquinanti novità del pensiero post-copernicano in una nuova immaginazione esistenziale e cosmica. Finché al centro anche topografico dell'universo restavano la terra e l'uomo, era naturale relazionare questo mondo-ombelico ad un Dio-testa che lo osservava dall'alto. Quando i mondi e i centri diventano plurimi e sfuggenti, o solo si insinua il sospetto che lo siano, anche il luogo di Dio fluttua nell'universo, e se Dio un luogo ha, non può essere che dentro di noi e dentro alle cose. Non è certo un caso che il Caravaggio, al chiaro e ordinato disegno dello spazio rinascimentale che ha un centro e un perimetro, e che è misurabile attraverso la prospettiva, sostituisca fondali ciechi, uno spazio d'ombra insondabile, dove la luce, bucando, crea uno o più centri irrelati ad un qualsiasi perimetro o ad una distinta periferia («Iddio è spera intelligente, il cui centro è in ogni loco, la circumferentia in nessuno», secondo la proposizione ermetica e neo platonica che Bruno rilanciò con più drastico significato). Né par dubbio che l'angoscia e il disorientamento siano i connotati espressivi delle grandi ombre divoranti, delle luci consunte nelle opere estreme: le vicende umane lo confermano.
Ma se tutto ciò esiste nell'opera di Caravaggio a livello globalmente espressivo, sarei cauto nel riconoscere questi stessi ingredienti nella ricetta simbolica, in quello che ritengo sia cioè il significato programmatico del luminismo caravaggesco. Non credo infatti che la sua luce-ombra voglia alludere al Dio e all'universo bruniani; tanto meno ci può soccorrere, in questo senso, la dottrina della luce del Patrizi, che forse è più estranea di quella bruniana (con cui ha tuttavia in comune la componente neoplatonica ed ermetica) al pathos espressivo di Caravaggio, e neanch'essa potrà interessare il livello simbolico delle sue intenzioni rappresentative. È solo,

la dottrina del Patrizi, un documento dell'importanza e dell'attenzione che si votava alla luce nella speculazione neo-platonica del tempo. Tanto vale, allora, rifarci ancora ai neo-platonici *Dialoghi d'Amore* dove si attribuisce alla luce una decisa preminenza anche formale ed estetica nell'analisi della bellezza, contestando le classiche proporzioni.
Risalendo tuttavia all'indietro, la tesi neo-platonica della luce come "sostanza", essenza delle cose corporee e «corpo incorporeo» rimanda alla matrice agostiniana, che è quella, credo, realmente operante in presa diretta sull'immaginazione luministica del Caravaggio. In sant'Agostino, la valutazione della luce come sostanza è inestricabilmente connessa alla luce come metafora e al suo significato morale di estrazione gnostica: la luce è attributo di Dio e come tale è anche principio di bene, oltre che "lume" ovvero guida, illuminazione: assunto centrale nel pensiero di Agostino è l'assoluta dipendenza dell'intelletto umano da Dio in quanto luce di verità.
Per san Tommaso, vanto della mente umana sarà il «lume naturale», che rende capace l'uomo di conoscere, ben distinto dal *lumen gloriae* e dal *lumen gratiae*: premessa questa, in qualche modo, del razionalismo umanistico. Invece per sant'Agostino la conoscenza è pura «visione di Dio», perpetua illuminazione: questa posizione era evidentemente più consona al clima dogmatico della Controriforma. La luce della conoscenza e la luce della grazia sono tutt'uno, dono che scende dall'alto.
Se allora un significato simbolico nella luce di Caravaggio sussiste, questo va ricercato in qualcosa di più basico ed elementarmente religioso, nella vecchia simbologia gnostica (ma anche alchemica, secondo il modello del *Genesi*) del male come tenebra, e nella sua contrapposizione al bene, come la morte si contrappone alla vita.

591) Nella pittura del Caravaggio, la luce:

A. ha due significati distinti ma correlati
B. ha solo un significato stilistico
C. ha solo un significato simbolico
D. è una eredità delle tecniche pittoriche precedenti
E. serve solo a creare uno sfondo

592) La visione del Caravaggio è influenzata da:

A. fattori esclusivamente tecnici
B. la filosofia della tarda scolastica
C. la concezione tolemaica del mondo
D. le idee estetiche del razionalismo
E. la nuova cosmologia copernicana

593) Nella teoria di sant'Agostino la luce:

A. è simbolo del lumen naturale
B. è solo un fenomeno naturale
C. è principio della conoscenza e della grazia
D. non ha alcun significato mistico
E. deriva dalla creazione del sole

594) I fondali del Caravaggio:

A. rivelano una certa fretta compositiva
B. mettono in rilievo i primi piani
C. creano uno spazio d'ombra
D. stabiliscono una razionale prospettiva
E. sono ricchi di molteplici colori

595) Nel luminismo caravaggesco il contrasto luce/ombra:

A. ha una funzione puramente tecnica
B. serve a definire meglio le figure
C. è sempre molto sfumato
D. serve a creare l'illusione della profondità

E. riflette l'antitesi bene/male

596) «Ronald E. Smith, assieme ad alcuni colleghi dell'Università di Washington [...] ha elaborato l'ipotesi che gli studenti molto ansiosi, messi in condizione di ridere durante gli esami, debbano non solo sentirsi più a loro agio, ma anche dare prestazioni più brillanti. [...] I risultati della ricerca di Smith e collaboratori confermano l'ipotesi che l'umorismo abbia proprietà tranquillanti. Infatti, per gli studenti poco ansiosi l'aggiunta dell'umorismo [nella formulazione delle domande d'esame] non ha, praticamente, alcun effetto (è ovvio che gli spunti ridicoli non rendono la prova più facile); per gli studenti molto ansiosi, invece, si nota un netto miglioramento dei risultati, che diventano addirittura superiori a quelli dei compagni con un'ansia limitata. Concludendo: se un giovane ritiene che l'ansia possa far peggiorare il proprio rendimento in un'interrogazione o in un esame, gli sarà utile pensare a qualcosa di comico.»

Mario Farné, *Guarir dal ridere. La psicobiologia della battuta di spirito*, Bollati Boringhieri, Torino, 1998, pp.12-13

Si riconosca, fra le seguenti, l'UNICA notazione che R. E. Smith e collaboratori potrebbero sottoscrivere:

A. la formulazione in termini umoristici delle domande d'esame non darebbe alcun apprezzabile vantaggio a studenti poco ansiosi
B. l'iniezione di modeste dosi d'umorismo potrebbe comportare distrazione e rivelarsi controproducente al fine del superamento degli esami
C. quanto più uno studente è preda dell'ansia tanto più si rivela incapace di cogliere gli spunti umoristici dei quesiti cui è chiamato a rispondere
D. la probabilità di superare un esame cresce in misura inversamente proporzionale al senso umoristico del candidato
E. la probabilità di superare un esame cresce in misura direttamente proporzionale al livello d'ansia del candidato

597) «I bambini insicuri e ansiosi tendono a disegnare figure piccole che occupano timidamente soltanto una parte ridotta dello spazio a disposizione. [...] L'assenza di braccia nei disegni di bambini oltre i sei anni può denotare timidezza, passività, o immaturità intellettuale. [...] Le mani nascoste sono state interpretate come un'espressione di sensi di colpa. [...] Le proporzioni esagerate delle mani sono viste come il simbolo di tendenze aggressive se la figura è un autoritratto. Quando la figura rappresenta invece un genitore o chi fa le sue veci, le mani accentuate possono indicare aggressività subita, anticipata o temuta. [...] Nei disegni di bambini insicuri si osserva di frequente l'instabilità della figura, che oscilla sul sostegno insufficiente di piedi piccoli.»

Joseph H. Di Leo, *I disegni dei bambini come aiuto diagnostico*, tr. it. Giunti, Firenze, 1992, pp. 47-60

Solo UNA delle considerazioni seguenti può ritenersi CORRETTAMENTE dedotta dalle premesse contenute nel brano riportato. La si individui:

A. il bambino che si rappresenta con le mani troppo piccole teme probabilmente di subire atti violenti ad opera delle figure parentali
B. le braccia nascoste e i piedi piccoli delle figure disegnate indurrebbero a pensare ad un bambino affetto da spiccati sensi di colpa

C. il disegno di una figura di grandi dimensioni che occupa un'ampia porzione del foglio farebbe pensare ad un bambino ben adattato e libero dall'ansia
D. rappresentando i genitori come figure dalle mani nascoste il bambino opera un'inconsapevole attribuzione della responsabilità delle violenze subite
E. attribuendo nei disegni mani enormi ai genitori o a coloro che ne fanno le veci, i bambini tradiscono le proprie accentuate tendenze aggressive

598) Esistono molteplici forme di memoria che hanno sede in zone diverse del cervello: la *memoria procedurale* che riguarda le nostre abilità percettive e motorie, e la *memoria dichiarativa* o *esplicita*, distinta in memoria semantica, cioè la capacità di ricordare quanto sappiamo, e memoria episodica, la capacità di ricordare gli eventi. Si deve poi distinguere tra *memoria a breve termine* e *memoria a lungo termine*. Quest'ultima trattiene le informazioni per un lungo lasso di tempo, grazie anche a meccanismi emotivi di consolidamento.
La capacità di andare in bicicletta anche dopo molti anni che non la si usa più può essere attribuita a:
A. memoria semantica
B. memoria procedurale
C. memoria esplicita
D. memoria episodica
E. memoria visiva

599) La sindrome fenilchetonurica o PKU è la più comune malattia pediatrica congenita dovuta a deficienza enzimatica, causata da diversi tipi di mutazioni recessive a carico di un gene localizzato sul cromosoma 12. Essa è legata all'incapacità di metabolizzare l'amminoacido fenilalanina. Il gene infatti codifica per un enzima che converte in tirosina l'amminoacido fenilalanina. In assenza di tale enzima la fenilalanina si accumula nel sangue e nelle urine, o viene trasformata in acido fenilpiruvico che causa seri danni al sistema nervoso centrale, ritardo mentale e morte precoce. La malattia può essere tenuta sotto controllo mediante una dieta povera di fenilalanina. Gli stati americani ed europei hanno istituito indagini su tutti i neonati per la diagnosi precoce della PKU.
Dalla lettura del brano si può affermare che:
A. il termine fenilchetonuria indica presenza di alti tassi di fenilalanina nel sangue e nelle urine
B. l'amminoacido tirosina si converte in fenilalanina grazie ad un gene localizzato sul cromosoma 12
C. una dieta povera di fenilalanina causa seri danni al sistema nervoso centrale e ritardo mentale
D. la PKU è una malattia genetica dominante dovuta all'alterazione di un singolo gene
E. gli stati americani ed europei raccomandano una dieta povera di fenilalanina per prevenire la PKU

La rivoluzione della new economy

L'era industriale si caratterizzava come un mondo di forza bruta, corpi e sudore; un'epoca in cui l'uomo pensava e costruiva macchine gigantesche per scoprire, estrarre e trasformare la materia, e farne bei materiali; un'epoca in cui i risultati dell'attività umana venivano misurati in altezza, peso e densità, nella convinzione che "grande" fosse anche "bello". Nell'era industriale, l'uomo ha colato cemento su ogni spazio disponibile della crosta terrestre, per creare un gigantesco pavimento fra se stesso e il mondo naturale; ha tracciato autostrade nei grandi spazi; ha costruito fino all'altezza delle nuvole e oltre la linea dell'orizzonte, trasformando intere aree naturali in proprietà lottizzate. L'odore pungente della combustione dei materiali fossili, le nubi degli scarichi industriali che oscurano il cielo e il suono inarrestabile delle macchine che sibilano, martellano e ronzano incessantemente sono i simboli del gigantesco esperimento faustiano con cui l'uomo ha creduto di poter trasformare il mondo a propria immagine e somiglianza. Egli ha poi ricostruito un simulacro di natura attraverso la giustapposizione di minuscoli frammenti di proprietà privata, trasformando ogni individuo in un dio minore, padre e padrone del proprio Eden in formato tascabile, stipato all'inverosimile di totem e simulacri della creazione primigenia.

In un'era di proprietà e di mercati intrisi di valori materiali, essere onnipresenti era ciò che rendeva l'uomo simile a Dio; ed essere in grado di espandere la propria presenza fisica, impadronendosi quanto più possibile dell'esistenza materiale, era ciò a cui tutti tendevano. Si trattava davvero, come cantava Madonna, di un "mondo materiale".

La nuova era, al contrario, è più immateriale e cerebrale; è un mondo di forme platoniche, di idee, immagini, archetipi, concetti e finzioni. Se l'individuo, nell'epoca industriale, si preoccupava di possedere la materia per manipolarla, il rappresentante tipico della prima generazione dell'era dell'accesso è assai più interessato alla manipolazione delle menti. Nell'epoca dell'accesso e delle reti, in cui le idee sono il fondamento dei commerci, essere onnisciente è ciò che rende l'uomo simile a Dio; ed essere universalmente connesso, in modo da poter dare forma alla stessa coscienza umana, è quello che muove l'attività economica in ogni settore.

L'uomo si nutre di idee e di pensiero come di pane e di vino. Se l'era industriale ha nutrito il nostro essere corporeo, l'era dell'accesso alimenta il nostro essere mentale, emotivo e spirituale. Mentre l'era che sta volgendo al termine si caratterizzava per il controllo dello scambio di beni, la nuova era si caratterizza per il controllo dello scambio di concetti. Nel ventunesimo secolo, le imprese saranno sempre più coinvolte nello scambio di idee e, a loro volta, gli individui saranno sempre più propensi ad acquistare l'accesso a tali idee ed all'involucro materiale in cui saranno contenute.

La capacità di controllare e vendere pensiero diventerà la forma più sofisticata di abilità commerciale.

I bilanci sociali raccontano la storia. La proprietà di beni materiali sta diventando meno importante e contribuisce sempre meno alla creazione di valore; la proprietà intellettuale, invece, è la nuova ricchezza. Nella nuova era, la mente domina la materia. Prodotti più leggeri, miniaturizzazione, contrazione degli spazi di lavoro, scorte just-in-time, leasing e outsourcing sono le prove della svalutazione di una visione materiale del mondo che ha posto l'accento sulla fisicità.

Questo, però, non deve creare l'illusione che egoismo, avidità e sfruttamento stiano per scomparire: anzi, l'età dell'accesso rischia più che mai di nascere sotto il segno dello sfruttamento. Nel mondo di oggi, controllare le idee dà più potere del controllo sullo spazio e sul capitale fisico: la disponibilità della comunità finanziaria ad investire nel capitale intellettuale nella sua forma più pura, a colpi di centinaia di miliardi di dollari, testimonia il cambiamento delle priorità del sistema capitalistico, la cui identità troppo a lungo è stata vincolata al capitale fisico.

600) Con la new economy il sistema capitalistico:

A. ha soltanto cambiato le sue priorità
B. potrà rimuovere avidità e sfruttamento
C. è ancora vincolato al capitale fisico
D. ha ridotto il proprio controllo sulla società
E. si è dissolto nella globalizzazione

601) Un paradiso in formato tascabile è:

A. un frammento della proprietà pubblica
B. un parco naturale lontano dalle grandi città
C. un rifugio dallo stress della vita cittadina
D. un luogo dove abbondano le merci
E. un piccolo spazio privato, artificiosamente naturale

602) L'equivalenza: "grande" uguale "bello"

A. è un giudizio condiviso da tutte le epoche
B. rispecchia la mentalità dell'era dell'accesso
C. è un aforisma che caratterizza l'era industriale
D. è un paradigma estetico della new economy
E. è tipica di una mentalità ingenua o infantile

603) Nell'era dell'accesso la ricchezza:

A. è strettamente legata all'industria
B. nasce dal controllo delle merci
C. si fonda sulla proprietà intellettuale
D. dipende sempre dalla buona fortuna
E. è basata sul possesso dei beni materiali

604) L'era industriale è chiamata faustiana perché in essa, come Faust, gli uomini hanno:

A. cercato di ottenere successo e potere ad ogni costo
B. voluto dominare la natura trasformando il mondo
C. cercato di trarre piacere da esperienze sempre nuove
D. intrapreso grandi opere per il bene della comunità
E. stretto patti infernali per oltrepassare i limiti naturali

L'architetto nella società industriale

Abbiamo ancora presente alla memoria quell'unità dell'ambiente e dello spirito che vigeva ai tempi del cavallo e del landò. Sentiamo che la nostra epoca l'ha perduta, che la morbosità del nostro caotico ambiente attuale, la sua bruttezza spesso pietosa e il suo disordine sono nati dalla nostra incapacità a porre le fondamentali esigenze umane al di sopra di quelle industriali ed economiche. Sopraffatti dai miracolosi poteri della macchina, i desideri umani hanno naturalmente interferito col ciclo biologico della socialità umana, che è la salute stessa della comunità. Ai più bassi livelli sociali, l'essere umano è stato degradato, perché è stato usato come un utensile produttivo.
È questa la causa reale della lotta tra capitale e lavoro e del deteriorarsi delle relazioni comunitarie. Dobbiamo oggi fronteggiare il difficile compito di riequilibrare la vita della comunità e di rendere umano l'impulso della macchina. Comincia ad essere chiaro ai nostri occhi che le componenti sociali hanno un peso maggiore di tutti i relativi problemi tecnici, economici ed estetici. La chiave per ricostruire con successo il nostro ambiente – che è il grande compito dell'architetto – sarà la nostra determinazione a fare dell'elemento umano il fattore predominante. Tuttavia, malgra-

do lo sforzo di alcuni pochi tra noi, è evidente che non abbiamo ancora trovato il vincolo spirituale che ci unisca nello sforzo concertato di stabilire un denominatore culturale stabile almeno quanto basti a sopire i nostri timori e ad assurgere a un livello espressivo comune.
Gli artisti tra noi devono essere ormai impazienti di giungere a questa sintesi, che renderebbe unitario quanto ancor oggi è infelicemente disintegrato e sconnesso.
Non può negarsi che l'arte e l'architettura erano divenute fini a se stesse, sul puro piano estetico, perché avevano perduto il contatto con la comunità e col popolo durante la rivoluzione industriale. Gli ornamenti esterni di un edificio erano disegnati principalmente per emulare e superare quelli dell'edificio vicino, anziché per evolversi come tipo ed essere continuativamente ed unitariamente usati entro un'organica struttura comunitaria. Il rilievo dato alla diversità anziché alla ricerca di un denominatore comune, ha caratterizzato l'ultima generazione di architetti, che paventavano l'influenza antiumana della macchina.
La teoria dell'architettura moderna riconosce la priorità delle esigenze sociali e umane e accetta la macchina come il moderno vincolo formale per soddisfare appunto queste esigenze.
Se ci guardiamo indietro scopriamo nel passato un fatto curioso: veniva realizzata una combinazione di ambedue gli elementi, un denominatore comune di espressione formale e di verità individuale. Il desiderio di produrre una forma tipica soddisfacente sembra essere una funzione della società, e ciò è stato vero assai prima dell'impulso dato dall'industrializzazione.
Il termine "standard" in quanto tale non ha nulla a che vedere con i mezzi di produzione – l'utensile manuale o la macchina. Le nostre future case non saranno necessariamente uguali, irreggimentate, a causa della standardizzazione e della prefabbricazione: la naturale concorrenza sul libero mercato s'incaricherà di assicurare la varietà differenziata delle parti componenti gli edifici, allo stesso modo in cui oggi rinveniamo sul mercato una ricca varietà di tipi di oggetti fatti a macchina, di uso quotidiano. Gli uomini non hanno esitato ad accettare forme standard, forme "tipo", largamente riprodotte, nei periodi anteriori alla civiltà industriale. Queste forme unitarie derivavano dai loro mezzi di produzione e dalla loro maniera di vivere. Rappresentavano una combinazione dei migliori contributi che molti individui avevano portato alla soluzione di un problema. Le forme architettoniche tipo del passato esprimono un felice connubio di tecnica e di fantasia, anzi una completa fusione di ambedue. Dovrebbe essere resuscitato quello spirito – ma niente affatto le sue determinate forme espressive – col nostro nuovo mezzo di produzione, la macchina.

605) Il carattere caotico del nostro ambiente deriva:

A. da un'infausta contingenza economica e industriale
B. da un malinteso senso della monumentalità
C. dalla prevalenza di istanze economiche e industriali su quelle umane
D. dalla lotta fra capitale e lavoro
E. dal contrasto fra l'ambiente ed il ciclo biologico della socialità umana

606) Il difetto dell'architettura consiste:

A. nell'arretratezza tecnologica
B. nella passiva imitazione degli ornamenti del passato
C. nell'eccessiva standardizzazione

D. nella ricerca della diversità ad ogni costo
E. nella mancanza di funzionalità

607) Per combattere il degrado dell'ambiente occorre:

A. accettare la macchina come vincolo formale
B. condividere un riferimento culturale comune
C. riaffermare l'autonomia degli artisti
D. lasciare libertà ai singoli
E. migliorare una educazione puramente artistica

608) La standardizzazione:

A. ha caratterizzato l'ultima generazione di architetti
B. nasce dall'omologazione culturale
C. rappresenta un ritorno al passato
D. sottende fedeltà alla tradizione artigianale
E. non esclude soluzioni differenziate

609) La ricerca di forme tipiche:

A. deriva dal processo di accettazione sociale
B. è la soluzione del problema
C. esprime una costante esigenza della società
D. è caratteristica solo dell'età moderna
E. dimostra la prevalenza della fantasia

Il linguaggio architettonico

Parto dal presupposto di una conoscenza generale dell'argomento: per esempio, che si sappia che la cattedrale di St Paul a Londra è un edificio classico, mentre l'abbazia di Westminster non lo è; che il British Museum è un edificio classico, mentre il Natural History Museum a South Kensington non lo è; che tutti gli edifici intorno a Trafalgar Square, cioè la National Gallery, la chiesa di St Martin-in-the-Fields, la Canada House e anche South Africa House sono classici; che tutti gli edifici pubblici nella Whitehall sono classici, ma che non lo è il palazzo del parlamento. Si tratta di distinzioni elementari, tanto che sulle prime mi si potrebbe accusare di perdere tempo in cose scontate. Quand'è che un edificio classico non è tale? E ciò ha davvero importanza? Le principali caratteristiche architettoniche non hanno forse un rilievo maggiore e non sono forse indipendenti da una simile terminologia stilistica? Certamente. Tuttavia non mi è possibile giungere a quanto intendo dire in queste conversazioni senza isolare subito da tutti gli altri quegli edifici che, prima facie, sono classici. Tratterò dell'architettura come linguaggio e mi limiterò per il momento a presumere che il mio pubblico riconoscerà il latino dell'architettura quando se lo troverà di fronte.

Il latino dell'architettura: ecco ciò che mi induce a un altro presupposto di carattere generale. L'architettura classica affonda le sue radici nell'antichità, nel mondo greco e in quello romano, nell'architettura dei templi del mondo greco e nell'architettura religiosa, militare e civile dei romani. Ma questa serie di conversazioni non è destinata all'architettura greca e romana, non è destinata allo sviluppo e all'elaborazione del linguaggio classico dell'architettura, ma verte sulla natura e il suo uso: il suo uso come linguaggio architettonico comune, ereditato da Roma, da parte di quasi tutto il mondo civile nei cinque secoli che intercorrono fra il Rinascimento e l'epoca attuale.

Dunque, d'ora in poi potremo essere più precisi. Consideriamo il termine "classico" applicato all'architettura. È un errore cercare di definire il classicismo. Esso assume ogni sorta di significati utili in contesti differenti e io propongo di considerarne soltanto due che saranno entrambi utili nel corso di queste conversazioni. Il primo significato è il più evidente. Un edificio classico è quello i cui elementi decorativi derivano direttamente o indirettamente dal vocabolario architettonico del mondo antico: il mondo "classico", come è spesso chiamato. Questi elementi sono facilmente identificabili: per esempio, le colonne di cinque tipi determinati, usate in determinati modi; modi determinati di trattare porte e finestre e le estremità del frontone, e determinati tipi di modanature applicabili a tutte queste cose. Benché spesso si prescinda da questi "elementi determinati", essi sono ancora riconoscibili come tali in ogni parte di tutti gli edifici che possono essere considerati classici in questo senso.

Quanto precede costituisce, mi sembra, una schematizzazione esatta, benché superficiale, di ciò che è l'architettura classica; essa consente di riconoscere l'"uniforme" indossata da una certa categoria di edifici, la categoria che chiamiamo classica. Ma non dice nulla sugli elementi essenziali del classicismo in architettura. A questo punto, tuttavia, dobbiamo procedere piuttosto cautamente. Dire "elementi essenziali" è molto vago e, documentandosi, si scopre spesso che essi non esistono. Ciò nondimeno, la storia dell'architettura classica è costellata da una serie di giudizi sugli elementi essenziali dell'architettura, e tali giudizi sono concordi per un lungo periodo di tempo, al punto che possiamo affermare che lo scopo dell'architettura classica è stato sempre quello di ottenere un'armonia delle parti suscettibile di dimostrazione. Si è sempre ritenuto che questa armonia fosse propria degli edifici dell'antichità e fosse in gran parte "incorporata" negli elementi principali antichi, particolarmente nei cinque "ordini" di cui ora parleremo. Ma tale armonia è stata anche teorizzata da una serie di trattatisti, i quali hanno dimostrato che in una costruzione si raggiunge un'armonia analoga a quella musicale mediante la proporzione, garantendo cioè che i rapporti di un edificio abbiano soltanto funzioni aritmetiche e che i rapporti di tutte le sue parti siano quei rapporti stessi o si ricolleghino ad essi in modo diretto. Molte pretenziose inesattezze sono state scritte sulla proporzione e non intendo soffermarmici. Il concetto rinascimentale di proporzione è molto semplice. Scopo della proporzione è di ottenere l'armonia attraverso una struttura: un'armonia resa intelligibile mediante l'uso manifesto di uno o più ordini come componente dominante, oppure soltanto mediante l'uso di dimensioni che implicano la replica di semplici rapporti. Questo è sufficiente per consentirci di proseguire.

Vi è tuttavia un punto, in questa teorizzazione di ciò che è classico, che costituisce un problema. È possibile, ci si può chiedere, che un edificio non presenti alcuna delle caratteristiche proprie dell'architettura classica, eppure si qualifichi come edificio "classico" soltanto in virtù della proporzione? Ritengo che la risposta debba essere negativa. Si può dire, descrivendo un edificio simile, che le sue proporzioni sono classiche, ma sostenere che è classico non farebbe che disorientare e costituirebbe un abuso di terminologia.

610) Un edificio classico:

A. ha dimensioni contenute
B. non si distingue esteriormente dagli altri
C. è elementare
D. è riconoscibile facilmente a prima vista

E. presenta caratteri ereditati dal contesto

611) Gli elementi decorativi dell'architettura classica:

A. non sono facilmente identificabili
B. rappresentano lo scopo dell'edificio
C. non esistono
D. costituiscono la categoria dell'edificio
E. è un errore cercare di definirli

612) L'armonia di un edificio dipende da:

A. l'accordo tra struttura e decorazione
B. i rapporti di proporzionalità tra le parti
C. un aspetto esteriore piacevole
D. la coerenza con la finalità di uso
E. la coerenza stilistica con l'ambiente

613) La presenza della proporzione:

A. è sufficiente per qualificare classico un edificio
B. da sola non consente la qualifica di classico
C. è suscettibile ai diversi ordini architettonici
D. è importante solo se riguarda la struttura
E. può esistere con un insieme disarmonico

La criminalità prima della mafia

Tra le cause di povertà c'erano l'elevata criminalità e la dispersione di tanti talenti e di tanta energia nelle attività della malavita che paralizzavano la vita economica. In questo campo i Borboni erano altrettanto impotenti quanto lo erano stati tutti i precedenti regimi. A Bentinck era sembrato che a Palermo si commettessero tanti assassinii quanti se ne commettevano in tutto il resto dell'Europa insieme, e il segretario di Bentinck aveva messo in luce le difficoltà particolari offerte da un ambiente sociale in cui la vendetta personale era considerata un piacere e un dovere.

Come al solito, uno dei reati più comuni era il contrabbando di cibo che veniva introdotto in città frodando i funzionari del dazio. Meno comune, ma ancora grave, era il controllo illecito dei rifornimenti idrici, e sappiamo da rapporti ufficiali che l'inaridirsi della superficie freatica a sud di Palermo aveva reso questa pratica molto lucrativa intorno al 1840. Al primo posto per la frequenza era l'abigeato o furto di animali, che era reso facile dal sistema seminomade di allevamento nelle zone dell'interno prive di strade. La minaccia di rubare il bestiame o di appiccare il fuoco allo zolfo nelle miniere era un mezzo comunemente usato per estorcere denaro ai proprietari terrieri in cambio di protezione; e i latifondisti venivano poi sottoposti a forti pressioni perché assumessero dei criminali come guardiani sui loro terreni. Queste antiche forme di organizzazione clandestina per imporre la protezione furono largamente responsabili dell'influenza dominante assunta dalle bande nell'interno. Il sequestro di persona era frequente e anche qui i preti, che non erano analfabeti ed erano in grado di scrivere le lettere per il riscatto, erano talvolta usati come intermediari.

Sappiamo che una volta, per qualche controversia locale, un intero villaggio si mosse con fucili e falci all'attacco di un villaggio vicino.

Tutti gli ingredienti della mafia erano già presenti, tranne la parola. All'inizio del secolo le truppe britanniche si erano trovate di fronte delle associazioni segrete che godevano fama di coraggio, di senso dell'onore, di crudeltà e di completa irriverenza verso la legge. Circolavano molte voci di proprietari terrieri

che davano asilo a gruppi di banditi, di altri che talvolta li guidavano, ma più spesso essi si limitavano ad assumerli come guardie del corpo. Esistevano anche altri gruppi del genere, composti, sembra, da contadini che si difendevano contro le usurpazioni feudali, e sappiamo di uno che era comandato dall'arciprete locale. Non tutte le loro attività erano illegali. A volte svolgevano un'attività politica o in favore dei Borboni o contro di loro. In un modo o nell'altro, i gruppi che avevano maggior successo si procuravano i mezzi per corrompere i testimoni e i funzionari o, in caso di necessità, per ottenere la condanna di vittime innocenti.
Un tema dominante nelle campagne erano gli sforzi di una banda per eliminare le altre e stabilire il dominio di un notabile su una certa zona, ma talvolta molte lavoravano insieme cosicché un gregge di pecore poteva scomparire ed essere subito venduto in una città lontana. Esistevano dei mediatori che potevano ottenere la restituzione dei beni rubati in cambio di una somma, e i visitatori stranieri imparavano presto a chi dovevano rivolgersi per comprarsi la protezione. L'unica cosa che mancava a questo complicato e illegale mondo clandestino era un nome, e questo fu coniato dopo il 1860.
Era impossibile controllare una criminalità di questa natura su così larga scala. Venticinque compagnie d'armi pattugliavano la campagna, ma in totale c'erano generalmente meno di 350 poliziotti per tutta l'isola. Due o tre volte all'anno una compagnia di armati arrivava in ogni villaggio e circondava un piccolo gruppo di malfattori, ma a questo facevano seguito altri mesi di completa impunità. I poliziotti onesti ed efficienti suscitavano l'odio universale. L'avversione per la polizia, infatti, fu uno degli elementi più importanti nello sviluppo di un'opposizione al regime borbonico. Le compagnie d'armi erano gruppi reclutati privatamente che stipulavano un contratto col governo in base al quale ricevevano un salario e potevano essere costretti a rispondere dei furti: talvolta erano dipendenti feudali di un proprietario e continuavano ad agire nel suo interesse; a volte estorcevano denaro in cambio di protezione a somiglianza di quanto facevano le altre bande e agivano in collusione con i criminali in modo da poter scoprire i beni rubati e restituirli in cambio di denaro. Nella peggiore delle ipotesi, le compagnie di polizia erano bande di briganti vere e proprie. Non stupisce, dunque, che in questo mondo di omertà vi fossero proporzionalmente meno arresti e ancora meno condanne che a Napoli, e il problema era piuttosto come convivere con la malavita che come dominarla. Il re promise il perdono a ogni brigante che ne denunciasse un altro, e se uno riusciva ad uccidere il capo di una banda otteneva anche una ricompensa in denaro; ma gli altri rimedi erano in genere una pia illusione. Il governo una volta fece delle trattative con il Portogallo per deportare alcuni banditi siciliani nell'Africa meridionale, ma non se ne fece nulla.

614) L'imposizione di taglie:

A. servì a pacificare le campagne siciliane
B. era tipica di governi forti
C. segnalava il primato della giustizia e delle legge
D. esprimeva una decisa volontà di controllo
E. costituiva uno strumento di repressione di poca efficacia

615) Il limite tra legalità ed illegalità:

A. appariva confuso ed incerto

B. era stabile nel tempo
C. era lo stesso per i signori e per le classi inferiori
D. era delimitato dalle norme e dalla giurisdizione
E. era stabilito dagli usi e dalla tradizione

616) Le diverse realtà criminali:

A. non entravano in conflittualità tra di loro
B. miravano ad assumere l'egemonia sui rispettivi territori
C. erano sempre in lotta l'una con l'altra
D. difendevano gli interessi di tutti
E. cercavano la legittimazione da parte delle istituzioni

617) Il ricorso alla giustizia privata:

A. era più frequente nei periodi di stabilità economica e politica
B. coesisteva con una giustizia pubblica efficiente
C. aveva origine dall'inefficienza e dalla frammentazione delle istituzioni
D. consentiva agli strati sociali inferiori di ottener giustizia nei confronti dei potenti
E. non prevedeva l'uso della vendetta personale

L'unità politica e culturale

Tra questa varia opera pratica e culturale, e dei singoli non meno dello stato, si veniva svolgendo un processo di somma importanza, sebbene non avvertito, la formazione di una comune vita italiana, cioè il superamento delle vite regionali, chiuse ciascuna nel suo circolo e, tra loro, se non ostili, estranee e indifferenti. Si suol dire che l'Italia già esisteva prima che pervenisse a unità statale; e, certo, esistevano una lingua e letteratura italiana, talune comuni sebbene remote e in parte immaginarie origini storiche, e, assai recenti, alcune aspirazioni politiche simili o analoghe, che cercavano di appoggiarsi le une alle altre e prender forza dall'unione. Ma una vita sociale e culturale comune non è veramente effettiva senza la base dell'unità statale, con comuni interessi politici, comuni fortune e sfortune, con la collaborazione delle varie parti agli stessi fini; la quale unità statale non ha interesse ad ostacolare, ma anzi a promuovere la comunione in tutto il rimanente.
Non è meraviglia che il processo unitario italiano facesse udire, al suo principio, qualche stridore di contrasti; e meraviglioso è piuttosto che quello stridore fosse così lieve e così presto svanisse, contro le attese e le speranze, all'interno, di coloro che avevano di mal grado subito l'unità e tenevano impossibile che i piemontesi e napoletani e toscani e siciliani se ne sarebbero stati in pace e in accordo, e di parecchi stranieri, che, innamorati della pittoresca varietà delle popolazioni italiane, e inferendo da essa radicali e insuperabili differenze, facevano non diverso prognostico. Quegli stessi piccoli contrasti vennero segnatamente da uomini che, per aver trascorso una parte dei loro anni migliori nei vecchi stati italiani, erano ricordevoli del passato, delicati nell'amor proprio regionale, corrivi a veder dappertutto offese di legittimi interessi e di cari e rispettabili sentimenti, e a giudicare superflui e dannosi, e fatti per cervellotica smania di uniformità, i mutamenti di leggi e di istituti; ma si dileguarono con quegli uomini o col rasserenarsi dei loro animi. Pure, anche quando il malessere economico del Mezzogiorno proruppe, non prese forma di rivolta o protesta regionale, ma di disfavore a un partito governante e di favore a un altro, che prometteva miglior governo e grandi benefici a tutti gli italiani; e le cattive condizioni

di quelle provincie furono svelate e proposte alla discussione prima da italiani di altre parti d'Italia che da quelli del Mezzogiorno, e questi stessi trovarono ascolto e consenso più nella grande vita italiana che nelle loro particolari regioni. Il vero è che gli uffici esercitati dalle medesime persone nelle più varie parti d'Italia, gli agevoli e frequenti viaggi, l'amministrazione, il parlamento, la capitale, il commercio e i viaggiatori di commercio, i giornali, la letteratura rendevano di giorno in giorno più familiari gli affetti, le costumanze, la psicologia, le favelle di tutte le parti d'Italia a tutte le parti; e il servizio militare, come si è detto, non regionale, produceva simili effetti tra i popolani e i contadini. Riprese a fiorire la letteratura dialettale d'arte, che è, per l'appunto, un moto centripeto e non, come talvolta stortamente fu interpretato, centrifugo; e le commedie piemontesi del Bersezio, e quelle veneziane del Gallina e del Selvatico, e quelle milanesi del Ferravilla, e altre di altri dialetti, fecero ridere o lagrimare tutti i pubblici d'Italia, e le canzoni del Di Giacomo e degli altri canzonettisti napoletani furono cantate dappertutto, e i versi romaneschi del Belli e del Passarella dappertutto ripetuti e citati come motti e proverbi. La quale più stretta conoscenza reciproca non diminuì ma accrebbe le virtù e le attitudini di ciascuno, e la Toscana fu maestra di temperanza e di garbo, la Lombardia di operosità industriale e commerciale, l'Italia meridionale di un modo più robusto e filosofico d'intendere i problemi della teoria e della pratica, e via discorrendo. Non si disciolsero gli antichi centri di cultura, perché la capitale politica non era in grado di attirare a sé la vita spirituale della nazione, né tutta né nella sua maggiore e miglior parte: Milano (per la quale sorse allora la denominazione di "capitale morale" d'Italia), Torino, Bologna, Firenze, Napoli e le altre grandi città mantennero un loro proprio ufficio variamente specificato, che è di gran vantaggio per la più ricca vita culturale della nazione e che la troppo accentrata Francia soffre di non possedere; ma il loro chiuso carattere regionale venne grandemente scemando. Chi nacque ancora in tempo da vedere quelle città tra il vecchio e il nuovo, e conobbe quella generazione che era stata già suddita del re di Sardegna, del reale imperiale governo, del granduca di Toscana, del Papa e dei Borboni delle Due Sicilie, e godé gli ultimi strascichi di certe costumanze popolari, e ammirò la magnificenza dei palagi signorili e lo sfoggio dei cavalli e dei cocchi, e ricevette le parole dei vecchi dotti e letterati e magistrati e militari, i loro giudizi e i loro racconti, che recavano ancora le aure dei tempi napoleonici e delle restaurazioni e del ventuno, e perfino talvolta le più lontane e quasi leggendarie del '99, sente la dolcezza e insieme la malinconia del ricordo, ma prova nient'altro che quello che sempre si prova allo spettacolo dei tramonti, e, fuori di questa nostalgia del sentimento, deve giudicare che al passato che tramontava succedeva un presente più civile, più intelligente, più serio, e che al perduto fascino della vecchia Torino e della vecchia Napoli era buon compenso il largo respiro della vita italiana. Più attuali, e assai dolci, erano le conoscenze che si legavano con uomini di tutte le parti d'Italia, e nelle argute conversazioni il reciproco comunicarsi di notizie, e di quel che faceva il Carducci a Bologna, il Boito e il Giacosa a Milano, e il De Sanctis e il Morelli a Napoli, e il Verga in Sicilia, e simili, e di quel che si preparava dagli uni e dagli altri, e i disegni di opere comuni.

618) L'unità politica:

A. ebbe solo un carattere dinastico-militare
B. rispecchiò gli interessi delle classi meno abbienti
C. fu preceduta da manifestazioni di unità sul piano culturale
D. trovò la società impreparata
E. ebbe il suo centro nel Regno delle due Sicilie

619) Il centralismo:

A. fu analogo a quello francese
B. non fu sostenuto dai ceti borghesi
C. non eliminò le funzioni dei centri regionali
D. inasprì la pressione fiscale
E. fece sparire le culture locali

620) Le difficoltà di ordine economico sofferte dal Mezzogiorno italiano:

A. furono l'effetto di speculazioni finanziarie
B. produssero una reazione diretta contro un certo fronte politico
C. generarono reazioni violente fra la popolazione
D. penalizzarono soprattutto il proletariato industriale
E. si esaurirono rapidamente

621) Il processo di unificazione:

A. fu accompagnato da sentimenti nostalgici
B. non ebbe risvolti di carattere religioso
C. si giovò di un compatto appoggio internazionale
D. fu contrastato da un'ampia base sociale
E. nacque da interessi particolari

622) Le letterature regionali:

A. non subirono nessuna influenza
B. restarono un fenomeno chiuso
C. dettero voce a forme di opposizione
D. praticamente scomparvero
E. trovarono un pubblico più vasto

623) «Miglioramento e "progresso" sono oggi intimamente legati alle nozioni di piccolo, leggero, trasferibile. Viaggiare a mani libere, anziché attaccarsi tenacemente a cose ritenute attraenti per la loro affidabilità e concretezza (vale a dire per il loro peso, solidità e resistenza): questo è oggi il tratto distintivo del potere. Ancorarsi a un posto non è così importante se questo posto può essere raggiunto e abbandonato quando si vuole, in poco tempo [...]. Per contro, ancorarvisi eccessivamente, sovraccaricare il legame con un coinvolgimento reciprocamente vincolante può rivelarsi estremamente dannoso qualora spuntino altrove nuove opportunità. [...] Ribaltando una tradizione millenaria, oggi sono i ricchi e potenti a odiare tutto quanto è durevole e a cercare il transitorio, mentre i più poveri si aggrappano a quel po' che posseggono e tentano disperatamente e contro tutte le avversità di farlo durare il più a lungo possibile.»

tratto da: Zygmunt Bauman, *Modernità liquida*, Laterza, Bari, 2002, p. XXI

Si scelga, per il brano riportato, La FRASE CHE SINTETIZZA LA TESI di Bauman:

A. viaggiare a mani libere senza attaccarsi a niente
B. stabile non è più bello
C. i poveri non hanno bisogno del superfluo
D. i poveri si ancorano, i ricchi no
E. ricchezza e povertà sono in eterno conflitto

624) «[...] Ché se noi troveremo in fatto, i mobili differenti di gravità meno e meno differir di velocità secondo che in mezzi più e più cedenti si troveranno, e che finalmente, ancor che estremamente diseguali di peso, nel mezzo più d'ogni altro tenue, se ben non voto, piccolissima si scorga e quasi inosservabile la diversità della velocità, parmi che ben potremo con molto probabil coniettura credere che nel vacuo sarebbero le velocità loro del tutto eguali.»

(da G. Galilei, *Discorsi e dimostrazioni matematiche intorno a due nuove scienze attinenti alla mecanica et i movimenti locali,* Einaudi, Torino, 1990, p. 82)

Saliti sul tetto di un edificio lasciamo cadere contemporaneamente da un'altezza di 100 metri una sfera di piombo del peso di dieci chili e un'altra più piccola, di un chilo.

QUALE di questi eventi si verificherà secondo Galileo?

A. Le sfere toccano terra nello stesso istante
B. La sfera più leggera tocca terra molto prima dell'altra
C. La sfera di dieci chili tocca terra con molto anticipo rispetto all'altra
D. La sfera più leggera tocca terra un po' prima dell'altra
E. La sfera più pesante tocca terra con lieve anticipo rispetto all'altra

625) Ritenevano che la quantità totale di ricchezza fosse più o meno stabile e che si dovesse quindi cercare di acquisirne la maggior parte possibile; tendevano ad identificare la ricchezza con la moneta e i metalli preziosi; si sforzavano di scoraggiare le importazioni; facevano di tutto per favorire le produzioni nazionali e le esportazioni; puntavano ad esportare prodotti ad alto valore aggiunto piuttosto che materie prime; valorizzavano le corporazioni come strumento per favorire la competitività delle merci nazionali.

Stiamo parlando degli esponenti di uno dei seguenti orientamenti:

A. socialismo
B. liberismo
C. fisiocrazia
D. mercantilismo
E. liberalismo

626) "La bicicletta ha da poco compiuto duecento anni e, per gli "storici", dal 1810 è stata dotata di sterzo: le prime, infatti, andavano solamente diritto. Malgrado sia un po' in declino l'interesse per le corse agonistiche, il boom della bicicletta non è tramontato: negli ultimi anni in molte città, per la tutela dei centri storici, è stata vietata la circolazione automobilistica e sono aumentate le piste ciclabili, così come si è diffuso l'hobby della gita domenicale "fuori porta". In Italia sarebbero in circolazione almeno 18 milioni di biciclette".

Ernesto Baldo, "Panorama", 12/9/1993

Secondo l'autore, l'uso della bicicletta (si identifichi l'unica risposta CORRETTA):

A. è molto aumentato ma soltanto tra gli abitanti delle periferie
B. resiste al declino per effetto di nuovi provvedimenti e di nuove abitudini salutiste
C. è tramontato in seguito al diffondersi delle automobili
D. è del tutto scomparso in città e si è diffuso nelle piste fuori porta
E. ha avuto un grande impulso in concomitanza con la crisi energetica

627) "La prima cosa che fa il naufrago Robinson Crusoe, appena approdato sull'isola, è costruirsi un calendario, per sapere quando è domenica e sentirsi idealmente parte di una comunità." (spiega Paolo Spinicci, professore di filosofia teoretica all'Università di Milano) Orologi e calendari hanno sempre avuto questa funzione: scandire il *tempo obiettivo* ma si sono scontrati con la difficoltà di tenere insieme gli eventi astronomici usati per definire l'anno, i mesi e i giorni, cioè la rivoluzione della Terra intorno al Sole, le fasi lunari e la rotazione della Terra su se stessa. In Editti nel 237 a. C., durante il regno di Tolomeo III Emergete, fu promulgato a Canopo un editto in cui si prescriveva l'inserzione di un giorno ogni quattro anni per evitare lo sfasamento del calendario rispetto al ciclo solare. Bisognava intervenire per impedire la *distruzione dell'ordine cosmico.* Oggi la necessità di questo aggancio tra tempo umano e tempo cosmico è avvertita in modo meno drammatico: il tempo, come dimostra l'ora legale, si plasma sulle esigenze della società, anche contro il corso del Sole. La marcia verso un orario uguale per tutti è stata lenta. Probabilmente è iniziata in Europa nel XIV secolo, con la diffusione degli orologi meccanici sui campanili. Ma quelli scandivano un tempo locale che valeva solo per il villaggio.

(Luca Fraioli, "*Tempi moderni. Così l'umanità ha deciso di sincronizzarsi*", in Il venerdì di Repubblica, n. 940, 24 marzo 2006)

Nel testo si sostiene che (s'identifichi la risposta corretta):

A. gli adattamenti del calendario erano eventi periodici frequenti a cui tutti erano abituati
B. l'ora legale poté affermarsi in Europa con il passaggio dalla società agricola a quella industriale
C. l'ora legale è fondata su un principio opposto a quello che ha determinato le riforme storiche dei calendari perché antepone le esigenze della società al corso del sole
D. le variazioni dei calendari erano avversate da alcune religioni perché determinavano la distruzione dell'ordine cosmico
E. i calendari, attraverso interventi aggiuntivi, riportavano la giornata al ritmo del sole esclusivamente per rispettare i ritmi dei riti religiosi

628) Quando l'agricoltura si diffuse a latitudini più elevate, venne inevitabilmente confinata in gran parte ad altipiani ben drenati e con terreni leggeri, sebbene questi fossero necessariamente meno produttivi delle terre basse e alluvionali: l'aratro semplice, infatti, non poteva domare questi terreni più ricchi.

(L. White, *Tecnica e società nel medioevo*, Il Saggiatore, Milano, 1967)

SOLO UNA, delle cinque considerazioni seguenti, è condivisa dall'autore. L'agricoltura primitiva si diffonde negli altipiani perché:

A. le terre basse erano più lavorabili ma poco ricche e quindi meno produttive
B. i terreni leggeri erano più facilmente arabili dei ricchi ma duri terreni di pianura
C. l'invenzione dell'aratro semplice aveva permesso di arare anche i pendii
D. i terreni a latitudini più elevate erano meno produttivi
E. il lavoro di aratura andava perso con le frequenti alluvioni

629) "All'inizio il bottone fu trattato come fosse un ornamento, fabbricato e venduto dai gioiellieri. Le donne erano disposte a spendere e a fare spendere talmente tanti denari ai famigliari per tale acquisto, da incorrere nel rigore delle leggi contro il lusso [...]. Progressivamente la funzione pratica dei bottoni passò in primo piano e i bottoni furono fatti di ottone o di rame, o di vetro [...]. I bottoni permisero per la prima volta alle donne del XIII secolo di portare vesti aderenti che danno slancio alla figura, e di modellare la forma del braccio con maniche strette. Al desiderio di sfoggiare comunque grande quantità di tessuto, indice di ricchezza, che l'uso dei bottoni evidentemente contrasta, si supplì con lo strascico e con la sovrapposizione di diversi capi di vestiario [...]. I bottoni però, oltre a permettere di aprire e chiudere lo scollo degli abiti e le maniche, resero quest'ultime addirittura completamente staccabili. [...] Il detto: "È un altro paio di maniche" ci giunge proprio dal Medioevo, quando per necessità pratica, o [...] per esigenza decorativa, le maniche potevano essere riposte in una cassapanca lontano dall'abito di cui facevano parte. Di solito in casa si portavano maniche di tipo modesto, più ricercato ed elegante quando si usciva."

(Da Chiara Frugoni, *Medioevo sul naso. Occhiali, bottoni e altre invenzioni medievali*, Laterza, Roma-Bari, 2001, pp. 102-103)

Solo UNA delle affermazioni seguenti è CORRETTAMENTE dedotta dalle premesse contenute nel brano. La si individui:

A. i bottoni consentirono alle donne medievali l'agognata economia di tessuto nella confezione dei loro abiti
B. l'introduzione dei bottoni consentì di dotare gli abiti femminili di maniche adeguate
C. nell'Alto Medioevo, prima dell'invenzione dei bottoni, a nessuno era venuto in mente di sovrapporre diversi capi di vestiario
D. con il passar del tempo i bottoni divennero sempre più elaborati nelle forme e nei materiali e conseguentemente sempre più costosi
E. l'introduzione dei bottoni non rispose originariamente ad un'impellente esigenza pratica

630) «**Un giovanotto in vacanza telefona a casa e parla con il fratello. "Come sta il gatto Oscar?"**

"Il gatto è morto, morto stamattina."
"Terribile... gli ero così affezionato, lo sai. Non potevi dirmelo in un modo più morbido?"
"E come?"
"Avresti potuto dirmi che il gatto stava sul tetto. La prossima volta che avessi chiamato, potevi dirmi che non eri riuscito a farlo scendere, e alla fine, per gradi, avresti potuto darmi la notizia."
"Hai ragione, mi dispiace."
"Lascia stare. Come sta la mamma?"
"......................."»

J. A. Paulos, *Penso, dunque rido. L'altra faccia della filosofia*, tr. it. Feltrinelli, Milano, 2004, p. 144

Si INDIVIDUI la conclusione che rispettando l'impalcatura logica e discorsiva della scenetta, le restituisce il suo tetro e cinico umorismo:

A. "È stupita, pensava di averlo mancato..."
B. "È sul tetto..."
C. "Non ha voluto cucinare il gatto..."
D. "È inciampata nel gatto..."
E. "È mancata..."

631) Quando si dice "maggioranza" si denota una procedura, la regola del gioco accettata in democrazia, la regola secondo la quale vengono adottate le decisioni. [...] Quando invece si parla di "minoranze", si parla di quei gruppi che esercitano una influenza determinante sul processo di formazione delle opinioni.

(*G. Sartori*, Democrazia e definizioni, *Il Mulino, Bologna 1959*)

L'autore definisce "minoranze" (SOLO UNA, delle cinque considerazioni proposte, è condivisa dall'autore):

A. le aggregazioni minoritarie che però influenzano giudizi e comportamenti collettivi
B. le procedure di votazione aventi esito negativo
C. l'insieme dei gruppi minoritari che non accettano le regole democratiche
D. gli oppositori ai cambiamenti di opinione imposti dalla maggioranza
E. i gruppi che non accettano le regole del gioco della democrazia

Leggere il brano e rispondere ad ogni quesito collegato solo in base alle informazioni contenute.

Sfruttando l'elevata capacità di modificarsi del virus, un laboratorio di Strasburgo, di cui fanno parte due ricercatori italiani, ha individuato un "mutante" in grado di portare alla morte delle cellule tumorali con bassi dosaggi di medicinali. Usare una malattia per sconfiggerne un'altra può sembrare paradossale, ma presto potrebbe rivelarsi una nuova frontiera delle cure anti-tumore. È la pista seguita dal laboratorio Retrovirus ed evoluzione molecolare di Strasburgo, diretto da Matteo Negroni dell'Istituto di biologia molecolare e cellulare del CNRS (il Centro nazionale francese di ricerca scientifica), che ha modificato il genoma del virus ottenendo ottimi risultati nella morte delle cellule tumorali, con un dosaggio di medicinali inferiore di 300 volte rispetto a quello utilizzato nelle terapie moderne.
L'HIV presenta una caratteristica fondamentale: l'elevata capacità di mutazione. Sfruttando questa peculiarità del virus, i ricercatori ne hanno combinato il genoma, privato della sua forza infettiva, con un gene umano presente in tutte le cellule, la desossicitidina chinasi (o dCK), che funziona da "attivatore" dei medicinali antitumorali. "In questo modo – spiega Matteo Negroni – si è ottenuta una banca dati di ottanta proteine mutanti. Tra loro i ricercatori hanno poi individuato la variante con la capacità maggiore di agire sulle cellule cancerose, uccidendole anche con un basso dosaggio di medicinali".
La proteina modificata, poi, non ha bisogno di essere iniettata in tutte le cellule malate. "Basta infatti che agisca su poche di loro perché, grazie all'effetto conosciuto come bystander, si assista alla morte delle altre cellule", continua lo studioso. La ricerca, pubblicata su PLoS Genetics, apre prospettive verso un trattamento terapeutico alternativo, in grado di limitare i problemi legati alla tossicità di alcuni medicinali. Gli esperimenti, durati tre anni e guidati da un'altra ricercatrice italiana, Paola Rossolillo, sono stati effettuati solo in provetta.
"Bisognerà aspettare un anno e mezzo, forse due, per iniziare la sperimentazione preclinica sugli animali. Finanziamenti permettendo", conclude Negroni. Test sulla modificazione del virus dell'Aids potrebbero rivelarsi utili anche per la cura di altre malattie.

632) CINECA • 2015 **Quale delle seguenti affermazioni è vera?**

A. Tutte le altre affermazioni sono vere
B. La scoperta di cui si parla nel testo è stata fatta da un'équipe di ricercatori francesi
C. Grazie alla scoperta fatta, in futuro le cure antitumorali potrebbero essere al tempo stesso più leggere e più efficaci
D. A breve inizieranno i test per verificare la validità dell'esperimento del laboratorio di Strasburgo

E. L'effetto bystander impedisce che un medicinale si propaghi e raggiunga le cellule malate

633) CINECA • 2015 **Quale delle seguenti alternative sintetizza meglio il modo in cui hanno proceduto i ricercatori?**

A. Hanno iniziato l'analisi in laboratorio e hanno poi continuato la sperimentazione preclinica sugli animali
B. Hanno analizzato il comportamento del gene della desossicitidina al momento della somministrazione di medicinali antitumorali
C. Hanno associato il gene della dCK al genoma dell'HIV per ottenere una serie di proteine da cui estrarre quella più tossica per le cellule tumorali
D. Hanno analizzato la banca dati delle proteine mutanti dell'HIV per capire quale potesse essere più efficace nel distruggere le cellule cancerose
E. Hanno studiato l'effetto bystander per capire quante cellule potessero essere eliminate grazie alla proteina dell'HIV

634) CINECA • 2015 **Secondo quanto riportato nel testo:**

A. i medicinali anti-tumore hanno problemi di tossicità
B. Matteo Negroni dirige uno dei laboratori di ricerca dell'ospedale di Strasburgo
C. il virus dell'Aids difficilmente potrà essere impiegato per curare altre patologie
D. la desossicitidina chinasi si trova solo in alcune cellule
E. vi sono ben ottanta proteine mutanti efficaci nell'eliminazione delle cellule cancerose

635) CINECA • 2015 **La proteina modificata non deve essere necessariamente inoculata in tutte le cellule cancerose perché:**

A. perde di efficacia se viene inoculata numerose volte
B. in parecchi casi è più che sufficiente che agisca su poche cellule per ottenere un buon risultato
C. in alta concentrazione potrebbe riacquistare la sua forza infettiva
D. il livello di tossicità non sarebbe più tollerabile dal corpo del malato
E. l'effetto che ha sulle poche cellule in cui viene inoculata si trasmette anche alle altre

636) La brusca sostituzione del re con un pezzo di legno lasciava già prevedere che non ci sarebbero stati neanche principi, principesse, maghi, castelli incantati. La nuova e quasi inavvertita "svolta", col suo intimistico richiamo all'inverno, alla legna "per accendere il fuoco e per riscaldare le stanze", esclude ogni residuo di favola aulica, medievale, cortese, e impianta con fermezza la narrazione su un terreno familiare, umilmente domestico.
Di quale libro si parla in questa presentazione?

A. Radici
B. Pinocchio
C. La favola del bosco vecchio
D. L'albero degli zoccoli
E. Alice nel paese delle meraviglie

637) Le meteoriti sono corpi solidi provenienti dallo spazio caduti sulla superficie terrestre. La loro origine è legata a comete o a piccoli pianeti (asteroidi) la cui orbita si localizza tra Giove e Marte. Con il nome di meteora gli scienziati indicano la scia luminosa prodotta dal passaggio di porzioni di materiale meteoritico nelle parti superiori dell'atmosfera. Generalmente queste masse si consumano prima di arrivare sulla terra e sono chiamate popolarmente "stelle cadenti". Alcune meteore particolarmente luminose vengono chiamate "bolidi" e talora precipitano sul nostro pianeta dando origine ai cosiddetti crateri di impatto. Le meteoriti non sono altro che frammenti di bolidi dispersi sulla superficie terrestre in seguito a queste collisioni.

Delle seguenti affermazioni una sola è falsa, quale?

A. L'origine delle meteoriti è legata agli asteroidi
B. Le stelle cadenti hanno origine dalla caduta di materiale meteoritico
C. I crateri di impatto sono determinati dai bolidi
D. I bolidi sono delle meteoriti
E. Il materiale meteoritico produce una scia luminosa

---

638) In una data popolazione, il numero annuo di nuovi casi registrati di una certa malattia, definito come incidenza, ed in genere riferito ad un milione di abitanti, indica il numero delle nuove diagnosi. Questo numero non coincide necessariamente con il numero reale dei soggetti che si ammalano della malattia in questione; infatti, se la malattia è difficile da diagnosticare, la sua "incidenza annua" registrata potrà risultare in seguito inferiore a quella reale. Per questo e molti altri motivi, quali la presenza di controindicazioni di vario tipo, un trattamento specifico di un processo morboso può non venire utilizzato in tutti i soggetti che ne sono realmente affetti: ne risulta che il numero dei nuovi casi che ogni anno vengono sottoposti ad un trattamento di questo genere non coincide necessariamente con l'incidenza reale della malattia per la quale il trattamento è indicato e neppure sempre con il numero delle nuove diagnosi. Analizzare l'incidenza nel tempo di alcune malattie può essere utile, ad esempio, per valutare l'efficacia della loro prevenzione. Si tratta di analisi interessanti, ma non facili, soprattutto per la necessità di disporre di rilevazioni complete ed attendibili non soltanto sulla malattia in esame, ma anche sulla composizione della popolazione generale. In effetti, se la malattia è più comune in una o più decadi di età che in altre, variazioni della composizione anagrafica della popolazione generale potranno determinare modificazioni dell'incidenza della malattia in esame. La malattia NR, di interesse quasi esclusivamente pediatrico, è dovuta in gran parte a fattori congeniti, ed è di difficile diagnosi. Nel biennio 1989/90, nella popolazione considerata, ne è stata registrata un'incidenza superiore di quattro volte a quella del biennio 1981/82.

Anche in base alle informazioni fornite nei paragrafi precedenti, può essere dedotta UNA SOLA delle affermazioni di seguito elencate.

A. L'aumento è legato alla maggiore natalità
B. Si tratta di un fenomeno apparente, legato alle modificazioni della popolazione in esame
C. L'aumento può essere dovuto alla migliore accuratezza diagnostica
D. L'aumento è dovuto alla minor mortalità infantile
E. Non è affatto vero che la malattia NR sia di interesse prevalentemente pediatrico

---

639) M/O • 2014 **Un ispettore ministeriale ha visitato una scuola primaria. Secondo l'ispettore, per massimizzare l'efficienza della scuola, gli insegnanti dovrebbero essere consapevoli delle loro capacità di insegnamento e di quel-**

le dei propri colleghi. Nella scuola lavorano 20 insegnanti. Ad ogni docente è stato chiesto di classificare le proprie capacità di insegnamento, paragonandole a quelle dei colleghi, e di elencare quindi in ordine di bravura tutti i docenti della scuola, compresi se stessi, in una classifica discendente con posizioni da 1 a 20. Tutti gli insegnanti della scuola hanno inserito il proprio nome in una delle prime 10 posizioni in classifica.

Quale delle seguenti affermazioni è totalmente sostenuta dal brano precedente?

A. Nella scuola lavorano insegnanti le cui abilità sono al di sopra della media nazionale
B. Non si è riusciti a stilare una classifica delle capacità di insegnamento dei docenti nella scuola
C. La metà degli insegnanti ha saputo valutare i colleghi in maniera accurata
D. Non dovrebbe essere permesso agli insegnanti di valutare le proprie capacità di insegnamento
E. Non tutti gli insegnanti sono stati in grado di valutare le proprie capacità di insegnamento in maniera accurata

640) È nozione comune, ripetutamente riportata dai mass media, che il numero di neoplasie diagnosticate negli ultimi anni è in costante aumento, almeno nei paesi occidentali.

UNA delle seguenti affermazioni NON costituisce una plausibile spiegazione di questo fenomeno.

A. Il progressivo aumento della durata della vita media
B. L'affinamento delle tecniche diagnostiche
C. La progressiva riduzione della natalità
D. L'esposizione ad agenti inquinanti, il consumo voluttuario di alcool e fumo
E. La ridotta mortalità per malattie cardiovascolari

641) Nella malattia X i risultati dell'esame A risultano normali (e il test è definito come positivo) complessivamente nel 60% dei pazienti; nel sottogruppo dei casi più gravi di questa malattia la percentuale di positività è però più elevata e raggiunge l'80%. Nell'85% dei pazienti nei quali il test A risulta positivo si trova la malattia X in forma avanzata. Un secondo test, qui indicato come B, risulta positivo nel 30% dei casi gravi di malattia X, ma una positività è riscontrabile anche in un 78% dei casi affetti dalla malattia Y, ben distinta da quella X e nei confronti della quale è molto importante la diagnosi differenziale, in quanto il trattamento è diverso. L'esame A è negativo in caso di malattia Y. Nel 92% dei casi con una contemporanea positività del test A e di quello B si ritrova la malattia X in fase avanzata. In caso di positività del test B e di negatività di quello A, può essere presente sia la malattia X sia quella Y.

In base al brano proposto, UNA sola delle seguenti affermazioni è ERRATA.

A. Una netta positività del test B, con sicura negatività del test A orienta verso la malattia Y, pur non permettendo di escludere la malattia X
B. Se vien fatto riferimento solo ai test A e B può risultare impossibile diagnosticare una forma lieve di malattia X
C. Una negatività del test B consente di escludere sia la malattia X sia quella Y
D. La contemporanea positività del test A e di quello B è fortemente indicativa per la presenza della malattia X, ma non consente una certezza assoluta
E. Una negatività del test A non permette di escludere la malattia Y

642) "Chi definisce un dittatore un demonio, in segreto lo ammira".

Friederich Dürrenmatt, *Le scintille del pensiero*, ed. Casagrande, 2003

QUALE tra le spiegazioni possibili di questo aforisma È CONVINCENTE?

A. Definire una persona un demonio vuol dire attribuirle una grandezza eccezionale, pur malvagia
B. Definire una persona un demonio significa che si attribuisce scarsa importanza alla sua figura
C. Definire una persona un demonio implica che si creda in Dio e quindi che si combatta il male
D. Definire una persona un demonio vuol dire che la si considera inconcludente e inetta
E. Definire una persona un demonio è segno che la si ammira apertamente

643) "Dobbiamo avere il coraggio di non rinnegare il nostro tempo. Consoliamoci, ogni epoca ha i suoi eroi e i suoi banditi, e nel mondo della finanza non ci si tratta certo con più clemenza che nella selva di Teutoburgo. Protagonisti del nostro tempo non sono i duchi o i condottieri ma gli uomini d'affari, i piccoli trafficanti, gli industriali, i banchieri, gli scrittori o meglio, siamo tutti noi, e il compito da assumere, o da assolvere, è la nostra vita quotidiana".

Friederich Dürrenmatt, *Le scintille del pensiero*, ed. Casagrande, 2003

Individuare, tra le seguenti riflessioni, LA SOLA NON CONFORME con il pensiero di Dürrenmatt.

A. La vita quotidiana è per tutti, intellettuali e uomini d'azione, un compito al quale non ci si può sottrarre
B. I protagonisti del nostro presente non sono feroci guerrieri, ma non è detto che perciò siano più miti e clementi
C. Non c'è differenza sostanziale tra l'umanità del passato e la nostra
D. Esecrare come corrotti e degradati i costumi del nostro tempo è una vecchia e in fondo comoda abitudine
E. Non ha senso lamentarsi che le lotte nel presente sono dure: sono comunque meno feroci di quelle tra Romani e Barbari

644) "... A chi voglia conoscere l'umanità nella sua intima essenza (...) le opere dei grandi, immortali poeti presenteranno un quadro molto più fedele e chiaro di quello che possono mai offrirgli gli storici. (...) Nella storia vera e propria agiscono non tanto uomini, quanto popoli ed eserciti, e gli individui che ci compaiono, appariscono a tanta distanza, in sì numerosa compagnia e con sì grande seguito, coperti per giunta da abiti di gala o da pesanti e inflessibili armature, che è davvero difficile riconoscere attraverso tutto questo l'attività umana. Invece, la descrizione fedele della vita dell'individuo ci mostra, in una sfera ristretta, la condotta degli uomini in tutte le sue sfumature e forme, l'eccellenza, la virtù, anzi la santità di singole persone, la perversità, la miseria morale, la malizia dei più, la scelleraggine di parecchi. Anzi (...) è del tutto indifferente se gli oggetti sui quali verte l'azione siano, relativamente considerati, di piccola o di grande importanza, se siano masserie o regni...".

Schopenhauer, *Il mondo come volontà e rappresentazione*, Laterza, Bari 2009

Una sola delle seguenti affermazioni è rigorosamente dedotta dal testo riportato.

A. Le virtù e i vizi umani si riconoscono meglio nella narrazione biografica che nella indagine storica

B. È solo nei momenti decisivi della storia che si riconosce il carattere degli uomini
C. Esclusivamente nella solitudine gli uomini rivelano il loro animo e manifestano le loro passioni
D. È impossibile riconoscere nel principe o nel condottiero l'uomo e le sue passioni
E. Lo storico, attento ai grandi eventi, non può occuparsi dei motivi dell'agire umano

645) "Dal fatto che le opinioni si rivelano tutte ugualmente confutabili o sostenibili, Socrate non trae, come Protagora, la convinzione che la dialettica abbia il compito di persuadere o dissuadere in merito all'una o all'altra, indipendentemente dal vero, cioè egli non ne evince la tesi che tutte le opinioni sono vere, bensì, al contrario, che esse, in quanto possono essere tanto vere quanto false, non hanno quel carattere di sapere stabile proprio dell'universale, cioè della scienza. Il compito della dialettica diventa un compito critico: essa non deve mettersi al servizio di questa o di quella opinione, per sostenerla o per demolirla, ma deve invece mettere alla prova tutte le opinioni cercando di confutarle nella loro pretesa di valere come vero sapere, pur non essendolo."

Franco Volpi, *Schopenhauer e la dialettica*

Una sola delle seguenti affermazioni è rigorosamente dedotta dal testo di F. Volpi.

A. Socrate afferma, in polemica con Protagora, che l'uomo può e deve cercare la verità
B. La dialettica secondo Socrate ha il compito di definire i limiti della validità delle opinioni
C. Socrate afferma che l'uomo può distinguere con sicurezza il vero dal falso
D. Protagora ritiene che non esista una verità "universale" da difendere nelle discussioni
E. La dialettica, cioè l'arte del persuadere, secondo Socrate è utile solo a chi voglia sostenere o demolire un'opinione

646) "Non essendosi potuto fare in modo che quel che è giusto fosse forte, si è fatto in modo che quel che è forte fosse giusto". "Non essendosi potuto render forte la giustizia, si è giustificata la forza".

Blaise Pascal, *Pensieri*

UNA SOLA considerazione tra le seguenti È A RIGOR DI LOGICA DEDUCIBILE dai Pensieri citati di Pascal. Quale?

A. La forza si traveste da giustizia perché così può imporsi più facilmente
B. La giustizia è inevitabilmente debole, e per realizzarsi deve allearsi con la forza
C. La forza pretende di essere giusta, in quanto la giustizia non ha saputo essere forte
D. I potenti hanno sempre operato con la violenza dandole il nome di giustizia
E. La giustizia, pur sconfitta dalla forza, ha sempre esercitato il suo potere sugli uomini

647) "Cos'è l'intuizione, dopotutto? È un fatto facilmente osservabile che talvolta le persone raggiungono improvvisamente, d'emblé, la soluzione del problema che li assilla ed esse hanno allora un'esperienza "aha!" variamente graduata per intensità. Non vi è alcun dubbio sulla genuinità del fenomeno e, d'altronde, le soluzioni che le persone raggiungono quando hanno di queste esperienze, quando cioè emettono giudizi intuitivi, sono molto spesso corrette. Dati affidabili sono disponibili a questo proposito per i campioni di scacchi. Mostrate una figura di scacchi, relativa ad una situazione intermedia nel corso della partita, ad un campione o ad un grande campione: dopo averla osservata per soli cinque, dieci secondi, sarà generalmente in grado di proporre una mossa risolutiva, molto spesso proprio la mossa che è oggettivamente la migliore ipotizzabile in quella situazione. Se invece la stessa configurazione gli si presenta nel corso di una partita contro un forte avversario, non vorrà fare quella stessa mossa immediatamente e potrà indugiare alcuni minuti e magari anche mezz'ora per decidere se la sua prima intuizione sia o non sia effettivamente corretta; comunque nell'ottanta o novanta per cento dei casi il suo primo impulso gli avrà indicato la mossa più opportuna. La spiegazione della profonda intuizione del campione di scacchi è ben nota agli psicologi e non è veramente sorprendente, né è più complicata di quanto non sia la spiegazione della nostra abilità, in termini di secondi, nel riconoscere uno dei nostri amici incontrandolo per strada mentre ci rechiamo al lavoro. Ora, in qualsiasi campo si sia raggiunta una considerevole esperienza, abbiamo acquisito un gran numero di "amici", un gran numero di stimoli immediatamente riconoscibili. (...) Quasi ogni persona di istruzione superiore può distinguere, ricordandone il significato, da cinquantamila a centomila parole. Nel corso degli anni abbiamo "fatto amicizia" con cinquanta o centomila di esse. Qualsiasi entomologo professionista ha una paragonabile capacità di riconoscere gli insetti che incontra, e lo stesso dicasi di un botanico per le piante. In ogni settore di specializzazione, la padronanza di un'elaborata rete di criteri di distinzione è uno degli strumenti fondamentali dell'esperto e la principale fonte delle sue intuizioni. (...) Per quale motivo dovremmo credere che il meccanismo di riconoscimento ci dia la spiegazione della maggioranza delle esperienze "aha!" di cui è testimonianza la storia della creatività? Un motivo importante è che le valide esperienze "aha!" accadono solo alle persone in possesso delle appropriate cognizioni: Raymond Poincaré giustamente osservava che l'ispirazione viene solo alle menti preparate. Al giorno d'oggi disponiamo anche di alcuni dati che indicano quanto tempo sia necessario per preparare una mente umana ad un'attività creativa di livello mondiale. (...) I dati empirici raccolti da John P. Hayes per i campioni di scacchi ed i compositori e, in modo leggermente meno sistematico per i pittori e i matematici, indicano che dieci anni è il numero magico: quasi nessuno, nelle discipline citate, ha raggiunto una prestazione a livello mondiale senza avere prima trascorso almeno dieci anni di studio intensivo e di strenua applicazione. Che dire allora degli enfants prodige? Mozart compose capolavori forse a partire dai suoi diciassette anni, certo non prima. (...) Certamente bisogna dire che Mozart aveva già iniziato a comporre all'età di quattro anni... Mozart resta comunque il tipico esempio di questi enfants prodige le cui biografie sono state studiate da Hayes e il suo esempio conferma che condicio sine qua non per ottenere un'opera rilevante è la diligente applicazione alla propria disciplina per almeno una decina d'anni o più".

Herbert A. Simon, *La ragione nelle vicende umane*, Il Mulino, Bologna 1988

UNA SOLA delle seguenti affermazioni è rigorosamente deducibile dal testo di Herbert A. Simon, quale?

A. La storia della creatività attesta che lo studio intensivo e l'applicazione non bastano a produrre opere valide a livello mondiale
B. Gli psicologi sono in grado di spiegare le capacità intuitive delle persone eccezionalmente dotate, ma la spiegazione è particolarmente complicata
C. L'esempio di un enfant prodige come Mozart vanifica ogni tentativo di analizzare in modo convincente le condizioni dei meccanismi creativi
D. Si inganna sempre chi è convinto di aver risolto un problema complesso grazie ad una intuizione improvvisa
E. Le biografie di molti degli enfants prodige confermano che la creatività non può esplicarsi senza un lungo e approfondito studio

---

648) "Alla fine di questo secolo può essere interessante riflettere sul futuro della scienza e discutere la concezione della natura quale è emersa negli ultimi decenni. La questione è in realtà un po' più controversa di quanto si sia soliti immaginare: a parere di alcuni siamo vicini alla "fine della scienza", prossimi alla teoria del "tutto"; il mio invece è un punto di vista opposto. Credo infatti che ci troviamo all'inizio di una nuova epoca. La scienza classica poneva l'accento sulla stabilità, sull'equilibrio; ora, a tutti i livelli di osservazione ci imbattiamo in fluttuazioni, biforcazioni, processi evolutivi. L'ideale classico consisteva in una visione geometrica della natura; ora vediamo che in essa giocano un ruolo essenziale elementi che possiamo definire "narrativi" (...). Tradizionalmente, la probabilità era considerata come una conseguenza della nostra ignoranza, veniva associata alle limitazioni della nostra mente. Ora possiamo sostenere che la probabilità è una conseguenza della nostra maniera di descrivere la natura. In prossimità delle biforcazioni alcune molecole possono decidere il destino di miliardi di altre molecole. È per esprimere questo concetto che il termine "auto-organizzazione" è diventato piuttosto comune.
Si tratta di una nuova prospettiva che non investe soltanto la scienza pura ... In natura, il mantenimento dell'organizzazione non è e non può essere conseguito attraverso una gestione centralizzata: l'ordine è mantenuto solo attraverso l'auto-organizzazione. I sistemi auto-organizzati prevedono l'adattamento all'ambiente dominante, cioè reagiscono alle modifiche dell'ambiente con una risposta termodinamica che rende i sistemi estremamente flessibili e resistenti alle perturbazioni indotte dall'esterno. Dovrà essere sviluppata una tecnologia completamente nuova per sfruttare, nell'ambito dei processi tecnici, l'alta capacità di guida e regolazione dei sistemi auto-organizzati. La superiorità dei sistemi auto-organizzati è illustrata dai sistemi biologici, capaci di creare prodotti complessi con un'accuratezza, un'efficienza ed una velocità ineguagliabili".

Ilya Prigogine, *Nell'universo delle probabilità un solo punto fermo: l'incertezza*, in *"Telèma"*, 14, 1998

UNA delle seguenti affermazioni NON consegue alle informazioni riportate nell'articolo di Ilya Prigogine.

A. L'adattamento all'ambiente dominante nei sistemi auto-organizzati è particolarmente pronto ed efficace
B. Il ricorso alla categoria di probabilità non è dovuto ad una insufficienza

provvisoria dei nostri mezzi di informazione

C. L'osservazione della natura rivela oggi allo scienziato processi evolutivi che non possono essere tradotti in leggi universali e necessarie
D. La scienza classica con la sua pretesa di dimostrare con precisione geometrica la meccanica dei fenomeni non ha più nulla da dirci
E. Flessibilità e resistenza, accuratezza e velocità produttive sono caratteristiche che coesistono nei sistemi auto-organizzati

---

649) "Supponiamo che un individuo possa ricostruire elettronicamente un'immagine animata del suo oggetto del desiderio, che nella vita reale non può manipolare come meglio crede, magari semplicemente perché non suscita nell'altro un analogo stimolo. Ammettiamo che attraverso pratiche sessuali elettroniche quell'individuo possa piegare alla sua volontà quell'immagine. Se ciò accadesse nella vita reale sarebbe un'aggressione violenta, uno stupro e quell'individuo finirebbe in cella (si spera). Nel ciberspazio tutto è permesso, anche la proliferazione di patologie violente e crudeli, se pur virtuali. Questa sarebbe liberazione? Forse liberazione degli istinti più bassi. Se ciò può accadere è perché viviamo in una società che produce numerose frustrazioni tenute a freno da regole sociali e morali, ma che vengono liberate in ambienti virtuali (...) ma come agirebbe sul terreno reale un individuo abituato a realizzare le proprie aggressioni violente, a dettare ordini, a piegare alla propria volontà immagini virtuali di altre persone reali? "Il potere teme la libertà dell'immaginazione (...) Non dimentichiamo che sia Stalin sia Hitler sono noti per aver bandito la pubblicazione dei racconti di fate" (Stenger, 1991). Forse sarebbe meglio capovolgere questa osservazione e constatare invece che il "potere" cerca di fornire proprio strumenti di evasione. In fin dei conti è più facile accettare di esser schiavi su questa terra se poi nel ciberspazio tutto è lecito. Il ciberspazio, dove il corpo è assente, potrebbe diventare un illusorio conforto per il corpo martoriato dallo stress e dallo sfruttamento che subisce nel mondo reale. Hitler e Stalin sarebbero stati ben contenti se avessero avuto a disposizione anche questa possibilità, oltre ai loro campi di sterminio di massa. Nella visione di Orwell i media entravano nel mondo reale per condizionare la vita concreta degli individui, con il ciberspazio il mondo reale può seguire tranquillamente il suo corso, purché l'individuo si riconosca nelle vaste possibilità e personificazioni del ciberspazio. Il ciberspazio rischia di essere veicolato come la "droga" più micidiale che sia mai stata inventata".

Alberto Pian, *Computer, scuola e formazione*, Centro scientifico editore, Torino 1996

Delle seguenti affermazioni UNA SOLA è rigorosamente deducibile dal testo di Alberto Pian, quale?

A. La libertà dell'immaginazione è sicuramente un pericolo per il potere
B. Un individuo aggressivo nel ciberspazio non potrebbe non essere aggressivo anche nel mondo reale
C. Le regole sociali e morali possono produrre, ma anche frenare, le frustrazioni degli individui
D. La visione di Orwell è una conturbante ma precisa profezia dell'uso dei media nelle società del nostro tempo
E. Le pratiche sessuali elettroniche neutralizzano le pulsioni violente degli individui aggressivi

650) "Leggendo che cinque milioni di pensionati percepiscono al lordo meno di un milione al mese, e immaginando che la gran parte di loro siano sposati, mi sono chiesto come mai in Italia questi dieci milioni di settantenni poveri non abbiano ancora organizzato la marcia su Roma (1) dei vecchietti. E, aiutati magari dai figli e dai nipoti, non facciano scoppiare il Sessantotto al contrario, con bivacchi e occupazioni, e non scaglino le loro dentiere contro i politici allo stesso modo in cui Enrico Toti (2) scagliò la sua stampella. Se si mette da parte l'indignazione, che è una pessima consigliera, soprattutto nel giornalismo, ci si accorge che questi vecchietti poveri sono per la gran parte esercenti, venditori ambulanti, lavoratori autonomi, gestori di bar, meccanici, panettieri e pescivendoli. Costituiscono insomma quel "tessuto" sociale così fitto soprattutto nelle città meridionali, da Catania sino a Roma. È l'Italia straordinariamente vasta del piccolo commercio al dettaglio. E trattandosi di settantenni è chiaro che stiamo parlando del boom economico, quell'Italia furba che si rimboccava le maniche, l'Italia estrosa ed estroversa ma cafona e illegale, quella che si dava da fare in tutti i modi e mai si fidava dello Stato che, per chi veniva dalla seconda guerra mondiale (3), era lo Stato dell'otto settembre (4) e del tutti a casa, lo Stato del privilegio sbracato e dell'ingiustizia di classe.
Quest'esercito di pensionati è dunque in gran parte ciò che resta dell'Italia che dichiarava un reddito inferiore a ciò che effettivamente percepiva, che si arrangiava e risparmiava, e investiva costruendo dovunque case di ogni genere, sempre affidate ai geometri e mai agli ingegneri, l'Italia dell'illegalità diffusa che sempre era in guerra con lo Stato e perciò evadeva le tasse ed era orgogliosa di evaderle. E se oggi quegli ex giovanotti settantenni percepiscono pensioni così ridicole è anche perché versavano contributi più bassi di quelli che avrebbero dovuto versare in base al reddito effettivo.
Sono dati questi sulle pensioni che, invece di indignare, dovrebbero favorire l'intelligenza di un Paese complicato e dovrebbero metterci in guardia dalle crociate (5) moralistiche contro un'evasione fiscale che non era composta solo dall'evasione del ricco, dai conti in nero dell'imprenditore truffatore o del boss mafioso. C'è stata in questo Paese un'evasione fiscale diffusa alla quale si deve la protezione del piccolo benessere e la vitalità del piccolo risparmio, un'evasione che ha garantito il futuro molto più e molto meglio della pensione. Molti di quei ragazzi che evadevano sono oggi vecchietti poveri ma tranquilli che non assaltano i supermercati e si accontentano di pensioni insufficienti a pagare affitto, acqua, luce e telefono, proprio perché hanno assicurato, grazie all'evasione fiscale, una casetta (abusiva e sanata) a se stessi e magari pure ai figli".

Francesco Merlo, *Il paradiso dei vecchietti in nero*, in "Fratelli d'Italia", Corriere della sera, 7/9/2000

Delle note esplicative numerate, poste in calce all'articolo di Francesco Merlo, UNA contiene un'informazione ERRATA:

A. (5) Crociate: spedizioni militari dell'Europa cristiana nel Medioevo; per estensione, azione collettiva ispirata da ideali e princìpi politici o morali
B. (3) Seconda guerra mondiale: il conflitto che ha coinvolto il mondo dal 1939 al 1945
C. (1) Marcia su Roma: episodio del 1924, determinante per la presa del potere da parte dei Fascisti

D. (4) Otto settembre: il giorno del 1943 in cui venne reso noto l'armistizio firmato dal governo Badoglio con gli Alleati
E. (2) Enrico Toti: eroe della prima guerra mondiale; bersagliere, durante la battaglia per la conquista di Gorizia scagliò morendo la stampella contro il nemico

651) Tra le seguenti considerazioni che riassumono alcune delle tesi sostenute da Francesco Merlo nell'articolo, individuare QUELLA CHE TRAVISA il pensiero dell'autore.

A. Le pensioni basse che gli attuali "vecchietti" percepiscono dipendono dallo scarso riconoscimento, da parte dello Stato, del lavoro che essi hanno svolto e dalla svalutazione dei contributi, a loro tempo consistenti, che essi hanno pagato
B. Gli Italiani, negli anni del dopoguerra e del boom economico, si diedero da fare con slancio e con estro, senza eccessivi scrupoli, risparmiando, investendo e costruendo case spesso abusive, che negli anni successivi sarebbero state prima o poi soggette a sanatoria
C. Quando si scopre quanti sono i pensionati a meno di un milione lordo al mese, viene naturale chiedersi come mai essi non si ribellino e vivano poveri ma tranquilli: messa da parte l'indignazione, la riflessione su questo fenomeno ci può permettere di comprendere meglio il nostro Paese
D. Soprattutto nel Meridione, l'evasione fiscale e l'abitudine di eludere le norme, diffusa tra piccoli commercianti ed esercenti, ha favorito modesti risparmi e permesso quella sicurezza e quel minimo di benessere di cui ora godono pensionati che altrimenti sarebbero alla fame
E. È perfettamente comprensibile che molti attuali ultrasettantenni, che hanno vissuto il dramma della guerra, lo sbandamento dopo l'armistizio e le difficoltà del dopoguerra, non abbiano nutrito nella loro giovinezza grande fiducia nello Stato

652) "(…) leggendo recentemente la notizia che in un liceo scientifico gli scolari hanno giurato di non copiare (…) mi sono chiesto se le forme in cui questo lodevole spirito si è espresso (affermando valori quali l'impegno e la lealtà) siano proprio quelle giuste. Anzitutto copiare (in primo luogo far copiare) è un dovere, un'espressione di quella lealtà e di quella fraterna solidarietà con chi condivide il nostro destino (poco importa se per un'ora o per una vita) che costituiscono un fondamento dell'etica. Passare il bigliettino al compagno in difficoltà insegna a essere amici di chi ci sta a fianco e ad aiutarlo pure a costo di rischi, forse anche quando, più tardi, tali rischi, in situazioni pericolose o addirittura drammatiche, potranno essere più gravi di una nota sul registro. Chi, sapendo un po' più di informatica o di latino di quanto non ne sappia il suo compagno di banco, non cerca di passargli il compito, resterà probabilmente per sempre una piccola carogna (il termine più appropriato sarebbe veramente un altro, più colorito e disdicevole) e magari si convincerà che quel voto in più sulla sua pagella, casuale e precaria come ogni pagella, sia chissà che cosa: ossia, diventerà un imbecille. Se agli scolari tocca copiare, agli insegnanti ovviamente tocca impedirlo, e il gioco va bene se ognuno fa ciò che gli spetta, senza bollare la copiatura come un crimine e senza rivendicarla come un diritto contro la repressione scolastica. Le cose si guastano invece quando tutti vogliono fare tutto e la scuola, o l'esistenza intera, diventa un Comitato universale permanente, in cui i docenti esortano gli alunni a manifestare la loro creatività rifiutandosi di studiare e gli alunni si mettono al posto dei docenti per rinnovare pedagogicamente la scuola, anziché marinarla ogni tanto, o lamentano che in classe non si leggano autori contemporanei, come se la scuola fosse una mucca da cui succhiare ogni latte e non fosse possibile leggere qualcosa per conto proprio. In questo non ci si diverte più, come non ci si divertirebbe a scopone se ogni giocatore, anziché cercare di far scopa, primiera e settebello, cercasse di far vincere gli altri per evitar loro frustrazioni. E se non ci si diverte si impara poco, perché le cose da apprendere (...) diventano pesanti doveri da assolvere o contestare, e comunque di cui sbarazzarsi appena possibile".

Claudio Magris, *L'elogio del copiare*, Corriere della Sera, 28/1/99

Dalla lettura dell'articolo di Magris alcuni studenti di liceo hanno tratto conforto per le loro rivendicazioni. In realtà però UNA SOLA delle esigenze da loro espresse e qui elencate trova conferma nel testo citato, quale?

A. Comunque, tollerante o rigida, la scuola non potrà lasciare una traccia per la vita se non si deciderà a dare uno spazio prevalente alla conoscenza della cultura contemporanea
B. A scuola ci si può anche divertire, se ciascuno fa la propria parte senza rigidezza moralistica e senza supponenza: si imparerà meno, ma si starà meglio insieme
C. È diseducativa quindi una scuola in cui gli insegnanti scoraggino la pratica del "comunicare" e cerchino in tutti i modi di osteggiarla
D. Hanno ragione gli studenti che considerano intollerabilmente repressive e contestano come antipedagogiche le tecniche volte a impedire la copiatura
E. La solidarietà con coloro che condividono la nostra sorte può richiedere coraggio, ed è bene che ci si educhi a praticarla a scuola

653) "Successe a quelli della mia generazione (nati intorno agli anni Cinquanta) che un giorno ci fu rimproverato di aver amato Topolino. E di averlo amato proprio perché detective, giornalista, investigativo, poliziotto. Successe quel giorno che ci fu detto che Topolino era un uomo d'ordine e che caso mai era meglio amare Paperino, perché <u>Paperino era uno sfruttato (dal capitalista zio Paperone)</u>, un single nullatenente con tre nipoti a carico.
<u>Ci sono più cose tra la terra e il cielo di Topolinia e di Paperopoli di quanto noi umani possiamo immaginare</u>. Il colpo fu duro, personalmente Topolino mi restò simpatico ma la cosa non era influente perché l'eroe di Disney si avviò verso la china della decadenza, della crisi. Solo negli ultimissimi tempi Topolino ha ripreso quota e ha visto riaumentare i consensi. Questo libro ("Topolino noir", Einaudi Stile Libero), che raccoglie storie scritte da Tito Faraci, celebra degnamente il vecchio eroe.
(...) Certo la popolarità di Topolino sembra ormai destinata a restare inferiore a quella di Paperino. Ma forse questo è fatale. La prevalenza di Paperino significa che il comico prevale sul giallo, la commedia sull'avventura, la risata sul brivido. È anche vero che il poliziesco secondo Topolino, legato molto allo schema classico del thriller, non ha più la forza di battersi contro l'horror, lo splatter, il serialkillerismo.

Il giallo secondo Topolino era un modo per dimostrare che nel mondo era possibile introdurre un criterio d'ordine (non nel senso di ordine politico). Topolino era pensiero forte. Ma sappiamo, con Paperino, che alla fine ha vinto il pensiero debole. Non resta altro da fare che leggersi queste storie. O gran bontà dei detective antichi!".

Antonio D'Orrico, *Pensieri forti: Topolino*, in Sette – Corriere della sera, 7/9/2000

La recensione citata, nonostante il genere "umile" dell'argomento, contiene riferimenti alla cultura "alta", letteraria e filosofica, accennati in tono scherzoso e brillante, e qui sottolineati nel testo riportato. Gli autori a cui D'Orrico allude sono quattro; nella serie dei cinque qui elencati INDIVIDUARE quello inserito indebitamente.

A. Ludovico Ariosto
B. Carlo Marx
C. Gianni Vattimo
D. William Shakespeare
E. Sherlock Holmes

654) Tra le considerazioni suggerite dalla recensione di D'Orrico UNA NON è suffragata dal testo, quale?

A. Il gusto per la comicità ridanciana da una parte e per la violenza sanguinaria dall'altra spiega l'inevitabilità del declino della popolarità di Topolino
B. L'analisi dei gusti dei consumatori di fumetti può essere indicativa del carattere di un'epoca
C. La fortuna di Topolino, in quanto detective e poliziotto, era segno di una diffusa fiducia nella possibilità di un ordine chiaro fondato su norme precise
D. Le mode socio-politiche possono, se non distruggere, certamente mettere in crisi anche i personaggi popolari della letteratura per ragazzi
E. Nessuno può sottrarsi alle suggestioni delle mode imperanti e rimanere saldo, nonostante tutto e tutti, nelle proprie convinzioni

655) "Nel transetto sud della cattedrale di Chartres, in quella che è forse la più bella delle vetrate medievali, sono rappresentati i quattro evangelisti come nani che siedono sulle spalle dei quattro profeti del Vecchio Testamento: Isaia, Geremia, Ezechiele e Daniele. Quando vidi queste vetrate per la prima volta, era il 1961 ed io ero uno studentello borioso che immediatamente ricordò il famoso aforisma di Newton – (...) – e ritenne di aver fatto un'importante scoperta che rivelava la mancanza di originalità del famoso fisico. Anni dopo, divenuto più umile, scoprii che Robert K. Merton, il celebre sociologo della scienza della Columbia University, aveva dedicato un intero libro all'uso di questa metafora prima di Newton (...). Benché Merton abbia costruito il suo libro come un piacevole viaggio nella vita intellettuale dell'Europa medievale e rinascimentale, quella che il libro ci presenta è una questione seria...".

Stephen Jay Gould, *Il pollice del panda*, Editori Riuniti, Roma 1992

UNA delle note esplicative poste in calce al testo di Jay Gould, riportato, NON È CORRETTA, quale?

A. Metafora: immagine fantastica di una concezione filosofica, religiosa ecc.
B. Evangelista: autore di uno dei quattro vangeli
C. Aforisma: espressione sintetica e incisiva di un pensiero
D. Transetto: la parte di chiesa che sta dietro l'abside
E. Profeti: personaggi dell'Antico Testamento ispirati da Dio

656) "... volete un esempio che ha il vantaggio di essere oltre che attuale anche più didattico? La storia di un campo di prigionia è un coacervo di storie individuali non molto interessanti, storie di ognuno e di ogni giorno, esili fili d'acqua, un succedersi di atti e di pensieri difficili da ricostruire, anche se c'è chi tiene un giornale di bordo. È anche la storia di piccoli eventi "pubblici": un'evasione, una disputa, una diceria. Anche in questo caso sarà difficile fare veramente luce sui fatti: tante teste tanti pareri, tanti testimoni tante versioni. Provate a immaginare le difficoltà per stabilire il giorno, l'ora, e il luogo, le precise responsabilità. Facilissimo, invece, ricostruirne la storia collettiva, le condizioni di vita materiali, i diversi periodi della vita morale del gruppo: periodi che si susseguono e, come tutti sappiamo, non si rassomigliano. (...) Al di là dell'evenemenziale, al di là dell'individuale è la storia dei gruppi ad offrirci un solido terreno di ricerca. In questa direzione dobbiamo convogliare i nostri sforzi".

Fernand Braudel, *Storia, misura del mondo,* Il Mulino, Bologna 1997

UNO SOLO dei titoli proposti coglie il nocciolo della tesi sostenuta da Braudel nel paragrafo citato, quale?

A. Un campo di prigionia
B. La storia evenemenziale
C. Il ruolo del caso nella storia
D. La storia come scienza sociale
E. I documenti e lo storico

657) "Non v'è quasi altra differenza tra un medico buono ed uno cattivo che questa: il primo è innamorato della guarigione, il secondo della malattia. Il cattivo medico non desidera guarire radicalmente l'ammalato; ma solo calmare i sintomi che lo fanno soffrire. Così il cliente, grato del sollievo, ritorna. (Il ragionamento è – si capisce – inconscio. O almeno...)".

Umberto Saba, *Scorciatoie e raccontini,* 44, Mondadori, Milano 1964

UNA sola, tra le seguenti affermazioni, È RIGOROSAMENTE DEDOTTA dal testo di Saba, quale?

A. Il cliente sa raramente riconoscere il medico capace di guarirlo
B. Il disinteresse è essenziale al comportamento di un buon medico
C. Il medico buono non si preoccupa della sofferenza ma solo della guarigione del cliente
D. Il medico buono si preoccupa soprattutto della guarigione del cliente
E. Il medico cattivo agisce esclusivamente per interesse

658) "La realtà storica è unica, le diverse discipline e scienze operano su di essa, la interpretano e la rappresentano attraverso specifici linguaggi, artistici, tecnici, comuni, matematici, scientifici, musicali, filosofici. Dietro ogni linguaggio c'è un'epistemologia, una particolare struttura logica che coglie una prospettiva, un punto di vista, ma l'acquisizione dei diversi sistemi concettuali deve essere coerente. È solo l'unità delle prospettive che forma il patrimonio culturale, che consente di cogliere sistemi, connessioni e relazioni nel tutto. Interdisciplinarità non significa allora fine delle discipline né annullamento delle differenze. Annullare una disciplina potrebbe comportare la riduzione di una parte della realtà. L'interdisciplinarietà non è un complesso di conoscenze, è una metodologia, anche didattica, una forma mentis, un modo diverso non solo di costruire conoscenze e d'insegnare, ma anche di comprendere e di vivere la realtà, l'ambiente socio-culturale e storico-geografico che ci circonda. Uno dei più rilevanti problemi del nostro tempo è proprio 'la sintesi delle conoscenze, possibile solo in una visione interdisciplinare complessiva che riconduca anche le scienze e la tecnologia alla ricerca sull'uomo. La sintesi interdisciplinare non è mai una somma, né il risultato di esemplificazioni: è l'interazione di linguaggi diversi, tradotti, confrontati, interconnessi e armonizzati attraverso la scoperta di analogie e differenze. La cultura della complessità si sviluppa in una difficile e sofferta dicotomia tra umanisti e scienziati, che non sembra ancora riuscire a conciliare la differenziazione e l'autonomizzazione con l'interconnessione sistemica. Scienza e tecnologia debbono tornare a essere strumenti finalizzati all'uomo, alla sua felicità e libertà, per prevenire quella eliminazione della libertà personale, quella dittatura non più fisica, ma mentale, ipotizzata da George Orwell in 1984, attraverso il tentativo di rendere immortale il Grande Fratello. La scuola deve confrontarsi sulla dicotomia tra la cultura umanistica e quella scientifico-tecnologica, e i docenti non possono delegare ai singoli studenti il problema, rimasto insoluto all'interno del loro team, di far interagire linguaggi, significati, messaggi ed epistemologie".

L. Salvucci, *I limiti delle discipline,* Iter, Treccani, IV, 13, 2001

UNA SOLA delle seguenti affermazioni PUÒ essere dedotta dal testo di Salvucci. Quale?

A. Differenziazione e autonomizzazione possono essere conciliate ed è interesse di tutti che si lavori in questa direzione
B. Quando non vi riescano i docenti, saranno gli studenti a mettere in relazione le diverse discipline e metodologie
C. L'interdisciplinarietà permette straordinarie acquisizioni conoscitive in ogni campo del sapere
D. Non è lecito finalizzare la scienza, che è autonoma, e la tecnologia alla felicità dell'uomo
E. La tecnologia minaccia sempre inevitabilmente la libertà degli uomini, come dichiara Orwell nel suo 1984

659) Mal di test

"Il suo colore preferito?", chiede una delle tante domande del test. (...) I questionari, d'ogni genere, si moltiplicano e arrivano da ogni parte; (...). Non è il caso di deplorare il fenomeno con la patetica predica sulla parcellizzazione della vita e dell'individuo nella società contemporanea; rispondere a test era un gioco non disdegnato da scrittori come Proust e Thomas Mann, che è difficile accusare di superficialità. (...) Anche se le domande sono numerose, si pensa di sbrigarle rapidamente, sia perché le risposte devono essere telegrafiche sia perché si è persuasi di avere idee, opinioni, gusti, convinzioni, amori, odi, pensieri. (...) Ma invece, sin dai primi passi, si annaspa. Come si fa a indicare il poeta preferito? Leopardi o Baudelaire? Già in quest'alternativa c'è una violenza invadente, o forse questa è una nobile scusa per la propria irresolutezza. Anche considerando – ma è un modo per trarsi un po' d'impaccio – fuori categoria Dante o Shakespeare, come autori per i quali la definizione di poeta è troppo restrittiva, altri si affollano subito, legittimi e imperiosi; lasciar fuori Petrarca è un disagio troppo grande, (...) E gli scrittori? Due – indiscutibili – sono due non scrittori, due entità sovrapersonali e plurime, lo Spirito Santo e Omero, se è vero che hanno scritto la Bibbia e l'Iliade e l'Odissea. Ma gli altri? È subito una gran confusione, come in certi pasticci sentimentali in cui si finisce per non sapere chi si ama di più e non si sa che pesci pigliare. (...) Sino a questo punto si tratta, tutt'al più, di una patologica indecisione critica o di una incoercibile ma felice vocazione poligamica; forse è bene non saper scegliere fra chi si ama, è certo giusto non scegliere tra i propri figli, anche se ne hanno cento come Priamo. Le cose saranno certo più chiare per quel che riguarda non la finzione letteraria, bensì la vita, la realtà; uno saprà certo dire cosa ama, odia, tiene o desidera di più, i luoghi che preferisce e quelli che aborre. (...) Man mano che si prosegue nel questionario, si è risucchiati in un vortice di incertezza; non sono tanto le idee, i gusti, le predilezioni a traballare, quanto lo stesso io chiamato a declinarli, che si sente improvvisamente astratto, irreale (...) Come si può dunque osare indicare, nella risposta alla domanda numero 16, il tratto principale del proprio carattere, se quelle botte e risposte fanno anzitutto dubitare di avere un carattere? L'io si frantuma e le sue qualità svaporano. Non si può farne una colpa alla computerizzazione che governa il mondo. Quella logica non snatura la vita, come protestano i nostalgici del buon tempo antico, ma ne dice forse la verità, mette a nudo il meccano di cui siamo fatti (...) Il gesto di narrare crea, finge e costruisce un'identità, mentre chi risponde ai test sente di perderla, come un accusato dinanzi al poliziotto o al giudice che lo interroga".

Claudio Magris, *Utopia e disincanto*, Garzanti, Milano 2001

UNA SOLA delle osservazioni sullo scritto di Magris è correttamente DEDOTTA dal testo. Quale?

A. È evidente che tra i poeti e gli scrittori Magris ama Leopardi e Baudelaire, Omero, Virgilio e Dante
B. La logica del nostro mondo computerizzato non rispetta l'originalità dell'individuo del quale disgrega l'unità naturale
C. Il compilare un questionario agli scrittori di qualche valore è sempre sembrato un gioco poco serio, da intellettuali superficiali e disoccupati
D. Se è difficile scegliere tra le letture predilette, non lo è meno scegliere tra le persone, gli oggetti e gli eventi in mezzo a cui viviamo
E. Rispondere ai test, come il narrare storie, mette a rischio di disperdersi e di trasferire la propria identità nella propria opera

660) M/O • 2015 Quando si valutano i rischi che corriamo nel corso della vita, il nostro livello di preoccupazione varia a seconda che tali rischi dipendano o meno da noi. Molti, ad esempio, fumano nonostante siano consapevoli dei rischi per la salute, così come altri praticano sport estremi. Le stesse persone, tuttavia, di fronte ad attività a minor rischio, come ad esempio l'utilizzo di mezzi pubblici o il consumo di carne, pretendono che il governo garantisca l'assenza di rischi.

Quale delle seguenti affermazioni è totalmente sostenuta dal brano precedente?

A. Si dovrebbe essere pronti ad accettare alcuni rischi nel corso della vita
B. I governi non possono garantire che un'attività sia completamente priva di rischi
C. La scelta di correre rischi è un diritto inalienabile
D. Molte persone non hanno un atteggiamento coerente di fronte al rischio

E. I fumatori non hanno alcun diritto di criticare il governo

661) "L'ingegneria genetica ricorda Prometeo punito per aver rubato il fuoco riservato agli dei. Ciò che più dà scandalo è la dimostrazione che sia così facile manipolare la sostanza che è alle radici stesse della vita. (...) L'ingegneria genetica è divenuta oggi oggetto dell'accusa più grave che sia mai stata mossa contro la scienza: dare ai biologi il potere di avvilire e di asservire sia il corpo che lo spirito dell'uomo. In effetti il potere di modificare l'essere umano non è una prerogativa nuova. (...) Gli esseri umani presentano notevole diversità di caratteristiche, quindi un immenso potenziale evolutivo che dà adito a svariate possibilità di selezione. (...) Nessun esperimento, di nessun tipo, deve essere intrapreso su un essere umano senza il suo consenso. In ogni circostanza devono essere salvaguardati il rispetto e la dignità della persona umana. Anche quando lo si prende come oggetto, l'essere umano deve restare soggetto".

François Jacob, *Il topo la mosca e l'uomo*, Bollati Boringhieri, Torino 1998

L'analisi dei punti essenziali del pensiero di Jacob è imprecisa. UNA sola delle riflessioni che essa ha suggerito a un affrettato lettore È VERAMENTE FONDATA sul testo citato.

A. Dobbiamo accettare che possano presentarsi casi particolarissimi in cui la manipolazione genetica sia comunque lecita, con il consenso o meno dell'interessato
B. Per fortuna la molteplicità dei caratteri degli esseri umani sembra rendere particolarmente difficile, se non addirittura impossibile, manipolazioni selettive
C. Non esistono circostanze che giustifichino interventi volti a modificare un essere umano senza il suo consenso
D. Spaventa tutti il fatto che i biologi abbiano il potere di asservire, corpo e spirito, gli uomini, come il fuoco un tempo spaventò Prometeo
E. La paura induce a ripetere nei confronti della scienza le identiche accuse in base a cui essa era già stata condannata in passato

662) La giustizia non esiste di per se stessa, ma solo nei rapporti reciproci e nei luoghi dove si stipula il patto di non fare o di non ricevere danno.

Epicuro, *Massime*

La concezione della giustizia quale appare in questa massima di Epicuro è:

A. universale
B. umanitaria
C. civile
D. relativa
E. naturale

La storia del cavallo poliploide

Si dice che ancor oggi per gettare nell'imbarazzo i signori del premio Nobel basti menzionare i cavalli poliploidi. Vero o no, verso la fine degli Anni Ottanta il dottor P.U. Posif, il grande genetista erewhoniano, ricevette il premio per le sue manipolazioni del DNA del comune cavallo da tiro (*Equus caballus*). Si disse che egli aveva apportato un grande contributo all'ancor giovane scienza della trasportologia. In ogni caso vinse il premio per aver creato (nessun'altra parola potrebbe render giustizia a un'operazione di scienza applicata che quasi usurpava l'attività divina), creato, dico, un cavallo di dimensioni esattamente doppie di quelle del comune Clydesdale. Era lungo il doppio, alto e largo il dop-

pio: era un poliploide, con un numero di cromosomi quadruplo del normale.
Posif sostenne sempre che c'era stato un tempo in cui questo animale straordinario, quando era ancora un puledro, poteva reggersi sulle quattro zampe. Dovette certo essere uno spettacolo fantastico! Fatto sta che quando fu esposto al pubblico e ripreso e immortalato da tutti gli strumenti di comunicazione della civiltà moderna, il cavallo non si reggeva affatto in piedi. Per farla breve, era *troppo pesante*. Pesava, naturalmente, otto volte un normale Clydesdale.
Per le sue comparse in pubblico o alla televisione, il dotto Posif faceva sempre chiudere gli idranti, che erano altrimenti costantemente necessari per mantenere l'animale alla normale temperatura di un mammifero; ma c'era sempre il timore che le parti più interne cominciassero a cuocere. Dopo tutto, la pelle e il pannicolo adiposo della povera bestia erano spessi il doppio del normale, mentre la sua superficie era solo quattro volte quella di un cavallo comune, sicché esso non si raffreddava adeguatamente.
Ogni mattina il cavallo doveva essere sollevato sulle zampe con una piccola gru e infilato in una sorta di scatola a ruote dove poggiava su una serie di molle, calibrate per alleggerirlo di metà del suo peso. Il dotto Posif sosteneva che l'animale era straordinariamente intelligente. Aveva, naturalmente, otto volte più cervello (in peso) di qualsiasi altro cavallo, ma io non ebbi mai l'impressione che si occupasse di problemi più complessi di quelli che interessano gli altri cavalli. Aveva pochissimo tempo libero, tutto preso com'era sempre a sbuffare in parte per raffreddarsi, in parte per ossigenare il suo corpo ottuplo. Dopo tutto la sua trachea aveva una sezione soltanto quadrupla di quella normale.
Poi c'era l'alimentazione. Ogni giorno doveva ingerire in qualche modo una quantità pari a otto volte quella sufficiente a un comune cavallo, e doveva far scendere tutto quel cibo lungo un esofago che aveva un calibro solo quadruplo del normale. Anche i vasi sanguigni avevano dimensioni relativamente ridotte, e ciò rendeva più difficile la circolazione e imponeva al cuore un lavoro supplementare.
Una bestia infelice!
Questo apologo mostra ciò che inevitabilmente accade quando interagiscono due o più variabili le cui curve siano discrepanti. Questo è ciò che produce l'interazione tra cambiamento e tolleranza. Ad esempio, la crescita graduale di una popolazione (di automobili o di persone) non ha effetti manifesti su un sistema di trasporto finché *improvvisamente* la soglia di tolleranza viene superata e il traffico s'ingorga. Il cambiamento di una delle variabili rivela un valore critico dell'altra.
Nel caso del cavallo immaginario, lunghezza, superficie e volume (o massa) sono in discrepanza perché le loro curve di crescita hanno caratteristiche mutuamente non lineari. La superficie varia come quadrato della lunghezza e il volume come cubo della lunghezza, sicché la superficie varia come volume elevato alla potenza di 2/3.
Per il cavallo (e per tutte le creature reali) la faccenda si fa più seria, poiché per rimanere in vita devono essere assicurate molte dinamiche interne. C'è una logistica interna del sangue, del cibo, dell'ossigeno e delle scorie, e una logistica dell'informazione, sotto forma di messaggi neurali e ormonali. Nelle cose viventi il fenomeno della crescita aggiunge un ulteriore ordine di complessità ai problemi della grandezza. La crescita altererà le proporzioni dell'organismo? I problemi relativi ai limiti della crescita

sono risolti in modi assai diversi dalle diverse creature. Un caso semplice è quello delle palme, che non modificano la circonferenza per compensare l'altezza. Una quercia, che tra il legno e la corteccia ha un tessuto che cresce (il cambio), si sviluppa in altezza e in larghezza durante tutta la sua esistenza. Una palma del cocco, invece, dove il tessuto soggetto a crescita si trova solo all'apice del fusto (la cosiddetta insalata dei miliardari, e ottenerla significa uccidere la palma), presenta solo uno sviluppo in altezza accompagnato da un lento ingrossamento alla base del tronco. Per quest'organismo la limitazione dell'altezza è semplicemente un normale aspetto dell'adattamento a una nicchia. È la pura e semplice instabilità meccanica provocata da un'altezza eccessiva non compensata da una circonferenza adeguata che normalmente la conduce alla morte.

663) L'Autore del Testo si propone di mostrare che:

A. i processi di crescita di vegetali ed animali trovano un limite esclusivamente nel tempo di invecchiamento delle cellule
B. le difficoltà di ossigenazione e di smaltimento del calore corporeo del cavallo poliploide derivavano da diverse natura e conformazione degli organi interni
C. il cavallo poliploide non riusciva a reggersi sulle proprie zampe perché il suo corpo aveva dimensioni eccessive rispetto a quelle delle zampe
D. quando, in un qualsiasi fenomeno, vi sono parametri legati da leggi non lineari, uno di questi non può variare a piacere, senza rendere impossibile la sussistenza del fenomeno stesso
E. i parametri che legano tra loro i diversi aspetti di un fenomeno fisico sono sempre tra loro indipendenti

664) Il cavallo poliploide pesava otto volte un cavallo normale, e non riusciva a reggersi sulle zampe, perché:

A. il cavallo era troppo alto, e le zampe si flettevano per carico di punta
B. il cavallo si debilitava per l'insufficiente smaltimento del calore corporeo
C. il peso è proporzionale al volume, ed il volume è proporzionale al cubo della lunghezza
D. le zampe del cavallo non avevano articolazioni adeguate
E. la quantità di cibo necessaria a nutrire un corpo così grande era tale da appesantirlo eccessivamente

665) Il cavallo poliploide, quando era ancora un puledro, riusciva a reggersi in piedi sulle proprie zampe, poiché:

A. faceva meno fatica a respirare
B. aveva dimensioni adeguate a sopportare il peso corporeo
C. essendo giovane, aveva più energia
D. da giovane, aveva una muscolatura più resistente
E. aveva meno calorie da smaltire

666) Secondo quanto è affermato nel testo, a cosa si deve il limite della vita di una palma?

A. Al fatto che l'apparato radicale non si sviluppa adeguatamente
B. Al fatto che la chioma non si sviluppa a sufficienza per mantenerla in vita
C. Al fatto che la palma cresce più in altezza che in diametro del tronco
D. Al deperimento organico delle funzioni vegetative
E. All'indebolimento progressivo del legno

667) Quale tra le seguenti cause concorre a determinare l'infelicità del cavallo?

A. Non era amato dal suo padrone
B. Aveva dimensioni e peso simili a quelle di un cavallo normale
C. Aveva sempre freddo
D. Non poteva riprodursi
E. Faticava ad ingoiare il cibo

Le pietre di Venezia

Da che il dominio degli uomini fu per la prima volta affermato sull'oceano, tre troni, di importanza superiore di gran lunga a tutti gli altri, furono imposti alle sue sabbie: i troni di Tiro, di Venezia e di Inghilterra.
Della prima di queste grandi potenze rimane solo la memoria; della seconda, la rovina; la terza, che è erede della loro grandezza, se pure è dimentica del loro esempio, potrà esser tratta, attraverso una supremazia più superba, a una distruzione meno compianta. L'esaltazione, la colpa e la punizione di Tiro, sono state tramandate alla memoria, per noi, nelle parole forse più commoventi che mai pronunciarono i profeti di Israele contro le città dello straniero.
Ma noi le leggiamo come una soave melodia e chiudiamo l'orecchio al rigore del loro ammonimento, perché proprio la profondità della caduta di Tiro ci ha resi ciechi alla sua realtà, e noi scordiamo, quando guardiamo le sue rocce che biancheggiano fra il sole e il mare, che esse furono un giorno "come nell'Eden, il giardino di Dio".
Quella che le succedette, simile a lei in perfezione di bellezza, sebbene fu minore la durata del suo dominio, è ancora lasciata alla nostra contemplazione nell'ultimo periodo del suo declinare: uno spettro sulle sabbie del mare, così debole, così quieta, così spoglia di tutto, tranne che della sua grazia, che si potrebbe dubitare, nel riguardare il suo pallido riflesso nello specchio della laguna, quale sia la città e quale l'ombra.
Io vorrei tentare di tracciar le linee di quest'immagine prima che vada per sempre perduta; e ricordare, per quanto io sappia, l'esortazione che mi sembra sia formulata da ognuna delle onde che salgono veloci e picchiano, come campane a morto, contro le Pietre di Venezia.
Sarebbe difficile esagerare il valore delle lezioni che possono esser tratte da uno studio fedele della storia di questa città potente e strana: una storia che, nonostante la fatica di innumerevoli cronisti, rimane ancora in una linea vaga e discutibile, solcata di luce e ombra, come la sponda lontana del suo mare, dove i frangenti sui banchi di sabbia si confondono col cielo. Sarà difficile che le ricerche che dovremo iniziare rendano più chiara questa linea, ma i loro risultati ne altereranno in certa misura l'aspetto; e presentano un interesse di un grado assai maggiore di quello che normalmente si addica a ricerche architettoniche.
Io potrei, forse, fin da principio e in poche parole, rendere il lettore normale capace di formarsi un'idea dell'importanza di ogni espressione esistente del carattere veneziano attraverso l'arte veneziana, e dell'ampiezza di interesse compreso dalla vera storia di Venezia, assai più chiara di quella che egli potrebbe aver raggranellato dalle favole sul suo mistero e sulla sua magnificenza. Venezia è concepita solitamente come una oligarchia: essa fu tale durante un periodo minore di metà della sua esistenza, inclusi i giorni della decadenza; ed è una delle prime questioni che dobbiamo seriamente esaminare, se quella decadenza fosse dovuta in qualche modo al mutamento della sua forma di governo, o piuttosto – come certamente lo fu in gran parte – a muta-

menti nel carattere delle persone che lo componevano.
Lo Stato di Venezia esistette per milletrecentosettantasei anni, dalla prima fondazione di un governo consolare sull'isola di Rialto, al momento in cui il generale in capo dell'armata francese in Italia dichiarò la repubblica veneta cosa del passato.
Di questo periodo, duecentosettantasei anni trascorsero in una soggezione nominale alle città dell'antica Venezia, specialmente a Padova, e in una agitata forma di democrazia, i cui poteri esecutivi pare siano stati affidati a tribuni, scelti ciascuno fra gli abitanti di ciascuna delle isole principali.
Per seicento anni, durante i quali la potenza di Venezia era in continuo accrescimento, il suo governo fu una monarchia elettiva, poiché il suo re, o doge, possedeva, almeno nei primi tempi, altrettanta autorità indipendente quanto qualsiasi altro sovrano europeo, autorità che fu, però, gradatamente assoggettata a limitazioni, e ristretta quasi quotidianamente nelle sue prerogative, mentre cresceva in un'ombra di inetta magnificenza.
L'ultimo governo dei nobili, sotto la parvenza di un re, durò per cinquecento anni, durante i quali Venezia maturò i frutti delle sue energie precedenti, li consumò e spirò.

668) La potenza di Tiro:

A. non fu di esempio
B. è solo un ricordo
C. è l'erede del trono di Venezia
D. fu superiore a tutte le altre
E. è in stato di rovina

669) La storia di Venezia:

A. presenta ancora lati poco conosciuti
B. è stata scritta in modo esaustivo
C. è stata raccontata da pochi cronisti
D. non è esauriente sulle origini
E. non pone più alcun problema

670) La "grazia" di Venezia:

A. è un'immagine spettrale
B. rappresenta la quieta bellezza della città
C. è un riflesso pallido della laguna
D. non è un'ombra
E. è ciò che resta del suo declinare

671) La questione della decadenza di Venezia:

A. dipende solo dal governo oligarchico
B. è attribuibile in buona misura al carattere (mutato) dei governanti
C. è già stata ampiamente indagata
D. riguarda un periodo pari a quasi tutta la sua storia
E. non deve essere chiarita

672) L'autorità del doge:

A. non subì mai limitazioni
B. crebbe costantemente e senza ombre
C. fu superiore a quella degli altri sovrani europei
D. nel tempo vide una restrizione delle prerogative
E. non era indipendente

L'ideale della certezza

La scienza non è un sistema di asserzioni certe, o stabilite una volta per tutte, e non è neppure un sistema che avanzi costantemente verso uno stato definitivo. La nostra scienza non è conoscenza (*episteme*): non può mai pretendere di aver raggiunto la verità, e neppure un sostituto della verità, come la probabilità.
Non sappiamo, possiamo solo tirare a indovinare. E i nostri tentativi di indovinare sono guidati dalla fede non scientifica, metafisica (se pur biologicamente spiegabile) nelle leggi, nelle regolarità che possiamo svelare, scoprire. Come Baco-

ne, potremmo descrivere la nostra scienza contemporanea – il «metodo di ragionamento che oggi gli uomini applicano ordinariamente alla natura» – come consistente di «anticipazioni, affrettate e premature» e di «pregiudizi».
Ma queste congetture meravigliosamente immaginative e ardite, o anticipazioni, sono controllate accuratamente e rigorosamente da controlli sistematici. Una volta avanzata, nessuna delle nostre «anticipazioni» viene sostenuta dogmaticamente. Il nostro metodo di ricerca non è quello che consiste nel difenderle, per provare quanta ragione avessimo. Al contrario, tentiamo di rovesciarle. Usando tutte le armi della nostra armeria logica, matematica e tecnica, tentiamo di provare che le nostre anticipazioni erano false, allo scopo di avanzare, in loro luogo, nuove anticipazioni ingiustificate e ingiustificabili, nuovi «pregiudizi affrettati e prematuri», per usare l'espressione denigratoria con cui li chiama Bacone. È possibile interpretare più prosaicamente le strade percorse dalla scienza. Si potrebbe dire che il progresso può «...aver luogo, solo in due modi: raccogliendo nuove esperienze percettive e organizzando meglio quelle già a nostra disposizione». Ma questa descrizione del progresso scientifico, pur non essendo di fatto falsa, sembra fuori bersaglio. Risente troppo di reminescenze dell'induzione baconiana: suggerisce troppo da vicino l'industriosa raccolta degli «innumerevoli grappoli, ubertosi e maturi», da cui Bacone si aspettava di veder fluire il vino della scienza: ricorda troppo il mito baconiano di un metodo scientifico che parte dall'osservazione e dall'esperimento e di qui procede alle teorie (tra l'altro, questo metodo leggendario ispira ancor oggi alcuni degli scienziati più moderni, che tentano di praticarlo, per via della credenza predominante secondo cui si tratterebbe del metodo della fisica sperimentale).
Il progresso della scienza non è dovuto al fatto che, coll'andar del tempo, si accumulano esperienze percettive in numero sempre maggiore. E non è dovuto al fatto che facciamo un uso sempre migliore dei nostri sensi. Per quanto industriosamente le raccogliamo e le scegliamo, da esperienze sensibili non interpretate non potremo mai distillare la scienza. I soli mezzi a nostra disposizione per interpretare la natura sono le idee ardite, le anticipazioni ingiustificate e le speculazioni infondate: sono il solo organo, i soli strumenti di cui disponiamo. E per guadagnare il nostro premio dobbiamo azzardarci ad usarli. Quelli tra noi che non espongono volentieri le loro idee al rischio della confutazione non prendono parte al gioco della scienza.
Anche il controllo sperimentale delle nostre idee, sobrio e accurato, è a sua volta ispirato da idee; l'esperimento è azione pianificata, ciascun passo della quale è guidato dalla teoria. Non per caso andiamo a inciampare nelle nostre esperienze; e neppure le lasciamo scorrer su di noi, come una corrente. Invece, dobbiamo essere attivi: dobbiamo «fare» le nostre esperienze. Siamo sempre noi a formulare le questioni da porre alla natura: siamo noi a tentare sempre di nuovo di porre queste questioni, in modo da ottenere un «sì» o un «no» ben chiari (perché la natura non ci dà una risposta, se non facciamo pressione per ottenerla). E alla fine, siamo ancora noi a dare la risposta: siamo noi che, dopo esami severi, decidiamo la risposta alla domanda che abbiamo posto alla natura, dopo lunghi e seri tentativi di ottenere dalla natura un «no» non equivoco.
Il vecchio ideale scientifico dell'episteme – della conoscenza assolutamente certa, dimostrabile – si è rivelato un idolo.

L'esigenza dell'oggettività scientifica rende ineluttabile che ogni asserzione della scienza rimanga necessariamente e *per sempre allo stato di tentativo.* È bensì vero che un'asserzione scientifica può essere corroborata, ma ogni corroborazione è relativa ad altre asserzioni che a loro volta hanno natura di tentativi. Possiamo essere «assolutamente certi» solo nelle nostre esperienze soggettive di convinzione, nella nostra fede soggettiva.
Con l'idolo della certezza (compreso quello dei gradi di certezza imperfetta, o probabilità) crolla una delle linee di difesa dell'oscurantismo, che sbarrano la strada al progresso scientifico. Perché la venerazione che tributiamo a quest'idolo è d'impedimento non solo all'arditezza delle nostre questioni ma anche al rigore dei nostri controlli. La concezione sbagliata della scienza si tradisce proprio per il suo smodato desiderio di essere quella giusta. Perché non il possesso della conoscenza, della verità irrefutabile, fa l'uomo di scienza, ma la ricerca critica, persistente e inquieta, della verità.

673) La funzione della scienza:

A. si risolve nella sua utilità pratica
B. sta nel fornire assolute certezze
C. è la difesa delle teorie
D. è essenzialmente critica
E. consiste nel registrare ciò che l'esperienza offre

674) Una passata concezione di episteme:

A. è sempre raggiungibile con un buon metodo
B. consiste nell'affermare una verità probabile
C. porta facilmente al dogmatismo
D. non ha carattere scientifico ma metafisico
E. permette alla scienza di progredire

675) Le teorie sono:

A. l'esito di esperimenti
B. il risultato di procedure induttive
C. il risultato di deduzione da assiomi
D. generalizzazioni improprie
E. il frutto di anticipazioni e congetture

676) Il controllo sperimentale:

A. è una costruzione puramente soggettiva
B. non è una passiva constatazione
C. può soltanto confermare le teorie
D. raccoglie le risposte spontanee della natura
E. è sempre indipendente dalle idee

677) L'accumulo di esperienze:

A. non è il vero motore del progresso scientifico
B. serve per individuare le soluzioni probabili
C. costituisce la base delle deduzioni
D. vale senza bisogno di interpretazione
E. impedisce di fare ipotesi accettabili

678) Caratteri dell'architettura cinese

Con architettura cinese ci si riferisce ad uno stile architettonico che ha preso forma in Asia nel corso dei secoli. I principi strutturali dell'architettura cinese sono rimasti tendenzialmente invariati. L'architettura cinese è antica tanto quanto la civiltà cinese. Le fonti artistiche e letterarie a disposizione testimoniano che la civiltà cinese ha da sempre impiegato un sistema di costruzione locale che si può considerare la sua principale caratteristica dalla preistoria ad oggi. Il fatto che questo sistema di costruzione sia in uso da più di quattromila anni su un territorio così vasto e rimanga ancora oggi un'architettura viva, è un fenomeno paragonabile soltanto alla continuità della civiltà di cui è parte integrante. L'architettura cinese ha conservato le sue

caratteristiche principali nonostante le ripetute invasioni straniere – militari, intellettuali e spirituali.
Vi sono alcune caratteristiche comuni a tutta l'architettura cinese, senza distinzioni per aree geografiche o di utilizzo. La sua più importante caratteristica è l'enfasi dell'asse orizzontale, in particolare la costruzione di una pesante piattaforma con un ampio tetto che si adagia gentilmente sopra di essa. Le pareti verticali, invece, sono poco evidenziate. Ciò contrasta con l'architettura occidentale, che tende invece a svilupparsi in altezza e profondità. L'architettura cinese pone l'accento sull'impatto visivo dato dalla larghezza degli edifici. Le sale e i palazzi della Città Proibita, ad esempio, hanno dei soffitti piuttosto bassi se confrontati con edifici con funzioni equivalenti in Occidente. Ciò naturalmente non si applica alle pagode, che in ogni caso sono abbastanza rare.
Gli edifici cinesi sono costruiti in mattoni grigi o rossi, anche se le strutture più comuni sono in legno; queste ultime resistono maggiormente ai terremoti, ma sono più vulnerabili agli incendi. Il tetto di un tipico edificio cinese è ricurvo; vi sono rigorose classificazioni dei tipi di timpano, paragonabili agli ordini classici delle colonne europee.
Alcuni elementi architettonici sono riservati esclusivamente agli edifici costruiti per l'imperatore. Un esempio è l'utilizzo di tegole di colore giallo, in quanto il giallo era il colore dell'impero. Tuttavia, per la costruzione del Tempio del Cielo sono state utilizzate tegole di colore blu a simboleggiare il cielo. Le colonne di legno degli edifici, così come la superficie dei muri, sono tendenzialmente di colore rosso. Anche il nero è ampiamente utilizzato, poiché si riteneva che questo colore ispirasse le divinità a scendere sulla terra.
La numerologia ha fortemente influenzato l'architettura imperiale, come ad esempio l'uso del nove in molte costruzioni (il nove è ritenuto essere il numero migliore), ed è questa la ragione per cui si dice che la Città Proibita di Pechino abbia 9.999,5 stanze, appena al di sotto delle mitiche 10.000 stanze in cielo. L'importanza dell'oriente, la direzione del sorgere del sole, nell'orientare e situare gli edifici imperiali è una forma di culto comune a molte antiche culture.

Dalle informazioni ricavabili nel brano, che cosa accomuna l'architettura cinese ad altre culture?

A. Il culto della divinità
B. Il ricorso alla numerologia, ad esempio al numero 9 per stabilire il numero delle stanze di un edificio
C. Orientare gli edifici in direzione del sorgere del sole
D. L'utilizzo di tetti ricurvi
E. L'utilizzo del colore giallo per indicare il prestigio di un edificio

679) La memoria è la capacità di conservare esperienze e informazioni del mondo che ci circonda; questa capacità influenza notevolmente il nostro modo di affrontare la vita e le nuove esperienze. Il funzionamento della memoria è ben diverso da quello di una macchina cinematografica: mentre quest'ultima registra ciò che avviene davanti all'obbiettivo e lo ripresenta agli spettatori sempre nello stesso modo, la memoria registra e conserva solo alcune informazioni. A distanza di tempo, solo alcune permangono intatte, altre vengono cancellate o divengono di difficile recupero, altre ancora vengono trasformate in modo irriconoscibile. Un ricco quadro dei meccanismi della memoria si può ritrovare negli scritti di Proust, che descrive la realtà attraverso le distorsioni e le omissioni prodotte dalla memoria.

I ricordi in Proust sono qualcosa di più di "vivide immaginazioni del passato, rappresentano una categorizzazione di eventi del passato e del presente, colorati da reazioni emozionali". Proust mostra, in particolare, che i ricordi possono essere suscitati da sensazioni banali, come sapori e odori. Le sue descrizioni letterarie vengono di recente considerate ricche di intuizioni stimolanti anche da parte di ricercatori nel campo delle neuroscienze. La memoria per gli antichi era un artificio per retori e predicatori che dovevano parlare in pubblico senza appunti. Poi diventa nei secoli una disciplina di più ampia portata che si carica perfino di significati filosofici e religiosi. Nell'Ottocento inizia a essere studiata da medici, neurologi e psicologi e in questo secolo anche dagli informatici. Gli studi sulla memoria devono essere inquadrati nell'ambito delle teorie contrastanti relative al cervello. Nel corso dell'Ottocento si sono contrapposte due teorie sul cervello: una teoria olistica e una teoria della localizzazione delle funzioni. Secondo la prima, il cervello funziona come una totalità ed è impossibile, per esempio, predire le conseguenze specifiche di qualsiasi forma di lesione cerebrale. La seconda sostiene invece che il cervello è composto da un insieme di regioni funzionali altamente specializzate, relative, per esempio, alla parola, al movimento o alla visione.

In base a quanto riportato nel brano, secondo la teoria olistica:

A. il cervello è formato da regioni funzionali altamente specializzate
B. la memoria è un artificio per retori e predicatori
C. non è possibile suddividere il cervello in base alle sue funzioni
D. la parola e il movimento hanno sede in regioni differenti del cervello
E. è possibile prevedere le conseguenze specifiche di un danno cerebrale

680) In base a quanto riportato dall'autore del brano, quale delle seguenti alternative è deducibile correttamente?

A. Il funzionamento della memoria è simile a quello di una macchina cinematografica
B. A distanza di tempo dalla registrazione da parte della memoria delle informazioni, la maggior parte di esse viene cancellata
C. La memoria è la capacità di conservare intatte, a distanza di tempo, la maggior parte delle esperienze e informazioni del mondo che ci circonda
D. Tutte le informazioni conservate nella memoria subiscono un processo di modifica che le rende irriconoscibili
E. Sono due le teorie ottocentesche sul cervello entro cui inquadrare gli studi sulla memoria: una teoria olistica e una teoria della localizzazione delle funzioni

681) In base a quanto riportato nel brano, secondo Proust i ricordi:

A. alloggiano in una regione limitata del cervello
B. sono legati esclusivamente ai sapori e agli odori
C. possono essere suscitati da odori
D. non sono mai suscitati da sensazioni banali
E. sono solo "vivide immaginazioni del passato"

682) Secondo l'autore del brano, la memoria:

A. riproduce le informazioni similmente a una macchina cinematografica
B. nel secolo attuale è studiata dai soli informatici

C. è un artificio
D. è una facoltà attinente all'intero cervello e non una sua funzione
E. influenza il modo di affrontare la vita

683) Il viaggio della sonda europea Venus Express sta per concludersi. Dopo 153 giorni e 400 milioni di chilometri di volo, domani, intorno alle 8.03 ora italiana, la navicella inizierà la delicatissima sequenza di manovre per farsi catturare dalla forza di gravità di Venere, nella cui orbita entrerà circa un'ora e mezza dopo. In quel momento, Venus Express (o Vex, come la chiamano più familiarmente gli scienziati dell'Esa, l'agenzia spaziale europea) si troverà a 120 milioni di chilometri dalla Terra; ancora qualche giorno per raggiungere la cosiddetta "orbita operativa", e la sua missione scientifica avrà ufficialmente inizio. E forse non è un caso che questo avvenga proprio in aprile, il mese che gli antichi romani dedicavano alla dea dell'amore, così come non è casuale che sull'ogiva del razzo Soyuz-Fregat che ha lanciato Vex fosse riprodotta la Venere di Botticelli: un giusto omaggio al pianeta che più di ogni altro fa parte dell'immaginario dell'umanità fin dall'antichità. Ma a dispetto della sua fama, dei millenni di osservazioni (è il pianeta più vicino alla Terra e il più facile da vedere a occhio nudo) e delle sedici sonde spaziali che l'hanno già visitato, Venere è ancora in gran parte un mistero. Un mistero, per giunta, trascurato, poiché Vex è la prima sonda che torna a studiarlo dopo quindici anni di assenza, e ha il compito di trovare le risposte a moltissimi enigmi. I più importanti riguardano le dinamiche dell'atmosfera venusiana, un'infernale mistura composta per oltre il 96 per cento da anidride carbonica, dominata negli strati superiori da una coltre di nubi di acido solforico così spessa da risultare impenetrabile alle osservazioni ottiche. Sono queste nubi, che intrappolano il calore solare, le responsabili dello spaventoso effetto serra di Venere, la cui temperatura media si avvicina ai 500 gradi centigradi. Che cosa accada esattamente al loro interno, però, non si sa, e gli scienziati vorrebbero proprio capire che cosa ha reso così differente dalla Terra un pianeta che per molti altri versi è tanto simile al nostro da essere considerato quasi il suo gemello. Così come si ignora quali processi diano vita, per esempio, a due giganteschi vortici polari e al fenomeno della "super rotazione": lo strato più esterno delle nubi è scosso da venti che soffiano alla pazzesca velocità di 100 km al secondo, facendo ruotare completamente l'atmosfera intorno al pianeta in appena quattro giorni. Con i suoi sette strumenti, due dei quali di concezione e fabbricazione completamente italiane, Vex è particolarmente ben attrezzata per svelare questi misteri. Strumenti, inoltre, realizzati in breve tempo e a un costo relativamente basso (la missione costa in tutto 220 milioni di euro), poiché si tratta di apparecchiature già progettate per altre missioni spaziali europee, e adattate alle condizioni di Venere. L'ingresso di Vex nell'orbita venusiana segna anche una tappa importante di uno dei momenti più felici dell'esplorazione umana del sistema solare. Mentre il presente del volo umano è ancora segnato dai problemi degli Shuttle (il prossimo sarebbe dovuto partire a maggio, ma il lancio è stato rimandato all'estate), le missioni robotizzate verso i pianeti sono infatti sempre più numerose. E con l'arrivo di Venus Express in pratica non c'è angolo del sistema solare che non abbia ricevuto, o sia sul punto di ricevere, una visita dalla Terra. Intorno, e sopra, Marte ci sono ben cinque tra sonde e robot; a Saturno e al suo satellite Titano ci sta pensando la sonda Cassini, che, strada facendo, ha incontrato e studiato Giove, mentre il remotissimo Plutone è la destinazione della sonda New Horizons, partita lo scorso gennaio. Asteroidi e comete sono gli obiettivi di missioni come Near e Deep Impact, della Nasa, e Rosetta, dell'Esa, e il Sole è oggetto di studio della sonda Soho già da 10 anni. Neanche la Luna è stata trascurata: l'agenzia spaziale europea la sta riprendendo in dettaglio con la sonda Smart 1. E sarà sempre l'Europa, ma tra qualche anno, a inviare verso Mercurio la missione BepiColombo, confermandosi grande protagonista di questa nuova stagione di esplorazioni spaziali.

Nel brano si parla della "super rotazione", cioè del fenomeno per cui:

A. ben cinque robot stanno ruotando intorno a Marte
B. l'atmosfera di Venere ruota in soli 4 giorni
C. lo Shuttle ha problemi tecnici nel ruotare in orbita intorno a Venere
D. la nuova sonda ruota intorno a Venere a 100 km al secondo
E. i poli di Venere ruotano uno più velocemente dell'altro

684) Secondo il brano, la missione di Vex costa relativamente poco perché:

A. utilizza strumenti progettati per altre operazioni spaziali
B. Venere ha condizioni adatte ai suoi strumenti
C. realizzata con manodopera e materiali di fattura cinese
D. i forti venti di Venere favoriscono lo spostamento della sonda
E. Venere è il pianeta più vicino alla Terra

685) Quali sono gli apporti dell'Italia alla missione spaziale oggetto del brano?

A. Sette strumenti di Vex sono stati progettati e prodotti in Italia
B. Vex è stata lanciata da un razzo italiano
C. La missione inizia in aprile, mese dedicato dai romani alla dea dell'amore
D. Due dei sette strumenti di Vex sono stati progettati e prodotti dagli Italiani
E. Vex porta su Venere la riproduzione della Venere di Botticelli

686) Se è vero che le differenze dovute alla lingua, all'appartenenza etnica e alla religione sono significative, non bisogna dimenticare altri elementi che costituiscono altri tipi di diversità: l'età, il genere, l'accesso alla formazione e all'informazione, la relazione con il mondo della produzione (l'identità, ad esempio, di un disoccupato non è la stessa di quella di un lavoratore con impiego), l'accesso alle cure mediche, il diritto alla retribuzione, il tipo di ambiente nel quale si vive, il grado di libertà di movimento che si possiede (il cittadino libero di circolare e il detenuto), l'handicap ecc. Tali differenze indicano anche la complessità dell'appartenenza di un determinato gruppo o di un individuo a questo insieme di diversità. Spesso la diversità percepita è solamente quella dell'uomo e della donna e non quella della natura. Com'è possibile constatare le violenze compiute sugli uomini nella loro specificità e nella loro varietà, allo stesso modo è possibile anche osservare che la natura ha subito e subisce ancora violenze inaudite che riguardano le sue diversità. Come per l'uomo anche per la natura, le giustificazioni sono basate sulla razionalità economica. La violenza dell'uomo nei confronti della natura ha conseguenze nefaste per l'uomo stesso. Non solo c'è una progressiva disparità di lingue, ma anche di creature animali e vegetali. Attraverso le manipolazioni transgeniche e la clonazione, la natura tende a essere uniformata e con essa gli esseri umani che vivono e lavorano nell'ambito del mondo animale e vegetale. Talvolta non esiste possibilità di ripensamento perché sono state distrutte ormai le specie naturali. Gli allevatori e i coltivatori non hanno più la possibilità né il piacere di seguire una riproduzione animale e vegetale naturale. Oltre le manipolazioni, la globalizzazione significa la distruzione dei patrimoni naturali senza alcuna preoccupazione di riprodurre ciò che è stato distrutto. Numerosi Stati nazionali attirano, ricevono e accettano le multinazionali e le loro "leggi" senza avere diritto d'intervento per stabilire con loro un capitolato d'oneri. La natura è composta di terre e di acque (oceani, mari, fiumi, laghi), con ricchezza di fauna e flora. Il loro sfruttamento, accelerato dalla globalizzazione, significa anche la progressiva distruzione dei patrimoni acquatici e di alcune specie. Se il controllo ecologico delle terre emerse è difficile, ancora più arduo risulta quello concernente le distese acquatiche che, in estensione, superano l'area terrestre.

Per quale ragione risulta particolarmente complesso il controllo ecologico delle distese acquatiche?

A. A causa degli interessi economici delle multinazionali
B. A causa della mancanza di una cultura che educhi alla salvaguardia dei patrimoni acquatici
C. A causa della loro estensione
D. A causa della loro diversità faunistica
E. A causa della vastità della loro flora

687) L'autore nel brano afferma che la globalizzazione:

A. rende i mercati nazionali interdipendenti
B. rispetta gli ecosistemi
C. favorisce lo sviluppo economico dei Paesi arretrati
D. è responsabile della distruzione dei patrimoni naturali
E. tende ad esaltare le differenze linguistiche, etniche e religiose

688) In base a quanto riportato nel brano, quale effetto nefasto producono le manipolazioni transgeniche e la clonazione sulla natura e sull'uomo?

A. Sterminio delle creature più deboli
B. Salvaguardia delle specificità presenti in natura
C. Un rapporto conflittuale uomo-natura
D. Omogeneità standardizzata
E. Eterogeneità

689) Nel brano si afferma che le violenze perpetrate sull'uomo e sulla natura derivano da ragioni:

A. economiche
B. scientifiche
C. religiose
D. politiche
E. indecifrabili

690) Nel 1894 Guglielmo Marconi conduce a Bologna i primi esperimenti che provano la possibilità della comunicazione a distanza in codice morse attraverso le onde hertziane. Nel 1901 egli realizza il primo collegamento senza fili attraverso l'Atlantico. Nel 1908 si ha la prima trasmissione a distanza della voce umana che parte dalla Tour Eiffel a Parigi. Agli inizi la radio ha un'importanza che è soprattutto civile e militare. Sarà soltanto negli anni '20 che nasceranno i programmi di trasmissione al pubblico. Era il 3 novembre 1920 quando la stazione KDKA della Westinghouse iniziò a trasmettere regolarmente. La radiodiffusione, negli USA, si rivelò presto un buon affare grazie agli introiti pubblicitari. Per questo essa poté affermarsi ed entrare nelle abitudini quotidiane della gente. Il risultato fu un sistema di mercato. In Europa fu invece seguita un'altra strada: quella di un monopolio pubblico sul tipo della BBC (British Broadcast Corporation), che si finanziava tramite abbonamenti. Nella storia dei mezzi di comunicazione di massa, la radio rappresenta un vero e proprio salto evolutivo. Essa è un media del tutto nuovo rispetto a quelli precedenti, sia per quanto riguarda il tipo di apparati che si rendono necessari, sia per il tipo di pubblici a cui dà vita. A differenza del cinema, infatti, la radio permette potenzialmente di rivolgersi a milioni di persone in ascolto contemporaneo e di far loro sentire parole e suoni nel momento stesso in cui vengono prodotti, cosa che prima soltanto la comunicazione orale poteva fare. È l'inizio della comunicazione in diretta. Cambiano perciò gli stili di comunicazione ed anche il pubblico della radio cambia forma sociale, perché questo mezzo raggiunge gli ascoltatori a casa propria, dando vita ad una enorme platea formata da persone separate le une dalle altre, che stanno da sole o sono riunite in piccoli gruppi familiari. Inoltre, fatto da non trascurare in quell'epoca, essa "parla" anche agli analfabeti e può far arrivare i suoi suoni e le sue voci anche nelle zone più lontane e sperdute del pianeta. Le generazioni più anziane ricordano ancora con emozione la suggestione quasi magica che si provava, quando la televisione ancora non era stata introdotta, nel cambiare la sintonia e nel ricevere stazioni lontane, da cui provenivano, in mezzo ai ronzii, parole in lingue sconosciute e musiche esotiche. Negli anni '60, poi, la diffusione dei transistor alimentati a pila consente la fruizione dei programmi anche fuori casa, potenziando le occasioni comunicative (notiziari, sport, musica) dello strumento. Dagli anni '80, infine, la liberalizzazione delle frequenze porta alla nascita delle radio private e al moltiplicarsi delle emittenti e delle offerte di programmi.

La nascita della radio:

A. si colloca negli anni Venti del XX secolo
B. è opera della Westinghouse
C. è avvenuta a Bologna
D. è resa possibile da studi di Guglielmo Marconi
E. è stata possibile grazie alla BBC

691) La diffusione del mezzo di comunicazione "radio":

A. segna l'inizio della comunicazione in diretta
B. è una logica conseguenza dello sviluppo degli altri mezzi di comunicazione
C. avviene dopo gli anni '80
D. è parallela allo sviluppo del cinema
E. annulla la differenza esistente tra nuovi media e la comunicazione orale

692) Dal punto di vista della comunicazione, l'invenzione della radio:

A. è contemporanea a quella della televisione
B. dà vita alle prime forme di monopolio pubblico
C. non rappresenta una innovazione rispetto al cinema
D. rappresenta un salto evolutivo
E. aiutò a combattere l'analfabetismo

693) Ogni riflessione che riguardi l'educatore dovrebbe opportunamente iniziare con un'accurata ricognizione attorno alla figura professionale, cioè attorno alle origini, al ruolo, alle competenze, alle normative di riferimento, ai percorsi formativi e altro ancora. Sarebbe una ricognizione indispensabile per delineare con precisione l'oggetto di studio, facendolo diventare un punto fermo iniziale, dal quale far discendere ogni ulteriore, più o meno originale e organica, riflessione. Fare ciò sarebbe opportuno, auspicabile e, in un certo qual modo, esaustivo se ci trovassimo al cospetto di una figura professionale definibile con completezza e precisione nei suoi tratti teorici e solare nelle sue manifestazioni operative. Una figura, cioè, esente dal dover obbligatoriamente affrontare (per convincere se stessa e gli altri della propria essenzialità e originalità) alcune annose e difficili questioni. Per esempio, la questione dei valori dei quali dovrebbe, o non dovrebbe, essere portatrice, testimone, e divulgatrice; la questione del rapporto esistente tra l'agire educativo "spontaneo" e quello "artificiale", il problema della ricerca e della dichiarazione delle fonti che la legittimerebbero a "formare" i soggetti in un certo modo e non in altri e via discorrendo. Inoltre, la figura dell'educatore professionale è una figura costitutivamente incerta, alle volte quasi sfuggente, costantemente in via di definizione, restia a qualsiasi tentativo di stabilizzazione all'interno di una rassegna esaustiva di compiti e funzioni: una figura – parafrasando Zygmunt Bauman – liquida, malgrado i tentativi di pensarla e descriverla come solida, ma non per questo una figura eterea. Quella dell'educatore è una "debolezza" strutturale, non eludibile da qualsivoglia riflessione e non eliminabile a seguito di qualsivoglia riflessione. Ma è una debolezza essenziale e salutare, che rappresenta anche la sua (paradossale) intrinseca forza, se interpretata come una costante apertura di possibilità, una ricerca ininterrotta sul senso dell'agire educativo, una costante messa in discussione del proprio orizzonte di finalità, degli obiettivi, dell'universo dei soggetti e delle esperienze di vita ritenuti destinatari e/o co-costruttori dell'azione educativa. L'educatore è incerto perché l'educare (professionale e non) è stato ed è sempre incerto, ma anche perché, oggi, la figura professionale è la risultante di molte chiamate in causa, di molte assunzioni di responsabilità. E questo sia per il ventaglio di compiti progressivamente attribuiti alla figura (riabilitazione, prevenzione e promozione educativa), sia per soggetti (individuali, collettivi, comunitari) di riferimento: dalle famiglie problematiche a senza dimora, dalla depravazione culturale di contesti territoriali agli anziani portatori di Alzheimer, dagli ex detenuti agli studenti "normali". Tant'è che oggi possiamo affermare – con tranquilla inquietudine – che tutta l'esistenza di tutte le persone è potenzialmente interessabile dal pensiero e dall'azione dell'educatore professionale.

Con quale aggettivo viene definita nel brano la figura dell'educatore?

A. Solida
B. Sintetica
C. Spontanea
D. Eterea
E. Liquida

694) Per definire in modo esaustivo la propria figura, l'educatore professionale, oggi, dovrebbe:

A. saper trasformare in punti di forza le sue debolezze strutturali
B. rinsaldare le proprie finalità e i propri obiettivi evitando di mettere continuamente in discussione il proprio orizzonte di esperienze educative
C. interrogarsi sulla capacità della propria figura professionale di promuovere e veicolare valori
D. stabilire che tipo di formazione personale sia più idonea per ricoprire il proprio ruolo professionale

E. stabilire chiaramente se sia più sensata una cultura dell'educazione in senso pianificato, e quindi artificiale, o interattivo, e quindi spontaneo

695) Nel brano si afferma che la figura dell'educatore professionale:

A. è una figura marginale nei compiti e nelle mansioni
B. ha precise e definite mansioni operative
C. si incarna, per natura, in una persona indecisa
D. si inquadra agevolmente all'interno di una rassegna esaustiva di compiti e funzioni
E. è una figura in continua evoluzione e definizione

696) In base a quanto detto nel brano, si può dedurre che attualmente:

A. l'azione educativa è più difficile che in passato
B. l'educatore professionale occupa una posizione privilegiata nelle istituzioni scolastiche private
C. l'educatore è privo delle necessarie competenze per occuparsi di anziani portatori di Alzheimer
D. l'azione educativa è tanto difficile quanto in passato
E. l'azione educativa è molto meno difficile che in passato

697) La dilatazione temporale del periodo di dipendenza dalla famiglia d'origine ha causato un diffuso orientamento delle giovani generazioni a posticipare sempre di più la conquista dell'autonomia abitativa. I dati a livello europeo mostrano il consolidamento e la diffusione di questo comportamento in tutti i Paesi dell'Europa meridionale (Italia, Spagna, Grecia e Portogallo) e con peculiarità specifiche rispetto alle altre nazioni dell'Unione Europea, tanto che si è consolidato l'approccio che contrappone due modelli di transizione alla vita adulta: il modello mediterraneo e quello nordico. A questi due modelli Galland aggiunge il modello britannico, caratterizzato dalla maggiore precocità nel raggiungimento delle varie fasi. La transizione dei giovani britannici, quindi, è contraddistinta dal precoce accesso al mercato del lavoro e da una più giovane età media di matrimonio, mentre, all'opposto, la maternità e la paternità sono eventi tendenzialmente rinviati. Il modello mediterraneo, di cui l'Italia è l'esempio più emblematico, è caratterizzato da un accentuato prolungamento della transizione e, soprattutto, del periodo di permanenza nella famiglia d'origine. Il modello nordico, diffuso nei Paesi dell'Europa centro-settentrionale, si presenta più complesso perché meno lineare, in quanto alcune fasi possono sovrapporsi ad altre e avere un carattere transitorio. Una delle differenze più rilevanti con il modello precedente è che l'abbandono della casa dei genitori avviene precocemente, in quanto prevale l'adozione di diverse strategie abitative, anche solo in via sperimentale. Le convivenze con il/la partner o con amici, la vita da single o la sistemazione in residenze universitarie per tutta la durata degli studi sono forme residenziali molto diffuse tra i giovani. Per il loro carattere temporaneo, tuttavia, non sempre danno esito all'acquisizione definitiva dell'autonomia abitativa. In Italia e negli altri Paesi del Sud Europa, invece, lasciare la famiglia d'origine impone quasi sempre una scelta definitiva, motivata, nella maggior parte dei casi, da eventi socialmente legittimati, quali il matrimonio o un cambiamento di residenza per ragioni di lavoro.

In base a quanto scritto nel brano, quale elemento caratterizza il modello nordico rispetto a quello mediterraneo?

A. Il precoce abbandono della famiglia d'origine in favore di altre strategie abitative
B. Una maggiore linearità oltre che una maggiore precocità nel raggiungimento delle varie fasi (accesso al mercato del lavoro, matrimonio, maternità e paternità ecc.)
C. La precoce acquisizione di una definitiva autonomia abitativa
D. L'abbandono della casa dei genitori motivata dall'acquisizione di un nuovo stato civile
E. Un accentuato prolungamento della permanenza nella famiglia d'origine

698) Il cosiddetto modello mediterraneo, secondo quanto affermato nel brano, comporta fra l'altro:

A. che l'autonomia abitativa, prima di diventare definitiva, è raggiunta anche in modo temporaneo
B. la sperimentazione di soluzioni abitative diverse, come la convivenza sia di coppia sia di gruppi di amici
C. che l'autonomia abitativa venga raggiunta, per lo più in coincidenza con eventi socialmente rilevanti quali trasferimenti per lavoro
D. che l'autonomia abitativa viene raggiunta spesso mediante trasferimento per motivi di lavoro nell'Europa centro-settentrionale
E. che gli studenti universitari raggiungano un'autonomia abitativa più tardi rispetto ai coetanei lavoratori

699) Secondo quanto affermato nel brano, il Paese più rappresentativo del modello mediterraneo è:

A. il Portogallo
B. la Spagna
C. l'Italia
D. Malta
E. la Grecia

700) Secondo quanto desumibile dal brano, mediamente, i giovani che si sposano in più giovane età sono quelli:

A. russi
B. dell'Europa centro-settentrionale
C. italiani
D. britannici
E. dell'Unione Europea, senza peculiarità specifiche di una nazione rispetto a un'altra

701) Gli omega-3 sono acidi grassi polinsaturi. Uno di questi, il DHA, è il componente principale del cervello adulto ed è un nutriente essenziale per lo sviluppo anatomico e funzionale del cervello del neonato. Una mamma che allatta al seno il suo bambino tende a dare così tanto DHA al bambino che il suo latte ne contiene di più del suo sangue; i bambini allattati al seno hanno così un contenuto di DHA nel cervello del 50% in più rispetto a quelli allattati artificialmente con latte in polvere. Il DHA non può essere sintetizzato ex novo, per cui una mamma che allatta deve rifornirsene con una dieta ricca di DHA, contenuto principalmente nel pesce azzurro, nel salmone e nel caviale. **Dal brano riportato si può dedurre che:**

A. il neonato assume il DHA a lui necessario dal pesce azzurro, salmone, caviale
B. durante l'allattamento la circolazione materna si impoverisce di DHA
C. durante l'allattamento il cervello materno sintetizza DHA
D. gli omega-3 non sono alimenti essenziali nell'allattamento
E. il latte in polvere contiene più DHA del latte materno

702) "Un asino e una volpe, dopo aver formato una società di mutuo soccorso andarono a caccia. Capitò loro d'imbattersi in un leone e allora la volpe davanti all'imminente pericolo, si accostò alla fiera e le promise l'asino come ricompensa, se l'avesse lasciata andar via incolume. Il leone glielo promise e allora la volpe, dopo aver spinto l'asino nei pressi di una trappola, lo fece cadere dentro."

Da *L'asino, la volpe e il leone,* in Esopo, Favole, Bompiani, Milano, 1992

Sapendo che il leone era bugiardo e che nel minor tempo possibile voleva mangiare il più possibile e con il minor sforzo possibile, che cosa fece innanzitutto?

A. Sbranò l'asino
B. Sbranò la volpe
C. Si pose sulle tracce lasciate giorni prima da un grosso elefante
D. Cercò la collaborazione di un altro leone
E. Si limitò ad uccidere l'asino

703) "Ancora vent'anni fa era possibile elencare moltissimi filosofi, storici, sociologi, psicologi che i giovani leggevano con avidità considerandoli dei maestri. [...] Prendete ora qualsiasi giovane e domandategli quali autori legge abitualmente considerandoli dei maestri. Spesso non ne nominano nemmeno uno. [...] Non sanno più la storia. Girano il mondo e non sanno localizzare su una carta geografica dove sono gli Stati. Navigano in internet ma, poiché su internet ci sono solo frammenti, fanno un minestrone di frammenti che non riescono a ordinare. [...] Non sono i giovani che sono apatici, morti, ignoranti, pigri, siamo noi che non abbiamo capito che l'essere umano è, nel profondo, un combattente, che ha al suo interno una spinta irrefrenabile a salire in alto. È questa che bisogna risvegliare. Ma non la si risveglia con il "poverino, poverino" e con la pigrizia. E la si uccide con l'indifferenza. La si risveglia solo additando una meta e dimostrando, con il tuo esempio, che ci credi e che sei pronto a batterti insieme a loro per raggiungerla."

(Da Francesco Alberoni, "In ogni giovane apatico si nasconde un combattente", Corriere della Sera, 7/3/2005, p.1)

Delle cinque considerazioni che la situazione descritta potrebbe far venire in mente SOLO UNA, stando a quanto appena letto, sarebbe condivisa da Alberoni. La si individui.

A. Al giorno d'oggi mancano le personalità eminenti di un tempo, dotate di straordinarie prerogative intellettuali e culturali
B. Il tramonto delle grandi ideologie giustifica il disimpegno intellettuale e pratico di tanti giovani rimasti senza "fedi"
C. La disaffezione di tanti giovani d'oggi nei confronti della lettura è la spia del carattere meramente commerciale delle scelte editoriali dell'industria della carta stampata
D. La presunta apatia dei giovani d'oggi riflette in realtà le carenze degli adulti, che non sanno impegnarsi con loro nella comune rincorsa di nuovi traguardi
E. Fare meno viaggi virtuali in internet ed aumentare quelli reali in giro per il mondo aiuterebbe i giovani a ritrovare l'entusiasmo perduto

704) Una ormai lunga esperienza dimostra che cibi integrati, carni provenienti da allevamenti artificiali, o congelate; cereali, verdura e frutta ottenuti in terreni chimicamente concimati ed in coltivazioni in cui si usano largamente antiparassitari non comportano pericoli, purché vi sia un minimo di educazione dei consumatori. Così una lunga esperienza comprova pure che cibi conservati in vari modi mantengono a lungo ottime caratteristiche nutritive, e non causano disturbi di sorta. Naturalmente ciò è vero purché le cose siano fatte onestamente e vengano rigorosamente osservate le norme igieniche nella preparazione, nella conservazione e nell'uso degli alimenti impiegati.

(G.E. Luraghi, *Le macchine della libertà*, Bompiani, Milano,1981)

Delle cinque considerazioni proposte SOLO UNA, stando a quanto appena letto, sarebbe condivisa dall'autore. La si individui.

A. La tecnologia, se usata onestamente, può migliorare la produzione e la conservazione dei cibi
B. Qualsiasi apporto di carattere industriale è da considerarsi negativo nel campo dell'alimentazione
C. I trattamenti chimici, se fatti onestamente, rendono il cibo conservato migliore di quello fresco
D. Il pericolo per l'uso di cibi conservati sta esclusivamente nella diseducazione dei consumatori
E. L'uso efficiente delle tecnologie nella produzione e nella conservazione degli alimenti è privo di pericoli

705) «La capacità di provare dolore non può essere rimossa, ma capita, di rado, che qualche individuo ne sia privo dalla nascita. Una vita senza dolore potrebbe sembrare fortunata, ma non lo è. I bambini che non provano dolore non sono a disagio neppure quando stanno a lungo nella stessa posizione: la conseguente mancanza di movimento impedisce al sangue di arrivare alle articolazioni, che nell'adolescenza sono già deteriorate. Le persone che non possono sentire dolore muoiono quasi tutte prima dei trent'anni. Anche i dolori diffusi, o il semplice malessere, sono adattivi. Spingono all'inattività completa, e non solo al riposo delle parti danneggiate. [...] L'inattività favorisce anche, probabilmente, l'efficacia delle difese immunitarie, il ripristino dei tessuti danneggiati e altri adattamenti. I medicinali che fanno sentire meglio una persona malata interferiscono con questi benefici. Una sensazione di benessere indotta dai farmaci può indurre ad attività che interferiscono con gli adattamenti difensivi o con la guarigione.»

Randolph M. Nesse e George C. Williams, *Perché ci ammaliamo*, Einaudi, Torino, 1999, p. 46

DUE delle seguenti proposizioni traggono le conclusioni del discorso riportato: le si riconosca.

1) la somministrazione di farmaci può talora risultare controproducente; 2) il dolore fisico, di per se stesso, è comunque qualcosa di sgradevole; 3) chi non sopporta il dolore tende a permanere nella stessa postura; 4) a qualche essere umano la sorte preclude la capacità di provare dolore; 5) a dispetto delle apparenze una vita senza dolore non è una vita fortunata; 6) la capacità di provare dolore non può essere rimossa.

A. La 2 e la 6
B. La 2 e la 3
C. La 2 e la 4
D. La 3 e la 4
E. La 1 e la 5

706) «Nei giardini europei di ogni epoca e stile, fino alla metà del XIX secolo circa, i labirinti erano un elemento essenziale per superare l'uniformità delle varie parti e raggiungere [...] un certo grado di varietà anche in uno spazio estremamente ridotto. [...] La differenza stava nella loro destinazione, nelle particolarità della loro semantica. Nei giardini monastici medievali i labirinti simboleggiavano la vita complessa e intricata dell'uomo. I sette peccati capitali e le sette virtù teologali incontravano l'uomo lungo questo percorso. [...] Pietro I costruì labirinti in tutti i giardini pietroburghesi più famosi, adornandoli immancabilmente con gruppi scultorei ispirati alle favole di La Fontaine. [...] Pietro [il Grande] voleva istruire i suoi sudditi alla cultura secolare europea, indispensabile ai Russi per poter comunicare liberamente con gli stranieri colti. Ma già sotto Pietro i labirinti avevano anche un altro scopo – il divertimento. Pietro amava portare nel labirinto i suoi ospiti e obbligarli a uscirne da soli. Nel periodo romantico i labirinti erano un pretesto per allungare l'itinerario delle passeggiate e cominciarono a cedere il posto ai parnasi [...].»

Dmitrij Sergeevic Lichacev, *La poesia dei giardini*, tr. it. Einaudi, Torino, 1996, pp. 34-35

SOLO UNA delle considerazioni sottostanti si attiene alle affermazioni di Lichacev. La si individui:

A. ai labirinti dei giardini potevano essere attribuite valenze simboliche ma non certo educative e ludiche
B. mirava sempre all'omogeneità del paesaggio e alla brevità delle passeggiate, la predisposizione di labirinti nei giardini
C. la predisposizione di labirinti nei giardini pietroburghesi rispondeva alla sola esigenza dell'istruzione del popolo russo
D. al variare delle epoche storiche, permanevano immutate le funzioni attribuite ai labirinti nei giardini
E. i labirinti dei giardini poterono simboleggiare le vicissitudini e gli erramenti cui si trova esposta l'esistenza umana

707) "Nelle favole di Hans Christian Andersen l'«infelicità emerge man mano che la scrittura diventa più padrona di sé. E anche nei racconti canonici è sempre possibile la doppia lettura: una ingenua, appunto per ragazzi, con finale apparentemente edificante; e una più sottile, più desolata, che spinge a una diversa, se non proprio opposta, interpretazione dell'esito conclusivo. È il caso di uno dei più famosi racconti: il brutto anatroccolo diventa un meraviglioso cigno, ma il lettore adulto è autorizzato a leggere tale metamorfosi come una implacabile sconfitta. La stessa cosa succede al Pinocchio di Collodi, che alla fine si trasforma in bravo ragazzo, fatto di carne e ossa: il burattino è morto, e con lui la gioia di vivere con innocenza e spensieratezza."

(Da Vincenzo Cerami, "Così Andersen mise in fiaba il male di vivere", *Specchio, p. 60,* supplemento a LA STAMPA del 19-3-2005)

La trasformazione del brutto anatroccolo in cigno può essere anche letta, in senso NON edificante, come un'implacabile sconfitta per... (Si scelga la MOTIVAZIONE che rispetta lo spirito delle parole di Cerami):

A. gli altri cigni, data la particolare bellezza del nuovo venuto e il favore da lui incontrato presso i bambini
B. il lettore, che vede smentite le sue ragionevoli aspettative circa l'immancabile, tragica fine del brutto anatroccolo
C. gli altri anatroccoli e tutti gli altri animali, che in precedenza avevano continuamente deriso e maltrattato il brutto anatroccolo
D. il brutto anatroccolo, per il quale la metamorfosi in cigno vale il passaggio da gioia, innocenza e spensieratezza al loro contrario

E. il brutto anatroccolo: non lui ma il cigno in cui ha avuto la fortuna di trasformarsi riesce a farsi accettare dal prossimo

708) "Il contrasto tra Rousseau e Nietzsche può essere illustrato proprio dal diverso atteggiamento che l'uno e l'altro esprimono rispetto alla naturalità e artificialità dell'uguaglianza e della diseguaglianza. Nel discorso sull'origine della diseguaglianza, Rousseau parte dalla considerazione che gli uomini sono nati uguali, ma la società civile, vale a dire la società che si sovrappone lentamente allo stato di natura attraverso lo sviluppo delle arti, li abbia resi diseguali. Nietzsche, al contrario, parte dal presupposto che gli uomini siano per natura diseguali (ed è un bene che lo siano, perché fra l'altro una società fondata sulla schiavitù come quella greca era, proprio in ragione dell'esistenza degli schiavi, una società evoluta) e soltanto la società, con la sua morale del gregge, con la sua religione della compassione e della rassegnazione, li ha resi tutti eguali. Quella stessa corruzione, che per Rousseau ha generato la diseguaglianza, ha generato, per Nietzsche, l'uguaglianza. Là dove Rousseau vede diseguaglianze artificiali, e quindi da condannare e da abolire perché in contrasto con la fondamentale eguaglianza della natura, Nietzsche vede un'eguaglianza artificiale, e quindi da esecrare in quanto riduttiva della benefica diseguaglianza che la natura ha voluto regnasse tra gli uomini. L'antitesi non potrebbe essere più radicale: in nome dell'eguaglianza naturale, l'egualitario condanna la diseguaglianza sociale; in nome della diseguaglianza naturale, l'inegualitario condanna l'uguaglianza sociale. (...) L'idea qui formulata, secondo cui la distinzione tra sinistra e destra corrisponde alla differenza tra egualitarismo e inegualitarismo (...) si pone ad un tale livello di astrazione che può servire tutt'al più a distinguere due tipi ideali. (...) Ripeto ancora una volta che non sto dicendo che una maggiore eguaglianza è un bene e una maggiore diseguaglianza un male. Come ho detto sin dall'inizio, sospendo ogni giudizio di valore (...). Del resto, se l'eguaglianza può essere interpretata negativamente come livellamento, la diseguaglianza può essere interpretata positivamente come riconoscimento della irriducibile singolarità di ogni individuo. Non c'è ideale che non sia acceso da grande passione. La ragione o meglio il ragionamento che adduce argomenti pro e contro per giustificare le scelte di ciascuno di fronte agli altri, e prima di tutto di fronte a se stessi, viene dopo. Per questo i grandi ideali resistono al tempo e al mutar delle circostanze e sono, l'uno all'altro, irriducibili. La spinta verso una sempre maggiore eguaglianza tra gli uomini è, come aveva osservato nel secolo scorso Tocqueville, irresistibile. (...) Mai come nella nostra epoca sono state messe in discussione le tre fonti principali di diseguaglianza, la classe, la razza, il sesso. La graduale parificazione delle donne agli uomini, prima nella piccola società famigliare, poi nella più grande società civile e politica, è uno dei segni più certi dell'inarrestabile cammino del genere umano verso l'eguaglianza".

Norberto Bobbio, *Destra e Sinistra*, Donzelli, Roma 1994

UNA sola di queste deduzioni è conseguente al testo riportato. Quale?

A. Le contrastanti concezioni di "stato di natura" di Rousseau e Nietzsche sono state assunte come fondamento di diversi progetti ideali
B. Se l'adesione al partito dell'eguaglianza è per lo più passionale, aderi-

re al partito opposto è generalmente frutto di un procedimento, pur discutibile, di analisi razionale
C. Il vedere nella diseguaglianza il riconoscimento della irriducibile singolarità dell'individuo caratterizza il nicianesimo che, in quanto sconfitto dalla storia, è destinato a scomparire
D. Ai movimenti di sinistra, in quanto caratterizzati dall'utopia egualitaria, Bobbio riconosce una funzione inequivocabilmente e innegabilmente più positiva che ai movimenti di destra
E. Che la storia proceda verso una sempre maggiore eguaglianza implica che la concezione ispirata a Nietzsche, che sostiene la diseguaglianza, prima o poi cesserà di esistere

709) In una certa regione il numero assoluto di soggetti che è stato guarito da una condizione morbosa, che definiremo come U, sempre mortale se non trattata, è molto elevato, ma varia da uno all'altro dei centri specializzati. Data l'importanza anche sociale della malattia U, il numero di questi centri è progressivamente aumentato negli ultimi vent'anni e attualmente è ritenuto sufficiente a trattare, secondo schemi condivisi e regolarmente aggiornati e controllati, tutti i pazienti che nella regione si ammalano della malattia in questione. La differenza del numero assoluto dei soggetti guariti nei diversi centri è però significativa, e ha probabilmente radici complesse.
Il testo GIUSTIFICA peraltro UNA SOLA delle seguenti ipotesi esplicative, quale?

A. Una mancata aderenza ai protocolli di terapia da parte di alcuni centri
B. L'insufficiente specializzazione di alcuni centri
C. Un differente aggiornamento dei diversi centri
D. Il diverso anno di inizio dell'attività del centro
E. L'effetto di schemi terapeutici diversi

710) "Arrivare a una comprensione del Furioso, non dico piena ma ricca, non è facile, come non lo è per ogni libro che abbia molte facce diverse. Occorrerebbe (...) poter afferrare la ricchezza poliedrica del mondo ariostesco nella sua molteplicità sfaccettata (...). E bisognerebbe poter apprezzare la maestria con cui il narratore struttura la sua opera intrecciando tanti fili e portandoli tutti avanti con perspicua chiarezza; (...) Bisognerebbe insomma possedere una cultura letteraria acquisita con il lavoro di una vita e insieme una umanità intelligente e una sensibilità acuta per l'arte (...) Un patrimonio quasi impossibile da mettere insieme, e chi può sperare di possederlo? Solo gli sciocchi possono sperare di raggiungere tanta profondità di comprensione perché in possesso di questa o di quella competenza settoriale, o perché asserviti all'ultimo metodo venuto di moda. Ma è sufficiente, per un'opera come l'Orlando Furioso, anche accontentarsi di meno, assai meno. Procurarsi le informazioni indispensabili, liberarsi di ideologismi e preconcetti scolastici, e leggere... con il gusto di leggere, sapendo che un'opera letteraria è frutto, e quindi può esser fonte, di mille interessi e piaceri diversi: godere con umiltà di quelle invenzioni, di quel narrare sapientemente orchestrato, di quella musicale armonia. Io, purtroppo, so poco o niente di musica, ignoro le nozioni elementari necessarie ad analizzare la struttura di un brano, e sono, lo so, incapace di spiegarmi tecnicamente le emozioni che mi procura l'ascolto. Ma non per questo rinuncio a sentir musica, anzi! Ascolto e riascolto, conscio che tanto di quell'arte e del godimento che essa potrebbe procurarmi mi è precluso per sempre; ma tuttavia ascolto, e godo quello che natura e cultura consentono. Non dovrebbe esser lo stesso per chi è poco esperto di letteratura, ma non per questo è disposto a rinunciare alla ricchezza di conoscenze e di gioia che un'opera letteraria come il Furioso racchiude?".

Giuseppe Petronio, *Il piacere di leggere*, Oscar Mondadori

UNA SOLA delle seguenti affermazioni è rigorosamente DEDUCIBILE dal testo di Giuseppe Petronio, quale?

A. È un atto di presunzione pretendere di esaurire la conoscenza del Furioso grazie alla padronanza di tecniche interpretative anche molto aggiornate
B. È sufficiente per apprezzare il Furioso un orecchio naturalmente educato a cogliere la sapiente orchestrazione della narrazione
C. È inutile, per chi ama la musica e la vuole godere, procurarsi le nozioni necessarie a comprenderne la struttura
D. È possibile godere della lettura del Furioso anche senza alcuna preparazione preventiva
E. Natura e cultura permettono di godere un'opera d'arte tanto a chi non ha competenze tecniche quanto a chi ne ha

711) "Sulla memorizzazione di immagini "visive" venne fatto da A. de Groot un esperimento relativo al gioco degli scacchi. Egli dispose i pezzi secondo posizioni prese da partite effettivamente giocate e mostrò la scacchiera ai soggetti per cinque secondi; poi tolse i pezzi e chiese ai soggetti di ricostruire le posizioni. I maestri e i grandi maestri furono capaci di ricostruire le posizioni (con circa 20-24 pezzi sulla scacchiera) quasi senza errori, mentre i principianti riuscirono a mala pena a sistemare in modo corretto qualche pezzo e i giocatori di medio calibro si collocarono a metà tra i campioni e i principianti. Ma il fatto notevole fu che quando si mostrarono ai maestri e ai grandi maestri altre scacchiere con lo stesso numero di pezzi disposti a caso, la loro capacità di ricostruire le posizioni non si rivelò maggiore di quella dimostrata dai principianti di fronte alle partite vere; i principianti, invece, si dimostrarono mediocri come lo erano stati precedentemente".

Herbert A. Simon, *Le scienze dell'artificiale*, Il Mulino, Bologna 1988

L'esperimento condotto avalla UNA SOLA delle seguenti ipotesi, quale?

A. L'informazione sulla scacchiera è meglio memorizzabile per i maestri perché registrata sotto forma di relazioni sensate e conosciute tra i pezzi
B. I campioni di scacchi hanno doti speciali per memorizzare le immagini visive
C. I fenomeni di visualizzazione dipendono essenzialmente dalla struttura neurologica individuale
D. Se non un maestro, un grande maestro può sicuramente registrare fino a 24 pezzi di informazione in cinque secondi
E. Oltre ad una eccezionale capacità di memorizzazione, i maestri degli scacchi possiedono una particolare capacità di concentrazione

712) "Ci sono diversi modi possibili di leggere Marshall McLuhan a poco più di trent'anni dalla pubblicazione originale di *Understanding Media*, che in italiano venne tradotto come *Gli strumenti del comunicare* perché media, nel 1967, era ancora una parola sconosciuta ai più... Leggere *Gli strumenti del comunicare* significa sentirsi invitati non ad accogliere delle idee ma a completarle, non a seguire un testo ma a starci dentro, un po' come certi cult movies sembrano piuttosto un invito a travestirci con i loro abiti che a seguire una storia. (...) Leggendolo attentamente ci si rende conto che l'asistematicità di McLuhan è più apparente che reale, e che al fondo quello che egli propone è una vera e propria filosofia della storia. Secondo McLuhan, si può leggere l'intera storia umana come una successione di forme di comunicazione... La prima rottura, in una socialità primitiva fatta di comunicazione essenzialmente verbale, è stata rappresentata per McLuhan dalla scrittura. Mentre nell'oralità la comunicazione è sempre partecipata, richiede non solo la compresenza, ma anche la co-attività di diversi interlocutori, la scrittura separa radicalmente l'emissione del messaggio dalla sua ricezione (...). L'alfabeto fonetico completa questa trasformazione... La scrittura prima, l'alfabeto fonetico poi, segnano il passaggio da società "fredde" (con questo termine, preso dal linguaggio jazzistico, McLuhan definiva le forme di comunicazione partecipative, che trasmettono messaggi incompleti e invitano il ricettore a completarli) a società "calde", basate su forme di comunicazione non partecipative, affidate generalmente a un solo senso, che bombardano la mente del ricettore con messaggi "completi" e immutabili. Da allora, sulla base della dialettica "caldo/freddo" si può, secondo McLuhan, riscrivere per intero i cicli della storia umana: alla calda antichità classica fa seguito un medioevo raffreddato dal ritorno delle società occidentali a forme di comunicazione in larghissima prevalenza orali; questo a sua volta si rovescia, con la stampa, in un'epoca di nuovo calda. Con la stampa, secondo McLuhan, che alla "Galassia Gutenberg" ha dedicato uno dei suoi libri più noti, la separazione fra azione e reazione si esaspera ulteriormente... Alla fine dell'Ottocento, con l'elettrificazione, si ha di nuovo un rovesciamento (...); il telegrafo prima, poi il telefono e la radio, ci riportano alla simultaneità, ci propongono dei messaggi che non solo consentono, ma richiedono la nostra partecipazione, creano una possibilità di contatto di tipo orale, ma esteso all'intero pianeta. (...) Il raffreddamento inaugurato da Edison viene coronato, secondo McLuhan, dalla televisione, medium apparentemente passivizzante ma che in realtà richiede un'alta partecipazione dello spettatore (...). Del personal computer McLuhan, morto nel 1980, non fece in tempo a occuparsi, ma è evidente a chi legga l'ultimo capitolo degli Strumenti che per McLuhan l'informatizzazione completava la fase di raffreddamento della civiltà avviata da Edison... È una filosofia della storia che deve molto a Marx, (...) ma McLuhan attribuisce la funzione rivoluzionaria non al movimento organizzato, ma alla forza stessa delle cose, al messaggio che sta nei media. Di qui il tono profetico, ma al tempo stesso conservatore. McLuhan si è proposto come profeta di una rivoluzione che c'è già stata, teorico radicale di uno sradicamento che è nei fatti. Per questo la parola chiave di McLuhan è "consapevolezza" e i suoi testi si offrono come strumenti per prendere consapevolezza di quello che già è, per capire quello che, in fondo, già sappiamo".

Peppino Ortoleva, *L'uomo e il suo messaggio*

Tra le affermazioni qui riportate individuare la sola coerente con il pensiero di McLuhan.

A. Da Edison fino al PC si conclude e culmina la fase di allontanamento dalla comunicazione orale primitiva, di cui si è ormai persa ogni caratteristica

B. La diffusione della stampa, la Galassia Gutenberg, ha permesso una per-

sonalizzazione dell'acquisizione del sapere
C. Più della radio, la televisione, affidandosi quasi esclusivamente alla vista, invita ad una recezione passiva e acritica
D. L'alfabeto fonetico rese possibile un nuovo tipo di comunicazione, più freddo perché meno condizionato dalla gestualità
E. *Gli Strumenti del comunicare* di McLuhan può essere considerato una forma di comunicazione fredda, in quanto le idee che vi sono espresse esigono di essere completate dal lettore

713) "Non è chiaro se l'effetto serra esista veramente e riscaldi la Terra ma di certo la polemica sull'argomento è rovente, come dimostra lo scontro in corso negli Usa sul film "L'alba del giorno dopo", che mentre scrivo deve ancora uscire. Non esistono dubbi sul fatto che le attività antropiche causano l'emissione di anidride carbonica nell'atmosfera, dubbi e polemiche sorgono tuttavia quando si intende valutare sulla base di misure e di modelli teorici l'impatto che questa emissione ha sul clima. (...) In tempi ormai remoti la Terra ha subito variazioni climatiche brutali e ben documentate, basti pensare all'era glaciale, variazioni certo non legate all'attività dell'uomo. Lungo l'arco dei secoli la radiazione solare potrebbe subire o avere subito variazioni tali da alterare il clima terrestre ben al di fuori delle competenze del protocollo di Kyoto. Siamo condannati alla navigazione a vista e rimango scettico sia davanti al catastrofismo demagogico e scontato dei profeti di sventura sia verso il futuro radioso dei trionfalisti".

Tullio Regge, *Effetto serra. Un imprevisto ci salverà*, La Stampa, 29/4/2004

UNA SOLA delle seguenti affermazioni È AUTORIZZATA dall'articolo citato di Tullio Regge.

A. È cosa ben chiara per uno scienziato che il protocollo di Kyoto è un espediente demagogico scientificamente irrilevante
B. Le radiazioni solari non influenzano le variazioni climatiche
C. La convinzione che le attività antropiche causino emissione di anidride carbonica nell'atmosfera non ha alcun fondamento scientifico
D. Mai comunque sulla Terra si sono verificate variazioni climatiche evidenti e importanti come nel nostro tempo
E. La valutazione dell'impatto sul clima dell'emissione di anidride carbonica nell'atmosfera è dubbia e controversa

714) "Fa attenzione alle forme con cui costruisce il contadino. Perché sono patrimonio tramandato dalla saggezza dei padri. Cerca però di scoprire le ragioni che hanno portato a quella forma. Se i progressi della tecnica consentono di migliorare la forma, bisogna sempre adottare questo miglioramento. [...] Sii vero. La natura sopporta soltanto la verità. Va d'accordo con i ponti a travi reticolati in ferro, ma rifiuta i ponti ad archi gotici con torri e feritoie. Non temere di essere giudicato non moderno. Le modifiche al modo di costruire tradizionale sono consentite soltanto se rappresentano un miglioramento, in caso contrario attieniti alla tradizione. Perché la verità, anche se vecchia di secoli, ha con noi un legame più stretto della menzogna che ci cammina al fianco".

Adolf Loos, *Parole nel vuoto*, Adelphi, Milano 1990

UNO SOLO dei giudizi sotto riportati È a rigore ricavato dal discorso di Loos. Quale?

A. La natura ama la verità e accoglie male i frutti della tecnologia
B. Nelle forme tradizionali popolari c'è un senso che merita di essere riscoperto
C. Chi non comprende il senso della tradizione non può essere un vero innovatore
D. Siamo sempre più legati alle menzogne di moda che alle verità fuorimoda
E. Gli strumenti moderni impongono sempre una modernizzazione delle forme

---

715) "Molti [...] sosterrebbero che il modo migliore per aiutare i poveri è favorire la crescita dell'economia. Essi credono nell'economia del trickle down o permeabile, quella cioè che, goccia a goccia, dovrebbe prima o poi far arrivare i vantaggi della crescita anche ai poveri. La teoria economica del trickle down non è mai stata molto più di una credenza, un articolo di fede. Nell'Inghilterra del XIX secolo, l'indigenza sembrava in aumento anche se, nel complesso, il paese prosperava. La crescita degli anni Ottanta in America ci fornisce l'esempio drammatico più recente: in pieno progresso economico, i più poveri hanno visto ridursi ulteriormente i loro redditi reali. [...] E quando lasciai la Casa Bianca per andare alla Banca mondiale, portai con me lo stesso scetticismo nei confronti di questo tipo di politica: se non aveva funzionato negli Stati Uniti, perché mai avrebbe dovuto funzionare nei paesi in via di sviluppo? Se da una parte è vero che non è possibile ridurre in modo significativo la povertà senza una crescita economica sostenuta, non è vero l'opposto: non è detto che la crescita vada a vantaggio di tutti. Non è vero che l'alta marea solleva tutte le barche..."

Joseph E. Stiglitz, *La globalizzazione e i suoi oppositori*, Einaudi, Torino 2002

Quale delle seguenti affermazioni È COERENTE con il pensiero di Stiglitz?

A. La diminuzione della povertà non è un problema che riguardi l'economia
B. Crescita economica e diminuzione della povertà non sono correlate
C. Crescita economica e diminuzione della povertà sono inversamente proporzionali
D. La crescita economica è condizione necessaria a contrastare efficacemente la povertà
E. La crescita economica è condizione sufficiente a contrastare efficacemente la povertà

---

716) "È famoso come poeta dialettale piemontese, ma di professione faceva il medico. Edoardo Ignazio Calvo nacque a Torino il 13 ottobre 1773, nella casa dove suo padre visitava i pazienti. Per il figlio desiderava un futuro simile. Le insistenze paterne furono tali che si iscrisse alla facoltà di Medicina e si laureò con una tesi in latino sullo scorbuto. Sebbene avesse affrontato quegli studi controvoglia, alla professione si dedicò con intelligenza e capacità; proprio mentre curava i malati di tifo nell'antica sede dell'ospedale San Giovanni Battista, contrasse anche lui l'infezione, morendone esattamente due secoli fa. Nonostante [...] l'intensa attività letteraria (scrisse favole esopiche e satire politiche) trovò anche il tempo di scrivere un interessante lavoro scientifico a proposito di piante e animali velenosi, in cui si schierava contro le false credenze da Plinio in poi, e faceva una rassegna rapida delle testimonianze attendibili sui veleni presenti in natura".

Anna Buoncristiani, *Il poeta che sperimentò il vaccino antivaiolo*, Tutto Scienze-La Stampa, 28/4/2004

UNA SOLA delle seguenti considerazioni È AUTORIZZATA dall'articolo citato. Quale?

A. Il tifo era, nei secoli scorsi, una malattia sempre mortale
B. Non era possibile per un figlio, nei secoli passati, ribellarsi all'autorità paterna
C. L'esercizio di un'attività intensa in campo medico assorbe tutte le energie di chi vi si dedica generosamente
D. Capitava, nel '700, che uno studioso, pur giovane, desse un contributo originale alla cultura sia scientifica sia letteraria
E. Il ricorso alle erbe in campo medico, è sempre sicuro, in quanto fondato su incontrovertibili esperienze millenarie

717) Dopo Mario Draghi arriva Antonio Catricalà. Dopo la Banca d'Italia, anche l'Antitrust bastona le banche per i costi troppo alti dei conti correnti. "I correntisti spendono in media 182 euro l'anno, molto di più che nel resto d'Europa" accusa l'autorità presieduta da Catricalà, che da un anno ha ricevuto dall'istituto di via Nazionale la competenza della tutela della concorrenza bancaria e che ieri ha diffuso le conclusioni della sua indagine conoscitiva sul caro sportello. Tale indagine ha preso spunto da un'analisi avviata congiuntamente dalle due autorità e poi proseguita e approfondita autonomamente dall'Antitrust. Del resto anche la Banca d'Italia, come ha fatto sapere sabato il Governatore, ha sviluppato il suo monitoraggio. E non v'è dubbio che l'esito di entrambe le verifiche e dello studio fatto recentemente dalla Commissione di Bruxelles confermino, seppur con cifre e parametri diversi, la circostanza che il correntista italiano è penalizzato rispetto agli altri cittadini europei. Per l'Antitrust, che sollecita la portabilità del conto corrente, allo sportello in Italia si spendono in media circa 182 euro all'anno, contro per esempio i 35 euro dell'Olanda o i 65 di Belgio e Regno Unito, i 99 della Francia o i 108 della Spagna. E ciò perché il "nostro sistema creditizio è meno competitivo". La vera sorpresa sta nella scoperta fatta dagli uomini di Catricalà. E cioè la minore convenienza per il cliente dei conti correnti a canone, ovvero a costo fisso mensile o annuale, pubblicizzati dalle banche come i più economici. Dall'indagine infatti è emerso che i conti meno costosi sono in nove casi su dieci quelli "a consumo", seguiti dai conti a canone con operazioni illimitate e infine, i più cari, quelli a canone con operazioni limitate. I più convenienti in assoluto, con costi inferiori del 60%, sono comunque i conti online. È stato fatto anche un sondaggio per tipologia familiare: i nuclei monoreddito spendono in media da 177,2 a 208,8 euro l'anno. Quelle bireddito circa 196,3 euro. I giovani in cerca del primo impiego 76,3 euro e i pensionati 96,6 euro.

(Da: Stefania Tamburello, *Caro-sportello, antitrust contro le banche*, "Corriere della sera")

In base al brano è deducibile che Antonio Catricalà:

A. è succeduto a Mario Draghi alla presidenza dell'Antitrust
B. presiede l'Antitrust
C. presiede una banca
D. è il presidente dell'Antitrust e della Banca d'Italia
E. presiede la Banca d'Italia

718) In base a quanto riportato nel brano, quale tra le seguenti affermazioni è esatta?

A. I conti correnti spagnoli forniscono un reddito inferiore rispetto ai conti correnti olandesi
B. È sempre più vantaggioso essere un correntista italiano che un correntista olandese
C. Nel Regno Unito i costi dei conti correnti sono sensibilmente più alti che in Belgio
D. Il costo medio per tenere aperto un conto corrente è superiore in Spagna che in Francia
E. I conti correnti a canone, ovvero a costo fisso mensile o annuale, sono i più economici

719) Abbiamo incontrato scienziati che amano abbastanza la propria disciplina da non volerla privare dell'intelligenza delle donne. Ancora troppo pochi. Era il Natale del 2000, in Italia si discuteva dell'esito della Commissione Dulbecco che doveva suggerire se e come autorizzare la ricerca sulle cellule staminali. Per una donna il dibattito aveva una comicità surreale: ventiquattro signori, alcuni votati al celibato, litigavano sull'eventuale uso di embrioni senza consultare chi normalmente li fa, li partorisce, li accudisce e li trasforma in persone umane. Basta dare un'occhiata alle ricerche sulle carriere femminili nei centri di ricerca statali, per vedere che le donne non contano. Anche nelle discipline in cui sono più numerose degli uomini, non fanno "massa critica", smentendo così la teoria che sta dietro alle pari opportunità. Rimangono bassa manovalanza, quasi mai raggiungono posti di responsabilità. Rispetto al mondo della letteratura e delle arti, dove l'autorevolezza intellettuale e la creatività delle donne non sono più messe in discussione, il mondo scientifico è piuttosto conservatore. Dalla pubblicazione nel 1997 su "Nature" dell'articolo di Christine Wennerås e Agnes Wold, biologhe dell'università di Göteborg, si sa che gli esperti chiamati dal Consiglio svedese per la ricerca medica ad approvare i progetti finanziati con fondi pubblici applicano alle candidate un fattore di discriminazione di 2,6. Nel senso che le ricerche proposte da donne ricevono finanziamenti soltanto se ottengono un punteggio di 2,6 volte superiore a quelle proposte da uomini. L'effetto di questa prassi, diffusa ovunque e non solo nella Svezia delle pari opportunità, è stato da un lato la discriminazione, dall'altro il perpetuarsi fino a pochi anni fa di una ricerca medica scriteriata, proprio nel senso di priva di criteri oggettivi, per cui il corpo-standard era quello maschile. I genetisti hanno propagandato questa visione. Dopo la pubblicazione nel febbraio scorso della mappa del genoma, sono diventati più cauti. Era ora. Il libro *The Century of the Gene* elenca i vicoli ciechi imboccati storicamente dai genetisti. È emblematico James Bonner che nel 1965 pubblica un trattato sull'embriogenesi. A proposito dello sviluppo dell'embrione, Bonner ne colloca il programma genetico nel nucleo dello spermatozoo. Nella sostanza, questa posizione non rappresenta una novità: dopo duemila e passa anni, Bonner prende ancora per buona la tesi che Eschilo, nelle Eumenidi, attribuisce ad Apollo: "Non è colei che ha partorito, la madre del bambino che si dice sia stato da lei stessa generato: ella ha solo nutrito il seme che le è stato insediato. Vero creatore è colui che ha cosparso il seme".
In base al contenuto del brano, si può affermare con certezza che chi lo ha scritto:

A. considera le ricercatrici scientifiche meno potenti dei loro colleghi maschi
B. ha studiato all'università di Göteborg

C. lavora in un laboratorio svedese
D. detesta la letteratura greca
E. è un genetista

720) Perché nel brano la ricerca medica è definita "scriteriata"?

A. Perché dimentica le sue radici umanistiche
B. Perché rivolta a premiare studi condotti da maschi
C. Perché tendenzialmente conservatrice
D. Perché finanziata secondo criteri eticamente scorretti
E. Perché priva di criteri oggettivi

721) Secondo quanto espresso nel brano, da cosa risulta smentita la teoria delle pari opportunità?

A. Dal fatto che, secondo una ricerca, i progetti delle donne ricevono un punteggio discriminato di un fattore pari a 2,6 rispetto ai progetti degli uomini
B. Dal fatto che nelle discipline scientifiche il conservatorismo maschile è ancora preponderante
C. Dal maschilismo preponderante anche nel campo della ricerca
D. Dal fatto che la ricerca medica adotta ancora quello maschile come "corpo-standard"
E. Dal fatto che, anche nelle discipline in cui sono più numerose dei colleghi maschi, le donne non riescono a raggiungere in misura significativa posti di responsabilità

722) Hong Kong, Singapore, Taiwan, Cina, Malaysia, Thailandia, Indonesia, Filippine, India, tutto il Centro e il Sudamerica, Australia, Nuova Zelanda, Sudafrica, Paesi europei dell'ex blocco comunista (Russia, Ungheria, Repubblica Ceca, Slovacchia e così via). A esclusione dei primi tre – che comunque sono tradizionalmente inclusi nell'area degli emergenti perché molto dipendenti dalle economie vicine e per l'alta volatilità dei loro mercati azionari – sono questi i Paesi emergenti, caratterizzati da un reddito pro capite inferiore alla media (secondo i dati della World Bank) e da un tasso di crescita dell'economia sensibilmente più elevato di quello dei Paesi già sviluppati: negli anni '90 il Pil dei Paesi asiatici è cresciuto al ritmo del 10% annuo, e la previsione della World Bank è che nel XXI secolo il tasso di sviluppo sia vicino al 7,5%, cioè tre volte la crescita stimata dei Paesi occidentali. Lo sviluppo in America Latina e nell'Est europeo, sebbene di molto inferiore a quello dei Paesi asiatici, dovrebbe essere doppio rispetto a quello dei Paesi occidentali. Gli investitori spaventati dalle borse emergenti dovrebbero ricordare che alla fine dell'Ottocento gli stessi Stati Uniti erano considerati dai ricchi europei un grande Paese emergente. Investirvi era un'avventura ai limiti dell'azzardo: frodi e fallimenti (inclusi quelli di alcuni enti pubblici come lo Stato del Mississippi) erano all'ordine del giorno. Ciononostante gli Stati Uniti sono emersi come la più forte economia mondiale e Wall Street si è rivelato il maggior investimento del XX secolo. Allo stesso modo, alla fine degli anni '60 il Giappone era un mercato emergente (o riemergente dalla sconfitta della seconda guerra mondiale); grazie alla determinazione e alla imprenditorialità dei suoi abitanti, ha prodotto un miracolo economico che lo ha proiettato rapidamente nel club delle grandi potenze. Un investimento di 10.000 dollari nella borsa giapponese nel 1962 si sarebbe trasformato in un capitale di 1,5 milioni di dollari alla fine del 1997, nonostante la pessima performance del Kabuto-cho (la borsa di Tokyo) negli anni '90.

(Da: Marco Liera e Andrea Beltratti, *Capire la borsa. Guida all'investimento,* Il Sole 24 ore).

Quale di queste affermazioni è esatta, relativamente al brano?

A. Le economie emergenti garantiscono margini di guadagno molto alti
B. Nessun Paese africano appartiene alla sfera delle economie emergenti
C. Taiwan appartiene più che altro per convenzione, oltre che per la volatilità del suo mercato azionario, ai Paesi considerati emergenti
D. I tassi di crescita dei vari Paesi emergenti sono determinati dalla World Bank
E. Le Repubbliche islamiche appartengono anch'esse ai Paesi emergenti

723) Quale tra le seguenti affermazioni è ricavabile dal testo?

A. L'economia europea si avvia ad un lento declino
B. Nel corso del Novecento l'economia degli Stati Uniti ha fatto un tale balzo in avanti da superare quella europea
C. Sebbene abbiano un'economia in forte crescita, i Paesi asiatici non potranno mai superare gli Stati Uniti che sono la maggiore potenza economica mondiale
D. In futuro dovrebbe essere l'Africa la nuova economia emergente
E. Il prodotto interno lordo dell'America Latina cresce a un ritmo inferiore rispetto a quello dell'Europa dell'Est

724) Il Giappone:

A. non ha mai conosciuto tra il '62 e il '97 momenti di cattivo andamento della propria economia
B. è un Paese troppo piccolo per poter contare a livello globale pur avendo oggi un'economia piuttosto forte
C. tra il '62 e il '97 ha più che centuplicato il valore del proprio mercato azionario
D. è un paese con forti tradizioni politiche e sociali
E. ha conosciuto un miracolo economico nella seconda metà del Novecento grazie alla competitività delle sue tecnologie digitali

725) Con la diffusione del cristianesimo, nel terzo e nel quarto secolo, l'educazione liberale impostata sui canoni greci – che aveva contraddistinto un uomo (e a volte una donna) di cultura durante i precedenti ottocento anni – venne sempre più considerata inadatta per i cristiani. Nel 415 Ipazia, una studiosa di matematica nota per la sua erudizione e per la sua bellezza, venne brutalmente assassinata da una banda di monaci al servizio dell'arcivescovo San Cirillo. Nel 529 l'Accademia di Atene, fondata da Platone circa mille anni prima, fu chiusa dalle autorità ecclesiastiche perché era troppo "pagana". Nell'Europa occidentale il declino della cultura fu accelerato dalle ripetute invasioni degli ostrogoti, dei visigoti, dei vandali e degli unni. Gli unni di Attila invasero l'Italia settentrionale nel 452. Roma stessa venne conquistata nel 476 dai goti di Odoacre e l'ultimo imperatore romano, Romolo Augustolo, fu da essi deposto. In seguito, ci furono poche opportunità per studiare la geometria e l'astronomia, dal momento che queste discipline possono essere apprese soltanto attraverso un costoso processo educativo formale, che richiede tempo, sforzi e insegnanti preparati. Presupposti di questo genere esistono solo quando c'è un'élite sufficientemente benestante e interessata a investire nello studio il tempo, il denaro e gli sforzi necessari. Nella nuova Europa cristiano-barbarica, con le sue élite militari ed ecclesiastiche, la cultura astratta aveva scarsa importanza. E per questo, senza un mercato di insegnanti e di studenti, non potevano svilupparsi istituzioni per l'apprendimento. L'Europa feudale, dopo tutto, non aveva bisogno di una matematica che andasse oltre i conti da mercato. Non è tanto l'assenza della matematica e della scienza in una società a essere sorprendente, ma piuttosto il fatto che tali forme di cultura si siano sviluppate di tanto in tanto in qualche luogo. L'oscurità che scese sull'Europa fu aggravata dalla conquista araba dell'Africa settentrionale e dell'Asia occidentale dopo il 622, evento che provocò l'interruzione degli ultimi legami commerciali tra l'Europa e le società più progredite dell'Oriente, isolando in questo modo il continente nella sua ignoranza. Il dominio totale del cristianesimo, una religione mistica con una teologia illogica, sfavorì lo sviluppo del pensiero logico anche (e forse soprattutto) presso i pochi che sapevano leggere. In confronto allo splendore intellettuale dell'Età Ellenistica, è come se in Europa, durante il Medio Evo, fosse stata "spenta la luce". A noi, che ci troviamo a vivere cinquecento anni dopo il Rinascimento, il fatto che l'Europa sia gradualmente uscita dalla sua ignoranza può sembrare un segno dell'inevitabilità del progresso. Ma anche se a un certo momento deve esserci stata una qualche apertura verso la conoscenza secolare, la rivoluzione scientifica che seguì può essere attribuita alla fiamma della matematica greca che fu tenuta accesa in Oriente. E la sopravvivenza di questa fiamma non era per niente inevitabile, anzi. Costantinopoli rimase la capitale dell'impero bizantino dopo la caduta di Roma. Romana quanto a struttura politica, greca quanto a lingua, cristiana quanto a religione, continuò a essere uno dei centri più importanti della cultura cristiana per più di mille anni. Tuttavia, la religione estese sempre più il suo dominio sulla vita intellettuale, e per quanto le antiche opere di Euclide e di Tolomeo fossero conservate nelle biblioteche, sempre meno furono coloro che si dedicarono al loro studio.

Secondo l'autore del brano, la diffusione della religione cristiana ha:

A. permesso la conservazione delle opere antiche
B. portato cultura e conoscenza in Europa
C. spostato l'attenzione degli studiosi dalla scienza all'etica
D. favorito lo studio della geometria e dell'astronomia
E. causato il declino della cultura scientifica

726) Il cinema si esprime attraverso immagini in movimento, unite a una colonna sonora. L'illusione del movimento è data dal fatto che sullo schermo vengono proiettati 24 fotogrammi al secondo, a una velocità tre volte superiore al tempo di persistenza di un'immagine sulla retina (pari a 1/10 di secondo); in un tempo così rapido, naturalmente, l'occhio non riesce a distinguere separatamente ogni singolo fotogramma, ma li fonde insieme ricevendo l'impressione del movimento. L'immagine ha una forte adesione alla realtà, il movimento e il sonoro l'arricchiscono e ne rendono più viva ed efficace la fruizione. In questo modo il cinema giunge al ricevente in modo diretto, producendo l'impressione di trovarsi ad assistere all'azione nel momento stesso del suo svolgimento, di non essere di fronte a una finzione, ma alla realtà. Gli spettatori che hanno assistito alla prima proiezione pubblica (28 dicembre 1895) dell'arrivo di un treno alla stazione in uno dei primi filmati dei fratelli Lumière, gli inventori del cinematografo, fuggirono spaventati. Oggi il pubblico non è più così ingenuo, ma ugualmente si appassiona, come se fosse vera, alla storia proiettata sullo schermo, anche se riconosce la differenza fra immagine filmica e realtà ripresa, ben conosce come sia determinante il ruolo dell'autore (il regista) che rielabora i materiali di base, e sa che il cinema apre la porta su un'altra dimensione, del tutto immaginaria. La soggettività del cinema si manifesta su due piani: innanzitutto il mondo rappresentato è il risultato della fantasia e dell'elaborazione dell'autore; ma la soggettività interviene anche nel rapporto fra lo spettatore e quanto è proiettato sullo schermo, poiché ciascuno di noi coglie in modo personale la situazione rappresentata, la integra con quanto sa già e con le aspettative che si è costruito, e in questo modo partecipa alla definizione del senso del film.

Dal brano è possibile dedurre che il significato di un film:

A. è universale
B. non è univoco
C. non può essere diverso da quello progettato dal regista
D. è univoco
E. si presta a un'unica interpretazione

727) Gli spin-off sono le scissioni di rami d'azienda, operazioni poste in essere per massimizzarne il valore. La scissione di una parte dell'attività (magari quella più profittevole e/o a maggiori potenzialità) può infatti essere interpretata positivamente dal mercato, che vede con maggiore chiarezza e focalizzazione un particolare business che altrimenti resterebbe in una situazione di opacità. Tipici esempi di scissioni sono gli spin-off dei rami immobiliari delle aziende (Unim scissa dall'Ina), ma anche delle attività su Internet degli ex monopolisti delle telecomunicazioni (Terra Networks da Telefonica de España oppure T-Online da Deutsche Telekom). Nelle operazioni di spin-off la creazione di valore può essere spettacolare ma talvolta eccessiva: valga per tutti l'esempio di Palm dalla 3Com del marzo 2000. 3Com è un'azienda californiana con due linee business: la prima è il computer networking, in cui subisce la durissima concorrenza del numero uno mondiale, Cisco. La seconda è la produzione di Pda (personal digital assistant), computer tascabili senza fili che hanno avuto uno straordinario successo a partire dal 1995: un business nel quale la 3Com è sempre stata leader mondiale con il marchio Palm Pilot. Nel novembre 1999 3Com, quotata al Nasdaq, ha una capitalizzazione di Borsa di oltre 10,5 miliardi di dollari. L'attesa dello spin-off di Palm fa salire la capitalizzazione fino a 42 miliardi all'inizio del marzo 2000. 3Com effettivamente scorpora la divisione Palm collocandone in borsa il 5% (e rimanendo proprietaria del restante 95%) giovedì 2 marzo 2000, a un prezzo di 38 dollari per azione. Il debutto di Palm al Nasdaq è spettacolare: la matricola apre le contrattazioni toccando un massimo a 165 dollari, per poi ripiegare in chiusura a 95. Un prezzo sufficiente a valutare Palm 53,4 miliardi, più di quanto valesse la "mamma" 3Com.

(Da: Marco Liera e Andrea Beltratti, *Capire la borsa. Guida all'investimento*, Il Sole 24 ore)

Secondo il brano:

A. la scissione di un ramo d'azienda che coinvolse Palm avvenne perché

3Com intendeva valorizzare un marchio già forte sul mercato
B. il marchio Palm nasce come spin-off nel momento in cui 3Com decise di investire nella propria produzione di Pda
C. il debutto di Palm al Nasdaq è deludente
D. 3Com decise di creare uno spin-off per valorizzare un marchio che sul mercato si era indebolito dopo aver conosciuto un notevole successo a partire dal 1995
E. il marchio Palm Pilot era uno spin-off di 3Com già prima del marzo 2000; a partire da quella data, cambiò nome in Palm

728) Tutti noi siamo convinti di saper distinguere immediatamente e senza ambiguità, tra vari oggetti, quelli naturali e quelli artificiali: una roccia, una montagna, un fiume o una nube sono oggetti naturali; un coltello, un fazzoletto, un'automobile sono oggetti artificiali. Ma appena si analizzano tali giudizi ci si accorge che essi non sono né immediati né del tutto obiettivi. Sappiamo che il coltello è stato forgiato dall'uomo per un uso, per una prestazione progettata in precedenza. L'oggetto materializza quindi l'intenzione preesistente da cui ha tratto origine e la sua forma è giustificata dalla prestazione a cui era destinato ancor prima della sua effettiva realizzazione. Nulla di simile per il fiume o per la roccia che sappiamo o pensiamo modellati dal libero gioco di forze fisiche alle quali non sapremmo attribuire alcun "progetto". Tutto ciò naturalmente è valido se si ammette il postulato fondamentale del metodo scientifico secondo cui la Natura è oggettiva e non proiettiva.
Se si ammette il postulato fondamentale del metodo scientifico citato nel brano:

A. gli oggetti naturali possono essere considerati artificiali se usati per un fine determinato
B. la natura non agisce con un "progetto"
C. gli oggetti naturali sono modellati dal libero gioco di forze fisiche
D. è sicuramente corretta la distinzione fra oggetti naturali e artificiali
E. in natura tutto avviene per caso

729) Secondo l'autore, se si accetta il postulato secondo cui la Natura è oggettiva e non proiettiva:

A. non si riesce ad attribuire alcun 'progetto' alla montagna
B. il fiume materializza un'intenzione preesistente
C. la nube è un artefatto
D. un'automobile è in buona sostanza un oggetto naturale
E. una montagna non può essere un oggetto naturale

730) Sia le testate della old economy sia quelle della new tagliano budget e organici. È finita l'ora degli esperimenti. La settimana dal 12 al 16 marzo è stata una delle peggiori per il Nasdaq, il cui valore dal marzo dello scorso anno si è più che dimezzato. Dopo aver superato, anche se per un brevissimo periodo, i 5.000 punti, ora è sceso sotto i 2.000. La Internet economy è in crisi, l'industria high tech è in crisi (software, hardware, fibre ottiche, tlc ecc.) e l'economia americana è in una fase di rallentamento, se non di vera e propria recessione. Non può stupire più di tanto quindi che anche il giornalismo on line sia in gravi difficoltà. E quello americano, che ha fatto scuola, per ora ne è l'esempio più chiaro. All'inizio di gennaio, New York Times Digital, società che gestisce le attività on line del quotidiano della Grande Mela, ha licenziato 69 persone, pari al 17% del suo staff. Pochi giorni prima era stata la News Corp. ad annunciare pesanti tagli del personale nella divisione Internet, la New Digital Media: metà delle circa 450 persone che lavoravano a Foxnews. com, Foxsports.com e Fox.com sono rimaste senza lavoro. Ma la crisi non si è limitata ai media della old economy che hanno tentato l' "avventura Internet". Pubblicazioni della "new economy", come Red Herring, The Industry Standard, Salon e Fast Company hanno a loro volta ridotto gli organici negli ultimi mesi. Standard Media International per esempio, sempre all'inizio di gennaio 2001, ha licenziato 36 persone, praticamente l'intero staff amministrativo dall'unità on line, TheStandard.com. Alcuni pensano che questi siano solo i primi segnali di un'ondata di licenziamenti che investirà l'intero settore dei media on line. Cnn ha licenziato 500 persone, riducendo l'organico del canale principale, ma anche di Cnnfn (dedicato all'informazione finanziaria) e di Cnnsi, una joint venture con la rivista sportiva più popolare e famosa d'America, Sports Illustrated. Alcuni pensano che il caso di Cnn sia isolato: la recente fusione tra Aol e Time Warner, che possiede il network, ha avuto come primo effetto i licenziamenti. Una prassi abbastanza comune nel caso di queste megafusioni. Ma in realtà Cnn soffre anche della concorrenza di Fox News e MSNBC. Una possibile strada per la salvezza è appunto quella degli accordi, se non delle fusioni, anche se il processo della concentrazione delle testate intorno a pochi editori preoccupa molti osservatori. Nel dicembre 2000 era girata voce che Business 2.0 (che da ottobre ha anche un'edizione mensile italiana) e The Industry Standard stessero per fondersi, creando un'unica rivista e un unico sito. La fusione non c'è stata ma potrebbe esserci in futuro. Paul Grabovicz, professore di giornalismo alla Berkeley School of Journalism, da cui sono usciti molti premi Pulitzer americani, ha dichiarato a Wired (uno dei pochi siti di notizie on line che sopravvive piuttosto bene alla tempesta degli ultimi sei mesi) che "il giornalismo on line è uscito dalla fase sperimentale: ora deve imparare dagli sbagli, o dai successi, e pensare a conquistare e mantenere lettori e soprattutto i conti in attivo, come tutte le imprese giornalistiche della old economy, del resto". Chi sopravvivrà, e terrà duro superando oltre che alle difficoltà interne quelle dell'attuale situazione economica negativa, lo farà perché: avrà lettori affezionati (e su Internet è più difficile che nei media tradizionali), raccoglierà sufficiente pubblicità, eventualmente offrirà contenuti a pagamento agli utenti o li venderà ad altri siti.

Secondo quanto desumibile dal brano, Cnn:

A. è un canale televisivo che offre esclusivamente informazione specializzata
B. ha licenziato soprattutto nel settore dell'informazione finanziaria
C. è oggi posseduta da un soggetto risultante dalla fusione tra Aol e Time Warner
D. è un canale televisivo che offre esclusivamente informazione non specializzata
E. non ha concorrenti temibili

731) Ritengo che, se non in luogo, almeno a fianco delle differenze, gli studi etno-antropologici debbano assumere ad oggetto le invarianze. E di fronte al molto parlare di pensiero o logica "altri", mi chiedo se l'alterità cui ci si riferisce stia davvero nei procedimenti inferenziali, come le espressioni usate porterebbero a credere, o stia invece soltanto negli assunti da cui si inferisce. La differenza è ovviamente decisiva. Ed in proposito vorrei esporre alcune considerazioni nate più specialmente dal trattamento informatico dei sistemi di parentela e dei calendari preispanici mesoamericani in cui mi sono da tempo avventurato. Non potrò evitare di procedere in modi che saranno forse giudicati come tecnici o addirittura tecnicistici. Ci sono però ragioni che credo serie. È del tutto evidente, infatti, che non bastano i comizi ad abbattere l'idea di una ragione né nostra né altra, ma di tutti, quale quella cui pensava Montaigne. Ma è altrettanto evidente che, a maggior ragione, l'inadeguatezza dei comizi vale anche per l'altro lato della barricata, in cui personalmente mi riconosco. Sarebbe forse oratoriamente efficace, per esempio, proclamare che a fronte di una antropologia angosciata dal rapporto con misteriosi altri da sé, ce n'è un'altra che riflette sul difficile rapporto con altri sé. Occorrono argomenti cogenti entro il perimetro della falsificabilità. Ed occorrono strumenti concettuali adeguati agli intenti, e dunque anche tecnicamente impegnati: ad esempio, una rappresentazione formalizzata delle relazioni di parentela, che consenta di distinguere tra posizioni genetico-procreative universali e comportamenti terminologici variabili da cultura a cultura. Il punto in esame è se il problema del pensiero "altro" coinvolga o meno la distinzione tra procedimenti inferenziali ed assunti: bisognerà dunque impiegare mezzi o linguaggi che consentano di individuare o negare quella distinzione, e di farlo in modi controllabili e suscettibili di confutazione.

(Da: *Il sapere dell'antropologia. Pensare, comprendere, descrivere l'Altro,* AAVV)

Secondo il brano qual è un importante problema degli studi etno-antropologici?

A. Proclamare che a fronte di una antropologia angosciata dal rapporto con misteriosi altri da sé, ce n'è un'altra che riflette sul difficile rapporto con altri sé
B. L'inadeguatezza degli strumenti tecnici poco efficaci e affidabili
C. Esporre il trattamento informatico dei sistemi di parentela e dei calendari preispanici
D. L'insufficienza dei comizi nel definire l'universalità dell'idea di ragione
E. Definire se l'alterità si debba a differenti processi di inferenza o a differenti assunti iniziali

732) "Il male non ci ferma: possiamo cadere mille volte, ma il male non ci definisce, come invece definisce la mentalità mondana, per cui alla fine gli uomini giustificano quello che non riescono a non fare. Caratteristica della vera moralità è allora il desiderio di correzione. Il termine "correggere", che traduce il latino "regere cum", indica il camminare reggendosi assieme".

Una sola delle seguenti affermazioni è coerente con il significato del brano precedente. Quale?

A. Una persona veramente morale non ha come caratteristica quella di non fare mai il male, bensì il desiderio di correzione
B. Le persone non possono essere fermate dalle azioni malvagie perché alla fine qualcuno giustificherà quello che non riescono a fare
C. Gli uomini con il desiderio di correzione giustificano quello che non riescono a non fare
D. Se si cammina assieme si può fare ciò che si vuole perché il giudizio morale deriva dal sorreggersi a vicenda
E. Non importa fare il male o il bene: l'importante è fare, tanto poi qualcu-

no potrà intervenire a correggere gli errori

733) Per quanto riguarda l'allevamento dei suini in Italia, l'ISTAT ha censito nel 1990 circa 8 milioni 400 mila capi e poco meno di 360 mila aziende, e nel 2000 circa 8 milioni 600 mila capi e poco più di 195 mila aziende. Quale delle seguenti affermazioni è possibile dedurre da questa frase?

A. Il consumo di carne in Italia tra il 1990 e il 2000 è diminuito
B. Il numero delle aziende è più che dimezzato tra il 1990 e il 2000
C. L'allevamento dei suini ha registrato una contrazione tra il 1990 e il 2000
D. Tra il 1990 e il 2000 i suini allevati sono diminuiti
E. In media, i suini per azienda sono quasi raddoppiati in 10 anni

734) Dal brano seguente abbiamo espunto qualcosa. "Quando ...... si muove in modo uguale, in apparenza non si muove niente, come su una nave. Quando tutti vanno verso la dissolutezza, sembra che nessuno ci vada. Colui che si ferma mette in evidenza l'esagerazione degli altri, come se fosse un punto fisso."
(Tratto dal pensiero 592 di B. Pascal, tr. it. *La spiga*, Milano, 2002)

Lo si reintegri con UNA delle alternative sottostanti logicamente coerenti con il senso del brano.

A. Tutto
B. Lo sfondo
C. Qualcosa
D. Qualcuno
E. Uno

735) La doppia elica

Quando la mattina dopo entrai nello studio ancora vuoto, spazzai via tutte le carte dalla scrivania, in modo da avere un'ampia superficie libera su cui formare coppie di basi tenute insieme da legami idrogeno. Da principio mi ostinai con la mia formula del "simile con simile" ma poi mi accorsi che non mi avrebbe veramente mai condotto in porto. Quando entrò Jerry [Donohue, un cristallografo americano che lavorava nel mio laboratorio], alzai la testa, vidi che non era Francis e cominciai a spostare le basi avanti e indietro, secondo altre possibilità di accoppiamento. Improvvisamente notai che una coppia adenina-timina, tenuta insieme da due legami idrogeno, era identica nella forma a una coppia guanina-citosina tenuta insieme da almeno due legami idrogeno. Tutti i legami sembravano formarsi spontaneamente; non occorrevano artifici per ottenere i due tipi di coppie della stessa forma. Subito chiamai Jerry per chiedergli se avesse obiezioni da muovere alle nuove coppie di basi. Quando mi rispose di no, il mio morale balzò alle stelle: ora mi sembrava di aver finalmente afferrato la ragione del perché il numero dei residui di purina uguagliasse esattamente il numero dei residui di pirimidina. Due sequenze irregolari di basi potevano inserirsi regolarmente al centro di un'elica, se ogni purina si legava sempre mediante l'idrogeno con una pirimidina. Inoltre, la necessità del legame idrogeno significava che l'adenina si sarebbe sempre accoppiata alla timina, mentre la guanina poteva accoppiarsi solo con la citosina. Di colpo le regole di Chargaff mi apparvero la conseguenza logica di una struttura a doppia elica. Ma soprattutto, questo tipo di doppia elica suggeriva uno schema di duplicazione molto più soddisfacente dell'accoppiamento "simile con simile". L'appaiamento costante dell'adenina con la timina e della guanina con la citosina significava che le sequenze delle basi delle due catene intrecciate erano complementari l'una all'altra. Data la sequenza di una catena, risultava automaticamente determinata quella dell'altra. Era quindi facile immaginare concettualmente come ogni singola catena potesse essere lo stampo per la sintesi di una catena con la sequenza complementare. Francis non era ancora entrato dalla porta che mi precipitai ad annunciargli la vittoria. Per principio rimase scettico ancora qualche minuto, ma poi l'analogia formale delle coppie A-T e G-C travolse i suoi ultimi dubbi. Si mise subito a spostare e a riunire le basi in diversi modi, senza però scoprire un'altra via di soddisfare le regole di Chargaff. Pochi minuti dopo individuò il fatto che due legami glicosidici di ogni coppia di basi venivano sistematicamente correlati da un asse perpendicolare all'asse dell'elica. Perciò le due coppie potevano venire ribaltate eppure mantenere i legami glicosidici rivolti nella stessa direzione. Ne derivava l'importante conseguenza che una data catena poteva contenere sia purine sia pirimidine. E al tempo stesso veniva da pensare che gli scheletri delle due catene corressero in direzioni opposte.

Tratto da *"La doppia elica"* di James Watson, 1968 (edizione italiana, Garzanti)

Quale delle seguenti caratteristiche del DNA possono essere desunte dalla lettura del brano precedente?

A. Le due catene del DNA sono corrispondenti
B. La sequenza delle basi azotate è colineare con la sequenza degli amminoacidi
C. Ogni catena della doppia elica contiene lo stesso numero di purine e pirimidine
D. Le due catene del DNA sono antiparallele
E. Adenina e timina sono unite da un numero variabile di legami idrogeno

736) Organismi e ambiente

L'ecologia è la scienza che studia le interazioni tra gli organismi e l'ambiente. Quando si parla di ambiente ci si riferisce tanto alle caratteristiche abiotiche, cioè all'ambiente fisico e chimico, quanto alla componente biotica, formata da tutti gli organismi che vivono nella medesima area. Ogni organismo durante la sua vita interferisce con l'ambiente modificandolo e rendendolo quindi più adatto o meno adatto per sé e per altri organismi. Un esempio può essere costituito dal movimento attraverso il terreno di un lombrico che ingerisce sedimento con determinate caratteristiche, per trarne nutrimento, e lo espelle completamente modificato dal passaggio nel proprio tubo digerente. La sua attività permette all'ossigeno di penetrare più profondamente nel terreno, agevolando od ostacolando l'esistenza di altri organismi. Ciascun individuo ha una serie di possibilità di interagire con le varie componenti dell'ambiente che lo circonda; in condizioni analoghe le interazioni degli individui con l'ambiente avvengono con modalità ricorrenti. L'ecologia studia non solo come si attuano e di che tipo sono queste interazioni, ma cerca anche di definire quali possano essere le modalità ricorrenti che si verificano e quali leggi le governino. Questi fenomeni vengono studiati a diversi livelli di organizzazione biologica: quello di organismo, di popolazione, di comunità. Una popolazione è costituita da un gruppo di organismi della stessa specie (in grado quindi di incrociarsi fra di loro dando origine a prole fertile) che occupano una determinata area. Una specie può essere formata da diverse popolazioni ciascuna delle quali vive in un habitat differente. Una comunità è un insieme di popolazioni, appartenenti a specie differenti, che vivono in un determinato habitat fisico, fra le quali si vengono a instaurare rapporti di interrelazione. L'ecosistema, a sua volta, è l'entità costituita dagli organismi viventi presenti in una determinata area (la comunità) e dall'ambiente fisico circostante, fra cui si vengono a creare interazioni reciproche. In un ecosistema si può distinguere la componente autotrofa da quella eterotrofa; gli autotrofi sono in grado di trasformare sostanze inorganiche (ad esempio CO_2) in sostanze organiche che entrano a costituire la biomassa (ad esempio carboidrati); il processo con cui gli autotrofi trasformano la sostanza inorganica in biomassa prende il nome di produzione primaria. La produzione primaria può avvenire per fotosintesi (da parte ad esempio delle piante verdi) o per chemiosintesi (da parte ad esempio di batteri come i solfobatteri) a seconda che l'energia che permette lo svolgimento del processo sia rispettivamente energia solare o energia derivata da reazioni chimiche; gli organismi animali, che non sono in grado di attuare processi di questo tipo e che quindi dipendono da sostanza organica precostituita dagli autotrofi, sono detti eterotrofi.

Quale di queste affermazioni è corretta?

A. Gli organismi autotrofi dipendono dalla sostanza organica prodotta dagli organismi eterotrofi
B. I batteri chemiosintetici sono in grado di produrre biomassa tramite fotosintesi
C. Le piante superiori sono in grado di produrre biomassa mediante processi di produzione primaria chemiosintetica
D. La principale fonte di carbonio per gli organismi autotrofi è costituita dai carboidrati
E. La chemiosintesi è un processo di produzione primaria

737) Quale di queste affermazioni è corretta?

A. Il lombrico scavando nel sedimento produce ossigeno
B. Il lombrico modifica il terreno con la sua attività e favorisce la sua aerazione
C. Il canale digerente di un lombrico è dotato di un'unica apertura
D. L'alimentazione del lombrico riduce l'ossigeno nel terreno
E. Il lombrico striscia sul terreno dove cattura gli animali di cui si nutre

738) L'analisi dei risultati di un test ha evidenziato che, per ognuna delle 70 domande proposte, c'è stato almeno un candidato che ha fornito la risposta corretta. Determinare quale delle seguenti situazioni è compatibile con questa analisi.

A. Tutti hanno risposto in maniera errata alla domanda 47
B. Almeno due domande hanno ricevuto risposte errate da parte di tutti i concorrenti
C. Nessuno ha fornito una risposta alla domanda 53
D. Nessuno ha risposto correttamente alla domanda 70
E. Esiste un candidato che ha risposto in maniera errata a tutte le domande

739) Il rame è una materia prima che consente un riutilizzo pressoché infinito, in quanto praticamente indistruttibile: questo avviene in modo tale che sia quasi impossibile stabilire se, nella preparazione del prodotto finito, sia stato utilizzato direttamente rame primario (quindi mai utilizzato) o una procedura di riciclo; esiste quindi la possibilità di risparmiare risorse ed energia allo stesso tempo. Il principale motivo per cui abbiamo questa opportunità è dovuto al fatto che oggi sono disponibili tecniche e procedimenti di elettroraffinazione che rimuovono le impurità, sia nobili sia di base, indifferentemente dal minerale di nuova estrazione o dal rottame. Facendo queste considerazioni potrebbe sembrare che il tasso di riciclo del metallo rosso nella ragione di circa il 40% rappresenti un quantitativo piuttosto modesto (il tasso di riciclo indica l'ammontare di materia prima trattata rispetto al totale prodotto nell'anno), ma dobbiamo considerare che, a causa dello sviluppo economico degli ultimi trent'anni, la quantità di rame oggetto di riciclo dai materiali di scarto è più bassa del volume di metallo effettivamente consumato; senza contare il fatto che l'impiego di rame avviene principalmente nella produzione di beni durevoli per utilizzo industriale, che verranno nuovamente immessi nel ciclo solamente dopo anni di sfruttamento. Se consideriamo che i prodotti che contengono rame hanno una vita media di 33 anni, attualmente siamo in grado di affermare che, rispetto all'anno di produzione, più dell'80% del rame è oggi oggetto di riciclo. Inoltre, analizzando l'andamento del riciclo nel passato, possiamo affermare anche che questo aumenta in periodi di alte quotazioni, cioè quando lo sviluppo e l'applicazione di nuove (e costose) tecnologie di recupero si rivelano remunerativi. Il processo di riciclo attiva due diversi circuiti commerciali a seconda che il rame provenga da lavorazioni del metallo stesso (cascame) o dalla dismissione di impianti: in questo caso il circuito è decisamente più complesso, poiché inizia dal piccolo raccoglitore per arrivare all'industria di riciclo. Il rottame derivante dalle dismissioni rappresenta circa il 65% del totale; le industrie maggiormente coinvolte risultano essere quelle del settore energetico, sia quelle che si occupano di trasferimento di energia (elettrica) sia quelle utilizzatrici di impianti elettrici. Il circuito che riguarda gli scarti di produzione vede, invece, quasi sempre un collegamento diretto tra l'impresa che scarta e quella che si occupa della rifusione, ma non mancano casi in cui il riciclo avviene internamente, con notevoli vantaggi economici. I rottami vengono quindi distinti in due categorie: quelli passibili di rifusione diretta, assimilabili al rame raffinato, e quelli che per arrivare alla raffinazione impiegano un lasso di tempo maggiore. A causa del tempo necessario per percorrere il circuito, gli scarti sono piuttosto soggetti all'andamento delle quotazioni, le quali, peraltro, differiscono a seconda del tipo di rottame: il cascame ha maggior valore, mentre il metallo rosso proveniente dalle dismissioni è meno pregiato. Comunque, è da rilevare che il riciclo instaura una sorta di spirale valutativa verso il basso, poiché a ogni processo di riciclo il rame si declassa, fino ad arrivare al punto in cui deve subire un nuovo processo di raffinazione.

Da quanto affermato nel brano è possibile dedurre che:

A. più aumenta il numero di ricicli, più aumenta il valore del rame
B. più le tecnologie di recupero del rame si rivelano remunerative e più aumenta la vita media dei prodotti che contengono rame
C. più aumentano le quotazioni del rame, più aumenta il suo riciclo
D. più aumenta la vita media del rame e più aumenta il suo tasso di riciclo
E. più aumenta il tasso di riciclo del rame e più aumenta il costo delle tecnologie di recupero

740) "L'EUROPA, L'ITALIA E I GIOVANI DEL DUEMILA [...] I giovani oggi, questo è il guaio, non hanno più valori, pensano solo alla maglietta firmata, al pub o alla discoteca, a essere magri/e, alle vacanze in Spagna. E siccome hanno tutto, non li soddisfa più niente. Sono privi di ideali. Ai nostri tempi, e a quelli dei nostri padri e nonni, invece, i giovani erano capaci di rinunce e sacrifici, sapevano che il loro dovere era ubbidire e studiare, che l'importante erano la famiglia e la scuola; ignoravano il consumismo e se si sentivano brutti e goffi ne soffrivano in silenzio, vergognandosene. Invece che a Benetton e ad Armani pensavano alla Grandezza della Patria, al Futuro dell'Umanità, alle Ingiustizie Sociali, alla Libertà e alla Giustizia. Sempre parole in maiuscolo, ma che differenza! Noi, che siamo stati giovani nel secolo passato, abbiamo fatto due guerre mondiali, combattuto in Africa, a Caporetto e nella campagna di Russia, abbiamo dato vita alle dittature più efficienti, abbiamo proclamato gli alti ideali della razza e dell'abolizione della proprietà, abbiamo deportato, e poi gambizzato, sequestrato, ucciso, mai per meschini privati interessi, mai per futile vanità, sempre in nome di valori alti, di ideali sublimi, sacrificandoci senza egoismo, senza capricci [...]".

Enrico Orlando, *Discorso di un uomo del XX secolo sulla gioventù del Duemila*, ed. N.A., 2004

Orlando sottoscriverebbe UNA SOLA di queste affermazioni: quale?

A. È sempre e comunque auspicabile che i giovani abbiano degli ideali ai quali dedicarsi e, se è il caso, sacrificarsi
B. Gli uomini del secolo passato sono vissuti in un mondo in cui si avevano meno cose ma ci si sentiva più solidali
C. Il consumismo ha prodotto – e produce – i peggiori guai che hanno afflitto l'umanità negli ultimi cento anni
D. Anche se non devono compiere grandi rinunce, i giovani d'oggi appaiono spesso insoddisfatti
E. Nel passato i giovani erano meno egoisti ed hanno perciò lottato per nobili e giuste cause

741) CINECA • 2016 **Nel luglio del 1984 alcuni scienziati trovarono a Nairobi uno scheletro di "Homo erectus" ben conservato risalente a 1.600.000 anni fa. Lo scheletro apparteneva a un individuo dell'altezza di 1,82 metri. Le sue ossa furono ritrovate in una palude. Esse erano, per dimensione e per forma, come quelle di un uomo moderno. Sotto le ossa fu trovato materiale vulcanico derivante da un'eruzione avvenuta 1.650.000 anni fa.**

Quale delle seguenti affermazioni può essere ricavata dal testo su riportato?

A. La specie umana ha avuto origine in Europa
B. Gli individui appartenenti alla specie umana non assomigliavano all'uomo attuale
C. La specie umana non esisteva 1,6 milioni di anni fa
D. L'uomo ha raggiunto le sue dimensioni attuali più di 1.500.000 anni fa
E. La specie umana è aumentata di statura spontaneamente nel corso dei millenni

Riconoscere affermazioni non coerenti, non autorizzate, non giustificate, incongruenti

742) "Tolkien, da filologo conoscitore di antiche lingue e antiche epopee, ha trasfuso nella sua opera il senso profondo di esse, l'afflato, il respiro, colpendo quindi le corde più intime dell'animo del lettore... L'Altra Realtà proposta da Tolkien si oppone totalmente a quella in cui viviamo, ma in senso positivo e propositivo. La Terra di Mezzo in cui si svolgono le avventure degli hobbit, la lotta della Compagnia dell'Anello contro l'Oscuro Signore Sauron, è un mondo in cui vigono "valori" che questa nostra società ha dimenticato o ripudiato, ma che evidentemente (considerato il successo delle sue opere) i lettori nel loro intimo desiderano ancora. Si entra nella lettura di questa immensa saga... quasi come in una vacanza dello spirito, per respirare aria pura, per prendere una boccata di ossigeno, e ritornare poi ritemprati alla vita di ogni giorno.

da G. De Turris: *Tolkien, il Signore della Terra di Mezzo*

Uno dei giudizi qui espressi È IN CONTRADDIZIONE con l'interpretazione di Tolkien sopra riportata.

A. I modelli delle antiche epopee non hanno perso del tutto la loro capacità di toccare il lettore di oggi
B. La competenza storico-letteraria di Tolkien è fondamento e base della sua invenzione narrativa
C. Il successo di Tolkien testimonia la vitalità dei valori che vi si esprimono, anche se lontani dal mondo moderno
D. I valori che la saga di Tolkien celebra sono assolutamente estranei allo spirito dei lettori odierni
E. Il Signore degli Anelli non è opera di pura e semplice evasione, ma lascia il lettore arricchito e ritemprato

743) Negli ultimi decenni del XIX secolo Giovanni Morelli propose un metodo per l'attribuzione dei quadri antichi che suscitò vivo interesse. Per attribuire un'opera non firmata non bisogna badare, dice Morelli, ai caratteri più appariscenti, e perciò più facilmente imitabili, dei quadri, ma occorre esaminare i particolari più trascurabili, come i lobi delle orecchie, le unghie, la forma delle mani e delle dita. La personalità va cercata "là dove lo sforzo personale è meno intenso", e quindi l'espressione è più spontanea. Con Morelli si disse d'accordo Freud che, nel saggio sul Mosè di Michelangelo, riconosce che il metodo morelliano è "strettamente imparentato con la psicoanalisi medica. Anche questa è avvezza a penetrare cose segrete e nascoste in base a elementi poco apprezzati o inavvertiti, ai detriti o rifiuti della nostra osservazione." Il metodo di Morelli è stato accostato anche a quello che negli stessi anni veniva attribuito a Sherlock Holmes dal suo creatore, Arthur Conan Doyle. Il conoscitore d'arte è paragonabile al detective che scopre l'autore del delitto sulla base di indizi apparentemente trascurabili, impercettibili ai più. Come si spiega questa triplice analogia? La risposta è molto semplice: Freud era un medico; Morelli si era laureato in medicina; Conan Doyle aveva fatto il medico prima di dedicarsi alla letteratura. In tutti e tre i casi si intravvede il modello della semeiotica medica, la disciplina che consente di diagnosticare le malattie più "misteriose" sulla base di sintomi per lo più irrilevanti agli occhi di chi, come il buon dottor Watson, bada soltanto ai segni più clamorosi e codificati nei testi tradizionali.

da Carlo Ginzburg: *Miti Emblemi Spie*

Le frasi sotto riportate sono state tutte, meno una, tratte dal saggio su Morelli del quale qui è stata citata una parte significativa. Individuate, in quanto incongruente, la frase indebitamente inserita.

A. Sintomi, indizi, segni pittorici a prima vista di per sé irrilevanti sono tracce di una realtà più profonda

B. Il nucleo intimo dell'individualità artistica è identificabile negli elementi sottratti al controllo della coscienza
C. Gli indizi evidenti e codificati sono il punto di partenza per chi cerca in campi diversi una realtà più profonda
D. Nella diagnostica attributiva o medica entrano in gioco colpo d'occhio, intuizione e attenzione ai particolari
E. Nessuno impara il mestiere del conoscitore o del diagnostico limitandosi ad applicare regole preesistenti

744) Cos'è l'intuizione, dopotutto? È un fatto facilmente osservabile che talvolta le persone raggiungono improvvisamente, d'emblé, la soluzione del problema che li assilla ed esse hanno allora un'esperienza "aha!" variamente graduata per intensità. Non vi è alcun dubbio sulla genuinità del fenomeno e, d'altronde, le soluzioni che le persone raggiungono quando hanno di queste esperienze, quando cioè emettono giudizi intuitivi, sono molto spesso corrette. Dati affidabili sono disponibili a questo proposito per i campioni di scacchi. Mostrate una figura di scacchi, relativa ad una situazione intermedia nel corso della partita, ad un campione o ad un grande campione: dopo averla osservata per soli cinque, dieci secondi, sarà generalmente in grado di proporre una mossa risolutiva, molto spesso proprio la mossa che è oggettivamente la migliore ipotizzabile in quella situazione. Se invece la stessa configurazione gli si presenta nel corso di una partita contro un forte avversario, non vorrà fare quella stessa mossa immediatamente e potrà indugiare alcuni minuti e magari anche mezz'ora per decidere se la sua prima intuizione sia o non sia effettivamente corretta; comunque nell'ottanta o novanta per cento dei casi il suo primo impulso gli avrà indicato la mossa più opportuna. La spiegazione della profonda intuizione del campione di scacchi è ben nota agli psicologi e non è veramente sorprendente, né è più complicata di quanto non sia la spiegazione della nostra abilità, in termini di secondi, nel riconoscere uno dei nostri amici incontrandolo per strada mentre ci rechiamo al lavoro. Ora, in qualsiasi campo si sia raggiunta una considerevole esperienza, abbiamo acquisito un gran numero di "amici", un gran numero di stimoli immediatamente riconoscibili. (...) Quasi ogni persona di istruzione superiore può distinguere, ricordandone il significato, da cinquantamila a centomila parole. Nel corso degli anni abbiamo "fatto amicizia" con cinquanta o centomila di esse. Qualsiasi entomologo professionista ha una paragonabile capacità di riconoscere gli insetti che incontra, e lo stesso dicasi di un botanico per le piante. In ogni settore di specializzazione, la padronanza di un'elaborata rete di criteri di distinzione è uno degli strumenti fondamentali dell'esperto e la principale fonte delle sue intuizioni. (...) Per quale motivo dovremmo credere che il meccanismo di riconoscimento ci dia la spiegazione della maggioranza delle esperienze "aha!" di cui è testimonianza la storia della creatività? Un motivo importante è che le valide esperienze "aha!" accadono solo alle persone in possesso delle appropriate cognizioni: Raymond Poincaré giustamente osservava che l'ispirazione viene solo alle menti preparate. Al giorno d'oggi disponiamo anche di alcuni dati che indicano quanto tempo sia necessario per preparare una mente umana ad un'attività creativa di livello mondiale. (...) I dati empirici raccolti da John P. Hayes per i campioni di scacchi ed i compositori e, in modo leggermente meno sistematico, per i pittori e i matematici indicano che dieci anni è il numero magico: quasi nessuno, nelle discipline citate, ha raggiunto una prestazione a livello mondiale senza avere prima trascorso almeno dieci anni di studio intensivo e di strenua applicazione. Che dire allora degli enfants prodige? Mozart compose capolavori forse a partire dai suoi diciassette anni, certo non prima. (...) Certamente bisogna dire che Mozart aveva già iniziato a comporre all'età di quattro anni... Mozart resta comunque il tipico esempio di questi enfants prodige le cui biografie sono state studiate da Hayes e il suo esempio conferma che condicio sine qua non per ottenere un'opera rilevante è la diligente applicazione alla propria disciplina per almeno una decina d'anni o più.

da Herbert A. Simon: *La ragione nelle vicende umane*, Il Mulino, 1988

UNA delle seguenti affermazioni NON è coerente con le informazioni che si possono ricavare dal testo.

A. È molto difficile che un matematico abbia intuizioni geniali se non si è applicato alla sua disciplina per almeno dieci anni
B. Secondo Poincaré, le esperienze "aha!" accadono solo alle persone in possesso delle cognizioni appropriate
C. Il caso degli enfants prodige studiati da Hayes attesta il carattere innato delle intuizioni che caratterizzano alcuni individui geniali
D. I campioni di scacchi si affidano all'intuizione immediata soprattutto nelle partite contro avversari non troppo impegnativi
E. Gli esperti nei campi scientifici più diversi hanno intuizioni che sono strumenti validi e preziosi per il loro lavoro

745) "Le indagini degli psicologi e dei sociologi ci hanno mostrato le forze immense che ci troviamo a dover addomesticare (...) non bisogna dimenticare la natura emozionale, intuitiva, irriflessiva di una comunicazione per l'immagine." – "una educazione attraverso le immagini è stata tipica di ogni società assolutistica o paternalistica; dall'antico Egitto al Medioevo (...) l'immagine finale è stata costruita per la massa soggetta" – tuttavia "non si può rifiutare la ricchezza di impressioni e di scoperte che in tutta la storia della civiltà i discorsi per immagini hanno dato agli uomini."

Umberto Eco, *Apocalittici e integrati*, Tascabili Bompiani, Milano 2001

Delle seguenti riflessioni suggerite dai giudizi espressi da Umberto Eco nel suo scritto intitolato "Appunti sulla televisione", UNA È IN CONTRASTO con le tesi sostenute dal filosofo, quale?

A. La TV è un potente mezzo di comunicazione in cui si assommano varie possibilità di diffusione culturale
B. La comunicazione per immagini ha un innegabile potere suggestivo, ma opporle un rifiuto può privare la società di uno strumento che l'ha arricchita e che – è lecito supporlo – potrà ancora arricchirla
C. La comunicazione per immagini appare qualcosa come l'energia nucleare: come l'energia nucleare, può essere finalizzata positivamente o negativamente sulla base di chiare decisioni culturali e morali
D. C'è nella comunicazione per immagini qualche cosa di tendenzialmente limitativo e reazionario
E. Come è avvenuto nel passato per gli affreschi nelle chiese e le illustrazioni edificanti, anche la comunicazione per immagini dei media odierni

acquisterà di per sé, per necessità propria, spessore e valore culturale

746) "Io vorrei dire a questa generazione:

imparate a memoria qualche verso di verità o bellezza.
Potrebbe servirvi nella vita.
Mio marito non ebbe niente a che fare col fallimento della banca: (...)
fu mandato in prigione e io rimasi con i bimbi,
a doverli nutrire, e vestire e mandare a scuola.
E io lo feci, e li avviai nel mondo ben puliti e robusti,
e tutto per la saggezza del poeta Pope:
– Recita bene la tua parte, in questo consiste l'onore –"

Edgar Lee Masters, *Spoon River Anthology*, trad. Fernanda Pivano, Einaudi, Torino

La signora George Reece, di cui questo è l'epitaffio, esprime qui la concezione che ha Edgar Lee Masters della vita e dell'arte, concezione che noi possiamo così interpretare (INDICARE l'affermazione INCONGRUENTE col testo citato):

A. noi uomini siamo come attori a cui è stata assegnata una parte. Che sia da protagonista o da comparsa non importa, importa interpretarla bene
B. chi è colpito dalla sventura e offeso dall'ingiustizia è costretto a subire gli eventi, e proprio per questo viene spinto alla disperazione
C. non è vero, come talora sembra, che siamo del tutto impotenti di fronte al destino: il poeta saggio ci insegna che sta a noi decidere se viverlo con viltà o con dignità
D. la poesia, se è rivelazione di una verità nella forma della bellezza, può costituire una inestimabile ricchezza per chi ne comprende e ne fa proprio il messaggio
E. nel mondo nessuno è padrone del proprio destino, ma tutti possono scegliere come viverlo ed è questo che conta

747) Dai medici scrittori agli scrittori che raccontano di medici, la letteratura del novecento offre una serie di esempi affascinanti: *Il Maestro e Margherita* del medico Bulgakov, *La storia di San Michele* del rocambolesco medico Axel Munthe, *Il dottor Zivago* di Pasternak, nel quale il carattere ed il comportamento del protagonista sono costantemente connessi alla sua formazione ed al suo status di medico, *la Peste* di Camus, di cui è protagonista un archetipo di medico umano e umanista, sono i testi consigliati in un esperimento di introduzione della letteratura nelle facoltà di Medicina, in analogia con quanto già si fa in molte facoltà del mondo anglosassone.

Delle motivazioni suggerite in merito alla proposta didattica riportata UNA NON È ACCETTABILE in quanto contiene un'affermazione senza fondamento nella formulazione citata e comunque falsa.

A. È bene che lo studente comprenda che l'immagine del medico ed il suo ruolo nella società sono profondamente cambiati nel mondo moderno, e suscitano attese e interessi del tutto nuovi; i medici-scrittori e i medici-protagonisti di opere di narrativa compaiono infatti solo nel XX secolo
B. La proposta di lettura di opere i cui protagonisti sono caratterizzati, nel bene e nel male, dalla loro condizione di medici, può essere motivo, oltre che di arricchimento culturale, anche di riflessione professionale
C. È certamente proficuo verificare come, anche in paesi diversi per lingua e tradizione, l'interesse per il malato, proprio del medico, si ac-

compagni felicemente all'interesse per l'uomo, proprio dello scrittore, come dimostrano il russo Bulgakov e lo svedese (italiano di elezione) Axel Munthe
D. La lettura di romanzi, il cui protagonista è un medico, può dare un'idea del modo in cui questa professione è vista dal pubblico e di ciò che ci si aspetta da chi la pratica
E. Alcune università anglosassoni propongono la lettura di opere di narrativa scritte da medici come esempi di un'interpretazione della realtà connessa con lo status professionale

748) Molto frequenti, soprattutto nelle donne, che in un 20-30% ne soffrono almeno una volta nella vita, le infezioni urinarie costituiscono un gruppo complesso di situazioni patologiche. Talora isolate, ma non di rado recidivanti o persistenti, sono spesso asintomatiche. Anche se sono sintomatiche e molto fastidiose, sono in genere prive di reale importanza clinica: nella maggioranza dei casi l'infezione resta confinata alla vescica, senza conseguenze importanti per l'organismo. Ma questa non è purtroppo la regola: per quanto in una percentuale di casi ridotta, possono infatti essere gravi, sino a richiedere un ricovero ospedaliero. In casi sfortunati può essere interessato il rene, con infezioni acute o croniche che possono causare danni irreversibili. Nel soggetto sano, le urine prelevate direttamente dalla vescica non contengono batteri. Durante la minzione spontanea avviene in genere una contaminazione delle urine, principalmente per contatto con le mucose del tratto più distale dell'uretra, canale che collega la vescica con l'esterno, e che è fisiologicamente colonizzata da batteri. La presenza di batteri nelle urine non è quindi sufficiente a far porre diagnosi di infezione urinaria. Nella pratica medica, per superare questo ostacolo, importante soprattutto nei casi asintomatici, si ricorre d'abitudine al cosiddetto conteggio batterico, in grado di discriminare contaminazione e batteriurie di reale significato clinico. In base ad un'ampia e consolidata esperienza si ritiene che, di massima, possa essere significativa la presenza di almeno 100.000 batteri per millimetro cubo di urina.

Delle seguenti affermazioni UNA sola NON CONSEGUE con quanto riferito nel testo.

A. Tra i giovani le donne sono più esposte alle infezioni urinarie degli uomini
B. La presenza di un conteggio batterico di 10.000 batteri per mL non è di per sé significativo per una diagnosi di infezione urinaria
C. Il conteggio batterico è un test fondamentale per diagnosticare le infezioni urinarie
D. Non si può porre diagnosi di infezione urinaria in assenza di sintomi clinici
E. Le urine dei soggetti sani inviate in laboratorio contengono d'abitudine un certo numero di batteri

749) Erodoto, il padre della storiografia, racconta una storia interessante, per quanto piuttosto raccapricciante. Il re di Persia, Dario I, intendeva dare una lezione ai Greci residenti nel suo impero. Faceva parte dei costumi di questi ultimi cremare i loro morti. Dario "convocò – leggiamo in Erodoto – gli Elleni che si trovavano nel suo regno e chiese loro a qual prezzo erano disposti a mangiare i cadaveri dei loro genitori, e quelli risposero che non l'avrebbero fatto a nessun costo. Dopo di che, Dario chiamò gli Indi detti Collati, che mangiano i loro genitori, e chiese loro, alla presenza degli Elleni, che capivano quanto veniva detto a mezzo di un interprete, a qual prezzo avrebbero accettato di bruciare i genitori morti e quelli, alzando grandi gridi di protesta, lo pregarono di non parlare così."

Karl R. Popper, *Il mito della cornice*, Il Mulino, 1994

A questa citazione di Erodoto, Popper fa seguire varie considerazioni che ne rilevano alcuni possibili significati e implicazioni. Dite quale tra quelle qui riportate si mostra indebitamente inserita, in quanto IN CONTRASTO con il senso del discorso.

A. Tuttavia in ogni campo, a qualunque costo, è bene cercare di eliminare le differenze tra diverse posizioni, perché solo di qui nascono i conflitti
B. Le parti in conflitto devono essere senza dubbio uscite profondamente colpite dall'esperienza vissuta e aver imparato qualcosa di nuovo
C. Non è detto che l'abisso tra differenti cornici o diverse culture possa sempre, con ragioni logiche, essere superato
D. Erodoto ci invita alla tolleranza e persino al rispetto dei costumi e delle convenzioni diverse dalle nostre
E. E tuttavia non dobbiamo aspettarci che un confronto (...) approdi sempre a un accordo tra i partecipanti

750) La realtà storica è unica, le diverse discipline e scienze operano su di essa, la interpretano e la rappresentano attraverso specifici linguaggi, artistici, tecnici, comuni, matematici, scientifici, musicali, filosofici. Dietro ogni linguaggio c'è un'epistemologia, una particolare struttura logica che coglie una prospettiva, un punto di vista, ma l'acquisizione dei diversi sistemi concettuali deve essere coerente. È solo l'unità delle prospettive che forma il patrimonio culturale, che consente di cogliere sistemi, connessioni e relazioni nel tutto. Interdisciplinarità non significa allora fine delle discipline né annullamento delle differenze. Annullare una disciplina potrebbe comportare la riduzione di una parte della realtà. L'interdisciplinarietà non è un complesso di conoscenze, è una metodologia, anche didattica, una forma mentis, un modo diverso non solo di costruire conoscenze e d'insegnare, ma anche di comprendere e di vivere la realtà, l'ambiente socio-culturale e storico-geografico che ci circonda. Uno dei più rilevanti problemi del nostro tempo è proprio "la sintesi delle conoscenze, possibile solo in una visione interdisciplinare complessiva che riconduca anche le scienze e la tecnologia alla ricerca sull'uomo. La sintesi interdisciplinare non è mai una somma, né il risultato di esemplificazioni: è l'interazione di linguaggi diversi, tradotti, confrontati, interconnessi e armonizzati attraverso la scoperta di analogie e differenze. La cultura della complessità si sviluppa in una difficile e sofferta dicotomia tra umanisti e scienziati, che non sembra ancora riuscire a conciliare la differenziazione e l'autonomizzazione con l'interconnessione sistemica. Scienza e tecnologia debbono tornare a essere strumenti finalizzati all'uomo, alla sua felicità e libertà, per prevenire quella eliminazione della libertà personale, quella dittatura non più fisica, ma mentale, ipotizzata da George Orwell in 1984, attraverso il tentativo di rendere immortale il Grande Fratello. La scuola deve confrontarsi sulla dicotomia tra la cultura umanistica e quella scientifico-tecnologica, e i docenti non possono delegare ai singoli studenti il problema, rimasto insoluto all'interno del loro team, di far interagire linguaggi, significati, messaggi ed epistemologie.

L. Salvucci, *I limiti delle discipline*, Iter, Treccani, IV, 13, 2001

Tra le seguenti affermazioni UNA NON È STATA DEDOTTA dal testo di L. Salvucci:

A. la struttura logica è identica per tutti i linguaggi e in tutti gli approcci conoscitivi e proprio questa identità permette di operare un'armonizzazione senza appiattimenti
B. l'interdisciplinarietà consiste nel correlare i diversi sistemi espressivi senza ignorarne o sminuirne le differenze
C. il patrimonio culturale di un individuo consiste nella consapevolezza delle relazioni tra le differenti prospettive concettuali
D. tra i linguaggi disciplinari esistono differenze e analogie che è essenziale riconoscere se si vuole giungere non ad una somma ma ad una sintesi
E. i linguaggi specifici delle diverse discipline sono espressione di rappresentazioni della realtà da prospettive diverse

751) "16 ottobre 1907

I nemici delle vaccinazioni – anche questa è una professione – hanno detto... che a Vienna non è scoppiato il vaiolo, ma un'epidemia da vaccino. Ora, anche loro sanno valutare il valore della profilassi, ma la loro prudenza è un po' esagerata: si prendono il vaiolo per proteggersi dal vaccino".

Karl Kraus, *Aforismi in forma di diario*, T.E.N. 1993

UNA sola, tra le seguenti affermazioni, NON È CONFORME, nel tono e nella sostanza, alle sarcastiche osservazioni di Kraus (1874-1936).

A. Nessuna conquista scientifica, e medica in particolare, avviene in modo del tutto indolore
B. Quando un rimedio ha vinto una malattia temibile, essa appare meno temibile di quando era veramente diffusa
C. La prudenza non è mai troppa quando si tratta di servirsi di ritrovati non ancora ben sperimentati, ed è saggio chi tiene presente l'antico adagio: a volte il rimedio è peggiore del male
D. C'è sempre chi preferisce mettere in guardia contro i progressi della scienza che offende "la saggia natura", piuttosto che sottolineare la necessità di controllare meglio il progresso stesso
E. Mettere in rilievo i rischi dei rimedi dei mali, e tenerne conto, e cercare di ridurli, non fa notizia quanto proclamare che ogni progresso in medicina è illusorio o catastrofico

752) "Fa attenzione alle forme con cui costruisce il contadino. Perché sono patrimonio tramandato dalla saggezza dei padri. Cerca però di scoprire le ragioni che hanno portato a quella forma. Se i progressi della tecnica consentono di migliorare la forma, bisogna sempre adottare questo miglioramento. [...]
Sii vero. La natura sopporta soltanto la verità. Va d'accordo con i ponti a travi reticolati in ferro, ma rifiuta i ponti ad archi gotici con torri e feritoie.
Non temere di essere giudicato non moderno. Le modifiche al modo di costruire tradizionale sono consentite soltanto se rappresentano un miglioramento, in caso contrario attieniti alla tradizione. Perché la verità, anche se vecchia di secoli, ha con noi un legame più stretto della menzogna che ci cammina al fianco".

Adolf Loos, *Parole nel vuoto*, Adelphi, Milano 1990

UNA SOLA delle norme sotto elencate NON È correttamente ricavata dall'analisi di Loos. Individuatela.

A. Sii attento alla tradizione, tienila presente e rispettala, ma sii critico nei suoi confronti

B. Serviti delle innovazioni tecniche ogni volta che ti sembrano realmente utili
C. Rispetta e custodisci intatto il patrimonio tramandato dai padri
D. Non aver paura di non essere abbastanza moderno
E. Rispetta la verità, rifuggi sempre dalle falsificazioni

753) Erra chi crede che la vittoria delle imprese consista nello essere giuste o ingiuste, perché tutto dì si vede il contrario: che non la ragione, ma la prudenza, le forze e la buona fortuna danno vinte le imprese. È ben vero che in chi ha ragione nasce una certa confidenza, fondata sulla opinione che Dio dia la vittoria alle imprese giuste, la quale fa gli uomini arditi e ostinati: dalle quali due condizioni nascono talvolta le vittorie. Così l'avere la causa giusta può per indiretto giovare, ma è falso che lo faccia direttamente.

Francesco Guicciardini, *Ricordi*, n. 147

Individuate la considerazione NON rigorosamente DEDOTTA dal passo di Guicciardini, sopra riportato in traduzione in italiano moderno.

A. Che Dio sostenga le azioni dei giusti è un'illusione: la causa giusta è spesso perdente
B. Che un'impresa sia sentita da chi la promuove più o meno giusta, è del tutto irrilevante ai fini del suo successo
C. L'esperienza ci insegna che ha più successo chi è forte e fortunato che chi è dalla parte della ragione
D. Il coraggio e l'ostinazione di chi si sente dalla parte della giustizia sono talvolta elementi determinanti per conseguire una vittoria
E. L'opinione che Dio sostenga le azioni dei giusti è illusoria; ciò non vuol dire che non possa avere effetti positivi

754) Il discorso scientifico tende a un linguaggio puramente formale, matematico, basato su una logica astratta, indifferente al proprio contenuto. Il discorso letterario tende a costruire un sistema di valori in cui ogni parola, ogni segno è un valore per il solo fatto di esser stato scelto e fissato sulla pagina. Non ci potrebbe essere nessuna coincidenza tra i due linguaggi, ma ci può essere (proprio per la loro estrema diversità) una sfida, una scommessa tra loro. In qualche situazione è la letteratura che può indirettamente servire da molla propulsiva per lo scienziato: come esempio di coraggio nell'immaginazione, nel portare alle estreme conseguenze un'ipotesi ecc. E così in altre situazioni può avvenire il contrario. In questo momento il rigore del linguaggio matematico, della logica formale, può salvare lo scrittore dal logoramento in cui son scadute parole e immagini per il loro falso uso. Con questo lo scrittore non deve però credere d'aver trovato qualcosa di assoluto; anche qui può servirgli l'esempio della scienza: nella paziente modestia di considerare ogni risultato come facente parte di una serie forse infinita di approssimazioni.

Italo Calvino, Due interviste su scienza e letteratura, in *Una pietra sopra*, 1968

Individuate QUALE delle seguenti considerazioni NON È rigorosamente dedotta dal passo citato di Italo Calvino.

A. La logica del discorso scientifico è molto diversa da quella del discorso letterario
B. In campo letterario nessuna conquista, per quanto rilevante, deve essere considerata definitiva e assoluta
C. In campo scientifico la ricerca non pretende di raggiungere verità definitive
D. Il modello logico-formale non può trasferirsi integralmente nel linguaggio letterario

E. Il linguaggio scientifico e quello letterario, sostanzialmente diversi, non possono influenzarsi in modo significativo

755) Sempre e ovunque – ha scritto W. Jaeger – ci sono stati dei medici; ma l'arte sanitaria dei medici è diventata arte metodicamente consapevole soltanto per l'efficacia esercitata su di lei dalla filosofia ionica della natura... Senza lo sforzo di ricerca dei più antichi filosofi naturalisti ionici, volto a scoprire una spiegazione naturale di ogni fenomeno, senza il loro tentativo di ricondurre ogni effetto a una causa e di rivelare nella catena di cause ed effetti un ordine universale e necessario, senza la loro fiducia incrollabile di poter penetrare tutti i segreti del mondo attraverso l'impregiudicata osservazione delle cose e per forza di conoscenza razionale, la medicina non sarebbe mai divenuta scienza.

Massimo Baldini, *Introduzione a Ippocrate, Giuramento*, Tascabili Economici Newton

Tra i caratteri della filosofia ionica e della scienza medica antica messi in luce da M. Baldini UNO È INSERITO INDEBITAMENTE. Quale?

A. La filosofia ionica della natura ha fornito alla medicina il metodo scientifico di conoscenza
B. La filosofia naturalistica greca è sorretta dalla fiducia della conoscibilità del mondo
C. Conoscere le cose significa risalire dagli effetti alle loro cause: assumendo questo principio la medicina è diventata scienza
D. La medicina greca nasce e si sviluppa come una branca della filosofia
E. L'osservazione e l'esercizio della ragione sono gli strumenti della conoscenza delle cose

756) Il primo effetto collaterale della democrazia in Iraq è la comparsa di migliaia di prostitute sulle strade polverose di Bagdad. Non sono arrivate coi carri armati americani. Lavoravano già al tempo di Saddam, però di meno e di nascosto, perché in un afflato di moralizzazione (altrui) il tiranno aveva preso l'abitudine di farle accoppare in pubblico con un colpo di scimitarra. Adesso si aggirano senza paura, mostrando abiti sgargianti e centimetri di carne al sole. Qualcuno dubita che si tratti di una grande conquista democratica. Lo pensano anche gli iracheni che non hanno soldi per pagarle: la democrazia, senza denaro, può diventare un affronto. [...] Si rivela così il segreto intimo delle democrazie. Mentre le dittature di ogni colore sorgono sempre dall'ambizione di modificare la natura umana (perciò sono tutte bigotte), esse si accontentano di prenderla così com'è, rinunciando alla pretesa di contenerne i vizi e cercando solo di limitarne gli orrori. Per questo la democrazia liberale è contestata dai giovani, che sognano un mondo migliore, e difesa dagli adulti, che hanno smesso di illudersi.

Massimo Gramellini, La Stampa, 1/5/03

UNA delle tesi sotto elencate NON È deducibile dall'elzeviro di Gramellini. Individuatela.

A. Qualunque ne sia il tipo e il carattere, le dittature esibiscono fini moralizzatori
B. Le democrazie liberali generalmente non coltivano l'illusione di modificare, correggendone i vizi, la natura umana
C. Un limite delle democrazie liberali è l'indifferenza assoluta nei confronti dei vizi umani e dei loro effetti

D. I giovani sono più insofferenti delle debolezze e dei vizi umani che non gli adulti
E. Non tutti ritengono una conquista civile l'esibizione della prostituzione, non più costretta alla clandestinità

757) Da parecchio tempo ormai è stato diagnosticato il ruolo patologico fondamentale dell'*Helicobacter pylori* nell'ulcera peptica. Questo microrganismo si può isolare nell'ambiente gastrico o intestinale di diversi vertebrati sotto forma di 20 diverse specie. [...] Le novità scientifiche emerse negli ultimi anni su questo batterio coinvolgono anche gli animali domestici, [...] gatti, cani, suini, cavalli.
[...] In un caso è stata dimostrata la presenza di *Helicobacter* in un uomo con gastrite acuta e nei suoi due gatti con la stessa sintomatologia. Dopo aver effettuato studi sul genoma dei batteri si è giunti alla conclusione che erano uguali e quindi condivisi tra la specie umana e quella felina.
Proprio da questa e da altre considerazioni patognomoniche alcuni studiosi stanno affrontando questa malattia sotto la nuova ottica di zoonosi emergente.
Marco Buri, *Se c'è l'ulcera occhio al gatto*, TuttoScienze, La Stampa, 18/9/2002
UNA SOLA delle deduzioni tratte dall'articolo di M. Buri NON È sufficientemente SUFFRAGATA dal testo. Individuatela.
A. L'osservazione di M. Buri dimostra che gli animali domestici sono fonti di contagio per l'uomo
B. Il microrganismo responsabile dell'ulcera peptica compare tanto nell'uomo quanto in ogni animale che venga a contatto con lui
C. La malattia in questione compare anche in alcuni animali e ciò può rivestire un interesse scientifico
D. I gatti di casa contraggono l'ulcera peptica sicuramente più dei gatti randagi
E. In chi va a cavallo è probabile riscontrare un'ulcera peptica

758) Dormirai nel meriggio o nulla o poco;
Il sonno meridiano è la sorgente
Onde nascon la febbre, e la pigrezza,
È la doglia di capo, ed il catarro.
LXXXVIII
L'uomo d'ossa dugento e diciannove,
È di trentadue denti, e di trecento
Sessantacinque vene egli è composto
CIX
Dalla vena che chiami Salvatella
Cavando sangue molti doni avrai:
La voce purgherai, la milza e il petto,
I precordi ed il fegato, e del cuore
Solleverai l'innatural dolore.
Questi precetti, qui riportati nella traduzione di Fulvio Gherli, sono tratti dal trattatello in versi latini del XIII secolo, la *Regola sanitaria salernitana*. Essi mostrano che in quella scuola si intendeva la medicina come... (UNA caratterizzazione NON È GIUSTIFICATA dal testo).
A. Pratica di piccoli interventi, come il salasso
B. Attenzione al dolore e pratiche volte ad attenuarlo
C. Studio delle proprietà terapeutiche delle erbe
D. Precetti igienici volti alla prevenzione delle malattie
E. Studio del corpo umano e della sua conformazione

759) Nell'anno accademico 2001-2002, in una università italiana è stata promossa e organizzata una serie di incontri con gli studenti delle scuole medie superiori su temi riguardanti la dialisi, il trapian-

to renale e la donazione di organi. Sono stati raccolti oltre mille questionari che registrano le opinioni degli interessati.
Il 75% dei ragazzi ritiene che donerebbe, al bisogno, un suo rene ad un proprio familiare in dialisi; i pareri negativi sono il 5%, quelli incerti il 20%.
Tuttavia solo il 35% dei ragazzi, interpellato per un familiare in una situazione di morte cerebrale, darebbe l'assenso al prelievo di organi; parere negativo, 35%, incerto 30%.

Tra le osservazioni qui riportate UNA SOLA NON È DEDUCIBILE dai dati raccolti:

A. nella popolazione esaminata i ragazzi non sono convinti dell'efficacia terapeutica del trapianto renale
B. riguardo alla popolazione esaminata mancano i dati relativi ai risultati dei due tipi di trapianto
C. nella popolazione esaminata convincere gli incerti può modificare radicalmente la percentuale di assenso alla donazione da cadavere
D. nella popolazione esaminata i giovani rivelano un legame di affetto molto forte con la famiglia
E. nella popolazione esaminata l'incertezza nei confronti della donazione da cadavere è superiore a quella relativa al trapianto da vivente

760) Dislessico. Che non vuol dire più indietro degli altri. È intelligente come gli altri, anzi spesso è più intuitivo e creativo della media. Ha soltanto bisogno di tempo, e di una diversa organizzazione dell'apprendimento per arrivare dove arrivano gli altri, e a volte anche più in là. Tra i dislessici presunti, in fondo, figurano personaggi del calibro di Einstein o Thomas Edison. [...] "La distribuzione dell'intelligenza è uguale al resto della popolazione anche se ci si stupisce ancora di trovare delle supermenti tra chi soffre di questo problema", spiega Giacomo Stella, docente di psicopatologia dell'apprendimento all'Università di Urbino [...]. La dislessia non è un problema psichico come si è creduto per molto tempo [...], è un disturbo dell'apprendimento di natura neurobiologica e come tale va trattato. [...] Si stima che dal 3 al 5% della popolazione in Italia ne sia affetto, e che almeno la metà non lo sappia [...].

S. Gandolfi, Tra genio e normalità: ecco che cosa ci insegna la dislessia, *Sette-Corriere della sera*, 22/4/04

Tra le osservazioni sotto riportate, espunte, con qualche modifica, dall'articolo citato di Sara Gandolfi, UNA è stata indebitamente inserita ed È IN CONTRADDIZIONE CON LE TESI sostenute nel discorso. Individuatela.

A. È scientificamente errata la convinzione che il bambino dislessico non impari perché è inibito
B. In una classe di 25 bambini è probabile che in media uno sia dislessico
C. La dislessia non è, come si è creduto a lungo, un problema psichico
D. La dislessia significa molto spesso genio nascosto, come inequivocabilmente dimostra l'esempio di Einstein
E. Non sempre e non tutti i dislessici sono consapevoli del disturbo da cui sono affetti

761) È famoso come poeta dialettale piemontese, ma di professione faceva il medico. Edoardo Ignazio Calvo nacque a Torino il 13 ottobre 1773, nella casa dove suo padre visitava i pazienti. Per il figlio desiderava un futuro simile. Le insistenze paterne furono tali che si iscrisse alla facoltà di Medicina e si laureò con una tesi in latino sullo scorbuto. Sebbene avesse affrontato quegli studi controvoglia, alla professione si dedicò con intelligenza e capacità; proprio mentre curava i malati di tifo nell'antica sede dell'ospedale San Giovanni Battista, contrasse anche lui l'infezione, morendone esattamente due secoli fa. Nonostante [...] l'intensa attività letteraria (scrisse favole esopiche e satire politiche) trovò anche il tempo di scrivere un interessante lavoro scientifico a proposito di piante e animali velenosi, in cui si schierava contro le false credenze da Plinio in poi, e faceva una rassegna rapida delle testimonianze attendibili sui veleni presenti in natura.

Anna Buoncristiani, *Il poeta che sperimentò il vaccino antivaiolo*, Tutto Scienze-La Stampa, 28/4/2004

Quale delle seguenti illazioni È ERRATA in sé, o in quanto in contraddizione con le notizie fornite dal testo citato?

A. L'opera scientifica di Calvo è critica nei confronti della tradizione, conformemente ai principi illuministici
B. E.I. Calvo, costretto dal padre, ha seguito una strada in cui non ha potuto mettere a frutto le proprie doti
C. L'epoca in cui visse Calvo fu segnata dalla cultura illuminista
D. E.I. Calvo morì a 31 anni di tifo
E. Nelle facoltà scientifiche tardo-settecentesche era ancora in uso la lingua latina

762) Che in Italia ci sia troppo umanesimo e che questo abbia danneggiato e danneggi la cultura scientifica è un'affermazione affiorata già negli scorsi anni cinquanta (almeno) e a tratti ripresa. Certo, c'è da noi la retorica dell'umanesimo. [...] Troppo umanesimo e perciò poca scienza? Ma no, poco umanesimo e poca scienza perché poca è la propensione nazionale all'accertamento rigoroso di fatti e dati, alle misurazioni e alle descrizioni precise, all'esperienza diretta.

Carlo Bernardini-Tullio De Mauro, *Contare e raccontare*, Laterza, 2003

Il passo citato implica una serie di giudizi sui caratteri della cultura italiana. Tra quelli qui espressi individuate IL SOLO che NON È COERENTE con il testo riportato.

A. Discipline umanistiche e discipline scientifiche richiedono un analogo atteggiamento mentale
B. Il rigore metodologico, essenziale alla ricerca in campo umanistico come in quello scientifico, è da noi poco praticato
C. Per il carattere peculiare della nostra tradizione, in Italia si dà molto spazio agli studi umanistici, a scapito di quelli scientifici
D. In Italia si fa molta retorica sull'importanza degli studi umanistici, ma in realtà non li si affronta con la serietà e la precisione che esigono
E. Il costante riferimento a fatti, dati e esperienze dirette, non è una pratica diffusa presso gli uomini di cultura italiani

763) (*La pediatra Helen Taussig*) essendo stata la prima persona a descrivere il quadro clinico delle varie forme di malattia congenita del cuore, più di chiunque altro al mondo conosceva i particolari complessi della cura di questi pazienti. [...] Io credo che la chirurgia pediatrica, nella sua struttura complessiva, si intrecci nella trama della vita dei suoi pazienti più di tutte le altre sottospecializzazioni che stanno fiorendo e in cui ora è suddivisa l'Arte: essa è un esempio per tutti coloro che vogliono essere dei veri medici, che abbiano fatto tirocinio per diventare nefrologi, chirurghi microvascolari o radiologi da sala operatoria, o che appartengano alle altre branche non ufficiali della medicina moderna. Le sue fila sono ricche di uomini e donne, i cui rapporti con i pazienti e le loro famiglie sono la prova che è possibile essere di fatto un medico di un essere umano malato, e non essere un dottore per un singolo organo o una singola malattia. Ma non incorriamo in errore. [...] Qui si tratta di specialisti altamente qualificati che capiscono, grazie all'esperienza quotidiana, che non esiste alcun conflitto tra i metodi tecnocratici della medicina moderna e il fatto di prendersi cura dei nostri fratelli e delle nostre sorelle malate.

Sherwin B. Nuland, *Storia della medicina*, Oscar Mondadori 2004

Tra i giudizi qui espressi, UNO NON È IN ACCORDO con il pensiero di Nuland.

A. Un pediatra, più che ogni altro tipo di medico, entra in un rapporto umano completo con i suoi pazienti
B. La tecnologia può e deve essere al servizio di un atteggiamento partecipe e fraterno nei confronti di chi soffre
C. Un vero medico non si può esimere dall'interesse per i propri pazienti in quanto persone malate, prima che in quanto casi clinici
D. I metodi tecnocratici della medicina moderna rendono inevitabilmente rari e difficili i rapporti umani
E. La medicina è essenzialmente un'Arte che richiede disponibilità umana e competenza specialistica

764) Su QUALE di queste considerazioni NON SAREBBE D'ACCORDO Sherwin Nuland?

A. Nell'esperienza quotidiana un medico può sentirsi contemporaneamente fratello di chi soffre e scienziato attento a ciò di cui si soffre
B. È un errore ritenere che sia raro trovare oggi, nelle varie branche della medicina, uomini capaci di essere veri medici
C. Non si può negare che la chirurgia pediatrica richieda una partecipazione particolare alla vita dei piccoli pazienti
D. Nella chirurgia pediatrica le cure sono per lo più meno importanti che la capacità di condividere i problemi dei malati
E. È un errore non attribuire importanza alle competenze altamente specialistiche

765) Negli ultimi cento anni l'acidità della pioggia e della neve nella zona Est degli Stati Uniti e nel Nord dell'Europa è aumentata di più di 30 volte, con il risultato che il pH dei laghi e dei fiumi in queste zone è diminuito da 5,6 a circa 5,0. La pioggia acida si forma nell'atmosfera per reazione dell'acqua con gli ossidi di zolfo e azoto derivanti dalla combustione del carbone e del petrolio, che contengono appunto piccole quantità di zolfo e di azoto. Così la pioggia diventa in realtà una soluzione diluita di acidi fosforico e nitrico.

Quale delle seguenti affermazioni NON può essere dedotta dalla lettura del brano precedente?

A. Nell'acqua piovana è contenuto acido solforico
B. L'acido solforico si forma per interazione dell'acqua con ossidi di zolfo
C. Nell'acqua piovana è contenuto acido nitrico
D. Il pH dei laghi e dei fiumi è diminuito di 30 volte nelle zone interessate dalle piogge acide
E. Gli ossidi di zolfo e di azoto derivano dalla combustione di impurità contenute nel carbone e nel petrolio

766) La densità della popolazione (numero di abitanti per kmq) dipende sia da cause di ordine geografico (orografia, idrografia, caratteristiche climatiche ecc.), sia da cause di ordine economico (sviluppo dell'agricoltura, dell'industria, della viabilità ecc.). La densità della popolazione dei cacciatori-raccoglitori nelle regioni delle foreste tropicali è valutabile a una persona per ogni tre kmq. Nelle zone aride e desertiche è considerevolmente più bassa (Boscimani: una persona ogni 55 kmq; Australiani: una ogni 110 kmq). Popoli con sistemi primitivi di agricoltura e di allevamento del bestiame raggiungono densità fino a 10 persone per kmq; in regioni la cui base economica è costituita da sistemi intensivi di agricoltura, la densità è notevolmente superiore (Cina 60, India 116, Corea 127), ma sempre ben lontana dai valori raggiunti in paesi a economia industriale (Belgio 291, Gran Bretagna 210, Repubblica Federale Tedesca 204, Italia 167).

Quale delle seguenti affermazioni NON è deducibile dal testo? La densità della popolazione:

A. è legata prevalentemente a fattori geografici
B. è più alta tra i Boscimani che tra gli Australiani
C. nelle zone ad agricoltura intensiva è minore di quella delle zone industriali
D. è più alta nelle foreste tropicali che nelle zone aride
E. dipende dal tipo di economia

767) In molti casi l'altruismo che si riscontra tra gli animali ha una componente egoistica. Ciò avviene tutte le volte in cui tra i membri di una società esiste un rapporto di parentela. L'usignolo selvatico maschio canta a squarciagola lontano dal nido per attrarre su di sé l'attenzione dei predatori e deviarla dalla famiglia in formazione. Le caste sterili degli insetti sociali in generale hanno scelto la sterilità per allevare le uova e le larve loro sorelle. Un simile comportamento è in contrasto con la finalità del successo riproduttivo che ciascun individuo si propone, ma in realtà quello che conta, più che la sopravvivenza dell'individuo, è la sopravvivenza del gruppo familiare. Si è osservato che anche nei mammiferi un genitore trasmette i suoi geni alla generazione successiva non solo direttamente generando dei figli, ma anche favorendo la riproduzione di suoi parenti che hanno una parte di geni in comune con lui, proprio a causa della parentela (comportamento altruistico).

Su quali dei seguenti argomenti NON SONO fornite informazioni dal testo?

A. Sull'egoismo tra gli animali
B. Sull'altruismo tra i mammiferi
C. Sulla trasmissione genetica degli insetti sociali
D. Su un comportamento degli insetti sociali
E. Sulla trasmissione genetica nei mammiferi

768) In una data popolazione, il numero annuo di nuovi casi registrati di una certa malattia, definito come incidenza, ed in genere riferito ad un milione di abitanti, indica il numero delle nuove diagnosi. Questo numero non coincide necessariamente con il numero reale dei soggetti che si ammalano della malattia in questione; infatti, se la malattia è difficile da diagnosticare, la sua "incidenza annua" registrata potrà risultare in seguito inferiore a quella reale. Per questo e molti altri motivi, quali la presenza di controindicazioni di vario tipo, un trattamento specifico di un processo morboso può non venire utilizzato in tutti i soggetti che ne sono realmente affetti:

ne risulta che il numero dei nuovi casi che ogni anno vengono sottoposti ad un trattamento di questo genere non coincide necessariamente con l'incidenza reale della malattia per la quale il trattamento è indicato e neppure sempre con il numero delle nuove diagnosi. Analizzare l'incidenza nel tempo di alcune malattie può essere utile, ad esempio, per valutare l'efficacia della loro prevenzione. Si tratta di analisi interessanti, ma non facili, soprattutto per la necessità di disporre di rilevazioni complete ed attendibili non soltanto sulla malattia in esame, ma anche sulla composizione della popolazione generale. In effetti, se la malattia è più comune in una o più decadi di età che in altre, variazioni della composizione anagrafica della popolazione generale potranno determinare modificazioni dell'incidenza della malattia in esame. Il numero dei nuovi casi trattati per anno per milione di abitanti maschi della malattia D è raddoppiato nel 1989/90 rispetto al 1981/82; l'aumento si è verificato esclusivamente per i soggetti con oltre 70 anni.

Una sola tra le conclusioni elencate di seguito NON è deducibile dalle informazioni fornite nei paragrafi precedenti.

A. La malattia D è molto diffusa tra gli anziani
B. Le indicazioni alla terapia per la malattia D negli anziani sono sicuramente cambiate
C. L'incremento è legato all'aumento degli anziani nella popolazione esaminata
D. È possibile che siano cambiate le indicazioni della terapia negli anziani
E. Siccome sta aumentando il numero degli anziani ci sono più soggetti a rischio di ammalarsi della malattia D

769) "I criminali che hanno polverizzato parte della chiesa di San Giorgio al Velabro aggiungono un nuovo, sinistro capitolo alla storia di Roma antica, che pure si identifica nei secoli con la sua progressiva distruzione. I molteplici Sacchi, Alarico nel 410, i Vandali nel 455, i Goti nel 538, i Saraceni nell'846, i Normanni nel 1084, fino ai lanzichenecchi nel 1527, rientrano per così dire nell'ordinaria atrocità delle guerre. Lo smontaggio dei monumenti pagani ad opera del Cristianesimo trionfante, a partire dal IV secolo, serve alla Chiesa per costruire chiese e basiliche e quindi edificare una Roma cristiana emula della Roma Imperiale. Le maggiori distruzioni, paradosso della storia, sono state perpetrate nel corso del Rinascimento: i suoi uomini, scriveva un secolo fa il grande archeologo Rodolfo Lanciani, sono stati i veri "carnefici" di Roma Antica. Ma allora i monumenti antichi valevano come canone, come modello, e poco importava la loro conservazione fisica. Roma antica fu utilizzata come una miniera, marmi e travertini ridotti in calce e usati come materiali da costruzione. Del Circo Massimo, che poteva ospitare 100.000 spettatori, non è rimasta una sola pietra. Il vandalismo moderno inizia dopo l'Unità, con gli sterri selvaggi per le costruzioni dei nuovi quartieri e la cementificazione spietata dei parchi e delle ville (...). Col fascismo si afferma un'idea stravolta di romanità: si pretende di risuscitare, con un'operazione negromantica, la Roma Imperiale isolando i monumenti, raschiandoli per riportarli al loro presunto "prisco aspetto", facendo tabula rasa di interi quartieri storici (...). Oggi l'eterno Sacco di Roma si colora di sangue a scopo di intimidazione e di eversione politica, si trasforma in terrorismo culturale (...). Né si potrà più dire, con l'antico umanista, che "el bello di Roma sono le cose disfatte", quando la loro contemplazione suscitava grandi sentimenti circa la caducità delle cose umane, l'invidia del tempo e la varietà della fortuna. Oggi quelle cose vengono disfatte dalla criminalità politica che, al Velabro come al Laterano, a Firenze come a Milano, infierisce sui simboli della nostra stessa identità culturale, sulle più preziose espressioni della nostra memoria storica. "Gli antichi lavoravano per l'eternità: tutto essi hanno preveduto tranne la demenza dei devastatori", scriveva Goethe l'11 novembre 1786 (...)".

da "*I carnefici di Roma*" di Antonio Cederna, Repubblica, 30 luglio 1993

UNA sola delle seguenti affermazioni NON è coerente con l'analisi condotta da Antonio Cederna.

A. L'Unità d'Italia è stata occasione di molti scempi urbanistici in Roma
B. La celebrazione della romanità non impedì al Fascismo ulteriori scempi
C. L'edificazione della Roma Cristiana ha comportato la distruzione di molti monumenti pagani
D. Le esplosioni di quest'estate sono un esempio di offesa alle espressioni più alte della civiltà del nostro passato
E. Gli uomini del Rinascimento non consideravano affatto esemplari, come si crede generalmente, l'arte e l'architettura antica

770) "Il contrasto tra Rousseau e Nietzsche può essere illustrato proprio dal diverso atteggiamento che l'uno e l'altro esprimono rispetto alla naturalità e artificialità dell'uguaglianza e della diseguaglianza. Nel discorso sull'origine della diseguaglianza, Rousseau parte dalla considerazione che gli uomini sono nati uguali, ma la società civile, vale a dire la società che si sovrappone lentamente allo stato di natura attraverso lo sviluppo delle arti, li abbia resi diseguali. Nietzsche, al contrario, parte dal presupposto che gli uomini siano per natura diseguali (ed è un bene che lo siano, perché fra l'altro una società fondata sulla schiavitù come quella greca era, proprio in ragione dell'esistenza degli schiavi, una società evoluta e soltanto la società, con la sua morale del gregge, con la sua religione della compassione e della rassegnazione, li ha resi tutti eguali. Quella stessa corruzione, che per Rousseau ha generato la diseguaglianza, ha generato, per Nietzsche, l'uguaglianza. Là dove Rousseau vede diseguaglianze artificiali, e quindi da condannare e da abolire perché in contrasto con la fondamentale eguaglianza della natura, Nietzsche vede un'eguaglianza artificiale, e quindi da esecrare in quanto riduttiva della benefica diseguaglianza che la natura ha voluto regnasse tra gli uomini. L'antitesi non potrebbe essere più radicale: in nome dell'eguaglianza naturale, l'egualitario condanna la diseguaglianza sociale; in nome della diseguaglianza naturale, l'inegualitario condanna l'uguaglianza sociale. (...) L'idea qui formulata, secondo cui la distinzione tra sinistra e destra corrisponde alla differenza tra egualitarismo e inegualitarismo (...) si pone ad un tale livello di astrazione che può servire tutt'al più a distinguere due tipi ideali. (...) Ripeto ancora una volta che non sto dicendo che una maggiore eguaglianza è un bene e una maggiore diseguaglianza un male. Come ho detto sin dall'inizio, sospendo ogni giudizio di valore (...). Del resto, se l'eguaglianza può essere interpretata negativamente come livellamento, la diseguaglianza può essere interpretata positivamente come riconoscimento della irriducibile singolarità di ogni individuo. Non c'è ideale che non sia acceso da grande passione. La ragione o meglio il ragionamento che adduce argomenti pro e contro per giustificare le scelte di ciascuno di fronte agli altri, e prima di tutto di fronte a se stessi, viene dopo. Per questo i grandi ideali resistono al tempo e al mutar delle circostanze e sono, l'uno all'altro, irriducibili. La spinta verso una sempre maggiore eguaglianza tra gli uomini è, come aveva osservato nel secolo scorso Tocqueville, irresistibile. (...) Mai come nella nostra epoca sono state messe in discussione le tre fonti principali di diseguaglianza, la classe, la razza, il sesso. La graduale parificazione delle donne agli uomini, prima nella piccola società famigliare, poi nella più grande società civile e politica, è uno dei segni più certi dell'inarrestabile cammino del genere umano verso l'eguaglianza".

Da Norberto Bobbio, *Destra e Sinistra*, 1994

Tra le seguenti affermazioni UNA è in contrasto con l'analisi condotta da Bobbio.

A. Un ipotetico stato di natura assume il significato di modello per una società migliore sia in Rousseau che in Nietzsche
B. La diseguaglianza, e non l'educazione alla compassione, è per Nietzsche il solo frutto positivo del progresso civile
C. La civiltà, in quanto allontanamento dallo stato di natura, ha secondo Nietzsche corrotto l'umanità
D. L'allontanamento dallo stato di natura ha, secondo Rousseau, corrotto l'umanità
E. L'eguaglianza di cui parla Rousseau secondo Nietzsche non ha affatto caratterizzato lo stato di natura

771) "Ahimé – disse il topo – il mondo diventa ogni giorno più angusto. Prima era talmente vasto che ne avevo paura, corsi avanti e fui felice di vedere finalmente dei muri lontano a destra e a sinistra, ma questi lunghi muri precipitano così in fretta l'un verso l'altro che io mi trovo già nell'ultima camera, e là nell'angolo sta la trappola in cui andrò a cadere." "Non hai che da mutar direzione" disse il gatto, e se lo mangiò.

da Franz Kafka: *Il messaggio dell'imperatore*

Tra le ipotesi di interpretazione allegorica della favola di Kafka, individuate quella che NON è proponibile.

A. Della velocità con cui la vita precipita senza requie verso l'annientamento
B. Della difesa che mettono in atto le creature rifiutandosi di vedere la morte che li attende
C. Dell'impossibilità delle creature di sottrarsi al loro destino di morte
D. Del bisogno delle creature di compiere scelte vincolanti che limitino il loro campo d'azione
E. Della vertigine paurosa che la libertà produce in chi cerca la propria strada nel mondo

772) "Più fortunate dunque quelle scienze e quelle arti che più partecipano delle nostre follie; ... non ogni follia può considerarsi funesta; altrimenti Orazio non avrebbe detto: "O m'illude un'amabile follia?". Né Platone avrebbe posto il furore dei poeti, dei profeti e degli amanti fra i principali beni della vita...... in verità vi sono due specie di follia: la prima è quella che dall'inferno mandano di nascosto le furie vendicatrici, ogni volta che, lanciando i loro serpenti, gettano nel cuore umano furor di guerra, sete insaziabile di oro, passioni immonde e scellerate, parricidi, incesti, sacrilegi e delitti di tal fatta... Ma esiste un'altra forma di follia che non ha niente a che fare con la prima, quella cioè che ha origine da me, ed è la cosa più desiderabile che si possa immaginare. E questa si ha ogni volta che un giocondo errore, una specie di alienazione mentale, non solo libera l'animo dallo stringimento di quegli affanni, ma lo inonda di varia, inesauribile voluttà."

da Erasmo: *Elogio della pazzia*, cap. XXXVIII

Una sola delle seguenti affermazioni non è deducibile dal testo di Erasmo.

A. Un pizzico di follia può rendere più amabile la vita
B. Solo la follia rende dolce e amabile l'esistenza
C. Non si può dir bene o male della pazzia in generale
D. La follia, se è avida e aggressiva, genera ogni sorta di mali
E. L'amore, come la poesia, è una desiderabile pazzia

773) "La ragione per cui ho scritto questo libro è che, mentre mi trovavo alla Banca Mondiale, ho preso atto in prima persona degli effetti devastanti che la globalizzazione può avere sui paesi in via di sviluppo e, in particolare, sui poveri che vi abitano. Ritengo che la globalizzazione, ossia l'eliminazione delle barriere al libero commercio e la maggior integrazione tra le economie nazionali, possa essere una forza positiva e che abbia tutte le potenzialità per arricchire chiunque nel mondo, in particolare i poveri. Ma perché ciò avvenga, è necessario un ripensamento attento del modo in cui essa è stata gestita, degli accordi commerciali internazionali che tanto hanno fatto per eliminare quelle barriere [...]". Joseph E. Stiglitz, La globalizzazione e i suoi oppositori, Einaudi, Torino 2002.

Così Stiglitz, professore alla Columbia University e premio Nobel 2001 per l'economia, presenta il suo libro sulla globalizzazione. Individuare LA SOLA INFONDATA tra le deduzioni che da queste parole sono state tratte.

A. L'esperienza fatta in seno alla Banca mondiale ha rivelato a Stiglitz che la globalizzazione può condurre alla rovina i più deboli come costituire una forza per loro positiva
B. Gestire un fenomeno come la globalizzazione richiede una correzione degli accordi commerciali attuati fino ad oggi
C. Non possiamo accettare che la globalizzazione si imponga come sistema se non vogliamo che tutti i paesi poveri siano automaticamente immiseriti e sconvolti
D. Non è affatto certo che gli effetti della globalizzazione non saranno catastrofici, almeno per i paesi più poveri
E. L'integrazione tra le economie nazionali, se verrà ripensata nei suoi meccanismi, potrà produrre maggior benessere nei paesi in via di sviluppo

774) In una certa regione esistono alcuni centri specializzati nel trattamento di una malattia che esige terapie complesse di alta specializzazione. I pazienti sono ammessi, su richiesta loro o più spesso dei medici di famiglia, ad uno di questi centri che operano tutti secondo schemi condivisi, regolarmente aggiornati e controllati. Negli ultimi cinque anni i progressi ottenuti nella terapia hanno consentito di allargarne le indicazioni anche a soggetti anziani ed a casi complicati, in precedenza non considerati idonei ai trattamenti, che non avevano ancora raggiunto gli attuali livelli di sicurezza e di efficacia. Questo allargamento delle accettazioni al trattamento si è accompagnato ad un notevole incremento del numero dei soggetti anziani e/o più compromessi nel centro maggiore, situato in una grande area urbana. Questo fenomeno si è invece verificato in misura molto ridotta in due altri centri collocati in aree prevalentemente rurali.

Tra le seguenti ipotesi esplicative del fenomeno, una sola deve essere scartata a priori in quanto in contraddizione con ciò che è affermato nel testo.

A. Il centro "cittadino" è preferito dai medici e dai pazienti più anziani
B. Nell'area urbana i criteri di accettazione nel programma terapeutico sono più ampi
C. Nell'area rurale i medici di famiglia hanno un miglior rapporto con i loro assistiti e li curano meglio
D. Il centro cittadino applica terapie più efficaci e moderne
E. Nell'area urbana ci si ammala di più

775) Secondo il quotidiano "la Repubblica" del 31/7/98, che riferisce la conclusione tragica di un tentativo di trattare con arti magiche una grave malattia, per la quale esistono peraltro cure mediche efficaci, opererebbe in Italia un vero esercito di maghi, con un fatturato annuo di circa 5000 miliardi e sarebbero circa 9 milioni gli Italiani che si rivolgono a maghi e veggenti per l'interpretazione di sogni, la previsione del futuro, e il trattamento "magico" di malattie. Indipendentemente dall'esattezza di queste stime, difficilmente documentabili con precisione in quanto si riferiscono ad eventi in gran parte "sommersi", il fenomeno sembra comunque avere una grande estensione nel nostro Paese.

Tra le diverse riflessioni che possono essere suggerite da queste notizie una sola NON HA un fondamento documentabile.

A. Esistono anche nel nostro paese persone disposte a sfruttare credulità e ignoranza
B. Le "guarigioni" ottenute da maghi e guaritori sono sempre negate dai medici per interessi inconfessati o per un inconscio orgoglio professionale
C. Il ricorso ad arti magiche rientra nella cultura popolare di molte regioni italiane
D. Gli Italiani fanno un largo uso, in genere considerato con benevolenza, di amuleti e scongiuri e non deve stupire quindi che ricorrano alla "magia"
E. Di fronte ad eventi terrificanti, come certe malattie, la fuga nell'irrazionale, anche sotto la spinta della paura, è relativamente frequente

776) "Con i suoi canoni, Bach ci offre un primo esempio della nozione che qui definiremo degli Strani Anelli. Il fenomeno dello Strano Anello consiste nel fatto di ritrovarsi inaspettatamente, salendo o scendendo lungo i gradini di qualche sistema gerarchico, al punto di partenza (nel nostro esempio il sistema è quello delle tonalità musicali). (...) A mio avviso, le più belle e imponenti realizzazioni visive del concetto di Strano Anello si trovano nell'opera del grafico olandese M.C. Escher, vissuto tra il 1898 e il 1971. Escher ha creato alcuni disegni che sono tra i più intellettualmente stimolanti di tutti i tempi. Molti hanno la loro ispirazione in paradossi, illusioni o doppi sensi. I matematici furono tra i primi ammiratori dei disegni di Escher, e si capisce perché: spesso essi sono basati su princìpi matematici di simmetria o di regolarità... Ma in un disegno tipicamente escheriano c'è molto di più di semplici simmetrie e regolarità; c'è spesso un'idea di fondo che viene realizzata in forma artistica. In particolare lo Strano Anello è uno dei temi più frequenti dell'opera di Escher; (...) pensiamo all'interessante "Mani che disegnano", dove si vedono due mani ognuna delle quali disegna l'altra: è uno Strano Anello a due componenti.

(...) Il concetto di Strani Anelli contiene quello di infinito: un anello infatti non è proprio un modo per rappresentare un processo senza fine in modo finito? (...) È come gli anelli di Bach e di Escher fanno appello ad intuizioni molto semplici e antiche come la scala musicale o la scala di un edificio, così la scoperta ad opera di K. Gödel di uno Strano Anello in un sistema matematico trae le sue origini da intuizioni semplici e antiche. La scoperta di Gödel, nella sua forma essenziale, comporta la traduzione in termini matematici di un antico paradosso della filosofia. Si tratta del cosiddetto paradosso di Epimenide, o paradosso del mentitore. Epimenide era un cretese che pronunciò questo paradosso immortale: "Tutti i Cretesi sono mentitori". Una versione più incisiva di questo enunciato è semplicemente: "Io sto mentendo"; o ancora: "Questo enunciato è falso".

Douglas R. Hofstadter, *Gödel, Hescher, Bach: un'eterna Ghirlanda Brillante,* Adelphi, 1992

UNA delle seguenti affermazioni NON è rigorosamente deducibile dal testo di Hofstadter sopra riportato.

A. Escher e Bach hanno dato forma sensibile al concetto di Strano Anello
B. Esistono altre possibili e più concise formulazioni del paradosso di Epimenide
C. È possibile rappresentare in una forma finita un processo senza fine
D. Alla base delle scoperte più innovative si trovano sempre intuizioni semplici e antiche
E. I princìpi di simmetria e regolarità suscitano l'ammirazione dei matematici

777) "Che cos'è un mito?" È "un lungo discorso": questa la distratta – forse solo apparentemente distratta – definizione di Alexandre Dumas, che di miti se ne intendeva, tanto da averne creato più di uno. Credo che allo stesso modo risponderebbero i tre coautori del dizionario *Miti e personaggi della modernità*. Apparente semplicità, segreta complessità: questa formula vale per i "miti" moderni come per i miti classici. Nella Grecia antica il "lungo discorso" – senza il quale non esisterebbe il mito – aveva introdotto una serie vertiginosa di varianti che a volte si limitavano a correggere una sfumatura e altre volte rovesciavano completamente il significato di un personaggio: Ulisse e il valoroso Achille adottano ogni sorta di sotterfugi per sottrarsi alla guerra di Troia, l'infedele Elena infedele non è, perché a fuggire con Paride è stato un suo simulacro, la fedele Penelope va a letto con tutti i Proci... Varianti analoghe, fondate sulla riabilitazione o sullo smascheramento, non sono estranee al nostro tempo: così, per esempio, lo studioso spagnolo Gregorio Maranon individuò, nella figura di Don Giovanni, i tratti dell'omosessualità e dell'impotenza; Federico Fellini rappresentò il vitale Casanova come una funebre marionetta; il regista Konicev nel 1964 vinse il premio Stalin con un film in cui l'indeciso Amleto appariva nelle vesti di un tortuoso e implacabile discepolo di Machiavelli...
Anche se le integrazioni possibili sono tante, *Miti e personaggi* offre un ricco repertorio e bellissime tracce per ricerche, saggi, tesi di laurea. L'ultima voce è Zarathustra, l'antico maestro persiano diventato un "mito della modernità" nel 1883, per opera di Nietzsche.

Giovanni Mattiotti, *MITI. Il catalogo della modernità*, "Corriere della Sera", 18/11/98

UNA sola delle seguenti affermazioni NON è rigorosamente DEDUCIBILE dal testo di Giovanni Mariotti sopra citato.

A. Nonostante la loro apparente semplicità, le figure del mito possono suscitare varie e diverse interpretazioni
B. Il catalogo steso da Mariotti è ricco, anche se non esauriente al punto da non lasciare fuori nulla di ciò che concerne i miti
C. Maranon e Fellini hanno compiuto un'opera di smascheramento nei confronti del personaggio del seduttore
D. Nell'antichità, come oggi, il personaggio del mito ha caratteristiche costanti con cui si identifica
E. Spesso è bastato correggere una sfumatura per modificare il carattere dei personaggi mitici

778) Tra le considerazioni qui elencate, UNA NON ha FONDAMENTO nel testo di Mariotti.

A. Amleto è tradizionalmente considerato un eroe pieno di incertezze, ma può anche essere assunto a esempio di "virtù" machiavelliana
B. Il gusto di dissacrare e contraddire la tradizione e i suoi miti è caratteristico del mondo moderno
C. Tra i miti diffusi dell'antichità ci sono quelli legati alla guerra di Troia e ai suoi antecedenti
D. Elena, celebrata nel mondo greco per la sua bellezza, non sempre fu l'emblema della infedeltà più funesta
E. Nell'Ottocento anche la filosofia si è interessata ai miti, e non solo a quelli del mondo greco classico

779) "... io non penso – ha scritto Natalia Ginzburg sulla Stampa – che la vicenda di Rushdie riguardi soltanto gli intellettuali o il mondo della cultura: si tratta d'una vicenda che riguarda tutti. È condannata a morte, in Rushdie, la libertà del pensiero, la tolleranza per le infinite idee e fantasie che crescono e fermentano sotto il sole: e questi beni sono proprietà di tutti. Della libertà del pensiero tanti se ne infischiano, o credono d'infischiarsene, oppure sono troppo assillati da altre privazioni per ricordarsi che esista; e tuttavia se questi beni vengono a mancare, la vita a un tratto gli diventa uno straccio, sappiano essi o non sappiano spiegare a se stessi il perché".

UNA sola delle seguenti affermazioni NON è rigorosamente DEDUCIBILE dal testo di Natalia Ginzburg sopra citato.

A. La privazione della libertà rende gli uomini consapevoli di quanto la libertà stessa sia essenziale nella vita di ciascuno
B. Il primo e sommo dovere dell'uomo civile è la difesa della propria e altrui libertà di pensiero e di espressione
C. Non sempre la mancanza di consapevolezza dell'importanza della libertà di pensiero è dovuta a colpevole pigrizia mentale
D. Perseguitare un uomo per le sue idee, le sue fantasie, le sue parole, significa privare la società di un bene che è di tutti
E. La difesa della libertà riguarda in realtà tutti gli uomini, non solo e non soprattutto gli intellettuali

780) "Il discorso scientifico è a volte più complesso, ambiguo, allusivo, di quanto gli stessi scienziati pensino. Nel discorso scientifico le metafore possono avere un ruolo creativo per far intuire e immaginare cose non dette o, addirittura, non completamente comprese. Ma possono anche portar fuori strada il destinatario – e qui ci riferiamo al discorso scientifico-didattico – che le interpreta in modo non previsto dal proponente.
Le due forme più semplici, ma importanti per un discorso scientifico-didattico,

sono la *catacresi*, il cui uso permette di ovviare a una lacuna del vocabolario, e le metafore *esegetiche* e *pedagogiche*. Alla prima categoria appartengono espressioni come "il letto del fiume" o come "l'atlante", cioè la prima vertebra che regge il capo e che prende il nome da Atlante, il gigante che regge il mondo; alla seconda espressioni come la "catena" dei trasportatori di elettroni nella catena mitocondriale interna, che evoca l'immagine di una catena umana che si passa secchi d'acqua per spegnere un incendio.
Nella costruzione delle idee scientifiche ha maggior importanza una terza forma di metafora, quella "costitutiva di teorie". Queste metafore, oltre ad avere un ruolo genetico fondamentale nella formulazione di un nuovo programma di ricerca, invitano a ricercare nuovi caratteri degli argomenti primari e secondari, nuovi rapporti, tecnicamente rilevanti, di somiglianza e di analogia. Howard Gruber chiama questo tipo di metafore "immagini di vasta portata" e mette in rilievo il ruolo della metafora dell'albero nello sviluppo delle idee di Charles Darwin; noi possiamo però anche ricordare la metafora dello stato bene ordinato a cui ricorre Linneo per descrivere l'ordinamento della natura, o quella del *bricoleur* che Francois Jacob utilizza per dare un'idea della casualità, della mancanza di progetto nel processo dell'evoluzione.
Per tornare alle metafore esegetiche e pedagogiche, il loro scopo è quello di trasmettere informazioni dal dominio di origine (noto) al dominio *target* (ignoto). Le metafore possono quindi fungere da modello per ragionare sul dominio *target*, anche se di esso abbiamo una conoscenza largamente incompleta. Tuttavia, ogni volta che nell'insegnamento si ricorre a un modello metaforico è bene ricordare che una metafora, un modello non sono la realtà, ma uno strumento cognitivo che ci permette di descrivere, di comprendere, di fare previsioni su alcuni aspetti della realtà considerata.

da: Bruno Bertolini, *Tra metafore e termini scientifici*, in Iter, Treccani, n. 5, 1999

Quattro delle frasi sotto elencate appartengono all'articolo di Bruno Bertolini da cui è stata stralciata la citazione sopra riportata; INDIVIDUATE LA FRASE che, indebitamente inserita tra queste, CONTRASTA logicamente con la concezione di fondo a cui è ispirato il testo stesso.

A. Le metafore sono importanti, se non essenziali, al linguaggio scientifico
B. Lo scienziato e il filosofo potranno giovarsi particolarmente della collaborazione dell'artista, abituato a visualizzare efficacemente la complessità
C. Nei testi scientifici si possono trovare analogie, simboli, metafore che non sono ornamento del pensiero, ma una sua vera e propria condizione
D. Nei momenti iniziali della nascita delle teorie scientifiche vengono spesso proposte metafore "costitutive di teorie" particolarmente composite
E. Il ricorso al modello metaforico in pedagogia è pericoloso in quanto distoglie dall'attenzione alla realtà e va fatto solo in casi assolutamente eccezionali

781) "Dove trovare il tempo per leggere?

Grave problema.
Che non esiste.
Nel momento in cui mi pongo il problema del tempo per leggere, vuol dire che quel che manca è la voglia.
Poiché, a ben vedere, *nessuno ha mai tempo per leggere*. Né i piccoli, né gli adolescenti, né i grandi. La vita è un perenne ostacolo alla lettura.

(...) Il tempo per leggere è sempre tempo rubato. (Come il tempo per scrivere, d'altronde, o il tempo per amare.)
Rubato a che cosa?
Diciamo, al dovere di vivere.
È forse questa la ragione per cui la metropolitana – assennato simbolo del suddetto dovere – finisce per essere la più grande biblioteca del mondo.
Il tempo per leggere, come il tempo per amare, dilata il tempo per vivere.
(...) La lettura non ha niente a che fare con l'organizzazione del tempo sociale. La lettura è, come l'amore, un modo di essere.

Daniel Pennac, *Come un romanzo*, Feltrinelli, Milano, 1993

Quale di queste considerazioni NON è correttamente DESUNTA dal passo di Pennac?

A. La lettura forse non accresce la cultura, certamente arricchisce la vita
B. Se si ama davvero fare una cosa, troveremo il tempo per farla
C. Assurdo quindi porsi il problema di educare i giovani alla lettura: la scopriranno sicuramente da sé
D. La lettura per Pennac è essenzialmente un piacere, e un piacere assolutamente privato
E. Parlare del "dovere di leggere" è, più che controproducente, senza senso

782) La Legge 29 dicembre 1993, n. 578, "Norme per l'accertamento e la certificazione di morte", all'articolo 1 (definizione di morte) stabilisce che: "La morte si identifica con la cessazione irreversibile di tutte le funzioni dell'encefalo", ed all'articolo 2 ("accertamento di morte"): "La morte per arresto cardiaco si intende avvenuta quando la respirazione e la circolazione sono cessate per un intervallo di tempo tale da comportare la perdita irreversibile di tutte le funzioni dell'encefalo..."

Se ne deduce che (UNA sola considerazione È ERRATA):

A. un individuo con attività cardiaca e respiratoria conservata, ma con cessazione irreversibile di tutte le funzioni dell'encefalo, è sempre da considerarsi morto
B. un individuo senza attività respiratoria può essere vivo
C. il coma profondo è sinonimo di cessazione di tutte le funzioni dell'encefalo
D. la presenza di battiti cardiaci non esclude la morte
E. l'arresto del cuore non è sinonimo di morte

783) Il Decreto 22 agosto 1994, n. 582 "Regolamento recante le modalità per l'accertamento e la certificazione di morte" all'articolo 4 specifica che i soggetti con cessazione irreversibile di tutte le funzioni cerebrali devono essere sottoposti, ai fini dell'accertamento "giuridico" della morte che potrà consentire un prelievo di organi per la donazione, ad un'osservazione che negli adulti non è inferiore a sei ore..."

In base a quanto sopra riportato si può affermare che (UNA sola considerazione NON è DEDUCIBILE dal testo):

A. al momento dell'inizio del periodo di osservazione la morte è già avvenuta, ma l'osservazione prolungata costituisce un'ulteriore garanzia per il soggetto deceduto
B. la morte interviene nel periodo di osservazione
C. l'arresto irreversibile di tutte le funzioni dell'encefalo costituisce una valida previsione per l'accertamento giuridico di morte dell'organismo
D. gli organi extracranici sono accessori al servizio del cervello
E. il cervello rappresenta la localizzazione anatomica dell'essere persona vivente

784) "Per la modernità è fondamentale che i rischi si possano valutare in linea di principio nei termini di una conoscenza generalizzabile dei pericoli che comportano: una visione in cui l'idea di *fortuna* sopravvive per lo più entro forme marginali di superstizione. Quando si *sa* che il rischio è un rischio, lo si vive in maniera diversa rispetto alle circostanze in cui prevalgono le nozioni di *fortuna*. Il fatto di riconoscere l'esistenza di un rischio o di una serie di rischi significa accettare non solo la possibilità che le cose possano andare storte, ma che questa possibilità non si può eliminare. La fenomenologia di una tale situazione fa parte dell'esperienza culturale della modernità in genere (...). Eppure (...) le concezioni fatalistiche non scompaiono del tutto. La fortuna tende a ricomparire proprio là dove i rischi sono maggiori, sia sotto forma di cosciente probabilità che si verifichi un evento indesiderato sia in termini di conseguenze nefande che derivano nel caso in cui un dato evento non vada per il verso giusto."

Anthony Giddens, *Le conseguenze della modernità*, Il Mulino, 1994

Tra le seguenti deduzioni UNA NON È autorizzata dal passo citato.

A. Il rischio è connesso agli eventi nel mondo umano, va accettato e può essere calcolato
B. La valutazione dei rischi insiti nelle situazioni implica la svalutazione del peso che nelle situazioni ha la fortuna
C. Nell'ambito della modernità l'idea del potere della fortuna è in secondo piano rispetto a quella della conoscibilità del rischio
D. La possibilità che una situazione volga al male è un rischio ineliminabile la cui consapevolezza induce a comportamenti fatalistici
E. Quando il rischio che un evento nefasto si verifichi è molto alto si tende ad attribuire il suo avverarsi alla fortuna

785) UNA SOLA delle seguenti affermazioni NON È IN CONTRADDIZIONE con quanto sostiene A. Giddens nel passo sopra riportato.

A. Il concetto di fortuna è confinato nel mondo moderno esclusivamente nell'ambito della superstizione
B. La coscienza della probabilità di un evento indesiderabile libera chiunque dall'idea della soggezione alla fortuna
C. Gli uomini moderni accettano meglio anche i fallimenti in quanto si sono liberati dall'idea paralizzante del potere della fortuna
D. Tener presente l'ineliminabilità dei rischi e pericoli connessi con i progetti umani produce un atteggiamento sfiduciato, o persino fatalistico
E. Il calcolo dei rischi non paralizza, ma induce a fare i conti con la possibilità di fallimento che è insita negli eventi

786) "Che cos'è un mito?" È "un lungo discorso": questa la distratta – forse solo apparentemente distratta – definizione di Alexandre Dumas, che di miti se ne intendeva, tanto da averne creato più di uno. Credo che allo stesso modo risponderebbero i tre coautori del dizionario *Miti e personaggi della modernità*. Abelardo ed Eloisa, Cola di Rienzo, Giovanna d'Arco, Paracelso, Cromwell, Robespierre, Napoleone, Byron, Don Giovanni, Casanova, Amleto, Don Chisciotte, Faust...; sono – scelte a caso – alcune delle figure storiche o immaginarie a cui gli autori del dizionario hanno deciso di dedicare una voce. Quale criterio consente di far convivere o rientrare nella

stessa famiglia personaggi così dissimili, alcuni dei quali veramente esistiti e altri invece frutto di immaginazione? Per quel che posso capire, un criterio molto semplice e molto empirico: ognuno di loro è all'origine di un "lungo discorso", a cui hanno contribuito, di secolo in secolo, poeti, drammaturghi, romanzieri, pittori, scultori, autori di opere liriche, registi.
(...) ogni epoca pretende di avere una sua produzione mitica. Ci sentiremmo diminuiti il giorno in cui dovessimo ammettere che la nostra non ne è capace. Ma niente ci fa credere prossimo quest'isterilimento. Basta che guardiamo indietro, al secolo che sta per finire, per incontrare personaggi reali o fittizi ognuno dei quali sembra destinato, negli anni e nei secoli a venire, ad alimentare un "lungo discorso", tessuto di nuove interpretazioni storiche o filosofiche, di invenzioni romanzesche, di film, eccetera.
Recentemente, via via che il film di Benigni *La vita è bella* veniva presentato all'estero, sono apparsi sui giornali dei diversi Paesi articoli che lo approvano o che lo disapprovano. C'è chi ritiene che dello sterminio degli ebrei si possa parlare solo in termini storici e documentari, e dunque giudica il film un *faux pas* (*un passo falso*); chi invece ammette altri approcci, e dunque lo ritiene un'operazione legittima. Io non so a chi dare ragione; mi rendo conto dell'enormità di quel massacro e della relativa vicinanza nel tempo (moltissimi testimoni diretti sono ancora tra noi); forse il film di Benigni può essere stato prematuro; ma non penso che la memoria di avvenimenti così sconvolgenti possa mantenersi in un ambito rigorosamente storico. Fatalmente diventerà anche variazione e racconto, cioè "mito", nel senso già detto.
Torniamo al nostro dizionario. Scorrendo i lemmi, si è colpiti dalla facilità con cui li associamo a un carattere, a un episodio, a un attributo... Abelardo ed Eloisa, Romeo e Giulietta, Paolo e Francesca sono coppie di amanti appassionati, Alboino è un tiranno crudele che versa da bere alla moglie Rosamunda nel cranio del padre, Don Giovanni e Casanova sono donnaioli, Faust e Peter Schlemil stringono un patto col diavolo, all'Ebreo Errante e all'Olandese Volante tocca sperimentare i notevoli disagi dell'immortalità (o di un'esistenza eccessivamente protratta), i sovrapponibili e spesso sovrapposti Barbablù e Gilles de Rais sono serial killer, Cagliostro è un imbroglione, Zarathustra un guru, Munchausen un cacciaballe, Werther un suicida, Robin Hood un ladro che prende ai ricchi per dare ai poveri, e così via. Si direbbero personaggi semplici, primari, eppure una piccola riflessione alimenta il sospetto che non sia così: se hanno ispirato tanti drammi, tanti romanzi, tanti film, vorrà dire che erano portatori di un nucleo di ambiguità tale da impedire, ogni volta, l'approdo a un'interpretazione – a una versione – definitiva. Un mito è un pensiero al quale si ritorna di continuo, e che non ci si stanca mai di riprendere e variare.

Giovanni Mattiotti, *MITI. Il catalogo della modernità*, "Corriere della Sera", 18/11/98

UNA SOLA delle seguenti affermazioni NON È COERENTE con il testo di Mariotti. Quale?

A. È immediato il meccanismo psicologico per il quale attribuiamo un carattere ben preciso a ogni personaggio trasformatosi in mito
B. Talora, almeno in un primo tempo, è difficile accettare la trasformazione in mito di eventi storici di grande portata

C. Nel '900 non mancano personalità che appaiono destinate a trasformarsi in miti
D. L'immortalità, o un'esistenza prolungata indefinitamente, presenta i suoi inconvenienti, almeno per personaggi come l'Olandese Volante e l'Ebreo Errante
E. Mariotti afferma che molti segni ci danno la certezza che anche il secolo venturo avrà i suoi miti

787) Delle cinque affermazioni elencate UNA NON È PIENAMENTE SUFFRAGATA dal testo citato.

A. Abelardo sa amare appassionatamente
B. Rosamunda è orfana di padre
C. Il barone di Munchausen è un fanfarone
D. Peter Schlemil ha venduto anima e corpo al diavolo
E. Cagliostro è una persona di cui è meglio non fidarsi

788) "Lina Presotto, la mia formosa e alacre domestica che pochi giorni or sono lasciò il mio servizio per esordire nel varietà, parlando con me e con mia moglie o con i miei figli usava il verbo *aspettare*, ma al telefono usava il verbo *attendere*... (pensa che attendere sia più elegante che aspettare) ... Nella terza edizione del *Furioso*, Ariosto cambia tutti gli attendere in altrettanti aspettare. Resta a vedere se è meglio prendere esempio dal nostro Ludovico o da Lina Presotto, la mia domestica alacre e formosa, passata or non è molto ai fasti del varietà".

da Alberto Savinio, *Nuova Enciclopedia*

Individuare LA SPIEGAZIONE IN CONTRADDIZIONE con il contenuto dell'aneddoto di Savinio.

A. Lina Presotto ha un fisico procace che le apre le porte del mondo dello spettacolo
B. La domestica di Savinio è piuttosto trascurata nel lavoro e infatti si dà al teatro di varietà
C. L'alternativa che propone Savinio è retorica, in quanto è chiaro qual è la soluzione per cui egli propende
D. Lina Presotto al telefono usa un linguaggio meno naturale che nella conversazione
E. L'Ariosto nel rivedere il suo poema mira a liberarlo da espressioni che possono parere ricercate

789) "Tutti gli storici del romanzo poliziesco si trovano concordi nel sostenere che questo filone letterario è un figlio minore del positivismo, di quella corrente filosofica che dominò la scena culturale intorno alla metà dell'Ottocento. Poe, Gaboriau e Conan Doyle sono, secondo il giudizio di molti autori, figli dell'infatuazione scientista ottocentesca. Di fatto, nelle opere di Conan Doyle ci si imbatte in termini presi a prestito da manuali di logica e filosofia della scienza... Secondo Sherlock Holmes (il famoso protagonista dei libri di Conan Doyle) il detective ideale deve eccellere nell'arte dell'osservazione e in quella della deduzione. Tuttavia, se si scava un po' dietro questa dichiarazione di principio, ci si accorge subito che le cose sono un po' più complicate. Infatti ci si imbatte in passi in cui Sherlock Holmes si presenta come un rozzo positivista che celebra la priorità dei fatti sulle ipotesi, ma anche in altri nei quali egli si dichiara un fervente apologeta del primato del teorico o, se si preferisce, del momento ipotetico e congetturale... Se si scorrono le pagine di una qualsivoglia storia della letteratura poliziesca non si può fare a meno di notare l'alto numero di medici in cui ci si imbatte. Si incontrano medici che indagano in prima persona, o che affiancano i detective professionisti in veste di consiglieri ed esperti, medici assassini e vittime, anatomo-fisiologi e dentisti, illustri spocchiosi e umili "strizzacervelli" accomunati dalla più assoluta mancanza di scrupoli... Si potrebbe banalmente osservare che il soggetto (o meglio l'oggetto) che non può mai mancare in un giallo è il morto e che, pertanto, ci vuole un medico che lo dichiari tale... Ma al di là di ciò c'è un oscuro rapporto che lega la letteratura "gialla" alla medicina: è appunto alla medicina che si deve l'affermarsi del più classico paradigma indiziario, quello imperniato sulla semeiotica medica, la disciplina che, affermatasi con la nascita della clinica nell'Ottocento, consente di diagnosticare le malattie inaccessibili all'osservazione diretta sulla base dei sintomi superficiali che, irrilevanti agli occhi del profano, possono essere decifrati soltanto dallo scienziato "iniziato" ai misteri della conoscenza. Conan Doyle era laureato in medicina e il numero di medici protagonisti dei polizieschi classici suoi e di altri autori è preponderante. E perché dei medici? Perché non dei poliziotti? Perché i medici sono i professionisti dell'osservazione scientifica. Inoltre, per la loro professione, sviluppano in genere una grande prudenza. L'Ottocento è il secolo in cui si afferma il prestigio epistemologico e sociale della medicina...

da Massimo Baldini, "Da Sherlock Holmes a Karl Popper"

Delle affermazioni qui elencate UNA NON È COERENTE con l'analisi citata di Massimo Baldini.

A. La semiotica medica, che permette allo scienziato esperto di decifrare sintomi solo per lui rilevanti e significativi, si è affermata con la nascita della clinica, e il metodo del poliziesco classico vi si è ispirato
B. Il fatto che il medico sia la prima persona a cui ci si rivolge per constatare una morte o per spiegarne le cause, non è l'unico elemento che spieghi la presenza di tanti medici nei "gialli"
C. Sherlock Holmes è figlio del Positivismo, il suo metodo è quello dello scientismo positivista ed egli è sempre sorretto dalla fiducia che i fatti si spieghino coi fatti, e non con le ipotesi e le congetture
D. Nel poliziesco classico le figure di medici sono sia detectives impegnati in prima persona o assistenti dei professionisti, sia personaggi ambigui o imbroglioni senza scrupoli
E. Una presenza tanto massiccia di medici nei polizieschi è dovuta non solo al fatto che sono in un certo senso i professionisti dell'osservazione scientifica, ma anche alla prudenza a cui li educa la professione

790) *Tarrou:* "Bisognerebbe che ci fosse una categoria di veri medici, ma è un fatto che non si trova sovente, dev'essere difficile. Quanto a me, ho deciso di mettermi dalla parte delle vittime, in ogni occasione, per limitare il male. Insomma, quello che m'interessa è sapere da lei come si diventa un santo".
Dottor Rieux: "Ma lei non crede in Dio".
Tarrou: "Appunto: se si può essere un santo senza Dio, è il solo problema concreto che io oggi conosca".
dottor Rieux: "Ma lei sa, io mi sento più solidale coi vinti che coi santi. Non ho inclinazione, credo, per l'eroismo e per la santità. Essere un uomo, questo mi interessa."
Tarrou: "Sì, noi cerchiamo la stessa cosa, ma io sono meno ambizioso."
Rieux pensò che Tarrou scherzasse, e lo guardò. Ma nel vago bagliore che veniva dal cielo egli vide un volto triste e serio.
In questa sceneggiatura del dialogo centrale della Peste di Camus, romanzo ambientato nella città di Orano, chiusa perché colpita da una terribile pestilen-

za, si esprime il pensiero dello scrittore, di cui sono qui proposte alcune sintesi interpretative.
Individuare QUELLA CHE TRADISCE il significato del pensiero di Camus.

A. Come al medico in Orano, così ad ogni uomo nel mondo, non si può chiedere che di schierarsi dalla parte delle vittime, anche senza la fede in un Dio che gli garantisca la vittoria, o almeno lo sostenga nella lotta
B. Sentirsi solidali con i vinti, combattere il male senza pretendere di debellarlo, la sofferenza senza pretendere di annullarla: questo è il proposito del medico che opera nella città appestata
C. Non si può sconfiggere il male, ma si deve lottare contro di esso: se ciò sia possibile, è la domanda che si pone il giusto a cui questa appare la via di una santità tutta terrena
D. Diventare per gli uomini un eroe, un santo, è un progetto difficile, ma forse in qualche misura realizzabile. Essere semplicemente e pienamente uomo tra gli uomini, quando si abbia coscienza ed esperienza della miseria umana, è certamente più difficile
E. Per vincere e debellare una volta per tutte il male nel mondo degli uomini, non occorre far altro che mettersi dalla parte delle vittime

791) Una via alla comprensione dei comportamenti umani

"Essendo oggetto della letteratura la stessa condizione umana, chi la legge e la comprende non diventerà un esperto di analisi letteraria, ma un conoscitore dell'essere umano. Quale migliore introduzione alla comprensione dei comportamenti e dei sentimenti umani, se non immergersi nell'opera dei grandi scrittori che si dedicano a questo compito da millenni? E allora quale migliore preparazione per tutte le professioni basate sui rapporti umani? [...]. Avere come maestri Shakespeare e Sofocle, Dostoevskij e Proust non sarebbe come approfittare di un insegnamento eccezionale? E come non capire che un futuro medico, per esercitare la sua professione, avrebbe più da imparare da questi stessi maestri che dai concorsi di matematica che oggi determinano il suo avvenire? (1)[...] Bisogna includere le opere letterarie nel grande dialogo tra gli uomini, iniziato nella notte dei tempi, e a cui ciascuno di noi, per quanto insignificante sia, prende ancora parte. [...] A noi, adulti, spetta il compito di trasmettere alle nuove generazioni questa fragile eredità, queste parole che aiutano a vivere meglio".

da Tzvetan Todorov, *La letteratura in pericolo*, Garzanti 2008

Tzvetan Todorov è uno dei maggiori intellettuali europei. Tra le seguenti considerazioni suggerite dal testo qui citato, individuate LA SOLA che non è in linea con quanto affermato nel testo.

A. I grandi scrittori del passato sono ancor oggi interlocutori da cui abbiamo molto da apprendere
B. L'eredità del passato, che ci è pervenuta attraverso la parola di maestri come Shakespeare, non ha significato per chi non è alla loro altezza e non è in grado di dialogare con loro
C. La lettura delle grandi opere non produce di per sé degli esperti di analisi letteraria, ma genera in chi le comprende una miglior conoscenza degli uomini
D. Un medico, la cui professione è basata sui rapporti umani, ha molto da imparare da maestri come Sofocle e Dostoevskij
E. Compito dei grandi scrittori è stato da millenni la comprensione dei comportamenti e dei sentimenti umani

792) "Tutti i sindacalisti amano i romanzi. Chi partecipa agli scioperi è sovente un rivoluzionario". Se le precedenti affermazioni sono vere, quale delle seguenti deduzioni è INFONDATA?

A. Tutti i sindacalisti sono rivoluzionari
B. Chi partecipa agli scioperi potrebbe amare i romanzi
C. Chi ama i romanzi è un rivoluzionario
D. Alcuni sindacalisti è probabile che partecipino agli scioperi
E. Non si può dire che i sindacalisti non amino i romanzi

793) Alla base del film c'è l'idea, che può essere originale oppure ispirarsi ad altre forme artistiche e letterarie; in quest'ultimo caso, l'idea andrà opportunamente rielaborata per poterla realizzare cinematograficamente, attraverso immagini in movimento. In ogni caso, al centro della storia che verrà sviluppata, ci deve essere un conflitto esteriore (tra personaggi, fra ambiente e personaggio ecc.) oppure interiore (sul piano morale, esistenziale, ideologico ecc.), per determinare la tensione drammatica del film. L'immagine filmica deve essere funzionale alla narrazione: ciascuna inquadratura racconta e comunica emozioni, da sola e in sequenza con altre inquadrature. Nel passaggio dall'idea alla stesura della sceneggiatura si definiscono sempre più precisamente l'argomento, i luoghi, l'epoca, i personaggi, le azioni. La sceneggiatura descrive tutte le scene in cui si dipana il film, le azioni e le battute dei personaggi. Preparatorio al film è lo Story board, che rappresenta, tramite vignette, tutte le scene. In genere la narrazione cinematografica condensa la storia, utilizzando frequentemente l'ellissi ed eliminando i momenti meno significativi, dato che il film dura mediamente da un'ora e trenta minuti a tre ore, pur se la storia narrata dura anni o secoli. A volte si può scegliere se far coincidere "tempo della storia" e "tempo della narrazione", costruendo il film in tempo reale, come avviene in Mezzogiorno di fuoco di Fred Zinnemann del 1952. Le battute, data la limitata durata di un film, devono essere particolarmente ricche di significato e sintetiche; attraverso di esse si stabiliscono i legami fra i personaggi, si comprendono antefatti, si svelano segreti; talvolta chi parla resta fuori campo, come accade per la voce del narratore nelle sequenze girate in soggettiva o nei documentari. Il registro adottato (solenne, scientifico, familiare, gergale ecc.) connota i personaggi e contribuisce all'ambientazione. Alcuni registi, tuttavia, preferiscono avere solo un canovaccio e procedere alla definizione della sceneggiatura nel corso delle riprese.

Quale affermazione tra le seguenti NON è in accordo con quanto scritto nel brano?

A. In un film si può scegliere di far coincidere il tempo della storia con quello della narrazione
B. Le battute devono essere dense di significato e rivelatrici di segreti e legami tra i personaggi
C. In un film ogni inquadratura comunica emozioni
D. Nel film "Mezzogiorno di fuoco", tempo della storia e tempo della narrazione coincidono
E. Sceneggiatura e story board sono fasi preparatorie del film tra loro alternative

794) "In un recente studio il filosofo americano Richard Rorty […] afferma che la letteratura rimedia alla nostra ignoranza non meno di quanto ci guarisca del nostro "egotismo", inteso come illusione di autosufficienza. La lettura dei romanzi, secondo lui, si avvicina non meno di quella delle opere scientifiche, filosofiche o politiche a un'esperienza: [...] quella dell'incontro con altri individui. Conoscere nuovi personaggi è come incontrare volti nuovi, con la differenza che possiamo subito scoprirli dall'interno, osservando ogni azione dal punto di vista dell'autore. Meno questi personaggi sono simili a noi e più ci allargano l'orizzonte, arricchendo così il nostro universo. [...] I romanzi non ci forniscono una nuova forma di sapere, ma una nuova capacità di comunicare con essere diversi da noi; da questo punto di vista riguardano la morale, più che la scienza. [...] Pensare e sentire adottando il punto di vista degli altri, esseri umani in carne e ossa o personaggi letterari, è il solo modo per tendere verso l'universalità, permettendoci così di compiere la nostra missione. È per questo che bisogna incoraggiare la lettura con ogni mezzo, compresa quella di libri che il critico di professione considera con una certa condiscendenza, se non addirittura con disprezzo, dai Tre moschettieri a Harry Potter: non solo questi romanzi popolari hanno avvicinato alla lettura milioni di adolescenti, ma hanno anche permesso loro di costruirsi una prima immagine coerente del mondo che, possiamo esserne certi, le letture successive renderanno poco per volta più elaborata."

da Tzvetan Todorov, *La letteratura in pericolo*, Garzanti 2008

Delle seguenti considerazioni sulla natura e la funzione della lettura UNA CONTRASTA con le tesi illustrate dall'autore nel passo citato. Individuatela:

A. per tendere verso l'universalità è indispensabile imparare a pensare e sentire senza illusioni di autosufficienza, adottando il punto di vista degli altri

B. nella lettura, incontrare personaggi simili a noi ci arricchisce meno che incontrarne di molto differenti, la conoscenza dei quali può allargare il nostro orizzonte

C. l'esperienza dell'incontro con altri individui e del comunicare con loro appartiene all'ambito morale più che a quello conoscitivo

D. la lettura dei romanzi ci fornisce una nuova forma di sapere, uguale a quella che ci offrono la scienza e la filosofia

E. i critici di professione non sono sempre le guide adatte a indurre soprattutto nei giovani il gusto della lettura

---

795) "La matematica è un'ostentazione di audacia della pura ratio; uno dei pochi lussi oggi ancora possibili. Anche i filologi si dedicano spesso ad attività nelle quali essi per primi non intravedono il minimo utile, e i collezionisti di francobolli e di cravatte ancora peggio. Ma questi sono passatempi inoffensivi, ben lontani dalle cose serie della vita. La matematica, invece, proprio in esse abbraccia alcune delle avventure più appassionanti e incisive dell'esistenza umana."

Robert Musil, *L'uomo matematico*, in *Der lose Vogel*, 1911

"Non ho difficoltà a immaginare un'antologia dei più bei frammenti della poesia mondiale in cui trovasse posto anche il teorema di Pitagora. Perché no? Lì c'è quella folgorazione che è connaturata alla grande poesia, e una forma sapientemente ridotta ai termini più indispensabili, e una grazia che non a tutti i poeti è stata concessa".

W. Szymborska, *Letture facoltative*, Adelphi, 2006

Tra le seguenti considerazioni suggerite dai testi qui citati, individuate LA SOLA che NON è in linea con quanto affermato nei testi:

A. i vari tipi di collezionismo non sono dettati da motivi utilitaristici, ma sono un'inoffensiva distrazione dalle cose serie della vita
B. come la filologia e i vari tipi di collezionismo, la matematica è una disciplina lontana dalla realtà del vissuto, e forse proprio in questa purezza consiste il suo fascino
C. secondo Robert Musil, insigne scrittore oltre che matematico, la matematica è un'audace sfida della pura ragione, un'avventura che si svolge nell'ambito dell'esistenza umana e che la segna in modo incisivo
D. la grande poesia è caratterizzata dalla estrema essenzialità della forma, ed è frutto di una folgorazione che appare come una grazia concessa a pochi
E. secondo W. Szymborska, poetessa polacca, premio Nobel 1996, si può a buon diritto parlare di bellezza a proposito del teorema di Pitagora, frutto di una illuminazione che si esprime con sapiente concisione

796) "C'è concordanza quasi unanime sul fatto che attualmente al cambiamento climatico contribuiscono almeno in parte le attività umane. I limiti delle conoscenze, delle previsioni e dei programmi attuati finora per la riduzione delle emissioni antropiche nocive non devono inficiare, né tanto meno negare la necessità, o quanto meno l'opportunità – per il saggioprincipio di precauzione – che vengano intraprese iniziative efficaci di contenimento di certe attività potenzialmente dannose."

(Lupia Palmieri-Parotto: "*Il clima che cambia*")

Dal brano precedente si può dedurre che:

A. tutta la comunità scientifica ritiene che le attività antropiche siano responsabili del cambiamento climatico
B. a causa della mancanza di certezze non è necessario applicare il principio di precauzione
C. ad oggi non sono stati attuati programmi di riduzione delle emissioni antropiche nocive
D. devono essere limitate tutte le attività potenzialmente nocive
E. è sufficiente contenere solo le attività certamente dannose

797) «Ci si dovrebbe guardare dal predicare ai giovani, come scopo della vita, il successo nella sua accezione corrente. Infatti un uomo che ha avuto successo è colui che molto riceve dai suoi simili, incomparabilmente di più di quanto gli sarebbe dovuto per servigi da lui resi a costoro. Il valore di un uomo, tuttavia, si dovrebbe giudicare da ciò che egli dà e non da ciò che egli riceve. L'impulso più importante al lavoro nella scuola e nella vita è il piacere che si riceve dal lavoro, dai suoi risultati e la conoscenza del valore che questi risultati hanno per la comunità. Nel risvegliare e rafforzare queste forze psicologiche nei giovani io scorgo il compito più importante della scuola.»

(A. Einstein, da un discorso del 15-10-1936, tr. it. in S. Bergia, *Einstein e la relatività*, Laterza, Roma-Bari, 1978, p. 236)

Quale delle seguenti affermazioni NON consegue dall'argomentazione di Einstein?

A. Il successo, come comunemente inteso, non dovrebbe essere additato quale scopo della vita
B. Il valore di un uomo non si dovrebbe giudicare da ciò che riceve dai suoi simili
C. Il compito più importante della scuola consiste nello stimolare forze psicologiche alternative alla ricerca di quel che correntemente s'intende per successo

D. Il successo, nella sua accezione corrente, remunera al di là del merito
E. Un uomo di successo riceve dai suoi simili solo quanto gli è dovuto per i servigi da lui resi

798) «Quanti vestiti e camicie e cravatte ci sono nel vostro armadio? Quanti divani nel vostro salotto e stoviglie nella vostra cucina? Quanti televisori e computer e stereo ed elettrodomestici in giro per la casa? E quante macchine nel vostro garage? [...] Il 95% di quello che ci serve ce lo abbiamo già. [...] Se di questi beni ne volessimo di più, non sapremmo neanche dove metterli. [...] Ci è finito lo spazio. Ma attenzione, solo lo spazio fisico. Quanta memoria volete nel vostro Pc e quanta banda per le vostre connessioni in rete? Quanti canali volete in televisione o varietà di voci sulla stampa? Di quanta energia volete disporre per la vostra casa e per l'ufficio? [...] Mai abbastanza. E qui, invece, di spazio ne abbiamo a dismisura. Perché [...] tutti questi beni sono immateriali. Sono bit, energia, informazioni. [...] Stiamo parlando [...] del sintomo di un trend, in crescita vigorosa e dilagante. La crescita a due cifre del consumo è ormai diventata appannaggio dell'immateriale. O della Cina, dove alla saturazione dei beni materiali c'è un bel po' di gente che ci deve ancora arrivare. Grande mercato, tenetelo da conto. Finché dura.»

(Da Vito Di Bari,*"La crescita dei beni immateriali"*, Il Sole-24 ore, lun. 14-2-2005, p. 10)

UNA delle affermazioni seguenti risulta INGIUSTIFICATA alla luce di quanto affermato nel brano. La si individui.

A. Anteporre i beni materiali a quelli immateriali è indubbiamente riprovevole
B. Possiamo aspettarci che crescano a due cifre solo i nostri consumi di beni immateriali
C. La prospettiva di una crescita a due cifre dei nostri consumi di beni materiali sembrairrealistica
D. La grande maggioranza dei beni materiali che ci servono li possediamo già
E. La situazione della Cina lascia presagire una vigorosa crescita dei consumi di beni materiali

799) «Noi usiamo tre linguaggi [...]: in un discorso solo il 7% delle informazioni ci arrivano dalle parole. Capiamo il resto dal linguaggio paraverbale (38%), cioè tono, ritmo, volume della voce, e dal linguaggio non verbale (55%), vale a dire sguardo, gesti, ecc.: il linguaggio del corpo. [...] L'autocontatto, cioè il toccare noi stessi, nella maggior parte dei casi risponde a un'esigenza di autorassicurazione: "Sono sempre io, sono qui e sono a posto". Si tratta senz'altro di un segno di insicurezza o imbarazzo».

(Isabella Poggi, citata da Maria Elena Jorio, *"Attento, col tuo corpo stai parlando"*, Macchina del tempo, marzo 2005, pp. 95-96)

Quanto riportato NON AUTORIZZA UNA delle seguenti affermazioni. La si individui:

A. per lo più è un bisogno di autorassicurazione che si cela dietro l'autocontatto
B. talora è preferibile tacere ed affidare la comunicazione al linguaggio paraverbale e non verbale
C. il gesto di toccarsi i capelli può essere interpretato come segno d'insicurezza
D. più di un terzo delle informazioni che ricaviamo da un discorso ci provengono dal linguaggio paraverbale
E. in un discorso più della metà delle informazioni sono trasmesse dal linguaggio non verbale

2.7 • Identificare il presupposto (o supposizione implicita) di un ragionamento

800) Dal momento che deve esistere un limite al finanziamento pubblico alle Università, si è pensato di ponderare l'assegnazione di questi fondi, assegnando una priorità più bassa a materie che portano poco beneficio alla società. Alcune discipline, come Medicina, Ingegneria o Informatica dovrebbero essere ben supportate, perché, come è evidente, hanno un grande valore per la comunità. Materie come Storia, Letteratura e Arte dovrebbero ricevere finanziamenti decisamente minori. Queste materie, principalmente, sono di interesse del singolo studente, e una società ricca dovrebbe assegnare delle sovvenzioni a queste materie da piacere personale. Tuttavia, occorre riconoscere che il futuro della società risiede nello sviluppo e nella formazione di quelle persone che apporteranno un contributo maggiore.

Quale delle seguenti frasi deve essere un presupposto su cui si fonda questo ragionamento?

A. Lo studio di Storia, Letteratura e Arte porta un beneficio basso alla società
B. Medicina, Ingegneria e Informatica non sono materie interessanti da studiare
C. Una società ricca non dovrebbe finanziare materie di interesse individuale
D. Le materie che sono di interesse individuale possono essere comunque di beneficio per la società
E. La formazione delle persone che apporteranno un contributo maggiore alla società richiede un aumento dei finanziamenti pubblici alle Università

801) Molti guidatori infrangono deliberatamente le leggi sulla circolazione, sia perché sono convinti che la probabilità di essere scoperti sia molto bassa, sia perché, anche se vengono scoperti, le sanzioni non sono un deterrente sufficiente. Ad esempio, persone cui non verrebbe mai in mente di rubare dei soldi, neanche se ne avessero bisogno, non si preoccupano del fatto di superare regolarmente il limite di velocità di 30 miglia all'ora, neanche in strade dove ci sono bambini che giocano. Quindi, è chiaro che, per ridurre drasticamente il numero di incidenti stradali, bisogna solamente identificare più automobilisti che infrangono le regole e aumentare le sanzioni a queste persone.

Quale delle seguenti affermazioni è un presupposto su cui si basa questo ragionamento?

A. Se le sanzioni per i furti fossero meno severe, le persone non si preoccuperebbero di rubare dei soldi quando ne hanno bisogno
B. I guidatori che sono stati condannati per reati stradali non si preoccupano del fatto di continuare a infrangere la legge
C. Se le sanzioni per i reati stradali fossero aumentate, i guidatori non infrangerebbero le regole così spesso
D. Infrangere le leggi sulla circolazione costituisce una causa di incidenti stradali in misura significativa
E. Il numero di incidenti stradali sta aumentando perché gli automobilisti stanno ignorando le leggi sulla circolazione

802) V • 2015 Alcune associazioni di automobilisti sostengono che la sicurezza sulle strade nei centri urbani aumenterebbe riducendo o addirittura rimuovendo la segnaletica stradale verticale e orizzontale. In alcune città olandesi, per esempio, sono stati eliminati i segnali di stop e di precedenza, la segnaletica orizzontale e le strisce pedonali. La circolazione stradale è migliorata e gli incidenti sono diminuiti. Se altri Paesi adottassero misure simili, le strade sarebbero più sicure.

Su quale supposizione implicita si basa il brano precedente?

A. La segnaletica stradale nei centri urbani distrae gli automobilisti e i pedoni
B. La rimozione della segnaletica stradale è il modo migliore per aumentare la sicurezza stradale e ridurre il numero di incidenti nei centri urbani
C. Alcune associazioni di automobilisti sostengono che la segnaletica nei centri urbani non sia mai necessaria
D. L'aumento della sicurezza stradale migliorerà la circolazione del traffico nei centri urbani
E. Automobilisti e pedoni di altri Paesi reagirebbero come quelli olandesi se la segnaletica stradale venisse rimossa

803) Immagini terribili sul terremoto di Haiti sono state immediatamente diffuse in tutto il mondo, e, il giorno successivo, il mondo intero aveva visto l'entità del danno nel suo complesso. Chiaramente, il problema principale era mandare gli aiuti dall'aeroporto alle zone più lontane, e con le strade in gran parte bloccate l'unico metodo percorribile era usare gli elicotteri. Le nazioni più grandi del mondo avrebbero dovuto vergognarsi del fatto che il cibo non stesse raggiungendo chi ne avevano bisogno, e che ancora una settimana dopo, i soccorsi dipendevano dall'abilità e dal coraggio di chi guidava i camion tentando di raggiungere quei posti.

Quale delle seguenti affermazioni è un presupposto su cui si fonda questo ragionamento?

A. Le immagini non sono riuscite a spingere le grandi nazioni del mondo a organizzare operazioni di soccorso dopo il terremoto
B. Le nazioni più grandi del mondo avevano a disposizione elicotteri che avrebbero potuto raggiungere Haiti in una settimana
C. Le agenzie di soccorso sono state in grado di far entrare a Haiti camion ma non elicotteri
D. A Haiti c'era cibo a sufficienza per tutti durante le settimane dopo il terremoto
E. Gli abitanti di Haiti sono stati in grado di ripulire le strade in una settimana dal terremoto

804) V • 2014 Sempre più frequentemente, nell'ambito dei processi, viene permesso ai bambini di testimoniare, a condizione che ciò avvenga in videoconferenza e alla presenza di un adulto. Il comportamento dei bambini è stato oggetto di numerosi studi psicologici e, in un particolare esperimento, alcuni bambini venivano condotti in una stanza al cui interno vi era il loro giocattolo preferito. L'adulto, dopo aver chiesto al bambino di non guardare il giocattolo in sua assenza, usciva poi dalla stanza. Durante l'assenza dell'adulto il bambino veniva osservato di nascosto. Quando l'adulto rientrava, chiedeva al bambino se avesse guardato il giocattolo o meno. Quasi tutti i bambini, indipendentemente dalla loro età, pur avendo guardato il giocattolo, negavano di averlo fatto. Ciò dimostra che i bambini non sono idonei a testimoniare nei processi.

Su quale supposizione implicita si basa il brano precedente?

A. I bambini, quando vengono interrogati riguardo al proprio comportamento, mentono per evitare problemi
B. La reazione dei bambini in tribunale è diversa da quella degli adulti
C. I processi sono complicati e difficili da gestire per i bambini
D. La maggior parte degli esperimenti ha riguardato esclusivamente il comportamento dei bambini stessi
E. Dato che i bambini mentono riguardo al proprio comportamento, possono mentire anche riguardo al comportamento altrui durante i processi

805) Recentemente, è stata suggerita la possibilità di completare alcuni corsi di laurea in due anni, invece dei tre anni previsti. Ma i professori delle Facoltà di Ingegneria e Medicina sostengono che il primo anno serve a far raggiungere lo stesso livello a tutti studenti in matematica e fisica, che in passato veniva raggiunto durante le scuole superiori. Alla fine del secondo anno sono pochi gli studenti che hanno raggiunto il livello che raggiungevano gli studenti di 40 anni fa. Lauree da due anni non sono realistiche, certamente non lo sono per Ingegneria.

Quale delle seguenti affermazioni è un presupposto su cui si fonda questo ragionamento?

A. Matematica e fisica sono materie più importanti per ingegneria di quanto lo fossero 40 anni fa
B. Gli esami scolastici oggi sono più facili di quanto non fossero 40 anni fa
C. Gli studenti di Ingegneria sono meno motivati di quanto lo fossero 40 anni fa
D. Corsi di laurea di due anni avranno la stessa quantità di insegnamenti annuali dei corsi di laurea da tre anni
E. Corsi di laurea da due anni otterranno maggiore successo tra gli studenti dei corsi di laurea triennali

806) In uno studio recente, un'azienda farmaceutica ha rilevato che la spesa per una pastiglia particolare utilizzata per curare il morbo di Alzheimer, nel Regno Unito, variava notevolmente in base alle regioni. L'Alzheimer è associato all'età avanzata. In alcune zone la spesa era inferiore a £1 per ogni persona sopra i 65, mentre in altre era di ben £10 a persona. Queste pastiglie sono la cura più efficace attualmente disponibile per questa patologia. Pertanto, questo è un altro esempio di "lotteria del codice postale", in cui l'efficacia di una cura a una patologia dipende dal luogo in cui si vive.

Quale delle seguenti affermazioni è un presupposto su cui si fonda questo ragionamento?

A. L'azienda farmaceutica che ha svolto l'indagine non ha interesse a vendere le pastiglie
B. Non ci sono variazioni regionali nel numero di persone che appartengono al gruppo degli over 65
C. Non ci sono variazioni regionali nell'incidenza del morbo di Alzheimer nel gruppo degli over 65
D. Le pastiglie hanno un effetto particolarmente positivo che blocca il progredire del morbo di Alzheimer
E. Non è possibile contrarre il morbo di Alzheimer sotto i 65 anni

807) L'istruzione universitaria non deve essere volta a produrre il maggiore numero di laureati al costo, nel breve termine, più basso possibile. Non sarebbe utile alla generazione degli studenti di oggi e, anche solo da un punto di vista economico, nel lungo termine, non promuoverebbe la prosperità. È una pratica diffusa, che ha scarse possibilità di successo, quella di risparmiare sui costi di produzione, anche quando l'unico interesse è quello di ottenere un profitto da quest'attività. Ma in ogni caso, l'istruzione universitaria ha uno scopo ben più ampio della semplice promozione della prosperità economica.

Quale delle seguenti affermazioni è un presupposto su cui si basa questo ragionamento?

A. Lo scopo principale dell'istruzione universitaria è quello di promuovere la prosperità economica della comunità sul lungo termine
B. Le politiche di taglio dei costi, con molta probabilità ridurranno il grado di successo dell'istruzione universitaria nel raggiungimento del proprio obiettivo generale
C. Le università dovrebbero essere gestite in modo da generare un profitto, ma dovrebbero anche promuovere altri valori che non hanno a che fare con il denaro
D. Lo scopo principale dell'istruzione universitaria è quello di rendersi utile alla generazione di studenti di oggi
E. Più il produttore spende nella produzione di un bene, più è probabile che il profitto finale sia alto

808) V • 2014 Oggigiorno i mass media sono la principale fonte di informazione, pur non fornendo necessariamente un resoconto imparziale dei fatti e delle notizie basato su punti di vista diversi. Da ciò si può dedurre che le opinioni dei cittadini sugli eventi nazionali e internazionali non sono in effetti così obiettive come invece si tende a credere che siano.

Su quale supposizione implicita si basa il brano precedente?

A. Tutti i mass media tendono a presentare i fatti dallo stesso punto di vista distorto
B. I mass media presentano i fatti sempre in modo distorto
C. L'opinione pubblica non è in grado di riconoscere che i fatti presentati dai mass media sono distorti
D. I mass media cercano di distorcere la realtà
E. All'opinione pubblica non importa che i mass media non siano imparziali

809) Per quanto riguarda le bottigliette in plastica, il riciclaggio non è la migliore risposta al problema dello smaltimento dei rifiuti. Il 95% delle bottiglie di bevande analcooliche venduto in USA sono fatte di un composto di polietilene (PET) che comporta dei problemi per il suo riciclaggio. Infatti sono potenzialmente cancerogene se riciclate in contenitori per cibo o bevande. Il PET riciclato tende ad assorbire altre sostanze chimiche prima della fusione e queste sostanze potrebbero filtrare nel cibo o nelle bevande contenute in una confezione di PET riciclato. Tuttavia, se stoccato in discariche interrate, la plastica non è dannosa per l'ambiente. Può essere pressata affinché occupi poco spazio e sia inerte. A differenza di altri rifiuti, il PET non filtra nel terreno o nelle falde acquifere, né produce dannose dispersioni di metano.

Quale delle seguenti affermazioni è un presupposto su cui si fonda il ragionamento espresso sopra?

A. Le bottigliette delle bevande dovrebbero essere prodotte con materiali riciclabili
B. Senza considerare i contenitori di cibo e di bevande, il PET riciclato non è molto utilizzato

C. Bruciare i rifiuti di plastica non è consigliabile perché si producono sostanze chimiche tossiche
D. Una diminuzione di produzione di plastica aiuterebbe il problema dello smaltimento dei rifiuti
E. Lo spazio disponibile nelle discariche attualmente in funzione sarà presto esaurito

810) Se gli automobilisti dovessero pagare per l'utilizzo delle strade in relazione al tempo che vi trascorrono, guiderebbero in modo più pericoloso. Sono stati condotti esperimenti con volontari usando un simulatore di guida. Nel primo esperimento, i volontari dovevano pagare per tutto il tempo in cui restavano sotto la velocità di 20 km/h per verificare come avrebbero reagito all'esigenza di evitare ingorghi. Nel secondo esperimento, dovevano pagare per il tempo trascorso in una determinata area. I risultati furono allarmanti. I volontari del primo esperimento trascurarono molti semafori rossi nel loro tentativo di mantenere alta la velocità. Quelli del secondo, superarono spesso il limite di velocità, e si trovarono in situazioni pericolose. Per tutelare la sicurezza sulle strade, non si dovrebbero introdurre pedaggi da pagare di questo genere.
Quale delle frasi seguenti è un presupposto su cui si fonda questo ragionamento?
A. Più persone dovrebbero verificare le proprie capacità utilizzando un simulatore di guida
B. La congestione del traffico potrebbe essere risolta in altri modi che non quello di applicare pedaggi per l'utilizzo delle strade
C. Questi metodi che prevedono pedaggi per l'utilizzo delle strade non risolveranno il problema della congestione del traffico
D. Abbiamo bisogno di condurre più esperimenti nelle modalità di pagamento per l'utilizzo delle strade
E. I simulatori di guida sono uno strumento affidabile per capire i comportamenti reali alla guida

811) Nel Regno Unito, la decisione sul luogo in cui posizionare i tralicci della telefonia mobile è sempre un argomento di discussione, specialmente quando il luogo prescelto si trova nei dintorni di una scuola o di un ospedale. Lo Stewart Report dall'analisi dei dati ha concluso che non esiste un rischio generico per la salute di chi vive nei dintorni del traliccio ma raccomanda un controllo regolare delle radiazioni a radiofrequenza emesse dai tralicci situati vicino a scuole e ospedali. Il governo si è attenuto a questa raccomandazione e ha svolto controlli regolari che hanno dimostrato che le emissioni di radiazioni a radiofrequenza sono decisamente sotto il livello stabilito dalle disposizioni nazionali e internazionali. Quindi, i tralicci della telefonia mobile sono sicuri e non sono dannosi per la salute, quindi possono essere posti ovunque.
Quale delle seguenti affermazioni è un presupposto su cui si fonda questo ragionamento?
A. Le emissioni di radiazioni a radiofrequenza possono interferire con l'attrezzatura sensibile degli ospedali
B. I telefoni cellulari sono una parte fondamentale della comunicazione di oggi
C. Le emissioni di radiazioni a radiofrequenza sono più dannose per i giovani
D. I controlli non vengono svolti di frequente
E. L'unico rischio per la salute causato dai tralicci della telefonia mobile sono le emissioni di radiazioni a radiofrequenza

812) V • 2015 La qualità delle fotocamere è tale che i fotografi amatoriali ora possono fare foto di alta qualità a un livello professionale. Questa situazione mette i fotografi professionisti in una posizione difficile. Potrebbero trovare il loro punto di forza non nel fare foto, ma nel creare opere d'arte dalle loro stesse immagini. Nonostante alcuni fotografi sostengano ancora che la fotografia con pellicola sia la miglior dimostrazione del loro talento, nell'era digitale i fotografi professionisti devono saper utilizzare programmi di elaborazioni di immagini per creare un prodotto difficilmente realizzabile dai loro clienti.

Su quale supposizione implicita si basa il brano precedente?

A. Fare fotografie digitali è meno complicato che con pellicola fotografica
B. La qualità della fotografia con pellicola è inferiore a quella della fotografia digitale
C. Pochi fotografi amatoriali sanno usare programmi di elaborazioni di immagini
D. La fotografia professionale non è un settore in crescita
E. Tutti i fotografi amatoriali fanno foto di alta qualità

813) Recentemente, il dirigente dell'organizzazione studentesca universitaria ha svolto un'indagine per individuare zone pericolose all'interno del campus. Quest'indagine si è conclusa con un invito a implementare misure come il miglioramento dell'illuminazione in zone sospette. Tali riforme possono aiutare a ridurre il numero delle aggressioni all'interno del campus. Tuttavia, il lago all'interno del campus e tutta l'area circostante non è stata compresa nell'indagine, visto che, anche se è considerata parte del campus, in realtà appartiene al Comune. Ciò significa che l'Università non ha un'influenza diretta sugli standard di sicurezza in quell'area. Sicuramente, quindi, quella zona dovrebbe essere evitata dagli studenti che girano da soli di notte.

Quale delle seguenti affermazioni è un presupposto su cui si fonda questo ragionamento?

A. Gli studenti non si occupano della propria sicurezza ma fanno affidamento sul fatto che altri prendano misure di sicurezza nel loro interesse
B. Le misure di sicurezza adottate dal Comune sono nulle o comunque inferiori a quelle adottate dall'organizzazione studentesca
C. Il Comune considera la zona del lago come parte del campus
D. Il dirigente delle organizzazioni studentesche, con l'implementazione di queste riforme non sta semplicemente cercando di diventare popolare, ma è sinceramente interessato a limitare i rischi della sicurezza
E. Gli studenti che entrano ed escono dal campus di notte passano dal lago dell'università

814) Non è sempre facile decidere se un dottore debba dire la verità al paziente. Da un lato, i pazienti hanno il diritto di sapere quale sia il problema e cosa il futuro riservi loro, in modo da poter prendere decisioni sulla base di queste informazioni, per quanto scomoda la realtà dei fatti possa essere. È una mera questione di diritti umani. Dall'altro lato, però, la salute del paziente può essere tutelata se non si conosce la tremenda verità. Ad esempio, un dottore potrebbe pensare che la condizione patologica del paziente peggiori sicuramente se il paziente dovesse realizzare che la propria situazione è grave. Pertanto, ci sono casi in cui i dottori non hanno scelta: devono decidere a favore o contro l'inganno del paziente.

Quale delle seguenti affermazioni è un presupposto su cui si basa questo ragionamento?

A. È maggiore la responsabilità dei dottori verso il benessere dei propri pazienti rispetto al diritto dei pazienti di sapere la verità
B. È responsabilità dei dottori rispettare i diritti umani dei pazienti, qualunque sia la loro situazione medica
C. I pazienti accettano che un dottore abbia la responsabilità di decidere cosa sia meglio fare nell'interesse del paziente
D. I dottori hanno il dovere di dire la verità ai propri pazienti anche quando la verità può essere sconvolgente
E. I dottori hanno il dovere di nascondere la verità se pensano che possa spaventare il paziente

815) M/O • 2014 Gli ospedali tentano di ridurre le infezioni causate da batteri richiedendo al personale e ai visitatori di usare soluzioni anti-batteriche prima di accedere ai reparti. Test di laboratorio hanno dimostrato che l'utilizzo di candele contenenti olii essenziali permette di eliminare batteri come l'Escherichia Coli e lo Stafilococco meticillino-resistente (MRSA): queste candele sono state accese e fatte consumare per alcune ore in una stanza chiusa ermeticamente al cui interno erano presenti tali batteri, eliminandoli. La lotta contro le infezioni causate da questi batteri prosegue, ma queste candele ne rappresentano chiaramente la soluzione.

Su quale supposizione implicita si basa il brano precedente?

A. Escherichia Coli e MRSA sono gli unici batteri che destano preoccupazione
B. L'utilizzo di candele contenenti olii essenziali è più economico dei metodi attualmente in uso
C. Se negli ospedali si utilizzassero candele contenenti olii essenziali, si otterrebbero gli stessi risultati dei test di laboratorio
D. È difficile imporre l'uso di soluzioni anti-batteriche al personale e ai visitatori
E. Nessuno dei prodotti anti-batterici comunemente in uso è efficace

816) Si è spesso sentito dire che il corno di rinoceronte polverizzato abbia proprietà afrodisiache. Tuttavia, un'indagine recente ha rilevato che non esistono prove che abbia un qualunque effetto chimico sul sistema nervoso umano. In più, durante un esperimento in cui 100 persone hanno assunto corno di rinoceronte polverizzato e altre 100 hanno assunto riso in polvere, senza sapere che cosa stessero prendendo, sono state di più le persone che avevano preso il riso a segnalare un aumento del desiderio sessuale. Ciò dimostra definitivamente che il corno di rinoceronte non è afrodisiaco.

Quale delle seguenti affermazioni è un presupposto su cui si fonda questo passaggio?

A. Le affermazioni sulle proprietà afrodisiache del corno di rinoceronte sono state diffuse per creare una domanda di questo prodotto
B. Il riso in polvere non ha proprietà afrodisiache rilevanti
C. Il commercio del corno di rinoceronte dovrebbe essere proibito in tutto il mondo
D. Le affermazioni sugli afrodisiaci, generalmente, sono poco affidabili
E. Il riso in polvere non ha effetti sul sistema nervoso umano

817) Gli uccelli migratori che non sono in grado di volare su lunghe distanze senza riposare, nei loro voli da e verso l'Africa devono percorrere le distanze sul mare più brevi e quindi attraversano lo Stretto di Gibilterra. Per questi uccelli, alcuni dei quali sono molto rari, è fondamentale che questa rotta rimanga aperta. Per questo motivo, è importante che i piani per costruire delle turbine eoliche sulle colline nei dintorni dello Stretto di Gibilterra non vengano messi in atto.

Quale delle seguenti affermazioni è un presupposto da cui dipende questo ragionamento?

A. Le turbine eoliche che sono state pianificate renderanno pericoloso per gli uccelli migratori percorrere la loro rotta
B. Non ci sono piani per costruire turbine eoliche in altre zone lungo la costa
C. Gli uccelli che migrano attraverso lo Stretto di Gibilterra sono vicini all'estinzione
D. Le turbine eoliche devono essere costruite sulle colline
E. Altre specie di uccelli sono in grado di volare per più tempo e, quindi, riescono a migrare percorrendo altre rotte

818) A differenza delle autostrade di molti paesi europei, le autostrade britanniche sono state costruite con le corsie d'emergenza da utilizzare in caso di guasti o emergenze. La proposta di utilizzare le corsie di emergenza per diminuire la congestione del traffico nelle ore di punta dovrebbe essere respinta. Costituirebbe un disagio per i servizi di emergenza perché, quando le corsie di emergenza fossero in uso, sarebbe difficile per i veicoli di emergenza riuscire a raggiungere l'incidente. E non sarebbe neanche così probabile riuscire a ridurre la congestione in modo significativo, perché sarebbe difficile rimuovere i veicoli distrutti che causano l'intasamento e, comunque, il volume del traffico sta crescendo notevolmente ogni anno. Ma la ragione più importante è che dovremmo cercare di mantenere il tasso relativamente buono della sicurezza sulle autostrade britanniche. Si devono cercare altri metodi per decongestionare la circolazione.

Quale delle seguenti affermazioni è un presupposto su cui si fonda il ragionamento sopra espresso?

A. Gli incidenti accadono con maggiore probabilità quando le autostrade sono bloccate dal traffico
B. Modificare il progetto delle autostrade britanniche non risolverà il problema della congestione del traffico
C. La congestione della circolazione nelle autostrade britanniche non è un problema importante
D. Il tasso di sicurezza sulle autostrade britanniche è il migliore d'Europa
E. Il tasso positivo della sicurezza delle autostrade è attribuibile in parte alla presenza di corsie d'emergenza

819) Un rene può essere prelevato in modo sicuro da una persona in vita per salvare un altro paziente che sta morendo. Dato che la domanda per il trapianto renale eccede il numero di reni donati a disposizione, nel Regno Unito, la legge che vieta di vendere uno dei propri reni dovrebbe essere abolita, perché così si potrebbe aumentare il numero di trapianti renali andati a buon fine. La gente si preoccupa che ciò diventi uno sfruttamento delle persone povere come potenziali donatori da parte di pazienti ricchi. Ma vendere il proprio rene per dare sostegno alla propria famiglia non è molto diverso da mantenere la propria famiglia svolgendo un lavoro pericoloso. Alcuni pazienti hanno comprato un rene e si sono sottoposti al trapianto in altri paesi, dove il rischio di morire durante questa operazione può essere alto.

Quale delle seguenti affermazioni è un presupposto su cui si fonda il ragionamento espresso sopra?

A. Alcune persone nel Regno Unito avrebbero intenzione di vendere un rene
B. Vendere il proprio rene è meno pericoloso di alcuni lavori
C. I poveri non hanno le risorse per ricevere un trapianto renale
D. Modificare la legge assicurerebbe un numero adeguato di reni per il trapianto
E. I trapianti renali svolti in altri paesi raramente vanno a buon fine

820) M/O • 2015 Per far colpo su una donna, un uomo non deve essere né bello né ricco: l'unica caratteristica necessaria è il senso dell'umorismo. Un sondaggio ha rivelato che per 8 donne su 10 questa qualità è più importante dell'aspetto fisico e dei soldi. È sufficiente leggere gli annunci on-line per verificare che l'80% delle donne desidera corteggiatori con un buon senso dell'umorismo.

Su quale supposizione implicita si basa il brano precedente?

A. Uomini e donne hanno opinioni diverse in merito a ciò che rende una persona attraente
B. Gli uomini ricchi e di bell'aspetto hanno uno scarso senso dell'umorismo
C. L'opinione delle donne che hanno partecipato al sondaggio e di quelle che pubblicano annunci on-line rispecchia il pensiero di tutte le donne
D. Fino al momento del sondaggio non si dava il giusto peso al senso dell'umorismo
E. Oltre al senso dell'umorismo sono importanti anche altre caratteristiche, quali l'attenzione e la gentilezza

821) M/O • 2015 La teoria linguistica dell'età critica sostiene che i bambini che non hanno acquisito la prima lingua entro i dieci anni non saranno più in grado di acquisirla. Tale teoria ha implicazioni per l'apprendimento di una seconda lingua. Dato che esiste un periodo limitato entro cui i bambini acquisiscono la prima lingua, ne consegue che quello stesso periodo sia il migliore per apprendere altre lingue. Si dovrebbe quindi introdurre l'insegnamento delle lingue straniere nelle scuole il prima possibile.

Su quale supposizione implicita si basa il brano precedente?

A. Gli insegnanti di scuola primaria sanno parlare e insegnare le lingue straniere
B. L'apprendimento di una lingua equivale all'apprendimento di qualsiasi altra materia come storia o matematica
C. I bambini bilingui hanno appreso entrambe le lingue durante il periodo critico
D. Il ragionamento precede il linguaggio
E. L'apprendimento di una seconda lingua equivale o è molto simile all'apprendimento della prima lingua

822) Il golfista francese Jean Van de Velde, a quanto pare, ha buttato via la sua grande opportunità di vincere gli Open Championship, dopo aver perso quello che può essere descritto solamente come un vantaggio irraggiungibile. La maggior parte dei giocatori sarebbe stata sconvolta se la vittoria gli fosse stata soffiata via in quel modo. Ma, in un'intervista, Van de Velde ha puntualizzato che, dopo tutto, si tratta solo di un gioco: nella vita accadono cose peggiori, ha detto. Davvero? Può essere incoraggiante osservare un atteggiamento così filosofico da parte di uno sportivo che gioca ai massimi livelli, ma questo spiega anche ottimamente il motivo per cui la vittoria gli sia sfuggita. A quei livelli, bisogna essere convinti che non possa accadere niente di più brutto di una sconfitta.

Quale delle seguenti affermazioni è un presupposto su cui si fonda il ragionamento espresso sopra?

A. Niente, nello sport, è più brutto della sconfitta
B. Van de Velde avrebbe dovuto preoccuparsi di più della sconfitta
C. Van de Velde è stato molto sfortunato nell'ultima fase del gioco
D. Se Van de Velde avesse tenuto di più alla vittoria, avrebbe vinto
E. Chiunque può vincere tornei ai massimi livelli, se crede di riuscirci

823) Gli atleti che hanno il grosso potenziale di attrarre pubblico sia dal vivo che in televisione si aspettano di essere ricompensati economicamente per le loro capacità e per le ore consacrate agli allenamenti. Tuttavia, grossi premi di denaro per apparizioni televisive non aiutano affatto le future generazioni di atleti che hanno bisogno di tempo libero dal lavoro e di strutture adatte per riuscire a sviluppare il proprio potenziale. L'unica soluzione giusta è quella di riscuotere un tributo dallo stipendio degli atleti migliori per far sì che ci sia denaro per aiutare le leve emergenti. Altrimenti il fardello ricadrà su tutti i contribuenti, oppure sui futuri atleti e le loro famiglie, con il risultato che alcuni di loro si fermeranno semplicemente a causa della mancanza di denaro.

Quale delle seguenti affermazioni è un presupposto su cui si fonda il ragionamento sopra espresso?

A. La maggior parte degli atleti migliori proviene da ceti sociali poveri
B. Non è giusto che tutti i contribuenti debbano sovvenzionare l'atletica
C. Gli atleti migliori meritano i lauti compensi che ricevono in cambio ai loro sforzi
D. I paesi che forniscono un aiuto economico ai giovani atleti producono più vincitori
E. Non è possibile riuscire ad allenarsi e avere un lavoro part-time

824) Il successo nell'America di oggi, è misurato in larga parte dalla quantità di beni materiali che si possiedono. Se non si possiede nessun bene materiale, si viene visti come dei falliti. Chi possiede pochi beni materiali, quindi, deve provare un forte senso di fallimento.

Quale delle seguenti affermazioni è un presupposto su cui si fonda questo ragionamento?

A. Conferire un'importanza esagerata al possesso di beni materiali provoca problemi sociali
B. In America, chi non possiede molti beni materiali vuole essere considerato una persona di successo
C. La maggior parte degli americani di oggi hanno avuto successo
D. Il successo può essere misurato con precisione
E. Un desiderio eccessivo di possesso di beni materiali è psicologicamente dannoso

2.8 • Riconoscere le affermazioni che rafforzano o indeboliscono un'argomentazione

825) Quale delle seguenti asserzioni potrebbe essere inequivocabilmente confutata sulla base di uno o più dati sperimentali precisi?

A. La genialità è sempre conseguente ad un'educazione familiare affettuosa, aperta e stimolante
B. La gelosia è sintomo inequivocabile di un'insicurezza di cui il geloso può non essere cosciente
C. Tutti i conflitti hanno la loro origine in interessi economici, anche se non sempre chiaramente individuabili
D. Le persone invidiose hanno sempre un inconsapevole o inconfessato complesso di inferiorità
E. L'invidia nasce dalla convinzione, spesso inconsapevole, di essere superiori agli altri

826) V • 2015 Si teme che gli antichi relitti nel Mediterraneo vengano danneggiati dalla pesca a strascico. Alcune compagnie esperte di recupero sostengono che dovrebbero essere recuperati per proteggerli da ulteriori danni. Alcuni reperti potrebbero essere esposti nei musei, mentre altri venduti per finanziare le operazioni di recupero. Tuttavia, gli archeologi ritengono che il recupero dei relitti riduca il loro valore storico. Pertanto, la soluzione migliore è lasciare i relitti dove si trovano e fare in modo che la pesca a strascico non avvenga nelle loro vicinanze.
Quale delle seguenti affermazioni, se considerata vera, indebolisce quanto sostenuto dal brano?
A. I relitti vengono danneggiati dalla pesca a strascico
B. I ritrovamenti potrebbero non valere abbastanza da coprire i costi del recupero
C. Nelle compagnie private esperte di recupero non lavorano archeologi qualificati
D. Limitare la pesca a strascico avrebbe effetti economici negativi
E. La posizione esatta di alcuni dei relitti non è nota

827) "Recenti ricerche di laboratorio condotte in Italia hanno mostrato che le cellule tumorali sono rivestite da una proteina che impedisce al sistema immunitario di attaccarle. Occorre dunque studiare un farmaco che consenta di eliminare tale proteina". Quale delle seguenti affermazioni indebolisce la precedente argomentazione?

A. Le cellule tumorali sono di difficile individuazione
B. I tumori sono più diffusi nei giovani rispetto agli anziani
C. I farmaci antiproteici sono molto costosi
D. Le persone colpite da tumore hanno un sistema immunitario più forte di quello delle persone sane
E. La proteina che riveste le cellule tumorali è essenziale per una corretta funzionalità epatica

828) "Un recente studio condotto in Italia mostra che il numero di delitti è continuamente aumentato nel corso degli ultimi dieci anni. È dunque essenziale introdurre anche in Italia la pena di morte". Quale delle seguenti affermazioni rafforza la precedente argomentazione?

A. La pena di morte va contro i principi della religione cattolica
B. La pena di morte non è un provvedimento degno di un Paese civile
C. Il rischio di subire una condanna a morte indurrebbe numerosi criminali a non commettere delitti
D. L'introduzione della pena di morte sarebbe fortemente osteggiata dalla Chiesa cattolica
E. I Paesi nei quali vige la pena di morte hanno statistiche sulla criminalità peggiori di quelle italiane

829) Lorenzo discute con Matteo. Quest'ultimo sostiene che, se i marziani esistessero, nessuna persona potrebbe vederli. Lorenzo invece crede il contrario. In quale caso Lorenzo avrebbe certamente torto?

A. I marziani esistono, ma non possono essere visti da alcuna persona
B. I marziani non esistono
C. I marziani esistono e almeno una persona può vederli
D. I marziani esistono e qualcuno potrebbe non vederli
E. I marziani esistono e, se arrivano sulla Terra, tutti possono vederli

830) Una sola delle seguenti asserzioni potrebbe essere inequivocabilmente confutata sulla base di dati sperimentali precisi.

A. I comportamenti umani hanno, purché la si sappia cercare, una spiegazione nell'inconscio
B. I comportamenti dei cani domestici sono sempre amichevoli nei confronti dell'uomo
C. Il cammino della storia è, talvolta nonostante le apparenze, un continuo progresso
D. Tutti gli eventi storici hanno una spiegazione economica, anche se non immediatamente evidente
E. I comportamenti umani sono sempre spiegabili da sentimenti di superiorità o di inferiorità

831) Le persone che lavorano in un posto dove il personale in esubero viene licenziato presentano uno stato di salute peggiore di altri lavoratori, anche se non sono loro a perdere il lavoro. Da una ricerca svolta su un campione rappresentativo di grandi aziende è emerso che l'aumento delle malattie coincideva con l'aumento dei "tagli" del personale (un eufemismo per indicare i periodi in cui le aziende si liberano dei dipendenti per ridurre i costi del lavoro). Tra i dipendenti, i decessi dovuti a tutte le cause sono aumentati del 21% nel periodo dei cinque anni che ha seguito tagli leggeri; quando invece i licenziamenti sono stati più consistenti, i casi di decesso sono aumentati del 100% nello stesso arco di tempo. È quindi evidente che la paura di trovarsi all'improvviso senza lavoro provochi un effetto estremamente negativo sul benessere fisico dei lavoratori.
Quale delle seguenti affermazioni, se vera, indebolirebbe notevolmente l'argomentazione sopra espressa?

A. L'età media di quelli che sono stati licenziati era di 12,7 anni maggiore dell'età degli impiegati che non sono stati mandati via
B. I tagli hanno inevitabilmente aumentato il carico di lavoro per i dipendenti che sono rimasti
C. Dopo cinque anni il tasso di mortalità tra i dipendenti si è ristabilito sui livelli precedenti ai tagli
D. Chi lavora in aziende dove il personale in esubero viene licenziato presenta uno stato di salute peggiore rispetto ad altri lavoratori
E. L'incidenza dei casi di decesso o malattia grave non è aumentata tra quelli che, di fatto, sono stati licenziati

832) Secondo una ricerca recente, le persone credono che circa un quarto della popolazione sarà vittima di un crimine violento entro il prossimo anno, mentre le statistiche sul crimine mostrano che questo dato è solamente l'1 per cento. Oltretutto, quelli che hanno una paura più grande sono quelli che hanno meno probabilità di essere colpiti. I più anziani sono i più spaventati, sebbene le vittime più probabili sono maschi giovani. Negli ultimi anni c'è stato un incremento dei programmi televisivi che rimettono in scena crimini già avvenuti. Nonostante le migliori intenzioni, queste repliche aumentano la paura delle persone di subire crimini violenti, facendoli sembrare più comuni di quanto non siano. È giunto il momento di interrompere questi programmi.

Quale delle seguenti affermazioni, se vera, indebolirebbe in misura maggiore questo ragionamento?

A. Alcune tipologie di crimini violenti sono diminuite negli ultimi anni
B. La messa in scena dei crimini sembra più realistica di quanto lo fosse in passato
C. Sono stati fatti tentativi per assicurare che le statistiche sui crimini violenti siano precise
D. Le persone anziane sono quelle che hanno meno probabilità di guardare la messa in scena dei crimini alla televisione
E. Le persone più anziane non sono al corrente delle statistiche sui crimini violenti

833) È appena stato dimostrato, utilizzando i raggi X, che un dipinto nel nostro museo locale è recente, e quindi non è stato realizzato da un pittore antico, come invece si pensava. Ciò ha causato un enorme declino del suo valore, andando dall'ordine di milioni a quasi nulla. Ciononostante, nessun esperto di arte era stato in grado di rilevare che non era "quello vero": ciò significa che il valore di un quadro è determinato da chi lo ha dipinto e non da un qualunque merito artistico intrinseco.

Quale delle seguenti affermazioni, se vera, rafforzerebbe al massimo l'argomentazione sopra riportata?

A. Molti pittori antichi hanno modificato il proprio stile nel corso della loro carriera
B. Durante verifiche controllate, gli esperti di arte si sono dimostrati molto abili nell'identificare i pittori di lavori che non avevano mai visto prima
C. I lavori di alcuni falsari dell'arte ora vendono a prezzi molto elevati
D. I lavori dei pittori antichi sono venduti a prezzi maggiori rispetto ai dipinti moderni
E. Finché la sua vera origine non è stata scoperta, il dipinto nel nostro museo era notoriamente ritenuto un'opera d'arte

834) I paesi industrializzati moderni usano una quantità pro capite di metalli, acqua, petrolio, carbone, e prodotti in legno molto maggiore dei paesi in via di sviluppo, la maggior parte della quale viene importata dai paesi in via di sviluppo. Questa è una conseguenza naturale di uno standard di vita migliore nei paesi industrializzati di oggi. Anche presupponendo che la popolazione dei paesi in via di sviluppo rimanesse fissa ai livelli attuali, ne conseguirebbe che, se lo standard di vita di questi paesi raggiungesse quello dei paesi industrializzati di oggi, un aumento considerevole della produzione e, di conseguenza, del consumo di risorse, sarebbe inevitabile.

Quale delle seguenti affermazioni, se vera, indebolirebbe al massimo l'argomentazione sopra riportata?

A. È probabile che nuovi sviluppi tecnologici dei processi industriali ridurranno la necessità di un alto consumo di risorse
B. La popolazione dei paesi industrializzati moderni sta aumentando a un tasso molto più lento rispetto ai paesi in via di sviluppo
C. È probabile che la popolazione dei paesi in via di sviluppo, nel prossimo decennio, aumenti considerevolmente

D. Il salto tra lo standard di vita nei paesi industrializzati moderni e nei paesi in via di sviluppo è aumentato negli ultimi vent'anni
E. La produzione di molte delle risorse necessarie alla produzione industriale è sempre più costosa

835) Gli scienziati hanno creato un modello per mostrare il modo in cui il clima subirebbe delle variazioni se, nell'arco di cinquant'anni, il mondo improvvisamente smettesse di bruciare combustibili fossili che producono emissioni di CO_2. Il modello ha supposto che, fino a quel momento, il livello della concentrazione di CO_2 nell'atmosfera sarebbe doppio rispetto a quello dell'epoca pre-industriale. Gli scienziati hanno calcolato che sebbene il livello di CO_2 crollerebbe perché gli oceani la assorbirebbero, solamente un quarto della CO_2 nell'atmosfera sarebbe assorbita in questo modo prima che gli oceani raggiungano il punto di saturazione. Il risultato sarebbe una riduzione minima delle temperature medie globali nei prossimi 1000 anni, si verificherebbero siccità in modo regolare, e il livello del mare salirebbe di un metro. Quindi se i calcoli della quantità di CO_2 che gli oceani possono assorbire sono corretti, non sarà possibile evitare conseguenze disastrose dovute al cambiamento climatico.

Quale/i delle seguenti affermazioni identifica/identificano un punto debole nel ragionamento sopra?

1. Sarà impossibile smettere improvvisamente di bruciare combustibili fossili in tutto il mondo.
2. Può essere possibile ridurre considerevolmente i livelli di diossido di carbonio nel corso dei prossimi cinquant'anni.
3. Alcune previsioni fatte in passato sul cambiamento climatico sono risultate poco accurate.

A. 1 e 2
B. Solo la 1
C. Solo la 2
D. Solo la 3
E. 2 e 3

836) Durante il processo a un bambino di 10 anni che era stato accusato di crimini violenti frequenti, le leggi sulla privacy prevedevano che i giornali si potessero riferire al bambino solamente come "bambino B". Un giornale, però, lo definiva continuamente il "Bambino diabolico". Nonostante numerose fonti mediatiche riferissero di un'educazione difficile e violenta ricevuta dal bambino, invocando quindi comprensione e indulgenza, molte lettere inviate ai giornali e molti commenti scritti sui forum di internet dimostravano una forte rabbia da parte del pubblico che chiedeva la punizione più severa possibile. Quasi tutte queste richieste di adottare misure severe usavano il termine il "Bambino diabolico". Ciò dimostra che era stato solo il nome a influenzare l'opinione pubblica e a impedire al pubblico di provare empatia nei confronti del bambino.

Quale delle seguenti affermazioni, se vera, rafforzerebbe il ragionamento espresso sopra?

1. Il giornale che ha utilizzato l'espressione "Bambino diabolico" ha descritto il caso e l'educazione del bambino in modo accurato.
2. Anche gli editori del giornale che hanno utilizzato l'espressione "Bambino diabolico" hanno richiesto la punizione più severa possibile.
3. Il giornale che ha utilizzato l'espressione "Bambino diabolico" si è anche

continuamente riferito alle vittime come "innocenti" e "indifese".

A. 1 e 3
B. Solo la 1
C. Solo la 3
D. Solo la 2
E. 1 e 2

837) L'ossitocina, conosciuta come "l'ormone dell'amore", è un ormone che viene rilasciato dal corpo delle madri durante la nascita. Studi scientifici hanno dimostrato che quando si inala questo ormone tramite spray nasale, si migliora nel riconoscimento delle emozioni degli altri, ed è più facile riuscire a percepire le altre persone come affi dabili e disponibili. La notizia di questa infl uenza positiva sulla socievolezza ha dato il via a un ottimismo sul fatto che si possano curare condizioni patologiche come l'autismo e la schizofrenia. Gli spray all'ossitocina si possono trovare online e oggi vengono usati da genitori che curano i propri figli autistici. Sebbene i test clinici siano in corso, l'utilizzo dell'ossitocina come cura non è ancora stato approvato. Quindi i genitori di figli autistici stanno causando un danno alla salute dei propri figli, utilizzando quegli spray.

Quale delle seguenti affermazioni, se vera, indebolirebbe questo ragionamento?

A. Alcune ricerche hanno svelato che l'ossitocina può stimolare sentimenti di invidia
B. Gli effetti dell'ossitocina sugli individui varia in base al tipo di cultura in cui sono immersi
C. La quantità di ossitocina negli spray che sono venduti online è troppo bassa per avere qualunque effetto sui bambini
D. Gli studi scientifici sull'ossitocina non hanno mai utilizzato i bambini come soggetti per i propri esperimenti
E. L'ossitocina riduce la fiducia e la collaborazione in persone ansiose e sensibili al rifiuto

838) Alla polizia dovrebbe essere dato il permesso di utilizzare l'idrante contro le folle in rivolta, regolamentando con precisione le circostanze in cui è appropriato utilizzarlo. La polizia ritiene che l'idrante sia un mezzo efficace per disperdere le folle, provocando meno lesioni rispetto a una rivolta non controllata o ad altri metodi di controllo. Tentando di sedare una rivolta che stava avvenendo nelle strade di città importanti, l'anno scorso, la polizia ha perso tempo prezioso aspettando direttive generali dei politici che temevano che un uso poco appropriato degli idranti potesse scatenare le critiche dell'opinione pubblica. Direttive chiare su quando utilizzare gli idranti potrebbero essere definite, ad esempio, per sedare una folla in rivolta che fa uso di missili e bombe, o anche per difendere i vigili del fuoco o i soccorritori che possono essere in pericolo.

Quale delle seguenti affermazioni, se vera, rafforzerebbe al massimo l'argomentazione sopra riportata?

A. Un'indagine svolta recentemente su 2000 persone ha rilevato che l'opinione pubblica è fortemente favorevole all'utilizzo di idranti
B. Gli idranti costano più di 1 milione di sterline l'uno e devono essere utilizzati a coppie
C. Per disperdere una folla in rivolta, gli idranti non sono più efficaci del gas lacrimogeno o dei proiettili di gomma
D. L'utilizzo di un idrante non richiede una formazione né risorse speciali

E. L'utilizzo degli idranti influenzerebbe in modo negativo gli innocenti oltre che i colpevoli

839) L'industria sciistica vacanziera è stata accusata di danneggiare l'ambiente. Ma non ha senso. Se si dicesse di smettere di mandare le persone a sciare, si dovrebbe concludere di smettere di mandare le persone in vacanza. Ciò che causa lo scioglimento dei ghiacciai non è lo sci, ma è l'energia che viene sprecata da chi viaggia anche quando non è necessario. È stato calcolato che il trasporto dei turisti da e verso un villaggio sciistico rappresenti il 74% del consumo energetico del villaggio, il che vuol dire che la quantità di energia utilizzata dai villaggi stessi è relativamente bassa. Poiché molti skilift sono alimentati da energia rinnovabile, le persone, quando sono sulle piste da sci, sono responsabili per un'emissione di CO_2 inferiore a quella prodotta quando tornano a casa, durante la loro vita quotidiana.

Quale delle seguenti affermazioni indica un punto debole del ragionamento espresso sopra?

1. Il fatto che tutti i viaggi danneggino l'ambiente non prova che l'industria sciistica vacanziera non danneggi l'ambiente.
2. Il 26% del consumo energetico di un villaggio sciistico può essere ritenuto un valore alto se paragonato ad altri tipi di villaggi turistici.
3. L'industria sciistica vacanziera può danneggiare l'ambiente in modi che non sono correlati al livello di consumo energetico.

A. 1, 2 e 3
B. Solo 1 e 2
C. Solo 3
D. Solo 1
E. Solo 2

840) V • 2015 La musica ad alto volume degli stereo in auto può causare incidenti. Uno studio ha dimostrato che una legge che stabilisca il volume massimo consentito nelle auto ridurrebbe gli incidenti mortali. Secondo questo studio, i tempi di reazione diminuiscono fino al 20% quando il livello del rumore raggiunge i 95 decibel. Un simile ritardo potrebbe essere fatale, anche se si guida a velocità moderata. Il rumore più forte usato in tale studio era minore del volume massimo di un tipico stereo per auto (110 decibel) e molto più basso dei 170 decibel dello stereo più potente.

Quale delle seguenti affermazioni, se considerata vera, rafforza quanto sostenuto dal brano?

A. Nei referti medico-legali la musica ad alto volume è stata identificata come una delle cause di incidenti mortali
B. È stato dimostrato che distrazioni, come il vociare dei bambini e l'abbaiare dei cani, causano più incidenti rispetto alla musica ad alto volume
C. Studi recenti hanno mostrato che una tale legge sarebbe difficile da far rispettare
D. I partecipanti allo studio sopra descritto erano dieci
E. I giovani, in media, hanno tempi di reazione più brevi rispetto agli anziani

841) Il Regno Unito non dovrebbe rispettare la sentenza della Corte Europea per i Diritti Umani secondo la quale ai detenuti dovrebbe essere consentito di votare nelle elezioni politiche e amministrative. Gli Stati membri d'Europa sono vincolati a rispettare i diritti umani, e la Corte Europea è l'organizzazione che definisce tali diritti. Comunque, anche se la libertà e la democrazia sono diritti umani, votare non lo è. È un diritto costituzionale, perché è concesso dalle nazioni che praticano la democrazia. È un aspetto fondamentale della relazione tra i cittadini e lo Stato. Anche l'osservanza della legge è un aspetto di questa relazione. Perciò è assolutamente legittimo che lo Stato decida che chi ha infranto la legge è temporaneamente privo del diritto di voto.

Quale delle seguenti affermazioni potrebbe essere una debolezza di questo ragionamento?

1. Presuppone che i singoli Stati dovrebbero definire i diritti umani.
2. Presuppone che un diritto costituzionale non può essere un diritto umano.
3. Presuppone che i detenuti vogliono essere ammessi a votare nelle elezioni politiche.

A. Solo 2
B. Solo 1
C. Solo 1 e 3
D. Solo 1 e 2
E. Solo 3

842) In alcuni Paesi, i club di caccia possono organizzare per i loro membri delle battute di caccia in cui si può uccidere qualunque cosa si muova. Nonostante il costo di questo tipo di caccia sia molto alto, questi club sono diventati sempre più popolari, perché gli uomini d'affari cercano sempre nuovi modi per intrattenere i propri clienti. Orsi di specie rare e in via di estinzione sono spesso il bersaglio di queste battute e quindi esiste il rischio che queste specie si estinguano. L'aumento di questi club di caccia dovrebbe essere contrastato.

Quale delle seguenti affermazioni, se vera, indebolirebbe al massimo questo ragionamento?

A. Altre attività popolari come gli sport motoristici danneggiano considerevolmente l'ambiente, ma non vengono contrastate
B. La popolazione di orsi in via di estinzione non è cambiata significativamente da quanto i club di caccia sono stati costituiti
C. Molti cacciatori uccidono animali diversi dal loro bersaglio durante le battute di caccia
D. Per gli uomini d'affari esistono numerosi altri metodi alternativi per intrattenere i loro clienti
E. I costi sostenuti della caccia implicano che solo un numero basso di persone intraprende questa attività

843) Il tasso di incidenza del cancro nei Paesi europei è più alto rispetto a quello dei paesi extra-europei in via di sviluppo. La differenza tra questi indici non può essere dovuta a una maggiore predisposizione genetica degli europei al cancro, poiché le statistiche dimostrano che, per gli europei che vanno a vivere nei paesi in via di sviluppo, il rischio di sviluppare un cancro diminuisce, e per chi si sposta dai paesi in via di sviluppo all'Europa, il rischio aumenta. Dal momento che esistono differenze considerevoli tra le diete degli abitanti dei paesi europei e dei paesi in via di sviluppo, si può ragionevolmente concludere che un maggiore tasso di cancro nei paesi europei sia dovuto al consumo di cibi che lo provocano.

Quale delle seguenti affermazioni, se vera, indebolirebbe maggiormente questo ragionamento?

A. Chi si sposta dai paesi in via di sviluppo all'Europa è relativamente giovane e in salute
B. Lo stress contribuisce allo sviluppo del cancro e gli europei conducono una vita quotidiana molto più stressante della media
C. La dieta non è la causa preponderante dello sviluppo del cancro nei paesi in via di sviluppo

D. I paesi dell'Europa meridionale presentano tassi di cancro decisamente minori rispetto ai paesi del nord Europa
E. La dieta contribuisce a provocare molti altri problemi di salute oltre al cancro

844) Secondo l'Agenzia per la sicurezza alimentare, si dovrebbero sensibilizzare i frequentatori dei cinema sulla quantità di calorie contenute nei popcorn, nei gelati e nelle bevande gasate che comprano all'ingresso e, nei cinema, dovrebbero mettere in vendita anche porzioni più piccole. Visto che due terzi degli adulti e un terzo dei bambini sono già obesi o sovrappeso e sono ad alto rischio di disfunzioni cardiache, diabete o cancro, si è resa urgente la necessità di indicare le quantità di calorie contenute in questi prodotti.
Quale delle seguenti affermazioni, se vera, rafforzerebbe al massimo questo ragionamento?
A. Alcuni esperimenti hanno dimostrato che i consumatori modificano le proprie abitudini alimentari se sui prodotti che consumano viene indicato il numero di calorie
B. Molti pensano che i cibi e le bevande consumate al cinema, ai fini della serata, siano tanto importanti quanto il film
C. Una porzione grande di popcorn salati contiene tante calorie quante sono contenute in un pasto a tre portate
D. Chi è sovrappeso, a volte, è più preoccupato per il suo aspetto fisico che per i rischi di salute sul lungo termine
E. I cinema fanno affidamento sulle vendite di cibi e bevande per aumentare i profitti

845) Oggi, gli indici di ascolto dei brani musicali sono molto più difficili da calcolare in confronto a una decina di anni fa. Con l'introduzione di nuovi formati di vendita, per calcolare queste cifre bisogna tenere presente, oltre al numero di CD venduti nei negozi, altri canali di diffusione, come ad esempio la possibilità di scaricare i brani. Inoltre, la disponibilità di formati diversi comporta una maggiore facilità a produrre delle copie senza che vengano neanche pagate. I numeri di queste copie non appaiono nelle classifiche, quindi le classifiche ufficiali non riflettono la popolarità effettiva di un brano musicale.
Quale delle seguenti affermazioni, se corretta, rafforzerebbe al massimo questo ragionamento?
A. Gli indici ufficiali non hanno mai riflettuto con fedeltà la fama dei brani musicali
B. Gli artisti non sono interessati alla popolarità dei loro lavori, ma solo alle classifiche delle vendite
C. La condivisione di alcuni brani con altre persone è più diffusa per alcuni tipi di musica
D. Il calcolo degli indici di ascolto sulla base del numero di vendite e dei brani scaricati non è difficile da eseguire
E. La condivisione con altri delle copie che si acquistano è contro la legge

846) Centinaia di chilometri di autostrada sono inutilmente illuminati. C'è bisogno di risparmiare energia in tutti i servizi pubblici ed è tempo che l'Amministrazione consideri lo spegnimento di queste luci. Le autovetture moderne sono dotate di fari molto potenti che garantiscono una perfetta visione della strada anche senza lampioni. Bisogna inoltre aggiungere che per i guidatori, passare da una zona molto illuminata a un'altra poco illuminata aumenta la possibilità di avere incidenti.

Quale delle seguenti frasi, se vera, rafforza questo ragionamento?

A. Molti automobilisti trovano difficile guidare su strade non illuminate
B. L'illuminazione costa meno di altri tipi di manutenzione delle strade
C. Secondo le ricerche, i guidatori più anziani sono in difficoltà a guidare su strade non illuminate
D. È un dato di fatto che sulle strade non illuminate ci sono meno incidenti durante il giorno
E. Guidare in zone ben illuminate di notte può causare un calo di concentrazione

847) I ricercatori che studiano gli effetti della dieta sulla salute, a volte utilizzano il metodo dei 'trial randomizzati di intervento'. A un gruppo – il gruppo di intervento – viene chiesto di cambiare alcuni aspetti della dieta, per esempio mangiare meno grassi o più frutta, mentre all'altro gruppo – il gruppo di controllo – viene richiesto di mangiare normalmente. Alla fine del trial, il numero di casi – facciamo un esempio – di tumore al colon nei due gruppi può essere comparato. Questi studi possono essere fuorvianti, perché mentre lo studio avanza, i soggetti del gruppo di intervento diventano sempre meno coscienziosi riguardo all'attenersi scrupolosamente alla loro dieta teoricamente salutare, e quindi più lo studio avanza nel tempo, e meno le diete dei due gruppi differiscono una dall'altra. Ciononostante, per ottenere risultati significanti, lo studio deve proseguire più a lungo possibile.

Quale delle seguenti affermazioni, se vera, rafforza maggiormente questo ragionamento?

A. Le diete scarse di grassi e ricche di frutta, notoriamente, sono salutari
B. Alcune persone tendono a essere più soggette a tumore al colon per ragioni ereditarie
C. I soggetti del gruppo di controllo spesso cambiano la loro dieta in seguito alle informazioni che ricevono dai media a riguardo della salute
D. Le statistiche che interpretano i risultati tengono conto degli effetti dell'esercizio fisico e del fumo
E. I soggetti dei gruppi di intervento sanno che modifiche nella dieta potrebbero migliorare la loro salute

848) Quando la polizia irruppe in un night di Londra noto per ospitare spaccio di droga illegale, 9 persone furono arrestate. In ogni caso, tutti furono portati fuori dal locale, fotografati e perquisiti, indipendentemente dal fatto che fossero stati trovati in possesso di droga. Andare in un night non è ancora un crimine, quindi c'è un'evidente violazione della libertà civile nel fatto che la polizia abbia schedato tutte queste persone. Molti di noi preferiscono che gli spacciatori gestiscano i loro affari in un angolo scuro di un night club, piuttosto che vendano crack in mezzo alla strada di giorno. Quindi, dovremmo semplicemente accettare che la droga viene spacciata nei nightclub e sperare che il fenomeno resti ivi contenuto.

Quale delle seguenti frasi mostra meglio il difetto di questo ragionamento?

A. Non ne consegue che la Polizia ha abusato dei diritti civili delle persone schedandole
B. Solo perché sono state trovate non in possesso di stupefacenti, non significa che alcune persone siano estranee all'uso di droga
C. Usa un singolo esempio di un night club dove viene spacciata droga per concludere che i night club spacciano droga

D. Usa passaggi estremi e illogici per passare dall'esempio di un raid in un night club alla poco verosimile possibilità di spaccio di crack in mezzo alle strade
E. Presume che l'unica alternativa all'abuso del potere da parte della polizia e allo spaccio all'aperto sia l'accettazione dello spaccio di droga nei night club

849) M/O • 2014 Il quoziente intellettivo (QI) di due gruppi di bambini è stato misurato due volte in sei mesi, a gennaio e a giugno. Per tutto l'arco di questo periodo, ai bambini del gruppo A è stato somministrato quotidianamente un integratore vitaminico al loro arrivo a scuola; mentre ai bambini del gruppo B sono state somministrate pillole senza alcun ingrediente attivo, ma identiche nell'aspetto e nel sapore all'integratore vitaminico.
Quando a giugno si è misurato nuovamente il QI dei bambini, per il gruppo A si è riscontrato un notevole aumento, mentre per il gruppo B non vi è stato alcun aumento rilevante. Da questo studio si può quindi dedurre che la somministrazione di integratori vitaminici aiuta ad aumentare il QI dei bambini.
Quale delle seguenti affermazioni, se considerata vera, indebolisce quanto sostenuto dal brano?
A. Molti dei bambini nel gruppo A hanno assunto integratori vitaminici anche a casa
B. I bambini erano consapevoli del fatto che dopo sei mesi il loro QI sarebbe stato nuovamente misurato
C. I due gruppi di bambini frequentano scuole diverse
D. Né il gruppo A né il gruppo B di bambini sono stati preparati per fare il test di misurazione del QI
E. Vi sono altri integratori, oltre a quelli vitaminici, in grado di aumentare il QI

850) Se i bambini, in classe, sono seduti in fila, il professore riesce a vederli uno per uno mentre spiega qualche cosa. Questo non è sempre possibile se i bambini siedono in gruppo intorno ai tavoli. Inoltre, quando alzano lo sguardo, invece che vedere un compagno davanti a sé ed essere tentati dal parlargli, vedono il professore. Quindi, la sistemazione in file aiuta i bambini a concentrarsi meglio sul loro lavoro e dovrebbe essere la sistemazione standard in ogni classe della scuola.
Quale delle frasi seguenti, se vera, rafforzerebbe al massimo l'argomento di cui sopra?
A. Alcuni bambini si distraggono facilmente sia che siedano in file di banchi sia che siedano intorno ai tavoli
B. In classe le file di banchi non occupano più spazio dei tavoli
C. Se i banchi sono disposti in file, i bambini possono vedere più facilmente gli stimoli visivi
D. I gruppi composti da quattro a sette bambini facilitano discussioni di lavoro
E. I tradizionalisti sostengono che insegnare a una classe disposta in file è la soluzione migliore

851) Quando si installa un allarme antifurto nel proprio appartamento, presumibilmente, il costo dell'allarme è inferiore al beneficio atteso. Il costo di un furto, ammesso che avvenga, sarà con molta probabilità molto più alto del costo di installazione di un allarme. Una scatola chiaramente visibile posta su un muro esterno di una casa dotata di allarme allerta e scoraggia i potenziali ladri. Visto che la vostra casa avrà meno probabilità di essere derubata, la casa dei vostri vicini può diventare più vulnerabile. Pertanto, mentre l'effetto sulla quantità complessiva dei reati può essere limitato, apparecchiature molto costose riducono i reati contro chi li possiede ma aumentano i crimini contro chi non li possiede.

Quale delle seguenti affermazioni, se vera, indebolirebbe al massimo questo ragionamento?

A. Solo il 60% delle case dotate di allarme lo attiva ogni giorno
B. Mentre la percentuale delle case dotate di allarme è aumentata dal 40% al 90%, il tasso di furti in appartamento è diminuito del 60% e c'è stata una crescita del 100% delle aggressioni in strada
C. A parità di tipologia della casa, vengono derubate in percentuale maggiore le case che non hanno un allarme antifurto rispetto a quelle che lo hanno
D. I ladri d'appartamento sanno che il 25% di tutte le scatole degli allarmi che sono in vista è falso, ma non riescono a distinguere quelli falsi da quelli veri
E. I ladri d'appartamento vedono gli allarmi come segnali della presenza di oggetti per cui vale decisamente la pena di derubare una casa, mentre la mancanza di un allarme indica la presenza di oggetti meno preziosi

852) Qualsiasi azienda voglia vendere un nuovo farmaco deve fornire allo stato i dettagli delle ricerche sulla sicurezza del prodotto e sui possibili effetti collaterali. Al momento, queste informazioni sono riservate, ma si sta pensando di renderle note al pubblico. Se anche i pazienti cui sono stati prescritti dei farmaci, sicuramente, hanno il diritto di avere maggiori informazioni al riguardo, inevitabilmente saranno resi pubblici anche dettagli fondamentali sugli ingredienti di alcuni farmaci e sulle modalità di produzione. Ovviamente, le aziende farmaceutiche sono restie a divulgare queste informazioni ai concorrenti. Pertanto, per paura delle imitazioni, le aziende farmaceutiche non lanceranno più farmaci nuovi importanti all'interno del paese.

Quale delle seguenti affermazioni, se vera, indebolirebbe di più questo ragionamento?

A. L'industria farmaceutica è un settore molto competitivo e la segretezza è fondamentale perché le aziende riescano a sopravvivere
B. Sul mercato ci sono farmaci a sufficienza e quindi non c'è alcuna necessità di introdurne di nuovi
C. All'estero, le persone sono informate sugli effetti collaterali dei farmaci più di quanto non siano nel nostro paese
D. Le persone potrebbero essere restie ad assumere alcuni farmaci quando dovessero avere informazioni più complete al riguardo
E. Severe leggi sui brevetti impediscono alle aziende di utilizzare le informazioni per creare farmaci rivali

853) In un inseguimento ad alta velocità, i piloti della polizia perdono spesso di vista la macchina che stanno inseguendo. Ma non c'è motivo di arrendersi. Tutto ciò che devono fare è svoltare alla prima a sinistra e poi di nuovo a sinistra. Chi sta scappando, probabilmente, continuerà a fare curve, visto che, istintivamente, sembra la scelta migliore per cercare di far perdere le tracce di sé a quelli che lo stanno inseguendo. Non girerà a destra perché dovrebbe aspettare e controllare che non arrivi nessuno nel senso opposto. Quindi, la polizia deve girare a sinistra un paio di volte e presto riprenderà la visuale sulla macchina dei criminali!

Quale delle seguenti affermazioni, se vera, rafforzerebbe questo ragionamento?

A. I piloti della polizia solitamente sono in grado di mantenere velocità più elevate rispetto agli altri piloti
B. I piloti della polizia, solitamente, quando inseguono i criminali, richiedono assistenza aerea a un elicottero
C. I guidatori, negli inseguimenti in TV, quando sono inseguiti tendono a girare a sinistra invece che a destra
D. Gli inseguimenti di macchine tendono a finire con quelli che sono inseguiti che perdono il controllo del veicolo
E. Due svolte a sinistra potrebbero portare i criminali proprio dove vogliono andare

854) Il mantenimento degli scompartimenti di prima classe sui treni è indifendibile. E non perché faccia differenze sociali, che peraltro fa; neanche perché sia molto costoso, che peraltro è; ma perché conduce inevitabilmente a un servizio relativamente basso negli scompartimenti di seconda classe. Ovviamente, perché i viaggiatori scelgano la prima classe, si deve mantenere un certo livello di scomodità in quegli scompartimenti che soddisfano la gran maggioranza dei viaggiatori. Ad esempio, c'è un forte disincentivo a creare scompartimenti più spaziosi, poiché una delle spinte più forti a viaggiare in prima classe è quella di evitare il sovraffollamento e di assicurarsi un posto a sedere. Eppure, scompartimenti più spaziosi renderebbero un servizio più sicuro e confortevole ai passeggeri.

Quale delle seguenti affermazioni indebolirebbe maggiormente questo ragionamento?

A. Numerose persone, oggi molto più che in passato, ora viaggiano nella prima classe dei treni
B. Su molti treni, la prima classe occupa solamente una piccola parte del totale dei posti
C. Alcune persone che viaggiano in prima classe non userebbero i treni se non ci fosse la prima classe
D. L'intero servizio ferroviario trae beneficio dall'aumento delle entrate generato dal prezzo più alto dei biglietti di prima classe
E. A nessuno viene impedito di viaggiare in prima classe, purché possa pagare una tariffa più alta

855) Ci sono state decisamente troppe lamentele sul pericolo che i giovani facciano uso di ecstasy. Bisogna ridimensionare la questione. L'uso di ecstasy causa solamente 30 morti all'anno in Gran Bretagna, mentre l'equitazione ne causa 100 all'anno. Quindi le campagne degli ultimi anni volte a dissuadere i giovani dal fare uso di ecstasy non sono necessarie. Come emerge chiaramente dal paragone con l'equitazione, fare uso di ecstasy non è neanche lontanamente pericoloso come pensa la gente.

Quale/i delle seguenti affermazioni identifica/identificano la debolezza del ragionamento?

1. Più giovani potrebbero fare uso di ecstasy se non ci fossero le campagne che ne illustrano i pericoli.
2. Il ragionamento presuppone che l'equitazione non dovrebbe essere considerata troppo pericolosa.
3. Ci potrebbero essere meno giovani che fanno uso di ecstasy di quelli che cominciano equitazione.

A. 1, 2 e 3
B. Solo la 3
C. Solo 1 e 2
D. Solo la 2
E. Solo la 1

856) V • 2014 Di recente è stata proposta una nuova soluzione al grave problema dell'inquinamento causato dal traffico aereo. I passeggeri con una forte coscienza ecologica possono compensare al danno ambientale causato dai loro viaggi aerei devolvendo un contributo facoltativo a «Foreste del Futuro». Questa organizzazione si impegna a piantare un numero di alberi equivalente alla quantità di anidride carbonica emessa per passeggero durante ogni singolo volo. In tal modo, non sarà necessario richiedere alle compagnie aeree di pagare una tassa sull'inquinamento. La nascita di questa organizzazione è stata accolta in modo favorevole, in quanto una tassa sull'inquinamento arrecherebbe soltanto dei danni al commercio internazionale.

Quale delle seguenti affermazioni, se considerata vera, indebolisce quanto sostenuto dal brano?

A. Coloro che avvertono il problema dell'inquinamento non viaggiano in aereo
B. Spesso si intraprendono viaggi aerei che non sono necessari
C. Se alle compagnie aeree venisse imposta una tassa sull'inquinamento, le tariffe aeree subirebbero sicuramente un aumento
D. Il successo di numerose aziende dipende dal trasporto aereo internazionale
E. Non tutti i viaggiatori sono disposti a devolvere un contributo a «Foreste del Futuro»

857) Gli zoo sono luoghi totalmente inadatti agli animali. Le persone visitano gli zoo per saperne di più sul comportamento degli animali, ma gli animali che vedono, molto probabilmente, si stanno comportando in modi anormali e nevrotici a causa del fatto che vivono stipati in condizioni innaturali. Gli zoo dovrebbero essere chiusi e il denaro risparmiato dovrebbe essere riallocato nella protezione degli habitat naturali.

Quale delle seguenti affermazioni, se vera, indebolirebbe maggiormente il ragionamento sopra?

A. Gli esseri umani che vivono stipati, allo stesso modo, diventano nevrotici
B. I bambini che vanno a scuola possono imparare molte cose sugli animali visitando gli zoo
C. La protezione dell'habitat degli animali selvaggi è molto costosa
D. Molti degli animali tenuti negli zoo non sarebbero in grado di vivere nelle terre selvagge
E. Gli zoo danno la possibilità alle specie in via di estinzione di sopravvivere, permettendo loro di riprodursi in cattività per poi essere reintrodotte nelle terre selvagge

858) CINECA • 2015 **"Francesca è alta. Le bionde sono tutte carine. Le persone alte sono agili". Se le precedenti informazioni sono corrette, quale delle seguenti informazioni addizionali NON consentirebbe di concludere che Francesca è carina?**

A. Francesca è bionda
B. Le persone alte sono bionde
C. Le persone alte sono carine
D. Francesca è agile
E. Le persone agili sono bionde

859) La spesa per gli annunci pubblicitari ha un peso notevole sui costi complessivi di produzione e, di riflesso, sul prezzo dei beni proposti al pubblico. Esiste uno scontento diffuso a riguardo della pubblicità di massa create da marche concorrenti di prodotti come la benzina o detersivi – poiché, a detta di molti, sono così simili da risultare praticamente indistinguibili, a parte che per la confezione. Una parte consistente delle enormi cifre spese per la pubblicità potrebbe essere utilizzata in modo fruttuoso per contenere il livello dei prezzi. Pertanto, la pubblicità crea uno svantaggio per i consumatori.

Quale delle seguenti affermazioni, se vera, indebolirebbe maggiormente questo ragionamento?

A. La pubblicità non influenza in alcun modo la scelta dei consumatori
B. Spesso le pubblicità fanno affermazioni fuorvianti sulla qualità dei prodotti
C. I produttori non spenderebbero denaro nella pubblicità se non credessero che porti beneficio al pubblico
D. L'industria della pubblicità offre un lavoro a persone che altrimenti rimarrebbero senza lavoro
E. Con l'aumento della concorrenza, la pubblicità genera un miglioramento complessivo della qualità dei beni in commercio

860) Alcuni dei grandi mammiferi acquatici, come il capodoglio, hanno il cervello molto più grande del nostro. È un dato di fatto dell'evoluzione che nessun organo cresce o rimane grande se non viene utilizzato; se non viene utilizzato si restringe e può perfino scomparire. Si deve quindi concludere che il capodoglio fa un uso intelligente dell'enorme cervello che possiede, forse anche a livelli intellettuali molto maggiori di quanto possiamo concepire.

Quale delle seguenti affermazioni, se vera, indebolirebbe il ragionamento?

A. Non c'è una correlazione tra la taglia dell'animale e la dimensione del suo cervello
B. Gli esseri umani hanno sviluppato l'intelligenza nonostante la taglia del loro cervello sia inferiore a quella del capodoglio
C. Il capodoglio non è capace a comunicare attraverso la lingua
D. L'intelligenza del capodoglio può essere di un tipo che non è riconoscibile dall'uomo
E. Cervelli grandi possono avere degli usi non correlati all'intelligenza

861) M/O • 2015 A causa della recessione, negli ultimi anni il prezzo del rame è triplicato poiché la domanda di tutte le materie prime è aumentata a livello globale per il loro valore intrinseco. Nonostante i segnali di ripresa economica, il prezzo del rame continua ad aumentare in modo esponenziale, mentre la domanda di altre materie prime, come l'oro, è ritornata a livelli ordinari. Questo fenomeno suggerisce che, oltre alla recessione, svariati fattori hanno determinato l'aumento della domanda di rame.

Quale delle seguenti affermazioni, se considerata vera, rafforza quanto sostenuto dal brano?

A. I Paesi emergenti hanno incrementato la produzione di elettrodomestici che richiedono l'uso di componenti in rame
B. Non sempre una recessione determina un aumento del prezzo delle materie prime
C. La domanda di oro ha raggiunto il suo limite massimo
D. Per molto tempo prima della recessione il rame era deprezzato

E. Oggigiorno la quantità di componenti in rame impiegati nell'industria manifatturiera è diminuita

862) L'87% della popolazione mondiale è destrimane. La civiltà umana è organizzata in modo tale da mettere nelle migliori condizioni la maggior parte della popolazione. I mancini dovrebbero quindi essere considerati disabili e ricevere un supporto adeguato.

Quale delle seguenti affermazioni, se vera, indebolisce questo ragionamento?

A. Attrezzi manuali, strumenti musicali e forbici sono progettati per la maggior parte delle persone
B. I mancini hanno abilità spaziali più scarse, il che li rende più soggetti a incidenti stradali e altri incidenti gravi
C. I mancini hanno più probabilità di soffrire di problemi di salute, quali allergia, depressione, epilessia e disturbi del sonno
D. Molti mancini, a scuola, sono stati forzati a scrivere con la mano destra
E. La percentuale di scienziati, atleti, attori, musicisti e politici mancini è maggiore del 13%

863) "Ho provato un corso di lettura veloce e ho letto 'Guerra e pace' in tre ore. Parla della Russia." La battuta di Woody Allen ha toccato il tasto giusto con la moltitudine di persone che dubita dell'efficacia delle tecniche di lettura veloce. Queste tecniche solitamente suggeriscono di spostare il dito con delicatezza e velocità lungo le righe di un testo, allenando gli occhi a seguirlo, evitando così che gli occhi tornino indietro su parole già lette (cosa che facciamo normalmente). Sono stati documentati casi di lettori che hanno raggiunto velocità incredibili utilizzando queste tecniche, ma tali successi, per molti lettori, hanno un beneficio limitato, soprattutto nel caso degli studenti, che devono comprendere più in profondità quello che stanno leggendo.

Quale delle seguenti affermazioni, se vera, indebolirebbe il ragionamento espresso sopra?

A. Uno studente, dopo aver letto il ragionamento, ha commentato: "Uso la lettura veloce con testi facili. Devo leggere lentamente se il contenuto è difficile."
B. Chi applica le tecniche di lettura veloce ha difficoltà a leggere per diletto (ad esempio romanzi o riviste)
C. Data la moltitudine di compiti che uno studente deve svolgere, la lettura veloce può portare a una comprensione superficiale
D. Uno studente, dopo aver letto il ragionamento, ha commentato: "Trovo più semplice capire quello che leggo se leggo velocemente."
E. Le tecniche di lettura veloce sono più difficili da acquisire con l'avanzare dell'età

864) Nel cricket, il lanciatore più veloce del mondo lancia a una velocità che supera le 90 miglia all'ora. Quando il lanciatore rilascia la palla dista meno di venti metri dal battitore, il che significa che il battitore ha meno di mezzo secondo per decidere cosa fare. Secondo gli scienziati è impossibile riuscirci, perché, semplicemente, non c'è tempo a sufficienza per attuare i processi cognitivi e la risposta muscolare necessaria. Tuttavia, è proprio quello che accade. Questa è una dimostrazione del fatto che la scienza, a causa dei propri limiti, possa non riuscire a dare una spiegazione a tutte le cose.

Quale delle seguenti affermazioni, se vera, indebolirebbe al massimo il ragionamento sopra espresso?

A. C'è ancora molto da scoprire per la scienza sul modo in cui funziona la mente e il modo in cui influisce sul corpo
B. I battitori, spesso, possono avere una reazione troppo lenta alle palle veloci e, di conseguenza, essere feriti gravemente
C. È solamente con l'aiuto di radar altamente tecnologici che si riesce a stabilire la velocità di un lancio
D. Per riuscire a giocare contro lanciatori così rapidi, la risposta del battitore è diventata un riflesso condizionato, più che una decisione conscia
E. Spesso, i giocatori di tennis devono rispondere a una battuta la cui velocità supera il centinaio di miglia all'ora, su una distanza simile

865) Recenti studi indicano che la gente sta diventando meno disposta a seguire i suggerimenti dei medici su come prevenire le malattie. Le persone sostengono di essere sottoposte a troppi consigli diversi e che spesso sono contraddittori. Tuttavia, in generale, la popolazione sta vivendo più a lungo e in modo più sano. Ciò suggerisce che le persone sono maggiormente consapevoli di cosa sia buono per la propria salute rispetto ai medici professionisti.

Quale delle seguenti affermazioni, se vera, indebolisce questo ragionamento?

A. I progressi in campo medico hanno permesso ai dottori di offrire consigli su una gamma di problemi più vasta
B. I progressi nel campo della salute si sono registrati esattamente nelle zone in cui i dottori hanno fornito dei suggerimenti
C. I medici preferiscono offrire consigli piuttosto che medicine
D. La gente pensa di saperne più dei medici su come migliorare la propria salute e il proprio benessere
E. Oggi, le persone hanno facile accesso a siti internet che danno informazioni sulla salute

866) Si stanno installando in misura sempre maggiore marmitte catalitiche alle macchine per ridurre parte delle emissioni dannose che fuoriescono dai tubi di scarico. Ma, sebbene eliminino una forma di inquinamento, la loro azione serve solamente a crearne un'altra. Nelle città, l'ozono al livello del suolo è mantenuto su valori molto bassi grazie ad alcune sostanze inquinanti che vengono eliminate dai catalizzatori. Quindi, più si installano marmitte catalitiche, più questo livello di ozono aumenta. Dal momento che l'ozono è una delle maggiori cause degli smog estivi soffocanti, si può supporre che le persone con difficoltà respiratorie, come gli asmatici, staranno sempre peggio a causa dell'aumento delle marmitte catalitiche. Dovremmo smettere di installare le marmitte catalitiche sulle auto.

Quale delle seguenti affermazioni, se vera, indebolirebbe di più il ragionamento sopra espresso?

A. Il numero di casi di persone con difficoltà respiratorie è cresciuto negli ultimi dieci anni
B. Le marmitte catalitiche sono il metodo più conosciuto per ridurre le emissioni dannose delle macchine
C. Le sostanze inquinanti che vengono eliminate dalle marmitte catalitiche possono causare problemi respiratori
D. L'inquinamento dell'aria che causa problemi respiratori è portato anche dalle emissioni industriali
E. Sulla maggior parte delle macchine non sono installate marmitte catalitiche

867) I venditori al dettaglio di apparecchiature elettriche spesso offrono una "garanzia addizionale" che garantisce riparazioni gratuite se il prodotto si rompe entro i termini della garanzia. I venditori tentano di convincere i clienti a comprare queste garanzie perché, su queste, guadagnano commissioni significative. I clienti possono anche essere portati a comprarle, poiché queste garanzie assicurano che il compratore non dovrà affrontare alti costi di riparazione. Tuttavia, le indagini svolte dalle agenzie di protezione dei consumatori hanno dimostrato che il costo medio delle riparazioni per ogni cliente è inferiore al costo medio della garanzia. Chiunque compri un'apparecchiatura elettrica, pertanto, dovrebbe essere consigliato a non comprare la garanzia addizionale, visto che il rapporto qualità-prezzo non è conveniente.

Quale delle seguenti affermazioni, se vera, indebolirebbe questo ragionamento?

A. Il costo medio delle riparazioni di apparecchi elettrici è basso perché nella maggior parte dei casi il costo effettivo è pari a zero
B. I venditori ingannano consapevolmente i propri clienti per acquistare a un rapporto qualità-prezzo che non è conveniente
C. Nella maggior parte dei contratti di garanzia ci sono clausole che stabiliscono che alcuni tipi di riparazione non sono coperti
D. Con o senza una garanzia addizionale, i clienti hanno dei diritti legali che i venditori al dettaglio sono obbligati a rispettare
E. Nessuno schema di garanzia addizionale sarebbe attuabile per i venditori al dettaglio se il costo medio delle riparazioni fosse maggiore del costo della garanzia

868) Indubbiamente, l'educazione ricevuta nei primi anni di vita determina il livello di adattamento sociale che caratterizzerà la vita. Uno studio recente ha dimostrato che numerosi figli di genitori che sono stati aggressivi nei loro confronti, da adulti, saranno violenti. Di conseguenza, se si riuscisse a fermare l'aggressività dei genitori nei confronti dei figli, si riuscirebbe a eliminare una parte significativa di violenza dalla nostra società.

Quale delle seguenti affermazioni, se vera, indebolisce al massimo questo ragionamento?

A. Quelli che per le generazioni precedenti erano metodi ragionevoli per mantenere la disciplina, oggi sono considerati delle aggressioni
B. Condizioni continue di povertà e indigenza sono le cause principali del comportamento aggressivo sia degli adulti che dei loro figli
C. Molti genitori diventano violenti quando non riescono a controllare il comportamento dei loro figli
D. In molti casi, i figli che sono trattati con violenza dai propri genitori si assicurano che i propri figli non soffrano allo stesso modo
E. Non è possibile promulgare delle leggi contro il comportamento aggressivo dei genitori verso i propri figli

869) M/O • 2014 La maggioranza dell'opinione pubblica ritiene che l'energia eolica sia una parte integrante delle nuove fonti energetiche per il futuro. Spesso, tuttavia, gruppi di attivisti si oppongono alla realizzazione di impianti eolici. Le ragioni fornite sono le più disparate e vanno dall'inefficienza di tali impianti al disturbo apportato agli uccelli migratori. In realtà le vere ragioni sono più legate ad interessi personali.

Raramente i cittadini si oppongono alla realizzazione di impianti eolici distanti dalla loro zona di residenza; piuttosto, ciò che interessa loro è che tali impianti non rovinino esteticamente il panorama adiacente alla loro abitazione.

Quale delle seguenti affermazioni, se considerata vera, rafforza quanto sostenuto dal brano?

A. I cittadini si oppongono maggiormente alla costruzione di centrali nucleari nei pressi delle proprie abitazioni rispetto alla costruzione di impianti eolici
B. Costruire impianti eolici lontano dai centri abitati è la soluzione più economica
C. Nonostante il supporto dei residenti, il progetto per un impianto eolico in un'isola sperduta è stato bocciato in seguito alle proteste degli attivisti
D. Molto spesso è più semplice costruire impianti eolici in mare aperto perché si incontra minore opposizione
E. Gran parte dell'opinione pubblica considera gli impianti eolici come una piacevole peculiarità del Paesaggio

870) La gara per la canzone dell'Eurovisione sta attirando sempre più critiche. Non importa quanto la canzone sia brutta, si può sempre fare affidamento sul fatto che la Grecia dia un massimo di 12 punti a Cipro e che la Russia voterà l'Ucraina. Uno degli anni scorsi la votazione è stata così platealmente guidata da motivi politici che il commentatore britannico l'ha definita "ridicola". Con l'entrata di un numero sempre maggiore di Paesi dell'Europa dell'Est nella competizione, il loro potere è diventato così forte che per i Paesi dell'Europa Occidentale hanno una piccolissima speranza di vincere. Il risultato della gara per la canzone dell'Eurovisione, a questo punto, è determinato da motivi geopolitici e non dalla musica.

Quale delle seguenti affermazioni, se vera, indebolirebbe al massimo questo ragionamento?

A. I Paesi dell'Europa dell'Est hanno gusti simili in fatto di musica
B. I Paesi dell'Europa Occidentale, in passato, hanno vinto il 75% delle gare
C. La Polonia non ha mai vinto la gara per la canzone dell'Eurovisione
D. La Gran Bretagna assegna quasi sempre un punteggio alto alla canzone Irlandese
E. Le canzoni dei Paesi dell'Europa dell'Est solitamente sono cantate in inglese

2.9 • Individuare il passaggio logico errato

871) Quanti dei seguenti ragionamenti risultano logicamente attendibili?

PRIMO RAGIONAMENTO: Ogni volta che conquista una vetta, Messner si concede una bella bevuta. Adesso ha appena conquistato una vetta. Dunque si concederà una bella bevuta.
SECONDO RAGIONAMENTO: Ogni volta che vince il Tour de France, Armstrong si concede una bevuta. Adesso si concede una bevuta. Dunque ha appena vinto il Tour de France.
TERZO RAGIONAMENTO: Rossi ha appena vinto una gara. Ogni volta che vince una gara, Rossi fa impennare la moto. Dunque adesso Rossi farà impennare la moto.
QUARTO RAGIONAMENTO: Bearzot sta fumando la pipa. Dopo aver vinto una partita, Bearzot fuma sempre la pipa. Dunque Bearzot ha appena vinto una partita.

A. Tutti

B. Una
C. Due
D. Tre
E. Nessuno

872) Quale espressione NON descrive gli eventi in modo sequenziale?

A. Il cielo si annuvolò e venne a piovere
B. Cadde da eroe e fu sepolto nel sacrario
C. Il milite morì e fu ferito
D. Nacque a Recanati e morì presso Napoli
E. La spia fu scoperta e condannata

873) All'età di 11 anni, i figli di genitori che non fumano, in media, sono più alti dei figli di genitori che fumano. È quindi evidente che il fumo passivo, in questo caso l'inalazione del fumo dei genitori, tende a bloccare il tasso di crescita dei giovani.

Se anche l'evidenza empirica è corretta, due delle seguenti affermazioni mostrano che la conclusione è rischiosa. Quali?
1. Potrebbe essere che, in media, i genitori che fumano, rispetto ai non fumatori, dedichino agli alimenti una porzione minore del reddito
2. Potrebbe essere che, quando raggiungono i 13 anni, i figli di genitori che fumano, in media, siano alti come i figli di genitori che non fumano
3. Potrebbe essere che, se presi singolarmente, siano molti gli undicenni con genitori che fumano che sono decisamente più alti di altri undicenni i cui genitori non hanno mai fumato
4. Potrebbe essere che una tendenza genetica a crescere più velocemente durante l'infanzia sia legata a una propensione di dipendenza dal tabacco

A. La 2 e la 4
B. La 3 e la 4
C. La 1 e la 2
D. La 1 e la 3
E. La 1 e la 4

874) In Gran Bretagna, quasi 25.000 veicoli l'anno prendono fuoco. Ciononostante, è stato stimato che, solo il cinque per cento degli automobilisti porta un estintore a bordo. Se si riuscisse a spingere più automobilisti a tenere un estintore a bordo, allora il numero di incendi potrebbe essere ridotto considerevolmente.

Quale delle seguenti affermazioni esprime al meglio il motivo per cui questo ragionamento è difettoso?

A. Trascura la possibilità che l'incendio possa non essere estinto con l'estintore
B. Ignora il fatto che esistano milioni di automobilisti a cui non si incendia mai la macchina
C. Presume che se si porta un estintore a bordo, si riuscirà a estinguere l'incendio
D. Ignora il fatto che esistano tipi diversi di estintori per diversi tipi di incendio
E. Implica che il verificarsi di un incendio alla macchina sia correlato alla mancanza di un estintore

875) Solamente gli azionisti hanno diritto a votare sulla proposta di acquisizione dell'azienda da parte di una grande multinazionale. Possono votare a favore o contro, o astenersi dal voto, e la parte che ottiene più voti vince. Quindi, se la maggioranza vota a favore, l'acquisizione è approvata. Tuttavia, meno della metà di quelli che hanno diritto a votare sono a favore della proposta, il che significa che l'acquisizione non sarà approvata.

Quale delle seguenti affermazioni esprime al meglio il motivo per cui questo ragionamento è difettoso?

A. Nessuno può essere sicuro di come vada a finire una votazione finché i voti non sono stati contati
B. Una maggioranza di voti contro l'acquisizione sarebbe sufficiente per fermarne l'approvazione
C. Alcuni votanti possono astenersi, il che significa che una parte potrebbe vincere con meno della metà dei voti
D. La grande multinazionale potrebbe tirarsi indietro dall'acquisizione, comunque vada la votazione
E. Alcuni di quelli che sono a favore potrebbero cambiare idea e votare contro l'acquisizione

876) Da quando Urano fu scoperto nel 1781, gli astronauti pensano che ci potrebbero essere altri pianeti ancora da scoprire all'interno del Sistema Solare. Visto che sono state rilevate piccole deviazioni nelle orbite di Urano e Nettuno – deviazioni che sarebbero causate dall'esistenza di un altro pianeta – alcuni astronomi pensano che ci debba essere un pianeta ancora da scoprire, il Pianeta X. Ma la ricerca del Pianeta X è inutile, perché queste deviazioni potrebbero essere dovute a una predizione errata delle orbite. Dal momento che Urano e Nettuno impiegano svariati decenni per compiere un giro intorno al sole, gli astronomi devono fare affidamento a dati vecchi per calcolare la loro orbita. Se questi dati non sono precisi, il calcolo delle orbite non è corretto. Se il calcolo delle orbite non è corretto, Urano e Nettuno deviano da queste orbite anche senza che il Pianeta X esista.
Quale delle seguenti affermazioni esprime al meglio il motivo per cui questo ragionamento è difettoso?
A. Dal fatto che il calcolo delle orbite è sbagliato non si può dedurre che Urano e Nettuno devieranno da queste orbite
B. Dal fatto che i dati sulle orbite siano vecchi non si può dedurre che siano imprecisi
C. Dal fatto che i dati vecchi non sono precisi non si può dedurre che il calcolo delle orbite sia sbagliato
D. Dal fatto che si verificano deviazioni che si verificherebbero se esistesse il Pianeta X non si può dedurre che il Pianeta X esista
E. Dal fatto che il Pianeta X non è stato scoperto non si può dedurre che la sua ricerca sia inutile

877) V • 2014 Sembra molto probabile che in varie nazioni europee la competizione tra gli studenti per l'ammissione universitaria aumenterà nei prossimi anni e ciò garantirà che solo gli studenti con i voti più alti verranno ammessi all'università. Dal momento che solo gli studenti con un eccellente curriculum scolastico riusciranno ad essere ammessi all'università, ci si dovrebbe aspettare di vedere un numero maggiore di studenti che si laureano con il massimo dei voti.
Quale delle seguenti risposte costituisce il passaggio logico errato nel brano precedente?
A. Solo un buon curriculum scolastico può essere una garanzia sufficiente per ottenere risultati accademici eccellenti
B. Alcuni studenti universitari eccellenti potrebbero non aver ottenuto buoni risultati a scuola
C. Alcuni studenti potrebbero essere stati svantaggiati a causa di prolungate assenze scolastiche dovute a malattie o a causa di insegnanti non adeguatamente preparati
D. Gli studenti con un buon curriculum scolastico potrebbero non essere intenzionati ad iscriversi all'università
E. Il fatto che uno studente non abbia ottenuto buoni risultati in passato,

non significa che non li otterrà in futuro

878) Qual è la causa di periodi caratterizzati da tempeste violente e diffuse che talvolta accadono sulla Terra? La risposta è: le macchie solari. Periodicamente, sul sole si creano zone scure relativamente fredde chiamate macchie solari. Gli studiosi hanno trovato che i periodi di elevata attività delle macchie solari coincidono con i periodi delle tempeste sulla Terra.
Quale delle seguenti affermazioni esprime al meglio il motivo per cui questo ragionamento è difettoso?
A. Contesta il fatto che le tempeste siano il risultato di sistemi a bassa pressione nell'atmosfera terrestre
B. Presume che, visto che due eventi coincidono, uno sia la causa dell'altro
C. Trascura il fatto che c'è sempre una tempesta in atto da qualche parte sulla Terra
D. Ignora il fatto che ci sono periodi tempestosi in alcune aree ma non in altre durante l'attività delle macchie solari
E. Ignora l'influenza dei periodi di bassa attività delle macchie solari sul clima terrestre

879) Le società con un'industria artistica fiorente (che include arti figurative, teatro, musica e danza) tendono a essere più democratiche, più egualitarie, più robuste dal punto di vista economico e ad avere cittadini più soddisfatti e in salute. Quindi, se vogliamo vivere in una società molto democratica, egualitaria ed economicamente robusta, dovremmo chiedere al governo dei sussidi per l'arte, tali per cui questo settore possa prosperare.
Quale delle seguenti illustra una falla nel ragionamento di cui sopra?
A. Un'industria artistica fiorente può avere un influsso benefico sulla salute psicologica dei cittadini
B. Un'economia forte può essere la base per un'industria artistica fiorente
C. Nessuna alternativa è corretta
D. Ci possono essere altre esigenze importanti su cui investire i soldi del governo
E. Alcune forme d'arte (ad esempio, l'opera) possono essere viste come non egualitarie

880) Quando i risultati degli esami verranno pubblicati, ci sarà sicuramente una preoccupazione diffusa sulla condizione del sistema scolastico. Se i risultati saranno buoni, si sentirà parlare di esami che stanno diventando troppo facili. Se invece i risultati saranno scarsi, si sentirà parlare di finanziamenti all'istruzione troppo bassi. Dal momento che, in ogni caso, la stampa pubblicherà notizie negative, dovremo ignorare queste notizie e non preoccuparcene.
Quale delle seguenti affermazioni esprime al meglio il difetto di questo ragionamento?
A. Prevede solamente due possibilità: che i risultati siano positivi o negativi
B. È un attacco ingiustificato alla stampa
C. Il fatto che una notizia negativa sia inevitabile non significa che la si dovrebbe ignorare
D. Non dimostra che gli esami stanno diventando più facili
E. Fa predizioni sul futuro che non sono supportate da nessuna prova

881) La storia dello Stendardo di Ur offre un sostegno immenso alla posizione del British Museum che custodisce importanti reperti storici che sono stati presi da altri paesi. Se la Gran Bretagna

lo avesse restituito all'Iraq, lo Stendardo sarebbe andato perso, insieme a molti altri reperti della loro storia, quando il loro museo nazionale venne razziato. A seguito di questo fatto, l'umanità non avrebbe più potuto godere dello Stendardo. Grazie alla custodia del British Museum, l'incolumità di questi tesori è garantita per il bene di tutto il mondo.

Quale delle seguenti affermazioni esprime al meglio il difetto di questo ragionamento?

A. Un reperto che viene preso da altri paesi, tecnicamente, è già stato oggetto di una razzia
B. Se il British Museum restituisse tutti i reperti ai paesi da cui provengono, più persone provenienti da paesi diversi avrebbero la possibilità di vederli
C. Se lo Stendardo di Ur è al sicuro non significa che lo siano anche tutti gli altri reperti
D. Se un museo straniero è stato razziato non significa che anche altri lo saranno
E. Un reperto che viene preso da un altro paese apparterrà sempre a quel paese

882) L'Organizzazione per la cooperazione e lo sviluppo economico (OCSE) ha pubblicato i dati di uno studio sui quindicenni dei principali paesi industrializzati. Lo studio mostra indubbiamente che gli studenti adolescenti i cui genitori trattano con loro argomenti politici o sociali ogni settimana o anche quotidianamente, ottengono un punteggio nella lettura più alto di 28 punti (in media) rispetto a quelli i cui genitori trattano con loro questi argomenti meno di frequente o non lo fanno per niente. Anche altri fattori sono stati associati a una migliore performance nella lettura: parlare di libri o programmi televisivi, consumare i pasti seduti a tavola tutti insieme e passare del tempo parlando con i figli. Parlare delle ultime notizie e di argomenti seri ha presentato l'associazione più forte, quindi se i genitori passano del tempo parlando di questi argomenti con i propri figli, li aiutano a migliorare le capacità di lettura.

Quale delle seguenti affermazioni esprime al meglio il motivo per cui questo ragionamento è difettoso?

A. Implica che parlare di argomenti seri con i genitori sia più influente dei dialoghi con un gruppo di propri pari
B. Presuppone che consumare pasti seduti a tavola insieme sia pratico in ogni famiglia
C. Non prende in considerazione gli adolescenti che vivono in paesi rurali
D. Non dimostra il motivo per cui la capacità di lettura sia così importante nello sviluppo degli adolescenti
E. Suggerisce una relazione causale tra il dialogo e la lettura

883) La contraffazione è un'"arte"? È opinione comune che non lo sia, sebbene indubbiamente richieda una certa destrezza. Non ha niente a che fare con l'illegalità o l'immoralità, anche se potrebbe esserlo. L'obiezione che viene comunemente avanzata sostiene che si tratta solamente di copiare, e che quindi non è un'opera creativa. Ma che obiezione è visto che, in fin dei conti, tutta l'arte è una copia di qualcosa? Il quadro che raffigura una nave, un carro da fieno o una cesta di frutta non è arte? Se tutta l'arte si basa sul copiare, allora la contraffazione, per definizione, è arte.

Quale delle seguenti affermazioni commette lo stesso errore di ragionamento commesso nel passaggio sopra riportato?

A. Nessuna
B. Il petrolio è infiammabile ed esplosivo, quindi tutto ciò che è esplosivo è infiammabile

C. Essere sovrappeso non è salutare, quindi mantenere il giusto peso è salutare
D. L'acqua è liquida e un liquido è fluido, quindi l'acqua è un fluido
E. I Francesi sono Europei e gli Spagnoli sono Europei, quindi i Francesi sono Spagnoli

884) Di recente, a Londra, ci sono stati i festeggiamenti per l'introduzione di autobus alimentati a idrogeno; utilizzare l'idrogeno come carburante tutela l'ambiente, dato che non ci sono emissioni di anidride carbonica. I nuovi autobus trasportano lo stesso numero di passeggeri e viaggiano esattamente sugli stessi percorsi di quelli che sostituiscono. Tuttavia, l'idrogeno venduto in commercio è prodotto da gas naturale. Il processo per produrre una tonnellata di idrogeno da gas naturale, in media, disperde nell'atmosfera otto tonnellate di anidride carbonica, mentre la produzione di carburante per gli autobus esistenti non ne emette. Occorre considerare inoltre l'ulteriore costo per trasportare il combustibile al deposito degli autobus. Non dovremmo perciò accogliere l'introduzione di questi autobus. Dato che disponiamo delle seguenti informazioni supplementari: 1. la distanza che ogni tipo di autobus può percorrere con una tonnellata di carburante; 2. la distanza che ogni autobus deve percorrere ogni settimana; 3. la quantità di anidride carbonica emessa quando gli autobus di adesso usano una tonnellata di carburante; 4. per ogni tipo di carburante, la quantità di anidride carbonica emessa trasportando una tonnellata di carburante al deposito degli autobus.
Di quale informazione abbiamo bisogno per stabilire se il ragionamento è difettoso?
A. Solo 2, 3 e 4
B. 1, 2, 3 e 4
C. Solo 1, 3 e 4
D. Solo 1, 2 e 4
E. Solo 1, 2 e 3

885) Quando i bambini sono piccoli, giocano spesso, il che è molto utile perché insegna loro a interagire con gli altri. In questi ultimi anni, l'aumento di giochi per il computer ha fatto sì che, adesso, molti bambini giochino prevalentemente al computer o su internet. Quindi, il modo in cui i bambini interagiscono tra di loro è cambiato. Quando questi bambini saranno adulti, dovranno lavorare in ambienti che richiedono interazione con i colleghi. La popolarità crescente dei giochi per il computer porterà, quindi, inevitabilmente, a una minore probabilità che queste persone riescano a socializzare sul posto di lavoro.
Quale dei seguenti è un difetto nel ragionamento di cui sopra?
A. Non considera che i giochi per il computer possono insegnare molte altre abilità, in quanto è possibile che le regole siano più complesse
B. Non considera il fatto che anche gli adulti giocano al computer
C. Si è limitato a un solo aspetto negativo dei giochi per il computer
D. Non stabilisce che i bambini che giocano al computer non interagiscono più tra di loro
E. Ignora i vantaggi prodotti da internet, come il facile accesso a un maggior numero di informazioni

886) Quando il governo ha stabilito le direttive rivolte al pubblico per migliorare la salute mangiando cinque porzioni di frutta e verdura al giorno, ha sottovalutato la possibilità di conseguenze negative che possono subire sia i contadini che il paesaggio. La diminuzione nella richiesta di carne e latticini influenzerebbe notevolmente sia le entrate dei contadini, che sono legate all'allevamento del bestiame, e anche il paesaggio, che risentirebbe della mancanza del pascolo degli animali e la vegetazione crescerebbe incolta. Il governo dovrebbe smettere di dire alla gente cosa mangiare!

Quale delle seguenti affermazioni esprime il difetto del ragionamento?

A. I contadini che allevano bestiame e producono latticini potrebbero non passare necessariamente alla produzione di frutta e verdura
B. Il maggiore consumo di frutta e verdura non si tradurrà necessariamente nel minore consumo di carne e latticini
C. Le entrate dei contadini e il paesaggio non sono necessariamente meno importanti della salute del pubblico
D. Il consumo di carne e latticini non ha necessariamente un effetto negativo sulla salute
E. Mangiare cinque porzioni di frutta e verdura al giorno non è necessariamente vantaggioso per la salute

887) Le batterie dei computer portatili non hanno una durata sufficiente a garantire il loro uso per la durata di un lungo volo senza il bisogno di essere ricaricate a bordo. Ma non tutti gli aerei hanno le prese di corrente. Pertanto, i computer portatili non dovrebbero essere ammessi come bagaglio a mano durante voli lunghi su aerei che non hanno le prese a bordo, a prescindere dall'uso che se ne vuole fare, sia esso personale o per lavoro, poiché non potrebbero essere usati appieno dai loro proprietari e occuperebbero uno spazio eccessivo all'interno della cabina.

Quale delle seguenti affermazioni esprime al meglio il difetto di questo ragionamento?

A. I passeggeri non possono scegliere di prenotare un volo su un aereo che abbia la presa di corrente
B. A un computer portatile si può scaricare la batteria anche in un viaggio aereo breve
C. Alcune aziende contano sul fatto che i dipendenti lavorino durante lunghi viaggi in aereo
D. I passeggeri potrebbero riuscire a utilizzare alcune funzioni del computer portatile anche quando la batteria è scarica
E. Non c'è possibilità che un computer portatile venga danneggiato se è inserito nella sua custodia e imbarcato nella stiva dell'aereo

888) Uno dei trattamenti di bellezza che sta crescendo maggiormente e più rapidamente in Inghilterra, la fish pedicure – in cui piccoli pesci senza denti chiamati garra rufa levigano i piedi mangiando la pelle morta – è finito sotto l'osservazione dei sostenitori dei diritti degli animali. Uno di loro ha dichiarato: "I pesci sono protetti dall'Animal Welfare Act. Hanno bisogno di un ambiente stabile e di acqua pulita, incontaminata e senza profumi o lozioni". Una spa del West End di Londra è stata recentemente chiusa dall'Amministrazione locale dopo che molti pesci della vasca da pedicure sono morti. Questo tipo di pedicure dovrebbe essere completamente proibito, o presto non ci saranno più garra rufa.

Quale delle seguenti frasi esprime al meglio il difetto di questo ragionamento?

A. I centri di bellezza che offrono la fish pedicure, al momento, non sono numerosi
B. La morte dei pesci della spa di Londra potrebbe non essere un caso frequente

C. Sarebbe meno dannoso se le persone si lavassero i piedi prima di andare in una spa
D. La gente non associa subito i pesci con l'Animal Welfare Act
E. I pesci in libertà muoiono facilmente se l'ambiente in cui vivono cambia

889) L'unione Nazionale dei coltivatori (UNC) ha approvato un'operazione di eliminazione controllata dei tassi, sostenendo che è necessaria per aiutare l'allevamento del bestiame. I tassi sono ritenuti responsabili per la diffusione della tubercolosi bovina, che si traduce nell'abbattimento di un gran numero di capi di bestiame ogni anno. I sostenitori dei diritti degli animali hanno criticato la proposta, ma è chiaro che sono più i vitelli che saranno salvati, dei tassi che saranno eliminati. Queste uccisioni controllate dovrebbero essere permesse.

Quale delle seguenti frasi esprime al meglio il difetto del ragionamento?

A. Presuppone che i sostenitori dei diritti degli animali credono che i tassi abbiano più diritto dei vitelli alla vita
B. Presuppone che i sostenitori dei diritti degli animali ne facciano una questione di numero di morti
C. Presuppone che i sostenitori dei diritti degli animali credono che gli animali che vivono allo stato selvaggio abbiano un maggiore diritto a vivere rispetto a quelli che sono allevati nelle fattorie
D. Presuppone che i sostenitori dei diritti degli animali non sono mai d'accordo con l'UNC
E. Contrasta i sostenitori dei diritti degli animali piuttosto che le loro argomentazioni

890) Nel Regno Unito, nel 2010, ci sono stati oltre 110.000 casi di incendio doloso (ovvero quando un incendio a un palazzo è stato appiccato deliberatamente), nei quali sono rimaste vittime oltre 100 persone, coinvolgendo per la maggior parte delle volte degli appartamenti. Solo una piccola percentuale degli appartamenti è dotata di allarme antiincendio. Se più case lo avessero, il numero di incendi domestici si ridurrebbe drasticamente. Si dovrebbe fare una campagna per promuovere l'installazione di un allarme antiincendio negli appartamenti per ridurre il numero delle vittime.

Quale delle seguenti affermazioni identifica il difetto di questo ragionamento?

A. Presuppone che il possesso di un allarme antiincendio prevenga gli incendi
B. Presuppone che tutti gli incendi dolosi siano appiccati ad appartamenti
C. Presuppone che tutte le morti per incendio siano causate da incendi dolosi
D. Sottovaluta il fatto che alcuni allarmi potrebbero non funzionare
E. Presuppone che le persone saranno disposte a installare gli allarmi

891) M/O • 2014 Nei processi decisionali che guidano le scelte personali degli individui entrano in gioco diversi fattori: la fede religiosa, le tradizioni culturali, le convinzioni comuni, le emozioni e soltanto di rado il ragionamento scientifico. La maggior parte degli individui, però, non conosce il metodo scientifico: le informazioni scientifiche che vengono divulgate tra il grande pubblico sono poche e le riviste scientifiche sono generalmente destinate ad un pubblico di nicchia. Dovrebbe essere la scuola ad insegnare che il metodo scientifico si basa su processi rigorosi: ciò servirebbe a guidare le scelte personali degli individui in modo più appropriato.

Quale delle seguenti risposte costituisce il passaggio logico errato nel brano precedente?

A. Si presuppone che le scelte basate sul ragionamento scientifico siano sempre valide
B. Si presuppone che la scuola sia in grado di insegnare il rigore del metodo scientifico
C. Si generalizza impropriamente riguardo alle pubblicazioni scientifiche
D. Si sottovaluta il fatto che nei Paesi occidentali il numero di coloro che si definiscono credenti è in calo
E. Si sminuisce l'insegnamento delle discipline scientifiche nelle scuole

892) Il problema della difesa delle coltivazioni dai parassiti è complicato e spesso, per risolverlo, vengono usati i pesticidi. Tuttavia, ci sono anche molti altri insetti che sopravvivono nutrendosi dei parassiti che noi cerchiamo di uccidere. I pesticidi eliminano anche questi insetti. Sarebbe meglio smettere di sprecare soldi in pesticidi e lasciare che gli altri insetti tengano il problema dei parassiti sotto controllo al nostro posto.

Quale delle seguenti affermazioni esprime al meglio il difetto di questo ragionamento?

A. Non considera gli altri problemi associati ai pesticidi
B. Non stabilisce che permettere agli insetti di tenere sotto controllo il problema porta un beneficio rispetto all'utilizzo dei pesticidi
C. Non giustifica l'affermazione che i parassiti rappresentino un problema per i raccolti
D. Non stabilisce che questi insetti rappresentino un problema per i raccolti
E. Ignora il fatto che i pesticidi possano essere più efficaci a limitare il problema rispetto a questi altri insetti

893) Un sondaggio nazionale ha dimostrato che la maggioranza delle persone non sarebbe disposta a rinunciare alla propria auto per utilizzare il trasporto pubblico. Tuttavia, in un'indagine recente svolta tra gli abitanti delle zone in cui il problema del traffico è molto pesante, il 76% ha dichiarato che preferirebbe andare al lavoro con i mezzi pubblici, se il sistema fosse reso più affidabile. Ciò dimostra che i risultati precedenti erano sbagliati. Si dovrebbe, quindi, limitare l'uso dell'automobile e avviare un programma di miglioramento della rete dei trasporti pubblici nazionali, il più presto possibile.

Quale delle seguenti affermazioni esprime al meglio il difetto di questo ragionamento?

A. Non considera il 24% di quelli che non preferirebbero utilizzare i mezzi pubblici
B. La statistica presentata può non essere rappresentativa di tutta la popolazione
C. Le contro-argomentazioni non sono spiegate nel dettaglio
D. Non specifica quali tipi di trasporto pubblico devono essere migliorati
E. Non spiega come il sistema di trasporto pubblico possa essere migliorato

894) Ci sono più poliziotti di sempre nella storia di questo paese. Abbiamo più poliziotti e più vigili di quartiere. È per questo che la settimana scorsa i crimini sono diminuiti. I crimini sono diminuiti del 30%.

Quale di queste frasi esprime meglio il difetto del ragionamento?

A. I vigili di quartiere non hanno lo stesso potere dei poliziotti
B. Un numero maggiore di poliziotti potrebbe significare un maggior numero di crimini scoperti

C. Il livello del crimine può essere misurato in diversi modi
D. Il fatto che i crimini siano diminuiti la scorsa settimana non significa che non aumenteranno di nuovo
E. I crimini potrebbero essere diminuiti senza che ci sia stato un aumento di sorveglianza

895) Sarebbe una buona idea quella di separare le forze di polizia in due divisioni: una dovrebbe svolgere le funzioni più tipiche e istituzionali, come la protezione dei cittadini, o la difesa della legge, e l'altra dovrebbe gestire il traffico stradale. Questa seconda divisione potrebbe essere coordinata con il lavoro dei vigili, poiché, fondamentalmente, svolgerebbero compiti simili: riscuotere denaro dagli utenti della strada. A quel punto, forse, ci si potrebbe concentrare veramente sulla cattura dei criminali e sulla protezione dei cittadini che rispettano le leggi, e sarebbe possibile avere una forza di polizia che svolge i compiti per cui era stato effettivamente destinato.

Quale delle seguenti affermazioni descrive meglio il difetto di questo ragionamento?

A. Ignora il fatto che i vigili e la polizia svolgono diversi compiti e hanno diversa autorità
B. Poggia sul falso presupposto che la polizia non protegge i cittadini e non cattura i criminali
C. Mette erroneamente sullo stesso piano la protezione dei cittadini e la cattura dei criminali
D. Trascura il fatto che molti illeciti stradali sono reati penali e rappresentano un grave pericolo per i cittadini
E. Implica che la polizia, un tempo, faceva il lavoro per cui era stata preposta

896) Dopo aver osservato alcuni colloqui svolti con allievi adulti, dalla nostra ricerca è emerso che quelli che si sentivano di aver avuto successo erano tutti molto motivati. Abbiamo osservato che raggiungere buoni risultati nelle fasi iniziali, in alcuni casi, aveva accresciuto la motivazione, e che sia il successo che la motivazione possono essere dovuti a una particolare predisposizione per l'apprendimento. Abbiamo rilevato anche che molti di quelli che si sentivano maggiormente motivati studiavano in condizioni favorevoli o per soddisfazione personale, il che significa che possono essere stati motivati fin dall'inizio delle lezioni. Anche se queste condizioni sembravano convincenti, i risultati ci hanno portato alla stessa conclusione. È impossibile imparare qualcosa senza motivazione.

Quale delle seguenti affermazioni NON è un difetto di questo ragionamento?

A. Presuppone che, per essere motivati, bisogna avere una particolare predisposizione all'apprendimento
B. Presuppone che quelli che si sentivano di aver avuto successo, lo avessero per davvero
C. La ricerca è svolta solo su allievi adulti
D. La ricerca non dimostra che non esistono studenti di successo che non sono motivati
E. Presuppone che quelli che si sentivano motivati, lo fossero per davvero

897) Il museo ha deciso di investire una somma di denaro nella speranza di rimanere redditizio e, quindi, di restare aperto. Ha speso molto per aprire un nuovo ingresso, molto grosso e ben disposto, che senza dubbio farà un'ottima impressione ai nuovi visitatori. Per gli studenti più seri, tuttavia, non offre niente di più di quello che c'era già. Tutti gli studiosi che lo vogliono fare, frequentano già il museo, e continueranno a venire a prescindere da quanto l'esposizione sia artistica. Quindi è stato uno spreco spendere così tanto per l'apparenza, quel denaro avrebbe dovuto essere speso per migliorare le condizioni per chi viene a studiare.

Quale delle seguenti affermazioni esprime al meglio il difetto di questo ragionamento?

A. Se gli studiosi continueranno a venire comunque, il museo non guadagnerà più soldi rinnovandosi
B. Tra gli studiosi seri e il pubblico generico dei musei non c'è contatto né mutua comprensione
C. Il museo non può essere sicuro che nuovi visitatori saranno attirati dal nuovo ingresso
D. Sono i visitatori abituali, e non quelli potenziali, a meritare di essere ricompensati
E. Non è dimostrato che i visitatori del museo siano interessati alle modalità in cui i contenuti sono esposti

898) Perché ci sia vita altrove nell'universo, ci dovrebbero essere altri pianeti simili alla Terra, cioè piccoli, rocciosi, che orbitano intorno alla distanza giusta dalla loro stella perché non sia così caldo da far bollire l'acqua e neanche così freddo da farla gelare. Fino a oggi le nostre tecniche non sono ancora state tanto raffinate da individuare pianeti di questo tipo. Il nuovo telescopio Kepler è così sensibile che, per la prima volta, gli astronomi saranno in grado di vedere se esistono pianeti della stessa taglia della Terra nella "zona abitabile" delle loro stelle, l'area in cui la temperatura è giusta per permettere l'esistenza di acqua liquida in superficie. Quindi, se il telescopio Kepler scopre che esistono pianeti di questo tipo, possiamo almeno aspettarci che esiste la vita anche su altri pianeti fuori dalla Terra.

Quale delle seguenti affermazioni esprime al meglio il difetto di questo ragionamento?

A. Presuppone che pianeti della stessa misura della Terra avranno forme di vita simili a quelle sulla Terra
B. Presuppone che l'esistenza di pianeti della stessa taglia della Terra nella "zona abitabile" è una condizione sufficiente per l'esistenza della vita
C. Presuppone che la presenza di acqua liquida in un pianeta non è una condizione sufficiente per l'esistenza della vita
D. Presuppone che il telescopio Kepler troverà pianeti della stessa taglia della Terra nella "zona abitabile" della loro stella
E. Presuppone che è necessario possedere un'attrezzatura altamente sensibile per individuare l'esistenza dei pianeti

899) Ogni anno in questo paese ci sono oltre 8000 incidenti sui campi di golf, e si pensa che solo un 5% di tutti i golfisti stipuli un'adeguata assicurazione contro questo tipo di infortuni. Se un numero maggiore di golfisti fosse incoraggiato a stipulare adeguate polizze assicurative il numero di incidenti potrebbe essere drasticamente ridotto.

Quale delle seguenti frasi identifica il difetto del ragionamento?

A. Trascura la possibilità che alcuni incidenti non sarebbero coperti da assicurazione
B. Ignora il fatto che milioni di golfisti non hanno mai incidenti
C. Insinua che l'assenza di una polizza abbia una relazione causale con la possibilità che si verifichino incidenti

D. Ignora il fatto che ci sono tipi diversi di assicurazione per diversi campi di attività
E. Presuppone che le polizze assicurative costituiscano esse stesse una sufficiente garanzia contro gli incidenti

900) L'alcol è uno dei principali responsabili della crescita dei tumori al seno. Ricerche svolte dall'ospedale di St. George di Tooting mostrano come il numero delle donne colpite da tumore al seno è cresciuto significativamente nel corso degli ultimi 10 anni. Le stesse ricerche hanno anche evidenziato che il livello medio di alcol consumato dalle donne nello stesso periodo è cresciuto di più del 40%. Lo studio ha utilizzato statistiche provenienti da un certo numero di ospedali regionali e ha comparato le abitudini nel consumo di alcol tra il 1997 e il 2007.

Quale delle frasi seguenti evidenzia meglio il difetto di questo ragionamento?

A. Omette di specificare la percentuale di aumento su tipi diversi di tumore al seno
B. Attribuisce una relazione causale a una semplice correlazione
C. Stabilisce che tutte le malattie gravi sono collegate allo stile di vita
D. Confonde le quantità di alcol assunte oggi da alcune donne con il consumo medio
E. Fa una generalizzazione approssimativa sulla base di risultati locali e particolarmente limitati

901) Il governo ritiene che le scuole e gli insegnanti siano responsabili per le prestazioni scarse degli alunni maschi. Tuttavia, la scienza racconta una storia differente. La biologia evolutiva dimostra che le donne hanno sviluppato abilità verbali ed emozionali migliori degli uomini perché, nell'epoca preistorica, le donne erano incaricate dell'allevamento dei figli. Al contrario, la necessità degli uomini, sempre in tempi preistorici, di andare a procacciare il cibo in branco li ha resi più inclini alla violenza e più abili nel calcolo e nella pianificazione. I neurologi hanno portato un contributo a questo punto di vista, mostrando che l'ormone testosterone maschile ha un effetto negativo sulle abilità linguistiche. È evidente, quindi, che le differenze di prestazione tra ragazzi e ragazze non possano essere spiegate attribuendo le colpe agli insegnanti.

Quale delle seguenti affermazioni esprime al meglio il motivo per cui questo ragionamento è difettoso?

A. Presuppone che le differenze di prestazione tra i due sessi siano dovute unicamente a differenze biologiche
B. Presuppone che le differenze biologiche siano graduali e non siano assolute
C. Presuppone che le insegnanti non si stiano impegnando per aiutare i ragazzi che hanno difficoltà
D. Presume che le spiegazioni scientifiche possano essere applicate all'uomo e alla donna medi, non considerando le eccezioni
E. Presuppone che le abilità di calcolo e pianificazione abbiano un ruolo nelle prestazioni scolastiche

902) Dall'osservazione del cervello umano adulto, svolta prima e dopo momenti di sforzo intenso della memoria (ad esempio durante la preparazione all'esame che devono dare i tassisti di Londra per dimostrare la propria conoscenza della città) sono emersi risultati sorprendenti. Quando si erano confrontate le ecografie svolte all'inizio e alla fine del periodo di preparazione, si era rilevato un aumento della massa delle zone cerebrali responsabili per la memoria. In apparenza, ciò potrebbe suggerire che, proprio come per i muscoli, la dimensione e la potenza del cervello aumentano con un utilizzo maggiore. Chi vuole migliorare il proprio QI (Quoziente Intellettivo), pertanto, dovrebbe semplicemente fare tantissimi test del QI!

Quale delle seguenti affermazioni esprime al meglio il motivo per cui questo ragionamento è difettoso?

A. Non specifica quanti siano "tantissimi" test del QI
B. Trae una conclusione generale sull'intelligenza partendo dall'esempio particolare della memoria
C. La massa cerebrale non dipende necessariamente dalla misura in cui si intraprende un'attività cerebrale
D. Presuppone che esista un'unica parte del cervello responsabile per il QI
E. I tassisti di Londra non sono necessariamente rappresentativi della popolazione totale

---

903) Negli ultimi 10 anni, il caso di incidenti mortali automobilistici nei quali sono state trovate tracce di sostanze stupefacenti illegali nel sangue di chi li ha provocati, è aumentato di 4 volte. Il tasso di aumento è molto più alto se correlato agli incidenti provocati dall'abuso del consumo di alcol. Questo dimostra che la campagna contro il pericolo della guida in stato di ebbrezza ha funzionato. Di conseguenza, il Governo dovrebbe concentrare la sua attenzione sulle persone che guidano in stato di alterazione a seguito dell'abuso di sostanze stupefacenti.

Quale delle seguenti affermazioni esprime al meglio il motivo per cui questo ragionamento è difettoso?

A. Prendere di mira le persone che guidano sotto l'effetto delle droghe distoglie l'attenzione da quelle che assumono droghe ma non guidano
B. Le prove che riguardano il numero di incidenti dovuti alla guida sotto l'effetto di droghe necessitano di distinzione tra droghe legali e droghe illegali
C. Le persone che guidano dopo aver assunto sostanze stupefacenti è probabile che siano diverse da quelle che guidano dopo aver bevuto
D. L'aumento della mortalità negli incidenti causati dall'abuso di droghe è insufficiente per concludere che la campagna contro la guida in stato di ebbrezza ha avuto successo
E. Il successo della campagna contro la guida in stato di ebbrezza non significa che una campagna contro chi guida sotto l'effetto delle droghe avrebbe altrettanto successo

---

904) La Signora Rossi ha detto che se la Signora Bianchi fosse promossa, lei darebbe le dimissioni e, certamente, noi non vogliamo perdere la Signora Rossi. Tuttavia, non promuoveremo la Signora Bianchi, ma offriremo la promozione al Signor Verdi. Quindi la Signora Rossi non darà le dimissioni. Quale delle seguenti affermazioni esprime al meglio il motivo per cui questo ragionamento è difettoso?

A. Non spiega perché sia così importante tenere la Signora Rossi
B. Implica che la Signora Rossi ha minacciato di dimettersi perché voleva la promozione per se stessa
C. Trascura la possibilità che la Signora Rossi possa dare le dimissioni anche se la Signora Bianchi non viene promossa
D. Trascura la possibilità che il Signor Verdi possa non accettare la promozione
E. Trascura la possibilità che la Signora Rossi avrebbe potuto non dare le di-

missioni anche se la Signora Bianchi fosse stata promossa

905) Alcuni disabili incontrano difficoltà ad accedere ad alcuni edifici pubblici antichi perché all'entrata ci sono dei gradini. Il problema, spesso, viene risolto installando una rampa. Tutti gli edifici pubblici devono essere accessibili a chiunque, quindi devono installare tutti delle rampe.

Quale delle seguenti affermazioni identifica il difetto di questo ragionamento?

A. Gli edifici pubblici inaccessibili dovrebbero essere sostituiti con altri edifici accessibili a tutti
B. È impensabile sostenere che i disabili dovrebbero essere in grado di accedere a tutti gli edifici pubblici
C. I disabili devono avere accesso a tutti gli edifici, non solo quelli pubblici, quindi tutti gli edifici devono essere dotati di rampe
D. Alcuni edifici pubblici antichi non provvisti di rampe possono essere accessibili a persone disabili
E. L'installazione di rampe in tutti gli edifici pubblici comporterebbe un costo molto alto

906) La classe media benestante si sta rivolgendo sempre più spesso ai servizi sanitari privati. Questa tendenza va di pari passo con un declino costante del servizio sanitario pubblico, che riceve pochi finanziamenti, ha poco personale a disposizione, lunghe liste di attesa e livelli di igiene al di sotto degli standard. La soluzione più ovvia sarebbe quella di vietare di rivolgersi a enti privati, dal momento che un'affluenza sempre maggiore a queste strutture da parte di una minoranza privilegiata e in aumento condurrà inevitabilmente a un abbassamento degli standard del servizio sanitario pubblico.

Quale delle seguenti affermazioni illustra al meglio il difetto di questo ragionamento?

A. Il servizio sanitario pubblico potrebbe prosperare se i fondi non fossero assorbiti dalle strutture private
B. Il servizio sanitario pubblico non è in declino, semplicemente, oggi, ci aspettiamo di più
C. Le perone potrebbero scegliere di rivolgersi a strutture private a causa del declino del servizio sanitario pubblico
D. Il servizio sanitario pubblico, recentemente, ha ricevuto maggiori finanziamenti
E. Le persone dovrebbero essere libere di scegliere l'opzione migliore per quanto riguarda il servizio sanitario

907) Quando vennero introdotti i cellulari, era emersa una forte preoccupazione per le radiazioni prodotte da questi apparecchi e per gli effetti che potevano avere sul cervello, visto che il telefono doveva essere tenuto vicino all'orecchio. Queste preoccupazioni si sono rivelate errate dal momento che i telefoni cellulari vengono utilizzati molto più spesso per inviare messaggi che per telefonare. Inviare un messaggio non richiede che il telefono sia in alcun modo vicino al cervello quindi non può causare alcun problema.

Quale delle seguenti affermazioni identifica il difetto di questo ragionamento?

A. Trascura le prove secondo cui inviare i messaggi è una moda solamente in alcune fasce di età
B. Non considera altre tecnologie come internet wireless che può causare problemi simili

C. Trascura le ricerche che hanno dimostrato che le radiazioni dei cellulari non penetrano così in profondità da raggiungere il cervello
D. Non considera altri usi del cellulare diversi dalle telefonate e dall'invio dei messaggi
E. Trascura gli effetti possibili delle telefonate che vengono fatte

908) M/O • 2015 La decisione di ospitare uno squalo in un acquario all'interno di un centro commerciale è stata fortemente criticata. Gli animalisti ritengono che l'animale abbia poco spazio per muoversi e che le condizioni in cui viene tenuto non siano adatte. Queste critiche sono, tuttavia, infondate e dovrebbero essere ignorate. In alcuni Paesi la pinna di squalo è considerata un cibo prelibato. L'industria ittica che si occupa di tale commercio compie spesso mutilazioni su questi animali tagliandone la pinna pregiata e gettando gli squali nuovamente in mare per lasciarli morire. Quindi, è meglio per gli squali trovarsi in un acquario piuttosto che fare una fine così orribile.

Quale delle seguenti risposte costituisce il passaggio logico errato nel brano precedente?

A. Produrre una versione falsa della contro-argomentazione
B. Giustificare un'azione sbagliata sulla base di un'altra altrettanto sbagliata
C. Attaccare l'autore del ragionamento piuttosto che il ragionamento stesso
D. Scambiare le premesse per la conclusione del ragionamento
E. Supporre un nesso causale sulla base di una correlazione

909) Nel nostro paese, l'istruzione è entrata in una spirale di declino. Nei test di abilità svolti di recente, quasi metà degli undicenni ha avuto una prestazione sotto la media. Lo Stato sostiene che gli standard stiano migliorando a seguito di classifiche e strategie implementate a livello nazionale, ma questi risultati provano solamente che i test stanno diventando più semplici. Abbiamo veramente bisogno di tornare ai metodi di insegnamento e di valutazione degli anni cinquanta.

Quale delle seguenti affermazioni esprime al meglio il motivo per cui questo ragionamento è difettoso?

A. Le classifiche hanno aumentato il divario tra le scuole della classe media e quelle delle zone meno abbienti
B. A prescindere dalla difficoltà del test, quasi il 50% degli studenti otterrà un risultato inferiore alla media
C. Abbiamo bisogno dell'atteggiamento sociale, più che dei metodi di insegnamento, degli anni cinquanta
D. Più del 50% degli studenti ha ottenuto risultati superiori alla media, il che dimostra che gli standard sono migliorati
E. L'autore fa appello alla paura dei genitori per l'istruzione dei propri figli

910) Negli ultimi vent'anni, il numero di persone, compresi i bambini, considerate sovrappeso e quindi a rischio di gravi problemi di salute, è aumentato in modo allarmante. Questa tendenza potrebbe essere stata provocata da un aumento della quantità di cibo assunta o dalla diminuzione di attività fisica. La maggior parte di noi svolge meno attività fisica di quanto si facesse vent'anni fa, e la quantità media di calorie consumata per persona è oggi inferiore a quella di vent'anni fa. Quindi l'aumento del numero delle persone sovrappeso è chiaramente causato dalla mancanza di esercizio fisico. Pertanto, il governo non deve provare a cambiare la dieta della gente.

Quale delle seguenti affermazioni identifica il difetto di questo ragionamento?

A. Può essere che alcune persone abbiano problemi di salute che causano l'aumento di peso
B. Può essere che i bambini consumino più calorie degli adulti facendo esercizio fisico
C. Può essere che alcune persone facciano più esercizio fisico della media
D. Può essere che il governo si debba occupare dei costi per il servizio sanitario
E. Può essere che alcune persone abbiano aumentato la quantità di calorie assunte

911) Il governo ha annunciato che vuole ridurre il numero delle malattie dovute ad ambienti di lavoro stressanti. I ministri potrebbero imparare molto da uno studio recente condotto su 8000 impiegati americani che ha rilevato che gli uomini che avevano un grande controllo sul modo in cui svolgevano il proprio lavoro presentavano un tasso di malattie cardiache (che sono correlate allo stress) basso. Chiaramente, quindi, i lavori più stressanti sono quelli in cui i dipendenti hanno pochissimo controllo sul modo in cui è organizzato il proprio lavoro. Se il governo vuole veramente ridurre il numero delle malattie collegate allo stress, allora deve invitare i datori di lavoro ad affidare ai propri dipendenti un maggiore controllo sul lavoro che svolgono.

Quale delle seguenti affermazioni inquadra al meglio il passaggio difettoso del ragionamento?

A. Il ragionamento si contraddice da solo implicando che il governo non ha davvero intenzione di ridurre le malattie collegate allo stress
B. Presuppone che, in generale, i lavoratori vogliano avere più controllo sull'organizzazione del proprio lavoro
C. Presuppone che un basso tasso di malattie cardiache sia dovuto a condizioni meno stressanti
D. Ignora la questione di ordine pratico di quanta indipendenza si possa effettivamente dare ai lavoratori
E. Presuppone che lo stress sul posto di lavoro affligga solamente gli impiegati

912) L'appartenenza all'Unione Europea (UE) ha significato per i paesi membri un mantenimento della crescita economica e una stabilità politica. È auspicabile che anche i paesi che facevano parte del Blocco Orientale prosperino e si stabilizzino allo stesso modo. Pertanto, l'Unione Europea dovrebbe essere ampliata al più presto per includere più Stati che appartenevano al Blocco Orientale.

Questo ragionamento è difettoso. Quale delle seguenti affermazioni identifica un errore nel ragionamento?

A. Presuppone che i paesi del Blocco Orientale abbiano il potenziale di crescita e stabilità che gli attuali membri dell'UE avevano prima di farne parte
B. Presume che il successo di un'affiliazione politica come l'UE possa essere misurato in termini puramente economici
C. Fa affidamento sul fatto che non ci sia alcuna opposizione all'ampliamento dell'UE da parte dei paesi membri
D. Non riconosce che ci sono paesi non membri dell'UE che sono ugualmente prosperi e stabili
E. Implica che l'esclusione dall'UE dei paesi del Blocco Orientale ne provocherebbe l'instabilità

913) Sebbene il beneficio apportato da esercizi cardiovascolari sia ormai riconosciuto, alcune ricerche hanno dimostrato che un esercizio fisico intenso, in realtà, danneggia il sistema immunitario. Gli atleti, anche se, in linea generale, sono in ottima forma, sono altamente predisposti a raffreddore e influenza. Per di più, molti sportivi sviluppano un tumore in giovane età, nonostante diete salutari e un'ottima forma fisica. I dottori pensano che il modo migliore per prevenire il cancro sia un sistema immunitario sano. Pertanto, per aumentare le possibilità di vivere una lunga vita, svolgere attività fisica intensa non è un buon consiglio.

Quale delle seguenti affermazioni identifica un difetto del ragionamento?

A. Ci possono essere altre spiegazioni per i tumori degli sportivi, ad esempio un'assunzione di farmaci per migliorare la prestazione
B. Potrebbe essere maggiore il numero di vite che durano più a lungo grazie all'esercizio fisico rispetto alle morti per tumore in giovane età
C. Non ci sono prove, o ce ne sono poche, di un collegamento tra esercizio fisico intenso e sistema immunitario
D. Ci sono cose ben più dannose per il sistema immunitario di un esercizio fisico intenso
E. Non è così certo che un sistema immunitario sano possa prevenire i tumori

2.10 • Individuare ragionamenti analoghi

914) Tutti gli abbinamenti esprimono lo stesso concetto tranne che in un caso. Indicare quale:

A. gli onesti non vanno derisi / nessun onesto deve essere deriso
B. non tutti sono belli / qualcuno non è bello
C. tutte le idee vanno rispettate / non c'è nessuna idea che non vada rispettata
D. non sempre chi grida più forte ha ragione / chi parla piano ha sempre ragione
E. nessuno è senza colpa / tutti hanno qualche colpa

915) V • 2014 Per vincere una partita, una squadra di calcio deve segnare più gol della squadra avversaria. Una squadra ha bisogno di un bravo attaccante per segnare molti gol. L'attaccante della Bolandia non è bravo, quindi la Bolandia non vincerà molte partite.

Quale delle seguenti affermazioni segue la stessa struttura logica del suddetto ragionamento?

A. I mammiferi sono animali che allattano la propria prole. I cuccioli di delfino vengono allattati, quindi i delfini devono essere dei mammiferi
B. Le piante hanno bisogno di acqua e di luce per crescere bene. Vi è stata siccità quest'anno, quindi l'erba è stata tagliata di rado
C. Per ottenere una promozione bisogna far bene il proprio lavoro. Ci si deve impegnare molto per far bene il proprio lavoro. Martina non si impegna molto, quindi non otterrà una promozione
D. Se si è ricchi si può acquistare una Ferrari. Riccardo non è ricco, quindi non può acquistare una Ferrari
E. La ferita sulla mano di Giovanni è infetta. Non potrà guarire se non verrà curato. Giovanni dovrebbe andare dal medico

916) Argomentazione: Il governo dovrebbe dotare i "piatti pronti" di etichette che specificano le avvertenze per la salute, come è stato fatto per le sigarette. Le avvertenze non impediscono alla gente di fumare, ma perlomeno non lasciano dubbi sul fatto che il fumo metta a rischio la salute, o addirittura la vita, rendendo così la scelta adeguatamente informata. Di recente, il numero di piatti pronti venduti nei supermercati è aumentato notevolmente. Sono più veloci e semplici da usare e non richiedono abilità culinarie, tuttavia tendenzialmente contengono sale, grassi, zuccheri e conservanti in dosi massicce, comportando effetti negativi sulla salute nel lungo termine. Limitarsi a elencare gli ingredienti sulla confezione, e affidarsi al fatto che il consumatore conosca quali siano potenzialmente dannosi per la salute, non è una misura sufficiente.

Dichiarazione: *Lo stato ha la responsabilità di promuovere la sanità pubblica, ma non quella di impartire ordini a persone adulte su cosa debbano o non debbano fare con il proprio corpo.*

Quale delle seguenti opzioni descrive al meglio il modo in cui questa breve asserzione si pone nei confronti dell'argomentazione?

A. È in netta contrapposizione con l'argomentazione
B. Riformula la conclusione principale dell'argomentazione
C. Non riesce a focalizzare il punto della questione: non la contraddice né la supporta
D. Offre un sostegno condizionato all'argomentazione
E. È una parafrasi di una delle premesse principali dell'argomentazione

917) M/O • 2014 **In un'enoteca è attualmente in corso la seguente offerta:**

DEGUSTAZIONE VINO
€ 5 a bicchiere
METÀ PREZZO PER OGNI BICCHIERE SUCCESSIVO
SENZA LIMITI
(previa esibizione dello scontrino)

Quale delle seguenti affermazioni ha la stessa struttura logica della suddetta offerta?

A. Il costo di una camera di un hotel è di € 40 per la prima notte e di € 20 per ogni notte successiva alla prima
B. La tariffa di un parcheggio è di € 2 per la prima ora e € 1 per ogni ora successiva, fino a 4 ore
C. La quota associativa di una videoteca è di € 5 e il noleggio di un DVD costa €2,50 al giorno
D. La tariffa oraria di un insegnante di pianoforte è di € 10 per la prima ora di lezione e poi € 5 per ogni mezz'ora di lezione successiva alla prima ora
E. Il costo dell'ingresso ad un parco divertimenti è di € 15 per un adulto che può accompagnare un numero illimitato di bambini al costo di € 7,50 l'uno

918) Se si vuole guadagnare uno stipendio buono, al giorno d'oggi, bisogna acquisire molta esperienza di lavoro all'estero. Visto che ho sempre voluto guadagnare uno stipendio buono, è ovvio che lascerò questo paese per un certo periodo.

Quale delle seguenti affermazioni ricalca maggiormente il ragionamento utilizzato nell'argomentazione sopra riportata?

A. Se il Ministro degli Esteri riesce a portare le due parti al dialogo, c'è una buona possibilità che si raggiunga la pace. La pace è una cosa che entrambe le parti cercano, quindi il Ministro presto parlerà a entrambi

B. Se il dottore pensa che dovrebbe esserti permesso di alzarti dal letto per un pochino, vuol dire che stai recuperando bene dall'operazione. Hai recuperato molto più velocemente di quanto lei pensasse, quindi ti alzerai spesso d'ora in poi
C. Se avessi più tempo da passare su questo progetto, sono sicuro che avrebbe successo. Mi hanno detto che non mi daranno tempo a sufficienza, quindi il progetto non avrà successo
D. Annie dice che se davvero vuole vincere la Maratona di Londra, dovrà allenarsi duramente ogni giorno. Mi ha detto che è determinata a vincere la Maratona di Londra, ciò significa che lavorerà sodo per il suo programma di allenamento giornaliero da ora in poi
E. Sam sapeva che se avesse voluto scrivere il copione di un film, avrebbe dovuto imparare le tecniche adatte. Si è iscritto a un corso per imparare a scriverlo, quindi presto scriverà il suo primo copione

919) M/O • 2015 **La neve fresca in una giornata di sole è l'ideale per sciare piacevolmente. La notte scorsa ha nevicato e ora il cielo è sereno, quindi oggi dovrebbe essere il giorno ideale per sciare.**
Quale delle seguenti affermazioni ha la stessa struttura logica del suddetto ragionamento?
A. Gli impiegati con maggiore esperienza ottengono più facilmente promozioni. Il signor Rossi possiede molta esperienza, quindi dovrebbe fare carriera
B. Le auto elettriche non si diffonderanno fino a quando le batterie non saranno più leggere. Le batterie sono ancora pesanti, quindi le auto elettriche non si diffonderanno ancora per qualche tempo
C. Una splendida giornata di sole è la condizione ideale per una bella partita di calcio. Oggi è nuvoloso, quindi non sarà piacevole giocare a calcio
D. Nei ristoranti il cibo di buona qualità tende a essere costoso. I prezzi del ristorante aperto da poco in città sono elevati, quindi il cibo deve essere di buona qualità
E. Nevicate abbondanti sono la condizione necessaria per provocare valanghe in montagna. Questa mattina ci sono state numerose valanghe, quindi deve aver nevicato abbondantemente la notte scorsa

920) In una conferenza stampa, alla domanda se il nuovo acquisto, Petermass, avrebbe giocato nel grande incontro di sabato, l'allenatore ha risposto: "Solo se Fredericks non è in forma".

Tre dei giornalisti presenti hanno commentato la notizia nel modo seguente:
– Jed ha scritto: "Se Fredericks è in forma, Petermass non giocherà."
– Ned ha scritto: "Se Fredericks non è in forma, Petermass giocherà."
– Ted ha scritto: "Se Petermass non giocherà significa che Fredericks è in forma."
Chi di loro ha esposto i fatti nel modo giusto?
A. Solo Jed e Ted
B. Solo Ted
C. Solo Jed e Ned
D. Solo Ned
E. Solo Jed

921) Un produttore di software vuole installare alcuni programmi su quattro dischi da 2 G. Riorganizza i programmi in ordine decrescente di dimensione e salva ogni

programma nel primo disco disponibile che ha spazio sufficiente.
Quale dei seguenti procedimenti usa lo stesso metodo del ragionamento sopra esposto?

A. Un idraulico utilizza tubi lunghi 2 m e vuole tagliarli. Riorganizza le misure che gli occorrono in ordine decrescente di lunghezza e taglia ogni lunghezza dal primo tubo disponibile che sia lungo abbastanza
B. Un idraulico utilizza tubi lunghi 2 m e vuole tagliarli. Taglia alternativamente i pezzi più lunghi e più corti di cui ha ancora bisogno dal primo tubo disponibile che sia lungo abbastanza
C. Un idraulico utilizza tubi lunghi 2 m e vuole tagliarli. Prende le misure nell'ordine del suo elenco e taglia ogni lunghezza dal primo tubo disponibile che sia lungo abbastanza
D. Un idraulico utilizza tubi lunghi 2 m e vuole tagliarli. Riorganizza le misure che gli occorrono in ordine crescente di lunghezza e taglia ogni lunghezza dal primo tubo disponibile che sia lungo abbastanza
E. Un idraulico utilizza tubi lunghi 2 m e vuole tagliarli. Calcola la combinazione giusta per raggiungere 2 m e taglia i tubi di queste dimensioni. Per i restanti taglia la prossima lunghezza dal primo tubo disponibile che sia lunga abbastanza

922) V • 2014 La condanna all'ergastolo per omicidio avviene solo se si è ritenuti colpevoli dell'uccisione di una persona e se tale azione è stata compiuta in modo volontario. Enrico è stato condannato all'ergastolo, quindi deve aver ucciso volontariamente una persona.
Quale delle seguenti affermazioni segue la stessa struttura logica del suddetto ragionamento?

A. Se Carlo avesse fatto tutto il lavoro che dice di aver svolto, avrebbe fatto progressi. Carlo non ha fatto alcun progresso, quindi non può aver lavorato così duramente come dice di aver fatto
B. Solo gli studenti che trovano lo studio interessante ottengono dei buoni voti all'università. Giulio trova lo studio interessante, quindi sarà un ottimo studente quando frequenterà l'università
C. Per superare l'esame di abilitazione alla professione di avvocato occorre ottenere un buon punteggio sia nelle prove scritte che nella prova orale. Stefania ha superato l'esame, quindi deve aver ottenuto un buon punteggio sia nelle prove scritte che nella prova orale
D. L'unico modo per migliorare le proprie prestazioni in uno sport è l'allenamento. Se Chiara vuole migliorare le proprie prestazioni sportive deve allenarsi molto
E. Vi sono soltanto due modi per prepararsi adeguatamente all'esame e Paola non ne ha seguito nemmeno uno. Paola è quindi impreparata

923) È facile che, in futuro, pochi turisti visitino le città. Il Mining Museum è l'unica attrazione turistica che c'è in città che abbia mai attratto visitatori in numero considerevole. Ora il Museo sta per chiudere.
Quale delle seguenti frasi ricalca più fedelmente la struttura del ragionamento?

A. Ogni volta che vado in una casa dove c'è un gatto, comincio a starnutire. Tu hai un gatto in casa. Comincerei a starnutire se ci entrassi
B. Non posso mangiare nulla che contenga glutine di grano. Purtroppo la pasta è fatta con il grano e contiene

glutine. Quindi non posso mangiare pasta
C. Se Moira fosse punta da un'ape e non prendesse subito queste medicine, potrebbe morire. Quindi dovrà portarsele sempre dietro
D. Il mio sfogo cutaneo è stato causato da questo detersivo in polvere. Lo sfogo iniziò quando ho iniziato a farne uso e ritornò quando smisi di usarlo
E. L'unico motivo per il quale mi viene il mal di testa è che sono allergico ai latticini. Non li sto più mangiando, quindi probabilmente smetterò di avere mal di testa

924) Se si fa pratica con uno strumento musicale, si migliorerà a suonare. Io non ho fatto pratica con il pianoforte, quindi non sono migliorato. Tra due mesi ho un esame. Quindi devo allenarmi ogni giorno se voglio che la mia prestazione sia buona.
Quale delle seguenti affermazioni ricalca maggiormente la struttura di questo ragionamento?
A. Chi fa un mestiere diventa più bravo a svolgerlo. Tutti i mastri artigiani hanno passato lungo tempo a praticare la propria arte. È impossibile diventare esperti senza fare pratica
B. Se ci si allena duramente in uno sport, si diventerà più bravi. Io non mi sono allenata duramente al trampolino, quindi non sono migliorata. C'è una gara il mese prossimo. Quindi devo lavorare sodo se voglio che la mia prestazione sia buona
C. L'allenamento rende perfetti. Mi sono allenato duramente a suonare il violino quindi, presto, dovrei essere perfetto. Tra poco tempo ho una gara che mi aspetto assolutamente di vincere
D. Se ci si allena duramente nella corsa si diventerà più veloci. Mi sono allenato duramente per diventare più veloce, e ho cominciato a vincere le gare. C'è una gara la prossima settimana. Se voglio vincere devo continuare ad allenarmi
E. Se si fa pratica con il violoncello, si diventerà più bravi a suonarlo. Dawn non ha fatto molta pratica ma è migliorata, quindi deve averne fatta abbastanza. Può anche riuscire a superare l'esame del terzo livello il mese prossimo

925) Tutti gli alberi hanno le foglie. La quercia è un albero. Quindi le querce hanno le foglie.
Quale delle seguenti affermazioni ricalca maggiormente la struttura di questo ragionamento?
A. Tutte le piante hanno le foglie. Quella foglia è una foglia di quercia. Quindi tutte le piante sono querce
B. Tutti gli alberi hanno le foglie. Quella pianta non è un albero. Quindi quella pianta non ha le foglie
C. Tutti gli alberi hanno le foglie. Quella pianta ha le foglie. Quindi quella pianta è un albero
D. Tutte le foglie crescono sugli alberi. Le piante hanno le foglie. Quindi le piante sono alberi
E. Tutte le querce hanno le foglie. Quell'albero ha le foglie. Quindi quell'albero è una quercia

926) V • 2015 Viaggiare in prima classe equivale a viaggiare con tutte le comodità. Monica non viaggia in prima classe, quindi non avrà tutte le comodità.
Quale delle seguenti affermazioni ha la stessa struttura logica del suddetto ragionamento?
A. Viaggiare in prima classe equivale a viaggiare con tutte le comodità. Monica viaggia in prima classe, quindi starà viaggiando con tutte le comodità

B. Indossare scarpe troppo strette equivale ad avere dolore ai piedi. Le scarpe di Monica non sono troppo strette, quindi Monica non avrà dolore ai piedi
C. Indossare delle scarpe troppo strette equivale ad avere dolore ai piedi. Monica ha dolore ai piedi, quindi le sue scarpe saranno troppo strette
D. Viaggiare in seconda classe equivale a viaggiare con molte altre persone. Monica non viaggia con molte altre persone, quindi non starà viaggiando in seconda classe
E. Viaggiare in seconda classe equivale a viaggiare con molte altre persone. Monica viaggia con molte altre persone, quindi starà viaggiando in seconda classe

927) M/O • 2014 **Per poter richiedere il visto per una vacanza-lavoro in Australia sono necessari due requisiti: bisogna dimostrare di avere un conto corrente con un saldo di almeno € 1.000 e avere un'età massima di 30 anni. Giulia ha più di 30 anni, quindi non è idonea per richiedere tale visto. Quale delle seguenti affermazioni segue la stessa struttura logica del suddetto ragionamento?**

A. Per candidarsi alla presidenza degli Stati Uniti, bisogna essere nati in territorio statunitense e bisogna avere un'età superiore ai 40 anni. John è nato negli Stati Uniti ed ha 50 anni, quindi è idoneo per candidarsi alla presidenza degli Stati Uniti
B. Una borsa di studio viene offerta solo agli studenti che si sono laureati con il massimo dei voti e che sono stati già ammessi a una scuola di dottorato. Marco non si è laureato con il massimo dei voti, quindi non è idoneo per richiedere la borsa di studio
C. Molte professioni hanno limiti d'età. L'esercito non recluta nessuno che abbia più di 30 anni. Giovanni ha 25 anni, quindi è idoneo per richiedere di arruolarsi nell'esercito
D. Per vincere una medaglia d'oro alle Olimpiadi, bisogna partecipare ai giochi olimpici. Rita ha vinto una medaglia d'oro, quindi deve aver partecipato alle Olimpiadi
E. Per apparire sulla copertina di una rivista bisogna essere famosi. Luca deve essere più famoso di quanto tutti pensassero, dato che è apparso sulla copertina di una rivista nel del mese di aprile

928) Analizzare le seguenti affermazioni:

1. Ci sono meno ratti che persone.
2. Non ci sono più persone che ratti.
3. Ci sono almeno tanti ratti quante persone.
4. Non ci sono più ratti che persone.

Due delle affermazioni sopra riportate si equivalgono. Quali?

A. 2 e 4
B. 2 e 3
C. 1 e 3
D. 1 e 4
E. 3 e 4

929) Puoi diventare un buon pianista se cominci a suonare quando sei ancora piccolo. Tu hai cominciato quando eri già adulto, quindi non puoi diventare un buon pianista. Quale delle seguenti affermazioni presenta la stessa struttura di questo ragionamento?

A. I bambini parlano fluentemente due lingue se cominciano a parlarle da quando sono molto piccoli. Mio fi-

glio ha imparato due lingue quando era piccolo, quindi ora le parla correntemente
B. Puoi curarti il mal di testa se hai intenzione di provare l'agopuntura. Ma tu rifiuti di provare l'agopuntura, quindi non riuscirai a curare il mal di testa
C. Puoi diventare un buon cantante se hai un tono di voce perfetto. Tu sei un buon cantante, quindi devi avere un tono di voce perfetto
D. Puoi evitare di diventare sovrappeso se fai sufficiente esercizio fisico. Tu fai esercizio fisico sufficiente, quindi non diventerai sovrappeso
E. I bambini soffrono meno di otite se prendono l'olio di fegato di merluzzo. I miei figli soffrono pochissimo di otite, quindi non hanno bisogno di prendere l'olio di fegato di merluzzo

930) V • 2015 La teoria della relatività di Einstein è una teoria rivoluzionaria. Solo i grandi scienziati sanno formulare teorie rivoluzionarie, quindi Einstein dovrebbe essere definito un grande scienziato. Quale delle seguenti affermazioni ha la stessa struttura logica del suddetto ragionamento?

A. Il dipinto di Marco non è una grande opera d'arte. Solo i grandi artisti producono grandi opere d'arte, quindi Marco non può essere definito un grande artista
B. Il dipinto *Impressione. Levar del sole* di Monet è una grande opera in tutti i sensi. Solo chi è davvero un grande artista ha il talento per produrre grandi opere, quindi dovremmo definire Monet un grande artista
C. La grande arte scaturisce esclusivamente da grandi artisti. Leonardo da Vinci può essere definito un grande artista, quindi la *Gioconda* è una grande opera d'arte
D. Van Gogh è un grande artista. I grandi artisti producono grandi opere. Questa non è una grande opera d'arte, quindi non può essere stata dipinta da Van Gogh
E. Manet è un grande artista e i grandi artisti hanno prodotto le opere d'arte più importanti. Questo quadro è stato dipinto da Manet, quindi deve trattarsi di una grande opera d'arte

931) La quantità di tempo che le persone dedicano, nel corso della vita, a spostarsi da A a B è rimasta costante nella storia. Quindi, l'avvento di mezzi di trasporto ad alta velocità comporta semplicemente che le persone coprano distanze più lunghe.
Quale delle seguenti affermazioni ricalca al meglio la struttura di questo ragionamento?

A. L'aumento della proprietà immobiliare è sempre stato proporzionale all'aumento del reddito medio. Quindi, l'aumento della costruzione di immobili significa che la gente ha redditi più alti
B. Il rapporto tra la somma che serve per ripagare un mutuo e le spese totali di una famiglia è sempre stato costante. Quindi un aumento del prezzo del cibo comporta un aumento del debito
C. La proporzione tra case nuove e vecchie sul mercato è sempre stata costante. Quindi un aumento nello sviluppo immobiliare significa che più case vecchie saranno restaurate
D. Con un tasso d'interesse fisso sul mutuo, un aumento dei prezzi delle case comporterà un aumento dell'inflazione
E. L'entità di un mutuo ha sempre rappresentato circa 3 o 4 volte il reddito annuale di una persona. Quindi un

aumento dei redditi medi risulterà in un aumento dell'entità dei mutui

932) Se Nusra dovesse trovare un lavoro che le interessa sul serio, deve essere preparata a guadagnare molto meno di adesso. Tuttavia, siccome non ha intenzione di sacrificare il suo stipendio attuale, non troverà un lavoro che le interessi.
Quale delle seguenti affermazioni ricalca al meglio il ragionamento su cui si fonda questa argomentazione?

A. Se Lopez vuole ottenere risultati migliori a scuola, deve lasciare il suo lavoro part-time. Dice sempre di voler andare meglio a scuola, quindi, ovviamente, dovrà lasciare il lavoro
B. Se Paul e Lisa vogliono avere un matrimonio felice, devono parlarsi di più. Durante le sedute di terapia di coppia, tuttavia, hanno dimostrato che per loro è impossibile riuscirci, quindi il loro matrimonio non sarà felice
C. Se Carl e Tesfa procederanno con il divorzio, devono essere sicuri di non voler dare un'altra chance al loro matrimonio. Entrambi hanno insistito sul fatto che il divorzio sia l'unica opzione, quindi è inutile fare altre sedute di terapia di coppia
D. Se Myra vuole cominciare un'attività in proprio, ha bisogno di almeno £ 5000 per coprire i costi iniziali. Ha solo £1000 a disposizione, quindi dovrà chiedere un prestito alla banca per il resto della somma
E. Se Julie e Mike vogliono adottare un bambino, devono essere in grado di dimostrare che hanno una relazione stabile. Sfortunatamente, il loro matrimonio non è mai stato propriamente stabile, quindi dovranno lavorare sodo per migliorarlo

Riconoscere le affermazioni equivalenti

933) CINECA • 2015 L'affermazione "quando dormo molto mi riposo" è equivalente all'affermazione:

A. per me è necessario ma non sufficiente dormire molto per riposarmi
B. a volte capita che non mi riposi pur avendo dormito molto
C. se non sono riposato allora non ho dormito molto
D. se sono riposato vuol dire che ho dormito molto
E. dormo molto o mi riposo

934) Negare che "ogni cane ha almeno un padrone" equivale a dire che:

A. esistono cani senza padroni
B. ogni cane non ha un padrone
C. nessun cane ha un padrone
D. tutti sono padroni di ogni cane
E. tutti i cani non hanno padroni

935) Negare che "ogni gatto miagola" equivale a dire che:

A. c'è un gatto che miagola
B. se non miagola non è un gatto
C. ogni gatto non miagola
D. nessun gatto miagola
E. c'è un gatto che non miagola

936) Negare che "ogni uomo ha un cane" equivale a dire che:

A. tutti gli uomini non hanno cani
B. tutti i cani sono di ogni uomo
C. esistono uomini senza cane
D. ogni uomo non ha un cane
E. nessun uomo ha un cane

937) L'affermazione "per ogni persona c'è una persona che è più capace della prima" è equivalente a:

A. non esiste alcuna persona tale che nessuno è più capace di lei
B. esiste una persona tale che ogni altra persona è più capace di lei
C. esiste una persona che è più capace di tutte le altre persone
D. non per ogni persona ogni altra persona è più capace di lei
E. per ogni persona ogni altra persona è più capace di lei

938) "A un semaforo la cui luce può essere rossa, gialla o verde un automobilista deve arrestarsi con la luce rossa e, salvo casi particolari, con la luce gialla". Quale delle seguenti frasi è logicamente equivalente alla precedente?

A. A un semaforo un automobilista deve necessariamente arrestarsi in presenza di luce rossa e gialla
B. A un semaforo un automobilista non può transitare se non con la luce verde e, in casi particolari, con la luce gialla
C. A un semaforo con la luce gialla un automobilista non deve transitare mai
D. A un semaforo un automobilista può transitare sia con la luce gialla che con la luce verde
E. A un semaforo un automobilista non deve arrestarsi se non con la luce rossa

939) "Non è possibile negare l'inesistenza di un'automobile dotata di freno a mano idraulico". Qual è il corretto significato della precedente affermazione?

A. Tutte le automobili sono dotate di freno a mano idraulico
B. Le automobili dotate di freno a mano idraulico sono più diffuse di quelle dotate di freno a mano meccanico
C. Nessuna automobile è dotata di freno a mano meccanico
D. Esiste almeno un'automobile dotata di freno a mano idraulico
E. Non esiste alcuna automobile dotata di freno a mano idraulico

940) Se "non è vero che è necessario essere maggiorenne per essere alto più di 1.80 m" significa che:

A. almeno un minorenne è più alto di 1.80 m
B. i maggiorenni e i minorenni sono più alti di 1.80 m
C. è sufficiente essere maggiorenne per essere più alto di 1.80 m
D. non è sufficiente essere maggiorenne per essere alto più di 1.80 m
E. tutti i maggiorenni sono alti più di 1.80 m

941) M/O • 2015 Si considerino le seguenti affermazioni:

- Rongfeldt non si trova più a nord di Sgybo
- Sgybo si trova più a sud di Rongfeldt
- Sgybo si trova a nord almeno quanto Rongfeldt
Cosa si evince da queste tre affermazioni?

A. Nessuna delle tre è logicamente equivalente
B. La prima è logicamente equivalente alla terza, ma non alla seconda
C. La prima è logicamente equivalente alla seconda, ma non alla terza
D. La seconda è logicamente equivalente alla terza, ma non alla prima
E. Tutte e tre sono logicamente equivalenti

942) Quale delle seguenti affermazioni è logicamente equivalente a "I giovani non sono mai tristi"?

A. Non esistono giovani che sono tristi
B. Gli anziani sono spesso tristi
C. Alcuni giovani sono felici

D. Chi non è triste è giovane
E. Gli anziani sono sempre tristi

943) Quale delle seguenti affermazioni ha lo stesso significato dell'asserzione "Chiunque può imparare a disegnare"?

A. "Nessuno può imparare a disegnare"
B. "Non esiste una persona che non possa imparare a disegnare"
C. "Esistono solo due persone che possono imparare a disegnare"
D. "Non tutti possono imparare a disegnare"
E. "Esiste una persona che può imparare a disegnare"

944) Quale delle seguenti frasi è logicamente equivalente a "Nessuno sport è dannoso per la salute"?

A. Vi è almeno uno sport dannoso alla salute
B. La vita sedentaria può essere dannosa per la salute
C. Vi è almeno uno sport che non è dannoso per la salute
D. Non esiste uno sport dannoso per la salute
E. Tutti gli sport fanno bene alla salute

945) Se un professore vuol far restare in classe esattamente le femmine di Milano, quale delle seguenti istruzioni deve impartire?

A. "Escano i maschi di Milano e gli studenti non di Milano"
B. "Escano i maschi di Milano e le femmine non di Milano"
C. "Escano le femmine di Milano e i maschi non di Milano"
D. "Escano gli studenti non di Milano"
E. "Escano i maschi non di Milano"

946) Dubito che tu abbia capito. Una sola delle cinque formulazioni traduce il concetto:

A. di certo non hai capito
B. probabilmente hai capito
C. di certo hai capito
D. spero che tu abbia capito
E. non sono certo che tu abbia capito

947) Quale delle seguenti affermazioni equivale a dire: "Non tutti i laureati in Medicina veterinaria fanno il veterinario"?

A. Non esiste un laureato in Medicina veterinaria che non faccia il veterinario
B. Vi è almeno un laureato in Medicina veterinaria che non fa il veterinario
C. Tutti i laureati in Medicina veterinaria fanno un lavoro diverso dal veterinario
D. Tutti i laureati in Medicina veterinaria fanno i veterinari
E. Nessun laureato in Medicina veterinaria fa il veterinario

948) Tancredi sostiene che non è vero che le macchine diesel consumano meno di quelle a benzina. Quindi Tancredi afferma che:

A. esiste una macchina diesel che non consuma meno di qualsiasi macchina a benzina
B. esiste una macchina diesel che consuma più di qualsiasi macchina a benzina
C. esistono due macchine, una diesel e una a benzina, tali che quella diesel non consuma meno di quella a benzina
D. le macchine a benzina consumano meno di quelle diesel
E. esiste una macchina a benzina che non consuma più di ogni macchina diesel

949) "Nel transetto sud della cattedrale di Chartres, in quella che è forse la più bella delle vetrate medievali, sono rappresentati i quattro evangelisti come nani che siedono sulle spalle dei quattro profeti del Vecchio Testamento: Isaia, Geremia, Ezechiele e Daniele. Quando vidi queste vetrate per la prima volta, era il 1961 ed io ero uno studentello borioso che immediatamente ricordò il famoso aforisma di Newton – (...) – e ritenne di aver fatto un'importante scoperta che rivelava la mancanza di originalità del famoso fisico. Anni dopo, divenuto più umile, scoprii che Robert K. Merton, il celebre sociologo della scienza della Columbia University, aveva dedicato un intero libro all'uso di questa metafora prima di Newton (...). Benché Merton abbia costruito il suo libro come un piacevole viaggio nella vita intellettuale dell'Europa medievale e rinascimentale, quella che il libro ci presenta è una questione seria...".

Stephen Jay Gould, *Il pollice del panda*, Editori Riuniti, Roma 1992

Individuare l'aforisma di Newton al quale fa riferimento Stephen Jay Gould (non è necessario ricordarlo, lo si può riconoscere per deduzione logica).

A. La sapienza codificata e pietrificata dell'Antico Testamento non mi interessa: come scienziato devo con le mie piccole forze tutte umane andare coraggiosamente oltre
B. Vede lontano chi non mette in discussione il sapere degli uomini giusti ispirati da Dio
C. Anche a noi, nani in confronto a coloro a cui Dio ha direttamente e pienamente svelato il vero, è concesso conquistare nuove conoscenze
D. Puoi scoprire una qualche verità se non metti in dubbio la validità delle scoperte dei grandi che ti hanno preceduto
E. Se ho potuto spingere così lontano il mio sguardo è stato solo perché sedevo sulle spalle dei giganti

950) L'affermazione "non tutti gli oggetti di lusso sono prodotti nelle gioiellerie" equivale a:

A. tutti gli oggetti di lusso sono prodotti nelle gioiellerie
B. non tutti gli oggetti prodotti nelle gioiellerie sono oggetti di lusso
C. alcuni oggetti prodotti nelle gioiellerie non sono oggetti di lusso
D. alcuni oggetti di lusso non sono prodotti nelle gioiellerie
E. tutti gli oggetti di lusso vengono prodotti fuori dalle gioiellerie

951) La proposizione "Se Fido è un cane, allora è un animale" è equivalente a:

A. Se Fido non è un cane, allora è un animale
B. Se Fido è un animale, allora è un cane
C. Se Fido non è un cane, allora non è un animale
D. Se Fido non è un animale, allora non è un cane
E. Se Fido è un cane, allora non è un animale

952) Quale delle seguenti frasi è logicamente equivalente a: "Gli assenti non hanno mai ragione"?

A. I presenti hanno talvolta torto
B. Chi ha torto è sempre assente
C. I presenti hanno sempre ragione
D. I presenti hanno sempre torto
E. Gli assenti hanno sempre torto

953) La frase "nell'ultimo campionato di calcio tutte le partite giocate dalla Football Stars sono finite in parità o con vittorie soltanto casalinghe" è logicamente equivalente a:

A. nell'ultimo campionato di calcio la Football Stars non può aver pareggiato partite casalinghe
B. nell'ultimo campionato di calcio la Football Stars ha sempre vinto in casa
C. nell'ultimo campionato di calcio la Football Stars ha sempre pareggiato fuori casa
D. nell'ultimo campionato di calcio la Football Stars ha sempre perso fuori casa
E. nell'ultimo campionato di calcio la Football Stars ha sempre vinto fuori casa

954) "Non è possibile negare la falsità della tesi secondo la quale gli extraterrestri non esistono". Qual è il corretto significato della precedente affermazione?

A. Gli extraterrestri non esistono
B. Non si può dire che gli extraterrestri esistano
C. È impossibile sapere con certezza se esistano o meno extraterrestri
D. Gli extraterrestri esistono
E. L'esistenza degli extraterrestri è poco probabile

955) "La perizia balistica non ha consentito di dimostrare l'impossibilità che il colpo che uccise il malvivente sia stato sparato da quell'edificio". Qual è l'esatto significato della precedente affermazione?

A. La perizia balistica ha dimostrato che il colpo che uccise il malvivente è stato sparato da quell'edificio
B. Nessuna delle altre affermazioni è corretta
C. La perizia balistica non ha dimostrato che il colpo che uccise il malvivente non è stato sparato da quell'edificio
D. La perizia balistica ha dimostrato che il colpo che uccise il malvivente non può essere stato sparato da quell'edificio
E. È impossibile che il colpo che uccise il malvivente sia stato sparato da quell'edificio

956) "Recenti ricerche hanno convalidato la tesi secondo la quale è impossibile negare l'esistenza di computer alimentati con l'energia solare". Qual è il corretto significato della precedente affermazione?

A. Recenti ricerche hanno dimostrato che non esiste alcun computer alimentato con l'energia solare
B. Recenti ricerche hanno dimostrato che esiste un solo computer alimentato con l'energia solare
C. Recenti ricerche hanno confermato che esistono computer alimentati con l'energia solare
D. Nessuna delle altre risposte è corretta
E. Recenti ricerche non hanno confutato la tesi secondo la quale non è possibile confermare l'inesistenza di computer non alimentati con l'energia solare

957) "L'esame dei reperti ritrovati non ha consentito di dimostrare l'impossibilità che la città scoperta sia l'antica Atlantide". Qual è il corretto significato della precedente affermazione?

A. L'esame dei reperti ritrovati ha dimostrato che la città scoperta non può essere l'antica Atlantide
B. L'esame dei reperti ritrovati ha dimostrato che la città scoperta non è l'antica Atlantide
C. L'esame dei reperti ritrovati non ha dimostrato che la città scoperta non è l'antica Atlantide
D. È impossibile che la città scoperta sia l'antica Atlantide
E. L'esame dei reperti ritrovati ha dimostrato che la città scoperta è l'antica Atlantide

958) "Il confronto delle due fotografie non ha consentito di dimostrare l'impossibilità che la persona ritratta sia la stessa che abbiamo visto ieri". Qual è il corretto significato della precedente affermazione?

A. Il confronto delle due fotografie ha dimostrato che la persona ritratta non può essere la stessa che abbiamo visto ieri
B. Il confronto delle due fotografie non ha dimostrato che la persona ritratta non è la stessa che abbiamo visto ieri
C. È impossibile che la persona ritratta sia la stessa che abbiamo visto ieri
D. Il confronto delle due fotografie ha dimostrato che la persona ritratta è la stessa che abbiamo visto ieri
E. Il confronto delle due fotografie ha consentito di dimostrare l'impossibilità che la persona ritratta sia la stessa che abbiamo visto ieri

959) È impossibile nascondere l'inutilità dei continui divieti alla circolazione automobilistica in città. Qual è il corretto significato della precedente affermazione?

A. È utile vietare la circolazione automobilistica in città
B. È utile permettere la circolazione non automobilistica in città
C. È inutile permettere la circolazione non automobilistica in città
D. È impossibile affermare che si può nascondere l'inutilità dei continui divieti alla circolazione automobilistica in città
E. Non si può vietare la circolazione automobilistica in città

960) "La perizia calligrafica non ha consentito di dimostrare l'impossibilità che il signor Paletta sia l'autore della firma sul contratto". Qual è il corretto significato della precedente affermazione?

A. La perizia calligrafica ha dimostrato che il signor Paletta non può essere l'autore della firma sul contratto
B. La perizia calligrafica non ha dimostrato che il signor Paletta non è l'autore della firma sul contratto
C. È impossibile che il signor Paletta sia l'autore della firma sul contratto
D. Nessuna delle altre alternative è corretta
E. La perizia calligrafica ha dimostrato che il signor Paletta è l'autore della firma sul contratto

961) "Il confronto fra le due melodie non ha consentito di dimostrare l'impossibilità che il musicista Pino abbia copiato la canzone dal musicista Ugo". Qual è il corretto significato della precedente affermazione?

A. Le altre alternative sono tutte esatte
B. Il confronto fra le due melodie ha dimostrato che il musicista Pino ha copiato la canzone dal musicista Ugo
C. Il confronto fra le due melodie ha dimostrato che il musicista Pino non può aver copiato la canzone dal musicista Ugo
D. È impossibile che il musicista Pino abbia copiato la canzone dal musicista Ugo
E. Il confronto fra le due melodie non ha dimostrato che il musicista Pino non ha copiato la canzone dal musicista Ugo

962) "L'analisi del campione di sangue non ha consentito di dimostrare l'impossibilità che il paziente soffrisse di diabete". Qual è il corretto significato della precedente affermazione?

A. L'analisi del campione di sangue ha dimostrato che il paziente soffriva di diabete

B. L'analisi del campione di sangue non ha dimostrato che il paziente non soffriva di diabete
C. L'analisi del campione di sangue ha dimostrato che il paziente non poteva soffrire di diabete
D. È impossibile che il paziente soffrisse di diabete
E. È impossibile che il paziente non soffrisse di diabete

963) "L'esame del DNA non ha consentito di dimostrare l'impossibilità che la malattia sia di origine genetica". Qual è il corretto significato della precedente affermazione?

A. L'esame del DNA ha dimostrato che la malattia è di origine genetica
B. È impossibile che la malattia sia di origine genetica
C. L'esame del DNA ha dimostrato che la malattia non può essere di origine genetica
D. L'esame del DNA non ha dimostrato che la malattia non è di origine genetica
E. L'esame del DNA non ha dimostrato che la malattia è di origine genetica

964) "L'indagine della procura non ha consentito di dimostrare l'impossibilità che il crollo del ponte sia avvenuto per cedimento strutturale". Qual è il corretto significato della precedente affermazione?

A. L'indagine della procura ha dimostrato che il crollo del ponte è avvenuto per cedimento strutturale
B. Il crollo del ponte deve essere stato causato da un cedimento strutturale
C. L'indagine della procura ha dimostrato che il crollo del ponte non può essere avvenuto per cedimento strutturale
D. L'indagine della procura non ha dimostrato che il crollo del ponte non è avvenuto per cedimento strutturale
E. È impossibile che il crollo del ponte sia avvenuto per cedimento strutturale

965) Dal punto di vista logico, negare che "ogni uomo ha un amico" equivale a dire che:

A. nessun uomo ha un amico
B. ogni uomo non ha un amico
C. esistono uomini senza amici
D. tutti gli uomini non hanno amici
E. tutti sono amici di ogni uomo

966) Negare la frase "Tutti gli arbitri vestono di nero" significa affermare che:

A. almeno un arbitro non veste di nero
B. almeno un arbitro veste di bianco
C. tutti gli arbitri vestono di bianco
D. numerosi arbitri non vestono di nero
E. qualche arbitro veste di nero

967) "Non è indimostrabile che non bere vino può fare bene alla pressione". La precedente affermazione è equivalente a:

A. bere vino non fa bene alla pressione
B. non bere vino non fa certamente bene alla pressione
C. non bere vino può fare bene alla pressione
D. non bere vino fa sicuramente bene alla pressione
E. bere vino è causa di malattie circolatorie

968) "Non è indimostrabile che non mangiare frittura può fare bene alla circolazione". La precedente affermazione è equivalente a:

A. non mangiare frittura non fa certamente bene alla circolazione
B. mangiare frittura non fa bene alla circolazione
C. non mangiare frittura fa sicuramente bene alla circolazione

D. mangiare frittura è causa di malattie circolatorie
E. non mangiare frittura può fare bene alla circolazione

969) Si consideri la proposizione: "Nessun cane ha tre zampe"; dire che tale proposizione è FALSA significa che:

A. tutti i cani hanno quattro zampe
B. tutti i cani hanno un numero di zampe diverso da tre
C. tutti i cani hanno tre zampe
D. almeno un cane ha tre zampe
E. almeno un cane ha un numero di zampe diverso da tre

970) "La perizia balistica non ha escluso l'impossibilità che il colpo non sia stato sparato dalla casa di fronte". La precedente affermazione è logicamente equivalente a:

A. Il colpo non è stato sicuramente sparato dalla casa di fronte
B. Il colpo deve essere stato sparato dalla casa di fronte
C. La perizia non è riuscita a certificare, dopo molte ricerche, che il colpo sia stato sparato dalla finestra
D. Dalla casa di fronte si sparano sempre colpi
E. Il colpo potrebbe essere stato sparato dalla casa di fronte

971) L'affermazione "non tutti gli oggetti di vetro sono prodotti a Venezia" equivale a:

A. tutti gli oggetti di vetro vengono prodotti fuori Venezia
B. tutti gli oggetti di vetro sono prodotti a Venezia
C. non tutti gli oggetti prodotti a Venezia sono oggetti di vetro
D. alcuni oggetti di vetro non sono prodotti a Venezia
E. alcuni oggetti prodotti a Venezia non sono oggetti di vetro

972) Si consideri la proposizione: "Nessuna rosa ha tre spine"; dire che tale proposizione è FALSA significa che:

A. tutte le rose hanno tre spine
B. almeno una rosa ha un numero di spine diverso da tre
C. almeno una rosa ha tre spine
D. tutte le rose hanno un numero di spine diverso da tre
E. tutte le rose hanno quattro spine

973) A quale delle seguenti affermazioni equivale la frase: "Non tutti i miopi portano gli occhiali"?

A. C'è almeno un miope che non porta gli occhiali
B. Tutti i miopi portano gli occhiali
C. Non vi è un miope che non porti gli occhiali
D. Nessun miope porta gli occhiali
E. Tutti i miopi evitano di portare gli occhiali

974) Stefania afferma che tutti i polli in vendita nei supermercati provengono da allevamenti intensivi. Quale delle seguenti affermazioni è equivalente alla precedente?

A. Tutti i polli che non provengono da allevamenti intensivi non vengono venduti nei supermercati
B. Tutti i polli che sono venduti al di fuori dei supermercati non provengono da allevamenti intensivi
C. Esistono polli provenienti da allevamenti intensivi che sono venduti fuori dai supermercati
D. Tutti i polli provenienti da allevamenti intensivi sono venduti nei supermercati

E. Esistono polli provenienti da allevamenti non intensivi che vengono venduti in qualche supermercato

975) "Se un quadrilatero non è un parallelogramma, allora non è neppure un rettangolo". Quale delle seguenti affermazioni è equivalente a questa?

A. Tutti i rettangoli sono parallelogrammi
B. Se un quadrilatero è un parallelogramma, allora è un rettangolo
C. Non esistono rettangoli che siano parallelogrammi
D. Non esistono parallelogrammi che siano rettangoli
E. Non esistono parallelogrammi che non siano rettangoli

976) "Non è possibile negare l'inesistenza di un filtro per il corretto funzionamento del motore". Qual è il corretto significato della precedente affermazione?

A. Il corretto funzionamento del motore dipende dal filtro
B. Esiste un filtro per il corretto funzionamento del motore
C. Non esiste alcun filtro che permetta il corretto funzionamento del motore
D. Per il corretto funzionamento del motore è necessario un filtro
E. È possibile il corretto funzionamento del motore con un filtro

977) "Nel corso del 2006 il tasso di disoccupazione in Italia è rimasto invariato. Contemporaneamente, tuttavia, la disoccupazione giovanile è salita dal 20% al 22%". Quale delle seguenti conclusioni può essere ragionevolmente dedotta dalle informazioni precedenti?

A. Nel corso del 2006 il tasso di disoccupazione relativo alle persone giovani si è ridotto
B. Il tasso di disoccupazione giovanile in Italia non è mai stato così elevato come a fine 2006
C. Alla fine del 2006 il tasso di disoccupazione complessivo in Italia è a un livello superiore a quello di fine 2005
D. Nel corso del 2006 il tasso di disoccupazione relativo alle persone non giovani si è ridotto
E. Il tasso di disoccupazione giovanile in Italia è il più alto fra quelli dei principali Paesi europei

978) Un autore latino-americano ha affermato: "La mia è una generazione di transizione. Ciò che noi abbiamo fatto è stato diffondere una letteratura poco conosciuta e rendere universale la nostra creatività, senza mai negare le nostre radici nelle manifestazioni più profonde e brillanti". Quale tra le seguenti affermazioni è deducibile dalla frase precedente?

A. Lo scrittore è consapevole del patrimonio culturale della sua terra
B. Lo scrittore evidenzia gli aspetti folcloristici della sua generazione
C. Lo scrittore tradisce il suo provincialismo
D. Lo scrittore riconosce il suo debito alla letteratura europea
E. Lo scrittore denuncia i pregiudizi della critica

2.11 • Riconoscere e applicare il principio alla base di un ragionamento

979) "Con i suoi canoni, Bach ci offre un primo esempio della nozione che qui definiremo degli Strani Anelli. Il fenomeno dello Strano Anello consiste nel fatto di ritrovarsi inaspettatamente, salendo o scendendo lungo i gradini di qualche sistema gerarchico, al punto di partenza (nel nostro esempio il sistema è quello delle tonalità musicali). (...) A mio avviso, le più belle e imponenti realizzazioni visive del concetto di Strano Anello si trovano nell'opera del grafico olandese M.C. Escher, vissuto tra il 1898 e il 1971. Escher ha creato alcuni disegni che sono tra i più intellettualmente stimolanti di tutti i tempi. Molti hanno la loro ispirazione in paradossi, illusioni o doppi sensi. I matematici furono tra i primi ammiratori dei disegni di Escher, e si capisce perché: spesso essi sono basati su princìpi matematici di simmetria o di regolarità... Ma in un disegno tipicamente escheriano c'è molto di più di semplici simmetrie e regolarità; c'è spesso un'idea di fondo che viene realizzata in forma artistica. In particolare lo Strano Anello è uno dei temi più frequenti dell'opera di Escher; (...) pensiamo all'interessante "Mani che disegnano", dove si vedono due mani ognuna delle quali disegna l'altra: è uno Strano Anello a due componenti. (...) Il concetto di Strani Anelli contiene quello di infinito: un anello infatti non è proprio un modo per rappresentare un processo senza fine in modo finito? (...) E come gli anelli di Bach e di Escher fanno appello ad intuizioni molto semplici e antiche come la scala musicale o la scala di un edificio, così la scoperta ad opera di K. Gödel di uno Strano Anello in un sistema matematico trae le sue origini da intuizioni semplici e antiche. La scoperta di Gödel, nella sua forma essenziale, comporta la traduzione in termini matematici di un antico paradosso della filosofia. Si tratta del cosiddetto paradosso di Epimenide, o paradosso del mentitore. Epimenide era un cretese che pronunciò questo paradosso immortale: "Tutti i Cretesi sono mentitori". Una versione più incisiva di questo enunciato è semplicemente: "Io sto mentendo"; o ancora: "Questo enunciato è falso".

Douglas R. Hofstadter, *Gödel, Hescher, Bach: un'eterna Ghirlanda Brillante*, Adelphi, 1992

Questo enunciato è un paradosso perché (UNA SOLA risposta è ESATTA):

A. non è lecito generalizzare giudicando gli uomini per categorie
B. Epimenide era considerato l'emblema stesso del mentitore
C. l'affermazione risulta contemporaneamente vera e falsa
D. Erodoto nega con fermezza che i Cretesi siano bugiardi
E. l'affermazione è contraddittoria, quindi è vero il suo contrario

980) Esistono ragionamenti induttivi e deduttivi. Quanti dei seguenti diversi ragionamenti sono INDUTTIVI?

Rag. 1) Tutte le volte che ho mangiato la pizza a Napoli l'ho trovata buonissima; un mio collega, di passaggio nella città partenopea per lavoro, ne è rimasto entusiasta; non c'è nessuno tra i miei amici che sono stati a Napoli che non vada matto per la pizza fatta laggiù. I napoletani sanno fare la pizza.

Rag. 2) Tutti quelli che pensano di poter fare a meno degli altri sono degli incoscienti. Luciana è convinta di poter vivere da sola in un rifugio alpino sperduto in alta quota; lei non si rende conto degli innumerevoli pericoli ai quali può andare incontro.

Rag. 3) Visitare il centro storico e lanciare la classica monetina nella fontana di Trevi è nei sogni d'ogni turista tedesco in visita alla Capitale; Werner è un giovane turista tedesco appena arrivato a Roma e dunque non vede l'ora di trovarsi a tu per tu con la celebre fontana.

Rag. 4) Nessuna persona dabbene uscirebbe da un locale senza pagare il conto. Con la scusa di dover prendere qualcosa dalla macchina, Paolo, dopo aver cenato, ha lasciato a bocca asciutta il proprietario della pizzeria; non si può dire che Paolo sia una brava persona.

A. Nessuno
B. Due
C. Tre
D. Uno
E. Quattro

981) Esistono ragionamenti deduttivi e induttivi. Quanti dei seguenti diversi ragionamenti sono DEDUTTIVI?

Rag. 1) Quelli che pensano di poter giudicare gli altri sono stupidi; Marina trincia sempre giudizi sulle sue amiche; non si può dire che Marina sia intelligente.
Rag. 2) Tutti i cani che ho posseduto avevano un ottimo fiuto; Argo, il cane di mio nonno, è un eccellente cane da tartufi; Pallina, il barboncino della zia, riesce sempre a scovare la caramella nascosta nel giardino; i cani hanno un formidabile fiuto.
Rag. 3) Ho puntato sul tredici ed ho perso; ho puntato sul venti ed ho perso; ho puntato sul quattro ed ho perso; non ho fortuna nel gioco.
Rag. 4) Tutti quelli che si preparano a visitare un paese straniero farebbero bene a studiarne anche gli usi e costumi; Mario, da due mesi impegnato nella preparazione del suo viaggio in Cina, non dovrebbe dimenticare d'informarsi circa le consuetudini cinesi a tavola.

A. Nessuno
B. Tutti
C. Tre
D. Due
E. Uno

982) Se Marco ha due fratelli e tre sorelle, Maria, una delle sorelle di Marco, quante sorelle e fratelli avrà?

A. 3 sorelle e 2 fratelli
B. I dati forniti dal problema non consentono di stabilirlo con certezza
C. 2 sorelle e 3 fratelli
D. 2 sorelle e 2 fratelli
E. 3 sorelle e 3 fratelli

983) Si considerino le seguenti coppie: Carlo e Diana, Francesco e Giulia, Luigi e Mara. Chi è la compagna di Alessio?

A. Lucia
B. Belinda
C. Federica
D. Sabrina
E. Margherita

984) Quale dei seguenti ragionamenti è necessariamente corretto?

A. Chi beve vodka si ubriaca, Sergio non beve vodka, quindi Sergio non si ubriaca
B. Chi beve vodka si ubriaca, Sergio si ubriaca, quindi Sergio non beve vodka
C. I ragionamenti riportati nelle altre opzioni sono tutti corretti
D. Chi beve vodka si ubriaca, Sergio non si ubriaca, quindi Sergio non beve vodka
E. Chi beve vodka si ubriaca, Sergio si ubriaca, quindi Sergio beve vodka

985) Si considerino le seguenti coppie: Cosimo e Domenica, Franco e Giorgia, Luca e Maria. Chi è la compagna di Alessandro?

A. Carla
B. Maria
C. Giorgia
D. Giulia
E. Benedetta

986) V • 2015 Si dovrebbero addestrare ratti allo scopo di bonificare i campi minati. Alcuni esperimenti hanno dimostrato che i ratti sono troppo leggeri per saltare in aria e che amano compiere azioni ripetitive. L'impiego di animali consentirebbe lo svolgimento di compiti pericolosi con un uso minore di macchinari e, soprattutto, ridurrebbe il rischio di morte per gli esseri umani. Quale delle seguenti afferma-

zioni esprime il principio alla base di questo ragionamento?

A. Si dovrebbero utilizzare le vespe per rilevare gas nocivi nell'aria grazie al loro olfatto sviluppato
B. Si dovrebbero addestrare i primati a compiere alcune mansioni ordinarie e ripetitive
C. Gli esseri umani dovrebbero utilizzare i roditori nonostante questi trasmettano malattie
D. In futuro i macchinari per bonificare i campi minati andrebbero eliminati
E. Chi non ama svolgere lavori ripetitivi non dovrebbe bonificare i campi minati

987) Lo schema riportato di seguito deve essere riempito con le lettere A, B, E, F, I, L, O, P, U.

Per riempire lo schema occorre osservare le seguenti regole:

- nella prima colonna da sinistra vanno sistemate solo vocali in ordine alfabetico crescente dall'alto verso il basso;
- nella terza colonna da sinistra vanno sistemate solo consonanti in ordine alfabetico crescente dall'alto verso il basso;
- nella seconda e terza riga vanno sistemate lettere in ordine alfabetico crescente da sinistra verso destra.

Quale lettera deve essere necessariamente collocata nel cerchio in posizione centrale?

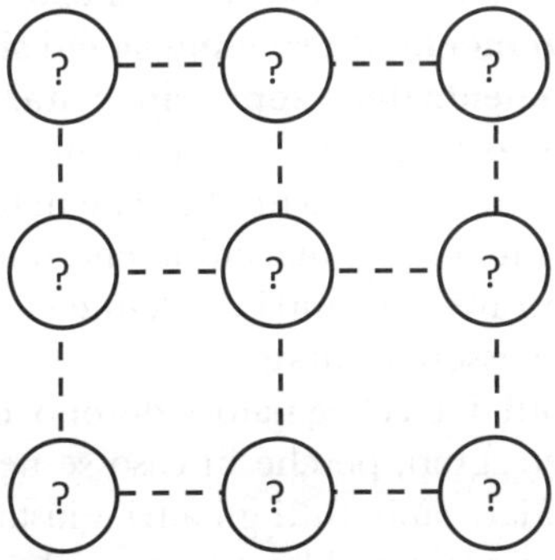

A. La lettera U
B. La lettera I
C. La lettera O
D. La lettera F
E. La lettera L

988) Una gallina ha fatto i pulcini. Maria dice: "*Sono nati tre pulcini e sono gialli*". Gianni dice: "*Sono nati due pulcini gialli e due neri*". Anna dice: "*Sono nati solo pulcini gialli*". Quanti pulcini sono nati, sapendo che una e una sola delle precedenti affermazioni è falsa?

A. 4
B. 2
C. 6
D. 3
E. Non è possibile stabilire il numero con certezza

989) M/O • 2015 Le spese mediche per gli interventi di chirurgia estetica non necessari dovrebbero essere interamente sostenute dai pazienti.
Quale delle seguenti affermazioni esprime il principio alla base di questo ragionamento?

A. I genitori di bambini con Bisogni Educativi Speciali (BES) dovrebbero poter usufruire di ulteriori sostegni da parte dei servizi sociali e degli enti locali
B. Le protesi estetiche difettose considerate rischiose per la salute dovrebbero essere rimosse senza alcun costo per il paziente dal Servizio Sanitario Nazionale
C. Se si sceglie di cercare lavoro in una città lontana da quella di residenza si dovrebbero sostenere le spese di viaggio o di trasloco
D. Un paziente trasportato d'urgenza al pronto soccorso in ambulanza dovrebbe far ritorno a casa con mezzi propri se dimesso

E. Coloro che pur non essendo disabili parcheggiano deliberatamente nei posti riservati ai disabili non dovrebbero stupirsi di venire multati

990) In un racconto per bambini ci sono tre tipi di mostri, Bongles, Crannies e Dervies. Alcuni Bongles (ma non tutti) sono Crannies e tutti i Crannies sono Dervies.
Quale delle seguenti frasi sicuramente NON è vera?
A. Alcuni Bongles sono Dervies
B. Alcuni Dervies sono sia Bongles che Crannies
C. Tutti i Crannies sono Bongles o Dervies, o entrambi
D. Nessun Dervies è un Bongles
E. Alcuni Dervies non sono né Bongles né Crannies

991) Ogni automobilista in Inghilterra paga la stessa cifra per la tassa stradale, a prescindere da quanto in realtà usufruisca della strada: chi percorre poche miglia, come 1.000, paga la stessa cifra di chi ne percorre 20.000. È ingiusto. La tassa stradale dovrebbe essere frammentata e l'importo innalzato con un aumento della tassa sulla benzina. Questo cambiamento farebbe sì che quelli che usano di più la strada, devono pagare una cifra maggiore. Questo risultato non porterebbe solo a un sistema più giusto, ma anche a entrate maggiori.
Quale delle seguenti affermazioni illustra al meglio il principio su cui si fonda il ragionamento sopra riportato?
A. Chi guadagna più del doppio di un salario medio dovrebbe pagare molto di più per le cure dentistiche
B. Chi va a lavorare in treno ogni giorno dovrebbe pagare una tariffa minore rispetto a chi viaggia solo occasionalmente
C. Le tariffe telefoniche dovrebbero essere più alte per le aziende, rispetto ai privati, perché usano il sistema solamente per guadagnare soldi
D. Si dovrebbero ricevere cure mediche gratuite solo se non ci si può permettere di pagarle
E. I canali televisivi dovrebbero essere pagati con un abbonamento di modo che solamente chi li guarda paga per vederli

992) Il trattamento che molti paesi riservano agli immigrati non autorizzati spesso è crudele e cinico. Perfino i rifugiati provenienti da regioni devastate dalla guerra o colpite da una carestia possono ritrovarsi in prigione appena arrivano, o possono essere deportati verso il posto stesso da cui sono fuggiti. È una decisione terribile da dover prendere, ma se facciamo un'eccezione alla legge per una persona, dovremmo fare la stessa eccezione per tutti. Se si permette ad alcuni immigrati clandestini di rimanere, anche gli altri devono essere trattati allo stesso modo, e nessun paese – specialmente quelli che sono già sovrappopolati – può fisicamente ospitare il numero di persone che si raggiungerebbe. La legge deve essere applicata rigorosamente, anche se ciò implica mandare via persone davvero bisognose.
Quale delle seguenti affermazioni illustra al meglio il principio su cui si basa l'argomentazione sopra riportata?
A. La crescita del congestionamento del traffico urbano implica che in futuro il numero di macchine che possono entrare nei centri di alcune città dovrà essere limitato
B. Tutti i taccheggiatori devono essere perseguiti, perché in caso se ne lasci andare uno, tutti gli altri, giustamente, si aspetterebbero la stessa clemenza

C. Vista la regolamentazione anti-incendio, il numero di persone che possono andare al concerto deve essere controllato severamente
D. Non esiste una regola unica che possa essere applicata a tutti i prigionieri che chiedono la libertà per buona condotta: ogni caso è a sé e deve essere trattato con obiettività
E. Se non ci sono posti ospedalieri a sufficienza per tutti quelli che ne hanno bisogno, i casi più urgenti devono essere curati per primi, anche se altre persone hanno aspettato a lungo

993) Nei dibattiti sul clima, c'è una tendenza a sottovalutare soluzioni singole come l'energia eolica, carburanti alternativi, o investimenti nel trasporto pubblico, perché ognuna di queste, presa singolarmente, non risolverà la crisi climatica. Tuttavia, non esiste, e mai esisterà, un'unica soluzione al cambiamento climatico. Quando per un problema non esiste una soluzione unica, i tentativi di migliorare la situazione non dovrebbero essere scartati sulla base del fatto che non risolvano il problema nella sua interezza. Dovremmo lasciare da parte i battibecchi e andare in direzione della promozione di singole iniziative che hanno un qualunque effetto benefico, per quanto piccolo, sul cambiamento climatico.

Quale delle seguenti affermazioni illustra al meglio il principio su cui si fonda questo ragionamento?

A. Per affrontare il problema dell'obesità ci vuole una campagna nazionale che promuova un maggiore esercizio fisico, anche se dovesse essere dannoso per le articolazioni
B. La pace nel mondo può essere garantita solamente da un governo su scala mondiale
C. Le scuole dovrebbero tornare ai metodi tradizionali nell'insegnamento della lettura, dato che nuove iniziative non sono riuscite ad aumentare gli standard
D. Gli scienziati, non lo Stato, dovrebbero essere responsabili per la ricerca di soluzioni ai problemi ambientali
E. Il coprifuoco non dovrebbe essere rifiutato sulla base del fatto che, da solo, non risolverà il problema dei comportamenti antisociali

994) È necessario che la legge prevenga l'abuso di test genetici richiesti dalle compagnie assicurative. Nuovi test genetici possono rivelare la probabilità che un individuo soffra di patologie debilitanti o addirittura fatali nel corso della vita. Senza una regolamentazione, le compagnie assicurative potrebbero rendere questi test obbligatori e far pagare un'assicurazione più alta alle persone che sono a rischio. Tutto ciò sarebbe ingiusto. Nessuno sceglie i propri geni; si nasce con quelli. Le persone non dovrebbero essere penalizzate per cose su cui non hanno controllo.

Quale delle seguenti affermazioni illustra al meglio il principio su cui si fonda questo ragionamento?

A. Alcune persone hanno perso tutto nell'alluvione. Le loro compagnie di assicurazione sono responsabili delle loro perdite. Quindi il governo non dovrebbe aiutarli
B. Philip non dovrebbe essere aiutato a pagare i suoi debiti, per quanto possa dispiacere della sua situazione. Lo sapeva dall'inizio che la sua iniziativa imprenditoriale era molto rischiosa
C. Tre persone non sono state adeguatamente informate sulla possibilità di perdite economiche quando hanno preso parte al progetto. I loro con-

sulenti finanziari dovrebbero perdere la licenza
D. I ritardi nei pagamenti, normalmente, vengono sanzionati con una multa. Ma il pagamento di Jamuna è stato trattenuto perché i dipendenti delle poste erano in sciopero, quindi non dovrebbe essere costretta a pagare la multa
E. Kylie non l'ha fatto di proposito sbagliare la propria contabilità, ma dovrebbe pagare comunque la multa. Avrebbe dovuto accertarsi che i conti fossero corretti

995) Non paghiamo una quota fissa per l'elettricità, il gas o il telefono indipendentemente da quanto li utilizziamo. Perché quindi a qualcuno viene richiesto di farlo quando si parla dell'acqua? Chi usa relativamente poca acqua non dovrebbe finanziare chi ne usa tanta. I contatori dell'acqua, quindi, dovrebbero essere introdotti in tutte le regioni non appena possibile.

Quale delle seguenti affermazioni evidenzia meglio il principio su cui si fonda questo ragionamento?

A. La strada nuova sarà finanziata dai pedaggi, invece che dalle tasse
B. La nostra città sta mettendo a disposizione dei bidoni per il riciclaggio in modo che i residenti che vogliono fare la raccolta differenziata possono farlo
C. Il governo sta risarcendo i proprietari delle case che sono state danneggiate dall'alluvione
D. Chi ha difficoltà a pagare la tassa della televisione può pagarla in rate mensili
E. Quando andiamo a mangiare fuori in gruppo dividiamo il conto per il numero di persone che hanno cenato

996) Un utilizzo sempre maggiore dei telefoni cellulari sul treno e al ristorante dimostra una grave mancanza di considerazione per le altre persone. Sì, certamente, è comodissimo riuscire a gestire la tua attività mentre sei in viaggio o stai aspettando il pranzo e, che ci piaccia o no, la tecnologia fa parte del nostro mondo. Ma nessuno ha voglia di ascoltare una parte della noiosa conversazione di qualcuno mentre sta mangiando o durante un viaggio. Chi sta telefonando si lamenterebbe subito se io cominciassi a leggere il giornale ad alta voce, disturbando la sua chiamata. Pertanto, visto che le persone dovrebbero trattare gli altri allo stesso modo in cui si aspettano di essere trattati dagli altri, i telefoni cellulari non dovrebbero essere utilizzati liberamente sui treni e nei ristoranti.

Quale delle seguenti affermazioni illustra al meglio il principio su cui si fonda questo ragionamento?

A. Ti lamenteresti se i tuoi figli ti facessero ascoltare la loro musica, quindi non dovresti imporre loro le tue scelte sulla musica
B. La calma e il relax sono la chiave per una vita felice; quindi dovremmo evitare motivi di stress non necessari che il mondo moderno tecnologico porta con sé
C. Nessuno dovrebbe cercare di riportare indietro le lancette dell'orologio, specialmente quando si parla di tecnologia; pertanto dovresti accettare qualche fastidio in nome del progresso e della comodità
D. Il fastidio di una persona è la comodità di un'altra: quindi dovremmo essere più tolleranti verso i comportamenti altrui
E. Sui treni non ci dovrebbero essere posti di prima classe, perché tutti i paganti dovrebbero essere trattati allo stesso modo

997) Se qualcosa che faccio causa la morte di qualcuno, ovviamente, io sono responsabile per questa morte. Sono, però, allo stesso modo, responsabile della morte di qualcuno se è il risultato di qualcosa che non ho fatto? Ad esempio, se sparo a qualcuno, la sua morte è avvenuta per colpa mia. Ma se mi rifiuto di dare dei soldi a una persona che sta morendo di fame e questa persona muore perché io non le ho dato i soldi per comprarsi da mangiare, sono responsabile della sua morte? Se io non fossi mai vissuto, questa persona sarebbe morta di fame comunque, mentre la persona a cui ho sparato non sarebbe morta per colpa mia. Quindi, fare qualcosa rende più responsabili per le conseguenze che ne derivano, rispetto a non fare qualcosa.

Quale delle seguenti affermazioni illustra il principio che sostiene l'autore nel passaggio sopra riportato?

A. Le persone più responsabili per l'alto tasso di criminalità sono quelle che infrangono la legge, non le autorità locali che non riescono a dare il giusto supporto ai programmi di prevenzione del crimine

B. Il programma per la prevenzione del crimine non funziona perché attribuisce la responsabilità dei crimini alle autorità locali, le quali hanno risorse insufficienti per attuarli

C. Molte persone che vengono mandate in prigione commettono altri crimini una volta usciti, il che dimostra che la prigione non riesce a far prendere consapevolezza ai criminali delle proprie azioni

D. Le condanne ai lavori socialmente utili funzionano meglio della prigione perché fanno sì che la mente dei detenuti si concentri sulle conseguenze dirette provocate da un comportamento anti-sociale

E. Il rifiuto da parte del governo di finanziare programmi di prevenzione del crimine li rende responsabili per l'alto tasso di criminalità

998) Se lo Stato stanzia dei finanziamenti per l'arte significa che una parte delle tasse pagate da ognuno sarà utilizzata per finanziare musei e teatri. Ma alcuni contribuenti non hanno mai messo piede in un museo o un teatro e quelli che invece godono di questi servizi solitamente se lo possono permettere senza problemi. Visto che nessuno dovrebbe essere forzato a sovvenzionare servizi che non usa, le tasse dei contribuenti non dovrebbero essere usate per finanziare l'arte.

Quale delle seguenti affermazioni è un'applicazione del principio su cui si fonda il ragionamento espresso in questo passaggio?

A. Senza il supporto del governo, molti aspetti della vita culturale della nazione sarebbero accessibili solamente ai benestanti

B. Il sistema dei trasporti di Londra non dovrebbe essere sovvenzionato dalle tasse dei contribuenti, perché alcuni di loro non vanno mai a Londra

C. L'istruzione dovrebbe essere finanziata dalle tasse dei contribuenti perché è un servizio che porta benefici alla nazione intera

D. Chi si può permettere un'assicurazione sanitaria privata dovrebbe comunque pagare un contributo al sistema sanitario pubblico

E. Se il finanziamento pubblico per le gallerie d'arte fosse revocato e sostituito da quote di iscrizione, chi è veramente interessato all'arte continuerebbe a visitarle

999) Recentemente è nata una grande preoccupazione per la questione delle trasfusioni di sangue. Alcuni donatori di sangue hanno contratto la MCJ, la forma umana della BSE, conosciuta come la "mucca pazza". C'è una bassissima possibilità che anche chi ha ricevuto il loro sangue abbia contratto la MCJ. Per quanto basso sia il rischio, non c'è niente che si possa fare per curare questa malattia e informare il paziente scatenerebbe il panico. Per questi motivi, il servizio sanitario nazionale non dovrebbe prendere provvedimenti per informare le persone che possono essere a rischio.

Quale delle seguenti affermazioni applica il principio utilizzato nel ragionamento sopra espresso?

A. Non informare i passeggeri del motivo per cui il treno è stato ritardato per cause di forza maggiore
B. Non informare i passeggeri di un aereo, durante una turbolenza, del rischio, seppure piccolo, che l'aereo sia danneggiato
C. Non informare un bambino piccolo che ha ottenuto un risultato scarso nel test diagnostico pedagogico
D. Non informare un bambino che è stato adottato dell'identità dei suoi genitori biologici
E. Non informare un paziente che ha contratto una malattia mortale

---

1000) Lanciato nel gennaio 2008 come parte della risposta dell'amministrazione USA alla crisi finanziaria, il "Consiglio per una buona educazione finanziaria", sebbene non sia senza meriti, non è necessariamente il modo migliore per affrontare la situazione, specialmente nel caso del tracollo dei mutui subprime. È certamente vero che molti mutui subprime sono stati concessi a mutuatari che potevano non averne compreso i rischi. Spesso non si erano neanche accorti che la rata mensile sarebbe aumentata all'aumentare dei tassi di interesse. I mutuatari subprime che avevano un tasso regolabile, la cui restituzione del mutuo è aumentata solo del 7%, hanno rappresentato più del 40% delle riappropriazioni iniziate nel quarto trimestre del 2007. Si sarebbe potuta evitare questa situazione con una maggiore consapevolezza e una migliore educazione finanziaria dei mutuatari? Non abbiamo bisogno che un semplice Comitato ci dica qual è la soluzione più semplice: non concedere mutui subprime.

Quale delle seguenti affermazioni illustra il principio su cui si fonda questo ragionamento?

A. Non avrebbe senso ritirare i superalcolici dalla vendita se si potesse fare un lavoro migliore istruendo le persone sui pericoli che derivano dal consumo di questi prodotti
B. Creare comitati che analizzino i problemi causati dal consumo di superalcolici non è necessario. Sarebbe più efficace se i produttori di alcol applicassero delle etichette di avvertimento sui loro prodotti
C. Tentare di istruire le persone sui pericoli che derivano dal consumo di superalcolici non ha senso. Avrebbe più senso se le persone potessero semplicemente non comprarli
D. Tentare di istruire le persone sui pericoli che derivano dal consumo di superalcolici è inutile. Le persone, comunque, ignorerebbero questi avvertimenti
E. Creare comitati che analizzino i problemi causati dal consumo di superalcolici è inutile. Raramente, un comitato raggiungerebbe un consenso all'unanimità

RISPOSTE CORRETTE

1)	D	53)	C	105)	B	157)	A	209)	D
2)	A	54)	C	106)	B	158)	C	210)	A
3)	D	55)	B	107)	D	159)	E	211)	E
4)	D	56)	A	108)	B	160)	C	212)	C
5)	A	57)	E	109)	B	161)	A	213)	C
6)	B	58)	E	110)	E	162)	E	214)	E
7)	E	59)	E	111)	B	163)	D	215)	B
8)	E	60)	D	112)	B	164)	D	216)	C
9)	E	61)	C	113)	D	165)	C	217)	D
10)	B	62)	E	114)	D	166)	C	218)	C
11)	A	63)	A	115)	D	167)	B	219)	C
12)	D	64)	A	116)	A	168)	B	220)	D
13)	D	65)	C	117)	A	169)	A	221)	A
14)	C	66)	B	118)	E	170)	D	222)	D
15)	D	67)	A	119)	C	171)	C	223)	E
16)	E	68)	B	120)	B	172)	B	224)	A
17)	C	69)	E	121)	D	173)	D	225)	D
18)	E	70)	E	122)	C	174)	D	226)	E
19)	C	71)	B	123)	B	175)	B	227)	E
20)	E	72)	D	124)	E	176)	E	228)	C
21)	C	73)	A	125)	B	177)	E	229)	D
22)	E	74)	B	126)	D	178)	D	230)	C
23)	B	75)	E	127)	D	179)	D	231)	B
24)	A	76)	D	128)	B	180)	D	232)	B
25)	B	77)	E	129)	D	181)	A	233)	D
26)	C	78)	C	130)	C	182)	B	234)	A
27)	B	79)	C	131)	A	183)	B	235)	E
28)	E	80)	C	132)	A	184)	A	236)	A
29)	D	81)	A	133)	D	185)	E	237)	C
30)	A	82)	E	134)	E	186)	D	238)	C
31)	C	83)	C	135)	E	187)	D	239)	A
32)	C	84)	D	136)	D	188)	A	240)	B
33)	D	85)	B	137)	E	189)	D	241)	A
34)	C	86)	A	138)	A	190)	A	242)	A
35)	A	87)	B	139)	B	191)	B	243)	E
36)	A	88)	B	140)	C	192)	B	244)	D
37)	E	89)	C	141)	C	193)	E	245)	E
38)	B	90)	A	142)	C	194)	C	246)	E
39)	B	91)	E	143)	A	195)	E	247)	C
40)	C	92)	E	144)	C	196)	C	248)	E
41)	B	93)	E	145)	A	197)	A	249)	E
42)	B	94)	E	146)	E	198)	C	250)	D
43)	B	95)	C	147)	B	199)	E	251)	C
44)	A	96)	C	148)	A	200)	C	252)	C
45)	C	97)	A	149)	B	201)	D	253)	D
46)	C	98)	E	150)	E	202)	A	254)	D
47)	B	99)	D	151)	E	203)	A	255)	B
48)	B	100)	A	152)	A	204)	E	256)	E
49)	A	101)	B	153)	A	205)	E	257)	D
50)	D	102)	A	154)	E	206)	C	258)	E
51)	D	103)	A	155)	C	207)	D	259)	C
52)	B	104)	A	156)	B	208)	B	260)	E

261) B	315) C	369) B	423) D	477) D
262) A	316) B	370) C	424) A	478) D
263) A	317) A	371) B	425) E	479) E
264) A	318) D	372) B	426) D	480) D
265) A	319) E	373) D	427) D	481) C
266) B	320) E	374) D	428) A	482) C
267) A	321) B	375) A	429) D	483) C
268) E	322) C	376) D	430) C	484) E
269) D	323) B	377) B	431) B	485) C
270) C	324) B	378) A	432) B	486) A
271) A	325) C	379) C	433) D	487) B
272) D	326) A	380) D	434) C	488) E
273) B	327) C	381) D	435) D	489) B
274) E	328) C	382) C	436) B	490) A
275) E	329) D	383) A	437) E	491) B
276) D	330) A	384) B	438) E	492) E
277) E	331) E	385) D	439) A	493) E
278) D	332) E	386) D	440) D	494) C
279) E	333) C	387) C	441) A	495) A
280) E	334) A	388) A	442) D	496) B
281) C	335) B	389) A	443) C	497) B
282) E	336) B	390) E	444) E	498) A
283) B	337) C	391) D	445) A	499) A
284) A	338) B	392) E	446) A	500) C
285) A	339) B	393) E	447) D	501) B
286) D	340) A	394) A	448) A	502) D
287) E	341) D	395) B	449) B	503) D
288) D	342) A	396) D	450) B	504) D
289) E	343) D	397) E	451) C	505) A
290) B	344) A	398) B	452) B	506) B
291) A	345) A	399) C	453) C	507) E
292) C	346) B	400) D	454) E	508) D
293) C	347) E	401) B	455) D	509) A
294) D	348) E	402) B	456) B	510) E
295) B	349) D	403) E	457) A	511) B
296) C	350) D	404) D	458) D	512) D
297) D	351) E	405) C	459) E	513) A
298) A	352) D	406) A	460) B	514) D
299) D	353) B	407) C	461) B	515) B
300) E	354) B	408) D	462) D	516) B
301) E	355) C	409) B	463) C	517) C
302) A	356) E	410) E	464) B	518) E
303) B	357) C	411) A	465) B	519) C
304) C	358) A	412) E	466) A	520) D
305) E	359) A	413) D	467) E	521) D
306) D	360) A	414) A	468) D	522) E
307) E	361) D	415) B	469) B	523) B
308) E	362) D	416) C	470) E	524) E
309) D	363) D	417) D	471) C	525) C
310) E	364) D	418) B	472) D	526) A
311) B	365) C	419) D	473) B	527) A
312) A	366) D	420) E	474) A	528) E
313) E	367) C	421) C	475) A	529) E
314) B	368) E	422) A	476) B	530) B

531) B	585) C	639) E	693) E	747) C
532) B	586) D	640) C	694) A	748) A
533) D	587) D	641) C	695) E	749) A
534) D	588) C	642) A	696) A	750) A
535) E	589) B	643) E	697) A	751) C
536) A	590) C	644) A	698) C	752) C
537) A	591) A	645) B	699) C	753) B
538) D	592) E	646) C	700) D	754) E
539) C	593) C	647) E	701) B	755) D
540) E	594) C	648) D	702) B	756) C
541) B	595) E	649) C	703) D	757) C
542) C	596) A	650) C	704) A	758) C
543) C	597) C	651) A	705) E	759) A
544) D	598) B	652) E	706) E	760) D
545) E	599) A	653) E	707) E	761) B
546) D	600) A	654) E	708) A	762) C
547) D	601) E	655) D	709) D	763) D
548) C	602) C	656) D	710) A	764) D
549) E	603) C	657) D	711) A	765) D
550) E	604) B	658) A	712) E	766) A
551) A	605) C	659) D	713) E	767) C
552) B	606) D	660) D	714) B	768) B
553) C	607) B	661) C	715) D	769) E
554) D	608) E	662) D	716) D	770) B
555) E	609) C	663) D	717) B	771) B
556) E	610) D	664) C	718) D	772) B
557) C	611) D	665) B	719) A	773) C
558) D	612) B	666) C	720) E	774) D
559) A	613) B	667) E	721) E	775) B
560) E	614) E	668) B	722) C	776) D
561) B	615) A	669) A	723) B	777) D
562) A	616) B	670) E	724) C	778) B
563) E	617) C	671) B	725) E	779) B
564) D	618) C	672) D	726) B	780) E
565) A	619) C	673) D	727) A	781) C
566) C	620) B	674) C	728) B	782) C
567) B	621) A	675) E	729) A	783) B
568) D	622) E	676) B	730) C	784) D
569) C	623) D	677) A	731) E	785) E
570) E	624) E	678) C	732) A	786) E
571) D	625) D	679) C	733) E	787) D
572) C	626) B	680) E	734) A	788) B
573) B	627) C	681) C	735) D	789) C
574) E	628) B	682) E	736) E	790) E
575) D	629) E	683) B	737) B	791) B
576) D	630) B	684) A	738) E	792) C
577) C	631) A	685) D	739) C	793) E
578) D	632) C	686) C	740) D	794) D
579) A	633) C	687) D	741) D	795) B
580) A	634) B	688) D	742) D	796) D
581) C	635) E	689) A	743) C	797) E
582) A	636) B	690) D	744) C	798) A
583) C	637) D	691) A	745) E	799) B
584) E	638) C	692) D	746) B	800) A

801) D	841) A	881) D	921) A	961) E
802) E	842) B	882) E	922) C	962) B
803) B	843) B	883) E	923) E	963) D
804) E	844) A	884) C	924) B	964) D
805) D	845) C	885) D	925) D	965) C
806) C	846) E	886) B	926) B	966) A
807) B	847) C	887) D	927) B	967) C
808) C	848) E	888) B	928) B	968) E
809) B	849) C	889) B	929) B	969) D
810) E	850) C	890) A	930) B	970) E
811) E	851) E	891) A	931) E	971) D
812) C	852) E	892) E	932) B	972) C
813) B	853) A	893) B	933) C	973) A
814) A	854) D	894) E	934) A	974) A
815) C	855) A	895) D	935) E	975) A
816) B	856) E	896) A	936) C	976) C
817) A	857) E	897) A	937) A	977) D
818) E	858) D	898) B	938) B	978) A
819) A	859) E	899) C	939) E	979) C
820) C	860) E	900) B	940) A	980) D
821) E	861) A	901) A	941) B	981) D
822) D	862) E	902) B	942) A	982) C
823) B	863) D	903) D	943) B	983) B
824) B	864) D	904) C	944) D	984) D
825) A	865) B	905) D	945) A	985) E
826) E	866) C	906) C	946) E	986) A
827) E	867) A	907) E	947) B	987) D
828) C	868) B	908) B	948) C	988) D
829) A	869) D	909) B	949) E	989) C
830) B	870) A	910) E	950) D	990) D
831) B	871) C	911) C	951) D	991) E
832) D	872) C	912) A	952) E	992) B
833) E	873) E	913) B	953) C	993) E
834) A	874) E	914) D	954) D	994) D
835) C	875) C	915) C	955) C	995) A
836) B	876) B	916) D	956) C	996) A
837) C	877) A	917) A	957) C	997) A
838) A	878) B	918) D	958) B	998) B
839) A	879) B	919) A	959) D	999) B
840) A	880) C	920) E	960) B	1000) C

CAPITOLO 3
Problem solving

3.1 • Operazioni con i numeri

Le quattro operazioni

1) In una sequenza di 10 numeri interi consecutivi la somma dei primi 5 è 560. Qual è la somma degli ultimi 5?

A. 570
B. 585
C. 580
D. 565
E. 575

2) Individuare il risultato della seguente operazione E × F × G × H, sapendo che E × F = 24, G × H = 32, F × H = 48, F × G = 24.

A. 490
B. 724
C. 572
D. 824
E. 768

3) M/O • 2019 Per una serata di assaggio vini Nicolò e Michele portano rispettivamente 5 e 3 bottiglie di vini differenti ciascuna del costo di 15 €. Tommaso terzo e ultimo partecipante alla serata non porta alcuna bottiglia ma contribuisce alla spesa dei vini con 40 €. Come devono suddividere i 40 € Nicolò e Michele in modo che ciascuno contribuisca alla spesa in modo eguale?

A. 20 € Nicolò, 20 € Michele
B. 30 € Nicolò, 10 € Michele
C. 25 € Nicolò, 15 € Michele
D. non è possibile che ciascuno dei tre contribuisca alla spesa con la stessa cifra
E. 35 € Nicolò, 5 € Michele

4) M/O • 2018 Giorgio deve trasferirsi per lavoro a Milano; preso in affitto un appartamento si reca presso gli uffici dell'azienda alpha per la stipula di un contratto per la fornitura dell'energia elettrica. Allo sportello il dipendente dell'azienda gli propone tre tipi di tariffe:
– tariffa A: un costo fisso di 40 € mensili e 0,3 € ogni 5 kwh di energia consumati;
– tariffa B: un costo fisso di 30 € mensili e 0,4 € ogni 5 kwh di energia consumati;
– tariffa C: 0,6 € ogni 5 kwh di energia consumati.
Se nel precedente appartamento il consumo medio di energia di Giorgio era di 600 kwh, quale/i delle tre tariffe risulta/no più conveniente/i per Giorgio?

A. La tariffa B
B. Le tariffe B e C
C. La tariffa A
D. La tariffa C
E. Le tariffe A e B

5) CINECA • 2018 La ricetta per 12 muffin richiede 240 grammi di farina. Luigi decide di prepararne solo otto per una cena con amici.
Di quanti grammi di farina ha bisogno Luigi?

A. 180
B. 220
C. 160

D. 30
E. 200

6) Stai partecipando ad una gara motociclistica. Ad un certo punto superi il terzo. In quale posizione ti trovi?

A. Quarto
B. Ultimo
C. Secondo
D. Terzo
E. Primo

7) Due interi hanno somma 5 e prodotto –24. Quanto vale il minore di tali interi?

A. 1
B. 8
C. –8
D. –3
E. 2

8) M/O • 2016 Un gioco ha le seguenti regole: se un numero è divisibile per 5 vale 5 punti; se è divisibile per 3 vale 4 punti. In base a tali regole, quale dei seguenti numeri vale di più?

A. 18
B. 42
C. 9
D. 276
E. 40

9) CINECA • 2015 Un gioco ha le seguenti regole: se un numero è divisibile per 2 vale 6 punti; se è divisibile per 6 vale 4 punti; se è divisibile per 4 vale 2 punti. In base a tali regole, quanto vale il numero 44?

A. 0 punti
B. 6 punti
C. 4 punti
D. 10 punti
E. 8 punti

10) Qual è il numero il cui quadruplo più tre è uguale a settantacinque?

A. 18
B. 17
C. 72
D. 20
E. 78

11) La somma di due numeri è –4. La loro differenza è 0. I due numeri sono...

A. –2 e 2
B. 3
C. –2 e –2
D. 4
E. 2 e 2

12) La somma di due numeri è 18. La loro differenza è –6. I due numeri sono...

A. 6 e –12
B. 6 e 12
C. –3 e –8
D. –6 e –12
E. –6 e 12

13) Se aumentiamo un numero di 175 unità e poi lo riduciamo di 77 unità, otteniamo 376. Che numero è?

A. 273
B. 275
C. 276
D. 278
E. 277

14) Se riduciamo un numero di 150 unità e poi lo aumentiamo di 175 unità, otteniamo 420. Che numero è?

A. 445
B. 410
C. 405
D. 415
E. 395

15) Sommando 10 al doppio di un numero si ottiene il suo quadruplo diminuito di 2. Qual è il numero?

A. 0
B. 8
C. 6
D. 4
E. 2

16) Qual è il numero che aggiunto a 7428 dà per risultato 9310?

A. 1902
B. 1872
C. 1890
D. 1892
E. 1882

17) Qual è il numero che diminuito di 724 dà per risultato 399?

A. 1123
B. 1121
C. 1124
D. 1122
E. 1128

18) V • 2015 Antonio vuole far rientrare tutte le sue pecore nei recinti dell'ovile. Inizialmente fa entrare 9 pecore in ciascun recinto, ma gli restano 2 recinti vuoti. Allora fa entrare 6 pecore in ciascun recinto, ma in questo modo 3 pecore non trovano spazio nei recinti.

Quante pecore possiede Antonio?

A. 54
B. 45
C. 36
D. 27
E. 63

19) Due interi hanno somma –4 e prodotto 4. Quanto vale il maggiore di tali interi?

A. –1
B. –3
C. I due numeri sono uguali
D. 2
E. 4

20) Due interi hanno somma 5 e prodotto 4. Quanto vale il maggiore di tali interi?

A. 1
B. 4
C. 2
D. 3
E. 5

21) Qual è il numero il cui quadruplo meno due è uguale a ventisei?

A. 30
B. 7
C. 28
D. 14
E. 25

22) Qual è il risultato della somma "1 + 2 + 3 + 4 + 5 + 6 + 7 + 8 + 9 + 10 + … + 26 = ?"

A. 351
B. 306
C. 406
D. 291
E. 320
p. 240

23) M/O • 2015 Teresa vuole installare alcune mensole in una nicchia di 80 cm di larghezza dove riporvi 100 libri con spessore di 25 mm l'uno e 62 libri con spessore di 35 mm l'uno. Ha in progetto di acquistare 560 cm di legname per realizzare le mensole e non ha intenzione di riporre i due tipi di libri su una stessa mensola. Qual è il numero massimo di libri in più che Teresa può acquistare prima di dover installare altre mensole?

A. 15
B. 24

C. 12
D. 35
E. 32

24) La somma di due numeri è 7. La loro differenza è 7. I due numeri sono...

A. –2 e –5
B. 1 e 6
C. –1 e 6
D. 7 e 0
E. 0 e –7

25) Un gioco ha le seguenti regole: se un numero è divisibile per 2 vale 4 punti; se è divisibile per 6 vale 6 punti; se è divisibile per 4 vale 3 punti. In base a tali regole, quanto vale il numero 14?

A. 6 punti
B. 0 punti
C. 10 punti
D. 4 punti
E. 3 punti

26) Un gioco ha le seguenti regole: se un numero è divisibile per 5 vale 3 punti; se è divisibile per 3 vale 2 punti. In base a tali regole, quale dei seguenti numeri vale di più?

A. 9
B. 12
C. 10
D. 27
E. 42

27) V • 2019 La giunta del comune dove abita Alice ha deciso di aggiornare i numeri civici di via Roma dove abita Alice. Se nella via si devono numerare i 100 ingressi da 1 a 100, quanti 5 dovrà usare l'addetto alla numerazione?

A. 12
B. 11
C. 19
D. 10
E. 20

28) Se la parola "ognuno" è scritta bene, calcolate il risultato di "35 – 7 × 3", altrimenti calcolate il risultato di "31 – 42 +17".

A. 27
B. 84
C. 6
D. 56
E. 14

29) Se la parola "abazzia" è scritta bene, calcolate il risultato di "5 + 11 × 5", altrimenti calcolate il risultato di "(31 – 4) : 3".

A. 31
B. 275
C. 9
D. 60
E. 30

30) Se la parola "coscente" è scritta bene, calcolate il risultato di "35 – 7 × 3", altrimenti calcolate il risultato di "31 – 42 +17".

A. 84
B. 6
C. 14
D. 56
E. 10

31) V • 2016 Una regola di elaborazione trasforma l'ottupla (8, 6, 4, 5, 2, 9, 1, 7) in (6, 8, 4, 5, 2, 9, 1, 7) e quest'ultima in (6, 4, 8, 5, 2, 9, 1, 7). Individuare l'ottupla successiva secondo la stessa regola.

A. (6, 4, 8, 5, 2, 9, 1, 7)
B. (6, 4, 8, 2, 5, 9, 1, 7)
C. (6, 4, 8, 5, 9, 2, 1, 7)
D. (6, 4, 5, 8, 9, 2, 1, 7)
E. (6, 4, 5, 8, 2, 9, 1, 7)

32) Qual è il numero che diminuito di 90 dà per risultato 14?

A. 124

B. 114
C. 94
D. 134
E. 104

33) CISIA • 2016 **Per un viaggio in pullman sono previsti *n* partecipanti, a ciascuno dei quali è richiesta una quota di *q* euro. All'ultimo minuto, 2 persone non possono partire e allora la quota che ciascuno deve pagare aumenta di 7 euro. Il costo complessivo del viaggio si può descrivere con una delle seguenti espressioni. Quale?**

A. $(n-2)(q+7)$
B. $n(q+7)-2$
C. $(n-2)q+7$
D. $nq-2(q+7)$
E. $nq+7(n-2)$

34) CINECA • 2016 **Un'enciclopedia è composta di 8 volumi, ognuno di 600 pagine. Se i volumi sono disposti normalmente affiancati in una libreria, quante pagine ci sono contando tutte le pagine nell'intervallo fra la prima pagina del secondo volume e l'ultima pagina del quarto volume?**

A. 2.400
B. 1.200
C. 0
D. 1.800
E. 600

35) V • 2015 **Una compagnia di telecomunicazioni intende costruire un trasmettitore di 50 metri di altezza. Il trasmettitore è costituito da una torre di acciaio e da un'antenna. Le spese di costruzione sono le seguenti:**

TORRE DI ACCIAIO € 1.000 / m
ANTENNA € 200 / m

L'antenna non può essere alta più di un quarto dell'altezza della torre. A quanto ammonta la spesa minima che la compagnia deve sostenere per un trasmettitore di 50 metri di altezza?

A. € 18.000
B. € 37.700
C. € 42.000
D. € 40.000
E. € 52.500

36) La somma di due numeri è 15. La loro differenza è 5. I due numeri sono:

A. 10 e 5
B. 10 e 10
C. 20 e 5
D. 20 e –5
E. 10 e 20

37) Lucia ha 245 euro mentre Domenico ne ha solo 73. Quanti euro deve dare Lucia a Domenico perché i due abbiano lo stesso numero di euro?

A. 76
B. 86
C. 91
D. 87
E. 81

38) V • 2016 **Nei dadi da gioco la somma dei numeri sulle facce opposte è sempre uguale a 7.**

Giuseppe lancia tre dadi. Su due dei tre dadi escono i numeri 3 e 6. Quale numero sarà uscito sul terzo dado, sapendo che la somma delle tre facce a contatto del tavolo è pari a 7?

A. 4
B. 1
C. 3
D. 5
E. 6

39) Due interi hanno somma 5 e prodotto 0. Quanto vale il maggiore di tali interi?

A. 1
B. 10

C. 5
D. 0
E. 15

40) La somma di due numeri è 5. La loro differenza è 5. I due numeri sono:

A. 2 e 3
B. 5 e 0
C. –2 e –3
D. 2 e –3
E. 2 e –5

41) Un aereo passeggeri ha 132 poltrone. Vi è una poltrona vuota ogni tre passeggeri. Quante sono le poltrone vuote su quell'aereo?

A. 53
B. 99
C. 33
D. 44
E. 88

42) V • 2015 In una gara sciistica di slalom gli sciatori eseguono due discese ciascuno. I tempi impiegati nelle due discese vengono sommati e risulta vincitore lo sciatore con il tempo complessivo minore. I concorrenti che non completano la prima discesa non sono ammessi alla seconda prova. Nella seconda discesa, gli sciatori concorrono in ordine inverso rispetto all'ordine di arrivo della prima prova.
Giuliano era in sesta posizione alla fine della prima discesa. Nella seconda discesa ha dovuto attendere altri diciassette concorrenti prima che fosse il suo turno. Tre sciatori non hanno completato la prima discesa.
Quanti concorrenti hanno preso parte alla gara?

A. 23
B. 28
C. 31
D. 34
E. 26

43) Quale numero moltiplicato per 2 va sottratto a 2678 per ottenere 948?

A. 410
B. 1456
C. 996
D. 865
E. 1692

44) Quale numero moltiplicato per 5 va sottratto a 5228 per ottenere 583?

A. 1019
B. 929
C. 910
D. 742
E. 830

45) Per ottenere 1549 va aggiunta a 481 la coppia di numeri:

A. 312; 103
B. 951; 562
C. 897; 218
D. 485; 583
E. 880; 320

46) V • 2015 Chiara e il suo coinquilino Giovanni devono dividersi le spese della bolletta del telefono per una settimana. Chiara usa il telefono solo per telefonare ai genitori a Bologna a un costo di € 0,60 a chiamata. Giovanni telefona solo alla fidanzata a Milano a un costo di € 0,70 a chiamata. Il conto da pagare ammonta a € 5,90. Chi dei due coinquilini dovrà pagare di più, e quanto di più?

A. Giovanni deve pagare € 0,40 in più rispetto a Chiara
B. Chiara deve pagare € 2,40 in più rispetto a Giovanni
C. Giovanni deve pagare € 0,50 in più rispetto a Chiara
D. Giovanni deve pagare € 1,10 in più rispetto a Chiara

E. Chiara deve pagare € 0,10 in più rispetto a Giovanni

47) Quale numero moltiplicato per 2 va sottratto a 502 per ottenere 478?

A. 11
B. 0
C. 21
D. 14
E. 12

48) M/O • 2016 **In un ingranaggio a due ruote dentate, una ruota ha 300 denti e l'altra 60. Se la ruota più grande compie 2 giri, quanti giri avrà compiuto la ruota più piccola?**

A. 12
B. 2
C. 15
D. 10
E. 4

49) Quale numero moltiplicato per 3 va sottratto a 1970 per ottenere 191?

A. 104
B. 420
C. 8
D. 593
E. 30

50) Quale numero moltiplicato per 5 va sottratto a 2008 per ottenere 998?

A. 180
B. 202
C. 83
D. 369
E. 293

51) Quale numero moltiplicato per 2 va sottratto a 719 per ottenere 169?

A. 127
B. 275
C. 46
D. 89
E. 26

52) M/O • 2015 **Paolo lavora dal lunedì al venerdì e, a settimane alterne, anche il sabato. Qual è il numero massimo di giorni lavorativi di Paolo in un mese?**

A. 25
B. 22
C. 23
D. 24
E. 21

53) Un corteo è composto da 21 file di persone. Ogni fila contiene 6 persone in più della precedente. Se nella prima fila ci sono 4 persone, nell'ultima fila ci saranno:

A. 124 persone
B. 93 persone
C. 128 persone
D. 132 persone
E. 130 persone

54) Quale numero moltiplicato per 4 va sottratto a 1432 per ottenere 508?

A. 367
B. 345
C. 231
D. 408
E. 28

55) M/O • 2015 **Un torneo di calcio si svolge in due fasi. Nella prima fase le squadre sono suddivise in 8 gruppi di ugual numero. Ciascuna squadra gioca una sola volta contro ogni squadra del proprio gruppo. La vincitrice di ciascun gruppo si qualifica per la seconda fase a eliminazione diretta. Al termine del torneo la squadra vincitrice avrà disputato 8 partite. Quante squadre prendono parte alla prima fase del torneo?**

A. 24
B. 40
C. 64

D. 48
E. 8

56) Presso il medesimo studio dentistico esercitano la loro professione i dottori Canino, Tartaro e Smalto. Alle ore 16:00 i tre dentisti hanno tutti dei pazienti in sala d'aspetto ed il numero di pazienti in attesa del dottor Tartaro è superiore al numero di quelli in attesa del dottor Canino. Carla, la segretaria del dottor Canino, afferma che i pazienti del suo titolare, sommati a quelli del dottor Tartaro, sono pari ad un terzo dei pazienti in attesa del dottor Smalto. Un'ora dopo il dottor Canino ha curato uno dei suoi pazienti, mentre tre nuovi suoi pazienti sono sopraggiunti in sala d'attesa. Alle 17:00 il dottor Tartaro ha curato un paziente, mentre un nuovo suo paziente è sopraggiunto in sala d'attesa. Inoltre, alle ore 17:00, Miriam, la segretaria del dottor Smalto, afferma che i pazienti in attesa degli altri due dentisti sono pari alla metà dei pazienti in attesa delle cure del dottor Smalto. Quanti erano i pazienti che alle 16:00 attendevano le cure del dottor Canino?

A. 2
B. 4
C. 5
D. 3
E. 1

57) V • 2015 Stefano, Filippo e Paolo si trovano al bar di un parco divertimenti, ma ognuno vuole andare su una giostra diversa. Si separano alle 14:30 e si accordano di rivedersi al bar dopo i rispettivi giri di giostra. Stefano impiega 3 minuti a piedi dal bar alla giostra prescelta, dove rimane in fila per 45 minuti prima di fare un giro di 4 minuti. Filippo impiega 2 minuti a piedi fino alla sua giostra, ma rimane in fila per un'ora prima di fare un giro di 5 minuti. Paolo impiega 5 minuti a piedi fino alla sua giostra dove rimane in fila per 40 minuti prima di fare un giro di 4 minuti. Qual è il primo orario possibile in cui i tre amici si possono rivedere tutti al bar?

A. 15:24
B. 15:39
C. 15:25
D. 15:29
E. 15:37

58) Una banda musicale marcia formando un quadrato di 6 × 6 elementi. Arrivata in piazza, si dispone su 3 file, formando un rettangolo, per suonare. Di quanti elementi è composta ciascuna fila?

A. 6
B. 9
C. 12
D. 24
E. 16

59) Sul pianeta Illogico esistono solo monete da 1 centesimo, 7 centesimi e 8 centesimi. Qual è il numero minimo di monete da utilizzare per pagare esattamente 60 centesimi?

A. 9 monete
B. 7 monete
C. 11 monete
D. 8 monete
E. 12 monete

Le medie

60) In una squadra di calcio vi sono 11 giocatori. L'età media è 22 anni. Durante una partita un giocatore viene espulso; l'età media dei giocatori rimasti diviene allora 21 anni. Che età ha il giocatore che è stato espulso?

A. 35 anni
B. 32 anni

C. 31 anni
D. 33 anni
E. 30 anni

61) In una prima ci sono 3 ragazzi per ogni 2 ragazze. L'età media dei ragazzi è 14 anni e 2 mesi, quella delle ragazze 13 anni e 4 mesi. Qual è l'età media della classe?

A. 13 anni e 4 mesi
B. Il risultato dipende dal numero di alunni della classe
C. 13 anni e 8 mesi
D. 13 anni e 10 mesi
E. 13 anni e 6 mesi

62) In un gruppo di 10 amici, 3 ragazzi hanno 24 anni ciascuno, 4 ragazzi hanno 27 anni ciascuno e 3 ragazzi hanno 30 anni ciascuno. Qual è l'età media del gruppo?

A. 26 anni
B. 25 anni
C. 27 anni
D. 28 anni
E. 27,5 anni

63) Uno studente ha avuto una media di 6 e 1/2 nei primi quattro compiti. Quale voto deve prendere nel quinto per ottenere la media del 7?

A. 8
B. Non ce la può fare
C. 10
D. 8 e 1/2
E. 9

64) Qual è la media aritmetica dei numeri 1, 2, 3, 4, 5, 6, 7, ..., 1999, 2000?

A. 1001
B. 1001,5
C. 1000,5
D. 1002
E. 1000

65) La media aritmetica di dieci numeri è 15. Se la media aritmetica dei primi quattro numeri considerati vale 18, allora la media aritmetica dei restanti sei vale:

A. 12
B. 16
C. 14
D. 13
E. 15

66) Filippo ha conseguito un voto di 3 punti superiore rispetto a quello di Rocco, Giovanni di sei punti inferiore rispetto a quello di Rocco. Quanto vale la media dei voti conseguiti da Filippo, Rocco e Giovanni?

A. È di 3 punti inferiore rispetto al voto conseguito da Rocco
B. È di due punti inferiore rispetto al voto conseguito da Rocco
C. È pari al voto conseguito da Rocco
D. È di un punto inferiore rispetto al voto conseguito da Rocco
E. È di un punto superiore rispetto al voto conseguito da Rocco

67) Uno studente modello ha calcolato la sua media su tutte le 9 materie, esclusa la matematica. Tale media è pari a 8. Dopo l'interrogazione la professoressa gli comunica che il suo voto finale in matematica è 7. Quale sarà la nuova media dello studente?

A. 8
B. 7
C. 7,5
D. 7,8
E. 7,9

68) Un calciatore ha disputato 6 partite segnando in media un gol a partita. Dopo la squalifica di un turno ritorna in campo ed in due partite segna 4 gol.

Quale sarà la nuova media di realizzazione di gol per partita disputata?

A. 1,6
B. 1,5
C. 2
D. 1,25
E. 1,2

3.2 • Concetti numerici

Sistemi di numerazione

69) Una specie aliena manda un messaggio sulla Terra la cui lettura indica che essa utilizza il simbolo "48" per indicare il nostro 60. Qual è la base della sua numerazione?

A. 14
B. 12
C. 16
D. 8
E. 13

70) Un extraterrestre manda un messaggio sulla Terra la cui lettura indica che egli utilizza il simbolo "44" per indicare il nostro 60. Qual è la base della sua numerazione?

A. 14
B. 12
C. 11
D. 4
E. 8

71) Un extraterrestre manda un messaggio sulla Terra la cui lettura indica che egli utilizza il simbolo "28" per indicare il nostro 30. Qual è la base della sua numerazione?

A. 11
B. 12
C. 10
D. 9
E. 8

72) Un extraterrestre manda un messaggio sulla Terra la cui lettura indica che egli utilizza il simbolo "26" per indicare il nostro 40. Qual è la base della sua numerazione?

A. 12
B. 7
C. 13
D. 17
E. 9

73) Un extraterrestre manda un messaggio sulla Terra la cui lettura indica che egli utilizza il simbolo "44" per indicare il nostro 80. Qual è la base della sua numerazione?

A. 15
B. 8
C. 4
D. 11
E. 19

74) Una specie aliena manda un messaggio sulla Terra la cui lettura indica che essa utilizza il simbolo "22" per indicare il nostro 30. Qual è la base della sua numerazione?

A. 12
B. 8
C. 14
D. 6
E. 4

75) Un extraterrestre manda un messaggio sulla Terra la cui lettura indica che egli utilizza il simbolo "24" per indicare il nostro 40. Qual è la base della sua numerazione?

A. 12
B. 18
C. 6
D. 8
E. 14

76) Un extraterrestre manda un messaggio sulla Terra la cui lettura indica che egli utilizza il simbolo "22" per indicare il nostro 40. Qual è la base della sua numerazione?

A. 2
B. 11
C. 19
D. 13
E. 8

77) Un extraterrestre manda un messaggio sulla Terra la cui lettura indica che egli utilizza il simbolo "28" per indicare il nostro 40. Qual è la base della sua numerazione?

A. 8
B. 7
C. 12
D. 14
E. 16

78) Una specie aliena manda un messaggio sulla Terra la cui lettura indica che essa utilizza il simbolo "24" per indicare il nostro 30. Qual è la base della sua numerazione?

A. 8
B. 9
C. 13
D. 7
E. 12

79) Una specie aliena manda un messaggio sulla Terra la cui lettura indica che essa utilizza il simbolo "39" per indicare il nostro 60. Qual è la base della sua numerazione?

A. 6
B. 17
C. 19
D. 13
E. 18

80) Una specie aliena manda un messaggio sulla Terra la cui lettura indica che essa utilizza il simbolo "26" per indicare il nostro 30. Qual è la base della sua numerazione?

A. 8
B. 12
C. 13
D. 7
E. 15

m.c.m. e M.C.D., multipli e resti

81) Quale delle seguenti affermazioni è falsa?

A. Ci sono numeri pari che sono multipli di 12
B. Fra i numeri pari ci sono tutti i multipli di 12
C. Ci sono numeri pari che non sono multipli di 12
D. I multipli di 12 sono tutti pari
E. Tra i multipli di 12 ci sono tutti i numeri pari

82) Tre amiche vanno regolarmente al parco a correre: la prima ogni 10 giorni, la seconda ogni 15 giorni e la terza ogni 14 giorni. Una domenica si trovano a correre insieme. Dopo quante domeniche si ritroveranno al parco per la prima volta a correre insieme?

A. 35
B. Mai
C. 70
D. 30
E. 25

83) Del numero intero *n* sappiamo che è compreso tra 2 e 6 e che rende vera una e una sola delle seguenti affermazioni:
***n* è divisibile per 4**
***n* è divisibile per 6**
***n* è divisibile per 2**

***n* è un divisore proprio di 6**
Qual è il valore di *n*?

A. 2
B. 3
C. 6
D. 4
E. 5

84) Giulia e Francesca corrono sulla pista di atletica dello stadio. Giulia impiega 4 minuti per ogni giro, Francesca impiega 6 minuti per ogni giro. Se partono allo stesso momento, dopo quanti minuti esse passeranno ancora la linea di partenza insieme?

A. 12 minuti
B. 6 minuti
C. Dipende dalla lunghezza della pista
D. 7 minuti
E. 8 minuti

85) Roberto è un pastore che possiede un gregge il cui numero di pecore non supera le 800 unità. Se le contasse a due a due, a tre a tre, a quattro a quattro, a cinque a cinque, a sei a sei, oppure a sette a sette, ne avanzerebbe sempre una. Da quante pecore è costituito il gregge di Roberto?

A. 571
B. 641
C. 761
D. 870
E. 421

86) V • 2018 **Alice ha tre nastri di colori diversi lunghi rispettivamente 204 cm, 1,44 m e 12 dm. Alice vuole tagliare i suoi nastri in pezzi di uguale lunghezza senza scartare nessun pezzo di nastro. Quali sono la lunghezza di ogni pezzo di nastro e il numero totale di pezzi che Alice ha tagliato?**

A. 12 cm e 41
B. 6 cm e 78
C. 9 cm e 52
D. 9 cm e 48
E. 12 cm e 39

87) Il m.c.m. (minimo comune multiplo) tra 12 e 30 è:

A. 300
B. 46
C. 40
D. 360
E. 60

88) Tra le seguenti terne di numeri, quale è composta da numeri contemporaneamente multipli di 2 e di 3?

A. 2, 4, 6
B. 20, 32, 36
C. 2, 12, 36
D. 3, 6, 14
E. 6, 12, 24

89) Tre campane suonano ad intervalli di 4 minuti, 12 minuti e 9 minuti, rispettivamente. Se suonano insieme alle 8 di mattina, dopo quanto tempo suoneranno di nuovo insieme?

A. 36 minuti
B. 16 minuti
C. 29 minuti
D. 24 minuti
E. 72 minuti

90) Scartare l'intruso.

A. 27
B. 17
C. 29
D. 31
E. 11

Equazioni

91) Lucia noleggia una macchina per 18 euro più 0,10 euro per chilometro percorso. Carlo noleggia una macchina per 25 euro più 0,05 euro

per chilometro percorso. A fine giornata, dopo aver percorso la stessa distanza pagano entrambi lo stesso importo. Quanti chilometri hanno percorso?

A. 150
B. 140
C. 135
D. 120
E. 100

92) Giacomo ha oggi 14 anni in più di Paolo. Se tra 10 anni Giacomo avrà il doppio degli anni di Paolo, quanti anni avrà Giacomo tra 5 anni?

A. 23
B. 19
C. 9
D. 21
E. 33

93) Papà e mamma Tuttosale hanno diversi figli, di cui 3 sono maschi. Se ogni figlio maschio avesse 3 sorelle, quanti sarebbero in tutto i membri della famiglia Tuttosale?

A. 17
B. 19
C. 8
D. 11
E. 14

94) Determinare quel numero il cui quadrato diviso a metà è uguale a 50.

A. 8
B. 7
C. 22
D. 10
E. 18

95) Andrea, Barbara, Camillo e Dario hanno ricevuto 450.000 euro in eredità. Ad Andrea spetta il doppio di Barbara, a Camillo spetta una volta e mezzo la cifra di Andrea e a Dario il triplo di Barbara. Quanto riceve Dario?

A. 200.000 euro
B. 150.000 euro
C. 120.000 euro
D. 100.000 euro
E. 250.000 euro

96) Se Francesco avesse 6 euro in più di Davide, essi avrebbero in totale 34 euro. Ma Francesco ha 6 euro meno di Davide. Quanti euro ha Francesco?

A. 8
B. 12
C. 10
D. 16
E. 14

97) Durante l'ultimo week-end, Pamela, Paola, Giuseppe e Gabriella hanno guadagnato insieme 405 euro. Pamela ha lavorato il doppio del tempo di Paola; Paola ha lavorato la metà del tempo di Giuseppe; Gabriella ha lavorato il doppio del tempo di Pamela. Essi decidono di dividere i loro guadagni in modo imparziale. Quanti euro toccano a Pamela?

A. 90
B. 180
C. 120
D. 45
E. 150

98) Se un lingotto d'oro pesa 1/2 chilo più la metà del suo peso, quanto pesa il lingotto?

A. 2 chili
B. 200 grammi
C. 1 chilo
D. 1500 grammi
E. 500 grammi

99) M/O • 2019 In un negozio di giocattoli Alice trova dei peluche di topo Gigio di due dimensioni, quelli grandi costano il doppio di quelli piccoli. Alice decide di acquistarne cinque piccoli e tre grandi. Se, al contrario, avesse

acquistato cinque peluche grandi e tre piccoli, avrebbe speso 24 € in più. Qual è il prezzo che Alice paga per un topo Gigio grande?

A. 18 €
B. 6 €
C. 24 €
D. 9 €
E. 12 €

100) CINECA • 2015 **La mamma di Giulia ha 30 anni, ossia la metà degli anni di suo padre Paolo (nonno di Giulia), che ha il triplo degli anni di sua nipote Sandra, la quale ha 7 anni in più del fratello Giacomo, il quale ha 9 anni in più di Giulia. Quanti anni ha quest'ultima?**

A. 7
B. 4
C. 6
D. 5
E. 3

101) Se: X + Y = 6; X = Z + 2; Z + 2Y = 0 allora Y è uguale a:

A. –4
B. +8
C. +4
D. –6
E. +10

102) Se: X + Y = 7; X = 2Z + 5 e Z + Y = 0 allora Y è uguale a:

A. –2
B. +9
C. –7
D. –9
E. +2

103) Se: X + Y = 8; X = Z + 6; Z + 2Y = 0 allora Y è uguale a:

A. –2
B. –8
C. +10
D. +8
E. +4

104) Se: X + Y = 6; X = Z + 1; Z + 2Y = 0 allora Y è uguale a:

A. +10
B. +11
C. –6
D. –8
E. –5

105) Se: X + Y = 15; X = Z + 13; 2Z + Y = 0 allora X è uguale a:

A. +12
B. +2
C. –7
D. +11
E. –10

106) Se: X + Y = 13; X = Z + 9; 2Z + Y = 0 allora Y è uguale a:

A. –5
B. +8
C. –8
D. –10
E. +4

107) Se: X + Y = 0; X – Y = 1/2, allora X e Y sono rispettivamente uguali a:

A. 3/4 e 1/4
B. 1/2 e 0
C. 1/2 e –1/2
D. 1/4 e –1/4
E. 1/4 e 1/2

108) Se: X + Y = 4; X = Z + 7; 2Z + Y = 0 allora X è uguale a:

A. +10
B. –8
C. –2
D. +11
E. –3

109) Se: X + Y = 9; X = 2Z + 14; Z + Y = 0 allora Y è uguale a:

A. –10
B. +6
C. +5
D. –4
E. +8

110) Se: X + Y = 2; X = 2Z – 1 e Z + Y = 0 allora Y è uguale a:

A. +3
B. –3
C. +5
D. –2
E. –5

111) Se: X + Y = 4; X = Z + 8 e 2Z + Y = 0 allora Y è uguale a:

A. +4
B. –5
C. –8
D. –4
E. +12

112) Il costo di un'auto è dato da 9.000 euro più un terzo del costo stesso. Qual è il costo dell'auto?

A. 13.500 euro
B. 13.000 euro
C. 14.500 euro
D. 15.000 euro
E. 12.500 euro

113) La somma di due numeri, di cui il primo è triplo del secondo, è 456. Quanto valgono i due numeri?

A. 332 e 124
B. 336 e 120
C. 333 e 123
D. 330 e 126
E. 342 e 114

114) Due mele e due pere costano 1,10 €; tre mele e una pera costano 1,05 €. Allora tre pere e una mela costano:

A. 1,25 euro
B. 1,15 euro
C. 1,10 euro
D. 1,30 euro
E. 1,20 euro

115) V • 2018 Michele e Nicolò propongono un gioco a Giorgio. Michele dice a Giorgio: "Pensa un numero naturale, moltiplicalo per cinque e infine aggiungi tre al risultato". Nicolò dice a Giorgio: "Al numero pensato aggiungi cinque e infine moltiplica per tre il risultato". Per vincere Giorgio deve individuare il numero che fornisce la stessa risposta a Michele e Nicolò. Quale numero deve pensare Giorgio e quale risposta deve fornire a Michele e Nicolò?

A. 6 e 33
B. 4 e 23
C. 3 e 24
D. 7 e 38
E. 4 e 27

116) Un pensionato ha passato la sua vita per un quarto da ragazzo, per un ottavo da giovane, per metà al lavoro. Da 9 anni non lavora più. Quanti anni ha adesso?

A. 66
B. 70
C. 72
D. 74
E. 64

117) Se al doppio di un numero si aggiunge 4, si ottiene il triplo del numero considerato diminuito di 4. Di quale numero si tratta?

A. 6
B. 9
C. 11
D. 8
E. 10

118) La somma di tre numeri naturali consecutivi è 132. Quanto vale il minore dei tre numeri considerati?

A. I dati forniti dalla domanda non consentono di stabilirlo con certezza
B. 43
C. 41
D. 42
E. 40

119) Marco ha speso per il suo viaggio di nozze i 5/4 di Claudia. Sapendo che la differenza tra il costo di un viaggio e l'altro è pari a 700 euro, quanto ha speso Marco?

A. 2.800 euro
B. 1.000 euro
C. 3.500 euro
D. 6.300 euro
E. 3.800 euro

120) Ad una domanda per un sondaggio 3/4 degli intervistati ha risposto 'SI', 1/5 ha risposto 'NO' e 4 hanno risposto 'NON LO SO'. Quanti sono gli intervistati?

A. 90
B. 78
C. 92
D. 80
E. 66

121) Si è chiesto a 440 studenti: "Quale squadra preferisci?". Le preferenze per la "Roma" erano i 3/8 di quelle per l'"Inter", e il loro numero complessivo era sette volte il numero delle scelte di altre squadre. Quanti hanno scelto altre squadre?

A. 120
B. 75
C. 105
D. 55
E. 280

122) Si è chiesto a 440 studenti: "Quale squadra preferisci?". Le preferenze per la "Roma" erano i 3/8 di quelle per l'"Inter", e il loro numero complessivo era sette volte il numero delle scelte di altre squadre. Quanti hanno scelto la "Roma"?

A. 105
B. 120
C. 280
D. 55
E. 85

123) Due soci si dividono una somma di denaro. Al primo spettano 4/11 della somma; all'altro 390 euro in più. Quanto spetta a ciascuno?

A. 315 € e 705 €
B. 410 € e 800 €
C. 256 € e 646 €
D. 230 € e 450 €
E. 520 € e 910 €

124) Carlo ha speso per la parcella del notaio una somma pari ai 4/3 di quella che ha speso Gianni. Sapendo che la differenza tra le due parcelle è pari a 900 euro, quanto ha speso Carlo?

A. 2.700 euro
B. 1.200 euro
C. 3.200 euro
D. 6.300 euro
E. 3.600 euro

125) Sandro ha comprato una moto del valore pari ai 7/5 di quella di Paolo. Sapendo che la differenza tra quanto hanno speso Sandro e Paolo è pari a 1.400 euro, quanto ha speso Sandro per la sua moto?

A. 5.200 euro
B. 4.900 euro
C. 3.500 euro
D. 8.400 euro
E. 1.960 euro

126) Due scampoli di stoffa sono lunghi complessivamente 118 cm ed uno supera di 6 cm i 4/3 dell'altro. Quanto misura lo scampolo più corto?

A. 18 cm
B. 48 cm
C. 27 cm
D. 24 cm
E. 36 cm

127) Tre spranghe di ferro misurano complessivamente 106 m; la prima è di 8 m più corta della seconda e la terza supera la seconda di 15 m. Quanto misurano le tre spranghe?

A. 25 m; 30 m; 48 m
B. 20 m; 28 m; 43 m
C. 19 m; 27 m; 42 m
D. 25 m; 33 m; 48 m
E. 28 m; 31 m; 47 m

128) M/O • 2018 Per la festa di Michele, Nicolò ha acquistato 50 dolci fra pain au chocolat, croissant, pain au raisin e madeleine. 36 non sono croissant, 39 non sono madeleine e i pain au chocolat sono uno in più dei pain au raisin. Quanti sono i pain au chocolat?

A. 13
B. 11
C. 12
D. 15
E. 14

129) Andrea ha speso per l'acquisto di un quadro i 7/3 di quanto avrebbe speso per acquistarlo l'anno precedente. Sapendo che la differenza tra i due importi è pari a 1.600 euro, quanto ha speso Andrea?

A. 4.000 euro
B. 1.200 euro
C. 2.800 euro
D. 3.733 euro
E. 2.300 euro

130) Ad una domanda per un sondaggio i 3/5 degli intervistati ha risposto 'SI', 1/4 ha risposto 'NO' e 21 hanno risposto 'NON LO SO'. Quanti sono gli intervistati?

A. 140
B. 120
C. 78
D. 110
E. 128

131) A una festa di beneficenza intervengono 300 persone. Il biglietto di entrata costa 120 € per gli uomini e 90 € per le donne. Quanti sono gli uomini e quante le donne, sapendo che sono stati incassati in totale 32.700 €?

A. 195 uomini; 105 donne
B. 200 uomini; 100 donne
C. 190 uomini; 110 donne
D. 180 uomini; 120 donne
E. 170 uomini; 105 donne

132) Se: $x + y = 7$; $x = z + 18$ e $z + 4y = 0$ allora y è uguale a:

A. –15/3
B. –2
C. +10
D. +11/3
E. +5/3

133) La differenza tra due numeri è 24 e l'uno è 1/3 dell'altro. I due numeri sono:

A. 84 e 28
B. 36 e 12
C. 145 e 37
D. 69 e 23
E. 45 e 78

134) La somma di due numeri è 30 e uno è i 3/7 dell'altro. I due numeri sono:

A. 2 e 28

B. 9 e 21
C. 7 e 23
D. 11 e 19
E. 6 e 18

135) In una classe i 2/5 degli alunni ha 6 anni, 1/3 ha 7 anni e 4 hanno 5 anni. Quanti sono gli alunni?

A. 14
B. 13
C. 15
D. 16
E. 11

136) Se: $x + y = 6$; $x = z + 9$; $2z + y = 0$ allora y è uguale a:

A. –6
B. –8
C. –2
D. +10
E. +11

137) Se: $x + y = 7$; $x = 2z + 10$; $z + y = 1$ allora y è uguale a:

A. –4
B. +6
C. +5
D. +4
E. –10

138) Un uomo ha più figli, alcuni maschi e altre femmine. Ogni femmina ha un numero di fratelli doppio di quello delle sorelle ed ogni maschio ha un numero di sorelle pari a quello dei fratelli. Quanti figli e quante figlie ha quest'uomo?

A. 2 maschi e 2 femmine
B. 6 femmine e 4 maschi
C. 3 femmine e 4 maschi
D. 3 maschi e 4 femmine
E. 4 femmine e 2 maschi

Calcolo combinatorio

139) Quanti anagrammi distinti è possibile ottenere con le lettere della parola "CASA"?

A. 8
B. 10
C. 15
D. 12
E. 6

140) Quante parole, anche prive di senso, si possono ottenere anagrammando le lettere della parola "mano"?

A. 21
B. 24
C. 30
D. 32
E. 27

141) Sei giocatori di una squadra di pallavolo sono invitati dall'arbitro, prima della partita, a stringere la mano dei sei della squadra avversaria. Quante sono le strette di mano?

A. 36
B. 24
C. 42
D. 30
E. 18

142) Quante parole (cioè sequenze di lettere, non necessariamente di senso compiuto) di cinque lettere si possono scrivere utilizzando tutte e sole le lettere D, M, P, A, O?

A. 80
B. 120
C. 70
D. 50
E. 100

143) Quanti terni si possono formare con 90 numeri differenti?

A. 45.040

B. 117.480
C. 640.560
D. 12.340
E. 13.520

144) Un pittore dispone di 8 colori e vuole colorare un suo disegno in tanti modi quanti sono possibili combinando due colori, senza mai ripetere le combinazioni: quante combinazioni differenti sono possibili?

A. 28
B. 21
C. 56
D. 48
E. 36

145) Quante parole, anche prive di senso, si possono ottenere anagrammando le lettere della parola "terno"?

A. 75
B. 100
C. 80
D. 60
E. 120

146) Un barista dispone di 6 liquori diversi. Mescolandone in parti uguali tre alla volta, quanti aperitivi diversi può preparare?

A. 18
B. 25
C. 15
D. 12
E. 20

147) Quanti anagrammi distinti è possibile ottenere con le lettere della parola ZOO?

A. 2
B. 4
C. 3
D. 6
E. 5

148) Quanti sono i numeri di quattro cifre che si possono scrivere usando solamente le tre cifre 5, 6, 7?

A. 85
B. 75
C. 90
D. 81
E. 60

149) Utilizzando solo i caratteri "0" e "1", quante sequenze diverse di 5 caratteri si possono scrivere?

A. 25
B. 38
C. 32
D. 36
E. 40

150) Dieci persone si incontrano ad una riunione di lavoro. All'inizio ed alla fine dell'incontro ciascuno stringe la mano a tutti gli altri. Quante strette di mano ci sono state complessivamente?

A. 45
B. 60
C. 90
D. 75
E. 80

151) Il numero di parole di tre lettere, anche prive di senso, che si possono ottenere usando 10 lettere, non necessariamente tutte distinte, è uguale a...

A. 600
B. 500
C. 900
D. 1000
E. 800

152) Quante cinquine si possono formare con 90 numeri differenti?

A. 43.949.268
B. 128.428.968
C. 1.325.156

D. 1.248.168
E. 8.124.568

153) Quante parole, anche prive di significato, si possono scrivere con tre lettere diverse dell'alfabeto inglese?

A. 15600
B. 13500
C. 14500
D. 12600
E. 10500

154) In quanti modi differenti 5 persone si possono sedere su 3 poltrone, libere e allineate, di un cinema?

A. 120
B. 30
C. 60
D. 70
E. 90

155) Ho a disposizione tanti cubi quanti ne voglio e dipingo ogni loro faccia con i colori rosso o verde. Quanti cubi diversi posso ottenere?

A. 10
B. 24
C. 64
D. 6
E. 36

156) Dipingiamo le quattro facce di un tetraedro regolare con quattro colori diversi: rosso, bianco, giallo, azzurro. Quanti diversi tetraedri possiamo ottenere?

N.B.: si considerino uguali due tetraedri se coincidono in seguito a opportuni movimenti rigidi di rotazione e traslazione

A. 24
B. 1
C. 16
D. 2
E. 6

157) Un negozio di giocattoli ordina al fornitore una partita di cubetti, chiedendo che tre facce siano colorate di nero e tre di bianco. Il padrone del negozio immaginava, erroneamente, che questa indicazione fosse sufficiente ad avere cubetti identici. Il fornitore, invece, si presenta con tutti i diversi tipi di cubetti che soddisfano i requisiti del negoziante.

Quanti sono i tipi diversi?

A. 3
B. 20
C. 2
D. 6
E. 12

158) Se ad un tavolo circolare siedono 30 persone ed ognuna stringe la mano ai suoi immediati vicini di posto, quante strette di mano si contano?

A. 90
B. 15
C. 30
D. 60
E. 29

159) Lanciando tre volte una moneta il numero di combinazioni che può verificarsi è pari a:

A. 6
B. 12
C. 8
D. 5
E. 10

160) Undici giocatori di una squadra di calcio sono invitati dall'arbitro, prima della partita, a stringere la mano degli undici della squadra avversaria. Quante sono le strette di mano?

A. 78
B. 100
C. 66
D. 88
E. 121

161) Sei amici si apprestano a giocare una partita di pallavolo tre contro tre. In quanti modi possono distribuirsi per formare le squadre?

A. 36
B. 10
C. 27
D. 24
E. 20

Progressioni

162) La popolazione di una coltura batterica raddoppia ogni 2 minuti. Quanti minuti approssimativamente serviranno affinché tale popolazione cresca da 1000 a 500.000 batteri?

A. 16
B. 12
C. 10
D. 14
E. 18

163) Su Marte il 12 novembre 10 marziani possiedono una cuffia; nei giorni successivi il numero dei marziani che possiedono una cuffia raddoppia ogni giorno. Qual è il primo giorno al termine del quale almeno 10.000 marziani avranno una cuffia?

A. 26 novembre
B. 24 novembre
C. 28 novembre
D. 25 novembre
E. 22 novembre

164) Una colonia di batteri vive sulla superficie di uno stagno, dove una volta al giorno ogni batterio si riproduce per scissione, cioè ogni giorno ogni batterio si divide in due dando origine a due batteri uguali. Se un biologo inizia la sua osservazione all'alba del 1° aprile 2010 e conta un solo batterio, mentre all'alba del 30 aprile 2010 osserva che un ottavo della superficie dello stagno è ricoperta dai batteri, in quale data la superficie dello stesso stagno sarà per la prima volta completamente ricoperta dai batteri?

A. All'alba del 3 maggio 2010
B. Dipende dalla superficie dello stagno
C. All'alba del 29 luglio 2010
D. Dopo il 1° dicembre 2010
E. All'alba del 7 maggio 2010

165) All'ingresso dello stadio si contano 12 file di persone in attesa. Ogni fila è composta di 3 persone in più della precedente. Nella prima fila vi sono 15 persone. Quante ce ne sono nell'ultima?

A. 51
B. 42
C. 12
D. 60
E. 48

166) Una pianta geneticamente modificata raddoppia la sua altezza ogni giorno. Al nono giorno comincia a ridurre la sua altezza con una velocità doppia. Dopo quanti giorni dall'inizio sarà ritornata alla sua altezza iniziale?

A. 15
B. 13
C. 12
D. 10
E. 14

167) Una ninfea ogni giorno raddoppia la propria estensione e in 30 giorni copre l'intera superficie dello stagno. Quanto tempo ha impiegato per coprirne la metà?

A. 18 giorni
B. 29 giorni
C. 8 giorni
D. 11 giorni
E. 30 giorni

168) Un'ameba spaziale cade in un lago. Ogni giorno raddoppia la sua estensione e in 100 giorni diventa così grande da ricoprire l'intera superficie del lago. In quanti giorni ne aveva coperto un quarto?

A. Dopo 25
B. Dopo 96
C. Dopo 98
D. Dopo 88
E. Dopo 30

169) Se ad ogni generazione la popolazione mondiale si quadruplicasse, partendo da Adamo ed Eva, dopo quante generazioni si arriverebbe a 2048 persone?

A. 3
B. 5
C. 6
D. 2
E. 7

170) Una popolazione, che è inizialmente di 32 batteri, aumenta del 50% ogni ora. Di quanti batteri sarà dopo 4 ore?

A. 174
B. 212
C. 112
D. 100
E. 162

171) Una palla è talmente elastica che, dopo ogni rimbalzo sul terreno, raggiunge i 2/5 dell'altezza precedente. Da quale altezza è stata fatta cadere se dopo 4 rimbalzi raggiunge ancora i 32 centimetri?

A. 2 metri
B. 60 metri
C. 5 metri
D. 12,5 metri
E. 10 metri

172) Una colonia batterica raddoppia ogni giorno la superficie occupata e in trenta giorni occupa tutto lo spazio a disposizione. Approssimativamente quanti giorni ha impiegato per occuparne il 25%?

A. 28
B. 3
C. 12
D. 27
E. 25

Probabilità e tentativi

173) Paolo ha 10 paia di calzini accoppiati. Se perde 7 calzini, qual è il maggior numero di paia di calzini accoppiati che gli possono rimanere?

A. 5
B. 4
C. 7
D. 3
E. 6

174) Marco, Claudio, Luca e Paolo stanno giocando a poker con tutte le carte dall'otto (8, 9, 10, J, Q, K e asso). Che probabilità (%) ha Paolo di vedersi servito un colore (tutte e 5 le carte dello stesso seme)?

A. 0,5%
B. 0,09%
C. 0,3%
D. 1%
E. 0,01%

175) La probabilità che, lanciando due dadi di sei facce, si ottenga come somma 3 è uguale a:

A. 1/36
B. 1/3
C. 1/8
D. 1/18
E. 1/12

176) Qual è la probabilità di estrarre da un mazzo di 40 carte (ad esempio, un mazzo di carte napoletane), una figura?

A. 3/10
B. L'evento è impossibile
C. 1/10
D. 2/10
E. 1/4

177) Da un'urna contenente 15 palline numerate da 1 a 15, viene estratta, a occhi bendati, una pallina. Supponendo che tutte le palline abbiano le stesse probabilità di essere estratte, qual è la probabilità che la pallina estratta sia numerata con un numero dispari?

A. 50%
B. 3/5
C. 7/15
D. 25%
E. 8/15

178) Estraendo una pallina da un'urna contenente 12 palline verdi, 15 rosse e 9 nere, calcolare la probabilità che essa sia rossa oppure nera.

A. 4/5
B. 2/3
C. 3/5
D. 1/5
E. 1/2

179) Una scatola contiene 5 palline blu, 6 palline verdi e 7 palline gialle. Si supponga di essere bendati in modo da non poter sbirciare nella scatola: quante palline dovreste prendere per essere sicuri di averne almeno una coppia dello stesso colore?

A. 12
B. 13
C. 10
D. 4
E. 14

180) Estraendo una pallina da un'urna contenente 100 palline, di cui 25 blu, 15 rosse e 60 gialle, qual è la probabilità che esca una pallina rossa?

A. 5/20
B. 20/3
C. 20%
D. 3/20
E. 30%

181) V • 2019 In un sacchetto ci sono 80 fra biglie rosse, gialle e blu. Se ogni volta che dal sacchetto Tommaso prende 56 biglie trova sempre almeno una biglia rossa fra di esse, qual è il numero minimo di biglie rosse nel sacchetto?

A. 24
B. 56
C. 55
D. 25
E. 26

182) CISIA • 2015 In una scatola sono contenuti 10 cubetti bianchi, 5 cubetti neri e 5 cubetti rossi. Qual è il numero minimo di cubetti da estrarre per essere sicuri di averne 5 dello stesso colore?

A. 11
B. 10
C. 9
D. 13
E. 6

183) Una coppia vuole avere due figli dello stesso sesso: qual è il numero minimo di figli che deve avere per essere sicura che almeno due siano dello stesso sesso?

A. 4
B. 3
C. Più di 4
D. Non si può stabilire
E. 2

184) Nel gioco della tombola, qual è la probabilità che esca alla seconda estrazione il numero 17, in caso non sia uscito nella prima estrazione?

A. 1/89
B. 1/90
C. 12/90
D. 8/90
E. 1

185) Nel gioco della tombola, la probabilità che venga pescato un numero maggiore o uguale a 46 alla prima estrazione è pari a...

A. 1/6
B. 1/7
C. 23/90
D. 23/45
E. 1/2

186) La probabilità che estraendo a caso uno dei novanta numeri della tombola, si estragga un numero divisibile per 2 e per 3 è...

A. 90/6
B. 4/90
C. 1/6
D. 1/3
E. 6/90

187) M/O • 2018 Scegliendo a caso due allievi della classe prima, composta da 21 allievi, una volta su due gli studenti scelti portano gli occhiali. Qual è il numero di allievi della classe prima che portano gli occhiali?

A. 15
B. 9
C. 17
D. 11
E. 12

188) Estraendo una pallina da un'urna contenente 12 palline verdi, 18 rosse e 6 nere, calcolare la probabilità che essa sia verde oppure nera.

A. 1/2
B. 3/5
C. 4/5
D. 2/3
E. 3/4

189) Una scatola contiene 5 palline blu, 6 palline verdi e 7 palline gialle. Si supponga di essere bendati in modo da non poter sbirciare nella scatola: quante palline dovreste prendere al minimo per essere sicuri di averne almeno quattro dello stesso colore?

A. 24
B. 13
C. 21
D. 18
E. 10

190) Lanciando un dado, che probabilità c'è di ottenere un numero maggiore di 2?

A. 2/3
B. 2
C. 1/2
D. 2/6
E. 1/3

191) Calcolare la probabilità che nel lancio di due dadi il punteggio di una faccia sia doppio di quello dell'altra.

A. 1/6
B. 1/5
C. 1/4
D. 1/2
E. 1/3

192) La probabilità che nel lancio di due dadi si ottenga somma 5 rispetto a quella che si ottenga somma 10 è:

A. maggiore
B. un terzo

C. un mezzo
D. minore
E. uguale

193) La probabilità che, lanciando due dadi, il prodotto dei numeri usciti sia un multiplo di 5 è:

A. 11/36
B. 2/5
C. 1/3
D. 3/7
E. 1/4

194) Se si lanciassero contemporaneamente due dadi, quale sarebbe la probabilità di ottenere per somma un numero dispari?

A. 2/9
B. 7/36
C. 1/2
D. 1/3
E. 1/4

195) Qual è la probabilità di estrarre da un'urna con 40 palline, numerate da 1 a 40, una pallina di numero divisibile per 6 o maggiore di 23?

A. 3/5
B. 3/10
C. 4/5
D. 21/40
E. 1/2

196) Qual è la probabilità che il primo numero estratto sulla ruota di Firenze sia minore del primo numero estratto sulla ruota di Napoli?

A. 88/179
B. 79/180
C. 89/180
D. 5/90
E. 1/2

197) In un paese di frontiera, il 60% degli abitanti è di sesso femminile e il 40% è di sesso maschile. Il 20% delle donne e il 20% degli uomini non sanno parlare tedesco. Scegliendo a caso una persona, la probabilità che non sappia parlare tedesco è uguale a...

A. 50%
B. 45%
C. 40%
D. 20%
E. 30%

198) In una classe ci sono 25 studenti, 15 italiani e 10 stranieri. Se ne estraggono a sorte 2: la probabilità che i due estratti siano uno straniero e un italiano è...

A. 1/2
B. 1/5
C. 1/7
D. 1/4
E. 1/3

199) Un sacchetto contiene le prime dieci lettere dell'alfabeto italiano. Estraendo una alla volta tre lettere (senza, poi, reintrodurle nel sacchetto) e leggendole nell'ordine di estrazione, qual è la probabilità che si ottenga il termine "LEI"?

A. L'evento è impossibile
B. 1/525
C. 1/425
D. 1/235
E. 1/720

200) Un sacchetto contiene le prime dieci lettere dell'alfabeto italiano. Estraendo una alla volta tre lettere (senza, poi, reintrodurle nel sacchetto) e leggendole nell'ordine di estrazione, qual è la probabilità che si ottenga il termine "ALA"?

A. 1/275
B. 1/525
C. L'evento è impossibile
D. 1/345
E. 1/425

201) Quale probabilità si ha di estrarre un asso da un mazzo di 52 carte?

A. 1/4
B. 1/13
C. 1/12
D. 1/52
E. 3/10

202) Prese da un mazzo particolare 6 carte, ciascuna delle quali su un lato porta scritto una fra le lettere A, B, C e sull'altro porta scritto una fra le cifre 1, 2, 3, Leo dispone sul tavolo le carte come riportato sotto ed afferma: *Se una carta porta la lettera B su un lato, sull'altro lato porta la cifra 2.*

Qual è il numero minimo di carte che Maria deve girare per essere sicura che Leo afferma il vero?

A	**B**	**C**	**1**	**2**	**3**

A. 4
B. 1
C. 3
D. 2
E. 6

203) Carletto ha alcune bottigliette di bibite, sui tappi delle quali all'esterno compaiono le scritte Kuka, oppure Finta, oppure Spruzz, mentre all'interno appare una scritta, che dice "Hai vinto!" oppure "Non hai vinto".
Carletto ne offre sei ad alcuni suoi amici, le stappa, guarda i tappi sui due lati, poi posa i sei tappi sul tavolo: tre di essi mostrano la scritta Kuka, Finta, Spruzz, mentre gli altri tre, capovolti rispetto ai primi, mostrano le scritte "Hai vinto!", "Hai vinto!", "Non hai vinto".
Carletto afferma che chi ha bevuto Kuka ha vinto.
Qual è il minor numero di tappi che bisogna girare per verificare l'affermazione di Carletto?

A. Tre
B. Tutti e sei
C. Cinque
D. Due
E. Quattro

204) Il professor Albert, noto scienziato di fama internazionale, vuole sbalordire i suoi studenti con un esperimento. Egli possiede 22 palline identiche esternamente, tutte di peso uguale tranne una che ha un peso inferiore del 10% rispetto alle altre 21. Con una bilancia ultraprecisa con due piatti, il professor Albert afferma che egli sarà in grado di individuare la pallina meno pesante con sole 5 pesate e che non è possibile farlo con un numero inferiore di pesate.
Sta affermando il vero?

A. No, sono necessarie almeno 6 pesate
B. No, sono necessarie almeno 21 pesate
C. Sì, 5 è il numero minimo di pesate necessarie
D. No, in quanto bastano al massimo 4 pesate
E. No, sono necessarie almeno 11 pesate

205) Nel lancio di un dado, qual è la probabilità che esca un numero pari o un numero maggiore di 4?

A. 2/3
B. 3/2
C. 1/2
D. 1/4
E. 1/3

206) Quale probabilità si ha di estrarre un re da un mazzo di 52 carte?

A. 1/4
B. 3/10
C. 1/12

D. 2/6
E. 1/13

207) Nel suo astuccio Giulia ha 1 penna blu, 2 penne nere e 3 penne rosse. Se estrae una penna a caso, qual è la probabilità che essa sia nera?

A. 1/3
B. 1/5
C. 2/3
D. 1/2
E. 1/4

208) Nel gioco della tombola, qual è la probabilità che esca alla prima estrazione 45?

A. 1/2
B. 1/90
C. 1/45
D. 1
E. 0

209) Qual è la probabilità di estrarre da un mazzo di 40 carte napoletane una carta di denari?

A. 5%
B. 1/40
C. L'evento è impossibile
D. 1/4
E. 1/10

210) Estraendo una pallina da un'urna contenente 12 palline verdi, 18 rosse e 6 nere, calcolare la probabilità che essa sia rossa oppure nera.

A. 5/6
B. 4/5
C. 1/3
D. 3/5
E. 2/3

211) Estraendo una pallina da un'urna contenente 100 palline, di cui 25 blu, 15 rosse e 60 gialle, qual è la probabilità che esca una pallina blu?

A. 20%
B. 1/8
C. 1/4
D. 1/6
E. 1/2

212) Calcolare la probabilità che nel lancio di due dadi la somma dei punteggi sia 7.

A. 1/5
B. 1/6
C. 1/3
D. 1/4
E. 2/6

213) Estraendo una carta da un mazzo di 40 carte, calcolare la probabilità che esca un 3.

A. 20%
B. 1/8
C. 15%
D. 10%
E. 1/5

214) Lanciando un dado, le cui facce sono numerate da 1 a 6, qual è la probabilità che esca un numero primo?

A. 1/3
B. 1
C. 4/3
D. 0
E. 1/2

215) Lanciando contemporaneamente due dadi, qual è la probabilità di ottenere due numeri uguali?

A. 1/4
B. 2/9
C. 1/6
D. 1/36
E. 1/5

216) Se si lancia tre volte una moneta, qual è la probabilità che esca sempre testa?

A. 0,1
B. 0,2
C. 0,3
D. 0,012
E. 0,125

217) Qual è la probabilità di estrarre da un'urna con 40 palline, numerate da 1 a 40, una pallina di numero divisibile per 6?

A. 3/10
B. 3/15
C. 3/5
D. 3/20
E. 1/4

218) Estraendo una pallina dal sacchetto della tombola, la probabilità che il numero estratto sia un multiplo di 5 è:

A. 1/6
B. 1/5
C. 25%
D. 1/18
E. 5%

219) Nel gioco della tombola, la probabilità che venga pescato un numero maggiore di 60 alla prima estrazione è pari a:

A. 29/90
B. 1/10
C. 1/60
D. 1/6
E. 1/3

220) Da un'urna contenente 15 palline numerate da 1 a 15, viene estratta, a occhi bendati, una pallina. Supponendo che tutte le palline abbiano la stessa probabilità di essere estratte, qual è la probabilità che esca un numero divisibile per quattro?

A. 1/15
B. 1/6
C. 2/6
D. 1/4
E. 1/5

221) Una scatola contiene 12 palline, 8 gialle e 4 blu. Qual è la probabilità che estraendo due palline dalla scatola queste siano entrambe blu?

A. 6
B. 9/25
C. 1/10
D. 1/11
E. 1/3

222) Un sacchetto contiene le prime dieci lettere dell'alfabeto italiano. Estraendo una alla volta tre lettere (senza, poi, reintrodurle nel sacchetto) e leggendole nell'ordine di estrazione, qual è la probabilità che si ottenga il termine "CHE"?

A. 1/425
B. 1/720
C. 1/525
D. 1/480
E. L'evento è impossibile

223) Nel lancio di un dado che probabilità c'è che esca un numero pari o un multiplo di 3?

A. 2/3
B. 5/6
C. 1/5
D. 1/2
E. 1/3

224) Nell'estrarre un numero della tombola quale probabilità c'è che esca un numero divisibile per 3 e multiplo di 5?

A. 1/9
B. 1/15
C. 1/18

D. 1/20
E. 4/15

225) Nell'estrarre un numero della tombola quale probabilità, espressa in percentuale, c'è che esca un numero minore o uguale a 36?

A. 25%
B. 40%
C. 35%
D. 30%
E. 20%

226) Nell'estrarre un numero del lotto che probabilità c'è che esca 11 o un numero multiplo di 11?

A. 19/60
B. 4/70
C. 23/27
D. 13/80
E. 4/45

227) Da un sacchetto contenente 40 palline bianche, 50 nere e 70 rosse (tutte uguali per peso e grandezza), si estrae una pallina a caso. La probabilità che la pallina estratta non sia bianca è:

A. 8/21
B. 3/4
C. 2/9
D. 1/2
E. 3/7

228) Se si lanciano contemporaneamente due monete, qual è la probabilità dell'evento X: escono due "croce"?

A. 3/4
B. 1/4
C. 3/8
D. 1/8
E. 1/2

229) Nell'estrarre una carta da un mazzo di carte napoletane (40 carte) che probabilità c'è che esca una figura non di bastoni?

A. 1/9
B. 9/40
C. 1/20
D. 3/40
E. 1/8

230) In una popolazione campione il 25% degli intervistati mangia la carne ogni giorno, il 15% mangia pasta asciutta tutti i giorni e il 10% mangia ogni giorno sia pasta asciutta che carne. Se, scegliendo a caso un individuo, questo ha dichiarato di mangiare pasta asciutta, che probabilità c'è che mangi ogni giorno anche carne?

A. 2/5
B. 3/10
C. 2/3
D. 1/3
E. 1/5

231) Da un'urna contenente 15 palline numerate da 1 a 15, viene estratta, a occhi bendati, una pallina. Supponendo che tutte le palline abbiano le stesse probabilità di essere estratte, qual è la probabilità che esca un numero dispari?

A. 1/4
B. 7/15
C. 1/5
D. 8/15
E. 1/3

232) Nel lancio di un dado che probabilità c'è che esca un numero divisibile per due?

A. 1/2
B. 5/6
C. 1/3
D. 2/3
E. 1/5

233) Qual è la probabilità di ottenere 4 lanciando due dadi?

A. 1/20
B. 1/36
C. 1/12
D. 1/15
E. 1/18

234) Belisario, Aragona e Normanno sono tre cavalli da corsa. Belisario e Aragona hanno la stessa probabilità di vittoria e ciascuno di loro ha il doppio di probabilità di vittoria di Normanno. Qual è la probabilità dell'evento X = vittoria di Belisario o Y = vittoria di Aragona?

A. 4/5
B. 2/3
C. 4/9
D. 3/4
E. 3/5

235) Nell'estrarre un numero della tombola quale probabilità, espressa in percentuale, c'è che esca un numero che termina con 0?

A. 9%
B. 11%
C. 14%
D. 12%
E. 10%

236) In una popolazione campione il 25% degli intervistati mangia la carne ogni giorno, il 15% mangia pasta asciutta tutti i giorni e il 10% mangia ogni giorno sia pasta asciutta che carne. Se, scegliendo a caso un individuo, questi ha dichiarato di mangiare carne, che probabilità c'è che mangi ogni giorno anche pasta asciutta?

A. 2/5
B. 1/50
C. 1/5
D. 2/3
E. 2/30

237) Da un sacchetto contenente 20 biglie rosse, 15 gialle, 10 bianche e 5 verdi si estrae una biglia a caso. Abbiamo la probabilità di 1/2 che essa non sia di colore rosso né:

A. giallo
B. verde
C. verde, né bianco
D. giallo, né bianco
E. bianco

238) Estraendo una pallina da un'urna contenente 100 palline, di cui 25 blu, 15 rosse e 60 gialle, qual è la probabilità che non esca una pallina gialla?

A. 3/5
B. 3/10
C. 30%
D. 40%
E. 20%

239) Estraendo una carta da un mazzo di 40 carte (con 20 carte rosse e 20 carte nere), calcolare la probabilità che esca un asso nero.

A. 3/5
B. 1/5
C. 1/20
D. 1/8
E. 1/10

240) Nell'estrarre un numero del lotto che probabilità c'è che esca un numero che non sia multiplo di 5?

A. 4/5
B. 19/45
C. 3/5
D. 4/9
E. 41/90

241) Da un'urna contenente 21 dischetti recanti ciascuno una lettera del nostro alfabeto, viene estratto un dischet-

to. Che probabilità c'è che il dischetto rechi una lettera della parola AIUOLE?

A. 1/5
B. 1/21
C. 2/9
D. 2/7
E. 4/21

242) Da un'urna contenente 50 palline numerate da 1 a 50, viene estratta, ad occhi bendati, una pallina. Supponendo che tutte le palline abbiano le stesse probabilità di essere estratte, qual è la probabilità che il numero estratto sia un numero primo?

A. 3/5
B. 3/10
C. 7/8
D. 8/25
E. 7/15

243) Nel lancio di un dado che probabilità c'è che esca un numero divisibile per tre?

A. 1/3
B. 5/6
C. 1/2
D. 1/5
E. 2/3

244) Da un sacchetto contenente 12 palline bianche, ed altre gialle (tutte uguali per peso e grandezza), si estrae una pallina a caso. Se c'è la probabilità di 6/11 che si estragga una pallina bianca, le palline gialle sono:

A. 24
B. 10
C. 16
D. 8
E. 14

245) In un sacchetto sono stati inseriti dei dischetti contenenti tutte le lettere della parola SCHIVARE. La probabilità che, estraendo una lettera a caso, essa sia una lettera della parola VARO è:

A. 33%
B. 25%
C. 37,5%
D. 50%
E. 45%

246) Nel lancio di un dado che probabilità c'è che esca un numero minore di 5?

A. 1/2
B. 5/6
C. 2/3
D. 1/5
E. 1/3

247) Nell'estrarre una carta da un mazzo di carte napoletane (40 carte) che probabilità c'è che esca una figura di denari o un asso di denari?

A. 1/9
B. 1/15
C. 1/10
D. 1/18
E. 1/5

248) Nell'estrarre una carta da un mazzo di carte napoletane (40 carte) che probabilità c'è che esca un re di coppe o di spade?

A. 1/15
B. 1/5
C. 1/40
D. 1/20
E. 1/9

249) Belisario, Aragona e Normanno sono tre cavalli da corsa. Belisario e Aragona hanno la stessa probabilità di vittoria e ciascuno di loro ha il doppio di probabilità di vittoria di Normanno. Qual è la probabilità dell'evento X = vittoria di Aragona o Y = vittoria di Normanno?

A. 1/4
B. 3/5
C. 2/3
D. 3/4
E. 1/2

250) Nell'estrarre una carta da un mazzo di carte napoletane (40 carte) che probabilità c'è che non esca una figura?

A. 1/9
B. 1/18
C. 7/30
D. 1/15
E. 7/10

251) Da un'urna contenente 15 palline numerate da 1 a 15, viene estratta, ad occhi bendati, una pallina. Supponendo che tutte le palline abbiano le stesse probabilità di essere estratte, abbiamo due probabilità su quindici che venga estratto un numero:

A. dispari
B. divisibile per sei
C. pari
D. divisibile per quattro
E. divisibile per tre

252) Da un sacchetto contenente tre caramelle, due cioccolatini e quattro gelatine, che probabilità c'è di prendere indifferentemente una caramella o una gelatina?

A. 1/5
B. 7/9
C. 1/2
D. 1/4
E. 3/4

253) Nell'estrarre una carta da un mazzo di carte napoletane (40 carte) che probabilità c'è che non esca una carta di coppe?

A. 1/4
B. 3/4
C. 18/20
D. 1/8
E. 2/5

254) Nell'estrarre una carta da un mazzo di carte napoletane (40 carte) che probabilità c'è che esca una figura o un quattro?

A. 1/2
B. 2/5
C. 3/20
D. 1/5
E. 2/8

255) Da un sacchetto contenente 20 biglie rosse, 15 gialle, 10 bianche e 5 verdi si estrae una biglia a caso. Abbiamo la probabilità di 2/5 che essa sia di colore:

A. giallo
B. bianco
C. rosso
D. verde
E. nessuna delle altre risposte

256) Da un sacchetto contenente 20 biglie rosse, 15 gialle, 10 bianche e 5 verdi si estrae una biglia a caso. Abbiamo la probabilità di 1/2 che essa sia di colore:

A. rosso o giallo
B. rosso o verde
C. bianco o verde
D. bianco o rosso
E. verde o giallo

257) Da un sacchetto contenente 20 biglie rosse, 15 gialle, 10 bianche e 5 verdi si estrae una biglia a caso. Abbiamo la probabilità di 3/10 che essa sia di colore:

A. verde
B. bianco
C. giallo
D. rosso
E. nessuna delle altre risposte

258) In un sacchetto ci sono 20 caramelle al limone, 15 alla menta, 10 all'arancia e 5 alla ciliegia. Una bambina prende una caramella a caso. Che probabilità c'è che peschi una caramella al limone?

A. 2/5
B. 1/5
C. 7/9
D. 3/4
E. 4/9

259) Nell'estrarre un numero della tombola quale probabilità, espressa in percentuale, c'è che esca un numero maggiore di 6?

A. 64,6%
B. 33,5%
C. 93,3%
D. 45,3%
E. 17,5%

260) Nell'estrarre un numero della tombola quale probabilità c'è che esca un numero maggiore di 40 e divisibile per 8?

A. 4/15
B. 1/20
C. 1/15
D. 3/20
E. 3/5

261) Qual è il minimo numero di carte che bisogna estrarre da un mazzo di 52 carte francesi per essere sicuri di avere almeno una carta di fiori?

A. 4
B. 40
C. 26
D. 32
E. 13

262) Se si lanciano contemporaneamente tre monete, che probabilità c'è che, in un solo tentativo, esca "testa" sulle tre facce?

A. 3/10
B. 1/9
C. 2/9
D. 4/9
E. 1/8

263) Da un'urna contenente 50 palline numerate da 1 a 50, viene estratta, ad occhi bendati, una pallina. Supponendo che tutte le palline abbiano le stesse probabilità di essere estratte, qual è la probabilità che il numero estratto sia divisibile per 5?

A. 1/5
B. 1/15
C. 1/3
D. 1/4
E. 1/8

264) Se si lanciano contemporaneamente tre monete, qual è la probabilità che esca almeno una "testa"?

A. 7/8
B. 1/2
C. 1/4
D. 3/4
E. 1/10

265) In un sacchetto sono stati inseriti dei dischetti contenenti tutte le lettere della parola FUNZIONE. La probabilità che, estraendo una lettera a caso, essa sia una lettera della parola FU è:

A. 37,5%
B. 25%
C. 50%
D. 33%
E. 28%

266) In un sacchetto sono stati inseriti dei dischetti contenenti tutte le lettere della parola SCHIVARE. La probabi-

lità che, estraendo una lettera a caso, essa sia una lettera della parola SIRE è:

A. 33%
B. 37,5%
C. 50%
D. 45%
E. 25%

267) Nell'estrarre il primo numero del lotto dall'urna, che probabilità c'è che esca 5 o un numero multiplo di 5?

A. 3/10
B. 4/9
C. 1/9
D. 4/15
E. 1/5

268) In un sacchetto ci sono 20 caramelle al limone, 15 alla menta, 10 all'arancia e 5 alla ciliegia. Una bambina prende una caramella a caso. Che probabilità c'è che peschi una caramella alla menta?

A. 3/10
B. 1/4
C. 4/9
D. 2/9
E. 1/20

269) Nell'estrarre una carta da un mazzo di carte francesi (52 carte) che probabilità c'è che esca un cinque?

A. 1/13
B. 1/2
C. 1/5
D. 3/4
E. 3/13

270) Se si lanciano contemporaneamente due monete, che probabilità c'è che, in un solo tentativo, esca "croce" sulle due facce?

A. 1/5
B. 4/9
C. 1/8
D. 1/4
E. 3/5

271) Da un'urna contenente 50 palline numerate da 1 a 50, viene estratta, ad occhi bendati, una pallina. Supponendo che tutte le palline abbiano le stesse probabilità di essere estratte, qual è la probabilità che il numero estratto sia maggiore di 20?

A. 3/10
B. 5/9
C. 3/5
D. 8/25
E. 7/8

272) Da un sacchetto contenente 40 palline bianche, 50 nere e 70 rosse (tutte uguali per peso e grandezza), si estrae una pallina a caso. La probabilità che la pallina estratta sia bianca o nera è:

A. 2/7
B. 4/9
C. 9/16
D. 3/20
E. 1/4

273) Nell'estrarre un numero della tombola, quale probabilità c'è che esca un numero maggiore di 80?

A. 1/18
B. 1/9
C. 1/15
D. 4/15
E. 3/20

274) In una gelateria sono disponibili i seguenti gusti: crema, banana, limone, fragola, cioccolato. Se Amilcare sceglie casualmente un solo gusto, qual è la probabilità che scelga il gusto fragola o crema o banana?

A. 1/5

B. 4/5
C. 2/5
D. 3/5
E. 5/3

275) Qual è la probabilità di ottenere 11 lanciando due dadi?

A. 1/20
B. 1/12
C. 1/11
D. 1/18
E. 1/36

276) Qual è la probabilità di ottenere 5 lanciando due dadi?

A. 1/36
B. 1/9
C. 1/12
D. 1/18
E. 1/8

277) In un mazzo di 52 carte abbiamo una probabilità su tredici di pescare:

A. un seme rosso
B. una figura
C. una carta di cuori
D. un seme nero
E. un tre

278) Considerando l'alfabeto italiano (21 lettere), qual è la probabilità di estrarre una vocale?

A. 4/21
B. 5/21
C. 3/21
D. 1/21
E. 6/21

279) Il capitano Kurt ha ricevuto dai servizi segreti una mappa incompleta dei settori del sistema solare infestati dai Venusiani. Ciascun settore è indicato da un quadratino in cui è posto un numero oppure una V. La V indica che il settore è infestato dai Venusiani, mentre il numero posto in un settore indica il numero di settori confinanti (tra gli otto possibili) che sono infestati dai Venusiani.
Il capitano Kurt ha intenzione di completare la mappa e stabilire quanti sono i settori infestati dai Venusiani. Alla fine del suo lavoro quanti settori infestati dai Venusiani potrà contare il capitano Kurt?

1							V	2
2	V	2	V	2	2	3	3	V
		3	1	1	0	0	1	1
		1	0	0	0	0	0	0
1	1	1	0	0	0	0	0	0

A. 8
B. 5
C. 6
D. 7
E. 9

280) In un salvadanaio vi è una moneta da 2 euro, due monete da 1 euro, tre monete da 50 centesimi, quattro monete da 20 centesimi e 5 monete da 10 centesimi. Pierino, senza rompere il salvadanaio, vuole estrarre da una fessura sufficientemente larga tre monete identiche. Egli non è in grado di scegliere le monete da estrarre, perché le intravede soltanto mediante la fessura e non può riconoscerle con precisione. Pertanto Pierino si affida al caso, estraendo, di volta in volta, le monete che sono in prossimità della fessura.

Qual è il numero minimo di monete che Pierino dovrà estrarre dal salvadanaio per ottenerne tre identiche?

A. 3
B. 10
C. 6
D. 11
E. 9

281) Un distributore automatico vende caramelle a 10 centesimi di euro l'una. Le caramelle sono di tre colori, mescolate fra loro, ed escono in modo casuale. Luca conta al suo interno 10 caramelle blu, 11 verdi e 12 rosse.

Quanti soldi deve essere disposto a spendere per essere sicuro di averne almeno una blu e tre verdi?

A. 2,50 euro
B. 1,30 euro
C. 1,60 euro
D. 2,40 euro
E. 1,20 euro

282) Tizio e Caio devono ricevere una certa quantità di farmaco, in maniera da avere una quantità di principio attivo proporzionale al proprio peso corporeo. Tizio pesa 50 kg, Caio pesa 60 kg. Due flaconi identici di farmaco contengono, complessivamente, la dose totale necessaria per il fabbisogno di entrambi.

Qual è la dose esatta da somministrare a Caio?

A. Un flacone intero e un undicesimo dell'altro flacone
B. Un flacone intero e un decimo dell'altro flacone
C. Un flacone intero e un quinto dell'altro flacone
D. Un flacone intero e un quarto dell'altro flacone
E. Un flacone intero e un sesto dell'altro flacone

283) Valeria e Luigi si sono appena conosciuti; la prima propone al secondo di indovinare il mese in cui è nata. Per ciascun tentativo di Luigi, Valeria può rispondere:
– "Hai indovinato", se il mese detto da Luigi è quello in cui Valeria è nata;
– "È un mese successivo", se il mese detto da Luigi precede in ordine temporale quello in cui è nata Valeria;
– "È un mese precedente", se il mese detto da Luigi segue in ordine temporale quello in cui è nata Valeria.
Se Luigi adotta la migliore strategia possibile, quale sarà il numero massimo di tentativi che dovrà fare per indovinare il mese in cui è nata Valeria?

A. 4
B. 11
C. 6
D. 5
E. 12

284) Sono al buio; estraggo (senza reinserirle) alcune scarpe da una scarpiera disordinata contenente 5 paia diverse di scarpe. Qual è il minimo numero di scarpe che devo estrarre per essere sicuro di trovarne un paio utilizzabile, cioè una destra e una sinistra dello stesso paio?

A. 5 scarpe
B. 9 scarpe
C. 3 scarpe
D. 4 scarpe
E. 6 scarpe

Percentuali

285) In un primo carico di 120 radio il 5% risulta difettoso. In un successivo carico di 80 radio il 10% risulta difettoso. Che percentuale di radio risulta quindi difettosa per l'intera fornitura?

A. 7,5%
B. 6,5%
C. 8,0%
D. 8,5%
E. 7%

286) Un serbatoio contiene 10.000 litri di una soluzione che contiene il 5% di cloruro di sodio

in volume. Se 2500 litri di acqua evaporano dal serbatoio, quale sarà la percentuale di cloruro di sodio nella nuova soluzione?

A. 6,67%
B. 11,7%
C. 6,25%
D. 3,75%
E. 1,25%

287) Nel 1999 il 45% dei 60 clienti di uno studio professionale erano avvocati. Nel 2001 il 25% dei 144 clienti erano avvocati. Qual è l'aumento percentuale nei due anni del numero di clienti avvocati per lo studio professionale?

A. 10,7%
B. 25%
C. 33,3%
D. 20%
E. 58,3%

288) Il costo della pizza è determinato dalla somma dei costi di 5 elementi. Se ogni elemento aumenta del 10%, di quanto aumenta il costo della pizza?

A. Del 2%
B. Del 10%
C. Del 50%
D. Del 5%
E. I dati forniti non sono sufficienti per rispondere

289) Se Paolo, per essere promosso, deve rispondere correttamente ad almeno il 70% delle 150 domande di un test, quante domande al massimo può permettersi di sbagliare?

A. 55
B. 45
C. 48
D. 105
E. 70

290) M/O • 2015 **La tipografia "Marconi" ha deciso di stampare il nuovo elenco telefonico in caratteri più piccoli per risparmiare carta. Di conseguenza, ora si possono stampare 4 colonne per pagina invece di 3. Ogni colonna contiene, inoltre, il 25% in più di nominativi rispetto al vecchio elenco che aveva 750 pagine.**

Quante pagine ha il nuovo elenco telefonico?

A. 300 pagine
B. 250 pagine
C. 500 pagine
D. 600 pagine
E. 450 pagine

291) Negli ultimi vent'anni la popolazione della città A è aumentata di circa il 5%, arrivando a 340.000 abitanti; la città B ha visto invece una leggera riduzione, scendendo sotto i 700.000, mentre la città C ha triplicato i suoi abitanti, arrivando a 42.000. Sulla base di questi dati qual era la popolazione delle tre città vent'anni prima?

A. A 300.000; B 702.000; C 22.000
B. A 357.000; B 715.000; C 14.000
C. A 323.000; B 695.000; C 44.000
D. A 255.000; B 695.000; C 22.000
E. A 323.000; B 702.000; C 14.000

292) In una scuola milanese gli studenti studiano l'inglese e/o il francese. Il 70% studia l'inglese e il 55% studia il francese. Quale percentuale di studenti studia entrambe le lingue?

A. 25%
B. 30%
C. 35%
D. I dati forniti dal problema non consentono di risolverlo
E. 40%

293) Aggiungendo al numero B la sua metà si ottiene il numero D. Quale percentuale di B è D?

A. 130%
B. 50%
C. 120%
D. 100%
E. 150%

294) Il peso lordo di un container è di 5.600 kg e la tara è pari all'8%; il peso netto sarà quindi di kg:

A. 6.048
B. 448
C. 4.480
D. 5.152
E. 3.660

295) Un vestito da 205 euro è stato messo in saldo a 194,75 euro. Quale percentuale di sconto è stata praticata?

A. 6%
B. 7%
C. 5%
D. 9%
E. 8%

296) Una bottiglia di aceto della capacità di 400 centilitri è piena per il 70%. Quanto liquido contiene?

A. 2,8 centilitri
B. 40 decilitri
C. 0,3 litri
D. 280 millilitri
E. 28 decilitri

297) Un secchio di sabbia è pieno per il 45%. Quanta sabbia contiene se la sua capacità è pari a 10 litri?

A. 0,45 litri
B. 450 millilitri
C. 0,045 centilitri
D. 70 decilitri
E. 45 decilitri

298) In una classe 14 alunni su 35 sono mancini. La percentuale dei destrorsi è del:

A. 25%
B. 80%
C. 75%
D. 60%
E. 65%

299) Il valore di un'automobile diminuisce del 20% ogni anno. Dopo 3 anni qual è il valore dell'automobile in percentuale, rispetto al valore iniziale?

A. 46,7%
B. 40%
C. 48,8%
D. 50%
E. 51,2%

300) Il prezzo di un oggetto messo in vendita su internet è di 820,00 €. Sapendo che le commissioni da corrispondere al sito sono pari all'11%, il ricavo netto sarà di:

A. 90,20 euro
B. 830,00 euro
C. 729,80 euro
D. 91,20 euro
E. 902,00 euro

301) Il prezzo di un oggetto messo in vendita su internet è di 680,00 €. Sapendo che le commissioni da corrispondere al sito sono pari al 2%, il ricavo netto sarà di:

A. 425,00 euro
B. 13,60 euro
C. 693,60 euro
D. 136,00 euro
E. 666,40 euro

302) CINECA • 2016 **Qual è stata la percentuale di sconto se un oggetto che costava 50 euro viene venduto a 32 euro?**

A. 72%
B. 36%
C. 18%
D. 9%
E. 54%

303) La superficie del territorio italiano è di 301.338 km^2. Quale percentuale del territorio rappresenta approssimativamente la Campania che copre 13.595 km^2?

A. 8,7%
B. 4,5%
C. 4,7%
D. 2,4%
E. 1,8%

304) Il peso lordo di un container è di 9.000 kg e la tara è pari al 7%; il peso netto sarà quindi di kg:

A. 8.370
B. 630
C. 9.630
D. 7.400
E. 6.300

305) Il peso lordo di un container è di 8.500 kg e la tara è pari al 12%; il peso netto sarà quindi di kg:

A. 10.200
B. 1.020
C. 8.030
D. 9.520
E. 7.480

306) CINECA • 2016 **Un bicchiere d'acqua pesa 150 grammi. Sapendo che il peso del bicchiere vuoto rappresenta il 30% del peso totale, qual è il peso dell'acqua?**

A. 100 grammi
B. 130 grammi
C. 105 grammi
D. 115 grammi
E. 120 grammi

307) Un negozio specializzato in musica ha venduto 700 audiocassette in luglio e 910 in agosto. A quanto ammonta l'incremento percentuale delle vendite da un mese all'altro?

A. 21%
B. 25%
C. 35%
D. 30%
E. 40%

308) Un contenitore di latte della capacità di 500 centilitri è pieno per il 70%. Quanto liquido contiene?

A. 3,5 litri
B. 35 millilitri
C. 2 litri
D. 370 centilitri
E. 0,35 decilitri

309) Il peso lordo di un container è di 9.600 kg e la tara è pari al 4%; il peso netto sarà quindi di kg:

A. 3.840
B. 9.216
C. 9.984
D. 384
E. 890

310) Una roulotte con un prezzo di listino pari a 50.000 euro viene venduta con uno sconto del 40%. A quanto è ammontato lo sconto?

A. 20.000 euro
B. 4.000 euro
C. 15.000 euro
D. 30.000 euro
E. 12.500 euro

311) Un titolo azionario è aumentato del 40% nel 2004 e poi è diminuito del 30% nel 2005. Si può affermare che alla fine del secondo anno il titolo, rispetto al valore iniziale, è complessivamente:

A. aumentato del 2%
B. aumentato del 5%
C. diminuito del 2%
D. diminuito del 10%
E. aumentato del 10%

312) Se Federico acquista un'utilitaria al prezzo di 12.700 euro più un sovrapprezzo del 20%, quanto pagherà in totale?

A. 18.000 euro
B. 16.000 euro
C. 15.240 euro
D. 10.160 euro
E. 14.700 euro

313) In un ristorante vi sono 80 persone, di cui 20 fumano. Qual è la percentuale di non fumatori presente nel ristorante?

A. 25%
B. 50%
C. 80%
D. 75%
E. 60%

314) Se Maurizio acquista un'enciclopedia al prezzo di 12.300 euro più un sovrapprezzo del 20%, quanto pagherà in totale?

A. 13.500 euro
B. 14.300 euro
C. 15.000 euro
D. 14.760 euro
E. 9.840 euro

315) Una fiala di medicinale è piena per il 65%. Quanto liquido contiene se la sua capacità è pari a 10 millilitri?

A. 0,65 decilitri
B. 0,65 millilitri
C. 0,65 centilitri
D. 6,5 litri
E. 0,065 millilitri

316) M/O • 2016 Una cassetta per la frutta pesa 400 grammi. Sapendo che la frutta rappresenta il 92% del peso lordo, qual è il peso della cassetta piena di frutta?

A. 2.500 grammi
B. 5.000 grammi
C. 4.600 grammi
D. 500 grammi
E. 5.400 grammi

317) Una società che inizialmente fatturava 125 milioni ha fatturato il 20% in meno ogni anno negli ultimi tre anni. Qual è il suo fatturato oggi?

A. 80 milioni
B. 64 milioni
C. 50 milioni
D. 75 milioni
E. 58 milioni

318) Se Marco acquista un viaggio al prezzo di 11.700 euro più un sovrapprezzo del 20%, quanto pagherà in totale?

A. 15.000 euro
B. 9.360 euro
C. 13.700 euro
D. 14.500 euro
E. 14.040 euro

319) Il peso lordo di un container è di 7.000 kg e la tara è pari al 5%; il peso netto sarà quindi di kg:

A. 750
B. 350
C. 7.350
D. 3.500
E. 6.650

320) Calcolare il decremento relativo percentuale di un fenomeno che dal tempo 0 al tempo 1 passa da un valore di 100 ad un valore di 50.

A. 50%
B. 30%
C. 10%
D. 20%
E. 100%

321) Il prezzo di un oggetto messo in vendita su internet è di 860,00 €. Sapendo che le commissioni da corrispondere al sito sono pari al 6%, il ricavo netto sarà di:

A. 51,60 euro
B. 516,00 euro
C. 808,40 euro
D. 834,00 euro
E. 911,60 euro

322) V • 2017 Una società che inizialmente fatturava 100 milioni di euro ha visto calare del 60% il fatturato nel primo anno, del 50% nel secondo e del 90% nel terzo. Qual è il suo fatturato alla fine del terzo anno?

A. 4 milioni di euro
B. 2 milioni di euro
C. 0 milioni di euro
D. 1 milione di euro
E. 98 milioni di euro

323) Calcolare l'incremento relativo percentuale di un fenomeno che dal tempo 0 al tempo 1 passa da un valore di 50 ad un valore di 100.

A. 100%
B. 0,5%
C. 90%
D. 50%
E. 10%

324) Se Andrea acquista un orologio al prezzo di 10.800 euro più un sovrapprezzo del 20%, quanto pagherà in totale?

A. 12.800 euro
B. 12.960 euro
C. 13.500 euro
D. 13.000 euro
E. 8.640 euro

325) Un fustino è pieno per il 75%. Quanto detersivo contiene se la sua capacità è pari a 20 litri?

A. 1.500 centilitri
B. 1,5 litri
C. 15 decilitri
D. 0,15 litri
E. 1000 centilitri

326) CINECA • 2018 Una cassetta piena di arance pesa 70 chilogrammi. Sapendo che il peso delle arance rappresenta il 98% del peso lordo, qual è il peso della tara?

A. 68,6 chilogrammi
B. 0,7 chilogrammi
C. 2,8 chilogrammi
D. 1,4 chilogrammi
E. 7 chilogrammi

327) Un flacone di sciroppo è pieno per il 55%. Quanto liquido contiene se la sua capacità è pari a 30 centilitri?

A. 165 millilitri
B. 1,65 centilitri
C. 0,165 centilitri
D. 0,30 litri
E. 0,15 litri

328) Una tazza di caffè della capacità di 700 millilitri è piena per il 60%. Quanto liquido contiene?

A. 42 centilitri
B. 0,042 litri
C. 420 decilitri
D. 60 centilitri

E. 440 millilitri

329) In una piscina vi sono 40 persone, di cui 26 non sanno nuotare. Qual è la percentuale di coloro che sanno nuotare presente nella piscina?

A. 25%
B. 65%
C. 40%
D. 14%
E. 35%

330) Il peso lordo di un container è di 7.200 kg e la tara è pari al 7%; il peso netto sarà quindi di kg:

A. 504
B. 6.320
C. 6.696
D. 7.704
E. 5.040

331) Se Luigi acquista un anello al prezzo di 9.800 euro più un sovrapprezzo del 20%, quanto pagherà in totale?

A. 11.800 euro
B. 11.760 euro
C. 12.000 euro
D. 9.640 euro
E. 7.840 euro

332) Un contenitore pieno di legumi pesa 56 chilogrammi. Sapendo che il peso del contenitore vuoto rappresenta il 10% del peso totale, qual è il peso dei legumi?

A. 50,4 kg
B. 10 kg
C. 46 kg
D. 5,6 kg
E. 30,2 kg

333) Il fatturato annuo di una società è sceso da 450 a 360 milioni. Calcolare il decremento percentuale.

A. – 90%
B. – 25%
C. – 15%
D. – 20%
E. – 40%

334) Una pentola della capacità di 400 centilitri è piena per il 40% di acqua. Quanto liquido contiene?

A. 160 millilitri
B. 140 centilitri
C. 0,16 litri
D. 20 decilitri
E. 16 decilitri

335) In uno stadio vi sono 50.000 persone, di cui 35.000 tifano per la squadra di casa. Qual è la percentuale dei tifosi della squadra in trasferta presente nello stadio?

A. 70%
B. 30%
C. 35%
D. 15%
E. 40%

336) Se Riccardo acquista una moto al prezzo di 13.500 euro più un sovrapprezzo del 20%, quanto pagherà in totale?

A. 15.500 euro
B. 10.800 euro
C. 16.200 euro
D. 13.400 euro
E. 17.000 euro

337) In una scuola vi sono 70 alunni, di cui 28 sono ripetenti. Qual è la percentuale di non ripetenti presente nella scuola?

A. 42%
B. 25%
C. 30%
D. 40%
E. 60%

338) Il prezzo di un oggetto messo in vendita su internet è di 580,00 €. Sapendo che le commissioni da corrispondere al sito sono pari all'11%, il ricavo netto sarà di:

A. 638
B. 63,8
C. 516,2
D. 98,3
E. 643,8

339) M/O • 2018 L'altro ieri Alice ha investito 1.000 € in azioni di una certa società. Ieri le azioni di quella società hanno subito un rialzo del 45% alla chiusura della borsa, mentre oggi si sono deprezzate del 40%. Se domani mattina, all'apertura della borsa, Alice rivende le azioni, quanto ha guadagnato o quanto ha perso?

A. ha perso 870 €
B. ha guadagnato 50 €
C. ha guadagnato 130 €
D. ha guadagnato 870 €
E. ha perso 130 €

340) Un giro del mondo in crociera con un prezzo di listino pari a 20.000 euro viene venduto con uno sconto del 60%. A quanto è ammontato lo sconto?

A. 8.000 euro
B. 6.000 euro
C. 3.333 euro
D. 9.000 euro
E. 12.000 euro

341) Un flacone di shampoo della capacità di 250 millilitri è pieno per il 60%. Quanto liquido contiene?

A. 1,5 decilitri
B. 1,9 decilitri
C. 160 millilitri
D. 150 centilitri
E. 0,015 litri

342) In una fabbrica vi sono 60 persone, di cui 18 sono donne. Qual è la percentuale di uomini presente nella fabbrica?

A. 65%
B. 42%
C. 30%
D. 57%
E. 70%

343) Il peso lordo di un container è di 9.700 kg e la tara è pari al 2%; il peso netto sarà quindi di kg:

A. 1.940
B. 9.894
C. 194
D. 8.970
E. 9.506

344) M/O • 2015 Al supermercato le confezioni di caffè da 500 g sono sempre in offerta speciale, tuttavia le offerte variano di settimana in settimana:

- Settimana 1: una confezione da 250 g in omaggio con l'acquisto di 2 confezioni;
- Settimana 2: 25% di sconto sul prezzo intero;
- Settimana 3: una confezione in omaggio con l'acquisto di 3 confezioni;
- Settimana 4: 10% di sconto sul prezzo indicato e ulteriori 100 g in omaggio;
- Settimana 5: con l'acquisto di una confezione, la seconda è a metà prezzo.
Sebbene le quantità cambino, il costo del caffè per 100 g in ciascuna delle offerte sopra elencate rimane invariato tutte le settimane, eccetto una: quale?

A. Settimana 1
B. Settimana 2
C. Settimana 3
D. Settimana 4
E. Settimana 5

345) Una palestra ha venduto 400 abbonamenti in ottobre e 480 in novembre. In dicembre si è registrato un decremento del 15% rispetto al mese precedente. A quanto ammonta la variazione percentuale degli abbonamenti venduti nel mese di dicembre rispetto a quelli di ottobre?

A. Non ci sono elementi sufficienti per rispondere
B. 1%
C. 5%
D. –5%
E. 2%

346) L'anno scorso le automobili straniere importate in Italia sono state 250.000, mentre quest'anno sono salite del 40%. Quest'anno si è registrato un 30% di importazioni dal mercato giapponese.

Quante sono state le auto straniere NON giapponesi importate quest'anno?

A. 420.000
B. 245.000
C. 210.000
D. 90.000
E. 270.000

347) In una comunità di 5000 persone il 5% dei membri viene colpito da una malattia infettiva, che richiede il ricovero nel 50% dei casi; quanti ricoveri sono avvenuti?

A. 150
B. 50
C. 200
D. 100
E. 125

348) Il cartello promozionale di un negozio recita:

Ogni 200 euro spesi, vi diamo un buono da 20 euro, spendibile al prossimo acquisto.

Tancredi, passando, riflette su quanto sia lo sconto effettivo praticato dal negozio. Quale osservazione è quella corretta?

A. Il massimo sconto ottenibile mediante questa promozione è del 20%
B. Il massimo sconto ottenibile mediante questa promozione è maggiore del 10%
C. Il massimo sconto ottenibile mediante questa promozione è minore del 10%
D. Il massimo sconto ottenibile mediante questa promozione è del 10%
E. Il massimo sconto ottenibile mediante questa promozione è minore del 2%

349) Il proprietario di una fabbrica di orecchini, in occasione della festa dell'8 marzo, vuole fare un regalo alle sue 100 dipendenti donne. Poiché sa che il 10% di esse porta un solo orecchino e che il rimanente si divide in parti uguali tra chi non ne porta affatto e chi ne porta due, quanti orecchini dovrà far preparare?

A. 100
B. 90
C. 45
D. 200
E. 180

Proporzioni

350) CINECA • 2019 In un museo sono presenti soltanto quadri, sculture e mosaici. Sapendo che il numero di quadri sta a quello delle sculture come 2 sta a 3, che il numero di mosaici sta a quello dei quadri come 5 sta a 2 e che nel museo ci sono 114 sculture, qual è il numero totale di opere d'arte presenti nel museo?

A. 323

B. 475
C. 455
D. 570
E. 380

351) Tre ragazzi mangiano tre pizze in tre ore. Quante pizze mangiano nove ragazzi in nove ore?

A. 9
B. 15
C. 27
D. 22
E. 18

352) Se 4 impiegati compilano 24 pratiche in 10 minuti, quanti impiegati sarebbero teoricamente necessari per compilare 120 pratiche in 3000 secondi?

A. 10
B. 4
C. 6
D. 8
E. 15

353) Se due conigli mangiano 8 carote in un'ora, in quanto tempo 25 conigli mangeranno 50 carote?

A. 30 minuti
B. 50 minuti
C. 60 minuti
D. 40 minuti
E. 20 minuti

354) Tre panettieri preparano un cornetto rispettivamente in 4, 5 e 6 minuti. Quanto impiegano a preparare insieme 37 cornetti?

A. 2 ore
B. 1 ora e 35 minuti
C. 50 minuti
D. 2 ore e 30 minuti
E. 1 ora

355) Un impiegato può completare 28 pratiche per ogni ora. Se in un giorno lavorativo di 8 ore si accumulano 6720 pratiche da chiudere in giornata, quanti impiegati saranno necessari?

A. 28
B. 30
C. 32
D. 35
E. 34

356) V • 2016 Tre marinai sbucciano un sacco di patate rispettivamente in 6, 8 e 12 ore. Quante ore impiegano a sbucciare insieme le patate di 33 sacchi?

A. 88
B. 26
C. 24
D. 176
E. Non è possibile rispondere in base ai dati forniti

357) Se 6 muratori, lavorando allo stesso ritmo, impiegano 50 minuti per costruire un muretto, quanto impiegherebbe uno solo di essi per costruire lo stesso muretto?

A. 5 ore
B. 250 minuti
C. 2 ore
D. 4 ore
E. 270 minuti

358) Due meccanici sono in grado di riparare 6 automobili in 3 ore. Quanti meccanici saranno necessari per riparare 22 auto in 5 ore?

A. Almeno 7
B. Almeno 8
C. Almeno 6
D. Almeno 5
E. Almeno 10

359) Un solo pasticciere prepara 5 torte in 2 ore e mezza. Quanti pasticcieri

dovrebbero lavorare, allo stesso ritmo, per preparare 12 torte in un'ora e mezza?

A. 6
B. 7
C. 3
D. 5
E. 4

360) Tre formiche spostano un mucchio di sabbia rispettivamente in 20, 30 e 60 giorni. Quanto tempo impiegano a spostare lo stesso mucchio di sabbia lavorando insieme?

A. 15 giorni
B. 10 giorni
C. 25 giorni
D. 5 giorni
E. 20 giorni

361) Se un computer processa un milione di informazioni al secondo, quanto tempo impiegheranno tre computer a processare novecento milioni di operazioni?

A. 500 secondi
B. 3 minuti
C. 200 secondi
D. 4 minuti
E. 5 minuti

362) CINECA • 2015 Una squadra di 15 operai edifica un palazzo in 30 giorni. Quanti giorni avrebbe impiegato una squadra di 9 operai?

A. 40
B. 60
C. 45
D. 50
E. 18

363) Tre imbianchini impiegano insieme 5 ore per dipingere una stanza di 200 metri quadrati. Il primo di essi da solo impiegherebbe 20 ore. Sapendo che il secondo impiega la metà del tempo del primo, quanto impiegherebbe il terzo da solo a dipingere la stanza?

A. 5 ore
B. Lo stesso tempo del primo
C. 8 ore
D. Lo stesso tempo del secondo
E. 10 ore

364) V • 2017 Gianluca, Vincenzo e Piero sono tre pasticcieri e ognuno di loro cucina 300 bignè rispettivamente in 4, 6 e 12 ore. Per un grande evento, è stato richiesto loro di produrre 4.500 bignè. Quante ore impiegheranno complessivamente a produrli?

A. 60
B. 75
C. 30
D. 24
E. 25

365) Un'azienda con 1.200 operai produce 360.000 pezzi in tre anni. Quale sarebbe la produzione annua dell'azienda se gli operai fossero 500?

A. 78.000
B. 72.000
C. 86.400
D. 80.500
E. 50.000

366) Se quattro operaie confezionano 9 manufatti in 20 minuti, quante operaie sarebbero teoricamente necessarie per confezionarne 90 in 12.000 secondi?

A. 10
B. 15
C. 20
D. 4
E. 8

367) Tre marinai sbucciano un sacco di patate rispettivamente in tre, quattro e cinque ore. Quanto impiegano a sbucciare insieme 47 sacchi?

A. 80 ore
B. 45 ore
C. 60 ore
D. 120 ore
E. 90 ore

368) Un elettricista prepara un impianto in 15 giorni. Quanti elettricisti (che lavorano allo stesso ritmo del primo) devono lavorare per preparare 5 impianti in 5 giorni?

A. 10
B. 25
C. 20
D. 15
E. 5

369) Sapendo che Stefano impiega la metà del tempo rispetto a Marco per battere una lettera, e che i due insieme in un giorno battono tre lettere, quante lettere batte Stefano in cinque giorni?

A. 5
B. 3
C. 10
D. I dati non sono sufficienti per rispondere
E. 8

370) Per asfaltare una strada 10 operai, lavorando allo stesso ritmo, impiegano 18 giorni: in quanti giorni potrebbe essere eseguito il lavoro se gli operai fossero 15?

A. 12
B. 5
C. 8
D. 15
E. 10

371) Se per terminare un trasloco Aldo, Giovanni e Giacomo impiegano 2 ore, quanto tempo impiegherebbero con l'aiuto di Marina, ammettendo che lavorino tutti egualmente sodo?

A. 30 minuti
B. 1 ora e 30 minuti
C. 40 minuti
D. 2 ore
E. 1 ora

372) Un impiegato può completare 14 pratiche per ogni ora. Se in un giorno lavorativo di 8 ore si accumulano 5600 pratiche da chiudere in giornata, quanti impiegati saranno necessari?

A. 60
B. 70
C. 50
D. 100
E. 25

373) 12 canarini hanno mangime per 23 giorni. Se i canarini fossero 2, quanti giorni durerebbe il mangime?

A. 23
B. 100
C. 138
D. 22
E. 194

374) Un bar ha una scorta di caffè sufficiente per 15 giorni calcolando 18 clienti al giorno; se nei mesi estivi i clienti fossero solo 10 al giorno, quanti giorni durerebbe la scorta di caffè?

A. 27 giorni
B. 40 giorni
C. 30 giorni
D. 32 giorni
E. 38 giorni

375) Un negoziante riesce a vendere 42 confezioni di uova in tre giorni. Quanti giorni impiega a vendere 126 confezioni?

A. 7
B. 3
C. 5
D. 9
E. 10

376) Una massaia ha raccolto fragole in quantità tale da poter confezionare 20 vasetti di marmellata da 700 g ciascuno. Se avesse messo la marmellata in vasetti da 350 g, quanti ne avrebbe potuti confezionare?

A. 28
B. 30
C. 18
D. 40
E. 20

377) 18 lampadine hanno energia per 20 giorni. Se le lampadine fossero 3, quanti giorni durerebbe l'energia?

A. 170
B. 78
C. 120
D. 207
E. 155

378) 5 lampadine hanno energia per 21 giorni. Se le lampadine fossero 7, quanti giorni durerebbe l'energia?

A. 15
B. 6
C. 30
D. 28
E. 18

379) 6 naufraghi hanno acqua potabile per 22 giorni. Se i naufraghi fossero 11, quanti giorni durerebbe l'acqua potabile?

A. 12
B. 8
C. 1
D. 15
E. 19

380) Determinare due numeri sapendo che la loro somma è 156 e stanno tra loro come 5 sta a 8.

A. 70 e 86
B. 30 e 50
C. 11 e 145
D. 60 e 96
E. 24 e 132

381) Una certa quantità di foraggio serve a nutrire 30 mucche per 6 mesi. Se dopo un mese vengono vendute 5 mucche, quanto tempo durerà la scorta di foraggio rimasta?

A. 6 mesi
B. 5 mesi
C. 5 mesi e mezzo
D. 4 mesi e mezzo
E. 7 mesi

382) 11 naufraghi hanno acqua potabile per 21 giorni. Se i naufraghi fossero 7, quanti giorni durerebbe l'acqua potabile?

A. 3
B. 33
C. 62
D. 53
E. 46

383) 19 naufraghi hanno acqua potabile per 18 giorni. Se i naufraghi fossero 3, quanti giorni durerebbe l'acqua potabile?

A. 105
B. 197
C. 175
D. 130
E. 114

384) 18 lampadine hanno energia per 7 giorni. Se le lampadine fossero 6, quanti giorni durerebbe l'energia?

A. 5
B. 1
C. 34
D. 27
E. 21

385) Determinare due numeri sapendo che la loro somma è 182 e stanno tra loro come 5 sta a 8.

A. 50 e 132
B. 37 e 145
C. 70 e 112
D. 30 e 120
E. 63 e 119

386) La somma di due aste di ferro è di 90 metri. La prima asta è 4/11 della seconda. Quanto misura l'asta più corta?

A. 24 metri
B. 45 metri
C. 56 metri
D. 35 metri
E. 27 metri

387) 96 litri di vino occupano i 3/8 di una botte. Quanti litri contiene l'intera botte?

A. 412 litri
B. 510 litri
C. 315 litri
D. 256 litri
E. 221 litri

388) Un segmento di 48 cm è diviso in due parti proporzionali ai numeri 3 e 5. Quanto misura la parte più corta?

A. 16 cm
B. 9,6 cm
C. 30 cm
D. 20 cm
E. 18 cm

389) 21 lanterne hanno petrolio per 17 giorni. Se le lanterne fossero 3, quanti giorni durerebbe il petrolio?

A. 145
B. 193
C. 215
D. 166
E. 119

390) 18 amici si dividono la spesa per giocare all'enalotto e pagano 6 euro ciascuno. Se il gruppo dei giocatori si riduce di un terzo, quanto pagherà ciascuno per effettuare la stessa giocata?

A. 18 euro
B. 8 euro
C. 9 euro
D. 15 euro
E. 10 euro

391) Cento conigli mangiano, in cento giorni, un quintale di carote. Quanti kg dello stesso alimento mangeranno dieci conigli in dieci giorni?

A. Uno
B. Cinquanta
C. Venti
D. Cento
E. Dieci

392) 18 lanterne hanno petrolio per 16 giorni. Se le lanterne fossero 6, quanti giorni durerebbe il petrolio?

A. 57
B. 48
C. 89
D. 60
E. 92

393) Rosa ha comprato i 3/7 di una collezione musicale. Sapendo che ha acquistato 54 audiocassette, quante audiocassette deve ancora comprare per acquisire l'intera collezione?

A. 62
B. 126
C. 72
D. 95
E. 100

394) 20 canarini hanno mangime per 19 giorni. Se i canarini fossero 5, quanti giorni durerebbe il mangime?

A. 76
B. 38
C. 48
D. 26
E. 127

395) Un infermiere deve somministrare un farmaco, in quantità diverse, a due pazienti: Mauro e Lucia. Presi 60 mg del farmaco, l'infermiere ne tiene un quarto da parte e divide il resto tra Mauro e Lucia nel rapporto di 2 a 1. Quanti milligrammi di farmaco saranno somministrati a Mauro?

A. 10
B. 45
C. 15
D. 30
E. 40

396) 34 ricamatrici producono a macchina 1.768 centrini al giorno. Lavorando allo stesso ritmo, quanti centrini verranno confezionati al giorno da 60 ricamatrici?

A. 3.420 centrini
B. 3.300 centrini
C. 3.400 centrini
D. 3.120 centrini
E. 3.060 centrini

397) In una grande fiera, sette pizzaioli (ciascuno dotato di un forno) preparano trentacinque pizze in quarantacinque minuti. Quanti pizzaioli (ognuno dotato del proprio forno) saranno necessari per preparare duecentodieci pizze in un'ora e mezza?

(Si supponga che tutti i pizzaioli abbiano la stessa abilità e che siano tutti dotati di forni identici).

A. 21
B. 65
C. 14
D. 42
E. 50

398) Appio e Beppo mangiano a più non posso (e allo stesso ritmo) e svuotano tutta la loro dispensa in 90 minuti. Se avessero invitato anche Cecco, mangiando tutti ugualmente allo stesso ritmo di prima, quanto tempo avrebbero impiegato ad esaurire le stesse scorte alimentari?

A. 30 minuti
B. 40 minuti
C. 45 minuti
D. 50 minuti
E. 1 ora

399) Tre marinai sbucciano un sacco di patate rispettivamente in 3, 4 e 6 ore. Quante ore impiegano a sbucciare insieme le patate di 45 sacchi?

A. 60
B. 120
C. 13
D. 12
E. Non è possibile rispondere in base ai dati forniti

Frazioni

400) Qual è 1/2 di 2/3 di 3/4 di 4/5 di 5/6 di 6/7 di 7/8 di 8/9 di 9/10 di 1000?

A. 2
B. 0,1
C. 100
D. 0,01
E. 1

401) Nell'harem del sultano Alì Babà i 4/5 delle odalische hanno i capelli neri ed i 3/4 hanno gli occhi neri. Si può concludere che:

A. 3/4 delle odalische hanno sia capelli che occhi neri
B. 4/5 delle odalische hanno sia capelli che occhi neri
C. 3/5 delle odalische hanno sia capelli che occhi neri
D. almeno 11/20 delle odalische hanno sia capelli che occhi neri
E. al più 11/20 delle odalische hanno sia capelli che occhi neri

402) Determinare quel numero per il quale la somma del suo terzo e del suo quarto è uguale a 7.

A. 17
B. 12
C. 13
D. 15
E. 14

403) Si vogliono ripartire 91 biscotti in tre piatti in modo che il primo piatto contenga un terzo dei biscotti del secondo e il secondo piatto un terzo dei biscotti del terzo piatto. Quanti biscotti conterrà il secondo piatto?

A. 33
B. 24
C. 21
D. 31
E. 30

404) La somma di due aste di ferro è di 90 metri. La prima asta è 4/11 della seconda. Quanto misura l'asta più lunga?

A. 66 metri
B. 27 metri
C. 21 metri
D. 35 metri
E. 52 metri

405) Gianni ha 75 anni e suo nipote ha i 4/7 dei 14/25 della sua età. Quanti anni ha il nipote?

A. 14 anni
B. 44 anni
C. 4 anni
D. 24 anni
E. 34 anni

406) Ad una festa popolare con 50 litri di olio si riescono a cuocere solo i 2/5 delle frittelle preparate. Se l'olio costa 4 euro al litro, quanto si spenderà per l'intera frittura?

A. 350 euro
B. 200 euro
C. 500 euro
D. 400 euro
E. 650 euro

407) M/O • 2016 Mina deve distribuire un bonus di produzione di 6.000 euro tra i suoi quattro dipendenti. Progetta di destinarne la metà a Iginia, un quarto a Ghila, un quinto a Aimée e un decimo a Antimina. Così facendo:

A. supererebbe il bonus complessivo di 175 euro
B. le resterebbero 175 euro non distribuiti
C. esaurirebbe il bonus, dividendolo tra i quattro dipendenti
D. le resterebbero 300 euro non distribuiti
E. supererebbe il bonus complessivo di 300 euro

3.3 • Quantità

Quesiti geometrici

408) Un parallelepipedo di legno misura 5 × 7 × 9 cm ed è dipinto di blu sulla superficie esterna. Se viene suddiviso in 315 cubetti di 1 cm di lato cia-

scuno, quanti di questi avranno almeno una faccia dipinta di blu?

A. 186
B. 220
C. 228
D. 210
E. 225

409) Un parallelepipedo di legno misura 15 × 8 × 11 cm ed è dipinto di blu sulla superficie esterna. Se viene suddiviso in 1320 cubetti di 1 cm di lato ciascuno, quanti di questi avranno almeno una faccia dipinta di blu?

A. 618
B. 598
C. 670
D. 658
E. 638

410) Abbiamo 60 contenitori uguali di forma cubica disposti in modo da formare un parallelepipedo le cui dimensioni misurano 5 × 4 × 3. Alla fine dell'inverno scopriamo che si sono rovinati i contenitori che avevano almeno una faccia verso l'esterno o sul fondo del parallelepipedo. Quanti sono i contenitori rimasti integri?

A. 24
B. 30
C. Nessuno
D. 12
E. 6

411) Se l'area del quadratino scuro è 2 cm^2, quanto vale l'area del quadrato più grande?

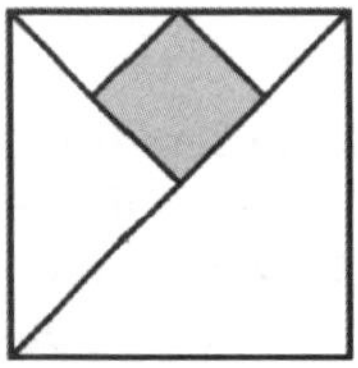

A. 8 cm^2
B. 16 cm^2
C. 8 × $2^{1/2}$ cm^2
D. 18 cm^2
E. 12 cm^2

412) Si prenda un foglio di carta, lo si ripieghi a metà tre volte, e infine lo si fori al centro con la punta di una matita. Riaperto il foglio quanti fori ci saranno?

A. 9
B. 1
C. 4
D. 3
E. 8

413) Se si riduce l'altezza di un rettangolo del 20% e si incrementa la base del 20%, allora l'area del nuovo rettangolo rispetto all'area del rettangolo iniziale risulta essere:

A. invariata
B. aumentata del 5%
C. diminuita del 40%
D. aumentata del 20%
E. diminuita del 4%

414) V • 2015 Una cassaforte ha le seguenti dimensioni esterne: la base misura 70 cm × 60 cm, e l'altezza misura 80 cm. La cassaforte è fatta di acciaio spesso 10 cm, ad eccezione della base che è spessa 20 cm. Qual è il volume interno della cassaforte?

A. 336.000 cm^3
B. 80.000 cm^3
C. 120.000 cm^3
D. 180.000 cm^3
E. 100.000 cm^3

415) Con quali delle seguenti figure geometriche NON è possibile pavimentare una superficie piana?

A. Rettangoli

B. Pentagoni regolari
C. Triangoli equilateri
D. Esagoni regolari
E. Quadrati

416) Un parallelepipedo di legno misura 15 × 16 × 8 cm ed è dipinto di blu sulla superficie esterna. Se viene suddiviso in 1920 cubetti di 1 cm di lato ciascuno, quanti di questi avranno almeno una faccia dipinta di blu?

A. 828
B. 830
C. 833
D. 834
E. 832

417) Un pallone di cuoio è ottenuto cucendo 20 pezzi di cuoio a forma esagonale e 12 pezzi di cuoio a forma pentagonale. Una cucitura unisce i lati di due pezzi adiacenti. Allora il numero totale delle cuciture è:

A. 90
B. 172
C. i dati forniti dal problema sono insufficienti
D. 180
E. 140

418) M/O • 2014 Due figure uguali a forma di L sono state ricavate da un quadrato che misura 10 cm × 10 cm. Il restante quadrato centrale misura 2 cm per lato. Qual è il perimetro di una delle due figure ritagliate a forma di L?

A. 36 cm
B. 32 cm
C. 28 cm
D. 34 cm
E. 30 cm

419) Si deve costruire un recinto circolare con colonnine. Se la sesta colonnina si trova di fronte alla ventesima, quante sono le colonnine disponibili?

A. 32
B. 24
C. 29
D. 28
E. 46

420) L'arredo di un parco prevede la disposizione, lungo il suo perimetro, di palette segnaletiche a distanza di 7 metri l'una dall'altra. Quante palette segnaletiche in più sono necessarie per arredare un parco quadrato di area quadrupla rispetto a un altro parco quadrato che ha il perimetro pari a 140 metri?

A. 40
B. 30
C. 28
D. 60
E. 20

421) L'illuminazione di un giardino prevede, lungo il suo perimetro, la posa di lampioni a distanza di 2 metri l'uno dall'altro. Quanti lampioni in più sono necessari per illuminare un giardino quadrato di area quadrupla rispetto a un altro giardino quadrato che ha il perimetro pari a 48 metri?

A. 36
B. 24
C. 72
D. 48
E. 56

422) I tre quadrati riportati hanno lo stesso lato. I punti in grassetto sui lati dei quadrati sono i loro punti medi. In ogni quadrato si consideri l'area complessiva delle parti annerite. Che cosa si può affermare riguardo le aree delle parti annerite nei tre quadrati?

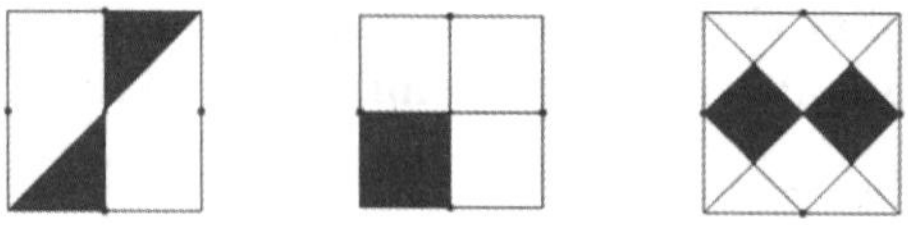

Quadrato 1 Quadrato 2 Quadrato 3

A. L'area delle parti annerite del quadrato 1 è uguale a quella delle parti annerite del quadrato 2 ed entrambe sono maggiori di quelle del quadrato 3
B. L'area delle parti annerite del quadrato 3 è maggiore di quelle degli altri due
C. L'area delle parti annerite del quadrato 1 è maggiore di quelle degli altri due quadrati
D. L'area delle parti annerite del quadrato 2 è maggiore di quelle degli altri due quadrati
E. Le tre aree sono uguali

423) Il nuovo salone della contessa Viendalmare ha un pavimento quadrato di undici metri di lato. La contessa vuole piastrellarlo con piastrelle quadrate, bianche e nere, di un metro quadrato. Il disegno che ha commissionato al suo architetto ha tutte le piastrelle bianche tranne quelle sulla cornice e quelle sulle due diagonali, che sono nere. Quante piastrelle nere deve ordinare l'architetto?

A. 66
B. 57
C. 58
D. 61
E. 62

Insiemi e ripartizioni

424) Sette scatole contengono monete. Se in ogni scatola vi è almeno una moneta, non più di tre scatole contengono lo stesso numero di monete e tutte le altre scatole contengono un numero di monete differente, qual è il minor numero possibile di monete presenti nelle scatole?

A. 13
B. 17
C. 28
D. 7
E. 22

425) V • 2016 Un'azienda per il trasporto urbano dispone di 77 mezzi tra autobus da 50 posti e pulmini da 20 posti. Gli autobus sono 57 e i pulmini sono 20. Tra i 77 mezzi, 22 sono quelli dotati di motore elettrico, mentre gli altri hanno motore diesel. Se i pulmini con motore diesel sono 15, quanti saranno gli autobus a motore diesel?

A. 35
B. 45
C. 40
D. 55
E. 47

426) In un ristorante 15 avventori stanno seduti, 10 mangiano una torta. Con questi dati si può concludere con certezza che il numero totale *N* degli avventori è:

A. $N > 25$
B. $N = 25$
C. N maggiore o uguale a 15
D. $N < 15$
E. $N > 15$

427) A una conferenza, 8 persone prendono appunti, 5 hanno un registratore. Con questi dati si può concludere con certezza che il numero totale *N* degli ascoltatori a quella conferenza è:

A. $N > 8$
B. $N = 13$
C. N maggiore o uguale a 8
D. $N < 8$
E. $N > 13$

428) Un istituto superiore ha 100 docenti suddivisi su 4 succursali che

hanno almeno 15 docenti per ogni succursale. Allora una e una sola delle seguenti affermazioni è sempre vera (a prescindere dalla distribuzione tra le succursali):

A. nessuna delle altre alternative proposte
B. esistono 2 succursali con almeno 25 docenti ciascuna
C. se esiste una succursale con 15 docenti, ne esiste un'altra con almeno 70 docenti
D. se esiste una succursale con 15 docenti, ne esiste un'altra con almeno 15 docenti
E. se esiste una succursale con 15 docenti, ne esiste un'altra con almeno 50 docenti

429) A una conferenza 10 persone prendono appunti, 8 portano gli occhiali. Con questi dati si può concludere con certezza che il numero totale N degli ascoltatori a quella conferenza è:

A. $N = 18$
B. N maggiore o uguale a 10
C. $N < 10$
D. $N > 10$
E. $N > 18$

430) Tre amici vanno a lezione di Logica dallo stesso insegnante. Non potendosi permettere lezioni individuali, essi prendono lezioni di gruppo da un'ora ciascuna, con due soli allievi per volta. Qual è il numero minimo di lezioni da predisporre, se ognuno dei tre amici vuole partecipare ad almeno due lezioni da un'ora ciascuna?

A. Due
B. Tre
C. Sei
D. Cinque
E. Quattro

431) Nella classe di Asdrubale ci sono 37 allievi. Tutti si sono iscritti ad almeno una delle due attività extracurriculari (musica e pallavolo). Alla fine 15 fanno musica e 28 fanno pallavolo.
Quanti allievi, frequentando entrambe le attività, hanno la necessità di programmare gli orari per evitare sovrapposizioni?

A. 13
B. 9
C. 6
D. 22
E. 16

432) Cinquanta famosi matematici sono riuniti a congresso. Non tutti sono distratti. Però, presi a caso due matematici, almeno uno dei due è distratto. Dunque, necessariamente i congressisti distratti sono:

A. almeno 2, ma possono essere meno di 25
B. 49
C. 25
D. 50
E. più di 25, ma non si può dire quanti

433) Ad un ricevimento la contessa Viendalmare vuole sistemare i 40 invitati in tavoli da 4.
Purtroppo la contessa si rende conto che comunque si dispongano gli invitati c'è sempre almeno un tavolo di sole donne.
Quante sono almeno le donne invitate?

A. 39
B. 9
C. 31
D. 21
E. 10

434) CISIA • 2016 Sono dati gli insiemi *A*, *B*. Si sa che $A \cap B = A$. Allora si può dedurre che:

A. $A \cup B = B$

B. $A \cap B = B$
C. $B = \emptyset$
D. $A \cup B = A$
E. $A = \emptyset$

435) CINECA • 2017 **Morgana deve distribuire un bonus di produzione di 3.500 euro tra i suoi quattro dipendenti. Progetta di destinarne la metà a Olivier, un quarto a Getulio, un quinto a Lario e un decimo a Sasha. Così facendo:**

A. le resterebbero 112,5 euro non distribuiti
B. esaurirebbe il bonus, dividendolo tra i quattro dipendenti
C. le resterebbero 175 euro non distribuiti
D. eccederebbe il bonus complessivo di 112,5 euro
E. eccederebbe il bonus complessivo di 175 euro

436) Carla ha nel cassetto 2 paia di guanti bianchi, 8 paia di guanti rossi e 4 paia di guanti gialli. Trovandosi al buio e dovendo essere sicura di prenderne un paio dello stesso colore, quanti guanti dovrà estrarre dal cassetto?

A. 11
B. 3
C. 5
D. 4
E. 6

437) CINECA • 2019 **11 amici escono a cena per festeggiare il compleanno di uno di loro. Quando il cameriere porta il conto, calcolano che ciascuno dovrebbe pagare 20 euro. Tuttavia decidono di non far pagare il festeggiato: quindi quanto dovrà spendere ciascuno degli altri amici?**

A. 21 euro
B. 22 euro
C. 11 euro
D. 23 euro
E. 20 euro

438) In una classe di 33 studenti, 18 di essi giocano a calcio, 17 giocano a basket e 4 non praticano né il calcio né il basket. Quanti sono gli studenti che giocano sia a calcio sia a basket?

A. 5
B. Nessuno
C. 6
D. 1
E. 29

439) In una classe di 24 persone, 18 giocano a calcio, 15 a basket, 17 a pallavolo. Quanti sono, al minimo, coloro che praticano tutti e tre gli sport?

A. 5
B. 0
C. 26
D. 2
E. 1

440) In una scatola ci sono 50 penne; non tutte sono penne rosse. Se però si prendono due penne qualsiasi dalla scatola, almeno una delle due è rossa. Quante sono le penne rosse contenute nella scatola?

A. 25
B. 26
C. 19
D. 39
E. 49

441) V • 2016 **In una scuola elementare, frequentata da 250 alunni, sono stati attivati due corsi pomeridiani. Si sa che 200 alunni frequentano il corso di spagnolo, 199 il corso di nuoto, 29 nessuno dei due corsi. Quanti alunni frequentano entrambi i corsi?**

A. 221

B. 22
C. 21
D. Non si può stabilire perché i dati sono insufficienti
E. 178

442) Una libreria ha 6 ripiani; ponendo su ciascuno di essi 21 libri, si occupano solo i primi 4 ripiani. Se si volesse occupare tutta la libreria, invece, quanti libri bisognerebbe disporre su ogni ripiano facendo in modo che il numero di libri sia lo stesso su ogni ripiano?

A. 14
B. 17
C. 18
D. 15
E. 16

443) Lanciando un dado sono possibili 6 risultati (faccia verso l'alto con 1 o 2 o 3 o 4 o 5 o 6), che costituiscono l'insieme A; l'insieme B è costituito da tutti i 36 risultati possibili lanciando una coppia di dadi, tenendo conto che il risultato del lancio di un dado della coppia è indipendente dal risultato del lancio dell'altro dado. L'intersezione dei due insiemi [A interseca B] è formata:

A. dall'insieme vuoto, perché lanciare un dado dà risultati indipendenti dal lancio dell'altro
B. dall'insieme costituito dai sei risultati possibili lanciando un dado (insieme A) e dai 36 risultati possibili lanciando due dadi (insieme B)
C. dall'insieme costituito da 2, 3, 4, 5 e 6
D. dall'insieme A con i sei risultati possibili
E. dall'insieme vuoto, perché l'insieme A e l'insieme B non hanno elementi comuni

444) Ad un corso universitario partecipano 80 studenti. Di questi, 45 parlano inglese e 60 sono ragazze. Determinare, sulla base di questa sola informazione, quale delle seguenti situazioni è impossibile.

A. I ragazzi che parlano inglese sono esattamente 13
B. Le ragazze che parlano inglese sono esattamente 23
C. Tutti i ragazzi parlano inglese
D. Nessuno dei ragazzi parla inglese
E. Il numero delle ragazze che parlano inglese è maggiore del numero dei ragazzi che parlano inglese

445) "*In un cinema ci sono 200 spettatori: 40 sono italiani, 50 sono donne, e 60 preferiscono i film di genere fantasy*". Sulla base di queste informazioni, di quanti spettatori si può affermare con certezza che sono allo stesso tempo italiani, donne e amanti del genere fantasy?

A. Di cento
B. Di dieci
C. Di nessuno
D. Di cinquanta
E. Di quaranta

446) "*Vittorio ha 50 CD di musica rock e 41 CD di musica jazz suddivisi in 10 ripiani di un mobile porta-CD*". Quale delle seguenti affermazioni è sicuramente vera?

A. In tutti i ripiani, il numero di CD di musica jazz è minore di quello dei CD di musica rock
B. In ogni ripiano ci sono almeno 8 CD
C. Esiste almeno un ripiano in cui ci sono almeno 6 CD di musica rock
D. Esiste almeno un ripiano in cui ci sono più di 9 CD
E. Esiste almeno un ripiano in cui ci sono esattamente 5 CD di musica jazz

447) Ho 40 conigli bianchi e 31 conigli neri suddivisi in 10 gabbie. Quale del-

le seguenti affermazioni è sicuramente vera?

A. Esiste almeno una gabbia in cui ci sono almeno 5 conigli bianchi
B. In tutte le gabbie, il numero dei conigli bianchi è maggiore o uguale a quello dei conigli neri
C. Esiste almeno una gabbia in cui ci sono almeno 8 conigli
D. Esiste almeno una gabbia in cui ci sono esattamente 4 conigli neri
E. In ogni gabbia ci sono almeno 7 conigli

448) V • 2019 **Alice ha 17 pentole fra tegami, casseruole, teglie e wok. Sapendo che il numero di tegami supera di due il numero delle casseruole, che il numero di teglie supera di tre il numero di wok e che Alice possiede almeno un wok e che il numero di wok è inferiore al numero di casseruole, qual è il numero minimo di tegami che possiede Alice?**

A. 5
B. 7
C. 3
D. 4
E. 6

449) Se in una libreria ci sono 82 libri di poesia, allora è certo che:

A. il proprietario della libreria è un appassionato di poesia
B. i libri allocati nella libreria sono per lo più volumi di poesia
C. la libreria non contiene meno di 82 libri di poesia
D. la libreria contiene per metà libri di poesia e per metà libri di narrativa
E. non c'è più spazio per sistemare altri volumi

Tempo

450) M/O • 2016 **Se le lancette di un orologio segnano le 21.30 di mercoledì, tra 53 ore e 45 minuti saranno:**

A. le 2.15 di domenica
B. le 3.15 di sabato
C. le 23.15 di giovedì
D. le 3.15 di venerdì
E. le 2.15 di sabato

451) CINECA • 2018 **Se le lancette di un orologio segnano le 12.30 di lunedì, tra 45 ore e 45 minuti saranno:**

A. le 10.15 di mercoledì
B. le 6.15 di martedì
C. le 22.15 di giovedì
D. le 10.15 di lunedì
E. le 9.15 di mercoledì

452) Per stabilire in che giorno della settimana cadrà il 15 agosto del prossimo anno, le informazioni seguenti: 1) quest'anno ferragosto cade di venerdì, 2) il 25 dicembre del prossimo anno è un sabato, sono:

A. entrambe necessarie
B. necessaria la 2, non utile la 1
C. entrambe sufficienti
D. entrambe inutili
E. utile la 1, non utile la 2

453) Don Fermo, parroco del paese di Roccasolare, decide di inscenare la processione di San Casimiro la prima domenica di ogni mese. Quanti giorni possono trascorrere tra una processione e la successiva? ***(Si intenda che da una domenica alla successiva trascorrono sette giorni)***

A. 28 oppure 35 giorni
B. 30 oppure 31 giorni
C. 31 giorni
D. Un numero di giorni da 28 a 31
E. Un numero di giorni da 28 a 35

454) In questo momento supponete che siano le 3; a quale ora per la prima volta dopo questo orario le lancette dell'orologio si troveranno l'una sul prolungamento dell'altra?

A. Verso le 3 e 40 minuti
B. Verso le 3 e 42 minuti
C. Verso le 3 e 55 minuti
D. Verso le 3 e 49 minuti
E. Verso le 3 e 45 minuti

455) Tre ore fa mancavano tante ore alle tre del pomeriggio quante ne erano passate dalle due di notte. Che ora è in questo momento?

A. Le 11.00
B. Le 11.30
C. Le 10.30
D. Le 10.00
E. Le 12.00

456) M/O • 2015 L'orologio di una chiesa suona le ore battendo il numero corrispondente di rintocchi ogni ora dalle 9 di mattina (9 rintocchi) alle 9 di sera (9 rintocchi) e un rintocco alla mezz'ora in questo arco di tempo. Per il resto del tempo non batte alcun rintocco.

Qual è il numero totale di rintocchi che l'orologio batte ogni giorno?

A. 103
B. 89
C. 90
D. 100
E. 99

457) Un atleta ha ridotto il proprio tempo di percorrenza di una certa distanza del 20% al mese negli ultimi tre mesi. Se inizialmente copriva la distanza in 2'05", quanto impiega ora?

A. 1'04"
B. 1' 15"
C. 1'12"
D. 50"
E. 70"

458) V • 2015 La sede centrale della società T&R si trova a Londra e gli uffici sono aperti dalle 8:00 alle 17:00 nei giorni lavorativi. La società ha inoltre una sede a New York (dove l'ora locale è 5 ore indietro rispetto a quella di Londra) e una ad Atene (dove l'ora locale è 2 ore avanti rispetto a quella di Londra). Nei giorni lavorativi gli uffici di New York sono aperti dalle 9:00 alle 18:00 (ora locale), mentre quelli di Atene sono aperti dalle 8:00 alle 13:00 e dalle 17:00 alle 20:00 (ora locale).

Per quante ore al giorno tutti e tre gli uffici della T&R sono aperti contemporaneamente?

A. 3 ore
B. 4 ore
C. 5 ore
D. 6 ore
E. 2 ore

459) CINECA • 2018 A quante ore equivalgono 508 minuti?

A. 7h e 38'
B. 8h e 08'
C. 8h e 28'
D. 7h e 58'
E. 8h e 18'

460) Priscilla è nata il 12 aprile, di domenica. Nicola è nato nello stesso anno, anche lui di domenica. Determinare quale dei seguenti giorni può essere il compleanno di Nicola.

A. 28 marzo
B. 10 maggio
C. 4 aprile
D. 27 aprile
E. 2 maggio

461) Una "non-stop televisiva" inizia alle ore 21:00 del 25 ottobre, e prose-

gue ininterrottamente per 400 ore. Quando termina?

A. Alle ore 13:00 dell'11 novembre
B. Alle ore 13:00 del 12 novembre
C. Alle ore 23:00 del 10 novembre
D. Alle ore 13:00 del 10 novembre
E. Alle ore 23:00 dell'11 novembre

462) Mario è nato martedì 8 febbraio. Stella è nata mercoledì 8 marzo, nello stesso anno. Di quale anno potrebbe trattarsi?

A. 1982
B. 1973
C. 1976
D. 1970
E. 1979

Distanza

463) Una corda di 40 metri viene tagliata in due spezzoni. Se un pezzo è 18 metri più lungo dell'altro, qual è la lunghezza dello spezzone più corto?

A. 22
B. 9
C. 29
D. 11
E. 18

464) Un impiegato percorre tutte le mattine 10 minuti a piedi alla velocità di 6 km/h, poi fa un tragitto lungo dieci volte tanto in treno alla velocità di 120 km/h e infine una corsa in autobus di 5 minuti alla velocità di 60 km/h. Quanto vale complessivamente lo spazio percorso dall'impiegato?

A. 15,6 km
B. 18,6 km
C. 17 km
D. 18 km
E. 16 km

465) In un momento X, un treno che corre a 30 km/h precede un treno che corre a 50 km/h. Quanti km distano l'uno dall'altro se occorreranno 15 minuti al treno più rapido per raggiungere il più lento?

A. 5
B. 8
C. 6
D. 7
E. 2,5

466) Luca e Giovanni partono nello stesso momento sulla stessa strada di 300 km che collega Firenze a Milano. Luca parte da Firenze a 60 km/h, Giovanni parte da Milano e viaggia a 90 km/h. Dove e quando si incontreranno?

A. Dopo due ore, a 120 km da Milano
B. Dopo tre ore, a 120 km da Milano
C. Dopo quattro ore, a 120 km da Firenze
D. Dopo quattro ore, a 120 km da Milano
E. Dopo due ore, a 120 km da Firenze

467) M/O • 2015 Un reticolo stradale consiste in una serie di strade percorribili da nord a sud e in una serie di strade percorribili da est a ovest. A ogni intersezione vi è una rotatoria. A causa di alcuni lavori in corso, Michele non può percorrere il tragitto con la sua auto direttamente dal punto X al punto Y: partendo dal punto X, viaggia verso est per 2 minuti, quindi in direzione nord per 3 minuti, poi in direzione ovest per 2 minuti, infine verso nord per 3 minuti fino a raggiungere il punto Y. Se Michele viaggia a una velocità media di 30 km/h in ogni tratto del suo percorso, qual è la distanza in linea d'aria tra il punto X e il punto Y?

A. 9 km
B. 2 km
C. 4 km
D. 3 km

E. 5 km

468) CINECA • 2016 Un autobus ha percorso i 5/9 del suo tragitto. Se ha percorso 1.500 metri, quanti metri deve ancora percorrere l'autobus per completare il tragitto?

A. 2.700
B. 2.400
C. 1.750
D. 1.200
E. 3.500

3.4 • Serie numeriche nelle configurazioni geometriche

469) Quale dei seguenti numeri integra la serie?

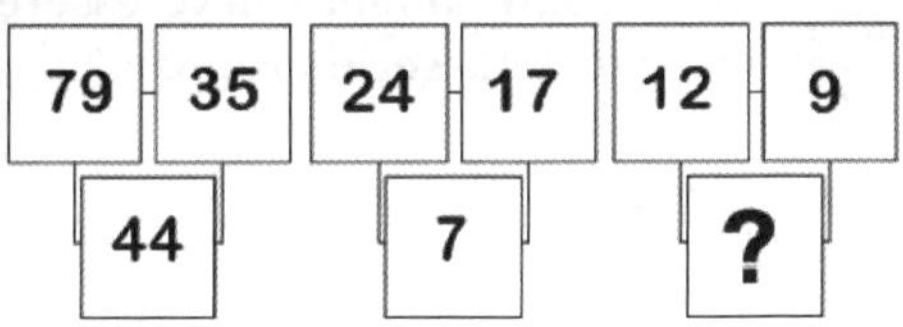

A. 77
B. 15
C. 3
D. 79
E. 89

470) Quale dei seguenti numeri integra la serie?

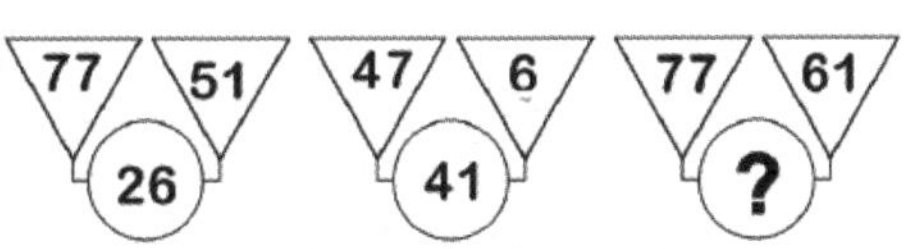

A. 16
B. 79
C. 77
D. 13
E. 3

471) Quale dei seguenti numeri completa la serie proposta?

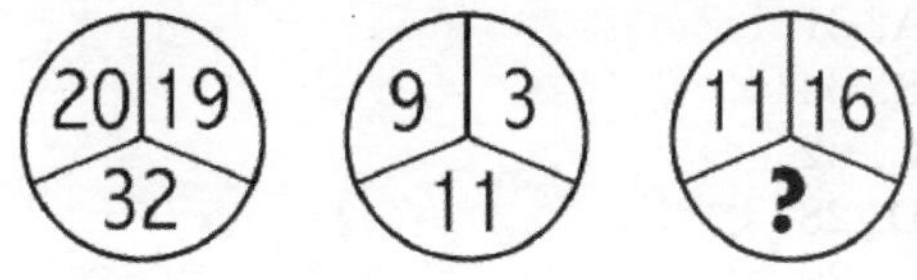

A. 21
B. 26
C. 17
D. 3
E. 28

472) Quale dei seguenti numeri completa la serie proposta?

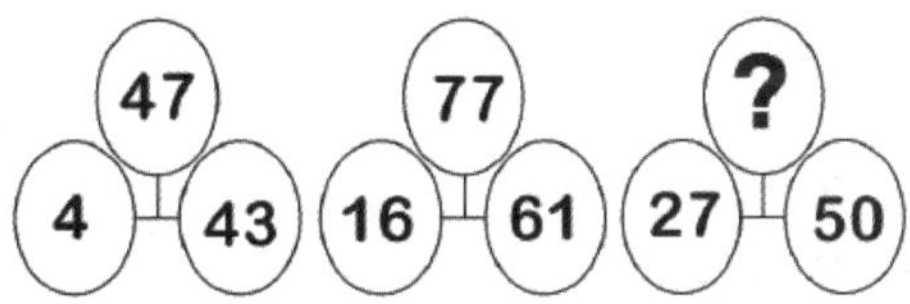

A. 77
B. 70
C. 68
D. 80
E. 78

473) Quale numero tra quelli proposti completa la serie?

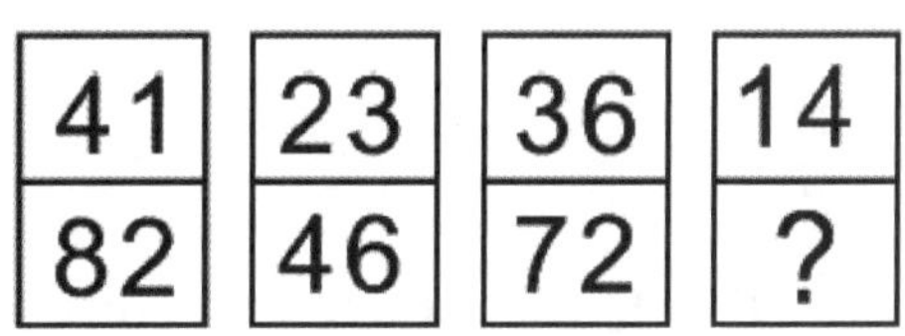

A. 26
B. 28
C. 32
D. 38
E. 30

474) Quale numero tra quelli proposti completa la serie?

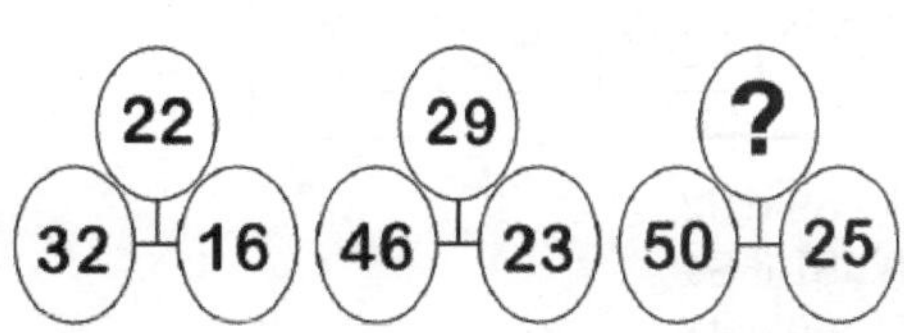

A. 31
B. 34
C. 32
D. 28
E. 29

475) Quale dei seguenti numeri integra la serie?

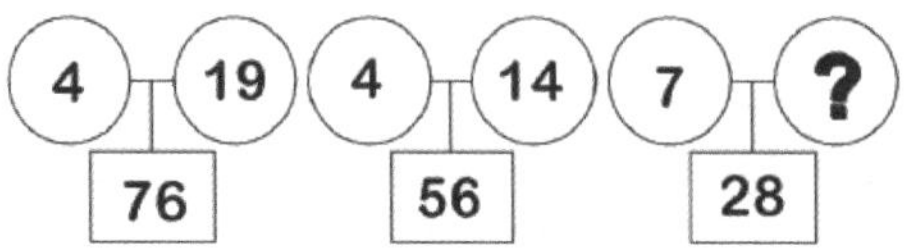

A. 76
B. 17
C. 90
D. 4
E. 8

476) Quale dei seguenti numeri completa la serie proposta?

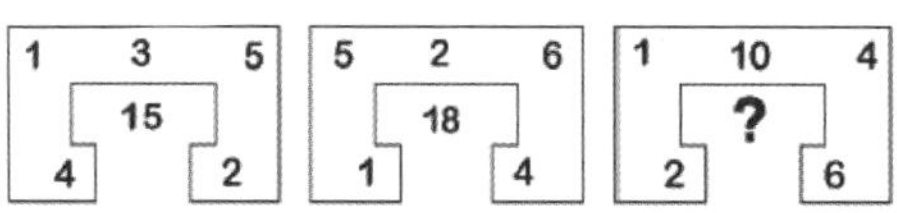

A. 23
B. 30
C. 29
D. 25
E. 27

477) Quali dei numeri seguenti completano le serie proposte?

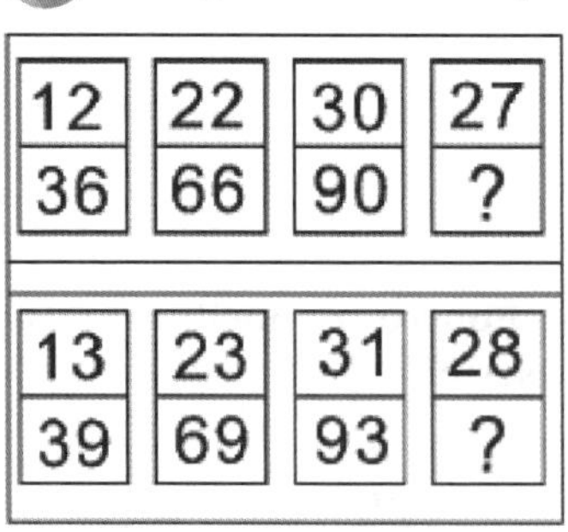

A. 89 e 92
B. 81 e 84
C. 60 e 48
D. 75 e 78
E. 84 e 87

478) Quali dei seguenti numeri integrano le serie proposte?

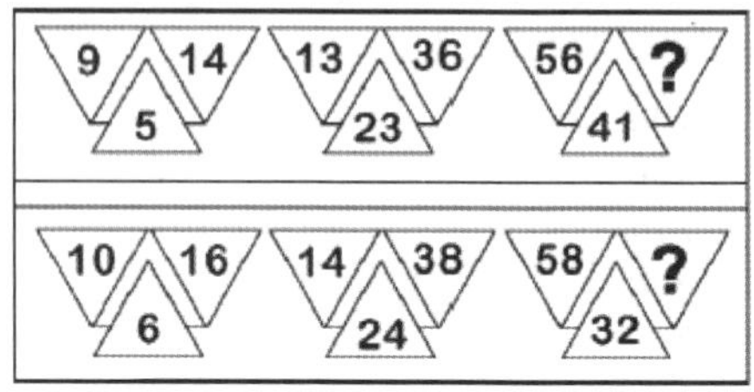

A. 26 e 19
B. 86 e 35
C. 62 e 55
D. 97 e 90
E. 47 e 40

479) Quale numero deve essere inserito nella serie proposta?

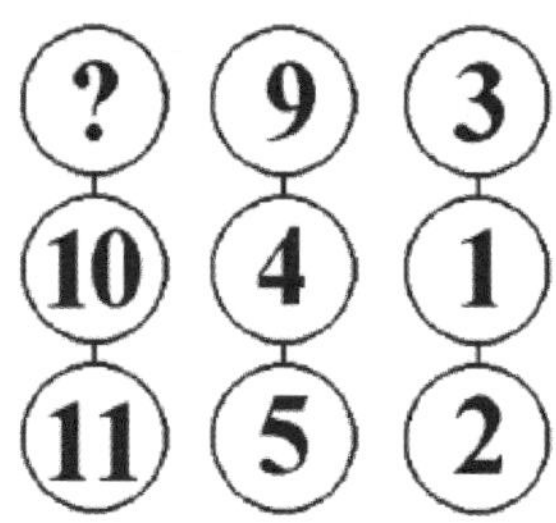

A. Il numero 15
B. Il numero 14
C. Il numero 21
D. Il numero 20
E. Il numero 13

3.5 • Sequenze numeriche, alfabetiche, alfanumeriche

480) Individuare il numero mancante nella seguente matrice:

7 3 21
6 4 24
18 9 ?

A. 3
B. 45
C. 28
D. 504
E. 162

481) Individuare il numero mancante nella seguente matrice:

8 3 5
2 ? 0
7 0 7

A. 4
B. 0
C. 2
D. 5
E. 7

482) Individuare il numero mancante nella seguente matrice:

6 0 6
5 4 1
8 ? 2

A. 7
B. 0
C. 2
D. 6
E. 3

483) V • 2016 Date le serie di numeri 9, 12, 15; 5, 12, 11 e 14, 18, 23, completare, seguendo la stessa regola, la serie 10, 24, ?, scegliendo il terzo elemento tra le alternative proposte di seguito.

A. 20
B. 21
C. 22
D. 25
E. 34

484) Individuare il numero mancante nella seguente serie: 42 39 37 34 ?

A. 38
B. 31
C. 43
D. 32
E. 33

485) Individuare il numero mancante nella seguente serie: 10 17 13 20 ?

A. 15
B. 38
C. 16
D. 27
E. 32

486) M/O • 2016 Completare correttamente la seguente successione numerica. 2; 20; 22; 42; 64; ?

A. 105
B. 106
C. 86
D. 128
E. 84

487) Individuare il numero mancante nella seguente serie: 8 80 20 200 ?

A. 50
B. 100
C. 400
D. 30
E. 40

488) Individuare il numero mancante nella seguente serie: 3 5 35 37 ?

A. 123
B. 24
C. 39
D. 150
E. 259

489) Individuare il numero mancante nella seguente serie: 118 112 28 22 ?

A. 3,5
B. 7,5
C. 5,5
D. 4,5
E. 44

490) Individuare il numero mancante nella seguente serie: 5 2 8 11 20 ?

A. 9
B. 53
C. 10
D. 32
E. 8

491) Individuare il numero mancante nella seguente serie: 3 9 27 22 28 84 ?

A. 38
B. 34
C. 79
D. 84
E. 32

492) Individuare il numero mancante nella seguente serie: 113 110 22 28 25 5 ?

A. 113
B. 12
C. 14
D. 11
E. 25

493) Individuare il numero mancante nella seguente serie: 3 3 6 18 ?

A. 83
B. 48
C. 81
D. 72
E. 36

494) Individuare la lettera che completa la serie:
C A D E I ?
A. Q
B. P
C. O
D. C
E. R

495) Individuare la lettera che completa la serie:
F I G L H ?
A. N
B. M
C. O
D. C
E. S

496) Individuare la lettera che completa la serie:
A B D H ?
A. M
B. R
C. P
D. T
E. S

497) Individuare la lettera che completa la serie:
L N H L F H ?
A. L
B. F
C. N
D. D
E. O

498) Individuare la lettera che completa la serie:
B H E M H P ?
A. N
B. E
C. S
D. M
E. B

499) Individuare la lettera che completa la serie: D E G M ?

A. S
B. U
C. E
D. T
E. O

500) Individuare la lettera che completa la serie:
N M O I S ?
A. O
B. D
C. C
D. Z
E. A

501) Individuare la lettera che completa la serie:
A B D G M ?
A. A
B. S
C. Q
D. N
E. R

502) Completa la seguente successione: "2, 1, 3, 5, 4, 6, 8, ..., ..."
A. 8, 9
B. 7, 9
C. 9, 10
D. 10, 9
E. 6,9

503) Completa la seguente successione: "7, 11, 13, 18, 19, ..., 25, 32"
A. 19
B. 22
C. 25
D. 20
E. 31

504) Completa la seguente successione: "85, 70, 50, 25, ..."
A. 0
B. –2
C. 5
D. –5
E. –10

505) Completa la seguente successione: "25 – 37 – 46 – ... – 55"
A. 52
B. 45
C. 50
D. 43
E. 48

506) Completa la seguente successione: "51, 35, 27, 23, ..."
A. 29
B. 15
C. 33
D. 21
E. 27

507) Completa la seguente successione: "20, 27, 34, ..."
A. 43
B. 42
C. 41
D. 40
E. 45

508) Completa la seguente successione: "9, 6, 8, 5, 7, 4, ..."
A. 2
B. 5
C. 6
D. 9
E. 3

509) Completa la seguente successione: "5, 10, 12, 24, 14, ..., ..."
A. 28, 31
B. 38, 32
C. 32, 34
D. 30, 36
E. 30, 34

510) Completa la seguente successione: "23, 28, 40, ..., 57, 62, 74"
A. 47
B. 45
C. 51
D. 49
E. 43

511) Completa la seguente successione: "2, 4, 3, 9, 8, ..."
A. 64
B. 24
C. 13
D. 11
E. 18

512) Completa la seguente successione: “44, ..., 34, 29”

A. 43
B. 38
C. 39
D. 45
E. 42

513) Completa la seguente successione: “12, 2, 6, ..., ..., 4, 32, 8, 4, 1, 1, 1”

A. 27,5
B. 26, 8
C. 28, 7
D. 26, 6
E. 28, 6

514) Completa la seguente successione: “2, 3, 3, 5, 10, 13, 39, ..., ...”

A. 75, 150
B. 41, 123
C. 43, 172
D. 42, 155
E. 40, 160

515) Completa la seguente successione: “64 – 16 – 4 – 1 – 1/4 – ...”

A. 1/16
B. 1/12
C. 1/3
D. 1/2
E. 1

516) Completa la seguente successione: “1, 25, 81, ...”

A. 144
B. 162
C. 180
D. 169
E. 175

517) Completa la seguente successione: “(1 – 5 – 12) (9 – 8 – 34) (7 – 8 – ...)”

A. 28
B. 24
C. 30
D. 26
E. 22

518) Completa la seguente successione: “121, ..., 961, 1681, 2601”

A. 324
B. 400
C. 381
D. 441
E. 342

519) Completa la seguente successione: “(23, 12) (17, 18) (33, 2) (..., ...)”

A. 18, 20
B. 26, 8
C. 11, 25
D. 35, 0
E. 16, 16

520) Completa la seguente successione: “36, 33, 27, 15, ...”

A. –9
B. 7
C. 5
D. 0
E. 6

521) Completa la seguente successione: “3, 8, 16, 27, ..., 58”

A. 47
B. 32
C. 48
D. 45
E. 41

522) Completa la seguente successione: “19, 13, 32, 45, 77, ...”

A. 99
B. 136
C. 346
D. 122
E. 106

523) Completa la seguente successione: "-7, 0, 7, 0, …, 0"

A. 0
B. 1
C. –7
D. 7
E. –1

524) Completa la seguente successione: "…, …, 34, 21, 13, 8, 5"

A. 88, 54
B. 88, 55
C. 86, 51
D. 89, 54
E. 89, 55

525) V • 2017 Completare correttamente la seguente successione, utilizzando l'alfabeto italiano: G; 156; N; 122; L; 105; Q; 71; ?; ?

A. O; 37
B. V; 54
C. O; 54
D. P; 88
E. T; 55

526) Completa la seguente successione: "G8, K12, S20, …"

A. R32
B. F7
C. P12
D. N18
E. M18

527) Completa la seguente successione: "C32B, H85E, I93C, …"

A. D33D
B. F144
C. E54D
D. G67F
E. B21Z

528) Se x è il numero mancante nella seguente sequenza:

1, 1; 9, 3; 25, 5; 49, 7; x, 9; …
dire quante tra le seguenti conclusioni sono corrette:
$x > 9$
$x > 98$
$x < 100$
$x < 50$

A. 2
B. 1
C. 0
D. 3
E. 4

529) Qual è il numero da inserire nella terza riga al posto di x?

… 16 8 4 2 1 2 …
… 24 12 6 3 6 3 …
… 112 56 28 14 7 x …

A. $x = 7$
B. $x = 14$
C. $x = 3$
D. $x = 2$
E. $x = 4$

530) Individuare, tra le alternative proposte, l'elemento che completa la seguente successione: 3, U, 13, R, 23, O, 33, ?

A. L
B. Q
C. M
D. N
E. 43

531) Nella seguente sequenza: 6 (4) 14 – 10 (10) 30 – 12 (11) 34 – 20 (25) 70 – 25 (x) 53

sostituire a x il numero opportuno.

A. $x = 18$
B. $x = 32$
C. $x = 16$
D. $x = 14$
E. $x = 44$

532) Completa la seguente successione: "X, 7, V, 11, T, 15, R, 19, …, …"

A. U, 23
B. S, 25
C. P, 23
D. V, 25
E. O, 25

533) Completa la seguente successione: "C, G, K, O, S, ..."

A. U
B. V
C. J
D. W
E. T

534) Completa la seguente successione: "U, V, A, D, ..."

A. Z
B. C
C. S
D. H
E. B

535) Completa la seguente successione: A, C, E, G, ...

A. J
B. I
C. A
D. K
E. B

536) Completa la seguente successione: A, D, G, L, ...

A. O
B. N
C. M
D. R
E. Q

537) Completa la seguente successione: E, L, Q, V, D, ..., ...

A. H, Q
B. I, P
C. H, P
D. I, Q
E. H, N

538) Completa la seguente successione: U, D, T, Q, C, S, S, ..., ...

A. V, K
B. O, S
C. D, I
D. T, S
E. O, N

539) Completa la seguente successione: ..., R, N, H, D

A. T
B. U
C. V
D. S
E. Z

540) Completa la seguente successione: Z, U, R, N, G, ...

A. B
B. Z
C. F
D. H
E. A

541) Completa la seguente successione: 1, 15, 16, 31, 47, ...

A. 78
B. 75
C. 63
D. 94
E. 99

542) Completa la seguente successione: 100, 121, 144, ...

A. 169
B. 176
C. 196
D. 167
E. 166

543) Completa la seguente successione: 3, …, 12, 24

A. 8
B. 5
C. 2
D. 6
E. 4

544) Completa la seguente successione: 1, 8, 27, 105, 396, …

A. 1496
B. 1515
C. 1500
D. 890
E. 1503

545) Completa la seguente successione: 3, 5, 7, 9, 11, …

A. 5
B. 15
C. 11
D. 7
E. 13

546) Completa la seguente successione: 4, 9, …, 25

A. 13
B. 15
C. 18
D. 16
E. 17

547) Completa la seguente successione: 1, 1, 2, 3, 5, 8, 13, 21, …

A. 42
B. 30
C. 34
D. 40
E. 29

548) Completa la seguente successione: 17, 31, 14, 24, …, 17, 8

A. 11
B. 13
C. 31
D. 17
E. 8

549) Completa la seguente successione: 10, 25, 37, …, 52

A. 10
B. 37
C. 46
D. 42
E. 31

550) Completa la seguente successione: …, 27, 34, 41

A. 24
B. 25
C. 22
D. 23
E. 20

551) Completa la seguente successione: (…, 4), (1, 24), (3, 8), (2, 12), (4, 6)

A. 6
B. 2
C. 7
D. 3
E. 5

552) Completa la seguente successione: 35, 7, 5, 51, 3, 17, 98, …, 14

A. 10
B. 8
C. 7
D. 5
E. 9

553) Completa la seguente successione: 2, 8, 14, …, 26

A. 24
B. 7
C. 22
D. 16
E. 20

554) Completa la seguente successione: 23, 28, ..., 45, 57, 62, 74

A. 42
B. 43
C. 41
D. 40
E. 44

555) Completa la seguente successione: 1, 5, 9, ..., 17

A. 12
B. 16
C. 13
D. 14
E. 15

556) Completa la seguente successione: V, R, N, H, ...

A. Z
B. T
C. D
D. B
E. U

557) Completa la seguente successione: D4, H8, N12, S, ...

A. 17
B. 16
C. 15
D. 13
E. 14

558) Completa la seguente successione: G, E, ..., G, R, ..., F, I, A

A. A e T
B. N e N
C. O e I
D. S e S
E. O e A

559) Completa la seguente successione: ..., A, R, C, A

A. O
B. V
C. H
D. Q
E. B

560) Completa la seguente successione: B, E, H, ..., P, S

A. T
B. R
C. M
D. V
E. O

561) Completa la seguente successione: Q, U, B, F, ..., P, T

A. H
B. K
C. J
D. L
E. M

562) Completa la seguente successione: P, L, N, H, L, F, ...

A. H
B. K
C. E
D. F
E. D

563) Completa la seguente successione: M, L, H, E, ...

A. A
B. D
C. B
D. C
E. F

564) Completa la seguente successione: U, S, P, L, ...

A. G
B. E
C. D
D. F
E. C

565) Completa la seguente successione: ..., 90, 88, 44, 42

A. 186
B. 160
C. 180
D. 150
E. 146

566) Completa la seguente successione: 3, 5, 9, 17, ...

A. 35
B. 34
C. 36
D. 32
E. 33

567) Completa la seguente successione: 3, 1, 4, 5, ..., 14

A. 9
B. 17
C. 12
D. 22
E. 10

568) Completa la seguente successione: 2, 1, 4, 3, 8, 9, ..., ...

A. 20, 26
B. 16, 27
C. 15, 28
D. 14, 91
E. 32, 26

569) Completa la seguente successione: 1, 11, 3, 9, 5, ...

A. 3
B. 9
C. 4
D. 7
E. 2

570) Completa la seguente successione: 3, 4, 6, 10, 18, 34, ...

A. 54
B. 88
C. 66
D. 80
E. 78

571) Completa la seguente successione: ..., 256, 16, 4, ...

A. 28236 e 2
B. 27347 e 1
C. 65536 e 2
D. 28236 e 1
E. 65536 e 1

572) Completa la seguente successione: (2, 12), (4, 6), (1, 24), (6, ...), (3, 8)

A. 4
B. 3
C. 2
D. 8
E. 6

573) Completa la seguente successione: 3968, 63, 8, 3, ...

A. 1
B. –2
C. 2
D. 0
E. –1

574) Completa la seguente successione: 63, 9, 7, 72, 18, 4, 90, 5, ...

A. 22
B. 19
C. 24
D. 18
E. 20

575) Completa la seguente successione: 2, 4, 10, 24, 70, 192, ...

A. 505
B. 624
C. 590
D. 661
E. 630

576) Completa la seguente successione: T, Q, Q, S, D, D, D, V, ..., ...

A. V e V
B. Z e Z
C. V e Z
D. U e Z
E. U e U

577) Completa la seguente successione: F, E, ..., O, M, E, ..., O

A. O e R
B. D e Q
C. N e N
D. P e C
E. F e S

578) Completa la seguente successione: DT, ES, FR, ..., HP

A. GQ
B. GT
C. GP
D. GR
E. GS

579) Completa la seguente successione: M, F, N, H, O, L, ...

A. P
B. Q
C. O
D. R
E. M

580) Completa la seguente successione: A, E, I, O, ...

A. S
B. Z
C. R
D. Y
E. T

581) Completa la seguente successione: 3, 12, 21, 39, ..., 207

A. 60
B. 242
C. 212
D. 24
E. 811

582) Completa la seguente successione: 1, 4, 34, 37, ..., 70, 100

A. 67
B. 55
C. 45
D. 69
E. 66

583) Completa la seguente successione: ..., 32, 14, 28, 12, ..., 10, 20

A. 16 e 22
B. 16 e 24
C. 15 e 20
D. 16 e 18
E. 15 e 17

584) Completa la seguente successione: 1, 4, 4, 16, 64, ...

A. 1444
B. 256
C. 873
D. 762
E. 1024

585) Completa la seguente successione: 3, 4, 5, 4, 5, 6, 5, ..., ...

A. 6, 8
B. 5, 7
C. 5, 6
D. 7, 8
E. 6, 7

586) Completa la seguente successione: 6, 20, 42, 72, ...

A. 112
B. 126
C. 110
D. 100
E. 102

587) Completa la seguente successione: 12, 3, 45, 6, 78, 9, 1011, ..., ...

A. 13, 1216
B. 11, 1412
C. 12, 1314
D. 12, 1123
E. 11, 1514

588) Completa la seguente successione: 1, 3, 5, 8, 11, 13, 15, 18, ..., ...

A. 20, 22
B. 20, 24
C. 20, 23
D. 21, 23
E. 21, 24

589) Completa la seguente successione: 5, 6, 13, 14, 20, 21, 26, ...

A. 8
B. 10
C. 27
D. 14
E. 7

590) Completa la seguente successione: 403, 606, 809, 2812, 4815, ...

A. 6600
B. 8100
C. 6818
D. 6928
E. 4816

591) Completa la seguente successione: 1, 2, 9, 7, 14, ..., 14, 28, 126

A. 15
B. 59
C. 14
D. 63
E. 128

592) Completa la seguente successione: (28 = 7) (45 = 9) (66 = 11) (91 = ...)

A. 16
B. 14
C. 13
D. 17
E. 18

593) Completa la seguente successione: (25 = 10) (35 = 20) (45 = 30) (55 = ...)

A. 84
B. 65
C. 45
D. 40
E. 51

594) Completa la seguente successione: VIII, XVI, ..., XXXII

A. XXII
B. XIXI
C. XXXII
D. XXIV
E. XXXIII

595) Completa la seguente successione: 23, 56, 89, 122, 155, ...

A. 188
B. 105
C. 178
D. 117
E. 166

596) Individuare, tra le alternative proposte, il numero che completa correttamente la seguente successione: 53, ..., 71, 80, 89

A. 64
B. 62
C. 66
D. 65
E. 63

597) Completare la seguente successione numerica: ..., ..., 37, 34, 29, 26, 21, 18

A. 42, 44
B. 45, 42
C. 45, 44

D. 42, 45
E. 43, 45

598) Completare la successione seguente: 11, 9, 7, 5, ...

A. 4
B. 6
C. 2
D. 3
E. 1

599) Proseguire la serie alfanumerica: 7n9n1o 1o3p5p 5q7q9r 9r1s3s 3t5t7u ...

A. 9v1v7z
B. 7u8u1v
C. 7u9v1z
D. 7u9v1v
E. 7u1v9v

600) Proseguire la serie numerica: 415263 637485 859607 071829 ...

A. 283042
B. 293042
C. 293041
D. 415263
E. 859607

601) Individuare, tra le alternative proposte, il numero che completa correttamente la seguente successione: 26, 52, 104, ...

A. 204
B. 212
C. 208
D. 218
E. 210

602) Completare la seguente successione numerica: ..., ..., 35, 32, 27, 24, 19, 16, 11

A. 40, 42
B. 43, 42
C. 41, 43
D. 43, 40
E. 40, 43

603) Completa la seguente successione: 2, 12, 1112, 3112, 132112, ...

A. 1113122112
B. 1113122111
C. 11113221
D. 131211211
E. 111211132

604) Completa la seguente successione: (124, 3) (287, 4) (4812, 4) (305, 6) (..., ...)

A. 242, 12
B. 240, 2
C. 150, 5
D. 220, 7
E. 151, 5

605) Completa la seguente successione: C8, H6, F11, K3, ..., 1

A. A
B. D
C. E
D. B
E. C

606) Completa la seguente successione: A17, G11, P2, K7, ...

A. M5
B. M7
C. N6
D. N9
E. N5

607) Completare la seguente successione numerica: ..., ..., 16, 13, 26, 23, 46

A. 12, 9
B. 11, 8
C. 6, 11
D. 8, 9
E. 11, 9

608) Individuare l'alternativa che completa correttamente la seguente successione di numeri: 49, ..., 70, 49, 19, 70, ..., 19

A. 19, 70
B. 49, 70
C. 19, 59
D. 19, 49
E. 70, 49

609) Individuare, tra le alternative proposte, il numero che completa correttamente la seguente successione: 38, 76, 152, ...

A. 214
B. 312
C. 304
D. 204
E. 314

610) Individuare l'alternativa che completa correttamente la seguente successione di numeri: 2, 8, 4, 7, 8, 6, 16, 5, ..., ...

A. 32, 6
B. 4, 32
C. 6, 24
D. 32, 4
E. 6, 32

611) Individuare l'alternativa che completa correttamente la seguente successione di numeri: 1, 9, 8, 14, 15, 19, 22, 24, ..., ...

A. 29, 29
B. 30, 30
C. 29, 30
D. 28, 29
E. 30, 28

612) Completare la seguente successione numerica: ..., ..., 34, 31, 62, 59, 118

A. 20, 17
B. 18, 15
C. 15, 20
D. 20, 16
E. 17, 18

613) Completare la seguente successione di lettere: ..., S, V, B, E

A. B
B. G
C. P
D. F
E. Q

614) Proseguire la serie alfanumerica: 6b9v2c 3u6D9t 0e3s6f 7r0G3q 4h7p0i ...

A. 1o4L7n
B. 4L7m8n
C. 2n5M8m
D. 1n4M7m
E. 2o5L1o

615) Completare la seguente successione di lettere: ..., L, O, R, U

A. G
B. F
C. R
D. V
E. H

616) Completare la successione seguente: Q, P, N, I, ...

A. E
B. D
C. F
D. G
E. H

617) Completare la seguente successione numerica: ?, ?, 36, 33, 66, 63, 126

A. 18, 19
B. 21, 18
C. 16, 21
D. 19, 20
E. 18, 15

618) Completare la seguente successione numerica: ?, ?, 43, 40, 35, 32, 27, 24, 19

A. 50, 46
B. 51, 50
C. 48, 50
D. 51, 48
E. 49, 51

619) Completare la seguente successione numerica: ?, ?, 42, 39, 34, 31, 26, 23, 18

A. 48, 50
B. 50, 49
C. 50, 47
D. 51, 49
E. 47, 49

620) Proseguire la serie numerica: 319253 925331 533192 319253 925331

A. 533192
B. 925321
C. 533182
D. 925313
E. 319253

621) Quale numero è da eliminare dalla seguente successione? 1, 5, 8, 12, 15, 19, 20, 22, 26, 29, 33

A. 21
B. 20
C. 29
D. 26
E. 19

622) Completare correttamente la seguente successione, utilizzando l'alfabeto italiano: E; 5; I; 6; Q; 11; U; 17; ?; ?

A. D; 23
B. F; 29
C. E; 23
D. I; 26
E. D; 28

623) Individuare il numero che segue logicamente: 100, 95, 85, 70, 50, ?

A. 35
B. 30
C. 15
D. 20
E. 25

624) Completare la seguente serie numerica: 11, 7, 22, 21, 44, ?, ?, 189, 176

A. 63; 88
B. 28; 55
C. 35; 77
D. 42; 88
E. 63; 66

625) Individuare il numero che completa correttamente la seguente successione: 7 – 14 – 42 – 168 – ?

A. 210
B. 182
C. 310
D. 672
E. 840

626) Data la sequenza di numeri 1, 2, 5, 4, 9, 6, 13, ... qual è il termine successivo?

A. 8
B. 10
C. 11
D. Non si può stabilire perché la sequenza è puramente casuale
E. 7

3.6 • Trasformazioni simboliche

627) Se 4 × # + 1 = 7 × (# – 2), allora # è uguale a:

A. 1/2
B. 5
C. 13
D. 9
E. 7

628) Se la lettera N identifica una qualunque cifra numerica (singola), la lettera P identifica una qualunque cifra (singola) pari e la lettera D identifica una qualunque cifra (singola) dispari, allora la scrittura DNND rappresenta un numero:

A. pari di 2 cifre
B. dispari di 4 cifre
C. pari di 4 cifre
D. divisibile per 2
E. dispari di 3 cifre

629) Se CIG significa cifra (singola) divisibile per 6, COG significa cifra (singola) divisibile per 9 e CEG significa cifra (singola) divisibile per 2, allora con quale scrittura può essere espresso il numero 94?

A. CEG CIG
B. CIG COG
C. COG CIG
D. CIG CEG
E. COG CEG

630) Se CUG significa cifra (singola) divisibile per 5, CIG significa cifra (singola) divisibile per 4 e CEG significa cifra (singola) divisibile per 3, allora con quale scrittura può essere espresso il numero 84?

A. CIG CIG
B. CEG CIG
C. CUG CIG
D. CUG CEG
E. CIG CUG

631) Se la lettera N identifica una qualunque cifra numerica (singola), la lettera P identifica una qualunque cifra (singola) pari e la lettera D identifica una qualunque cifra (singola) dispari, allora la scrittura DDD rappresenta un numero:

A. pari di quattro cifre
B. dispari di tre cifre
C. divisibile per due
D. divisibile per tre
E. pari di tre cifre

632) V • 2016 Se la lettera A identifica una qualunque cifra (singola), la lettera L identifica una qualunque cifra (singola) pari e la lettera Q identifica una qualunque cifra (singola) dispari, allora QALL è un numero:

A. dispari di quattro cifre
B. pari di due cifre
C. pari di quattro cifre
D. dispari di due cifre
E. pari di tre cifre

633) Se ZIP significa cifra (singola) divisibile per 5, ZAP significa cifra (singola) divisibile per 4 e ZOP significa cifra (singola) divisibile per 6, allora con quale scrittura può essere espresso il numero 84?

A. ZOP ZAP
B. ZIP ZAP
C. ZAP ZIP
D. ZAP ZAP
E. ZOP ZIP

634) CINECA • 2016 Se la lettera N identifica una qualunque cifra numerica (singola), la lettera P identifica una qualunque cifra (singola) pari e la lettera D identifica una qualunque cifra (singola) dispari, allora DPDD è un numero:

A. divisibile per 2
B. dispari di 4 cifre
C. pari di 4 cifre
D. dispari di 3 cifre
E. dispari di 2 cifre

635) Se BARI = 4, DENTE = 5, GINOCCHIO = 9, PREZZEMOLO = ?

A. 8
B. 12
C. 14

D. 10
E. 18

636) Se 2 è "B", 5 è "E", 10 è "L", come si scrive "MESTOLO" usando numeri invece di lettere?

A. 5 – 11 – 10 – 13 – 17 – 18
B. 11 – 5 – 17 – 18 – 13 – 10 – 13
C. 11 – 5 – 17 – 18 – 13 – 11 – 13
D. 10 – 13 – 17 – 18 – 5 – 11 – 5
E. 11 – 5 – 18 – 17 – 13 – 10 – 13

637) Se 3 è "B", 12 è "E", 21 è "H", come si scrive "GIOCARE" usando numeri invece di lettere?

A. 33 – 34 – 24 – 6 – 5 – 7 – 12
B. 18 – 24 – 36 – 6 – 0 – 45 – 12
C. 18 – 24 – 36 – 6 – 1 – 45 – 12
D. 30 – 32 – 26 – 22 – 40 – 32
E. 18 – 24 – 33 – 6 – 1 – 45 – 12

638) M/O • 2016 Se ZAP significa cifra (singola) divisibile per 7, ZUP significa cifra (singola) divisibile per 5 e ZEP significa cifra (singola) divisibile per 4, allora con quale scrittura può essere espresso il numero 48?

A. ZEP ZUP
B. ZAP ZAP
C. ZUP ZEP
D. ZEP ZAP
E. ZEP ZEP

639) A ciascuna delle seguenti parole è associato un valore numerico, seguendo sempre lo stesso criterio logico.

ANANAS → 3; SALSA → 3; MASSA → 3; NESSO → 4; MESTO → 5; MAESTRA → 6;
Quale valore numerico andrebbe assegnato alla parola STATUTO mediante lo stesso criterio logico adoperato in precedenza?

A. 4
B. 6
C. 5
D. 3
E. 7

640) Se 5 è "A", 8 è "D", 12 è "H", come si scrive "CONTARE" usando numeri invece di lettere?

A. 7 –17 –16 –22 –5 –20 –9
B. 7 –18 –16 –22 –5 –20 –9
C. 6 –26 –24 –36 –2 –32 –10
D. 7 –19 –18 –24 –5 –22 –9
E. Le altre opzioni sono errate

641) Se 1 è "A", 3 è "B", 11 è "F", come si scrive "STRETTA" usando numeri invece di lettere?

A. 33 –25 –31 –9 –35 –35 –1
B. 33 –35 –31 –11 –35 –35 –1
C. 23 –35 –31 –9 –35 –35 –1
D. 33 –35 –31 –9 –35 –35 –1
E. 33 –35 –33 –11 –35 –35 –a1

642) Se 2 è "A", 6 è "E", 9 è "H", come si scrive "BERLINA" usando numeri invece di lettere?

A. Le altre opzioni sono errate
B. 3 – 8 – 17 – 11 – 10 – 13 – 2
C. 3 – 6 – 19 – 13 – 10 – 15 – 2
D. 2 – 5 – 16 – 10 – 9 – 12 – 1
E. 3 – 6 – 17 – 11 – 10 – 13 – 2

643) Se 9 è "O", 11 è "M", 13 è "I", come si scrive "PRELATO" usando numeri invece di lettere?

A. 8 – 6 – 17 – 10 – 21 – 4 – 9
B. 8 – 6 – 16 – 12 – 21 – 4 – 9
C. 8 – 6 – 17 – 12 – 21 – 4 – 9
D. 8 – 6 – 17 – 12 – 22 – 4 – 9
E. 18 – 6 – 17 – 12 – 21 – 4 – 9

644) Sostituisci ad ogni lettera una cifra in modo che il risultato della moltiplicazione sia esatto: "A8 × 77 = B7CD". Quanto vale la più alta delle cifre inserite?

A. 8

B. 5
C. 6
D. 7
E. 9

645) Sostituisci ad ogni lettera una cifra differente in modo che il risultato della moltiplicazione sia esatto: "A6 × 3B = 2C6D". Quanto vale la più bassa delle cifre inserite?

A. 3
B. 0
C. 5
D. 4
E. 2

646) Se... ❤ + ★ = 7 + ✸
✸ + ❤ = 3
6 + ❤ = 3
allora...

A. ❤ = 3
B. ❤ = 9
C. ★ = 16
D. ✸ = 0
E. ❤ = 16

647) Se 3 è "C", 7 è "G", 12 è "N", come si scrive "SCATOLA" usando numeri invece di lettere?

A. 17 – 3 – 1 – 18 – 13 – 12 – 1
B. 17 – 3 – 1 – 18 – 13 – 10 – 1
C. 17 – 3 – 1 – 19 – 13 – 10 – 1
D. 17 – 3 – 1 – 16 – 13 – 10 – 1
E. 19 – 3 – 1 – 20 – 15 – 10 – 1

648) Se 2 è "C", 6 è "G", 9 è "L", come si scrive "ZOCCOLO" usando numeri invece di lettere?

A. 22 –14 –4 –4 –14 –11 –14
B. 20 –12 –2 – 2 –12 –9 –12
C. 25 –14 –2 –2 –14 –11 –14
D. 20 –12 –2 –2 –12 –10 –12
E. Le altre opzioni sono errate

649) Se 2 è "A", 6 è "C", 12 è "F", come si scrive "POSTINO" usando numeri invece di lettere?

A. 28 –26 –34 –36 –18 –14 –26
B. 28 –26 –34 –26 –18 –24 –26
C. 28 –26 –34 –36 –18 –24 –26
D. 28 –26 –24 –36 –18 –24 –26
E. 28 –36 –34 –36 –18 –24 –26

650) Se B=1, C=2, D=3, quanto vale BACCA?

A. 17
B. 7
C. 5
D. 11
E. 8

651) Leggere attentamente le proposizioni proposte: se "Il caffè è sul tavolo" = 17000; se "Matteo non studia la lezione" = 24000, quanto vale la frase seguente?

A. Conciare per le feste = 16000
B. Conciare per le feste = 19000
C. Conciare per le feste = 20000
D. Conciare per le feste = 18000
E. Conciare per le feste = 17000

652) Se TRANSCODIFICAZIONE vale 10 allora è logico che:

A. DRAMMATICAMENTE vale 9
B. ALESSANDRINISMO vale 8
C. INCONTAMINATEZZA vale 8
D. PROPAGANDISTICO vale 10
E. FANTASMAGORICO vale 9

653) Se ABCDE = 12345 e ACEDIA = 135491, quanto vale FECCIA?

A. 631181
B. 632231
C. 653391
D. 643321
E. 643491

654) Se ACCA = 1331 e CECA = 3531, quanto vale BACHI?

A. 56179
B. 89221
C. 34879
D. 21389
E. 23189

655) Se GASTROENTEROSTOMIA vale 10 allora è logico che:

A. PORTABORSE vale 8
B. PANGERMANISTICO vale 9
C. CONTROSPALLINA vale 10
D. PORTASPAZZOLINO vale 8
E. PROPAGANDISTICO vale 10

656) Leggere attentamente le seguenti proposizioni: se "Camminare a testa alta" = 19000; se "Stare con le mani in mano" = 20000, quanto vale la frase seguente?

A. Pendere dalle labbra di qualcuno = 30000
B. Pendere dalle labbra di qualcuno = 36000
C. Pendere dalle labbra di qualcuno = 38000
D. Pendere dalle labbra di qualcuno = 29000
E. Pendere dalle labbra di qualcuno = 28000

657) Se PARTECIPAZIONISMO vale 9 allora è logico che:

A. ALESSANDRINISMO vale 8
B. PORTASPAZZOLINO vale 10
C. PARLAMENTARISTA vale 10
D. SPONDILOARTRITE vale 9
E. POSACENERE vale 9

658) Se A = 5, I = 3, U = 1, ATEI = 5 + 4 + 3 = 12, quanto vale RESINA?

A. 8
B. 12
C. 9
D. 11
E. 10

659) Leggere attentamente le proposizioni proposte: se "La mamma prepara la cena" = 20000; se "Luca gioca al pallone" = 18000, quanto vale "Questo libro è di storia"?

A. Questo libro è di storia = 22000
B. Questo libro è di storia = 20000
C. Questo libro è di storia = 21000
D. Questo libro è di storia = 18000
E. Questo libro è di storia = 16000

660) Leggere attentamente le proposizioni proposte: se "La mamma cucina la pasta" = 20000; se "Luca studia la storia" = 18000, quanto vale "Questo libro è interessante"?

A. Questo libro è interessante = 27000
B. Questo libro è interessante = 25000
C. Questo libro è interessante = 28000
D. Questo libro è interessante = 24000
E. Questo libro è interessante = 26000

661) Se B = 16, C = 15, Z = 1, quanto vale H?

A. 17
B. 12
C. 13
D. 11
E. 9

662) Sostituisci ad ogni lettera una cifra in modo che il risultato della moltiplicazione sia esatto: "A7 × 1B = 17CD". La somma delle quattro cifre inserite vale:

A. 19
B. 27
C. 20
D. 18
E. 21

663) Sostituisci ad ogni lettera una cifra in modo che il risultato della moltiplicazione sia esatto: "72 × A7 = 3BCD". La somma delle quattro cifre inserite vale:

A. 15
B. 18
C. 16
D. 21
E. 19

664) Se 5 è "A", 8 è "D", 12 è "H", come si scrive "GRANCHIO" usando numeri invece di lettere?

A. 11 – 20 – 5 – 16 – 7 – 12 – 13 – 17
B. 7 – 18 – 16 – 22 – 5 – 20 – 9 – 17
C. 11 – 20 – 5 – 16 – 16 – 12 – 13 – 17
D. 7 – 19 – 18 – 24 – 5 – 22 – 9 – 17
E. Le altre opzioni sono errate

665) Se 1 è "A", 3 è "B", 11 è "F", come si scrive "SLITTA" usando numeri invece di lettere?

A. 33 – 19 – 17 – 11 – 35 – 1
B. 33 – 19 – 17 – 35 – 35 – 1
C. 23 – 35 – 31 – 9 – 35 – 35 – 5
D. 33 – 25 – 31 – 9 – 35 – 35 – 5
E. 33 – 35 – 31 – 9 – 35 – 35 – 1

666) M/O • 2016 Se:
@ + # – @ = @ – 4
 # = –20
allora @ è uguale a:

A. 10
B. 16
C. –10
D. –5
E. –16

3.7 • Interpretazione di grafici e tabelle

667) In una determinata area nella quale sono registrati tutti i nuovi casi che ogni anno presentano lo stato patologico W, che può essere causato da differenti malattie (A, B, C, D), il loro numero per milione di abitanti dell'area in questione, definito come incidenza annua per milione di abitanti, inizialmente 100, in 20 anni è aumentato dell'80%. Il fenomeno è legato a numerose cause, le più importanti delle quali sono un importante invecchiamento della popolazione generale e la riduzione delle cause di morte competitiva. Le due "torte" riportano la distribuzione percentuale delle quattro malattie causali tra tutti i nuovi pazienti con lo stato patologico W, osservati nell'anno d'inizio (A1, B1, ...) dello studio e dopo 20 anni, nell'ultimo anno del periodo considerato (A2, B2, ...).
Si può dedurre che, tra i nuovi pazienti che annualmente presentano lo stato patologico W, UNA sola risposta è CORRETTA.

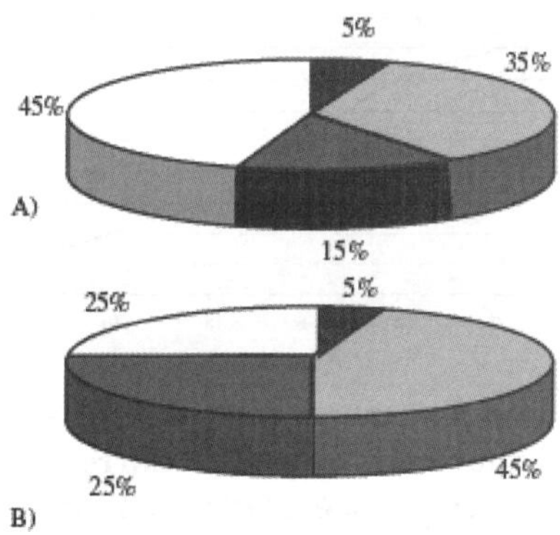

A)
- A1 = 5%
- B1 = 35%
- C1 = 15%
- D1 = 45%

B)
- A2 = 5%
- B2 = 45%
- C2 = 25%
- D2 = 25%

A. L'aumento di incidenza dello stato patologico W è inarrestabile
B. La riduzione del numero di nuovi casi nell'ultimo anno di osservazione rispetto al primo con stato patologico W e malattia D è degna di nota

C. Nel periodo considerato tutte le malattie che causano lo stato patologico W hanno presentato modificazioni di incidenza annuale
D. Nell'ultimo anno di osservazione rispetto al primo, tra i nuovi pazienti con stato patologico W, l'incremento più consistente si è verificato per la malattia C
E. Il numero di nuovi casi che ogni anno presentano lo stato patologico W nell'ultimo anno del periodo in esame era aumentato in maniera analoga per tutte e quattro le malattie causali

668) Nel grafico è riportata la sopravvivenza ottenuta con due diversi tipi di terapia, in una malattia sempre mortale in pochi mesi se non trattata, in due gruppi di pazienti confrontabili come numerosità e caratteristiche cliniche.

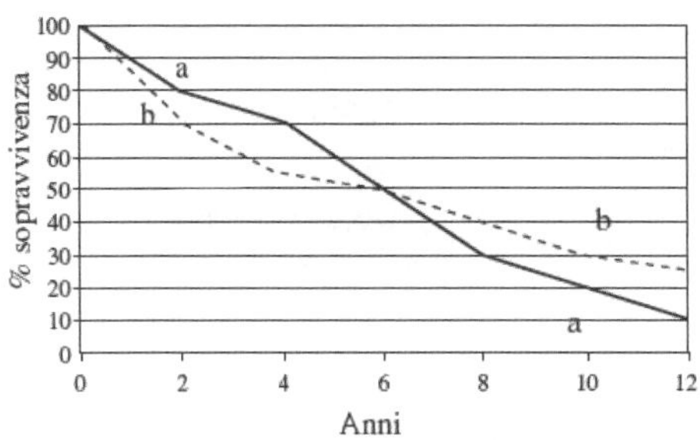

La terapia A è meno costosa e di più facile attuazione. Si può dedurre che (UNA sola risposta è CORRETTA):

A. la terapia B è sempre da preferirsi
B. in base ai dati disponibili non può essere tratta alcuna conclusione
C. le due terapie sono in pratica equivalenti, in quanto vantaggi e svantaggi iniziali e a distanza si elidono
D. la terapia A deve essere definitivamente abbandonata in quanto i suoi risultati a distanza diventano meno competitivi con quelli del trattamento B
E. se le due terapie possono essere utilizzate in successione senza influenzarsi reciprocamente in senso negativo, la terapia A può essere preferita come trattamento iniziale

669) Le due terapie possono essere utilizzate in successione senza influenzarsi reciprocamente in senso negativo. Si può dedurre che (UNA sola risposta è CORRETTA):

A. la terapia A è comunque di grande importanza nel trattamento della malattia X, se non la si considera come rigidamente alternativa a quella B
B. bisogna correggere le indicazioni dei due tipi di trattamento
C. la terapia A conduce a risultati illusori
D. il costo maggiore della terapia B è ampiamente compensato dai risultati superiori a lungo termine
E. la terapia B deve essere sempre di prima scelta

670) M/O • 2014 La tabella sottostante riporta la classifica del campionato di calcio di Serie A della Bolandia con il numero di partite giocate ed il punteggio totalizzato da ogni squadra. Le 3 squadre in coda alla classifica retrocederanno in Serie B.

Squadra	Partite giocate	Punti	Squadra	Partite giocate	Punti
1 Rossi	34	82	11 Verdi	34	45
2 Neri	35	72	12 Blu	35	45
3 Turchesi	35	71	13 Celesti	35	40
4 Gialli	35	53	14 Viola	34	40
5 Grigi	34	53	15 Ebano	35	39
6 Bruni	35	52	16 Porpora	35	39
7 Bianchi	35	48	17 Indaco	35	35
8 Scarlatti	35	48	18 Vermiglio	35	32
9 Ocra	35	48	19 Smeraldo	35	29
10 Arancioni	35	47	20 Magenta	35	29

Ogni squadra dovrà giocare un totale di 38 partite durante la stagione. I punti vengono assegnati come segue:

VITTORIA	PAREGGIO	SCONFITTA
3 punti	1 punto	0 punti

Che cosa si può dedurre dalla classifica sopra riportata?

A. Ai *Gialli* basterà vincere solamente una delle rimanenti partite per superare i *Verdi* in classifica
B. In questo campionato il punteggio massimo raggiungibile sarà di 92 punti
C. La squadra *Indaco* potrà ottenere il dodicesimo posto in classifica
D. I *Grigi* saranno sicuramente tra i primi 10 in classifica a fine campionato
E. Una qualsiasi squadra con 42 punti alla fine della stagione non retrocederà

671) Bilancio Familiare: nel grafico a torta è riportata la ripartizione delle spese di una famiglia. Se le spese per il cibo ammontano a euro 600, quale sarà la spesa per le tasse?

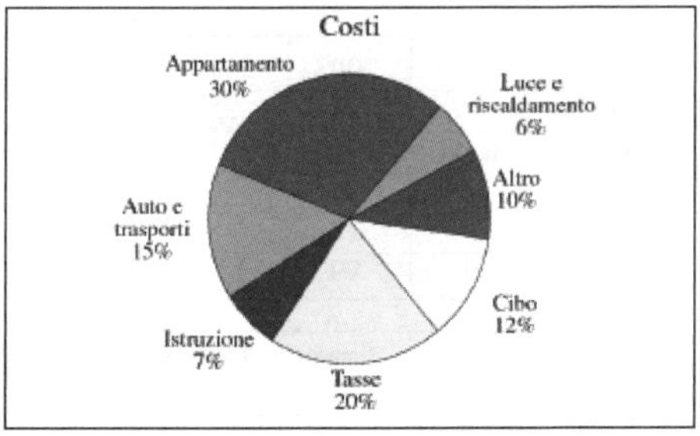

A. Euro 800
B. Euro 1000
C. Euro 1200
D. Euro 700
E. Euro 1500

672) Impiegati nei settori economici (dati espressi in milioni): la seguente tabella riassume i dati relativi all'impiego nei diversi settori economici negli anni dal 2013 al 2015. Nel 2014 quante persone erano impiegate nel settore dell'agricoltura (in milioni)?

Settore	2013	2014	2015
Industria	3.7	4.0	3.6
Artigianato	0.9	1.0	1.1
Agricoltura	0.5	0.4	0.3
Servizi	4.1	4.6	4.4
Totale	9.2	10.0	?

A. 0.3
B. 0.4
C. 0.5
D. 1.0
E. 4.3

673) Nel 2013 qual era il settore con il maggiore numero di impiegati?

A. Non si può dire
B. Agricoltura
C. Artigianato
D. Servizi
E. Industria

674) Nel 2015 qual era il totale degli impiegati in tutti i settori?

A. 9.6 milioni
B. 9.4 milioni
C. 9.5 milioni
D. 9.3 milioni
E. 9.2 milioni

675) Nel 2014 qual era la percentuale sul totale degli impiegati nel settore dell'industria?

A. 38%
B. 40%
C. 4%
D. 46%
E. 10%

676) Qual è l'incremento, in milioni di impiegati, del settore servizi nel 2014 rispetto all'anno precedente?

A. 0.2
B. 0.4
C. 0.5
D. 0.1
E. 0.3

677) Vendita dei prodotti: la tabella riassume i dati relativi alla vendita di un prodotto, negli anni dal 2015 al 2018 e per il primo semestre del 2019.

Anno	Prezzo medio del prodotto (euro)	Unità vendute	Ricavo totale (migliaia di euro)
2015	?	140	25.2
2016	200	160	32
2017	210	170	?
2018	220	185	40.7
2019 (fino 30/06)	220	105	23.1

Nel 2017 qual era il prezzo medio del prodotto?

A. 200 euro
B. 210 euro
C. 230 euro
D. 220 euro
E. 240 euro

678) Nel 2015 qual era il prezzo medio del prodotto?

A. 165 euro
B. 170 euro
C. 180 euro
D. 175 euro
E. 160 euro

679) Nel 2017 qual era il ricavo totale?

A. 36700 euro
B. 35700 euro
C. 32000 euro
D. 39100 euro
E. 36100 euro

680) In quale anno il prezzo medio del prodotto non ha subito alcun aumento rispetto all'anno precedente?

A. 2016
B. 2019
C. 2017
D. Il prezzo è sempre aumentato rispetto all'anno precedente
E. 2018

681) Ipotizzando lo stesso numero di unità vendute nel secondo semestre del 2019, a quale ricavo totale (in migliaia di euro) si arriverebbe sull'intero anno?

A. 47.5
B. 48.0
C. 35.7
D. 81.4
E. 46.2

682) Numero degli affiliati: la tabella riassume i dati del numero di affiliati di una società in diverse aree geografiche. Il grafico ad istogramma è in relazione con la tabella.

	2003	2004	2005
Giappone	24	25	26
USA e Canada	25	27	29
Europa	?	30	33
Cina	18	25	30
Totale	99	107	?

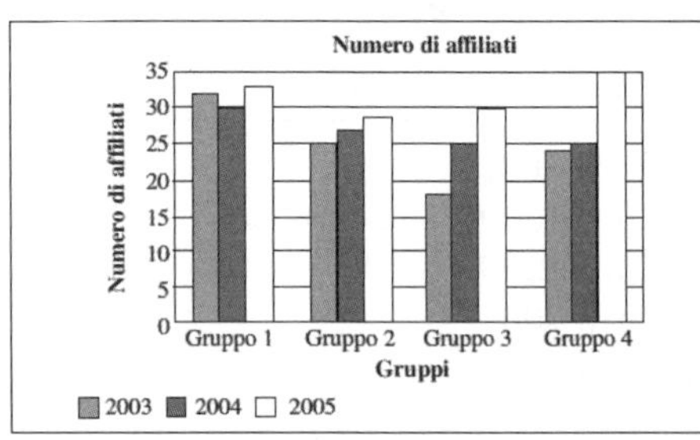

Qual è il totale degli affiliati nel 2005?

A. 117
B. 118

C. 116
D. 115
E. 114

683) Qual è il numero degli affiliati in Europa nel 2003?

A. 33
B. 32
C. 30
D. 29
E. 34

684) Nel grafico quale gruppo di dati rappresenta l'andamento, al variare degli anni, del numero di affiliati in Cina?

A. Gruppo 4
B. Nessuno dei gruppi
C. Gruppo 2
D. Gruppo 1
E. Gruppo 3

685) Il Gruppo 4 di dati del grafico rappresenta l'andamento, al variare degli anni, del numero di affiliati in:

A. Cina
B. Europa
C. nessuna delle aree indicate
D. Giappone
E. USA e Canada

686) Qual è il gruppo di dati, presente nel grafico, che non mostra una crescita costante, cioè un andamento in cui il numero di affiliati di un anno è sempre maggiore dell'anno precedente?

A. Gruppo 3
B. Gruppo 4
C. Gruppo 1
D. Tutti i gruppi mostrano una crescita costante
E. Gruppo 2

687) Analisi della Forza Lavoro: i due seguenti grafici a torta mostrano la forza lavoro maschile e femminile nei diversi settori di un'azienda.

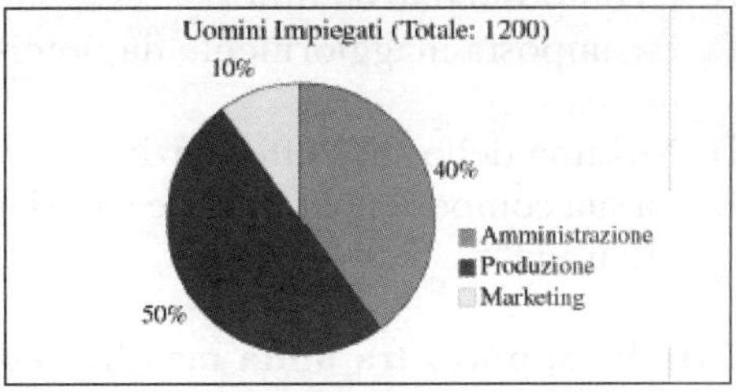

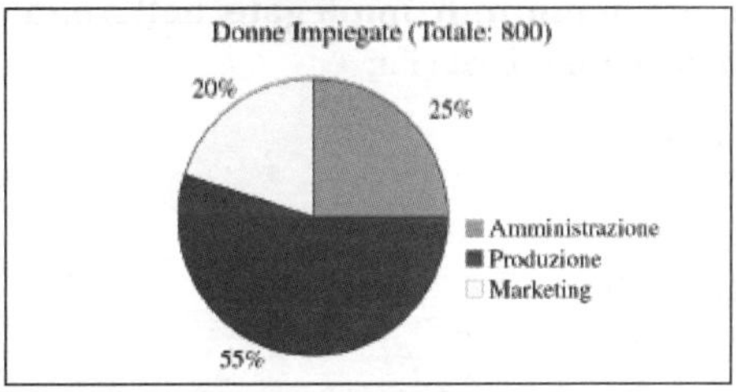

Qual è la percentuale di uomini impiegati nell'Amministrazione?

A. 50%
B. 10%
C. 25%
D. 20%
E. 40%

688) Quante donne sono impiegate nel Marketing?

A. 10
B. 20
C. 240
D. 160
E. 25

689) Quante persone in totale lavorano nella Produzione?

A. 1040
B. 1050
C. 105
D. 1000
E. 1100

690) Cosa si può dire con certezza sulla forza lavoro impiegata nel Marketing?

A. È superiore a quella impiegata nell'Amministrazione
B. È composta da 280 unità
C. È composta maggiormente da uomini
D. Nessuna delle altre affermazioni
E. La sua componente maschile è pari a 110 unità

691) Il rapporto tra unità maschili ed unità femminili impiegate nell'Amministrazione è pari a:

A. 1
B. 1,5
C. 0,417
D. 1,36
E. 2,4

692) Suddivisione del Mercato: il seguente grafico a torta mostra la suddivisione del mercato tra alcune società che si occupano di nuove tecnologie.

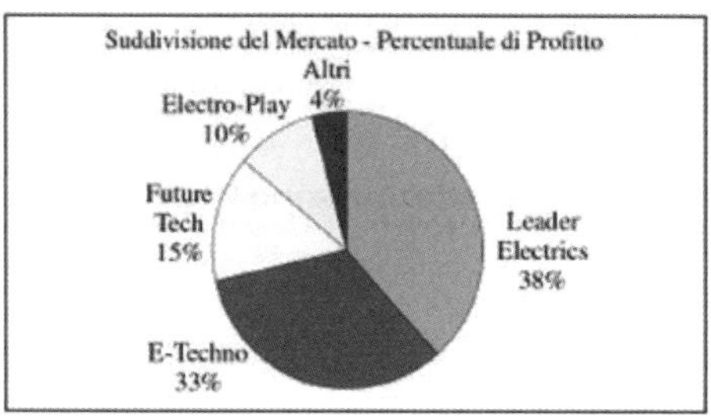

Oltre la metà del profitto del mercato è detenuto dalle seguenti compagnie:
A. Future Tech, Electro-Play e gli Altri
B. E-Techno e Future Tech
C. Leader Electrics e Future Tech
D. Leader Electrics e Electro-Play
E. E-Techno e Electro-Play

693) Se il profitto della Leader Electrics è pari a 95 milioni di euro, quanto sarà il profitto totale del mercato?

A. 240 milioni di euro
B. 200 milioni di euro
C. 250 milioni di euro
D. 190 milioni di euro
E. 185 milioni di euro

694) Quante volte è maggiore il profitto della Future Tech rispetto a quello della Electro-Play?

A. 3 volte
B. 2 volte
C. 1 volta e mezzo
D. 2 volte e mezzo
E. 3 volte e mezzo

695) Se il profitto della Electro-Play raddoppiasse a scapito della Future Tech, quale sarebbe la nuova quota di mercato di quest'ultima società?

A. 3%
B. 5%
C. 4%
D. 6%
E. 7%

696) Se l'intero mercato avesse un profitto pari a 220 milioni di euro, quale sarebbe il profitto della Future Tech (in milioni di euro)?

A. 30
B. 36
C. 33
D. 20
E. 15

697) Assetto Finanziario (dati in migliaia di euro): la seguente tabella mostra il bilancio di un'azienda per gli anni 2004 e 2005.

Operazioni	2005	2004
Vendite	?	2122
Costi di vendita	–1989	–1764
Profitto Lordo	449	358
Spese Amministrazione	–182	–177
Profitto Netto	267	?

Qual era il valore delle vendite nel 2005 (in migliaia di euro)?

A. 2438
B. 2442
C. 2468
D. 2122
E. 2112

698) Qual era il valore del profitto netto nel 2004 (in migliaia di euro)?

A. 267
B. 192
C. 171
D. 252
E. 181

699) Il profitto netto nel 2005 è pari a circa:

A. il 30% delle vendite
B. il 10% delle vendite
C. il 20% delle vendite
D. il 5% delle vendite
E. il 25% delle vendite

700) Nel 2005 il rapporto tra profitto netto e lordo rispetto all'anno precedente:

A. è aumentato di circa il 10%
B. non si può dire nulla
C. si è ridotto di circa il 10%
D. si è ridotto di circa il 20%
E. è aumentato di circa il 20%

701) Qual è la voce che nel 2005 ha subito la variazione percentuale minore rispetto all'anno precedente?

A. Spese Amministrazione
B. Costi di vendita
C. Vendite
D. Profitto Lordo
E. Profitto Netto

702) Comparazione tra settori di occupazione: i due grafici a torta mostrano i settori di occupazione in due diverse regioni.

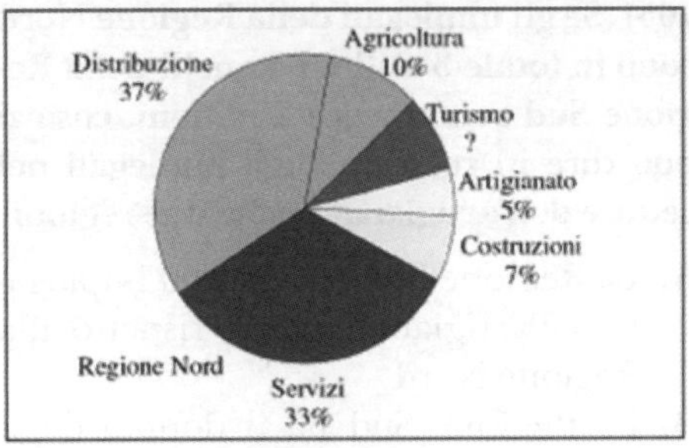

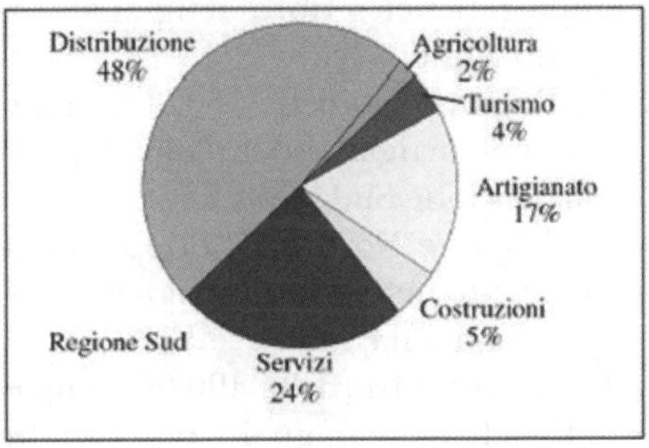

Qual è la percentuale di occupati nel Turismo nella Regione Nord?

A. 10%
B. Non si può definire
C. 8%
D. 2%
E. 4%

703) Se nella Regione Nord gli impiegati nell'agricoltura sono 125.000, quanti sono gli impiegati nell'artigianato?

A. 62.500
B. 72.500
C. 60.000
D. 65.000
E. 75.000

704) Se il totale degli impiegati nella Regione Sud è pari a 2.500.000, quanti sono gli impiegati nel settore delle costruzioni in tale regione?

A. 50.000
B. 100.000
C. 75.000
D. 125.000
E. 115.000

705) Se gli impiegati della Regione Nord sono in totale 3 milioni e quelli della Regione Sud sono invece 2 milioni, cosa si può dire in relazione agli impiegati nel settore dell'artigianato nelle due regioni?

A. La Regione Sud ha 190.000 impiegati nell'artigianato in più rispetto alla Regione Nord
B. La Regione Sud ha il doppio degli impiegati nel settore artigianato rispetto a quella Nord
C. La Regione Nord ha 150.000 impiegati nell'artigianato in più rispetto alla Regione Sud
D. La Regione Nord ha il doppio degli impiegati nel settore artigianato rispetto a quella Sud
E. La Regione Nord ha 190.000 impiegati nell'artigianato in più rispetto alla Regione Sud

706) Quanto vale l'angolo del settore servizi nella Regione Nord?

A. Circa 100°
B. Circa 120°
C. Circa 150°
D. Circa 90°
E. Circa 200°

707) Indicatori di Sviluppo: in tabella viene presentato il quadro sociale di 5 differenti paesi attraverso alcuni indicatori di sviluppo.

Paese	Abitanti (milioni)	Tasso di natalità (su 1000 abitanti)	Tasso di mortalità (su 1000 abitanti)	Pazienti per medico	Tasso di alfabetizzazione
1	45	30	22	10000	50%
2	3,2	11	8	1000	99%
3	15	12	10	5000	70%
4	24	12	13	1200	95%
5	8,8	20	11	1000	90%

In quale paese è presente il maggior numero di persone alfabetizzate?

A. Paese 2
B. Paese 1
C. Paese 5
D. Paese 4
E. Paese 3

708) Non tenendo conto di flussi migratori ma semplicemente del numero di nascite e morti, quale paese ha il maggior tasso di crescita della popolazione (su 1000 abitanti)?

A. Paese 5
B. Paese 4
C. Paese 3
D. Paese 2
E. Paese 1

709) Quante nascite si attendono nel Paese 3 sul totale della popolazione?

A. 12.000
B. 10.000
C. 30.000
D. 150.000
E. 180.000

710) Budget Previsto e Budget Reale: in tabella viene presentato il budget reale ed il budget previsto per diversi settori di un'azienda. Nota: se una voce rappresenta un incasso e il budget reale è minore di quello previsto, allora la differenza viene scritta con segno negativo, viceversa con segno positivo. Se, invece, una voce rappresenta una spesa e il budget reale è minore del budget previsto allora la differenza è positiva, viceversa essa è negativa.

	Budget Previsto (migliaia di €)	Budget reale (migliaia di €)	Differenza (migliaia di €)
Fatturato	250	200	–50
Costi Materiali	125	110	?
Costi Manodopera	75	70	+5
Profitto Netto	50	?	–30

Qual è il valore reale (budget reale) del profitto netto?

A. 20
B. 50
C. –30
D. 30
E. 180

711) Qual è il valore della differenza tra budget previsto e budget reale per i materiali?

A. –50
B. +15
C. –5
D. +10
E. –15

712) Quale percentuale del fatturato previsto è stata effettivamente realizzata?

A. 50%
B. 70%
C. 80%
D. 60%
E. 90%

713) Di quanto si discostano dal valore reale le previsioni sui costi dei materiali, rapportate al valore previsto?

A. 15%
B. 14%
C. 13,6%
D. 12%
E. 18%

714) Se i costi di manodopera aumentassero di euro 2000, quanto si discosterebbe la previsione dal loro valore reale?

A. Euro 3000
B. Euro 1500
C. Euro 2000
D. Euro 5000
E. Euro 1000

715) Numero di centrali nucleari: il seguente istogramma mostra il numero di centrali nucleari presenti in diversi paesi nel 1980 e nel 2000.

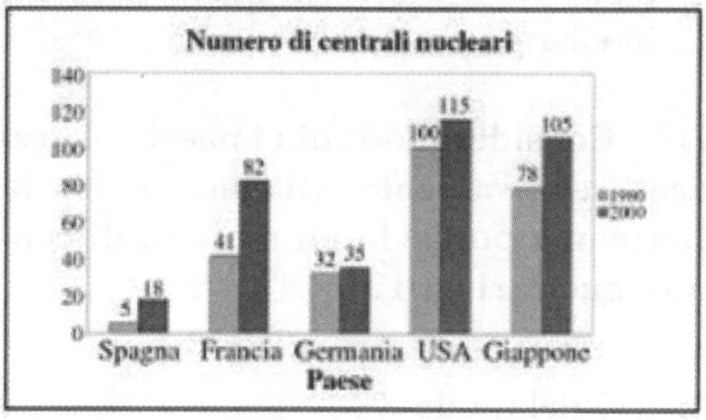

Quante erano le centrali nucleari in Germania nel 1980?

A. 41
B. 78
C. 6
D. 32
E. 82

716) Quante centrali nucleari sono state costruite in Giappone dal 1980 al 2000?

A. 25
B. 15
C. 27
D. 40
E. 30

717) Il numero delle centrali nucleari in Francia dal 1980 al 2000:

A. è raddoppiato
B. è diminuito del 41%
C. si è dimezzato
D. è aumentato del 41%
E. è triplicato

718) Nel 2000 il numero delle centrali in Germania:

A. è pari ad un quinto di quelle presenti in Spagna
B. è il più basso tra tutti quelli dei paesi elencati, nello stesso anno

C. è pari alla metà di quelle presenti in Francia
D. è pari ad un quinto di quelle degli USA
E. è pari ad un terzo di quelle presenti in Giappone

719) Considerando solo i paesi nel grafico, relativamente all'anno 1980, la Germania possiede un numero di centrali nucleari pari a:

A. 1/8 del totale
B. 2/7 del totale
C. 1/5 del totale
D. 1/10 del totale
E. 2/13 del totale

720) Vendite di automobili: sono presentati di seguito due grafici. Il primo grafico (istogramma) mostra i modelli di auto venduti dalla casa automobilistica Racex a clientela maschile e femminile. Il secondo grafico (torta) mostra, in particolare, come si suddivide per età la clientela che ha acquistato il modello Arrow.

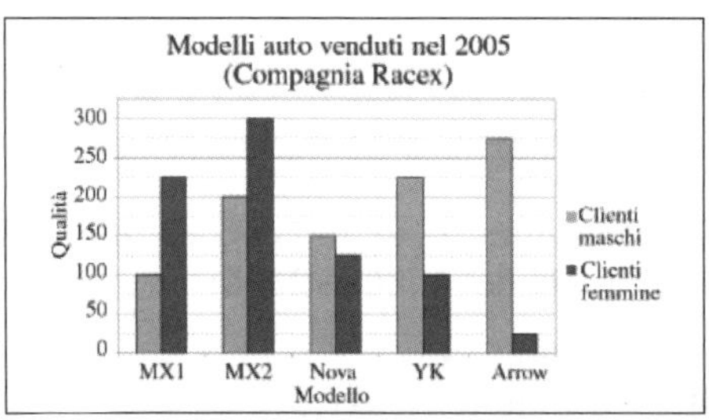

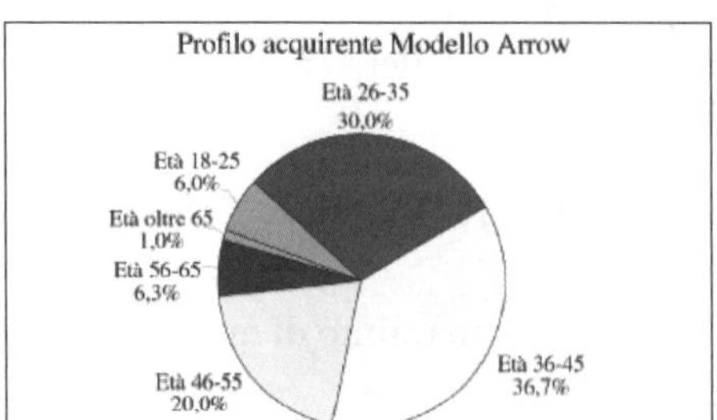

A quante unità ammonta la clientela femminile del modello Nova?

A. 100
B. 125
C. 150
D. 110
E. 140

721) Qual è la percentuale di vendite a clientela maschile del modello MX2?

A. 35%
B. 30%
C. 25%
D. 40%
E. 45%

722) Quante auto sono state vendute a clientela maschile?

A. 1050
B. 950
C. 1025
D. 975
E. 1000

723) Quante auto modello Arrow sono state vendute a clientela tra i 46 e i 55 anni?

A. 25
B. 60
C. 30
D. 45
E. 90

724) Proiezioni fatte per il 2006 indicano un calo delle vendite per il modello MX1 di un 20% per la quota femminile e di un 10% per la quota maschile. Quante saranno in totale, in accordo con la proiezione, le auto di tale modello vendute nel 2006?

A. 270
B. 290
C. 260
D. 245
E. 225

725) Ascolti televisivi (dati espressi in migliaia): la seguente tabella mostra i dati Auditel degli ascolti delle emittenti televisive italiane, nel giorno 01/12/2006, in tre diverse fasce orarie. I dati riportati sono espressi in migliaia di telespettatori.

Emittente	Fascia oraria			
	15:00	18:00	20:30	23:00
	18:00	20:30	23:00	2:00
Rai 1	2181	5531	5734	1217
Rai 2	1385	1108	2522	966
Rai 3	733	2209	2263	653
Totale Rai	**4299**	?	**10519**	**2836**
Rete 4	811	1094	2034	623
Canale 5	1599	3733	6587	2313
Italia 1	1299	1654	2201	718
Totale Mediaset	**3709**	**6481**	**10822**	**3654**
Altre (Terresti + Satellite)	**1615**	**2530**	**4041**	?
Totale (tutte le emittenti)	**9623**	**17859**	?	**8343**

Quanti telespettatori ha totalizzato l'intero gruppo Rai nella fascia oraria dalle 18:00 alle 20:30 (in migliaia)?

A. 8.908
B. 8.848
C. 8.868
D. 9.014
E. 7.757

726) Quanti telespettatori hanno visto la televisione nella fascia oraria dalle 20:30 alle 23:00 (in migliaia)?

A. 25.382
B. 26.544
C. 25.478
D. 25.882
E. 46.723

727) Quanti sono stati i telespettatori di emittenti televisive, non legate ai gruppi Rai o Mediaset, nella fascia oraria dalle 23:00 alle 02:00 (in migliaia)?

A. 1743
B. 1853
C. 1862
D. 1762
E. 1698

728) Qual è l'emittente più vista, del gruppo Rai, nella fascia tra le 20:30 e le 23:00?

A. Rai 3
B. Canale 5
C. Rai 2
D. Rai 1
E. Italia 1

729) Approssimativamente a quanto ammonta lo share (percentuale di ascolti sul totale delle emittenti televisive) del gruppo Rai nella fascia oraria dalle 15:00 alle 18:00?

A. Circa il 45%
B. Circa il 58%
C. Circa il 38%
D. Circa il 55%
E. Circa il 50%

730) Fatturato di un Franchising. Il seguente grafico riporta il fatturato degli affiliati alla catena di ristoranti cinesi Mandarino-Food nelle diverse aree della penisola italiana, in diversi anni. Il tipo di grafico è un istogramma in pila.

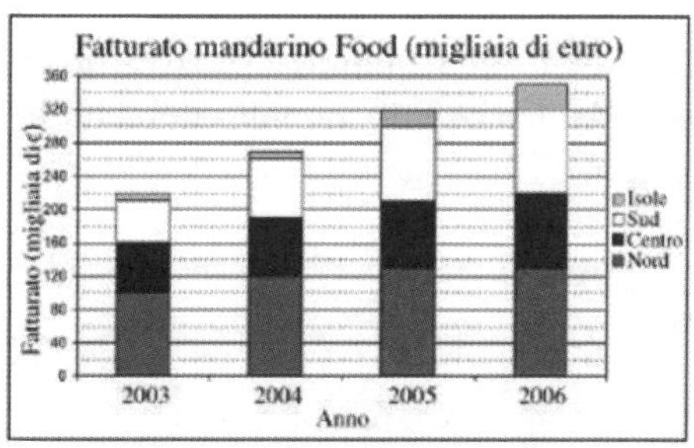

A quanto ammonta il fatturato del 2003 nell'area Sud (in migliaia di euro)?

A. 30
B. 40
C. 60
D. 50
E. 70

731) Nel 2005, in quale delle seguenti regioni non è aumentato il fatturato rispetto all'anno precedente?

A. Sud
B. Nord
C. Centro
D. Il fatturato è aumentato in tutte le aree
E. Isole

732) Nel 2006 di quanto è aumentato in percentuale il fatturato nell'area Centro, rapportato al fatturato del 2003?

A. 20%
B. 50%
C. 25%
D. 40%
E. 30%

733) Nel 2005 a quanto ammonta, sul totale di tutte le aree, il fatturato realizzato nell'area Centro?

A. 40%
B. 45%
C. 35%
D. 25%
E. 30%

734) Nel 2003 quanto era il fatturato nelle Isole rispetto a quello del 2006?

A. 1/3
B. 3/4
C. 2/3
D. 1/4
E. 1/5

735) Cambio delle Valute: la seguente tabella riporta il valore dell'Euro rispetto alle valute di 5 paesi nel periodo da Marzo a Luglio.

	Marzo	Aprile	Maggio	Giugno	Luglio
Dollaro USA	1,21	1,23	1,22	1,24	1,25
Rublo Russo	34,32	34,40	34,55	34,50	34,70
Sterlina UK	0,685	0,690	0,700	0,690	0,690
Yen Giapponese	139,8	140,1	142,2	141,9	142,0
Corona Danese	7,46	7,48	7,46	7,47	7,47

Quanti Rubli Russi valeva un Euro in Aprile?

A. 1,22
B. 34,4
C. 34,5
D. 142,2
E. 3,47

736) Per quali monete, il valore rispetto all'Euro resta invariato passando da Giugno a Luglio?

A. Dollaro Usa e Rublo Russo
B. Sterlina UK e Yen Giapponese
C. Rublo Russo e Corona Danese
D. Corona Danese e Sterlina UK
E. Dollaro USA e Sterlina UK

737) Cambiando Euro 30,00 nel mese di Luglio, quanti Dollari avrei ottenuto?

A. 38 Dollari
B. 24,5 Dollari
C. 24 Dollari
D. 37,5 Dollari
E. 37,2 Dollari

738) Cambiando 14,00 Sterline UK nel mese di Maggio, quanti Euro avrei ottenuto?

A. 20 Euro
B. 9,8 Euro
C. 35 Euro
D. 10,2 Euro
E. 25 Euro

739) Passando da Maggio a Giugno, nei confronti di quale moneta l'Euro, in percentuale, si è maggiormente rafforzato?

A. Corona Danese
B. Rublo Russo
C. Sterlina UK
D. Yen Giapponese
E. Dollaro USA

740) Mercato Azionario: il seguente grafico a linee mostra l'andamento giornaliero della quotazione azionaria (in euro) di cinque diverse società quotate in borsa.

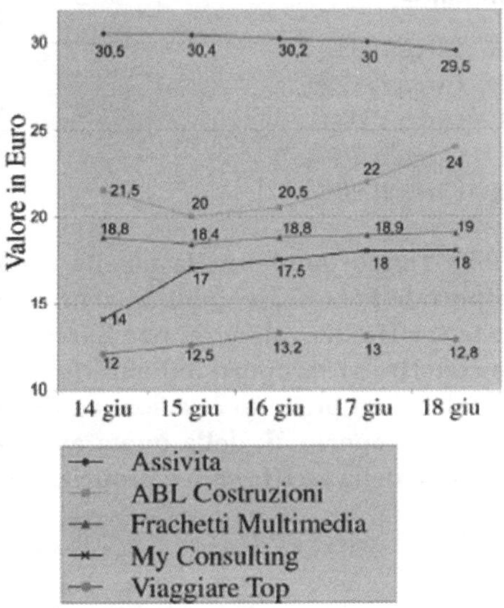

Quanto valeva un'azione della Frachetti Multimedia il 16 Giugno?

A. 22 Euro
B. 20,5 Euro
C. 18,8 Euro
D. 18,9 Euro
E. 30,2 Euro

741) Quale sarebbe stato il mio capitale in Euro, se avessi posseduto 1500 azioni della ABL Costruzioni il 15 Giugno?

A. 30.000
B. 30.750
C. 32.250
D. 25.500
E. 30.500

742) Acquistando 100 azioni della My Consulting il 14 Giugno e vendendole il 18 Giugno, quanto avrò guadagnato?

A. 1400 Euro
B. 500 Euro
C. 300 Euro
D. 1800 Euro
E. 400 Euro

743) Di quanto è aumentato, in percentuale, il valore di un'azione della Viaggiare Top dal 14 Giugno al 16 Giugno?

A. 12%
B. 10%
C. 1%
D. 1,5%
E. 1,2%

744) Se il 18 Giugno possiedo 100 azioni della My Consulting e le vendo per acquistare, nello stesso giorno, azioni della ABL Costruzioni, quante azioni di quest'ultima compagnia potrà acquistare?

A. 75
B. 55
C. 32
D. 50
E. 24

745) Stati dell'Unione Europea: nella seguente tabella sono mostrati dati relativi ad alcuni paesi dell'Unione Europea.

Paese	Superficie (km/q)	Popolazione (milioni)	Seggi nel Parlamento Europeo
Malta	316	0,4	5
Irlanda	70000	3,7	13
Finlandia	338000	5,2	14
Ungheria	93000	10	24
Belgio	30158	10,2	24
Spagna	504782	39,4	54
Italia	301263	57,7	78
Germania	356854	82,1	99

Per i paesi riportati in tabella, quale delle seguenti affermazioni è vera?

A. La Spagna è il paese più popoloso e Malta quello meno esteso
B. La Germania è il paese più esteso e la Spagna il più popoloso
C. Malta è il paese meno popoloso e la Finlandia il più esteso
D. La Spagna è il paese più esteso e la Germania è quello più popoloso
E. La Germania è il paese più popoloso e l'Irlanda il meno esteso

746) Quanto vale la densità di abitanti per chilometro quadrato in Finlandia?

A. 30 abitanti per chilometro quadrato
B. 0,5 abitanti per chilometro quadrato
C. 1,5 abitanti per chilometro quadrato
D. 10 abitanti per chilometro quadrato
E. 15 abitanti per chilometro quadrato

747) È vero che:

A. la superficie dell'Italia è circa il doppio di quella dell'Ungheria
B. la superficie dell'Ungheria è circa il doppio di quella del Belgio
C. la superficie dell'Italia è circa dieci volte quella del Belgio
D. la superficie della Spagna è circa il doppio di quella della Germania
E. la superficie della Finlandia è maggiore di quella della Germania

748) Quale paese ha la rappresentanza maggiore nel Parlamento Europeo in rapporto alla propria popolazione?

A. L'Italia
B. La Spagna
C. La Finlandia
D. Malta
E. La Germania

749) Sapendo che il Parlamento Europeo ha 732 seggi in totale, quale % di questi seggi è occupata da parlamentari italiani?

A. Circa il 3%
B. Circa il 17%
C. Circa l'11%
D. Circa il 7%
E. Circa il 20%

750) Tariffe Aeree: nella tabella sono riportate le tasse, le quote assicurative e le tariffe dei voli aerei per Barcellona da diversi aeroporti italiani. Il costo totale di un biglietto è la somma delle tasse aeroportuali, della quota assicurativa e della tariffa vera e propria.

Aeroporto di partenza	Tasse Aeroportuali	Quota Assicurativa	Tariffa per Barcellona	
			Sola Andata	Andata e Ritorno
Roma Fiumicino	€ 12,50	€ 2,50	€ 62,00	€ 100,00
Milano Malpensa	€ 11,00	€ 3,00	€ 55,00	?
Napoli	€ 9,50	€ 4,50	?	€ 120,00
Genova	€ 15,00	€ 2,50	€ 59,00	€ 75,90
Palermo	€ 11,00	€ 3,50	€ 100,00	€ 142,90

Sapendo che il volo andata e ritorno ha una tariffa doppia rispetto al volo di sola andata, quale sarà il totale delle

spese (tasse, assicurazione e tariffa aerea) per un passeggero che acquista un biglietto di andata e ritorno da Milano?

A. Euro 124,00
B. Euro 110,00
C. Euro 69,00
D. Euro 114,00
E. Euro 121,00

751) Sapendo che il volo di sola andata ha una tariffa pari a 2/3 di quella del volo andata e ritorno, quale sarà il totale delle spese (tasse, assicurazione e tariffa aerea) per un passeggero che acquista un biglietto di sola andata da Napoli?

A. Euro 134,00
B. Euro 89,50
C. Euro 80,00
D. Euro 84,50
E. Euro 94,00

752) Se la compagnia che gestisce l'aeroporto di Genova, attuando una promozione, decide di offrire gratuitamente la quota assicurativa e di ridurre ad 1/3 le tasse aeroportuali, quale sarà il totale delle spese per due passeggeri che acquistano un biglietto ciascuno di sola andata da Genova?

A. Euro 148,00
B. Euro 128,00
C. Euro 64,00
D. Euro 133,00
E. Euro 161,80

753) Per quanto riportato in tabella, quale aeroporto presenta la migliore offerta di volo sola andata per Barcellona, considerando il totale delle spese (tasse, assicurazione e tariffa aerea)?

A. Milano Malpensa
B. Roma Fiumicino
C. Genova
D. Napoli
E. Palermo

754) Se, partendo da Palermo, con un volo di sola andata si ottiene uno sconto sulla tariffa del 30% ma si è soggetti ad una ulteriore spesa per adeguamento carburante pari ad euro 15,00, quale sarà il costo totale del biglietto aereo (tasse, assicurazione, tariffa ed adeguamento carburante)?

A. Euro 85,00
B. Euro 129,53
C. Euro 129,50
D. Euro 99,50
E. Euro 84,50

755) Ripartizione delle Spese: il seguente grafico a torta mostra la ripartizione delle spese di una impresa che ha affrontato un piano di aggiornamento del proprio profilo aziendale (torta a sinistra). La sezione delle spese per la formazione è ulteriormente specificata nelle sue differenti voci nel grafico a torta sulla destra. Supponiamo che il totale delle spese affrontate dall'impresa sia pari a euro 60.000.

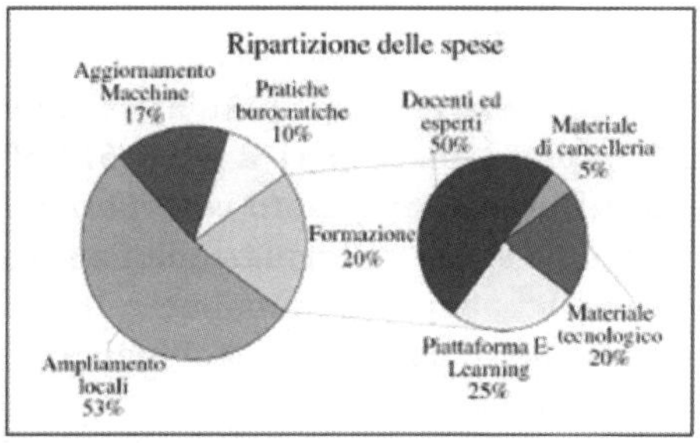

A quanto ammonterebbe la quota delle spese per l'ampliamento dei locali?

A. Euro 31.800
B. Euro 35.100
C. Euro 40.200
D. Euro 36.000
E. Euro 24.600

756) A quanto ammonterebbe la quota di spesa affrontata per il pagamento dei docenti e degli esperti di formazione?

A. Euro 5.500
B. Euro 10.000
C. Euro 6.000
D. Euro 5.000
E. Euro 8.000

757) Se le spese affrontate dall'impresa per l'acquisto della piattaforma e-learning fossero pari a euro 4.000, quanto sarebbe il totale delle spese per la formazione affrontate dall'impresa?

A. Euro 45.000
B. Euro 4.500
C. Euro 16.000
D. Euro 60.000
E. Euro 20.000

758) Se le spese di cancelleria affrontate dall'impresa fossero pari a euro 1.200, quanto sarebbe il totale delle spese affrontate dall'impresa?

A. Euro 24.000
B. Euro 40.000
C. Euro 100.000
D. Euro 20.000
E. Euro 120.000

759) Se il totale delle spese affrontate dall'impresa fosse pari a euro 51.000 e, a differenza di quanto riportato nel grafico, le spese di formazione fossero pari al 30%, a quanto ammonterebbero le spese per il materiale tecnologico?

A. Euro 10.020
B. Euro 12.000
C. Euro 7.650
D. Euro 3.060
E. Euro 15.300

760) Utenza Alberghiera: la seguente tabella mostra un quadro della cliente la di un albergo in 5 giorni consecutivi. L'albergo ha un totale di 110 camere.

Totale Camere: 110	15 lug.	16 lug.	17 lug.	18 lug.	19 lug.
Ospiti in pernottamento*	140	145	145	146	150
Singole occupate	50	52	?	49	50
Doppie occupate					
(di cui uso doppia)	40	40	41	42	?
(di cui uso singola)	10	13	15	13	20
Colazione in camera	29	32	33	50	73
Clienti ristorante	120	122	125	132	140

* Per ospiti in pernottamento in un determinato giorno si intendono le persone che hanno prenotato in albergo nella notte tra quel giorno e il giorno successivo

Sapendo che 12 persone hanno lasciato l'albergo la mattina del 16 luglio, quanti arrivi vi sono stati in giornata?

A. 17
B. 6
C. 5
D. 12
E. 18

761) Quante sono le singole occupate il 17 luglio?

A. 145
B. 68
C. 52
D. 89
E. 48

762) Quante sono le camere doppie che ospitano due persone il 19 luglio?

A. 80
B. 20
C. 40
D. 22
E. 42

763) Quanti clienti sono ospitati in media per camera il 18 luglio, sul totale delle camere d'albergo?

A. Circa 0,5
B. Circa 2
C. Circa 1,7
D. Circa 0,8
E. Circa 1,3

764) Quale percentuale di clienti ha chiesto la colazione in camera la mattina del 19 luglio?

A. 32%
B. 35%
C. 50%
D. 48%
E. 34%

765) Estratto di Conto Corrente: la seguente tabella riporta la lista dei movimenti su un conto corrente nel mese di febbraio.

Descrizione Operazione	Movimenti (€)		Data
	Dare	Avere	
Riporto Saldo Mese Gennaio		**20.345,76**	**30/01/2017**
Spese Tenuta Conto	2,00		01/02/2017
Spese Invio Postale Estratto Conto	1,80		01/02/2017
Prelievo Sportello Automatico	250,00		10/02/2017
Addebito Bolletta Telefonica	120,67		15/02/2017
Bonifico Vostro Favore		300,00	16/02/2017
Pagamento Carta di Credito	144,99		18/02/2017
Accredito Emolumenti		1.313,54	21/02/2017
Addebito Bolletta Energia Elettrice	86,42		25/02/2017
Interessi su Titoli		114,23	28/02/2017
Saldo al 28/02/2017		**21.467,65**	**28/02/2017**

A quanto ammonta la somma di denaro depositata sul conto corrente dopo l'addebito della bolletta telefonica del 15 febbraio?

A. Euro 20.091,96
B. Euro 19.971,29
C. Euro 20.720,23
D. Euro 19.554,88
E. Euro 20.345,76

766) In totale, qual è la somma di denaro che viene prelevata dal conto corrente durante tutto il mese di febbraio?

A. Euro 1727,77
B. Euro 250,00
C. Euro 520,12
D. Euro 605,88
E. Euro 265,66

767) A quanto ammonta la somma di denaro depositata sul conto corrente dopo l'addebito della bolletta di energia elettrica del 25 febbraio?

A. Euro 21.363,42
B. Euro 21.267,00
C. Euro 21.353,42
D. Euro 20.345,76
E. Euro 21.581,88

768) In totale, qual è la somma di denaro che viene versata sul conto corrente durante tutto il mese di febbraio?

A. Euro 250,00
B. Euro 520,12
C. Euro 265,66

D. Euro 1727,77
E. Euro 605,88

769) In che data avviene il maggiore movimento sul conto corrente?

A. 16 febbraio
B. 18 febbraio
C. 28 febbraio
D. 21 febbraio
E. 25 febbraio

770) Fondi di Investimento: la seguente tabella riporta i valori in euro di 5 fondi di investimento monitorati semestralmente su un periodo di due anni. Il grafico a linee di seguito mostra l'andamento di questi fondi di investimento. Quanto vale il Fondo Azionario 1 a gennaio 2006?

	Valori in Euro				
	Gen-05	Lug-05	Gen-06	Lug-06	Gen-07
Fondo Azionario 1	32	25	?	28	30
Fondo Monetario 1	10	12	15	18	20
Fondo Azionario 2	25	15	12	20	18
Fondo Misto	20	22	18	25	25
Fondo Monetario 2	12	15	17	20	22

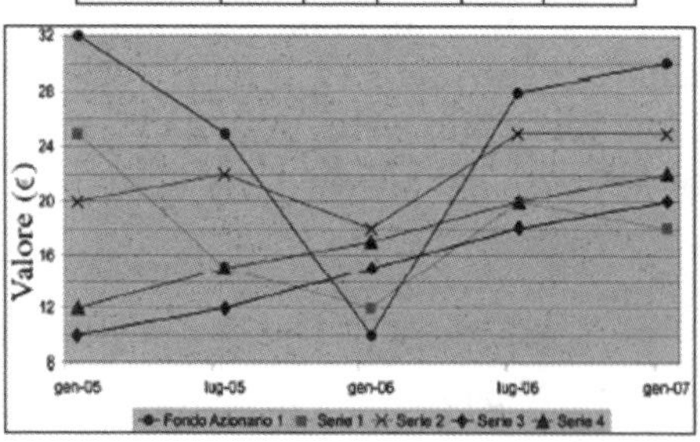

A. Euro 20,00
B. Euro 10,00
C. Euro 25,00
D. Euro 15,00
E. Euro 12,00

771) L'andamento della Serie 3 nel grafico si riferisce al:

A. Fondo Monetario 1
B. Fondo Azionario 1
C. Fondo Misto
D. Fondo Monetario 2
E. Fondo Azionario 2

772) Di quanto è deprezzato in percentuale il Fondo Azionario 2 a luglio 2005 rispetto al proprio valore a gennaio 2005?

A. 50%
B. 30%
C. 25%
D. 40%
E. 35%

773) Quale dei fondi, acquistato a gennaio 2005, comporta un raddoppio del mio investimento a gennaio 2007?

A. Fondo Azionario 1
B. Fondo Monetario 1
C. Fondo Misto
D. Fondo Azionario 2
E. Fondo Monetario 2

774) Quale coppia di fondi assume lo stesso valore alla fine di due semestri, durante il periodo preso in considerazione?

A. Fondo Azionario 2 e Fondo Monetario 1
B. Fondo Monetario 1 e Fondo Monetario 2
C. Fondo Misto e Fondo Monetario 1
D. Fondo Azionario 2 e Fondo Monetario 2
E. Fondo Monetario 2 e Fondo Azionario 1

775) Linee di lavorazione industriale: in tabella sono riportati i dati relativi a 5 linee di lavorazione industriale dello stesso prodotto. Le ore di pro-

duzione giornaliere indicano il numero di ore in cui, in un giorno, la linea è tenuta in produzione. La produzione massima giornaliera indica, nelle ore di produzione giornaliere, quale sarebbe il quantitativo massimo di prodotti costruiti sulla linea se essa fosse efficiente al 100%: tale produzione non corrisponde a quella reale nelle ore di operatività della linea.

Linea	Ore di produzione giornaliere	Produzione massima giornaliera	Produzione reale giornaliera	Efficienza %
1	24	2880	2160	75%
2	18	3240	1944	?
3	18	2700	1080	40%
4	16	?	2304	80%
5	12	720	720	100%

Qual è l'efficienza della Linea 2?

A. 75%
B. 60%
C. 72%
D. 80%
E. 66%

776) Qual è la produzione massima giornaliera della Linea 4?

A. 1080
B. 2304
C. 2880
D. 2700
E. 2512

777) Con tutte le linee a regime massimo, quanti pezzi si produrrebbero in un giorno?

A. 12420
B. 11844
C. 12240
D. 8208
E. 10620

778) Quanti pezzi è in grado di produrre la Linea 1 in un minuto, tenuto conto della sua produzione reale?

A. 1
B. 1,5
C. 3
D. 2,5
E. 2

779) Qual è l'efficienza media delle 5 linee?

A. 71%
B. 73%
C. 70%
D. 72%
E. 74%

780) Gruppi Parlamentari Europei: nel grafico a torta è mostrata la ripartizione dei seggi del Parlamento Europeo tra i vari gruppi parlamentari. Di fianco al nome del gruppo è riportato il numero dei seggi assegnati a quel gruppo.

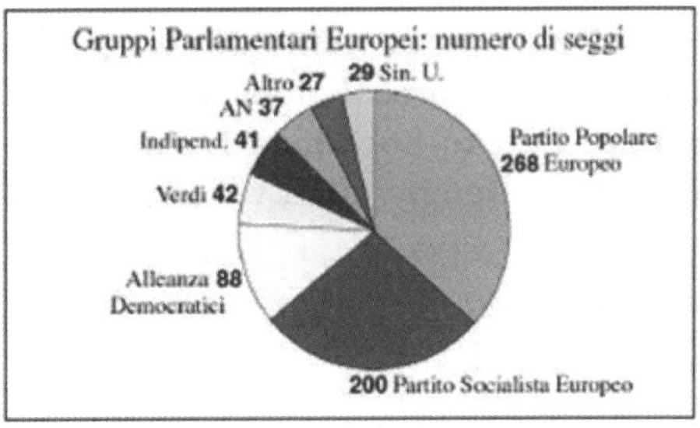

Qual è il totale dei seggi presenti nel Parlamento Europeo?

A. 695
B. 732
C. 740
D. 730
E. 692

781) Qual è la percentuale dei seggi attribuita al gruppo Alleanza dei Democratici?

A. Circa 2%
B. Circa 16%
C. Circa 20%
D. Circa 8%
E. Circa 12%

782) Qual è il numero minimo di seggi che manca al gruppo del Partito Popolare Europeo per raggiungere la maggioranza assoluta in Parlamento?

A. 432
B. 464
C. 100
D. 99
E. 98

783) Quale dei seguenti gruppi possiede circa un quarto dei seggi del Parlamento?

A. Partito Popolare Europeo
B. Partito Socialista Europeo
C. Sinistra Unitaria
D. Verdi
E. Indipendenza

784) Quale percentuale dei seggi è attribuita ad una coalizione formata dai gruppi Partito Socialista Europeo, Alleanza dei Democratici, Verdi, Indipendenza?

A. Circa 50%
B. Circa 60%
C. Circa 55%
D. Circa 45%
E. Circa 40%

785) Costo del Carburante: la seguente tabella riporta il costo in euro di un litro di tre tipi diversi di carburante, presso le stazioni di rifornimento di 4 compagnie petrolifere.

Compagnia Petrolifera	Senza Piombo (€ / litro)	Blu Diesel (€ / litro)	Gasolio (€ / litro)
Oil&Oil	1,251	1,157	1,117
Carburoil	1,248	1,155	?
Caravan Petrol	1,255	1,152	1,115
Super-Energy	1,246	1,160	1,117
Costo Medio	1,250	?	1,116

Presso quale compagnia conviene fare il rifornimento di Blu Diesel?

A. Carburoil
B. Non è possibile stabilirlo
C. Caravan Petrol
D. Oil&Oil
E. Super-Energy

786) Qual è il costo medio di un litro di Blu Diesel?

A. Euro 1,155
B. Euro 1,156
C. Euro 1,158
D. Euro 1,159
E. Euro 1,157

787) Qual è il costo di un litro di Gasolio presso un distributore della compagnia Carburoil?

A. Euro 1,155
B. Euro 1,120
C. Euro 1,117
D. Euro 1,115
E. Euro 1,118

788) Quanto pagherò 20 litri di Gasolio presso la compagnia Oil&Oil?

A. Euro 22,34
B. Euro 22,32
C. Euro 22,26
D. Euro 22,30
E. Euro 22,28

789) Quanti litri di benzina Senza Piombo posso acquistare con 20,00 euro presso la compagnia Oil&Oil?

A. Circa 21
B. Circa 19
C. Circa 13
D. Circa 16
E. Circa 20

790) Costo all'ingrosso: il seguente grafico a barre in pila mostra il costo totale di un prodotto a seconda del quantitativo di pezzi che viene acquistato. Ad un costo fisso si aggiunge, di volta in volta, un costo variabile che diminuisce all'aumentare del quantitativo di prodotti ordinati.

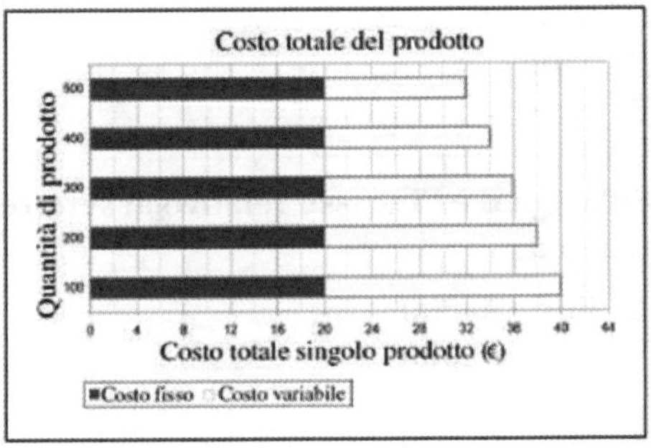

A quanto ammonta il costo fisso per un qualsiasi quantitativo di prodotti acquistato?

A. Euro 20,00
B. Euro 19,00
C. Euro 40,00
D. Euro 16,00
E. Euro 18,00

791) A quanto ammonta il costo variabile se acquistiamo 200 prodotti?

A. Euro 16,00
B. Euro 36,00
C. Euro 18,00
D. Euro 20,00
E. Euro 38,00

792) Se ordino 500 esemplari del prodotto, quanto pagherò in totale?

A. Euro 34,00
B. Euro 32,00
C. Euro 4.000,00
D. Euro 13.600,00
E. Euro 16.000,00

793) Quanto risparmio sul costo di un singolo prodotto se ne acquisto 500 invece che 100?

A. 15%
B. 22%
C. 25%
D. 20%
E. 18%

794) Grazie ad una offerta speciale riesco ad acquistare 400 esemplari del prodotto ad un costo vantaggioso, che è quello proposto per l'acquisto di 500 esemplari. Quanto spenderò?

A. Euro 12.800
B. Euro 16.000
C. Euro 17.000
D. Euro 9.600
E. Euro 13.600

795) Calcolo delle aliquote fiscali: la seguente tabella mostra la tassazione di diversi redditi basata su una serie di aliquote progressive crescenti. Le regole per la tassazione sono le seguenti:

Fino a euro 5000 il reddito non è tassato. La parte di reddito che va da euro 5000 ad euro 15.000 è tassata al 20% (aliquota 1). La parte di reddito che va da euro 15.000 a euro 25.000 è tassata al 30% (aliquota 2). La parte di reddito oltre euro 25.000 è tassata al 50% (aliquota 3).

Reddito Lordo	Aliquota 1 (20%)	Aliquota 2 (30%)	Aliquota 3 (50%)	Totale Tassazione
€4.000	€0	€0	€0	€0
€7.500	€500	€0	€0	€500
€18.000	€2.000	€900	€0	€2.900
€22.000	€2.000	?	?	€4.100
€24.000	€2.000	€2.700	€0	€4.700
€30.000	€2.000	€3.000	€2.500	?
€50.000	€2.000	?	€12.500	€17.500

A quanto ammonta l'Aliquota 2 per il reddito di euro 50.000?

A. Euro 4.000
B. Euro 1.800
C. Euro 2.000
D. Euro 3.500
E. Euro 3.000

796) A quanto ammonta il totale della tassazione per il reddito pari a euro 30.000?

A. Euro 5.000
B. Euro 7.500
C. Euro 6.500
D. Euro 3.800
E. Euro 3.600

797) Quale sarà il reddito netto (a cui è detratta la tassazione) per un reddito lordo di euro 50.000?

A. Euro 17.500
B. Euro 32.500
C. Euro 50.000
D. Euro 34.500
E. Euro 33.600

798) A quanto ammonta l'Aliquota 2 per il reddito di euro 22.000?

A. Euro 1.900
B. Euro 900
C. Euro 2.200
D. Euro 2.100
E. Euro 1.200

799) A quanto ammonta l'Aliquota 1 per un reddito di euro 60.000?

A. Euro 1.600
B. Euro 2.000
C. Euro 9.000
D. Euro 1.700
E. Euro 1.300

800) Incasso di una partita di calcio: la seguente tabella mostra i dettagli di un incasso di una partita di calcio.

	Settore			
	Tribuna	**Distinti**	**Curve**	**Totale**
Spettatori paganti	2500	5000	800	?
Costo Biglietto (euro)	30,00	?	10,00	
Incasso (migliaia euro)	?	110	8	193

Qual è il totale degli spettatori paganti della partita?

A. 8000
B. 5800
C. 8300
D. 7500
E. 3300

801) Qual è l'incasso relativo al settore tribuna?

A. Euro 70.500
B. Euro 60.000
C. Euro 75.000
D. Euro 30.000
E. Euro 110.000

3.8 • Identificazione delle similitudini

802) Una sostanza radioattiva, P, a seguito di un decadimento radioattivo si trasforma gradualmente in un'altra sostanza, Q, che a sua volta decade in una terza sostanza, R, che non decade. Il grafico seguente riporta il cambiamento delle quantità di P, Q e R nel corso dell'esperimento. Che cosa rappresentano le linee 1, 2 e 3?

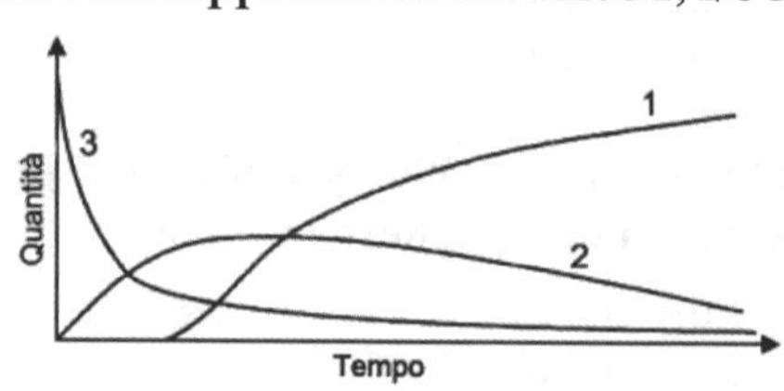

A. 1:R 2:Q 3:P
B. 1:Q 2:R 3:P
C. 1:P 2:Q 3:R
D. 1:Q 2:P 3:R
E. 1:R 2:P 3:Q

803) V • 2014 **La tabella sottostante riporta il numero di adolescenti, rispettivamente di 13 e 16 anni di età, residenti a San Michele al Fiume che praticano varie attività sportive:**

Sport	*Adolescenti di 13 anni*	*Adolescenti di 16 anni*
Calcio	120	181
Ginnastica artistica	120	133
Danza classica	55	66
Nuoto	104	150
Tennis	123	149
Pallacanestro	51	97

In quale sport, tra quelli riportati nella tabella, vi è la proporzione di ragazzi di 13 anni e di 16 anni più vicina alla proporzione che vi è per il nuoto?

A. Ginnastica artistica
B. Danza classica
C. Calcio
D. Tennis
E. Pallacanestro

804) Qui di seguito sono raffigurati tre cilindri.

Se un cilindro viene tagliato in due metà uguali con un taglio dritto, quale delle seguenti non può essere una veduta di una delle metà, da qualunque prospettiva?

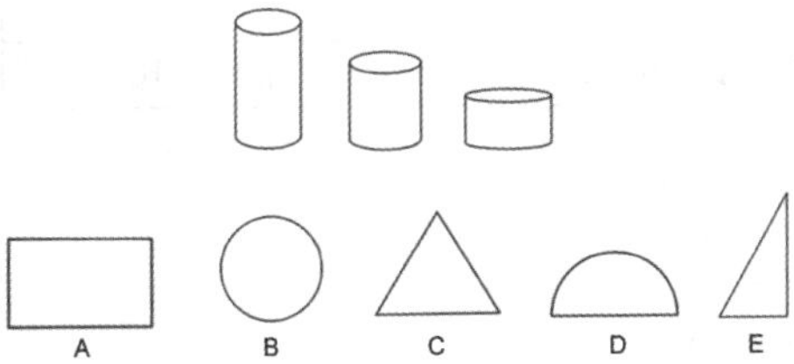

A. Figura A
B. Figura C
C. Figura D
D. Figura E
E. Figura B

805) In un gioco, delle pedine rotonde vengono mosse su una scacchiera 4 × 4. Su alcuni quadrati della scacchiera ci sono dei simboli. A un certo punto del gioco, la scacchiera si presenta come nel disegno seguente (tutti i cerchi rappresentano le pedine che coprono completamente il simbolo disegnato sul quadrato che occupano). Quale dei seguenti disegni potrebbe rappresentare la struttura della scacchiera (non necessariamente vista dalla stessa posizione di quella precedente)?

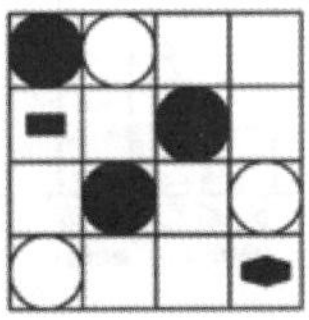

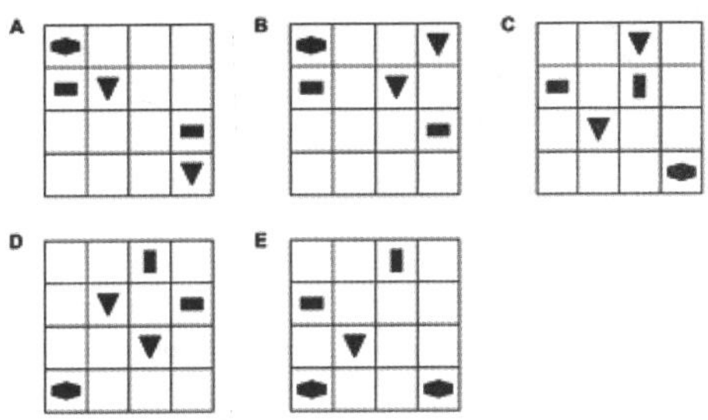

A. Figura C
B. Figura B
C. Figura D
D. Figura E
E. Figura A

806) Di seguito è riportata una lista dei Re d'Inghilterra delle dinastie dei Plantageneti e degli Angioini e le date in cui hanno regnato.

Quale dei seguenti grafici a barre rappresenta meglio la distribuzione della durata dei regni di questi monarchi?

Monarca	Regno
Henry II	1154 - 1189
Richard I	1189 - 1199
John	1199 - 1216
Henry III	1216 - 1272
Edward I	1272 - 1307
Edward II	1307 - 1327
Edward III	1327 - 1377
Richard II	1377 - 1399

A

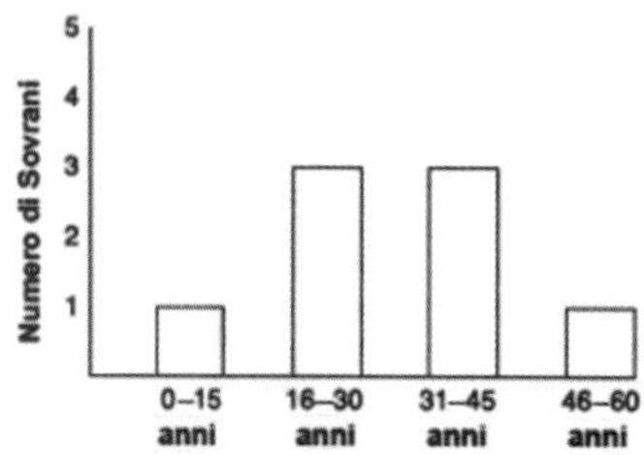

B

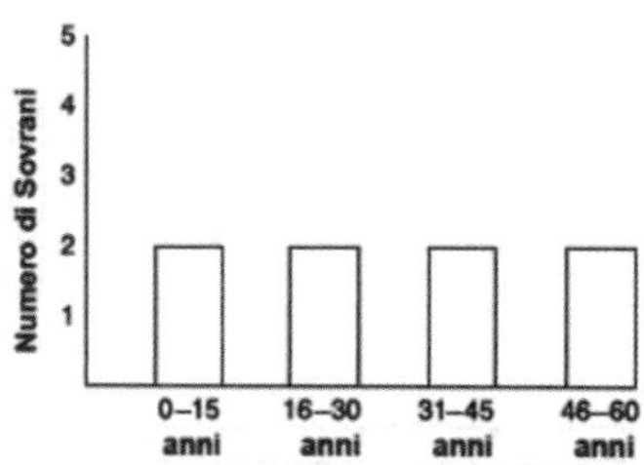

C

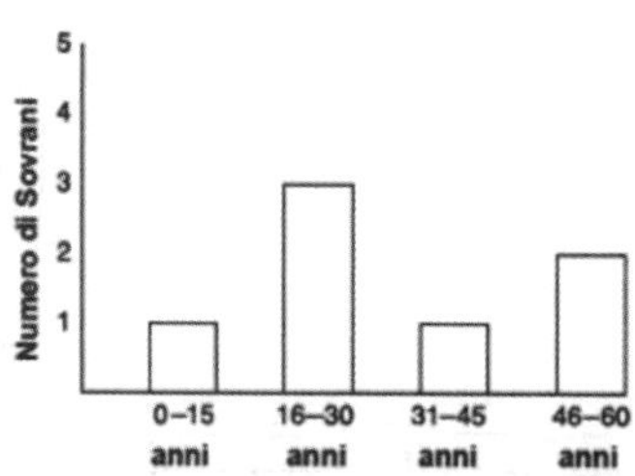

D

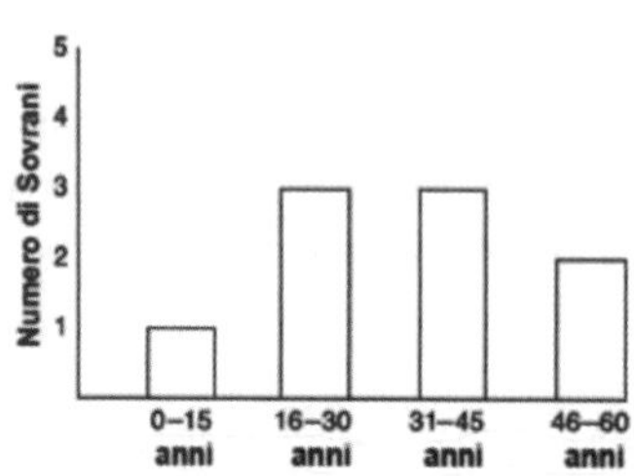

E

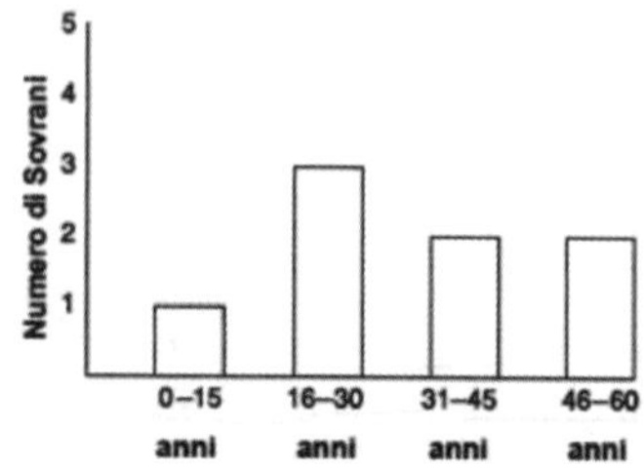

A. Figura C
B. Figura A
C. Figura B
D. Figura E
E. Figura D

807) La tabella seguente mostra la distribuzione percentuale cumulativa del consumo di sale in Inghilterra nel 2004.
Supponendo che il numero di uomini e donne sia lo stesso, che percentuale di tutta la popolazione ha consumato un livello superiore a quello consigliato di 6 g al giorno? (Arrotondare al numero intero più vicino).

Distribuzione percentuale del consumo di sale stimato (g/giorno)		
	Uomini	**Donne**
3 g o meno	1	3
6 g o meno	11	30
9 g o meno	44	73
12 g o meno	68	93
15 g o meno	92	99
18 g o meno	96	100

A. 59%
B. 80%
C. 70%
D. 89%
E. 20%

808) Un uomo parte dalla propria casa, sita in un villaggio che attraversa in auto a una velocità

costante. Appena supera il villaggio, la sua velocità aumenta fino a stabilizzarsi nuovamente su una nuova velocità costante, che mantiene fino a che raggiunge una collina ripida che lo rallenta. In cima alla collina il guidatore si ferma per qualche minuto per ammirare il panorama. Si rende conto che ha lasciato il cesto del picnic a casa, e quindi ripercorre rapidamente il percorso in senso inverso per andare a prenderlo.

Quale di questi grafici rappresenta meglio la distanza del guidatore da casa durante il tragitto?

A

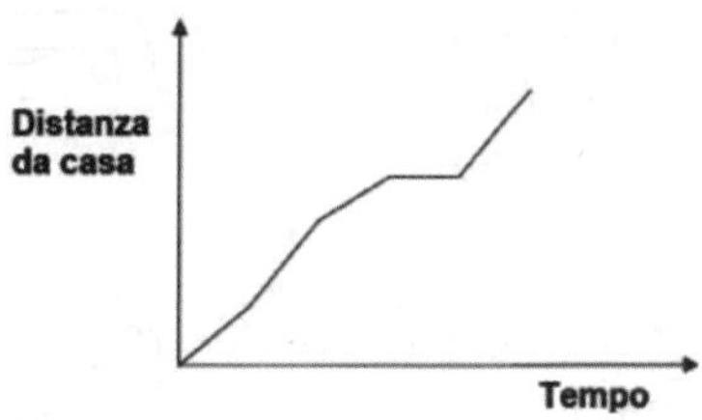

B

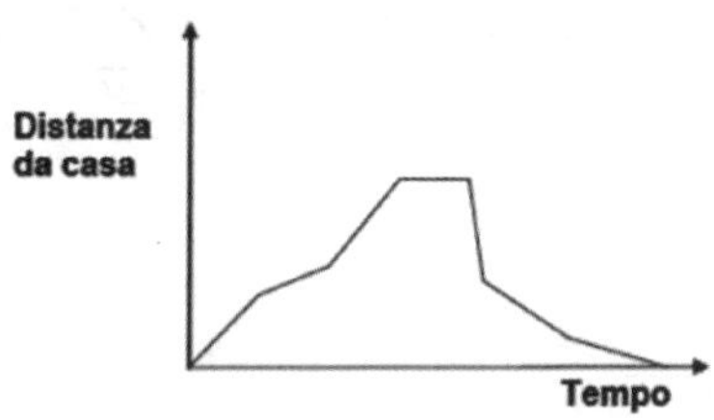

C

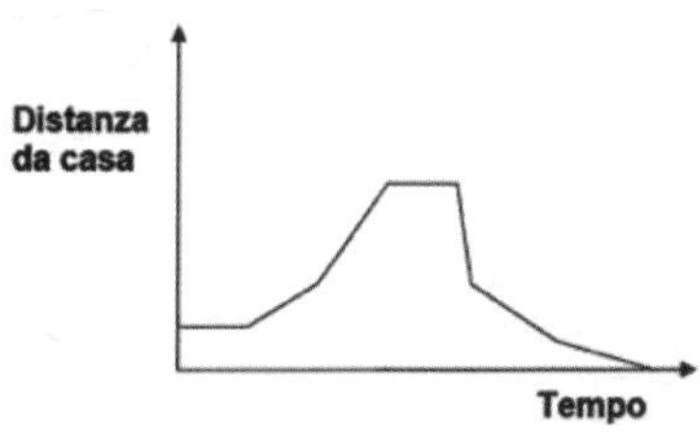

D

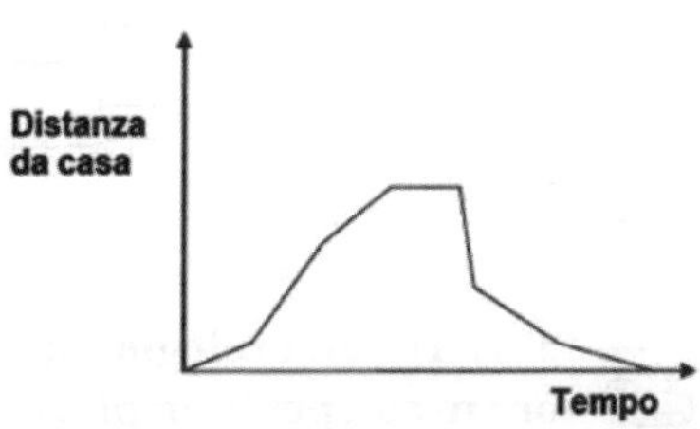

E

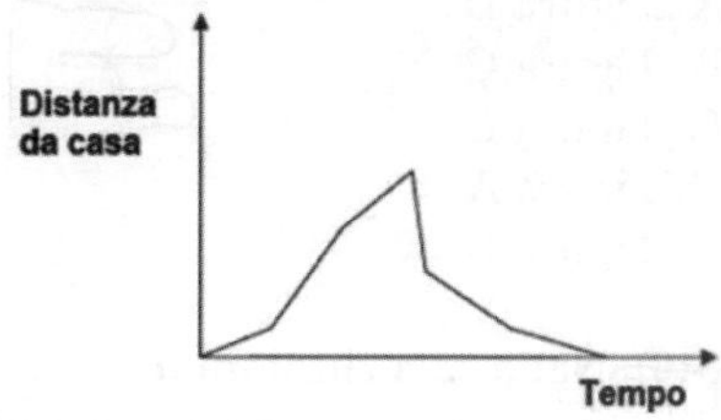

A. Figura E
B. Figura A
C. Figura C
D. Figura D
E. Figura B

809) Sulla mia mensola ci sono sette libri che hanno dimensioni diverse. Quando li guardo da davanti li vedo così.

Ora li sto guardando dal lato sinistro (in direzione della freccia).
Quale dei seguenti disegni non è una veduta possibile da questa prospettiva?

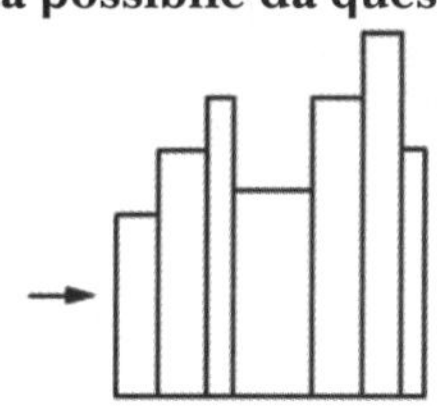

A

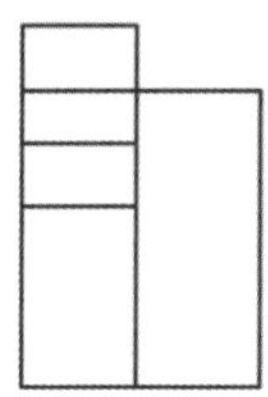

B

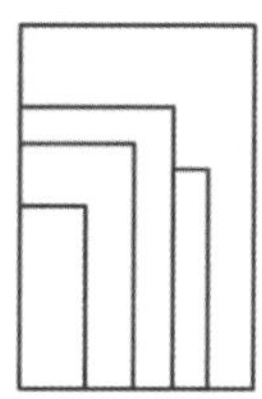

C

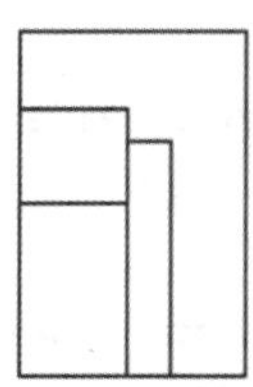

D

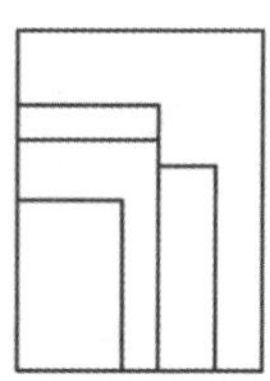

E

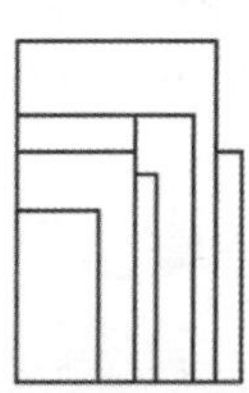

A. Figura D
B. Figura C
C. Figura E
D. Figura A
E. Figura B

810) Nella sala riunioni del mio club di cricket ci sono quattro tavoli, tutti della stessa forma, raffigurata di seguito.

Quale delle seguenti disposizioni non è possibile ottenere mettendo insieme i quattro tavoli?

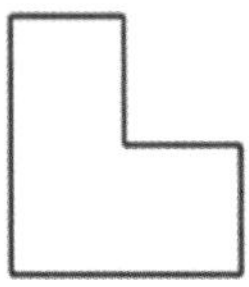

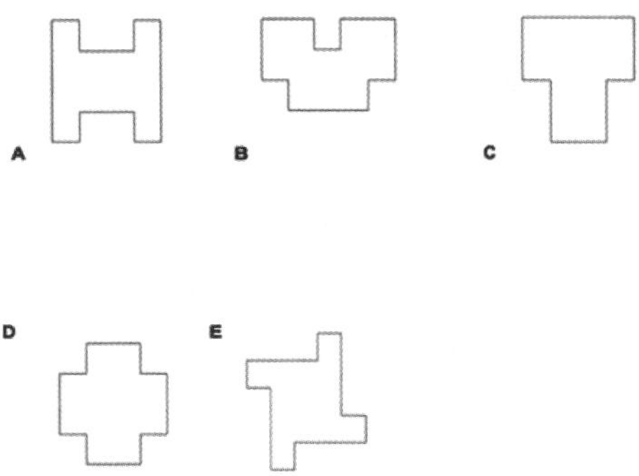

A. Figura B
B. Figura A
C. Figura D
D. Figura E
E. Figura C

811) Il trapezio di seguito raffigurato può essere tagliato in quattro parti identiche.

Quale dei seguenti pezzi può essere utilizzato quattro volte (i pezzi possono essere rovesciati e ruotati) per comporre il trapezio sopra?

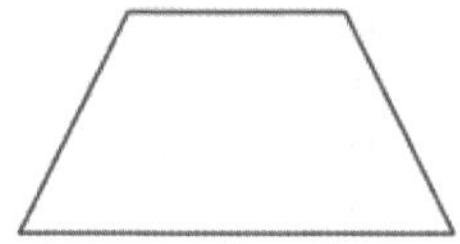

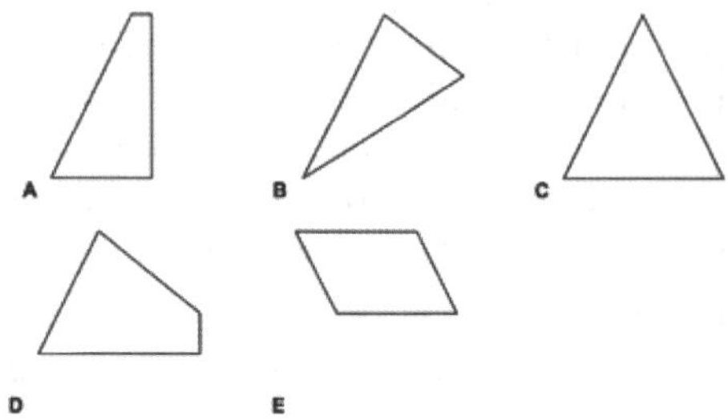

A. Figura D
B. Figura B
C. Figura E
D. Figura A
E. Figura C

812) Di seguito sono raffigurati cinque solidi composti da cubi incollati.

Quale dei seguenti (A – E) ha una forma diversa da tutti gli altri?

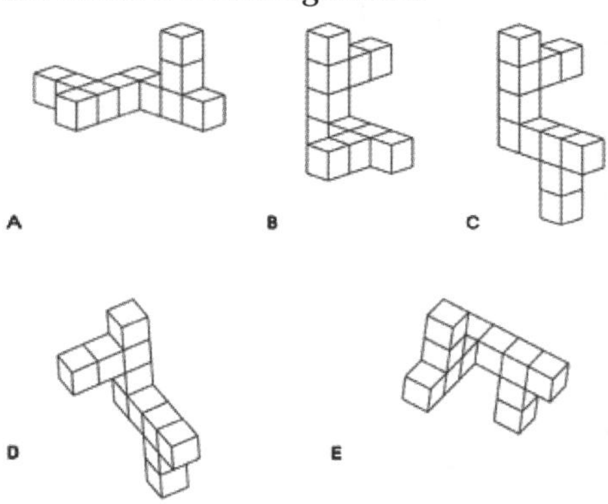

A. Figura E
B. Figura A
C. Figura C
D. Figura B
E. Figura D

813) Ho un orologio digitale a 24 ore in cui, per esempio, le 4:17 del mattino vengono raffigurate così:

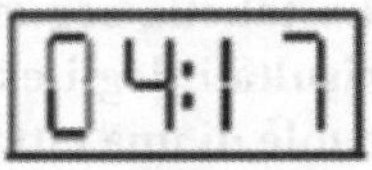

e le 4:17 del pomeriggio così:

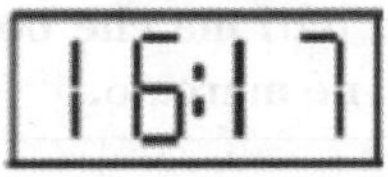

Qualche mattina fa mi sono svegliato, ho guardato l'orologio e ho visto:

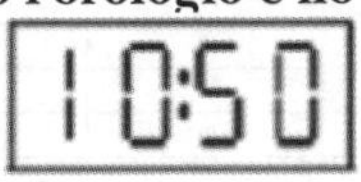

Sono stato preso dal panico pensando di essermi addormentato, ma poi non mi sono reso conto che avevo preso l'orologio al contrario che erano solo le cinque e un minuto.
A quale dei seguenti orari il display apparirebbe uguale in qualunque modo venga preso l'orologio?

A. 03:21 del pomeriggio
B. 05:51 del mattino
C. 03:51 del pomeriggio
D. 01:01 del mattino
E. 05:51 del pomeriggio

814) Sono un membro di un club di libri. Ogni mese devo scegliere almeno un libro. Tutti i libri sono venduti a uno sconto di 2,00 euro sul prezzo di copertina. Pago una quota fissa per la spedizione, indipendentemente da quale libro compri.

Quale dei seguenti grafici rappresenterebbe il rapporto tra il numero di libri ordinati in un mese e il risparmio totale sul prezzo di copertina (tenendo conto della quota per la spedizione)?

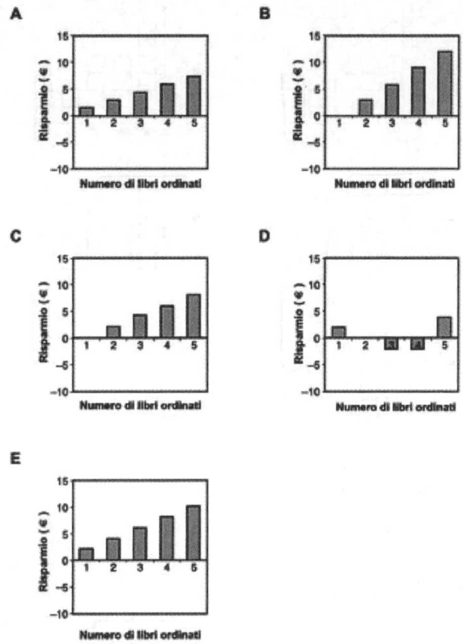

A. Figura E
B. Figura C
C. Figura B
D. Figura A
E. Figura D

815) Recentemente, ho chiesto a quattro miei compagni di classe di disegnare dei grafici a barre con alcuni dati che abbiamo raccolto. Tutti hanno fatto il grafico, ma ognuno ha sbagliato l'altezza di due barre. Io ho disegnato il grafico corretto. Sfortunatamente, non ho scritto su nessun grafico chi lo avesse fatto, quindi ora non so quale sia quello corretto.

Quale grafico rappresenta correttamente i dati che abbiamo raccolto? (Tutti i grafici sono stati disegnati nella stessa scala).

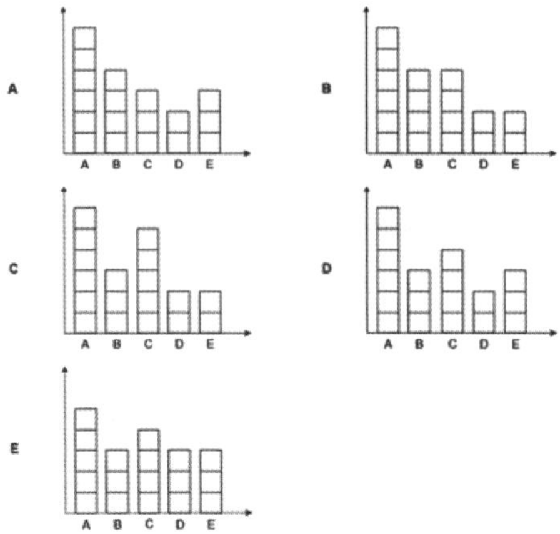

A. Figura E
B. Figura D
C. Figura C
D. Figura B
E. Figura A

816) Il gruppo teatrale del Pinguino sta disegnando una brochure per pubblicizzare una nuova produzione. La brochure sarà composta da un foglio di carta piegato in quattro, per ottenere un triangolo retto, raffigurato qui sotto.
Quale delle seguenti forme potrebbe essere il foglio di carta che si è utilizzato per produrre la brochure?

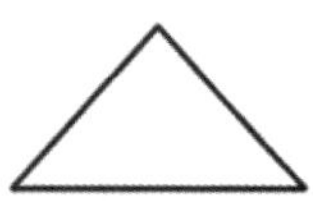

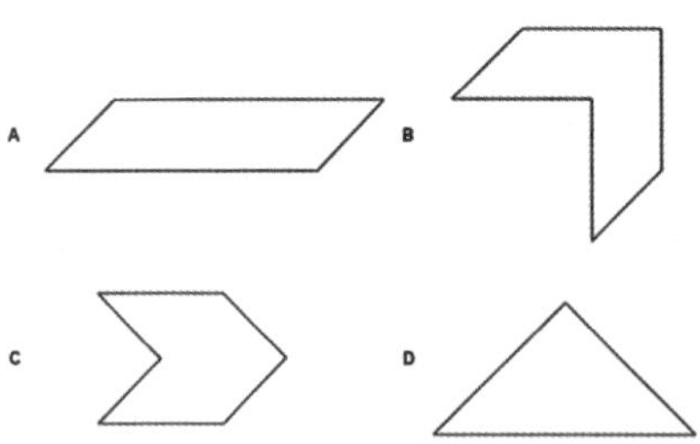

A. Nessuna delle alternative è corretta
B. Figura B
C. Figura D
D. Figura C
E. Figura A

817) La tabella seguente riassume i risultati degli esami di cinque scuole di una città.

È stato disegnato un grafico che riassume questi dati ma che non è ancora stato tarato, né marcato.

	Numero di alunni che fanno l'esame	% di alunni che ottengono 5 o più voti dalla A* alla C	Numero di alunni con necessità particolari	Tasso di assenteismo (%)
Casterford	202	56	44	8.3
Shelley	61	18	12	8.8
Castle	87	40	12	9.1
Greendale	119	76	11	7.4
St.Cuthbert's	141	70	9	6.6

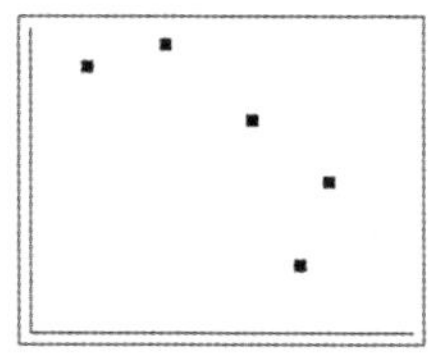

Quale dei seguenti dati potrebbe essere raffigurato sulle due assi?

	Asse X	Asse Y
A	Tasso di assenteismo	Percentuale di alunni che hanno ottenuto 5 o più voti dalla A* alla C
B	Numero di studenti	Percentuale di alunni che hanno ottenuto 5 o più voti dalla A* alla C
C	Numero di studenti	Tasso di assenteismo
D	Numero di alunni con necessità particolari	Tasso di assenteismo
E	Con i dati forniti non è possibile rappresentare un grafico	—

A. 3
B. 2
C. 5
D. 4
E. 1

818) Una donna si deve alzare alle sette in punto per andare a lavorare. Appena si sveglia controlla il suo orologio digitale, ma sfortunatamente, le batterie sono quasi scariche e le cifre delle ore e dei minuti sul display non si vedono bene. Qui di seguito è raffigurato cosa compare sul display. All'esterno c'è la luce del giorno, quindi non può essere più di dodici ore in ritardo.

Qual è il massimo ritardo che può aver accumulato svegliandosi tardi?

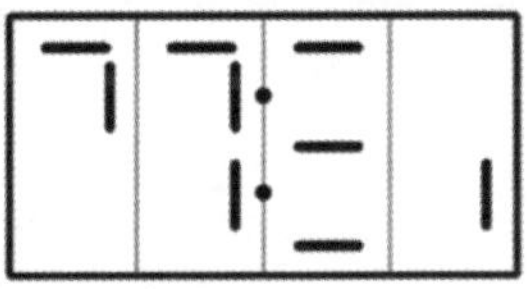

A. 2h 35min
B. 2h 59min
C. 2h 25min
D. 1h 59min
E. 1h 39min

819) Quale delle seguenti conclusioni è supportata al meglio dai dati forniti dalla tabella?

Commento	Percezione dei giovani fumatori della reazione dei genitori al fatto che fumano.	Reazione effettiva dei genitori al fatto che i loro figli fumano
Non mi interessa	56%	13%
Preferirei che non lo facesse	22%	15%
Non mi piace	19%	63%
Non sapevo che fumasse	3%	9%

A. È poco probabile che i genitori esprimano una forte disapprovazione delle abitudini dei propri figli
B. I giovani tendono a sottovalutare la disapprovazione espressa dai genitori sul fatto che fumano
C. I giovani hanno più probabilità di essere tolleranti nei confronti del fumo rispetto ai loro genitori
D. Più della metà dei genitori tollera il fatto che i figli fumino
E. Il vizio del fumo nei giovani può portare a un deterioramento del rapporto con i genitori

820) Un servizio taxi pubblicizza le proprie tariffe per portare i passeggeri all'aeroporto della zona, come da tabella sotto riportata.

Quale dei seguenti grafici a barre illustra correttamente il modo in cui diminuisce il costo a persona se aumenta il numero di persone che condividono un taxi per l'aeroporto?

SERVIZIO TAXI PER L'AEROPORTO
70 €
(incluso il viaggio di ritorno)
PASSEGGERI IN PIÙ: 10 € A TESTA
(il veicolo è omologato per 6 persone)

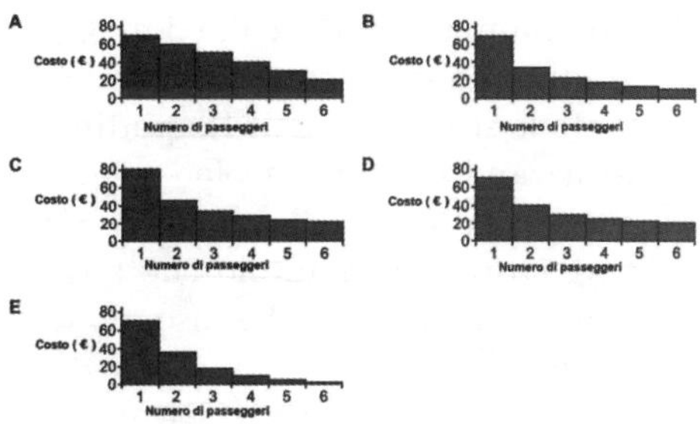

A. Figura A
B. Figura D
C. Figura B
D. Figura C
E. Figura E

821) Il grafico a torta seguente mostra i risultati di questa stagione della squadra di hockey Arlsea Strikers. Finora hanno giocato 24 partite, nessuna persa.

Quante partite hanno vinto?

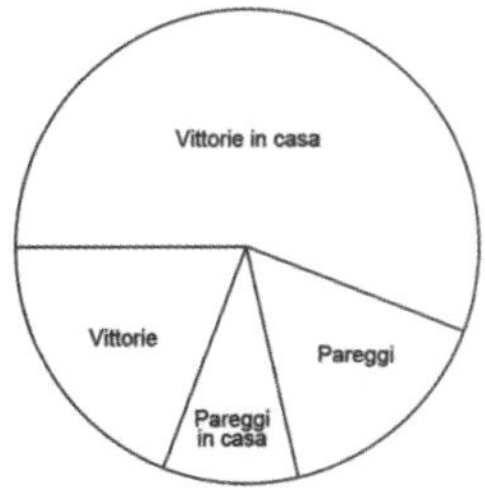

A. 18
B. 6
C. 16
D. 14
E. 4

822) Matteo deve piastrellare un muro che misura 120 cm × 100 cm. Ciascuna mattonella è un quadrato di lato 20 cm. Matteo ha, pertanto, bisogno di 6 × 5 = 30 mattonelle.

Quale tra le seguenti opzioni utilizza lo stesso metodo di calcolo del ragionamento precedente?

A. Una stanza misura 3,5 m × 2,0 m. Il parquet costa 10 € al metro quadro, pertanto rivestire l'intera stanza ha un costo di 70 €
B. Una rampa di scale è alta 3 m. Ogni gradino ha un'altezza di 25 cm, pertanto la scala è fatta di 12 gradini
C. Utilizzando delle tavole quadrate con ciascun lato di 1,5 m, Andrea deve costruire un tavolo che misura 6 m × 3 m, pertanto ha bisogno di 8 tavole
D. Sandra lavora 40 ore a settimana e guadagna 6 € all'ora, quindi in 4 settimane guadagna 960 €
E. Una scatola contenente gomme per cancellare misura 10 cm × 3 cm × 10 cm. Ogni gomma ha forma cubica con un lato di 1 cm, pertanto la scatola contiene 300 gomme

823) Nella tabella seguente è stato registrato il numero di frequentatori della piscina della zona di mercoledì scorso a ore diverse.

Orario	Numero di frequentatori
8 - 10	23
10 - 12	41
12 - 14	35
14 - 16	60
16 -18	40
18 - 20	15

Quale grafico rappresenta i dati della tabella?

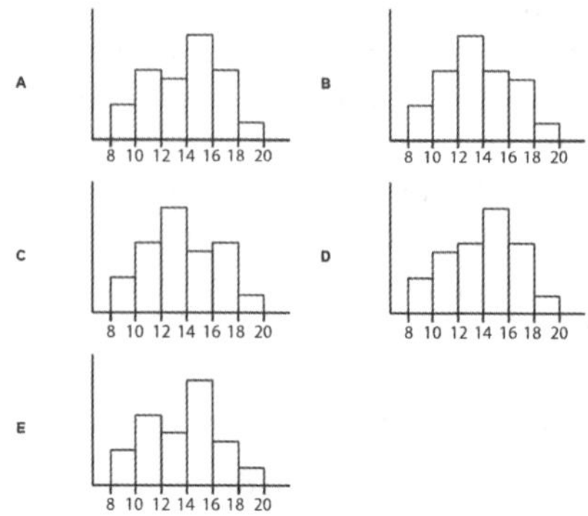

A. Figura A
B. Figura B
C. Figura C
D. Figura D
E. Figura E

824) Il grafico seguente mostra il saldo del conto bancario di Mr. Evans alla fine di ogni mese.

Quale dei seguenti grafici mostra la variazione reale del suo conto alla fine di ogni mese?

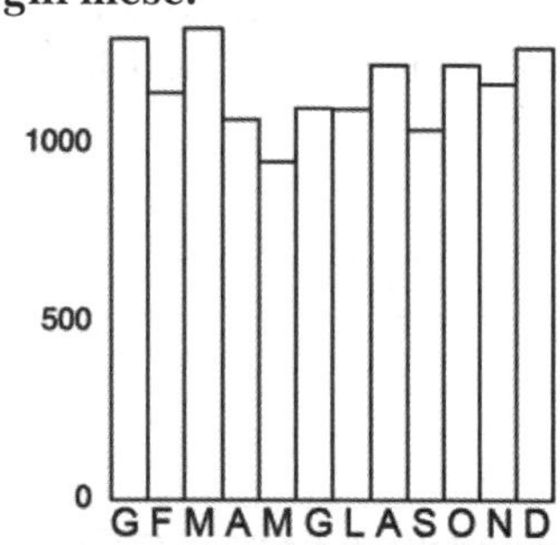

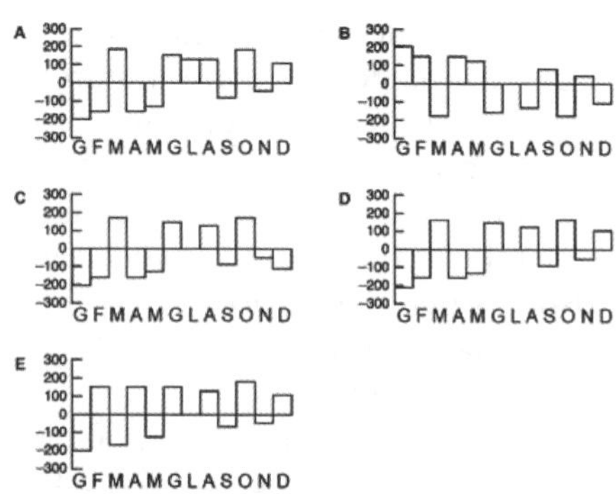

A. Figura A
B. Figura E

C. Figura B
D. Figura D
E. Figura C

825) Il grafico a torta mostra i gusti di gelato preferiti di un campione di studenti di una scuola.

Quale delle righe della tabella sotto riportata rappresenta il numero di studenti che hanno scelto ogni gusto?

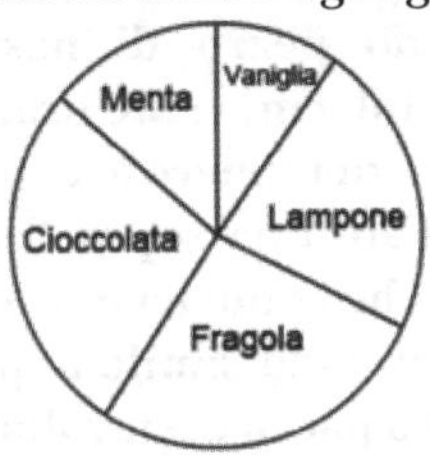

	Vaniglia	Lampone	Fragola	Cioccolata	Menta
A	26	61	73	73	37
B	5	34	36	35	10
C	15	29	32	31	13
D	23	41	35	35	16
E	36	55	71	72	36

A. Figura C
B. Figura B
C. Figura E
D. Figura D
E. Figura A

826) La tabella mostra il numero di persone tra i 20-35, 36-50 e 51-65 anni che hanno partecipato a determinati sport organizzati da un centro una domenica mattina.
In quale altro sport la proporzione dei partecipanti appartenenti alle tre fasce di età è stata simile a quella del nuoto?

Sport	20-35	36-50	51-65
Nuoto	31	42	59
Squash	26	30	44
Aerobica	10	21	30
Tennis	40	35	32
Bocce	6	8	11
Ping-pong	28	32	46

A. Squash
B. Ping-pong
C. Tennis
D. Bocce
E. Aerobica

827) Questa è una mappa dell'isola di Metallica che raffigura le otto città principali (da P a W) e le strade che le collegano, mentre nella tabella sono specificate le distanze più brevi (in km) tra ogni coppia di città.

Quale città nella mappa è Nickel?

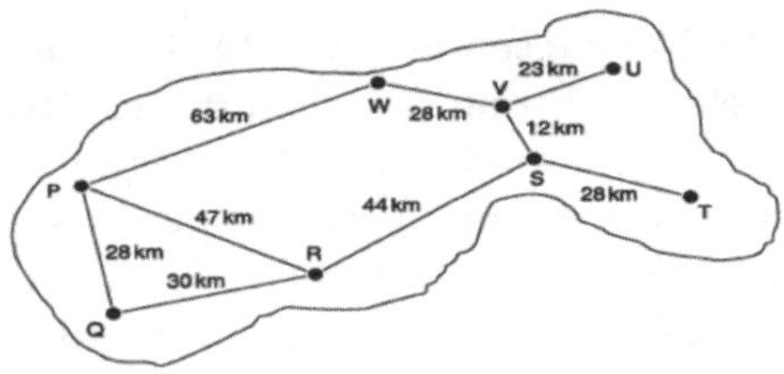

A. S
B. T
C. R
D. W
E. Q

828) Il grafico seguente rappresenta i prezzi delle case in Irlanda del Nord come percentuale rispetto alla media del Regno Unito (1980 = 100%) tra il 1980 e il 1986.

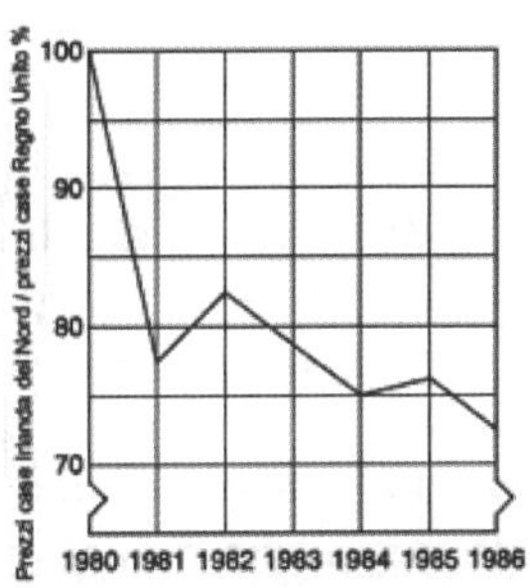

Quale delle seguenti informazioni può essere dedotta dal grafico sopra?

A. I prezzi delle case in Irlanda del Nord hanno raggiunto un picco nel 1980
B. In alcuni anni, i prezzi medi in Irlanda del Nord sono aumentati in confronto a quelli dell'intero Regno Unito

C. I prezzi medi delle case nel Regno Unito (fuori dall'Irlanda del Nord), nel periodo indicato, sono aumentati
D. I prezzi delle case in Irlanda del Nord sono crollati quasi del 30% nel periodo indicato
E. I prezzi delle case in Irlanda del Nord in alcuni anni sono aumentati e in altri diminuiti

829) Nel paese dove vivo, tutti i numeri telefonici sono composti da sei cifre e cominciano con 58. Per sbaglio ho strappato e buttato via un pezzettino di carta dove mi ero scritto il numero di telefono di un amico che vive qui vicino. L'unico pezzo che ho ritrovato è quello raffigurato qui sotto.

Quanti numeri di telefono possibili in questo paese sarebbero coerenti con il pezzetto del mio biglietto?

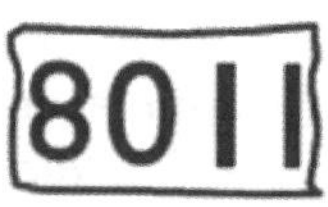

A. 2
B. 10
C. 22
D. 12
E. 11

830) In un dado normale, la somma delle facce opposte è 7. Di seguito sono raffigurate quattro prospettive dello stesso dado, in cui i numeri sono disposti in modo diverso da un dado normale. Sulla faccia che non si vede c'è il numero due.

Quanti puntini ci sono nella faccia opposta al numero due, in questo dado?

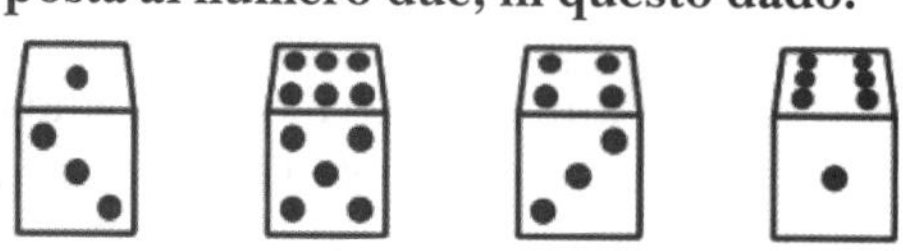

A. 4
B. 5
C. 6
D. 1
E. 3

831) Un nastro di 150 cm è annodato intorno a un libro che misura: 30 cm × 20 cm × 2 cm, come da figura sotto.

Dopo aver fatto e legato un nodo, sono avanzati 24 cm di nastro.
Un secondo pezzo di nastro, lungo anch'esso 150 cm, viene usato per legare un pacco di numerose copie del libro tutte impilate una sopra l'altra con le copertine che combaciano. Vengono legati con un nodo simile a quello usato per il primo pacco e, stavolta, non avanza nessun pezzo di nastro.
Quante copie ci sono nel secondo pacco?

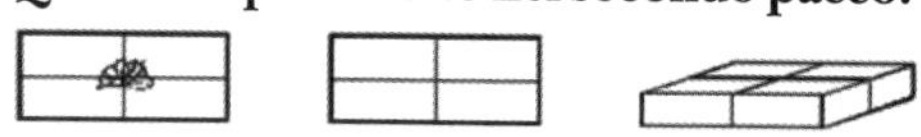

A. 15
B. 3
C. 12
D. 8
E. 4

832) Devo ricordarmi così tanti codici numerici a quattro cifre che non riesco a farli stare tutti in testa. Le banche dicono che non dovresti scrivere i PIN delle tue carte di credito e tenere il foglietto nel portafoglio insieme alle carte. Per ovviare a questo problema, ho ideato un codice che dovrebbe essere sufficientemente complicato da confondere qualunque ladro. Metto i numeri in codice in questo modo: 1 = A, 2 = B fino a 9 = I, 0 = J e poi scrivo i numeri in codice al contrario, quindi 1234 è scritto DCBA. Infine, in fondo a ogni numero in codice aggiungo una lettera in più dalla A alla J per definire a cosa si riferisce il codice: C sta per carta di credito; F sta per telefono; B per lucchetto della bici; E per

carta della Banca Eastern e D per il tesserino per entrare nel palazzo dove lavoro (*Denton Building Society*). La mia lista si presenta così.

Qual è il codice del lucchetto della mia bici?

A	D	G	E	F
C	J	D	B	E
B	G	F	A	C
G	J	A	C	D
D	F	G	C	B

A. 7613
B. 4356
C. 3764
D. 5741
E. 4673

833) Due guardie giurate, Dave e Geoff, stanno pattugliando una base aerea. Dave passa davanti al cancello principale ogni 8 minuti. Geoff passa davanti al cancello principale ogni 15 minuti. Hanno appena cominciato il loro percorso individuale all'inizio del turno.

Quanto tempo passerà prima che si incontrino nuovamente di fronte al cancello principale?

A. 2h 30 minuti
B. 3h 00 minuti
C. 1h 00 minuti
D. 1h 30 minuti
E. 2h 00 minuti

834) Un'insegnante di una scuola frequentata da ragazzi tra gli 11 e i 16 anni stabilisce un codice numerico per aprire la porta della classe. L'insegnante ha un metodo per ricordarselo. Utilizza:

– le due cifre del suo mese di nascita a rovescio (ad esempio, febbraio è 02, a rovescio è 20);

– poi l'età dei bambini della sua classe all'inizio dell'anno con le cifre invertite;

– e infine, la data del giorno del suo compleanno nel mese, sempre al contrario.

Quale dei seguenti non può essere il codice per aprire la porta?

A. 215150
B. 602124
C. 903121
D. 701131
E. 115191

835) I tre supermercati della zona in cui abito, in questo periodo, stanno proponendo tutti le seguenti offerte per i miei cereali preferiti che mangio a colazione.

Se compri un pacco standard, il secondo è a metà prezzo.

Il prezzo di un pacco standard è scontato di 1/3.

Il prezzo normale di un pacco standard ma con il 25% di prodotto in più.

Quali offerte sono equivalenti in termini di prezzo per quantità unitaria di cereali?

A. Solo 2 e 3
B. Solo 1 e 2
C. Solo 1 e 3
D. 1, 2 e 3
E. Nessuna

836) Un'indagine ha rivelato che, nel 1990, in Gran Bretagna, il 40% della popolazione adulta fumava. Inoltre, nel 1991, a seguito di una campagna antifumo, fumava solo il 30% della popolazione adulta britannica. Il numero dei fumatori era diminuito del 10%. Tuttavia, chi aveva organizzato la campagna, nei cartelloni pubblicitari, riportava una diminuzione del 25% del numero dei fumatori.

I cartelloni pubblicitari degli organizzatori della campagna riflettevano:

A. la variazione del numero di fumatori espressa come percentuale della popolazione nel 1991
B. la variazione del numero di fumatori espressa come percentuale dei fumatori nel 1990
C. la variazione della dimensione della popolazione espressa come percentuale della popolazione nel 1990
D. la variazione del numero di fumatori espressa come percentuale della popolazione nel 1990
E. la variazione del numero di fumatori espressa come percentuale dei fumatori nel 1991

3.9 • Ricerca delle procedure

837) V • 2019 Nicolò, Tommaso e Michele frequentano la stessa palestra e, negli spogliatoi, occupano sempre gli armadietti di una stessa fila, composta da cinque armadietti ciascuno contrassegnato da una lettera dalla A alla E. Sapendo che Tommaso e Michele usano sempre due armadietti vicini mentre Nicolò lascia sempre almeno un armadietto di distanza fra il suo e quello degli altri due, in quanti modi i tre possono occupare gli armadietti di una fila?

A. 12
B. 4
C. 8
D. 6
E. 16

838) La figura di seguito riportata mostra su una mappa la posizione di tre ornitologi. I quadrati sulla mappa sono lunghi 1000 m per lato.

Gli ornitologi stanno cercando un falcone ferito cui è stato impiantato un radiotrasmettitore.
Ogni ornitologo ha un dispositivo di tracciamento. L'indicatore della direzione non funziona ma la forza del segnale dà un'indicazione sulla distanza dall'uccello.
Gli ornitologi hanno le seguenti informazioni sulla distanza che li separa dall'uccello.
– Gordon è nella posizione 22,06; la forza del segnale indica più di 500 m e meno di 2000 m.
– Helen è nella posizione 23,06; la forza del segnale indica più di 100 m e meno di 2000 m.
– Ingrid è nella posizione 23,08; la forza del segnale indica più di 1100 m e meno di 1800 m.
In quale dei seguenti punti potrebbe trovarsi l'uccello?

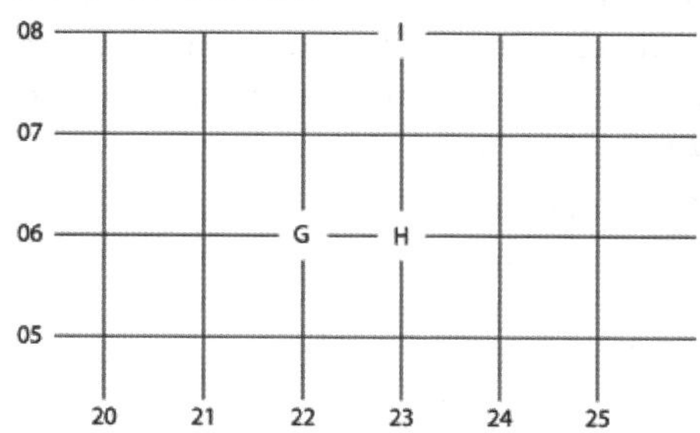

A. 24,07
B. 22,05
C. 22,07
D. 21,06
E. 23,07

839) 100 palline di cibo per polli servono a nutrire un pollo grosso e due piccoli per un giorno. 175 palline servono a nutrire due polli grossi e tre piccoli per un giorno.

Quale delle seguenti affermazioni non è vera?

A. Un pollo piccolo può essere nutrito per più di un giorno con 30 palline di cibo
B. Un pollo grosso ha bisogno del doppio di palline rispetto a un pollo piccolo
C. 50 palline di cibo sono sufficienti per nutrire un pollo grosso per un giorno
D. Due polli grossi e quattro piccoli hanno bisogno di 200 palline di cibo al giorno
E. Tre polli grossi e dieci piccoli hanno bisogno di 450 palline di cibo al giorno

840) V • 2014 **Tommaso ha fatto stampare un calendario. Ogni mese è su una pagina separata. Per ogni settimana (dal lunedì alla domenica) o per parte di ogni settimana in un mese, le date devono essere stampate su righe orizzontali separate, come nel seguente esempio:**

Lun	Mar	Mer	Gio	Ven	Sab	Dom
		1	2	3	4	5
6	7	8	9	10	11	12

Quale delle seguenti affermazioni NON è corretta?
A. Se nel mese di gennaio sono necessarie 6 righe, nel mese di febbraio ne sono necessarie 5
B. Se nel mese di febbraio sono sufficienti 4 righe, nel mese di marzo ne sono necessarie 5
C. A volte sono necessarie 6 righe
D. A volte sono sufficienti solo 4 righe
E. Il mese di febbraio può essere inserito in 4 righe ogni anno, eccetto gli anni bisestili

841) V • 2014 **Sette squadre si sono iscritte a un torneo di calcio a cinque che si svolgerà in un'unica giornata. Ogni squadra incontrerà tutte le altre solo una volta, per un totale di 21 partite; ogni partita avrà una durata di 15 minuti, senza alcuna interruzione, e ci sarà un intervallo di esattamente 5 minuti tra una partita e l'altra. Per lo svolgimento di tutte le partite di tale torneo è disponibile un unico campo.**

Se il torneo avrà inizio alle ore 9:00 del mattino, a che ora terminerà?
A. 15:55
B. 16:00
C. 14:15
D. 13:15
E. 22:55

842) Maggie sta preparando 300 pacchetti informativi per rispondere alle richieste che le sono pervenute per le vacanze nei suoi cottage. Ogni pacchetto contiene:

– un foglietto informativo di base – stampato su un foglio A4 su entrambi i lati, così che possa essere piegato per formare 4 pagine;
– un foglietto con i prezzi su un lato e un modulo di prenotazione sull'altro – due di questi sono stampati su fogli A4 tagliati in due;
– un foglio A4 su cui ci sono i dettagli su alcuni servizi locali – questo foglio è stampato solo su un lato; – una brochure a colori stampata su entrambi i lati di un foglio A4 – offerta gratuitamente dall'Associazione Angling che opera in zona.
La copisteria locale chiede 0,02 euro per stampare su ogni faccia del formato A4.
Quanto costeranno a Maggie i suoi 300 pacchetti informativi?
A. 30 euro
B. 15 euro
C. 36 euro
D. 24 euro
E. 42 euro

843) In una gara a premi di sollevamento pesi il vincitore riceve 100 euro se riesce a sollevare 80 kg. Poi riceve 10 euro per i successivi 5 kg in più, 15 euro per i secondi, e il premio aumenta di 5 euro per ogni unità addizionale da 5 kg che riesce a sollevare.

Il vincitore della gara ha sollevato 110 kg. Quanti soldi riceve?

A. 130 euro
B. 160 euro
C. 235 euro
D. 240 euro
E. 310 euro

844) V • 2014 Due traghetti appartenenti a compagnie di navigazione rivali partono dalle due sponde opposte di un fiume e iniziano il servizio di collegamento alle ore 9:00 ogni mattina. Il traghetto Velox impiega 15 minuti ad attraversare il fiume, mentre il traghetto Speedy ne impiega 10. Ognuno dei due traghetti effettua una fermata di 5 minuti su ciascuna sponda.

Nell'arco di 4 ore, quanti viaggi DI RITORNO effettua ciascun traghetto?

A. Velox: 6 Speedy: 6
B. Velox: 12 Speedy: 16
C. Velox: 16 Speedy: 24
D. Velox: 6 Speedy: 8
E. Velox: 8 Speedy: 12

845) V • 2014 Si consideri un anello rigido di una catena di metallo con diametro esterno di 8 cm e uno spessore di 2 cm. Con 6 di questi anelli viene composta una catena.

Qual è la lunghezza massima della catena quando viene completamente distesa?

A. 28 cm
B. 24 cm
C. 30 cm
D. 32 cm
E. 36 cm

846) V • 2014 Uno stilista di calzature ha disegnato la nuova collezione da donna per la stagione estiva. La collezione comprende: ballerine, infradito, sandali e zoccoli, ed è disponibile nei numeri dal 34 al 44, ad esclusione dei sandali, per i quali sono disponibili anche i mezzi numeri (ad esempio il 38½). Le ballerine e le infradito sono disponibili in beige, nero e marrone, mentre i sandali e gli zoccoli sono disponibili solo in nero e in marrone.

Di quante paia diverse di scarpe è composta la suddetta collezione estiva?

A. 162
B. 130
C. 110
D. 128
E. 132

847) V • 2014 Si consideri una griglia quadrata composta da tre righe e tre colonne. All'interno di tale griglia, qual è il numero massimo di caselle che possono essere annerite senza che esse vengano a formare una linea orizzontale, verticale o diagonale di tre?

A. 6
B. 4
C. 5
D. 3
E. 7

848) John ha 15 kg di terriccio generico che è composto da 1/3 di sabbia e 2/3 di fibra di cocco. Vuole del terriccio per piantare alcune conifere che necessitano di una miscela più drenante composta dal 60% di sabbia e 40% di fibra di cocco.

Quanta sabbia deve aggiungere al suo terriccio generico per poterlo usare con le conifere?

A. 5 kg
B. 15 kg
C. 25 kg
D. 20 kg
E. 10 kg

849) M/O • 2014 **I turisti in visita al Castello di Belmonte non possono attualmente accedere alla Stanza Ottagonale collocata nella Torre Ovest. Tuttavia, pur senza entrare, dalla porta di ingresso alla Torre Ovest i turisti possono comunque vedere alcune parti della stanza, nonostante la visuale sia parzialmente ostruita da un'impalcatura al centro.**

Nella stanza ci sono due finestre direttamente l'una di fronte all'altra: una si trova sulla parete tra la porta di ingresso alla Torre Ovest e la porta che conduce alla Torretta. Uno specchio è appeso alla parete direttamente di fronte ad una delle porte e permette ai turisti in visita di ammirare il riflesso della magnifica spada del Visconte Baldini. Sulle due restanti pareti sono appesi alcuni quadri.

Quale delle seguenti sequenze rappresenta correttamente l'ordine delle pareti della Stanza Ottagonale?

A. Porta – Finestra – Porta – Specchio – Quadro – Finestra – Spada – Quadro
B. Spada – Finestra – Quadro – Porta – Quadro – Finestra – Porta – Specchio
C. Porta – Quadro – Specchio – Finestra – Spada – Quadro – Porta – Finestra
D. Specchio – Porta – Spada – Porta – Quadro – Finestra – Quadro – Finestra
E. Porta – Quadro – Specchio – Spada – Finestra – Quadro – Porta – Finestra

850) Uno spettacolo teatrale che, ormai da lungo tempo, è rappresentato nel West End di Londra, va in scena ogni sera, a parte la domenica. Inoltre, si può andare agli spettacoli pomeridiani ogni mercoledì, giovedì e sabato.

Qual è il numero massimo di rappresentazioni che può andare in scena durante un mese da 31 giorni?

A. 39
B. 42
C. 41
D. 38
E. 36

851) L'inflazione in Bolandia è rimasta fissa al 10% annuo per molti anni. Evitan, un cittadino Bolandiano ha comprato una macchina l'anno scorso pagandola 500 Bol. Ora vuole sostituirla con un modello identico. Può aspettarsi di ricevere l'80% del valore corrente della sua macchina. Il prezzo dei nuovi modelli è aumentato in linea con l'inflazione.

Quanti Bol deve aggiungere per prendere una macchina nuova?

A. 100
B. 60
C. 50
D. 55
E. 110

852) Ho troppi spiccioli in tasca: 6 monete da 1c, 3 da 2c, 2 da 5c, 3 da 10c e 2 da 50c. Voglio comprare una barretta di cioccolato da 37c usando più monete possibile.

Qual è il numero più alto di monete che posso usare per pagare il prezzo esatto?

A. 10
B. 14
C. 12
D. 5
E. 9

853) Un club di pesca vuole inviare alcuni documenti ai suoi 1000 membri.

Tutti i membri ricevono una rivista (100 g). I 50 membri della commissione ricevono un verbale (50 g). Un questionario (75 g) verrà inviato a 100 membri. Il questionario non sarà inviato ai membri della commissione. La busta utilizzata per inviare tutti i documenti pesa 10 g.

Le tariffe postali sono:
– fino a 120 g: 20 centesimi
– fino a 160 g: 30 centesimi
– fino a 250 g: 35 centesimi
Qual è il costo minimo di questo invio postale?

A. Euro 350,00
B. Euro 220,00
C. Euro 67,00
D. Euro 230,00
E. Euro 215,00

854) Durante un anno particolare, il mese di gennaio (che conta 31 giorni) comprende cinque venerdì.

Quale delle seguenti affermazioni NON potrebbe essere vera?

A. Il 31 gennaio è un lunedì
B. Ci sono anche 5 domeniche
C. L'1 gennaio è un mercoledì
D. Il primo venerdì del mese cade prima del 4
E. Ci sono solo quattro martedì

855) Nel 2005, Peter aveva esattamente il quadruplo degli anni di suo figlio, Quentin. Nel 2021, Peter avrà esattamente il doppio degli anni di Quentin.

Qual è la differenza di età tra padre e figlio?

A. 24
B. 16
C. 28
D. 20
E. 36

856) A hockey si gioca in 11, ma ogni squadra può contare fino a 16 giocatori, e le sostituzioni durante le partite da 70 minuti sono illimitate. Roger è alla guida della squadra dei Buccaneers. Per la partita di oggi ci sono 16 giocatori. Roger giocherà la partita intera, e anche il portiere. Vuole sostituire gli altri a rotazione in modo che, in totale, giochino tutti lo stesso tempo.

Quanto tempo dovrà giocare ogni giocatore (a parte Roger e il portiere) nella partita di oggi?

A. 39 3/8 minuti
B. 48 1/8 minuti
C. 55 minuti
D. 46 2/3 minuti
E. 45 minuti

857) Julie vive a Londra e ha tre figlie: April, che vive a New York (dove l'ora locale è 5 ore indietro rispetto a Londra), May, che vive a Vancouver (8 indietro rispetto a Londra), e June, che vive a Tokyo (9 ore avanti rispetto a Londra). Sono sempre tutte in contatto regolarmente. La settimana scorsa April ha ricevuto un messaggio da May che diceva "chiamami mercoledì alle 23.30 ora tua". Sfortunatamente, il messaggio era stato inviato per errore a April, ma era per June.

Quanto tempo in ritardo rispetto al previsto, alla fine è squillato il telefono di May?

A. 12 ore
B. 14 ore
C. 17 ore
D. 22 ore
E. 13 ore

858) Un ragazzo riceve $1.00 dai suoi nonni per comprare le caramelle. Decide di spendere almeno metà dei soldi in leccalecca che costano 5c l'uno, almeno

un quarto dei soldi in caramelle gommose alla frutta da 3c l'una e almeno un decimo dei soldi in pezzi di gomme da masticare da 2c l'una. Poi, deciderà come spendere il resto dei soldi quando sarà nel negozio.

Qual è la gamma possibile del numero di gomme da masticare che può comprare?

A. Da 5 a 11
B. Da 5 a 9
C. Da 5 a 13
D. Da 10 a 22
E. Da 6 a 12

859) Ho due cugini, uno è nato un anno prima di me, il 3 giugno, l'altro è nato un anno dopo di me, il 28 aprile.

Il mio compleanno è il 15 maggio.
Per quanti giorni all'anno ho la stessa età di uno e/o dell'altro dei miei cugini?

A. 38
B. 37
C. 39
D. 36
E. 35

860) M/O • 2014 **A casa dei nonni 4 bambini fanno 4 partite a carte e il premio in palio consiste in caramelle. Nella prima partita i 3 bambini che hanno perso danno al vincitore 1 caramella ciascuno. Nella seconda partita i 3 bambini che hanno perso danno al vincitore 2 caramelle ciascuno e così via fino alla quarta partita, nella quale i 3 bambini che hanno perso danno al vincitore 4 caramelle ciascuno. Ogni bambino vince una partita.**

Alla fine delle 4 partite, quale dei seguenti risultati NON si verifica per nessun giocatore?

A. Vincere due caramelle
B. Avere lo stesso numero iniziale di caramelle
C. Perdere sei caramelle
D. Perdere due caramelle
E. Vincere sei caramelle

861) Un tassista applica una tariffa di euro 1,00 a chilometro per i primi 3 chilometri, e 70 centesimi a chilometro per il resto del tragitto. Io vado in taxi dalla stazione a casa e pago un importo di euro 10,00 al tassista, inclusi 70 centesimi di mancia.

Quanto dista casa mia dalla stazione?

A. 12 chilometri
B. 9 chilometri
C. 14 chilometri
D. 13 chilometri
E. 10 chilometri

862) Fred, Joe e Bill fanno, rispettivamente, impianti idraulici, elettrici e rivestimenti e, in alcuni edifici, lavorano insieme. Tutti e tre accettano gli incarichi che coinvolgono questi tre tipi di lavorazione, poi subappaltano agli altri il lavoro e alla fine del mese fanno i conti.

– Alla fine di marzo, Bill ha fatto un lavoro da 300 euro per Fred e da 200 euro per Joe.
– Joe ha fatto un lavoro da 100 euro per Fred da 250 euro per Bill.
– Fred ha fatto un lavoro da 150 euro per Joe e da 200 euro per Bill.
Quale delle seguenti opzioni permette di regolare i conti?

A. Sia Fred che Joe danno 75 euro a Bill
B. Fred dà 50 euro a Bill
C. Joe dà 150 euro a Bill e 50 euro a Fred
D. Bill dà a Fred e a Joe 100 euro a testa
E. Sia Bill che Joe danno 25 euro a Fred

863) V • 2016 **La piccola Agnese sta giocando con 342 tessere quadrate di legno colorato, tutte delle stesse dimensioni. Costruisce con le tessere, affiancan-**

dole, il più grande quadrato possibile. Considerando il lato di ogni tessera come unità di misura u, quanto vale il perimetro del quadrato ottenuto?

A. 252 u
B. 114 u
C. 72 u
D. 68 u
E. 76 u

864) In una strada residenziale, le case sono numerate partendo da un lato con 1, 2, 3, 4 ... alla fine della strada i numeri continuano sul lato opposto nell'ordine inverso, quindi il numero più alto è di fronte al numero 1. Le case hanno tutte la stessa ampiezza quindi, ogni casa, ne ha un'altra di fronte.

Se il numero 17 è posizionato di fronte al numero 56, quante case ci sono nella strada?

A. 37
B. 36
C. 39
D. 72
E. 73

865) Tre palline rosse, tre gialle e una verde sono messe dentro un sacchetto e poi vengono mischiate. Dal sacchetto tiro fuori una pallina rossa, poi una verde. Non sostituisco nessuna delle due palle.

Quale delle seguenti affermazioni è vera?

A. La prossima pallina sarà sicuramente gialla
B. Almeno una delle prossime tre palline deve essere gialla
C. Almeno una delle prossime tre palline deve essere rossa
D. Le prossime due palline non possono essere entrambe rosse
E. La prossima pallina può essere sia rossa, che gialla, che verde

866) Pierre e Marc sono due camerieri. In un dato mese, Pierre ha lavorato per 30 turni alla tariffa normale e per 10 turni alla tariffa dello straordinario. Marc ha lavorato per 20 turni alla tariffa normale e per 5 turni alla tariffa dello straordinario. Alla fine del mese, Pierre ha guadagnato 700 euro e Marc 425 euro.

Qual è la tariffa dello straordinario per ogni turno?

A. 35 euro
B. 20 euro
C. 30 euro
D. 15 euro
E. 25 euro

867) Stefano ha una moto fatta su misura di cui va molto fiero e che fa sempre vedere a tutti durante le gare. Per lui è molto importante che la moto si presenti perfettamente e gli piace fermarsi di fronte ai giudici con entrambe le valvole dei pneumatici nella stessa posizione. Il pneumatico anteriore è più piccolo di quello posteriore per rendere i movimenti più semplici. La circonferenza della ruota anteriore è 2 m e la circonferenza della ruota posteriore è 2,5 m. Stefano parte con entrambe le valvole nella stessa posizione nel punto più basso delle ruote.

Per quanto deve guidare prima che le valvole si allineino nuovamente nel punto più basso di ogni ruota?

A. 12,5 m
B. 4,5 m
C. 10,0 m
D. 2,0 m
E. 2,5 m

868) Il biglietto del bus per un bambino è più economico di quello per un adulto, ma costa più della metà di quello di un adulto. Il costo totale di

una corsa per un adulto e due bambini è 1,20 euro. Le tariffe del biglietto per gli adulti sono multipli di 0,10 euro.

Qual è la tariffa del biglietto per adulti?

A. 0,60 euro
B. 0,30 euro
C. 0,70 euro
D. 0,50 euro
E. 0,40 euro

869) Ionnais vive ai piedi di una collina molto ripida. Ma ancora peggio, l'ufficio postale è in cima. Ogni giovedì ci deve andare per ritirare la pensione. Riesce a camminare a 2 km all'ora in salita, ma a 4 km all'ora in discesa. Il viaggio intero, andata e ritorno, non considerando l'attesa all'ufficio postale, dura 4 ore e mezza.

Quanto dista la sua casa dall'ufficio postale?

A. 6,75 km
B. 12,00 km
C. 3,00 km
D. 6,00 km
E. 13,50 km

870) Il serbatoio di benzina della macchina di Jenny ha una capacità di 50 litri. Una spia si accende quando rimangono solo 5 litri. Jenny lo riempie sempre non appena la spia si accende. La macchina consuma 8 litri di benzina in 100 km. L'ultima volta che ha fatto benzina, ovvero subito dopo che si è accesa la spia, aveva con sé solamente euro 6 e li ha spesi tutti pagando la benzina euro 0,60 al litro. Poi ha guidato per 50 km e si è fermata a un nuovo distributore che faceva un'offerta (troppo buona per perderla) a euro 0,50 al litro. Così ha riempito il serbatoio completamente e ha pagato con la carta di credito.

Quanto le è costata?

A. Euro 15.50
B. Euro 22.50
C. Euro 17.50
D. Euro 24.50
E. Euro 19.50

871) La Acme Haulage paga i dividendi ai propri azionisti ogni sei mesi. Better Ball Bearings paga i propri azionisti ogni otto mesi e Koffmore Chemists ogni diciotto mesi.

Nel gennaio del 1990 tutte e tre le aziende hanno pagato i dividendi agli azionisti. La prossima volta, in che mese e anno succederà di nuovo?

A. Luglio 1991
B. Gennaio 1996
C. Luglio 1995
D. Gennaio 2002
E. Gennaio 1992

872) Il biglietto di ingresso alle piscine Splashford costa 2 euro per gli adulti e 1 euro per i bambini. Esiste anche una Family Swimcard, che costa 50 euro e permette ingressi liberi e illimitati alla piscina per un anno a 2 adulti e 3 bambini. Nel caso di gruppi familiari più numerosi, ogni bambino aggiuntivo paga metà della tariffa standard per i bambini. I Signori Teal e i loro 4 bambini sono nuotatori appassionati. Hanno utilizzato la loro Swimcard 40 volte durante l'ultimo anno.

Quanto ha fatto risparmiare alla famiglia Teal la Swimcard nell'ultimo anno?

A. 230 euro
B. 250 euro
C. 270 euro
D. 190 euro
E. 50 euro

873) Un algoritmo utilizzato per controllare l'ordine in cui un ascensore si ferma ai diversi piani si chiama SST, da "shortest seek time first" (cioè c'è pri-

ma chi lo ha chiamato prima). L'algoritmo ha una lista di tutti i piani a cui l'ascensore è richiesto in un determinato momento e, dopo una fermata, andrà a quello nella lista che è più vicino. Se due richieste sono alla stessa distanza, va nella direzione in cui ci sono più richieste anche dagli altri piani.

Un ascensore che usa questo algoritmo si è appena fermato al piano 7 e la sua lista di richieste include i piani 0, 4, 10, 14 e 16. Appena ripartito, arriva un'altra richiesta dal piano 7.
Se non arrivano altre richieste, quante fermate farà prima di raggiungere il piano 16?

A. 3
B. 2
C. 4
D. 5
E. 6

---

874) Ho due sacchetti di biglie. So che almeno in uno dei due le biglie sono tutte di un colore. Prendo una biglia dal sacchetto di sinistra e la metto in quello di destra. Poi ne prendo una dal sacchetto di destra e la metto in quello di sinistra. Poi tiro fuori tutte le biglie dal sacchetto di destra e vedo che metà sono verdi e metà sono rosse.

Due delle seguenti affermazioni non possono essere entrambe vere. Quali?
1. All'inizio, nel sacchetto di sinistra, c'erano più di due biglie
2. All'inizio, nel sacchetto di destra, c'erano più di due biglie
3. All'inizio, nel sacchetto di sinistra, c'erano biglie di un solo colore
4. All'inizio, nel sacchetto di destra, c'erano biglie di un solo colore

A. 2 e 4
B. 1 e 4
C. 2 e 3
D. 1 e 2
E. 1 e 3

---

875) John vuole far stampare 500 copie di una brochure e deve scegliere tra una di queste due opzioni:

1. Lo stesso costo per ogni brochure, indipendentemente dal numero.
2. Un costo iniziale fisso seguito da un costo più basso rispetto allo schema 1, per ogni brochure.
Quale dei seguenti gruppi di informazioni sarebbe sufficiente per permettergli di scegliere quale delle due opzioni è la più conveniente?

A. Un esempio che mostri il costo di 200 brochure utilizzando l'opzione 1 e 200 brochure utilizzando l'opzione 2
B. Il costo di 1 brochure utilizzando l'opzione 1 e 2 brochure usando l'opzione 2
C. Il costo per ogni brochure utilizzando l'opzione 1 e il costo iniziale utilizzando l'opzione 2
D. Un esempio che mostri il costo di 500 brochure stampate con l'opzione 1 e 200 stampate con l'opzione 2
E. Il numero di brochure per cui il costo totale sarebbe lo stesso sia per la prima che per la seconda opzione

---

876) Quando mio padre gestiva una pizzeria, vendeva le pizze a un prezzo fisso aggiungendo una somma proporzionale agli ingredienti utilizzati. Per una pizza normale utilizzava il doppio degli ingredienti rispetto a una pizza mini, e per una pizza large usava il doppio degli ingredienti rispetto a una normale.

Quale dei seguenti listini può essere stato usato per le pizze mini, normali e large?

A. 1,70 euro – 2,00 euro – 2,40 euro
B. 0,49 euro – 1,00 euro – 1,96 euro
C. 2,00 euro – 3,00 euro – 5,00 euro

D. 1,00 euro – 2,00 euro – 3,00 euro
E. 1,10 euro – 2,20 euro – 3,30 euro

877) Due società hanno appena cominciato un servizio di taxi aereo tra Roma e Milano in funzione ventiquattrore su ventiquattro. Le due compagnie percorrono la stessa rotta e viaggiano a velocità costanti a quote diverse. Gli aerei della società Alpha-Air decollano da Roma ogni 10 minuti e impiegano 90 minuti per raggiungere Milano. Gli aerei della Beta-Air decollano ogni 5 minuti e impiegano 60 minuti per raggiungere Milano. Il Capitano Johnston, pilota della Beta-Air, decolla da Roma 5 minuti dopo che il volo precedente della Alpha-Air è partito.

Quanti aerei della Alpha-Air (in volo da Roma a Milano) avrà superato il capitano Johnston quando sarà atterrato a Milano?

A. 0
B. 2
C. 3
D. 4
E. 1

878) M/O • 2014 **Un agricoltore possiede un vasto appezzamento di terreno delimitato da un ripido strapiombo e intende recintare un campo rettangolare all'interno di tale terreno. Per realizzare questo progetto ha acquistato 16 pannelli da recinzione di 2 m ciascuno (che non possono essere tagliati) e utilizza la parte dello strapiombo come uno dei lati per delimitare l'appezzamento. Quanto misura in metri quadrati la superficie più ampia che può essere recintata?**

A. 128 m^2
B. 256 m^2
C. 32 m^2
D. 56 m^2
E. 64 m^2

879) Durante una riunione di una società, ci sono 1000 persone che hanno diritto di voto nell'elezione per il Presidente, con un sistema che prevede un voto per ogni persona. Le regole stabiliscono che, se nessun candidato ottiene più del 50% dei voti al primo scrutinio, si deve tenere un secondo scrutinio tra i primi due candidati. Un certo candidato ha ottenuto 350 voti nel primo scrutinio. Poi è stata svolta una seconda votazione.

In queste circostanze, quale delle seguenti opzioni è possibile?

A. Il candidato ha sicuramente vinto le elezioni
B. Il candidato ha vinto le elezioni, è arrivato secondo, o terzo
C. Il candidato ha vinto le elezioni o è arrivato secondo
D. Il candidato è arrivato terzo
E. Il candidato è arrivato secondo o terzo, ma non ha vinto

880) Una cassaforte ha le seguenti dimensioni esterne:

– larghezza: 48 cm
– profondità: 44 cm
– altezza: 52 cm

L'intera cassaforte è fatta in acciaio di 4 centimetri di spessore, eccetto la base che è spessa 8 centimetri.
Quali sono le dimensioni interne della base della cassaforte?

A. 40 cm × 36 cm
B. 40 cm × 32 cm
C. 36 cm × 36 cm
D. 40 cm × 40 cm
E. 44 cm × 40 cm

881) Un parcheggio multipiano ha otto livelli. Nei sette livelli più alti ci sono otto file di parcheggi. Due di queste file

hanno spazio, ciascuna, per 15 auto, mentre le altre hanno 10 posti auto ciascuna. A livello della strada, ci sono due file che hanno 15 posti auto ciascuna, ma solo quattro che hanno 10 posti auto ciascuna. Il sistema di controllo conta le auto in entrata e in uscita. Il sistema interrompe l'ingresso di auto quando il 90% della capacità totale è occupato. Quattro posti al piano terra sono riservati per il personale e non sono a disposizione del pubblico.

Qual è il numero massimo di vetture pubbliche che possono essere ammesse?

A. 626
B. 696
C. 630
D. 500
E. 644

882) Per giocare la schedina, gli scommettitori devono selezionare quattro partite sulle cinquanta presenti sulla schedina. I punti dipendono dai risultati di ogni partita come segue: se la squadra di casa vince, lo scommettitore segna 1.0 punto se la squadra in trasferta vince, lo scommettitore segna 1.5 punti se la partita finisce in parità, lo scommettitore segna 3.0 punti.

Quale dei seguenti punteggi totali per le quattro partite è impossibile?

A. 9.5 punti
B. 8.5 punti
C. 10.5 punti
D. 9.0 punti
E. 10.0 punti

883) La pasta che compro al supermercato in zona, di solito, costa euro 1,60 il pacco. Questa settimana, sul pacco c'è questa etichetta: "euro 0,20 di sconto sul prezzo pieno". Inoltre, nel supermercato è esposta anche questa insegna: "10% di sconto sulle spese che superano i euro 10".

Supponendo che io spenda più di 10 euro in tutto, quanto costerà il pacco di pasta?

A. Euro 1,12
B. Euro 1,24
C. Euro 1,30
D. Euro 1,26
E. Euro 1,18

884) In questo momento, Stephen è impegnato in una camminata su lunga distanza, che va da Alphcaster a Omegham, per beneficenza. È partito da Alphcaster 9 giorni fa e ha appena compiuto il 60% del viaggio. Spera di completare il 60% del resto della passeggiata durante i prossimi 4 giorni. Dopodiché resteranno solo 60 km per raggiungere Omegham, che Stephen vuole completare in altri 2 giorni.

Quanto dista Alphcaster da Omegham?

A. 300 km
B. 450 km
C. 225 km
D. 375 km
E. 250 km

885) Il caffè macinato è disponibile in barattoli di due misure, medio e grande. Il barattolo normale contiene 250 grammi e costa euro 4,50. Il barattolo grande è più grande del 60%, contiene 400 grammi, ma costa euro 6,30, solo il 40% in più.

Quanto è più conveniente il barattolo grande di quello medio, in termini di euro al chilo?

A. Euro 6,00
B. Euro 3,15
C. Euro 0,90
D. Euro 2,25
E. Euro 3,60

886) Un gioco da tavolo è composto dai seguenti elementi:

– 1 plancia da gioco
– 50 carte con domande
– 6 pedine
– 40 gettoni
– 12 gettoni di bonus
– 2 dadi

I produttori del gioco si fanno costruire tutte le diverse componenti separatamente e se le fanno mandare in magazzino, dove le inscatolano e mandano ai negozi pacchi da 8 giochi completi. In magazzino ci sono: 98 plance da gioco; 5.000 carte con domande; 1.000 pedine; 5.000 gettoni; 1.000 gettoni di bonus e 300 dadi.

Qual è il numero massimo di pacchi da otto giochi che possono far uscire dal magazzino?

A. 20
B. 11
C. 12
D. 83
E. 10

887) V • 2016 Lungo i lati di una piazzetta di forma rettangolare con lati pari a 45 metri e 75 metri si devono disporre dei platani, a intervalli regolari e tali da assicurare tra un albero e l'altro la massima distanza possibile, cosicché in ogni vertice della piazzetta vi sia un platano. A quale distanza l'uno dall'altro bisogna porre i platani?

A. 30 metri
B. 7,5 metri
C. 12 metri
D. 15 metri
E. 20 metri

888) CINECA • 2018 In una cantina il giorno 1 viene estratto un litro di vino da una damigiana. Il giorno 2 vengono estratti due litri di vino, uno da una damigiana e uno da un'altra. Il giorno 3 tre litri da tre damigiane, e così via, fino al giorno 19, quando, dopo l'estrazione, tutte le damigiane utilizzate, che sono tutte uguali ed erano tutte piene all'inizio del primo giorno, ora risultano vuote. Qual è la capienza in litri di ciascuna delle damigiane presenti nella cantina?

A. 10
B. 190
C. 19
D. 38
E. 20

889) Mentre John cammina lungo High Street, i numeri civici alla sua sinistra aumentano mentre i numeri alla sua destra decrescono, come nel disegno sotto.

L'abitazione di John è ubicata al numero 8 di Princess Road e la casa opposta alla sua è il n. 11.
Quante case ci sono in Princess Road?

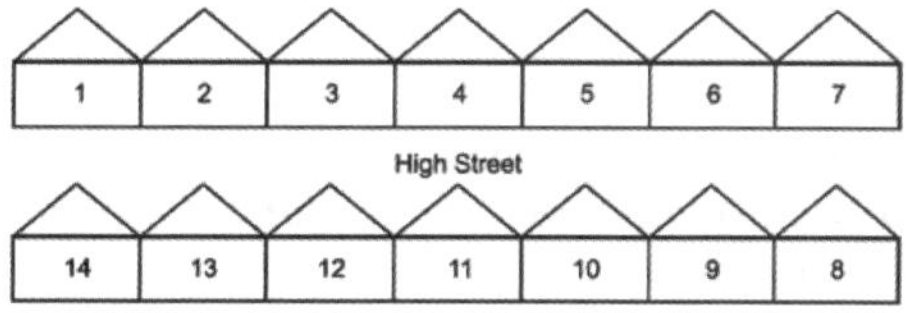

A. 18
B. 16
C. 14
D. 19
E. 20

890) Alan ha comprato una brocca d'argento a un'asta per 80 euro. Dopo un anno, il prezzo dell'argento antico è aumentato e Alan ha deciso di vendere la brocca all'asta, da cui ha ricevuto 100 euro. Subito dopo però si è pentito della decisione e ha contattato il compratore, che gliel'ha rivenduta a 110 euro. Dopo un altro anno, Alan aveva

bisogno di soldi e ha venduto la brocca a un commerciante a 120 euro.

Qual è il profitto complessivo che ha ottenuto con questa brocca?

A. 10 euro
B. 20 euro
C. 50 euro
D. 30 euro
E. 40 euro

891) Raymond ha preparato due condimenti per insalata per il suo ristorante. Uno è composto metà da olio e metà da aceto, l'altro ha 2/3 di olio e 1/3 di aceto. Di ciascuno, ne ha 180 ml. Vuole usarli per formarne 2 condimenti da 180 ml di uguali proporzioni, così prende 90 ml da quella con le proporzioni uguali e la aggiunge all'altra. Mescola bene e prende 90 ml dal nuovo condimento più grande e lo aggiunge al più piccolo, così ha nuovamente due quantità da 180 ml ciascuna.

Qual è il risultato: un condimento ha una proporzione più alta di olio dell'altra oppure sono uguali?

A. Un preparato ha 100 ml di olio e l'altro ne ha 110 ml
B. Entrambi i preparati hanno 105 ml di olio
C. Un preparato ha 70 ml di olio e l'altro ne ha 80 ml
D. Nessuna delle altre risposte
E. Un preparato ha 90 ml di olio e l'altro ne ha 120 ml

892) Claire si reca al lavoro a piedi alla velocità di 6 km/h e Charles va in bicicletta lungo la stessa strada. Solitamente Charles supera Claire fuori dalla biblioteca pubblica. Una volta Claire parte 20 minuti più tardi e Charles la supera fuori dalla piscina, 3 km prima che raggiunga la biblioteca.

A che velocità pedala Charles?

A. 9 km/h
B. 18 km/h
C. 12 km/h
D. 24 km/h
E. 15 km/h

893) Tom ha diviso dei soldi da dare ai suoi figli, con questa proporzione: 5:3:2. Poi ha preso altri euro 6 e li ha dati a quello che, all'inizio, ne aveva ricevuti di meno. Alla fine, ne risulta che i soldi sono stati divisi in una porzione più grande e due uguali più piccole.

Quanti soldi ha dato Tom in totale ai suoi tre figli?

A. Euro 26
B. Euro 20
C. Euro 60
D. Euro 66
E. Euro 36

894) Tre mesi fa, Jane aveva il quintuplo dei DVD che aveva Duncan. Ora che entrambi ne hanno comprati altri 12, Jane ne ha il doppio di Duncan.

Quanti DVD ha Jane adesso?

A. 62
B. 52
C. 72
D. 32
E. 42

895) Tra Jayford e Kayton è in funzione un servizio ferroviario regolare, per una tratta di 16 km che dura 19 minuti. I treni viaggiano a una velocità costante di 60 km all'ora in entrambe le direzioni, eccetto quando attraversano un tunnel, dove il limite è di 20 km all'ora. I treni che viaggiano verso Kayton entrano nel tunnel 4 km dopo essere partiti da Jayford.

Quanto è lungo il tunnel?
A. 4,5 km
B. 2,5 km
C. 3,5 km
D. 0,5 km
E. 1,5 km

896) Dopo un lungo periodo di siccità, il raccoglitore di acqua piovana nel mio giardino conteneva solo il 28% della sua capacità. Dopo che la settimana scorsa ha piovuto, tuttavia, la quantità di acqua nel raccoglitore è aumentata del 25% e, secondo le previsioni del tempo, la stessa quantità d'acqua è prevista anche durante la settimana che viene.

Se, come previsto, la settimana che viene, cadrà nel raccoglitore la stessa quantità di acqua piovana che è caduta la settimana scorsa, qual è la percentuale della capacità totale che il raccoglitore conterrà alla fine?
A. 60.00%
B. 78.00%
C. 43.75%
D. 42.00%
E. 66.25%

897) Secondo un'indagine svolta su cento famiglie che abitano nella stessa strada, 60 hanno un gatto, 40 un cane e 20 non hanno né un cane né un gatto.

Quante famiglie hanno un gatto ma non un cane?
A. 10
B. 40
C. 20
D. 50
E. 30

898) Il volume dell'acqua si espande del 9% quando congela.

Se si vuole ottenere un blocco di ghiaccio di 40 cm^3, quanta acqua si deve mettere in freezer?
A. 38,0 cm^3
B. 38,2 cm^3
C. 37,0 cm^3
D. 40,0 cm^3
E. 36,7 cm^3

899) Voglio ridipingere le pareti del mio garage. Il garage è alto 3 m, largo 4 e profondo 9. Non avrò bisogno di dipingere la porta elettrica che misura 3 – 4 m, e nemmeno la finestra, che misura 2 m – 1 m, e neanche la porta posteriore che è 1 – 2 m. 1 litro di pittura è sufficiente per dipingere 3 m^2.

Quante latte da 1 Lt mi occorrono per tinteggiare tutto il garage?
A. 18
B. 22
C. 21
D. 26
E. 25

900) Nel corso dell'anno, Mr. e Mrs. Jones e i loro due figli spendono in media 120 euro alla settimana nel supermercato della zona. Il 70% di questa spesa è rappresentato da prodotti alimentari per tutta la famiglia, il 20% serve per prodotti domestici e il restante 10% per ingredienti da tenere in dispensa. Quando la terza figlia torna a casa dopo aver vissuto fuori per un anno, la spesa per i prodotti alimentari aumenta del 20%, quella per i prodotti domestici aumenta del 5%, mentre quella per gli ingredienti da dispensa rimane uguale.

A quale importo corrisponde la loro nuova spesa media settimanale dopo che la figlia è tornata a casa?
A. 150,00 euro
B. 138,00 euro
C. 136,80 euro

D. 145,00 euro
E. 144,00 euro

901) Gli impiegati alla Grindstone sono pagati con salario settimanale secondo il seguente criterio: 240,00 euro + 5,00 euro per ogni anno di età oltre i 21 (se opportuno) + 20,00 euro per ogni anno intero di servizio presso l'azienda.
Jasper ha 43 anni e ha lavorato alla Grindstone per 6 anni. Sebbene Ruby sia più giovane di 8 anni, guadagna 40,00 euro alla settimana più di Jasper. Quanto più a lungo di Jasper è stata impiegata Ruby presso la Grindstone?
A. 2 anni
B. 10 anni
C. 4 anni
D. 6 anni
E. 8 anni

902) In Horseshoe Road, ci sono dieci case disposte come nella figura sotto. Sono numerate da 1 a 10, ma non in modo convenzionale, e su cinque di esse mancano i numeri. Tuttavia è noto che la somma dei numeri di quattro case che sono disposte in fila, ovunque siano situate, ammonta a 21.

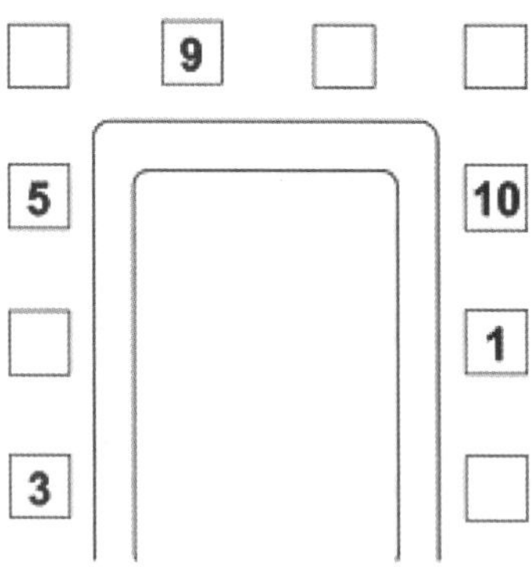

Qual è il numero della casa tra i numeri 3 e 5?
A. 8
B. 4
C. 7
D. 6
E. 2

903) M/O • 2017 Uno scultore vuole creare un enorme cubo composto da tanti piccoli cubetti di legno. Ha a disposizione 359 piccoli cubetti, tutti uguali. Quanti cubetti utilizzerà lo scultore per creare l'opera più grande possibile?
A. 359
B. 343
C. 256
D. 216
E. 316

904) Un contenitore cilindrico aperto costituito da un foglio di metallo di spessore uniforme ha una massa di 800 g. Quando viene riempito completamente d'acqua la massa totale è 15,6 kg.
Quale sarebbe la massa totale di un contenitore cilindrico costituito dallo stesso foglio metallico (dello stesso spessore), pieno d'acqua, ma con il diametro e l'altezza lunghi il doppio?
A. 121,6 kg
B. 128 kg
C. 124,8 kg
D. 118,4 kg
E. 131,2 kg

905) Nelle vacanze estive, ho in programma di visitare una località turistica. Per l'alloggio, ci sono tre possibilità: una camera singola che costa 70 euro a notte, una camera di lusso che costa 80 euro a notte, o una suite a 95 euro a notte. I prezzi includono i pasti, ma è possibile rinunciarvi pagando 15 euro in meno a notte. Il villaggio offre un servizio di taxi dall'aeroporto al costo di 10 euro. In alternativa, è possibile affittare una vettura all'aeroporto che può essere usata per l'intero soggiorno. Questa

opzione costa 5 euro, più un supplemento di 5 euro a notte. Io voglio soggiornare sei notti in una camera di lusso, ma non voglio i pasti inclusi nel prezzo che pago. Voglio inoltre noleggiare una macchina per la durata del soggiorno.

Quale sarà il costo totale del soggiorno?

A. 480,00 euro
B. 365,00 euro
C. 425,00 euro
D. 435,00 euro
E. 390,00 euro

906) Stewart e Michael si sono messi d'accordo per vedersi. Michael sta per partire in bicicletta e, nello stesso momento, Stewart sta partendo di corsa. Michael riesce a tenere una velocità costante di 20 km all'ora e Stewart di 12 km all'ora. Vivono a 8 km di distanza l'uno dall'altro.

Dopo quanto tempo si incontrano?

A. 30 minuti
B. 20 minuti
C. 16 minuti
D. 32 minuti
E. 15 minuti

907) Recentemente, una banca d'affari ha pubblicato un'offerta di lavoro per tirocinanti analisti finanziari indirizzata a neolaureati; hanno fatto domanda in 230. Di questi, 127 erano laureati in matematica e 89 in economia. Solamente in 45 non erano né laureati in matematica, né in economia.

In quanti avevano una laurea sia in matematica che in economia?

A. 83
B. 14
C. 171
D. 59
E. 31

908) I biglietti per il concerto "Suoni degli anni Settanta", che si è tenuto la scorsa settimana, costavano 20 euro e dovevano essere acquistati in anticipo. Tuttavia, la sera del concerto, chiunque fosse arrivato vestito in stile anni Settanta avrebbe ricevuto un rimborso di 5 euro all'ingresso.

Esattamente il 40% di quelli che hanno comprato il biglietto indossavano abiti in stile anni Settanta, e le entrate provenienti dalla vendita dei biglietti al netto dei rimborsi è stata di 12.240 euro.

Qual è stato l'ammontare totale dei rimborsi restituiti a quelli che indossavano abiti in stile anni Settanta?

A. 1.224 euro
B. 1.360 euro
C. 1.530 euro
D. 2.040 euro
E. 1.020 euro

909) Durante una gara, alla fine di ogni round, al partecipante che ha fatto la prestazione migliore vengono assegnati 6 punti, al secondo 3 e al terzo 1. Ci sono quattro partecipanti, quindi l'ultimo non prende punti. Dopo 10 round i punti vengono sommati. Alla fine del nono round Jill sapeva che, a prescindere dal risultato dell'ultimo round, non ci sarebbe stato nessun pareggio e lei sarebbe arrivata terza. Sapeva anche che chi tra Karen e Gemma avesse vinto, sarebbe stata la vincitrice finale.

Qual è il punteggio minore che l'ultimo arrivato può aver ottenuto alla fine del decimo round?

A. 23
B. 13
C. 19
D. 21
E. 15

910) Alla fine dell'ora legale, quando gli orologi devono essere messi indietro di un'ora, Julie, per errore, lo sposta avanti di un'ora. La sua amica Clare se ne dimentica completamente e lo lascia com'era. Il giorno seguente, erano d'accordo di incontrarsi alle 11 del mattino.

Se nessuna delle due si rende conto del proprio errore prima di andare all'appuntamento, cosa succederà?

A. Julie arriva 2 ore dopo Clare
B. Julie arriva 1 ora prima di Clare
C. Julie arriva 2 ore prima di Clare
D. Julie arriva 1 ora dopo Clare
E. Arrivano tutte e due insieme

911) Un sondaggio ha rilevato che (senza contare gli errori di campionatura) tra le famiglie di una data città, dal 75% all'85% possiede una lavastoviglie, dal 35% al 40% possiede un'asciugatrice e meno del 5% non possiede nessuna delle due.

Quante famiglie possiedono sia l'asciugatrice che la lavastoviglie?

A. Tra il 15% e il 30%
B. Tra il 25% e il 35%
C. Tra il 35% e il 45%
D. Tra il 20% e il 30%
E. Tra il 30% e il 45%

912) In un ospedale un gruppo di 150 pazienti è stato curato con un nuovo farmaco. Il 40% ha mostrato netti miglioramenti entro 3 giorni dall'inizio della cura, il 25% dal 4° al 7° giorno e tutti i restanti tra l'8° e il 15° giorno.

Quanti pazienti hanno mostrato miglioramenti dal 4° giorno in poi?

A. 104 pazienti
B. 90 pazienti
C. 75 pazienti
D. 150 pazienti
E. 60 pazienti

913) M/O • 2014 Il servizio di autobus Bologna-Parma ha una corsa diretta che parte ogni 12 minuti da ciascuna delle due città. Il servizio ha inizio contemporaneamente in entrambe le città. Il tragitto richiede 1 ora e 5 minuti in ciascuna direzione e gli autobus sostano per almeno 5 minuti presso la stazione di arrivo.

Qual è il numero minimo di autobus necessari per fornire il servizio?

A. 8
B. 12
C. 11
D. 6
E. 10

914) Sally sta aiutando suo padre a preparare i vermi per pescare.

"Ora sono abbastanza" dice il padre, mentre Sally sta mettendo un verme nel suo barattolo.
"Di quanti ne hai bisogno?" chiede lei.
"Uso 4 vermi sul mio gancio e penso di doverne sostituire, in media, uno a ogni lancio. Lancio 12 volte in un'ora. Oggi andrò a pescare in cinque stagni, passando un'ora nei primi quattro e un'ora e mezza nel quinto. Inoltre, scarto sempre i vermi che mi sono rimasti sull'amo quando cammino da uno stagno all'altro".
Quanti vermi ci sono nel barattolo?

A. 264
B. 69
C. 86
D. 81
E. 66

915) Janet è stata mandata da sua mamma dal fruttivendolo a comprare le arance.

Sua mamma sa che, il giorno prima, le arance costavano 12 centesimi e ha dato a Janet i soldi giusti per comprarne un

certo numero. Quando Janet arriva dal fruttivendolo vede che c'è un'offerta speciale: se compri 8 o più arance, il prezzo totale sarà scontato di 2 centesimi l'una. Janet scopre che, con i soldi che ha, può comprare 2 arance in più di quanto sua madre pensasse.

Quante ne può comprare?

A. 18
B. 8
C. 12
D. 10
E. 20

916) Un cassetto di posate è diviso in scomparti. Lo scomparto dei coltelli contiene sei coltelli d'oro e sei d'argento. Lo scomparto delle forchette contiene sei forchette d'oro e sei d'argento.

Qual è il numero minore di coltelli e forchette che deve essere tolto dal cassetto al buio per garantire un coltello d'oro e una forchetta uguale?

A. Sette coltelli e una forchetta
B. Tre coltelli e tre forchette
C. Sei coltelli e sei forchette
D. Sette coltelli e sei forchette
E. Sette coltelli e sette forchette

917) Le montagne russe del Blue Top Towers Park sono continuamente in funzione dalle 10.00 alle 18.00 in settimana e dalle 9.00 alle 19.00 nei fine settimana. Ogni corsa dura 3 minuti. Nei periodi affollati, ci vogliono anche 5 minuti per far scendere e risalire le persone tra una corsa e l'altra, ma anche quando le giornate sono tranquille, c'è un'interruzione di 2 minuti tra la fine di una corsa e l'inizio dell'altra.

Qual è il numero massimo di corse che possono essere fatte in un giorno?

A. 96
B. 120
C. 75
D. 60
E. 200

918) Tre fari sono visibili dal lungomare di Rivermouth. Tra un segnale luminoso e il successivo uno ha un periodo di un minuto e 30 secondi, un altro di 2 minuti e il terzo di 50 secondi.

Tutti e tre hanno appena mandato il loro segnale luminoso allo stesso tempo. Quanto tempo passerà prima che mandino nuovamente il segnale tutti insieme?

A. 10,0 minuti
B. 30,0 minuti
C. 6,0 minuti
D. 150,0 minuti
E. 7,5 minuti

919) Nella Repubblica insulare di Outlandia ci sono tre banche: Barkers, Floyds e National. In un dato giorno i clienti di Barkers hanno intestato assegni per tre milioni di euro ai clienti di Floyds e assegni per quattro milioni di euro ai clienti di National. I clienti di Floyds hanno intestato assegni per quattro milioni di euro ai clienti di Barkers e assegni per cinque milioni di euro ai clienti di National. I clienti di National hanno intestato assegni per tre milioni di euro ai clienti di Barkers e assegni per due milioni di euro ai clienti di Floyds.

Le banche potrebbero saldare tutti i debiti che ne derivano grazie a questi assegni da:

A. Banca Floyds che paga tre milioni di euro alla Banca National
B. Banca Floyds che paga un milione di euro alla Banca Barkers e la Banca Barkers che paga un milione di euro alla Banca National

C. Banca Barkers che paga un milione di euro alla Banca National
D. Banca Barkers che paga quattro milioni di euro alla Banca National
E. Banca Floyds che paga quattro milioni di euro alla Banca National

920) ***Lenton Cars*** **affitta macchine al costo di euro 50,00 al giorno se il numero di kilometri percorsi è inferiore a 80. È previsto un addebito extra di euro 1,00 per ogni kilometro percorso oltre gli 80. La tariffa di Dunford Hire è di euro 60,00 al giorno per prendere la macchina, più 50 centesimi per ogni kilometro percorso.**

Qual è il numero di chilometri percorsi per cui il costo dell'affitto sarebbe lo stesso con entrambe le aziende?

A. 100
B. 140
C. 180
D. 130
E. 170

921) Una casa editrice produce solo riviste che hanno in totale un numero di pagine che è multiplo di 32. Quindi, una rivista può avere 32, 64, 96 ... pagine. La copertina viene sempre contata come pagina 1.

Le due pagine centrali possono essere numerate:

A. 50 e 51
B. 96 e 97
C. 30 e 31
D. 63 e 64
E. 15 e 16

922) Di seguito sono riportati i sorteggi del *Knockout Trophy* di fine stagione (e i risultati fino a oggi) in cui si scontrano sedici squadre che partecipano a un campionato di quiz. Sebbene le squadre sono state sorteggiate e messe a coppie, in ogni fase rispondono tutte allo stesso set di 50 domande che valgono 2 punti l'una. Nella prima fase, chi realizza il maggior numero di punti vince direttamente la "partita" e si porta metà del punteggio alla prossima fase; poi, nelle fasi successive, i vincitori si portano dietro la metà del loro "nuovo" punteggio ottenuto nella fase precedente. Ad esempio, gli Amber Aardvarks si sono portati dietro 39 punti arrivando ai quarti di finale, poi, sempre nei quarti, hanno aggiunto 86 punti, e quindi si sono portati in semi finale 43 punti.
In finale, (almeno) quanti punti gli Indigo Iguanas devono ottenere più degli Orange Ocelots per vincere il trofeo?

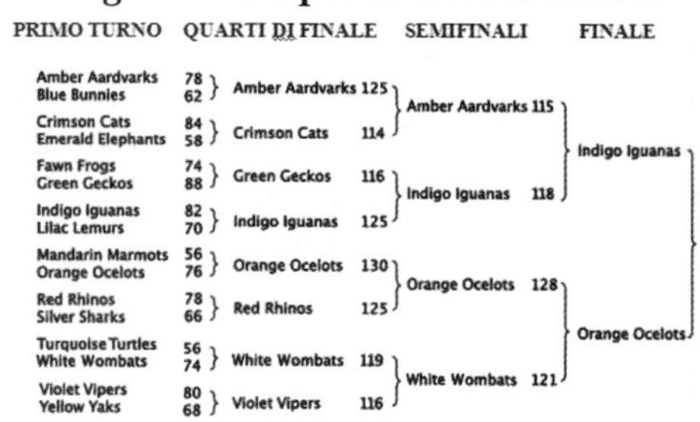
PRIMO TURNO
QUARTI DI FINALE
SEMIFINALI
FINALE
Amber Aardvarks 78
Blue Bunnies 62
Crimson Cats 84
Emerald Elephants 58
Fawn Frogs 74
Green Geckos 88
Indigo Iguanas 82
Lilac Lemurs 70
Mandarin Marmots 56
Orange Ocelots 76
Red Rhinos 78
Silver Sharks 66
Turquoise Turtles 56
White Wombats 74
Violet Vipers 80
Yellow Yaks 68
Amber Aardvarks 125
Crimson Cats 114
Green Geckos 116
Indigo Iguanas 125
Orange Ocelots 130
Red Rhinos 125
White Wombats 119
Violet Vipers 116
Amber Aardvarks 115
Indigo Iguanas 118
Orange Ocelots 128
White Wombats 121
Indigo Iguanas
Orange Ocelots

A. 10
B. 6
C. 4
D. 8
E. 12

923) Il consumo della macchina nuova di Ted è descritto nella scheda informativa fornita dal produttore: il costo della benzina è 80 c al litro. Per andare a lavorare Ted percorre 20 km su strade di campagna, generalmente a una velocità di 90 km/h, 40km in autostrada, alla velocità di 110 km/h, e 20 km in città a una velocità di 50 km/h.

Velocità	50km/h	90km/h	110km/h
Consumo l/100km	7,5	6,0	6,5

Quanto gli costa questo viaggio?

A. $ 4.40
B. $ 4.26
C. $ 5.30
D. $ 4.16
E. $ 4.24

924) Oliver è al suo primo impiego e lavora alla *Bubble Engineering Ltd.* L'azienda concede ferie pagate ogni anno, sulla base di questa regola.

Oliver ha deciso di lasciare la Bubble Engineering nel decimo anniversario del suo inizio. La decisione di lasciare l'azienda è dipesa, in parte, anche dal fatto che non sia mai riuscito a prendersi tutte le ferie che gli spettavano: Oliver sa che, per evitare cattiva pubblicità, l'azienda concede sempre tutte le ferie che spettano, una volta che l'impiegato invia la notifica.
Quanti giorni di ferie gli saranno concessi prima che lasci l'azienda?

Durata dell'impiego	*Ferie che spettano*
Primi 5 anni	20 giorni
Dal sesto al decimo anno	25 giorni
Dall'undicesimo anno in poi	30 giorni
Tutte le ferie sono concesse solo a discrezione dell'azienda. *Chi non riesce a godere di tutte le ferie che ha di diritto può farle scalare all'anno successivo, fino a un massimo di cinque giorni.*	

Registro delle ferie

Anno	1	2	3	4	5	6	7	8	9	10
Ferie concesse (giorni)	10	12	15	12	20	18	25	23	20	5 finora

A. 35
B. 25
C. 65
D. 30
E. 20

925) M/O • 2014 **Il mese scorso 5 squadre di pallavolo hanno partecipato a un mini-campionato. Ciascuna squadra ha giocato contro ogni altra squadra due partite. In totale sono state giocate 20 partite. Non vi era possibilità di pareggio, ma solo di vittoria o sconfitta. La tabella riporta solo alcuni dei risultati ottenuti a fine campionato:**

	Vittorie	Sconfitte
Squadra I	6	?
Squadra II	1	?
Squadra III	?	?
Squadra IV	?	6
Squadra V	?	2

Quante partite ha vinto la Squadra III?

A. 4
B. 3
C. 5
D. 2
E. 6

926) L'anello di una catena ha le dimensioni riportate in figura. Se si uniscono sei di questi anelli, e si tira la catena per raggiungere la massima estensione, qual è la lunghezza totale della catena?

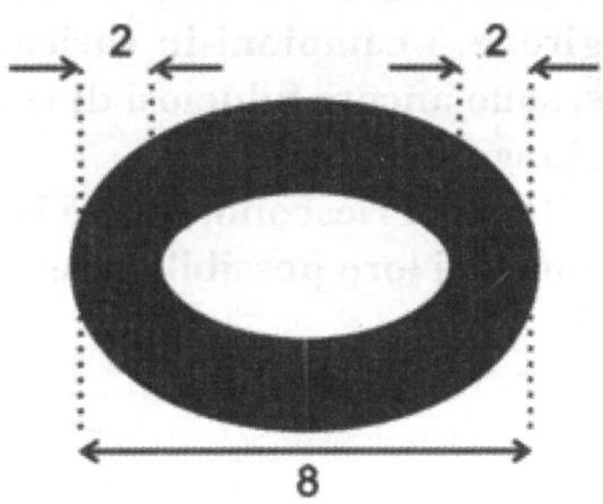

A. 36
B. 30
C. 28
D. 32
E. 24

927) Di seguito è mostrato un itinerario per volare da Londra a Kampala. Il viaggio include uno scalo a Dubai di 5 ore e 15 minuti. Tutti gli orari si riferiscono all'ora locale. Dubai è 4 ore più avanti rispetto a Londra e Kampala è 1 ora indietro rispetto a Dubai.

PARTENZA LONDON (HEATHROW) – 22:30 VEN 30.01.04
PARTENZA DUBAI – 14:30 SAB 31.01.04
ARRIVO KAMPALA (ENTEBE) – 20:45 SAB 31.01.04

Qual è il tempo totale passato in volo?

A. 17 ore 00 minuti
B. 15 ore 00 minuti
C. 12 ore 30 minuti
D. 14 ore 00 minuti
E. 19 ore 15 minuti

928) Ogni anno le 12 squadre locali che gareggiano per il *Tipley and District Tiddlywinks Trophy* sono divise in due gironi, alla fine dei quali vengono eliminate quattro squadre e le altre vengono accoppiate per la fase eliminatoria. La tabella seguente mostra le fasi dei gironi e le squadre in sfida (QF è il Quarto di Finale). La fase dei gironi di quest'anno è appena stata completata, con i seguenti risultati.
Nonostante siano finiti terzi nel proprio girone, i campioni in carica, The Goats, sono ancora fiduciosi di riuscire a raggiungere la finale.
Se *The Goats* ci riescono, qual è la combinazione dei loro possibili avversari in finale?

Primo QF	Vincitori girone A vs Quarto posto girone B
Secondo QF	Terzo posto girone A vs Secondi girone B
Terzo QF	Vincitori girone B vs Quarto posto girone A
Quarto QF	Terzo posto girone B vs Secondi girone A
Prima Semifinale	Vincitori primo QF vs Vincitori secondo QF
Seconda Semifinale	Vincitori terzo QF vs Vincitori quarto QF

	Girone A	Girone B
1°	The Scorpions	The Scales
2°	The Fish	The Bulls
3°	The Bearers	The Goats
4°	The Rams	The Archers
5°	The Crabs	The Maidens
6°	The Lions	The Twins

A. The Scorpions o The Archers o The Bearers o The Bulls
B. The Archers o The Bulls o The Rams o The Fish
C. The Scorpions o The Twins o The Bearers o The Bulls
D. The Scorpions o The Fish o The Bearers o The Rams
E. The Scorpions o The Archers o The Scales o The Rams

929) Posso scegliere fra tre tipi di iscrizione al club sportivo della mia zona. I dettagli sono i seguenti: Ora ho l'iscrizione Bronzo e conosco il numero di volte in cui avrò bisogno di affittare l'attrezzatura il prossimo anno. Sto considerando la possibilità di cambiare e fare un'iscrizione Oro o Argento. Se lo facessi, il costo totale di entrambe sarebbe lo stesso.

Quanto posso risparmiare il prossimo anno se cambio la mia iscrizione?

Tipo di iscrizione	Tassa annuale di iscrizione	Orari	Affitto attrezzatura
Oro Argento Bronzo	100 € 80 € 70 €	Tutto il giorno 9:00 – 17:00 9.00 - 17.00	0,50 € a volta 1 € a volta 3 € a volta

A. 40
B. 120
C. 80
D. 70
E. 30

930) Sue e Ben stanno comprando degli attrezzi da cucina in un negozio che ha messo gli articoli in saldo, secondo i termini seguenti.
La somma del prezzo pieno degli articoli che hanno scelto ammonta a 96 euro. Quanto spenderebbero in meno, approssimando al numero intero più vicino, se aggiungessero altri articoli del valore di 6 euro?

Prezzo pieno (prima dei saldi)	Saldo (%)
Fino a 50 €	25
Fino a 100 €	33
100 € e oltre	50

A. 6
B. 10
C. 2
D. 13
E. 16

931) Mi è stato chiesto di trasportare 120 scatole da 25 kg l'una e 90 scatole da 20 kg l'una dal piano terra al quinto piano del palazzo in cui lavoro. Sfortunatamente, nessuno mi può aiutare.

In ascensore c'è un cartello con questa scritta.
Il mio peso è 80 kg.
Qual è il numero minimo di viaggi che dovrò fare dal piano terra al quinto piano?

CARICO MASSIMO
4 persone o 400 Kg

A. 16
B. 10
C. 15
D. 12
E. 13

932) È mezzogiorno e sono appena arrivato in centro per un meeting che durerà almeno tre ore e mezza. Dopo il meeting, ho un appuntamento importante alle 6 del pomeriggio per cui devo partire entro le 5.30.

In centro, ci sono 5 parcheggi che applicano le seguenti tariffe.
In quale parcheggio dovrei lasciare la macchina per pagare il meno possibile?

Grove Street	6,00 al giorno, tariffa fissa.
Victoria Square	1,00 all'ora o frazione di un'ora.
Central Park	Gratis per 2 ore, poi 2,00 all'ora o frazione di un'ora.
Bonningtons	Gratis per 1 ora, poi 1,50 all'ora o frazione di un'ora.
Grange Road	2,50 per 3 ore, poi 1,50 all'ora o frazione di un'ora.

A. Grange Road
B. Grove Street
C. Central Park
D. Bonningtons
E. Victoria Square

933) In una variante di un gioco molto famoso, ognuno dei due giocatori, al proprio turno, può scegliere di inserire una 'O' o una 'X' nelle caselle vuote di una griglia da 3 × 3. Vince chi completa una linea di tre simboli uguali. Un giocatore deve affrontare questa situazione. Quale delle seguenti mosse assicura la vittoria al giocatore alla prossima mossa?

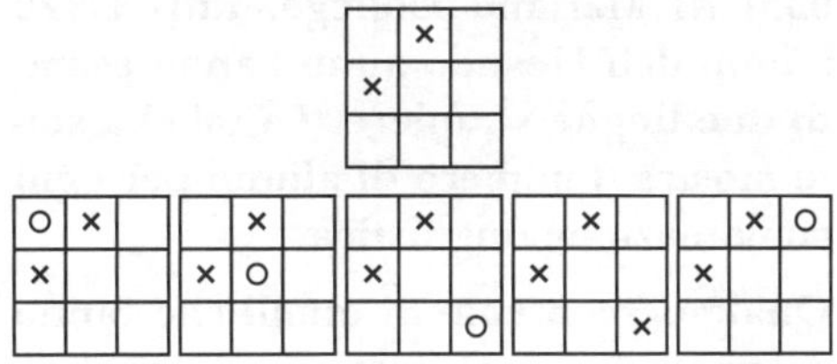

A B C D E

A. Figura A
B. Figura D
C. Figura B
D. Figura C
E. Figura E

934) Acquisto spesso degli articoli tramite vendita per corrispondenza. I costi di spedizione e imballaggio (da aggiungersi al valore dell'ordine) sono i seguenti:
Valore dell'ordine:
minore di 25,00 euro – 4,50 euro
da 25,00 euro a 49,99 euro – 8,50 euro
da 50,00 euro a 74,99 euro – 12,00 euro
da 75,00 euro a 99,99 euro – 15,00 euro
da 100,00 euro a oltre – 17,50 euro
Subito prima di inviare il mio ultimo ordine, ho notato che il catalogo aggiornato offre tariffe postali e di imballaggio a metà prezzo per ordini di 8 o più articoli. Il mio ordine era di 7, per un prezzo totale, solo degli articoli, di 74,60 euro. Non sono riuscito a trovare nient'altro che mi interessasse, quindi ho semplicemente aggiunto al mio ordine l'articolo che costava meno (euro 1,25 in tutto il catalogo).

Di quanto ha ridotto il costo totale l'aver aggiunto al mio ordine l'articolo in più?

A. 3,25 euro

B. 5,75 euro
C. 4,50 euro
D. 4,75 euro
E. 6,25 euro

935) Al Marland College, tutti i 120 alunni dell'11esimo anno hanno esami di due lingue straniere. La tabella sotto mostra il numero di alunni per ogni combinazione linguistica.

Quale percentuale di quelli che fanno spagnolo fa anche francese? (Arrotondare al numero intero più vicino, se necessario).

	Francese	Tedesco	Italiano	Spagnolo
Mandarino	9	3	2	4
Spagnolo	14	9	13	
Italiano	13	19		
Tedesco	24			

A. 35%
B. 12%
C. 23%
D. 39%
E. 54%

936) La tabella seguente, tratta da un giornale, mostra le somme (in $) che si dovranno pagare, in diversi momenti del futuro, per comprare articoli che oggi costano $1000, sulla base del tasso di inflazione annuo. Raoul si è appena comprato la macchina pagandola $10.000. Si aspetta che gli duri 8 anni, dopodiché comprerà un altro modello equivalente. Poi versa $10.000 su un conto corrente per utilizzarli per comprare la prossima macchina. Il prezzo delle macchine aumenta con l'inflazione all'8% e i suoi risparmi gli rendono solamente il 6%.

Quanto dovrà aggiungere ai suoi risparmi quando si comprerà la macchina nuova?

	Tasso medio annuo di inflazione			
Anni	**4%**	**6%**	**8%**	**10%**
5	1.217	1.338	1.469	1.611
6	1.265	1.419	1.587	1.772
7	1.316	1.504	1.714	1.949
8	1.369	1.594	1.851	2.144
9	1.423	1.690	1.999	2.358
10	1.480	1.791	2.159	2.594
20	2.191	3.207	4.661	6.728
30	3.423	5.743	10.063	17.449
60	10.520	32.988	101.257	304.482

A. $ 5.940
B. $ 8.510
C. $ 2.570
D. $ 1.612
E. $ 5.338

937) Devo fare un viaggio e andare da Bowbridge a Downland. Posso scegliere di prendere l'autostrada (conosciuta dagli abitanti del luogo come "la strada per l'inferno") oppure di passare dalla strada vecchia conosciuta come la "strada dei ranuncoli". In autostrada, la velocità media sarebbe di 60 miglia all'ora, mentre sulla strada vecchia sarebbe 40 miglia all'ora. Posso passare da una all'altra all'altezza di Clatterton, dove si intersecano. Le distanze sono le seguenti.

Se prendo la via più veloce, quanto tempo risparmierei rispetto alla via più lenta?

	Autostrada	Strada dei ranuncoli
Bowbridge/Clatterton	35 miglia	30 miglia
Clatterton/Downland	35 miglia	20 miglia

A. 30 minuti
B. 20 minuti
C. 10 minuti
D. 15 minuti
E. 5 minuti

938) I risultati della simulazione degli esami del GCSE in inglese e i risultati dell'esame vero e proprio ottenuti dai ragazzi del Morgan College sono riportati qui sotto.

Qual è la percentuale di studenti per cui il risultato dell'esame effettivo era stato previsto correttamente dalla simulazione?

		Esame reale	
		Voti da A a C	Altri voti
Simulazione	Voti tra A e C	90	25
	Altri voti	25	60

A. 57,5%
B. 25,0%
C. 75,0%
D. 60,0%
E. 50,0%

939) Un negozio di novità vende un orologio piuttosto insolito che è stato progettato per stupire chi lo usa. Ha una sola lancetta, che punta verso l'alto. Ha due quadranti. Quello più grande, delle ore, ruota in senso orario, e il più piccolo, dei minuti, ruota in senso antiorario. Su ogni quadrante c'è un punto più grande, che segna le 12 in punto o 0/60 minuti, e 11 punti più piccoli che contano segmenti da un'ora o da 5 minuti. Non ci sono numeri.

Che ora è quando l'orologio appare come in figura?

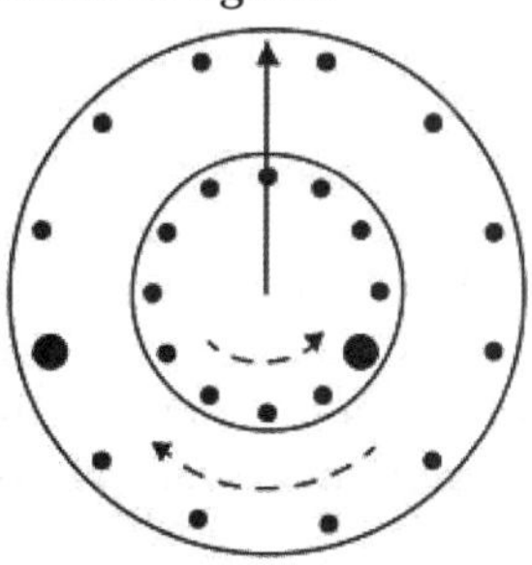

A. 03:20
B. 09:20
C. 03:40
D. 08:20
E. 08:40

940) La tabella seguente mostra la superficie dei paesi appartenenti all'Unione Europea.

Qual è il numero minimo di paesi necessari a costituire almeno il 50% della superficie totale?

Paese	Superfice (kmq)	% della superfice dell'UE	Densità di popolazione (persone/kmq)
Austria	83.858	1,90	99
Belgio	30.510	0,70	344
Bulgaria	110.912	2,50	70
Cipro	9.250	0,20	84
Repubblica Ceca	78.866	1,80	131
Danimarca	43.094	1,00	126
Estonia	45.226	1,00	29
Finlandia	337.030	7,60	16
Francia	643.548	14,60	99
Germania	357.021	8,10	231
Grecia	131.940	3,00	84
Ungheria	93.030	2,10	108
Irlanda	70.280	1,60	60
Italia	301.320	6,80	196
Lettonia	64.589	1,50	35
Lithuania	65.200	1,50	52
Lussemburgo	2.586	0,10	181
Malta	316	0,00	1261
Olanda	41.526	0,90	394
Polonia	312.685	7,10	122
Portogallo	92.931	2,10	114
Romania	238.391	5,40	91
Spagna	504.782	11,40	87
Slovacchia	48.845	1,10	111
Slovenia	20.253	0,50	99
Svezia	449.964	10,20	20
Regno Unito	244.820	5,50	246
Unione Europea	**4.422.773**	**100,00**	

A. 11
B. 22
C. 5
D. 6
E. 7

941) In preparazione alla vacanza in Bolandia dello scorso giugno, da gennaio a maggio, ogni giorno in cui ho ricevuto lo stipendio, ho cambiato euro 300 in dollari Bolandiani (ricevo lo stipendio ogni mese). I tassi di cambio erano i seguenti:

Gennaio – Febbraio – Marzo – Aprile – Maggio
euro 1 = $ 2.74 – $ 2.79 – $ 2.76 – $ 2.83 – $ 2.81
Quanti dollari Bolandiani avrei in più se, invece, avessi cambiato tutti i 1.500 euro a maggio?

A. 105
B. 36

C. 48
D. 180
E. 66

942) La classifica finale per la gara interregionale di cribbage (gioco di carte) è mostrata qui di seguito (in ordine alfabetico). Cinque squadre hanno partecipato e tutte hanno giocato tra di loro una volta. Il punteggio prevede 3 punti per la vincita, 1 per il pareggio e 0 per la sconfitta. Purtroppo, i punti della squadra della Eastern sono stati cancellati.

Quanti punti ha totalizzato la squadra della Eastern?

Squadra	Punti
Central	2
Eastern	■
Northern	8
Southern	5
Western	1

A. 5
B. 15
C. 10
D. 12
E. 4

943) CINECA • 2016 Ascanio deve raggiungere i colleghi che si trovano a un meeting in una località inglese.

Giunto all'aeroporto di Londra decide di prendere una macchina a noleggio. La benzina in Inghilterra costa 3 sterline al gallone. Si sa che Londra e la località da raggiungere distano 240 miglia, che ogni gallone equivale a circa 3,75 litri di benzina, che una sterlina vale 1,25 euro e che la macchina consuma 1 litro di benzina ogni 20 km. Sapendo che un chilometro equivale a 0,60 miglia, quale sarà la spesa (in euro) per la benzina sostenuta da Ascanio per raggiungere i colleghi da Londra e per tornare all'aeroporto?

A. 20 euro
B. 40 euro
C. 32 euro
D. 36 euro
E. 44 euro

944) Quando i clienti del negozio di Ben comprano un mobile qualsiasi, pagano metà del prezzo del mobile immediatamente, un quarto del prezzo entro il mese successivo e il saldo nel mese ancora successivo. La tabella mostra i pagamenti che Ben ha ricevuto nella prima metà di quest'anno.

Ben ha chiuso il negozio per tutto il mese di maggio e di giugno, quindi i 5.000 euro che ha ricevuto in quei due mesi provenivano da vendite concluse nei mesi precedenti.
Qual è il valore totale dei mobili venduti da Ben tra gennaio e giugno?

Gennaio	Febbraio	Marzo	Aprile	Maggio	Giugno
€ 9.000	€ 3.000	€ 4.000	€ 5.000	€ 3.000	€ 2.000

A. 25.000 euro
B. 10.000 euro
C. 15.000 euro
D. 26.000 euro
E. 20.000 euro

945) Alberto vuole piantare degli alberi attorno alla sua villa di campagna. Lasciando fra un albero e l'altro la distanza di 8 metri, sono necessari 60 alberi.

Quanti ne occorrerebbero se la distanza tra 2 alberi consecutivi aumentasse di 2 metri?

A. 80
B. 18
C. 43
D. 48
E. 12

946) La città di Stowchester è servita da cinque negozi Fai-da-te, i quali vendono tutti la stessa gamma di prodotti a prezzi leggermente differenti e l'aspetto peggiore è che quattro su cinque attuano schemi di incentivo alla fedeltà con speciali carte di risparmio. Secondo questi schemi, si ottiene uno sconto sotto forma di buono per ogni 100 euro spesi. I termini di vendita dei negozi sono riassunti qui di seguito.

Quale negozio offre il miglior valore economico "sul lungo termine"?

Make It	*Non applica lo schema di incentivo ma promette i prezzi migliori. Gli articoli costano, in media, il 5% in meno di Saw Sharp.*
Saw Sharp	Buono da € 5 per ogni 100 € spesi.
Nuts'n Bolts	Buono da € 6 per ogni 100 € spesi ma prezzi del 5% più cari di *Make It.*
Trowel Trader	Buono da € 10 per ogni 100 € spesi ma prezzi del 5% più cari di *Saw Sharp.*
Plumb It	Buono da € 10 per ogni 100 € spesi ma prezzi del 10% più cari di *Make It.*

A. Plumb It
B. Make It
C. Saw Sharp
D. Nuts'n Bolts
E. Trowel Trader

947) Un autobus percorre la tratta tra l'aeroporto di Pafaka e il centro di Pafaka. Il viaggio, in entrambe le direzioni, dura 50 minuti. L'orario dell'autobus, stabilito sulla base del programma degli aerei, è il seguente: Nicola vive vicino alla fermata dell'aeroporto e prende quest'autobus quando va a fare shopping a Pafaka. Ha deciso di andarci giovedì. Prenderà il primo autobus della giornata dall'aeroporto, rimarrà a Pafaka il più possibile, per poi tornare indietro ed essere all'aeroporto prima delle 17:00.

Quanto tempo dopo il suo arrivo nel centro di Pafaka dovrà riprendere l'autobus per l'aeroporto?

Orari di partenza dall'aeroporto di Pafaka						
Lun	**Mar**	**Mer**	**Gio**	**Ven**	**Sab**	**Dom**
11:30	09:30	09:15	09:15	06:15	08:00	08:45
14:25	11:30	11:10	11:30	09:15	11:30	11:30
17:45	14:20	14:00	14:20	11:30	14:30	14:30
19:40	19:00	19:00	17:20	14:40	17:00	17:30
			18:30	15:25	19:00	19:30
			19:20	17:00		
				19:00		

Orari di partenza dal centro di Pafaka						
Lun	**Mar**	**Mer**	**Gio**	**Ven**	**Sab**	**Dom**
14:30	14:30	12:00	14:30	07:05	14:30	11:45
15:25	15:25	14:30	15:20	11:40	15:30	14:30
16:35	16:35	16:45	16:30	12:30	16:30	15:30
22:15	20:00	22:15	19:45	14:30	22:20	16:30
	22:15		20:20	15:30		20:30
			21:25	16:30		22:15
			22:40	20:00		
				22:15		

A. 5 ore 05 minuti
B. 6 ore 05 minuti
C. 6 ore 55 minuti
D. 5 ore 15 minuti
E. 6 ore 25 minuti

948) WHEELERS CYCLES Affitto biciclette

8.00 – 20.00
Tariffa oraria giornaliera
8.00 – 16.00: euro 2 l'ora
16.00 – 20.00: euro 1 l'ora
Giornata intera: euro 15
Deposito rimborsabile: euro 10
Quanto mi costa affittare una bicicletta da *Wheelers Cycles* dalle 11 del mattino per otto ore?

A. Euro 13
B. Euro 16
C. Euro 20
D. Euro 23
E. Euro 15

949) M/O • 2014 **Maria va spesso ad allenarsi: ogni volta corre per 6 minuti, poi cammina per 3 minuti. Ripete questa sequenza quattro volte consecutive per poi finire l'allenamento con altri 6 minuti di corsa. Solitamente Maria corre su un percorso lungo la riva di un fiume**

e, dopo 21 minuti, torna indietro esattamente a metà dell'allenamento. Maria si prefigge il seguente obiettivo: 1 km in 7 minuti e 30 secondi quando corre e 1 km in 12 minuti quando cammina.

A metà dell'allenamento, se raggiunge il suo obiettivo, quanti chilometri ha percorso Maria?

A. 4,0 km
B. 2,0 km
C. 5,0 km
D. 1,0 km
E. 2,5 km

950) Jonathan sta pianificando di usare un campo di 10 acri per fornire insilato invernale e fieno per le pecore. Secondo i suoi calcoli, otterrà 100 balle di fieno da ogni acro. Prima di tagliare il fieno taglierà un acro intorno al perimetro del campo per l'insilato – ciò gli permetterà di manovrare i macchinari che producono il fieno. Dopo aver prodotto il fieno a giugno, taglierà il campo intero per il secondo insilato ad agosto e poi taglierà di nuovo a settembre, per il terzo insilato. Il suo manuale agricolo fornisce le seguenti informazioni.

Quante balle di insilato avrà Jonathan alla fine del raccolto?

	Insilato	Fieno
Primo taglio	7 balle per acro	100 piccole balle per acro
Secondo taglio	5 balle per acro	Non applicabile
Terzo taglio	4 balle per acro	Non applicabile

A. 160
B. 97
C. 16
D. 90
E. 157

951) Delle 100 viti che ho nella cassetta degli attrezzi:

– 60 hanno la testa a stella e 40 a taglio
– 70 hanno un diametro di 3 mm, 20 di 4 mm e 10 di 5 mm
– 80 sono lunghe 50 mm, 5 sono lunghe 35 mm e 15 sono lunghe 20 mm.

Qual è il minor numero di viti con la testa a stella, il diametro di 3 mm e la lunghezza di 50 mm che ho nella cassetta?

A. 10
B. 60
C. 31
D. 30
E. 0

952) Rajesh e Leena sono fratelli e frequentano la stessa scuola che dista 2 km da casa. Ogni mattina, Leena parte 10 minuti prima di Rajesh e va a piedi. Rajesh va in bici percorrendo la stessa strada a una velocità quattro volte superiore a quella di Leena, e arriva a scuola 5 minuti prima di lei. Quanto è lontana da casa Leena quando parte Rajesh?

A. 1 e 1/2 km
B. 1/2 km
C. 1 km
D. 2/3 km
E. 1 e 1/3 km

953) Katy, Louise, Mike e Neil vanno in palestra regolarmente. All'inizio dell'anno, pesavano rispettivamente 65, 80, 75 e 70 kg. Nel corso dell'anno, hanno tutti avuto una variazione di peso superiore a 5 kg. Mike ha perso più peso sia di Louise che di Katy. Neil è aumentato.

Quale delle seguenti sequenze, in ordine crescente di peso, non è possibile che si sia verificata alla fine dell'anno?

A. Mike, Louise, Katy, Neil
B. Katy, Louise, Mike, Neil
C. Sono tutte possibili
D. Katy, Mike, Louise, Neil
E. Mike, Katy, Louise, Neil

954) Durante la sperimentazione di un farmaco per alleviare la

depressione, il 15% dei soggetti ha lamentato una condizione peggiore di quella iniziale, il 20% ha riportato un leggero miglioramento e il 35% ha riferito un netto miglioramento. Dei soggetti rimanenti, 9 non hanno avvertito alcun effetto e gli altri 27 non sono riusciti a completare la cura. Quante persone, inizialmente, hanno preso parte alla sperimentazione?

A. 106
B. 66
C. 90
D. 36
E. 120

955) Tre amici decidono di pesarsi su una bilancia pubblica, usando solo una moneta. Senza ragionare, non si sono accorti che potrebbero pesarsi direttamente uno per uno. Quindi, prima, salgono John e Ivan, e la bilancia segna 90 kg. Ivan scende e sale Kevin; ora la bilancia segna 95 kg. Infine John scende e Ivan risale; la bilancia segna 99 kg. I tre ragazzi rimangono quindi con il problema di calcolare il proprio peso singolarmente. Quanto pesa John?

A. 45 kg
B. 55 kg
C. 50 kg
D. 48 kg
E. 43 kg

956) Il ghepardo può raggiungere una velocità massima di 110 km/h e la zebra di 60 km/h. Se entrambi stanno correndo alla massima velocità seguendo una linea retta, e il ghepardo è più indietro di 100 m, quanti secondi ci vorranno al ghepardo per raggiungere la zebra?

A. 10
B. 20
C. 7,2
D. 5,3
E. 7,5

3.10 • Selezione attinente

957) Alla fine del trimestre cui si riferisce la bolletta sopra riportata, questa famiglia ha cambiato il regime di consumo della luce. Nel prossimo trimestre dovrebbe dimezzare il consumo standard e aumentare il consumo fuori dall'ora di punta di circa dieci volte.
Approssimativamente, qual è l'ammontare totale che possono aspettarsi nella prossima bolletta?

BOLLETTA TRIMESTRALE DELLA LUCE					
Lettura contatore		Unità addebitate	Tariffa	Centesimo per unità	Somma (€)
Vecchia	Presente				
45856	47846	1990	standard	8,45	168,15
			TARIFFA FISSA		12,30
65026	65284	258	Fuori dall'ora di punta	3,90	10,06
			TARIFFA FISSA		5,45
			IMPORTO TOTALE DOVUTO		195,96

A. 170 euro
B. 200 euro
C. 90 euro
D. 120 euro
E. 150 euro

958) La tabella seguente mostra i risultati di un test svolto su fumatori che stanno cercando di smettere. Su 240 persone, a 120 è stata data una compressa di nicotina e all'altra metà un placebo (una sostanza che non contiene farmaci).

I ricercatori hanno supposto che: tra i fumatori cui è stata data la compressa di nicotina, il numero di persone che avrebbe smesso di fumare senza prenderla è lo stesso di quelle avrebbe smesso prendendo un placebo.
Di quanti dei fumatori cui è stata data la compressa di nicotina si può stabilire che hanno smesso grazie alle compresse?

	Non sono riusciti a smettere	Sono riusciti a smettere	Totale
Nicotina	64	56	120
Placebo	96	24	120
Totale	160	80	240

A. 16
B. 32
C. 39
D. 40
E. 45

959) La tabella seguente mostra i tempi dei vincitori dei 200 m uomini alle Olimpiadi, dal 1900, quando l'evento si è svolto la prima volta, fino al 1988.

Qual è il maggior numero di anni durante i quali il record Olimpico è rimasto imbattuto?

Anno	Secondi	Anno	Secondi
1900	22.2	1948	21.1
1904	21.6	1952	20.81
1908	22.6	1956	20.75
1912	27.1	1960	20.62
1916	*	1964	20.36
1920	22.0	1968	19.83
1924	21.6	1972	20.00
1928	21.8	1976	20.23
1932	21.2	1980	20.19
1936	20.7	1984	19.80
1940	*	1988	19.75
1944	*	–	–

* Le Olimpiadi, in questi anni, non ci sono state

A. 24
B. 28
C. 16
D. 6
E. 20

960) La tabella seguente mostra l'inflazione dei prezzi al consumo e il tasso di disoccupazione in 5 paesi.

Un giornale mettendo a confronto marzo e febbraio ha riferito che: "La disoccupazione è diminuita, ma c'è stato un aumento del tasso di inflazione".
A quale paese si riferisce questa dichiarazione?

% inflazione prezzi al consumo	Marzo	Febbraio
USA	+ 0.4	+ 0.3
Giappone	+ 0.2	+ 0.5
Germania	+ 0.1	+ 0.1
Francia	+ 0.3	0.0
Regno Unito	+ 0.2	+ 0.5
% disoccupati	**Marzo**	**Febbraio**
USA	5.9	6.1
Giappone	3.0	3.0
Germania	9.2	9.3
Francia	12.6	12.6
Regno Unito	9.1	9.2

A. Germania
B. Stati Uniti
C. Giappone
D. Francia
E. Regno Unito

961) V • 2014 Cinque automobili partecipano ad una gara automobilistica e ciascuna di esse ha 30 litri di carburante nel serbatoio. Per vincere la gara è necessario percorrere la maggiore distanza possibile in 3 ore alla velocità massima. La tabella sottostante riporta i dati di ciascuna automobile riguardanti le prestazioni rilevanti:

Automobile	*Velocità massima (km/h)*	*Consumo carburante (km per litro)*
P	80	12
Q	95	11
R	100	10
S	110	9
T	120	8,5

Chi ha vinto la gara?

A. L'automobile P
B. L'automobile Q
C. L'automobile R
D. L'automobile S
E. L'automobile T

962) Per incoraggiarsi a perdere peso, Alma, Brigit, Cara, Danni e Evelyn hanno messo ciascuna 10 euro in una pentola. Si sono pesate quando hanno cominciato e lo hanno fatto ogni fi ne settimana. Quella che ha perso più peso dopo 4 settimane, ha vinto 50 euro. Chi ha vinto 50 euro?

	Alma	Brigit	Cara	Danni	Evelyn
Peso iniziale	71kg	67kg	63½kg	66½kg	69kg
Peso dopo 1 settimana	67kg	68kg	62kg	67kg	66kg
Peso dopo 2 settimane	63½kg	66½kg	59kg	62kg	63½kg
Peso dopo 3 settimane	61kg	66kg	58kg	61½kg	62kg
Peso dopo 4 settimane	64kg	62kg	57½kg	60kg	61kg

A. Brigit
B. Cara
C. Danni
D. Alma
E. Evelyn

963) *Kingsbury School*: orario degli esami della prima settimana di giugno.

Tutti gli esami si svolgono nell'ingresso della scuola. Tutti gli esami del mattino cominciano alle 9, mentre quelli del pomeriggio alle 2. Ogni sessione (mattina o pomeriggio) deve avere almeno un sorvegliante uomo e un sorvegliante donna. A ogni esame ci deve essere un sorvegliante che insegna la materia d'esame. Ogni persona può fare il sorvegliante solo una volta al giorno. Tra gli insegnanti uomini, Ian insegna economia e tedesco, Mike francese e tedesco, e Keith francese e spagnolo. Tra le insegnanti, Marjorie insegna matematica e inglese, Susan spagnolo e latino e Jenny inglese e storia.
Chi farà da sorvegliante mercoledì pomeriggio?

Lunedì	Martedì	Mercoledì	Giovedì	Venerdì
Storia 3 ore	Letteratura inglese 3 ore	Matematica 2 ore	Economia 2 ore	Matematica 2 ore
Letteratura inglese 2 ore	Fisica 3 ore	Latino 2 ore	Storia 2 ore	Latino 2 ore
Pranzo	*Pranzo*	*Pranzo*	*Pranzo*	*Pranzo*
Geografia 2 ore e 30	Chimica 3 ore	Lingua Inglese 2 ore e 30	Economia 2 ore e 30	-
Biologia 1 ora e 30	Francese 2 ore	Spagnolo 2 ore	Tedesco 2 ore	-

A. Marjorie e Keith
B. Ian e Marjorie
C. Mike e Susan
D. Keith e Jenny
E. Jenny e Mike

964) Alice lavora fino alle 5 del pomeriggio dal lunedì al venerdì. Venerdì sta pensando di andare al cinema con gli amici. C'è una linea del bus che ferma davanti al posto in cui lavora. Una parte dell'orario del bus è mostrata qui di seguito. Alice pensa di prendere il bus fino a casa, dove si preparerà per andare al cinema e poi prenderà il bus per arrivare al cinema. Avrà bisogno di 45 minuti per prepararsi e di altri 10 per prendere il biglietto dopo che sarà arrivata al cinema. I film cominciano ogni 15 minuti a partire dalle 6.

A che ora, al più presto, Alice riuscirà a guardare un film?

Lavoro	16:39 17:04 17:39 18:04 18:39 19:04 19:39
Casa	17:08 17:33 17:58 18:33 18:58 19:33 19:58
Cinema	17:33 17:58 18:33 18:58 19:33 19:58 20:33

A. 19:00
B. 19:15
C. 18:15
D. 18:45
E. 18.30

965) Qui di seguito sono riportati i dati riguardanti i 10 laghi più grandi del mondo.

Quale lago ha la profondità media maggiore?

Nome e luogo	Area km^2	Lunghezza km	Volume km^3
Mar Caspio, Asia	394.299	1.199	78.200
Michigan – Huron, US – Canada	117.612	397	8.458
Superior, US – Canada	82.414	616	12.100
Victoria, Tanzania – Uganda	69.485	322	2.750
Tanganyika, Tanzania – Congo	32.893	676	18.900
Baikal, Russia	31.500	636	23.600
Great Bear, Canada	31.080	373	2.236
Great Slave, Canada	28.930	480	2.090
Erie, US – Canada	25.719	388	489
Winnipeg, Canada	23.553	425	283

A. Winnipeg
B. Tanganika
C. Mar Caspio
D. Victoria
E. Baikal

966) Si considerino le seguenti informazioni:

1) La differenza di retribuzione tra gli uomini e le donne è ancora a livelli inaccettabili, secondo una recente ricerca dell'Unione Sindacale. Si è scoperto che a partire dall'età di 18 anni – e per tutto il resto della vita lavorativa – le donne guadagnano meno degli uomini.
2) Tra i ventenni che lavorano a tempo pieno, il divario è un modesto 3,3%, ma fra i trentenni, le donne portano a casa l'11,2% in meno degli uomini. E tra i quarantenni – età di massima discriminazione – il divario raggiunge il 22,8%.
3) L'Unione dei Sindacati ha affermato che la sottovalutazione delle donne sul posto di lavoro era parzialmente dovuta alla "penalizzazione della maternità". L'orario lungo e l'intensità richieste a posizioni di rilievo dissuadevano le madri dal cercare promozioni per le quali erano qualificate. L'Unione dei Sindacati ha sostenuto che c'era una diretta discriminazione contro le madri e la loro scelta si limitava ai lavori che potevano combinarsi con la cura dei bambini.
4) La "penalizzazione della maternità" divenne persino più rigorosa per le donne che optavano per un lavoro part-time. Era più probabile che cambiassero datore di lavoro o impiego, spesso accettando lavori con un salario orario inferiore. Il compenso orario delle donne con lavoro part-time era il 23,4% in meno dell'equivalente compenso maschile fra i trentenni, e il 41,2% fra i quarantenni.
Supponendo che gli importi del paragrafo 4 sulle retribuzioni part-time siano corretti, e che seguano lo stesso andamento del divario retributivo dei lavori full-time, quale tra le seguenti affermazioni è maggiormente supportata dai dati forniti?

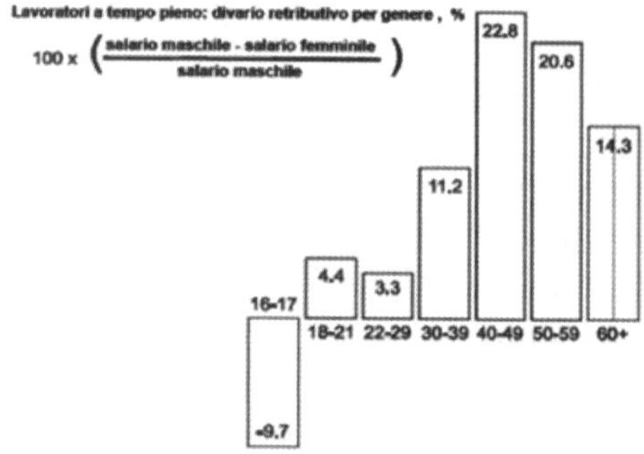

A. Una donna che lavora part-time nella fascia dei 20 anni guadagna di più di una donna che lavora part-time nella fascia dei 30
B. Una donna sopra i 60 anni, che lavora part-time, guadagnerà euro 8.57 per ogni 10 euro guadagnati da un uomo sopra i 60 che lavora part-time
C. È impossibile stabilirlo
D. In media, un uomo nella fascia dei 40 anni che lavora part-time guadagna l'80% in più di un uomo in part-time nella fascia dei 30 anni
E. Per i lavoratori part-time, se la retribuzione media tra gli uomini quarantenni è 15.00 euro l'ora, le donne della stessa età, in media guadagneranno 8.82 euro l'ora

967) Si considerino le seguenti informazioni:

1) La differenza di retribuzione tra gli uomini e le donne è ancora a livelli inaccettabili, secondo una recente ricerca dell'Unione Sindacale. Si è scoperto che a partire dall'età di 18 anni – e per tutto il resto della vita lavorativa – le donne guadagnano meno degli uomini.
2) Tra i ventenni che lavorano a tempo pieno, il divario è un modesto 3,3%, ma fra i trentenni, le donne portano a casa l'11,2% in meno degli uomini. E tra i quarantenni – età di massima discriminazione – il divario raggiunge il 22,8%.

3) L'Unione dei Sindacati ha affermato che la sottovalutazione delle donne sul posto di lavoro era parzialmente dovuta alla "penalizzazione della maternità". L'orario lungo e l'intensità richieste a posizioni di rilievo dissuadevano le madri dal cercare promozioni per le quali erano qualificate. L'Unione dei Sindacati ha sostenuto che c'era una diretta discriminazione contro le madri e la loro scelta si limitava ai lavori che potevano combinarsi con la cura dei bambini.

4) La "penalizzazione della maternità" divenne persino più rigorosa per le donne che optavano per un lavoro part-time. Era più probabile che cambiassero datore di lavoro o impiego, spesso accettando lavori con un salario orario inferiore. Il compenso orario delle donne con lavoro part-time era il 23,4% in meno dell'equivalente compenso maschile fra i trentenni, e il 41,2% fra i quarantenni.

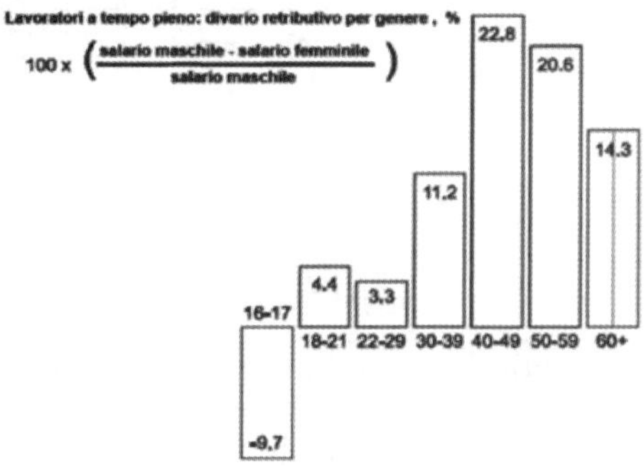

Quale delle seguenti affermazioni è un presupposto su cui si fonda il ragionamento dell'Unione dei Sindacati, come specificato nel terzo paragrafo?

A. Sono principalmente gli uomini ad essere responsabili dell'assunzione e della promozione del personale
B. Le donne sono meno competenti degli uomini a svolgere posizioni di rilievo che offrono retribuzioni più alte
C. Dopo aver messo su famiglia, le donne sceglierebbero di occupare posizioni più elevate per le quali sono qualificate
D. Nessuna di queste è esatta
E. La maternità è l'unica ragione di discriminazione retributiva contro le donne

968) Si considerino le seguenti informazioni:

1) La differenza di retribuzione tra gli uomini e le donne è ancora a livelli inaccettabili, secondo una recente ricerca dell'Unione Sindacale. Si è scoperto che a partire dall'età di 18 anni – e per tutto il resto della vita lavorativa – le donne guadagnano meno degli uomini.

2) Tra i ventenni che lavorano a tempo pieno, il divario è un modesto 3,3%, ma fra i trentenni, le donne portano a casa l'11,2% in meno degli uomini. E tra i quarantenni – età di massima discriminazione – il divario raggiunge il 22,8%.

3) L'Unione dei Sindacati ha affermato che la sottovalutazione delle donne sul posto di lavoro era parzialmente dovuta alla "penalizzazione della maternità". L'orario lungo e l'intensità richieste a posizioni di rilievo dissuadevano le madri dal cercare promozioni per le quali erano qualificate. L'Unione dei Sindacati ha sostenuto che c'era una diretta discriminazione contro le madri e la loro scelta si limitava ai lavori che potevano combinarsi con la cura dei bambini.

4) La "penalizzazione della maternità" divenne persino più rigorosa per le donne che optavano per un lavoro part-time. Era più probabile che cambiassero datore di lavoro o impiego, spesso accettando lavori con un salario orario inferiore. Il compenso orario delle donne con lavoro part-time era il 23,4% in meno dell'equivalente compenso maschile fra i trentenni, e il 41,2% fra i quarantenni.

Supponiamo che la retribuzione media per le donne che lavorano a tempo pieno tra i 40 e 49 anni sia 16.000 euro. In questo caso, quale delle seguenti cifre si avvicina di più alla retribuzione media di un uomo nella stessa fascia di età, in base al grafico di cui sopra al secondo paragrafo?

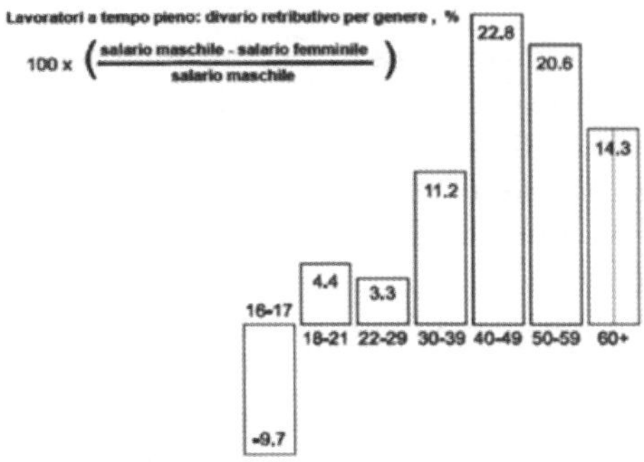

A. 20.700 euro
B. 19.700 euro
C. 20.000 euro
D. 20.300 euro
E. 21.300 euro

969) Si considerino le seguenti informazioni:

1) La differenza di retribuzione tra gli uomini e le donne è ancora a livelli inaccettabili, secondo una recente ricerca dell'Unione Sindacale. Si è scoperto che a partire dall'età di 18 anni – e per tutto il resto della vita lavorativa – le donne guadagnano meno degli uomini.
2) Tra i ventenni che lavorano a tempo pieno, il divario è un modesto 3,3%, ma fra i trentenni, le donne portano a casa l'11,2% in meno degli uomini. E tra i quarantenni – età di massima discriminazione – il divario raggiunge il 22,8%.
3) L'Unione dei Sindacati ha affermato che la sottovalutazione delle donne sul posto di lavoro era parzialmente dovuta alla "penalizzazione della maternità". L'orario lungo e l'intensità richieste a posizioni di rilievo dissuadevano le madri dal cercare promozioni per le quali erano qualificate. L'Unione dei Sindacati ha sostenuto che c'era una diretta discriminazione contro le madri e la loro scelta si limitava ai lavori che potevano combinarsi con la cura dei bambini.
4) La "penalizzazione della maternità" divenne persino più rigorosa per le donne che optavano per un lavoro part-time. Era più probabile che cambiassero datore di lavoro o impiego, spesso accettando lavori con un salario orario inferiore. Il compenso orario delle donne con lavoro part-time era il 23,4% in meno dell'equivalente compenso maschile fra i trentenni, e il 41,2% fra i quarantenni.
Sulla base dei dati precedenti, quale tra le seguenti è una conclusione che si può trarre con certezza?

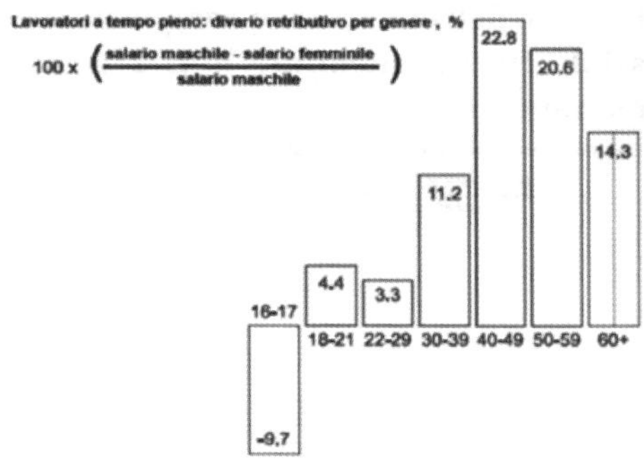

A. Mediamente, una donna di 40 o 50 anni guadagna meno di euro 0,80 per ogni euro 1 guadagnato da un uomo nella stessa fascia di età
B. I datori di lavoro sono meno favorevoli ad assumere donne sopra i 30 anni di quanto non lo siano ad assumere donne sotto i 30
C. Nessuna delle altre risposte è corretta
D. Mediamente, il punto massimo di guadagno per gli uomini è prima dei cinquant'anni
E. La differenza percentuale tra il salario maschile e quello femminile è più che quintuplicata tra i 22 e i 30 anni

970) Una compagnia aerea ha deciso di introdurre un volo da Londra, Inghilterra, a St. John's, Antigua. La compagnia possiede una gamma di velivoli, come da tabella qui di seguito. Occorre decidere quale sarebbe più adatto a effettuare questo volo. La distanza percorsa fra Londra e St. John's è, al massimo, 5600 miglia; la variabilità è dovuta alle diverse traiettorie di volo. Un volo settimanale conterrebbe tra 163 e 177 passeggeri.

Quale aereo (A – E) ha il consumo più basso per passeggero per miglio, e sarebbe più adatto per questo volo?

	Aeroplano	Numero di motori	Capacità massima di passeggeri	Fascia di miglia per viaggio	Peso al decollo (libbre)	Consumo di carburante per miglia (galloni)	
						Aereo vuoto	Aggiuntivo per passeggero
A	Boeing 737	2	189	6500	130,000	3.0	0.01
B	Boeing 747	4	569	6500	875,000	5.6	0.01
C	Boeing 757	2	239	5500	220,000	4.4	0.08
D	Boeing 777	2	440	8270	545,000	4.8	0.01
E	Boeing 787	2	330	3050	364,000	4.5	0.01

A. D
B. A
C. B
D. C
E. E

971) La tabella seguente riporta le statistiche dei consulti dei medici di famiglia svolti nello stato di Santesia durante gli anni 1995 e 2000. In Santesia la popolazione conta circa 10 milioni di abitanti e ci sono 5.000 medici di famiglia (queste cifre non sono mutate in modo significativo nel corso dei cinque anni che separano le due rilevazioni).

	1995	2000
Numero medio di sedute chirurgiche in una settimana	8,5	8,4
Durata media di una seduta chirurgica (min)	140	165
Durata media di un consulto (min: sec)	9:59	10:00
Tempo medio per le visite a casa in una settimana (min)	408	412
Durata media di una visita a casa (min)	25,5	25,0
Numero medio di pazienti visitati in una settimana	135	155

Se i dottori lavorano 50 settimane all'anno, quante volte, approssimativamente, il paziente medio ha visto il proprio medico di famiglia nel 2000?
A. 2
B. 3
C. 8
D. 4
E. 13

972) La tabella seguente riporta le statistiche dei consulti dei medici di famiglia svolti nello stato di Santesia durante gli anni 1995 e 2000. In Santesia la popolazione conta circa 10 milioni di abitanti e ci sono 5.000 medici di famiglia (queste cifre non sono mutate in modo significativo nel corso dei cinque anni che separano le due rilevazioni).

	1995	2000
Numero medio di sedute chirurgiche in una settimana	8,5	8,4
Durata media di una seduta chirurgica (min)	140	165
Durata media di un consulto (min: sec)	9:59	10:00
Tempo medio per le visite a casa in una settimana (min)	408	412
Durata media di una visita a casa (min)	25,5	25,0
Numero medio di pazienti visitati in una settimana	135	155

Arrotondando al valore più vicino, quante ore in una settimana ha passato il dottore di famiglia medio a fare sedute chirurgiche e visite a casa nel 1995?
A. 20 ore circa
B. Dai dati riportati non è possibile stabilirlo
C. 416,5 minuti
D. Poco più di 9 ore
E. 27 ore circa

973) La figura seguente mostra il numero di nascite e morti registrato durante ogni anno, per un periodo di 10 anni, su un'isola. La popolazione totale all'inizio del periodo di 10 anni era di 100.000 persone.

Supponendo che sull'isola non ci siano state né immigrazioni, né emigrazioni, quale dei seguenti grafici mostra il totale della popolazione nel corso dei 10 anni?

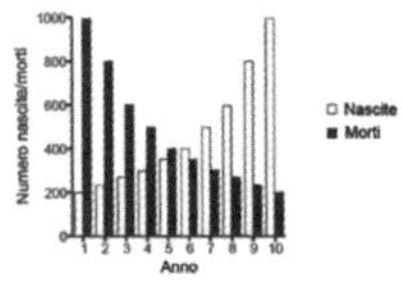

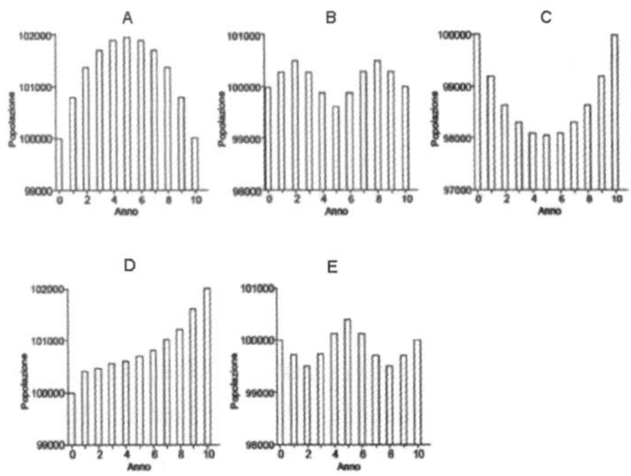

A. Figura B
B. Figura A
C. Figura C
D. Figura D
E. Figura E

974) Nella tabella seguente sono state inserite le misurazioni di peso e altezza di tre bambini ed è stato calcolato il loro IMC. Sfortunatamente si sono persi dei dati.
Sappiamo che Alex è alto 162 cm, Jay è alto 150 cm e ha un IMC di 22 e Charlie è alto 156 cm e ha un IMC di 24. Il peso totale dei bambini è di 172 kg.
Qual è l'IMC di Alex?

Tabella IMC metrico dei bambini

IMC

Altezza (cm)	13	14	15	16	17	18	19	20	21	22	23	24	25	26	27	28	29	30	31	32	33	34	35
144	26	29	31	33	35	37	39	41	43	45	47	49	51	53	55	58	60	62	64	66	68	70	72
147	28	30	32	34	36	38	41	43	45	47	49	51	54	56	58	60	62	64	66	69	71	73	75
150	29	31	33	35	38	40	42	45	47	49	51	54	56	58	60	63	65	67	69	72	74	76	78
153	30	32	35	37	39	42	44	46	49	51	53	56	58	60	63	65	67	70	72	74	77	79	81
156	31	34	36	38	41	43	46	48	51	53	55	58	60	63	65	68	70	73	75	77	80	82	85
159	32	35	37	40	42	45	48	50	53	55	58	60	63	65	68	70	73	75	78	80	83	85	88
162	34	36	39	41	44	47	49	52	55	57	60	62	65	68	70	73	76	78	81	83	86	89	91
165	35	38	40	43	46	49	51	54	57	59	62	65	68	70	73	76	78	81	84	87	89	92	95

A. 28
B. 26
C. 27
D. 29
E. 25

975) La Repubblica di Bondia è costituita da sei isole.

Quale isola contiene meno del 10% della popolazione di Bondia, nonostante rappresenti più del 20% della sua superficie totale?

Isola	Superficie (km²)	Popolazione
Brosnan	5.079	716.184
Connery	5.816	931.896
Craig	2.474	1.786.140
Dalton	5.448	793.845
Lazenby	1.735	1.458.253
Moore	5.763	2.942.391
Totale	**26.315**	**8.628.709**

A. Lazenby
B. Craig
C. Connery
D. Brosnan
E. Dalton

976) La tabella seguente indica il dettaglio dei costi di spedizione postale per pacchi di varie categorie di peso: In qualità di segretaria del club *Black Knight Scacchi*, devo inviare il verbale dell'ultimo incontro ad ognuno degli 8 membri del Comitato. Il peso di ciascuna busta, incluso il contenuto, è di 70 g. Tre dei membri del Comitato sono stati da poco eletti, e ho intenzione di aggiungere ai verbali loro destinati una copia del nostro atto costitutivo, che ha un peso di 40 g.

Quale sarà il costo di spedizione di queste buste in 2ª classe?

Peso non superiore a:	1ª classe	2ª classe
60 g	25 c	19 c
100 g	38 c	29 c
150 g	47 c	36 c
200 g	57 c	43 c
250 g	67 c	52 c
300 g	77 c	61 c
350 g	88 c	70 c
400 g	$ 1.00	79 c
450 g	$ 1.13	89 c
500 g	$ 1.25	98 c
600 g	$ 1.55	$ 1.20
700 g	$ 1.90	$ 1.40
750 g	$ 2.05	$ 1.45
800 g	$ 2.15	Non Consentito Oltre 750 g
900 g	$ 2.35	
1000 g	$ 2.50	
		Ogni 250 g in più 65 c

A. $ 2.89
B. $ 1.40
C. $ 3.31
D. $ 2.53
E. $ 1.82

977) La tabella mostra la distribuzione di studenti maschi e femmine nello studio di diverse materie all'Università.

In quale altra materia la proporzione tra maschi e femmine si avvicina di più a quella che si riscontra in musica?

Materia	Maschi	Femmine
Biologia	24	41
Geografia	26	32
Tedesco	3	12
Matematica	104	61
Musica	6	10
Sociologia	18	67

A. Tedesco
B. Geografia
C. Matematica
D. Biologia
E. Sociologia

978) Il grafico di seguito riportato mostra lo stato lavorativo di donne e uomini adulti in Gran Bretagna.

Una persona si definisce occupata se svolge un lavoro da dipendente full-time o part-time, o se è un lavoratore autonomo.
La differenza tra la percentuale di uomini occupati e donne occupate è:

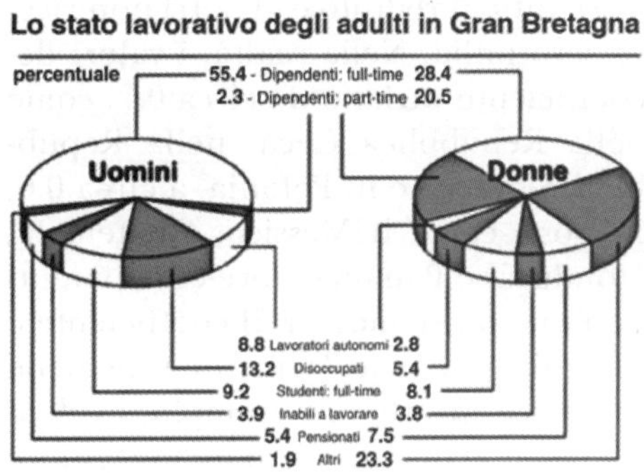

Base: tutti gli adulti tra i 15 e i 64 anni
Con lavoro part-time si intende dalle 8 alle 29 ore lavorative settimanali

A. 14,8
B. 8,8
C. 15,9
D. 27,0
E. 66,5

Leggere il seguente brano e rispondere alle domande 979-983.

L'Istituto di Studi Fiscali di Londra (*Institute for Fiscal Studies,* IFS) ha calcolato l'ammontare degli effetti subiti dagli ultimi sei bilanci del Regno Unito fino ad aprile del 2003. I calcoli suggeriscono che le misure fiscali e previdenziali introdotte nel 1997 hanno provocato una redistribuzione del reddito a favore dei meno abbienti.
Un genitore single, ad esempio, in seguito alle misure introdotte dal governo, è

diventato mediamente più ricco di un valore attuale di 24 sterline (aumento dell'11%).
Il grafico 2 mostra l'andamento del coefficiente di Gini dal 1982.
Il coefficiente di Gini è un numero compreso tra zero e uno che misura il grado di disuguaglianza nella distribuzione del reddito in una data società. Il coefficiente indicherebbe una disuguaglianza pari a zero in una società in cui ogni membro percepisce esattamente lo stesso reddito, e registrerebbe un coefficiente di 1.0 se un membro percepisse tutto il reddito e gli altri non ricevessero nulla. Nella realtà, i valori del coefficiente variano da circa 0.2, come nella Repubblica Ceca, nella Repubblica Slovacca e in Polonia, a circa 0.6, in posti come il Messico, Guatemala, Honduras e Panama, dove élite potenti dominano l'economia. Il coefficiente è una misura particolarmente utile delle tendenze in atto: ad esempio, evidenzia il cambiamento verso una maggiore uguaglianza in atto a Cuba dal 1953 al 1986 (da 0.55 a 0.22), e l'aumento della disuguaglianza che sta avvenendo negli ultimi tre decenni negli Stati Uniti, con il coefficiente che è passato da 0.35 negli anni Settanta a 0.40 negli anni Novanta (e sta ancora aumentando).

979) Il 10% più ricco ha aumentato il reddito netto e le agevolazioni più del 10% più povero, durante il mandato del governo attuale. Se il reddito lordo medio del 10% più povero è rimasto invariato, di quanto deve essere variato, almeno, il reddito lordo del 10% più ricco?

Grafico 1

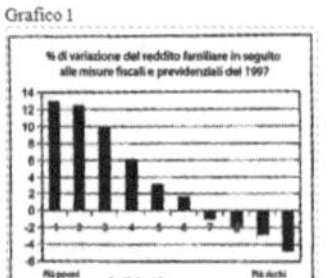

©The Economist Newspaper Limited, Londra (5 aprile 2003)

Grafico 2

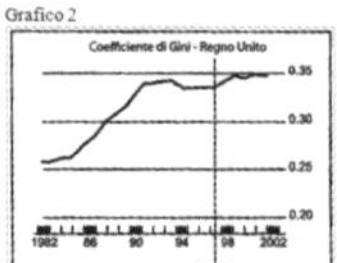

©The Economist Newspaper Limited, Londra (5 aprile 2003)

A. 3%
B. 4%
C. 36%
D. 12%
E. 16%

980) Se si volesse scrivere un elenco delle nazioni ordinandole secondo il livello di disuguaglianza attuale tra i ricchi e i poveri, partendo dal valore più basso, quale dei seguenti sarebbe coerente con le informazioni fornite?

A. Polonia, Panama, Regno Unito, USA
B. Nessuna delle precedenti
C. Panama, USA, Regno Unito, Polonia
D. Polonia, Regno Unito, USA, Panama
E. Polonia, Regno Unito, Panama, USA

981) Quali delle seguenti affermazioni sono compatibili con le cifre e le tendenze indicate?

1 Molte delle nuove agevolazioni dipendono dal reddito e sono complicate, pertanto un ammontare pari a 4,5 milioni di sterline non sarà riscosso
2 Secondo il fisco britannico, il numero di contribuenti che hanno pagato l'aliquota maggiore sul reddito è aumentato da 2,1 a 3,2 milioni
3 Dal 1996-97 c'è stata un'impennata nel numero di persone con un reddito alto

Grafico 1

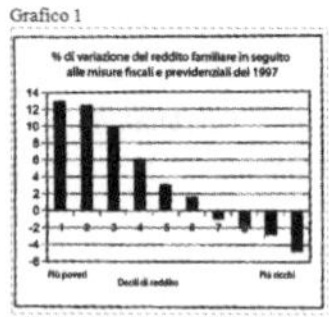

©The Economist Newspaper Limited, Londra (5 aprile 2003)

Grafico 2

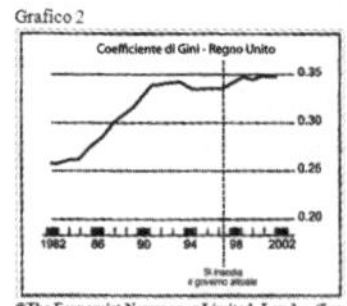

©The Economist Newspaper Limited, Londra (5 aprile 2003)

A. Solo 2 e 3
B. Solo la 1
C. Solo 1 e 2
D. 1, 2 e 3
E. Solo la 2

982) Quale delle seguenti affermazioni può essere rigorosamente dedotta dalle informazioni fornite?

Grafico 1

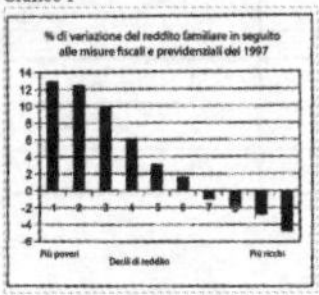

©The Economist Newspaper Limited, Londra (5 aprile 2003)

Grafico 2

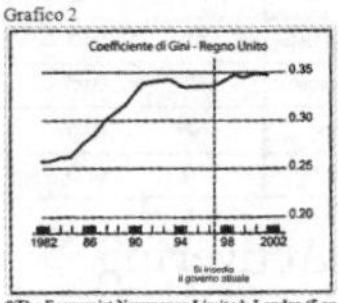

©The Economist Newspaper Limited, Londra (5 aprile 2003)

A. La politica fiscale adottata dal governo dal 1997 ha causato un aumento della disuguaglianza nel Regno Unito che ha raggiunto il livello massimo degli ultimi 20 anni
B. I gruppi con un reddito minore, in termini reali, erano più ricchi durante il governo precedente
C. Nel Regno Unito, i redditi superiori alla media, anche al netto delle imposte, hanno continuato ad aumentare più rapidamente rispetto a quelli inferiori alla media
D. L'aumento delle imposte sulla ricchezza e l'incremento delle agevolazioni a chi percepisce un reddito basso non sono metodi efficaci per ridurre i differenziali di reddito
E. Se l'obiettivo del governo attuale era una riduzione della povertà, le cifre mostrano che misure adottate, per ora, non hanno prodotto gli effetti sperati

983) Quale delle seguenti opzioni può essere rigorosamente dedotta dalle informazioni fornite?

Grafico 1

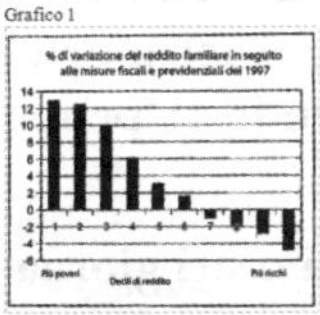

©The Economist Newspaper Limited, Londra (5 aprile 2003)

Grafico 2

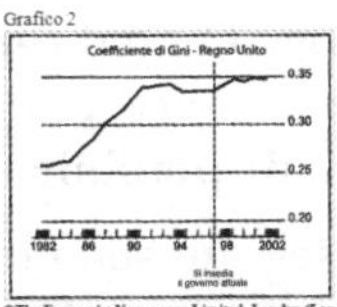

©The Economist Newspaper Limited, Londra (5 aprile 2003)

A. Nel Regno Unito, quelli con un reddito basso non sono più ricchi di quanto lo fossero nel 1997
B. Il 40% più ricco del Regno Unito è meno benestante di quanto lo fosse nel 1997
C. Nonostante le misure fiscali e previdenziali adottate dal governo, la disuguaglianza del reddito nel Regno Unito non è diminuita
D. Le misure fiscali e previdenziali adottate dal governo hanno generato un miglioramento dello standard di vita complessivo nel Regno Unito
E. Quelli che appartengono al decile di reddito più alto hanno visto diminuire la propria ricchezza reale di oltre il 4%

984) È stata svolta una ricerca sui mezzi di trasporto utilizzati per andare a scuola, che ha rivelato i risultati seguenti (raggruppati per classe).

Uno dei valori della tabella non è stato riportato correttamente, anche se i totali sono rimasti corretti. Qual è il valore errato?

	1ª media	2ª media	3ª media	1° liceo	2° liceo	Totale
Macchina	30	33	16	18	10	102
Autobus	14	16	13	15	18	76
Bicicletta	5	12	23	25	30	95
A piedi	101	89	100	92	108	490
Totale	150	145	152	150	166	763

A. 14
B. 33
C. 18
D. 23
E. 92

985) Sono dodici le squadre che parteciperanno ai Campionati del mondo di Pitchball del mese prossimo. Sono divise in due gruppi da sei. Ogni squadra giocherà due partite contro ognuna delle altre squadre appartenenti allo stesso gruppo e una partita contro ogni squadra dell'altro

gruppo. Alla fine, i vincitori di ogni gruppo si scontreranno in finale.

Quante partite si giocheranno in tutto nel torneo?

A. 109
B. 97
C. 91
D. 193
E. 67

986) La tabella seguente riporta le cifre della percentuale di crescita annuale della produttività pro capite in diversi paesi, durante tre periodi.
In quale paese la percentuale di crescita annuale è avanzata in maniera costantemente maggiore della metà rilevata nel Periodo 1, durante tutti i periodi successivi?

	Periodo 1	Periodo 2	Periodo 3
Giappone	8.5	3.0	3.2
Francia	5.4	3.0	2.6
Regno Unito	3.6	1.5	2.4
Belgio	3.3	2.8	2.3
Svezia	4.1	1.5	1.8
Danimarca	4.3	2.6	1.7
Italia	6.3	3.0	1.6
Olanda	4.8	2.7	1.6
Germania	4.5	3.1	1.6
Stati Uniti	2.2	0.0	0.8

A. Francia
B. Belgio
C. Regno Unito
D. Danimarca
E. Germania

987) I gestori telefonici offrono una scelta di tariffe ai propri clienti, e ogni tariffa è divisa in due parti: (a) addebito fisso mensile per l'affitto, indipendentemente dall'uso, e (b) addebito per ogni minuto di chiamate effettuate. La tabella seguente mostra le tariffe offerte da cinque compagnie telefoniche inglesi; tutte le cifre sono in sterline. Io sto valutando di fare un contratto con una di loro e credo che effettuerò chiamate per 100 minuti al mese.

Quale compagnia dovrei usare per ricevere la bolletta più bassa?

	Tariffa uso frequente		*Tariffa uso medio*		*Tariffa uso basso*	
	Affitto	Tariffa chiamate	Affitto	Tariffa chiamate	Affitto	Tariffa chiamate
Activering	50	0.05	20	0.30	0	0.60
Bellaphone	55	0.05	20	0.25	0	0.60
Canconnect	60	0.05	20	0.35	0	0.55
Dialfast	65	0.05	10	0.45	5	0.45
Engaged	70	0.05	10	0.40	0	0.70

A. Activering
B. Dialfast
C. Canconnect
D. Bellaphone
E. Engaged

988) Una mia amica ha tre figli: Alice, George e Anna. Devo comprare loro due regali da dividersi. Voglio comprare due giochi diversi e voglio essere sicura che a ciascuno dei tre piaccia almeno uno dei giochi. Non voglio che i giochi siano composti da pezzi piccoli.

Quanto spenderò in tutto?

Gioco	*Pezzi Piccoli?*	*Piace a Alice?*	*Piace a George?*	*Piace a Anna?*	*Prezzo*
Puzzle	Sì	No	Sì	Sì	€ 12
Costruzione in mattoni	Sì	Sì	Sì	No	€ 9
Macchina	No	No	No	Sì	€ 12
Orso	No	Sì	No	Sì	€ 7
Treno	No	No	Sì	No	€ 8

A. 20 euro
B. 16 euro
C. 24 euro
D. 19 euro
E. 15 euro

989) Un corriere inizia la giornata a Londra e, durante il giorno, fa due viaggi andata e ritorno a Praga. Quando arriva a ogni aeroporto, per tornare indietro prende il primo volo disponibile.

Di seguito sono indicati gli orari giornalieri (tutti orari locali).
Quanto dura la giornata del corriere dal primo decollo all'ultimo atterraggio?

Londra	Praga	Praga	Londra
Partenza	*Arrivo*	*Partenza*	*arrivo*
06:30	09:30	10:10	11:20
09:45	12:45	13:25	14:35
12:30	15:30	16:40	17:50
15:45	18:45	19:55	21:05

A. 8 ore 20 minuti
B. 8 ore 5 minuti
C. 11 ore 20 minuti
D. 4 ore 50 minuti
E. 14 ore 35 minuti

990) La nonna del mio amico, l'anno scorso, è andata in viaggio all'estero e ha visitato molti paesi. Quando il mio amico è andato a trovarla quest'estate, la nonna gli ha detto che non è riuscita a comprargli un regalo poiché ogni paese in cui è andata era in festa nazionale nei giorni in cui c'era lei. Il mio amico, sospettoso, ha voluto controllare il suo diario per controllare se fosse possibile. Qual è il periodo più lungo in cui lei può essere stata via?

Feste nazionali

	Gen	Feb	Mar	Apr	Mag	Giu	Lug	Ago	Set	Ott	Nov	Dic
Danimarca	1			9,10,13	8,21	1,5						25,26
Finlandia	1,6			10,13	1,21,31	20				31		6,25,26
Francia	1			13	1,8,21	1	14	15			1,11	25
Germania	1,6			10,13	1,21	1,11		15		3,31	1	25,26
Grecia	1,6		2,25	17,20	1	8		15		28		25,26
Hong Kong	1,28, 29,30			5,10,13	30	13,15		29,31				25,26,31
Israele		11	12	11,17,30	24,31			2	5	5		14
Italia	1,6			12,13,15	1			15	21,22,30		1	8,25,26

A. 4 giorni
B. 3 giorni
C. 2 giorni
D. 5 giorni
E. 6 giorni

991) La tabella seguente mostra il tasso di disoccupazione e la variazione della percentuale della produzione industriale nel corso dell'ultimo anno in molti paesi. Quale paese ha avuto una maggiore crescita nella percentuale della produzione industriale e una maggiore diminuzione nella percentuale del tasso di disoccupazione rispetto alla Gran Bretagna nell'ultimo anno?

	PRODUZIONE INDUSTRIALE Variazione annuale %		TASSO DI DISOCCUPAZIONE %	
	Ultima Rilevazione	Scorso Anno	Ultima Rilevazione	Scorso Anno
Belgio	– 2.6	– 2.5	8.9	10.6
Canada	6.9	5.4	9.6	11.2
Francia	4.7	– 4.3	12.7	12.1
Germania	5.5	– 4.0	9.1	9.0
Italia	7.3	– 1.3	12.5	10.7
Giappone	5.9	– 3.2	2.9	2.8
Paesi Bassi	1.2	2.4	9.6	8.4
Spagna	4.9	– 6.8	24.1	22.1
Svezia	8.2	– 1.8	8.1	8.7
Regno Unito	4.2	3.3	8.8	10.0
Usa	5.7	3.4	5.4	6.4

A. Belgio
B. Canada
C. Francia
D. USA
E. Italia

3.11 • Bilance e aste in equilibrio

992) CINECA • 2016 **Liam ha 6 accendini apparentemente identici, uno dei quali è però più pesante degli altri. Avendo a disposizione una bilancia a due piatti, quante pesate saranno sufficienti per essere certi di individuarlo?**

A. 4
B. 3
C. 2
D. 5
E. 6

993) CINECA • 2015 **Un'asta di metallo lunga 1 metro è sospesa per il suo centro. A 35 cm dall'estremità destra è agganciato un peso di 5 kg, mentre all'estremità opposta è agganciato un peso di 48 kg. Cosa è necessario fare per equilibrare l'asta e mantenerla in posizione orizzontale?**

A. Aggiungere, al peso agganciato a sinistra, un ulteriore peso di 155 kg

B. Aggiungere, al peso agganciato a destra, un ulteriore peso di 160 kg
C. Aggiungere, al peso agganciato a sinistra, un ulteriore peso di 160 kg
D. Aggiungere, al peso agganciato a destra, un ulteriore peso di 155 kg
E. Nulla, l'asta è già in equilibrio

994) CINECA • 2017 Si dispone di una bilancia a due piatti con il braccio sinistro che misura il quadruplo del braccio destro. Se nel piatto sinistro vengono posti 10 pesi uguali fra loro, quanti pesi dello stesso tipo devono essere posizionati nel piatto destro affinché la bilancia risulti in equilibrio?

A. 30
B. Non è possibile equilibrare la bilancia con un numero intero di pesi
C. 20
D. 10
E. 40

995) Si consideri l'asta in figura.

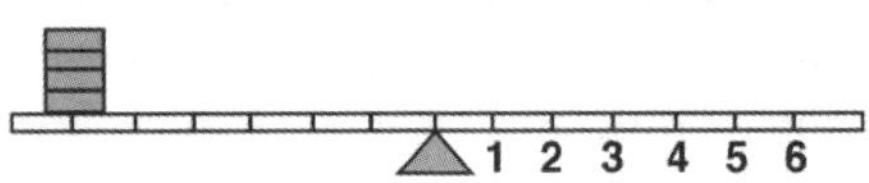

Per equilibrare il sistema è sufficiente collocare:
A. 8 gettoni in posizione 3
B. 8 gettoni in posizione 4
C. 5 gettoni in posizione 5
D. 7 gettoni in posizione 3
E. 9 gettoni in posizione 3

996) Carlotta ha 5 braccialetti apparentemente identici, uno dei quali è però più pesante degli altri. Avendo a disposizione una bilancia a due piatti, quante pesate saranno sufficienti per essere certi di individuarlo?

A. 4
B. 2
C. 5
D. 3
E. 6

997) Con una bilancia a due piatti s'intende individuare, fra 54 palline, l'unica che ha peso superiore alle altre (le altre 53 hanno tutte lo stesso peso). Quante pesate al massimo sono necessarie per identificare la pallina più pesante?

A. Quattro
B. Sei
C. Cinque
D. Otto
E. Cinquantatré

998) Un'asse graduata di legno è appoggiata su un perno nel suo punto medio e su di essa sono sistemati alcuni gettoni tutti di peso uguale. Rispondere al seguente quesito facendo riferimento alla FIGURA Per equilibrare il sistema in figura è necessario cambiare posizione a un gettone:

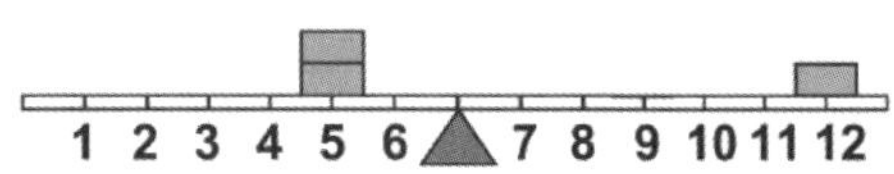

A. dalla posizione 12 alla posizione 10
B. dalla posizione 5 alla posizione 4
C. dalla posizione 12 alla posizione 11
D. nessuna delle altre alternative è corretta: l'asse è già in equilibrio
E. dalla posizione 5 alla posizione 8

999) Un'asse graduata di legno è appoggiata su un perno nel suo punto medio e su di essa sono sistemati alcuni gettoni, tutti di peso uguale. Rispondere al seguente quesito facendo riferimento alla figura. Per equilibrare il sistema in figura è necessario cambiare posizione a un gettone:

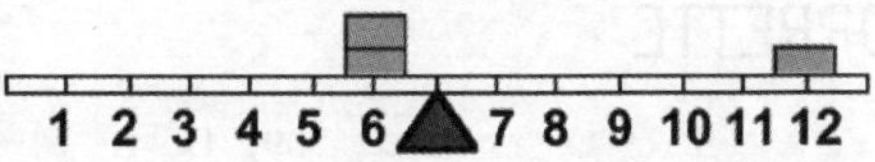

A. dalla posizione 12 alla posizione 11
B. dalla posizione 6 alla posizione 1
C. dalla posizione 12 alla posizione 8
D. dalla posizione 6 alla posizione 3
E. nessuna delle altre alternative è corretta: l'asse è già in equilibrio

1000) Con una bilancia a piatti e un certo numero di pesi si vogliono pesare oggetti di peso inferiore a 125 g con un errore non superiore a un grammo.

Inoltre non si possono mettere pesi nel piatto su cui poggia l'oggetto. Qual è il numero minimo di pesi sufficiente a tale scopo?

A. 8
B. 16
C. 7
D. 21
E. 18

RISPOSTE CORRETTE

1) B	53) A	105) D	157) C	209) D
2) E	54) C	106) B	158) C	210) E
3) E	55) D	107) D	159) C	211) C
4) D	56) E	108) A	160) E	212) B
5) C	57) B	109) C	161) B	213) D
6) D	58) C	110) B	162) E	214) E
7) D	59) D	111) C	163) E	215) C
8) E	60) B	112) A	164) A	216) E
9) E	61) D	113) E	165) E	217) D
10) A	62) C	114) B	166) C	218) B
11) C	63) E	115) A	167) B	219) E
12) B	64) C	116) C	168) C	220) E
13) D	65) D	117) D	169) B	221) D
14) E	66) D	118) B	170) E	222) B
15) C	67) E	119) C	171) D	223) A
16) E	68) D	120) D	172) A	224) B
17) A	69) E	121) D	173) E	225) B
18) B	70) A	122) A	174) B	226) E
19) C	71) A	123) E	175) D	227) B
20) B	72) D	124) E	176) A	228) B
21) B	73) E	125) B	177) E	229) B
22) A	74) C	126) B	178) B	230) C
23) E	75) B	127) D	179) D	231) D
24) D	76) C	128) A	180) D	232) A
25) D	77) E	129) C	181) D	233) C
26) C	78) C	130) A	182) D	234) A
27) E	79) B	131) C	183) B	235) E
28) E	80) B	132) D	184) A	236) A
29) C	81) E	133) B	185) E	237) B
30) B	82) D	134) B	186) C	238) D
31) E	83) B	135) C	187) A	239) C
32) E	84) A	136) A	188) A	240) A
33) A	85) E	137) C	189) E	241) D
34) E	86) E	138) C	190) A	242) B
35) C	87) E	139) D	191) A	243) A
36) A	88) E	140) B	192) A	244) B
37) B	89) A	141) A	193) A	245) C
38) D	90) A	142) B	194) C	246) C
39) C	91) B	143) B	195) E	247) C
40) B	92) A	144) A	196) C	248) D
41) C	93) C	145) E	197) D	249) B
42) E	94) D	146) E	198) A	250) E
43) D	95) B	147) C	199) E	251) B
44) B	96) A	148) D	200) C	252) B
45) D	97) A	149) C	201) B	253) B
46) D	98) C	150) C	202) C	254) B
47) E	99) C	151) D	203) D	255) C
48) D	100) B	152) A	204) D	256) B
49) D	101) A	153) A	205) A	257) C
50) B	102) A	154) C	206) E	258) A
51) B	103) A	155) A	207) A	259) C
52) A	104) E	156) D	208) B	260) C

261) B	315) C	369) C	423) B	477) B
262) E	316) B	370) A	424) B	478) D
263) A	317) B	371) B	425) C	479) C
264) A	318) E	372) C	426) C	480) E
265) B	319) E	373) C	427) C	481) C
266) C	320) A	374) A	428) D	482) D
267) E	321) C	375) D	429) B	483) C
268) A	322) B	376) D	430) B	484) D
269) A	323) A	377) C	431) C	485) C
270) D	324) B	378) A	432) B	486) B
271) C	325) A	379) A	433) C	487) A
272) C	326) D	380) D	434) A	488) E
273) B	327) A	381) A	435) E	489) C
274) D	328) A	382) B	436) D	490) D
275) D	329) E	383) E	437) B	491) C
276) B	330) C	384) E	438) C	492) D
277) E	331) B	385) C	439) D	493) D
278) B	332) A	386) A	440) E	494) B
279) A	333) D	387) D	441) E	495) B
280) B	334) E	388) E	442) A	496) B
281) A	335) B	389) E	443) E	497) D
282) A	336) C	390) C	444) B	498) D
283) A	337) E	391) A	445) C	499) B
284) E	338) C	392) B	446) D	500) E
285) E	339) E	393) C	447) C	501) E
286) A	340) E	394) A	448) E	502) B
287) C	341) A	395) D	449) C	503) C
288) B	342) E	396) D	450) B	504) D
289) B	343) E	397) A	451) A	505) A
290) E	344) A	398) E	452) B	506) D
291) E	345) E	399) A	453) A	507) C
292) A	346) B	400) C	454) D	508) C
293) E	347) E	401) D	455) B	509) A
294) D	348) C	402) B	456) E	510) B
295) C	349) A	403) C	457) A	511) A
296) E	350) E	404) A	458) E	512) C
297) E	351) C	405) D	459) C	513) C
298) D	352) B	406) C	460) B	514) C
299) E	353) A	407) E	461) A	515) A
300) C	354) E	408) D	462) C	516) D
301) E	355) B	409) A	463) D	517) C
302) B	356) A	410) E	464) E	518) D
303) B	357) A	411) B	465) A	519) D
304) A	358) D	412) E	466) E	520) A
305) E	359) E	413) E	467) D	521) E
306) C	360) B	414) E	468) D	522) D
307) D	361) E	415) B	469) C	523) C
308) A	362) D	416) A	470) A	524) E
309) B	363) B	417) A	471) A	525) C
310) A	364) C	418) B	472) A	526) B
311) C	365) E	419) D	473) B	527) C
312) C	366) D	420) E	474) A	528) A
313) D	367) C	421) B	475) D	529) B
314) D	368) D	422) E	476) A	530) A

531) D	585) E	639) C	693) C	747) C
532) C	586) C	640) A	694) C	748) D
533) D	587) C	641) D	695) B	749) C
534) D	588) D	642) E	696) C	750) A
535) B	589) C	643) C	697) A	751) E
536) A	590) C	644) A	698) E	752) B
537) B	591) D	645) B	699) B	753) A
538) E	592) C	646) C	700) A	754) D
539) C	593) D	647) B	701) A	755) A
540) E	594) D	648) B	702) C	756) C
541) A	595) A	649) C	703) A	757) C
542) A	596) B	650) C	704) D	758) E
543) D	597) B	651) D	705) A	759) D
544) E	598) D	652) A	706) B	760) A
545) E	599) D	653) C	707) D	761) E
546) D	600) C	654) D	708) A	762) C
547) C	601) C	655) B	709) E	763) E
548) A	602) D	656) E	710) A	764) C
549) C	603) A	657) D	711) B	765) B
550) E	604) A	658) B	712) C	766) D
551) A	605) E	659) B	713) D	767) C
552) C	606) A	660) D	714) A	768) D
553) E	607) B	661) D	715) D	769) D
554) D	608) D	662) B	716) C	770) B
555) C	609) C	663) E	717) A	771) A
556) C	610) D	664) A	718) E	772) D
557) A	611) A	665) B	719) A	773) B
558) E	612) A	666) E	720) B	774) D
559) E	613) C	667) D	721) D	775) B
560) C	614) A	668) E	722) B	776) C
561) D	615) A	669) A	723) B	777) A
562) A	616) A	670) E	724) A	778) B
563) A	617) B	671) B	725) B	779) A
564) B	618) D	672) B	726) A	780) B
565) C	619) C	673) D	727) B	781) E
566) E	620) A	674) B	728) D	782) D
567) A	621) B	675) B	729) A	783) B
568) B	622) E	676) C	730) D	784) A
569) D	623) E	677) B	731) D	785) C
570) C	624) A	678) C	732) B	786) B
571) C	625) E	679) B	733) D	787) D
572) A	626) A	680) B	734) A	788) A
573) C	627) B	681) E	735) B	789) D
574) D	628) B	682) B	736) D	790) A
575) E	629) E	683) B	737) D	791) C
576) A	630) A	684) E	738) A	792) E
577) C	631) B	685) C	739) E	793) D
578) A	632) C	686) C	740) C	794) A
579) A	633) D	687) E	741) A	795) E
580) A	634) B	688) D	742) E	796) B
581) A	635) D	689) A	743) B	797) B
582) A	636) B	690) B	744) A	798) D
583) B	637) B	691) E	745) D	799) B
584) E	638) E	692) C	746) E	800) C

801) C	841) A	881) A	921) B	961) C
802) A	842) D	882) A	922) C	962) E
803) C	843) C	883) D	923) E	963) D
804) B	844) D	884) D	924) B	964) B
805) B	845) A	885) D	925) C	965) E
806) D	846) B	886) E	926) C	966) E
807) B	847) A	887) D	927) D	967) C
808) D	848) E	888) A	928) A	968) A
809) B	849) C	889) A	929) D	969) A
810) D	850) C	890) D	930) D	970) B
811) D	851) E	891) A	931) C	971) D
812) C	852) C	892) B	932) E	972) E
813) C	853) B	893) D	933) D	973) C
814) B	854) A	894) D	934) A	974) E
815) B	855) A	895) E	935) A	975) E
816) C	856) E	896) D	936) C	976) D
817) E	857) B	897) B	937) D	977) D
818) B	858) A	898) E	938) C	978) A
819) B	859) D	899) C	939) E	979) E
820) B	860) B	900) B	940) C	980) D
821) A	861) A	901) C	941) B	981) D
822) C	862) B	902) C	942) C	982) C
823) A	863) C	903) B	943) B	983) B
824) D	864) D	904) A	944) E	984) C
825) E	865) B	905) C	945) D	985) B
826) D	866) E	906) E	946) D	986) B
827) B	867) C	907) E	947) D	987) D
828) B	868) D	908) B	948) A	988) E
829) E	869) D	909) B	949) E	989) C
830) D	870) E	910) B	950) B	990) D
831) E	871) B	911) A	951) A	991) B
832) C	872) B	912) B	952) C	992) C
833) E	873) D	913) B	953) B	993) D
834) B	874) A	914) D	954) E	994) E
835) E	875) E	915) C	955) E	995) A
836) B	876) C	916) E	956) C	996) B
837) A	877) B	917) A	957) B	997) A
838) C	878) A	918) B	958) B	998) A
839) E	879) C	919) E	959) B	999) C
840) E	880) A	920) C	960) B	1000) C

CAPITOLO 4
Ragionamento astratto e attitudine visuo-spaziale

4.1 • Le serie

1) Le "quattro figure domanda" costituiscono una serie. Scegliere tra le "figure risposta" quella che verrebbe subito dopo nella serie.

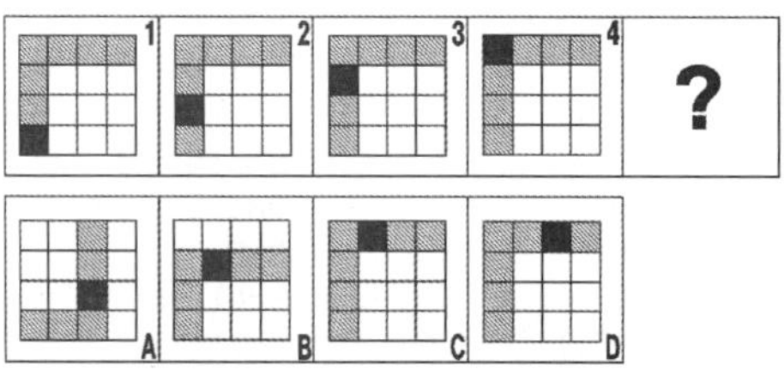

A. La figura indicata con la lettera D
B. La figura indicata con la lettera A
C. La figura indicata con la lettera C
D. La figura indicata con la lettera B

2) Il primo elemento della serie proposta è quello indicato con:

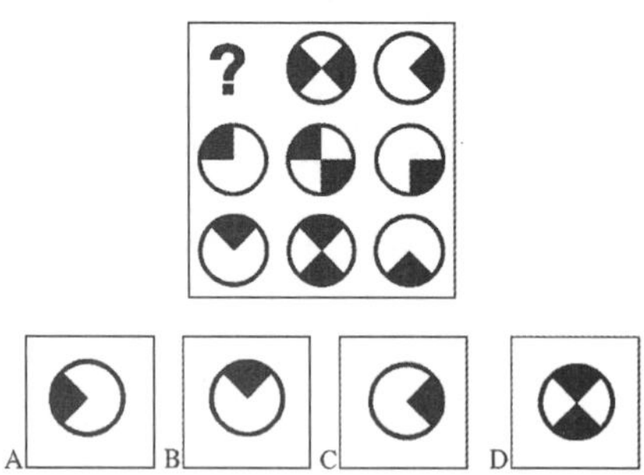

A. la lettera B
B. la lettera D
C. la lettera C
D. la lettera A

3) La serie A - B - C - D trova logica conclusione in una delle figure 1 - 2 - 3 - 4. Quale?

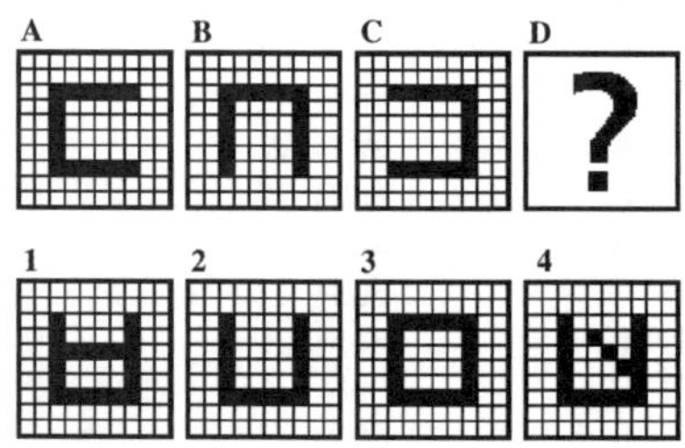

A. Figura 4
B. Figura 2
C. Figura 3
D. Figura 1

4) Scegliere tra i disegni contrassegnati con lettere quello che inserito come terzo elemento della serie ne rappresenta il logico completamento.

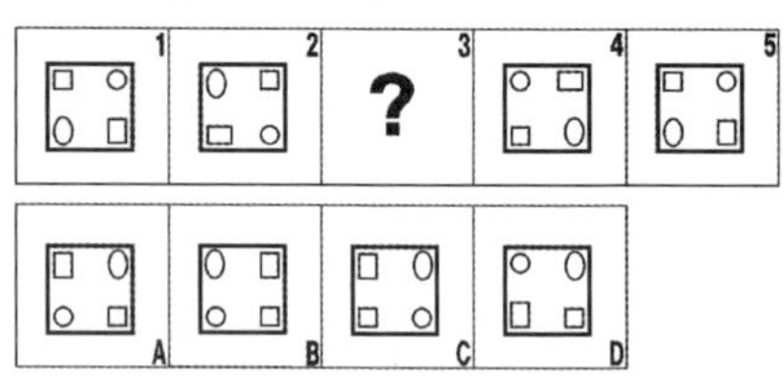

A. Il disegno B
B. Il disegno A
C. Il disegno D
D. Il disegno C

5) Quale dei tasselli proposti inserito al posto dei punti interrogativi permette di formare parole di senso compiuto?

R	I	P	I	?	O
N	U	V	O	?	A

A	B	C	D
P	L	D	D
L	D	L	P

A. Il tassello contraddistinto con la lettera B
B. Il tassello contraddistinto con la lettera C
C. Il tassello contraddistinto con la lettera D
D. Il tassello contraddistinto con la lettera A

6) Per analogia con le serie date è logico affermare che:

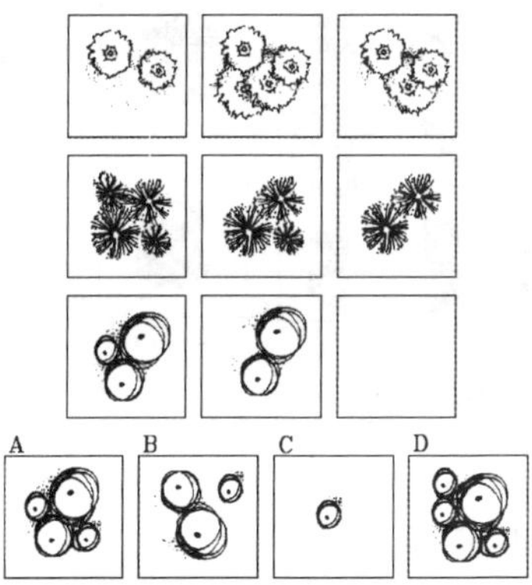

A. la figura mancante è quella indicata con la lettera B
B. la figura mancante è quella indicata con la lettera D
C. la figura mancante è quella indicata con la lettera C
D. la figura mancante è quella indicata con la lettera A

7) Osservando attentamente le figure proposte è possibile notare che tre delle quattro figure sono legate tra loro da un nesso logico. Con quale lettera è contrassegnata la figura che non segue lo stesso nesso?

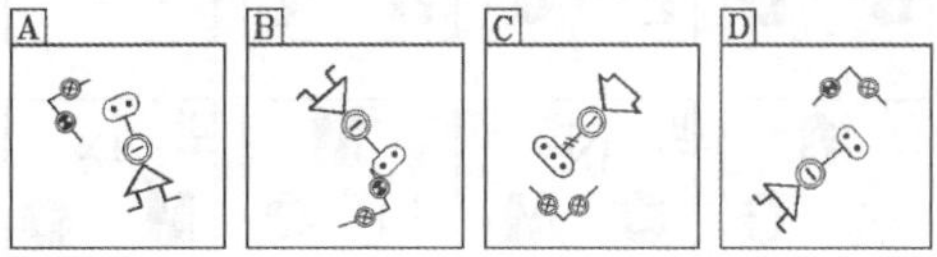

A. La figura B
B. La figura D
C. La figura C
D. La figura A

8) I disegni proposti sono divisi in due gruppi posti su due righe. Quale disegno della seconda riga rappresenta la logica conclusione della serie contenuta nella prima?

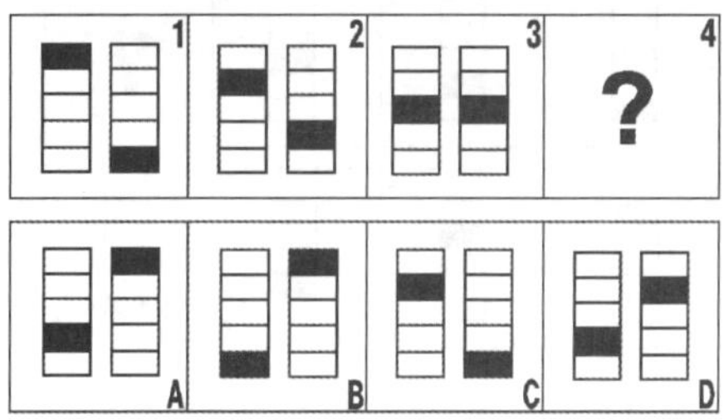

A. Il disegno indicato con la lettera C
B. Il disegno indicato con la lettera D
C. Il disegno indicato con la lettera B
D. Il disegno indicato con la lettera A

9) Quale tra i disegni proposti è logico inserire al posto del "?" ?

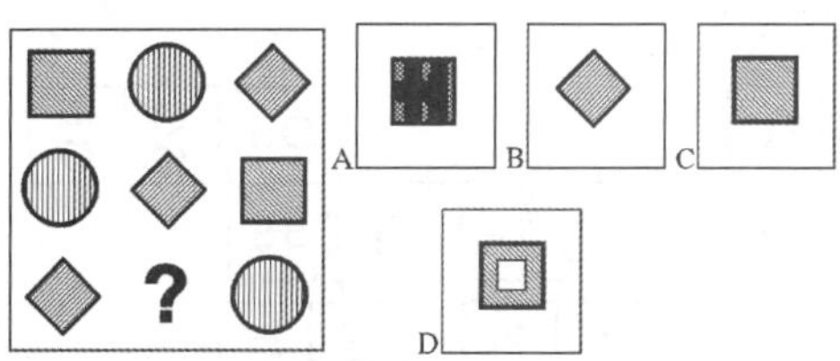

A. Il disegno D
B. Il disegno A
C. Il disegno B
D. Il disegno C

10) Il termine che è logico inserire nel box n. 4 è quello che si trova:

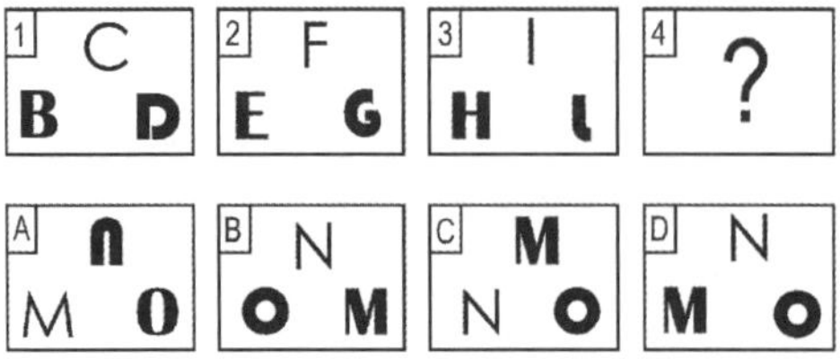

A. nel box B
B. nel box A
C. nel box C
D. nel box D

11) Scegliere tra i disegni contrassegnati con lettere quello che inserito come quarto elemento della serie ne rappresenta il logico completamento.

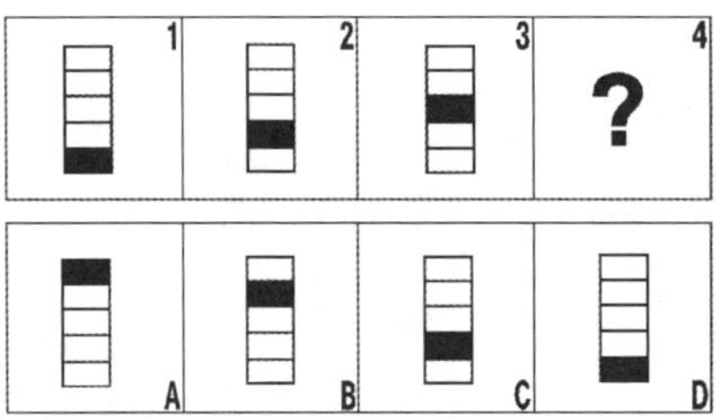

A. Il disegno A
B. Il disegno C
C. Il disegno B
D. Il disegno D

12) Con quale coppia di tasselli incastrati perfettamente è possibile completare logicamente la serie?

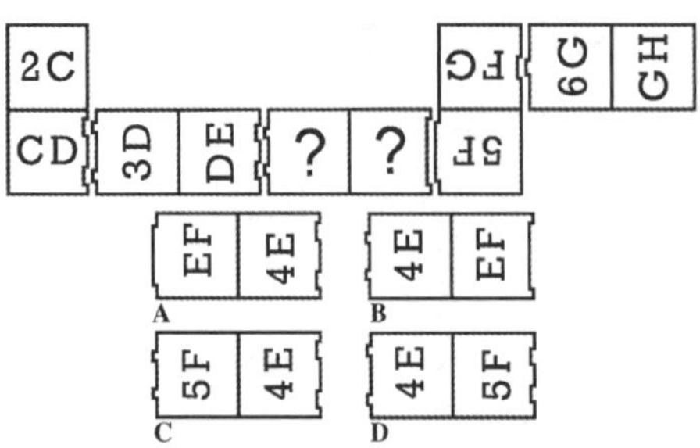

A. Con la coppia D
B. Con la coppia C
C. Con la coppia B
D. Con la coppia A

13) Quale figura integra correttamente la serie?

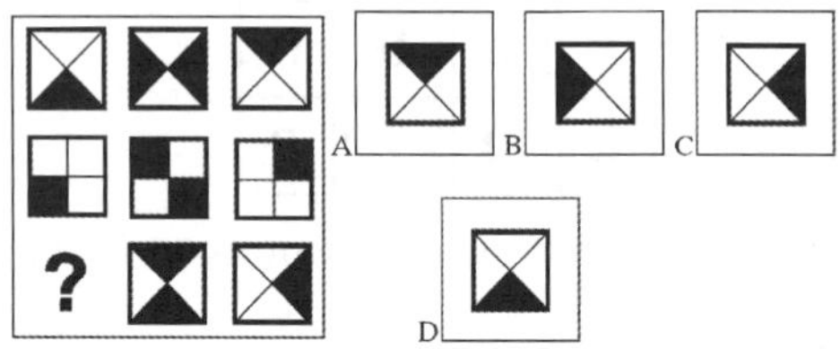

A. La figura D
B. La figura B
C. La figura C
D. La figura A

14) Quale figura integra correttamente la serie?

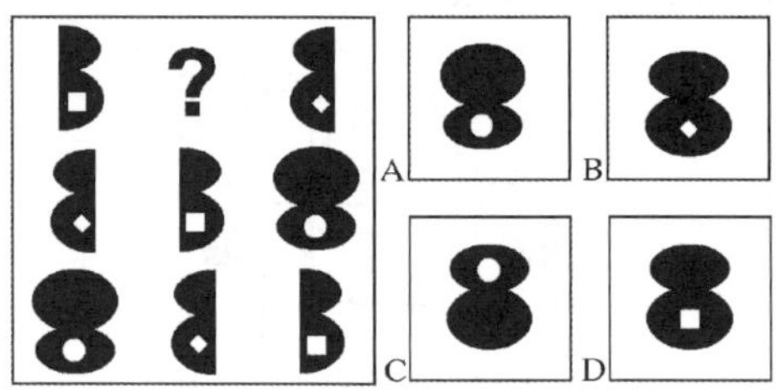

A. La figura B
B. La figura A
C. La figura D
D. La figura C

15) Uno solo dei disegni contrassegnati con lettere costituisce il logico completamento della serie di disegni numerata da 1 a 5. Quale?

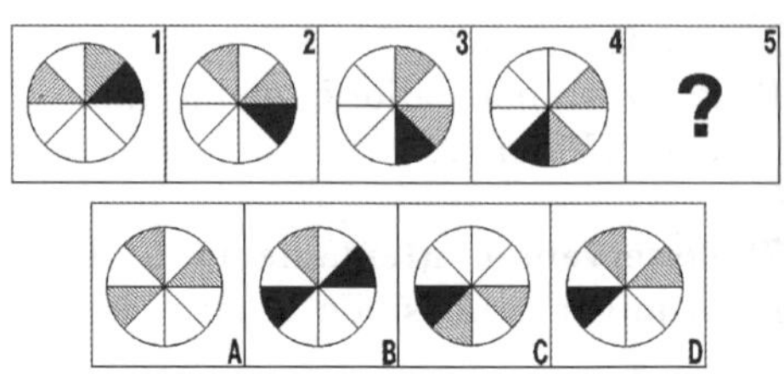

A. Il disegno indicato con la lettera D
B. Il disegno indicato con la lettera B
C. Il disegno indicato con la lettera A
D. Il disegno indicato con la lettera C

16) Per analogia con le serie date è logico affermare che:

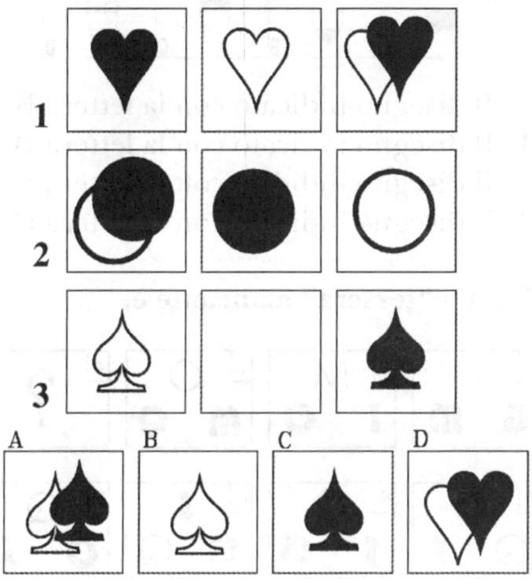

A. la figura mancante è quella indicata con la lettera D
B. la figura mancante è quella indicata con la lettera B
C. la figura mancante è quella indicata con la lettera C
D. la figura mancante è quella indicata con la lettera A

17) Qual è l'elemento, mancante nel box 3, che permette di completare logicamente la serie di disegni numerata da 1 a 5?

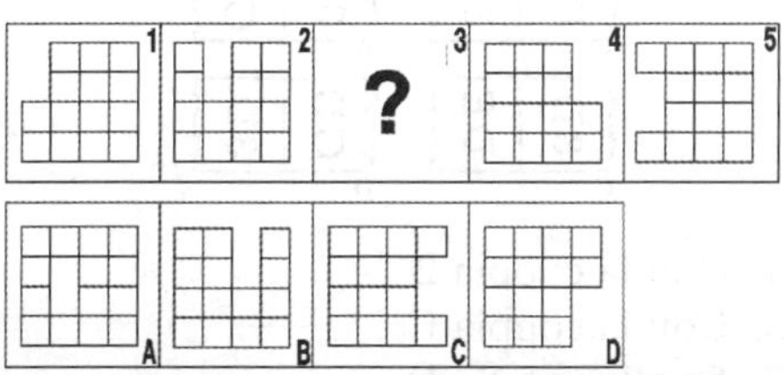

A. Il disegno indicato con la lettera B
B. Il disegno indicato con la lettera D
C. Il disegno indicato con la lettera C
D. Il disegno indicato con la lettera A

18) La figura mancante della serie è:

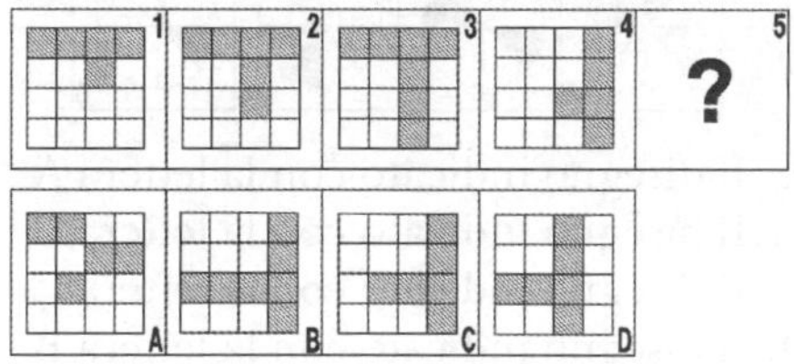

A. indicata con la lettera D
B. indicata con la lettera A
C. indicata con la lettera B
D. indicata con la lettera C

19) La struttura a sinistra trova logico completamento nell'elemento che nella struttura a destra è:

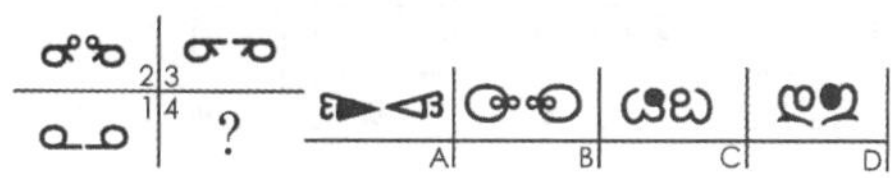

A. in posizione C
B. in posizione B
C. in posizione A
D. in posizione D

20) La struttura a sinistra trova logico completamento nell'elemento che nella struttura a destra è:

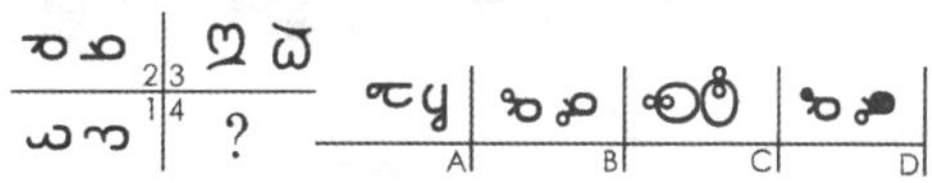

A. in posizione C
B. in posizione D
C. in posizione A
D. in posizione B

21) Qual è l'elemento, mancante nel box 3, che permette di completare logicamente la serie di disegni numerata da 1 a 5?

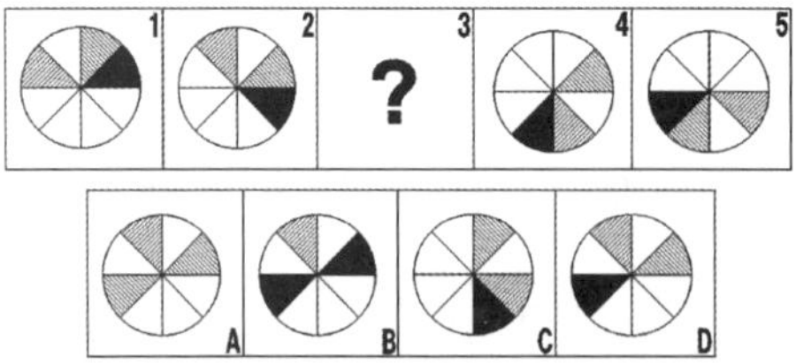

A. Il disegno indicato con la lettera A
B. Il disegno indicato con la lettera D
C. Il disegno indicato con la lettera C
D. Il disegno indicato con la lettera B

22) La logica sequenza illustrata nei box numerati prosegue con la figura indicata:

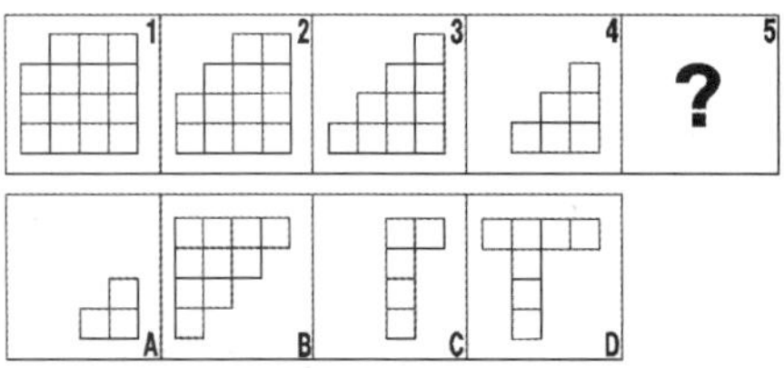

A. con la lettera B
B. con la lettera A
C. con la lettera C
D. con la lettera D

23) Quale figura integra correttamente la serie?

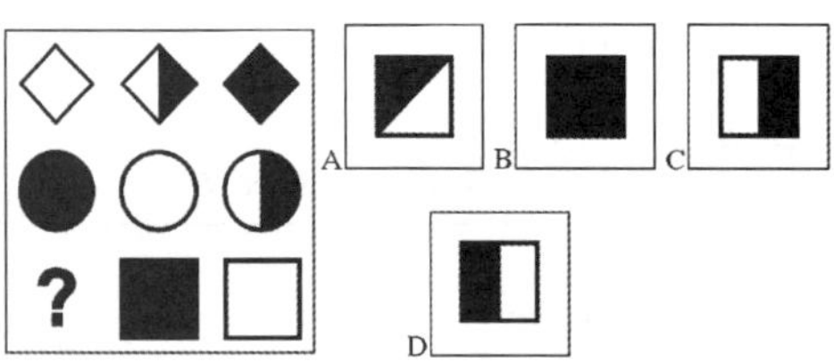

A. La figura C
B. La figura D
C. La figura A
D. La figura B

24) I disegni proposti sono divisi in due gruppi posti su due righe. Quale disegno della seconda riga rappresenta la logica conclusione della serie contenuta nella prima?

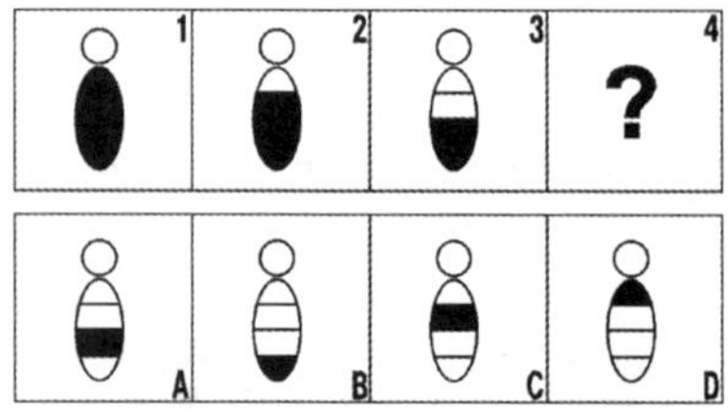

A. Il disegno indicato con la lettera B
B. Il disegno indicato con la lettera D
C. Il disegno indicato con la lettera A
D. Il disegno indicato con la lettera C

25) La "tessera" mancante è:

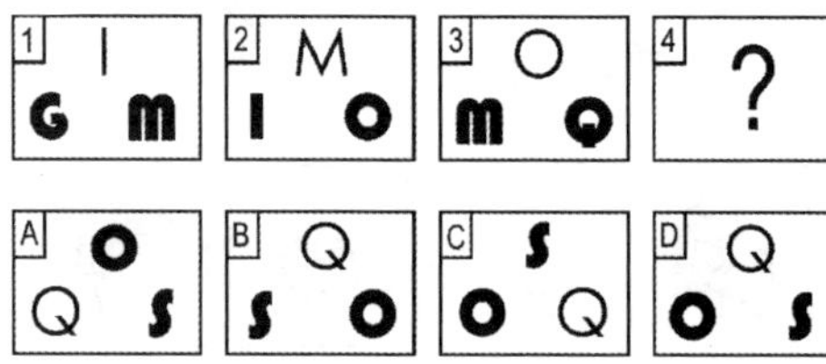

A. nel box C
B. nel box D
C. nel box A
D. nel box B

26) Con quale coppia di tasselli incastrati perfettamente è possibile completare logicamente la serie?

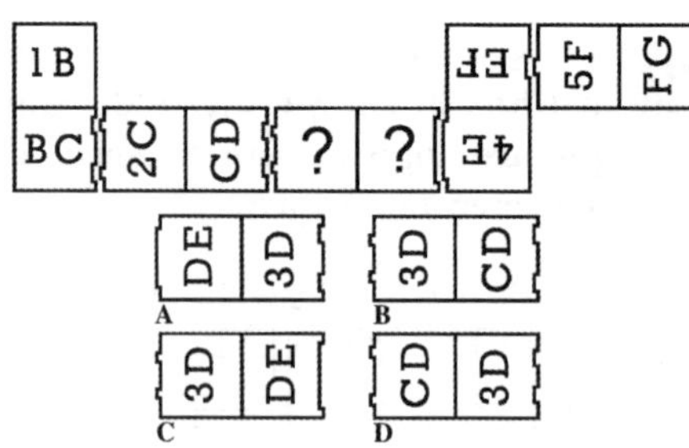

A. Con la coppia B
B. Con la coppia C
C. Con la coppia D
D. Con la coppia A

27) Qual è l'elemento, mancante nel box 3, che permette di completare logicamente la serie di disegni numerata da 1 a 5?

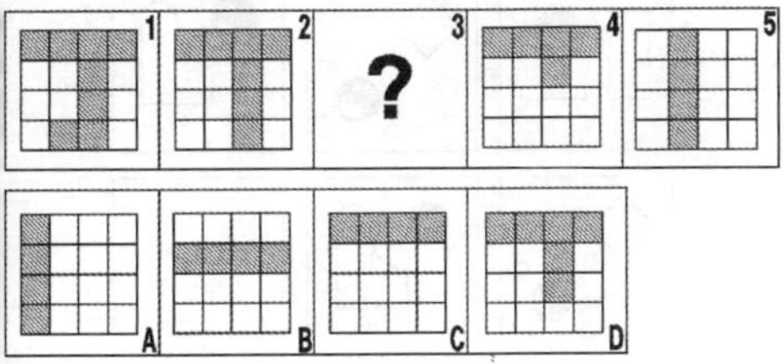

A. Il disegno indicato con la lettera C
B. Il disegno indicato con la lettera B
C. Il disegno indicato con la lettera A
D. Il disegno indicato con la lettera D

28) La logica sequenza illustrata nei box numerati prosegue con la figura indicata:

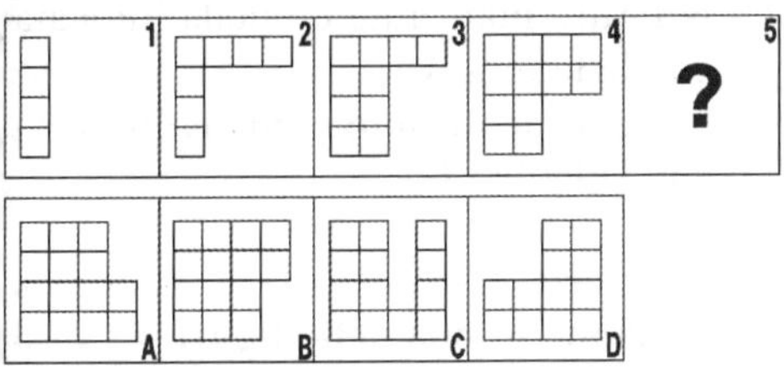

A. con la lettera C
B. con la lettera A
C. con la lettera B
D. con la lettera D

29) La "tessera" mancante è:

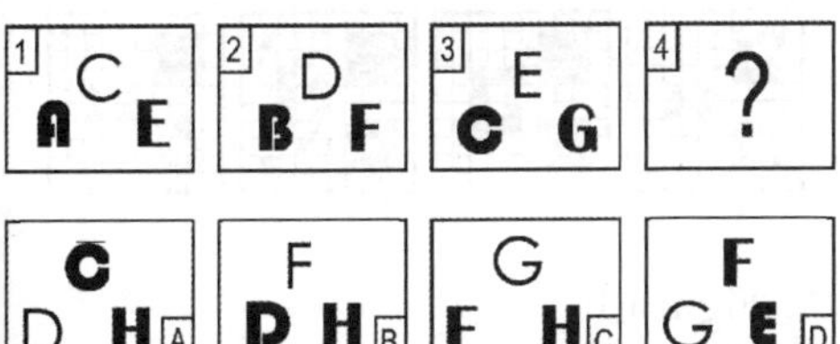

A. nel box C
B. nel box B
C. nel box D
D. nel box A

30) Qual è lo sviluppo logico della serie A/D?

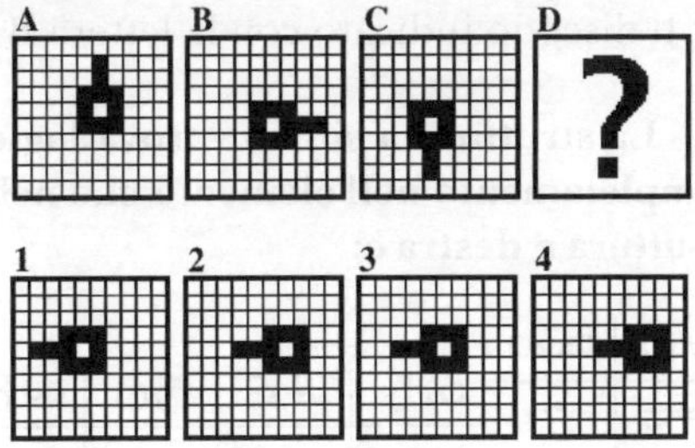

A. La figura indicata con il n. 2
B. La figura indicata con il n. 1
C. La figura indicata con il n. 3
D. La figura indicata con il n. 4

31) Scegliere tra i disegni contrassegnati con lettere quello che completa la serie.

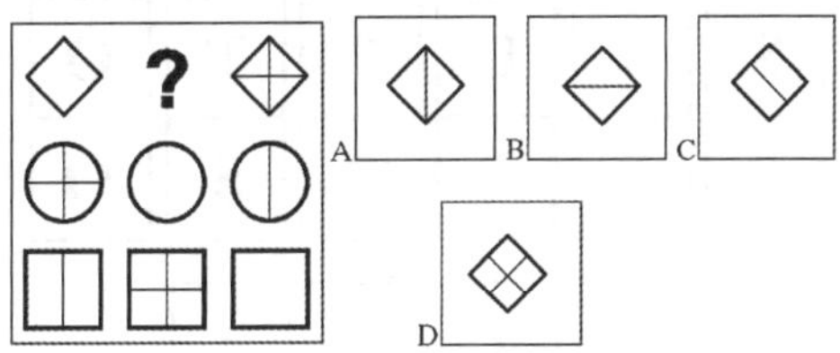

A. Il disegno contrassegnato con la lettera D
B. Il disegno contrassegnato con la lettera C
C. Il disegno contrassegnato con la lettera A
D. Il disegno contrassegnato con la lettera B

32) Quale dei disegni proposti integra correttamente la serie?

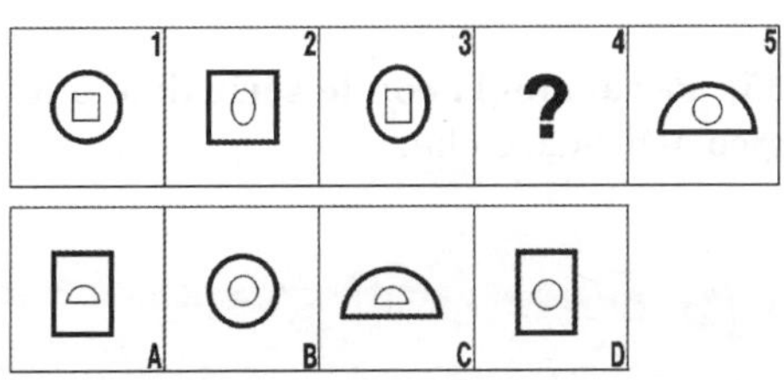

A. Il disegno indicato con la lettera A
B. Il disegno indicato con la lettera C
C. Il disegno indicato con la lettera D
D. Il disegno indicato con la lettera B

33) La struttura a sinistra trova logico completamento nell'elemento che nella struttura a destra è:

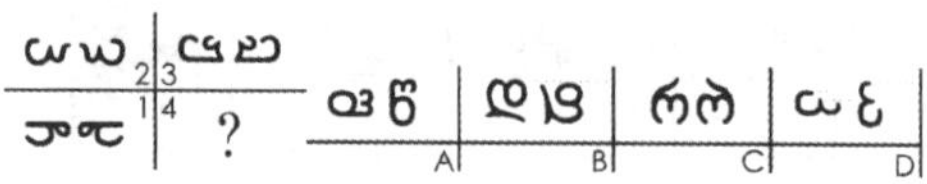

A. in posizione C
B. in posizione D
C. in posizione A
D. in posizione B

34) Quale dei tasselli proposti inserito al posto dei punti interrogativi permette di formare parole di senso compiuto?

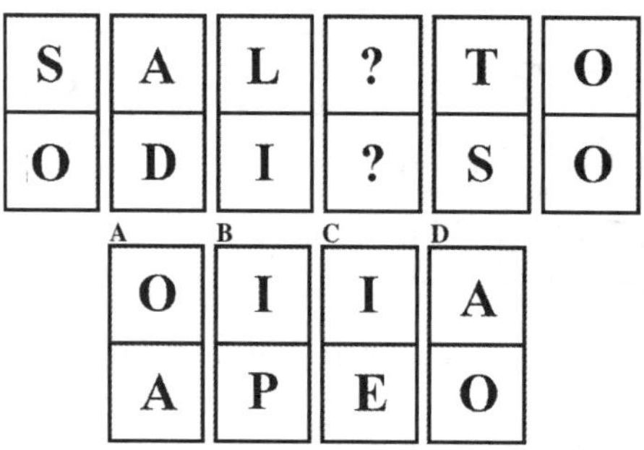

A. Il tassello contraddistinto con la lettera D
B. Il tassello contraddistinto con la lettera B
C. Il tassello contraddistinto con la lettera C
D. Il tassello contraddistinto con la lettera A

35) Per analogia con le serie date è logico affermare che:

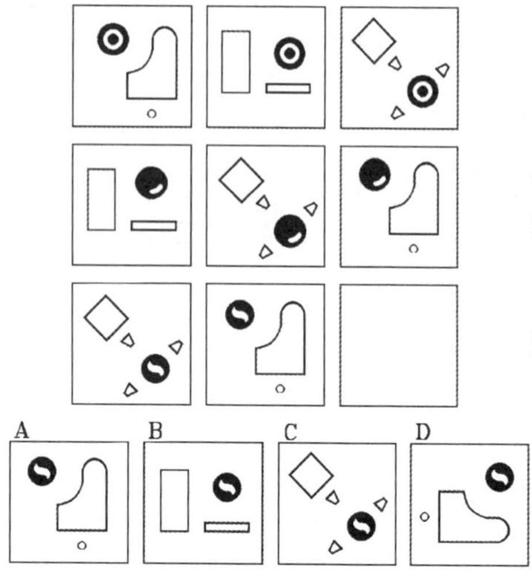

A. la figura mancante è quella indicata con la lettera D
B. la figura mancante è quella indicata con la lettera A
C. la figura mancante è quella indicata con la lettera B
D. la figura mancante è quella indicata con la lettera C

36) La serie A - B - C - D trova logica conclusione in una delle figure 1 - 2 - 3 - 4. Quale?

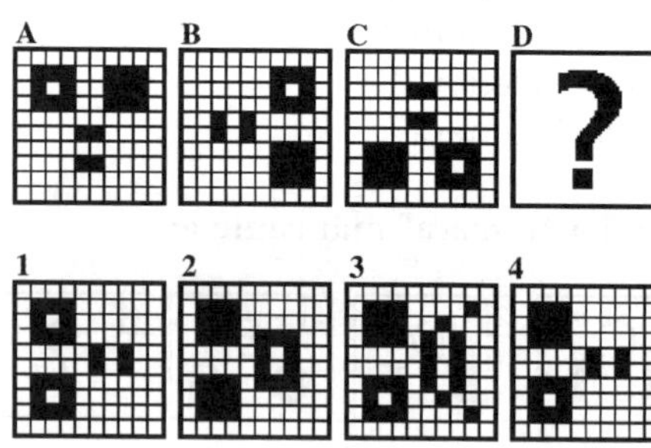

A. Figura 1
B. Figura 2
C. Figura 4
D. Figura 3

37) La “tessera” mancante è:

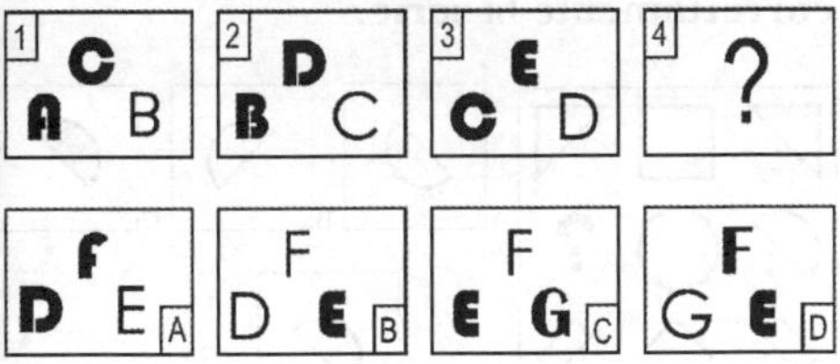

A. nel box D
B. nel box A
C. nel box C
D. nel box B

38) Quale figura integra correttamente la serie?

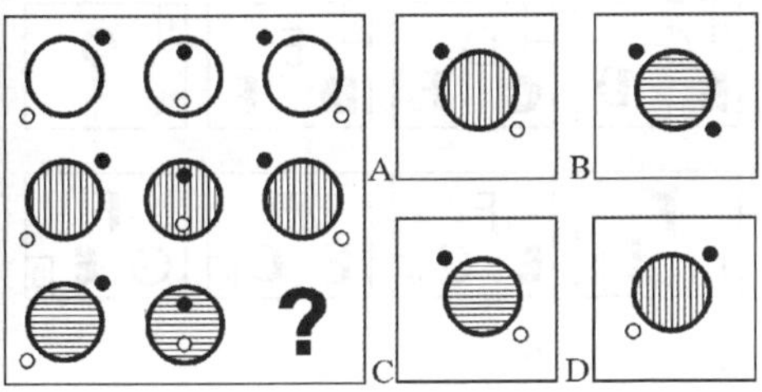

A. La figura D
B. La figura B
C. La figura C
D. La figura A

39) Quale dei disegni proposti integra correttamente la serie?

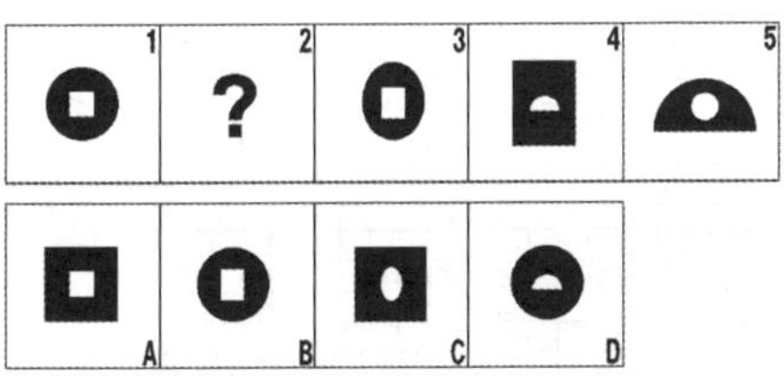

A. Il disegno indicato con la lettera B
B. Il disegno indicato con la lettera D
C. Il disegno indicato con la lettera C
D. Il disegno indicato con la lettera A

40) Qual è lo sviluppo logico della serie A/D?

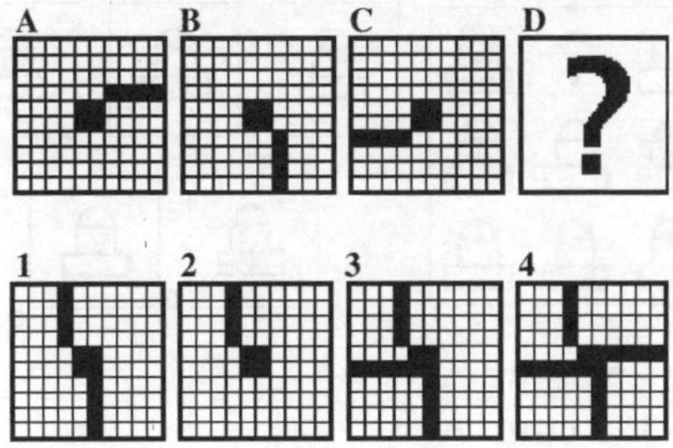

A. La figura indicata con il n. 1
B. La figura indicata con il n. 3
C. La figura indicata con il n. 4
D. La figura indicata con il n. 2

41) Il primo elemento della serie proposta è quello indicato con:

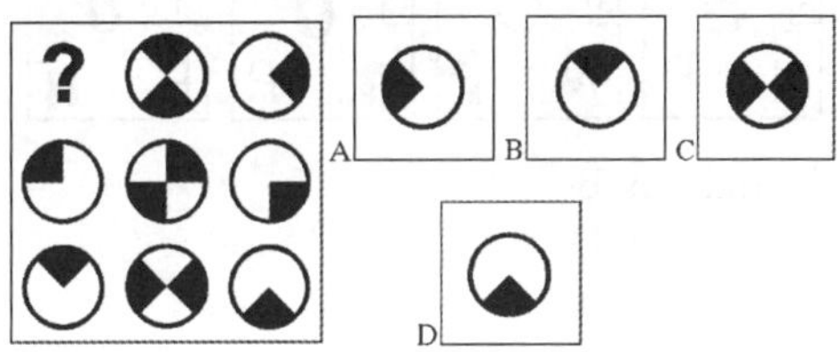

A. la lettera B
B. la lettera D
C. la lettera C
D. la lettera A

42) Il termine che è logico inserire nel box n. 4 è quello che si trova:

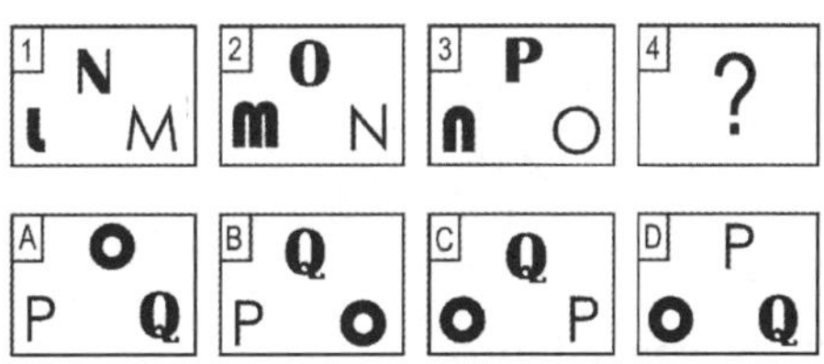

A. nel box D
B. nel box B
C. nel box A
D. nel box C

43) Quale o quali figure integrano correttamente la serie?

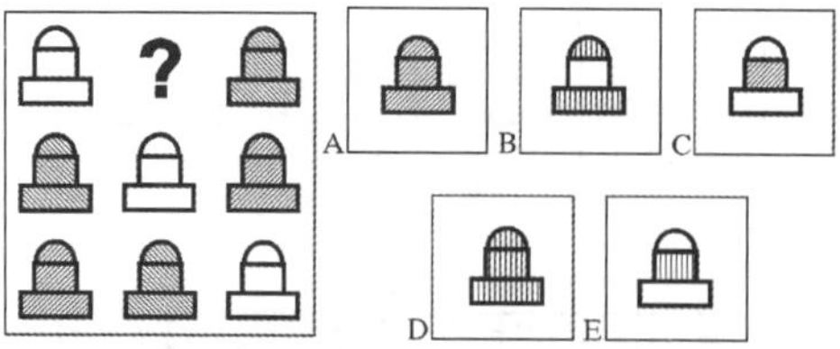

A. La figura A
B. Le figure A, E
C. La figura C
D. Le figure D, E

44) La "tessera" mancante è:

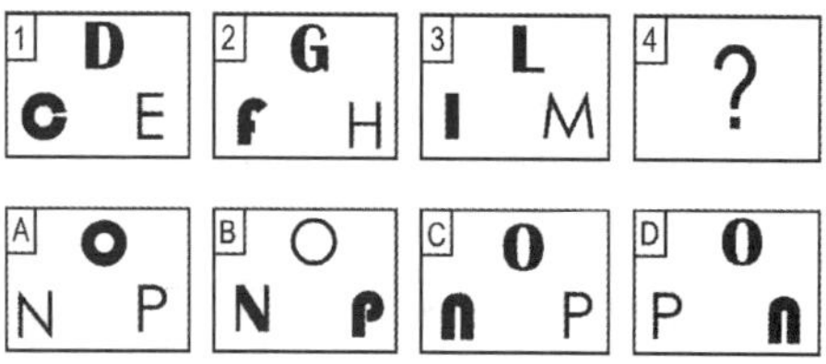

A. nel box B
B. nel box D
C. nel box A
D. nel box C

45) La serie 1 - 2 - 3 - 4 - 5 trova logica conclusione in una delle figure A - B - C? Se sì, con quale?

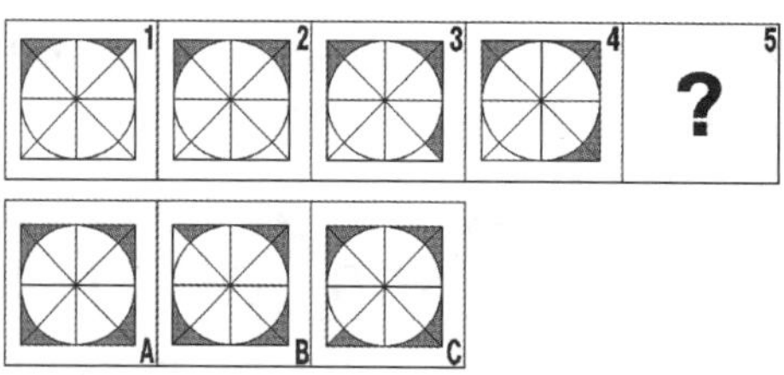

A. No
B. Sì, con la figura A
C. Sì, con la figura C
D. Sì, con la figura B

46) Quale semicirconferenza integra correttamente la serie?

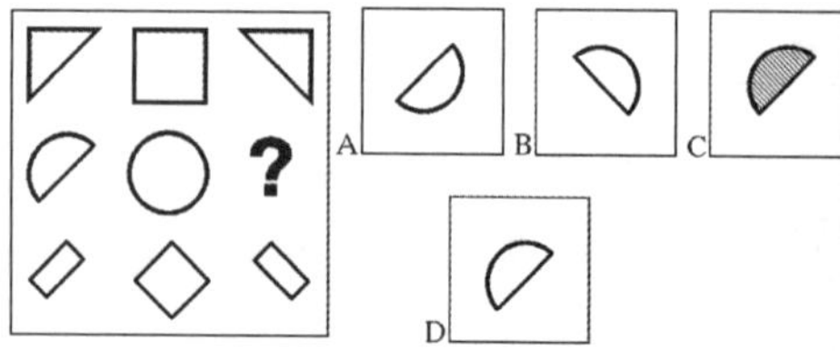

A. Quella contrassegnata con la lettera D
B. Quella contrassegnata con la lettera B
C. Quella contrassegnata con la lettera C
D. Quella contrassegnata con la lettera A

47) La "tessera" mancante è:

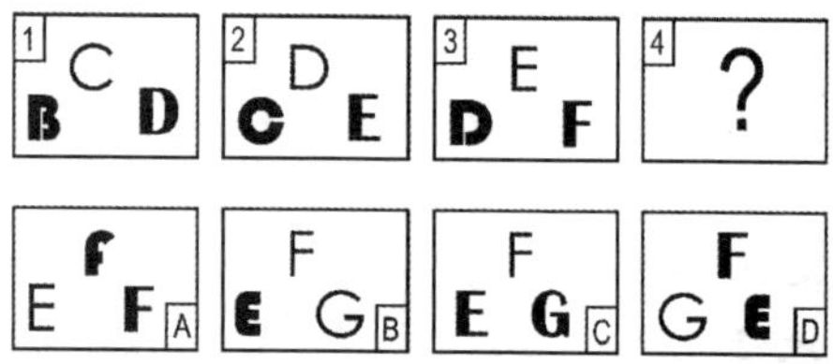

A. nel box B
B. nel box A
C. nel box C
D. nel box D

48) Le "quattro figure domanda" costituiscono una serie. Scegliere tra le "figure risposta" quella che verrebbe subito dopo nella serie.

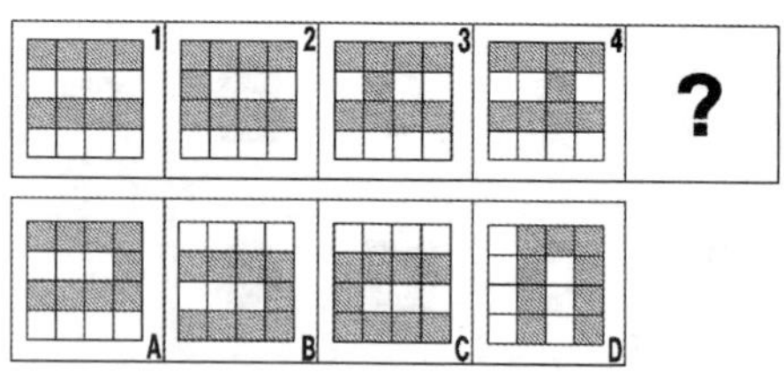

A. La figura indicata con la lettera A
B. La figura indicata con la lettera C
C. La figura indicata con la lettera B
D. La figura indicata con la lettera D

49) Quale o quali dei disegni proposti integrano correttamente la serie?

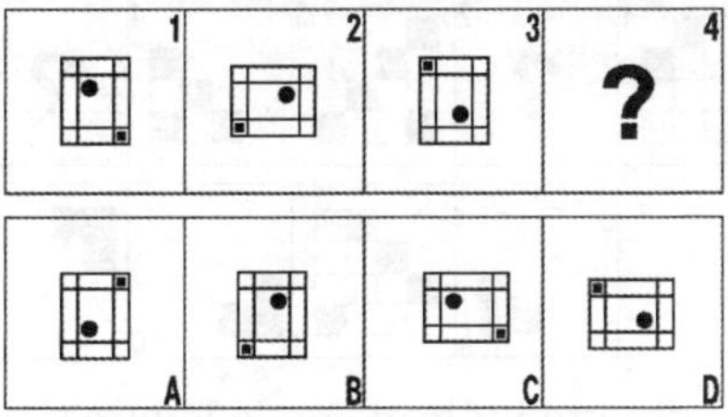

A. Il disegno indicato con la lettera B
B. I disegni indicati con le lettere A e C
C. Tra i disegni proposti non è presente il quarto termine della serie
D. Il disegno indicato con la lettera D

50) Per analogia con le serie date è logico affermare che:

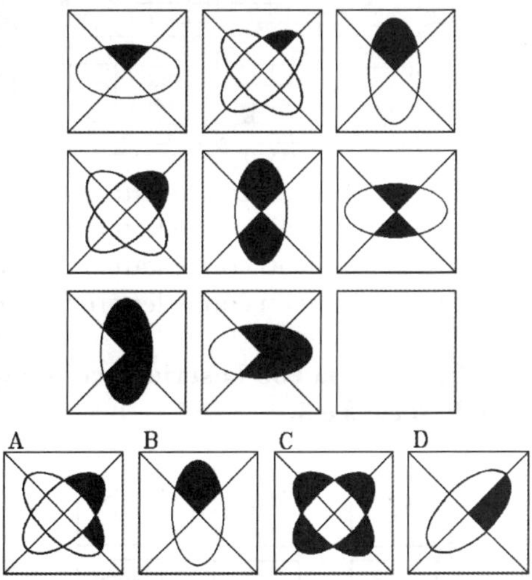

A. la figura mancante è quella indicata con la lettera B
B. la figura mancante è quella indicata con la lettera A
C. la figura mancante è quella indicata con la lettera D
D. la figura mancante è quella indicata con la lettera C

51) Le quattro "figure/domanda" costituiscono una serie. Scegliere tra le "figure/risposta" quelle da inserire al posto dei "?".

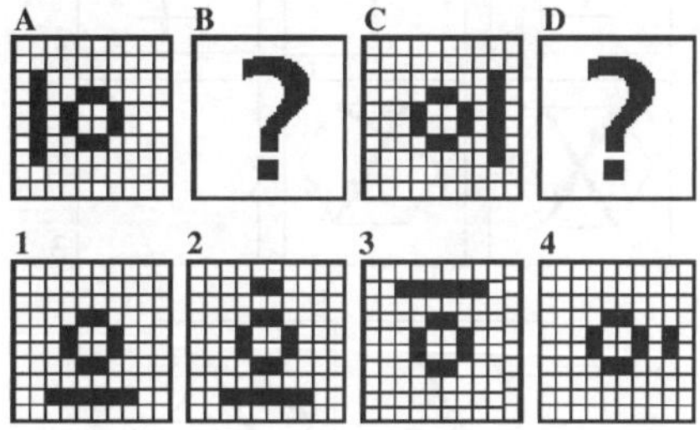

A. Figure 2 e 3
B. Figure 2 e 4
C. Figure 1 e 2
D. Figure 3 e 1

52) Quale dei disegni proposti integra correttamente la serie?

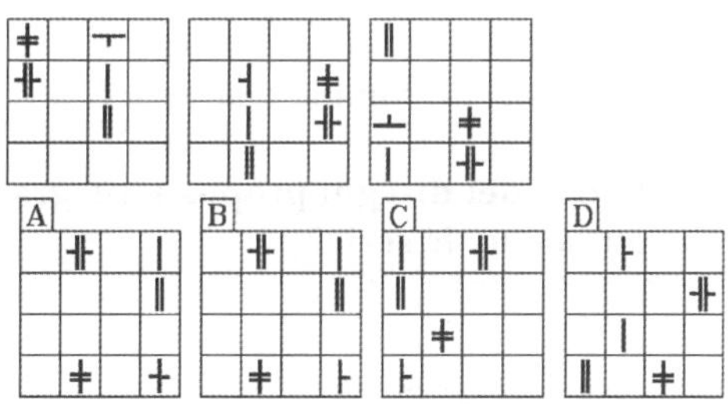

A. Il disegno indicato con la lettera A
B. Il disegno indicato con la lettera C
C. Il disegno indicato con la lettera B
D. Il disegno indicato con la lettera D

53) In analogia con le serie 1 e 2, completare la serie 3.

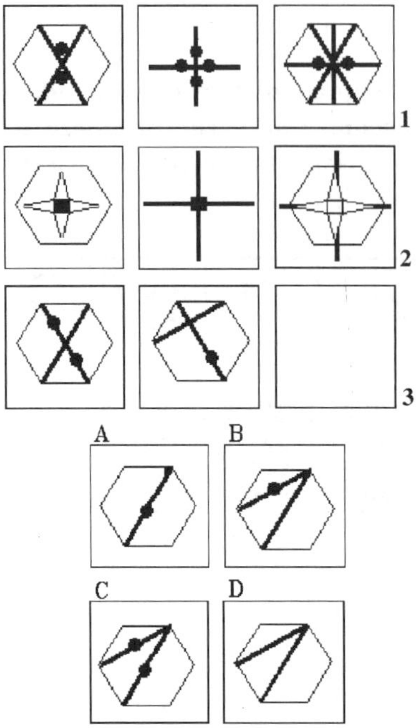

A. La figura che completa la serie è la B
B. La figura che completa la serie è la D
C. La figura che completa la serie è la A
D. La figura che completa la serie è la C

54) Quale dei disegni proposti integra correttamente la serie?

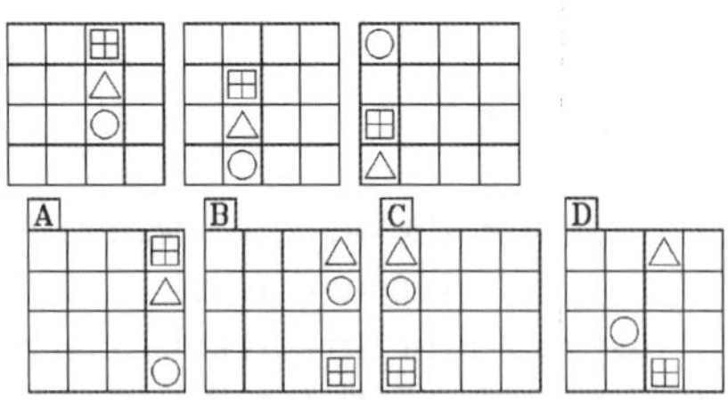

A. Il disegno indicato con la lettera A
B. Il disegno indicato con la lettera B
C. Il disegno indicato con la lettera D
D. Il disegno indicato con la lettera C

55) Due dei disegni contrassegnati con lettere costituiscono il logico completamento della serie di disegni numerata da 1 a 5. Quali?

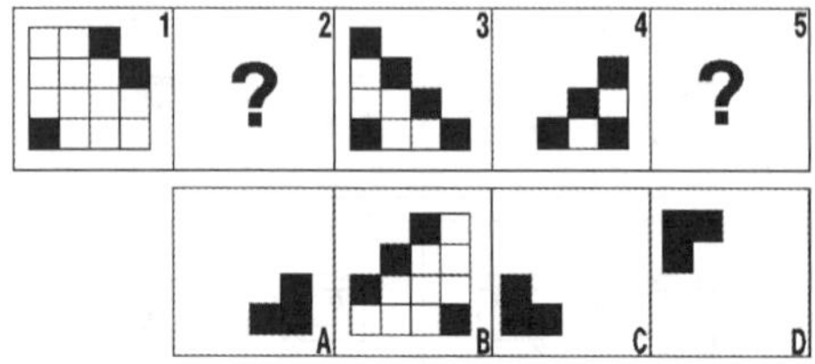

A. I disegni indicati con le lettere C e D
B. I disegni indicati con le lettere B e A
C. I disegni indicati con le lettere B e C
D. I disegni indicati con le lettere A e D o viceversa

56) Quali dei disegni proposti integrano correttamente la serie?

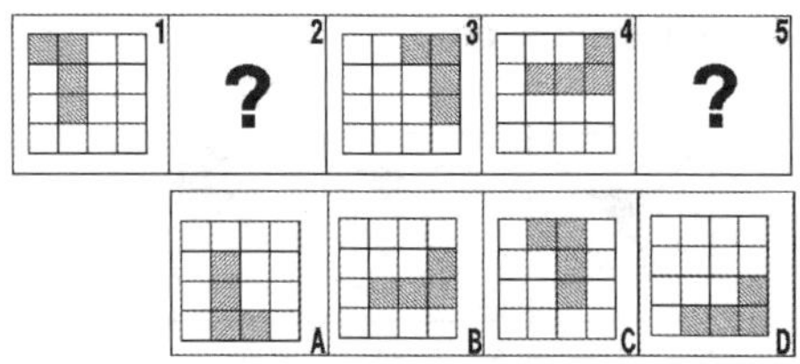

A. I disegni indicati con le lettere A e C
B. I disegni indicati con le lettere C e B
C. I disegni indicati con le lettere A e D
D. I disegni indicati con le lettere C e D

57) In analogia con la serie 1, completare le serie 2 e 3.

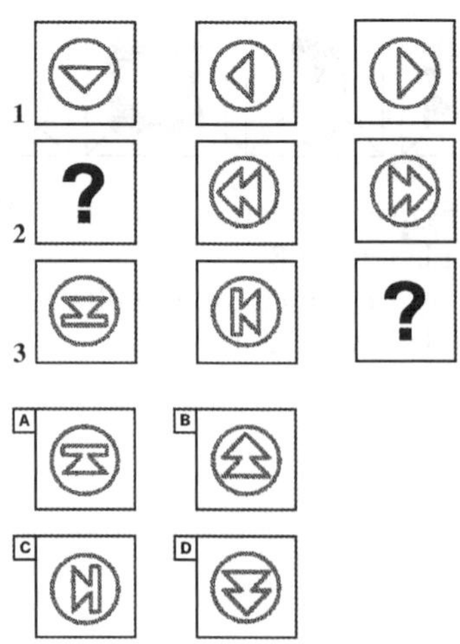

A. Le figure che completano le serie sono rispettivamente la D e la A
B. Le figure che completano le serie sono rispettivamente la B e la C
C. Le figure che completano le serie sono rispettivamente la C e la D
D. Le figure che completano le serie sono rispettivamente la D e la C

58) Due dei disegni contrassegnati con lettere costituiscono il logico completamento della serie di disegni numerata da 1 a 5. Quali?

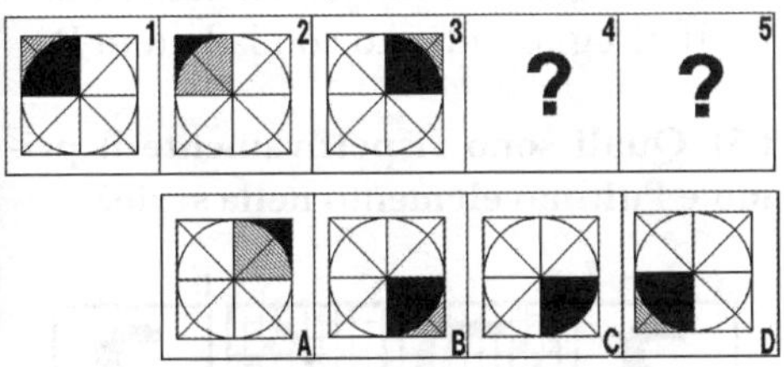

A. I disegni indicati con le lettere A e B
B. I disegni indicati con le lettere A e D
C. I disegni indicati con le lettere B e D
D. I disegni indicati con le lettere B e C

59) Quali dei disegni proposti integrano correttamente la serie?

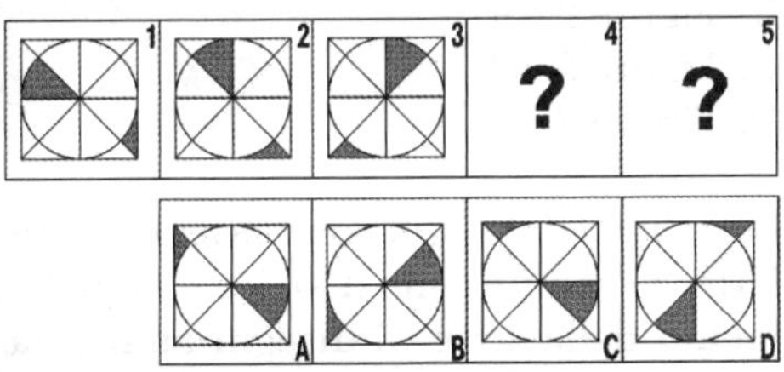

A. I disegni indicati con le lettere B e A
B. I disegni indicati con le lettere A e C
C. I disegni indicati con le lettere D e C
D. I disegni indicati con le lettere A e D

60) In analogia con la serie 1, completare le serie 2 e 3.

A. Le figure che completano le serie sono rispettivamente la C e la B
B. Le figure che completano le serie sono rispettivamente la B e la D
C. Le figure che completano le serie sono rispettivamente la A e la C
D. Le figure che completano le serie sono rispettivamente la A e la D

61) Due dei disegni contrassegnati con lettere costituiscono il logico completamento della serie di disegni numerata da 1 a 5. Quali?

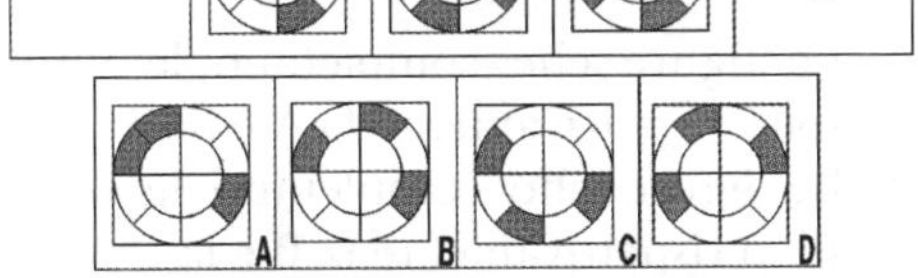

A. I disegni indicati con le lettere A e B
B. I disegni indicati con le lettere B e C
C. I disegni indicati con le lettere B e D
D. I disegni indicati con le lettere A e D

62) Qual è lo sviluppo logico della serie A/E?

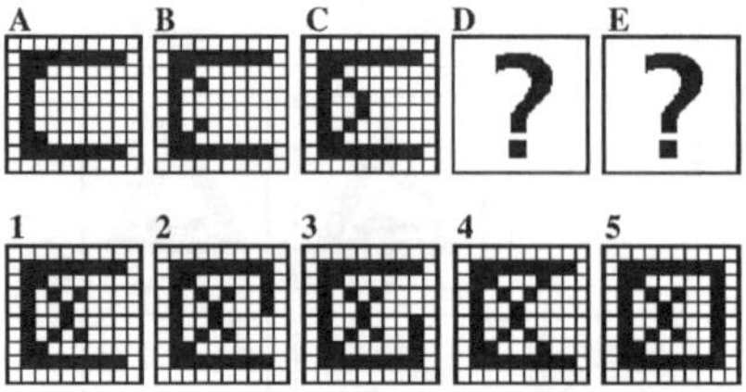

A. Figure 1 e 3
B. Figure 2 e 5
C. Figure 1 e 5
D. Figure 1 e 4

63) In analogia con la serie 1, completare le serie 2 e 3.

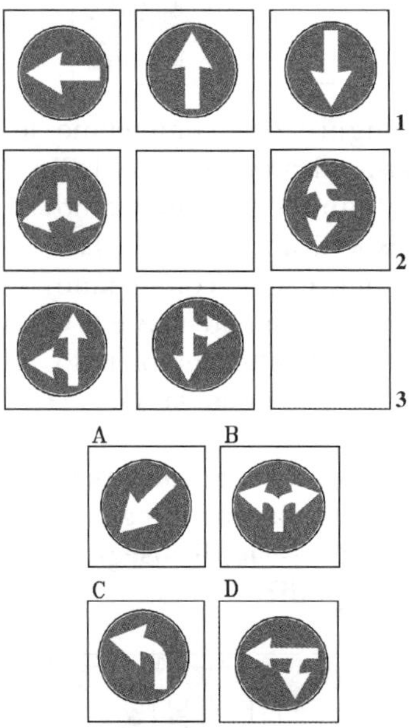

A. Le figure che completano le serie sono rispettivamente la A e la C
B. Le figure che completano le serie sono rispettivamente la B e la D
C. Le figure che completano le serie sono rispettivamente la C e la B
D. Le figure che completano le serie sono rispettivamente la A e la D

64) Quale dei disegni proposti integra correttamente la serie?

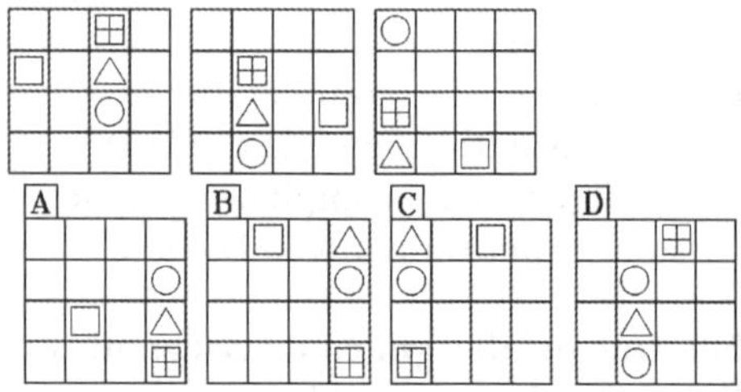

A. Il disegno indicato con la lettera C
B. Il disegno indicato con la lettera A
C. Il disegno indicato con la lettera B
D. Il disegno indicato con la lettera D

65) Quali sono rispettivamente il primo e l'ultimo elemento nella serie?

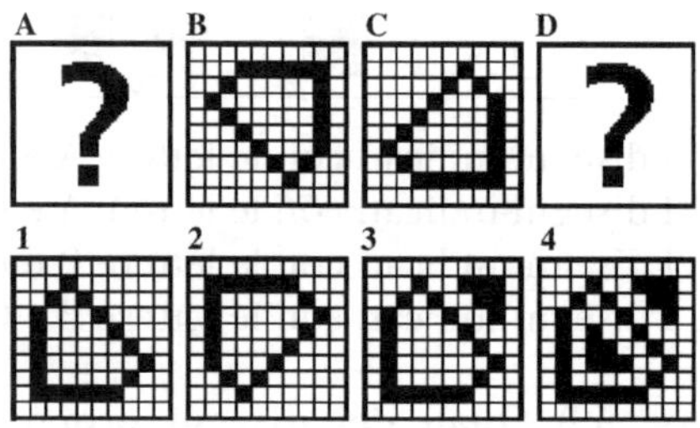

A. Figure 2 e 3
B. Figure 3 e 4
C. Figure 3 e 2
D. Figure 2 e 1

66) Due dei disegni contrassegnati con lettere costituiscono il logico completamento della serie di disegni numerata da 1 a 5. Quali?

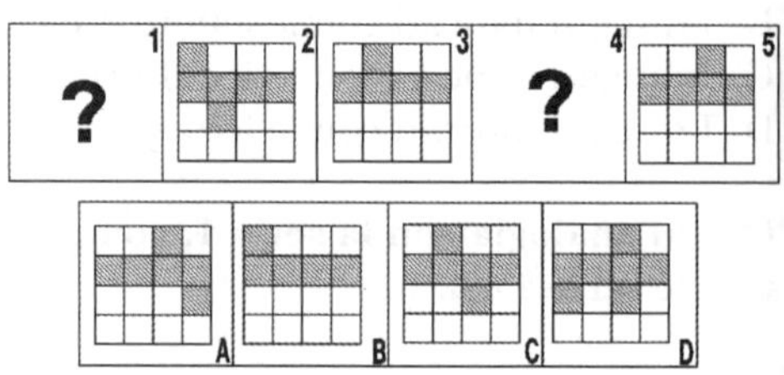

A. I disegni indicati con le lettere A e B
B. I disegni indicati con le lettere A e C

C. I disegni indicati con le lettere B e D
D. I disegni indicati con le lettere B e C

67) Qual è lo sviluppo logico della serie A/E?

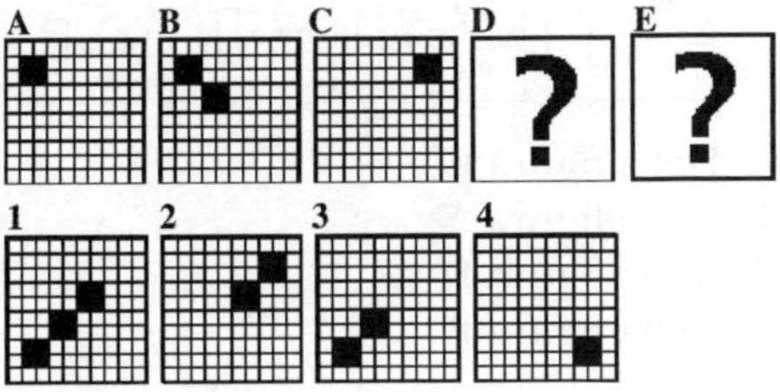

A. Figure 1 e 2
B. Figure 2 e 3
C. Figure 3 e 4
D. Figure 2 e 4

68) Quali dei disegni proposti integrano correttamente la serie?

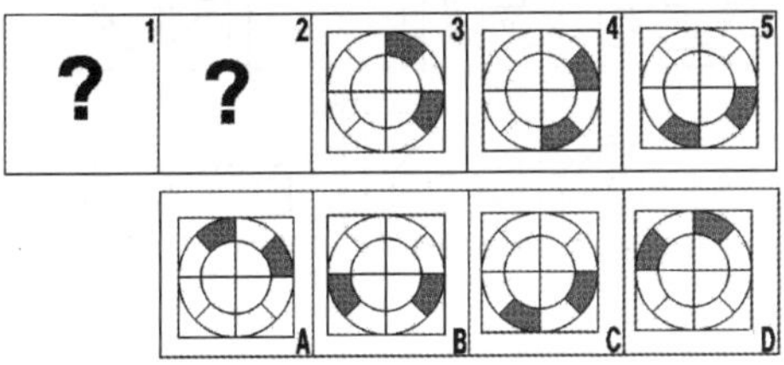

A. I disegni indicati con le lettere A e B
B. I disegni indicati con le lettere D e A
C. I disegni indicati con le lettere A e C
D. I disegni indicati con le lettere B e C

69) Qual è lo sviluppo logico della serie A/E?

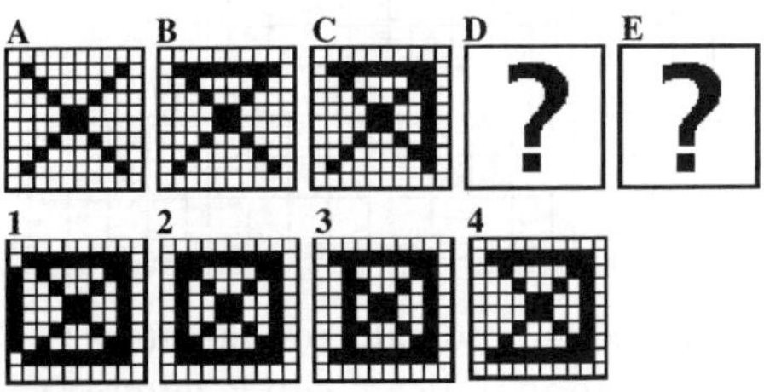

A. Figure 1 e 3
B. Figure 4 e 2
C. Figure 4 e 3
D. Figure 4 e 1

70) Quale dei disegni proposti integra correttamente la serie?

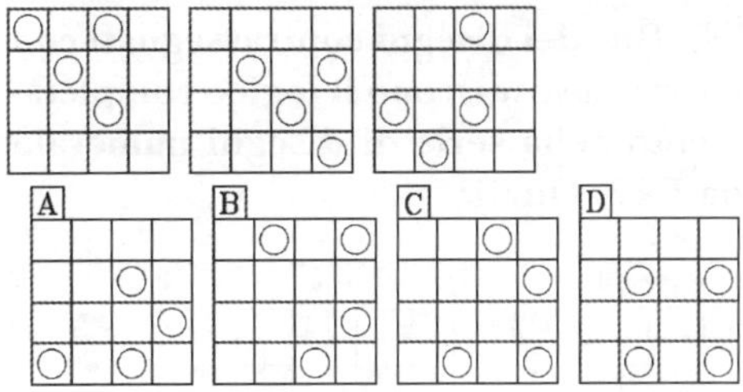

A. Il disegno indicato con la lettera C
B. Il disegno indicato con la lettera D
C. Il disegno indicato con la lettera B
D. Il disegno indicato con la lettera A

71) Quali sono rispettivamente il primo e l'ultimo elemento nella serie?

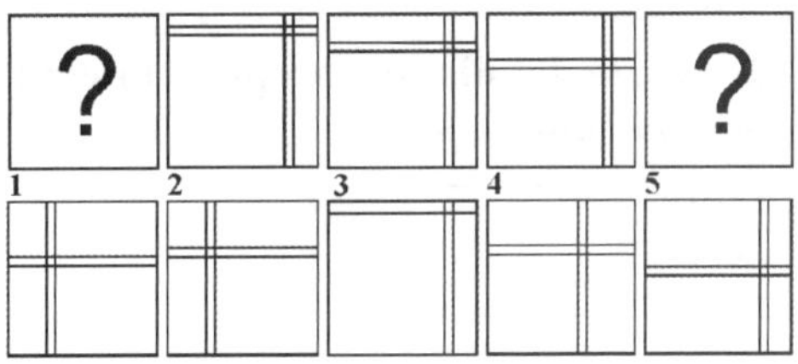

A. Figure 3 e 5
B. Figure 4 e 3
C. Figure 2 e 3
D. Figure 1 e 5

72) Delle figure che seguono, la prima serie costituisce una sequenza logica che si completa coerentemente con una sola delle figure proposte come soluzione. Di quale si tratta?

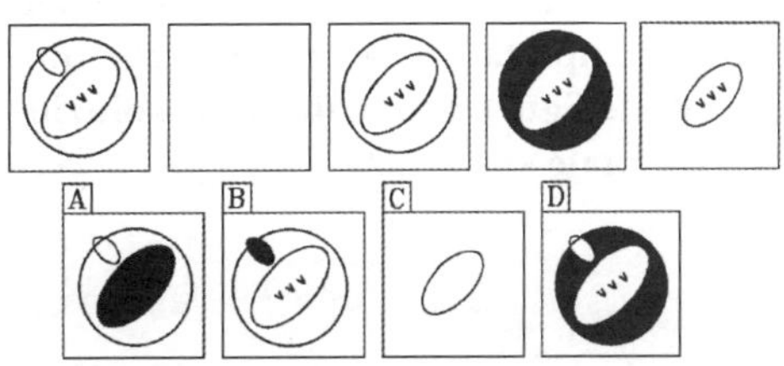

A. Della figura A
B. Della figura B
C. Della figura D
D. Della figura C

73) Due dei disegni contrassegnati con lettere costituiscono il logico completamento della serie di disegni numerata da 1 a 5. Quali?

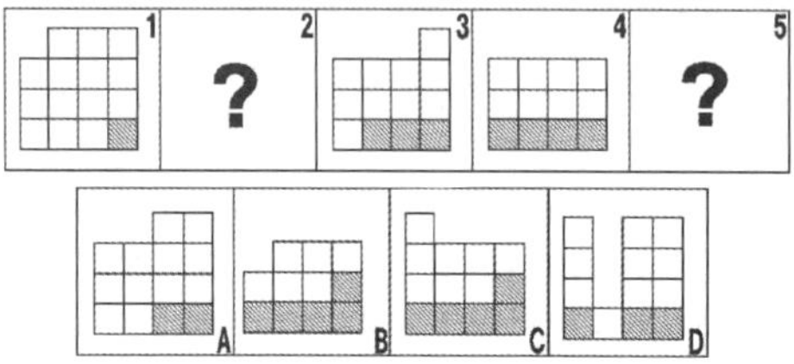

A. I disegni indicati con le lettere A e B
B. I disegni indicati con le lettere A e C
C. I disegni indicati con le lettere B e C
D. I disegni indicati con le lettere A e D

74) Quale dei disegni proposti integra correttamente la serie?

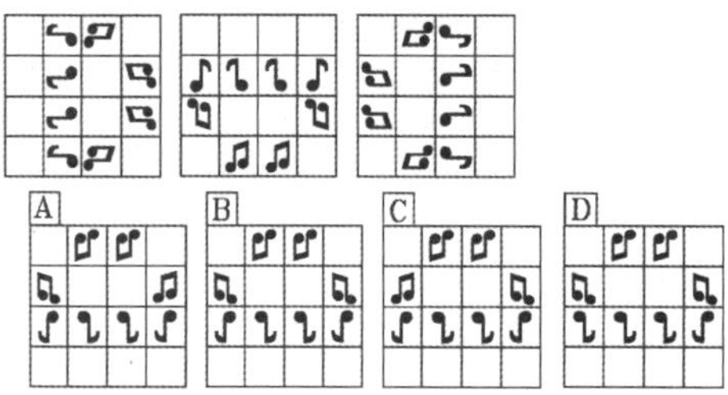

A. Il disegno indicato con la lettera B
B. Il disegno indicato con la lettera D
C. Il disegno indicato con la lettera A
D. Il disegno indicato con la lettera C

75) Delle figure che seguono, la prima serie costituisce una sequenza logica che si completa coerentemente con una sola delle figure proposte come soluzione. Di quale si tratta?

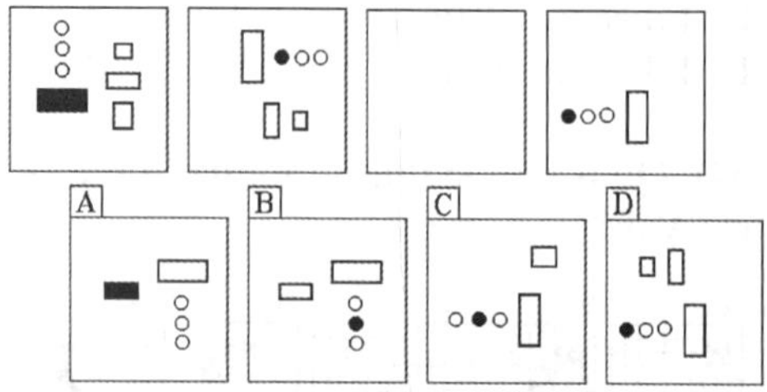

A. Della figura C
B. Della figura A
C. Della figura D
D. Della figura B

76) Delle figure che seguono, la prima serie costituisce una sequenza logica che è completata correttamente con una sola delle figure proposte come soluzione. Di quale si tratta?

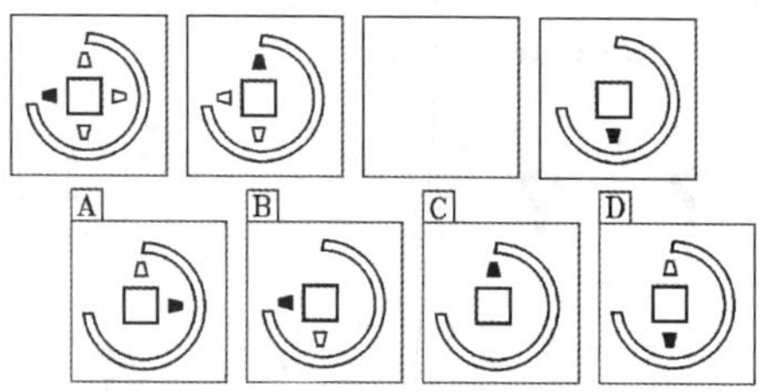

A. Della figura D
B. Della figura C
C. Della figura A
D. Della figura B

77) Quale dei disegni proposti integra correttamente la serie?

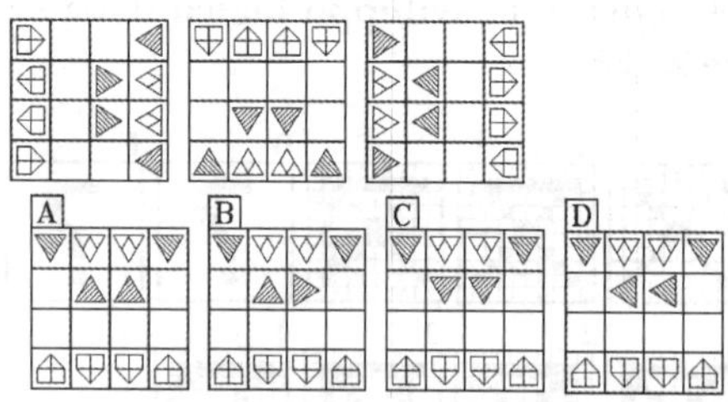

A. Il disegno indicato con la lettera C
B. Il disegno indicato con la lettera D
C. Il disegno indicato con la lettera A
D. Il disegno indicato con la lettera B

78) Quale dei disegni proposti integra correttamente la serie?

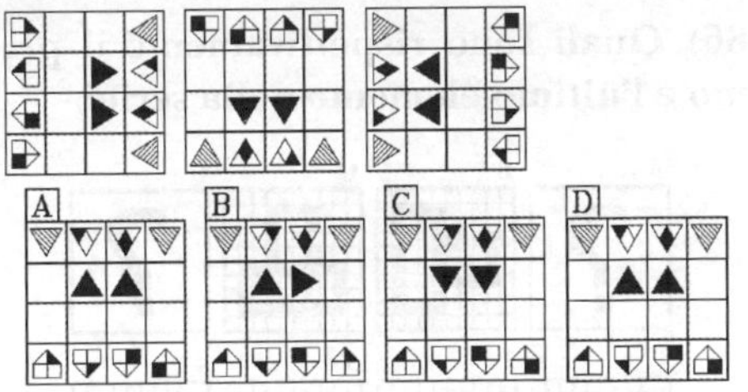

A. Il disegno indicato con la lettera D
B. Il disegno indicato con la lettera B
C. Il disegno indicato con la lettera A
D. Il disegno indicato con la lettera C

79) In analogia con la serie 2, completare le serie 1 e 3.

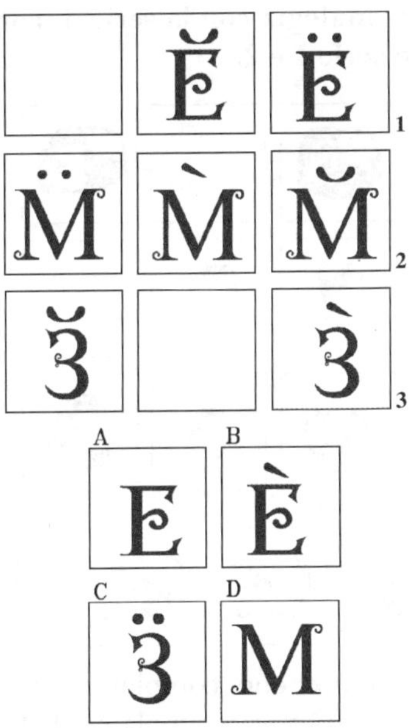

A. Le figure che completano le serie sono rispettivamente la B e la C
B. Le figure che completano le serie sono rispettivamente la B e la D
C. Le figure che completano le serie sono rispettivamente la A e la C
D. Le figure che completano le serie sono rispettivamente la A e la D

80) Quali sono rispettivamente il primo e l'ultimo elemento nella serie?

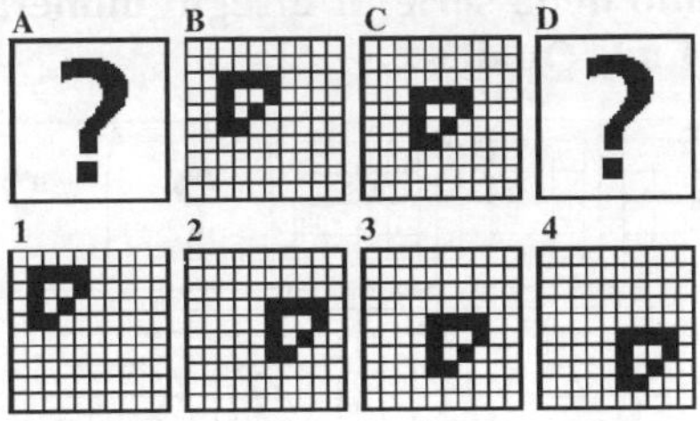

A. Figure 1 e 4
B. Figure 3 e 1
C. Figure 1 e 3
D. Figure 2 e 4

81) Delle figure che seguono, la prima serie costituisce una sequenza logica che è completata correttamente con una sola delle figure proposte come soluzione. Di quale si tratta?

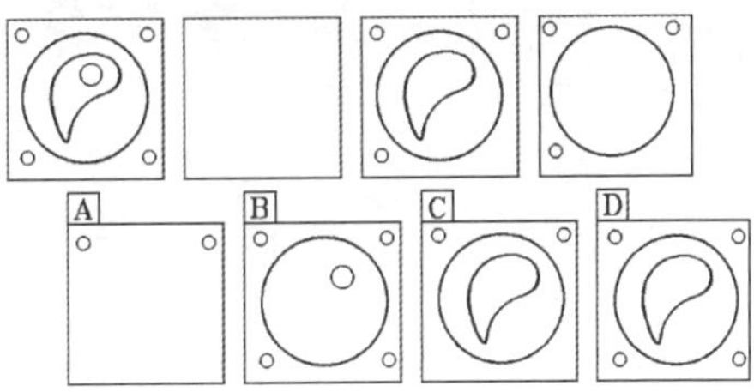

A. Della figura D
B. Della figura C
C. Della figura B
D. Della figura A

82) Quali dei disegni proposti integrano correttamente la serie?

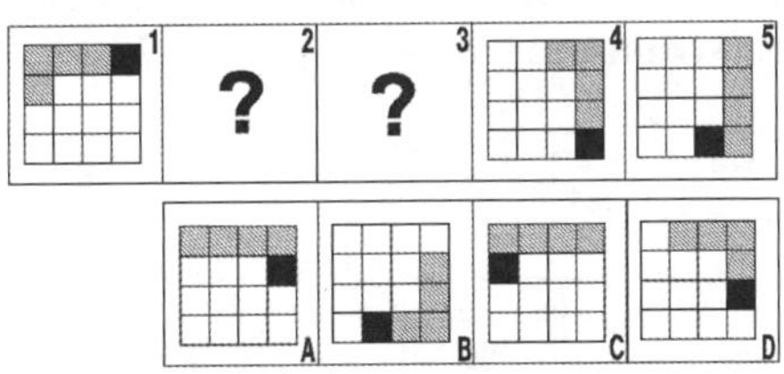

A. I disegni indicati con le lettere B e A
B. I disegni indicati con le lettere A e C
C. I disegni indicati con le lettere D e C
D. I disegni indicati con le lettere A e D

83) Due dei disegni contrassegnati con lettere costituiscono il logico completamento della serie di disegni numerata da 1 a 5. Quali?

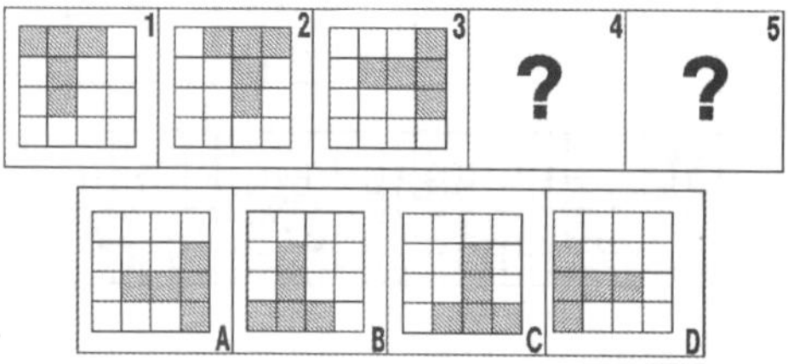

A. I disegni indicati con le lettere A e B
B. I disegni indicati con le lettere B e C
C. I disegni indicati con le lettere B e D
D. I disegni indicati con le lettere A e C

84) Quali dei disegni proposti integrano correttamente la serie?

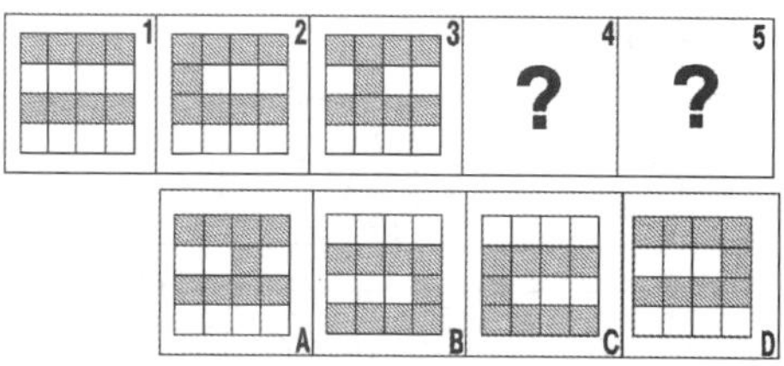

A. I disegni indicati con le lettere B e C
B. I disegni indicati con le lettere A e B
C. I disegni indicati con le lettere B e D
D. I disegni indicati con le lettere A e D

85) Delle figure che seguono, la prima serie costituisce una sequenza logica che si completa coerentemente con una sola delle figure proposte come soluzione. Di quale si tratta?

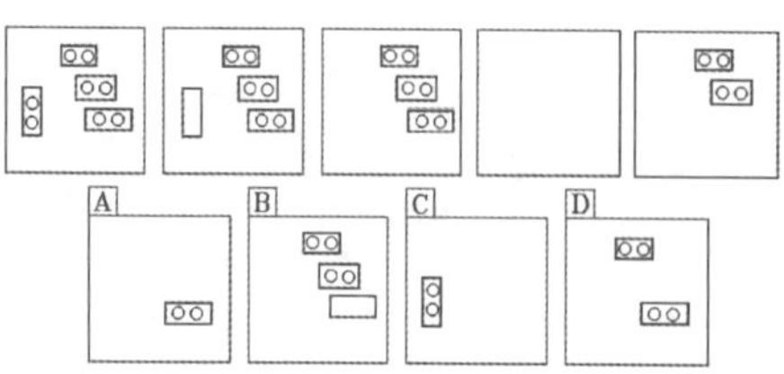

A. Della figura B
B. Della figura D
C. Della figura A
D. Della figura C

86) Quali sono rispettivamente il primo e l'ultimo elemento nella serie?

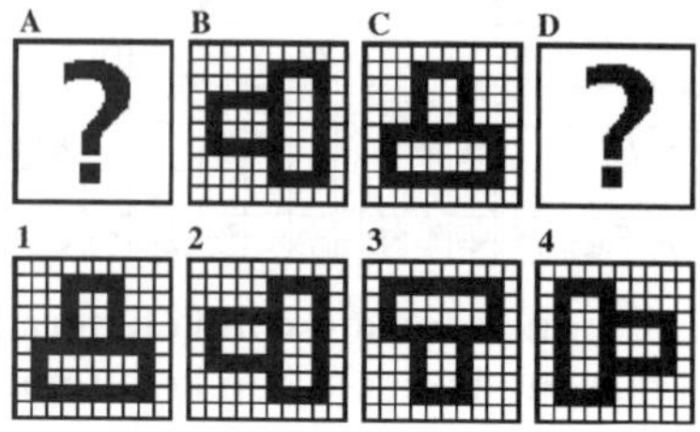

A. Figure 3 e 4
B. Figure 2 e 4
C. Figure 3 e 1
D. Figure 4 e 1

87) In analogia con la serie 3, completare le serie 1 e 2.

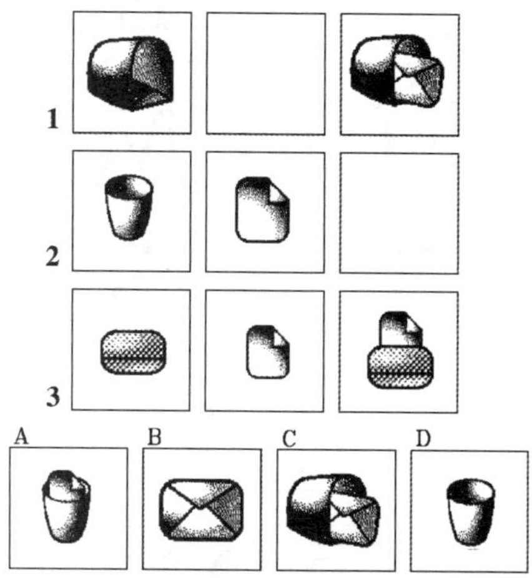

A. Le figure che completano le serie sono rispettivamente la A e la C
B. Le figure che completano le serie sono rispettivamente la C e la D
C. Le figure che completano le serie sono rispettivamente la C e la B
D. Le figure che completano le serie sono rispettivamente la B e la A

88) In analogia con la serie 3, completare le serie 1 e 2.

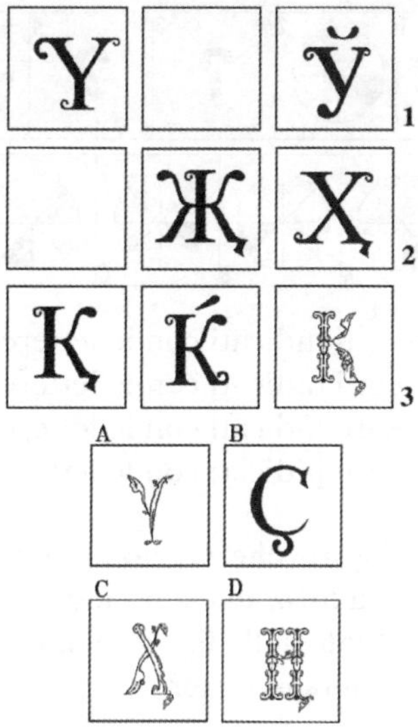

A. Le figure che completano le serie sono rispettivamente la A e la C
B. Le figure che completano le serie sono rispettivamente la B e la D
C. Le figure che completano le serie sono rispettivamente la D e la C
D. Le figure che completano le serie sono rispettivamente la A e la B

89) In analogia con la serie 1, completare le serie 2 e 3.

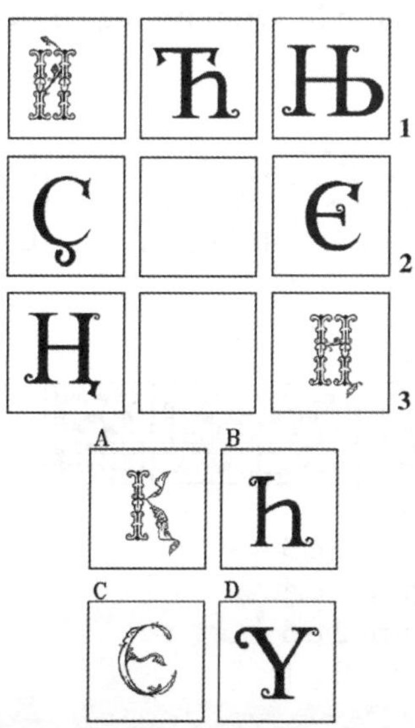

A. Le figure che completano le serie sono rispettivamente la C e la B
B. Le figure che completano le serie sono rispettivamente la D e la C
C. Le figure che completano le serie sono rispettivamente la A e la D
D. Le figure che completano le serie sono rispettivamente la A e la C

90) Due dei disegni contrassegnati con lettere costituiscono il logico completamento della serie di disegni numerata da 1 a 5. Quali?

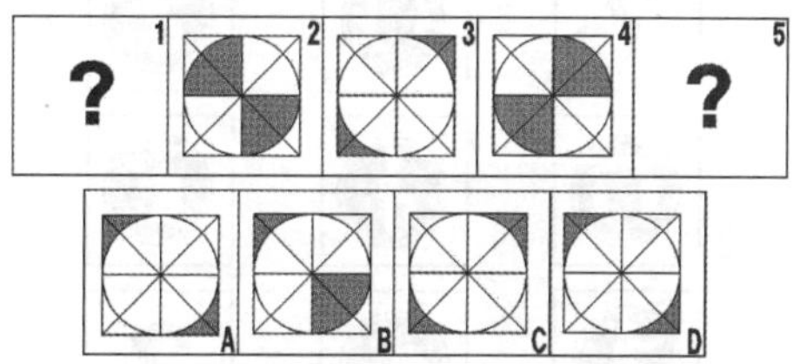

A. I disegni indicati con le lettere C e D
B. I disegni indicati con le lettere B e A
C. I disegni indicati con le lettere B e C
D. I disegni indicati con le lettere A e D o viceversa

91) In analogia con la serie 1, completare le serie 2 e 3.

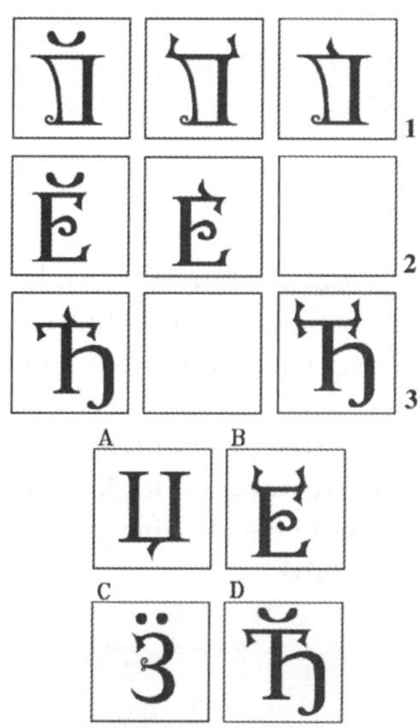

A. Le figure che completano le serie sono rispettivamente la A e la C
B. Le figure che completano le serie sono rispettivamente la B e la D
C. Le figure che completano le serie sono rispettivamente la A e la D
D. Le figure che completano le serie sono rispettivamente la B e la C

92) In analogia con la serie 2, completare le serie 1 e 3.

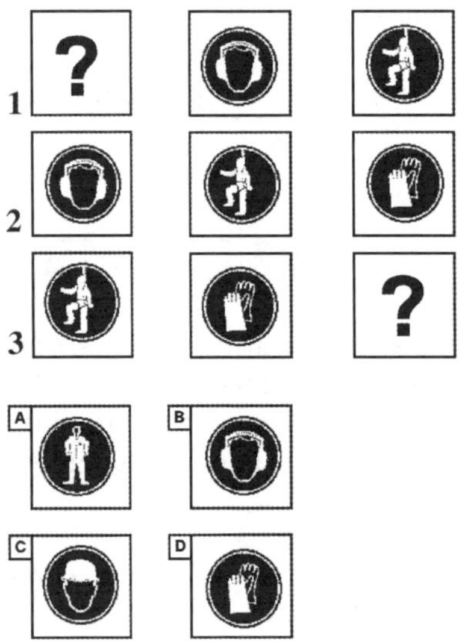

A. Le figure che completano le serie sono rispettivamente la D e la C
B. Le figure che completano le serie sono rispettivamente la D e la A
C. Le figure che completano le serie sono rispettivamente la D e la B
D. Le figure che completano le serie sono rispettivamente la B e la D

93) Due dei disegni contrassegnati con lettere costituiscono il logico completamento della serie di disegni numerata da 1 a 5. Quali?

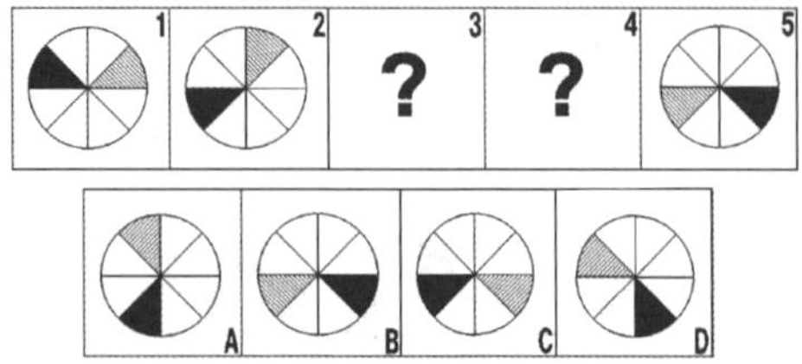

A. I disegni indicati con le lettere A e B
B. I disegni indicati con le lettere A e D
C. I disegni indicati con le lettere B e D
D. I disegni indicati con le lettere B e C

94) Le figure che seguono sono tutte diverse tra loro, ma sono legate da una logica. Quale delle figure della seconda riga completa la serie?

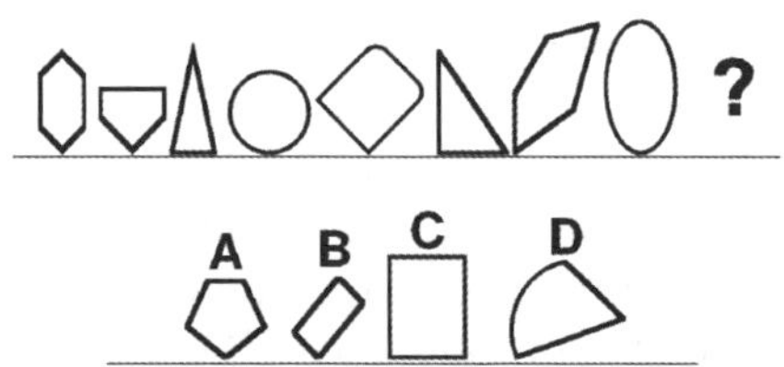

A. La figura A
B. La figura C
C. La figura D
D. La figura B

95) Qual è lo sviluppo logico della serie A/E?

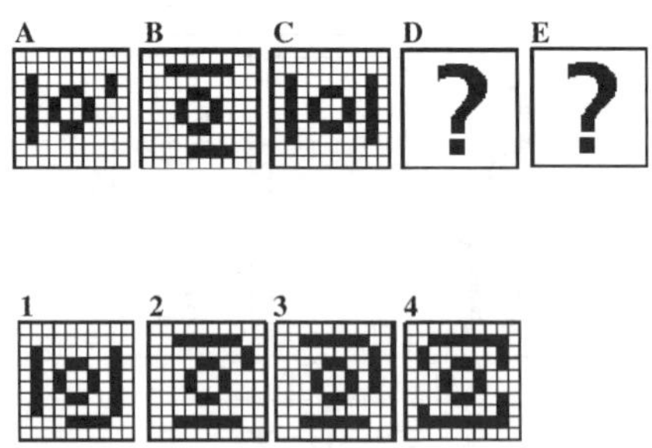

A. Figure 1 e 3
B. Figure 2 e 4
C. Figure 2 e 3
D. Figure 2 e 1

96) Quale dei disegni proposti integra correttamente la serie?

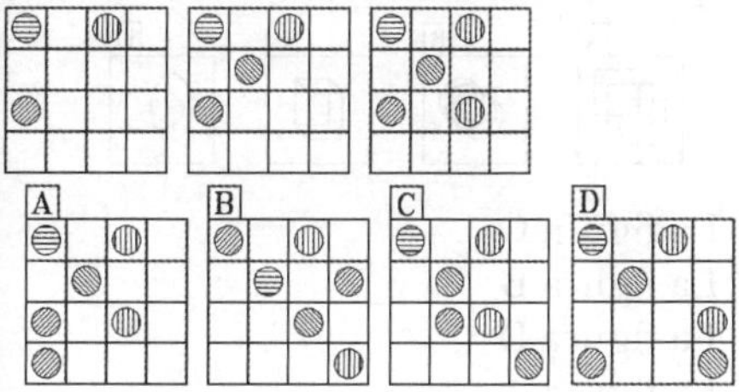

A. Il disegno indicato con la lettera B
B. Il disegno indicato con la lettera D
C. Il disegno indicato con la lettera C
D. Il disegno indicato con la lettera A

97) Quali sono rispettivamente il primo e l'ultimo elemento nella serie?

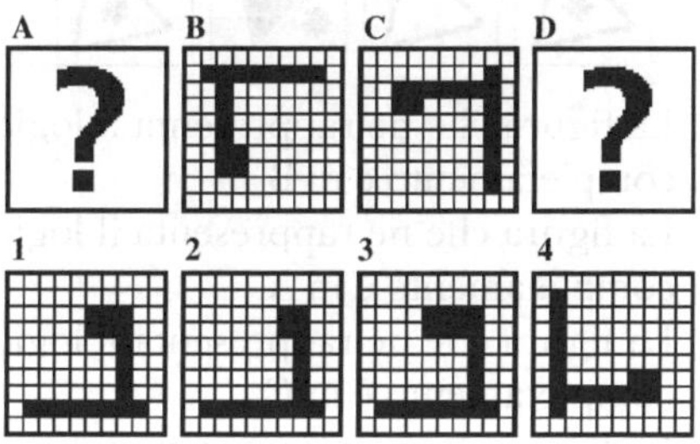

A. Figure 2 e 3
B. Figure 4 e 1
C. Figure 4 e 3
D. Figure 4 e 2

98) Quale dei disegni proposti integra correttamente la serie?

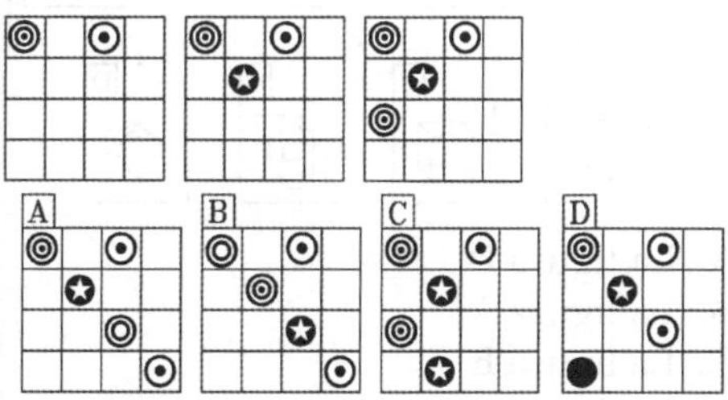

A. Il disegno indicato con la lettera C
B. Il disegno indicato con la lettera A
C. Il disegno indicato con la lettera D
D. Il disegno indicato con la lettera B

99) In analogia con la serie 2, completare le serie 1 e 3.

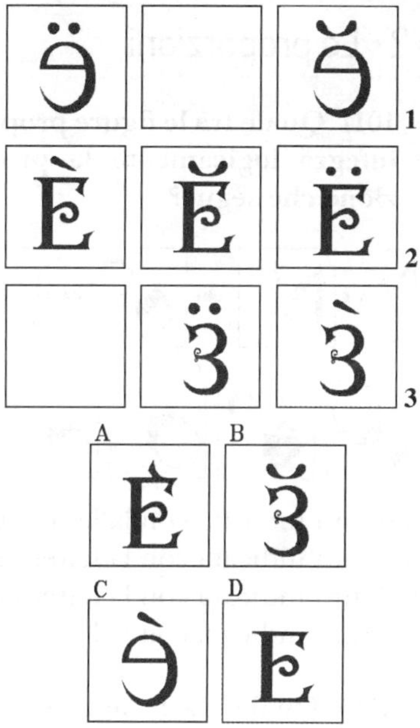

A. Le figure che completano le serie sono rispettivamente la C e la B
B. Le figure che completano le serie sono rispettivamente la A e la C
C. Le figure che completano le serie sono rispettivamente la B e la D
D. Le figure che completano le serie sono rispettivamente la A e la D

100) Delle figure che seguono, la prima serie costituisce una sequenza logica che è completata correttamente con una sola delle figure proposte come soluzione. Di quale si tratta?

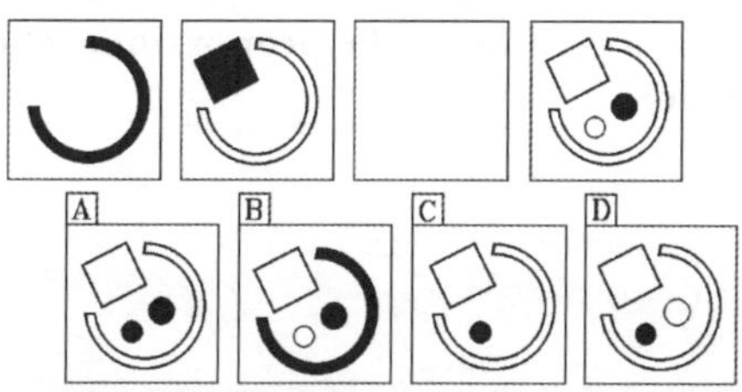

A. Della figura C
B. Della figura D
C. Della figura B
D. Della figura A

4.2 • Le proporzioni

101) Quale tra le figure proposte integra logicamente la proporzione che segue?

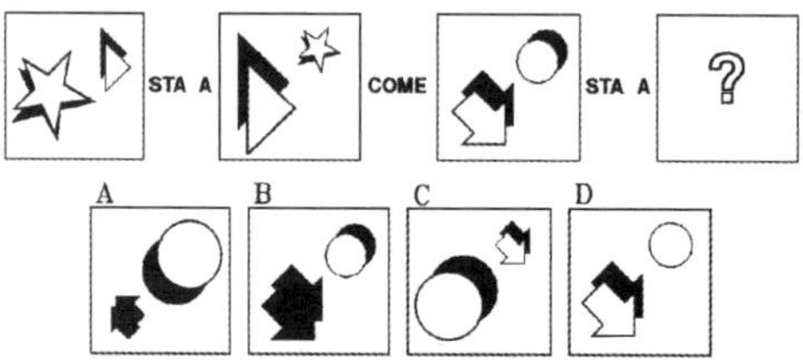

A. La figura indicata con la lettera C
B. La figura indicata con la lettera D
C. La figura indicata con la lettera B
D. La figura indicata con la lettera A

102) Quale tra le figure proposte integra logicamente la proporzione che segue?

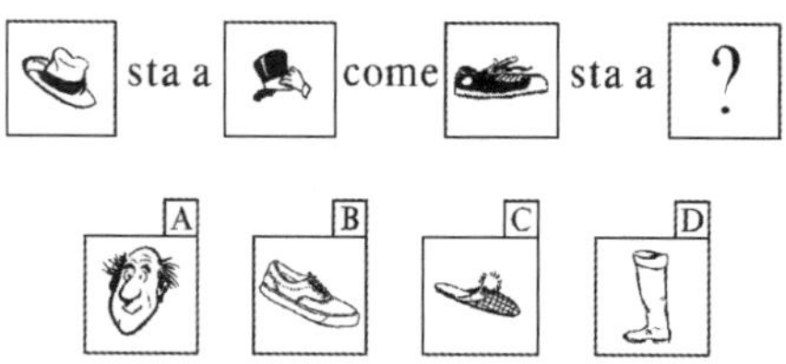

A. La figura C
B. La figura A
C. La figura D
D. La figura B

103) Quale tra le figure proposte integra logicamente la proporzione che segue?

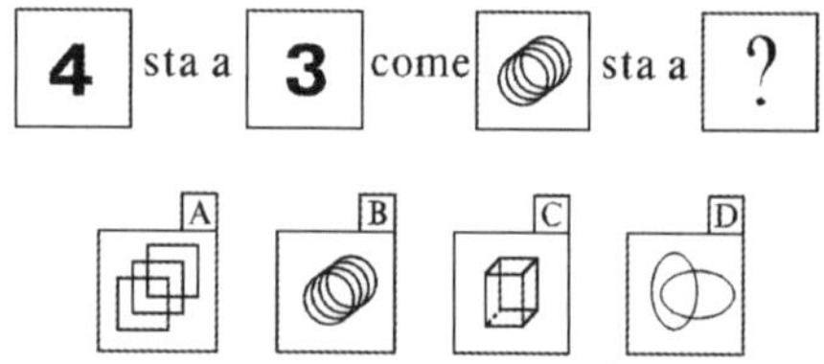

A. La figura C
B. La figura B
C. La figura D
D. La figura A

104) Completare la proporzione:

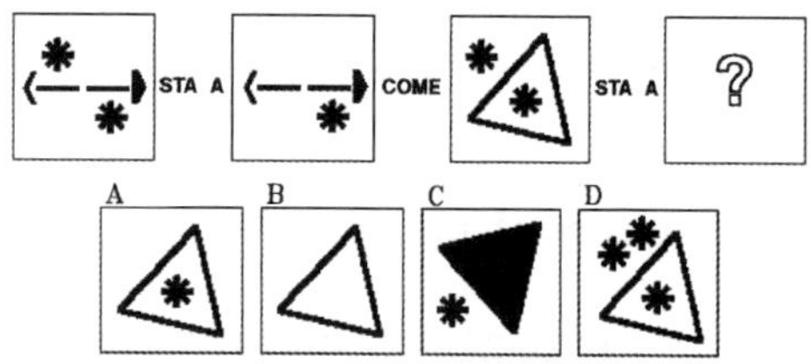

A. La figura che ne rappresenta il logico completamento è in B
B. La figura che ne rappresenta il logico completamento è in A
C. La figura che ne rappresenta il logico completamento è in C
D. La figura che ne rappresenta il logico completamento è in D

105) Quale tra le figure proposte integra logicamente la proporzione che segue?

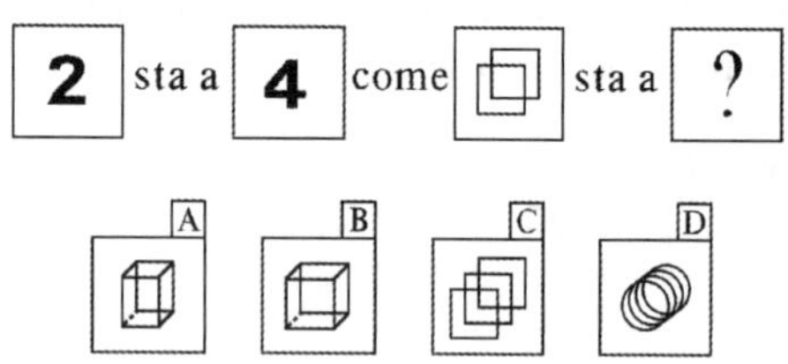

A. La figura D
B. La figura A
C. La figura B
D. La figura C

106) Quale tra le figure A, B, C e D è corretto inserire come quarto termine della proporzione che segue?

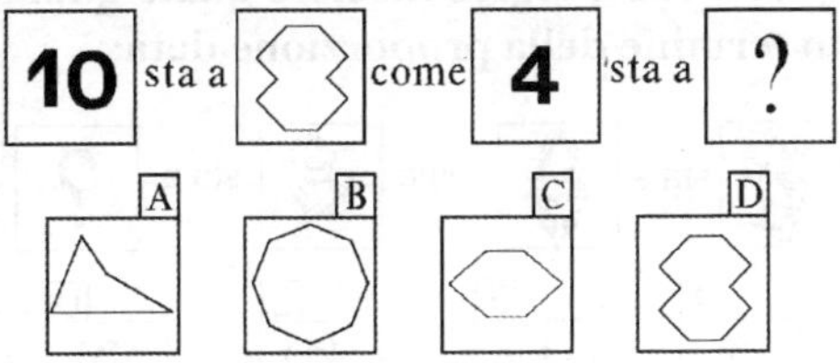

A. La figura D
B. La figura B
C. La figura A
D. La figura C

107) Completare la proporzione:

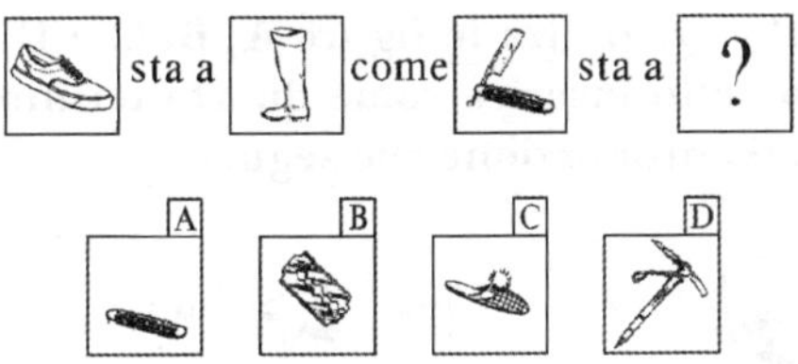

A. La figura che ne rappresenta il logico completamento è in A
B. La figura che ne rappresenta il logico completamento è in B
C. La figura che ne rappresenta il logico completamento è in C
D. La figura che ne rappresenta il logico completamento è in D

108) In quale box è contenuto l'elemento che permette di completare logicamente la seguente proporzione?

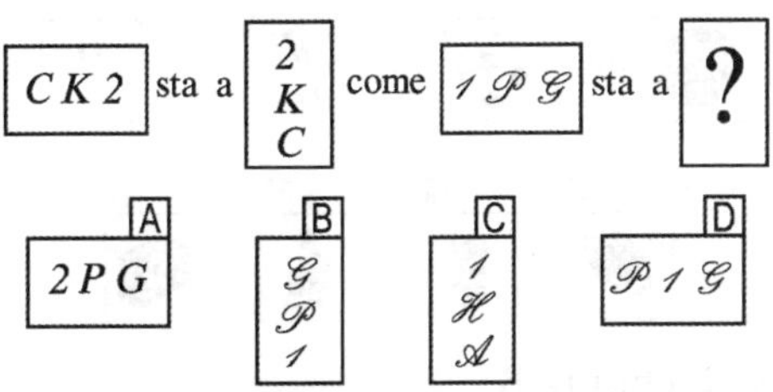

A. Nel box C
B. Nel box B
C. Nel box A
D. Nel box D

109) Quale tra le figure A, B, C e D è corretto inserire come quarto termine della proporzione che segue?

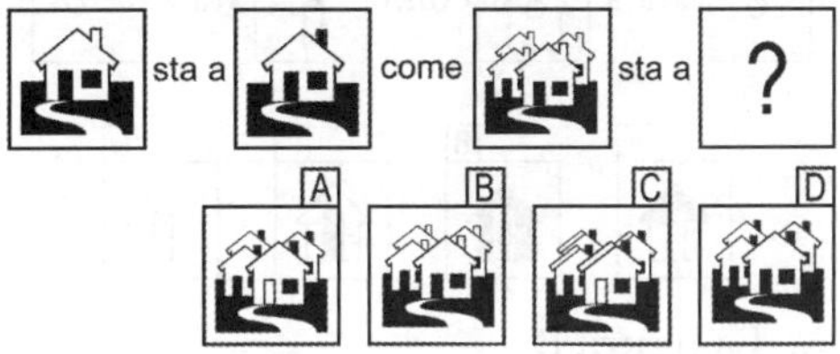

A. La figura A
B. La figura C
C. La figura B
D. La figura D

110) Quale tra le figure A, B, C e D è corretto inserire come quarto termine della proporzione che segue?

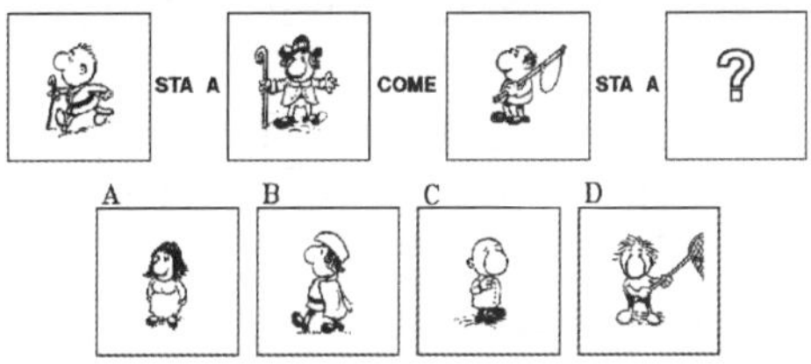

A. La figura B
B. La figura A
C. La figura C
D. La figura D

111) Quale tra le figure proposte integra logicamente la proporzione che segue?

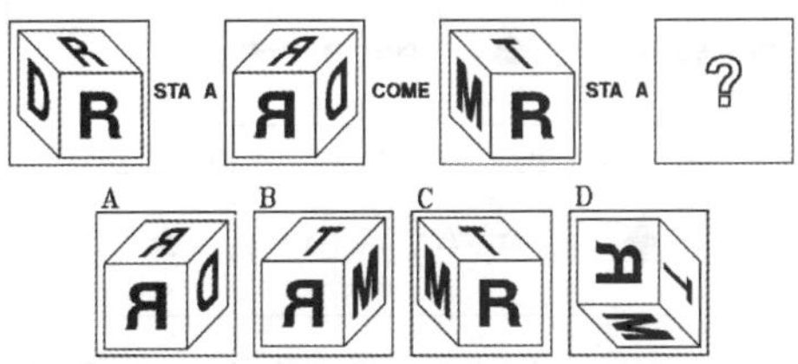

A. La figura indicata con la lettera B
B. La figura indicata con la lettera A

C. La figura indicata con la lettera D
D. La figura indicata con la lettera C

112) Quale tra le figure proposte integra logicamente la proporzione che segue?

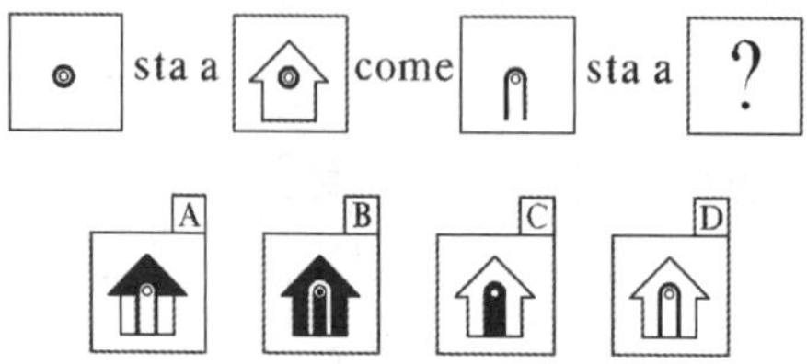

A. La figura B
B. La figura C
C. La figura D
D. La figura A

113) Quale tra le figure proposte integra logicamente la proporzione che segue?

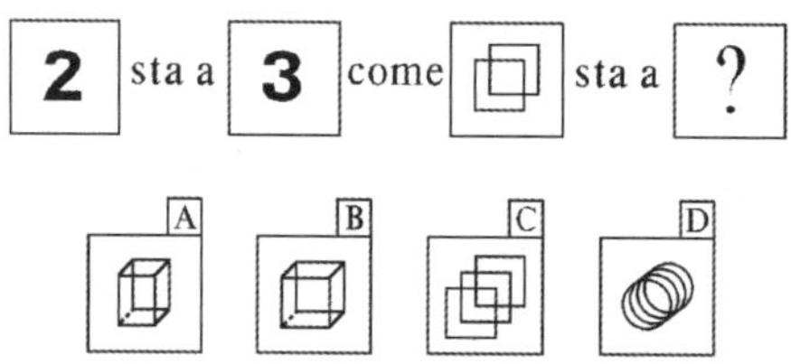

A. La figura C
B. La figura A
C. La figura B
D. La figura D

114) Individuare fra le figure proposte quella che è logico inserire quale quarto termine della proporzione data:

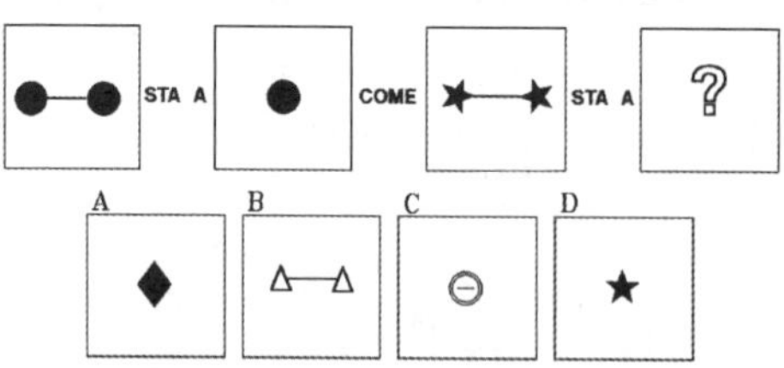

A. La figura indicata con la lettera C
B. La figura indicata con la lettera B
C. La figura indicata con la lettera D
D. La figura indicata con la lettera A

115) Individuare fra le figure proposte quella che è logico inserire quale quarto termine della proporzione data:

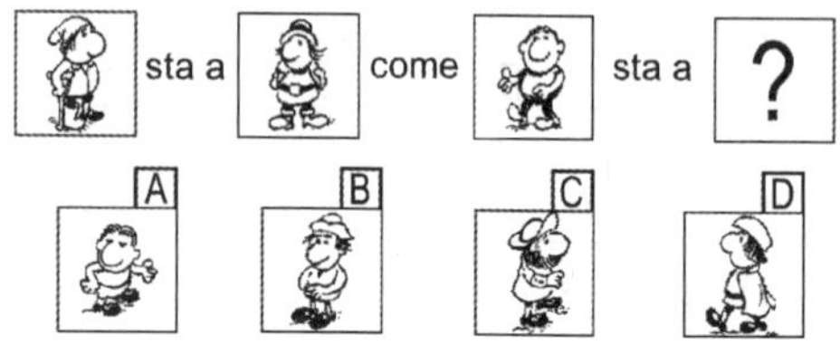

A. La figura indicata con la lettera C
B. La figura indicata con la lettera D
C. La figura indicata con la lettera A
D. La figura indicata con la lettera B

116) Quale tra le figure A, B, C e D è corretto inserire come quarto termine della proporzione che segue?

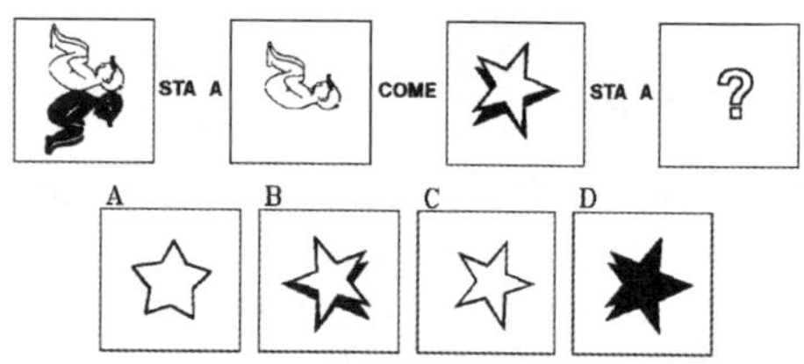

A. La figura D
B. La figura C
C. La figura A
D. La figura B

117) Quale tra le figure proposte integra logicamente la proporzione che segue?

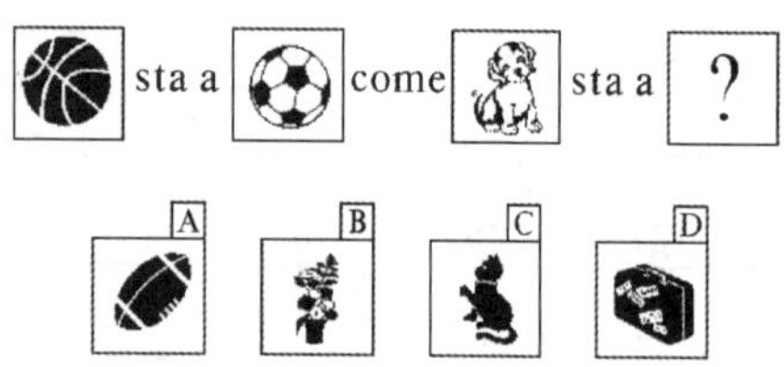

A. La figura B
B. La figura D
C. La figura A
D. La figura C

118) Quale tra le figure proposte integra logicamente la proporzione che segue?

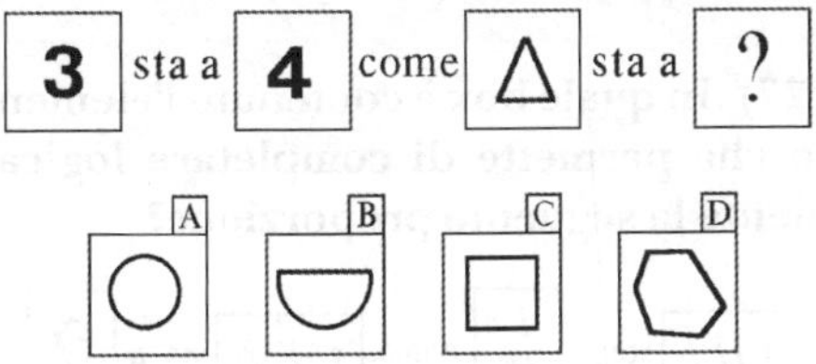

A. La figura B
B. La figura A
C. La figura C
D. La figura D

119) Quale tra le figure proposte integra logicamente la proporzione che segue?

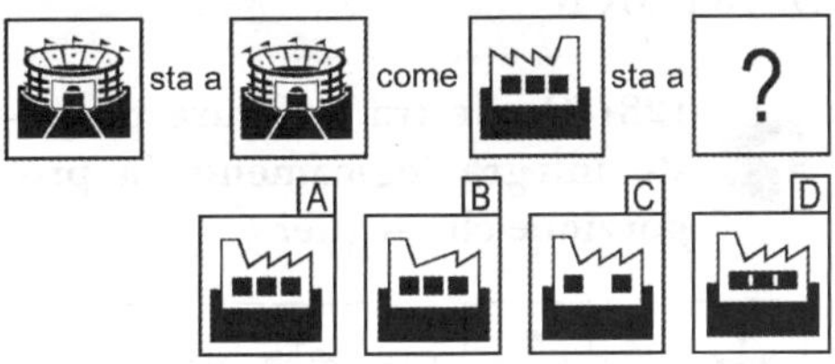

A. La figura indicata con la lettera C
B. La figura indicata con la lettera B
C. La figura indicata con la lettera A
D. La figura indicata con la lettera D

120) Quale tra le figure proposte integra logicamente la proporzione che segue?

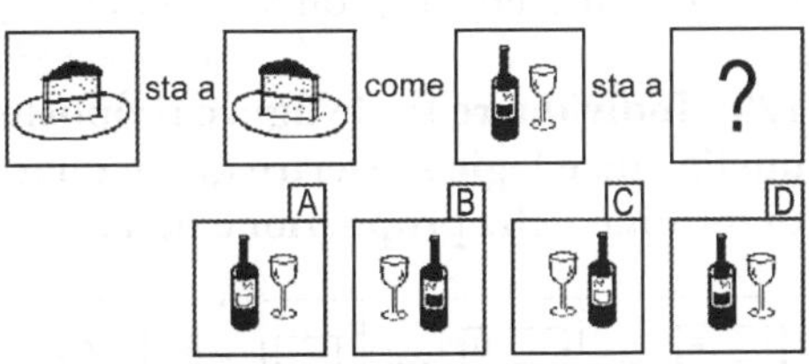

A. La figura indicata con la lettera D
B. La figura indicata con la lettera B
C. La figura indicata con la lettera A
D. La figura indicata con la lettera C

121) Quale tra le figure proposte integra logicamente la proporzione che segue?

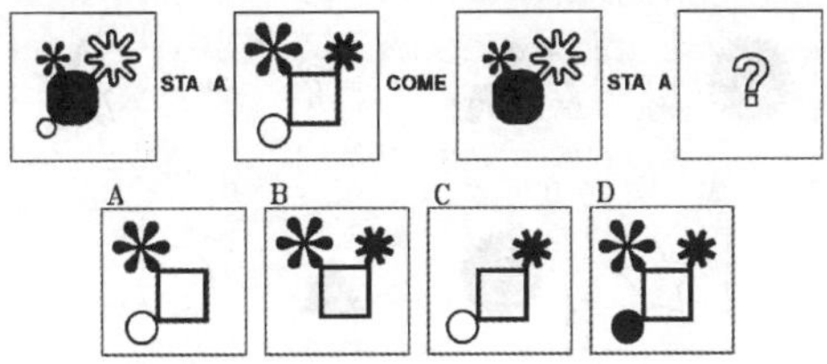

A. La figura indicata con la lettera A
B. La figura indicata con la lettera D
C. La figura indicata con la lettera B
D. La figura indicata con la lettera C

122) Quale tra le figure proposte integra logicamente la proporzione che segue?

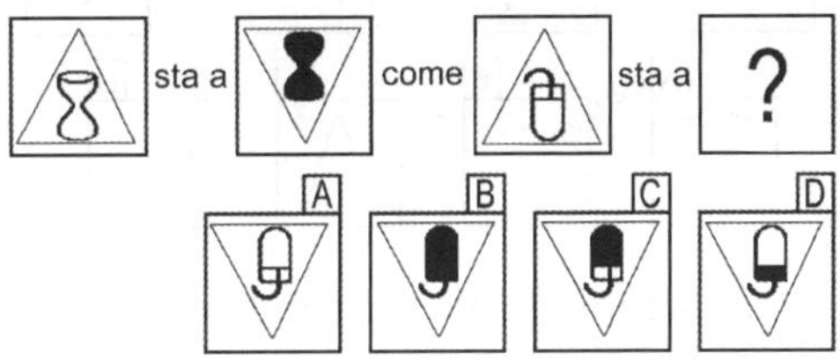

A. La figura indicata con la lettera C
B. La figura indicata con la lettera D
C. La figura indicata con la lettera B
D. La figura indicata con la lettera A

123) In quale box è contenuto l'elemento che permette di completare logicamente la seguente proporzione?

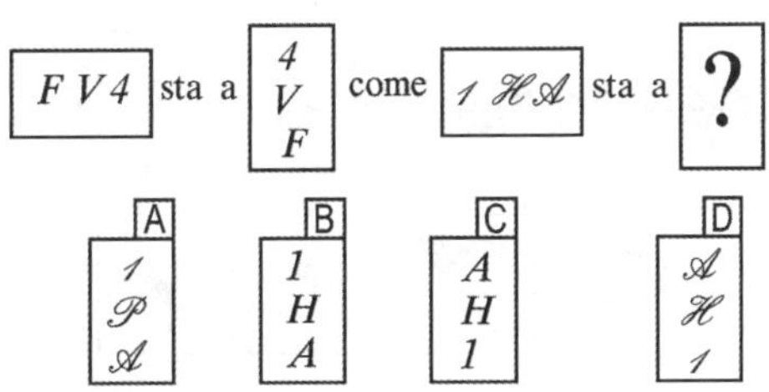

A. Nel box B
B. Nel box D
C. Nel box C
D. Nel box A

124) Individuare fra le figure proposte quella che è logico inserire quale terzo termine della proporzione data:

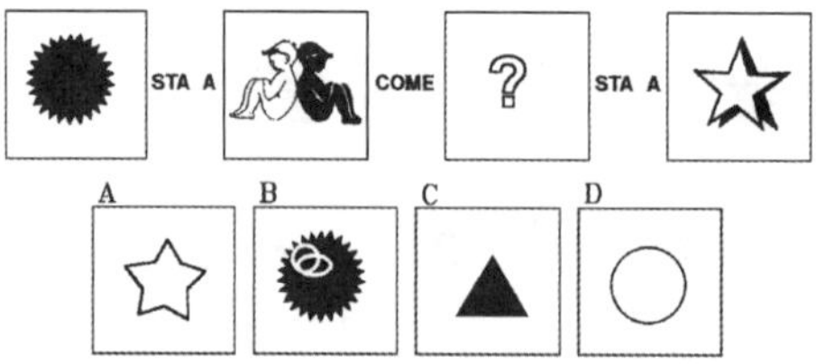

A. La figura indicata con la lettera C
B. La figura indicata con la lettera D
C. La figura indicata con la lettera A
D. La figura indicata con la lettera B

125) Completare la proporzione:

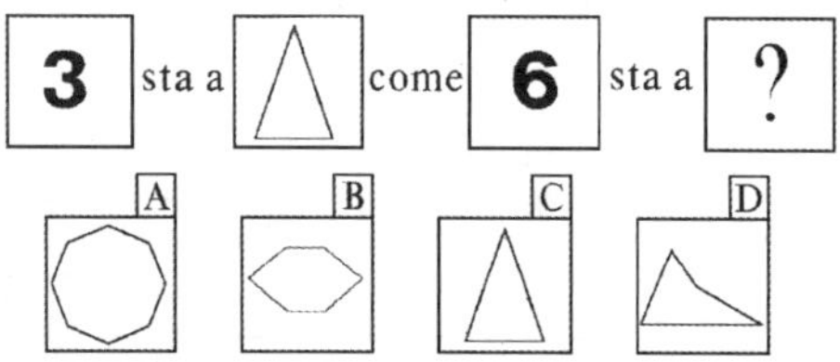

A. La figura che ne rappresenta il logico completamento è in B
B. La figura che ne rappresenta il logico completamento è in C
C. La figura che ne rappresenta il logico completamento è in A
D. La figura che ne rappresenta il logico completamento è in D

126) Completare la proporzione:

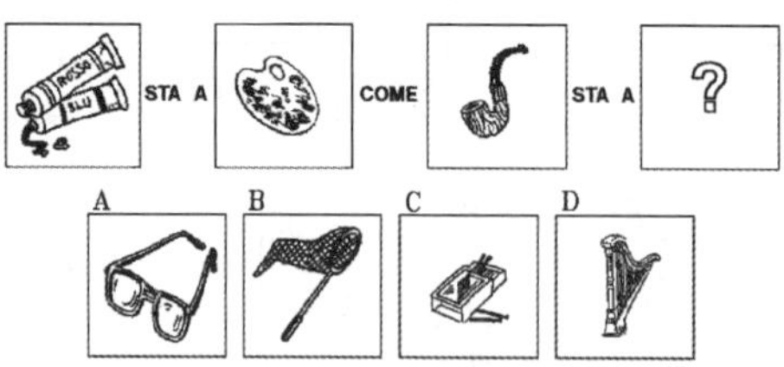

A. La figura che ne rappresenta il logico completamento è in B
B. La figura che ne rappresenta il logico completamento è in C
C. La figura che ne rappresenta il logico completamento è in A
D. La figura che ne rappresenta il logico completamento è in D

127) In quale box è contenuto l'elemento che permette di completare logicamente la seguente proporzione?

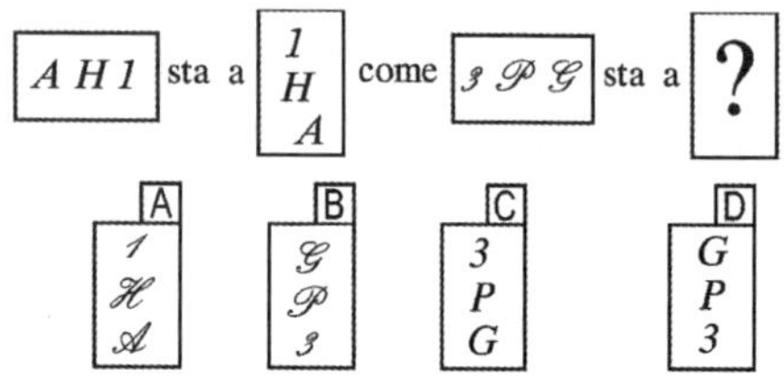

A. Nel box A
B. Nel box C
C. Nel box D
D. Nel box B

128) Quale tra le figure proposte integra logicamente la proporzione che segue?

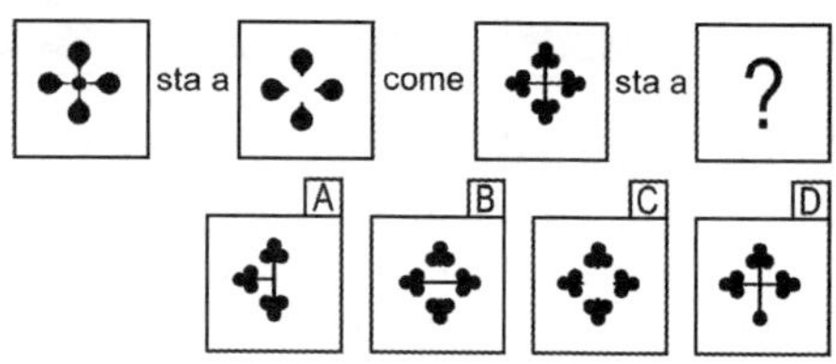

A. La figura indicata con la lettera B
B. La figura indicata con la lettera A
C. La figura indicata con la lettera D
D. La figura indicata con la lettera C

129) Individuare fra le figure proposte quella che è logico inserire quale quarto termine della proporzione data:

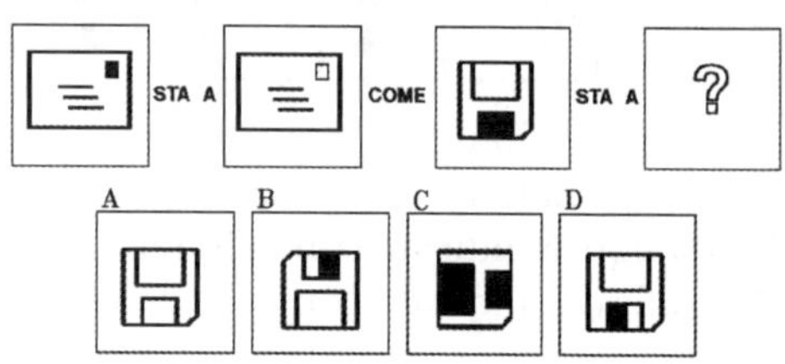

A. La figura indicata con la lettera A
B. La figura indicata con la lettera D
C. La figura indicata con la lettera B
D. La figura indicata con la lettera C

130) Quale tra le figure proposte integra logicamente la proporzione che segue?

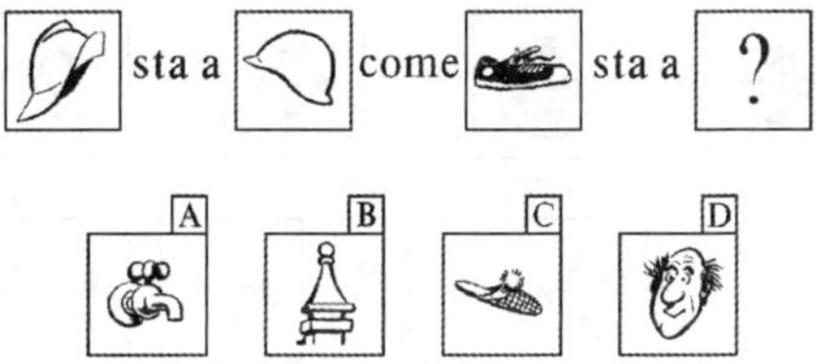

A. La figura D
B. La figura B
C. La figura C
D. La figura A

131) Quale tra le figure proposte integra logicamente la proporzione che segue?

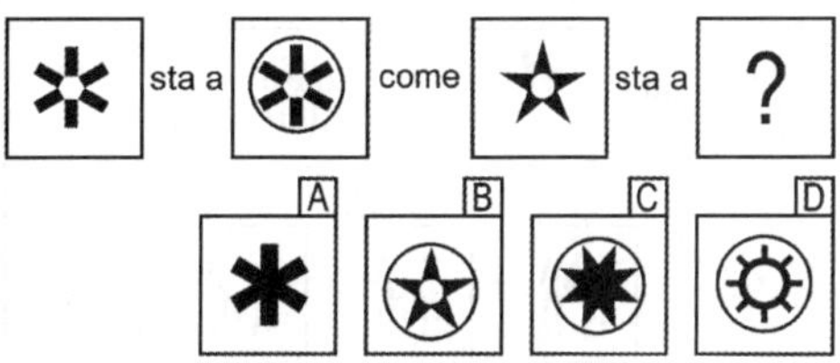

A. La figura indicata con la lettera B
B. La figura indicata con la lettera A
C. La figura indicata con la lettera C
D. La figura indicata con la lettera D

132) In quale box è contenuto l'elemento che permette di completare logicamente la seguente proporzione?

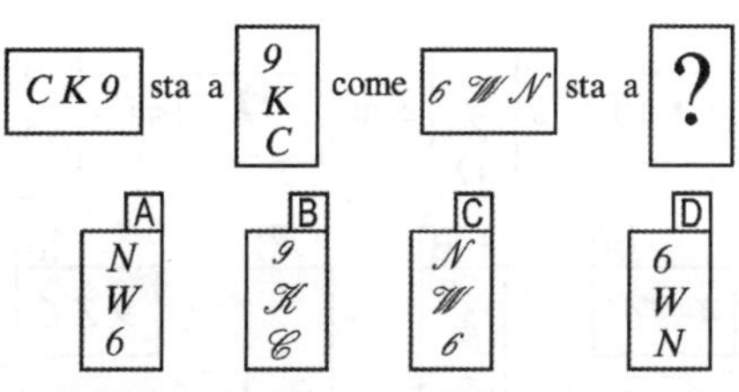

A. Nel box A
B. Nel box B
C. Nel box D
D. Nel box C

133) Individuare fra le figure proposte quella che è logico inserire quale terzo termine della proporzione data:

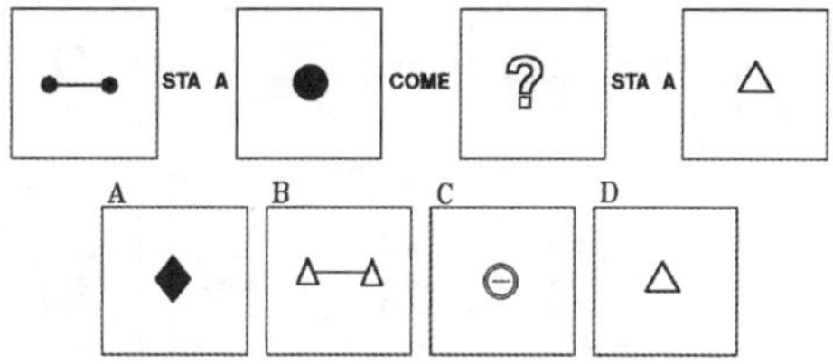

A. La figura indicata con la lettera A
B. La figura indicata con la lettera B
C. La figura indicata con la lettera C
D. La figura indicata con la lettera D

134) Quale tra le figure A, B, C e D è corretto inserire come quarto termine della proporzione che segue?

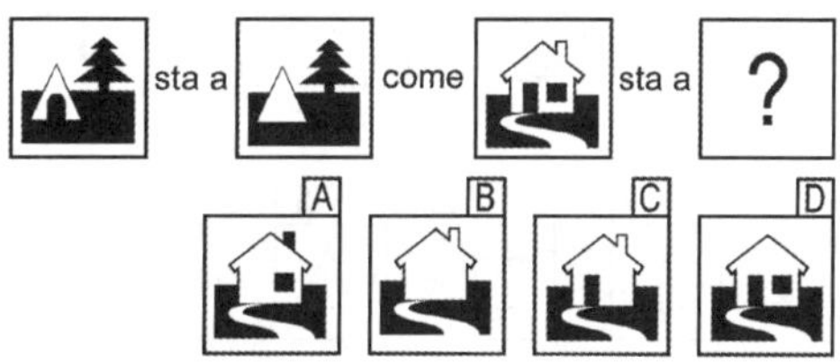

A. La figura B
B. La figura A
C. La figura D
D. La figura C

135) Individuare fra le figure proposte quella che è logico inserire quale terzo termine della proporzione data:

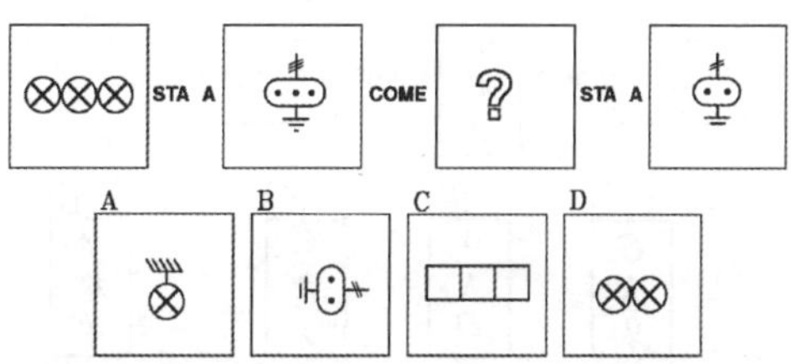

A. La figura indicata con la lettera D
B. La figura indicata con la lettera C
C. La figura indicata con la lettera B
D. La figura indicata con la lettera A

136) Quale tra le figure proposte integra logicamente la proporzione che segue?

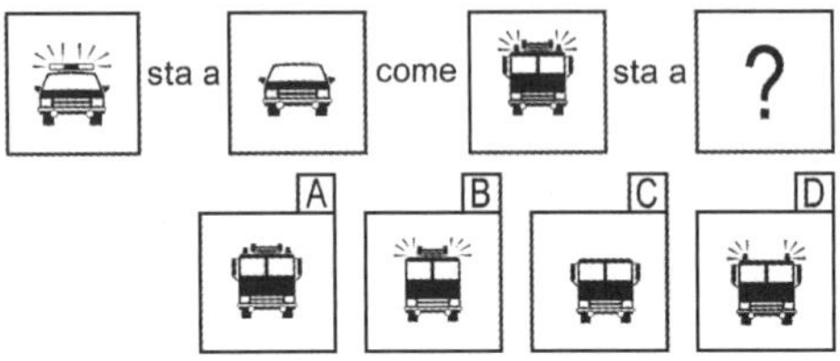

A. La figura indicata con la lettera A
B. La figura indicata con la lettera D
C. La figura indicata con la lettera B
D. La figura indicata con la lettera C

137) Quale tra le figure proposte integra logicamente la proporzione che segue?

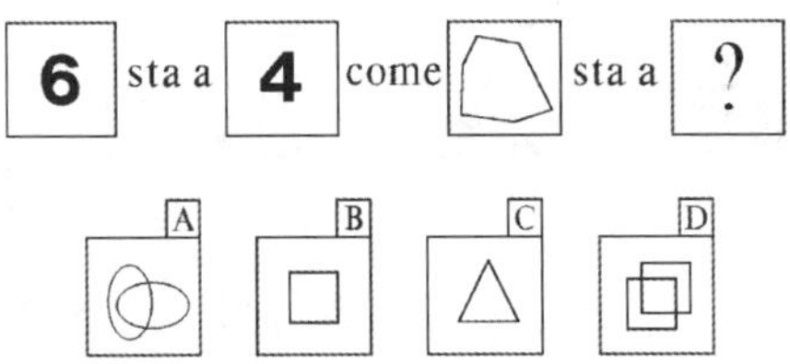

A. La figura B
B. La figura D
C. La figura C
D. La figura A

138) In quale box è contenuto l'elemento che permette di completare logicamente la seguente proporzione?

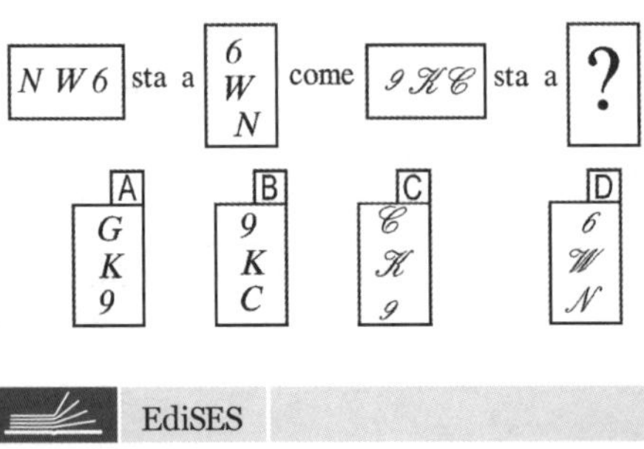

A. Nel box B
B. Nel box A
C. Nel box D
D. Nel box C

139) Quale tra le figure A, B, C e D è corretto inserire come quarto termine della proporzione che segue?

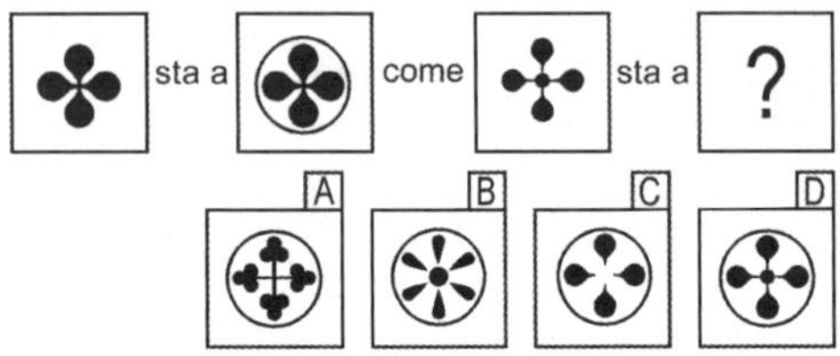

A. La figura D
B. La figura A
C. La figura C
D. La figura B

140) Quale tra le figure A, B, C e D è corretto inserire come quarto termine della proporzione che segue?

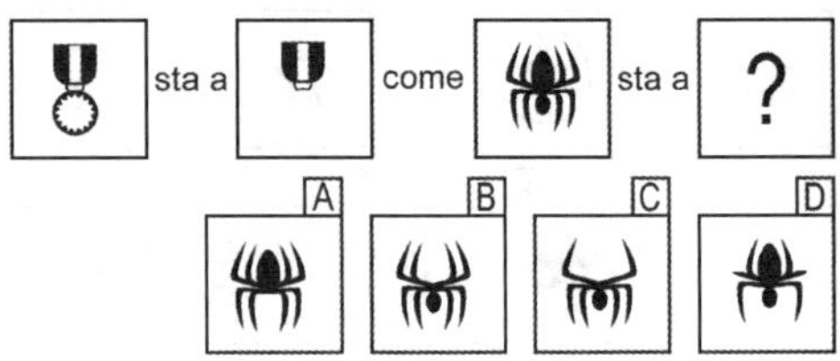

A. La figura A
B. La figura D
C. La figura C
D. La figura B

141) In quale box è contenuto l'elemento che permette di completare logicamente la seguente proporzione?

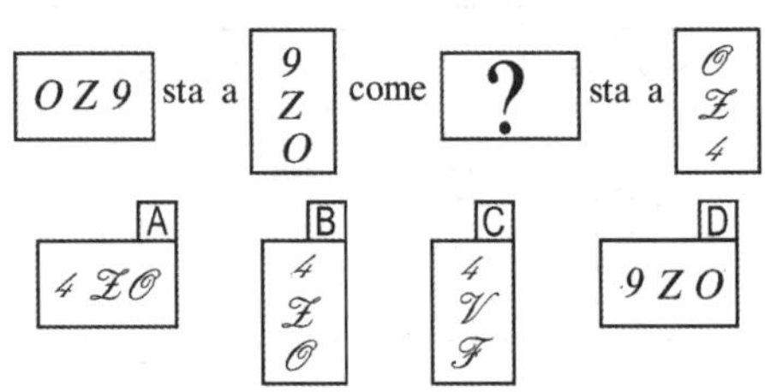

A. Nel box C
B. Nel box B
C. Nel box A
D. Nel box D

142) Completare la proporzione:

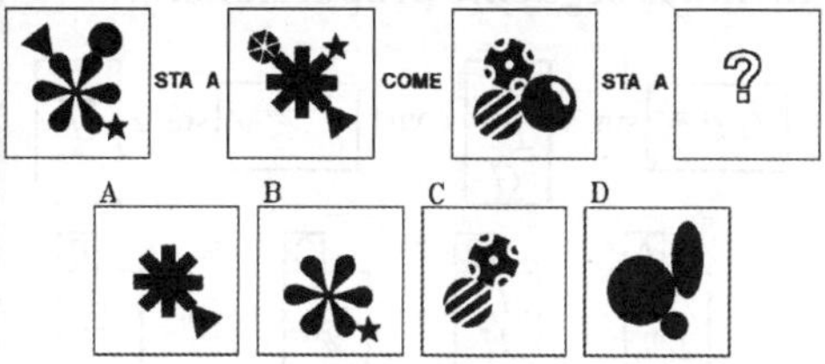

A. La figura che ne rappresenta il logico completamento è quella indicata con la lettera C
B. La figura che ne rappresenta il logico completamento è quella indicata con la lettera A
C. La figura che ne rappresenta il logico completamento è quella indicata con la lettera D
D. La figura che ne rappresenta il logico completamento è quella indicata con la lettera B

143) Quale tra le figure proposte integra logicamente la proporzione che segue?

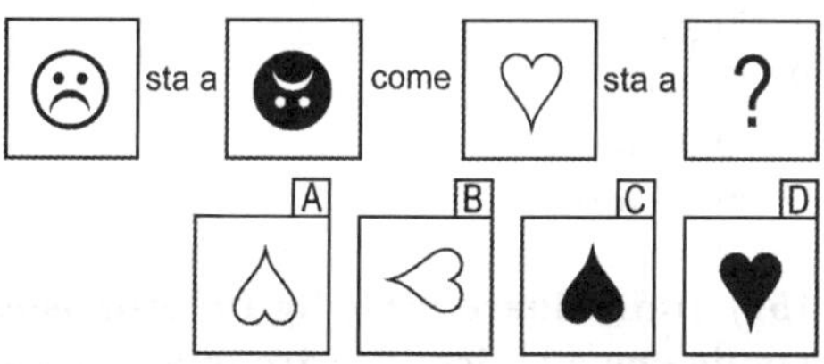

A. La figura indicata con la lettera D
B. La figura indicata con la lettera B
C. La figura indicata con la lettera C
D. La figura indicata con la lettera A

144) Individuare fra le figure proposte quella che è logico inserire quale quarto termine della proporzione data:

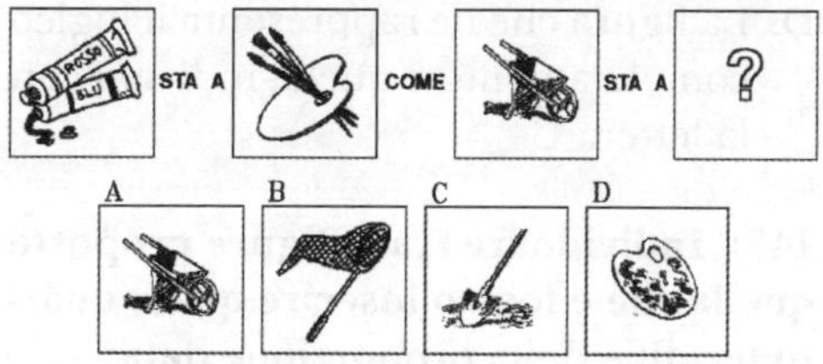

A. La figura indicata con la lettera C
B. La figura indicata con la lettera D
C. La figura indicata con la lettera A
D. La figura indicata con la lettera B

145) Completare la proporzione:

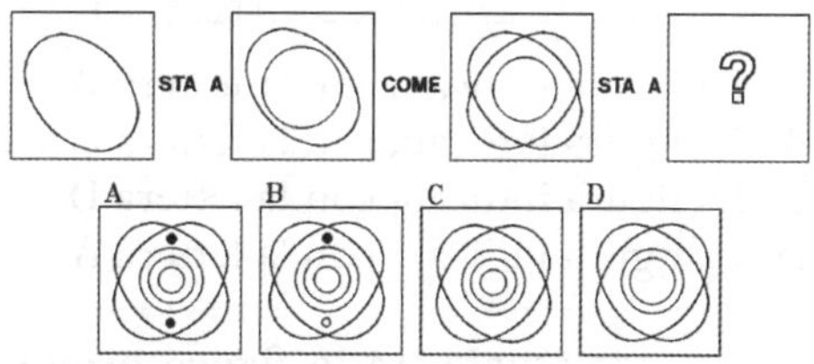

A. La figura che ne rappresenta il logico completamento è in D
B. La figura che ne rappresenta il logico completamento è in C
C. La figura che ne rappresenta il logico completamento è in A
D. La figura che ne rappresenta il logico completamento è in B

146) Completare la proporzione:

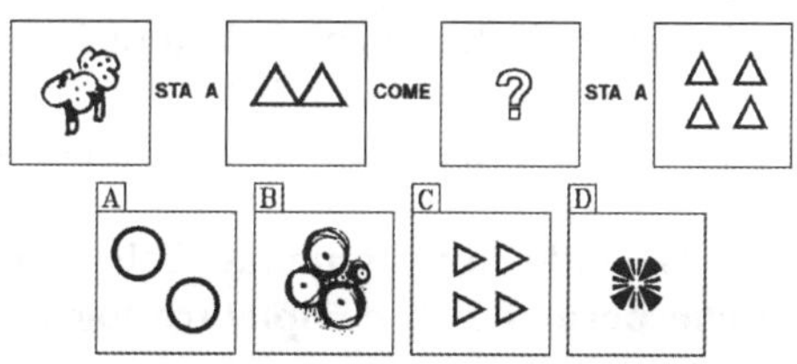

A. La figura che ne rappresenta il logico completamento è quella indicata con la lettera D
B. La figura che ne rappresenta il logico completamento è quella indicata con la lettera B
C. La figura che ne rappresenta il logico completamento è quella indicata con la lettera A

D. La figura che ne rappresenta il logico completamento è quella indicata con la lettera C

147) Individuare fra le figure proposte quella che è logico inserire quale quarto termine della proporzione data:

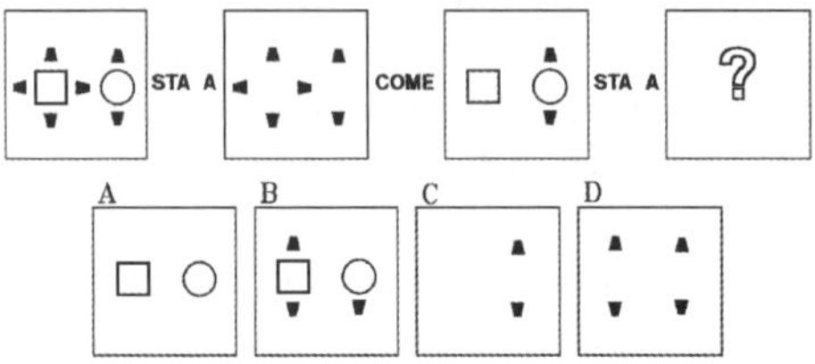

A. La figura indicata con la lettera B
B. La figura indicata con la lettera C
C. La figura indicata con la lettera D
D. La figura indicata con la lettera A

148) Quale tra le figure proposte integra logicamente la proporzione che segue?

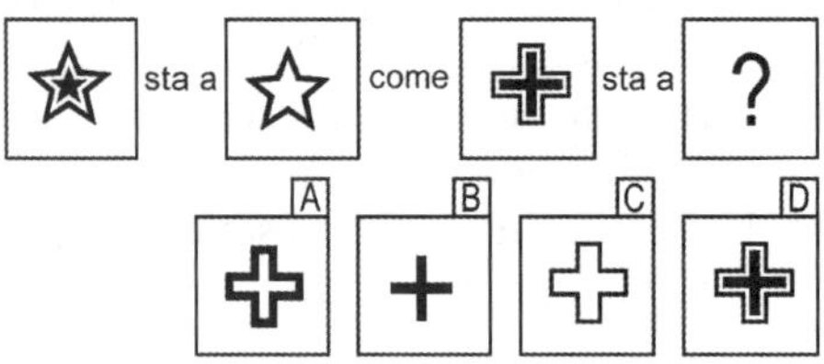

A. La figura indicata con la lettera B
B. La figura indicata con la lettera A
C. La figura indicata con la lettera C
D. La figura indicata con la lettera D

149) In quale box è contenuto l'elemento che permette di completare logicamente la seguente proporzione?

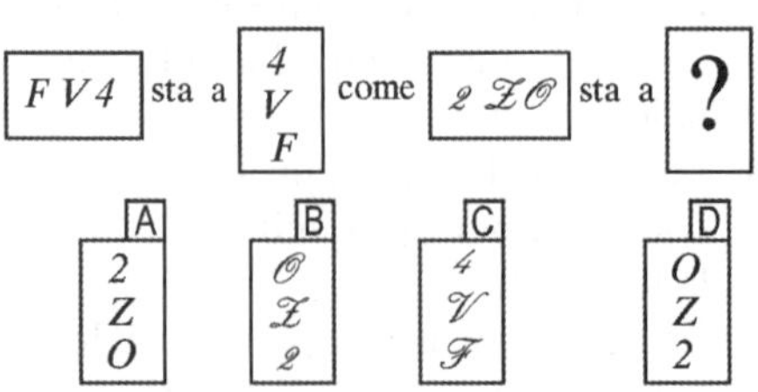

A. Nel box C
B. Nel box B
C. Nel box A
D. Nel box D

150) In quale box è contenuto l'elemento che permette di completare logicamente la seguente proporzione?

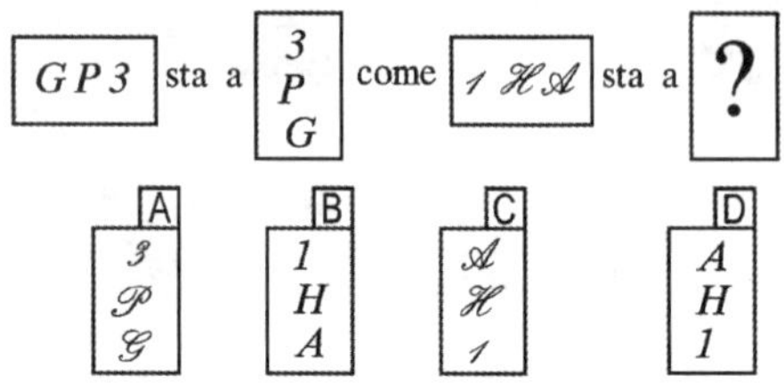

A. Nel box A
B. Nel box B
C. Nel box D
D. Nel box C

151) Quale tra le figure proposte integra logicamente la proporzione che segue?

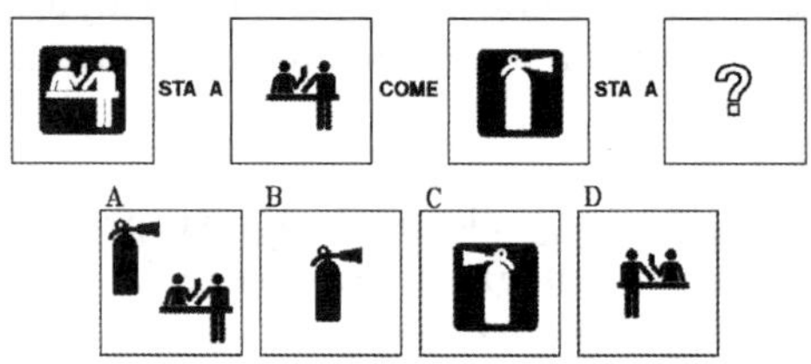

A. Figura C
B. Figura A
C. Figura D
D. Figura B

152) Individuare fra le figure proposte quella che è logico inserire quale quarto termine della proporzione data.

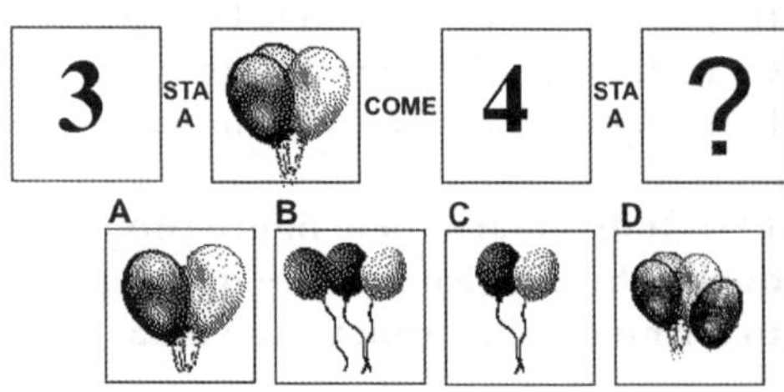

A. Figura C
B. Figura D
C. Figura A
D. Figura B

153) Quale tra le figure A, B, C e D è logico inserire come quarto termine della proporzione?

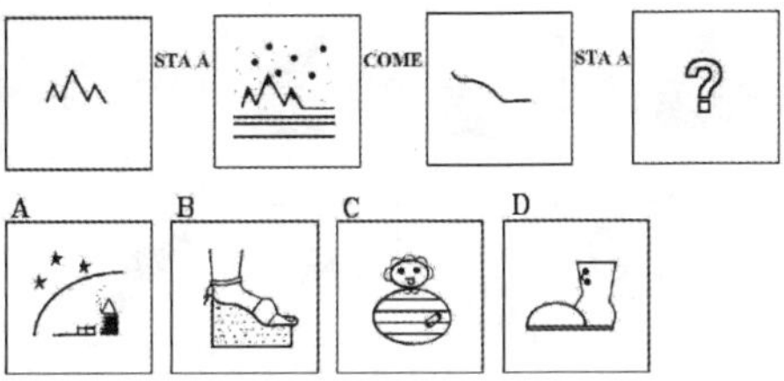

A. La figura A
B. La figura B
C. La figura D
D. La figura C

154) Quale tra le figure proposte integra logicamente la proporzione che segue?

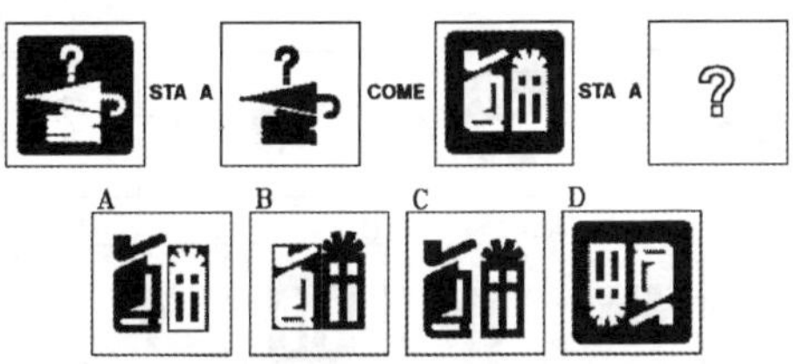

A. La figura indicata con la lettera A
B. La figura indicata con la lettera D
C. La figura indicata con la lettera B
D. La figura indicata con la lettera C

155) Individuare fra le figure proposte quella che è logico inserire quale quarto termine della proporzione data.

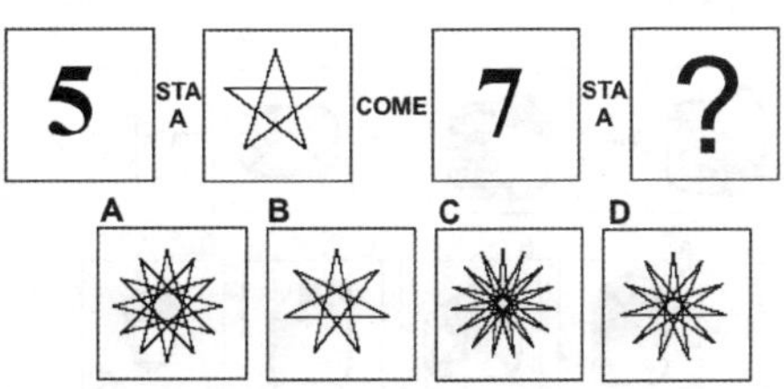

A. La figura D
B. La figura B
C. La figura C
D. La figura A

156) Quale tra le figure A, B, C e D è corretto inserire come quarto termine della proporzione che segue?

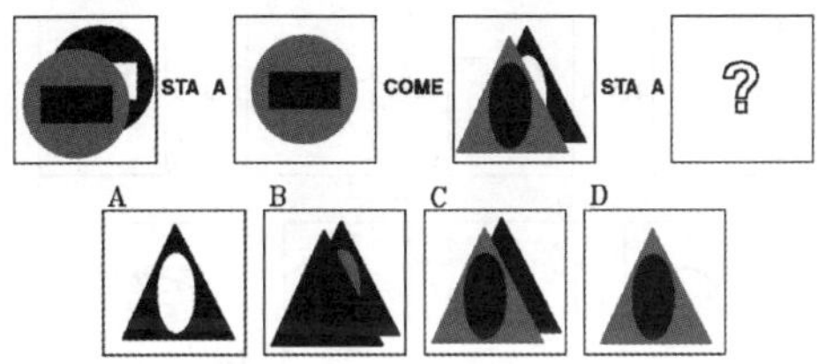

A. La figura C
B. La figura D
C. La figura A
D. La figura B

157) Quale tra le figure proposte integra logicamente la proporzione che segue?

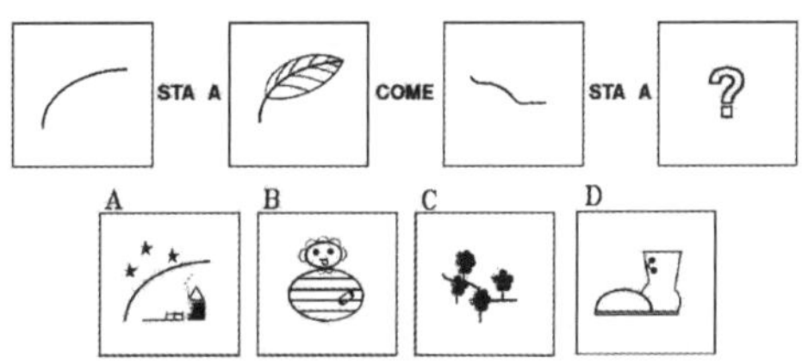

A. La figura D
B. La figura B
C. La figura A
D. La figura C

158) Quale tra le figure A, B, C e D è logico inserire come quarto termine della proporzione?

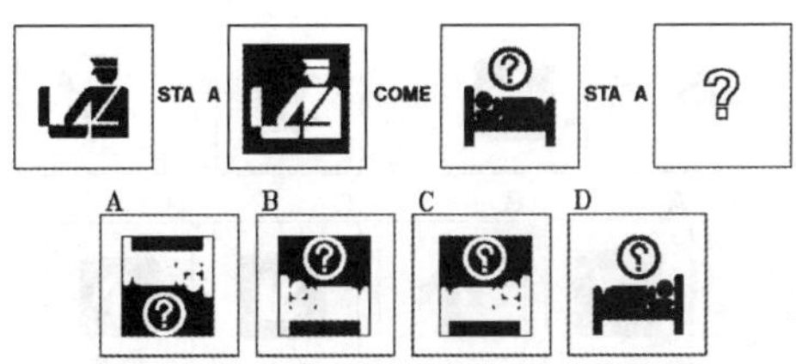

A. Figura A
B. Figura B
C. Figura C
D. Figura D

159) Quale tra le figure A, B, C e D è logico inserire come quarto termine della proporzione?

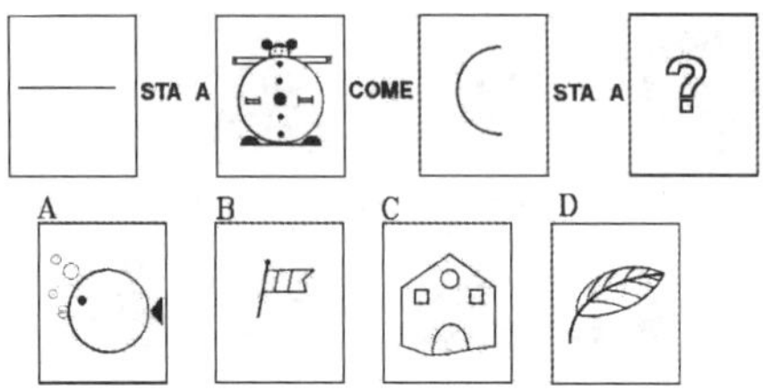

A. La figura C
B. La figura A
C. La figura D
D. La figura B

160) Quale tra le figure A, B, C e D è logico inserire come quarto termine della proporzione?

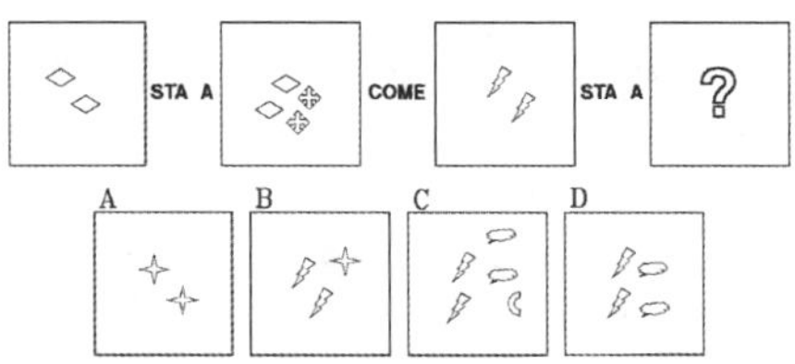

A. La figura D
B. La figura B
C. La figura A
D. La figura C

161) Quale tra le figure proposte integra logicamente la proporzione che segue?

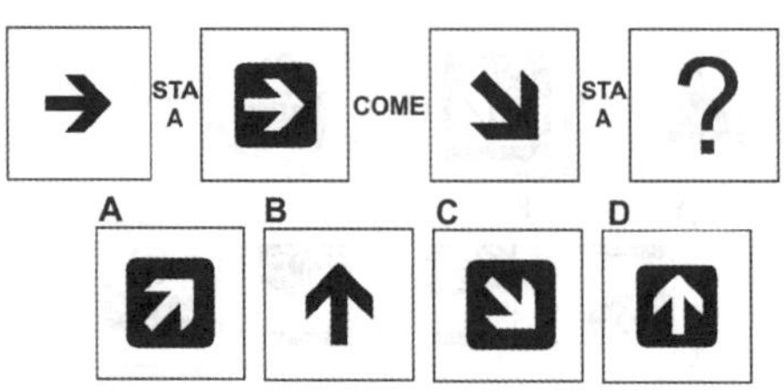

A. Figura A
B. Figura D
C. Figura B
D. Figura C

162) Quale tra le figure proposte integra logicamente la proporzione che segue?

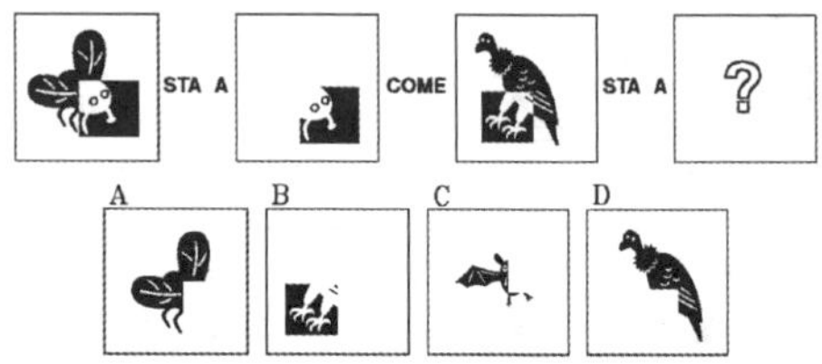

A. La figura indicata con la lettera D
B. La figura indicata con la lettera A
C. La figura indicata con la lettera B
D. La figura indicata con la lettera C

163) Quale tra le figure proposte integra logicamente la proporzione che segue?

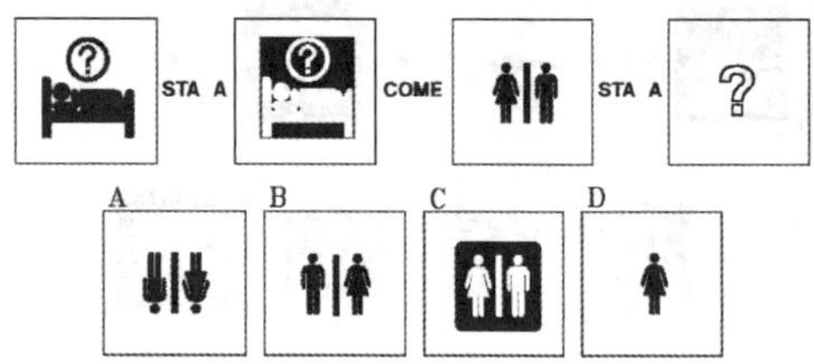

A. Figura D
B. Figura C
C. Figura A
D. Figura B

164) Quale tra le figure proposte integra logicamente la proporzione che segue?

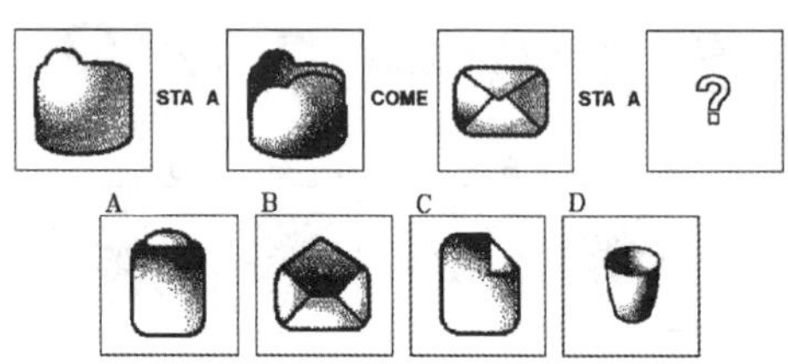

A. La figura indicata con la lettera D
B. La figura indicata con la lettera B
C. La figura indicata con la lettera A
D. La figura indicata con la lettera C

165) Quale tra le figure proposte integra logicamente la proporzione che segue?

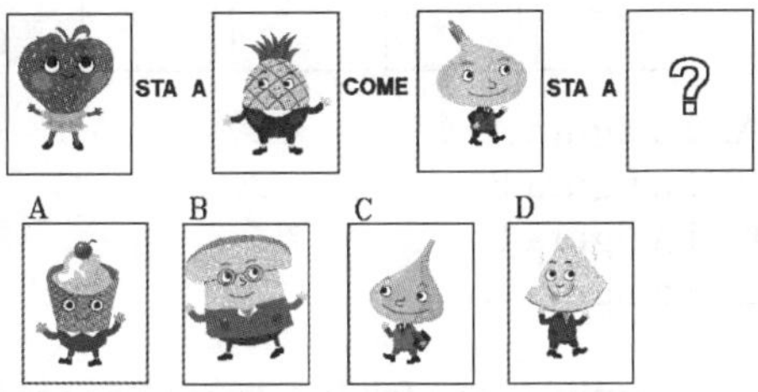

A. La figura contrassegnata con la lettera D
B. La figura contrassegnata con la lettera C
C. La figura contrassegnata con la lettera B
D. La figura contrassegnata con la lettera A

166) Quale tra le figure proposte integra logicamente la proporzione che segue?

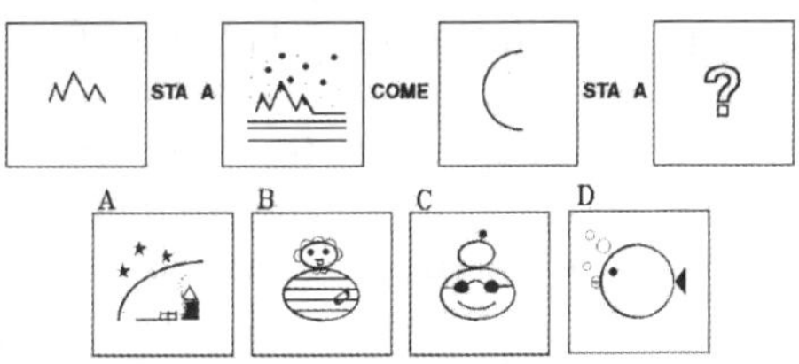

A. La figura D
B. La figura A
C. La figura C
D. La figura B

167) Quale tra le figure proposte integra logicamente la proporzione che segue?

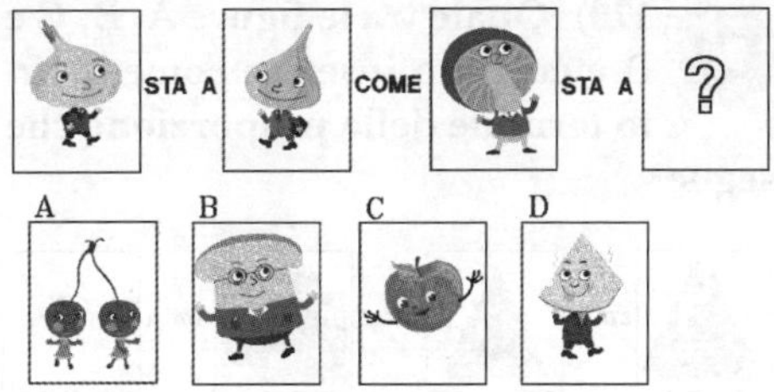

A. La figura contrassegnata con la lettera D
B. La figura contrassegnata con la lettera A
C. La figura contrassegnata con la lettera B
D. La figura contrassegnata con la lettera C

168) Quale tra le figure A, B, C e D è logico inserire come quarto termine della proporzione?

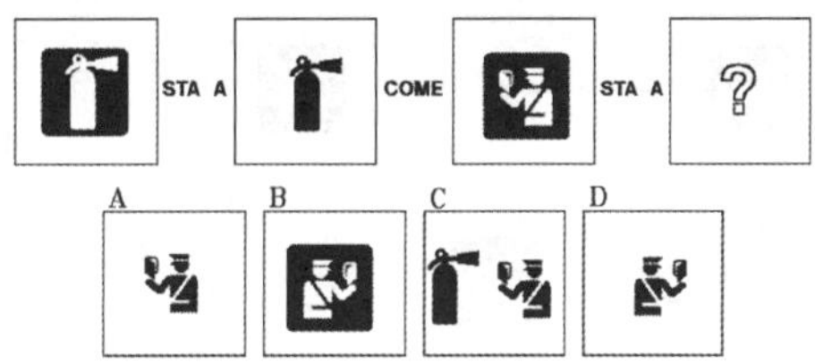

A. Figura D
B. Figura B
C. Figura A
D. Figura C

169) Individuare fra le figure proposte quella che è logico inserire quale quarto termine della proporzione data.

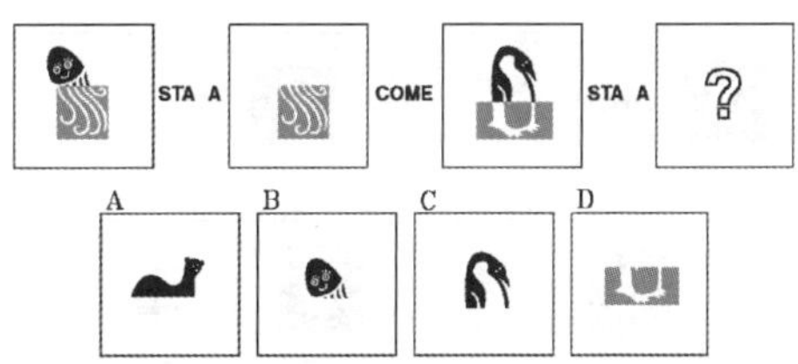

A. La figura indicata con la lettera D
B. La figura indicata con la lettera C
C. La figura indicata con la lettera B
D. La figura indicata con la lettera A

170) Quale tra le figure A, B, C e D è corretto inserire come quarto termine della proporzione che segue?

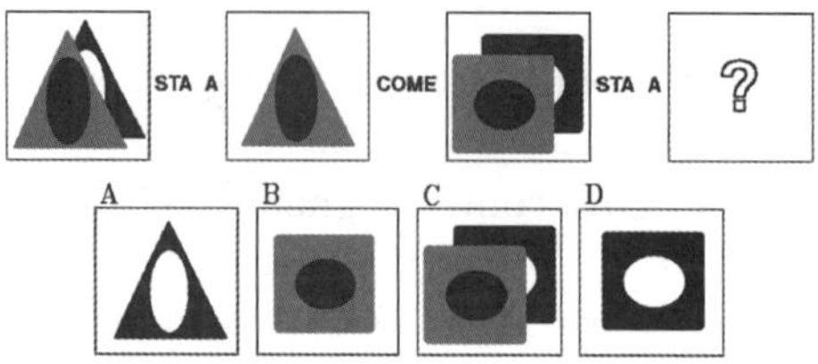

A. La figura A
B. La figura B
C. La figura C
D. La figura D

171) Quale tra le figure proposte integra logicamente la proporzione che segue?

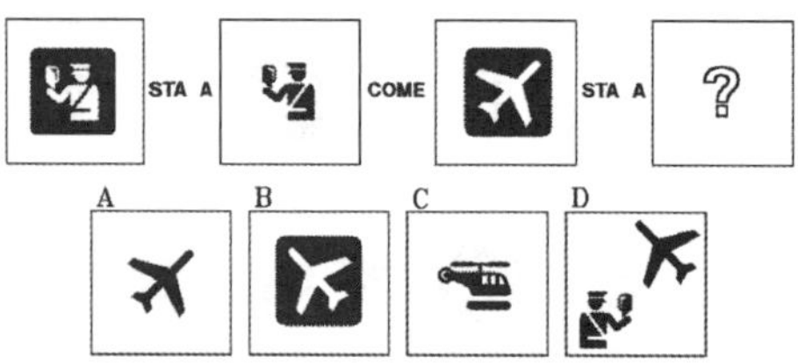

A. Figura B
B. Figura C
C. Figura D
D. Figura A

172) Quale tra le figure proposte integra logicamente la proporzione che segue?

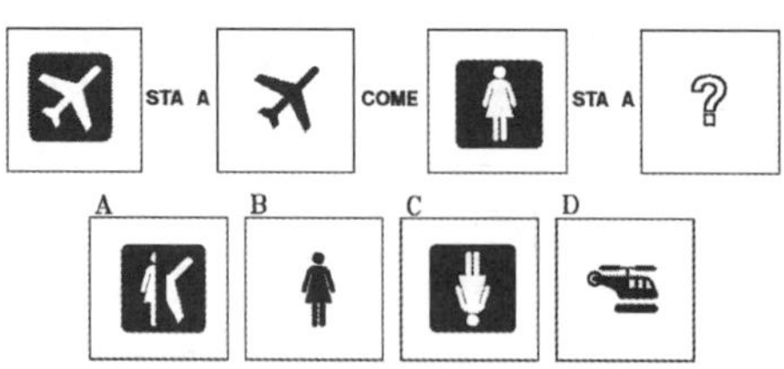

A. Figura C
B. Figura A
C. Figura D
D. Figura B

173) Quale tra le figure proposte integra logicamente la proporzione che segue?

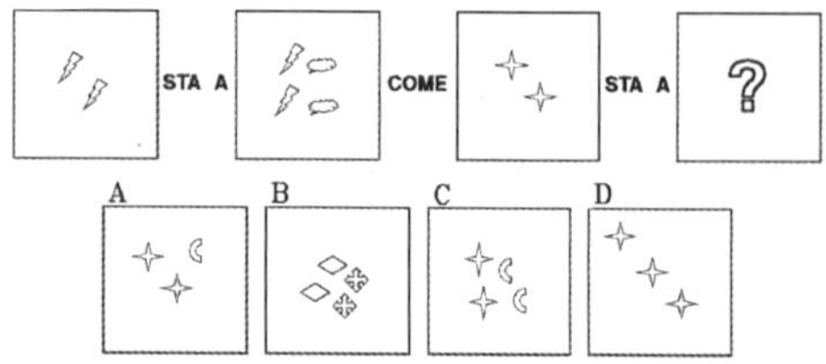

A. La figura A
B. La figura B
C. La figura D
D. La figura C

174) Individuare fra le figure proposte quella che è logico inserire quale quarto termine della proporzione data.

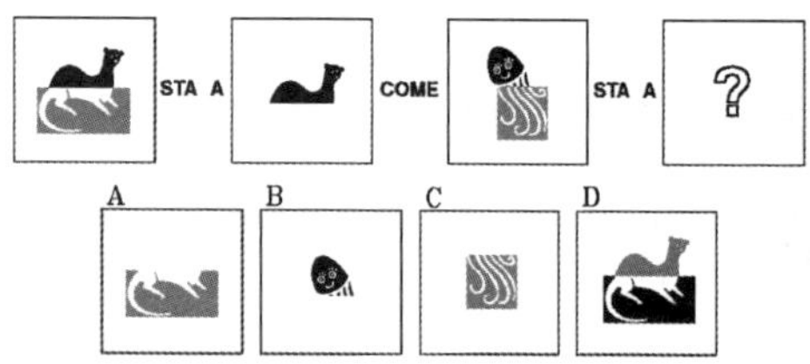

A. La figura indicata con la lettera C
B. La figura indicata con la lettera B
C. La figura indicata con la lettera A
D. La figura indicata con la lettera D

175) Individuare fra le figure proposte quella che è logico inserire quale quarto termine della proporzione data.

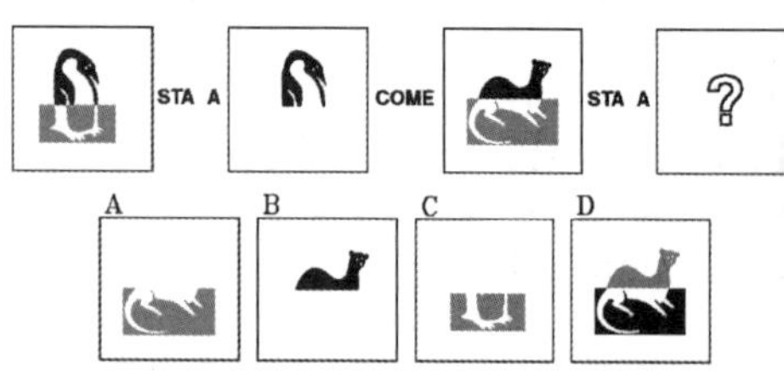

A. La figura indicata con la lettera A
B. La figura indicata con la lettera D
C. La figura indicata con la lettera B
D. La figura indicata con la lettera C

176) Quale tra le figure A, B, C e D è logico inserire come quarto termine della proporzione?

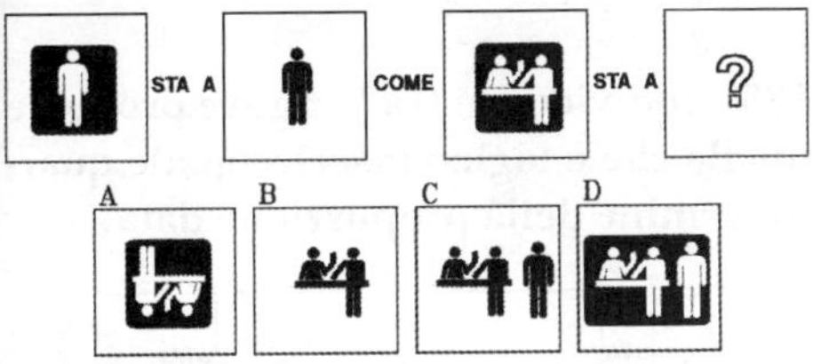

A. Figura A
B. Figura B
C. Figura D
D. Figura C

177) Quale tra le figure proposte integra logicamente la proporzione che segue?

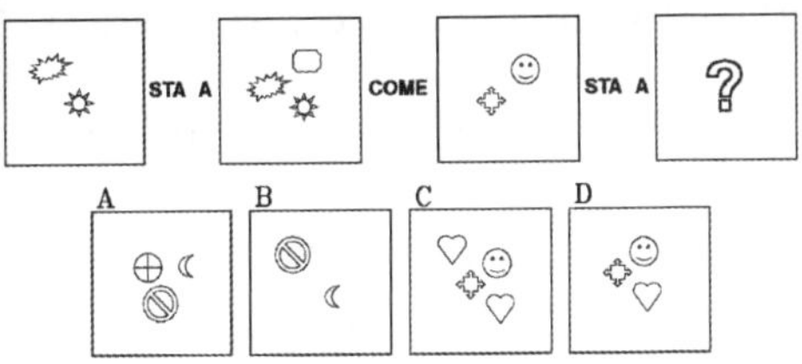

A. La figura A
B. La figura C
C. La figura D
D. La figura B

178) Quale tra le figure proposte integra logicamente la proporzione che segue?

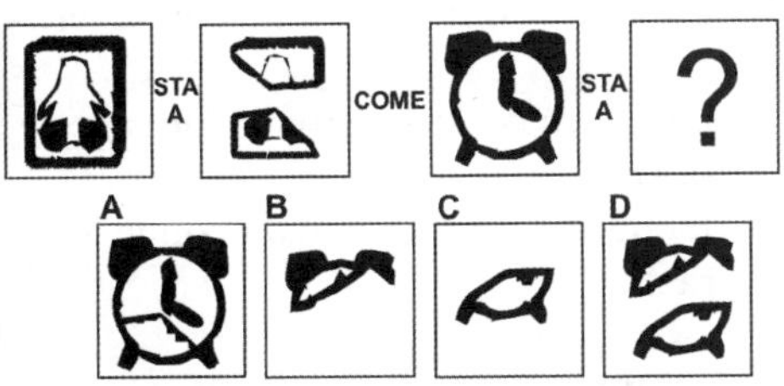

A. Box B
B. Box C
C. Box A
D. Box D

179) Quale tra le figure A, B, C e D è logico inserire come quarto termine della proporzione?

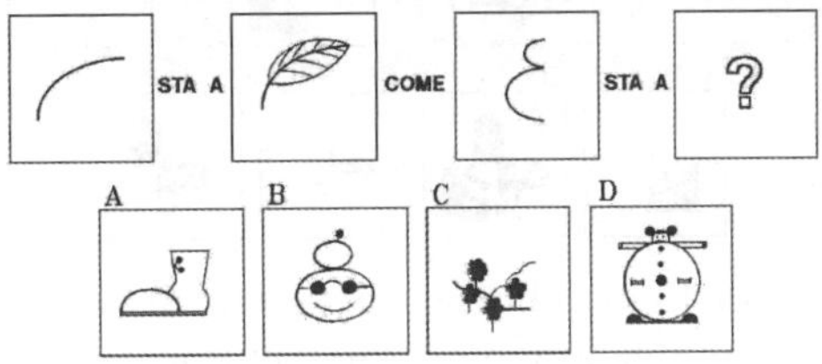

A. La figura C
B. La figura B
C. La figura A
D. La figura D

180) Quale tra le figure proposte integra logicamente la proporzione che segue?

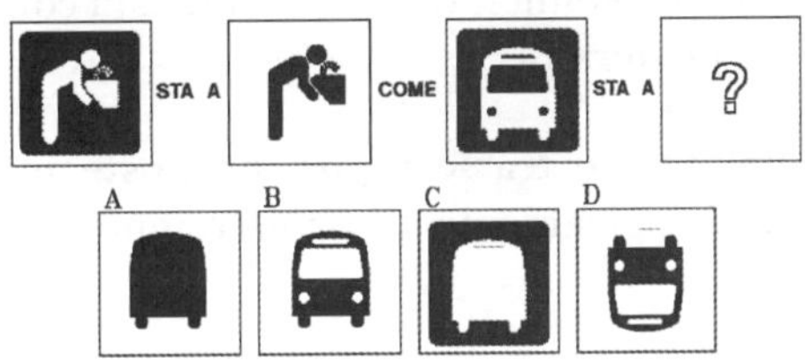

A. La figura indicata con la lettera B
B. La figura indicata con la lettera C
C. La figura indicata con la lettera D
D. La figura indicata con la lettera A

181) Quale tra le figure proposte integra logicamente la proporzione che segue?

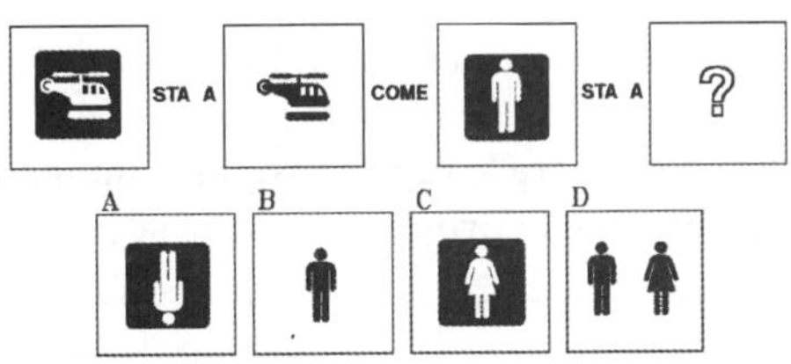

A. Figura A
B. Figura D
C. Figura B
D. Figura C

182) Completare la proporzione:

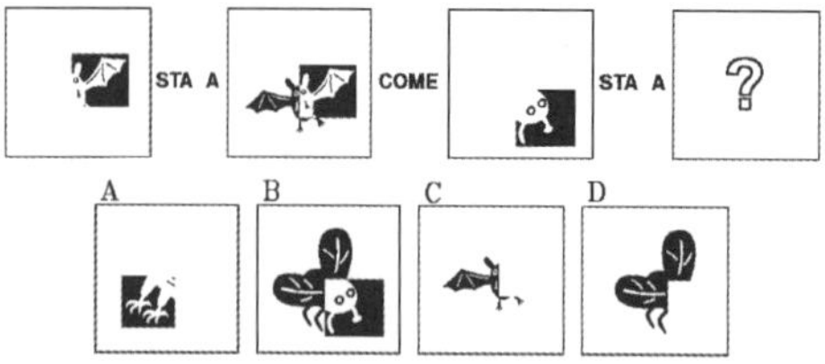

A. La figura che ne rappresenta il logico completamento è quella indicata con la lettera C
B. La figura che ne rappresenta il logico completamento è quella indicata con la lettera A
C. La figura che ne rappresenta il logico completamento è quella indicata con la lettera D
D. La figura che ne rappresenta il logico completamento è quella indicata con la lettera B

183) Quale tra le figure proposte integra logicamente la proporzione che segue?

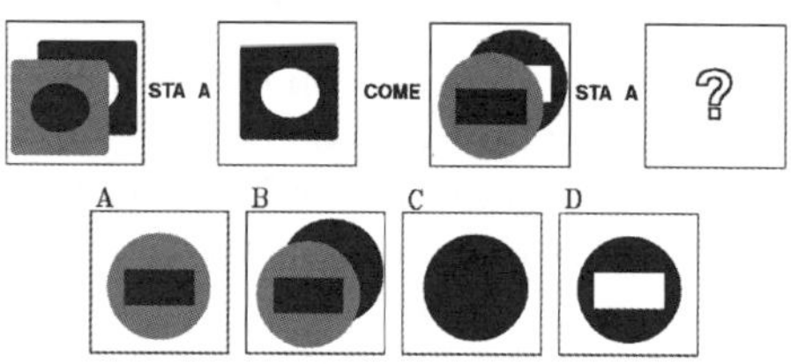

A. La figura indicata con la lettera B
B. La figura indicata con la lettera C
C. La figura indicata con la lettera D
D. La figura indicata con la lettera A

184) Quale tra le figure proposte integra logicamente la proporzione che segue?

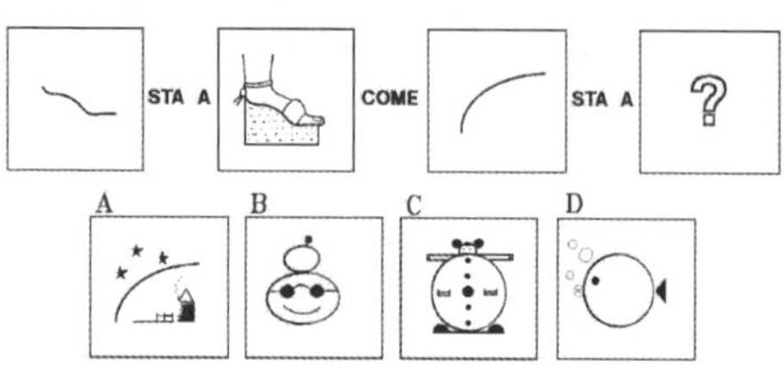

A. La figura B
B. La figura D
C. La figura C
D. La figura A

185) Individuare fra le figure proposte quella che è logico inserire quale quarto termine della proporzione data.

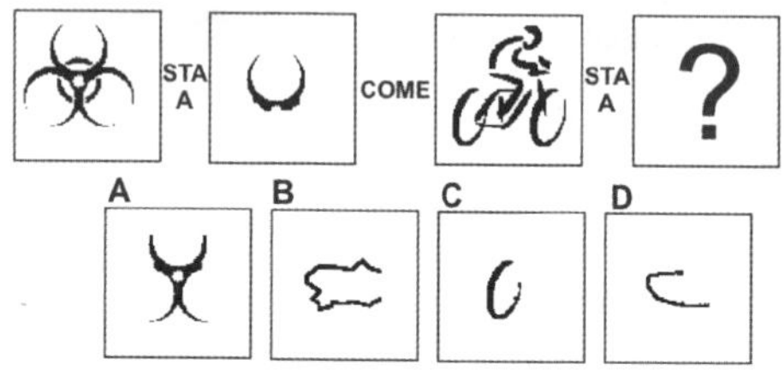

A. Il disegno indicato con la lettera B
B. Il disegno indicato con la lettera A
C. Il disegno indicato con la lettera C
D. Il disegno indicato con la lettera D

186) Quale tra le figure proposte integra logicamente la proporzione che segue?

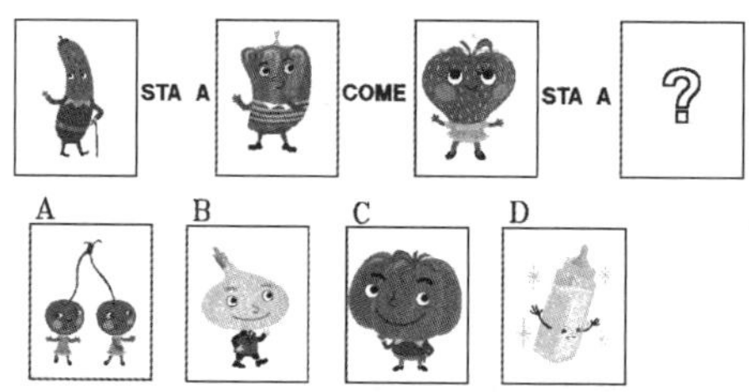

A. La figura contrassegnata con la lettera B
B. La figura contrassegnata con la lettera C
C. La figura contrassegnata con la lettera D
D. La figura contrassegnata con la lettera A

187) Quale tra le figure A, B, C e D è corretto inserire come quarto termine della proporzione che segue?

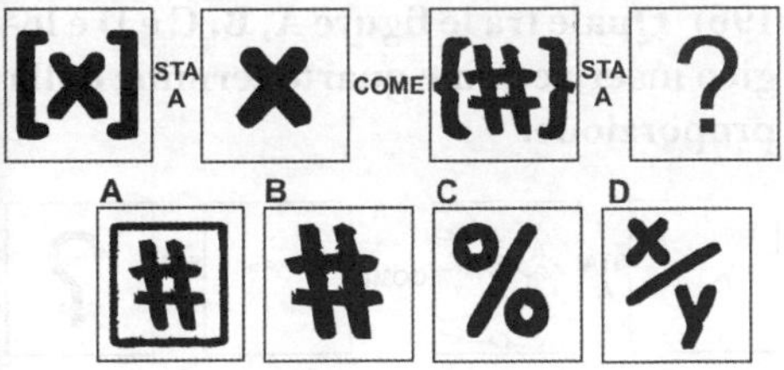

A. La figura A
B. La figura D
C. La figura C
D. La figura B

188) Quale tra le figure proposte integra logicamente la proporzione che segue?

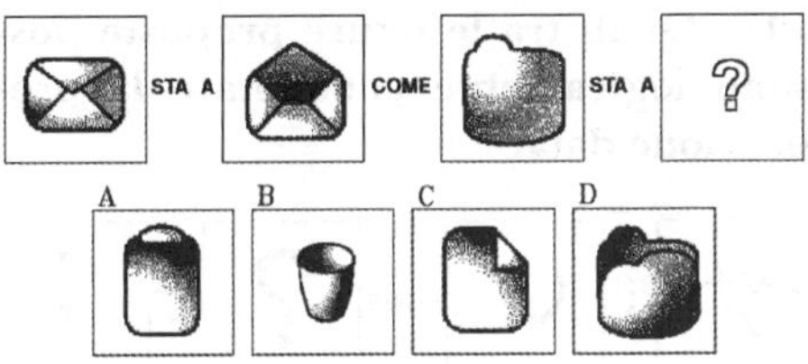

A. La figura indicata con la lettera D
B. La figura indicata con la lettera B
C. La figura indicata con la lettera A
D. La figura indicata con la lettera C

189) Quale tra le figure proposte integra logicamente la proporzione che segue?

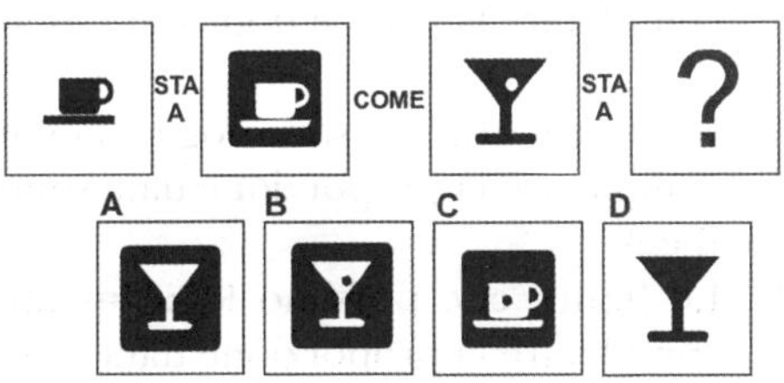

A. Figura B
B. Figura D
C. Figura A
D. Figura C

190) Quale tra le figure A, B, C e D è corretto inserire come quarto termine della proporzione che segue?

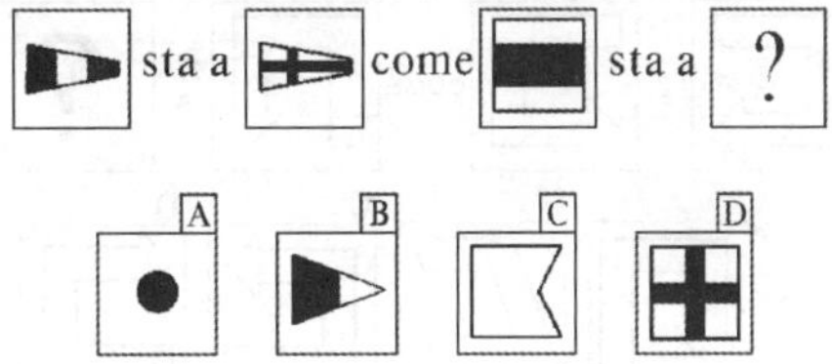

A. La figura A
B. La figura B
C. La figura D
D. La figura C

191) Individuare fra le figure proposte quella che è logico inserire quale quarto termine della proporzione data.

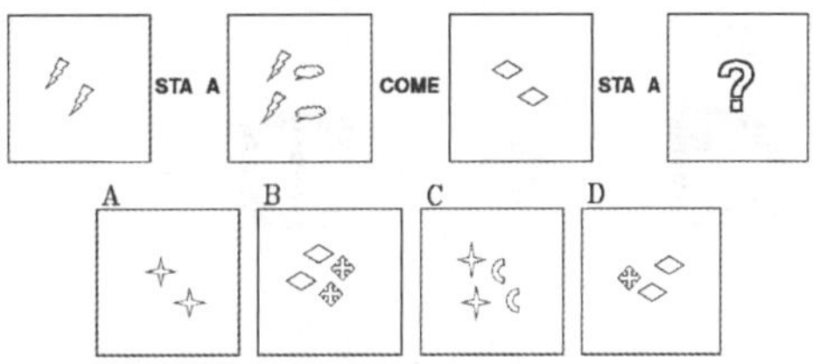

A. Figura B
B. Figura C
C. Figura A
D. Figura D

192) Quale tra le figure proposte integra logicamente la proporzione che segue?

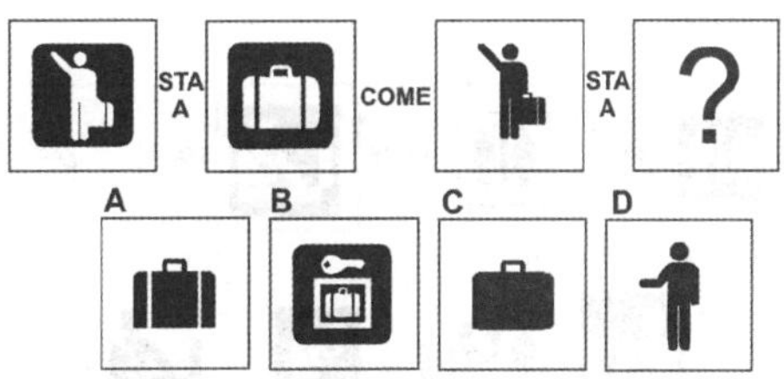

A. Figura C
B. Figura A
C. Figura B
D. Figura D

193) Individuare fra le figure proposte quella che è logico inserire quale quarto termine della proporzione data.

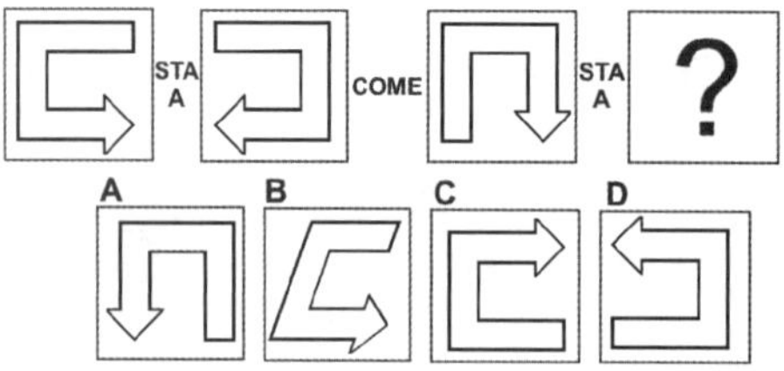

A. La figura A
B. La figura C
C. La figura B
D. La figura D

194) Quale tra le figure A, B, C e D è corretto inserire come quarto termine della proporzione che segue?

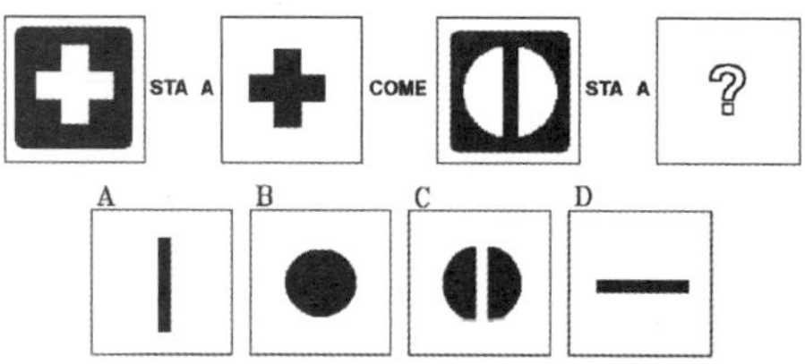

A. La figura C
B. La figura D
C. La figura A
D. La figura B

195) Quale tra le figure proposte integra logicamente la proporzione che segue?

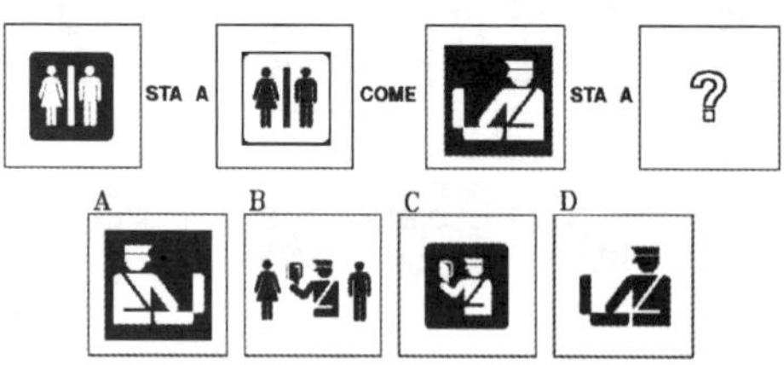

A. Figura D
B. Figura C
C. Figura B
D. Figura A

196) Quale tra le figure A, B, C e D è logico inserire come quarto termine della proporzione?

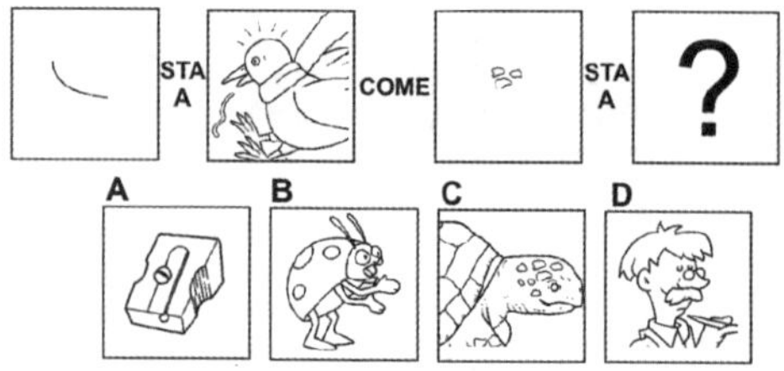

A. La figura C
B. La figura A
C. La figura D
D. La figura B

197) Quali tra le figure proposte possono logicamente completare la proporzione data?

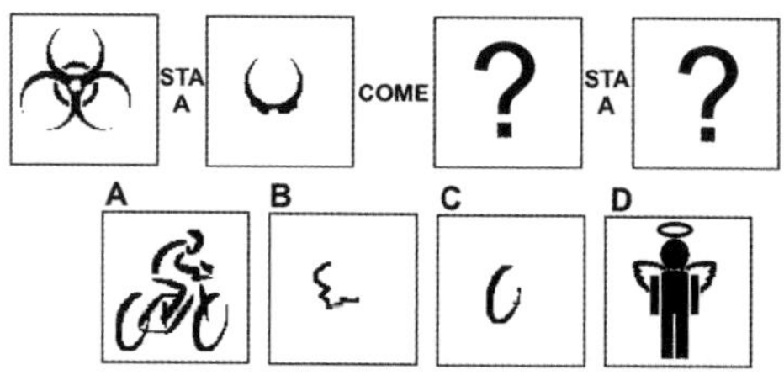

A. Le figure che possono logicamente completare la proporzione data sono A e C
B. Le figure che possono logicamente completare la proporzione data sono B e C
C. Le figure che possono logicamente completare la proporzione data sono B e A
D. Le figure che possono logicamente completare la proporzione data sono C e D

198) Individuare fra le quattro figure/risposta quelle che inserite rispettivamente come terzo e quarto termine della proporzione (figure/domanda) ne rappresentano, per analogia, il logico completamento.

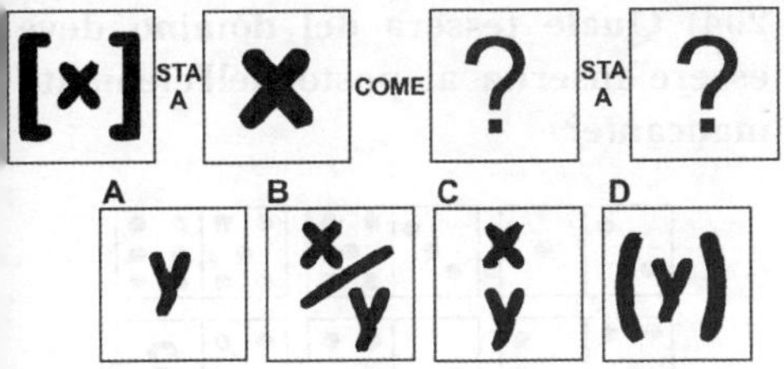

A. Le figure indicate con le lettere D e B
B. Le figure indicate con le lettere C e B
C. Le figure indicate con le lettere D e A
D. Le figure indicate con le lettere A e B

199) Quali tra le figure/risposta della seconda riga è corretto utilizzare per completare la proporzione della prima riga lasciata incompleta?

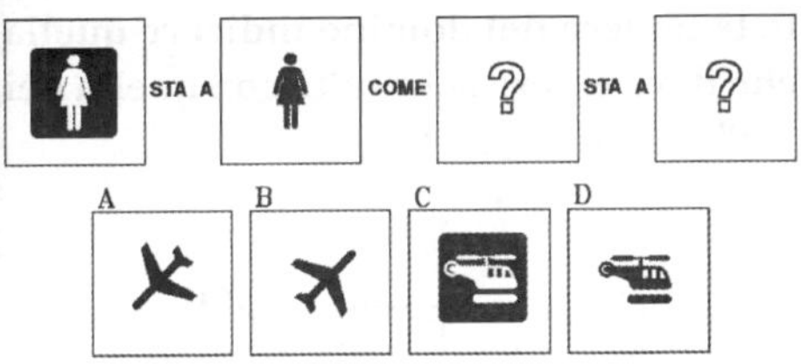

A. Le figure A e D
B. Le figure C e D
C. Le figure B e D
D. Le figure A e B

200) Individuare fra le quattro figure/risposta quelle che inserite rispettivamente come terzo e quarto termine della proporzione (figure/domanda) ne rappresentano, per analogia, il logico completamento.

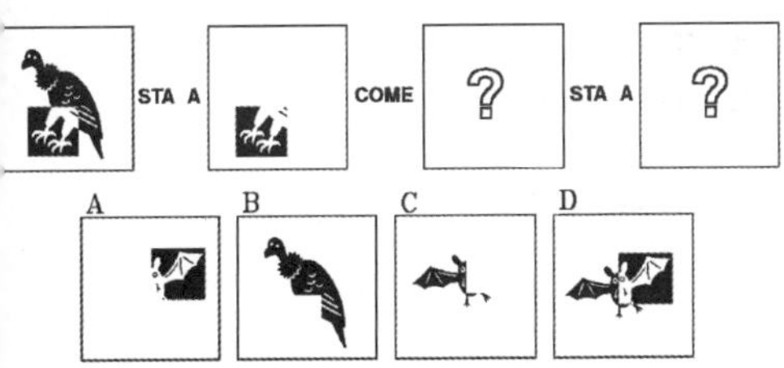

A. Le figure indicate con le lettere D e B
B. Le figure indicate con le lettere B e D
C. Le figure indicate con le lettere D e A
D. Le figure indicate con le lettere D e C

4.3 • Domino e carte francesi

201) Quale tessera del domino deve essere inserita al posto dell'elemento mancante rispettivamente nella figura I e nella figura II?

I

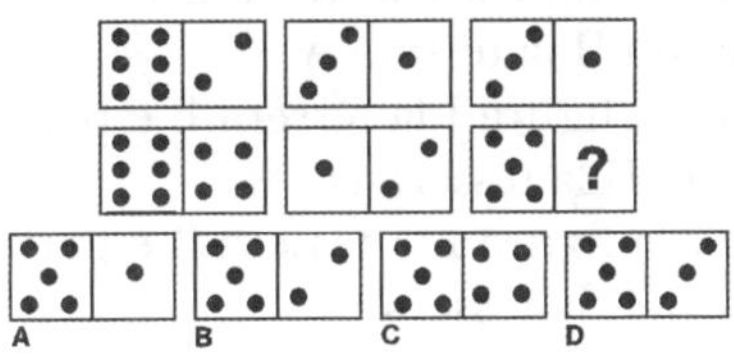

II

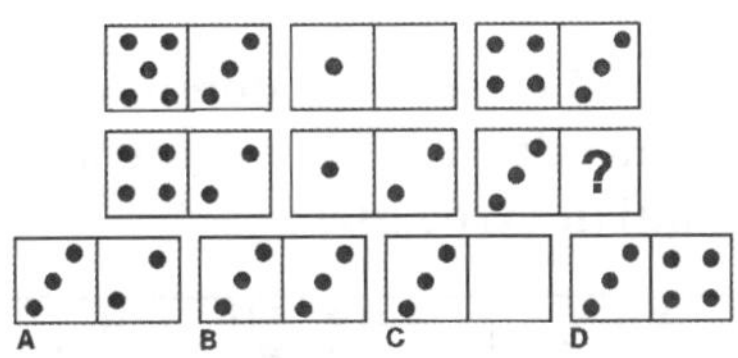

A. Tessera B e tessera C
B. Tessera D e tessera A
C. Tessera B e tessera A
D. Tessera C e tessera D

202) Quali tessere del domino devono essere inserite al posto dell'elemento mancante della figura I e della figura II?

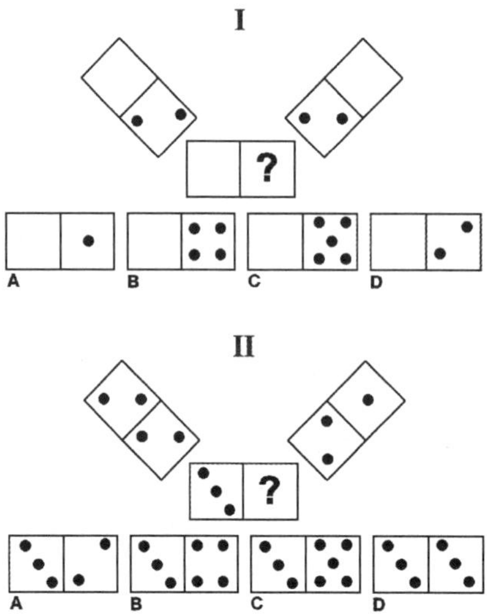

A. Per la figura I la tessera C e per la figura II la tessera A
B. Per la figura I la tessera B e per la figura II la tessera D
C. Per la figura I la tessera B e per la figura II la tessera B
D. Per la figura I la tessera D e per la figura II la tessera B

203) Quali tasselli del domino devono essere inseriti rispettivamente al posto dei punti interrogativi?

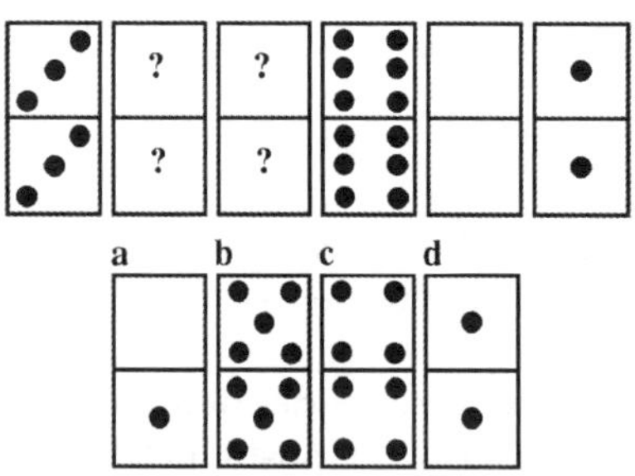

A. I tasselli c, a
B. I tasselli c, b
C. I tasselli a, b
D. I tasselli d, c

204) Quale tessera del domino deve essere inserita al posto dell'elemento mancante?

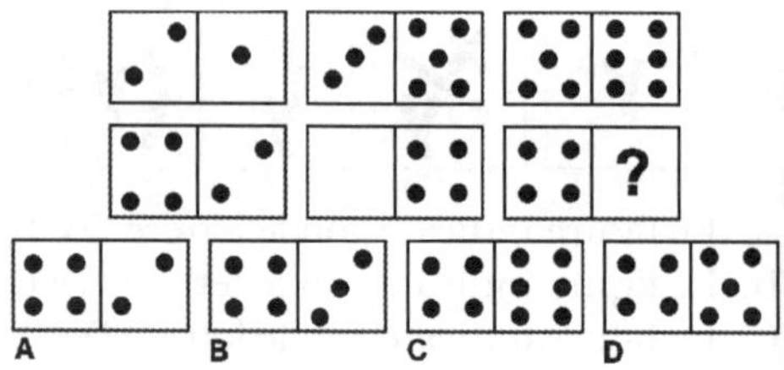

A. Tessera A
B. Tessera C
C. Tessera D
D. Tessera B

205) Dopo aver osservato attentamente le tessere del domino indicare quella che deve essere sostituita con quella dei "??".

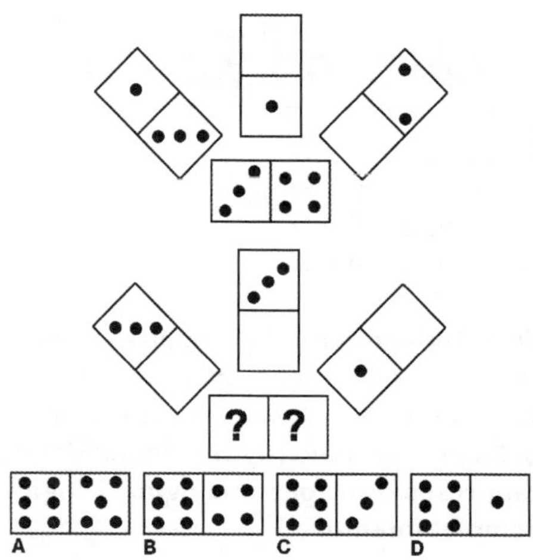

A. Tessera D
B. Tessera C
C. Tessera B
D. Tessera A

206) Quale box contiene il secondo elemento mancante della pedina?

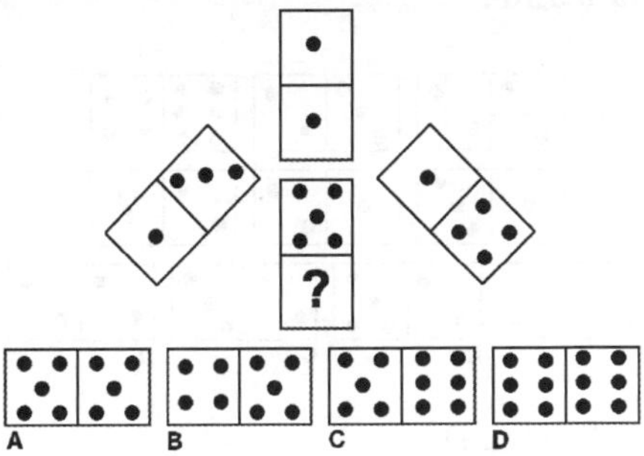

A. Box A
B. Box B
C. Box C
D. Box D

207) Quale lettera contiene il secondo elemento mancante della pedina?

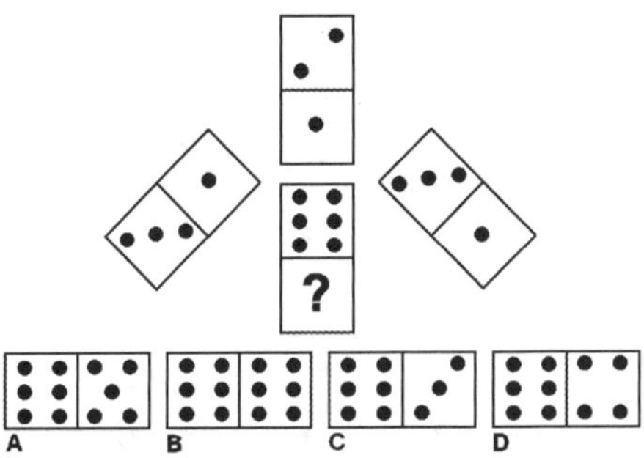

A. La lettera D
B. La lettera C
C. La lettera B
D. La lettera A

208) Dopo aver osservato attentamente le tessere del domino indicare quella che deve essere sostituita al posto dei "??".

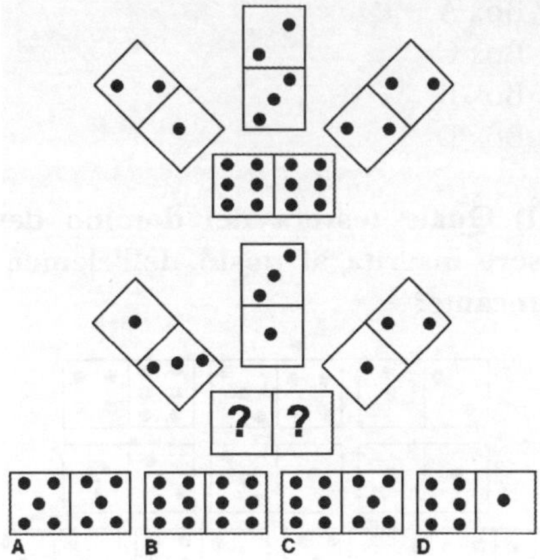

A. Tessera C
B. Tessera B
C. Tessera A
D. Tessera D

209) Quale lettera contiene il secondo elemento mancante della pedina?

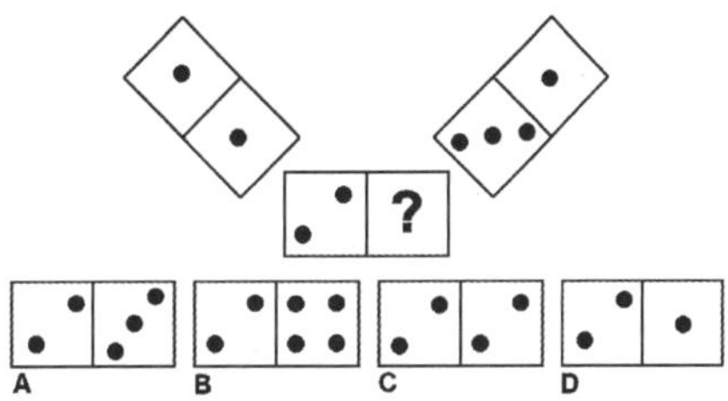

A. La lettera B
B. La lettera A
C. La lettera D
D. La lettera C

210) Quale box contiene il secondo elemento mancante della pedina?

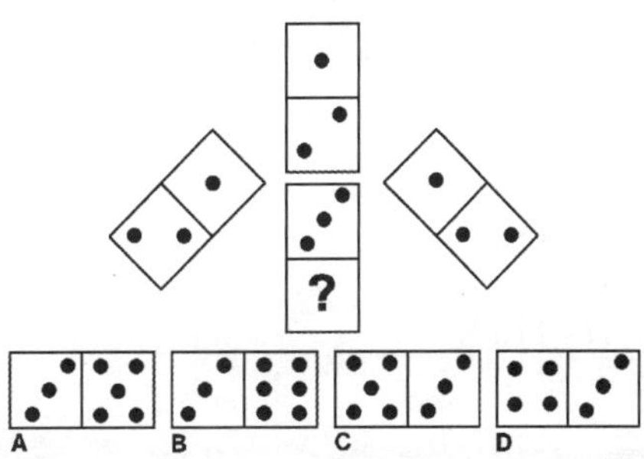

A. Box A
B. Box C
C. Box B
D. Box D

211) Quale tessera del domino deve essere inserita al posto dell'elemento mancante?

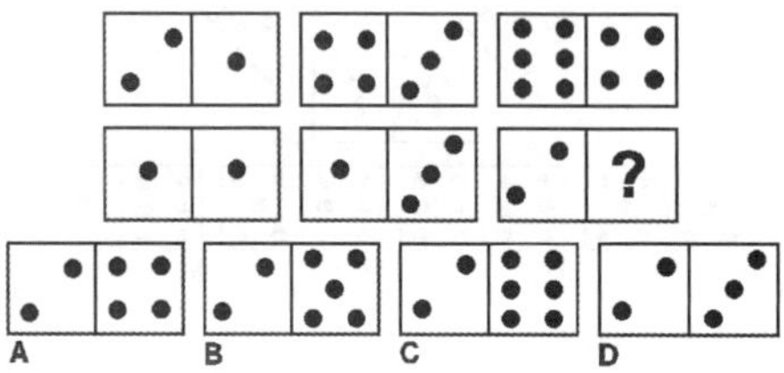

A. Tessera A
B. Tessera C
C. Tessera D
D. Tessera B

212) Dopo aver osservato attentamente le tessere del domino indicare quella che deve essere sostituita al posto dei "??".

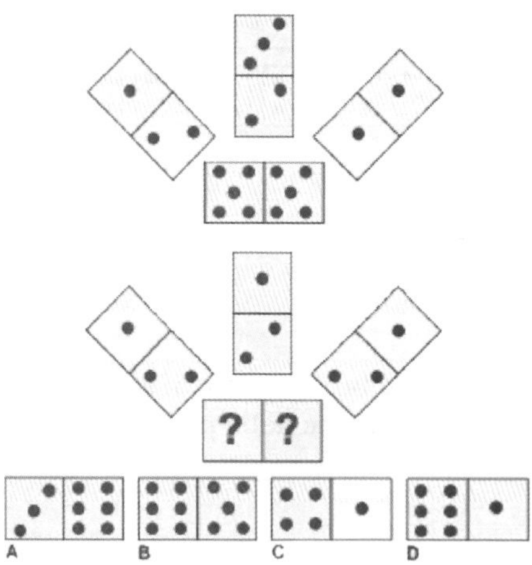

A. Tessera D
B. Tessera C
C. Tessera A
D. Tessera B

213) Quale tessera del domino deve essere inserita al posto dell'elemento mancante?

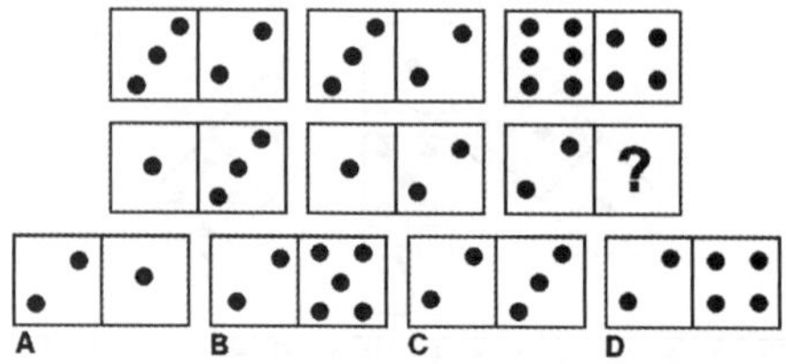

A. Tessera D
B. Tessera C
C. Tessera B
D. Tessera A

214) Dopo aver osservato attentamente le tessere del domino indicare quella che deve essere sostituita al posto dei "??".

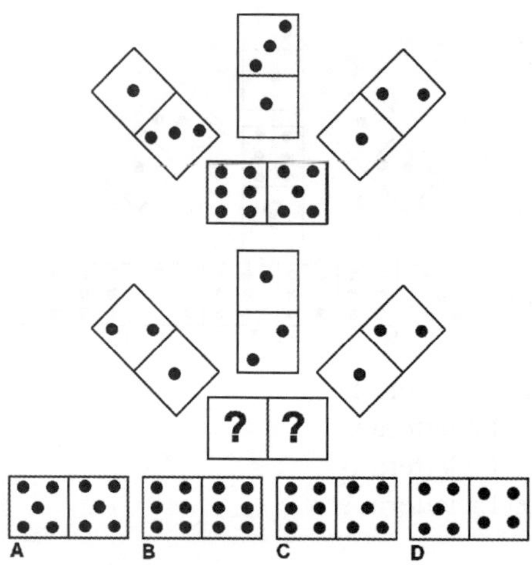

A. Tessera B
B. Tessera D
C. Tessera A
D. Tessera C

215) Quale box contiene il secondo elemento mancante della pedina?

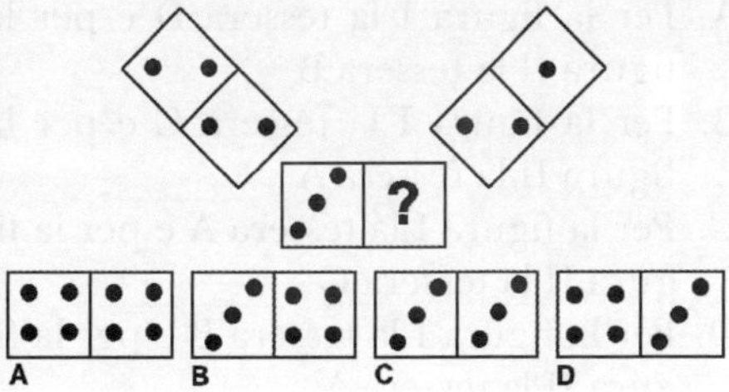

A. Box B
B. Box D
C. Box C
D. Box A

216) Quale lettera contiene il secondo elemento mancante della pedina?

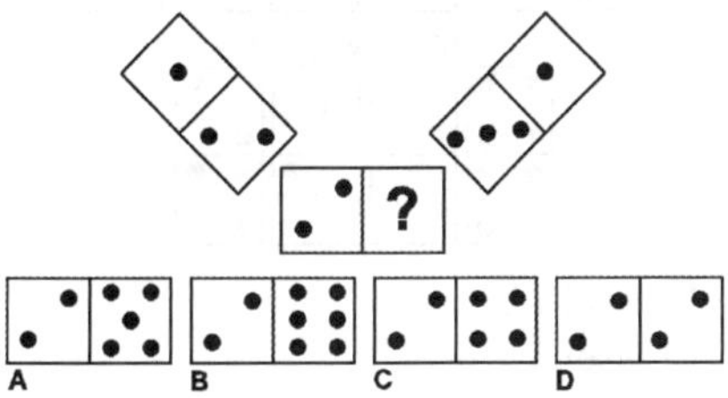

A. La lettera C
B. La lettera A
C. La lettera B
D. La lettera D

217) Quale box contiene il secondo elemento mancante della pedina?

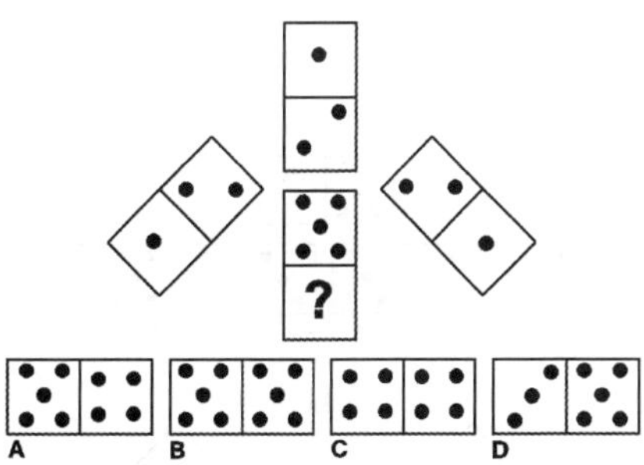

A. Box D
B. Box A
C. Box C
D. Box B

218) Quale lettera contiene il secondo elemento mancante della pedina?

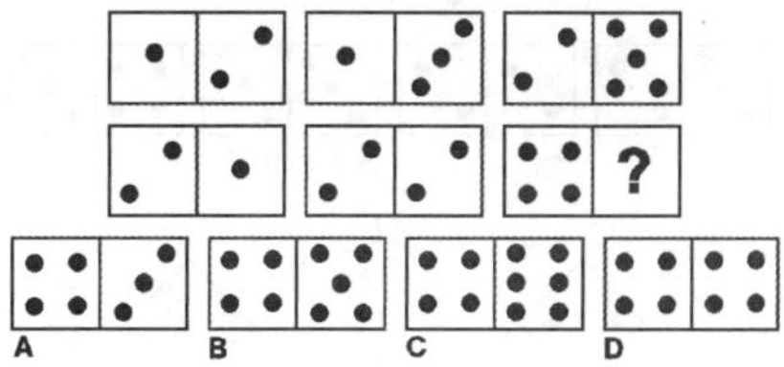

A. La lettera C
B. La lettera A
C. La lettera D
D. La lettera B

219) Quale box contiene il secondo elemento mancante della pedina?

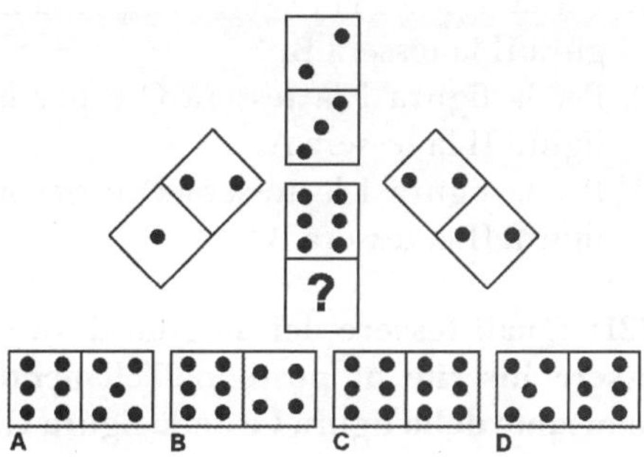

A. Box D
B. Box C
C. Box B
D. Box A

220) Quali tessere del domino devono essere inserite al posto dell'elemento mancante della figura I e della figura II?

I

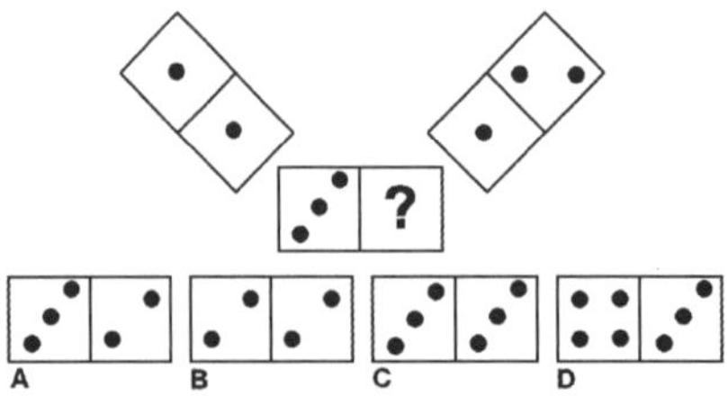

II

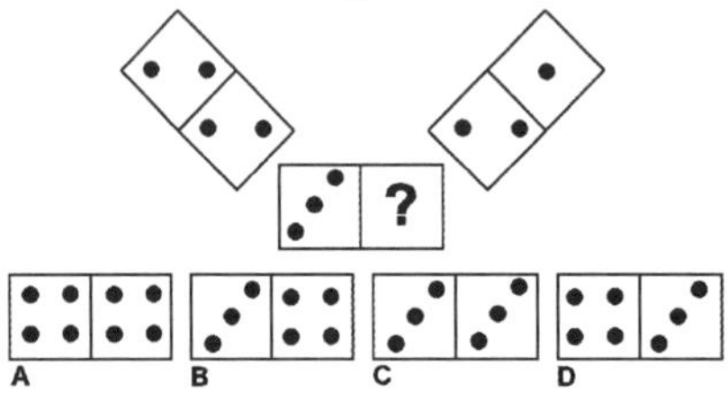

A. Per la figura I la tessera B e per la figura II la tessera A
B. Per la figura I la tessera A e per la figura II la tessera B
C. Per la figura I la tessera C e per la figura II la tessera A
D. Per la figura I la tessera D e per la figura II la tessera B

221) Quali tessere del domino devono essere inserite al posto dell'elemento mancante della figura I e della figura II?

I

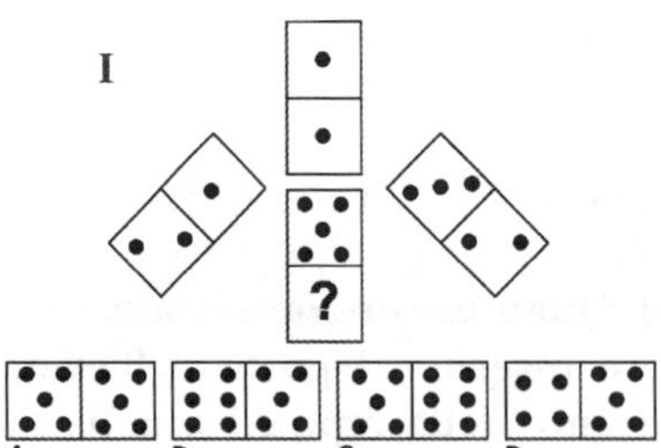

II

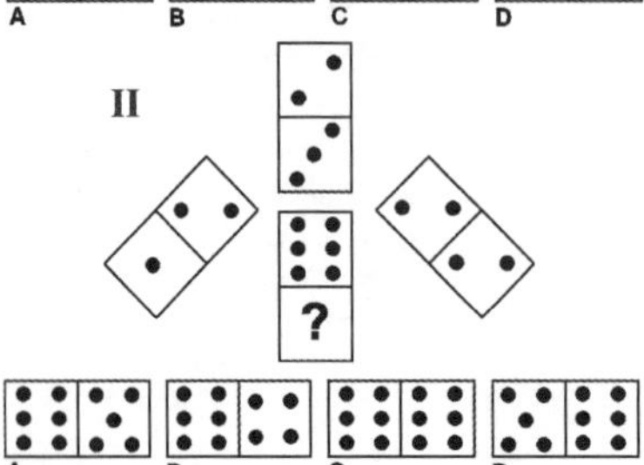

A. Per la figura I la tessera D e per la figura II la tessera B
B. Per la figura I la tessera C e per la figura II la tessera A
C. Per la figura I la tessera A e per la figura II la tessera C
D. Per la figura I la tessera B e per la figura II la tessera A

222) Quali tasselli del domino devono essere inseriti rispettivamente al posto dei punti interrogativi?

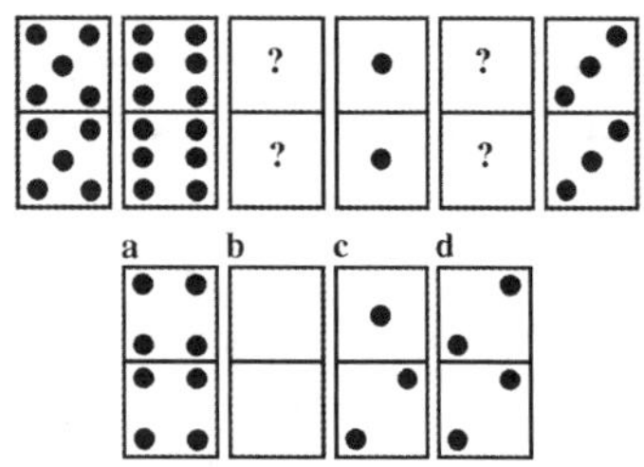

A. I tasselli b, d
B. I tasselli c, b
C. I tasselli c, a
D. I tasselli a, b

223) Quali tessere del domino devono essere inserite al posto dell'elemento mancante della figura I e della figura II?

I

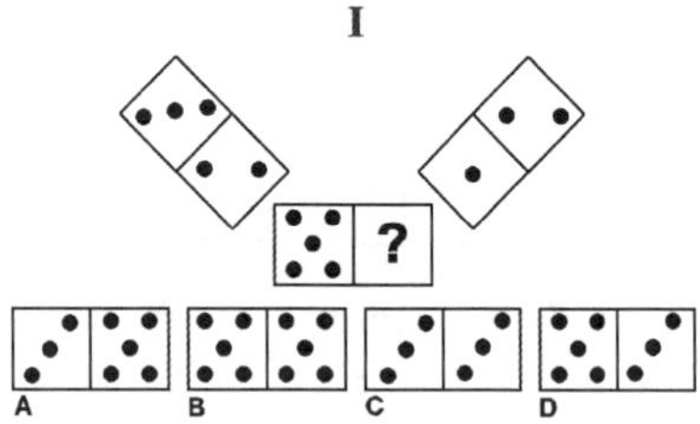

II

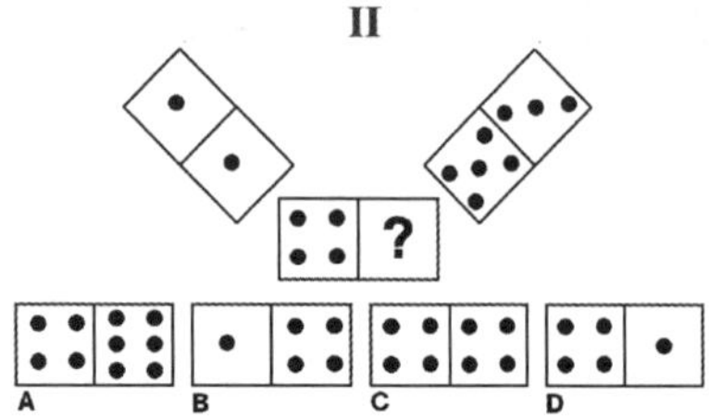

A. Per la figura I la tessera C e per la figura II la tessera A
B. Per la figura I la tessera B e per la figura II la tessera A
C. Per la figura I la tessera D e per la figura II la tessera B
D. Per la figura I la tessera D e per la figura II la tessera A

224) Quali tessere del domino devono essere inserite al posto dell'elemento mancante della figura I e della figura II?

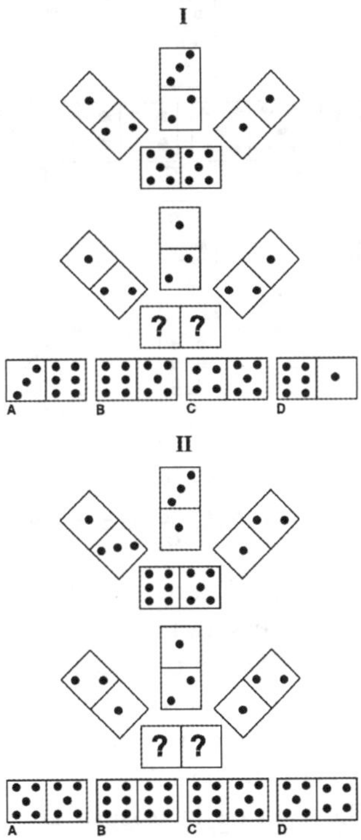

A. Per la figura I la tessera A e per la figura II la tessera B
B. Per la figura I la tessera A e per la figura II la tessera D
C. Per la figura I la tessera C e per la figura II la tessera A
D. Per la figura I la tessera D e per la figura II la tessera B

225) Quale tessera del domino deve essere inserita al posto dell'elemento mancante rispettivamente nella figura I e nella figura II?

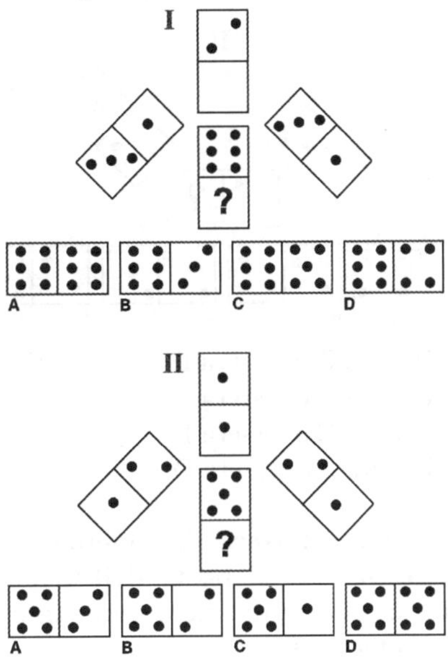

A. Tessera D e tessera A
B. Tessera D e tessera C
C. Tessera A e tessera D
D. Tessera B e tessera A

226) Quale tessera del domino deve essere inserita al posto dell'elemento mancante rispettivamente nella figura I e nella figura II?

I

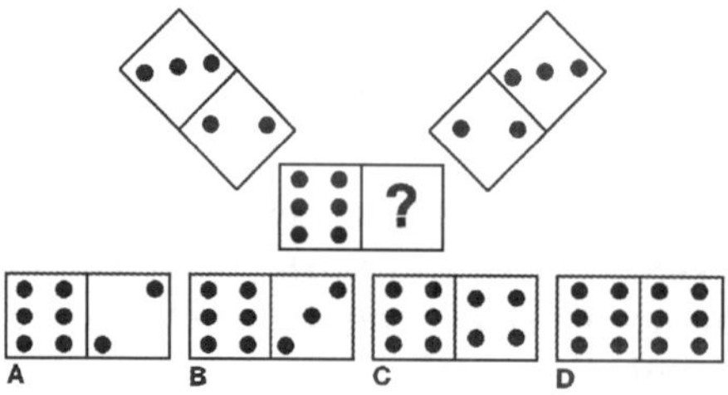

II

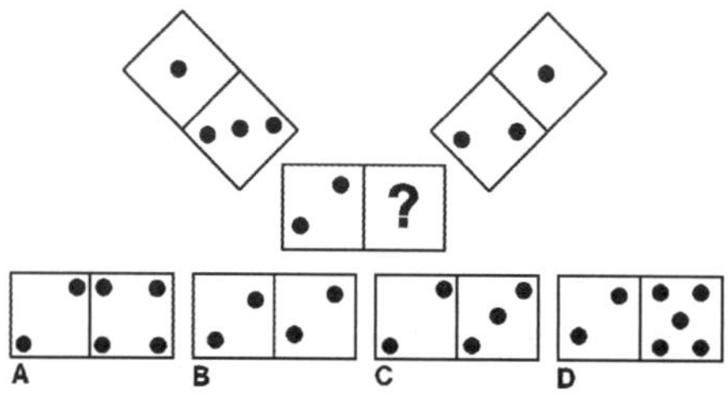

A. Tessera C e tessera D
B. Tessera C e tessera A
C. Tessera C e tessera B
D. Tessera B e tessera D

227) Quale tessera del domino deve essere inserita al posto dell'elemento mancante rispettivamente nella figura I e nella figura II?

I

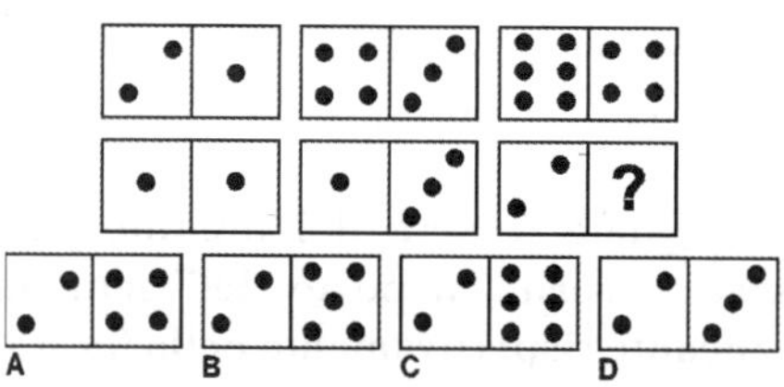

II

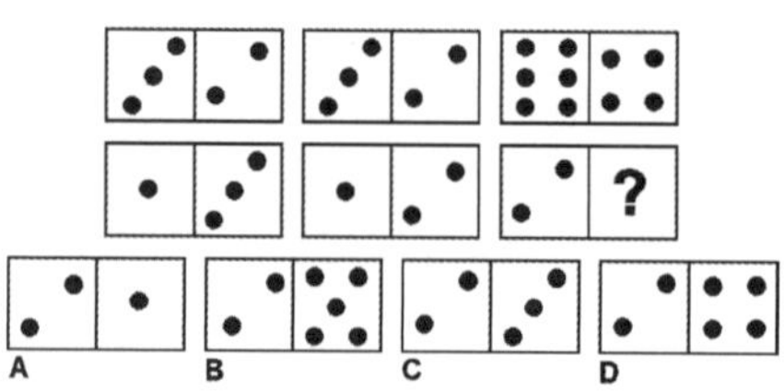

A. Tessera A e tessera B
B. Tessera D e tessera A
C. Tessera A e tessera C
D. Tessera C e tessera A

228) Quali tessere del domino devono essere inserite al posto dell'elemento mancante della figura I e della figura II?

I

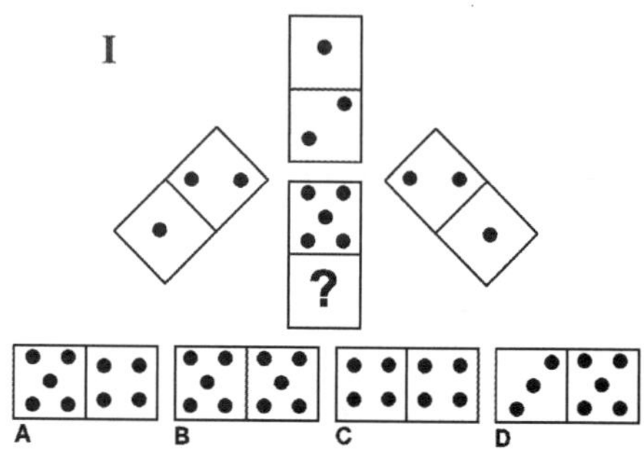

II

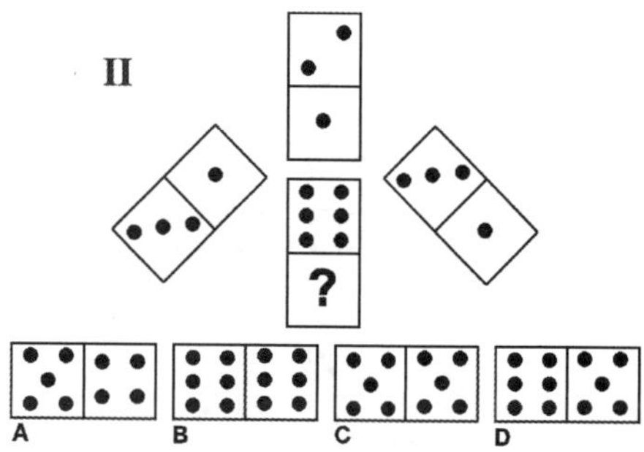

A. Per la figura I la tessera A e per la figura II la tessera D
B. Per la figura I la tessera B e per la figura II la tessera A
C. Per la figura I la tessera C e per la figura II la tessera A
D. Per la figura I la tessera D e per la figura II la tessera B

229) Quale tessera del domino deve essere inserita al posto dell'elemento mancante nella figura II?

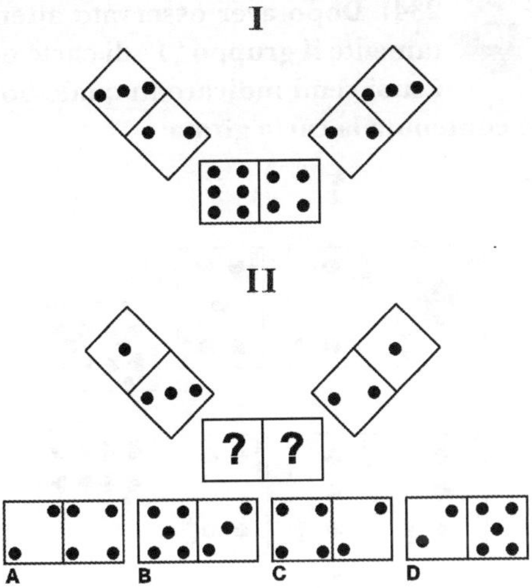

A. Tessera B
B. Tessera A
C. Tessera C
D. Tessera D

230) Quali tessere del domino devono essere inserite al posto dell'elemento mancante della figura I e della figura II?

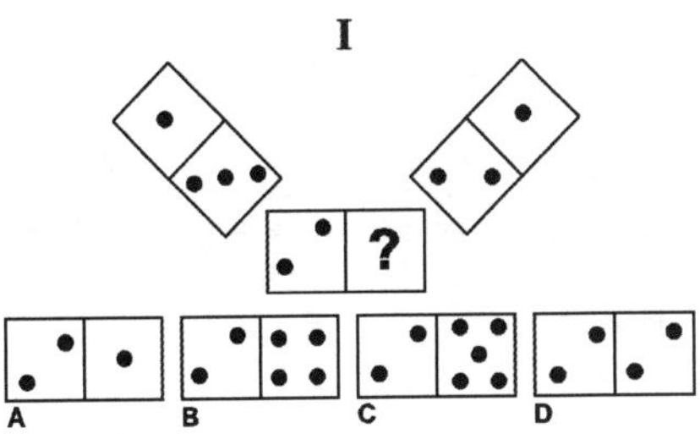

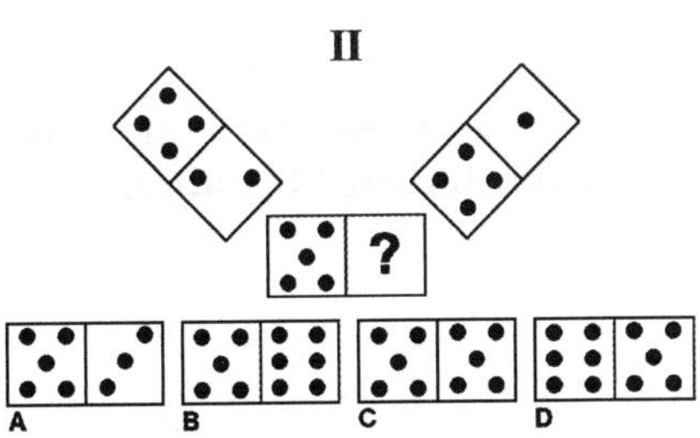

A. Per la figura I la tessera C e per la figura II la tessera A
B. Per la figura I la tessera B e per la figura II la tessera A
C. Per la figura I la tessera C e per la figura II la tessera B
D. Per la figura I la tessera D e per la figura II la tessera B

231) Quali tessere del domino devono essere inserite al posto dell'elemento mancante della figura I e della figura II?

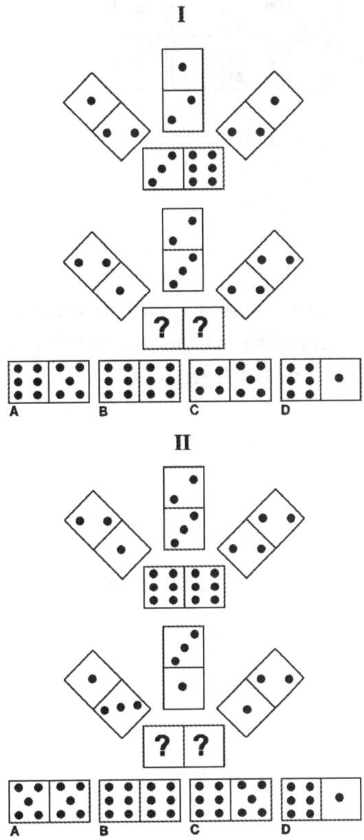

A. Per la figura I la tessera C e per la figura II la tessera A
B. Per la figura I la tessera A e per la figura II la tessera B
C. Per la figura I la tessera B e per la figura II la tessera C
D. Per la figura I la tessera D e per la figura II la tessera B

232) Quali tasselli del domino devono essere inseriti rispettivamente al posto dei punti interrogativi?

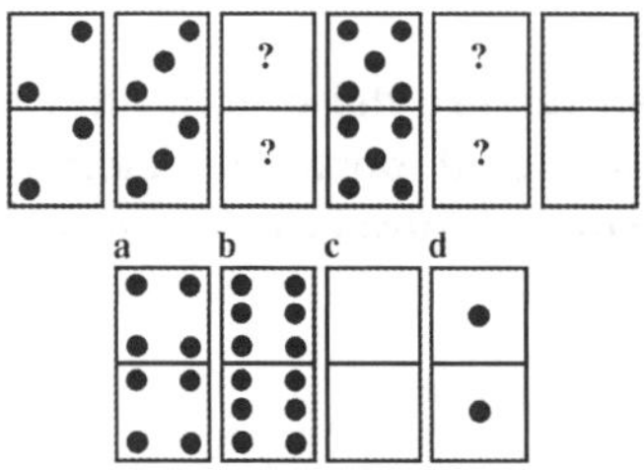

A. I tasselli a, b
B. I tasselli b, c
C. I tasselli d, b
D. I tasselli c, a

233) Quale tessera del domino deve essere inserita al posto dell'elemento mancante nella figura II?

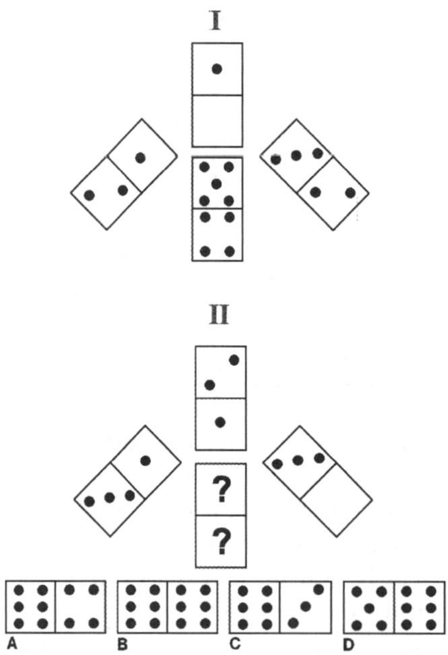

A. Tessera C
B. Tessera D
C. Tessera A
D. Tessera B

234) Dopo aver osservato attentamente il gruppo "I" di carte ed i suoi semi indicare in quale box è contenuta la carta girata:

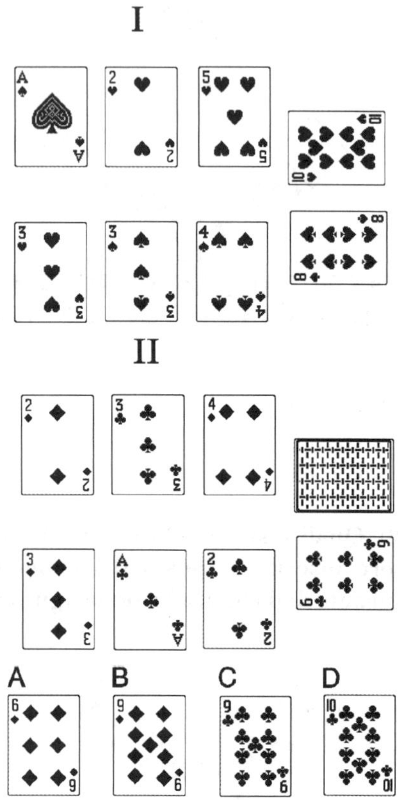

A. Box A
B. Box D
C. Box B
D. Box C

235) Dopo aver osservato attentamente l'insieme di carte "I" indicare qual è la carta girata.

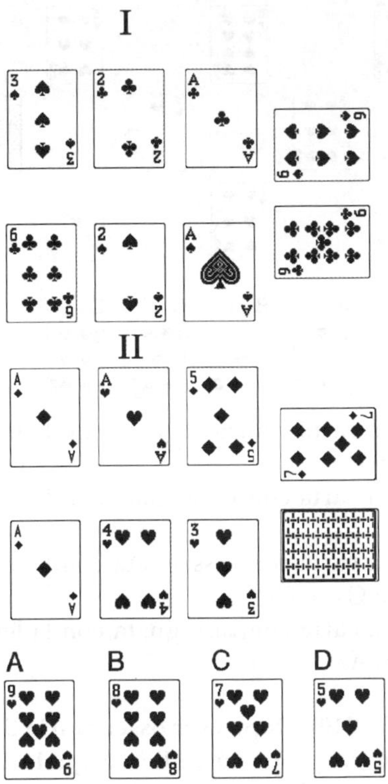

A. La carta contrassegnata con la lettera C
B. La carta contrassegnata con la lettera A
C. La carta contrassegnata con la lettera B
D. La carta contrassegnata con la lettera D

236) Quale carta deve essere inserita al posto di quella girata?

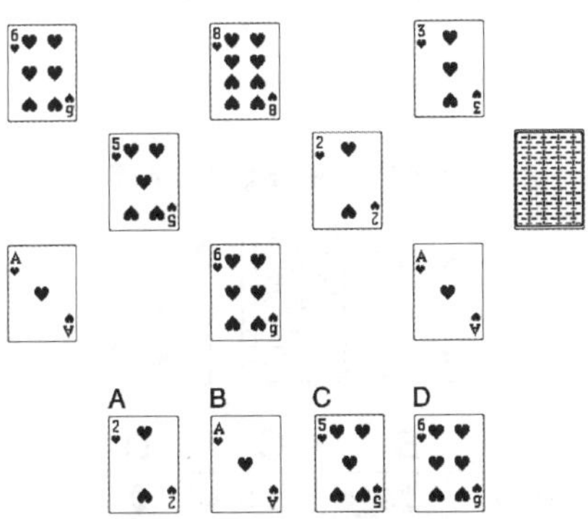

A. La carta contrassegnata con la lettera C
B. La carta contrassegnata con la lettera A
C. La carta contrassegnata con la lettera D
D. La carta contrassegnata con la lettera B

237) Quale carta deve essere inserita al posto di quella girata?

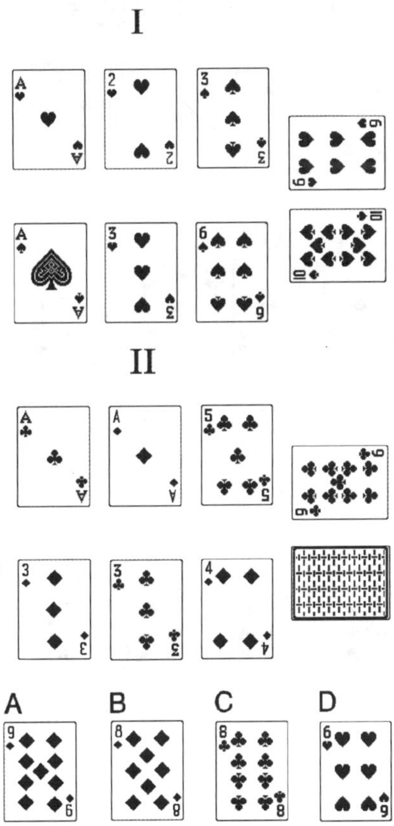

A. La carta contrassegnata con la lettera D
B. La carta contrassegnata con la lettera A
C. La carta contrassegnata con la lettera C
D. La carta contrassegnata con la lettera B

238) Dopo aver osservato attentamente l'insieme di carte nella figura "I" indicare qual è la carta girata nella figura "II".

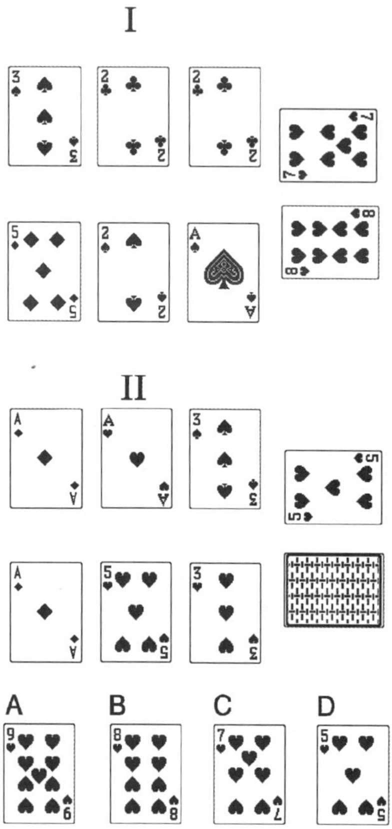

A. La carta contrassegnata con la lettera D
B. La carta contrassegnata con la lettera B
C. La carta contrassegnata con la lettera C
D. La carta contrassegnata con la lettera A

239) Quale carta deve essere inserita al posto di quella girata?

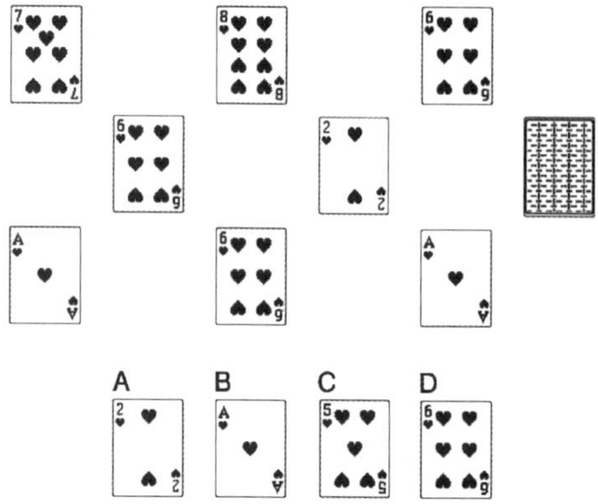

A. La carta contrassegnata con la lettera D
B. La carta contrassegnata con la lettera B
C. La carta contrassegnata con la lettera C
D. La carta contrassegnata con la lettera A

240) Dopo aver osservato la figura proposta indicare quale box contiene la carta girata.

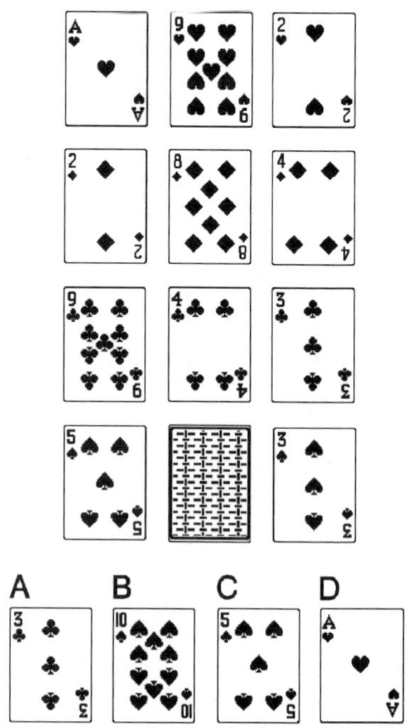

A. Box D
B. Box B
C. Box C
D. Box A

241) Dopo aver osservato l'insieme delle carte indicare in quali box sono contenute le due carte girate.

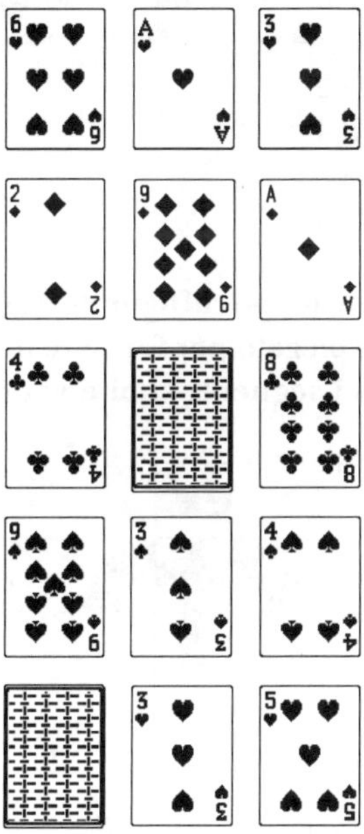

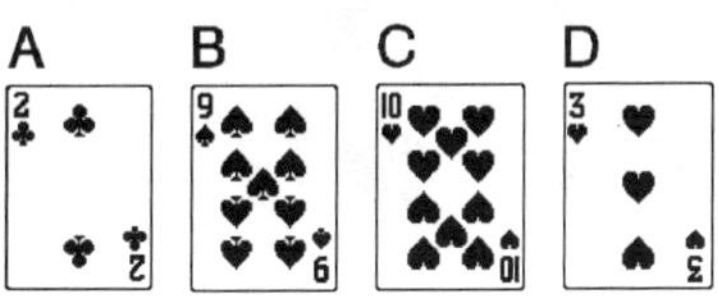

A. Box D e box C
B. Box A e box D
C. Box A e box C
D. Box B e box D

242) Dopo aver osservato attentamente il gruppo "I" di carte indicare dove sono presenti le carte girate.

I

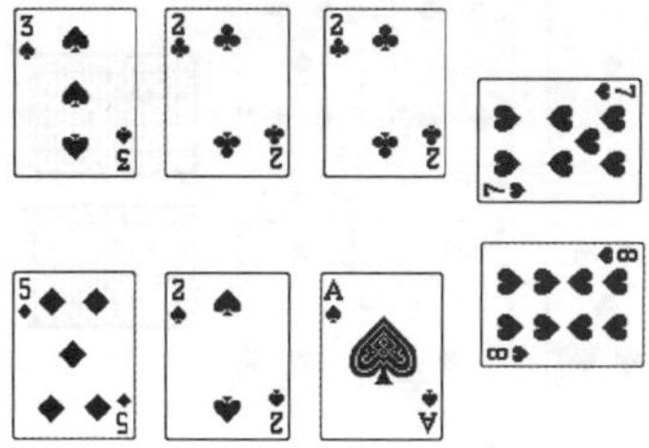

II

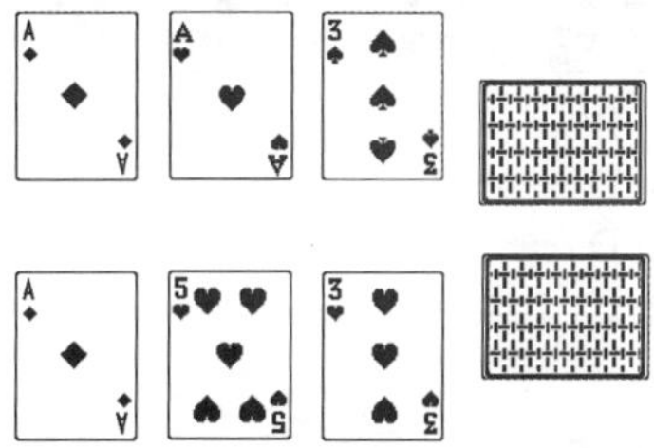

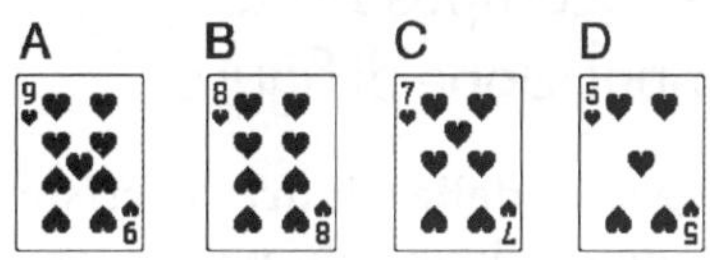

A. D e A
B. A e C
C. D e B
D. C e D

243) Dopo aver osservato attentamente il gruppo "I" di carte ed i suoi semi indicare quali sono le carte girate.

I

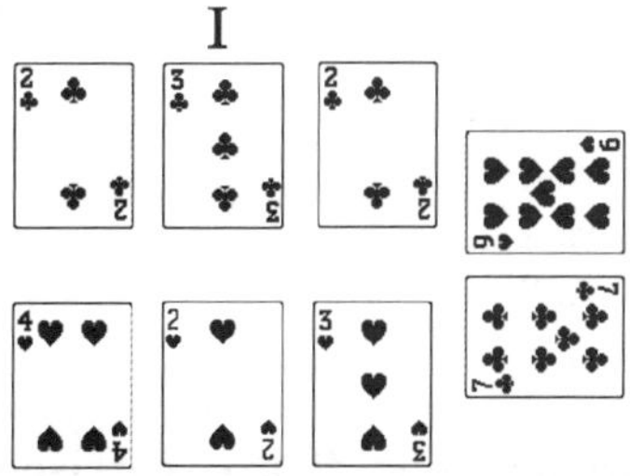

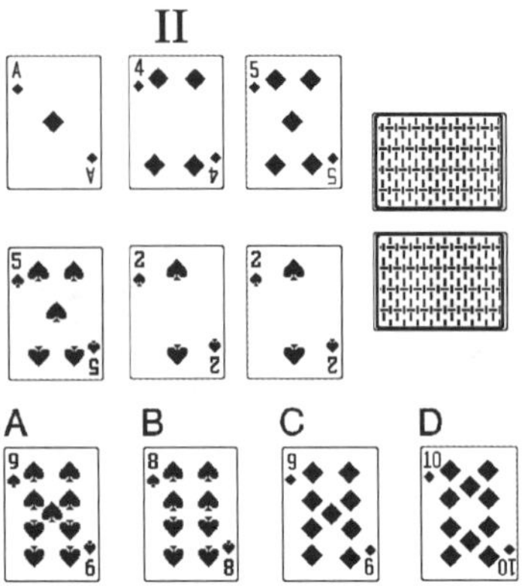

A. A e B
B. C e D
C. A e D
D. A e C

4.4• Scomposizione e ricomposizione di figure

244) Quale delle figure corrisponde alla composizione volumetrica della figura piana data?

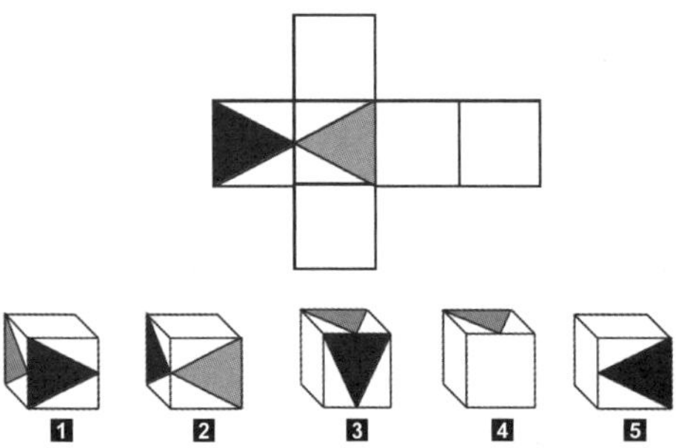

A. Figura 1
B. Figura 4
C. Figura 3
D. Figura 2

245) Quale delle figure corrisponde alla composizione volumetrica della figura piana data?

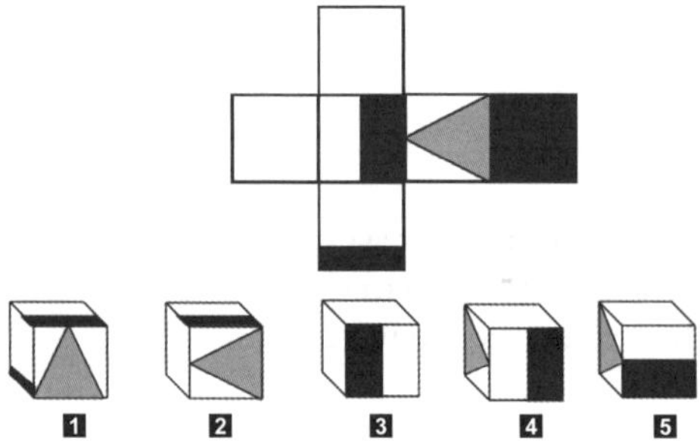

A. Figura 2
B. Figura 4
C. Figura 3
D. Figura 5

246) Lo sviluppo raffigurato qui di seguito è stato piegato per formare un cubo. Quale dei seguenti cubi è stato formato?

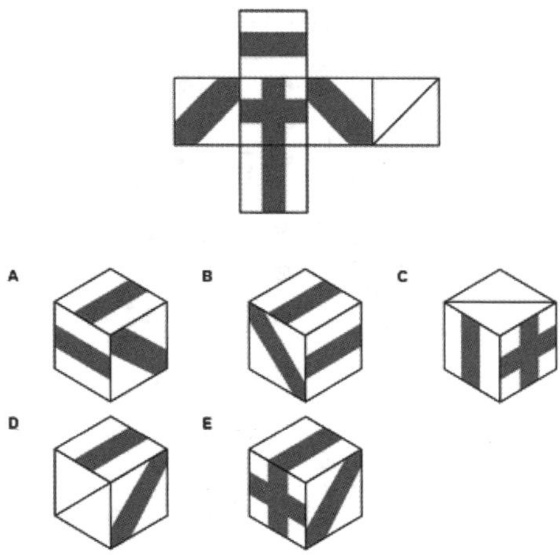

A. Figura D
B. Figura A
C. Figura E
D. Figura C

247) Da quante facce è composto il solido 5?

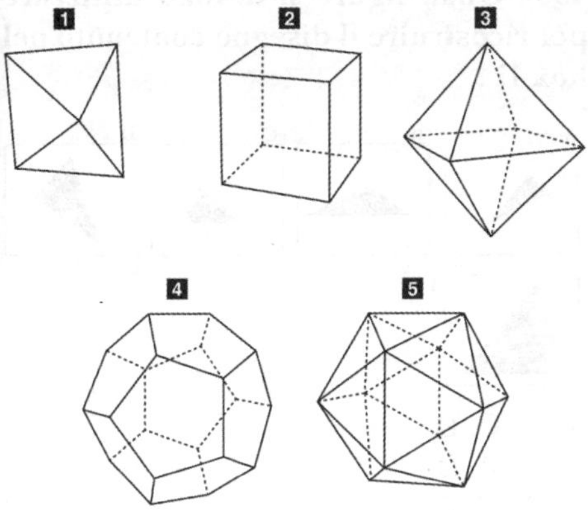

A. 10 facce
B. 20 facce
C. 12 facce
D. 18 facce
E. 16 facce

248) La figura che segue può essere ricomposta soltanto con tre dei cinque frammenti proposti. Quali?

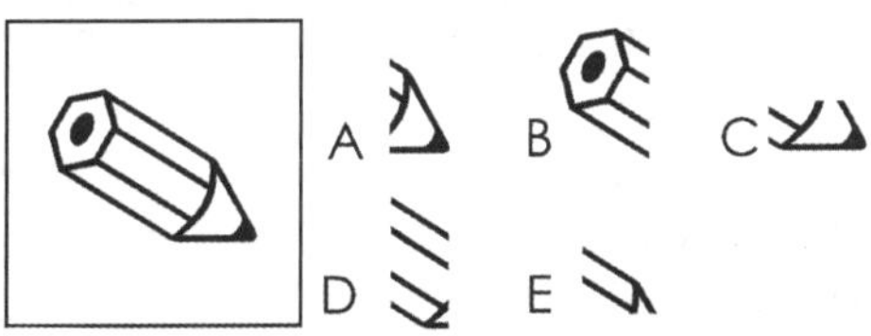

A. Frammenti A, C e D
B. Frammenti B, C e D
C. Frammenti A, B e D
D. Frammenti A, C e E

249) La figura che segue può essere ricomposta soltanto con tre dei cinque frammenti proposti. Quali?

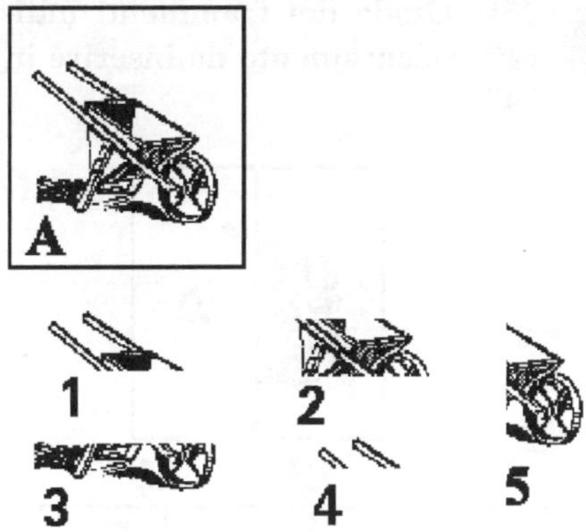

A. Frammenti 2, 3 e 5
B. Frammenti 1, 2 e 4
C. Frammenti 1, 2 e 3
D. Frammenti 1, 3 e 4

250) La figura che segue può essere scomposta in 4 dei 5 frammenti riportati. Qual è il frammento residuo?

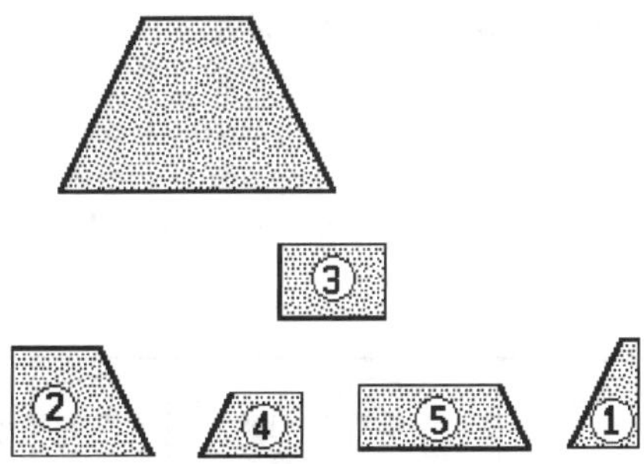

A. Il frammento contrassegnato con il numero 3
B. Il frammento contrassegnato con il numero 4
C. Il frammento contrassegnato con il numero 1
D. Il frammento contrassegnato con il numero 2

251) Quale dei frammenti indicati è sicuramente da inserire in "A"?

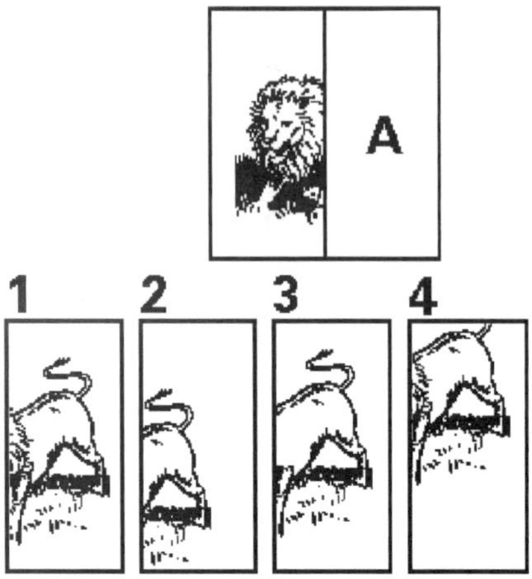

A. Il frammento del box 2
B. Il frammento del box 1
C. Il frammento del box 3
D. Il frammento del box 4

252) Dopo aver osservato il disegno, si indichi quale dei seguenti elementi è corretto utilizzare per ricomporlo esattamente:

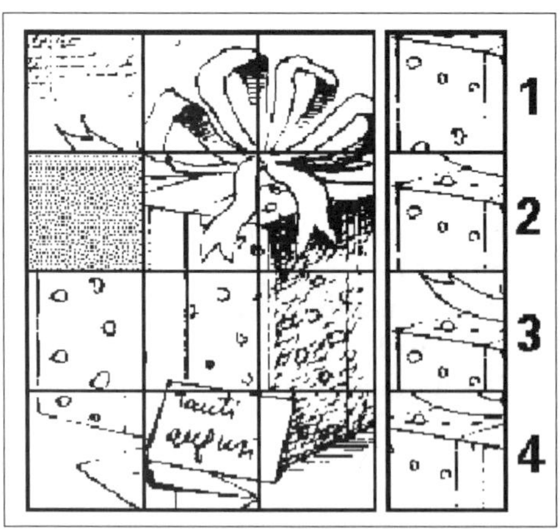

A. L'elemento 3
B. L'elemento 2
C. L'elemento 4
D. L'elemento 1

253) Quali figure si devono utilizzare per ricostruire il disegno contenuto nel box 1?

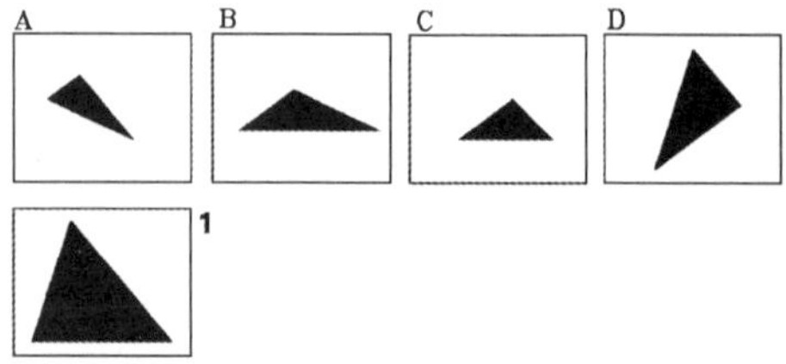

A. B, C, D
B. A, B, D
C. A, C, D
D. A, C, B

254) La "tessera" mancante nella figura 1 è contenuta:

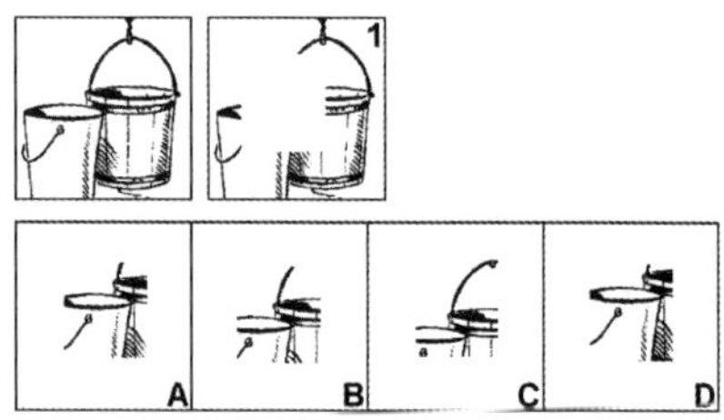

A. nel box B
B. nel box C
C. nel box A
D. nel box D

255) Gli elementi contenuti nel box 1, adeguatamente ricomposti, sono visibili nel box:

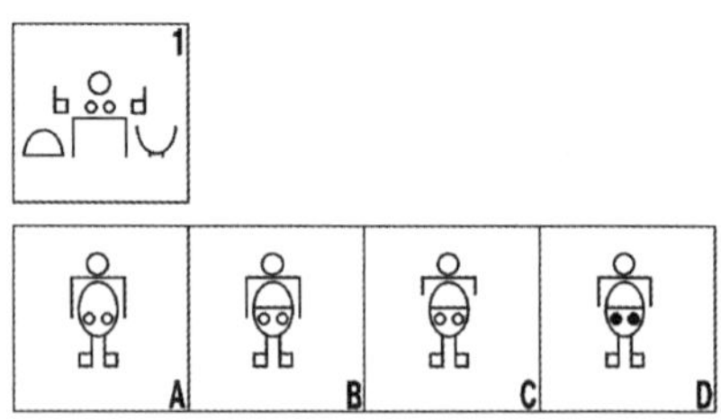

A. indicato con la lettera D
B. indicato con la lettera C
C. indicato con la lettera A
D. indicato con la lettera B

256) La figura che segue può essere scomposta in 4 dei 5 frammenti riportati. Quali?

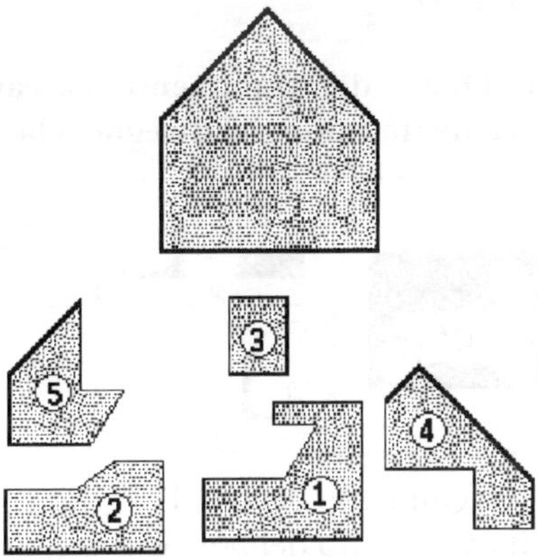

A. I frammenti contrassegnati con i numeri 1, 2, 3, 5
B. I frammenti contrassegnati con i numeri 1, 2, 3, 4
C. I frammenti contrassegnati con i numeri 2, 3, 4, 5
D. I frammenti contrassegnati con i numeri 1, 3, 4, 5

257) La figura che segue può essere scomposta in 4 dei 5 frammenti riportati. Quali?

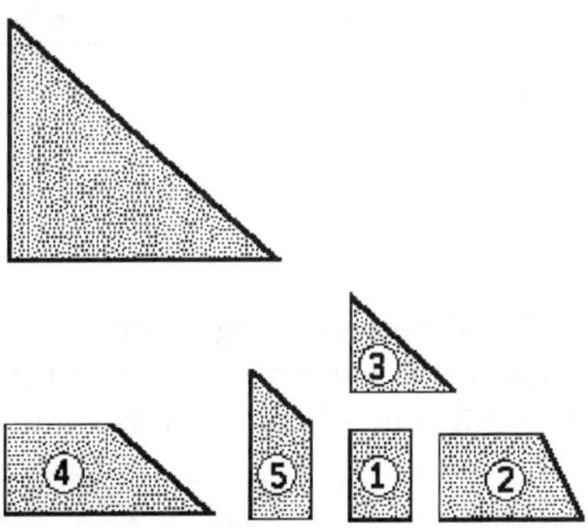

A. I frammenti contrassegnati con i numeri 1, 2, 3, 4
B. I frammenti contrassegnati con i numeri 1, 3, 4, 5
C. I frammenti contrassegnati con i numeri 1, 2, 3, 5
D. I frammenti contrassegnati con i numeri 2, 3, 4, 5

258) La figura che segue può essere ricomposta soltanto con tre dei cinque frammenti proposti. Quali?

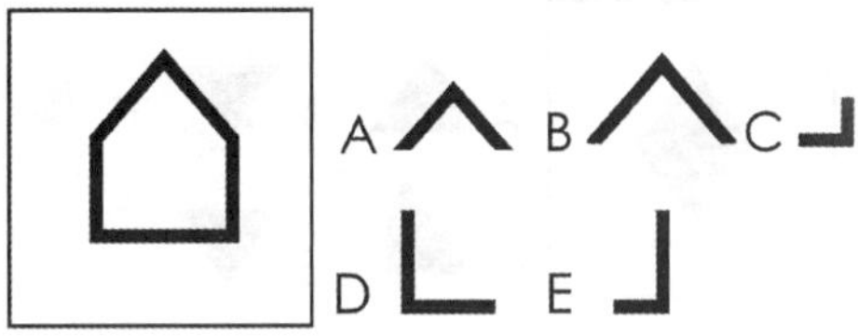

A. Frammenti B, C e D
B. Frammenti C, D e E
C. Frammenti A, B e D
D. Frammenti B, D e E

259) La figura che segue può essere ricomposta soltanto con tre dei cinque frammenti proposti. Quali?

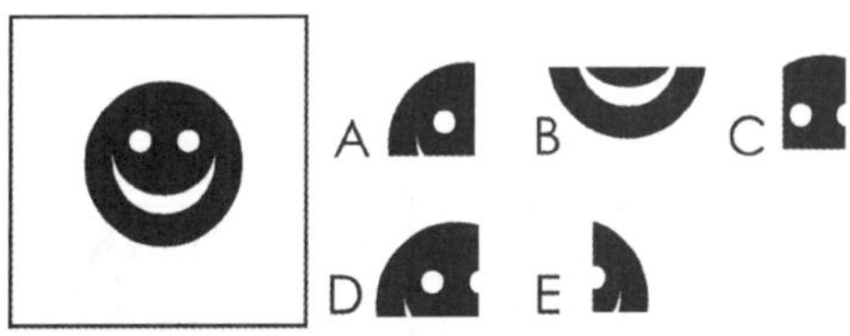

A. Frammenti C, D e E
B. Frammenti B, D e E
C. Frammenti B, C e D
D. Frammenti A, B e C

260) Quale tra le figure A, B, C e D è corretto impiegare per ricostruire il disegno proposto?

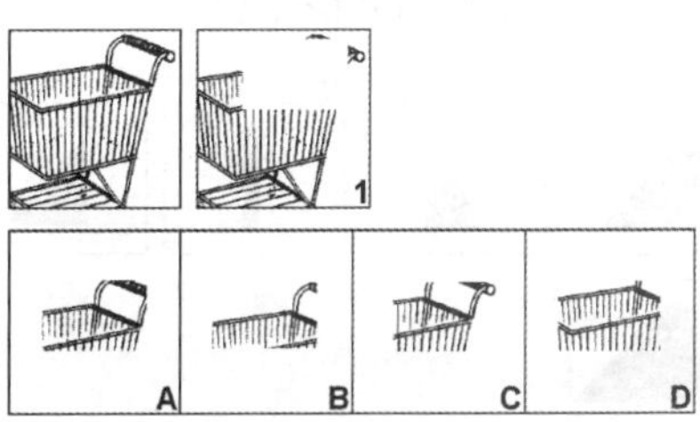

A. La figura indicata con la lettera A
B. La figura indicata con la lettera C
C. La figura indicata con la lettera D
D. La figura indicata con la lettera B

261) La figura che segue può essere ricomposta soltanto con tre dei cinque frammenti proposti. Quali?

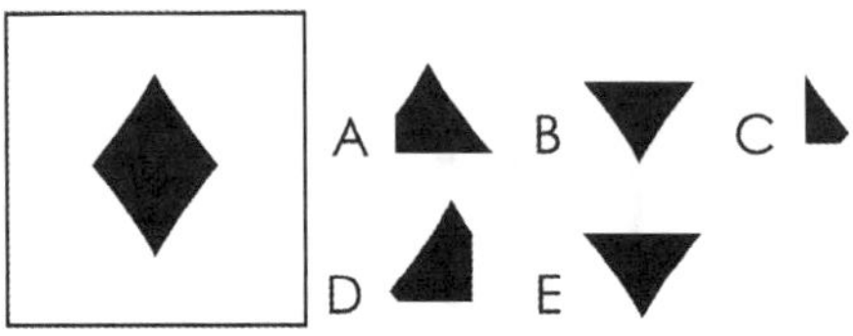

A. Frammenti B, C e D
B. Frammenti A, B e C
C. Frammenti A, D e E
D. Frammenti A, D e C

262) Gli elementi contenuti nel box A, adeguatamente ricomposti, sono visibili nel box:

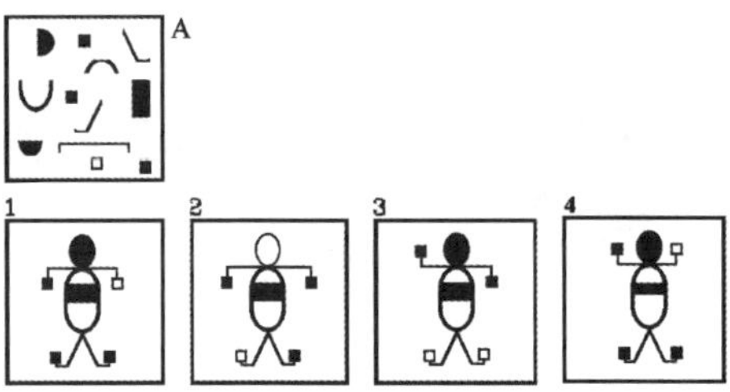

A. indicato con il numero 2
B. indicato con il numero 4
C. indicato con il numero 1
D. indicato con il numero 3

263) Quali figure si devono utilizzare per ricostruire il disegno contenuto nel box 1?

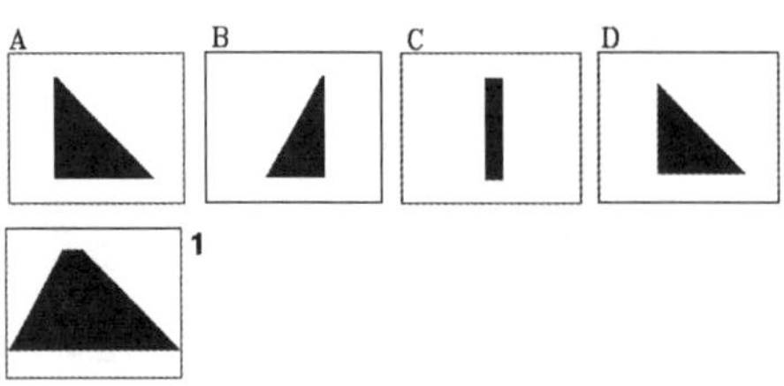

A. B, C, D
B. A, C, D
C. A, B, C
D. A, B, D

264) Quale dei frammenti indicati è sicuramente tratto dal disegno a lato?

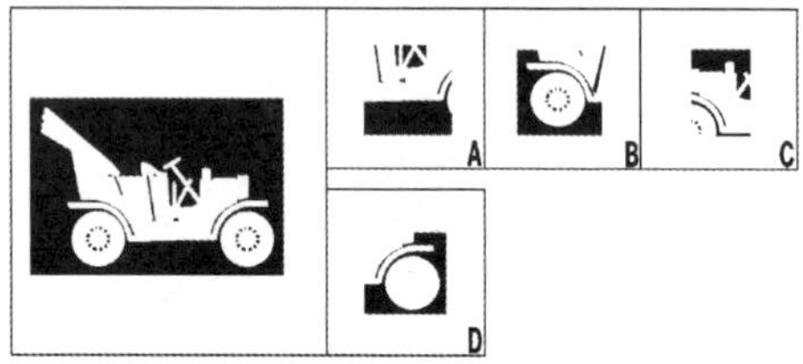

A. Il frammento del box D
B. Il frammento del box A
C. Il frammento del box C
D. Il frammento del box B

265) Gli elementi contenuti nel box A, adeguatamente ricomposti, sono visibili nel box:

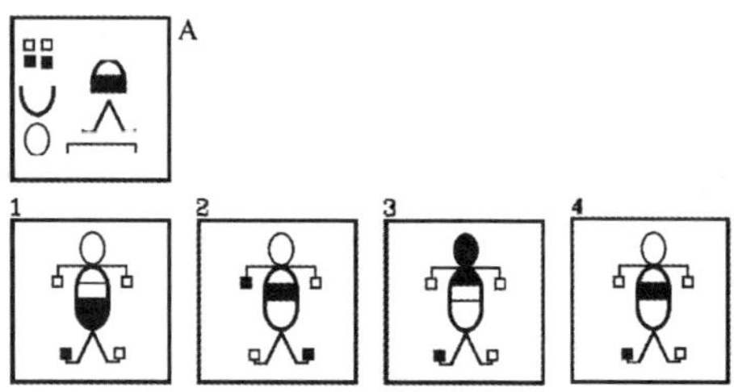

A. indicato con il numero 1
B. indicato con il numero 2
C. indicato con il numero 4
D. indicato con il numero 3

266) La figura che segue può essere scomposta in 4 dei 6 frammenti riportati. Quali sono i frammenti residui?

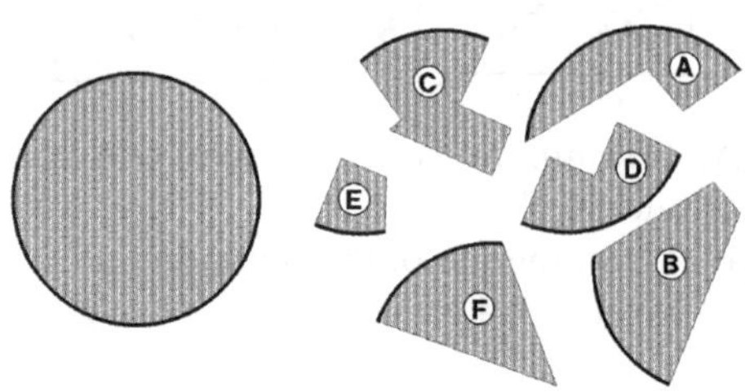

A. I frammenti contrassegnati con le lettere E, C
B. I frammenti contrassegnati con le lettere A, C
C. I frammenti contrassegnati con le lettere E, F
D. I frammenti contrassegnati con le lettere A, E

267) La figura che segue può essere scomposta in 4 dei 6 frammenti riportati. Quali sono i frammenti residui?

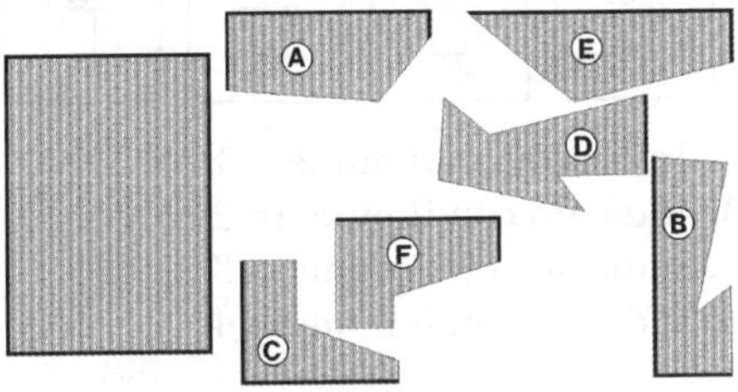

A. I frammenti contrassegnati con le lettere A, C
B. I frammenti contrassegnati con le lettere B, C
C. I frammenti contrassegnati con le lettere C, F
D. I frammenti contrassegnati con le lettere A, F

268) Quale dei frammenti indicati (in negativo) è sicuramente tratto dal disegno a lato?

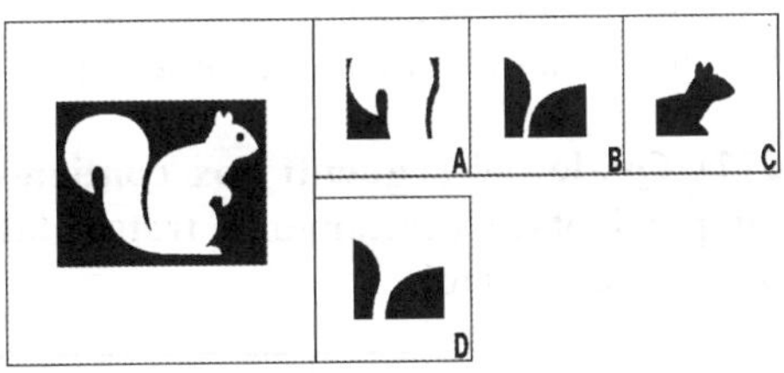

A. Il frammento del box C
B. Il frammento del box D
C. Il frammento del box B
D. Il frammento del box A

269) La figura che segue può essere ricomposta soltanto con tre dei cinque frammenti proposti. Quali?

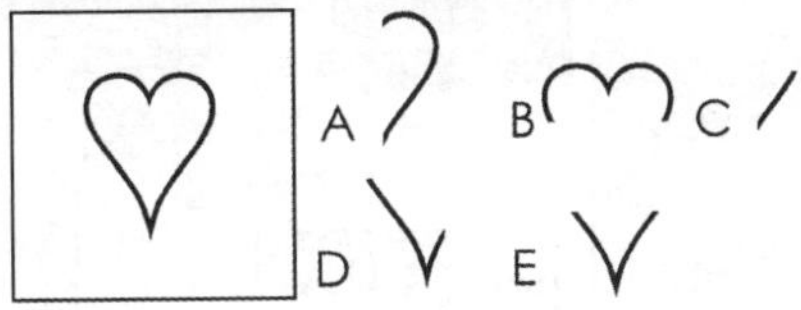

A. Frammenti A, B e D
B. Frammenti B, C e E
C. Frammenti C, D e E
D. Frammenti B, C e D

270) Quale dei frammenti indicati è sicuramente da inserire in "A"?

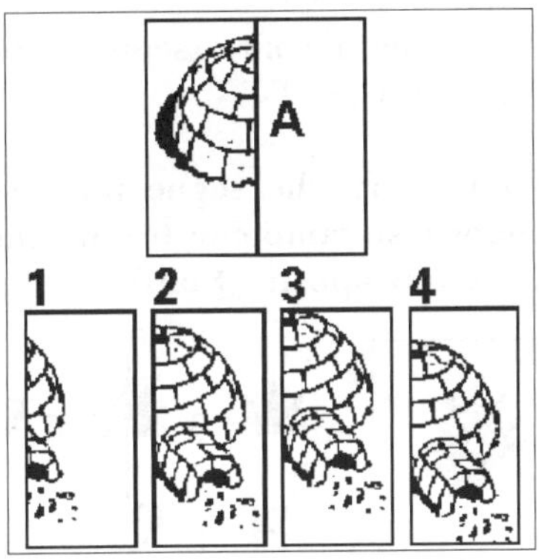

A. Il frammento del box 2
B. Il frammento del box 4
C. Il frammento del box 1
D. Il frammento del box 3

271) La figura che segue può essere ricomposta soltanto con tre dei cinque frammenti proposti. Quali?

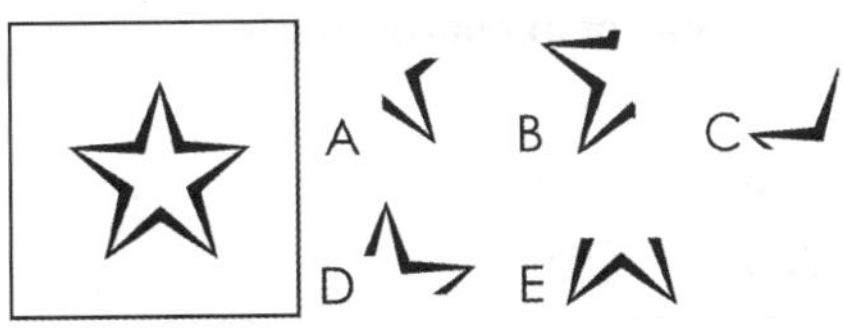

A. Frammenti B, C e E
B. Frammenti B, C e D
C. Frammenti B, D e E
D. Frammenti A, B e D

272) La figura che segue può essere scomposta in 4 dei 6 frammenti riportati. Quali?

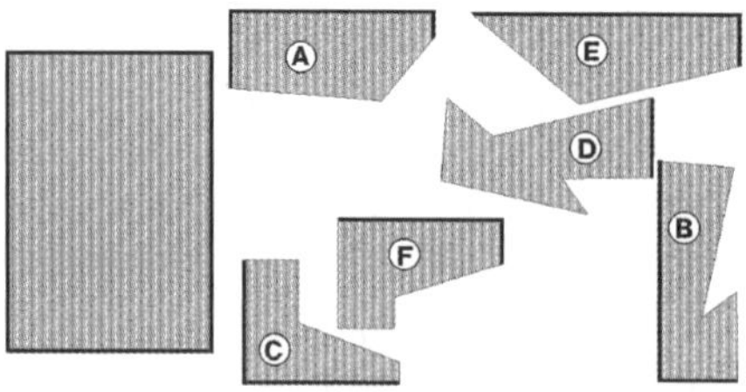

A. I frammenti contrassegnati con le lettere A, C, D, E
B. I frammenti contrassegnati con le lettere A, B, D, E
C. I frammenti contrassegnati con le lettere B, C, D, F
D. I frammenti contrassegnati con le lettere A, C, D, F

273) La figura che segue può essere ricomposta soltanto con tre dei cinque frammenti proposti. Quali?

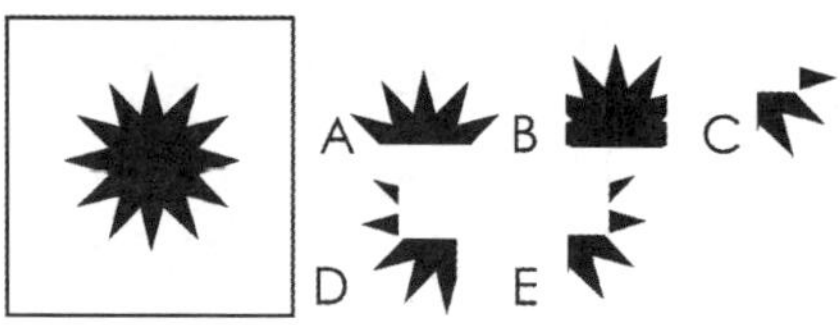

A. Frammenti B, D e E
B. Frammenti A, D e E
C. Frammenti A, B e C
D. Frammenti C, D e E

274) Dopo aver osservato il disegno completo a sinistra, si dica quale dei seguenti elementi è corretto utilizzare per ricomporlo esattamente.

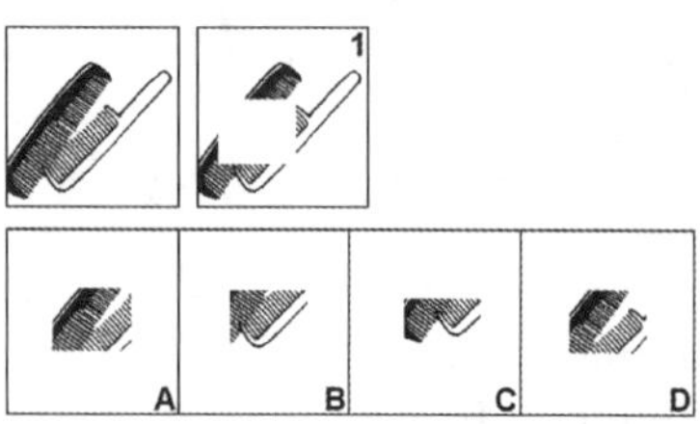

A. 1 e A
B. 1 e B
C. 1 e C
D. 1 e D

275) Gli elementi contenuti nel box A, adeguatamente ricomposti, sono visibili nel box:

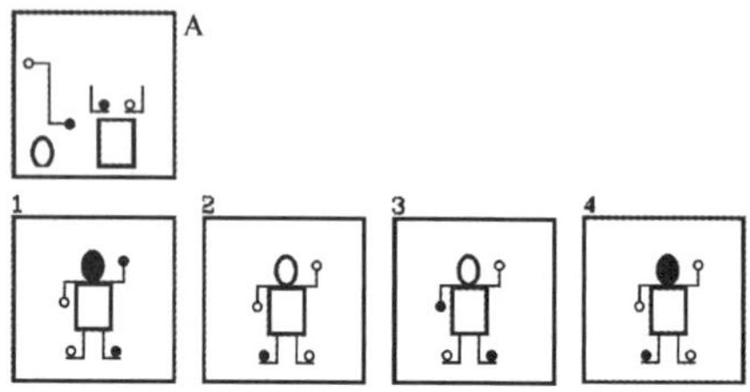

A. indicato con il numero 1
B. indicato con il numero 2
C. indicato con il numero 3
D. indicato con il numero 4

276) Quale tra le figure A, B, C e D è corretto impiegare per ricostruire il disegno proposto?

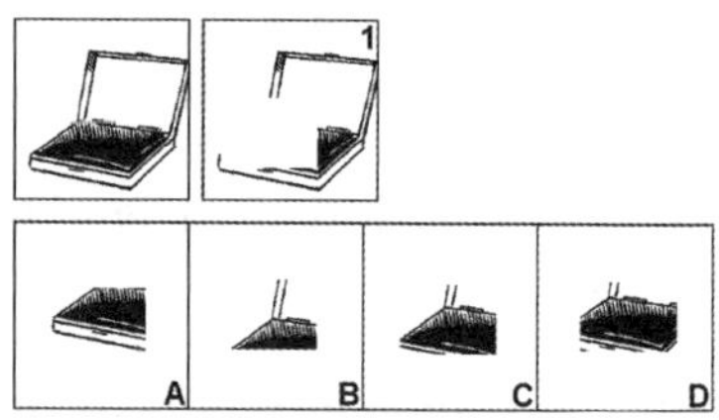

A. La figura indicata con la lettera C
B. La figura indicata con la lettera A
C. La figura indicata con la lettera B
D. La figura indicata con la lettera D

277) Quale dei seguenti box contiene un particolare esattamente tratto dal disegno proposto?

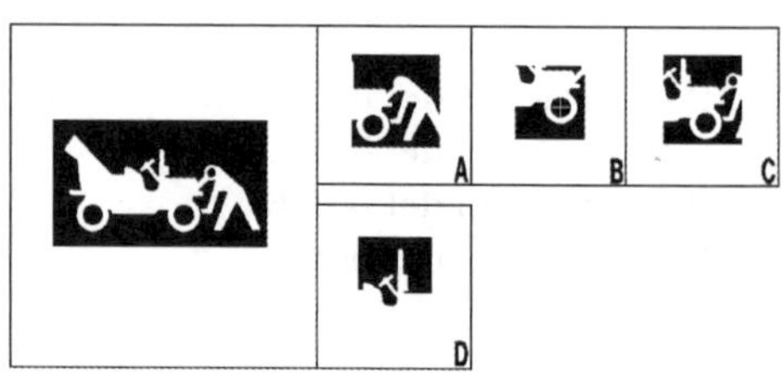

A. Il box A
B. Il box C
C. Il box B
D. Il box D

278) Quale dei frammenti indicati è sicuramente da inserire in "A"?

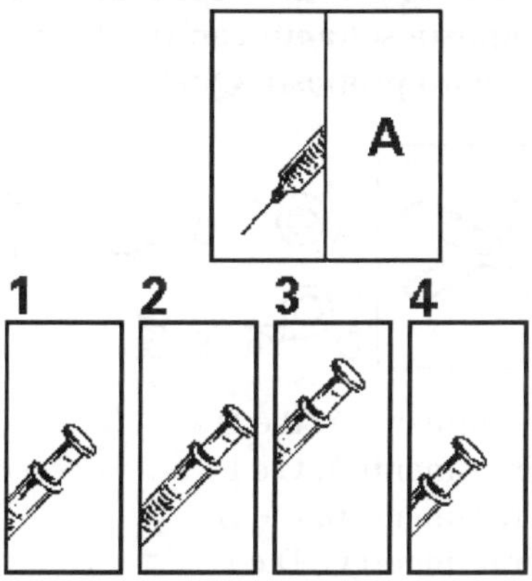

A. Il frammento del box 2
B. Il frammento del box 4
C. Il frammento del box 3
D. Il frammento del box 1

279) Quale dei frammenti indicati è sicuramente da inserire in "A"?

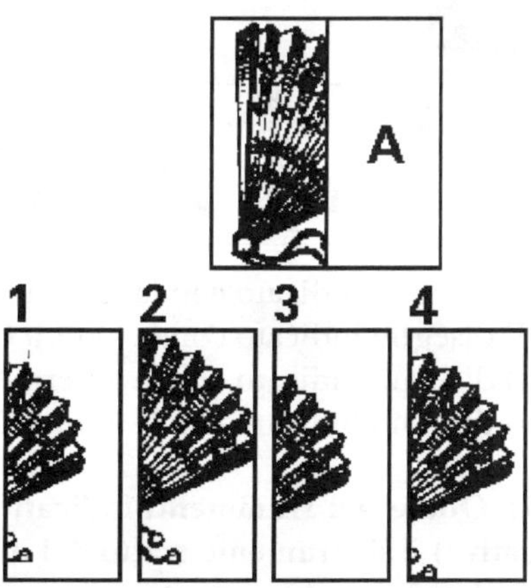

A. Il frammento del box 2
B. Il frammento del box 1
C. Il frammento del box 3
D. Il frammento del box 4

280) La figura che segue può essere scomposta in 4 dei 5 frammenti riportati. Qual è il frammento residuo?

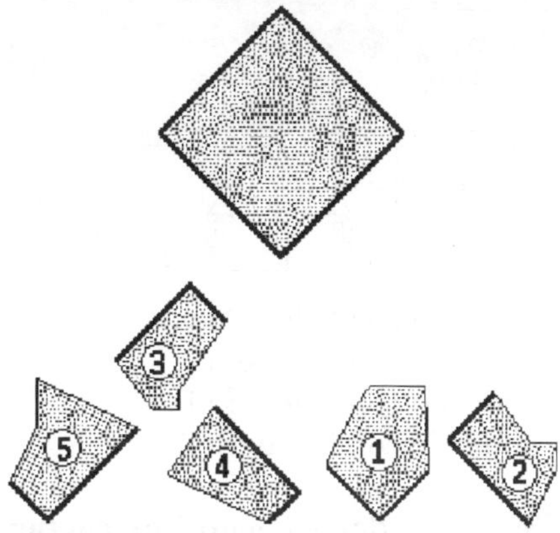

A. Il frammento contrassegnato con il numero 2
B. Il frammento contrassegnato con il numero 4
C. Il frammento contrassegnato con il numero 3
D. Il frammento contrassegnato con il numero 1

281) La figura che segue può essere scomposta in 4 dei 6 frammenti riportati. Quali?

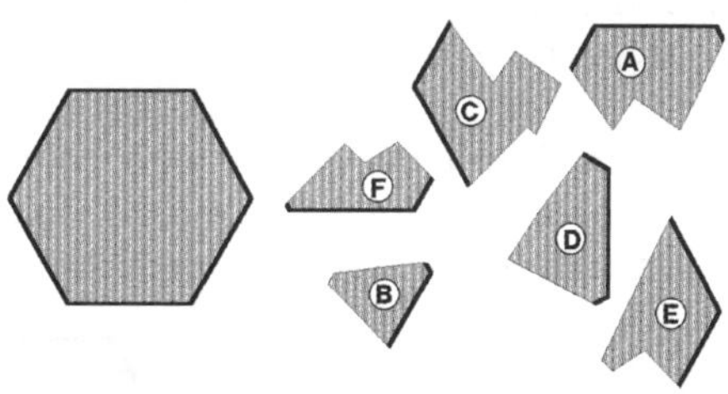

A. I frammenti contrassegnati con le lettere A, B, C, F
B. I frammenti contrassegnati con le lettere A, C, D, F
C. I frammenti contrassegnati con le lettere A, C, E, F
D. I frammenti contrassegnati con le lettere B, C, D, E

282) Gli elementi contenuti nel box 1, adeguatamente ricomposti, sono visibili nel box:

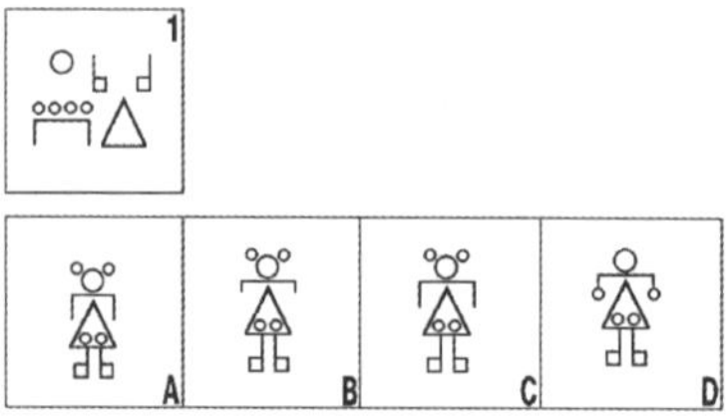

A. indicato con la lettera C
B. indicato con la lettera A
C. indicato con la lettera D
D. indicato con la lettera B

283) Quale dei seguenti box contiene un particolare esattamente tratto dal disegno proposto?

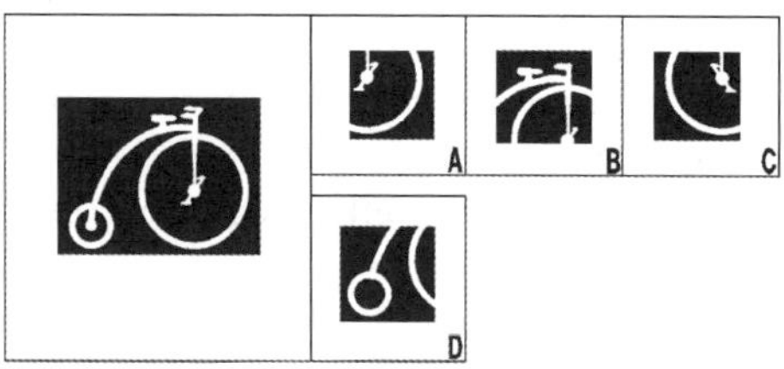

A. Il box D
B. Il box B
C. Il box A
D. Il box C

284) La figura che segue può essere scomposta in 4 dei 6 frammenti riportati. Quali sono i frammenti residui?

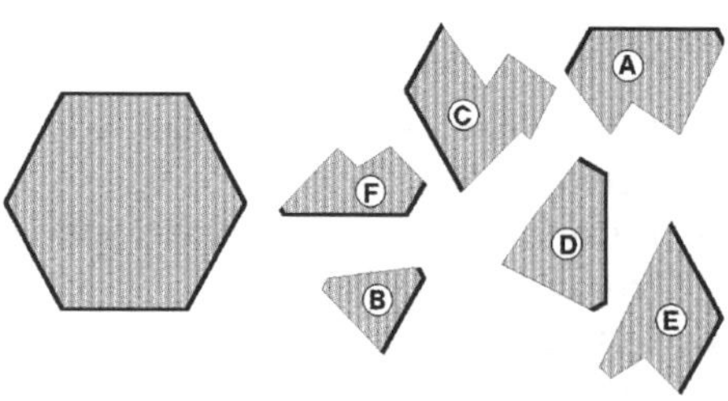

A. I frammenti contrassegnati con le lettere B, D
B. I frammenti contrassegnati con le lettere B, C
C. I frammenti contrassegnati con le lettere A, D
D. I frammenti contrassegnati con le lettere A, B

285) La figura che segue può essere ricomposta soltanto con tre dei cinque frammenti proposti. Quali?

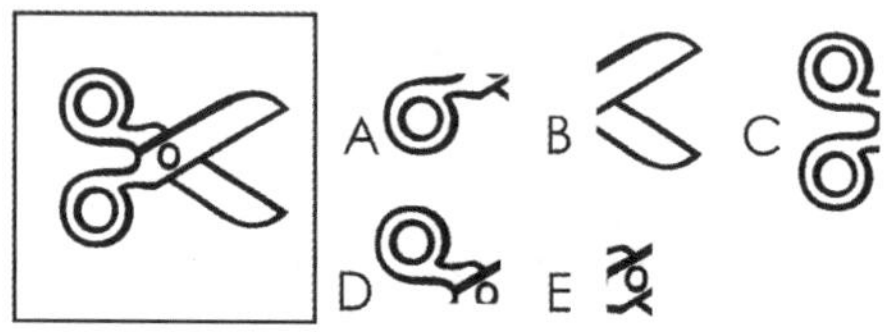

A. Frammenti A, B e D
B. Frammenti A, C e E
C. Frammenti B, C e D
D. Frammenti C, D e E

286) Quale dei disegni proposti integra il disegno di base (1) formando un triangolo annerito e senza sovrapposizioni?

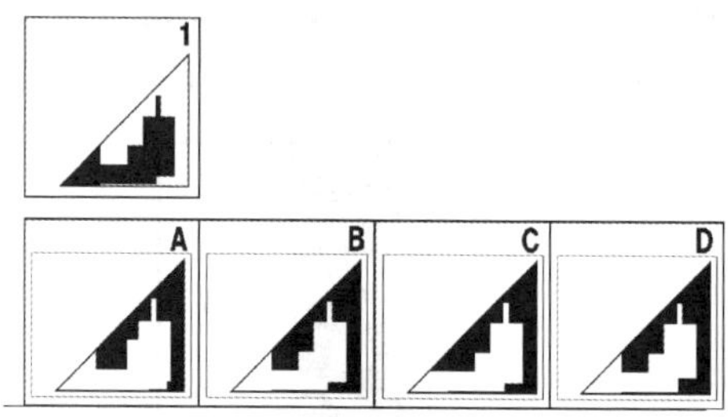

A. Il disegno indicato con la lettera B
B. Il disegno indicato con la lettera C
C. Il disegno indicato con la lettera A
D. Il disegno indicato con la lettera D

287) Quale dei frammenti indicati (in negativo) è sicuramente tratto dal disegno a lato?

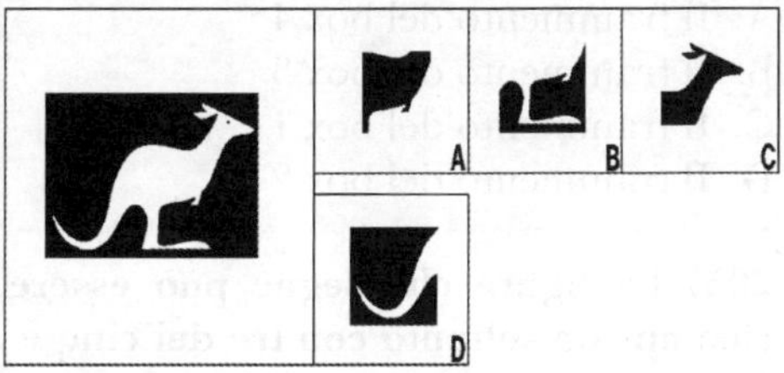

A. Il frammento del box C
B. Il frammento del box D
C. Il frammento del box A
D. Il frammento del box B

288) La figura che segue può essere ricomposta soltanto con tre dei cinque frammenti proposti. Quali?

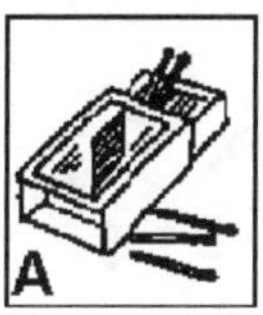

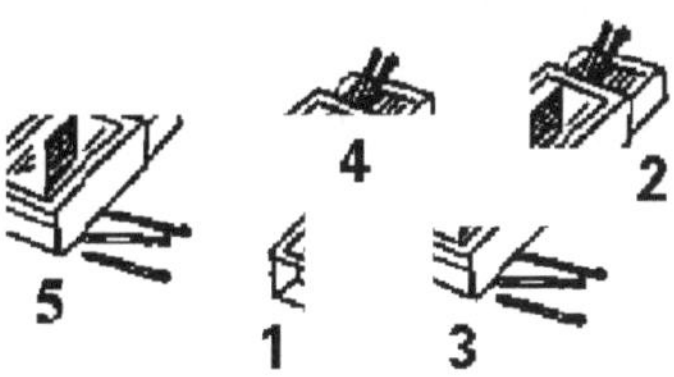

A. Frammenti 1, 3 e 4
B. Frammenti 1, 4 e 5
C. Frammenti 1, 3 e 5
D. Frammenti 2, 3 e 5

289) Quali figure si devono utilizzare per ricostruire il disegno contenuto nel box 1?

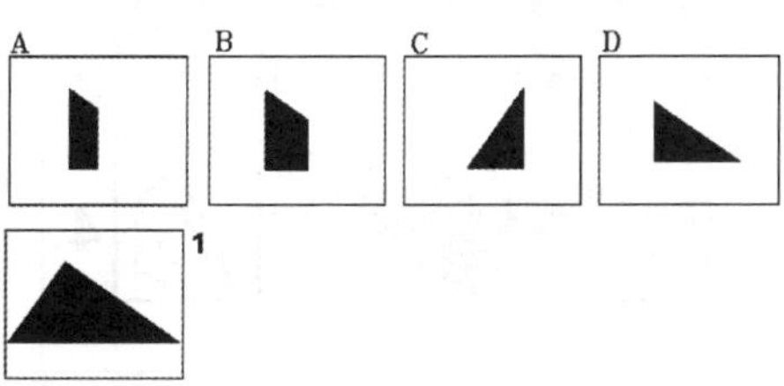

A. A, B, C
B. B, C, D
C. A, C, D
D. A, B, D

290) Dalla figura a sinistra è stato "ritagliato" un frammento che è presente identico:

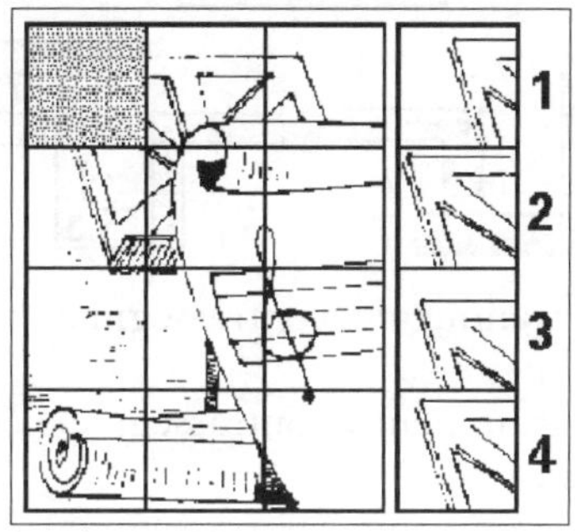

A. nel box 1
B. nel box 3
C. nel box 4
D. nel box 2

291) Quale tra le figure 1, 2, 3, 4 è corretto impiegare per ricostruire il disegno proposto?

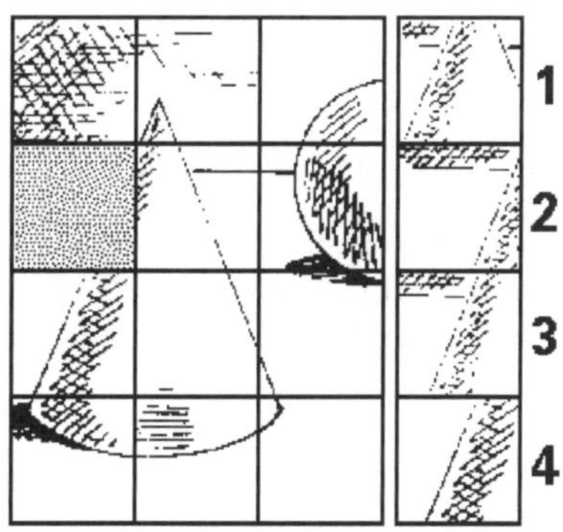

A. La figura indicata con il numero 2
B. La figura indicata con il numero 3
C. La figura indicata con il numero 1
D. La figura indicata con il numero 4

292) La figura che segue può essere scomposta in 4 dei 5 frammenti riportati. Qual è il frammento residuo?

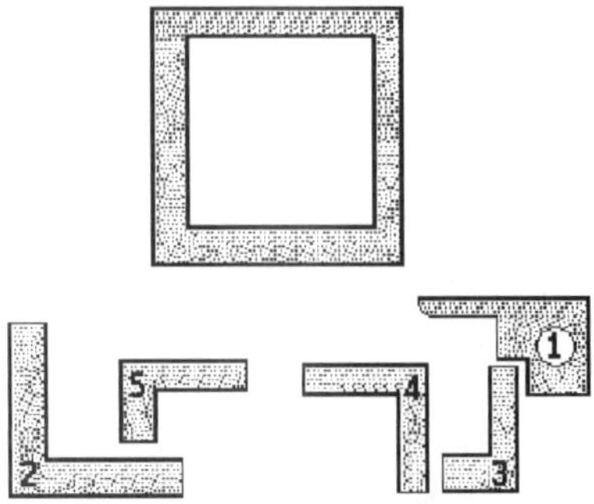

A. Il frammento contrassegnato con il numero 4
B. Il frammento contrassegnato con il numero 1
C. Il frammento contrassegnato con il numero 3
D. Il frammento contrassegnato con il numero 2

293) La figura che segue può essere ricomposta soltanto con tre dei cinque frammenti proposti. Quali?

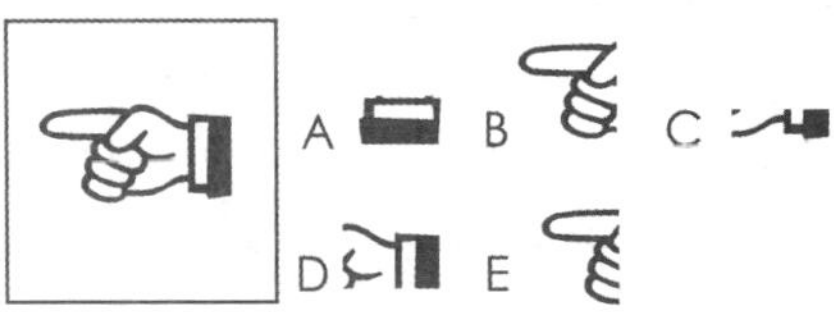

A. Frammenti B, C e D
B. Frammenti B, C e E
C. Frammenti A, B e C
D. Frammenti C, D e E

294) Quale dei frammenti indicati è sicuramente da inserire in "A"?

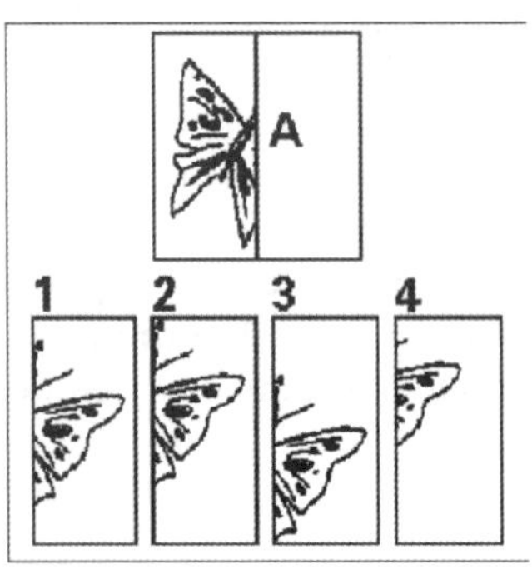

A. Il frammento del box 4
B. Il frammento del box 3
C. Il frammento del box 1
D. Il frammento del box 2

295) La figura che segue può essere ricomposta soltanto con tre dei cinque frammenti proposti. Quali?

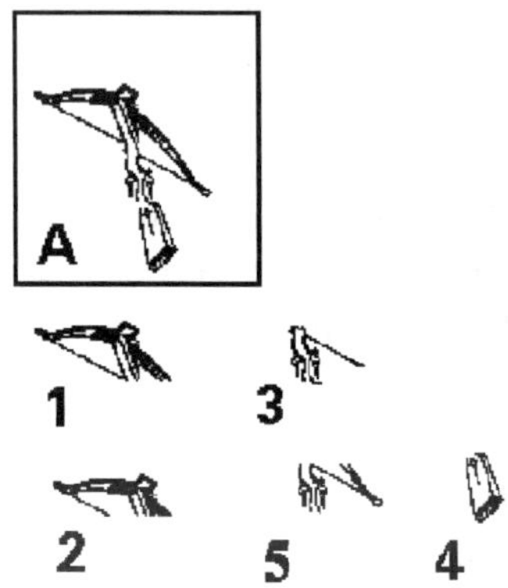

A. Frammenti 1, 2 e 3
B. Frammenti 1, 4 e 5
C. Frammenti 2, 3 e 4
D. Frammenti 2, 3 e 5

296) Quale tra le figure 1, 2, 3, 4 è corretto impiegare per ricostruire il disegno proposto?

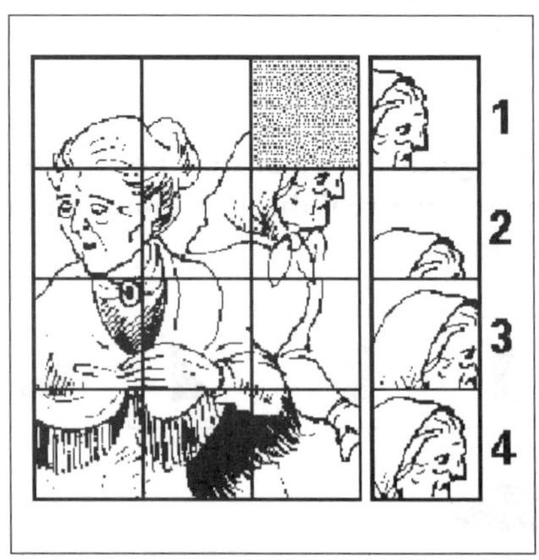

A. La figura indicata con il numero 2
B. La figura indicata con il numero 1
C. La figura indicata con il numero 3

D. La figura indicata con il numero 4

297) Dopo aver osservato il disegno completo a sinistra, si dica quale dei seguenti elementi è corretto utilizzare per ricomporlo esattamente.

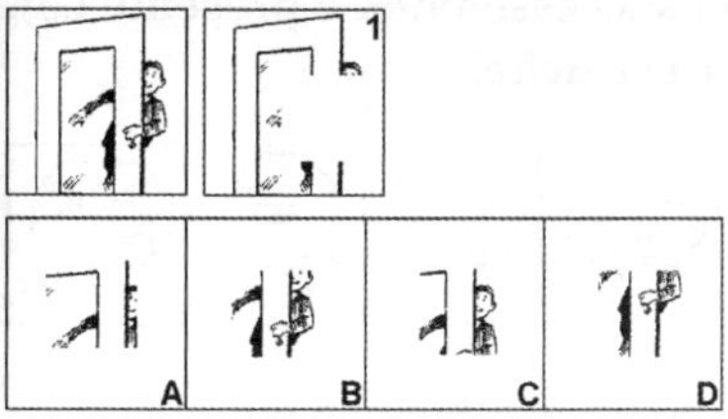

A. 1 e D
B. 1 e C
C. 1 e B
D. 1 e A

4.5 • Test sull'appartenenza di figure a insiemi

298) In base alle figure, quale affermazione è esatta?

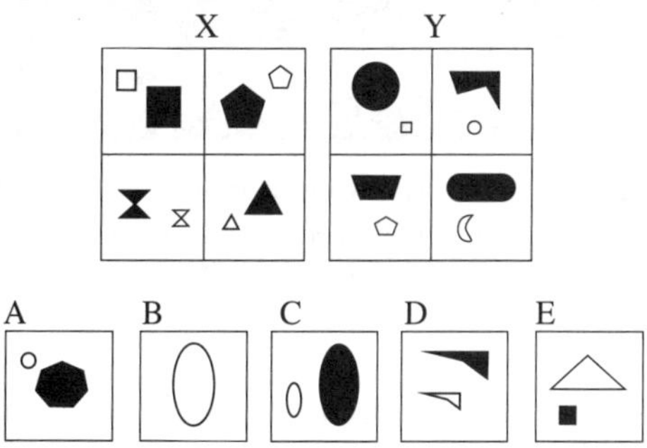

A. A appartiene all'insieme *X*
B. B appartiene all'insieme *Y*
C. A e C appartengono allo stesso insieme
D. C appartiene all'insieme *X*
E. Nessuna delle affermazioni è corretta

299) In base alle figure, quale affermazione è esatta?

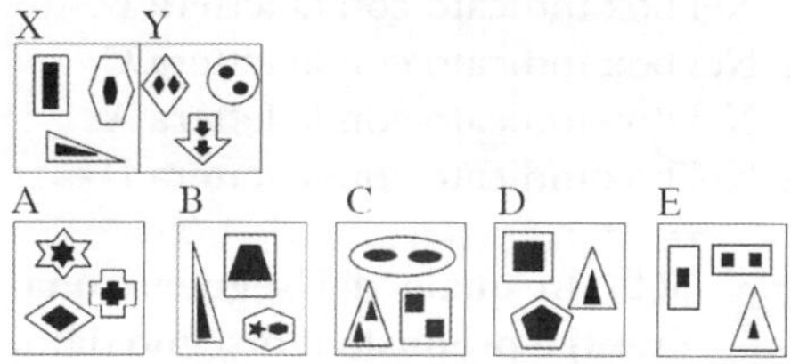

A. A appartiene all'insieme *X*
B. B appartiene all'insieme *Y*
C. A e C appartengono allo stesso insieme
D. E appartiene all'insieme *X*
E. Nessuna delle affermazioni è corretta

300) In base alle figure, quale affermazione è esatta?

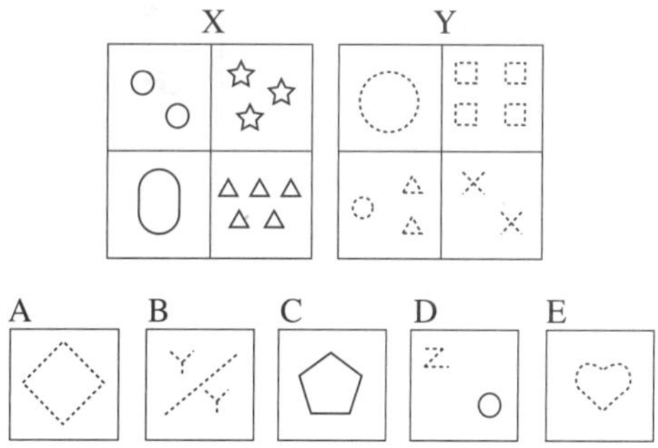

A. C appartiene all'insieme *Y*
B. A appartiene all'insieme *X*
C. A e D appartengono allo stesso insieme
D. E appartiene all'insieme *Y*
E. Nessuna delle affermazioni è corretta

4.6 • Rotazioni nello spazio

301) In quale dei seguenti box è riproposta la figura, dopo essere stata ruotata?

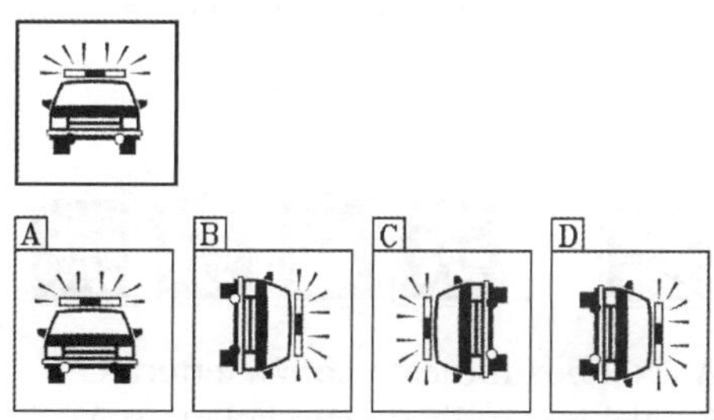

A. Nel box indicato con la lettera B
B. Nel box indicato con la lettera C
C. Nel box indicato con la lettera A
D. Nel box indicato con la lettera D

302) In quale dei seguenti quadranti è proposto il disegno dato, dopo essere stato ribaltato e ruotato?

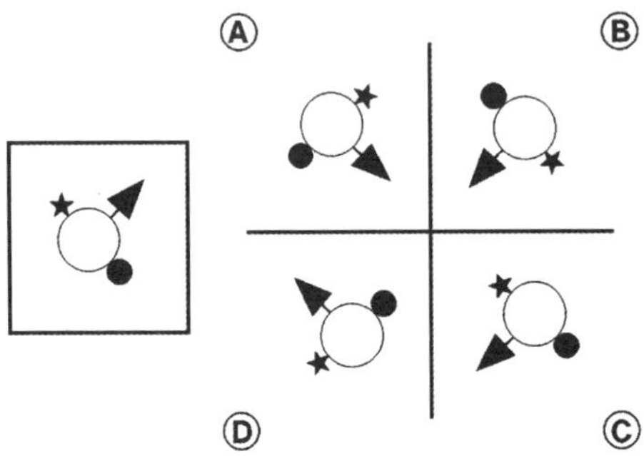

A. Nel quadrante indicato con la lettera A
B. Nel quadrante indicato con la lettera B
C. Nel quadrante indicato con la lettera C
D. Nel quadrante indicato con la lettera D

303) In quale dei seguenti box è riproposta la figura a sinistra, dopo essere stata ribaltata e ruotata?

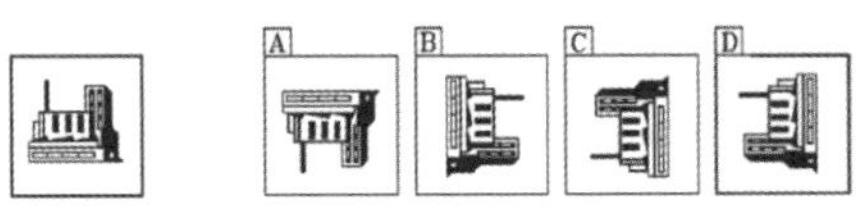

A. Nel box indicato con la lettera B
B. Nel box indicato con la lettera A
C. Nel box indicato con la lettera C
D. Nel box indicato con la lettera D

304) In quale dei seguenti box è riproposta la figura a sinistra, dopo essere stata ruotata?

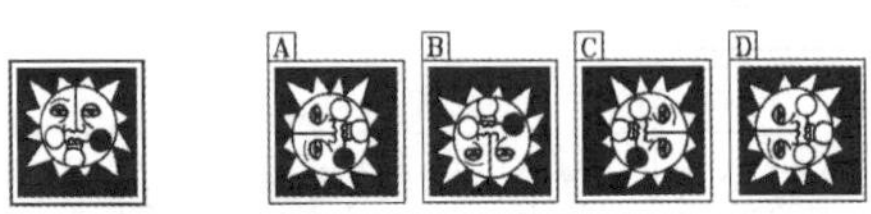

A. Nel box indicato con la lettera C
B. Nel box indicato con la lettera A
C. Nel box indicato con la lettera B
D. Nel box indicato con la lettera D

305) La figura geometrica che appare nel box a sinistra della serie è stata successivamente ribaltata e ruotata. In quale dei successivi box è presente con tali caratteristiche?

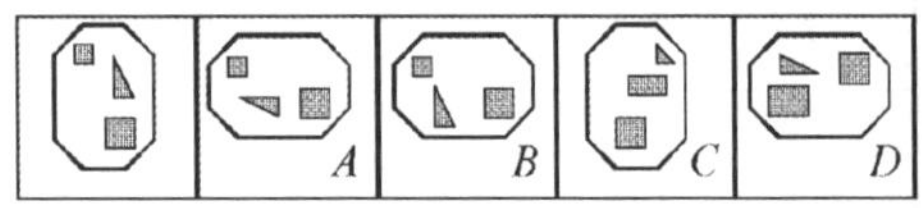

A. Nel box indicato con la lettera D
B. Nel box indicato con la lettera A
C. Nel box indicato con la lettera C
D. Nel box indicato con la lettera B

306) In quale dei seguenti box è riproposta la figura dopo essere stata ruotata?

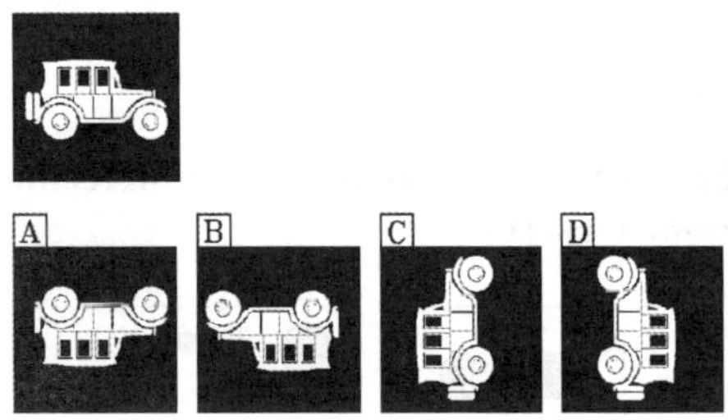

A. Nel box indicato con la lettera B
B. Nel box indicato con la lettera C
C. Nel box indicato con la lettera A
D. Nel box indicato con la lettera D

307) La figura geometrica che appare nel box a sinistra della serie è stata successivamente ribaltata e ruotata. In quale dei successivi box è presente con tali caratteristiche?

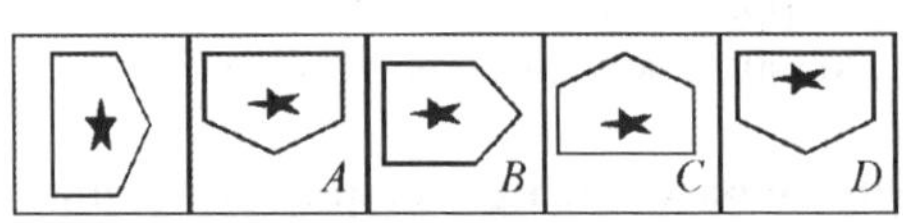

A. Nel box indicato con la lettera C
B. Nel box indicato con la lettera D
C. Nel box indicato con la lettera B
D. Nel box indicato con la lettera A

308) La figura geometrica che appare nel box a sinistra della serie è stata successivamente ribaltata e ruotata. In quale dei successivi box è presente con tali caratteristiche?

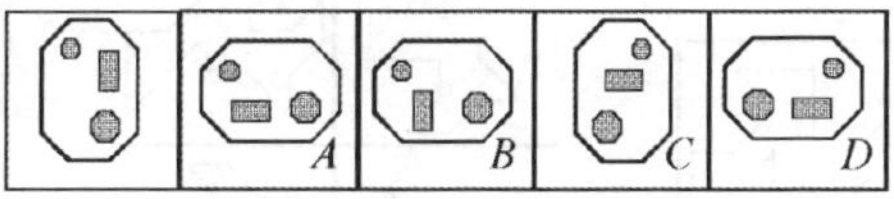

A. Nel box indicato con la lettera D
B. Nel box indicato con la lettera A
C. Nel box indicato con la lettera C
D. Nel box indicato con la lettera B

309) In quale dei seguenti quadranti è proposto il disegno dato, dopo essere stato ribaltato e ruotato?

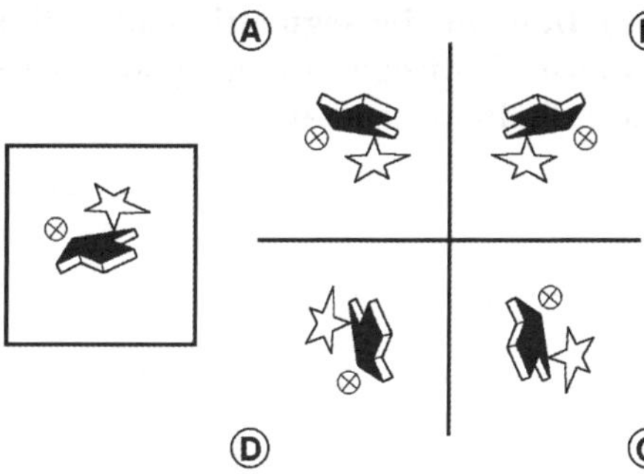

A. Nel quadrante indicato con la lettera C
B. Nel quadrante indicato con la lettera A
C. Nel quadrante indicato con la lettera D
D. Nel quadrante indicato con la lettera B

310) In quale dei seguenti quadranti è proposto il disegno dato, dopo essere stato ribaltato e ruotato?

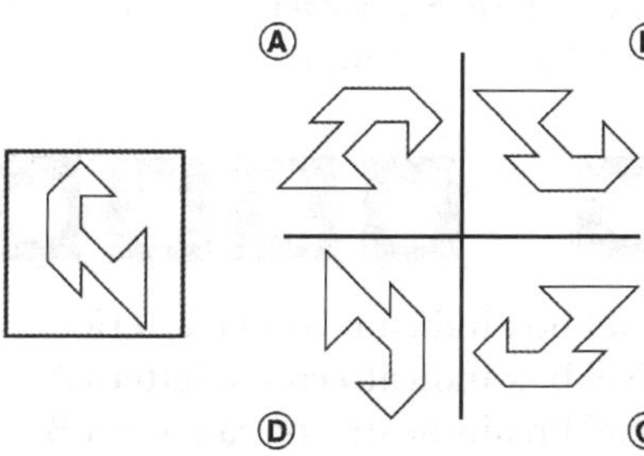

A. Nel quadrante indicato con la lettera C
B. Nel quadrante indicato con la lettera D
C. Nel quadrante indicato con la lettera B
D. Nel quadrante indicato con la lettera A

311) In quale dei seguenti quadranti è proposto il disegno dato, dopo essere stato ribaltato e ruotato?

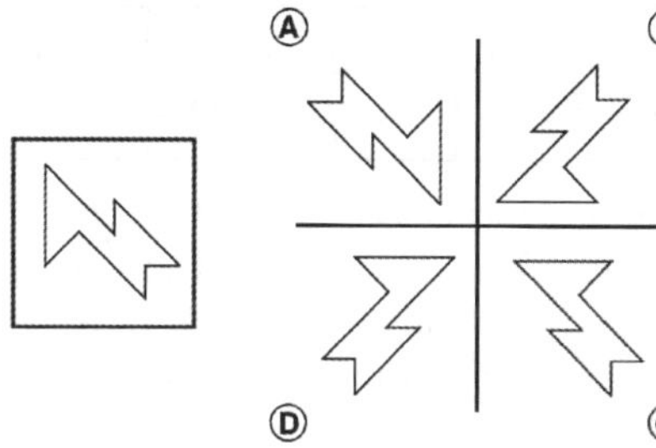

A. Nel quadrante indicato con la lettera A
B. Nel quadrante indicato con la lettera B
C. Nel quadrante indicato con la lettera D
D. Nel quadrante indicato con la lettera C

312) La figura geometrica che appare nel box a sinistra della serie è stata successivamente ribaltata e ruotata. In quale dei successivi box è presente con tali caratteristiche?

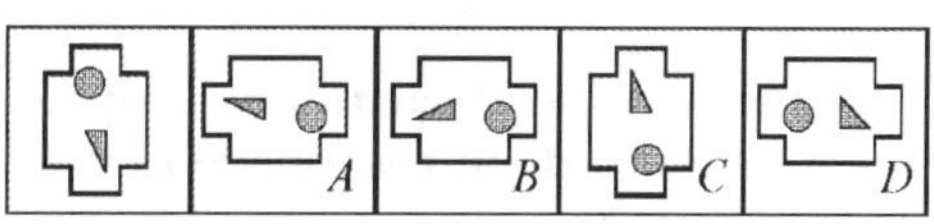

A. Nel box indicato con la lettera B
B. Nel box indicato con la lettera C
C. Nel box indicato con la lettera D
D. Nel box indicato con la lettera A

313) In quale dei seguenti box è riproposta la figura a sinistra, dopo essere stata ruotata?

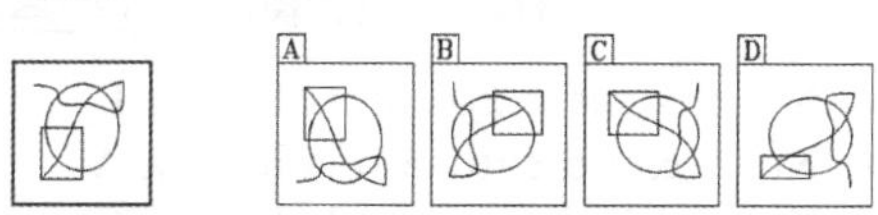

A. Nel box indicato con la lettera C
B. Nel box indicato con la lettera A

C. Nel box indicato con la lettera D
D. Nel box indicato con la lettera B

314) La figura geometrica che appare nel box a sinistra della serie è stata successivamente ribaltata e ruotata. In quale dei successivi box è presente con tali caratteristiche?

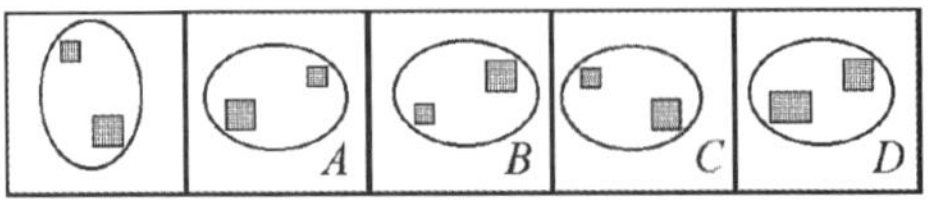

A. Nel box indicato con la lettera B
B. Nel box indicato con la lettera D
C. Nel box indicato con la lettera A
D. Nel box indicato con la lettera C

315) In quale dei seguenti box è riproposta la figura a sinistra, dopo essere stata ruotata?

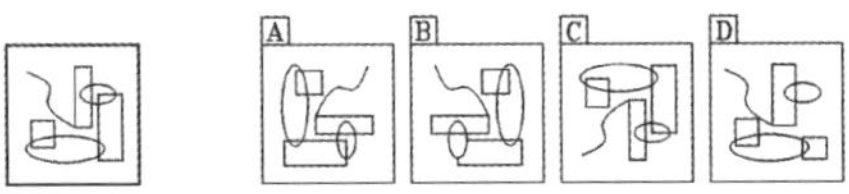

A. Nel box indicato con la lettera B
B. Nel box indicato con la lettera A
C. Nel box indicato con la lettera D
D. Nel box indicato con la lettera C

316) In quale dei seguenti box è riproposta la figura dopo essere stata ribaltata e ruotata?

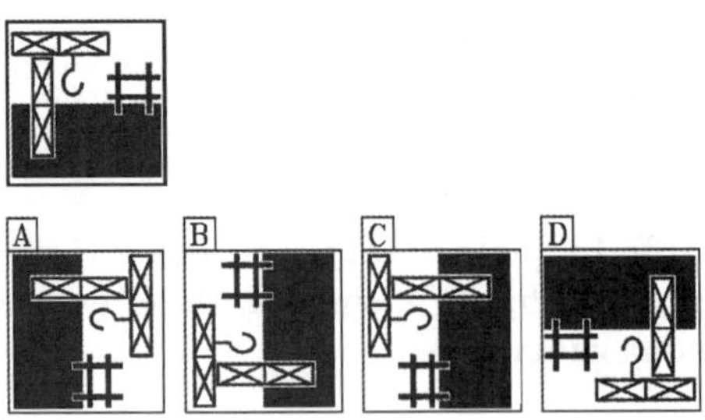

A. Nel box indicato con la lettera B
B. Nel box indicato con la lettera A
C. Nel box indicato con la lettera C
D. Nel box indicato con la lettera D

317) In quale dei seguenti quadranti è proposto il disegno dato, dopo essere stato ribaltato e ruotato?

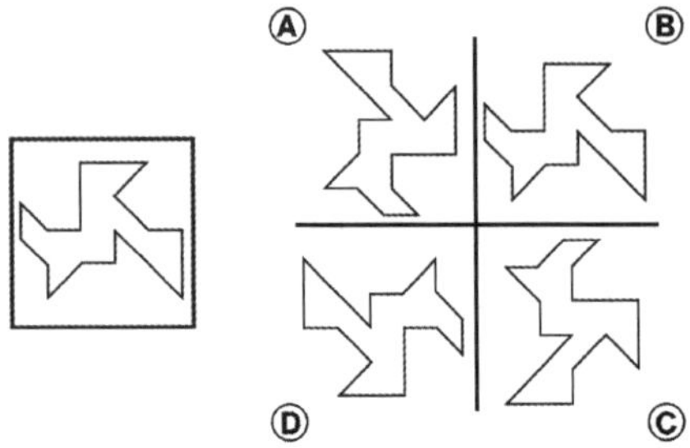

A. Nel quadrante indicato con la lettera D
B. Nel quadrante indicato con la lettera A
C. Nel quadrante indicato con la lettera C
D. Nel quadrante indicato con la lettera B

318) In quale dei seguenti quadranti è proposto il disegno dato, dopo essere stato ribaltato e ruotato?

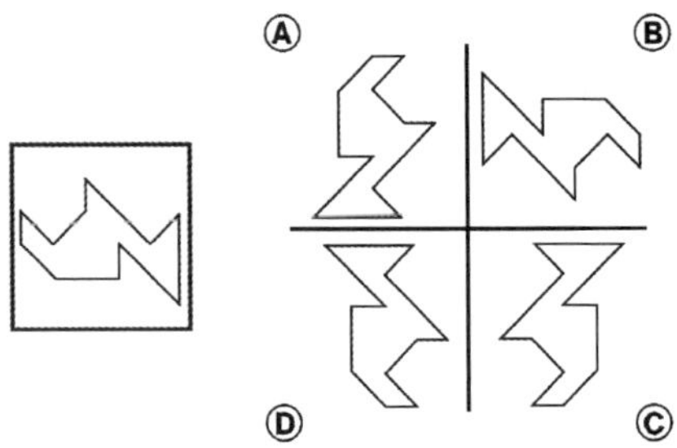

A. Nel quadrante indicato con la lettera D
B. Nel quadrante indicato con la lettera C
C. Nel quadrante indicato con la lettera A
D. Nel quadrante indicato con la lettera B

319) In quale dei seguenti box è riproposta la figura a sinistra, dopo essere stata ribaltata e ruotata?

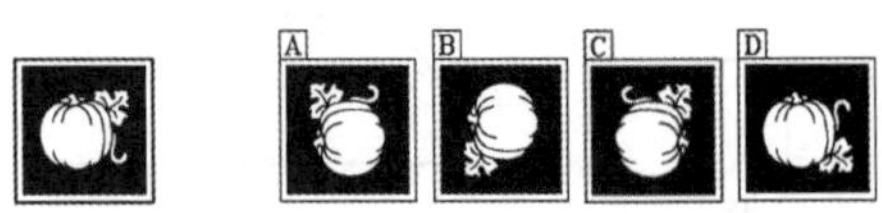

A. Nel box indicato con la lettera C
B. Nel box indicato con la lettera A
C. Nel box indicato con la lettera B
D. Nel box indicato con la lettera D

320) In quale dei seguenti box è riproposta la figura dopo essere stata o solo ruotata o solo ribaltata?

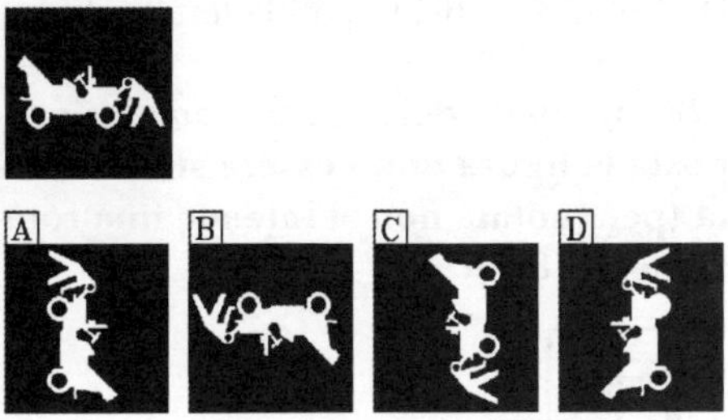

A. Nel box indicato con la lettera A
B. Nel box indicato con la lettera D
C. Nel box indicato con la lettera C
D. Nel box indicato con la lettera B

321) In quale dei seguenti quadranti è proposto il disegno dato, dopo essere stato ribaltato e ruotato?

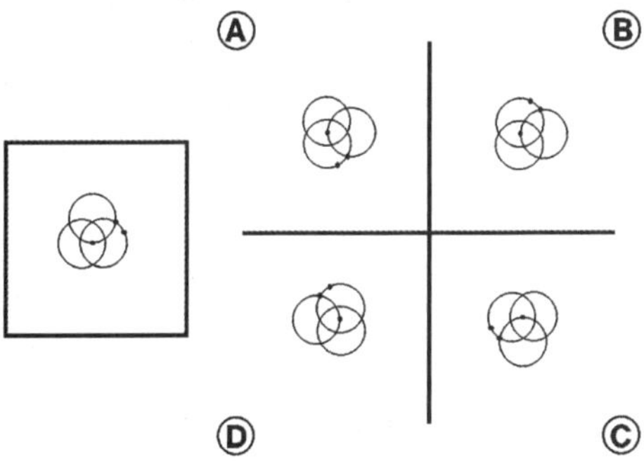

A. Nel quadrante indicato con la lettera B
B. Nel quadrante indicato con la lettera A
C. Nel quadrante indicato con la lettera C
D. Nel quadrante indicato con la lettera D

322) Le figure contenute nei box 1 e 2, dopo essere state ruotate e sovrapposte, sono presenti con le stesse caratteristiche:

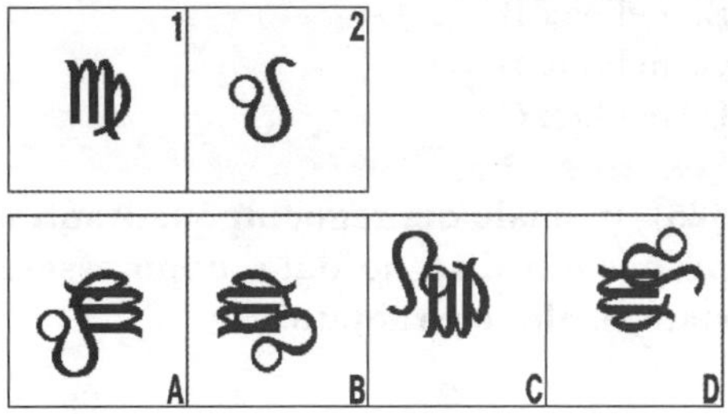

A. nel box C
B. nel box A
C. nel box B
D. nel box D

323) In quale dei seguenti quadranti è proposto il disegno dato, dopo essere stato ribaltato e ruotato?

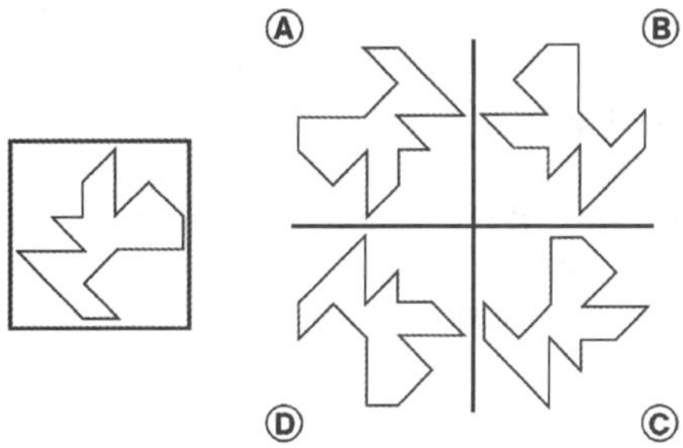

A. Nel quadrante indicato con la lettera A
B. Nel quadrante indicato con la lettera C
C. Nel quadrante indicato con la lettera D
D. Nel quadrante indicato con la lettera B

324) Le figure contenute nei box 1 e 2, dopo essere state ruotate e sovrapposte, sono presenti con le stesse caratteristiche:

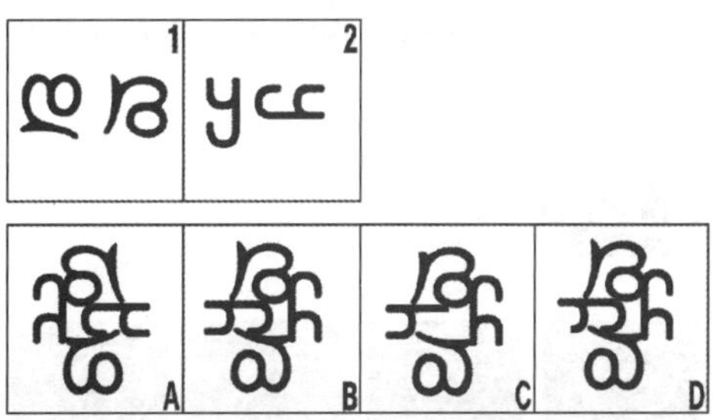

A. nel box A

B. nel box B
C. nel box D
D. nel box C

325) In quale dei seguenti quadranti è proposto il disegno dato, dopo essere stato ribaltato e ruotato?

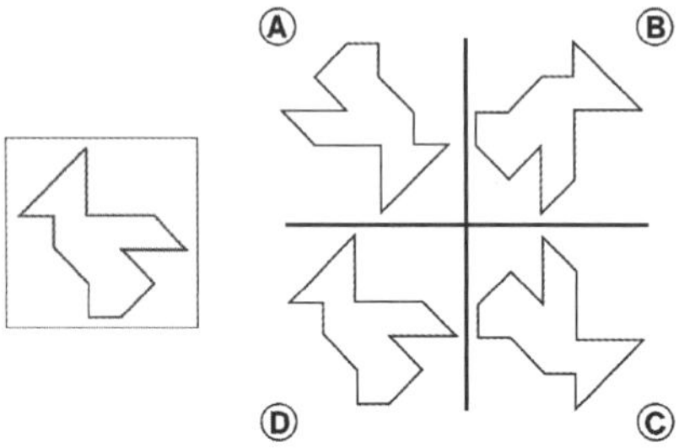

A. Nel quadrante indicato con la lettera C
B. Nel quadrante indicato con la lettera A
C. Nel quadrante indicato con la lettera D
D. Nel quadrante indicato con la lettera B

326) La figura geometrica che appare nel box a sinistra della serie è stata successivamente ribaltata e ruotata. In quale dei successivi box è presente con tali caratteristiche?

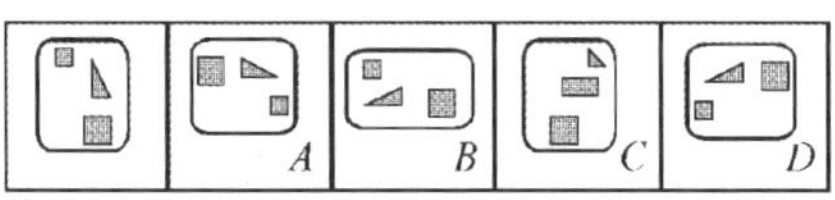

A. Nel box indicato con la lettera D
B. Nel box indicato con la lettera A
C. Nel box indicato con la lettera B
D. Nel box indicato con la lettera C

327) In quale dei seguenti box è riproposta la figura dopo essere stata ruotata?

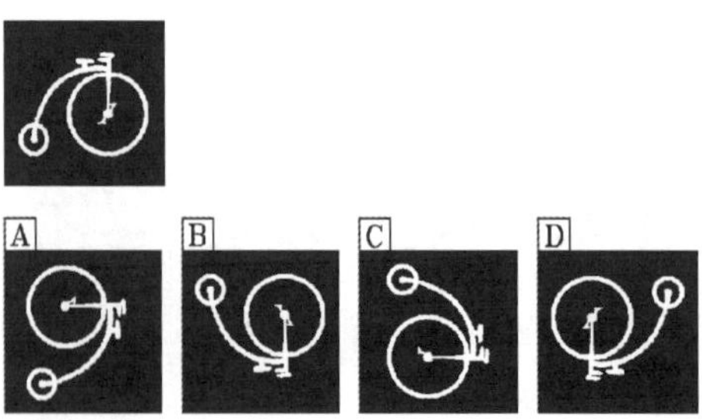

A. Nel box indicato con la lettera C
B. Nel box indicato con la lettera B
C. Nel box indicato con la lettera D
D. Nel box indicato con la lettera A

328) In quale dei seguenti box è riproposta la figura dopo essere stata ruotata (per ruotata non si intende una rotazione di 180°)?

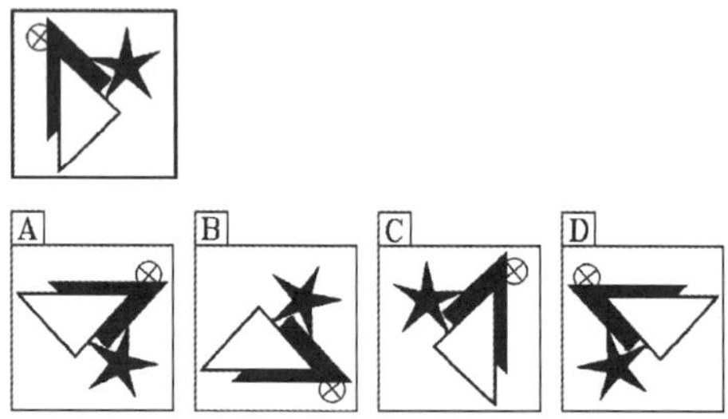

A. Nel box indicato con la lettera B
B. Nel box indicato con la lettera D
C. Nel box indicato con la lettera A
D. Nel box indicato con la lettera C

329) Il disegno del box 1, ribaltato e ruotato, è riproposto con tali caratteristiche nel box:

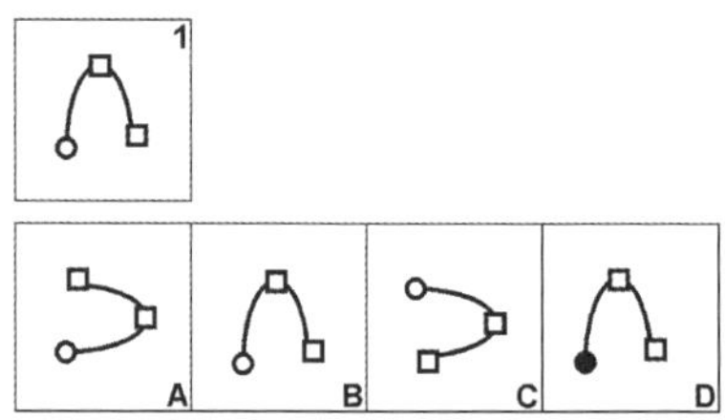

A. indicato con la lettera A
B. indicato con la lettera D
C. indicato con la lettera C
D. indicato con la lettera B

330) Il triangolo nel box contrassegnato con la lettera A, ribaltato e ruotato, è riproposto con tali caratteristiche nel box contrassegnato con il numero:

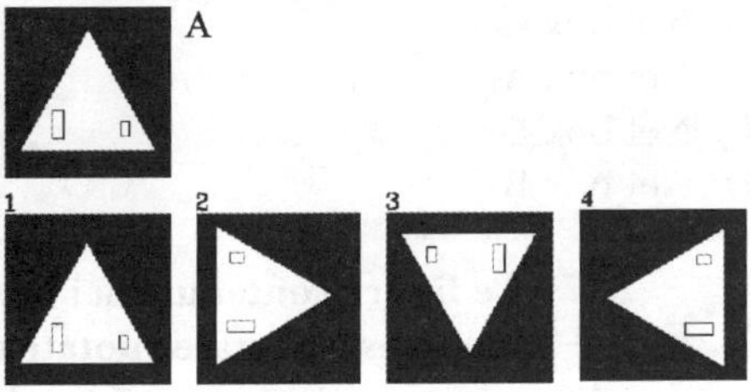

A. 2
B. 3
C. 1
D. 4

331) Quale dei disegni contrassegnati con i numeri 1, 2, 3 e 4 corrisponde esattamente al disegno contrassegnato dalla lettera "A" dopo essere stato ribaltato e ruotato?

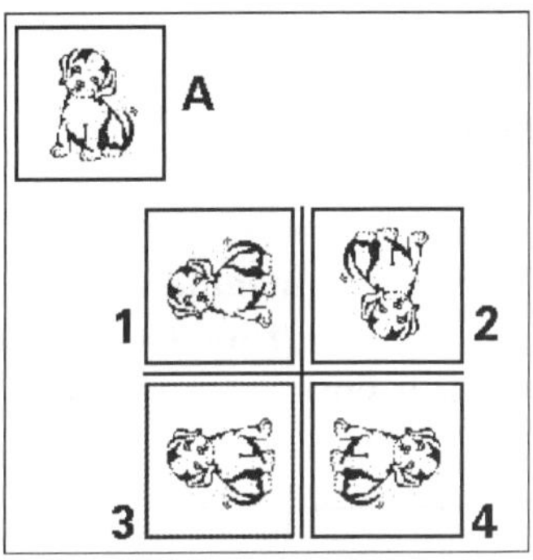

A. Il disegno indicato con il numero 1
B. Il disegno indicato con il numero 4
C. Il disegno indicato con il numero 2
D. Il disegno indicato con il numero 3

332) Quale dei disegni contrassegnati con i numeri 1, 2, 3 e 4 corrisponde esattamente al disegno contrassegnato dalla lettera "A" dopo essere stato ribaltato e ruotato?

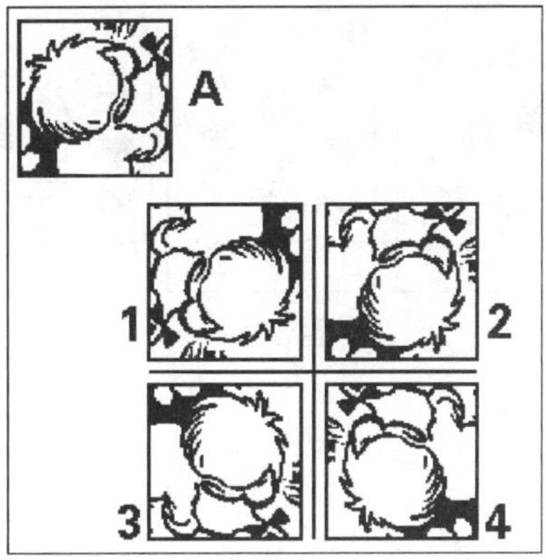

A. Il disegno indicato con il numero 4
B. Il disegno indicato con il numero 3
C. Il disegno indicato con il numero 1
D. Il disegno indicato con il numero 2

333) Il disegno del box "A", dopo essere stato ribaltato e ruotato, è riproposto con tali caratteristiche nel box:

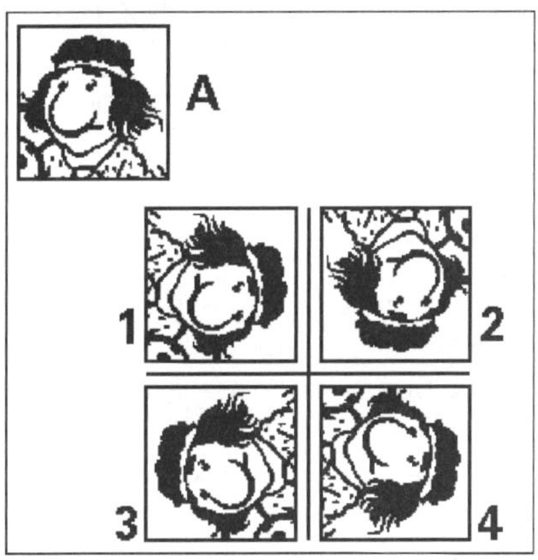

A. indicato con il numero 3
B. indicato con il numero 2
C. indicato con il numero 1
D. indicato con il numero 4

334) Prendendo in considerazione eventuali rotazioni/ribaltamenti, quanti sono gli elementi diversi per le tre figure?

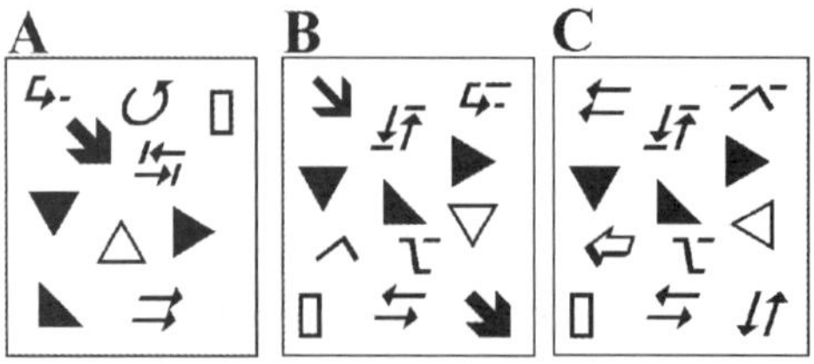

A. 11
B. 7
C. 15
D. 6

335) Il disegno indicato con la lettera "A", dopo essere stato ribaltato una sola volta, è riproposto:

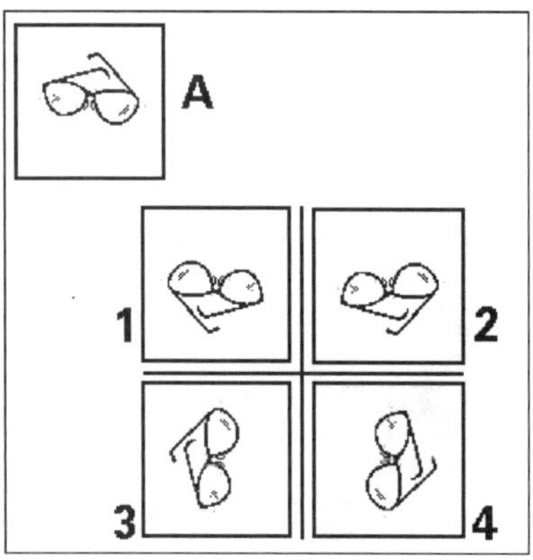

A. nella figura contrassegnata dal numero 2
B. nella figura contrassegnata dal numero 3
C. nella figura contrassegnata dal numero 4
D. nella figura contrassegnata dal numero 1

336) Dove sono contenute le figure 1 e 2 dopo essere state ruotate e sovrapposte?

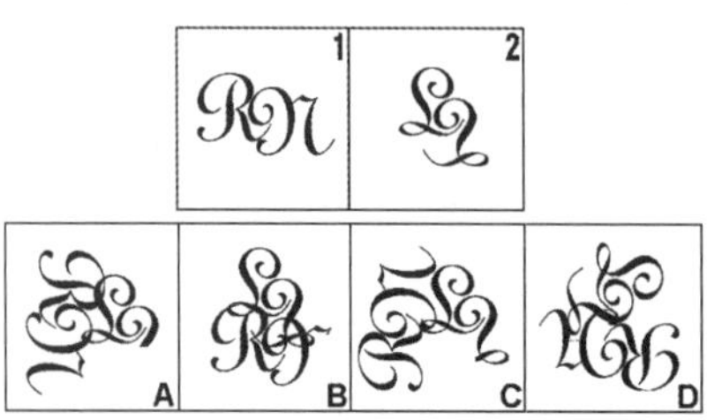

A. Nel box C
B. Nel box A
C. Nel box D
D. Nel box B

337) Le figure contenute nei box 1 e 2, dopo essere state ruotate e sovrapposte, sono presenti con le stesse caratteristiche:

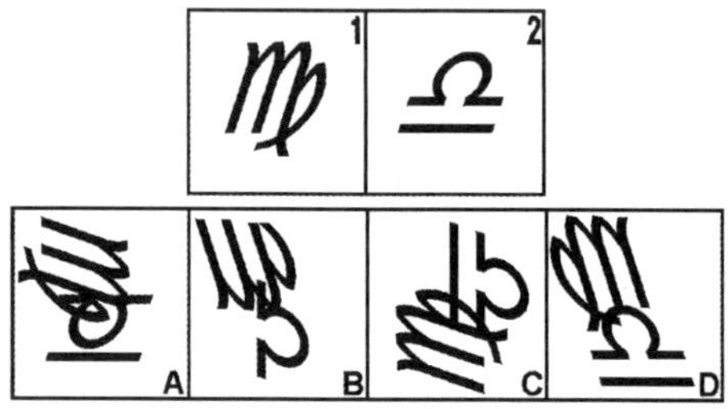

A. nel box A
B. nel box D
C. nel box C
D. nel box B

338) Le figure contenute nei box 1 e 2, dopo essere state ruotate e sovrapposte, sono presenti con le stesse caratteristiche:

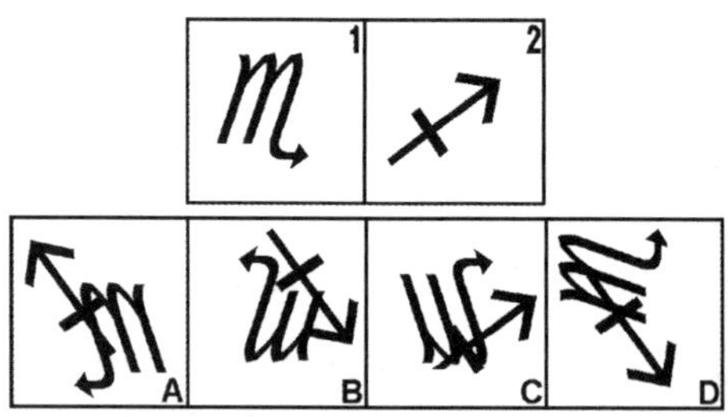

A. nel box A
B. nel box D
C. nel box C
D. nel box B

339) Il disegno del box "A", dopo essere stato ribaltato e ruotato, è riproposto con tali caratteristiche nel box:

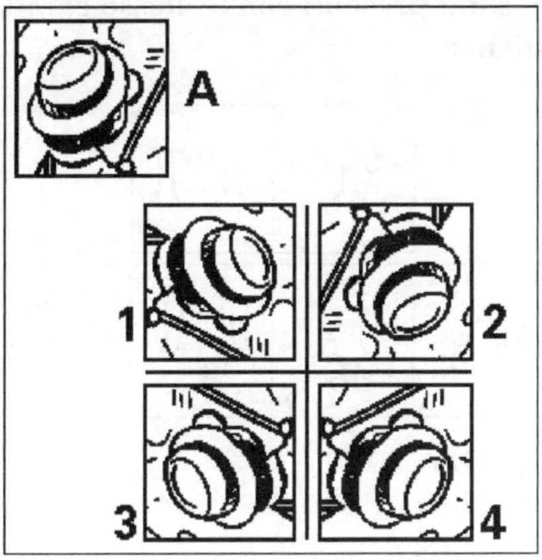

A. indicato con il numero 1
B. indicato con il numero 2
C. indicato con il numero 4
D. indicato con il numero 3

340) Indicare in quale dei seguenti box contrassegnati da numeri è riproposto il disegno contrassegnato dalla lettera "A" dopo essere stato ribaltato e ruotato:

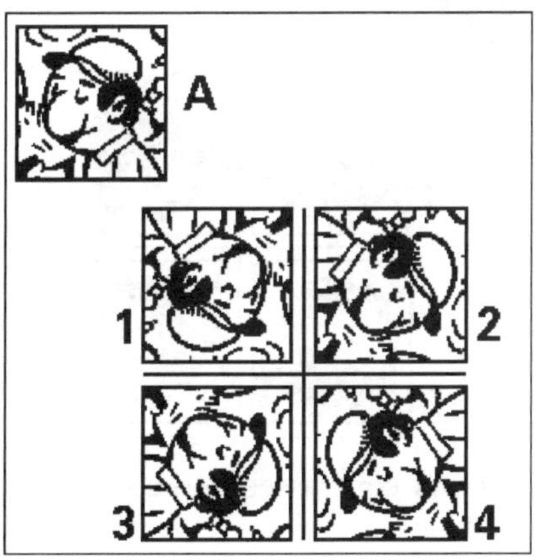

A. nel box contrassegnato con il numero 3
B. nel box contrassegnato con il numero 1
C. nel box contrassegnato con il numero 2
D. nel box contrassegnato con il numero 4

341) Il disegno indicato con la lettera "A", dopo essere stato ribaltato e ruotato, è riproposto:

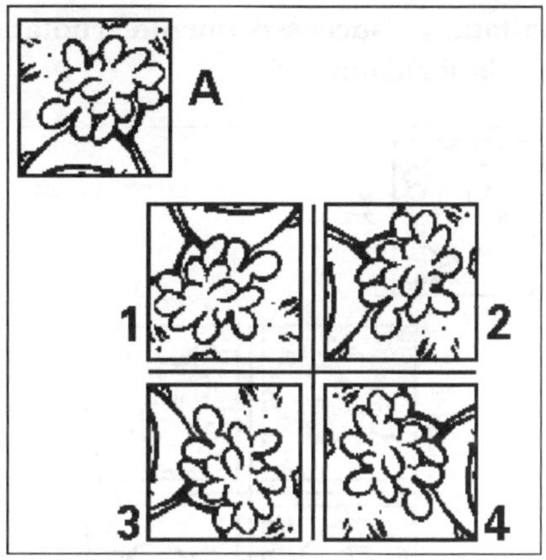

A. nella figura contrassegnata dal numero 4
B. nella figura contrassegnata dal numero 2
C. nella figura contrassegnata dal numero 3
D. nella figura contrassegnata dal numero 1

342) La figura indicata in "A" è stata ribaltata e successivamente ruotata. Dove la si riconosce?

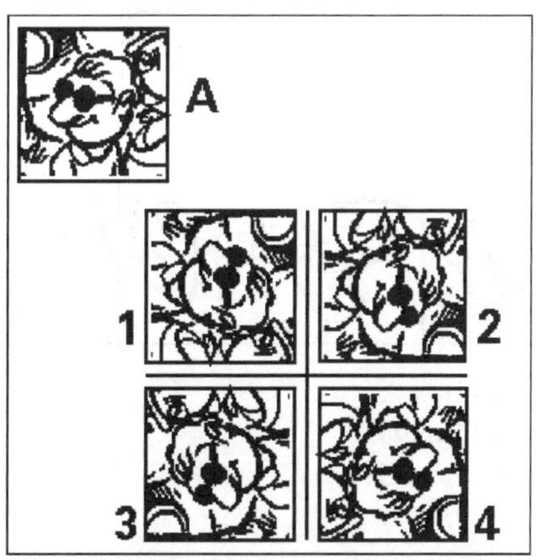

A. Nella figura indicata con il numero 2
B. Nella figura indicata con il numero 1

C. Nella figura indicata con il numero 4
D. Nella figura indicata con il numero 3

343) La figura indicata in "A" è stata ribaltata e successivamente ruotata. Dove la si riconosce?

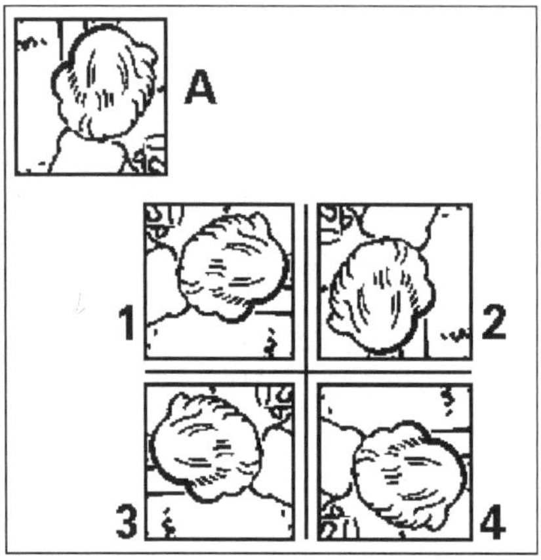

A. Nella figura indicata con il numero 2
B. Nella figura indicata con il numero 4
C. Nella figura indicata con il numero 1
D. Nella figura indicata con il numero 3

344) Le figure contenute nei box 1 e 2, dopo essere state ruotate e sovrapposte, sono presenti con le stesse caratteristiche:

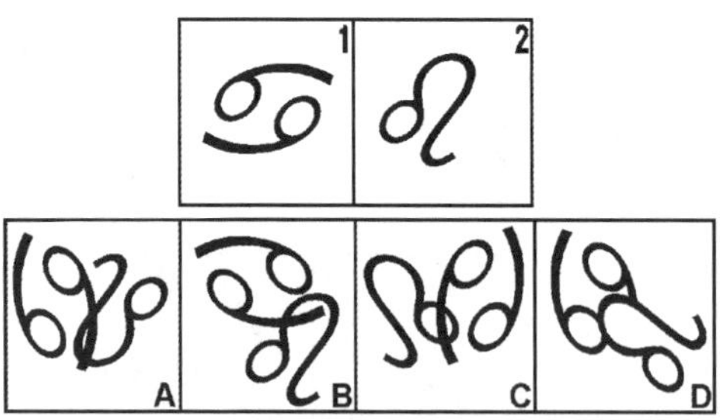

A. nel box A
B. nel box D
C. nel box C
D. nel box B

345) Le figure contenute nei box 1e 2, dopo essere state ruotate e sovrapposte, sono presenti con le stesse caratteristiche:

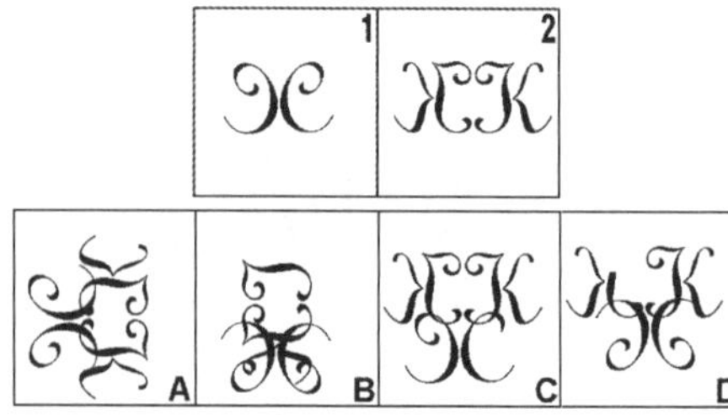

A. nel box D
B. nel box A
C. nel box B
D. nel box C

346) Indicare in quale dei seguenti box contrassegnati da numeri è riproposto il disegno contrassegnato dalla lettera "A" dopo essere stato ribaltato e ruotato:

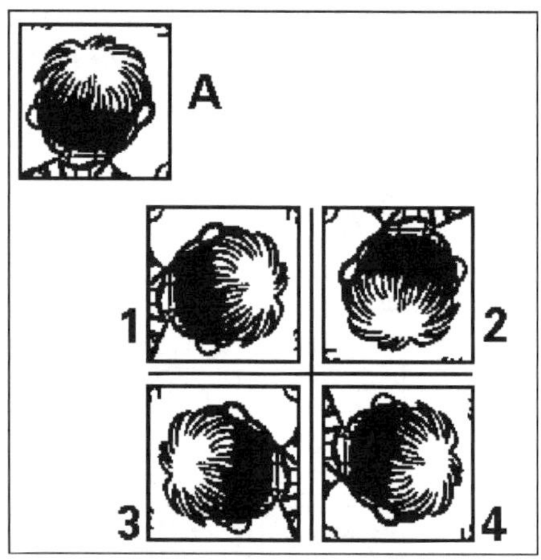

A. nel box contrassegnato con il numero 2
B. nel box contrassegnato con il numero 3
C. nel box contrassegnato con il numero 4
D. nel box contrassegnato con il numero 1

347) Il disegno indicato con la lettera "A", dopo essere stato ribaltato e ruotato, è riproposto:

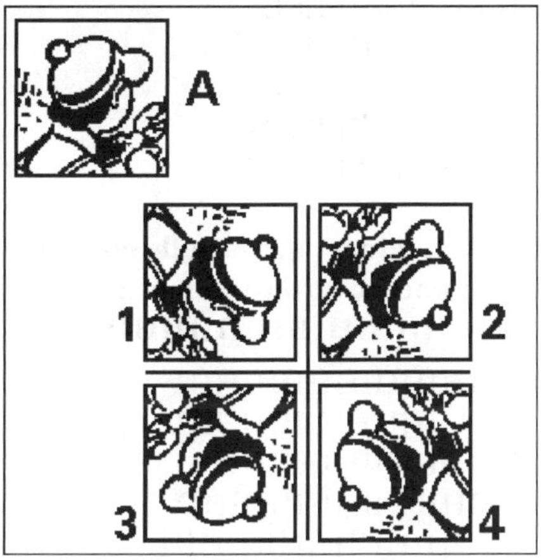

A. nella figura contrassegnata dal numero 2
B. nella figura contrassegnata dal numero 3
C. nella figura contrassegnata dal numero 4
D. nella figura contrassegnata dal numero 1

348) Dove sono contenute le figure 1 e 2 dopo essere state ruotate e sovrapposte?

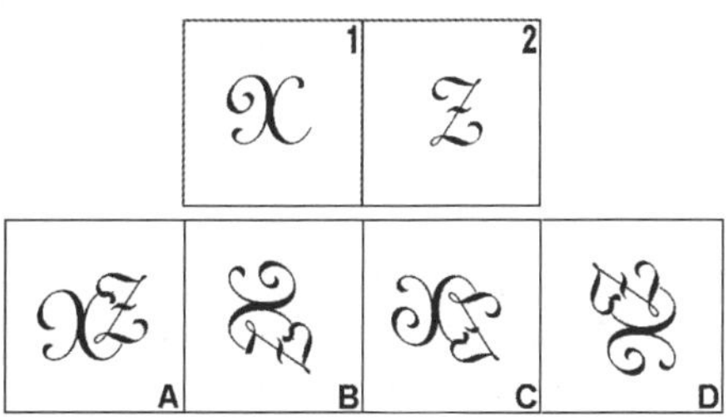

A. Nel box C
B. Nel box B
C. Nel box A
D. Nel box D

349) Quale dei disegni contrassegnati con i numeri 1, 2, 3 e 4 corrisponde esattamente al disegno contrassegnato dalla lettera "A" dopo essere stato ribaltato e ruotato?

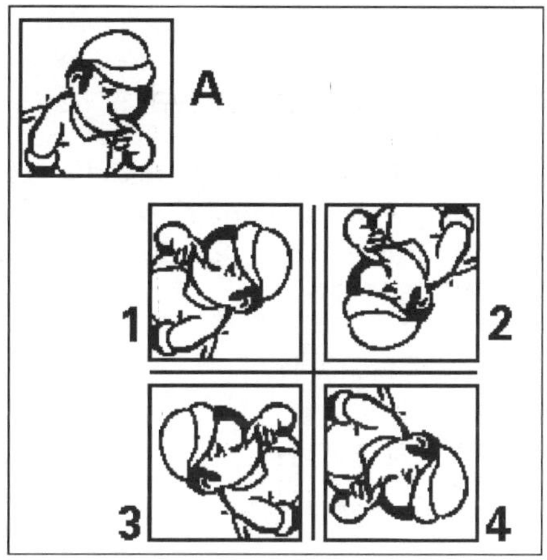

A. Il disegno indicato con il numero 1
B. Il disegno indicato con il numero 4
C. Il disegno indicato con il numero 2
D. Il disegno indicato con il numero 3

350) Il disegno indicato con la lettera "A", dopo essere stato ribaltato e ruotato, è riproposto:

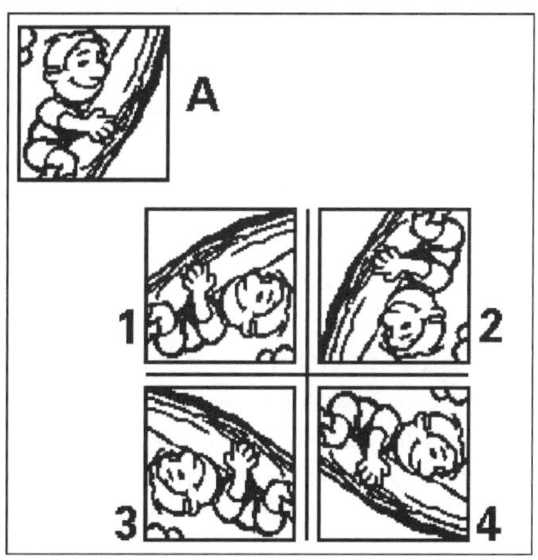

A. nella figura contrassegnata dal numero 3
B. nella figura contrassegnata dal numero 2

C. nella figura contrassegnata dal numero 4
D. nella figura contrassegnata dal numero 1

4.7 • Attenzione visiva

351) Individuare quale delle cinque serie di numeri o lettere è identica a quella data: 1771771771717111

A. 1771771771777111
B. 1771171711717111
C. 1771771771717111
D. 1771771711717111
E. 1771771771711111

352) Individuare quale delle cinque serie di numeri o lettere è identica a quella data: 2222525555255225252

A. 2222525555255225252
B. 2225525555255225252
C. 2222522555255v225252
D. 2222525525255225252
E. 2222525555255225552

353) Individuare quale delle cinque serie di numeri o lettere è identica a quella data: 88080080080808

A. 88080088080808
B. 88080080080808
C. 88080080080008
D. 80080080080808
E. 88080080080888

354) Individuare quale delle cinque serie di numeri o lettere è identica a quella data: 33833388883838

A. 33833388383838
B. 33833388883838
C. 33833838883838
D. 33833338883838
E. 33333388883838

355) Individuare quale delle cinque serie di numeri o lettere è identica a quella data: ILLILIILIIILIILLI

A. ILLILIILIIILLLLI
B. ILLILILIIIILIILLI
C. ILLILIILILLIILLI
D. ILLILIILIIILIILLI
E. ILLILIILIIILIILLL

356) Individuare quale delle cinque serie di numeri o lettere è identica a quella data: HIIHIHHIHIHIHIHIH

A. HIIHIHHIHIHIHIHIH
B. HIIHIHHHIHIIHIHIH
C. HIIHIHHIHIHIIHHIH
D. HIIHIHHIHIHIHIIHH
E. HHIHIHHIHIHIHIHIH

357) Individuare quale delle cinque serie di numeri o lettere è identica a quella data: DODODODOOODDO

A. DODODODOODODO
B. DODODODOOODDO
C. DODDOODOOODDO
D. DDOODODOOODDO
E. DODODDDOOODDO

358) V • 2016 Quali numeri e quali lettere rimangono dopo aver tolto dalla seguente stringa le lettere che compongono la parola "FAVORI" e i numeri 3, 5, 7, 8?

"123456789ABCDEFGHILMNOPQRSTUVZ"

A. 12469BCDFGHLMNPQSTUZ
B. 12469BCDGHILMNPQRSTUZ
C. 12569BCDEGHLMNPQSTUZ
D. 12469BCDFGHLMNPQSTWZ
E. 12469BCDEGHLMNPQSTUZ

359) Individuare quale delle cinque serie di numeri o lettere è identica a quella data: SBSBBBSBSBSBBS

A. SBSBBBSBBSSBBS

B. SBSBBBSBSBSBBS
C. SBBSBBSBSBSBBS
D. SSBBBBSBSBSBBS
E. SBSBBBBBSBSBBS

360) Individuare quale delle cinque serie di numeri o lettere è identica a quella data: MMNMNNNNMNNN

A. MMNMNNNMNNNN
B. MMNNMNNNMNNN
C. MMMNNNNNMNNN
D. MMNMNNNNMNNN
E. MMNMNMNNMNNN

361) Individuare quale delle cinque serie di numeri o lettere è identica a quella data: KHKHKHHHKHKHK

A. KHKHKHHHKKHHK
B. KHKHKKHHKHKHK
C. KHKHKHHHKHKHK
D. KHHHKHHKKHKHK
E. EKHKKKHHHKHKHK

362) M/O • 2016 In un ipotetico linguaggio in codice, alla parola SPECIFICA corrisponde il codice SPEFECIFIFIFICAFA e alla parola IGNORATO corrisponde il codice IFIGNOFORAFATOFO.

Come si scriverà, nel medesimo codice, la parola MAIL?

A. MFAAIFIL
B. MAFIFIL
C. MAFAFIIL
D. MAFAIFIL
E. MAIL

363) Individuare quale delle cinque serie di numeri o lettere è identica a quella data: RPRPPRRRRPRRPR

A. RPRPPRPRRPRRPR
B. RPRPPPRRRPRRPR
C. RPRPPRRRRPRRPR
D. RPRPPRRRRPRPPR
E. RPRPPPRRRPRRPR

364) Individuare la riga che contiene il maggior numero di lettere S:

A. 888S8888S8888SS
B. 888S8S888S88S88
C. 8S88S8S888SS888
D. 8S8SS888888S888
E. 8S88S8S8888S888

365) Individuare la riga che contiene il maggior numero di lettere I:

A. IOIIOOOOIOOOIOOIOOI
B. IIOIOIOOOOIOOIOOIOO
C. OOIOOOIOOOIOIIOIIOO
D. OIOIOOIOOIOIOOOIOIO
E. IOIIOOOIIOOOIOOIOOI

366) Individuare la riga che contiene il maggior numero di lettere A:

A. AAVVVAVAAAAAAAAAVVVAAAV
B. VVAAAAAVVAAVAAAVAVAAAVV
C. AAVAAAVAAAVVVAVAAVVAVVA
D. VVAVAVAVVVAAAVAAVVVAAAA
E. AAVVVAVVAAAAAAAAVVVAAAV

367) Individuare la riga che contiene il maggior numero di lettere N:

A. MMNMNNMMNNMMNNNNM
B. NMMNNMMMMNNNNMMNNNM
C. MNMNNNMMNNMNMNMMNM
D. MMNNMNNMNMMNMNNNMM
E. NMMNMMMMNNNNMMNNNM

368) Individuare la riga che contiene il maggior numero di lettere L:

A. VVLLVVLVLVLVVLVLL
B. LLVVLLVVVLLVVLLV
C. LLVLLVLVVLLVLLVV
D. VLVLVLVLVVLVLVLVVL
E. LLVLLVLVVLLVVLVV

369) Individuare la riga che contiene il maggior numero di lettere X:

A. YYXYXXXYYYXXXYYXYXY
B. YYXYYYYXXXYXXXXXYYY

C. YYYXXXXXXXXXYYYYYYY
D. XYYXXYXXYYXXXYXYYXY
E. XYYXXYXXYYYYXYXYYXY

370) Individuare la riga che contiene il maggior numero di lettere B:

A. PPPPPBBBPBBPPPPBPPPP
B. PPBPBBPBPPBPPPBPPPPP
C. PPPBPPBBPPBBPPPBPPBP
D. PPPBPPPBPPPBPPPBPPBB
E. PPPBPPPBPPBBPPPBPPBP

371) Individuare la riga che contiene il maggior numero di lettere N:

A. VNVNNVNNVNV
B. VNVNVNVVNVN
C. VVNNVVNVNVN
D. NVVNNVNNVVV
E. VNVNNVNVVNV

372) Individuare la stringa alfanumerica che contiene la lettera L preceduta da un numero pari:

A. K87I9SW41LFDG67LAGHH6568FV
B. XDR5479L8V54G65LJHU7I8JKHY5
C. NSGRS45L41F4317DS Z45L547ZS5
D. JE5LGHB658893VW4 21L35L5VFR8
E. K87I9SW46LFDG67LA GHH6568FV

373) Individuare la riga che contiene un numero di "punti esclamativi" uguale al numero di "punti interrogativi":

A. !!?????!!!!??!!??
B. ?!!!!???!!!!!?!!!??????
C. !!!???!!!???!!!???
D. !!!?!!???!!???!!!!???
E. !!!???!!!!!???!!!???

374) Individuare la riga che contiene un numero di "×" uguale al numero di "+":

A. ×××+++××++×++××++
B. ××++××++×+×++××+
C. ×××+×××++++++×××+
D. ××+××+++××+×××++×++
E. ××++××++××+×++××+

375) Individuare la riga che contiene un numero di "*" uguale al numero di "§":

A. §§**§§*§§**§*§**§
B. *§§***§§**§§§**§
C. ****§***§§§**§§§§
D. ***§***§§**§§§§§*§§
E. *§§***§§**§§§**§**

376) Individuare la riga che contiene un numero di ">" uguale al numero di "<" :

A. ><<>>>>><<<<
B. >>><<<>><<>><
C. ><<<>>>><<<><
D. <<<<>>><><<<>>
E. ><<<>>>>><<<<

377) Quale dei seguenti gruppi alfanumerici ripropone in senso inverso la sequenza "iwnfdeinwife"?

A. efiwneidfnwi
B. efiwniefdnwi
C. efiwniedfnwi
D. efiwniedfwni
E. efiwniendfwi

378) Quale dei seguenti gruppi alfanumerici ripropone in senso inverso la sequenza "OOQOQQOQO"?

A. OOQQQOQOO
B. OQOQQOQOO
C. OQOQOQQOO
D. OQQOQOQOO
E. OOQOQQOQO

379) Quale dei seguenti gruppi alfanumerici ripropone in senso inverso la sequenza "JF83F832GF8Y"?

A. Y8FG238F83FJ
B. Y8GF238F38FJ
C. Y8FG238F38FJ
D. Y8FG283F38FJ
E. Y8FG23883FFJ

380) Se dalla seguente sequenza "TLETTRTRCOPDATBIRTPEICAO" si escludessero le lettere dei termini "TRATTORE" e "BICICLETTA", si otterrebbe la sequenza:

A. TROTTD
B. TROPPD
C. AIOPPD
D. TROBPD
E. FPOPPD

381) Se dalla seguente sequenza "RREEREPEEECEDNIINVE" si escludessero le lettere dei termini "VINCERE" e "PERDERE", si otterrebbe la sequenza:

A. EEVNI
B. EERDI
C. EEPCI
D. EEENI
E. EECNI

382) Se dalla seguente sequenza "SSILVVTSAELIIAICSCL" si escludessero le lettere dei termini "STIVALI" e "SCIALLE", si otterrebbe la sequenza:

A. LSSLV
B. SSCIV
C. IACIV
D. SVSIV
E. SSLSV

383) Quale dei seguenti gruppi alfanumerici ripropone in senso inverso la sequenza "HgUmOsWFbH"?

A. HbFWOsmUgH
B. HbWFsOmUgH
C. HbFWsOmUgH
D. HbFWsOmgUH
E. HbFOsWmUgH

384) Se dalla seguente sequenza "VAAPEREPAPADEREPPPAI" si escludessero le lettere dei termini "PAPERE" e "PAPAVERI", si otterrebbe la sequenza:

A. PAAEDD
B. PAEPDE
C. PAAPPD
D. AAEPPD
E. APEEPD

385) Se dalla seguente sequenza "ELANPPOLOMZONOARODDMNA" si escludessero le lettere dei termini "POMODORO" e "MELANZANA", si otterrebbe la sequenza:

A. POLND
B. POLLD
C. POOND
D. POLNP
E. PONLR

386) Se dalla seguente sequenza "REAPLNROPLSGIMAOOONEBILOME" si escludessero le lettere dei termini "AEROPLANO" e "SOMMERGIBILE", si otterrebbe la sequenza:

A. PLNRO
B. PLNOO
C. RLNOM
D. GLNOO
E. OPLNN

387) Se dalla seguente sequenza "NEACALLROPLCALCAASTCACIO" si escludessero le lettere dei termini "PALLACANESTRO" e "CALCIO", si otterrebbe la sequenza:

A. LACCN
B. LACCC
C. PACAC
D. NSCAC
E. LACAC

388) Se dalla seguente sequenza "BAALANTNTANLEACEALRIBLE" si escludessero le lettere dei termini

"BALLERINA" e "CANTANTE", si otterrebbe la sequenza:

A. BNBLLE
B. BAALLE
C. BACTLE
D. BACTNE
E. BALLLE

389) Se dalla seguente sequenza "MCIANMCOCFACMENALECGNIE" si escludessero le lettere dei termini "MECCANICO" e "FALEGNAME", si otterrebbe la sequenza:

A. CCNM
B. GMCI
C. CMCNA
D. CNMCI
E. CNNCI

390) CINECA • 2018 Posizionare le figure in ordine decrescente di superficie.

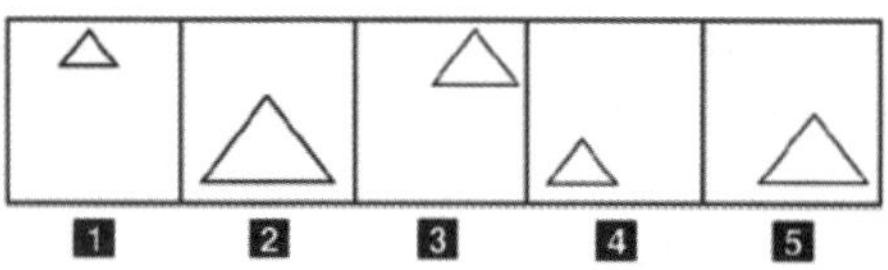

A. 1-4-3-2-5
B. 1-3-4-5-2
C. 1-4-5-3-2
D. 2-5-3-4-1
E. 2-1-4-3-5

391) Quale tra le figure A, B, C, D è corretto eliminare perché estranea al gruppo?

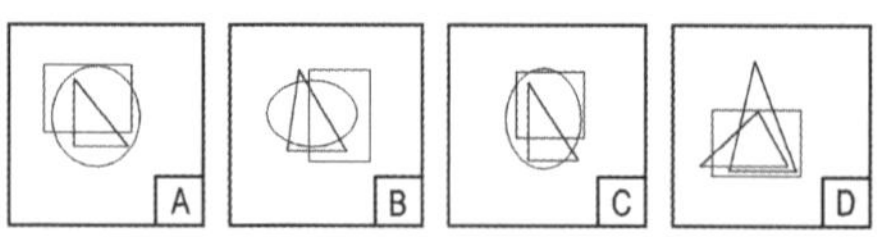

A. La figura B
B. La figura D
C. La figura A
D. La figura C

392) Quale tra le figure A, B, C, D è corretto eliminare perché estranea al gruppo?

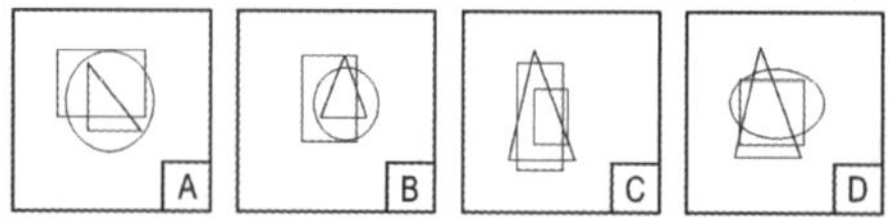

A. La figura B
B. La figura D
C. La figura C
D. La figura A

393) Dopo aver osservato gli elementi contenuti nelle quattro figure proposte indicare quella estranea al gruppo.

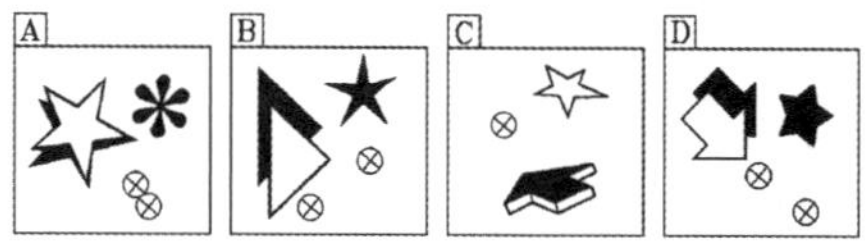

A. Figura C
B. Figura D
C. Figura A
D. Figura B

394) Quale tra le figure A, B, C, D è corretto eliminare perché estranea al gruppo?

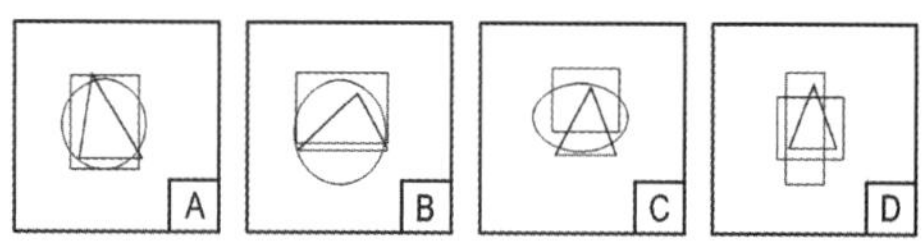

A. La figura C
B. La figura A
C. La figura D
D. La figura B

395) Quale tra le figure A, B, C, D è corretto eliminare perché estranea al gruppo?

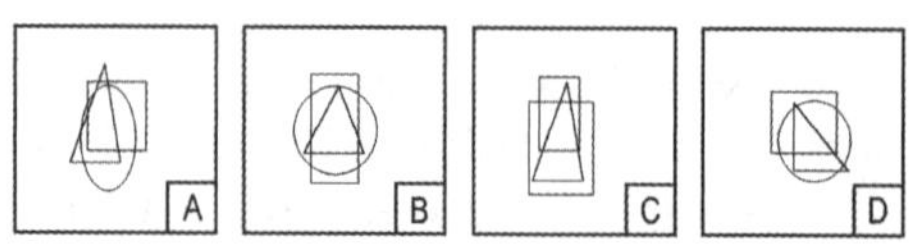

A. La figura D
B. La figura A
C. La figura C
D. La figura B

396) Quale tra le figure A, B, C, D è corretto eliminare perché estranea al gruppo?

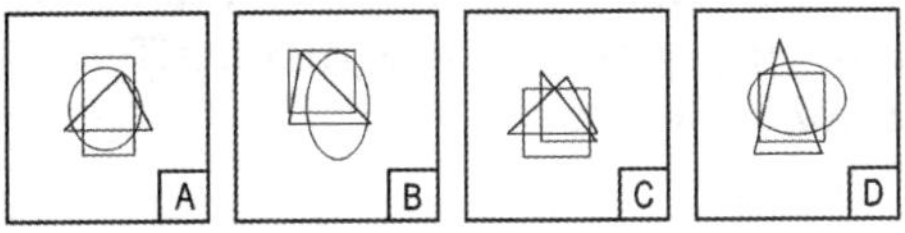

A. La figura C
B. La figura D
C. La figura B
D. La figura A

397) Quale tra le figure A, B, C, D è corretto eliminare perché estranea al gruppo?

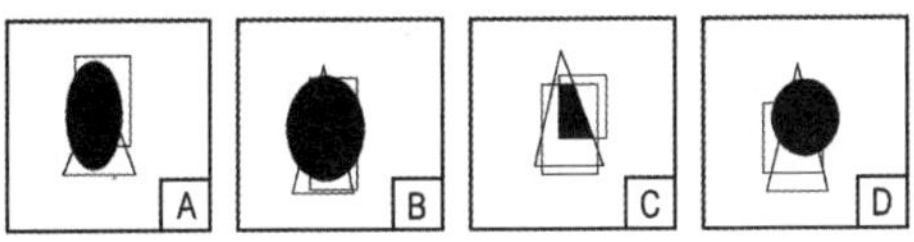

A. La figura A
B. La figura C
C. La figura D
D. La figura B

398) Dopo aver osservato gli elementi contenuti nelle quattro figure proposte indicare quella estranea al gruppo.

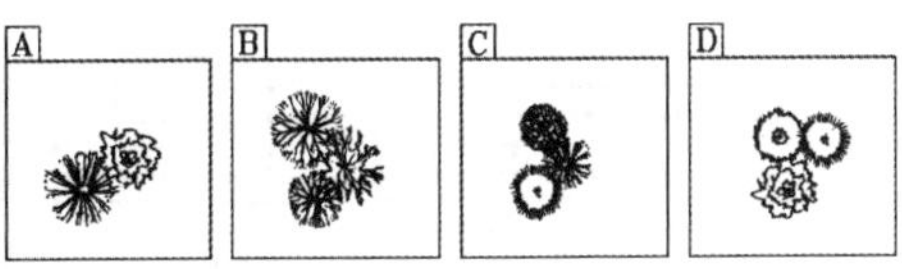

A. Figura C
B. Figura D
C. Figura B
D. Figura A

399) Quale tra le figure A, B, C, D è corretto eliminare perché estranea al gruppo?

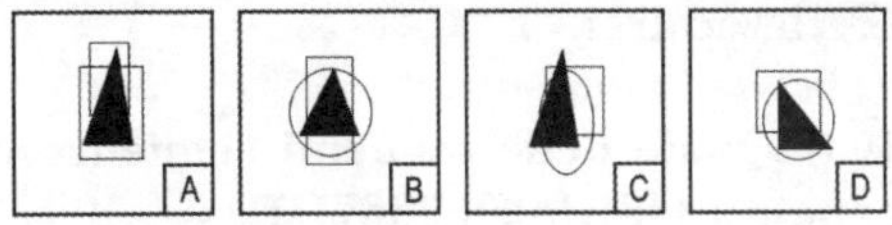

A. La figura A
B. La figura D
C. La figura C
D. La figura B

400) CINECA • 2017 Disporre in ordine decrescente le cinque figure:

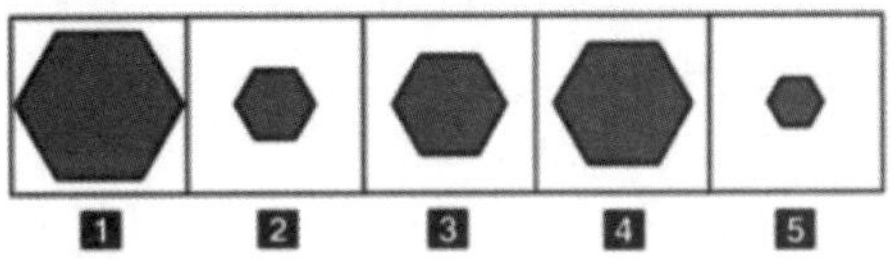

A. 1; 4; 3; 2; 5
B. 1; 3; 4; 2; 5
C. 1; 4; 3; 5; 2
D. 1; 4; 5; 3; 2
E. 5; 2; 3; 4; 1

401) Quante volte è presente nel gruppo numerico che segue la sequenza 632? 36328566328566322112356632563256632473424790784556463236326461 63281

A. 8
B. 7
C. 3
D. 9
E. 10

402) Si osservi il testo che segue: "Using the links below you can obtain answers to the most common questions about the EUROPA site (FAQ). You can also consult recent statistics on the use of EUROPA and the results of surveys conducted among its users". Esso contiene:

A. 10 lettere "maiuscole"
B. 13 vocali "u"
C. 16 consonanti "s"
D. 8 vocali "a"

E. 15 vocali “i”

403) Quale delle seguenti sequenze è uguale a 143GM2900967HD?

A. 143GM2900976HD
B. 143GM2900967HD
C. 143GM2909067HD
D. 143GM2090967HD
E. 143GN2901967HD

404) In quale dei seguenti gruppi il numero 1 non segue il numero 9?

A. P H L G 1 9 A V Q B O J 9 1 9 U I - GLIJKS1UBW9
B. P H L G 1 9 A V Q B O J P 1 9 U I - GLIJK91UBW9
C. P H L 9 1 9 A V Q B O J L 1 9 U I - GLIJKS1UBW9
D. P H L G 1 9 A V Q B O J E 1 9 U I - GLIJKS1UBW9
E. P H L G 1 8 A V Q D O J E 9 1 U I - GLIJKS1UBW9

405) Quale dei seguenti gruppi alfanumerici, letto in senso contrario, è uguale a SK1LGWEGPOIDSFH?

A. HFSDIOMPEWGL1KS
B. HFSDIMPGEWGL1KS
C. HFSDIOPQEWGL1KS
D. HFSDIOPGEWGL1KS
E. HFSBIOPGEWFL1KS

406) Dopo aver osservato attentamente il disegno proposto, indicare l’affermazione corretta.

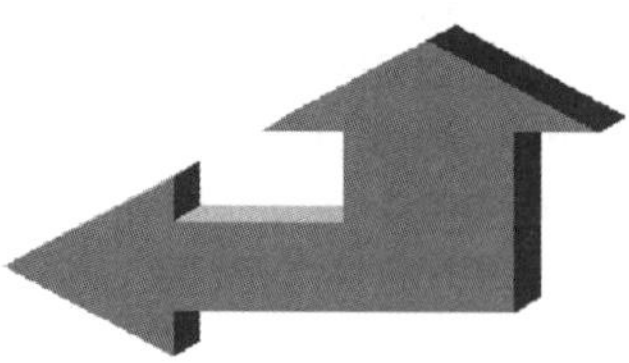

A. Il solido proposto si compone di 17 facce
B. Il solido proposto si compone di 14 facce
C. Il solido proposto si compone di 18 facce
D. Il solido proposto si compone di 15 facce
E. Il solido proposto si compone di 16 facce

407) Dopo aver osservato attentamente le sei figure apparentemente uguali indicare quale tra le seguenti affermazioni è corretta.

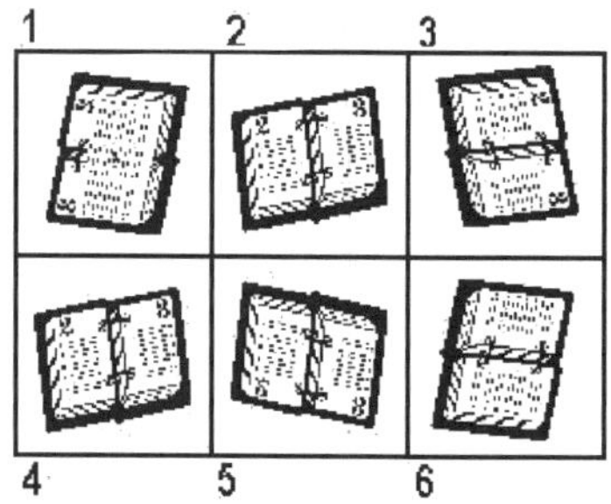

A. Le figure 2 e 4 sono diverse
B. La figura 6 è uguale alla 5 ruotata di 90 gradi
C. La figura 3 è uguale alla 2 e alla 4 ruotata di 90 gradi
D. Cinque figure sono uguali tra loro
E. Tre figure sono uguali fra loro

408) Partendo dal punto A qual è l’unica via di uscita del labirinto?

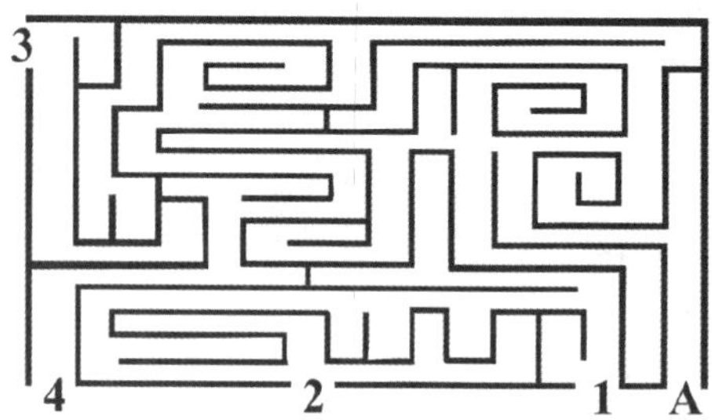

A. L’uscita 1
B. L’uscita 4
C. L’uscita 2
D. L’uscita 3

E. Nessuna via porta all'esterno del labirinto

409) Indicare quale affermazione riferita al contenuto delle tre figure è corretta.

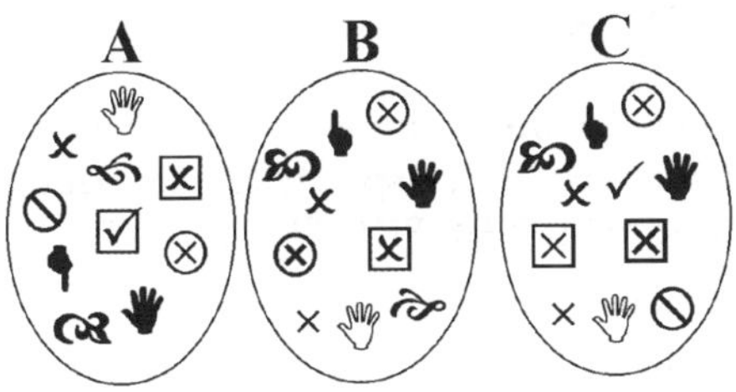

A. A e C contengono lo stesso numero di elementi
B. A rispetto a B contiene più mani
C. B e C contengono un numero diverso di elementi
D. Tutti i disegni contengono gli stessi elementi
E. A e B contengono un numero diverso di elementi

410) In quale dei seguenti gruppi alfanumerici sono contenuti tutti gli elementi indicati nella seguente stringa: SD678YTTWIHIXD834RT9?

A. 34RT9SD678YPQIXD8TTW
B. 34RT9SD67LPIHIXD8TTW
C. 34RT9SD678YIHIXD8TTW
D. 34RT9SD968YIHIXD8TTW
E. 34RT9SS678YIHIYD8TTW

411) Considerando che il segno "+" identifica "-", il segno "-" identifica "+", il segno "×" identifica ":", il segno ":" identifica "×", in quale delle seguenti alternative è riproposta la seguente stringa: 32 + (12 × 4) - (216 × 6) + 39 = tenuto conto di quanto detto in precedenza?

A. 32 – (12 : 4) + (216 : 6) + 39 =
B. 32 – (12 : 4) - (216 : 6) – 39 =
C. 32 – (12 : 4) + (216 : 6) – 39 =
D. 32 – (12 × 4) + (216 × 6) – 39 =
E. 32 + (12 : 4) + (216 : 6) – 39 =

412) In quale dei seguenti gruppi il numero 2 è preceduto dalla lettera Q?

A. JKF2Z2ILZKQWLJFZQQN-2CIJQFUEI
B. JKF2Z2I2QQWLJ2FZQN2QJQFU-IRLE
C. JKF2Z2IQQWLJFZ2QCIJQILFUIR-FE
D. JKF2Z2IQ2QWLJFZQN2CIJQFUIR-VE
E. JKF2X2I2QQYLJFZQN2CIJTFUIR-VE

413) "123456789ABCDEFGHILMNOPQRSTUVZ". Da questo gruppo alfanumerico sono state prelevate le lettere che formano la parola "IMPOSTARE" ed i numeri "726". Restano pertanto le lettere e i numeri:

A. 134589BCDFGHLMQUVZ
B. 134589BCDFGHLNQUVZ
C. 134589BCDEGHLNQUVZ
D. 134689ABCDFGHLMNPQUVZ
E. 1345898BCFFGHMNQUVZ

414) Quale dei seguenti gruppi numerici è identico a 38823+8378+889+89384+734822398?

A. 38823+8378+889+89384+734838398
B. 38823+8378+889+89384+734838498
C. 38823+8378+889+89384+734822398
D. 38823+8378+889+89483+734822398
E. 38823+8478+889+89384+534822398

415) Dopo aver osservato i box raffigurati ed il loro contenuto, si indichi quale delle seguenti affermazioni è corretta.

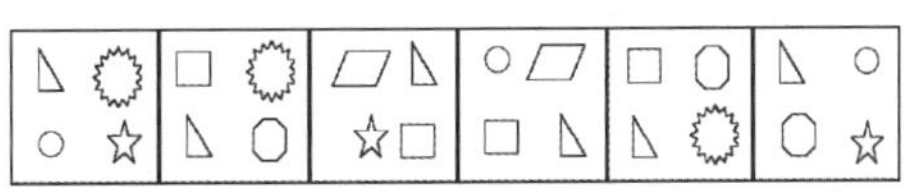

1 2 3 4 5 6

A. Solo quattro box contengono un triangolo
B. Tutti i box contengono disegni diversi
C. Nei box 2 e 4 sono contenuti gli stessi disegni
D. Almeno due box contengono un cerchio
E. Solo due box contengono un cerchio

416) Si osservi il testo che segue: "Il lavoro è diventato un ambiente conflittuale e contrastato. Cercate di mantenere la calma e non lasciatevi andare ad inutili nervosismi". Esso contiene:

A. 9 vocali "o"
B. 8 vocali "o"
C. 14 vocali "i"
D. 18 vocali "a"
E. 7 vocali "i"

417) Quante volte è presente nel gruppo numerico che segue la sequenza 852? 90885229838529011238525989087852868524247347845852598524852612561

A. 9
B. 8
C. 4
D. 7
E. 5

418) Considerando che il segno "+" identifica "-", il segno "-" identifica "+", il segno "×" identifica ":", il segno ":" identifica "×", in quale delle seguenti alternative è riproposta la seguente stringa: 54 + (9 : 4) - (6 : 1) = tenuto conto di quanto detto in precedenza?

A. 54 – (9 × 4) – (6 × 1) =
B. 54 – (9 : 4) + (6 × 1) =
C. 54 + (9 × 4) + (6 × 1) =
D. 54 – (9 × 4) + (6 × 1) =
E. 54 – (9 × 8) + (6 × 1) =

419) Quale delle seguenti sequenze è uguale a: 7Y9K4VW9B5NH67?

A. 7J9K4VW9B5NH67
B. 7Y9KU4W9B5NH67
C. 7Y9K4VW9B5NH67
D. 7Y9H4VW9B5NH67
E. 7Y9K4WW9D5NH67

420) Quante vocali e quante consonanti sono presenti rispettivamente nel termine "GASTROPROTETTORE"?

A. 6 e 10
B. 9 e 6
C. 8 e 8
D. 7 e 9
E. 10 e 7

421) In quale dei seguenti gruppi alfanumerici sono contenuti tutti gli elementi indicati nella seguente stringa: DF354F76HJ09LM1356SF?

A. 56SFDF364F76HJ09LM13
B. 56SFDF354F76HJ09LM13
C. 56SFDO354F76HJ09LM13
D. 56SFDP354F76HJ09LM13
E. 56SFCF355F76KJ09LM13

422) In quale dei seguenti gruppi il numero 1 non segue il numero 3?

A. LZ13XCVBN1MPI3PYT13RWQL31IH
B. LZ31XCVBN1MPI3PYT13RWQL1DIH
C. LZ13XCVBN1MPI31YT13RWQL1DIH
D. LZ13XCVBN1MPI3PYT13RWQL1DIH
E. LV31XCVBN1MPI3PYT16RWQL1DIH

423) Considerando che il segno "+" identifica "-", il segno "-" identifica "+", il segno "×" identifica ":", il segno ":" identifica "×", in quale delle seguenti alternative è riproposta la seguente stringa: (40 × 3) + (320 × 80) = tenuto conto di quanto detto in precedenza?

A. (40 × 3) – (320 × 80) =
B. (40 : 3) – (320 × 80) =

C. (40 : 3) + (320 : 80) =
D. (40 : 3) – (320 : 80) =
E. (40 : 3) – (340 : 80) =

424) Indicare quale dei seguenti gruppi numerici è identico a 87345+5613+689+18383+432923495:

A. 87345+5613+689+18482+432923495
B. 87345+5613+689+18383+432923495
C. 87345+5613+689+18383+432934395
D. 87345+5613+689+18383+432934295
E. 87345+5613+686+18383+432923495

425) Quale delle seguenti sequenze è uguale a: 7A3F2CE8D1DH68?

A. 7A3F2CE8D1Dk68
B. 7A3F2CE8D1Dh68
C. 7A3FC2E8D1DH68
D. 7A3F2CE8D1DH68
E. 712F2CE8C1DH68

426) Quanti numeri sono rispettivamente contenuti solo nel rettangolo e solo nel triangolo e non nelle altre figure?

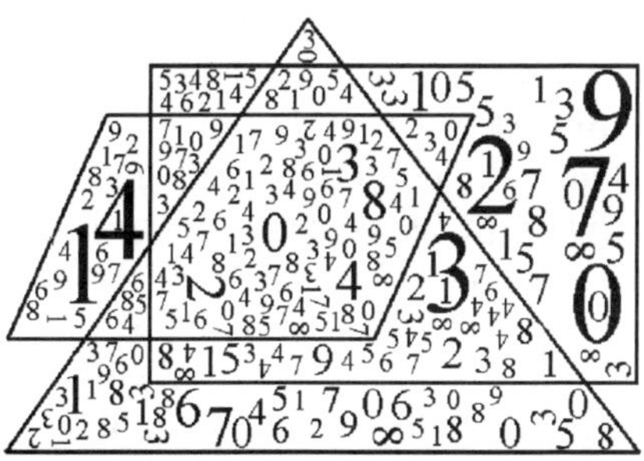

A. 60 e 25
B. 43 e 48
C. 37 e 36
D. 21 e 7
E. 34 e 6

427) Quante volte è presente nel gruppo numerico che segue la sequenza 196? 3490819629831969011231965989 0871968619642473478451965919641966 12561

A. 9
B. 10
C. 8
D. 7
E. 5

428) Quale delle seguenti sequenze è identica a -em;fh:17;ks:26+39-yd-=l: ma proposta in senso contrario?

A. :l=-yd-93+62:sk;77:hf;me-
B. =l-dy-93+62,sk;71:hf;me-
C. :l=-dy-93+62xks;71:hf;me-
D. :l=-dy-93+62:sk;71:hf;me-
E. :l=-dy+93+62:sh;71:hf;me-

429) M/O • 2016 Il gruppo di lettere LLEUDIO (A) OIDUELL può essere considerato simmetrico con A al centro. Quale dei seguenti gruppi di lettere è analogamente simmetrico?

A. DOCIDEM (A) MEDICOD
B. DOCIDEM (A) MEDCIOD
C. DOCIDME (A) MEDICOD
D. DOCIDEM (A) MEDCITD
E. DOCDIEM (A) MEDCIOD

430) Indicare quale affermazione riferita al contenuto delle tre figure è corretta.

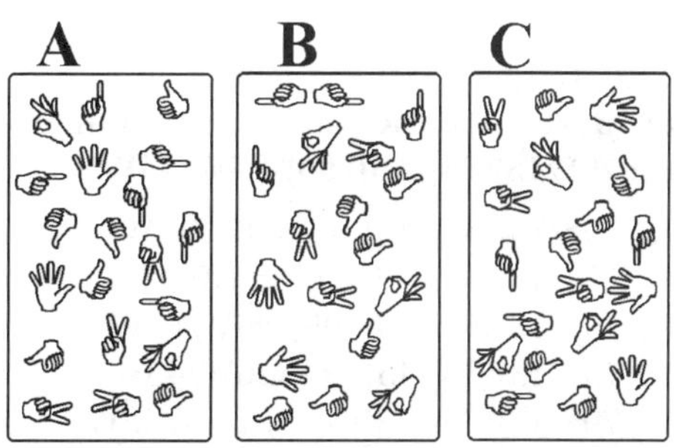

A. Nella figura A c'è una mano in più rispetto a B mentre nella figura C ci sono 2 mani in meno

B. Nella figura A ci sono 2 mani in più rispetto a B e una in più rispetto a C
C. Nella figura A c'è lo stesso numero di mani di B mentre nella figura C ci sono 2 mani in meno
D. Nella figura A c'è lo stesso numero di mani di B; nella figura C ci sono 3 mani in meno
E. Nella figura A ci sono 3 mani in più rispetto a B e due in più rispetto a C

431) In quale dei seguenti gruppi il numero 7 non segue il numero 9?

A. MZ97XCBL7UIH79OTUIH9RU-IKR7Q
B. MZ79XCBL7UIH79OTU-IH97UIKR7Q
C. MZ79XCBL7UIH97OTUIH9RU-IKR7Q
D. MZ79XCBL7UIH79OTUIH9RU-IKR7Q
E. MZ79XCBL7UIH97OTUIH9RU-IKR7Q

432) Quale dei seguenti gruppi alfanumerici, letto in senso contrario, è uguale a FAW5HKR6MGRKL2B?

A. B2AKRGM6RKH5WAF
B. B2LKRGM6SKH5WAF
C. B2LKRGM6RKH5WAF
D. B2LKBGM6RKH5WAF
E. B2LRKGM6RHK5WAF

433) In quale dei seguenti gruppi è riproposta l'identica stringa alfanumerica: 79*/13)\64[\45]/99)\26W/43W?

A. 79*/13)\64[\45]/99)\26V/43W
B. 79*/13)\64[/45]/99)\26W/43W
C. 79*/13)\64[\45]/99)\26W/43W
D. 79*/13)\65[\45]/99)\26W/43W
E. 79*/13)\/64[\45]/99)\26W/43W

434) È possibile con sole sei rette separare ciascun pallino da tutti gli altri?

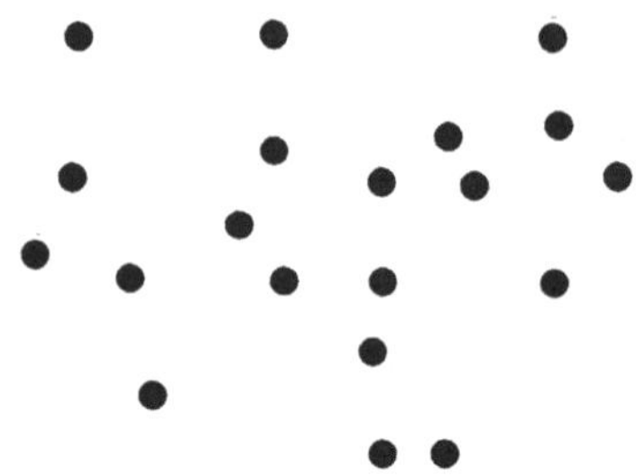

A. No, se ne impiegano minimo 9
B. No, se ne impiegano minimo 7
C. No, se ne impiegano minimo 8
D. Sì
E. No, se ne impiegano minimo 10

435) Dopo aver osservato attentamente il disegno, indicare quale affermazione non è corretta.

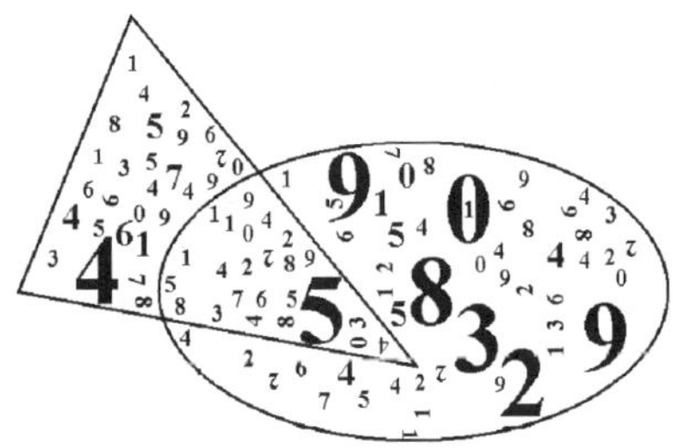

A. I numeri contenuti solo nel triangolo sono 51
B. I numeri contenuti nell'ellisse sono più di quelli contenuti nel triangolo
C. I numeri contenuti sia nell'ellisse che nel triangolo sono più di 20
D. I numeri contenuti sia nell'ellisse che nel triangolo sono meno di 30
E. I numeri contenuti solo nel triangolo sono meno di 60

436) Partendo dalla disposizione illustrata è possibile spostando tre sole graffe ottenere quattro quadrati?

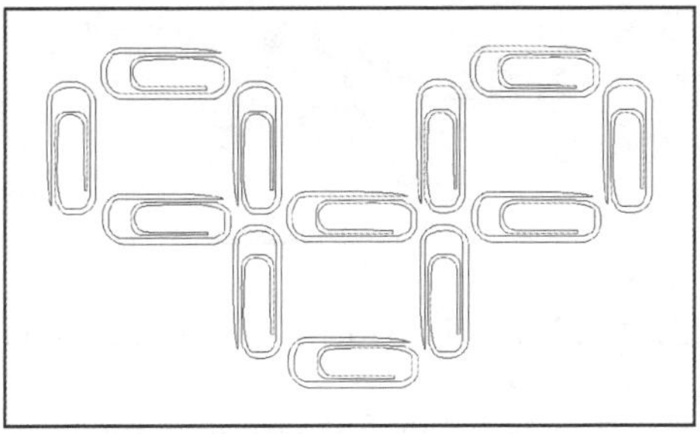

A. Sì, formando un quadrato grande suddiviso in quattro
B. No, è possibile formare solo tre quadrati adiacenti
C. Sì, è possibile formare quattro quadrati separati tra loro
D. No
E. No, è possibile formare solo due quadrati adiacenti

437) Dopo aver osservato attentamente le sei valigie apparentemente uguali indicare quale tra le seguenti affermazioni è errata.

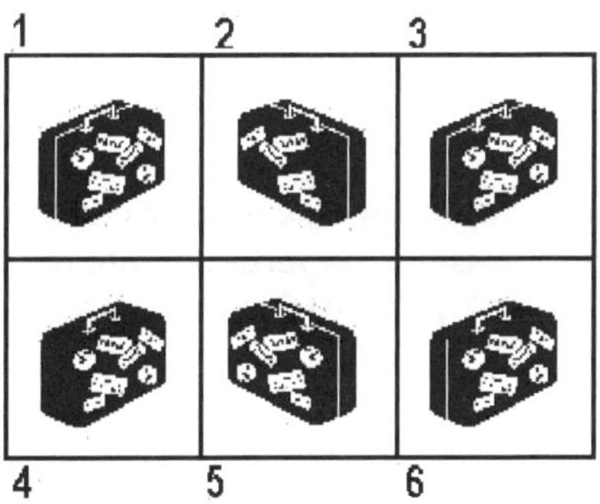

A. Almeno 4 valigie sono uguali
B. Le valigie 1 e 3 sono uguali
C. La valigia 6 è diversa da tutte le altre
D. La valigia 5 è uguale alla 1 e alla 3 viste allo specchio
E. La valigia 2 è diversa da tutte le altre

438) È possibile con il numero dei fiammiferi contenuti nel disegno formare due quadrati e quattro triangoli?

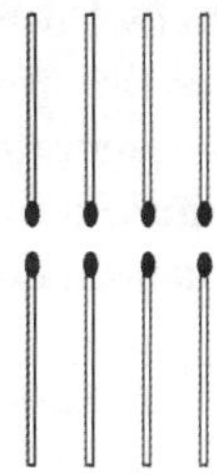

A. No, è possibile formare due quadrati e due triangoli
B. Sì
C. No, è possibile formare due quadrati e tre triangoli
D. No, è possibile formare tre quadrati e quattro triangoli
E. No, è possibile formare un quadrato e quattro triangoli

439) Si osservi il testo che segue: "Tenete a freno il vostro impeto nelle discussioni familiari, potreste solo confondere le idee. Cercate di riprendere in pugno una situazione che vi è sfuggita di mano". Esso contiene:

A. 29 parole
B. 16 vocali "a"
C. 19 vocali "e"
D. 22 vocali "e"
E. 12 vocali "e"

440) Partendo dal punto A qual è l'unica via di uscita del labirinto?

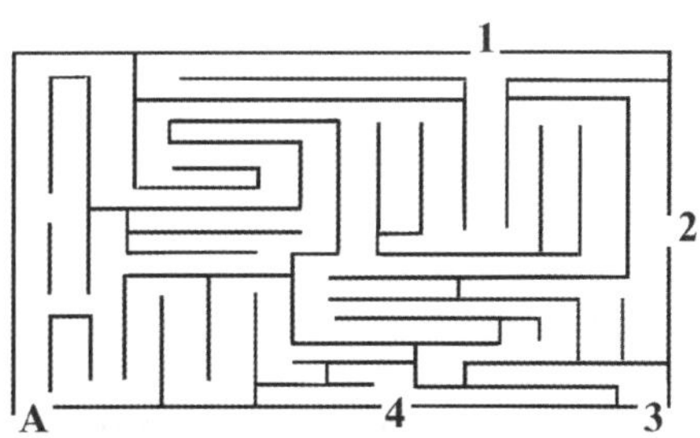

A. L'uscita 4
B. L'uscita 1
C. L'uscita 2
D. L'uscita 3

E. Vi sono due vie d'uscita

441) Dopo aver osservato i box (1, 2, 3 e 4) ed il loro contenuto, si indichi quale delle seguenti affermazioni non è corretta.

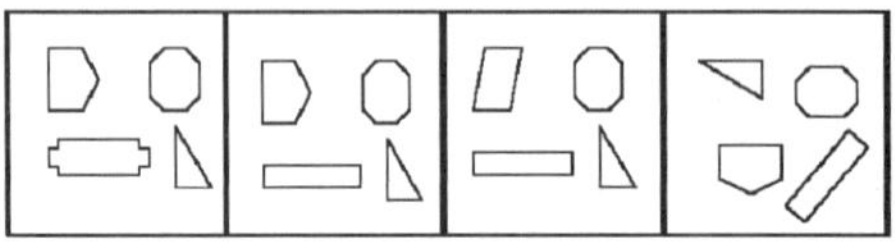

1 2 3 4

A. Solo due box contengono un ottagono
B. Nei box 2 e 4 sono contenuti gli stessi disegni
C. Un box contiene una croce
D. Tutti i box contengono un triangolo
E. Tre box contengono un rettangolo

442) Quanti numeri contenuti nel parallelogramma sono rispettivamente contenuti anche nel cerchio e nel triangolo?

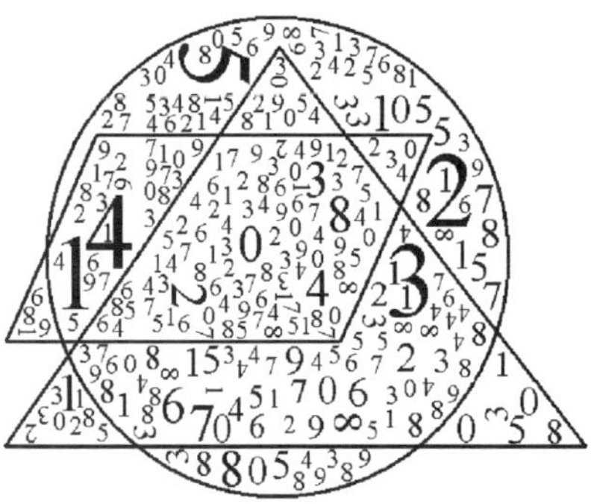

A. 119 e 89
B. 99 e 120
C. 127 e 61
D. 130 e 79
E. 120 e 56

443) Introducendo tre fiammiferi nel triangolo, è possibile formare quattro nuovi triangoli?

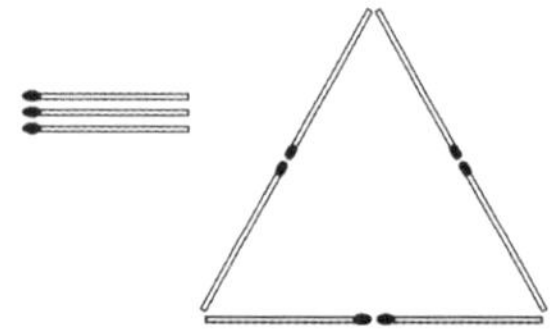

A. Sì
B. No, è possibile formare solo tre nuovi triangoli
C. No, è possibile formare solo due nuovi triangoli
D. Sì, è possibile formare fino a cinque triangoli
E. No, è possibile formare solo tre nuovi triangoli

444) Di quante facce si compone il solido proposto?

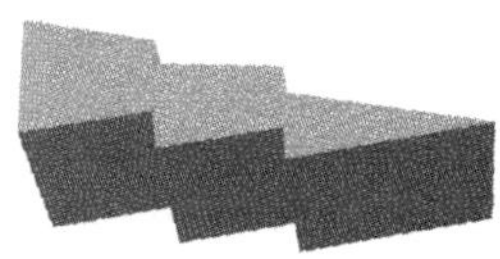

A. 12
B. 11
C. 13
D. 14
E. 10

445) Quante vocali e quante consonanti sono presenti rispettivamente nel termine "ELETTRODOMESTICO"?

A. 8 e 9
B. 7 e 9
C. 9 e 6
D. 7 e 8
E. 5 e 7

446) Di quante facce si compone il solido proposto?

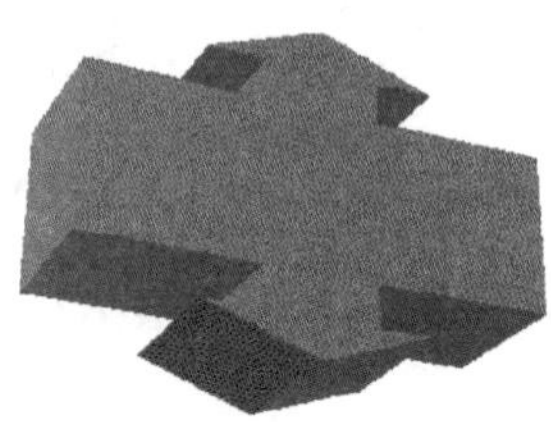

A. 20
B. 22
C. 24
D. 21
E. 23

447) Quante volte è presente nel gruppo numerico che segue la sequenza 872? 349088722983872901123872598908787286872424734784587259872487261 2561

A. 8
B. 7
C. 9
D. 14
E. 12

448) Dopo aver osservato il disegno proposto indicare quale affermazione è corretta.

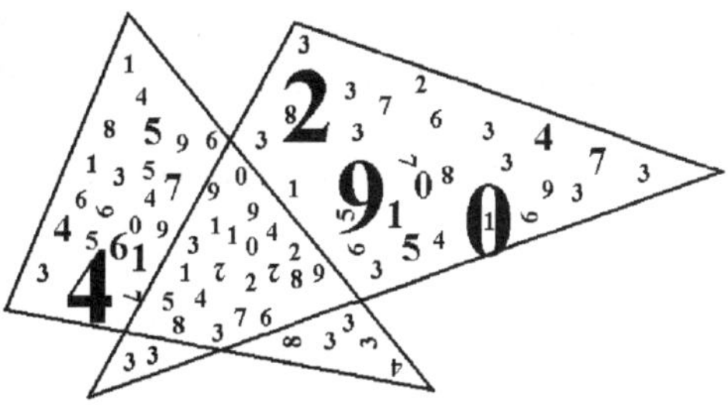

A. Il numero 9, contenuto in entrambe le figure, è presente 5 volte
B. Tra i numeri comuni alle due figure non è presente il 5
C. I numeri comuni alle due figure sono 21
D. In nessuna delle figure è presente il numero 8
E. I numeri comuni alle due figure sono 30

449) Quale delle seguenti sequenze è identica a +fa-opx83;jh:10;32-gx;-2 ma proposta in senso contrario?

A. 2+;xg-23;01:hj;83xpo-af-
B. 2-;xg-23;01:hj;38xpo-af+
C. 2-;xg-23;01-jh;38xpo-af+
D. 2-;xg-23;10:hj;38xpo-af+
E. 2-;xg-23;01:hx;38xro-af+

450) Quanti numeri contenuti nel parallelogramma sono rispettivamente contenuti anche nel rettangolo e nel cerchio?

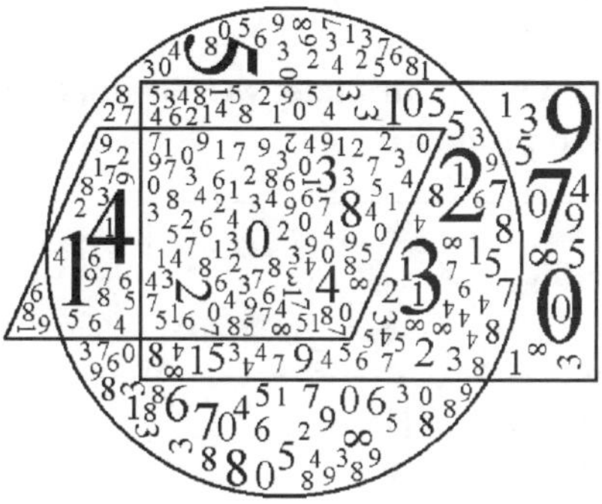

A. 128 e 89
B. 119 e 98
C. 78 e 99
D. 98 e 119
E. 100 e 89

4.8 • Classificazioni visive

451) Individuare il disegno intruso.

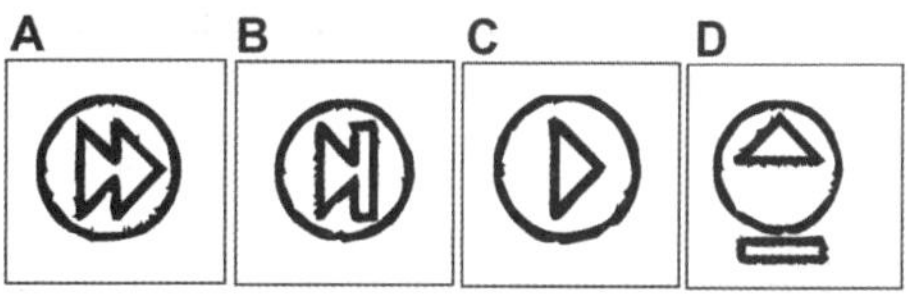

A. Disegno C
B. Disegno D
C. Disegno A
D. Disegno B

452) Osservando attentamente le quattro figure proposte è possibile notare che tre di esse presentano elementi di omogeneità. Quali?

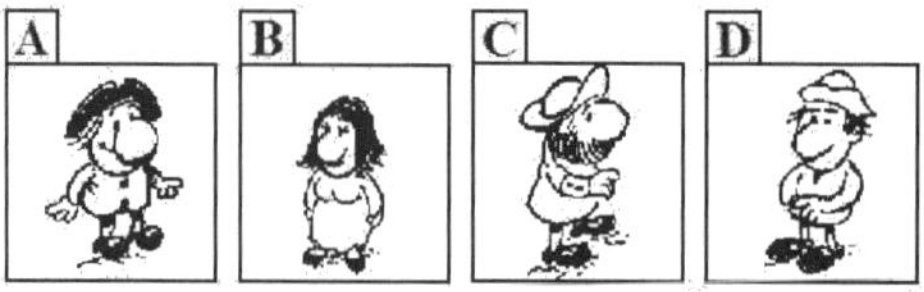

A. Figure B - C - D
B. Figure A - B - C
C. Figure A - B - D
D. Figure A - C - D

453) Quale animale va eliminato tra quelli proposti?

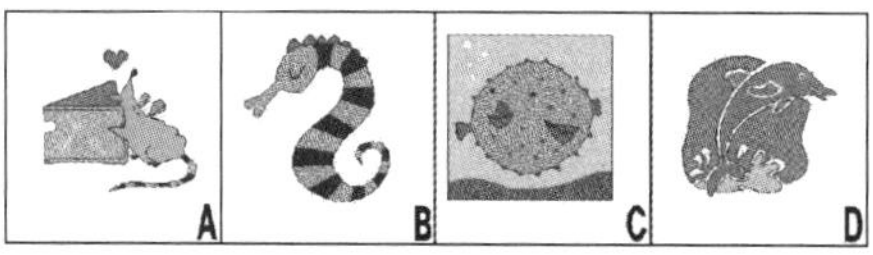

A. L'animale D
B. L'animale B
C. L'animale C
D. L'animale A

454) Osservando attentamente le quattro figure proposte è possibile notare che tre di esse presentano elementi di omogeneità. Quali?

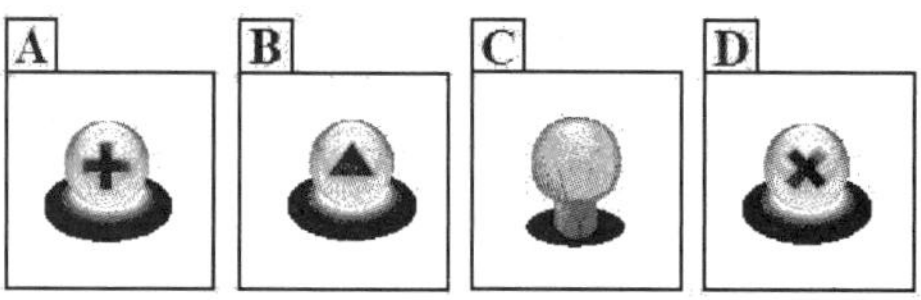

A. Figure B - C - D
B. Figure A - B - C
C. Figure A - B - D
D. Figure A - C - D

455) Quale figura va eliminata tra quelle proposte?

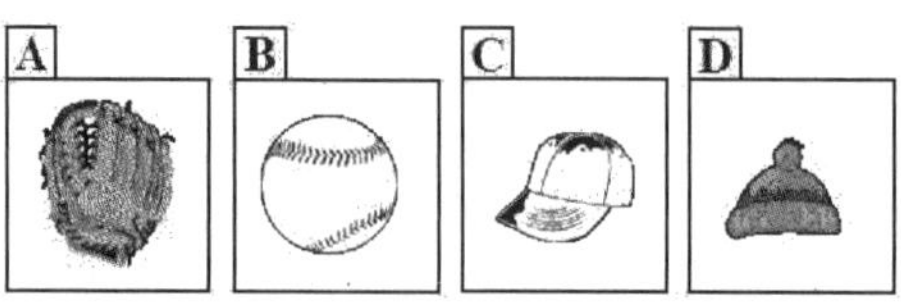

A. La figura D
B. La figura C
C. La figura A
D. La figura B

456) Individuare il disegno intruso.

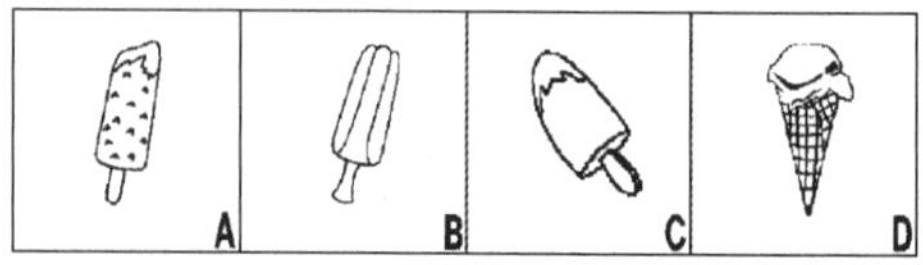

A. Disegno D
B. Disegno B
C. Disegno A
D. Disegno C

457) Individuare il disegno intruso.

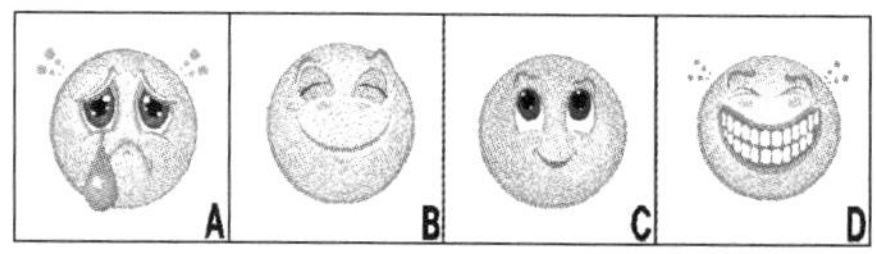

A. Il disegno contrassegnato con la lettera B
B. Il disegno contrassegnato con la lettera A
C. Il disegno contrassegnato con la lettera D
D. Il disegno contrassegnato con la lettera C

458) Quale figura va eliminata tra quelle proposte?

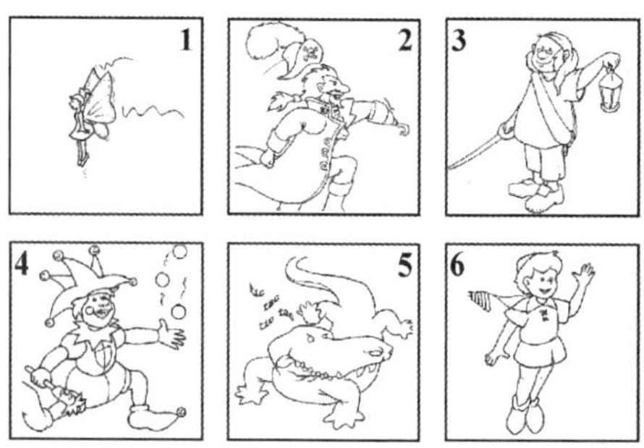

A. Figura 3
B. Figura 1
C. Figura 6
D. Figura 4

459) Individuare il disegno intruso.

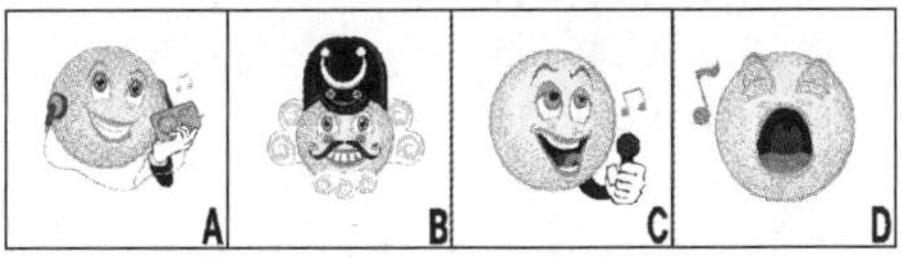

A. Il disegno contrassegnato con la lettera B
B. Il disegno contrassegnato con la lettera D
C. Il disegno contrassegnato con la lettera A
D. Il disegno contrassegnato con la lettera C

460) Indicare quale tra i box di seguito proposti contiene la figura intrusa.

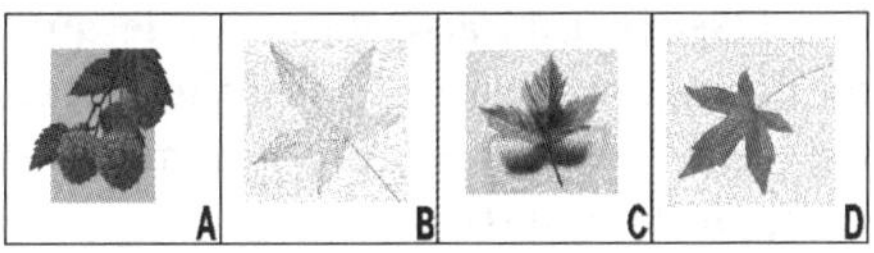

A. Box D
B. Box A
C. Box C
D. Box B

461) Indicare quale tra i box di seguito proposti contiene la figura intrusa.

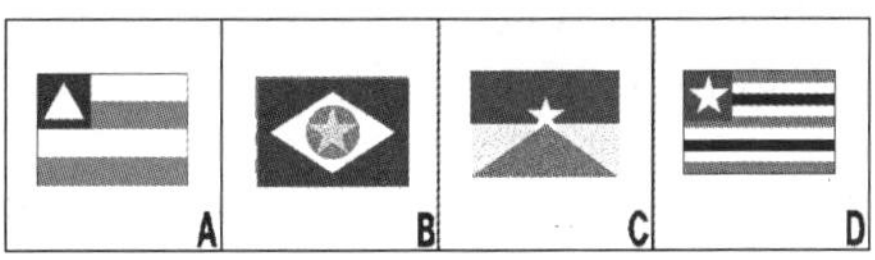

A. Box A
B. Box C
C. Box B
D. Box D

462) Osservando attentamente le quattro figure proposte è possibile notare che tre di esse presentano elementi di omogeneità. Quali?

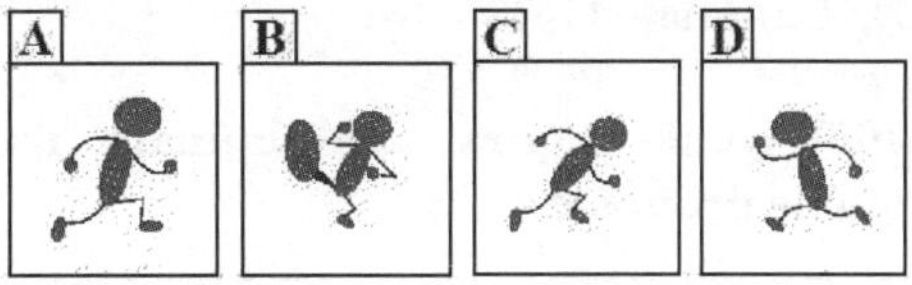

A. Figure B - C - D
B. Figure A - B - D
C. Figure A - C - D
D. Figure A - B - C

463) Osservando attentamente le quattro figure proposte è possibile notare che tre di esse presentano elementi di omogeneità. Quali?

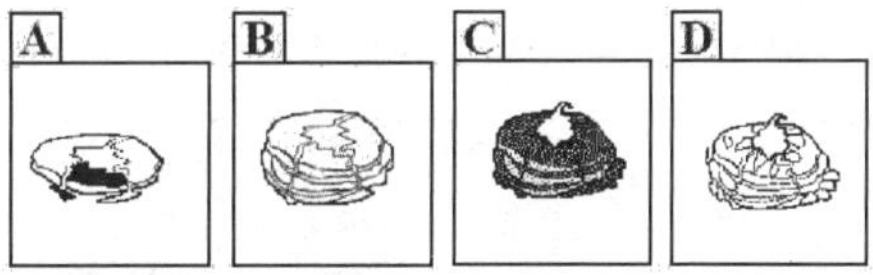

A. Figure A - B - C
B. Figure A - C - D
C. Figure B - C - D
D. Figure A - B - D

464) Individuare il disegno intruso.

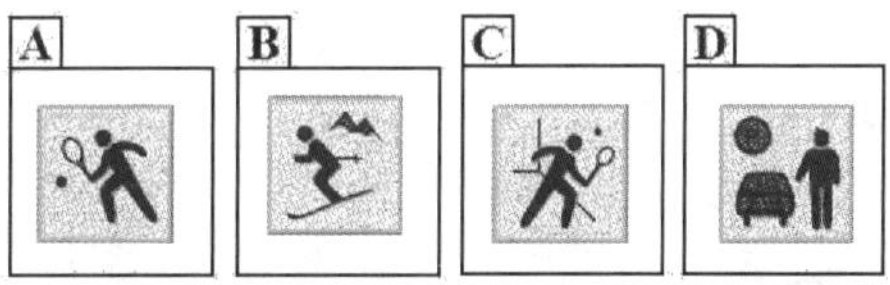

A. Disegno A
B. Disegno D
C. Disegno C
D. Disegno B

465) Quale animale va eliminato tra quelli proposti?

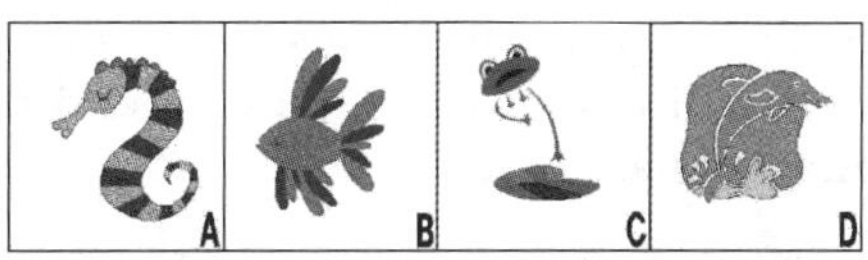

A. L'animale B
B. L'animale A
C. L'animale D

D. L'animale C

466) Quale figura va eliminata tra quelle proposte?

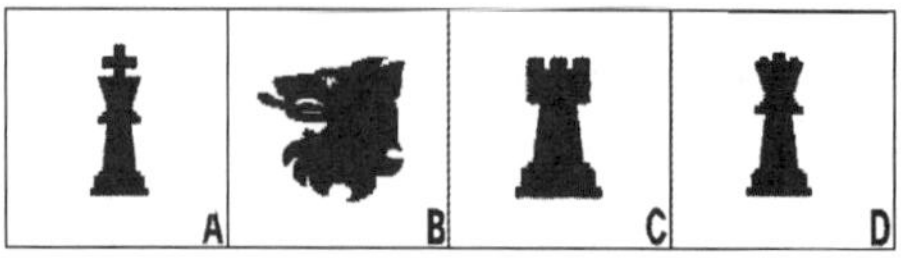

A. La figura A
B. La figura D
C. La figura C
D. La figura B

467) Indicare quale tra i box di seguito proposti contiene la figura intrusa.

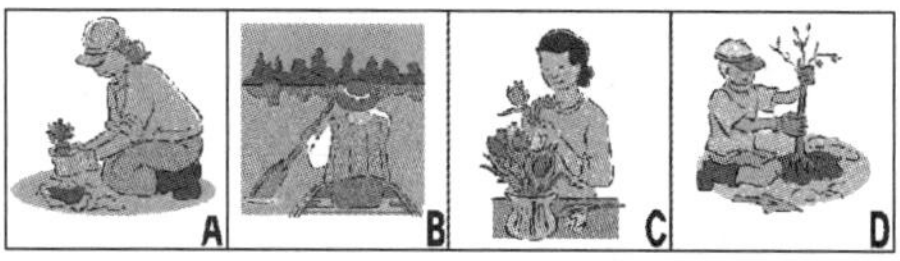

A. Box D
B. Box A
C. Box C
D. Box B

468) Individuare il disegno intruso.

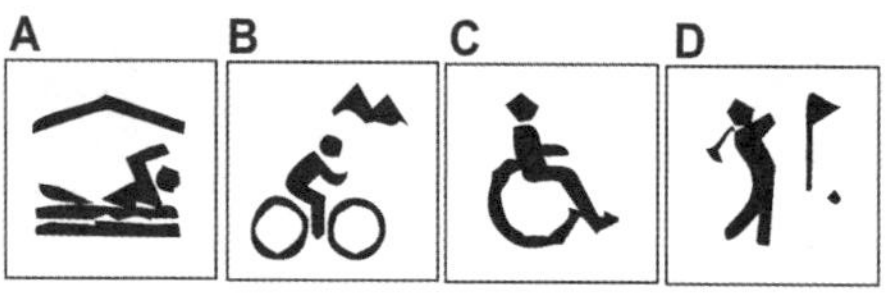

A. Disegno C
B. Disegno A
C. Disegno B
D. Disegno D

469) Osservando attentamente le quattro figure proposte è possibile notare che tre di esse presentano elementi di omogeneità. Quali?

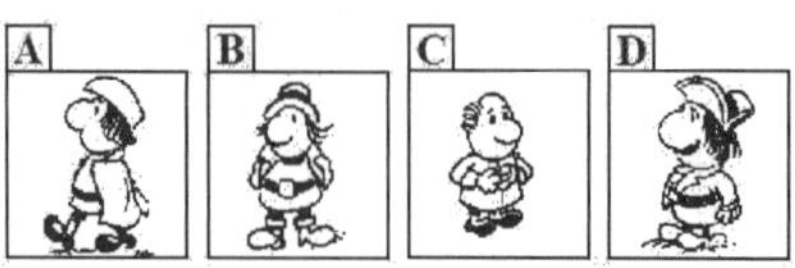

A. Figure A - C - D
B. Figure B - C - D
C. Figure A - B - C
D. Figure A - B - D

470) Indicare quale tra i box di seguito proposti contiene la figura intrusa.

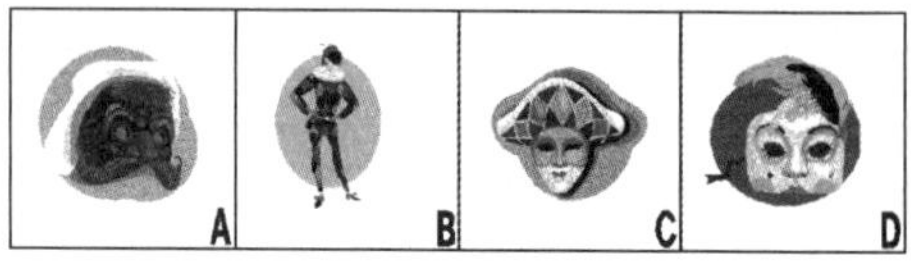

A. Box C
B. Box A
C. Box B
D. Box D

471) Osservando attentamente le quattro figure proposte è possibile notare che tre di esse presentano elementi di omogeneità. Quali?

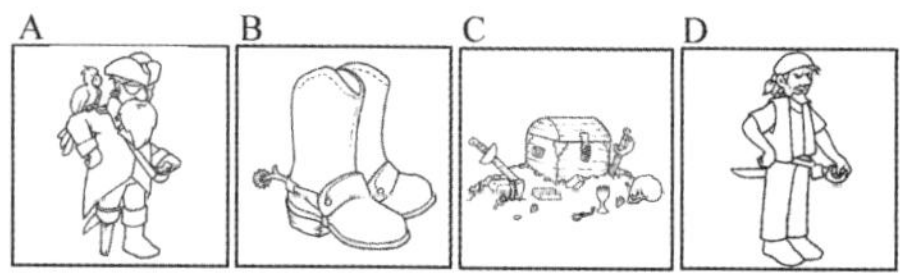

A. Figure A - C - D
B. Figure B - C - D
C. Figure A - B - D
D. Figure A - B - C

472) Osservando attentamente le quattro figure proposte è possibile notare che tre di esse presentano elementi di omogeneità. Quali?

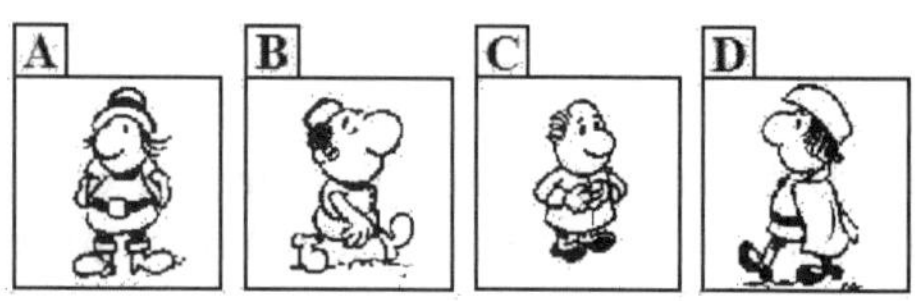

A. Figure B - C - D
B. Figure A - B - D
C. Figure A - B - C
D. Figure A - C - D

473) Qual è il disegno intruso?

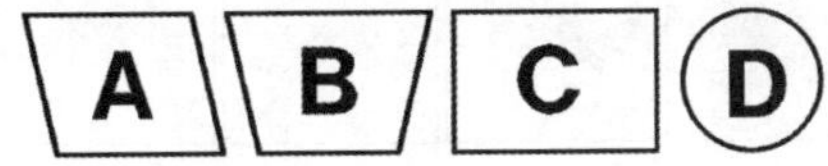

A. Il disegno intruso è contrassegnato con la lettera B
B. Il disegno intruso è contrassegnato con la lettera D
C. Il disegno intruso è contrassegnato con la lettera A
D. Il disegno intruso è contrassegnato con la lettera C

474) Individuare il disegno intruso.

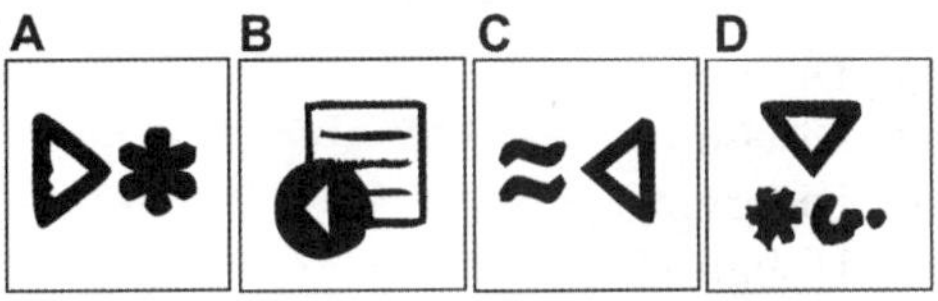

A. Disegno C
B. Disegno A
C. Disegno D
D. Disegno B

475) Quale figura va eliminata tra quelle proposte?

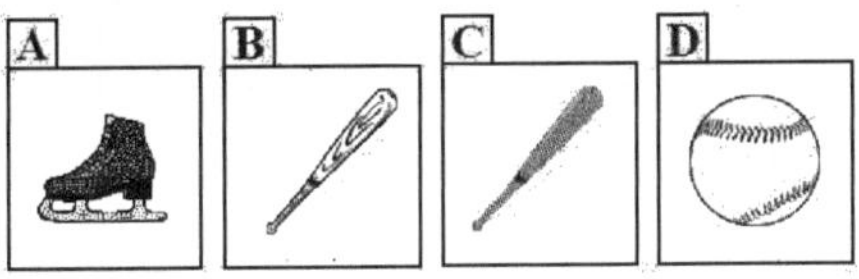

A. La figura B
B. La figura A
C. La figura D
D. La figura C

476) Osservando attentamente le quattro figure proposte è possibile notare che tre di esse presentano elementi di omogeneità. Quali?

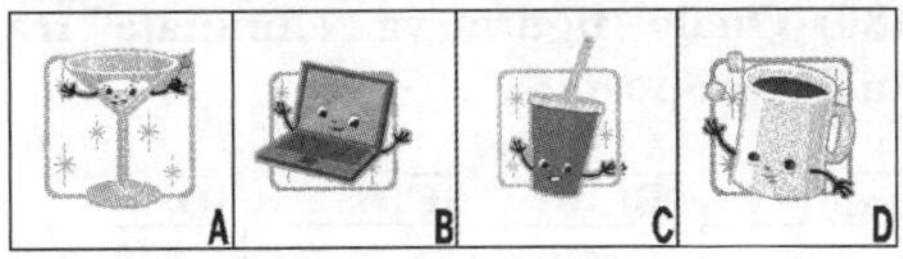

A. Figure A - C - D
B. Figure A - B - D
C. Figure A - B - C
D. Figure B - C - D

477) Indicare quale tra i box di seguito proposti contiene la figura intrusa.

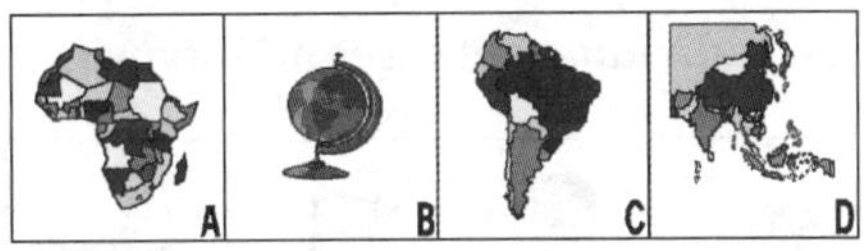

A. Box D
B. Box C
C. Box B
D. Box A

478) Indicare quale tra i box di seguito proposti contiene la figura intrusa.

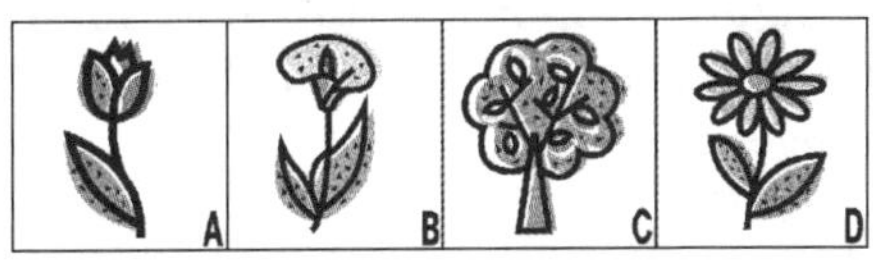

A. Box B
B. Box A
C. Box D
D. Box C

479) Individuare il disegno intruso.

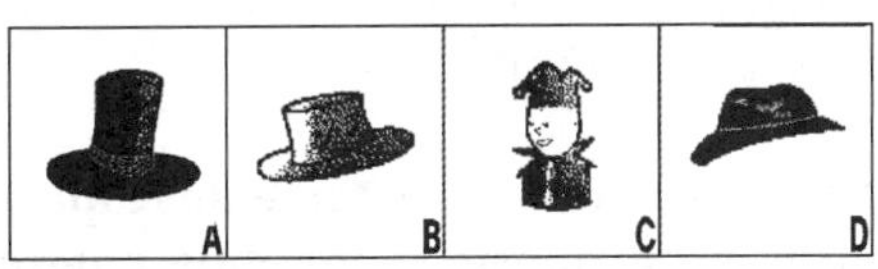

A. Disegno A
B. Disegno C
C. Disegno D
D. Disegno B

480) Quale figura va eliminata tra quelle proposte?

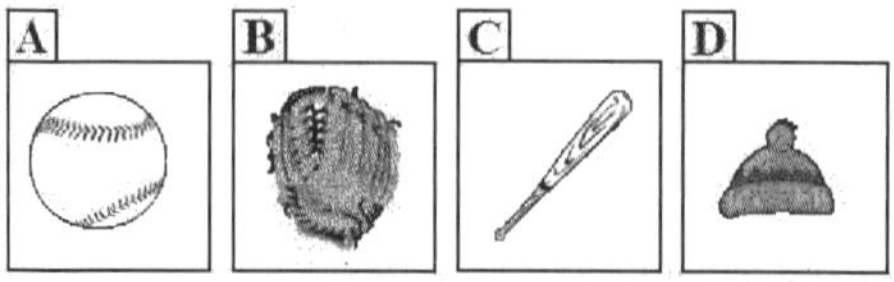

A. La figura C
B. La figura D
C. La figura B
D. La figura A

481) Individuare il disegno intruso.

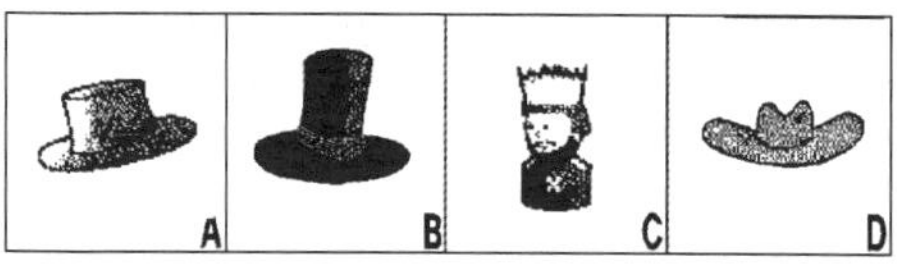

A. Disegno B
B. Disegno A
C. Disegno C
D. Disegno D

482) Osservando attentamente le quattro figure proposte è possibile notare che tre di esse presentano elementi di omogeneità. Quali?

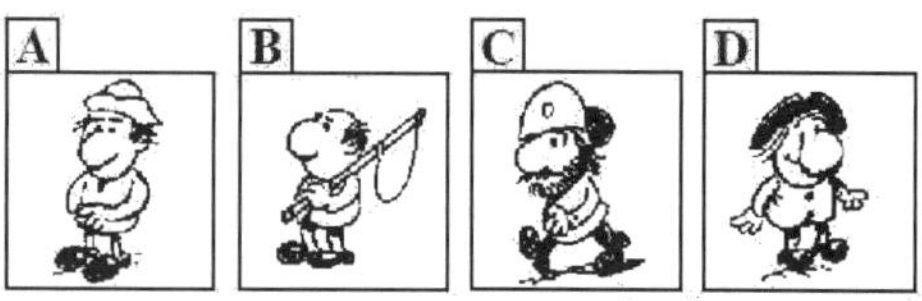

A. Figure A - B - C
B. Figure A - B - D
C. Figure B - C - D
D. Figure A - C - D

483) Osservando attentamente le quattro figure proposte è possibile notare che tre di esse presentano elementi di omogeneità. Quali?

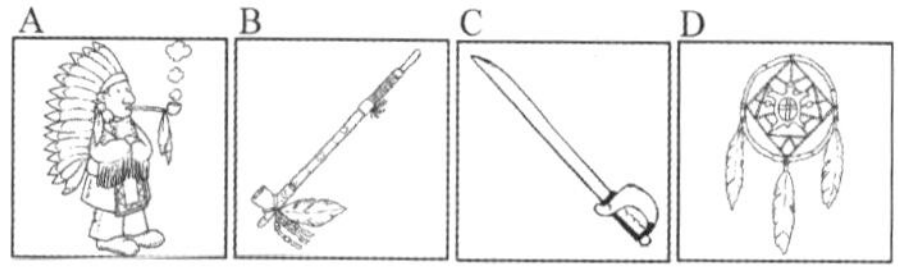

A. Figure B - C - D
B. Figure A - B - D
C. Figure A - B - C
D. Figure A - C - D

484) Individuare il disegno intruso.

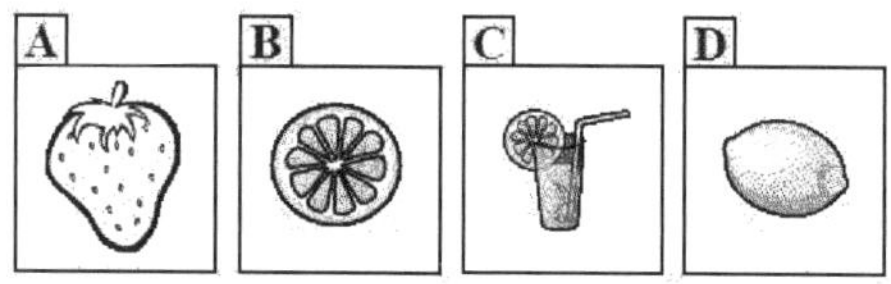

A. Disegno B
B. Disegno A
C. Disegno C
D. Disegno D

485) Osservando attentamente le quattro figure proposte è possibile notare che tre di esse presentano elementi di omogeneità. Quali?

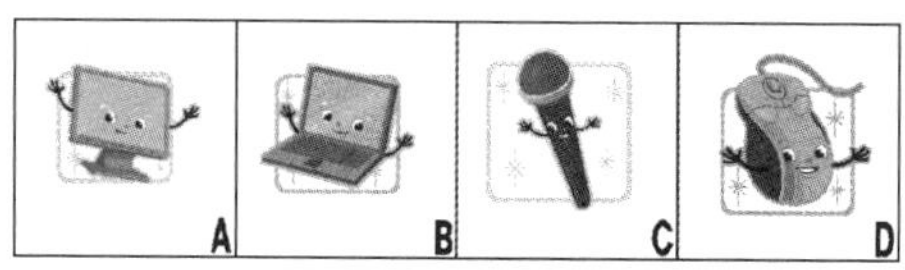

A. Figure A - B - C
B. Figure A - C - D
C. Figure B - C - D
D. Figure A - B - D

486) Osservando attentamente le quattro figure proposte è possibile notare che tre di esse presentano elementi di omogeneità. Quali?

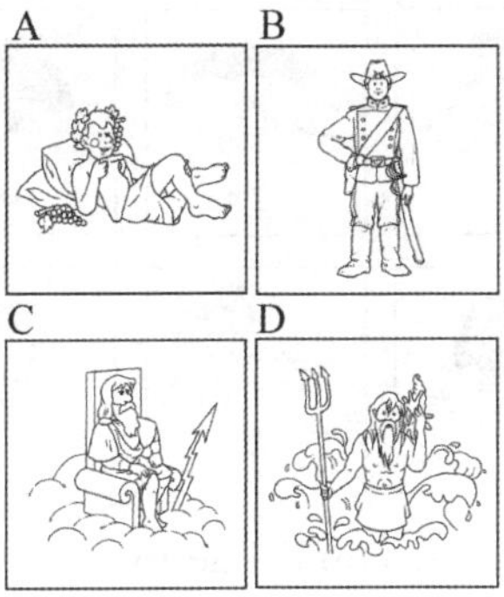

A. Figure A - B - D
B. Figure A - C - D
C. Figure A - B - C
D. Figure B - C - D

487) Quale figura va eliminata tra quelle proposte?

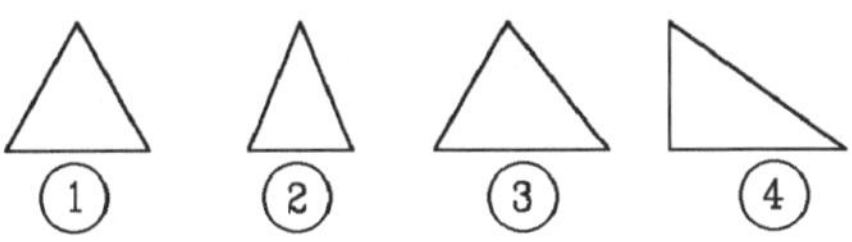

A. La figura 1
B. La figura 4
C. La figura 3
D. La figura 2

488) Quale figura va eliminata tra quelle proposte?

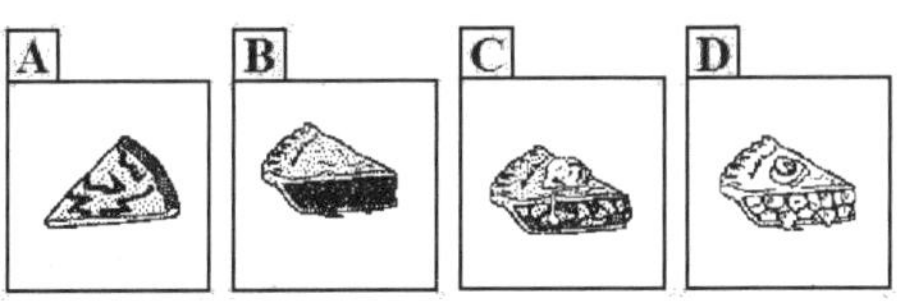

A. La figura A
B. La figura C
C. La figura D
D. La figura B

489) Individuare il disegno intruso.

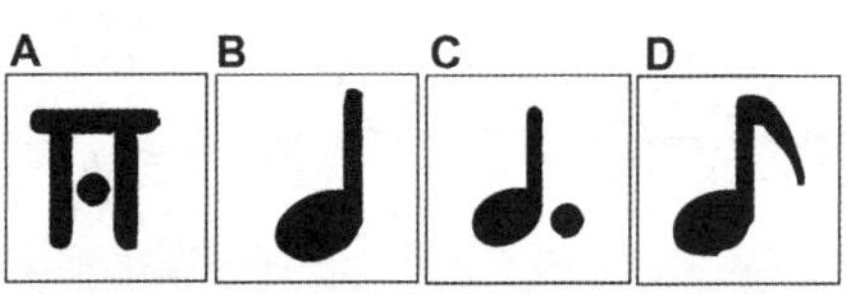

A. Disegno A
B. Disegno C
C. Disegno B
D. Disegno D

490) Individuare il disegno intruso.

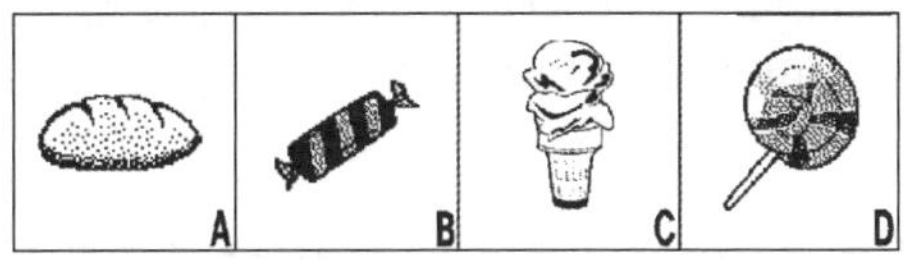

A. Disegno D
B. Disegno C
C. Disegno A
D. Disegno B

491) Dopo aver osservato attentamente i disegni proposti individuare il disegno intruso.

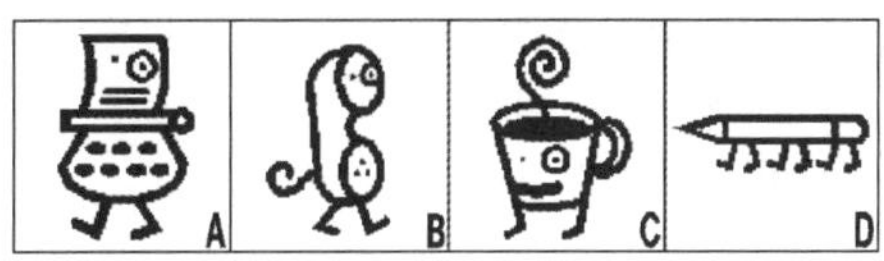

A. Disegno D
B. Disegno C
C. Disegno A
D. Disegno B

492) Quale delle seguenti figure è intrusa?

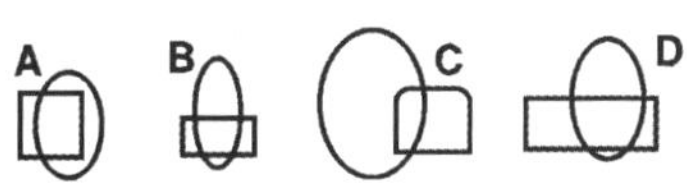

A. La figura D
B. La figura A
C. La figura B
D. La figura C

493) Osservando attentamente le quattro figure proposte è possibile notare che tre di esse presentano elementi di omogeneità. Quali?

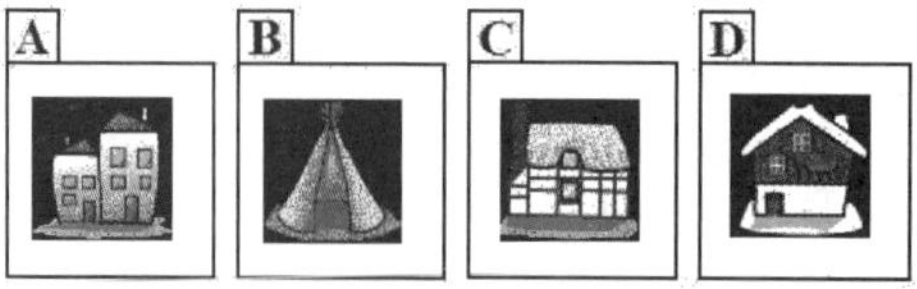

A. Figure A - C - D
B. Figure B - C - D
C. Figure A - B - D
D. Figure A - B - C

494) Osservando attentamente le quattro figure proposte è possibile notare che tre di esse presentano elementi di omogeneità. Quali?

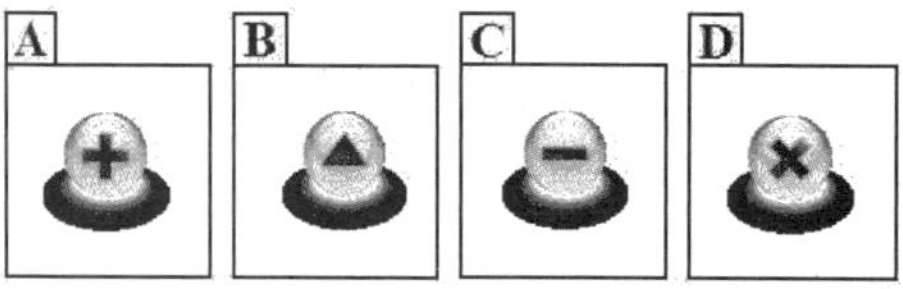

A. Figure B - C - D
B. Figure A - C - D
C. Figure A - B - C
D. Figure A - B - D

495) Osservando attentamente le quattro figure proposte è possibile notare che tre di esse presentano elementi di omogeneità. Quali?

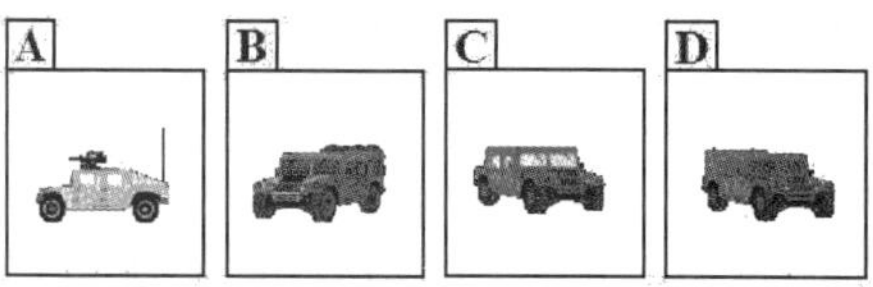

A. Figure B - C - D
B. Figure A - C - D
C. Figure A - B - D
D. Figure A - B - C

496) Osservando attentamente le sei figure proposte è possibile notare che una di esse non presenta elementi di omogeneità. Quale?

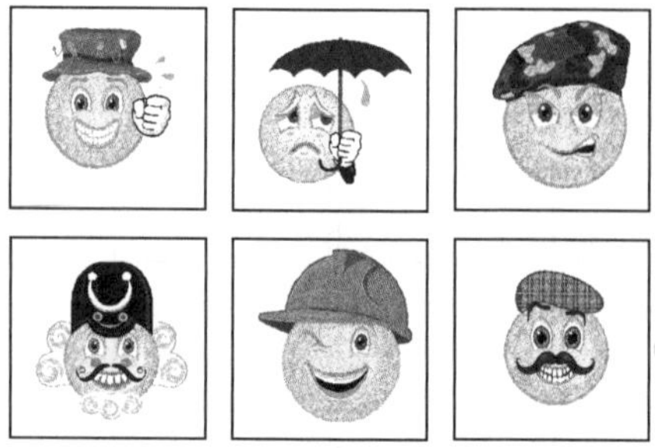

A. La figura con l'elmetto
B. La figura con i baffi
C. La figura con l'ombrello
D. La figura col basco

497) Osservando attentamente le sei figure proposte è possibile notare che una di esse non presenta elementi di omogeneità. Quale?

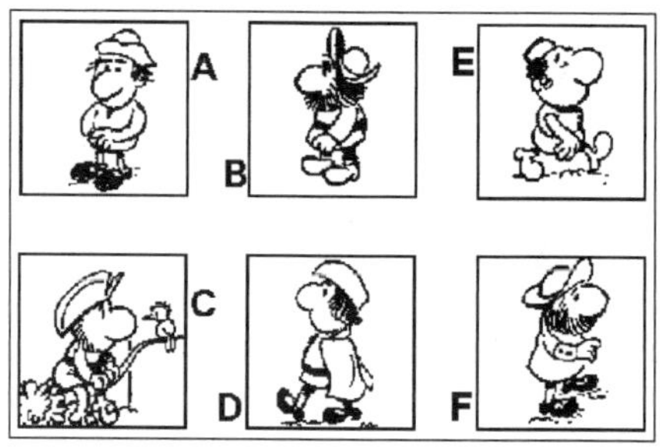

A. La figura F
B. La figura C
C. La figura E
D. La figura B

498) Osservando attentamente le sei figure proposte è possibile notare che una di esse non presenta elementi di omogeneità. Quale?

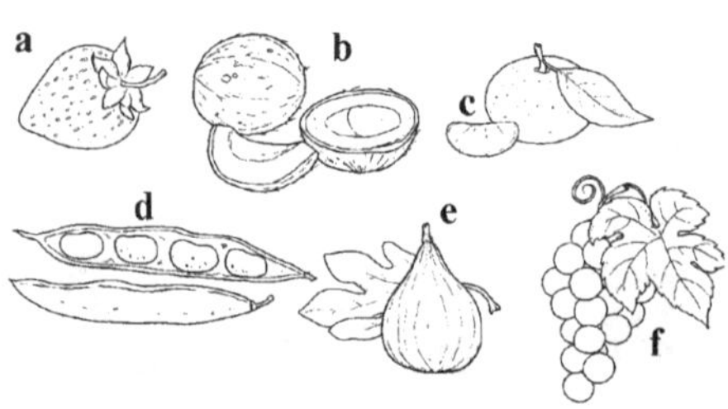

A. La figura d
B. La figura a
C. La figura c
D. La figura b

499) Osservando attentamente le sei figure proposte è possibile notare che tre di esse presentano elementi di omogeneità. Quali?

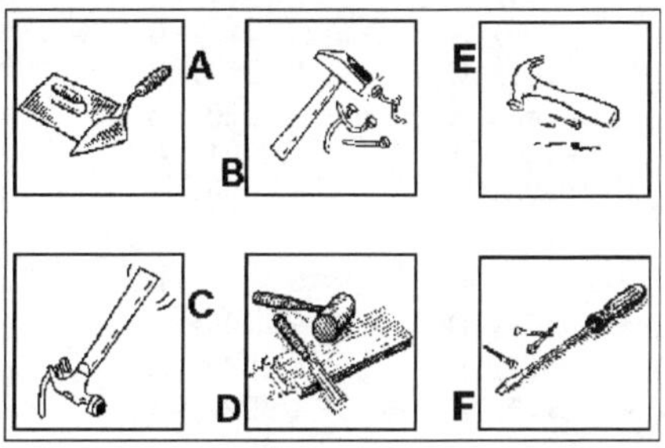

A. Le figure A – B – E
B. Le figure C – D – F
C. Le figure A – B – F
D. Le figure B – C – E

500) Quale delle seguenti figure è intrusa?

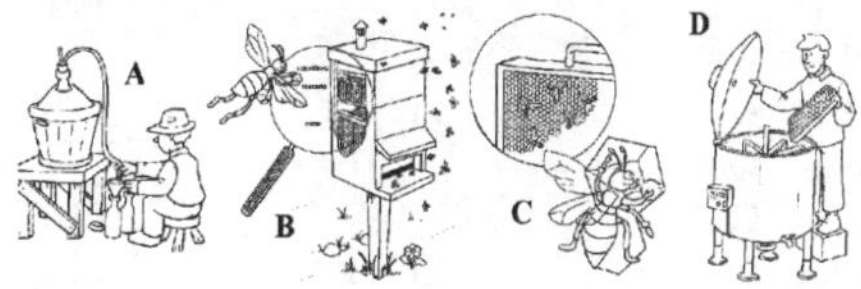

A. La figura intrusa è la A
B. La figura intrusa è la D
C. La figura intrusa è la C
D. La figura intrusa è la B

RISPOSTE CORRETTE

1) C	53) A	105) A	157) D	209) A
2) D	54) B	106) C	158) B	210) C
3) B	55) C	107) B	159) B	211) A
4) B	56) B	108) B	160) A	212) C
5) B	57) D	109) D	161) D	213) C
6) D	58) A	110) D	162) C	214) B
7) C	59) A	111) A	163) B	215) A
8) B	60) B	112) C	164) B	216) B
9) D	61) B	113) A	165) B	217) B
10) D	62) D	114) C	166) A	218) B
11) C	63) B	115) C	167) C	219) B
12) C	64) C	116) B	168) C	220) B
13) B	65) D	117) D	169) A	221) C
14) B	66) D	118) C	170) B	222) A
15) D	67) D	119) C	171) D	223) D
16) D	68) B	120) B	172) D	224) B
17) A	69) B	121) C	173) D	225) A
18) D	70) A	122) C	174) B	226) A
19) B	71) A	123) B	175) C	227) A
20) D	72) B	124) A	176) B	228) A
21) C	73) A	125) A	177) C	229) D
22) B	74) A	126) B	178) D	230) C
23) A	75) D	127) D	179) B	231) C
24) A	76) C	128) D	180) A	232) A
25) B	77) C	129) A	181) C	233) C
26) B	78) A	130) C	182) D	234) C
27) D	79) A	131) A	183) C	235) C
28) C	80) C	132) D	184) D	236) B
29) B	81) A	133) B	185) C	237) D
30) B	82) D	134) A	186) D	238) D
31) C	83) D	135) A	187) D	239) C
32) A	84) D	136) D	188) A	240) B
33) A	85) A	137) A	189) A	241) C
34) A	86) A	138) D	190) C	242) A
35) C	87) D	139) A	191) A	243) C
36) C	88) A	140) A	192) B	244) D
37) B	89) A	141) C	193) A	245) C
38) C	90) D	142) C	194) A	246) C
39) C	91) B	143) C	195) A	247) B
40) D	92) C	144) A	196) A	248) C
41) D	93) B	145) A	197) A	249) C
42) D	94) B	146) B	198) C	250) A
43) A	95) D	147) B	199) B	251) B
44) D	96) D	148) C	200) C	252) B
45) C	97) D	149) B	201) A	253) B
46) B	98) A	150) D	202) C	254) A
47) C	99) A	151) D	203) B	255) D
48) A	100) A	152) B	204) B	256) D
49) C	101) A	153) B	205) A	257) B
50) B	102) D	154) D	206) C	258) D
51) D	103) D	155) B	207) D	259) B
52) C	104) B	156) B	208) A	260) A

261) A	309) B	357) B	405) D	453) D
262) C	310) C	358) E	406) B	454) C
263) C	311) D	359) B	407) C	455) A
264) B	312) D	360) D	408) B	456) A
265) B	313) A	361) C	409) C	457) B
266) C	314) D	362) D	410) C	458) D
267) C	315) B	363) C	411) C	459) A
268) C	316) C	364) C	412) D	460) B
269) D	317) B	365) E	413) B	461) A
270) A	318) A	366) A	414) C	462) C
271) D	319) A	367) B	415) D	463) C
272) B	320) D	368) C	416) B	464) B
273) A	321) A	369) D	417) B	465) D
274) A	322) C	370) C	418) D	466) D
275) C	323) B	371) A	419) C	467) D
276) A	324) B	372) E	420) A	468) A
277) B	325) A	373) C	421) B	469) D
278) C	326) B	374) B	422) D	470) C
279) D	327) C	375) B	423) D	471) A
280) D	328) C	376) A	424) B	472) B
281) C	329) A	377) C	425) D	473) B
282) A	330) A	378) B	426) B	474) D
283) C	331) D	379) C	427) C	475) B
284) A	332) D	380) B	428) D	476) A
285) A	333) C	381) D	429) A	477) C
286) A	334) A	382) B	430) B	478) D
287) C	335) A	383) C	431) D	479) B
288) B	336) C	384) D	432) C	480) B
289) C	337) C	385) A	433) C	481) C
290) B	338) B	386) B	434) D	482) D
291) A	339) C	387) E	435) A	483) B
292) B	340) C	388) B	436) A	484) B
293) A	341) B	389) D	437) A	485) D
294) C	342) A	390) D	438) B	486) B
295) B	343) C	391) B	439) D	487) B
296) A	344) A	392) C	440) B	488) A
297) C	345) B	393) A	441) A	489) A
298) D	346) D	394) C	442) A	490) C
299) A	347) A	395) C	443) A	491) A
300) D	348) D	396) A	444) C	492) D
301) D	349) A	397) B	445) B	493) A
302) C	350) D	398) D	446) A	494) B
303) D	351) C	399) A	447) A	495) A
304) A	352) A	400) A	448) C	496) C
305) B	353) B	401) D	449) B	497) B
306) B	354) B	402) B	450) D	498) A
307) D	355) D	403) B	451) B	499) D
308) B	356) A	404) D	452) D	500) A

PARTE SECONDA – CULTURA GENERALE

CAPITOLO 1
Letteratura

1.1 • Letteratura antica (dalle origini al Cinquecento)

1) In quale canto della *Divina Commedia* si incontrano Paolo Malatesta e Francesca da Rimini?

A. Nel canto V del Purgatorio
B. Nel canto V del Paradiso
C. Nel canto V dell'Inferno
D. Nel canto X dell'Inferno
E. Nel canto VI dell'Inferno

2) In quale lingua è espressa la lirica d'amore dei Trovatori?

A. In lingua d'oil
B. In lingua d'oc
C. In volgare
D. In italiano
E. In dialetto

3) Quando appaiono i primi testi in volgare di una qualche importanza letteraria?

A. Nel XIV secolo
B. Nel XII secolo
C. Nel XIII secolo
D. Nell'XI secolo
E. Nel XVI secolo

4) Fra i primissimi documenti in lingua volgare se ne trova uno molto particolare; di quale si tratta?

A. L'indovinello veronese
B. Il Cantico di Frate Sole
C. La disputa della rosa e della viola
D. Donna de Paradiso
E. La Divina Commedia

5) Quale fra queste è un'opera di San Francesco d'Assisi?

A. Gentil donzella, di pregio nomata
B. Meravigliosamente Dolente, triste e pien di smarrimento
C. Gioiosamente canto
D. Il Cantico di Frate Sole
E. Donna de Paradiso

6) Chi fu il massimo esponente del Barocco letterario italiano?

A. Iacopone da Todi
B. Galileo Galilei
C. Torquato Tasso
D. Ludovico Ariosto
E. Giambattista Marino

7) Chi è il poeta di *Al cor gentil rempaira sempre amore*?

A. Guido Cavalcanti
B. Guido Guinizzelli
C. Dante Alighieri
D. Lapo Gianni
E. Francesco Petrarca

8) A chi appartengono i seguenti versi? "Tanto gentile e tanto onesta pare / la donna mia quand'ella altrui saluta, / ch'ogne lingua deven tremando muta / (...)"

A. Francesco Petrarca
B. Guido Cavalcanti
C. Guido Guinizzelli
D. Dante Alighieri
E. Pietro Bembo

9) La corte di Federico II di Svevia fu culla di un'importante scuola letteraria; quale?

A. La scuola barocca
B. La scuola toscana
C. La scuola siciliana
D. La scuola stilnovista
E. La scuola fiorentina

10) In che opera Dante usa la terzina di endecasillabi a rima incatenata?

A. Nelle Rime
B. Nel De vulgari eloquentia
C. Nella Monarchia
D. Nella Divina Commedia
E. Nel Convivio

11) CINECA • 2017 Il Dolce Stil novo prende le mosse dalla poesia:

A. cortese
B. neoclassica
C. religiosa
D. didattica
E. burlesca

12) Quale fra le seguenti è una ballata di Guido Cavalcanti?

A. S'i fosse fuoco, arderei 'l mondo
B. Al cor gentil rempaira sempre amore
C. Perch'i' no spero di tornar giammai
D. Donne ch'avete intelletto d'amore
E. Amore, che ne la mente mi ragiona

13) Chi è l'autore del *Milione*?

A. Marco Polo
B. Giovanni Verga
C. Niccolò Machiavelli
D. Brunetto Latini
E. Giovanni Boccaccio

14) Di quanti libri consta il *De vulgari eloquentia*?

A. Sarebbe dovuto essere di quattro libri, ma Dante scrisse solo il primo e parte del secondo
B. Di quattro libri
C. Di due libri
D. Di tre libri
E. Di cinque libri

15) In quanti cerchi è suddiviso l'Inferno dantesco?

A. In trentatré cerchi
B. In nove cerchi
C. In trentaquattro
D. In diociotto cerchi
E. In dieci cerchi

16) Per Machiavelli che cosa l'uomo può opporre alla fortuna?

A. La costanza
B. La fede
C. La virtù
D. Non può opporre nulla
E. L'amore

17) Chi è la donna cantata nel *Canzoniere* di Francesco Petrarca?

A. Laura
B. Beatrice
C. Fiammetta
D. Simonetta
E. Francesca

18) Chi è l'autore dei seguenti versi? "Erano i capei d'oro a l'aura sparsi, / che 'n mille dolci nodi gli avolgea, / e 'l vago lume oltre misura ardea / ei quei begli occhi, ch'or ne son sì scarsi, / (...)"

A. Giacomo Leopardi
B. Francesco Petrarca
C. Gaspara Stampa
D. Pietro Bembo
E. Dante Alighieri

19) Quale tra queste è una novella del *Decameron*?

A. Lisabetta da Messina
B. Le ninfe
C. La caccia e l'insidia di Cupido
D. La predica delle Profezie
E. Il Filostrato

20) Dove nacque Torquato Tasso?

A. A Parma
B. A Napoli
C. A Ferrara
D. A Bologna
E. A Sorrento

21) La corte Estense a quale poeta è legata?

A. A Angelo Poliziano
B. A Torquato Tasso
C. A Pietro Bembo
D. A Pico della Mirandola
E. A Carlo Goldoni

22) V • 2019 Chi ha scritto la *Gerusalemme liberata*?

A. Boiardo
B. Ariosto
C. Bembo
D. Tasso
E. Boccaccio

23) Il nome di Pietro Bembo è legato:

A. al Dolce stil novo
B. al Romanticismo
C. al Petrarchismo
D. alla corte Estense
E. al Verismo

24) Francesco Guicciardini scrisse:

A. Dei Delitti e delle pene
B. I Discorsi sopra la prima deca di Tito Livio
C. L'Arte della Guerra
D. La Storia d'Italia
E. Il Canzoniere

25) A quale opera si riallaccia *L'Orlando furioso*?

A. Alla Gerusalemme liberata di Torquato Tasso
B. All'Orlando innamorato del Boiardo
C. All'Aminta di Torquato Tasso
D. Al Principe di Niccolò Machiavelli
E. Al Decameron di Boccaccio

26) Quali tra questi non è un personaggio de *L'Orlando furioso*?

A. Tancredi
B. Agramante
C. Angelica
D. Brandimarte
E. Medoro

27) Nella poesia, per Pietro Bembo, chi è il modello da seguire?

A. Dante
B. Ariosto
C. Petrarca
D. Tasso
E. Boccaccio

28) Nella prosa, per Pietro Bembo, chi è il modello da seguire?

A. Ariosto
B. Petrarca
C. Boccaccio
D. Machiavelli
E. Dante

29) Che cosa ha scritto Michelangelo Buonarroti?

A. Il Diario
B. Le Rime
C. Le Vite d'artisti
D. L'Estetica
E. I Masnadieri

30) Quale fra le seguenti opere non è di Niccolò Machiavelli?

A. Il Ruzzante
B. L'Arte della guerra
C. Le Istorie fiorentine
D. Le Lettere
E. Il Principe

31) I *Discorsi sopra la prima deca di Tito Livio* di Machiavelli riguardano:

A. il problema della dittatura
B. la costituzione dello Stato
C. il rovesciamento del potere costituito
D. lo Stato come istituzione
E. il ritorno allo status quo ante

32) Quale fra le seguenti è un'opera di Matteo Maria Boiardo?

A. Il Morgante
B. L'Orlando furioso
C. Le Stanze per la giostra
D. L'Orlando innamorato
E. Frate Cipolla

33) Chi ha scritto il *Convivio*?

A. Bembo
B. Boccaccio
C. Dante
D. Petrarca
E. Castiglione

34) La *Mandragola* di Machiavelli è:

A. un trattato d'erboristeria
B. un dramma
C. una tragedia
D. una commedia
E. una novella

35) "Le donne, i cavalier, l'arme, gli amori ..." è il celebre incipit di:

A. Orlando Innamorato
B. Orlando Furioso
C. Eneide
D. La Chanson de Roland
E. Il Canzoniere

36) In quale canto della *Commedia* si trova Pia de' Tolomei?

A. Nel secondo dell'Inferno
B. Nel quinto del Purgatorio
C. Nel quinto dell'Inferno
D. Nel terzo del Purgatorio
E. Nel primo del Paradiso

37) Quanti sono i protagonisti del *Decameron* di Boccaccio?

A. 10 (7 donne e 3 uomini)
B. 7 (3 donne e 4 uomini)
C. 10 (5 donne e 5 uomini)
D. 6 (4 donne e 2 uomini)
E. 10 (3 donne e 7 uomini)

38) In quale poema epico è narrata la vicenda di Ulisse?

A. Odissea
B. Eneide
C. Iliade
D. Il canto dei Nibelungi
E. Le mille e una notte

39) Come si chiama il protagonista del *Don Chisciotte della Mancia*?

A. Don Chisciotte
B. Sancho Panza
C. El Cid
D. Alonso Quijano
E. Dulcinea del Toboso

40) Il sonetto di Dante *Guido i vorrei/che tu Lapo ed io* a quale Guido si riferisce?

A. Guido Malatesta
B. Guido Guinizzelli
C. Guido Gozzano
D. Nessuno tra quelli citati
E. Guido Cavalcanti

41) Chi viene preso come modello di Principe nell'opera di Machiavelli?

A. Cesare Borgia
B. Lorenzo de' Medici
C. Giuliano de' Medici
D. Federico II di Svevia
E. Cesare Beccaria

42) Di chi sono i versi "Rosa fresca aulentissima (...)"?

A. Cielo d'Alcamo
B. Giacomo Leopardi
C. Gaspara Stampa
D. Giovanni Boccaccio
E. Francesco Petrarca

43) Un'opera fra le seguenti venne dedicata a Lorenzo de' Medici:

A. Canzoniere
B. Dialogo sui massimi sistemi
C. Il Principe
D. Principi filosofici
E. Dei delitti e delle pene

44) Quale poema mitologico di Poliziano è considerato la prima opera teatrale in volgare di un argomento pagano?

A. Favola d'Orfeo
B. Orlando innamorato
C. Nencia da Barberino
D. Orazia
E. Alla lucciola

45) Quale fra le seguenti opere di Tommaso d'Aquino è considerata tra le più intense della filosofia medievale?

A. Itinerarium mentis in Deum
B. Summa Theologiae
C. Chronicon
D. Pange Lingua
E. Nessuna delle altre

46) Un componimento lirico con struttura metrica variabile si definisce:

A. strambotto
B. trionfo
C. ode
D. quartetto
E. verso

47) "A correr miglior acque alza le vele" è l'inizio di quale opera?

A. Sepolcri
B. Eneide
C. Adelchi
D. Purgatorio (di Dante)
E. Orlando Furioso

48) Le *Heroides* di Ovidio sono:

A. una raccolta di lettere poetiche
B. una raccolta di poesie bucoliche
C. un poema sugli eroi della mitologia
D. un'opera storica
E. nessuna delle altre

49) Il Carme 64 di Catullo contiene:

A. la storia di Arianna abbandonata a Nasso
B. la storia della chioma di Berenice
C. la storia di Lesbia
D. la storia di Enea
E. la storia di Ulisse

50) Chi scrisse l'*Oratio de homini dignitate*?

A. Coluccio Salutati
B. Giovanni Pico della Mirandola
C. Cristoforo Landino
D. Marsilio Ficino
E. Dante Alighieri

51) Nelle *Stanze per la giostra* di Poliziano cosa significa la parola "stanza"?

A. Discorso in versi
B. Endecasillabo
C. Sonetto
D. Canzone
E. Strofa

52) Quale delle seguenti opere di Francesco Petrarca NON è in latino?

A. L'Africa
B. I Trionfi
C. Il Secretum
D. Le epistole
E. De viris illustribus

53) Quale opera termina con la caduta di Troia?

A. Eneide
B. Odissea
C. Argonautiche
D. Iliade
E. Prometeo

54) A quale genere letterario appartiene l'*Orlando Furioso*?

A. Romanzo
B. Poema cavalleresco
C. Dramma pastorale
D. Tragedia
E. Commedia dell'arte

55) Qualc delle seguenti opere NON è di Giovanni Boccaccio?

A. Filostrato
B. Trattatello in Laude di Dante
C. Trionfi
D. Bucolicum carmen
E. Decameron

56) Chi ha scritto le *Considerazioni sui discorsi del Machiavelli*?

A. Giovanni Boccaccio
B. Giovanni della Casa
C. Francesco Guicciardini
D. Ludovico Ariosto
E. Angelo Poliziano

57) Chi è il guardiano del Purgatorio dantesco?

A. Giuda Iscariota
B. Catone Uticense
C. Mercurio
D. Diomede
E. Il Minotauro

58) In quale canto della *Divina Commedia* Dante conia il termine "dolce stil novo"?

A. XIV del Purgatorio
B. XXXIII del Purgatorio
C. XXIV del Purgatorio
D. III del Paradiso
E. V dell'Inferno

59) Chi è l'autore de *Gli Asolani*?

A. Guicciardini
B. Ariosto
C. Bembo
D. Pretarca
E. Machiavelli

60) Chi è Morgante, il protagonista della omonima opera di Luigi Pulci?

A. Un re persiano
B. Un gigante che Orlando converte al cristianesimo
C. La spada di Orlando
D. Il fedele cane di Orlando
E. Un soldato saraceno

1.2 • Letteratura moderna

61) Chi fu il massimo esponente del Barocco letterario italiano?

A. Galileo Galilei
B. Giambattista Marino
C. Torquato Tasso
D. Ludovico Ariosto
E. Guido Cavalcanti

62) Nel 1816 scoppia in Italia una polemica letteraria; quale?

A. La polemica classico-illuminista
B. La polemica illuminista
C. La polemica classicista

D. La polemica classico-romantica
E. La polemica tardo-barocca

63) A chi sono indirizzate le lettere di Jacopo Ortis?

A. A Ugo Foscolo
B. A Teresa
C. A Lorenzo Alderani
D. A Napoleone
E. Al giovane Werther

64) A chi Foscolo attribuisce la sua traduzione del *Viaggio sentimentale di Yorick* di L. Sterne?

A. A Ettore Schmitz
B. A Didimo Chierico
C. Ad Alberto Pincherle
D. A se stesso
E. Ad Angelo Dalmistro

65) Quale delle seguenti opere NON è di Ugo Foscolo?

A. Le Grazie
B. A Zacinto
C. I dolori del giovane Werther
D. A Luigia Pallavicini caduta da cavallo
E. All'amica risanata

66) Quale dei seguenti non fa parte degli *Inni sacri* di Manzoni?

A. La Pentecoste
B. Il Natale
C. La Crocifissione
D. La Risurrezione
E. La Passione

67) Il titolo della prima redazione dei *Promessi Sposi* era:

A. Questo matrimonio non s'ha da fare
B. Lorenzo e Lucia
C. Gli Sposi Promessi
D. Lucia e Fermo
E. Fermo e Lucia

68) *Non son chi fui, perì di noi gran parte*, *A Zacinto*, *In morte del fratello Giovanni* e *Alla sera* di quale raccolta di Foscolo fanno parte?

A. Delle Odi
B. Dei Sonetti
C. Delle Grazie
D. Della Notizia intorno a Didimo Chierico
E. Dei Sepolcri

69) Quale fu il motivo che portò alla stesura dei *Sepolcri* di Foscolo?

A. L'emanazione dell'editto di Nantes
B. L'emanazione dell'editto di Saint-Cloud
C. La morte di Napoleone
D. La morte dell'amica Luigia Pallavicini
E. La soppressione della cattedra di cui era titolare su ordine di Napoleone

70) Chi ha scritto la *Bassvilliana*?

A. Pietro Metastasio
B. Ugo Foscolo
C. Vittorio Alfieri
D. Vincenzo Monti
E. Alessandro Manzoni

71) Una fra le seguenti non è una tragedia di Vittorio Alfieri; quale?

A. Saul
B. Mirra
C. Prometeo
D. Antigone
E. Caio Gracco

72) Che cos'è il *Giorno* di Giuseppe Parini?

A. Un poema allegorico
B. Un poema satirico
C. Una tragedia
D. Una commedia sullo stile di Goldoni
E. Un dramma

73) Da quante liriche sono composte le *Odi* di Giuseppe Parini?

A. 29
B. 10
C. 19
D. 129
E. 20

74) Gaetano Filangieri fu:

A. uno scapigliato
B. un romantico
C. un classicista
D. un illuminista
E. un verista

75) Da chi fu scritta la *Scienza della legislazione*?

A. Pietro Verri
B. Cesare Beccaria
C. Gaetano Filangieri
D. Alessandro Verri
E. Niccolò Machiavelli

76) Quale giornale aveva come scopo la diffusione dell'utile e la guerra ai pregiudizi?

A. Il Caffè
B. Lacerba
C. Il Politecnico
D. Il Regno
E. L'Osservatore veneto

77) Solo una fra le seguenti opere è di Carlo Goldoni; quale?

A. Mirra
B. Mandragola
C. Giorno
D. Bottega del caffè
E. Gerolamo Medebach

78) Quale movimento ha fede nella ragione?

A. Il Romanticismo
B. L'Illuminismo
C. Il Decadentismo
E. Il Verismo
E. Il Futurismo

79) Quando fu l'epoca dei "lumi"?

A. Verso la metà dell'Ottocento
B. All'inizio del Settecento
C. Verso la metà del Settecento
D. All'inizio del Novecento
E. All'inizio dell'Ottocento

80) Quale fu il maggiore poeta dell'Arcadia?

A. Giambattista Felice Zappi
B. Pietro Metastasio
C. Giambattista Vico
D. Francesco Redi
E. Gian Vincenzo Gravina

81) Quale fra le seguenti opere non è di Pietro Metastasio?

A. Semiramide
B. Didone abbandonata
C. Mandragola
D. Catone in Utica
E. Artaserse

82) L'accademia dell'Arcadia nasce come reazione:

A. all'antimarinismo del Chiabrera
B. al marinismo
C. al Romanticismo
D. all'Illuminismo
E. al Verismo

83) Qual è il tema della poesia del Marino?

A. La meraviglia
B. La paura
C. L'educazione
D. La morale
E. La religione

84) Che cosa ha scritto Alessandro Tassoni?

A. La secchia rapita
B. Didone abbandonata
C. Marzo 1821
D. Saul
E. Semiramide riconosciuta

85) Chi ha riformato il melodramma?

A. Pirandello
B. Metastasio
C. Brecht
D. Alfieri
E. Goldoni

86) Tommaso Campanella è autore di:

A. La Scienza nuova
B. Dialogo sopra i due Massimi Sistemi del Mondo
C. Le Confessioni
D. La città del sole
E. De rerum natura iuxta propria principia

87) In che anno Alessandro Manzoni si convertì al Cattolicesimo?

A. 1848
B. 1850
C. 1861
D. 1800
E. 1810

88) Chi fra i seguenti autori scrisse opere in francese tra cui le *Mémoires*?

A. Vittorio Alfieri
B. Luigi Pirandello
C. Italo Svevo
D. Carlo Goldoni
E. Giovanni Pascoli

89) Ludovico di Breme fu:

A. un letterato del Romanticismo italiano
B. un letterato del Romanticismo tedesco
C. un illuminista
D. un classicista
E. un futurista

90) CINECA • 2015 Di quale autore si dice che abbia "sciacquato i panni in Arno"?

A. Italo Svevo
B. Italo Calvino
C. Dante Alighieri
D. Alessandro Manzoni
E. Giosue Carducci

91) "Ei fu, siccome immobile...". Chi è il personaggio a cui questi versi si ispirano?

A. Giuseppe Garibaldi
B. Alessandro Magno
C. Achille
D. Napoleone Bonaparte
E. Ettore

92) "A egregie cose il forte animo accendono l'urne de' forti...": cosa ispira queste parole del Foscolo nel carme *Dei Sepolcri*?

A. La visita a Santa Croce
B. Un sogno in cui gli apparve Dante
C. La morte di un amico
D. La lettura di un epitaffio sulla tomba di Parini
E. La visita a Santa Chiara

93) "Questo matrimonio non s'ha da fare...": chi pronuncia questa famosa frase?

A. L'Innominato
B. Uno dei bravi di Don Rodrigo
C. Don Rodrigo
D. Don Abbondio
E. Fra' Cristoforo

94) Quale tra i seguenti autori non è annoverabile tra gli Illuministi?

A. Vittorio Alfieri
B. Carlo Goldoni

C. Giuseppe Parini
D. Vincenzo Monti
E. Cesare Beccaria

95) Nell'opera *I dolori del giovane Werther* di Goethe, il protagonista come muore?

A. Viene ucciso da Albert, eterno rivale
B. Cade da cavallo mentre scappa dalla casa di Lotte
C. Si uccide con un colpo di pistola
D. Di dolore, quando scopre che Lotte e Albert si sono sposati
E. Ingerisce un potente veleno dinanzi agli occhi di Lotte

96) Di quale genere letterario *I promessi sposi* sono il più celebre esempio italiano?

A. Romanzo d'appendice
B. Romanzo storico
C. Romanzo gotico
D. Romanzo d'avventura
E. Romanzo d'amore

97) Il personaggio della Monaca di Monza nel celebre romanzo di Alessandro Manzoni è realmente esistito?

A. Sì, si tratta di Marianna De Leyva, religiosa italiana e protagonista di uno scandalo che sconvolse Monza
B. No, è un personaggio inventato dal Manzoni
C. Sì, Manzoni trae fedelmente l'identità della Monaca di Monza dalla storia dell'epoca
D. Sì, si tratta di una giovane donna spagnola che scelse di ritirarsi in monastero a Monza
E. Sì, si tratta di una ragazza costretta alla prostituzione da un potente barone; per sfuggirvi si nascose in un convento di Monza

98) Come si chiama l'amante della Monaca di Monza nel romanzo *I promessi sposi*?

A. Emilio
B. Tullio
C. Egidio
D. Ovidio
E. Servio

99) Chi è l'autore de *Dei delitti e delle pene*?

A. Alessandro Manzoni
B. Cesare Beccaria
C. Carlo Imbonati
D. Giuseppe Parini
E. Alessandro Verri

100) L'autore del carme *In morte di Carlo Imbonati* è:

A. Alessandro Manzoni
B. Giacomo Leopardi
C. Ugo Foscolo
D. Giovanni Parini
E. Vittorio Alfieri

101) A quale sonetto appartengono i versi "Né mai più toccherò le sacre sponde ove il mio corpo fanciulletto giacque," (...)?

A. Alla sera
B. Il sabato del villaggio
C. All'Italia
D. A Zacinto
E. Il cinque maggio

102) Di chi fu la celebre traduzione dell'*Iliade*?

A. Cesare Beccaria
B. Ugo Foscolo
C. Vittorio Alfieri
D. Giuseppe Parini
E. Vincenzo Monti

103) M/O • 2015 **Quale famosa pubblicazione fu espressione del pensiero illuminista in Italia?**

A. Il Caffè
B. L'Ordine Nuovo
C. La Voce
D. La Critica
E. Il Riformista

104) Chi è la protagonista de *La locandiera* di Carlo Goldoni?

A. Colombina
B. La Pisana
C. Lucia
D. Mirandolina
E. Proserpina

105) Chi ha scritto *La scienza nuova*?

A. Galileo Galilei
B. Giambattista Vico
C. Isaac Newton
D. Cartesio
E. Charles Darwin

106) Qual è la struttura metrica più diffusa ed esemplare della lirica arcadica?

A. La canzonetta
B. La canzone
C. Il sonetto
D. Il carme
E. La prosa

107) Quale fra questi aggettivi è il più appropriato a descrivere la filosofia di Tommaso Campanella?

A. Empirista
B. Razionalista
C. Sensista
D. Idealista
E. Romantico

108) Chi è l'autore del *Dialogo sopra i due massimi sistemi del mondo tolemaico e copernicano*?

A. Cartesio
B. Giambattista Vico
C. Galileo Galilei
D. Leonardo da Vinci
E. Marco Polo

109) L'autore dell'*Adone* è:

A. Ludovico Ariosto
B. Torquato Tasso
C. Alessandro Tassoni
D. Gian Battista Marino
E. Carlo Goldoni

110) La parola "utopia" fu coniata da:

A. Galileo Galilei
B. Tommaso Campanella
C. Tommaso Moro
D. Giordano Bruno
E. Leonardo da Vinci

111) Chi è l'autore delle *Vite de' più eccellenti pittori, scultori ed architetti*?

A. Leonardo da Vinci
B. Benvenuto Cellini
C. Michelangelo Buonarroti
D. Raffaello Sanzio
E. Giorgio Vasari

112) Chi è l'autore dei *Sonetti Lussuriosi*?

A. Catullo
B. Pietro Bembo
C. Baldassarre Castiglione
D. Pietro Aretino
E. Ovidio

113) Nelle tragedie Manzoni abolì:

A. l'unità di luogo
B. le unità classicistiche di tempo, luogo e azione
C. l'unità di azione

D. le unità classicistiche di tempo e di luogo
E. le unità classicistiche di tempo e azione

114) CINECA • 2019 Come si chiama il movimento letterario nato in Francia nella seconda metà dell'Ottocento sotto l'influsso del Positivismo, che prevede l'applicazione del metodo sperimentale al lavoro dello scrittore?

A. Astrattismo
B. Naturalismo
C. Classicismo
D. Esistenzialismo
E. Decadentismo

115) Nel Cinquecento la lirica è investita da un particolare fenomeno; quale?

A. Dal sensismo
B. Dal classicismo
C. Dal petrarchismo
D. Dal realismo
E. Dal verismo

116) Chi è il poeta del sonetto *Mesta e pentita de' miei gravi errori*?

A. Gaspara Stampa
B. Isabella di Morra
C. Michelangelo Buonarroti
D. Francesco Berni
E. Vittorio Alfieri

117) Chi è l'autore del sonetto *Crin d'oro crespo e d'ambra tersa e pura*?

A. Francesco Petrarca
B. Pietro Bembo
C. Gaspara Stampa
D. Giovanni Della Casa
E. Francesco Berni

118) Di che cosa fa uso la poesia barocca?

A. Della metafora
B. Della sinestesia
C. Dell'analogia
D. Dell'onomatopea
E. Della parodia

119) A che cosa si opponeva l'Arcadia?

A. All'artificiosità della poesia barocca
B. Al petrarchismo
C. Ai modelli classici
D. Ad un modello di poesia semplice
E. Alla commedia dell'arte

120) L'opera più importante di Giambattista Marino, *L'Adone*, è composta da:

A. venti capitoli
B. dieci capitoli
C. venti canti
D. tre atti
E. tre cantiche

121) Dove è nato Giambattista Marino?

A. Roma
B. Napoli
C. Palermo
D. Firenze
E. Pisa

122) Quale dei seguenti non fu un carattere essenziale dell'Illuminismo?

A. L'universalismo
B. La divulgazione
C. Il primato della ragione
D. L'anticlericalismo
E. Il cosmopolitismo

123) In Italia, i principali centri della cultura illuministica furono:

A. Milano e Napoli
B. Roma e Napoli
C. Roma e Milano
D. Roma e Firenze
E. Firenze e Milano

124) Gli illuministi napoletani si interessarono soprattutto di studi:

A. filosofici e linguistici

B. letterari e storici
C. scientifici
D. giuridici ed economici
E. archeologici

125) Quali sono le *tre tragedie della libertà* scritte da Vittorio Alfieri?

A. Filippo – Antigone – Polinice
B. L'uno – I pochi – I troppi
C. La congiura de' pazzi – Virginia – Timoleone
D. Merope – Saul – Mirra
E. Nessuna delle risposte è corretta

126) In quale delle seguenti opere Vittorio Alfieri, studiando i limiti che i regimi tirannici pongono all'esplicazione della personalità, giunge a giustificare il tirannicidio?

A. Della virtù sconosciuta
B. L'antidoto
C. Il divorzio
D. Del principe e delle lettere
E. Della tirannide

127) Nel 1775, Vittorio Alfieri fece rappresentare la sua prima tragedia, che ebbe un successo tale da indurlo a dedicarsi quasi esclusivamente al tema tragico. Di quale opera si tratta?

A. Cleopatra
B. Agamennone
C. Maria Stuarda
D. Saul
E. Timoleone

128) Come venivano chiamate le sedi distaccate da Roma dell'Arcadia?

A. Appendici
B. Colonie
C. Riserve
D. Province letterarie
E. Distaccamenti

129) Chi ha scritto il celebre verso "Bagnar co' soli e rasciugar co' fiumi" a chiusura del sonetto su Maria Maddalena?

A. Vittorio Alfieri
B. Giuseppe Artale
C. Pietro Verri
D. Vincenzo Monti
E. Giuseppe Parini

130) Carlo Maria Maggi, poeta e commediografo, è noto soprattutto per aver scritto quattro commedie in dialetto:

A. siciliano
B. torinese
C. veneziano
D. milanese
E. napoletano

131) Un'importante opera poetica di Giuseppe Parini è la raccolta delle:

A. Odi
B. Rime
C. Canzoni
D. Poesie
E. Odi barbare

132) Vittorio Alfieri fu un importante autore di:

A. melodrammi
B. romanzi
C. tragedie
D. commedie
E. poesie

133) Quale personaggio dei Promessi Sposi "*aveva una raccolta di libri considerabile, poco meno di trecento volumi: tutta roba scelta, tutte opere delle più riputate, in varie materie; in ognuna delle quali era più o meno versato*"?

A. Azzeccagarbugli
B. Federico Borromeo
C. L'Innominato

D. Don Ferrante
E. Fra' Cristoforo

134) Nel 1827 e nel 1840 uscirono la prima e la seconda edizione di un famoso romanzo che l'autore aveva sottoposto, nel frattempo, a un'accurata revisione linguistica. Di quale romanzo si tratta?

A. Fermo e Lucia
B. I Promessi sposi
C. Don Chisciotte
D. Il ritratto di Dorina Grey
E. Nessuna delle risposte è corretta

135) Quale delle seguenti NON è un'opera di Pietro Verri?

A. Meditazioni sulla felicità
B. Le avventure di Saffo poetessa di Mitilene
C. Il mal di milza
D. Il gran Zoroastro
E. Meditazioni sull'economia politica

136) In una nota opera di Alessandro Verri si narra che le ombre di antichi uomini illustri uscissero nella notte dalle rovine sepolcrali e discutessero sulla grandezza e gli errori di Roma. Di quale opera si tratta?

A. Saggio sulla storia d'Italia
B. La vita di Erostrato
C. Notti romane
D. I sepolcri
E. Il consesso degli imperatori

137) "... pare che gli uomini siano fabbri delle proprie sciagure; ma le sciagure derivano dall'ordine universale..." Questi versi fanno parte di una famosa opera, di quale autore?

A. Parini
B. Foscolo
C. Leopardi
D. Manzoni
E. Goldoni

138) *Il Marchese*, *Il Servitore*, il *Cavaliere* sono personaggi di una fra le seguenti opere. Quale?

A. La locandiera
B. I Dolori del giovane Werther
C. La morte di Ermengarda
D. I Malavoglia
E. La Certosa di Parma

139) Quale fra i seguenti autori era convinto della superiorità della forma artistica rispetto a qualunque altra manifestazione del sapere?

A. Parini
B. Beccaria
C. Manzoni
D. Leopardi
E. Foscolo

140) Secondo Foscolo chi siede a custodia dei sepolcri?

A. Le Pimplèe
B. Le Avernali
C. Le Epimelidi
D. Le Pegee
E. Le Potameidi

141) V • 2016 Da quale opera furono ispirate *Le ultime lettere di Jacopo Ortis* di Ugo Foscolo?

A. "I dolori del giovane Werther" di J.W. Goethe
B. "Il giorno" di G. Parini
C. "Le mie prigioni" di S. Pellico
D. "I canti di Ossian" di J. Macpherson
E. "Il ritratto di Dorian Gray" di O. Wilde

1.3 • Letteratura contemporanea

142) M/O • 2019 Di quale movimento artistico fu portavoce Filippo Tommaso Marinetti?

A. Neorealismo

B. Verismo
C. Futurismo
D. Crepuscolarismo
E. Ermetismo

143) Chi ha scritto *Elias Portolu*, *Cenere* e *Cosima*?

A. Grazia Deledda
B. Dacia Maraini
C. Giuseppe Verga
D. Luigi Pirandello
E. Elsa Morante

144) Chi è il protagonista di *Senilità* di Italo Svevo?

A. Zeno Cosini
B. Emilio Brentani
C. Mattia Pascal
D. Alfonso Nitti
E. Anna Karenina

145) Quale fra le seguenti opere NON è di Italo Svevo?

A. La coscienza di Zeno
B. Una vita
C. Senilità
D. Dedalus
E. Diario per la fidanzata

146) Una fra queste NON è un'opera di Ignazio Silone; quale?

A. Un viaggio a Parigi
B. Fontamara
C. Pane e vino
D. Il segreto di Luca
E. Novelle della Pescara

147) Di che anno è *Gli indifferenti* di Alberto Moravia?

A. 1939
B. 1929
C. 1959
D. 1960
E. 1930

148) Una fra queste NON è un'opera di Salvatore Quasimodo; quale?

A. Ed è subito sera
B. Giorno dopo giorno
C. Il falso e il vero verde
D. Il porto sepolto
E. Con il piede straniero sopra il cuore

149) Chi è il protagonista della *Luna e i falò* di Cesare Pavese?

A. Valino
B. Anguilla
C. Cinto
D. Nuto
E. Santa

150) Chi ha scritto *Il barone rampante*?

A. Andrea De Carlo
B. Pier Vittorio Tondelli
C. Italo Svevo
D. Italo Calvino
E. Arrigo Boito

151) Chi ha scritto *Ragazzi di vita* e *Una vita violenta*?

A. Pier Paolo Pasolini
B. Pier Vittorio Tondelli
C. Aldo Busi
D. Andrea De Carlo
E. Vasco Pratolini

152) In quale anno è nato Leonardo Sciascia?

A. 1911
B. 1931
C. 1921
D. 1912
E. 1919

153) CINECA • 2016 Quale delle seguenti opere NON è stata scritta da Leonardo Sciascia?

A. La cognizione del dolore
B. La scomparsa di Majorana

C. Il giorno della civetta
D. A ciascuno il suo
E. Todo modo

154) Chi è l'autore di *La tregua*?

A. Italo Calvino
B. Luigi Pirandello
C. Giovanni Verga
D. Primo Levi
E. Giosuè Carducci

155) Di quale celebre romanzo è autore Giorgio Bassani?

A. Un Fenoglio alla prima guerra mondiale
B. Il Bell'Antonio
C. Il giardino dei Finzi Contini
D. Conversazione in Sicilia
E. Il giardino delle vergini suicide

156) Quale fra i seguenti romanzi NON è di Alberto Moravia?

A. La Romana
B. La Ciociara
C. Il Bell'Antonio
D. Agostino
E. Gli indifferenti

157) Qual è la raccolta di versi più celebre di Umberto Saba?

A. Il Canzoniere
B. I Canti
C. I Canti orfici
D. Le Rime
E. Novelle per un anno

158) Chi è l'autore di *Ossi di seppia*?

A. Giuseppe Ungaretti
B. Eugenio Montale
C. Salvatore Quasimodo
D. Edoardo Sanguineti
E. Dino Campana

159) Chi è Zeno Cosini?

A. Un drammaturgo
B. Il protagonista del romanzo "La coscienza di Zeno"
C. Un romanziere
D. Lo pseudonimo di Ettore Schmitz
E. Un poeta

160) Quale romanzo di Italo Svevo fu concepito come una confessione psicoanalitica?

A. Una vita
B. Senilità
C. La coscienza di Zeno
D. Corto viaggio sentimentale
E. Le confessioni di un vegliardo

161) Quale autore ha ricevuto il Nobel nel 1934?

A. Luigi Pirandello
B. Giosuè Carducci
C. Eugenio Montale
D. Salvatore Quasimodo
E. Dario Fo

162) Qual è il tema di *Sei personaggi in cerca d'autore* di Pirandello?

A. Il parricidio
B. L'adulterio
C. L'incesto
D. L'incomunicabilità
E. L'uxoricidio

163) V • 2017 A quale opera appartiene il seguente incipit?
"1. Noi vogliamo cantare l'amor del pericolo, l'abitudine all'energia e alla temerità.
2. Il coraggio, l'audacia, la ribellione, saranno elementi essenziali della nostra poesia.
3. La letteratura esaltò fino ad oggi l'immobilità pensosa, l'estasi e il sonno. Noi vogliamo esaltare il movimento aggressivo, l'insonnia febbrile, il passo

di corsa, il salto mortale, lo schiaffo ed il pugno.”

A. A “Le vergini delle rocce” di Gabriele D’Annunzio
B. Al “Manifesto del Futurismo” di Filippo Tommaso Marinetti
C. A “Myricae” di Giovanni Pascoli
D. A “Senilità” di Italo Svevo
E. A “Sei personaggi in cerca d'autore” di Luigi Pirandello

164) Come definisce Pascoli la propria poetica?

A. Del Bambinello
B. Dell’Adolescente
C. Del Forte sentire
D. Del Fanciullino
E. Del Bimbetto

165) A quale poesia di Gabriele D’Annunzio appartengono i seguenti versi? “Taci. Su le soglie / del bosco non odo / parole che dici / umane; ma odo / parole più nuove / che parlano gocciole e foglie / lontane. (...)”.

A. Nella belletta
B. La sera fiesolana
C. La pioggia nel pineto
D. I pastori
E. Sogno di un tramonto d’autunno

166) CINECA • 2018 Chi ha scritto l’Ulisse?

A. Vasco Pratolini
B. James Joyce
C. Alessandro Baricco
D. Alberto Moravia
E. Robert Musil

167) Chi è l’autore de *Il Gattopardo*?

A. Antonio Fogazzaro
B. Gabriele D’Annunzio
C. Giuseppe Tomasi di Lampedusa
D. Luigi Capuana
E. Alberto Moravia

168) A quale corrente letteraria appartiene Luigi Capuana?

A. Al Simbolismo
B. Al Verismo
C. All’Estetismo
D. Al Sensismo
E. Allo Sperimentalismo

169) Qual è il nome della barca della famiglia Malavoglia?

A. Provvidenza
B. Pinta
C. Assunta
D. Fortuna
E. Trinacria

170) Quale fra questi è un romanzo di Luigi Capuana?

A. Storia di una capinera
B. I Vicerè
C. Confessioni d’un italiano
D. Giacinta
E. Canne al vento

171) Da quale sonetto di Giosuè Carducci sono tratti i seguenti versi? “L’albero a cui tendevi / la pargoletta mano, / il verde melograno / da’ bei vermigli fior, / nel muto orto solingo / rinverdì tutto or ora, / e giugno lo ristora / di luce e di calor. / (...)”.

A. Pianto antico
B. San Martino
C. Davanti San Guido
D. Alla stazione in una mattina d’autunno
E. Giambi ed Epodi

172) Dove lavora Rosso Malpelo nell’omonima novella di G. Verga?

A. Su una nave di pescatori
B. In miniera
C. In una cava
D. Nei campi
E. In una fattoria

173) Quale terra è protagonista della raccolta di novelle *Vita dei campi* di Giovanni Verga?

A. La Lombardia
B. La Sicilia
C. La Calabria
D. La Puglia
E. Il Veneto

174) Quale fra questi autori è considerato un classicista?

A. Giovanni Pascoli
B. Alessandro Manzoni
C. Giosuè Carducci
D. Attilio Bertolucci
E. Emilio Praga

175) Per gli Scapigliati qual è l'oggetto della poesia?

A. La patria
B. Il sentimento
C. I temi già introdotti dal tardo Romanticismo
D. Il vero
E. La natura

176) A quale canzone di Leopardi appartengono i seguenti versi? "La donzelletta vien dalla campagna, / in sul calar del sole, / col suo fascio dell'erba; e reca in mano / un mazzolin di rose e viole, onde, siccome suole, ornare ella si appresta / dimani, al dì di festa, il petto e il crine. (...)".

A. Le ricordanze
B. La sera del dì di festa
C. La quiete dopo la tempesta
D. Il sabato del villaggio
E. Canti pisano-recanatesi

177) Lo *Zibaldone* di Leopardi è:

A. un diario che comprende riflessioni di ogni genere
B. un'opera in versi
C. una raccolta di racconti dialogizzati
D. una canzone dei grandi idilli
E. una poesia

178) Di chi è l'opera *Seminario sulla gioventù*?

A. Andrea Camilleri
B. Pier Vittorio Tondelli
C. Andrea De Carlo
D. Roberto Pazzi
E. Aldo Busi

179) Chi ha scritto le *IX Ecloghe*?

A. Cesare Segre
B. Umberto Eco
C. Andrea Zanzotto
D. Giovanni Giudici
E. Roberto Pazzi

180) Quale fra queste opere NON è di Umberto Eco?

A. Sette anni di desiderio
B. Lector in fabula
C. Il pendolo di Foucault
D. Il gioco del rovescio
E. Vertigine della lista

181) Chi è l'autore del *Mistero buffo*?

A. Umberto Eco
B. Dario Fo
C. Franca Rame
D. Roberto Benigni
E. Vincenzo Consolo

182) L'opera di Italo Calvino *Marcovaldo ovvero le stagioni in città*:

A. è una raccolta di venti racconti
B. è un romanzo
C. fa parte della trilogia "I nostri antenati"
D. è una novella
E. è una favola

183) Chi è il protagonista di *Una vita violenta* di Pasolini?

A. Guglielmo da Baskerville
B. Andrea
C. Anguilla
D. Tommasino
E. Ntoni

184) Chi è l'autore di *Horcynus Orca*?

A. Giovanni Testori
B. Stefano D'Arrigo
C. Alberto Arbasino
D. Nanni Balestrini
E. Antonio Tabucchi

185) Chi è l'autore di *Ambleto, Macbetto, Edipus*?

A. Nanni Balestrini
B. Stefano D'Arrigo
C. Edoardo Sanguineti
D. Giovanni Testori
E. Petronio Arbitro

186) Chi è l'autore del libro di poesie *Verrà la morte e avrà i tuoi occhi*?

A. Giacomo Leopardi
B. Cesare Pavese
C. Andrea De Carlo
D. Alda Merini
E. Elsa Morante

187) *Le ceneri di Gramsci* di Pasolini è:

A. un libro di poesia
B. un romanzo
C. un film
D. un trattato politico
E. una raccolta di immagini

188) Chi è l'autore di *Gente di mare, Giorni di guerra* e *L'Italiano errante per l'Italia*?

A. Leonardo Sciascia
B. Elio Vittorini
C. Beppe Fenoglio
D. Giovanni Comisso
E. Primo Levi

189) Di quale romanzo di Pavese è protagonista Anguilla?

A. I Dialoghi con Leucò
B. La casa sulla collina
C. La luna e i falò
D. Verrà la morte e avrà i tuoi occhi
E. Fuoco grande

190) M/O • 2019 Chi è l'autrice del famoso romanzo giallo Assassinio sull'Orient Express?

A. Mary Shelley
B. Jane Austen
C. Emily Dickinson
D. Agatha Christie
E. Virginia Woolf

191) Chi ha scritto *La pelle*?

A. Curzio Malaparte
B. Dacia Maraini
C. Alberto Moravia
D. Dino Campana
E. Giorgio Caproni

192) Chi ha scritto *Il segreto di Luca*?

A. Giovanni Testori
B. Susanna Tamaro
C. Stefano Benni
D. Ignazio Silone
E. Sandro Penna

193) In quale romanzo è protagonista Arturo Bandini?

A. "L'isola di Arturo" di Elsa Morante
B. "Chiedi alla polvere" di John Fante
C. "Sostiene Pereira" di Antonio Tabucchi
D. "Il Libro dell'inquietudine" di Fernando Pessoa
E. "Il piacere" di Gabriele D'Annunzio

194) Chi è l'autore del romanzo *Viaggio al termine della notte*?

A. James Joyce
B. Jules Verne
C. Marcel Proust
D. Luois-Ferdinand Céline
E. Mark Twain

195) Qual è il vero nome di Aldo Palazzeschi?

A. Aldo Grasso
B. Aldo Giurlani
C. Aldo Corazzini
D. Aldo Moretti
E. Aldo Giuliani

196) Chi è l'autore del romanzo *Il castello di Udine*?

A. Marcel Proust
B. Carlo Emilio Gadda
C. Vasco Pratolini
D. Cesare Pavese
E. Enzo Siciliano

197) Chi è l'autrice di *Canne al vento*?

A. Dacia Maraini
B. Elsa Morante
C. Oriana Fallaci
D. Grazia Deledda
E. Alda Merini

198) *Tra un fiore colto e l'altro donato l'inesprimibile nulla* è un componimento di:

A. Eugenio Montale
B. Giuseppe Ungaretti
C. Salvatore Quasimodo
D. Aldo Palazzeschi
E. Charles Baudelaire

199) Qual è il titolo della poesia *M'illumino d'immenso*?

A. Mattina
B. Meriggio estivo
C. La sera
D. Pace
E. L'aurora

200) Di quale raccolta di poesie di Giovanni Pascoli fa parte *Gelsomino notturno*?

A. Primi poemetti
B. Myricae
C. Carmina
D. Poemi conviviali
E. I canti di Castelvecchio

RISPOSTE CORRETTE

1) C	41) A	81) C	121) B	161) A
2) B	42) A	82) B	122) B	162) D
3) C	43) C	83) A	123) A	163) B
4) A	44) A	84) A	124) D	164) D
5) D	45) B	85) B	125) C	165) C
6) E	46) C	86) D	126) E	166) B
7) B	47) D	87) E	127) A	167) C
8) D	48) A	88) D	128) B	168) B
9) C	49) A	89) A	129) B	169) A
10) D	50) B	90) D	130) D	170) D
11) A	51) E	91) D	131) A	171) A
12) C	52) B	92) A	132) C	172) C
13) A	53) D	93) B	133) D	173) B
14) A	54) B	94) D	134) B	174) C
15) B	55) C	95) C	135) B	175) D
16) C	56) C	96) B	136) C	176) D
17) A	57) B	97) A	137) B	177) A
18) B	58) C	98) C	138) A	178) E
19) A	59) C	99) B	139) E	179) C
20) E	60) B	100) A	140) A	180) D
21) B	61) B	101) D	141) A	181) B
22) D	62) D	102) E	142) C	182) A
23) C	63) C	103) A	143) A	183) D
24) D	64) B	104) D	144) B	184) B
25) B	65) C	105) B	145) D	185) D
26) A	66) C	106) A	146) E	186) B
27) C	67) E	107) C	147) B	187) A
28) C	68) B	108) C	148) D	188) D
29) B	69) B	109) D	149) B	189) C
30) A	70) D	110) C	150) D	190) D
31) D	71) C	111) E	151) A	191) A
32) D	72) B	112) D	152) C	192) D
33) C	73) C	113) D	153) A	193) B
34) D	74) D	114) B	154) D	194) D
35) B	75) C	115) C	155) C	195) B
36) B	76) A	116) A	156) C	196) B
37) A	77) D	117) B	157) A	197) D
38) A	78) B	118) A	158) B	198) B
39) D	79) C	119) A	159) B	199) A
40) E	80) B	120) C	160) C	200) E

CAPITOLO 2
Lingua

2.1 • Analisi grammaticale e logica

1) Quale frase contiene la congiunzione errata rispetto al contesto?

A. Ti ascolterò purché non mi fai perdere tempo
B. Pensi che debba comprare del pesce oppure della carne?
C. Posto che insisti ti ascolterò per questa volta
D. I tuoi amici non c'erano e neppure quelli di Mirco
E. Tu ed io andremo sempre d'accordo

2) Quale frase contiene il sostantivo nella forma plurale errata?

A. I chirurghi operano in ospedale
B. I drammaturghi lavorano a teatro
C. I filologhi sono studiosi di letteratura
D. Gli astronauti viaggiano nello spazio
E. Gli operatori ecologici si occupano del verde pubblico

3) Quale frase contiene la congiunzione errata rispetto al contesto?

A. Non l'ho aspettato e me ne sono andata
B. Siccome è tardi me ne vado
C. Visto che non vieni vado solo
D. Nonché fosse giugno faceva freddo
E. Nonostante il raffreddore sei sempre di buon umore

4) Quale frase contiene il sostantivo nella forma plurale errata?

A. Gli scombussoli mi irritano
B. Nei suoi versi sono evidenti gli echi simbolisti
C. Le rappresaglie terminarono con una vera strage
D. Non credo agli influssi astrali
E. Gli scarichi fognari sono intasati

5) Quale frase contiene il sostantivo nella forma plurale errata?

A. I lustrascarpe sedevano lungo il marciapiede
B. Il libro aveva i capiversi miniati in oro zecchino
C. Gli stuzzicadenti sono sempre meno diffusi
D. I capisquadra impartivano ordini a tutti gli altri
E. I chirurghi hanno un loro sindacato

6) Quale frase contiene il pronome errato rispetto al contesto?

A. Ci si siede o si resta in piedi?
B. Senti, lasciacimi abituare
C. Ci siete riuscito facilmente signore, complimenti
D. Eccovi, finalmente, vi aspettavo
E. Questa è la nostra casa, ve ne sono altre simili nei dintorni

7) Qual è la frase che contiene il pronome adeguato al contesto?

A. Non dargli retta: è pazza
B. Non darle retta a lei: è pazza
C. Non darle retta: è pazza
D. Non darla retta: è pazza
E. Non dargli retta a lei: è pazza

8) Quale frase contiene l'avverbio o la locuzione avverbiale errati?

A. Arrivò appena per tempo
B. Vuoi studiare sul serio o no?
C. Lo assalì all'improvviso
D. Parlava ininterrottamente
E. Salì sul treno appena in tempo

9) Quale frase contiene il sostantivo errato?

A. Ha un'incredibile dimestichezza con gli animali
B. Ero distrutto dalla stanchezza
C. Le tue prelibatezze mi tentano sempre
D. La flebilezza della sua voce è impressionante
E. La stipula del contratto è un momento cruciale

10) Quale frase contiene l'aggettivo nella forma errata?

A. Il suo comportamento è lodevole
B. Giulio ha davvero una pazienza ammirevole
C. Sarebbe auspichevole riuscire a partire presto
D. Questi discorsi stucchevoli non mi piacciono
E. Ho conosciuto i tuoi amici sportivi

11) Sono detti *verbi servili* quei verbi che reggono l'infinito di un altro verbo, del quale:

A. completano il significato
B. indicano una modalità
C. indicano un aspetto verbale
D. indicano un aspetto temporale
E. indicano il tempo

12) Fra le seguenti frasi individuare quella che contiene un predicato nominale:

A. la zia è arrivata ieri da Roma
B. fantasticare è sognare a occhi aperti
C. il presidente è in Senato
D. la mamma è entrata ora in casa
E. il sindaco è al Comune

13) Relativamente al valore d'uso dei modi e dei tempi verbali, si può affermare che l'infinito passato, rispetto al tempo della proposizione principale, indica:

A. un rapporto di anteriorità
B. un rapporto di posteriorità
C. un rapporto di contemporaneità
D. un valore sostantivato
E. un rapporto d'appartenenza

14) Relativamente al valore d'uso dei tempi verbali, si può affermare che il passato remoto indica:

A. un'azione che accadeva abitualmente nel passato
B. la durata di un'azione passata
C. qualcosa iniziato, avvenuto e terminato nel passato
D. un'azione compiuta in un periodo di tempo non ancora concluso
E. un'azione iniziata nel passato e conclusa nel presente

15) Relativamente al valore d'uso dei modi e dei tempi verbali, si può affermare che i verbi copulativi:

A. devono essere accompagnati da un complemento oggetto
B. devono essere accompagnati da un aggettivo o da un sostantivo
C. sono sempre accompagnati da un soggetto esplicito
D. anche da soli hanno sempre senso compiuto
E. sono a volte accompagnati da un soggetto

16) Fra le seguenti frasi, individuare quella il cui predicato esprime un'azione progressiva.

A. Il treno partirà in anticipo
B. Il freddo va aumentando
C. Il vaso viene lavato ogni giorno
D. Le nuvole si spostano
E. Il sole è tramontato

17) Tra le seguenti frasi, individuare quella che trasforma il seguente periodo ipotetico della possibilità in periodo ipotetico della realtà: "Se finissi di leggere, ti restituirei il libro".

A. Se finisco di leggere, ti restituisco il libro
B. Se avessi finito di leggere, ti avrei restituito il libro
C. Se finirò di leggere, ti restituirei il libro
D. Se finissi di leggere, ti restituirò il libro
E. Se avessi finito di leggere, ti restituirò il libro

18) Fra le seguenti frasi, individuare quella che trasforma il seguente periodo ipotetico della realtà in periodo ipotetico della possibilità: "Se sarò promosso, partirò per Atene".

A. Se fossi stato promosso, sarei partito per Atene
B. Se fossi promosso, partirei per Atene
C. Se sarò stato promosso, partirò per Atene
D. Se fossi promosso, sarei partito per Atene
E. Se fossi promosso, parto per Atene

19) Relativamente al valore d'uso dei modi e dei tempi verbali, si può affermare che i verbi servili:

A. servono per formare i tempi composti dei verbi
B. accompagnano un verbo al participio
C. vogliono sempre l'ausiliare "avere"
D. accompagnano un verbo all'infinito
E. accompagnano un verbo al presente

20) La voce verbale *ameremmo* è espressa nel:

A. modo condizionale, tempo presente, prima persona plurale
B. modo condizionale, tempo passato, seconda persona plurale
C. modo indicativo, tempo futuro anteriore, seconda persona plurale
D. modo indicativo, tempo futuro semplice, prima persona plurale
E. modo indicativo, tempo futuro semplice, seconda persona singolare

21) Tenendo presente le regole per l'uso dei pronomi personali, si leggano le seguenti frasi e si indichi quale è corretta:

A. ho incontrato la mia amica e ci ho svelato un segreto
B. ho incontrato la mia amica e ciò svelato un segreto
C. ho incontrato la mia amica e gli ho svelato un segreto
D. ho incontrato la mia amica e le ho svelato un segreto
E. ho incontrato la mia amica e ci ho detto un segreto

22) Nell'espressione "il bene altrui" il termine *altrui* è:

A. un pronome indefinito
B. un pronome relativo
C. un aggettivo possessivo
D. un aggettivo indefinito
E. un aggettivo identificativo

23) Nella frase "Silvio si ostina a credere al suo amico Tiziano piuttosto che a me" è presente un verbo di tipo...

A. riflessivo apparente
B. riflessivo proprio
C. intransitivo pronominale
D. riflessivo reciproco
E. difettivo sovrabbondante

24) Individuare quale, tra le frasi che seguono, contiene un verbo usato intransitivamente.

A. Ti raggiungerò al più presto possibile
B. Giovanni ti osservava con scetticismo
C. Ha sganciato il rimorchio e ha parcheggiato il veicolo
D. È corso a casa in fretta
E. Giovanni ti chiamava a gran voce

25) Il termine *chi* grammaticalmente può essere un:

A. aggettivo dimostrativo
B. pronome personale
C. aggettivo qualificativo
D. pronome relativo
E. sostantivo difettivo

26) Il termine *davvero* è:

A. una locuzione avverbiale
B. un avverbio di quantità
C. un avverbio di modo
D. un avverbio di affermazione
E. una locuzione di tempo

27) In relazione all'uso corretto delle particelle pronominali, si leggano le seguenti frasi e si individui quella esatta:

A. quei ragazzi sono indisciplinati: ci vuole il Preside per farli calmare
B. quei ragazzi sono indisciplinati: ci vuole il Preside per fargli calmare
C. quei ragazzi sono indisciplinati: ci vuole il Preside per farci calmare
D. quei ragazzi sono indisciplinati: ci vuole il Preside per farle calmare
E. quei ragazzi sono indisciplinati: ci vuole il Preside per farlo calmare

28) Il termine *passeggiata* è un sostantivo:

A. primitivo
B. derivato
C. promiscuo
D. alterato
E. relativo

29) Nella frase "non ti chiedi di che cosa io possa avere bisogno?", qual è la funzione grammaticale dei termini *che cosa*?

A. Aggettivo interrogativo
B. Pronome relativo
C. Aggettivo indefinito
D. Pronome interrogativo
E. Aggettivo qualificativo

30) Quale tra le seguenti frasi non contiene un verbo alla forma impersonale?

A. Si dice che questa valle sia un vero capolavoro della natura!
B. Sembra che stia molto bene dopo il trattamento in beauty-farm
C. Tocca sempre agli stessi occuparsi delle faccende di casa
D. Il gatto della zia Pierina siede comodamente sul divano
E. Si dice che quest'anno l'inverno porterà tanta neve

31) Nell'espressione "tutti sanno" che funzione grammaticale svolge il termine *tutti*?

A. Aggettivo dimostrativo
B. Pronome indefinito
C. Pronome dimostrativo
D. Aggettivo indefinito
E. Aggettivo interrogativo

32) Individuare in quale alternativa il vocabolo presenta il corretto posizionamento dell'accento tonico.

A. Epistòla

B. Dovéroso
C. Cilindràta
D. Abbàzia
E. Áncora

33) Individuare in quale alternativa il vocabolo NON presenta il corretto posizionamento dell'accento tonico.

A. Benevolènte
B. Schìvo
C. Arènile
D. Arpióne
E. Prìncipi

34) In base al posizionamento dell'accento tonico, la parola *scivolano* è:

A. bisdrucciola
B. sdrucciola
C. piana
D. tronca
E. grave

35) Individuare in quale alternativa il vocabolo NON presenta il corretto posizionamento dell'accento tonico.

A. Puntellaménto
B. Ricetrasmettitóre
C. Granduchéssa
D. Perpendicòlare
E. Nocciòlo

36) Individuare in quale alternativa il vocabolo NON presenta il corretto posizionamento dell'accento tonico.

A. Ristorànte
B. Sequenziàle
C. Ingiùria
D. Depravazìone
E. Ámbito

37) Quale tra le seguenti frasi contiene un errore?

A. Il presidente disse che non riusciva a esprimere qual'emozione provava di fronte al Parlamento finalmente libero
B. A quest'ora dovreste essere a scuola
C. Qualcun altro verrà al suo posto durante l'estate
D. Antonio era considerato da tutti un sant'uomo
E. Avrei bisogno di un'amica per sfogarmi

38) Identificare, tra le frasi seguenti, quella NON corretta.

A. Glie l'ha detto chiaro, ma non ha capito
B. Va bene, fate ciò che volete!
C. Gianni è un buon intenditore di vini
D. Ha telefonato il professor Rossi
E. La sto aspettando da un'ora

39) Indicare, tra le seguenti proposizioni, quella che contiene un errore.

A. I gattini dormivano con le pance all'aria nella cesta e la gatta li osservava con evidente soddisfazione
B. La quspide del campanile è ricoperta da mosaici variopinti che riflettono i raggi solari
C. Per mettere fine alla dipendenza dal petrolio si stanno sviluppando le energie alternative e rinnovabili
D. La nonna ogni anno prepara la marmellata di ciliegie che utilizza per le sue famose crostate
E. A causa dello sforzo s'è infiammato un tendine della gamba

40) Quale delle seguenti alternative è corretta dal punto di vista grammaticale?

A. Credo di aver visto riflettuta la sua effigie
B. Non credo sia possibile scalare quel monte, ormai abbiamo i bracci stanchi

C. Porta via tutte quelle valigie: lasci sempre da fare tutto a me
D. Non credo ha una sola parola di ciò che stai dicendo: non raccontare bugie
E. Non so cosa farmene di un'uomo come te

41) Indicare, tra le seguenti proposizioni, quella che contiene un errore.

A. Prima delle vacanze natalizie andremo in crociera ai Caraibi
B. L'impasto con cui la nonna faceva il pane veniva messo a lievitare in una speciale madia che destava la curiosità dei bambini di casa
C. La pignoleria eccessiva è un difetto molto antipatico
D. Luisa ha sparso con cura lo zucchero vaniliato sulla torta di mele
E. Mio figlio non ha avuto bisogno di una balia

42) Individuare, tra le frasi proposte, quella corretta.

A. Arrossì imbarazzato per i complimenti che la maestra di violino le aveva rivolto ad Antonio
B. Se mi fossi sentita meglio, sarei andata a pattinare
C. Sopra alla scrivania c'era molti volumi di storia, ma nessun vocabolario
D. Se mi alzavo prima, sarei arrivato in orario
E. Siamo in baglìa di politici corrotti

43) Completare la frase seguente utilizzando un aggettivo possessivo. "La... automobile consuma molto meno di questa".

A. Nuova
B. Tale
C. Prima
D. Vecchia
E. Loro

44) Identificare, tra le seguenti, la frase che NON contiene errori.

A. Carla ha lasciato uno sgabello nel prato
B. Ho visto un'enorme cane pastore
C. Incontrò un affascinante ragazza
D. Sei un'audace scalatore
E. Sei un'uomo proprio insopportabile

45) Si identifichi, fra le seguenti proposizioni, quella che NON contiene errori.

A. La ragazza cui ti ho parlato è un tipo interessante
B. La ragazza in cui ti ho parlato è un tipo interessante
C. La ragazza di cui ti ho parlato è un tipo interessante
D. La ragazza che ti ho parlato è un tipo interessante
E. La ragazza che ti parlo io è un tipo interessante

46) Completare la frase utilizzando il comparativo di minoranza dell'aggettivo. "Sono contenta per Davide: oggi mi sembrava...".

A. angosciatino
B. meno angosciato
C. più angosciato
D. angosciatissimo
E. angoscioso

47) Completare correttamente la frase seguente: "Dimmi qual è il secolo ... è vissuto Dante".

A. In cui
B. Che
C. Quanto
D. Perché
E. Quando

48) Si completi con un avverbio di modo la seguente frase: "Il gatto si sdraia ... sul divano".

A. Con pigrizia
B. Comodamente
C. Morbido
D. Semprc
E. Leggiadro

49) Completare la frase seguente con la forma verbale appropriata. "La tradizione vuole che Romolo... la città di Roma nel 753 a.C.".

A. Abbia fondato
B. Avrà fondato
C. Fondette
D. Ebbe fondato
E. Funse

50) Quale delle seguenti frasi è corretta dal punto di vista grammaticale?

A. Al tempo di Pericle, Atene era al zenit della sua potenza
B. Clara è una madre molto attenta ed esigente: per sua figlia pretende lo meglio!
C. Sotto il mio tetto spesso nidificano i rondini
D. Lo zefiro è un leggero venticello primaverile
E. D'inverno si verificano balzi di tempo improvvisi

51) "Ho visto con questi miei occhi tua sorella che usciva con l'ombrello, con apparente tranquillità". Indicare l'alternativa che riporta tutti e nel giusto ordine i complementi introdotti dalla preposizione *con* nella frase precedente.

A. Mezzo, unione, modo
B. Unione, compagnia, mezzo
C. Modo, mezzo, modo
D. Mezzo, modo, mezzo
E. Compagnia, mezzo, modo

52) Nella frase "Per il mio compleanno Dario mi ha regalato un libro di poesie di Nazim Hikmet", *di Nazim Hikmet* è un complemento:

A. d'agente
B. di limitazione
C. di specificazione
D. di argomento
E. di causa efficiente

53) Individua nella frase seguente il complemento di luogo: "Sulle colline della Toscana si trovano spesso incantevoli borghi medievali, come Capalbio".

A. Come Capalbio
B. Della Toscana
C. Borghi medievali
D. Sulle colline
E. Incantevoli borghi

54) Nella frase: "L'amica di tua sorella è una persona straordinaria dal carattere dolce", *dal carattere dolce* è un complemento di:

A. modo
B. specificazione
C. qualità
D. quantità
E. termine

55) Individua nella frase seguente il complemento di tempo: "L'inverno scorso, a memoria degli anziani, è stato il più rigido che abbiamo patito negli ultimi sessant'anni".

A. A memoria
B. Il più rigido
C. Negli ultimi sessant'anni
D. Degli anziani
E. Abbiamo patito

56) Nella frase "Maggio è il mese che preferisco per viaggiare in Grecia: il caldo e l'afa si fanno sentire solo per poche ore!", il complemento di tempo è:

A. maggio

B. per poche ore
C. il mese
D. in Grecia
E. il caldo e l'afa

57) Il soggetto di una frase:

A. è l'elemento sottinteso
B. si trova in prima posizione
C. è un nome
D. si accorda con il verbo
E. è seguito sempre da una virgola

58) Nella frase "I soldati romani combatterono coraggiosamente per la conquista di nuove terre per l'impero", *per la conquista* è un complemento di:

A. scopo
B. causa
C. termine
D. mezzo
E. moto

59) Individuare il complemento di stato in luogo nella frase seguente: "Oggi rimarrò in casa tutto il giorno, in città verrò domani".

A. in città
B. tutto il giorno
C. in casa
D. domani
E. oggi

60) Identificare il complemento distributivo nella seguente frase: "Negli ultimi tre anni sono risultati ammessi agli esami quattro studenti su cinque, ma molti non si sono presentati".

A. Negli ultimi tre anni
B. Quattro studenti
C. Su cinque
D. Molti
E. Risultati ammessi

61) Nella frase "Me lo mangio in un boccone" la parola *lo* è:

A. articolo
B. complemento oggetto
C. predicato verbale
D. soggetto
E. congiunzione

62) Nella frase "Per il mio matrimonio mi è stato regalato un preziosissimo servizio di porcellana", *di porcellana* è un complemento di:

A. materia
B. modo
C. specificazione
D. limitazione
E. qualità

63) Nella frase "A Parigi, il 14 luglio, ho assistito alle celebrazioni per l'anniversario della presa della Bastiglia", il complemento di tempo è:

A. per l'anniversario
B. a Parigi
C. il 14 luglio
D. alle celebrazioni
E. della presa

64) Quale proposizione subordinata contiene la frase "Lucia esce mentre dovrebbe restare a casa a studiare"?

A. Temporale
B. Finale
C. Concessiva
D. Condizionale
E. Avversativa

65) Qual è la proposizione concessiva nella frase "Sono certo che non mi abbia ascoltato sebbene io abbia ragione quando insisto tanto"?

A. Sono certo
B. Che non mi abbia ascoltato
C. Sebbene io abbia ragione
D. Quando insisto tanto
E. Che non mi

66) Qual è la proposizione principale nella frase "Mario sa che è troppo tardi per chiedere scusa perché Marcella è arrabbiata"?

A. Mario sa
B. Che è troppo tardi
C. Per chiedere scusa
D. Perché Marcella è arrabbiata
E. Tardi per chiedere

67) Quale proposizione subordinata si trova nella frase "Il bambino è così timido da rimanere troppo spesso in silenzio"?

A. Proposizione consecutiva
B. Proposizione condizionale
C. Proposizione modale indiretta
D. Proposizione causale
E. Proposizione finale

68) Qual è il soggetto della frase "Anche se è necessario mentire è sempre una brutta cosa perché è disonesto"?

A. Anche se è necessario
B. Mentire
C. È sempre una brutta cosa
D. Perché è disonesto
E. Necessario

69) Qual è il verbo principale nella frase "Sarebbe interessante leggere i libri usciti di recente"?

A. Sarebbe
B. Interessante
C. Leggere
D. Usciti
E. Sarebbe interessante

70) Qual è il vocativo nella frase "Senti, cara Silvia, devi dirmi perché hai insultato Lucio"?

A. Senti
B. Cara Silvia
C. Devi dirmi
D. Perché hai insultato Lucio
E. Lucio

71) Quale delle seguenti frasi NON è corretta?

A. Adesso ti dico come sono andate le cose
B. Lascia che ti dico come sono andate le cose
C. Ho deciso che non ti dico come sono andate le cose
D. Se sapessi come sono andate le cose te lo direi
E. Se tu mi ascoltassi capiresti come sono andate le cose

72) Qual è il soggetto della frase "Confessare è sempre un gesto lodevole perché è onesto"?

A. È sempre un gesto lodevole
B. Perché è onesto
C. È sempre
D. Confessare
E. Un gesto lodevole

73) Quale proposizione subordinata contiene la frase "Anche se mi odia non lo condanno"?

A. Causale
B. Oggettiva
C. Condizionale
D. Concessiva
E. Temporale

74) Qual è l'inciso nella frase "Ti confesso di aver scoperto la verità Marta, mia cara, quando sono tornata"?

A. Ti confesso
B. Di aver scoperto la verità
C. Mia cara
D. Quando sono tornata
E. Marta

75) Completare, con una subordinata che indichi una condizione di anteriorità, la frase "Penserà davvero...".

A. Che finirai
B. Che hai finito
C. Che avrai finito
D. Che finissi
E. Che finiresti

76) Qual è la proposizione causale nella frase "Gli fecero la multa per aver parcheggiato male quando è arrivato dopo aver finito la riunione"?

A. Gli fecero la multa
B. Per aver parcheggiato male
C. Quando è arrivato
D. Dopo aver
E. Finito la riunione

77) "Le cronache ci riferiscono che la partita, giocata a porte chiuse, si è svolta regolarmente e senza aver bisogno di una sorveglianza particolare". Qual è, in questo periodo, la subordinata relativa?

A. E senza aver bisogno
B. Che la partita si è svolta regolarmente
C. Giocata a porte chiuse
D. Le cronache ci riferiscono
E. Di una sorveglianza particolare

78) Nel periodo "Nonostante ci fosse il mare mosso, l'equipaggio sfidò le onde per raggiungere l'isola", individuare la corretta definizione della proposizione *Nonostante ci fosse il mare mosso.*

A. Coordinata alla subordinata di primo grado
B. Subordinata di primo grado
C. Principale
D. Subordinata di secondo grado
E. Strumentale

79) Nel periodo "La temperatura continuava a salire e, poiché l'acqua scarseggiava, Fabio si recò al pozzo", individuare la corretta definizione della proposizione *Fabio si recò al pozzo.*

A. Principale
B. Coordinata alla principale
C. Subordinata di primo grado
D. Coordinata alla subordinata di primo grado
E. Subordinata di secondo grado

80) Quale delle alternative proposte è una subordinata strumentale che completa correttamente la seguente proposizione? "Andrai dalla nonna...".

A. Perché devi lasciarle il regalo
B. Così da farle un po' di compagnia
C. Usando il tram?
D. Correndo come al solito?
E. Perché devi chiederle scusa

81) Quale delle seguenti frasi contiene un complemento di mezzo o strumento?

A. Usciva sempre con l'ombrello
B. Lo raggirò con scuse subdole
C. Col tempaccio di oggi resto in casa
D. Il caffè con il latte non mi piace
E. L'ho visto correre felice per i campi

82) Quale delle seguenti frasi contiene un complemento di compagnia o unione?

A. Non è certo con la vigliaccheria che uscirai dai guai
B. Con tutto quello che hai che cosa vuoi ancora?
C. Mi sono spaventato con tutte queste esplosioni!
D. Sono entrato nell'ascensore con il direttore
E. Abbiamo parlato spesso dell'inflazione

83) Completare correttamente il paragone di minoranza nella frase *Annarita studia...*

A. meno di me
B. meno svogliatamente adesso
C. con minor fatica
D. meno che prima
E. sempre meno

84) Quale delle seguenti frasi contiene una proposizione oggettiva?

A. Esci prima che sia troppo tardi!
B. Va'! E che Dio ti protegga!
C. Pretendo di sapere dove è mia figlia!
D. Man mano che parlava capivamo
E. Vieni a sentire cosa racconta Tina

85) Quale delle frasi seguenti contiene una proposizione dichiarativa?

A. In ciò l'uomo si distingue dalle bestie, che ha l'uso della ragione
B. Di lui mi colpì tutto: l'intelligenza, l'umanità, la creatività, l'umiltà
C. Mi disturba molto sapere che ti ha confessato il nostro segreto
D. Non desidero altro che morire velocemente
E. Ti sei preparato per l'esame?

86) Quale delle frasi seguenti contiene una proposizione eccettuativa?

A. Dorme tutto il giorno, se non lo si obbliga a fare qualcosa
B. Dorme tutto il giorno, invece che combinare qualcosa
C. Dorme tutto il giorno, senza pentirsene
D. Dorme tutto il giorno, a meno che non lo si obblighi a fare qualcosa
E. Dorme tutto il giorno, è un nullafacente

87) Qual è il complemento di tempo determinato nella frase "Nell'arco della notte furono accompagnati oltre la frontiera da un discreto gruppo di soldati; poi camminarono per il bosco due ore prima di giungere alla meta desiderata"?

A. Nella frase non c'è un complemento di tempo determinato
B. Nell'arco della notte
C. Prima di giungere
D. Due ore
E. Poi camminarono

88) Quale complemento è "*Ti*" nella frase "Ti voglio sposare"?

A. Non è un complemento, è un pronome personale
B. Complemento diretto
C. Complemento di termine
D. Complemento di specificazione
E. Complemento di denominazione

89) Qual è il complemento di termine nella frase "Il maestro discute con gli alunni il programma di testo e poi riferisce al preside i cambiamenti decisi"?

A. Con gli alunni
B. Al preside
C. Ci sono due complementi di termine: "alunni" e "preside"
D. Non c'è il complemento di termine
E. I cambiamenti decisi

90) Quale delle seguenti frasi contiene un complemento di età?

A. Non la vedevo da anni ormai
B. Passarono molti anni
C. Ho conosciuto una donna sui trent'anni
D. Ieri ho visto la tua vecchia nonna
E. Mi sono guardata allo specchio ed ho notato il passare degli anni

91) Quale delle frasi seguenti non è corretta?

A. Ho paura che tu sei spacciato
B. Penso che tu sia spacciato
C. So che tu sei spacciato

D. Sono sicuro che tu sei spacciato
E. Temo tu sia spacciato

92) Nella frase "Il sole, stella luminosa, brilla nel cielo" l'*apposizione* è:

A. cielo
B. luminosa
C. sole
D. stella
E. brilla

93) Nel seguente periodo "vorremmo che tu fossi gentile e giocassi con gli altri bambini" indicare che proposizione è "*che tu fossi gentile*".

A. Coordinata alla principale
B. Infinitiva oggettiva
C. Subordinata implicita
D. Infinitiva soggettiva
E. Subordinata temporale

94) Quante proposizioni sono presenti nel periodo "Giacomo disse che sarebbe tornato il giorno dopo, ma nessuno lo vide"?

A. 2
B. 3
C. 4
D. 5
E. 1

95) Nel periodo "Andava ad una velocità tale che gli fu impossibile evitare l'ostacolo", la proposizione "*che gli fu impossibile*" è:

A. una finale
B. una temporale
C. una causale
D. una consecutiva
E. una relativa

96) "Mi sembrava che fosse inutile insistere troppo su un'iniziativa che si rivelava perdente in partenza"; da quante proposizioni è formato il periodo precedente?

A. Quattro
B. Tre
C. Sette
D. Cinque
E. Due

97) Nella frase "dal molo partono ogni due ore i battelli per Favignana" che funzione logica svolge l'espressione "*i battelli*"?

A. Complemento di mezzo
B. Complemento oggetto
C. Complemento di unione
D. Soggetto
E. Complemento di materia

98) Che complemento indiretto è contenuto nella frase "ho ricevuto un bellissimo vaso di cristallo"?

A. Complemento di specificazione
B. Complemento di materia
C. Complemento di causa
D. Complemento di causa efficiente
E. Complemento di unione

99) Nella frase "A dispetto delle malelingue, i due si sono fidanzati" l'espressione "*A dispetto delle malelingue*" è:

A. complemento di concessione
B. complemento di specificazione
C. complemento di fine
D. complemento di termine
E. complemento di colpa

100) Quante proposizioni sono presenti nella frase "Giulia, come si accorse di essere seguita, accelerò il passo perché lo sconosciuto non la raggiungesse"?

A. 4
B. 5
C. 6
D. 3
E. 7

2.2 • Uso dei verbi

101) Quale frase contiene un verbo riflessivo?

A. Quando si rese conto dell'accaduto era troppo tardi
B. L'imputato si accusò davanti alla giuria
C. La tela si strappò e il quadro fu danneggiato
D. Si dice che "l'erba del vicino è sempre più verde"
E. La cascina è stata abbattuta

102) Quale frase contiene un verbo al passivo?

A. È stato denunciato un crimine efferato
B. È stato lui ad accusarmi
C. È stato facile scoprire la verità
D. È chiaro che Massimo è innocente
E. Il lago era scuro

103) Quale frase contiene un verbo al passivo?

A. Mio cugino è stato sullo Stelvio
B. Mio cugino è stato assieme a te
C. Mio cugino è stato eletto sindaco
D. Mio cugino è stato sincero con me
E. Mio cugino è stato a Cuba

104) Quale frase contiene il tempo verbale errato?

A. Non si lasciò andare allo sconforto e reagì con coraggio
B. Quando avevo analizzato il tuo resoconto ne parleremo assieme
C. Sebbene avesse già distrutto tre auto gliene comprarono un'altra nuova
D. La lusingava costantemente, nel vano tentativo di sedurla
E. Da piccolo ero molto coccolato dai miei nonni

105) Quale frase contiene un verbo al passivo?

A. Che ne pensi di ciò che è successo?
B. Lascia che te lo dica: è tutto un equivoco
C. Quando è arrivato portava con sé l'esito dell'esame
D. È stato estratto il numero vincente
E. Appena ho saputo sono corso da voi

106) Quale frase contiene un verbo in forma riflessiva apparente?

A. Si cospargeva il corpo di unguenti profumati
B. Il gatto si leccava accuratamente per ripulirsi
C. Si graffiava con le unghie per la rabbia
D. Si deturpava truccandosi in modo vistoso e pesante
E. Si appoggiò al muro

107) Quale frase contiene il modo verbale errato?

A. Posto che fosse troppo tardi tornammo a casa
B. Tornando a casa si rese conto di quanto fosse tardi
C. Voltatosi per salutare non scorse più sua madre
D. Abbandonando la sua terra provava una sensazione dolorosa
E. Affacciatosi dal finestrino del treno, cominciò a piangere

108) Quale frase contiene un verbo riflessivo?

A. Indignarsi non serve in questi casi
B. Si è risentito per la tua risposta
C. Quando ha appreso la notizia si è irritato
D. Pettinati e usciamo: è tardi!
E. In certi momenti si teme sempre il peggio

109) Individuare quale, tra le seguenti voci verbali, è un condizionale presente attivo.

A. Sciogliesti
B. Discutesti
C. Raddrizzeresti
D. Indulgesti
E. Comprasti

110) La frase "Sono venuti in molti a congratularsi per il tuo successo" contiene un verbo:

A. riflessivo indiretto
B. riflessivo diretto
C. intransitivo pronominale
D. riflessivo reciproco
E. riflessivo apparente

111) Individuare quale fra le seguenti forme verbali è un trapassato prossimo.

A. Si arrese
B. Si è arresa
C. Si era arresa
D. Si fu arresa
E. Si arrenderà

112) Individuare tra le seguenti forme verbali il congiuntivo passato passivo del verbo *prendere*:

A. siate stati presi
B. foste stati presi
C. sareste stati presi
D. siate presi
E. sarete presi

113) Indicare, tra le seguenti alternative, qual è un participio passato.

A. Cognato
B. Commento
C. Asciutto
D. Distrutto
E. Selciato

114) Individuare, fra le seguenti voci verbali, il congiuntivo imperfetto del verbo *porre*, terza persona plurale.

A. Abbiano posto
B. Pongano
C. Ponessero
D. Porrebbero
E. Avessero posto

115) Il congiuntivo presente attivo del verbo *udire*, seconda persona plurale, è:

A. udite
B. udirete
C. udiste
D. abbiate udito
E. udiate

116) La frase "Quel cappotto blu non ti sta affatto bene: provati questo rosso" contiene un verbo:

A. intransitivo pronominale
B. riflessivo diretto
C. riflessivo reciproco
D. riflessivo indiretto
E. transitivo

117) Quale delle seguenti forme verbali è un congiuntivo passato?

A. Avessero espulso
B. Espellessero
C. Espellevano
D. Abbiano espulso
E. Espelliranno

118) Individuare quale fra le seguenti forme verbali è un trapassato prossimo.

A. Siate giunti
B. Foste giunti
C. Eravate giunti
D. Siete giunti
E. Giungete

119) Individuare quale fra le seguenti forme verbali NON è un tempo passato.

A. Pensò
B. Pensato
C. Aver pensato
D. Pensando
E. Pensaste

120) Individuare quale fra le seguenti forme del verbo *parere* è SCORRETTA.

A. Parirò
B. Paio
C. Paiono
D. Sono parso
E. Parso

121) Individuare quale fra le seguenti forme verbali è al modo imperativo.

A. Fai
B. Facciate
C. Fanno
D. Facendo
E. Fatto

122) Individuare, fra le seguenti alternative, il participio presente.

A. Eloquenti
B. Galante
C. Perdenti
D. Guanti
E. Fanti

123) La forma corretta dell'indicativo passato remoto, seconda persona plurale, di *vivere* è:

A. viveste
B. vivete
C. vivevate
D. vivesse
E. vivrete

124) Quale delle seguenti voci è l'indicativo passato remoto attivo del verbo *giocare*, prima persona singolare?

A. Avevo giocato
B. Giocai
C. Ho giocato
D. Ebbi giocato
E. Avrò giocato

125) La corrispondente forma attiva di *saranno incoronati* è:

A. incoronano
B. incoroneranno
C. hanno incoronato
D. avranno incoronato
E. sono incoronati

126) Si individui fra le seguenti la frase che contiene un verbo riflessivo.

A. La cascina è stata abbattuta
B. Non si può gridare qui dentro
C. Tobia si è tagliato i baffi
D. Siete tutte spettinate
E. Sono stata tutto il pomeriggio con Raffaele

127) Qual è il passato remoto indicativo attivo, prima persona singolare, del verbo *ridere*?

A. Risi
B. Ho riso
C. Ridetti
D. Ridevo
E. Ebbi riso

128) La prima persona plurale del congiuntivo presente del verbo *essere* è:

A. saremo
B. siano
C. saremmo
D. siamo
E. fossimo stati

129) Quale delle seguenti voci è l'indicativo passato remoto attivo, prima persona singolare, del verbo *amare*?

A. Ho amato

B. Ebbi amato
C. Amai
D. Fui amato
E. Amo

130) Individuare fra le seguenti forme verbali il congiuntivo trapassato passivo, terza persona singolare del verbo *bere*.

A. Ho bevuto
B. Sono stato bevuto
C. Avessi bevuto
D. Fosse stato bevuto
E. Bevvi

131) Quale frase contiene un verbo riflessivo?

A. Senti, si sanno i risultati?
B. Si vocifera che abbia un amante
C. Se sale sull'albero cadrà
D. Rendersi interessanti non è sempre facile
E. Si vendono francobolli

132) Quale frase contiene un verbo riflessivo?

A. Devo avvertirti che la situazione è molto grave
B. Mi hanno detto di comunicarti le direttive recenti
C. Devi assicurarti che sia tutto a posto
D. Rintracciarti è stato un vero problema
E. Si dice che il marito l'abbia lasciata

133) Quale frase contiene un verbo al passivo?

A. Sono stata tutta la sera con Maria
B. Sono stata accusata ingiustamente
C. Sono stata incosciente a non pensarci
D. Sono stata indecisa fino all'ultimo momento
E. È stata un'ingiustizia punire quel ragazzo

134) Quale frase contiene il tempo verbale errato?

A. E se lo ascoltassi e mi fidassi di lui?
B. Che cosa avrebbe fatto se non ti avesse incontrato?
C. Non so che cosa gli abbia detto
D. Sapevo che andrebbe a finire così
E. E se venissi a casa tua?

135) Quale frase contiene un verbo impersonale?

A. Certi accadimenti mi sconcertano per la loro violenza incontenibile
B. Nei momenti di bisogno si rivolge sempre ai suoi amici più cari
C. Accadde che il cane non lo riconobbe e lo azzannò
D. Certe necessità sono difficili da soddisfare
E. Non conviene inimicarsi i vicini di casa

136) Quale frase contiene un verbo impersonale?

A. Cadde dalle scale e si ferì
B. Se ne andò senza salutare
C. Accadde che la zia svenne
D. Se ne infischia della nostra opinione
E. Certe richieste sono difficili da esaudire

137) Quale frase contiene l'ausiliare errato?

A. Con il suo comportamento è leso la sua dignità
B. Mi sono dovuto arrangiare da solo
C. Ha preferito arrangiarsi come poteva
D. Se fossi riuscito a dissuaderlo avremmo risolto il problema
E. Hanno adempiuto alla loro promessa

138) Quale frase contiene un verbo impersonale?

A. Non conviene inimicarsi i colleghi di lavoro

B. Dedicarsi allo studio è formativo
C. Mi riconosco perfettamente nel tuo modo di pensare
D. Cadde dalle scale e si ruppe un braccio
E. Quando si apprende una notizia del genere ci si stupisce

139) Quale frase contiene un verbo riflessivo?

A. Uscì dalla doccia e si asciugò
B. Uscì e si dimenticò le chiavi
C. Si fermò e la aspettò
D. Si sospetta che il colpevole sia fuggito
E. Dal tuo discorso si desume che hai le idee chiare

140) Quale frase contiene un verbo in forma riflessiva reciproca?

A. Si guardavano allo specchio
B. Si guardavano inteneriti
C. Si guardavano bene dal parlare
D. Si guardavano la punta delle scarpe
E. Si guardavano le spalle

141) Individuare fra le seguenti alternative il verbo intransitivo.

A. Abolire
B. Affidare
C. Abbacinare
D. Abbisognare
E. Lodare

142) Indicare, tra le seguenti voci verbali, il futuro anteriore.

A. Avrai demolito
B. Avresti demolito
C. Hai demolito
D. Avevi demolito
E. Demolisti

143) Individuare fra le seguenti alternative il verbo transitivo.

A. Crepitare
B. Saltellare
C. Rompere
D. Singhiozzare
E. Squittire

144) La corrispondente forma passiva di (io) *difesi* è:

A. ero difeso
B. fui difeso
C. fossi difeso
D. sia difeso
E. ho difeso

145) Indicare nella seguente frase la qualità del verbo *essere*: "Laura è partita ieri".

A. servile
B. ausiliare
C. copula
D. transitivo
E. riflessivo

146) La corrispondente forma passiva di *lodassimo* è:

A. fummo lodati
B. fossimo stati lodati
C. fossimo lodati
D. saremmo lodati
E. saremo lodati

147) Individuare, fra le seguenti alternative, il participio presente.

A. Paziente
B. Fumante
C. Frangente
D. Altisonante
E. Istante

148) L'indicativo futuro attivo di *apparire* è:

A. apparirei
B. sarò apparso
C. apparirò
D. apparsi
E. apparve

149) Individuare quale tra le seguenti forme verbali è un congiuntivo presente.

A. Presentano
B. Sentano
C. Attentano
D. Fumano
E. Parlano

150) La prima persona singolare del condizionale presente attivo di *vedere* è:

A. vedessi
B. avrei visto
C. vidi
D. vedrei
E. vedrò

2.3 • Ortografia

151) Quale frase contiene un errore di punteggiatura?

A. Gli intimò: "Fermati!".
B. Gli suggerì, di fermarsi
C. Gli disse di fermarsi.
D. Gli sussurrò: "Perché non ti fermi?".
E. Gli implorò: "Ti prego, fermati"

152) Quale frase contiene un errore ortografico?

A. Alla mostra esponevano arazi stupendi
B. Non mi aspettavo la sua defezione
C. La sua espressione ieratica fa sempre effetto
D. Quella di ieri sera è stata una vera apoteosi
E. La tua ospitalità non ha eguali

153) Quale frase contiene un errore di punteggiatura?

A. Sai, Marisa, che sei una gran rompiscatole?
B. Non so se sai cosa è successo: un vero disastro
C. Non so, non sono molto convinta sai; della tua proposta
D. Di lei, certo, non mi fido; forse di lui mi fiderei
E. Ieri sera ho provato a chiamarti, ma invano

154) Qual è l'esatta divisione in sillabe di *riacciuffare*?

A. Ri-acciu-ffa-re
B. Ria-cci-uf-fa-re
C. Ri-ac-ciu-ffa-re
D. Ri-ac-ciuf-fa-re
E. R-iacc-iuff-are

155) Quale frase contiene un errore di punteggiatura?

A. Senti, Stefano caro, devo, confessarti una cosa
B. Senti, se non sei d'accordo dillo subito
C. Se senti Maura, ma se la senti oggi, avvisami
D. Certo, se ne sentissi parlare ti avviserei
E. Se sentissi ciò che provo per te, saresti più gentile

156) Quale frase contiene un errore ortografico?

A. Sulla pelle comparve un grosso edema
B. Lo minacciò brandendo un ferro incandescente
C. Le imposte sul redito sono davvero elevate
D. Non volle indietreggiare e fu colpito
E. Quando iniziò la guerra, tutto divenne difficile

157) Qual è l'esatta divisione in sillabe di *pinguino*?

A. Pin-gu-i-no
B. Pi-ngui-no
C. Pin-gui-no
D. Pin-gu-i-no
E. P-ing-ui-no

158) Quale frase contiene un errore di punteggiatura?

A. Devo pensarci un momento… No, non lo ricordo
B. Mi piacerebbe andare a sciare. Sei d'accordo?
C. Che bella casa!
D. E se fosse troppo tardi! Che cosa faremmo?
E. La cena è pronta. Si accomodi

159) Quale frase contiene un errore ortografico?

A. Il boato scquassò l'aria
B. Tolse la vernice con l'acquaragia
C. L'inquinamento acustico è tremendo
D. Si stava dilungando troppo
E. Il freddo divenne pungente

160) Quale frase contiene un errore ortografico?

A. Era imbevuto di ideologia e non ragionava
B. Ho una libreria di truciolare impialacciato
C. Luca è un millantatore e non mi fido di lui
D. Il cloro è un potente disinfettante per l'acqua
E. Gli scoiattoli d'inverno vanno in letargo

161) Quale frase contiene un errore ortografico?

A. Nella scansia trovarono l'arma del delitto
B. La rimproverava con fare irritante e insopportabile
C. Lalla lo stava lodando con fare cansonatorio
D. La conferenza illustrava scoperte inedite e originali
E. Bisogna riordinare la stanza

162) Quale frase contiene un errore ortografico?

A. Questi sofismi mi annoiano
B. Perquoteva il povero animale senza pietà
C. Il suo quoziente di intelligenza è molto alto
D. La sua voce querula è fastidiosa
E. Un quadro di Monet non ha prezzo

163) Quale frase contiene un errore ortografico?

A. Sembra una ragazza loquace
B. Entrò con incedere maestoso
C. Il suo carattere acidioso lo danneggia
D. Il dolore era davvero lacerante
E. L'acqua minerale è in frigorifero

164) Qual è l'esatta divisione in sillabe di *occhialuto*?

A. Oc-chia-lu-to
B. O-cchia-lu-to
C. Oc-chi-a-lu-to
D. O-cchi-a-lu-to
E. Occh-i-alut-o

165) Quale frase contiene un errore ortografico?

A. Gli sforzi bellici non sortirono alcun risultato
B. La sua negligenza mi irritava sempre più
C. Cercava di abellirsi truccandosi in modo pesante
D. Indossava abiti succinti e audaci
E. Il sincronismo sul tandem è necessario

166) Qual è l'esatta divisione in sillabe di *affluente*?

A. Af-flue-nte
B. Af-flu-en-te
C. Af-fluen-te
D. A-fflu-en-te

E. Aff-luen-te

167) Quale frase contiene un errore ortografico?

A. Le tue insinuazioni sono davvero disgustose
B. Era il capo indiscusso dell'intero gruppo
C. Ho cercato un inbianchino per ridipingere il salotto
D. Ci ritrovammo in una zona desolata e impervia
E. Quella salita era così erta che decisi di fermarmi

168) Quale frase contiene un errore di punteggiatura?

A. Ecco, ecco, che cosa mi nascondeva quel malvagio
B. Ecco qui: ti ho portato ciò che volevi
C. Ecco tutta la verità; non ho altro da aggiungere
D. Senti, stavolta mi hai davvero seccata!
E. Non ci posso credere … sei proprio tu!

169) Quale frase contiene un errore ortografico?

A. Rita è proprio una ragazza combattiva e volitiva
B. Tuo fratello Raffaele è proprio un reietto
C. Con il latte caiato si produce un tipo di formaggio
D. Lo imbavagliarono e lo lasciarono legato nel garage
E. Marianna e Raffaele sono gemelli omozigoti

170) Qual è l'esatta divisione in sillabe di *deflagrazione*?

A. De-flag-ra-zi-o-ne
B. De-fla-gra-zi-o-ne
C. De-flag-ra-zio-ne
D. De-fla-gra-zio-ne
E. Def-lag-razio-ne

171) Quale frase contiene un errore ortografico?

A. Lo scoppio della bomba provocò una stragge
B. Il pastore ricondusse il gregge nella stalla
C. Devi sostituire il giunto del lavandino del bagno
D. Gli concessero il prestito con molte agevolazioni
E. Vinse il primo premio della lotteria nazionale

172) Quale frase contiene un errore di punteggiatura?

A. Aspettami! Sono quasi pronta
B. Aspettami? Sono quasi pronta
C. Aspettami: sono quasi pronta
D. Aspettami, sono quasi pronta
E. Aspettami … sono quasi pronta

173) Quale frase contiene un errore di punteggiatura?

A. Lascia stare, non importa
B. Ho deciso di partire; domani mi informerò sull'orario dei treni
C. Dopo quella riunione; non si sono più parlati
D. E tu? Che cosa ci fai qui?
E. Pronto? Mi passa il titolare?

174) Quale frase contiene un errore di punteggiatura?

A. Lo vide, lo riconobbe, ma non volle salutarlo
B. La casa in cui ebbe i natali è stata demolita. Che tristezza…
C. Non ti allontanare: è pericoloso
D. Proferì queste parole: "L'accordo è nullo"
E. Lo vide, lo riconobbe! e non volle salutarlo

175) Quale frase contiene un errore ortografico?

A. Avvisami quando saranno arrivati
B. La deficenza di questo settore mi preoccupa
C. La scena rupestre immortalata era sublime
D. Per rinfrancarsi dall'ardore meridiano si sedettero
E. Il telecomando del digitale terrestre non funziona più

176) Quale frase contiene un errore di punteggiatura?

A. Oh no, ancora, tu!
B. Basta! Vattene!
C. Senti, smettila!
D. Ora no, dopo
E. Smettila, per piacere

177) Quale frase contiene un errore ortografico?

A. L'acacia proiettava la sua ombra sul prato
B. La pacatezza è una grande dote
C. Si è acaparrato tutto
D. L'adempimento dei propri doveri è fondamentale
E. La libertà di pensiero è un diritto fondamentale

178) Quale frase contiene un errore di punteggiatura?

A. Ascolta; tu passa da me e le telefoneremo insieme
B. Dopo la lite se ne andò; solo più tardi ne riparlammo
C. Ho appreso la notizia: è stata una sciagura tremenda
D. Se non ti amassi, sai, me ne sarei già andato
E. Perché mi parli così? Cosa ti ho fatto?

179) Quale frase contiene un errore di punteggiatura?

A. Se proprio insisti, mi fermo a cena da te stasera
B. Se ne sei certo, ma proprio certo, allora ti credo
C. Ora, sono proprio stanco; lasciami stare
D. Vuoi che ti segua ora? A quest'ora della notte?
E. Vogliamo uscire stasera? Dai, ti aspetto

180) Qual è l'esatta divisione in sillabe di *iattura*?

A. Iat-tu-ra
B. I-at-tura
C. I-a-ttu-ra
D. Ia-ttu-ra
E. Iatt-u-r-a

181) Quale frase contiene un errore ortografico?

A. Dobbiamo ammodernare l'appartamento del nonno
B. Si ammanta di onestà ma è una persona squallida e interessata
C. Mi guardava e ammiccando con l'occhio mi invitava a sedurlo
D. Devo presentare le mie rimmostranze per il suo comportamento
E. Il turpiloquio non è ammesso in questa scuola

182) Qual è l'esatta divisione in sillabe di *psichiatra*?

A. Psi-chi-a-tra
B. Psi-chiat-ra
C. Psi-chi-a-tr-a
D. Psi-chia-tra
E. Ps-i-chia-tra

183) Quale frase contiene un errore ortografico?

A. Le effemeridi di geometria piana
B. I canidi sono una specie
C. L'ecuinozio è vicino
D. Il suo razzismo mi preoccupa
E. Il genocidio è un delitto immondo

184) Qual è l'esatta divisione in sillabe di *impiastro*?

A. Im-pia-stro
B. Im-pias-tro
C. I-mpia-stro
D. I-mpias-tro
E. Imp-ia-s-tro

185) Quale frase contiene un errore ortografico?

A. Le sue azioni sono sempre interessate e studiate
B. Con quel discorso mi hai messo un'ansia addosso!
C. Era tale la tenzione che non riuscivo a leggere
D. Nell'ansa del fiume era attraccata una barchetta
E. L'agenda annuale è molto utile

186) Qual è l'esatta divisione in sillabe di *transizione*?

A. Tran-si-zio-ne
B. Tran-si-zi-o-ne
C. Tran-siz-i-one
D. Trans-i-zio-ne
E. Tra-nsi-zi-o-ne

187) Qual è l'esatta divisione in sillabe di *acrobazie*?

A. A-cro-ba-zie
B. Ac-ro-ba-zi-e
C. A-cro-ba-zi-e
D. A-cro-baz-ie
E. Acr-o-ba-zie

188) Quale frase contiene un errore di punteggiatura?

A. Ero certo, Marisa, che stavi mentendo
B. Lo sapevo, Carlo: non posso mai fidarmi di te
C. Sapevo, Gilda; che mi avresti telefonato
D. Confessa! Chi ha sottratto il denaro dalla cassa?!
E. Non avevo dubbi sulla tua onestà, credimi

189) Quale frase contiene un errore ortografico?

A. Gli agglomerati urbani sono orrendi
B. La negoziazione andò per le lunghe
C. Dovette pagare una franchigia salata
D. Ha seri problemi di degglutizione
E. Il traffico urbano è snervante

190) Quale frase contiene un errore di punteggiatura?

A. Ciao. Mi Chiamo Laura. E tu come ti chiami?
B. Se ne andò. Anni dopo lo rincontrai: mi parve invecchiato
C. Incredibile! Non posso credere alle mie orecchie!
D. Dai, dai che ce la fai!
E. Il film in programmazione non è adatto ai bambini, mi spiace

191) Qual è l'esatta divisione in sillabe di *superstizioso*?

A. Su-per-sti-zio-so
B. Su-per-sti-zi-o-so
C. Su-pers-ti-zio-so
D. Su-pers-ti-zi-o-so
E. Supers-ti-zi-oso

192) Quale frase contiene un errore ortografico?

A. I tuoi ragionamenti capziosi mi disturbano
B. Il suo atteggiamento coercittivo mi spaventa
C. Le sue ragioni sono inoppugnabili e finirà per avere la meglio
D. La sua gloria imperitura segnerà il trionfo della giustizia sul male
E. Il notebook rosa che hai acquistato è davvero carino

193) Quale frase contiene un errore di punteggiatura?

A. Voglio sapere, adesso, dove sei stato
B. Sai dirmi l'ora, per favore?
C. Sai dirmi, con certezza, dove si trova?
D. Voglio, sapere adesso, dove sei stato
E. Buongiorno! Vorrei sapere, per piacere, il prezzo del cappotto in vetrina

194) Quale dei seguenti termini NON è scritto correttamente?

A. Giaggiolo
B. Liliacee
C. Efferratezza
D. Impiastro
E. Intermittenza

195) Quale frase contiene un errore ortografico?

A. Avevo le gambe completamente anchilosate
B. Le tue chimere non mi interessano affatto
C. Mi preoccupa la sua continua inchietudine
D. Si sporcò con gli acquerelli che le avevo regalato
E. Non voleva saperne di negoziare

196) Quale frase contiene un errore ortografico?

A. Hanno rivocato lo spirito di un morto
B. Le spese sono state ridimensionate
C. La ricchezza va ridistribuita
D. Le tue rimostranze mi seccano molto
E. Questa stanza è stata messa a soqquadro

197) Quale frase contiene un errore di punteggiatura?

A. Eppure l'ho visto, ne sono convinta!
B. Basta! Devi finirla con queste storie!
C. Era esasperata. Così decise di andarsene
D. Mi disse. "Arrangiati!"
E. Ed io le risposi: non preoccuparti, è tutto a posto

198) Quale frase contiene un errore di punteggiatura?

A. Ne sono proprio convinto: è così, davvero
B. Tra poco, tra qualche giorno, vedrò mia madre
C. Davvero, sei andato a cena con lui, ieri sera?
D. Se vuoi, ma solo se vuoi, puoi fermarti da me
E. Ero stanca, proprio tanto stanca

199) Quale frase contiene un errore ortografico?

A. Mi intimidiva col suo sguardo incuietante
B. Si mise a percuotere l'animale con violenza
C. Qualcuno dovrebbe avvertirlo dell'accaduto
D. La quiete dopo la tempesta è davvero incantevole
E. Quel cane è innocuo

200) Quale frase contiene un errore di punteggiatura?

A. Dimmi; Marco sai dove si trova Fulvio?
B. Tacque; da allora non parlò più
C. Questo è tutto; fammi sapere cosa ne pensi
D. Se ne andarono, te l'ho detto, se ne andarono tutti
E. Ed io gli risposi: sei sicuro di averla incontrata?

RISPOSTE CORRETTE

1) A	41) D	81) B	121) A	161) C
2) C	42) B	82) D	122) C	162) B
3) D	43) E	83) A	123) A	163) C
4) A	44) A	84) C	124) B	164) A
5) B	45) C	85) A	125) B	165) C
6) B	46) B	86) D	126) C	166) B
7) C	47) A	87) A	127) A	167) C
8) A	48) B	88) B	128) D	168) A
9) D	49) A	89) B	129) C	169) C
10) C	50) D	90) C	130) D	170) D
11) B	51) A	91) A	131) D	171) A
12) B	52) C	92) D	132) C	172) B
13) A	53) D	93) B	133) B	173) C
14) C	54) C	94) B	134) D	174) E
15) B	55) C	95) D	135) C	175) B
16) B	56) B	96) A	136) C	176) A
17) A	57) D	97) D	137) A	177) C
18) B	58) A	98) B	138) E	178) A
19) D	59) C	99) A	139) A	179) C
20) A	60) C	100) A	140) B	180) A
21) D	61) B	101) B	141) D	181) D
22) C	62) A	102) A	142) A	182) D
23) C	63) C	103) C	143) C	183) C
24) D	64) E	104) B	144) B	184) A
25) D	65) C	105) D	145) B	185) C
26) D	66) A	106) A	146) C	186) A
27) A	67) A	107) A	147) B	187) C
28) B	68) B	108) D	148) C	188) C
29) D	69) A	109) C	149) B	189) D
30) D	70) B	110) C	150) D	190) A
31) B	71) B	111) C	151) B	191) A
32) C	72) D	112) A	152) A	192) B
33) C	73) D	113) D	153) C	193) D
34) A	74) C	114) C	154) D	194) C
35) D	75) C	115) E	155) A	195) C
36) D	76) B	116) D	156) C	196) A
37) A	77) C	117) D	157) C	197) D
38) A	78) B	118) C	158) A	198) C
39) B	79) B	119) D	159) A	199) A
40) C	80) C	120) A	160) B	200) A

CAPITOLO 3
Storia

3.1 • Storia antica e medievale

1) Come si chiamava l'ultimo re di Roma?

A. Tullio Ostilio
B. Tarquinio il Superbo
C. Servio Tullio
D. Anco Marzio
E. Tarquinio Prisco

2) Nel 476 Odoacre, re degli Eruli, depone l'ultimo imperatore romano d'Occidente. Chi era costui?

A. Romolo Augustolo
B. Giulio Nepote
C. Giuliano
D. Valente
E. Petronio Massimo

3) Nel 73 a.C. l'Italia fu sconvolta da una ribellione servile, chi ne era alla guida?

A. Crasso
B. Silla
C. Spartaco
D. Pompeo
E. Publio Clodio

4) I giochi olimpici iniziarono:

A. nel 776 a.C. in Grecia
B. durante il Rinascimento
C. nel 1896 ad Atene
D. nel Medioevo
E. nel 770 a.C. ad Atene

5) Qual è il libro sacro dell'Islam?

A. Il Libro dei Mutamenti
B. La Bibbia
C. La Torah
D. Il Corano
E. Le dieci Tavole

6) Come si chiamava il grande condottiero mongolo che tra il 1206 e il 1227 si impadronì di gran parte dell'Asia?

A. Timur Lenk detto "Tamerlano"
B. Batu Kahn
C. Gengis Khan
D. Kubilay Kahn
E. Khasar Khajiun

7) Da chi fu combattuta la battaglia di Maratona del 490 a.C.?

A. Da romani e greci
B. Da ateniesi e persiani
C. Da bizantini e ottomani
D. Da romani e macedoni
E. Da bizantini e greci

8) Chi era Teodorico il Grande?

A. Re dei Visigoti
B. Re degli Eruli
C. Re dei Vandali
D. Re ostrogoto d'Italia
E. Re degli Unni

9) Nel 529 d.C. venne costruito il Monastero di Montecassino. Chi era il fondatore del monastero?

A. San Francesco d'Assisi
B. Benedetto da Norcia
C. Domenico di Guzmán
D. Ignazio di Loyola
E. Ugo Capeto

10) Nel 728 il sovrano longobardo Liutprando cedette formalmente a papa Gregorio II dei territori che andarono a formare il primissimo nucleo del potere temporale della Chiesa, che sarebbe durato fino al 1870. Come si chiama questa donazione?

A. Donazione di Benevento
B. Donazione di Roma
C. Donazione di Ravenna
D. Donazione di Sutri
E. Donazione del Sannio

11) In quale anno Carlo Magno venne incoronato Imperatore?

A. 800
B. 771
C. 788
D. 811
E. 801

12) Carlo Magno la scelse come suo luogo di residenza preferito, impreziosendola con un maestoso palazzo imperiale ed una cappella nella quale diede ordine di essere sepolto. Di che città si tratta?

A. Ravenna
B. Parigi
C. Worms
D. Lione
E. Aquisgrana

13) Chi era Attila?

A. Un generale dell'impero bizantino
B. Un generale romano
C. Il re degli Unni
D. Il re dei Vandali
E. Il re degli Ostrogoti

14) Carlo Magno fu incoronato imperatore da papa:

A. Pasquale I
B. Stefano IV
C. Adriano I
D. Leone III
E. Leone X

15) La leggendaria guerra di Troia fu combattuta da:

A. Greci e Persiani
B. Greci e Troiani
C. Troiani e Persiani
D. Greci e Fenici
E. Romani e Troiani

16) Quale regione dei balcani l'Imperatore Traiano conquistò tra il 101 ed il 106 d.C. facendone una nuova provincia romana?

A. Dalmazia
B. Illiria
C. Macedonia
D. Dacia
E. Cilicia

17) Da quale popolo fu fondata la città di Cartagine?

A. Fenici
B. Etruschi
C. Greci
D. Numidi
E. Celti

18) Complessivamente quante campagne militari ci furono tra Roma e Cartagine?

A. Quattro guerre puniche
B. Tre guerre puniche
C. Due guerre puniche
D. Sei guerre puniche
E. Cinque guerre puniche

19) Gli Aztechi furono una delle grandi civiltà precolombiane che si sviluppò nella regione meso-americana dell'attuale:

A. California
B. Nicaragua

C. Colombia
D. Messico
E. Perù

20) Nel 1284 la battaglia della Meloria segnò la fine della potenza della città di:

A. Venezia
B. Pisa
C. Genova
D. Amalfi
E. Napoli

21) Chi fu il primo re di Israele?

A. David
B. Salomone
C. Saul
D. Samuele
E. Golia

22) Nel 732 d.C. si svolge la battaglia di Poitiers nella quale l'esercito franco arresta l'invasione araba. Chi fu il re franco che fermò l'invasione?

A. Carlo Magno
B. Pipino il Breve
C. Carlo Martello
D. Ludovico il Pio
E. Giovanni II

23) Con quale esito si concluse la battaglia di Canne tra cartaginesi e romani nel 216 a.C.?

A. Vittoria dei Romani che allontanano definitivamente la minaccia cartaginese
B. Grave sconfitta dei Romani
C. Sconfitta dei Romani e sacco di Roma
D. Sconfitta dei Romani e rivolta delle popolazioni italiche
E. Trionfo epocale per i Romani

24) Come si chiama la più grande unità amministrativa dei possedimenti stranieri della antica Roma?

A. Diocesi
B. Colonia
C. Prefettura
D. Provincia
E. Regione

25) Chi erano gli "Opliti"?

A. Soldati dell'Impero Persiano
B. Soldati della fanteria pesante greca antica
C. Rematori schiavi dell'antica Grecia
D. Una formazione di cavalleria pesante nell'esercito macedone
E. Ufficiali dell'Impero Romano

26) In quale anno si svolse ad Atene il processo contro Socrate e fu decretata la sua condanna a morte?

A. Nel 400 a.C.
B. Nel 399 a.C.
C. Nel 309 a.C.
D. Nel 409 a.C.
E. Nel 398 a.C.

27) Nel 367 a.C. a Roma, con le leggi Licinie-Sestie, viene permesso:

A. il festeggiamento dei ludi secolari
B. l'uso delle armi anche a donne e bambini
C. l'accesso ai giochi olimpici anche alle donne
D. l'accesso alle magistrature ai plebei
E. l'accesso ai palazzi imperiali ai plebei

28) Chi successe alla morte di Carlo Magno?

A. Ludovico il Pio
B. Carlomanno
C. Lotario
D. Carlo il Calvo
E. Desiderio

29) Come si chiamava la tassa che nel Medioevo obbligava a pagare una parte dei terreni posseduti?

A. Sul macinato
B. Fondiaria
C. Decima
D. Agraria
E. Sul grano

30) Nel 494 a.C. la plebe romana, stanca di combattere per una città che non le riconosce i propri diritti, si ritira in armi sul Monte sacro (secessione della plebe). Quali furono le cause che fecero rientrare a Roma i plebei?

A. L'abolizione della monarchia e l'introduzione di organi assembleari elettivi a suffragio universale (maschile)
B. Due concessioni fondamentali: il diritto per i plebei di riunirsi in una propria assemblea (*concilium plebis*) e il diritto di nominare i propri magistrati (tribuni della plebe)
C. L'accesso a tutte le cariche pubbliche anche per i plebei
D. La distribuzione di terre demaniali a cittadini poveri contro un modesto canone di affitto annuo
E. Due concessioni fondamentali: terre demaniali per i meno abbienti e accesso alle cariche pubbliche

31) L'imperatore Caracalla nel 212 d.C. concesse la cittadinanza romana:

A. alle popolazioni galliche e iberiche
B. a tutta la popolazione italica
C. alle popolazioni barbare della Germania
D. a tutti i sudditi dell'impero romano
E. alla popolazione alamanna

32) Che cosa fu il Grande Scisma d'Occidente del 1378?

A. Il tentativo francese di creare una Chiesa nazionale autonoma
B. La separazione formale tra la Chiesa di Roma e la Chiesa di Bisanzio
C. I cardinali francesi si opposero al ritorno del papa a Roma ed elessero un proprio antipapa ad Avignone
D. La riforma luterana e l'inizio del protestantesimo
E. Il tentativo inglese di creare una Chiesa anglicana autonoma

33) Genserico era il re di quale popolo?

A. Dei Visigoti
B. Dei Vandali e degli Alani
C. Dei Longobardi
D. Dei Goti
E. Degli Unni

34) Chi guidò alla vittoria i Franchi contro i musulmani provenienti dalla Spagna, nella famosa battaglia di Poitiers?

A. Carlo il Calvo
B. Carlo Magno
C. Pipino il breve
D. Carlo Martello
E. Carlomanno

35) L'antica capitale dell'Impero Azteco era Tenochtitlan, situata dove oggi sorge:

A. Città del Messico
B. Città del Guatemala
C. Managua
D. San Francisco
E. Hermosillo

36) In quale anno si consumò definitivamente lo scisma d'Oriente, tra il Papa e il Patriarca di Costantinopoli?

A. 1309
B. 1215
C. 1054
D. 1096

E. 1000

37) Il 1° dicembre 1167, con il giuramento di Pontida, i Liberi Comuni si alleano contro l'imperatore:

A. Ottone IV di Brunswick
B. Federico I Hohenstaufen detto il Barbarossa
C. Federico II duca di Svevia
D. Enrico VI di Hohenstaufen
E. Enrico I d'Inghilterra

38) Chi vinse la famosa battaglia di Salamina?

A. Le navi genovesi sconfissero la flotta pisana al largo della Corsica
B. Le navi veneziane sconfissero la flotta saracena al largo di Cipro
C. Le navi greche sconfissero la flotta persiana nel golfo di Eleusi
D. Le navi romane sconfissero la flotta cartaginese nei pressi delle isole Baleari
E. Le navi genovesi sconfissero la flotta amalfitana al largo del golfo di Napoli

39) Quali forze si affrontarono nella battaglia di Isso (nell'Anatolia centrale) nel 333 a.C.?

A. Le truppe di Filippo di Macedonia sconfissero le truppe della Lega panellenica
B. Le forze di Giulio Cesare sconfissero quelle di Gneo Pompeo Magno
C. Le truppe di Solimano il Magnifico sbaragliarono quelle persiane dell'Impero Safavide
D. Le forze di Alessandro Magno, sovrano di Macedonia, affrontarono e sconfissero i persiani di Dario III
E. Le truppe italo tedesche dell'Afrika Korps sconfissero quelle alleate

40) Quale fra questi condottieri non è cartaginese?

A. Asdrubale
B. Annibale Barca
C. Massinissa
D. Scipione l'Africano
E. Annibale Magone

41) Che cos'è il *cursus honorum*?

A. È la carriera politica del cittadino romano dove tutte le cariche della magistratura devono essere ricoperte, in ordine crescente e a distanza di almeno due anni l'una dall'altra
B. È la carriera militare nell'esercito romano
C. È l'elezione dei due consoli che restano in carica per un anno e non possono essere subito rieletti
D. È la nomina onorifica attribuita ai "grandi" dal Senato romano
E. È la preparazione alle alte cariche del Senato

42) Quale Papa nel 1312 ordinò la soppressione dell'Ordine dei Templari?

A. Benedetto XI
B. Clementc V
C. Gregorio XII
D. Innocenzo VI
E. Gregorio VII

43) Il *De bello gallico* è lo scritto sicuramente più conosciuto di:

A. Publio Cornelio Tacito
B. Marco Aurelio
C. Gaio Sallustio Crispo
D. Gaio Giulio Cesare
E. Marco Tullio Cicerone

44) Cosa si intendeva nell'antica Persia con il termine "Satrapo"?

A. Un vassallo di corte
B. Un importante consigliere politico e religioso dell'imperatore persiano
C. Un funzionario amministrativo che governava le ripartizioni amministrative dell'impero chiamate satrapie

D. Un funzionario che accertava il reddito dei cittadini
E. Uno schiavo

45) Come si chiamava il condottiero gallico che verrà da Cesare catturato ed imprigionato nel carcere romano di Tulliano?

A. Vercingetorige
B. Brenno
C. Genserico
D. Orgetorige
E. Ladislao

46) "Ra", il sole, fu una divinità molto importante di quale popolo?

A. Persiano
B. Ittita
C. Egizio
D. Assiro
E. Babilonese

47) Quando si svolse la prima guerra punica combattuta tra Roma e Cartagine?

A. Fra il 149 a.C. e il 146 a.C.
B. Dal 29 a.C. al 19 a.C.
C. Dal 219 a.C. al 202 a.C.
D. Dal 264 a.C. al 241 a.C.
E. Dal 222 a.C. al 238 a.C.

48) Quale fu il primo imperatore romano a non essere di origine italica?

A. Caligola poiché nato ad Anzio
B. Caracalla poiché nato in Gallia
C. Aureliano poiché nato in Illiria
D. Diocleziano poiché nato in Dalmazia
E. Traiano poiché nato in Hispania

49) In quale anno fu assassinato Caio Giulio Cesare?

A. 56 d.C.
B. 44 a.C.
C. 96 d.C.
D. 135 a.C.
E. 54 d.C.

50) Il centro della civiltà etrusca era:

A. Toscana
B. Emilia Romagna
C. Umbria
D. Lazio
E. Campania

3.2 • Storia moderna

51) Quali erano le quattro Repubbliche Marinare?

A. Bari - Pisa - Genova - Venezia
B. Amalfi - Genova - Venezia - Ragusa
C. Amalfi - Genova - Pisa - Venezia
D. Amalfi - Bari - Genova - Venezia
E. Bari - Genova - Pisa - Ragusa

52) Quale dei seguenti caratteri non fu dell'Illuminismo?

A. Il misticismo
B. Il cosmopolitismo
C. L'anticlericalismo
D. Il sensismo
E. Il razionalismo

53) Nel 1743 Austria, Inghilterra e regno di Sardegna firmano il Trattato di Worms con lo scopo di:

A. dichiarare guerra alla Spagna
B. cacciare gli Aragona dall'Italia
C. dichiarare guerra alla Prussia
D. cacciare i Borbone dall'Italia
E. allontanare il papa dalla sede italiana

54) Chi era Martin Lutero?

A. Un teologo tedesco
B. Uno dei capi della rivolta contadina in Germania, un riformatore estremista
C. Un teologo svizzero e fondatore della Chiesa Riformata Svizzera
D. Un umanista e teologo francese

E. Un monaco agostiniano docente di teologia biblica presso l'università di Wittenberg

55) Quale fra questi personaggi storici non è stato un capo riformatore religioso?

A. Giovanni Calvino
B. Erasmo da Rotterdam
C. Martin Lutero
D. Filippo Melantone
E. Ulrico Zwingli

56) Come si concluse il tentativo di Filippo II di Spagna di invadere l'Inghilterra nel 1588?

A. Con la vittoria dell'Inghilterra e la sollevazione del Portogallo
B. Con la vittoria sulla flotta inglese e l'ascesa spagnola a grande potenza marittima
C. Con la sollevazione dell'Irlanda e la cacciata degli inglesi
D. Con la distruzione della "Invincibile Armada" spagnola e l'affermazione del predominio sui mari da parte dell'Inghilterra
E. Con la vittoria sulla flotta inglese e l'alleanza col Portogallo

57) In che anno Francia e Spagna firmano la pace dei Pirenei che pone fine alla guerra franco-spagnola?

A. Nel 1660
B. Nel 1659
C. Nel 1759
D. Nel 1669
E. Nel 1559

58) Quale delle seguenti non era una delle roccaforti del culto protestante nel corso del XVI secolo?

A. La Rochelle
B. Cognac
C. Saint-Germain
D. Montauban
E. La Charité sur Loire

59) Quale regione italiana era diventata la signoria di Cesare Borgia, detto il Valentino?

A. Romagna
B. Umbria
C. Marche
D. Abruzzi
E. Toscana

60) Nel 1534 in Inghilterra il Parlamento, con l'Atto di Supremazia, riconosce come capo della Chiesa d'Inghilterra re:

A. Carlo V
B. Enrico VIII
C. Enrico III
D. Guglielmo II
E. Giorgio I

61) Come si chiama l'isolotto del fiume Bidasoa al confine fra Spagna e Francia dove cominciarono le trattative per porre fine alla guerra franco-spagnola?

A. Isola dei fagiani
B. Isola delle femmine
C. Isola dei Pirenei
D. Isola della pace
E. Isola delle lontre

62) Mantova dal 1328 al 1707 fu governata:

A. dagli Estensi
B. dai Visconti
C. dai Gonzaga
D. dai Malatesta
E. dai Medici

63) Tra chi fu combattuta la battaglia di Lepanto del 1571?

A. Tra aragonesi e l'Impero Ottomano
B. Tra francesi e aragonesi
C. Tra austriaci e francesi

D. Tra l'Impero ottomano e la Lega Santa
E. Tra l'Impero ottomano e gli austriaci

64) Chi era il fondatore della Compagnia di Gesù?

A. Domenico di Guzmán
B. Ignazio di Loyola
C. Josemaría Escrivá de Balaguer
D. Antonio Rosmini
E. Martin Lutero

65) M/O • 2019 Quale dei seguenti eventi è accaduto durante la vita di Leonardo da Vinci?

A. Guerra dei trent'anni
B. Rivoluzione Francese
C. Riccardo Cuor di Leone partecipa alla terza crociata
D. Scoperta dell'America
E. Morte di Dante Alighieri

66) Quale, fra i seguenti uomini politici, non partecipò alla redazione della dichiarazione di indipendenza degli Stati Uniti d'America (1776)?

A. Roger Sherman
B. Robert Livingston
C. George Washington
D. John Adams
E. Thomas Jefferson

67) Nel 1664 gli inglesi tolsero New Amsterdam agli olandesi ribattezzandola:

A. New York
B. Boston
C. Baltimora
D. Filadelfia
E. Washington

68) Quale popolo, nel 1536, fondò alla foce del Rio de la Plata la città di Buenos Aires?

A. Portoghesi
B. Messicani
C. Francesi
D. Spagnoli
E. Inglesi

69) Con l'affissione alla porta del duomo di Wittenberg delle Tesi, Lutero dichiara pubblicamente la rottura con la chiesa di Roma dando origine allo scisma protestante. In che anno furono affisse?

A. 1567
B. 1517
C. 1541
D. 1535
E. 1534

70) In che cosa consisteva la questione delle indulgenze?

A. È la concezione che suddivide la storia umana e quella del Popolo di Dio in particolare, in differenti periodi, età, ere o "dispensazioni". In ciascuno di quei periodi Dio avrebbe impartito particolari grazie, stabilito leggi, istituzioni, privilegi ecc. da considerarsi solo propri a quei periodi e non ad altri
B. Esiste un numero determinato di persone destinate ad essere in eterna comunione con Dio, mentre il resto dell'umanità segue la via del peccato fino alle sue estreme e giuste conseguenze
C. Verso il 1500 si diffuse la pratica dell'acquisto dell'indulgenza, ovvero il "peccatore" poteva comprare l'indulgenza in modo da accelerare il passaggio dell'anima dal purgatorio al paradiso
D. È lo studio della salvezza nel senso della liberazione dal male e dalle conseguenze della morte o come sopravvivenza dell'anima

E. È il divieto di predicazione ai questuanti, il dovere di residenza come condizione per la rendita dei benefici ecclesiastici e l'obbligo di residenza dei vescovi nelle loro diocesi

71) Come si concluse la famosa "disfida di Barletta" tenutasi il 13 febbraio 1503 tra tredici cavalieri italiani di stanza a Barletta ed altrettanti francesi?

A. Con la vittoria dei francesi
B. Con la vittoria degli italiani
C. Morirono tutti i cavalieri
D. L'intervento papale mise fine allo scontro senza vinti né vincitori
E. L'intervento delle popolazioni del luogo mise fine allo scontro senza né vinti né vincitori

72) Chi erano gli ugonotti?

A. Puritani inglesi emigrati negli Stati Uniti
B. Un corpo speciale dell'esercito del Re di Francia
C. Protestanti svizzeri
D. Protestanti francesi
E. Protestanti inglesi

73) Chi viene considerato il fondatore della scienza politica moderna?

A. Francesco Guicciardini
B. Lorenzo de' Medici
C. Girolamo Savonarola
D. Francesco Mario Pagano
E. Niccolò Machiavelli

74) In che anno terminò il cosiddetto scisma d'Occidente?

A. Nel 1427
B. Nel 1517
C. Nel 1417
D. Nel 1327
E. Nel 1527

75) Nel 1773 l'affondamento nel porto di Boston dei carichi di tè inglese diede inizio:

A. alla guerra d'indipendenza americana
B. ad una politica fiscale oppressiva da parte dell'Inghilterra
C. al cosiddetto massacro di Boston, un conflitto a fuoco durissimo tra inglesi e coloni in rivolta
D. alla guerra di successione
E. alla rivolta degli schiavi neri provenienti dalle colonie africane

76) In che anno il Congresso di Filadelfia approva la Dichiarazione d'indipendenza degli Stati Uniti d'America?

A. Nel 1775
B. Nel 1773
C. Nel 1783
D. Nel 1776
E. Nel 1789

77) Quando fu stipulato il trattato di Tordesillas?

A. Nel 1487
B. Nel 1494
C. Nel 1501
D. Nel 1498
E. Nel 1594

78) Nel 1534 in Inghilterra venne dichiarato l'Atto di Supremazia ad opera del re Enrico VIII. Di cosa si trattava?

A. Dell'atto di supremazia della corona di Inghilterra su quella di Scozia
B. Della scissione della chiesa anglicana da quella cattolica, proclamata per decreto dallo stesso re
C. È un testo normativo che sanciva il passaggio per eredità delle cariche feudali maggiori
D. Chiariva i rapporti con i feudatari e regolamentava le questioni giurisdizionali interne e con gli Stati esteri

E. Dell'atto di supremazia della corona d'Inghilterra sulle colonie americane

79) L'editto di Nantes fu un decreto che pose termine alla serie di guerre di religione che avevano devastato la Francia dal 1562 al 1598, emanato dal re di Francia:

A. Francesco II
B. Carlo IX
C. Luigi XIII
D. Enrico IV
E. Enrico VIII

80) Quale papa pubblicò nel 1559 il primo Indice dei libri proibiti?

A. Paolo I
B. Pio V
C. Paolo IV
D. Pio VI
E. Gregorio XIII

81) In che periodo si svolsero i lavori del Concilio di Trento?

A. 1542 - 1561
B. 1545 - 1563
C. 1527 - 1560
D. 1536 - 1572
E. 1537 - 1545

82) In che anno Filippo IV "il Bello" decide di sopprimere l'Ordine dei Cavalieri Templari?

A. 1307
B. 1311
C. 1305
D. 1315
E. 1306

83) In quale avvenimento storico si colloca la storia di Giovanna D'Arco, la "pulzella d'Orleans"?

A. Durante la guerra dei Tre Enrichi
B. Durante la guerra dei Sette Anni
C. Durante la guerra dei Trenta Anni
D. Nella guerra delle Due Rose
E. Nella guerra dei Cent'Anni tra Francia e Inghilterra

84) Il capo della chiesa anglicana è:

A. il patriarca di Edimburgo
B. il cardinale più anziano del sinodo
C. il re d'Inghilterra
D. il papa
E. l'arcivescovo di Canterbury

85) Nel 1508 l'imperatore Massimiliano e il re di Francia Luigi XII costituirono la Lega antiveneziana di Cambrai alla quale aderirono anche:

A. Gonzaga, Savoia e Borbone
B. Spagna, Papato, Ungheria, Savoia, Gonzaga e Firenze
C. Spagna, Ungheria, Olanda, Papato
D. Spagna, Austria, Papato e Firenze
E. Gonzaga, Savoia, Borbone e Papato

86) Quale nazione nel XVII secolo contese all'Inghilterra il dominio marittimo del Mare del Nord?

A. Russia
B. Polonia
C. Danimarca
D. Svezia
E. Prussia

87) Nel corso della Rivoluzione Francese per "Terrore" si intende:

A. il periodo durante il quale i giacobini attuarono una fortissima repressione politica
B. il tentativo dei contadini di abolire con la forza la feudalità nelle campagne
C. il tentativo della borghesia di ripristinare con la forza il potere monarchico
D. il periodo durante il quale i girondini attuarono una fortissima repressione politica
E. la paura che serpeggiava fra i nobili

88) In che anno papa Giulio II costituì la lega santa antifrancese composta da Venezia, Spagna, Confederazione elvetica e Inghilterra?

A. Nel 1510
B. Nel 1495
C. Nel 1511
D. Nel 1523
E. Nel 1532

89) La guerra delle due rose fu una sanguinosa lotta dinastica combattuta in Inghilterra tra il 1455 ed il 1485 tra due diversi rami della casa regnante dei Plantageneti:

A. Stuart e Tudor
B. Tudor e York
C. Lancaster e York
D. Stuart e Windsor
E. Windsor e Lancaster

90) Il predominio spagnolo su tutta l'Italia venne definito nel 1559 con la pace di:

A. Augusta
B. Cateau-Cambrésis
C. Noyon
D. Lodi
E. Cambrai

91) In che anno Luigi XIV di Francia (detto Re Sole) sottomise alla monarchia la Chiesa cattolica francese (Chiesa gallicana)?

A. 1789
B. 1775
C. 1815
D. 1682
E. 1816

92) In quale anno le truppe fiorentine si impadroniscono di Pisa ponendo fine alla Repubblica Pisana?

A. Nel 1492
B. Nel 1517
C. Nel 1406
D. Nel 1618
E. Nel 1815

93) Nel 1660 in Inghilterra fu restaurata la monarchia ad opera di:

A. Elisabetta I
B. Oliver Cromwell
C. Giorgio I
D. Giacomo II
E. Carlo II

94) Chi entrò a far parte del Consiglio di Stato di Luigi XIII nel 1624, divenendone la figura preminente?

A. Concino Concini
B. Il cardinal Richelieu
C. Il duca di Sully
D. Il cardinal Mazarino
E. Il duca d'Orléans

95) Che cosa sancì il Concilio di Trento?

A. Negò validità alla dottrina protestante affermando, fra le altre cose, che la Bibbia e l'insegnamento della Chiesa sono sullo stesso piano e che deve esistere un ordine sacerdotale distinto dai fedeli
B. Negò validità alla dottrina protestante introducendo però un nuovo rito della Messa, che portò al superamento, di fatto, del latino e delle pratiche religiose medievali
C. Accettò in seno alla Chiesa cattolica una parte della dottrina protestante abolendo alcune pratiche cattoliche come le indulgenze, i pellegrinaggi, la venerazione dei santi e delle reliquie
D. Negò validità alla dottrina protestante affermando che la salvezza cristiana non può ottenersi senza la liberazione economica, politica, sociale e ideologica, come visibili segni della dignità umana

E. Approvò la teoria calvinista della predestinazione degli Eletti e venne evidenziato il ruolo della libertà umana nella propria salvezza

96) Con la pace di Westfalia del 1648 quale potenza ottenne il predominio sul Baltico?

A. Polonia
B. Danimarca
C. Svezia
D. Russia
E. Germania

97) La guerra di successione spagnola fu determinata dal fatto che:

A. Carlo II d'Asburgo, per evitare che la Spagna passasse in mano francese, aveva indicato come legittimo erede al trono di Spagna l'imperatore austriaco Giuseppe I d'Asburgo
B. Carlo II, morto nel novembre del 1700, aveva designato come erede universale suo nipote Filippo d'Angiò, pronipote di Luigi XIV, con la clausola che le due corone di Francia e di Spagna non potessero mai essere riunite
C. Luigi XIV non voleva affidare al nipote il trono di Spagna, come contenuto nel testamento di Carlo II d'Asburgo
D. Carlo II d'Asburgo, morto senza eredi discendenti, aveva indicato nel suo testamento come erede al trono di Spagna Luigi XIV
E. Carlo II d'Asburgo, per evitare che la Spagna passasse in mano francese, aveva indicato come legittimo erede al trono di Spagna Leopoldo d'Asburgo

98) La Costituzione francese del 1791 prevedeva:

A. un sistema monocamerale senza diritto del re di interferire sul parlamento
B. un sistema bicamerale, con una camera elettiva e una di nomina regia
C. un sistema bicamerale cui spettava il potere legislativo, con il diritto di veto sospensivo per il re
D. il potere esecutivo esercitato dal re, ma sottoposto al controllo dell'Assemblea legislativa, e il potere giudiziario esercitato dai magistrati non più di nomina regia
E. un sistema monocamerale cui spettava il potere legislativo, con diritto di veto definitivo per il re

99) Carlo V abdicò, cedendo i suoi domini ereditari del ramo spagnolo, a favore del figlio:

A. Filippo III
B. Ferdinando il Cattolico
C. Filippo II
D. Ferdinando d'Asburgo
E. Filippo il Bello

100) Quale fra queste città non è mai stata una Repubblica Marinara?

A. Palermo
B. Amalfi
C. Pisa
D. Genova
E. Venezia

3.3 • Storia contemporanea

101) CINECA • 2017 La prima guerra d'indipendenza italiana fu combattuta contro:

A. la Francia
B. l'Austria
C. la Prussia
D. lo Stato Pontificio
E. la Spagna

102) CINECA • 2018 La data del 7 dicembre 1941 evoca:

A. l'inizio dell'operazione Barbarossa contro l'Unione Sovietica
B. la dichiarazione di guerra degli Stati Uniti al Giappone
C. la dichiarazione di guerra di Hitler e Mussolini agli Stati Uniti
D. l'attacco di Pearl Harbor
E. la battaglia delle Midway

103) Quando fu fondato il Comecon, sigla con la quale si indica il Consiglio di mutua assistenza economica, attraverso cui l'URSS indirizzava e controllava le politiche economiche degli Stati del blocco orientale?

A. Negli anni Ottanta
B. All'inizio del Novecento
C. Nel secondo dopoguerra
D. Negli anni della Prima guerra mondiale
E. Negli anni Settanta

104) V • 2017 Il soprannome "Little Boy" venne utilizzato durante la seconda guerra mondiale dall'esercito statunitense per riferirsi a:

A. Winston Churchill, primo ministro inglese
B. un generico commilitone ferito
C. Adolf Hitler
D. la prima bomba atomica utilizzata in un conflitto
E. un aereo monoposto da caccia

105) Luigi Einaudi e Benedetto Croce, nel secondo dopoguerra italiano, furono esponenti di rilievo:

A. del Partito socialista italiano
B. del Partito comunista italiano
C. del Partito liberale italiano
D. della Democrazia cristiana
E. del Partito radicale italiano

106) Gli USA, nel 1949, costituirono un'alleanza militare di difesa, la NATO, alla quale si contrappose, nel 1955, un'alleanza sottoscritta tra l'URSS e i Paesi dell'Europa orientale nota come Patto di Varsavia. È corretto l'enunciato proposto?

A. Sì
B. No, nel 1949 venne costituito il Patto di Varsavia e nel 1955, di conseguenza, la NATO
C. No, la NATO venne costituita nell'immediato primo dopoguerra
D. No, il Patto di Varsavia venne costituito soltanto nel 1985, a seguito della dissoluzione dell'URSS
E. No, le date proposte nel quesito sono errate

107) V • 2014 La politica del New Deal varata dal Presidente americano Franklin Delano Roosevelt è spesso associata alle teorie di quale celebre economista?

A. Karl Marx
B. John Maynard Keynes
C. Adam Smith
D. David Ricardo
E. John Stuart Mill

108) CINECA • 2016 Le leggi razziali approvate dal regime fascista in Italia costituirono:

A. delle misure di selezione genetica per contrastare i matrimoni misti tra italiani e stranieri
B. delle misure di chiusura dell'immigrazione alle persone di colore
C. delle misure di discriminazione e persecuzione ai danni della popolazione di religione ebraica
D. un provvedimento imposto da Hitler dopo la Conferenza di Monaco
E. il preludio alla rottura delle relazioni tra Mussolini e Hitler

109) Il Presidente statunitense che, d'intesa col comando militare supremo, decise di stroncare ogni ulteriore resistenza giapponese ordinando i bombardamenti atomici di Hiroshima e Nagasaki dell'agosto 1945 fu:

A. Carter
B. Truman
C. Roosevelt
D. Nixon
E. Kennedy

110) Carlo Rosselli, traendo ispirazione dalla Rivoluzione liberale di Piero Gobetti, tentò una sintesi delle più profonde esigenze liberali e socialiste e si propose di combattere il fascismo promuovendo un radicale rinnovamento della società italiana; fu su questi ideali che a Parigi fondò:

A. la camera del popolo
B. la Concentrazione antifascista
C. il Tribunale speciale per la difesa dello Stato
D. i gruppi di Giustizia e Libertà
E. il gruppo di Forza Nuova

111) Una delle grandi opere che fornirono le infrastrutture per il rilancio della produzione italiana nei primi anni del Novecento fu il traforo del Sempione, terminato nel 1906 quando a capo del governo vi era:

A. Giolitti
B. Depretis
C. Einaudi
D. Gramsci
E. Spadolini

112) Da chi era presieduto il Governo italiano che presentò al Parlamento, nel 1899, alcune leggi eccezionali che prevedevano pesanti limitazioni al diritto di associazione, di riunione e alla libertà di stampa?

A. Giuseppe Garibaldi
B. Luigi Pelloux
C. Camillo Benso di Cavour
D. Gabriele D'Annunzio
E. Vittorio Emanuele II

113) La Perestrojka, ossia la riforma dello Stato secondo principi tendenzialmente democratici, fu operata in Unione sovietica dal segretario generale del PCUS Michail Gorbaciov, eletto nel:

A. 1975
B. 1995
C. 1965
D. 1985
E. 1995

114) Nel 1945 in Italia, subito dopo la liberazione, si forma un governo provvisorio guidato da un leader del Partito d'Azione e del CLN; di chi si tratta?

A. Giovanni Leone
B. Ferruccio Parri
C. Giuseppe Saragat
D. Enrico Mattei
E. Giovanni Spadolini

115) In quale data Hitler fu chiamato a presiedere il governo?

A. Aprile 1922
B. Luglio 1943
C. Gennaio 1933
D. Dicembre 1939
E. Marzo 1938

116) Artefici della Carta Atlantica, nella quale vennero fissati, nell'agosto 1941, i principi di una politica comune tra Inghilterra e Stati Uniti, furono:

A. Truman e Carter
B. Truman e Churchill
C. Roosevelt e Churchill
D. Nixon e Churchill
E. Truman e Roosevelt

117) Nel 1978 un illustre statista democristiano, che si adoperava per un incontro tra le forze politiche del centro e della sinistra, fu rapito e ucciso. Chi era?

A. Aldo Moro
B. Giacomo Matteotti
C. Alcide De Gasperi
D. Enrico Mattei
E. Enrico Berlinguer

118) L'Italia si decise ad intervenire nel primo conflitto mondiale al fianco dell'Intesa nel 1915 (patto di Londra) dietro la promessa:

A. della sola Istria
B. della sola Dalmazia
C. tra l'altro, del Trentino e del Sud-Tirolo
D. dell'Istria e di Fiume
E. della sola città di Fiume

119) In quale anno 12 Paesi europei firmarono l'importante trattato di Maastricht, istitutivo dell'Unione Europea e riguardante inoltre l'unificazione monetaria dell'Europa?

A. Nel 1980
B. Nel 1992
C. Nel 1948
D. Alla fine degli anni Sessanta
E. Alla fine degli anni Novanta

120) Per quello che riguarda la riforma elettorale, Giolitti estese il diritto di voto:

A. a tutti i cittadini, maschi e femmine
B. a tutti i cittadini maschi
C. anche ai cattolici e ai socialisti
D. a tutti i cittadini maschi con un reddito superiore alle ventimila lire annue
E. a tutti i cittadini maschi che avessero compiuto 22 anni

121) V • 2016 Nel corso del secondo conflitto mondiale, quando fu annunciato l'armistizio tra il Regno d'Italia e gli anglo-americani?

A. 8 settembre 1943
B. 25 luglio 1943
C. 6 giugno 1944
D. 4 novembre 1940
E. 25 aprile 1945

122) Chi era il "cancelliere di ferro"?

A. Conrad Adenauer
B. Franz von Papen
C. Paul von Hindenburg
D. Bernhard von Bülow
E. Otto von Bismark

123) In quale anno vi fu la marcia fascista su Roma?

A. 1924
B. 1919
C. 1922
D. 1920
E. 1921

124) In quale anno fu costruito il muro di Berlino?

A. 1961
B. 1968
C. 1953
D. 1946
E. 1951

125) Alla caduta del fascismo chi era sul trono italiano?

A. Umberto II
B. Umberto I
C. Vittorio Emanuele II
D. Vittorio Emanuele III
E. Vittorio Emanuele I

126) In quale battaglia della Prima Guerra Mondiale venne fermata l'avanzata tedesca, che si era spinta fino alle

porte di Parigi, facendo fallire il "Piano Schlieffen"?

A. Battaglia della Somme
B. Battaglia della Marna
C. Battaglia di Verdun
D. Battaglia di Vichy
E. Battaglia di Parigi

127) Il nome in codice con il quale i nazisti intendevano l'invasione dell'Unione Sovietica era:

A. Operazione Compass
B. Operazione Torch
C. Operazione Leone Marino
D. Operazione Barbarossa
E. Operazione Steppa

128) L'americano Neil Armstrong, con la missione Apollo 11, è il primo uomo a mettere piede sulla Luna. Che anno era?

A. 1969
B. 1967
C. 1971
D. 1968
E. 1972

129) M/O • 2014 La definizione del XX secolo come "secolo breve" è di:

A. Max Weber
B. Ernesto Galli della Loggia
C. Eric J. Hobsbawn
D. Giovanni Sabbatucci
E. Michel Foucault

130) Nel 1893 Giolitti è costretto a dimettersi:

A. perché la sua coalizione perse le elezioni
B. perché coinvolto nello scandalo della Banca Romana
C. perché era fallito l'ennesimo tentativo italiano di penetrare in Abissinia
D. per la feroce repressione di alcuni moti popolari
E. per gravi motivi di salute che lo portarono in breve tempo alla morte

131) La Conferenza di Parigi del gennaio del 1919 segnò:

A. la fine della Terza guerra di Indipendenza
B. l'inizio della guerra fredda
C. l'inizio della Seconda guerra mondiale
D. la fine della Prima guerra mondiale
E. l'inizio dell'era fascista

132) Dove fu sconfitto Napoleone Bonaparte prima di essere esiliato a Sant'Elena?

A. Austerlitz
B. Waterloo
C. Lipsia
D. Battaglia delle Piramidi
E. Battaglia di Montpellier

133) CINECA • 2019 Quale dei seguenti eventi precede la Prima guerra mondiale?

A. La conquista italiana della Libia
B. L'indipendenza dell'India dalla Gran Bretagna
C. L'ascesa al potere di Hitler
D. La nascita dello Stato di Israele
E. La nascita della Società delle Nazioni

134) Verso la metà del 1800 chi è stato in Italia il maggior esponente del partito neoguelfo?

A. Giuseppe Mazzini
B. Maurizio Quadrio
C. Carlo Cattaneo
D. Camillo Benso, conte di Cavour
E. Vincenzo Gioberti

135) Da quali potenze fu invasa la Polonia nel 1939?

A. Urss e Lituania
B. Germania e Urss

C. Germania e Finlandia
D. Germania e Ungheria
E. Urss e Cina

136) In che anno avvennero gli attentati mafiosi in cui trovarono la morte i giudici Giovanni Falcone e Paolo Borsellino?

A. Nel 1999
B. Nel 1994
C. Nel 1978
D. Nel 1992
E. Nel 1982

137) Quando e in quale località gli Stati Uniti furono attaccati a sorpresa dai giapponesi nel corso del secondo conflitto mondiale?

A. Il 23 agosto 1939 nelle Isole Midway
B. Il 10 giugno 1940 a Guadalcanal
C. Il 7 dicembre 1941 a Pearl Harbor
D. Il 10 luglio 1943 nelle Filippine
E. Il 25 novembre 1940 nel Mar dei Caraibi

138) V • 2019 Quale fra le seguenti coppie è formata da città che sono state entrambe capitali d'Italia dopo il 1861?

A. Firenze – Milano
B. Firenze – Torino
C. Napoli – Torino
D. Bologna – Napoli
E. Bologna – Milano

139) Nel giugno del 1924 il segretario dei Socialisti riformisti fu rapito e ucciso dai fascisti dopo aver pubblicamente denunciato in Parlamento i brogli e le intimidazioni squadriste durante le elezioni del 1924. Chi era?

A. Carlo Rosselli
B. Eugenio Colorni
C. Giovanni Amendola
D. Giacomo Matteotti
E. Giuseppe Di Vittorio

140) CINECA • 2019 In quale periodo del XX secolo si colloca la Guerra fredda?

A. Tra la fine degli anni Quaranta e la fine degli Ottanta
B. Negli anni Novanta
C. Tra la fine degli anni Venti e la metà dei Cinquanta
D. Negli anni Trenta
E. A cavallo della Seconda guerra mondiale

141) M/O • 2016 Il piano Marshall:

A. fu varato dal Presidente Wilson insieme all'istituzione della Società delle Nazioni
B. fu varato dagli USA nel secondo dopoguerra
C. fu alla base del New Deal
D. venne pensato da Hitler per attaccare l'URSS
E. indirizzò lo sviluppo urbanistico di Londra

142) M/O • 2019 Chi era il Presidente degli U.S.A. nel 1962, anno della crisi dei missili di Cuba?

A. Lyndon B. Johnson
B. Richard F. M. Nixon
C. Robert Kennedy
D. John F. Kennedy
E. Dwight D. Eisenhower

143) In quale anno avvenne il colpo di stato in Cile?

A. 1973
B. 1968
C. 1975
D. 1977
E. 1976

144) Qual è l'opera più famosa e rappresentativa scritta da Karl Marx?

A. Il 18 Brumaio di Luigi Bonaparte
B. Manoscritti economico-filosofici

C. Il Capitale
D. La Guerra Civile in Francia
E. Sulla questione ebraica

145) Chi vinse la battaglia di El Alamein nel nord Africa?

A. Gli italiani comandati dal generale Rodolfo Graziani
B. Le truppe italo-tedesche comandate da Erwin Rommel
C. Gli inglesi comandati da Bernard Law Montgomery
D. Le truppe alleate comandate dal generale Claude Auchinleck
E. Gli inglesi comandati dal duca di Wellington

146) Quale movimento politico fu fondato a Parigi nel 1929 da un gruppo di esuli antifascisti, tra cui emerse come leader Carlo Rosselli?

A. Giustizia e Libertà
B. Mazzini Society
C. Concentrazione Antifascista
D. Brigate Garibaldi
E. Forza Nuova

147) M/O • 2015 In quale città si è tenuta l'Esposizione universale del 1900?

A. Milano
B. Berlino
C. Londra
D. Parigi
E. Lisbona

148) Chi è il maggior rappresentante del pensiero politico federalista del Risorgimento?

A. Felice Cavallotti
B. Carlo Cattaneo
C. Gabriele Rosa
D. Giuseppe Mazzini
E. Giuseppe Garibaldi

149) Quale fra questi filosofi aderì al fascismo?

A. Luigi Pareyson
B. Benedetto Croce
C. Giovanni Gentile
D. Gioele Solari
E. Benvenuto Donati

150) Chi era Augusto Pinochet?

A. Dittatore del Cile dal 1973 al 1990
B. Capo delle forze armate argentine fino al 1983
C. Dittatore del Paraguay fino al 1989
D. Dittatore del Venezuela dal 1948 al 1958
E. Presidente della repubblica cilena dal 1950 al 1995

151) Come si chiama il luogo dove avvenne il 17 aprile 1961 un tentativo di invasione di Cuba effettuato da 1.511 esuli cubani emigrati negli Stati Uniti (Brigata 2506)?

A. Baia di Guantanamo
B. Isola della Gioventù (Isla de la Juventud)
C. Baia dei porci
D. Sierra Maestra
E. Baia di Hudson

152) Di quale paese era originario Ernesto "Che" Guevara?

A. Cuba
B. Argentina
C. Messico
D. Nicaragua
E. Bolivia

153) In quale anno Silvio Berlusconi vinse le elezioni legislative e formò il suo primo governo?

A. 1992
B. 1998
C. 1996
D. 1994
E. 1990

154) Quale nazione araba invase il Kuwait nel 1990?

A. Iraq
B. Giordania
C. Iran
D. Siria
E. Emirati arabi

155) In quale anno Firenze fu sommersa da più di tre metri d'acqua dell'Arno rimanendo isolata dal resto del Paese?

A. Nel 1955
B. Nel 1966
C. Nel 1978
D. Nel 1969
E. Nel 1968

156) Qual era la sede del governo della Repubblica Sociale Italiana?

A. Venezia
B. Verona
C. Milano
D. Salò
E. Torino

157) Quale termine viene generalmente riferito agli attacchi suicidi eseguiti dai piloti giapponesi contro le navi alleate verso la fine della campagna del Pacifico nella seconda guerra mondiale?

A. Samurai
B. Kamikaze
C. Yamato
D. Shogun
E. Harakiri

158) Charles De Gaulle esortò i francesi alla resistenza lanciando un drammatico appello dai microfoni di:

A. Radio Francia
B. Radio Parigi Libera
C. Radio Maquis
D. Radio Londra
E. Radio Resistenza

159) La sera di domenica 29 luglio 1900 a Monza venne assassinato il re d'Italia Umberto I per opera di:

A. Gaetano Bresci
B. Mario Buda
C. Sacco e Vanzetti
D. Tito Zaniboni
E. Pietro Acciarito

160) In quale città si assisté al massacro di Piazza Tien'anmen del 1989?

A. Shenzhen
B. Hong Kong
C. Shanghai
D. Canton
E. Pechino

161) M/O • 2019 **In quale Stato nel 1979 l'ayatollah Khomeini instaurò una Repubblica Islamica?**

A. Iraq
B. Yemen
C. Iran
D. Qatar
E. Kuwait

162) Che cosa si trova a Guantanamo?

A. La sede della "Quarta Internazionale" comunista
B. Una base navale degli Stati Uniti
C. Una base militare cubana
D. Un aeroporto civile teatro di un sanguinoso attentato
E. Una base missilistica russa

163) Quanti giorni durò il pontificato di Giovanni Paolo I?

A. 20 giorni
B. 45 giorni
C. 60 giorni
D. 33 giorni
E. 100 giorni

164) Chi era il comandante delle truppe italiane durante la guerra italo-etiopica?

A. Rodolfo Graziani
B. Pietro Badoglio
C. Italo Balbo
D. Giovanni Messe
E. Luigi Capello

165) Come si chiamò il programma di riforme politiche varato dal presidente Franklin Delano Roosevelt per uscire dalla crisi economica iniziata con la Grande Depressione del 1929?

A. Nuova Politica Economica
B. New Deal
C. Piano Marshall
D. Piano Quinquennale
E. Stand-up America

166) V • 2019 Quale delle seguenti coppie è formata da vittime delle Brigate Rosse?

A. Giovanni Falcone e Aldo Moro
B. Paolo Borsellino e Aldo Moro
C. Aldo Moro e Walter Tobagi
D. Paolo Borsellino e Giovanni Falcone
E. Giovanni Falcone e Walter Tobagi

167) Chi era Mustafa Kemal Atatürk?

A. Gran Visir dell'Impero ottomano
B. Fondatore e primo presidente della Repubblica Turca
C. Un ammiraglio turco, di origine albanese
D. Il capo di stato maggiore dell'esercito ottomano durante la Prima guerra mondiale
E. Fondatore e primo presidente della Repubblica Greca

168) Quale tra i soggetti politici di seguito indicati non fu esponente della Sinistra storica?

A. Marco Minghetti
B. Agostino Depretis
C. Francesco Crispi
D. Benedetto Cairoli
E. Giuseppe Zanardelli

169) Chi fu l'ultimo segretario del Partito Comunista Italiano che ne sancì lo scioglimento al XX Congresso Nazionale e la contestuale costituzione del Partito Democratico della Sinistra (PDS)?

A. Enrico Berlinguer
B. Alessandro Natta
C. Fausto Bertinotti
D. Giorgio Napolitano
E. Achille Occhetto

170) Quale dei seguenti partiti non era rappresentato nell'Assemblea Costituente?

A. Partito d'Azione
B. Partito Socialista Italiano
C. Partito Nazionale Fascista
D. Democrazia Cristiana
E. Partito Liberale Italiano

171) In quale anno fu eletto come Presidente del PCUS Mikhail Gorbaciov?

A. Nel 1982
B. Nel 1985
C. Nel 1987
D. Nel 1991
E. Nel 1980

172) In quale nazione scoppiò il cosiddetto "affare Dreyfus"?

A. Austria
B. Belgio
C. Germania
D. Francia
E. Inghilterra

173) Quando e dove venne assassinato Lev Trotsky?

A. Nel 1929 ad Alma Ata
B. Nel 1940 a Città del Messico
C. Nel 1933 a Parigi

D. Nel 1944 a New York
E. Nel 1940 a San Pietroburgo

174) Come si chiamava la linea di fortificazioni in cemento, ostacoli anti-carro, postazioni di mitragliatrici e altre difese, che la Francia costruì lungo i suoi confini con la Germania?

A. Linea Maginot
B. Linea Gotica
C. Linea Sigfrido
D. Linea Barbara
E. Muraglia occidentale

175) In quale anno si svolse la crisi dei missili a Cuba?

A. 1962
B. 1958
C. 1969
D. 1975
E. 1960

176) Chi fu il politico italiano che propose nel 1944 alle forze antifasciste di cooperare con il governo Badoglio in un governo d'unità nazionale allo scopo di fronteggiare l'invasione dei tedeschi (Svolta di Salerno)?

A. Alcide De Gasperi
B. Ferruccio Parri
C. Palmiro Togliatti
D. Ugo La Malfa
E. Giovanni Spadolini

177) Quale fra i seguenti paesi non apparteneva al Patto di Varsavia siglato nel 1955?

A. Bulgaria
B. Jugoslavia
C. Cecoslovacchia
D. Polonia
E. Ungheria

178) CINECA • 2019 Considerando l'avvenimento storico costituito dallo sbarco in Normandia. Quale delle seguenti affermazioni è esatta?

A. Durante tale sbarco Giulio Cesare di rientro dall'occupazione della Britannia libera la Gallia dalla ribellione delle popolazioni locali guidate da Vercingetorige
B. Avvenne il 6 giugno del 1914
C. Durante tale sbarco le truppe Francesi sbarcano in Normandia per liberare la Francia dall'occupazione tedesca
D. Avvenne il 6 giugno del 1944
E. Durante tale sbarco le truppe Statunitensi, Inglesi e Italiane sbarcano in Normandia valicando la linea Gotica per liberare la Francia dall'occupazione tedesca

179) Tra i sovrani di casa Savoia che regnarono in Italia dal 1861 al 1946, l'unico che poté fregiarsi anche dei titoli di Re d'Albania e Imperatore d'Etiopia fu:

A. Umberto II
B. Umberto I
C. Vittorio Emanuele II
D. Vittorio Emanuele III
E. Vittorio Emanuele I

180) Chi fu l'autore dei "Quaderni dal carcere"?

A. Giovanni Amendola
B. Piero Gobetti
C. Antonio Gramsci
D. Giacomo Matteotti
E. Sandro Pertini

181) M/O • 2019 Quale famoso matematico inglese collaborò nella Seconda Guerra mondiale con l'esercito britannico per decifrare i codici nazisti?

A. Godfrey H. Hardy
B. Alan M. Turing
C. Bertrand A. W. Russell
D. John E. Littlewood

E. Harold Jeffreys

182) Di quale partito italiano era un importante esponente Giovanni Spadolini?

A. Partito Socialista Italiano
B. Partito Liberale Italiano
C. Partito Repubblicano Italiano
D. Partito Socialista Democratico Italiano
E. Democrazia Cristiana

183) Charles De Gaulle al potere in Francia fonda la Quinta Repubblica. Che anno era?

A. 1958
B. 1962
C. 1946
D. 1968
E. 1950

184) All'insediamento del regime fascista chi viene nominato ministro della pubblica istruzione che attuerà una significativa riforma scolastica nel 1923?

A. Armando Diaz
B. Giuseppe Bottai
C. Alessandro Casati
D. Dino Grandi
E. Giovanni Gentile

185) Agli inizi degli anni Ottanta quale nazione tentò di occupare le isole Falkland?

A. Inghilterra
B. Argentina
C. Cile
D. Brasile
E. Spagna

186) Cosa designava il Concordato con la Chiesa firmato nel 1984 dall'allora Presidente del Consiglio Bettino Craxi?

A. La religione cattolica non era più riconosciuta come religione dello Stato italiano
B. Ribadiva senza sostanziali modifiche quanto era stato deciso dal precedente concordato del 1929
C. L'abolizione del foro ecclesiastico, della manomorta e del diritto d'asilo, di cui ancora godevano i luoghi consacrati
D. Riconosceva il Cattolicesimo come religione dello Stato italiano
E. Negazione degli effetti civili del vincolo matrimoniale celebrato in forma canonica

187) Giulio Andreotti è stato uno dei principali esponenti della Democrazia Cristiana. Per quante volte ha ricoperto l'incarico di Primo ministro?

A. Undici
B. Cinque
C. Sette
D. Nove
E. Tre

188) Da quale organizzazione internazionale fu espulsa l'URSS dopo l'invasione della Finlandia nel 1939?

A. Comunità Economica Eurasiatica
B. Fondo Monetario Internazionale
C. Nazioni Unite
D. Società delle Nazioni
E. Commonwealth

189) Che cosa avvenne il 12 dicembre 1969 in Italia?

A. Un tentativo di colpo di Stato (Golpe Borghese)
B. Il sequestro di Aldo Moro
C. La strage di Piazza Fontana
D. La caduta del governo democristiano guidato da Mariano Rumor
E. L'attentato a Giovanni Paolo II

190) Quale nuova organizzazione fu fondata a Milano il 23 marzo 1919?

A. Fronte nazionale
B. Fasci di combattimento
C. Partito nazionale
D. Ordine Nuovo

E. Brigate internazionali

191) Dal giugno 1942 al febbraio 1943 un gruppo di studenti cristiani tedeschi si oppose in modo nonviolento al regime della Germania nazista fino a quando non vennero arrestati, processati e condannati a morte mediante decapitazione. Come si faceva chiamare il gruppo?

A. Orchestra Rossa
B. Neu Beginnen (Nuovo Inizio)
C. Circolo di Kreisau
D. Rosa Bianca
E. Teste di cuoio

192) Da chi fu redatto il "Manifesto di Ventotene" durante il periodo di confino negli anni '40?

A. Altiero Spinelli ed Ernesto Rossi
B. Riccardo Bauer e Silvio Trentin
C. Carlo Rosselli e Nello Rosselli
D. Norberto Bobbio e Aldo Garosci
E. Sandro Pertini e Primo Levi

193) Di chi era la formula "il socialismo in un solo paese"?

A. Trotsky
B. Kamenev
C. Stalin
D. Bucharin
E. Lenin

194) Il 14 gennaio 1963, dopo circa un anno e mezzo di trattative, il generale De Gaulle pone ufficialmente il veto francese all'adesione alla CEE:

A. della Grecia
B. dell'Inghilterra
C. della Turchia
D. del Portogallo
E. dell'Italia

195) Quale industria venne nazionalizzata in Italia nel 1962?

A. L'Alitalia
B. Le poste italiane
C. Le Ferrovie dello Stato
D. L'industria elettrica (ENEL)
E. La Fiat

196) Da quale politico italiano fu scritto il "memoriale di Yalta"?

A. Pietro Nenni
B. Alcide De Gasperi
C. Palmiro Togliatti
D. Ferruccio Parri
E. Giulio Andreotti

197) In quale anno fu fondato lo Stato d'Israele?

A. 1935
B. 1948
C. 1961
D. 1975
E. 1945

198) Quanti giorni durò l'insurrezione popolare che condusse alla cacciata dei tedeschi dalla città di Napoli nel 1943?

A. Cinque giorni
B. Dieci giorni
C. Due settimane
D. Una settimana
E. Quattro giorni

199) Da quali nazioni venne combattuta la "guerra dei sei giorni" nel 1967?

A. Israele contro Egitto, Siria e Giordania
B. Israele contro Egitto, Siria e Libano
C. Israele contro Egitto e Libia
D. Egitto contro Giordania e Libano
E. Libano contro Giordania e Siria

200) In quale anno le truppe statunitensi si ritirarono dal Vietnam?

A. 1985
B. 1968
C. 1975
D. 1979
E. 1965

RISPOSTE CORRETTE

1) B	41) A	81) B	121) A	161) C
2) A	42) B	82) A	122) E	162) B
3) C	43) D	83) E	123) C	163) D
4) A	44) C	84) C	124) A	164) B
5) D	45) A	85) B	125) D	165) B
6) C	46) C	86) D	126) B	166) C
7) B	47) D	87) A	127) D	167) B
8) D	48) E	88) C	128) A	168) A
9) B	49) B	89) C	129) C	169) E
10) D	50) A	90) B	130) B	170) C
11) A	51) C	91) D	131) D	171) B
12) E	52) A	92) C	132) B	172) D
13) C	53) D	93) E	133) A	173) B
14) D	54) E	94) B	134) E	174) A
15) B	55) B	95) A	135) B	175) A
16) D	56) D	96) C	136) D	176) C
17) A	57) B	97) B	137) C	177) B
18) B	58) C	98) D	138) B	178) D
19) D	59) A	99) C	139) D	179) D
20) B	60) B	100) A	140) A	180) C
21) C	61) A	101) B	141) B	181) B
22) C	62) C	102) D	142) D	182) C
23) B	63) D	103) C	143) A	183) A
24) D	64) B	104) D	144) C	184) E
25) B	65) D	105) C	145) C	185) B
26) B	66) C	106) A	146) A	186) A
27) D	67) A	107) B	147) D	187) C
28) A	68) D	108) C	148) B	188) D
29) C	69) B	109) B	149) C	189) C
30) B	70) C	110) D	150) A	190) B
31) D	71) B	111) A	151) C	191) D
32) C	72) D	112) B	152) B	192) A
33) B	73) E	113) D	153) D	193) C
34) D	74) C	114) B	154) A	194) B
35) A	75) A	115) C	155) B	195) D
36) C	76) D	116) C	156) D	196) C
37) B	77) B	117) A	157) B	197) B
38) C	78) B	118) C	158) D	198) E
39) D	79) D	119) B	159) A	199) A
40) D	80) C	120) B	160) E	200) C

CAPITOLO 4
Educazione civica

1) Un cittadino che abbia 40 anni può aspirare ad essere eletto:

A. Presidente della Repubblica
B. solo alla carica di Deputato
C. sia alla carica di Senatore sia alla carica di Deputato
D. a qualunque dei precedenti incarichi
E. solo alla carica di Senatore

2) A quale organo la Costituzione attribuisce la funzione giudiziaria?

A. Alla Magistratura
B. Al Governo
C. Alla Corte Suprema
D. Al Parlamento
E. Al Ministero dell'Interno

3) La Costituzione italiana è:

A. breve e rigida
B. lunga, rigida, scritta
C. non scritta, breve, flessibile
D. scritta e flessibile
E. lunga e flessibile

4) In quale anno è stato introdotto l'istituto del divorzio in Italia?

A. Nel 1948 con la Costituzione
B. Nel 1975 e confermato col referendum del 1980
C. Nel 1980
D. Nel 1970 e confermato con un referendum popolare nel 1974
E. Nel 1975

5) A quale organo dell'Esecutivo è affidata la potestà regolamentare?

A. Solo al Presidente del Consiglio
B. Al Consiglio dei Ministri ed ai Ministri
C. Solo al Consiglio dei Ministri
D. Solo ai Ministri
E. Solo ai Ministri senza portafoglio

6) A norma del dettato costituzionale la Camera dei Deputati e il Senato della Repubblica sono eletti per cinque anni; tale periodo è indicato con il termine:

A. legislatura
B. governatorato
C. reggenza
D. quinquennio istituzionale
E. direttorio

7) In Italia le nomine dei magistrati:

A. sono stabilite dalla Corte di Cassazione
B. sono di esclusiva competenza dei nove giudici costituzionali eletti dal Parlamento in seduta comune
C. hanno luogo per concorso
D. sono di competenza del Presidente della Repubblica
E. sono stabilite esclusivamente dal Consiglio superiore della magistratura

8) Nell'ambito dell'ONU, quale dei seguenti organi ha sede a l'Aia?

A. l'Assemblea Generale
B. il Consiglio europeo
C. la Corte di giustizia
D. il Consiglio di Sicurezza
E. il Segretario generale

9) Il 16 marzo 2013 chi sono stati eletti Presidenti di Camera e Senato?

A. Emma Bonino e Enrico Letta
B. Annamaria Cancellieri e Nicola Mancino
C. Elsa Fornero e Angelino Alfano
D. Laura Boldrini e Pietro Grasso
E. Rosy Bindi e Renato Schifani

10) Chi ha il potere di sciogliere anticipatamente le Camere?

A. Il Ministro dell'Interno
B. Il Senato
C. Il Presidente del Consiglio dei Ministri
D. Il Presidente della Corte Costituzionale
E. Il Presidente della Repubblica

11) CINECA • 2019 Secondo la Costituzione italiana, la sovranità appartiene:

A. al popolo
B. alla Nazione
C. allo Stato
D. al Presidente della Repubblica
E. alle Camere

12) Dove è la sede del Parlamento Europeo?

A. A Monaco, in Germania
B. A Strasburgo, in Francia
C. A Madrid, in Spagna
D. A Ginevra, in Svizzera
E. A Roma, in Italia

13) Secondo quanto dispone la Costituzione, le Camere possono essere convocate in via straordinaria?

A. Ciascuna Camera può essere convocata in via straordinaria solo per iniziativa del suo presidente
B. Sì, ciascuna Camera può essere convocata in via straordinaria per iniziativa del suo presidente o del Presidente della Repubblica o di un terzo dei suoi componenti
C. Ciascuna Camera può essere convocata in via straordinaria solo per iniziativa del Presidente della Repubblica
D. No, le Camere non possono essere convocate in via straordinaria
E. Solo la Camera dei deputati per iniziativa del suo presidente

14) V • 2014 Il Parlamento in seduta comune NON si riunisce per:

A. eleggere i senatori a vita
B. eleggere il Presidente della Repubblica
C. assistere al giuramento di fedeltà alla Repubblica e di osservanza della Costituzione del Presidente della Repubblica
D. eleggere un terzo dei membri del Consiglio Superiore della Magistratura
E. eleggere cinque membri della Corte costituzionale

15) Una Costituzione si dice flessibile quando le norme costituzionali possono essere abrogate o modificate:

A. solo da leggi speciali
B. solo da una particolare procedura
C. da leggi ordinarie
D. da leggi regionali
E. da altre leggi costituzionali

16) Quali sono i principali organi dell'ONU?

A. Parlamento, Consiglio dei ministri, Consiglio di Sicurezza
B. Assemblea generale, Consiglio di sicurezza, Segretario generale
C. Assemblea generale, Assemblea decisionale, Cancellierato
D. Parlamento, Camera dei Comuni, Premierato
E. Consiglio di sicurezza e Assemblea generale

17) È possibile appartenere contemporaneamente alle due Camere?

A. No, la Costituzione italiana vieta l'appartenenza contemporanea alle due Camere
B. Sì, lo prevede espressamente la Costituzione italiana
C. La Costituzione italiana prevede la possibilità di contemporanea appartenenza alle due Camere soltanto per chi abbia illustrato la patria per particolari meriti
D. La Costituzione italiana prevede la possibilità di contemporanea appartenenza alle due Camere soltanto per chi abbia superato i sessanta anni di età
E. La Costituzione italiana prevede la possibilità di contemporanea appartenenza alle due Camere soltanto per gli ex Presidenti della Repubblica

18) Tutti i cittadini che abbiano compiuto 18 anni formano il corpo elettorale; quale differenza c'è tra elettorato attivo ed elettorato passivo?

A. Il cittadino elettore fa parte dell'elettorato attivo; il cittadino eletto fa parte dell'elettorato passivo
B. Il cittadino che vota è elettore attivo, quello che si astiene è elettore passivo
C. Il cittadino con 18 anni compiuti ma che ha meno di 25 anni fa parte dell'elettorato passivo; i cittadini con più di 25 anni formano l'elettorato attivo
D. Il cittadino elettore fa parte dell'elettorato passivo; il cittadino eletto fa parte dell'elettorato attivo
E. Il cittadino che abbia compiuto 18 anni fa parte dell'elettorato attivo, mentre il cittadino che non abbia ancora raggiunto la maggior età fa parte dell'elettorato passivo

19) Le leggi sono promulgate:

A. dalla Camera dei deputati
B. dal Senato della Repubblica
C. da entrambe le Camere
D. dal Presidente della Repubblica
E. dal Presidente del Consiglio dei ministri

20) Cosa si intende per "cittadinanza"?

A. Il diritto a possedere una carta d'identità
B. Il documento che dichiara l'appartenenza di una persona ad uno Stato
C. L'appartenenza di un cittadino ad uno Stato, e quindi l'insieme dei diritti e doveri che un cittadino possiede nei confronti di tale Stato
D. L'appartenenza di una persona ad una città che si trova in un determinato Stato
E. Il Comune di residenza

21) Quale fra i seguenti simboli non rientra nell'emblema della Repubblica Italiana?

A. Ruota dentata
B. Rami di quercia
C. Rami d'olivo
D. Stella
E. Rami di alloro

22) La Corte Costituzionale è l'organo che giudica sulla:

A. legittimità delle leggi e dei regolamenti amministrativi
B. legittimità delle leggi e degli altri atti aventi forza e valore di legge
C. legittimità delle leggi e degli altri atti aventi forza di legge rispetto al Trattato della Unione Europea
D. lesione dei diritti fondamentali dell'uomo
E. costituzionalità dei disegni di legge

23) Dove ha sede la Camera dei deputati?

A. A Palazzo Montecitorio, a Roma
B. A Palazzo Grazioli, a Roma
C. A Palazzo Madama, a Roma
D. A Palazzo del Quirinale, a Roma
E. Alla Farnesina

24) Quale organo rappresenta e difende lo Stato in giudizio?

A. La Corte Costituzionale
B. Il Consiglio di Stato
C. L'Avvocatura di Stato
D. Il Parlamento in seduta comune
E. Il Consiglio superiore della magistratura

25) Il singolo Ministro è:

A. un ufficio del Consiglio dei Ministri
B. un organo politico ed amministrativo
C. un organo giurisdizionale
D. un organo solo amministrativo
E. alle dirette dipendenze delle Camere

26) Una legge pubblicata sulla Gazzetta Ufficiale, salvo diversi termini in essa stabiliti, entra in vigore:

A. dopo un mese dal giorno della pubblicazione
B. il giorno stesso della pubblicazione
C. dopo sei mesi dalla pubblicazione
D. dopo quindici giorni dalla pubblicazione
E. dopo una settimana dalla pubblicazione

27) Quando è stata costituita l'ONU?

A. Nel 1955
B. Nel 1918
C. Nel 1945
D. Nel 1935
E. Nel 1948

28) Quale dei seguenti è l'organo di indirizzo e controllo politico-amministrativo dell'Amministrazione comunale?

A. Difensore civico comunale
B. Consiglio comunale
C. Segretario Comunale
D. Giunta comunale
E. Sindaco

29) In base alla Costituzione italiana, la libertà personale è:

A. inviolabile
B. sacra
C. assoluta
D. totale
E. soggettiva

30) In Belgio il Parlamento è formato da Senato e:

A. Duma
B. Camera dei rappresentanti
C. Bundestag
D. Assemblea della Repubblica
E. Assemblea rappresentativa

31) È un atto avente forza di legge emanato dal potere esecutivo per delega del potere legislativo:

A. il referendum
B. il Decreto del Presidente della Repubblica
C. il Decreto legislativo
D. il Decreto ingiuntivo
E. il Decreto Legge

32) La capacità di eleggere e di essere eletti Senatori si acquista, rispettivamente:

A. a 18 e a 40 anni
B. a 25 e a 50 anni
C. a 21 e a 50 anni
D. a 25 e a 40 anni
E. a 18 e a 50 anni

33) Il compenso spettante al lavoratore subordinato come corrispettivo della sua prestazione di lavoro è definito:

A. indennità integrativa
B. retribuzione
C. fondo di assistenza
D. benefit
E. salario

34) L'amnistia si ha quando:

A. viene condonata in tutto o in parte la pena inflitta
B. lo Stato rinuncia ad accertare e/o punire alcuni tipi di reato
C. viene concessa al condannato la possibilità di uscire dal carcere o dal riformatorio
D. il condannato a pene detentive viene ammesso alla libertà condizionata
E. il condannato all'ergastolo usufruisce di una riduzione della pena

35) Quale dei seguenti non ha ricoperto la carica di Presidente della Repubblica?

A. Giulio Andreotti
B. Francesco Cossiga
C. Enrico De Nicola
D. Oscar Luigi Scalfaro
E. Giovanni Leone

36) I primi dodici articoli della Costituzione italiana contengono:

A. i principi fondamentali
B. i diritti e doveri dei cittadini
C. l'ordinamento della Repubblica
D. la formazione delle leggi
E. i rapporti etico-sociali

37) Da chi sono svolte le funzioni del Presidente della Repubblica nel caso che egli non possa adempierle?

A. Dal Presidente del Consiglio dei ministri
B. Da nessuno; si indice necessariamente l'elezione del nuovo Presidente della Repubblica
C. Dal Presidente della Camera dei deputati
D. Dal Presidente del Senato
E. Dal Presidente della Corte Costituzionale

38) La crisi di Governo si determina quando:

A. un Ministro viene indagato
B. il Governo perde la fiducia delle Camere
C. la situazione economica del Paese è critica
D. le opposizioni lo richiedono
E. il Presidente della Repubblica sfiducia il Parlamento

39) La capacità d'agire:

A. spetta ad un individuo per il solo fatto di esistere, a prescindere dalla durata della sua esistenza
B. è l'idoneità di un soggetto ad essere titolare di diritti e doveri
C. è l'idoneità di un soggetto a stare in giudizio nell'ambito di un processo penale o civile
D. è l'idoneità di un soggetto a compiere validamente atti giuridici
E. spetta agli individui che abbiano compiuto 15 anni

40) Il disegno di legge è una proposta di legge presentata al Parlamento:

A. dal Consiglio di Stato
B. da almeno 50.000 elettori
C. da qualunque parlamentare
D. da almeno cinque Consigli regionali
E. dal Governo

41) Tra gli istituti specializzati dell'ONU, quale opera per favorire la cono-

scenza e la comprensione reciproca fra i popoli?

A. Fondo Monetario Internazionale (FMI)
B. Organizzazione Internazionale del Lavoro (OIL)
C. Organizzazione Mondiale della Sanità (OMS)
D. Organizzazione delle Nazioni Unite per l'Educazione, la Scienza e la Cultura (UNESCO)
E. Alto Commissariato delle Nazioni Unite per i rifugiati (UNHCR)

42) M/O • 2019 **Quale dei seguenti Paesi non è membro dell'Unione Europea?**

A. Turchia
B. Lituania
C. Francia
D. Romania
E. Svezia

43) Nell'ordine delle cariche della Repubblica italiana il terzo posto è consuetudinariamente assegnato al:

A. Presidente del Consiglio
B. Presidente della Corte Costituzionale
C. Presidente della Camera dei deputati
D. Presidente del Senato della Repubblica
E. Presidente del Consiglio Superiore della magistratura

44) V • 2015 **Quale delle seguenti istituzioni ha il compito di controllare le finanze dell'Unione Europea?**

A. Banca centrale europea
B. Corte dei conti europea
C. Comitato economico e sociale europeo
D. Parlamento europeo
E. Corte di giustizia dell'Unione Europea

45) A chi appartengono il litorale, la spiaggia, le rade e i porti?

A. All'Amministrazione provinciale
B. Al demanio dello Stato
C. All'Amministrazione regionale
D. Al Comune
E. Al Ministero dei trasporti

46) M/O • 2017 **I Patti Lateranensi, stipulati nel 1929, vengono richiamati in un articolo della Costituzione che testualmente recita:**

A. "Lo Stato e la Chiesa cattolica sono, ciascuno nel proprio ordine, autonomi e sovrani."
B. "Lo Stato e la Chiesa cattolica sono, ciascuno nel proprio ordine, liberi e indipendenti."
C. "Lo Stato e la Chiesa cattolica sono, ciascuno nel proprio ordine, indipendenti e sovrani."
D. "Lo Stato e la Chiesa cattolica sono, ciascuno nel proprio ordine, sovrani e reciprocamente dipendenti."
E. "Lo Stato e la Chiesa cattolica sono, ciascuno nel proprio ordine, federati e sovrani."

47) Il Presidente della Repubblica italiana può sciogliere le Camere?

A. Sì, lo scioglimento delle Camere costituisce l'unica funzione attribuita al Presidente della Repubblica dalla Costituzione
B. No, la Costituzione non prevede alcun caso in cui le Camere possano essere sciolte
C. No, l'unico organo legittimato a sciogliere le Camere è il Presidente del Consiglio dei ministri
D. Sì, la Costituzione italiana prevede che il Presidente della Repubblica possa sciogliere le Camere, o anche una sola di esse
E. No, l'unico organo legittimato a sciogliere le Camere è il vice presidente di ciascun ramo del Parlamento

48) La nostra Costituzione è "rigida", quindi è immutabile?

A. No, in qualsiasi momento il Parlamento può approvare una modifica alla Costituzione come un qualsiasi altro provvedimento legislativo
B. Può essere modificata, ma può farlo solo il Presidente della Repubblica
C. No, la revisione è possibile ma solo mediante particolari procedure e maggioranze
D. Certo
E. No, la revisione è possibile solo mediante il referendum costituzionale

49) Le leggi entrano in vigore:

A. quindici giorni dopo la loro pubblicazione, a meno che le stesse leggi non stabiliscano un termine diverso
B. in ogni caso, quindici giorni dopo la loro pubblicazione
C. subito dopo la loro promulgazione
D. subito dopo la loro approvazione da parte del Parlamento
E. subito dopo la loro approvazione da parte delle Commissioni permanenti

50) Una forma di regime nella quale tutto il potere statale è nelle mani di un unico uomo si definisce:

A. democrazia
B. autocrazia
C. aristocrazia
D. oligarchia
E. anarchia

51) La Corte di Cassazione è un organo:

A. legislativo
B. esecutivo
C. amministrativo
D. giudiziario
E. rappresentativo

52) Il giudice di appello sulle sentenze dei tribunali amministrativi regionali è:

A. la Cassazione
B. la Corte dei Conti
C. la Corte Costituzionale
D. la Corte d'Assise
E. il Consiglio di Stato

53) Qual è la durata della legislatura?

A. La Costituzione italiana prescrive che la Camera dei deputati e il Senato della Repubblica sono eletti, rispettivamente, per sette anni e per sei anni
B. La Costituzione italiana stabilisce che la legislatura duri tre anni
C. La Costituzione italiana prescrive che la Camera dei deputati e il Senato della Repubblica sono eletti per cinque anni
D. La Costituzione italiana prevede che la legislatura duri quattro anni
E. La Costituzione prevede che la legislatura duri fin quando non vengono sciolte le Camere

54) Tra i principi fondamentali della Costituzione italiana non c'è il principio:

A. privatista
B. solidarista
C. internazionalista
D. democratico
E. lavorista

55) Nel nostro ordinamento non esiste l'istituto:

A. della mozione di sfiducia
B. del referendum abrogativo
C. del referendum costituzionale
D. del voto di fiducia costruttivo
E. del referendum confermativo

56) Che cos'è l'ordinamento giuridico?

A. L'insieme delle leggi costituzionali di uno Stato
B. L'insieme delle norme imposte ad un gruppo sociale dall'autorità sovrana

C. L'ordinamento gerarchico della Magistratura
D. L'ordinamento dei poteri dello Stato
E. Una forma di governo

57) Quale delle seguenti affermazioni, in materia di diritti e doveri dei cittadini, non è conforme a quanto prescritto dalla Costituzione italiana?

A. Non è ammessa la pena di morte
B. La responsabilità penale è personale
C. L'imputato non è considerato colpevole sino alla condanna definitiva
D. Tutte le pene possono tendere alla rieducazione del condannato
E. La scuola è aperta a tutti

58) Prima di assumere le sue funzioni, il Presidente della Repubblica presta giuramento di fedeltà alla Repubblica e di osservanza della Costituzione; dinanzi a chi presta tale giuramento?

A. Dinanzi al Parlamento in seduta comune
B. Dinanzi al Presidente del Senato
C. Dinanzi ai senatori a vita
D. Dinanzi al Presidente del Consiglio dei ministri
E. Dinanzi al Palazzo del Quirinale

59) Le leggi regionali possono essere fonte del diritto penale?

A. Sì, perché la Costituzione riconosce alle Regioni la potestà legislativa
B. No, perché la Costituzione non riconosce alle Regioni la potestà legislativa
C. Sì, perché le leggi regionali rientrano tra le fonti del diritto
D. Sì, ma soltanto riguardo ai reati penali commessi nell'ambito del proprio territorio
E. No, perché la potestà legislativa in materia penale spetta solo allo Stato

60) Perché ne sia garantita l'autonomia di giudizio, la magistratura costituisce un ordine autonomo, che non dipende:

A. dal Governo, ma dipende solo dal Parlamento
B. né dal Parlamento né dal Governo
C. dal Parlamento, ma dipende solo dal Governo
D. dal Parlamento, ma dal Governo e dal Presidente della Repubblica
E. dal Parlamento né dal Governo, ma solo dal Presidente della Repubblica

61) M/O • 2014 Che cosa è necessario per riformare un articolo della Costituzione italiana?

A. Due deliberazioni da parte di entrambe le Camere e la maggioranza assoluta nella seconda votazione in ciascuna Camera
B. Un'unica deliberazione di entrambe le Camere e la maggioranza dei due terzi al Senato
C. Un'unica deliberazione a Camere riunite alla presenza del Presidente della Repubblica
D. Due deliberazioni a Camere riunite alla presenza del Presidente della Repubblica
E. Un decreto legge approvato dal Consiglio dei Ministri ed emanato dal Presidente della Repubblica

62) Quando è stato riformato il diritto di famiglia, dopo il 1945?

A. Nel 1948
B. Nel 1955
C. Nel 1980
D. Nel 1975
E. Nel 1974

63) Quanti elettori possono richiedere un referendum abrogativo?

A. Settantamila elettori
B. Cinquantamila elettori

C. Cinquecentomila elettori
D. Centomila elettori
E. Trentamila elettori

64) In Italia la Festa della Repubblica si celebra il giorno:

A. 1° maggio
B. 5 luglio
C. 8 settembre
D. 2 giugno
E. 14 luglio

65) Non è una Regione a statuto speciale:

A. Trentino-Alto Adige
B. Friuli-Venezia Giulia
C. Veneto
D. Valle d'Aosta
E. Sicilia

66) Qual è la principale fonte di diritto internazionale?

A. Il trattato
B. Il regolamento
C. La direttiva
D. La consuetudine
E. La legge ordinaria

67) Quale organo dell'ONU ha il potere decisionale?

A. L'Assemblea generale
B. La Corte Suprema
C. Il Gran Consiglio degli Stati
D. Il Consiglio di sicurezza
E. La Corte internazionale di giustizia

68) La Dichiarazione universale dei diritti umani è stata emanata:

A. nel 1948
B. nel 1987
C. nel 2003
D. nel 1789
E. nel 1816

69) Da chi fu discussa, elaborata ed approvata la Costituzione italiana?

A. Dal Parlamento
B. Dall'Assemblea Costituente
C. Dal Consiglio dei Ministri
D. Dal Senato della Repubblica
E. Dal Gran Consiglio del fascismo

70) La Costituzione italiana prevede l'esistenza dei partiti politici?

A. Sì, l'art. 49 dispone la facoltà di tutti i cittadini di associarsi liberamente in partiti
B. No, l'esistenza dei partiti è una consuetudine storica
C. No, i partiti politici sono espressione della democrazia moderna
D. Sì, ma solo di quelli che già esistevano al momento dell'approvazione della carta costituzionale
E. Sì, nelle disposizioni transitorie e finali

71) Come si chiama l'atto giudiziario col quale una persona viene informata che il Pubblico Ministero sta indagando nei suoi confronti?

A. Indagini preliminari
B. Istruttoria
C. Ipotesi di reato
D. Incidente probatorio
E. Informazione di garanzia

72) I membri del Consiglio Superiore della Magistratura nominati dal Parlamento sono detti:

A. membri laici
B. membri togati
C. membri politici
D. membri esterni
E. membri parlamentari

73) Chi ha l'obbligo di esercitare l'azione penale?

A. Il Giudice di pace
B. Il Consiglio di Stato
C. Il Pubblico Ministero
D. Il Giudice naturale
E. Il Guardasigilli

74) Una imposta che incide sull'imponibile attraverso un'aliquota stabile e costante si dice:

A. verticale
B. proporzionale
C. progressiva
D. reale
E. orizzontale

75) A quale organo la Costituzione attribuisce la funzione legislativa?

A. Alla Magistratura
B. Al Governo
C. Al Presidente del Consiglio
D. Al Parlamento
E. Ai singoli ministri

76) Quanto dura in carica il Presidente della Repubblica?

A. 10 anni
B. 7 anni
C. 4 anni
D. 5 anni
E. 3 anni

77) Quanti Paesi firmarono il Trattato di Roma che, nel 1957, diede vita all'odierna Unione Europea?

A. 6 Paesi
B. 5 Paesi
C. 10 Paesi
D. 8 Paesi
E. 25 Paesi

78) Cosa sono i dazi doganali?

A. Imposte che possono essere messe solo sui beni importati sui territori nazionali
B. Imposte che possono essere messe solo sui beni importati o in transito sui territori nazionali
C. Imposte che possono essere messe sui beni importati o esportati sui territori nazionali
D. Imposte che possono essere messe solo sui beni in transito
E. Imposte che possono essere messe solo sui beni esportati

79) La Costituzione italiana, trattando dei diritti e doveri dei cittadini, affronta il tema della famiglia. In proposito all'art. 29 sancisce che la Repubblica riconosce i diritti della famiglia come società naturale fondata:

A. sull'educazione dei figli
B. sul matrimonio
C. sul rispetto dei coniugi
D. sulla salute
E. sulla fedeltà dei coniugi

80) Un terzo dei giudici della Corte Costituzionale è nominato:

A. dall'Associazione Nazionale Magistrati
B. dall'Ordine degli Avvocati
C. dal Consiglio Superiore della Magistratura
D. dal Presidente della Repubblica
E. dal popolo chiamato ad esprimersi tramite referendum

81) Quali impugnazioni si possono adire contro le sentenze?

A. L'Appello ed il ricorso in Cassazione
B. La richiesta di grazia
C. L'Appello ed il Riesame
D. Il ricorso al Presidente della Repubblica
E. Il ricorso al Giudice monocratico

82) L'IRPEF è un'imposta:

A. proporzionale

B. determinata in misura fissa
C. fluttuante
D. relativa
E. progressiva

83) Si definisce recessione:

A. l'aumento della disoccupazione
B. una caduta del prodotto nazionale lordo reale
C. la diminuzione del valore della moneta corrente
D. un deficit di bilancio dello Stato
E. la diminuzione dei salari dei dipendenti privati

84) Quante regioni sono previste dalla Costituzione italiana?

A. 15
B. 32
C. 21
D. 20
E. 22

85) In quale data l'euro è entrato in circolazione?

A. Il 1° gennaio 2002
B. Il 1° gennaio 2000
C. Il 1° gennaio 2001
D. Il 1° gennaio 2003
E. Il 1° gennaio 1999

86) Indicare il più giovane Presidente degli Stati Uniti d'America:

A. Theodore Roosevelt
B. Barack Hussein Obama
C. John Fitzgerald Kennedy
D. Bill Clinton
E. Ronald Reagan

87) Il diritto al lavoro di tutti i cittadini è sancito:

A. dal diritto sindacale
B. dalla Costituzione
C. dal Codice civile
D. dalla Gazzetta Ufficiale
E. dal Codice penale

88) Uno degli elementi che differenziano la Camera dei Deputati dal Senato della Repubblica è dato dai requisiti richiesti ai cittadini per esercitare la capacità di voto e per essere eletti. Non si può essere eletti senatori se non al superamento:

A. dei 25 anni di età
B. dei 50 anni di età
C. dei 40 anni di età
D. dei 21 anni di età
E. dei 35 anni di età

89) La durata di ciascuna Camera può essere prorogata?

A. Sì, ma soltanto in caso di deficit del bilancio dello Stato
B. No, mai
C. Sì, ogniqualvolta se ne ravvisi l'opportunità, col parere favorevole del Presidente della Repubblica
D. No, se non per legge e soltanto in caso di guerra
E. Sì, sempre

90) Ai sensi del dettato costituzionale, è senatore di diritto e a vita, salvo rinunzia:

A. chi è stato Presidente del Senato
B. solo chi ha illustrato la patria per meriti civili o sociali
C. chi è stato Presidente della Repubblica
D. chi ha ricoperto la carica di Presidente del Consiglio dei Ministri
E. tutti i senatori che abbiano compiuto 80 anni

91) Dove ha sede il Senato della Repubblica?

A. A Palazzo Madama
B. A Palazzo Montecitorio
C. A Palazzo del Quirinale
D. A Palazzo Venezia
E. A Palazzo Chigi

92) È un elemento costitutivo dello Stato:

A. il Presidente della Repubblica
B. la sovranità
C. la Corte Costituzionale
D. il Governo
E. il Parlamento

93) A cosa si riferisce l'espressione semestre bianco?

A. Ai primi sei mesi del mandato del Presidente della Repubblica
B. Ai primi sei mesi di una legislatura
C. Al periodo durante il quale le Camere devono interrompere i lavori parlamentari
D. Al periodo durante il quale le Camere devono approvare tutti i disegni di legge in discussione
E. Al periodo durante il quale il Presidente della Repubblica italiana non può sciogliere le Camere

94) Qual è l'organo deliberativo del Comune?

A. Il Consiglio comunale
B. La Giunta comunale
C. Il Sindaco
D. Il Segretario comunale
E. Il Commissario prefettizio

95) Nella Costituzione italiana la revisione è possibile, anche se solo mediante particolari procedure e maggioranze; questa revisione può essere applicata all'intero dettato costituzionale?

A. Sì, il principio affermato vale per tutto il dettato costituzionale
B. La relativa decisione è rimessa alla discrezione del Presidente della Repubblica
C. Sì e questo principio è ribadito all'art. 143 Cost.
D. No, l'art. 139 Cost. afferma che la forma repubblicana non può essere oggetto di revisione
E. La relativa decisione è rimessa alla discrezione della Corte Costituzionale

96) Quale dei seguenti Ministri è anche comunemente detto Guardasigilli?

A. Ministro della Giustizia
B. Ministro della Difesa
C. Ministro dell'Interno
D. Ministro degli Esteri
E. Ministro dell'Economia

97) Tra gli istituti specializzati dell'ONU, quale coordina gli sforzi dei vari Paesi per difendere la salute?

A. Fondo monetario internazionale (FMI)
B. Organizzazione per l'alimentazione e l'agricoltura (FAO)
C. Organizzazione mondiale della sanità (OMS)
D. Fondo internazionale d'emergenza per l'infanzia (UNICEF)
E. Programma delle Nazioni Unite per lo sviluppo (UNDP)

98) Qual è la forma di governo dell'Unione Europea?

A. Federale
B. Parlamentare
C. Presidenziale
D. Direttoriale
E. Repubblicana

99) Come si intitola la seconda parte della Costituzione italiana?

A. Ordinamento della Repubblica
B. Diritti e doveri dei cittadini
C. Garanzie costituzionali
D. Disposizioni transitorie e finali
E. Rapporti tra Stato e Chiesa

100) Quale dei seguenti Paesi non fa parte della cosiddetta zona euro?

A. Irlanda
B. Malta

C. Portogallo
D. Danimarca
E. Lussemburgo

101) Quale dei seguenti non è un vizio imputabile all'atto amministrativo?

A. L'incompetenza assoluta
B. La violazione di legge
C. L'eccesso di potere
D. L'incompetenza relativa
E. L'illegittimità costituzionale

102) Cosa prevede la Convenzione di Schengen?

A. La libera circolazione delle merci nei Paesi dell'Unione Europea
B. La libera circolazione delle persone all'interno dei Paesi aderenti all'Unione Europea
C. La pari dignità sociale dei cittadini dell'Unione
D. Il riconoscimento dei diritti inviolabili dell'uomo
E. La delineazione dei nuovi confini politici dell'Europa

103) Qual è la sede permanente della Corte Costituzionale?

A. Il Palazzo Chigi di Ariccia
B. Il Palazzo Barberini a Roma
C. Il Palazzo della Consulta a Roma
D. Il Palazzo Sforza a Milano
E. Castel Sant'Angelo a Roma

104) Quale dei seguenti Paesi è membro permanente del Consiglio di sicurezza dell'ONU?

A. La Spagna
B. Il Cile
C. La Grecia
D. Il Regno Unito di Gran Bretagna
E. Cuba

105) Nel dicembre 1991 si è verificato in Italia l'unico caso di richiesta di messa in stato d'accusa di un Presidente della Repubblica: di chi si trattava?

A. Francesco Cossiga
B. Oscar Luigi Scalfaro
C. Giovanni Leone
D. Giorgio Napolitano
E. Giuseppe Saragat

106) Cosa s'intende per Prodotto Interno Lordo?

A. L'insieme delle spese e delle entrate di uno Stato
B. Il valore complessivo dei beni e dei servizi che vengono prodotti in un Paese
C. L'ammontare totale dei debiti contratti dallo Stato
D. La spesa che lo Stato sostiene per il mantenimento dei Ministeri
E. Il valore complessivo dei beni acquistabili dai cittadini

107) Per scrutinio palese si intende una procedura di votazione:

A. per iscritto
B. per acclamazione
C. per alzata di mano
D. segretata
E. per lettura orale dinanzi all'Assemblea

108) Il referendum abrogativo non è ammesso:

A. per le leggi tributarie e di bilancio
B. per le leggi di amnistia
C. per le leggi di indulto
D. per la ratifica dei trattati internazionali
E. tutte le alternative sono vere

109) Cosa s'intende per Bilancia dei Pagamenti?

A. La registrazione delle transazioni di un Paese con il Resto del mondo

B. Il bilancio dello Stato
C. L'insieme dei crediti vantati da uno Stato nei confronti di un altro
D. Il disavanzo pubblico
E. La registrazione delle entrate di moneta derivanti dalla vendita di beni e servizi

110) In che anno è stata votata la legge che ha consentito ai Savoia di rientrare in Italia?

A. 2005
B. 2001
C. 2002
D. 2003
E. 2004

111) La consuetudine, tra le fonti del diritto, si pone:

A. tra le fonti primarie
B. all'ultimo livello della scala gerarchica
C. al primo livello della scala gerarchica
D. tra le fonti secondarie
E. tra le fonti sub primarie

112) Con l'espressione semplificazione amministrativa si vuole indicare il processo di cambiamento delle procedure della Pubblica Amministrazione teso a:

A. renderla decentrata e autonoma
B. fornire un codice di comportamento per i pubblici dipendenti
C. permettere la vigilanza sul rispetto della tutela dei dati sensibili
D. renderla più efficiente, trasparente e vicina ai cittadini e alle imprese
E. permettere un più semplice controllo degli atti amministrativi da parte dei cittadini

113) Il Consiglio Atlantico, organo supremo della NATO, ha sede a:

A. Bruxelles
B. Ginevra
C. New York
D. Strasburgo
E. Roma

114) M/O • 2015 Quale tra le seguenti personalità politiche italiane NON è mai stato eletto Presidente della Repubblica?

A. Giuseppe Saragat
B. Giovanni Gronchi
C. Giovanni Spadolini
D. Luigi Einaudi
E. Carlo Azeglio Ciampi

115) Quale dei seguenti noti personaggi del mondo politico, in un discorso del 1950, propose per la prima volta un'unione dei Paesi europei?

A. Il Primo ministro britannico Winston Churchill
B. Il ministro degli Affari Esteri francesi Robert Schuman
C. Il Presidente della Repubblica Italiana Giovanni Leone
D. Il Presidente della Repubblica democratica tedesca Walter Ulbricht
E. Il Presidente del Consiglio italiano Alcide De Gasperi

116) Il Governo dimissionario deve limitare la propria attività:

A. all'amministrazione straordinaria
B. alle competenze assegnategli dal Parlamento
C. agli affari pendenti
D. allo scioglimento tempestivo delle Commissioni straordinarie istituite durante la legislatura
E. all'ordinaria amministrazione

117) Come viene chiamato in Germania il Capo del Governo?

A. Cancelliere
B. Lord Major
C. Segretario di Stato
D. Capo del Bundestag

E. Presidente

118) Di quanti articoli si compone la nostra Costituzione?

A. 150
B. 438
C. 491
D. 139
E. 135

119) La data della festa dell'Europa è stata scelta:

A. in quanto corrisponde ad un periodo nel quale non cade la festa nazionale di alcun Paese membro UE
B. in ricordo della dichiarazione Schuman, considerata l'atto di nascita dell'Unione Europea
C. in ricordo della data in cui fu firmato il Trattato di Roma nel 1957
D. in ricordo della data in cui fu firmato il Trattato di Maastricht del 1993
E. in ricordo dei caduti della Seconda Guerra Mondiale

120) Quale organo istituzionale può disporre inchieste parlamentari su materie di pubblico interesse?

A. Solo la Camera dei deputati
B. Solo il Senato della Repubblica
C. Ciascuna delle due Camere
D. Solo il Consiglio dei ministri
E. Solo la Magistratura

121) Come si definiscono le sentenze della Corte Costituzionale che negano l'incostituzionalità di una legge?

A. Sentenze di rigetto
B. Sentenze costitutive
C. Sentenze nomofilattiche
D. Sentenze di accoglimento
E. Sentenze negative

122) I Paesi membri dell'ONU aventi diritto di veto sono:

A. tutti gli Stati membri del Consiglio di Sicurezza
B. Stati Uniti, Russia, Cina, Italia, Gran Bretagna, Francia
C. Stati Uniti e Gran Bretagna
D. Stati Uniti, Russia, Cina, Gran Bretagna, Francia
E. Stati Uniti, Russia, Cina, Giappone, Gran Bretagna, Francia

123) In base alla Costituzione italiana, chi giudica sulle accuse promosse contro il Presidente della Repubblica?

A. Il Parlamento in seduta plenaria
B. La Magistratura ordinaria
C. L'Avvocatura di Stato
D. La Corte Costituzionale
E. La Suprema Corte di Cassazione

124) Quale dei seguenti è organo di consulenza giuridico-amministrativa e di tutela della giustizia nell'amministrazione?

A. La Corte dei Conti
B. Il Consiglio di Stato
C. Il Presidente della Repubblica
D. Il Consiglio Nazionale dell'Economia e del Lavoro
E. Il Consiglio Superiore della Magistratura

125) Quanti anni restano in carica i giudici della Corte costituzionale?

A. 5 anni
B. 10 anni
C. 9 anni
D. 7 anni
E. A vita

126) Quale delle seguenti affermazioni è corretta in base al dettato costituzionale?

A. Solo i provvedimenti restrittivi della libertà personale devono essere motivati

B. Tutti i provvedimenti giurisdizionali devono essere motivati
C. Solo i provvedimenti amministrativi devono essere motivati
D. Alcuni provvedimenti giurisdizionali possono essere motivati a discrezione del giudice
E. Tutti i provvedimenti emessi dalle autorità di pubblica sicurezza devono essere motivati e sono immediatamente ricorribili per Cassazione

127) Secondo la Costituzione italiana, lo Stato italiano e la Chiesa sono:

A. sovrani e indipendenti, ciascuno nel proprio ordine
B. dipendenti, nel senso che l'ordinamento della Chiesa deve essere conforme a quello dello Stato italiano
C. sovrani ciascuno nel proprio ordine, ma la Chiesa dipende economicamente dallo Stato italiano
D. indipendenti, ma l'ordinamento della Repubblica deve tenere conto dei principi della religione cattolica, che è la religione di Stato
E. dipendenti, nel senso che l'ordinamento dello Stato deve essere conforme ai principi della Chiesa

128) Secondo la Costituzione italiana, la Repubblica richiede espressamente l'adempimento dei doveri inderogabili di solidarietà politica, economica e:

A. umana
B. nazionale
C. popolare
D. cristiana
E. sociale

129) Prima di assumere le proprie funzioni, i ministri prestano giuramento:

A. nelle mani del Presidente del Consiglio dimissionario
B. sul Vangelo e sulla Costituzione
C. davanti al popolo italiano rappresentato dal senatore a vita più anziano
D. nelle mani del Presidente della Repubblica
E. in nome del popolo italiano

130) Secondo quanto dispone la Costituzione, in Italia l'amnistia è concessa con:

A. decreto del Ministero dell'Interno
B. legge
C. decreto del Presidente della Repubblica
D. sentenza del Tribunale
E. ordinanza del Sindaco di Roma Capitale

131) Perché le stelle della bandiera europea sono dodici?

A. Il dodici è un antico numero simbolico che rappresenta l'armonia e la solidarietà
B. Tanti erano i Paesi membri quando è stata istituita la bandiera
C. Dodici sono le ore del giorno
D. Dodici sono i Paesi che hanno adottato la moneta unica
E. Non c'è una particolare motivazione

132) Quale dei seguenti è un requisito indispensabile perché uno Stato possa essere accettato nell'Unione Europea?

A. Rispetto dei parametri di Maastricht
B. Sottoscrizione del Trattato di Kyoto
C. Stabilità della democrazia
D. Essere membro permanente del Consiglio di Sicurezza dell'ONU
E. Avere la bilancia commerciale in attivo da almeno cinque anni

133) Secondo quanto sancisce la Costituzione, quale, fra i seguenti atti, non è di competenza del Presidente della Repubblica?

A. Dirigere la politica generale del Governo
B. Promulgare le leggi
C. Presiedere il Consiglio Superiore della Magistratura
D. Nominare, nei casi indicati dalla legge, i funzionari dello Stato
E. Sciogliere le Camere

134) Quale dei seguenti è un organo ausiliario del Governo?

A. La Banca d'Italia
B. Il Consiglio Superiore della Magistratura
C. L'Autorità per la tutela della concorrenza e il mercato
D. La Corte dei Conti
E. La Corte Costituzionale

135) Il disegno di legge deferito a una Commissione per l'esame e l'approvazione è rimesso all'Assemblea se lo richiede:

A. 1/10 dei componenti della Commissione
B. 1/10 dei componenti di una Camera
C. il Presidente della Camera dei deputati
D. il Presidente del Senato della Repubblica
E. il Presidente del Consiglio dei Ministri

136) In Italia, coloro che sono dichiarati falliti perdono il diritto di voto?

A. Sì, definitivamente
B. No, non subiscono alcuna limitazione
C. No, perché il diritto di voto è un diritto inalienabile
D. Sì, per i tre anni successivi alla dichiarazione di fallimento
E. Sì, finché dura lo stato di fallimento, e comunque per non oltre cinque anni dalla data della sentenza dichiarativa di fallimento

137) I conflitti di merito fra ministri sono risolti:

A. dalla Corte Costituzionale
B. dal Presidente del Consiglio
C. dal Consiglio dei ministri
D. dal Presidente della Repubblica
E. dalla Magistratura ordinaria

138) La norma giuridica ha carattere coercitivo perché:

A. il suo rispetto si impone con la forza o minacciando di usarla
B. è spontaneamente accettata dall'uomo
C. deve essere osservata dai cittadini solo in casi eccezionali
D. essa si fonda esclusivamente sull'uso della bonaria persuasione
E. deve essere imposta all'uomo in quanto incapace di autogestirsi

139) Cosa sanciscono in generale le leggi?

A. Solo i doveri dei cittadini
B. Solo i diritti dei cittadini
C. La posizione di preminenza dello Stato nei confronti dei cittadini
D. I diritti e i doveri dei cittadini
E. Solo le materie non espressamente trattate dalla Costituzione

140) Cosa s'intende per dovere giuridico?

A. Un comportamento consuetudinario degli individui
B. L'obbligo di obbedire ad una norma giuridica che regola i rapporti tra gli uomini
C. Un comportamento dipendente dalla volontà degli individui
D. Un atto imposto caso per caso mediante sentenza della Magistratura competente
E. Un atto facoltativo

141) Lo Stato autoritario è:

A. una forma di governo in auge esclusivamente nell'età medievale

B. una elaborazione teorica del tutto inesistente
C. una forma di Stato tuttora esistente in alcune parti del mondo
D. espressione delle forze militari nei Paesi in cui esse detengono il potere
E. una forma di governo in auge esclusivamente in età moderna

142) Lo Stato è rappresentativo se:

A. rappresenta le classi sociali meno abbienti
B. rappresenta effettivamente tutti i cittadini aventi diritti al voto
C. il popolo esercita la sovranità attraverso i suoi rappresentanti
D. rappresenta esclusivamente le classi sociali produttive
E. rappresenta tutti i cittadini maggiorenni e con un titolo di studio superiore

143) Cosa sono i diritti derivati?

A. Sono diritti che traggono origine dai diritti naturali e fondamentali
B. Non esistono
C. Sono una elaborazione teorica dei maggiori studiosi di diritto
D. Sono diritti in attesa di riconoscimento a seguito di approvazione mediante un provvedimento legislativo
E. Sono i diritti espressi nella Parte prima della Costituzione

144) Fino a quando i figli sono soggetti alla potestà genitoriale?

A. Fino al compimento del 18° anno
B. Fino al termine degli studi compiuti presso una scuola secondaria di secondo grado
C. Fino al conseguimento della laurea
D. Fino al compimento del 21° anno
E. Fino al raggiungimento della piena indipendenza economica

145) Nella forma di governo presidenziale:

A. il Presidente della Repubblica emana le leggi
B. il Presidente della Repubblica è eletto dal popolo
C. il Presidente della Repubblica può sciogliere le Camere
D. il Parlamento elegge il Presidente della Repubblica
E. la formazione del Governo si ha con l'incarico dato dal Parlamento al leader di maggioranza

146) Il diritto di sciopero nei servizi pubblici essenziali:

A. può essere esercitato in qualsiasi momento senza preavviso
B. non è regolato da alcuna norma
C. è assolutamente vietato
D. può essere esercitato solo in particolari periodi dell'anno
E. è disciplinato da apposita legge

147) Qualora un membro del Parlamento sia colto nell'atto di commettere un delitto può essere privato della libertà personale senza autorizzazione della Camera alla quale appartiene?

A. No, in quanto è sempre necessaria l'autorizzazione a procedere della Camera di appartenenza
B. Sì, sempre
C. Sì, se per quel delitto è previsto l'arresto obbligatorio in flagranza
D. Sì, ma solo se si tratti di un delitto punibile con almeno dieci anni di reclusione
E. Sì, ma solo se si tratti di un delitto punibile con l'ergastolo

148) In base alla Costituzione, quale dei seguenti soggetti non fa parte del Consiglio dei ministri?

A. Presidente del Consiglio

B. Ministro dell'Interno
C. Guardasigilli
D. Presidente della Camera
E. Ministro dell'Economia

149) Quale dei seguenti non è un organo della Regione?

A. Tribunale Amministrativo Regionale
B. Governatore
C. Consiglio regionale
D. Giunta regionale
E. Presidente della Giunta

150) In quali casi la Repubblica riconosce e garantisce i diritti inviolabili dell'uomo?

A. Solo nelle formazioni sociali in cui si svolge la sua personalità
B. Sempre, sia come singolo individuo sia nelle formazioni sociali dove si svolge la sua personalità
C. Solo nelle ipotesi in cui tali diritti siano espressamente riconosciuti e garantiti dalle convenzioni internazionali sui diritti inviolabili dell'uomo
D. Solo come singolo individuo
E. Solo nei casi espressamente previsti dalla legge e dalla Costituzione

151) Qualora la Corte dei Conti rilevi un'illegittimità in un atto del Governo, a chi deve riferire?

A. Al Presidente del Consiglio
B. Alle Camere
C. Alla Magistratura
D. Al Presidente della Repubblica
E. Al Presidente della Camera dei deputati

152) Quale delle seguenti affermazioni riguardo al Presidente della Repubblica è falsa?

A. Presiede il Consiglio Superiore della Magistratura
B. Ha il comando delle forze armate
C. Presiede la Corte Costituzionale
D. Può inviare messaggi alle Camere
E. Può concedere la grazia e commutare le pene

153) Secondo la Costituzione, a chi spetta il compito di accreditare i rappresentanti diplomatici di altri Paesi in Italia?

A. Al Presidente della Repubblica
B. Al ministro degli Esteri
C. Al Presidente del Consiglio dei ministri
D. Al ministro della Giustizia
E. Al Parlamento in seduta comune

154) Cosa prevede l'articolo 11 della Costituzione italiana?

A. Il riconoscimento del cattolicesimo come religione di Stato
B. Il diritto di sciopero
C. L'uguaglianza morale e giuridica dei coniugi
D. Il ripudio della guerra da parte dell'Italia
E. La libertà di insegnamento

155) Non è ammesso il referendum popolare per le leggi:

A. che disciplinano la materia elettorale
B. tributarie e di bilancio
C. costituzionali
D. disciplinanti l'ordinamento della Magistratura
E. in materia penale

156) Le decisioni sulle promozioni dei magistrati spettano:

A. al ministro della Giustizia
B. al Consiglio Superiore della Magistratura
C. agli organi di giurisdizione amministrativa
D. al Presidente della Repubblica

E. ad alcun organo, in quanto le promozioni dei magistrati sono automatiche

157) CINECA • 2019 In Italia, quanto dura il mandato del Presidente della Repubblica?

A. Cinque anni
B. Quattro anni
C. Sette anni
D. Sei anni
E. Tre anni

158) Qual è lo specifico compito per il quale è stato istituito il Mediatore europeo?

A. Difendere i cittadini e le organizzazioni della UE dalla cattiva amministrazione
B. Garantire che le istituzioni e gli organi della UE rispettino il diritto alla privacy
C. Verificare il finanziamento delle attività europee
D. Controllare la politica monetaria europea
E. Garantire il dialogo tra le istituzioni UE e i cittadini dell'Unione

159) Il numero dei ministeri è determinato:

A. dal Presidente del Consiglio dei ministri
B. dal Presidente della Repubblica
C. dai regolamenti interni alle Camere
D. dalla legge
E. dal ministro per i Rapporti col Parlamento

160) Il Presidente della Repubblica delibera lo stato di guerra: è contenuta questa affermazione nella Costituzione italiana?

A. Sì
B. No, è il Parlamento a deliberare lo stato di guerra
C. No, è il Consiglio Supremo di Difesa a deliberare lo stato di guerra
D. No, è il Presidente del Consiglio dei ministri a deliberare lo stato di guerra
E. No, perché la Costituzione vieta espressamente che il Paese possa entrare in guerra

161) In base al dettato costituzionale, le confessioni religiose diverse dalla Cattolica hanno il diritto di organizzarsi secondo propri statuti?

A. No
B. Sì, purché non contrastino con l'ordinamento giuridico italiano
C. La Costituzione non prevede nulla al riguardo
D. Sì, sempre e senza alcuna limitazione
E. Sì, ma solo per le confessioni religiose che riconoscano nella figura del Pontefice il capo della Chiesa mondiale

162) Le nomine dei magistrati hanno luogo in via ordinaria:

A. per sorteggio
B. per elezione popolare
C. per nomina ministeriale
D. per decisione del Consiglio Superiore della Magistratura
E. per concorso

163) In base al dettato costituzionale, il voto contrario di entrambe le Camere su una proposta avanzata dal Governo importa l'obbligo di dimissioni?

A. No
B. Sì, perché in tal caso è venuto meno il legame con i partiti della maggioranza
C. No, a meno che il voto sia espresso da una maggioranza qualificata di 2/3 dei votanti

D. No, a meno che il voto sia espresso da una maggioranza qualificata di 2/3 dei membri
E. Sì, ma solo nei casi espressamente previsti da leggi costituzionali

164) Quanto dura in carica il Parlamento europeo?

A. Dieci anni
B. Sei anni
C. Cinque anni
D. Quattro anni
E. Tre anni

165) Quale organo dell'Unione Europea è composto dai Capi di Governo di tutti gli Stati membri?

A. La Commissione europea
B. Il Parlamento europeo
C. La Corte di Giustizia
D. Il Consiglio europeo
E. La Corte dei Conti

166) Nel 1988 fu attribuito il premio Nobel per la pace al corpo armato internazionale di cui l'ONU dispone e che è conosciuto col nome di:

A. teste di cuoio
B. caschi blu
C. baschi verdi
D. giubbe rosse
E. elmi gialli

167) Quale Paese, tra quelli sottoelencati, il 23 giugno 2016, con un referendum, ha espresso la volontà di uscire dall'Unione Europea?

A. Croazia
B. Regno Unito
C. Germania
D. Grecia
E. Svezia

168) Ha sede a Lussemburgo e verifica il finanziamento delle attività dell'Unione Europea. Di quale organo si tratta?

A. Mediatore europeo
B. Fondo monetario internazionale
C. Corte dei Conti dell'Unione Europea
D. Segretario generale
E. Corte internazionale di giustizia

169) In ossequio al principio della divisione dei poteri è corretto affermare che in Italia:

A. il potere esecutivo è attribuito al Parlamento
B. il potere giudiziario è attribuito al Governo
C. il potere legislativo è attribuito al Parlamento
D. il potere esecutivo è attribuito alla Magistratura
E. il potere legislativo è attribuito al Governo

170) In diritto costituzionale, per *vacatio legis* s'intende:

A. il periodo di tempo intercorrente tra la pubblicazione della legge e la sua entrata in vigore
B. il periodo di tempo intercorrente tra la data di proposizione di una questione di legittimità costituzionale di una legge e la pubblicazione della sentenza che ne dichiara l'illegittimità
C. il periodo di tempo intercorrente tra l'indizione delle elezioni politiche e l'insediamento del nuovo Governo
D. il periodo di tempo intercorrente tra la remissione del mandato da parte del Presidente della Repubblica e la nomina del nuovo Capo dello Stato
E. il periodo di tempo che va dall'atto col quale viene disposto lo scioglimento delle Camere alla riunione delle nuove Camere

171) Come viene definita la chiusura, totale o parziale, da parte dei datori di lavoro, dei luoghi in cui normalmente si svolge l'attività lavorativa allo scopo di rendere impossibile lo svolgimento della prestazione da parte dei propri dipendenti?

A. Sciopero a scacchiera
B. Picchettaggio
C. Sit-in
D. Serrata
E. Sabotaggio

172) Chi è il più alto funzionario dell'ONU?

A. Il rappresentante degli USA nel Consiglio di sicurezza
B. Il rappresentante della Cina nel Consiglio di sicurezza
C. Il Cancelliere dell'Assemblea generale
D. Il Segretario generale
E. Il rappresentante della Russia nel Consiglio di sicurezza

173) La Romania è uno Stato membro dell'Unione Europea?

A. No, ma è candidato ad entrare a far parte dell'Unione
B. Sì, dal 1° gennaio 2007
C. Sì, dal 1° gennaio 2010
D. Sì, è uno dei dieci Stati che sono entrati a far parte dell'Unione nel 2004
E. No, non ha ancora manifestato la volontà di entrare a far parte dell'Unione

174) L'estradizione in Italia non è ammessa:

A. per reati politici
B. per reati contro il patrimonio
C. in alcun caso
D. per i cittadini dell'Unione Europea
E. per reati contro la morale pubblica

175) Come viene definito il mezzo al quale le parti possono ricorrere per sottrarre alla giurisdizione ordinaria la decisione di una lite, realizzando così una sorta di giustizia privata, dettata cioè da un privato anziché da un giudice dello Stato?

A. Processo
B. Giudizio abbreviato
C. Arbitrato
D. Giudizio direttissimo
E. Giudizio immediato

176) Il referendum abrogativo è un tipico istituto della:

A. democrazia rappresentativa
B. democrazia diretta
C. democrazia sostanziale
D. democrazia formale
E. democrazia garantista

177) CINECA • 2019 **A settembre 2019, quale fra questi Paesi NON fa parte dell'Unione Europea?**

A. Svizzera
B. Austria
C. Belgio
D. Danimarca
E. Croazia

178) Per quale motivo in Italia il 2 giugno si celebra la festa della Repubblica?

A. Non vi è un motivo particolare
B. Perché è la data di promulgazione della Costituzione
C. Perché è la data in cui nel 1946, a seguito del referendum istituzionale, l'Italia divenne una Repubblica
D. Perché è la data in cui fu firmato l'armistizio con gli Alleati alla fine della Seconda Guerra Mondiale
E. Perché è la data in cui, nel 1861, l'Italia fu unificata

179) Dividendo il valore complessivo del reddito nazionale netto per il numero delle persone residenti in un determinato Paese si ottiene:

A. il Prodotto Interno Lordo
B. il reddito pro-capite
C. il Prodotto Nazionale Lordo
D. il valore di contingentamento
E. la rendita fondiaria

180) Una Commissione parlamentare incaricata di procedere direttamente all'approvazione della legge, lavora in sede:

A. redigente
B. referente
C. accusatoria
D. deliberante
E. promulgativa

181) Per l'elezione della Camera dei Deputati bisogna aver compiuto 18 anni. È stato così sin dall'inizio della Repubblica?

A. Sì, per gli uomini. Fino al 1975 le donne votavano a 21 anni
B. No, fino al 1975 bisognava aver compiuto 30 anni
C. No, fino al 1971 bisognava avere almeno 21 anni
D. No, fino al 1975 bisognava avere almeno 21 anni
E. Sì

182) Il referendum previsto dagli artt. 132 e 134 della Costituzione italiana per la modificazione territoriale di Regioni, Province e Comuni è detto:

A. referendum abrogativo
B. referendum sospensivo
C. referendum consultivo
D. referendum costituzionale
E. referendum istituzionale

183) Cosa è una Città metropolitana?

A. Viene così definita una città con più di 5 milioni di abitanti
B. Si tratta di un'unione di Comuni appartenenti anche a Regioni diverse purché limitrofe
C. Si tratta di un organismo relativamente giovane destinato ad accorpare le competenze amministrative di tutti i Comuni che vogliano aderirvi
D. Si tratta semplicemente di un sinonimo di capitale (nel senso che la città di Roma, capitale d'Italia, può anche essere definita città metropolitana)
E. Si tratta di un nuovo organismo che comprende le aree di più Comuni, regolato da uno Statuto e con funzioni che riguardano il traffico, le infrastrutture, la difesa dell'ambiente

184) Tra gli esponenti storici della politica italiana di seguito elencati, quale non ha ricoperto la carica di Presidente della Repubblica?

A. Sandro Pertini
B. Enrico Berlinguer
C. Giovanni Gronchi
D. Antonio Segni
E. Giuseppe Saragat

185) La pubblica amministrazione è alle dipendenze:

A. dei ministeri
B. del Presidente della Repubblica
C. del popolo
D. del Parlamento
E. della magistratura

186) Con quali strumenti lo Stato tutela i beni culturali?

A. Non esistono ancora strumenti specifici per tutelare i beni culturali della nazione
B. Con l'espromissione, uno strumento giuridico che garantisce l'acquisizione del bene alla Regione di competenza
C. Col vincolo di interesse storico e artistico, con l'espropriazione, con la

prelazione in caso di vendita, col divieto di esportazione
D. Con un apposito decreto, detto decreto conservativo, che garantisca appunto la conservazione del bene
E. Semplicemente demandando alle Regioni la tutela e la salvaguardia dei beni di interesse storico e artistico presenti sul proprio territorio

187) Le petizioni sono rivolte al Parlamento:

A. esclusivamente dai parlamentari
B. dai cittadini
C. da almeno cinque Consigli regionali
D. congiuntamente dal Consiglio regionale e da almeno 50.000 elettori
E. dai sindaci delle Città metropolitane

188) Da quale organo istituzionale è approvata la legge ordinaria?

A. Dalla Camera dei deputati
B. Dal Senato della Repubblica
C. Dal Consiglio dei ministri
D. Dal Parlamento
E. Dalla Corte costituzionale

189) Il massimo organo del potere esecutivo è:

A. il Governo
B. il Parlamento
C. il Presidente del Senato della Repubblica
D. il Presidente della Camera dei deputati
E. il Presidente della Repubblica

190) L'agenzia dell'ONU, con sede a Parigi, che incoraggia la collaborazione tra le nazioni nelle aree dell'educazione, della scienza, della cultura e della comunicazione è:

A. la FAO
B. la BEI
C. l'UNESCO
D. il GAT
E. l'UNICEF

191) La giustizia, per espresso dettato costituzionale, è amministrata:

A. in nome della nazione
B. in nome della Repubblica
C. in nome del popolo
D. in nome dell'ordinamento giuridico
E. in nome della democrazia

192) L'Italia è una Repubblica:

A. popolare
B. liberale
C. sociale
D. democratica
E. federale

193) Da quanti parlamentari deve essere firmata una mozione di sfiducia verso il Governo per poter essere presentata alle Camere?

A. Un quinto dei componenti della Camera dei deputati
B. Un decimo dei componenti di una delle due Camere
C. Un quinto dei componenti di una delle due Camere
D. Un ventesimo dei componenti di una delle due Camere
E. Un decimo dei componenti del Senato della Repubblica oppure un ventesimo dei componenti della Camera dei deputati

194) È ammissibile in Italia l'espropriazione della proprietà privata?

A. Soltanto nei casi espressamente previsti dalla legge, per motivi di interesse generale e salvo indennizzo
B. Sì, per motivi di utilità pubblica ma pagandone il prezzo di mercato
C. Sì, ogni qualvolta lo Stato lo ritenga opportuno

D. No, la proprietà privata può essere ceduta dal privato allo Stato solo per donazione
E. No, ma lo Stato può requisire temporaneamente la proprietà per fini di interesse generale

195) Può il Presidente della Repubblica rifiutarsi di promulgare una legge?

A. Sì, sempre
B. No, può solo chiedere alle Camere una nuova deliberazione
C. Sì, perché ha il potere di veto
D. No, mai
E. Sì, purché vi sia una richiesta in tal senso del Governo

196) In che anno la Comunità Economica Europea (CEE) è diventata Unione Europea (UE)?

A. 1957
B. 1992
C. 1993
D. 1999
E. 2001

197) Cosa prevedono i Criteri di Copenhagen?

A. I programmi di sviluppo economico della Unione Europea
B. Le garanzie di sostegno tra i Paesi della Unione Europea in caso di aggressione esterna
C. Le tappe per l'unificazione monetaria dell'Unione Europea
D. I parametri che deve rispettare uno Stato candidato all'adesione all'Unione Europea
E. I parametri che deve raggiungere uno Stato per poter entrare nel Consiglio di sicurezza dell'ONU

198) Di quale istituzione internazionale è organo la Corte Internazionale di Giustizia dell'Aja?

A. Dell'ONU
B. Della NATO
C. Dell'UE
D. Della FAO
E. Dell'OPEC

199) Quale organo fissa la data della prima riunione delle Camere neoelette?

A. Il Presidente del Parlamento in seduta plenaria
B. Il Presidente della Repubblica
C. Il Presidente del Consiglio dei ministri
D. Il Presidente della Corte Costituzionale
E. I presidenti delle due Camere congiuntamente

200) La prima forma di Stato dotata di Costituzione scritta nacque:

A. in Francia
B. in Gran Bretagna
C. in Svizzera
D. in Italia
E. negli Stati Uniti d'America

RISPOSTE CORRETTE

1) C	41) D	81) A	121) A	161) B
2) A	42) A	82) E	122) D	162) E
3) B	43) C	83) B	123) D	163) A
4) D	44) B	84) D	124) B	164) C
5) B	45) B	85) A	125) C	165) D
6) A	46) C	86) C	126) B	166) B
7) C	47) D	87) B	127) A	167) B
8) C	48) C	88) C	128) E	168) C
9) D	49) A	89) D	129) D	169) C
10) E	50) B	90) C	130) B	170) A
11) A	51) D	91) A	131) A	171) D
12) B	52) E	92) B	132) C	172) D
13) B	53) C	93) E	133) A	173) B
14) A	54) A	94) A	134) D	174) A
15) C	55) D	95) D	135) B	175) C
16) B	56) B	96) A	136) E	176) B
17) A	57) D	97) C	137) C	177) A
18) A	58) A	98) B	138) A	178) C
19) D	59) E	99) A	139) D	179) B
20) C	60) B	100) D	140) B	180) D
21) E	61) A	101) E	141) C	181) D
22) B	62) D	102) B	142) C	182) C
23) A	63) C	103) C	143) A	183) E
24) C	64) D	104) D	144) A	184) B
25) B	65) C	105) A	145) B	185) A
26) D	66) A	106) B	146) E	186) C
27) C	67) D	107) C	147) C	187) B
28) B	68) A	108) E	148) D	188) D
29) A	69) B	109) A	149) A	189) A
30) B	70) A	110) C	150) B	190) C
31) C	71) E	111) B	151) B	191) C
32) D	72) A	112) D	152) C	192) D
33) B	73) C	113) A	153) A	193) B
34) B	74) B	114) C	154) D	194) A
35) A	75) D	115) B	155) B	195) B
36) A	76) B	116) E	156) B	196) C
37) D	77) A	117) A	157) C	197) D
38) B	78) C	118) D	158) A	198) A
39) D	79) B	119) B	159) D	199) B
40) E	80) D	120) C	160) B	200) E

CAPITOLO 5

Geografia e Scienze della Terra

5.1 • Geografia d'Italia

1) Le Isole Eolie comprendono ben due vulcani attivi. Quali?

A. Filicudi e Vulcano
B. Stromboli e Vulcano
C. Lampedusa e Vulcano
D. Vesuvio e Stromboli
E. Lipari e Stromboli

2) A quale arcipelago appartiene l'isola di Caprera?

A. La Maddalena
B. Isole Tremiti
C. Isole Pontine
D. Arcipelago Toscano
E. Isole Eolie

3) Quali monti comprende l'Appennino Siculo?

A. Monti Ghibellini
B. Monti Erei
C. Monti Iblei
D. Monti Peloritani, Monti Nebrodi, e le Madonie
E. Monti Sicani

4) Qual è il monte più alto della Toscana?

A. Monte dei Paschi di Siena
B. Monte Prado
C. Monte Amiata
D. Monte Fumaiolo
E. Monte Falterona

5) Qual è il comune più settentrionale d'Italia tra le seguenti località?

A. Aosta in Valle d'Aosta
B. Predoi nel Trentino-Alto Adige
C. Dobbiaco nel Trentino-Alto Adige
D. Cortina d'Ampezzo nel Veneto
E. Sondrio in Lombardia

6) Capo Peloro o Punta Faro costituisce il luogo d'incontro di due mari. Quali?

A. Mar Tirreno e Mar Adriatico
B. Mar Adriatico e Canale di Sicilia
C. Mar Tirreno e Mar Ionio
D. Mar Ligure e Mar Tirreno
E. Canale di Sicilia e Mar di Sardegna

7) Qual è l'unica zona pianeggiante di una certa entità della Sicilia?

A. La pianura di Gela
B. La piana di Catania
C. La Conca d'oro
D. La pianura di Trapani
E. La pianura di Milazzo

8) Dove si trova la cima del Dente del Gigante (4.014 m)?

A. Massiccio del Monte Bianco
B. Alpi Cozie
C. Dolomiti
D. Alpi Pennine
E. Alpi Retiche

9) Qual è la pianura italiana più estesa dopo quella padana?

A. Tavoliere delle Puglie
B. Campidano
C. Pianura Veneta
D. Agro Pontino

E. Pianura Pisana

10) Quali sono i fiumi più importanti della Campania?

A. Volturno, Garigliano, Fortore, Calore
B. Volturno, Garigliano, Basento
C. Volturno, Garigliano, Sele, Biferno
D. Volturno, Garigliano, Aniene, Liri
E. Volturno, Garigliano, Sele, Calore, Ofanto

11) Quali sono le caratteristiche delle coste adriatiche italiane?

A. Coste a terrazzamenti
B. Frastagliate e molto articolate
C. Alte e frastagliate
D. Rocciose e alte
E. Basse, sabbiose e ricche di lagune

12) Dove si trova Punta Campanella?

A. Liguria
B. Sicilia
C. Sardegna
D. Campania
E. Calabria

13) La pesca dei tonni in una "tonnara" è ancora praticata in:

A. Puglia e Calabria
B. Sicilia e Sardegna
C. Campania e Calabria
D. Sardegna e Liguria
E. Toscana e Lazio

14) In quale regione si trova Castel del Monte, fatto costruire da Federico II di Svevia nel XIII secolo?

A. Campania
B. Puglia
C. Napoli
D. Calabria
E. Sicilia

15) Quale regione dell'Italia Settentrionale non confina con stati esteri?

A. Lombardia
B. Veneto
C. Friuli-Venezia Giulia
D. Emilia-Romagna
E. Liguria

16) Quale metodo è stato usato per sfruttare al meglio il territorio scosceso della costa ligure?

A. Trattamento a maggese
B. Sistema di coltivazione idroponica
C. Disboscamento
D. Vegetazione spontanea
E. Terrazzamento

17) Quali sono i fiumi principali della Liguria?

A. Reno e Taro
B. Secchia e Panaro
C. Scrivia e Trebbia
D. Trebbia e Po
E. Magra e Bormida

18) Qual è il clima della Pianura Padana?

A. Artico
B. Alpino
C. Tropicale
D. Continentale
E. Mediterraneo

19) Dopo il Po, il fiume più importante d'Italia è:

A. Ticino
B. Adige
C. Adda
D. Tevere
E. Arno

20) Oltre a quella toscana, esiste anche la Maremma:

A. umbra

B. laziale
C. marchigiana
D. emiliana
E. ligure

21) Dove si trova il Parco tecnologico del Gran Sasso realizzato a 1400 metri di profondità?

A. Abruzzo
B. Marche
C. Umbria
D. Lazio
E. Puglia

22) I confini del Veneto sono:

A. Trentino-Alto Adige, Friuli-Venezia Giulia, Mare Adriatico, Lombardia
B. Trentino-Alto Adige, Austria, Friuli-Venezia Giulia, Mare Adriatico, Emilia Romagna, Lombardia
C. Friuli-Venezia Giulia, Trentino-Alto Adige, Mare Adriatico, Emilia Romagna, Lombardia
D. Friuli-Venezia Giulia, Trentino-Alto Adige, Mare Adriatico, Emilia Romagna
E. Trentino-Alto Adige, Friuli-Venezia Giulia, Mare Adriatico, Emilia Romagna, Lombardia

23) Dove nasce il fiume Tevere e in quale regione?

A. Monte Falterona/Toscana
B. Monte Amiata/Toscana
C. Monti Ausoni/Lazio
D. Monte Fumaiolo/Romagna
E. Appennino Umbro

24) Qual è la regione italiana prima produttrice di uva da vino?

A. Toscana
B. Campania
C. Puglia
D. Piemonte
E. Veneto

25) La Sicilia ha un solo lago naturale. Quale?

A. Lago Arancio
B. Lago Rubino
C. Lago Piana degli Albanesi
D. Laghi di Ganzirri
E. Lago di Pergusa

26) Qual è la punta più meridionale dell'Italia peninsulare?

A. Capo S. Maria di Leuca/Puglia
B. Punta Melito/Calabria
C. Capo Passero/Sicilia
D. Punta Campanella/Campania
E. Capo Sud

27) Che cos'è e dove si trova Pantalica?

A. È un'isola della Sicilia meridionale
B. È l'area industriale più estesa nella Piana di Catania
C. È la più importante necropoli in Europa per vastità e numero di tombe scavate nelle pareti rocciose
D. È un tipo di pesca del tonno della Sicilia orientale
E. È una tecnica di coltivazione degli agrumi tipica della Sicilia centrale

28) In quale regione si trova il Cadore?

A. Nel Veneto
B. Nel Trentino-Alto Adige
C. In Lombardia
D. In Piemonte
E. In Liguria

29) Come si chiama il valico tra l'Appennino Ligure e le Alpi Marittime?

A. Il Passo del Turchino
B. Il Passo dei Giovi
C. Il Passo del Bracco
D. Il Passo di Cadibona
E. Il Passo di Cento Croci

30) Quale tra le seguenti affermazioni riferite all'Italia è errata?

A. L'Italia ha numerosi vulcani attivi nel suo territorio
B. Tre quarti del territorio italiano sono coperti da colline e montagne
C. L'Italia ha numerosi arcipelaghi
D. L'Italia è divisa in tre zone: continentale, peninsulare e insulare
E. L'Italia confina con la Francia, la Svizzera, la Germania, e la Slovenia

31) Come si chiama il vento da nord che attraversa i monti?

A. Tramontana
B. Grecale
C. Scirocco
D. Maestrale
E. Ponente

32) A quale fascia climatica appartiene l'Italia?

A. Equatoriale
B. Temperata
C. Calda
D. Fredda
E. Tropicale

5.2 • Geografia europea ed extraeuropea

33) Dove vivono i Valloni?

A. Belgio
B. Valle d'Aosta
C. Svizzera
D. Valtellina
E. Danimarca

34) Di quale arcipelago fa parte l'isola di Formentera?

A. Cicladi
B. Canarie
C. Baleari
D. Azzorre
E. Capo Verde

35) Dove si trova l'Ile de la Cité?

A. Strasburgo
B. Lione
C. Marsiglia
D. Parigi
E. Tours

36) Su quale mare si affaccia la città di Valencia?

A. Mar Mediterraneo
B. Oceano Atlantico
C. Golfo di Guascogna
D. Nessun mare
E. Oceano Pacifico

37) Il mare del Nord separa:

A. Svezia e Polonia
B. Gran Bretagna e Norvegia
C. Gran Bretagna e Islanda
D. Svezia e Finlandia
E. Finlandia e Norvegia

38) Quale città sorge sul fiume Tago?

A. Barcellona
B. Siviglia
C. Valencia
D. Lisbona
E. Madrid

39) Qual è il fiume più lungo della Francia?

A. Garonna
B. Rodano
C. Senna
D. Mosella
E. Loira

40) In quale paese dell'Europa dell'est si parla una lingua latina?

A. Polonia
B. Romania

C. Bulgaria
D. Ungheria
E. Slovacchia

41) Dove si trova il territorio della Camargue?

A. Nel sud della Francia
B. Nel nord della Francia
C. Nel sud della Spagna
D. Nel nord della Spagna
E. Nel sud del Portogallo

42) Su quale fiume sorge la città di Danzica?

A. Elba
B. Vistola
C. Reno
D. Danubio
E. Senna

43) A quale nazione appartengono le isole Azzorre?

A. Portogallo
B. Spagna
C. Marocco
D. Algeria
E. Tunisia

44) Quale fiume forma le Cascate Vittoria?

A. Senegal
B. Zambesi
C. Niger
D. Congo
E. Nilo

45) V • 2019 Quale canale o stretto mette in comunicazione tra loro il Mar Mediterraneo e il Mar Rosso?

A. Stretto del Bosforo
B. Canale di Suez
C. Canale di Corinto
D. Stretto dei Dardanelli
E. Stretto di Gibilterra

46) Qual è la montagna più alta dell'Africa?

A. Kilimangiaro
B. Kenia
C. Karisimbi
D. Camerun
E. Shimbiris

47) Come si chiama il vento caldo e secco che soffia nei deserti libici?

A. Garbino
B. Tramontana
C. Scirocco
D. Ghibli
E. Libeccio

48) Quale delle seguenti non è una provincia del Canada?

A. Québec
B. Nuovo Galles
C. Nuova Scozia
D. Alberta
E. Kingston

49) Dove si trova la località balneare di Acapulco?

A. Messico
B. Brasile
C. Hawaii
D. Australia
E. California

50) Quale dei seguenti laghi non è nord-americano?

A. Ontario
B. Ladoga
C. Erie
D. Lago Superiore
E. Michigan

51) In quale dei seguenti mari si trova lo Stato del Madagascar?

A. Oceano Indiano
B. Oceano Pacifico

C. Mar Glaciale artico
D. Oceano Atlantico
E. Mar Rosso

52) Qual è il principale fiume dell'Argentina?

A. Paraguay
B. Paranà
C. Uruguay
D. Rio Negro
E. Chubut

53) Qual è il golfo più grande del mondo?

A. Golfo di Guinea
B. Golfo del Messico
C. Golfo del Bengala
D. Golfo d'Alaska
E. Golfo Persico

54) A quale arcipelago appartiene la Giamaica?

A. Caroline
B. Piccole Antille
C. Ebridi
D. Grandi Antille
E. Delle Hawaii

55) In quale paese scorrono i fiumi Tigri ed Eufrate?

A. Iraq
B. Egitto
C. Giordania
D. Libano
E. Somalia

56) Dove si trova la città di Pyongyang?

A. Vietnam
B. Corea del Sud
C. Cina
D. Corea del Nord
E. Giappone

57) Dove sfocia il fiume Gange?

A. Nel Mare Arabico
B. Nel Golfo del Bengala
C. Nel Golfo Persico
D. Nel Mar Caspio
E. Nel Mar Nero

58) M/O • 2019 Viaggiando da ovest a est fra le coppie di città sotto riportate, in quale viaggio si attraversa la linea del cambiamento di data?

A. San Francisco – Berlino
B. Parigi – Pechino
C. Tokyo – Vancouver
D. Buenos Aires – Madrid
E. Londra – Teheran

59) Quale delle seguenti non è un'attrazione turistica della Giordania?

A. L'antica città di Petra
B. Le rovine della città di Troia
C. Le spiagge sul golfo di Aqaba
D. Le stazioni termali
E. La fossa tettonica del Ghor

60) Chi sono gli originari abitanti dell'Australia?

A. Zulu
B. Boeri
C. Aborigeni
D. Pigmei
E. Afrikaans

61) Quale mare separa Stoccolma da Riga?

A. Il Mar Baltico
B. Il Mare del Nord
C. Il Mar di Norvegia
D. Il Mare di Barents
E. Il Mar Glaciale Artico

62) Quale delle seguenti città non si trova in Afghanistan?

A. Kunduz
B. Herat
C. Kabul

D. Kandahar
E. Jalandhar

63) Quale dei seguenti non è uno dei principali porti dell'India?

A. Bombay
B. Calcutta
C. Rangoon
D. Madras
E. Chennai

64) Dove si trova la penisola del Labrador?

A. Canada
B. India
C. Indocina
D. Somalia
E. Giappone

5.3 • Scienze della Terra

65) CINECA • 2015 Le trivellazioni nei fondali marini del Mediterraneo vengono effettuate per:

A. ricerca di idrocarburi
B. cercare risorse idriche
C. seppellire scorie radioattive
D. scopi scientifici
E. ricerca di inqubinanti

66) CISIA • 2015 Il campo geomagnetico è generato da un dipolo magnetico posto:

A. nel nucleo interno del pianeta Terra
B. nel nucleo esterno del pianeta Terra
C. nella crosta oceanica del pianeta Terra
D. nella crosta continentale del pianeta Terra
E. nel mantello del pianeta Terra

67) L'esperienza di Foucault prova:

A. i moti di rotazione, di rivoluzione e i moti millenari
B. la sfericità della Terra
C. il moto di rivoluzione terrestre
D. il moto di rotazione terrestre
E. il moto millenario

68) Cosa afferma la terza legge di Keplero?

A. Il quadrato del periodo orbitale di un pianeta P è uguale al cubo del suo semiasse maggiore
B. Il quadrato del periodo orbitale di un pianeta P è uguale al quadrato del suo semiasse maggiore
C. Il raggio che unisce il centro del Sole al centro di un pianeta descrive superfici con aree uguali in intervalli di tempo uguali
D. I pianeti descrivono orbite ellittiche, quasi complanari, aventi tutte un fuoco comune in cui si trova il Sole
E. Nessuna risposta è corretta

69) In quali zone della Terra è concentrata maggiormente l'attività vulcanica?

A. Indistintamente in tutte le regioni
B. Lungo i margini passivi delle placche litosferiche
C. Lungo i margini attivi delle placche litosferiche
D. In corrispondenza delle grandi catene montuose
E. Nelle aree continentali

70) Esistono magnitudini apparenti negative?

A. Sì
B. Sì, ma solo per le stelle al di fuori della nostra galassia
C. Sì, ma non sono visibili a occhio nudo
D. No
E. Sì e solo per le stelle meno luminose

71) CISIA • 2015 La velocità di propagazione delle onde P in un mezzo è $V_p = \sqrt{(K + 4/3\mu)/\rho}$ mentre la veloci-

tà delle onde S è $V_s = \sqrt{\mu/\rho}$ dove *K* è il modulo di compressibilità, è il modulo di rigidità è la densità del materiale attraversato dall'onda. In quale parte del Pianeta Terra le onde S hanno velocità pari a zero?

A. Nella crosta del Pianeta Terra dove il modulo di rigidità è prossimo a zero
B. Nel mantello del Pianeta Terra dove il modulo di rigidità è diverso da zero
C. Nell'astenosfera del Pianeta Terra dove la densità è infinita
D. Nel nucleo interno del Pianeta Terra dove il modulo di compressibilità è zero
E. Nel nucleo esterno del Pianeta Terra dove il modulo di rigidità è zero

72) CISIA • 2015 **Nella classificazione scientifica delle rocce i marmi sono:**

A. rocce plutoniche quarzose
B. rocce metamorfiche carbonatiche
C. rocce sedimentarie carbonatiche
D. rocce residuali limonitiche
E. rocce vulcaniche vetrose

73) CISIA • 2015 **I graniti appartengono al gruppo delle rocce:**

A. metaignee
B. magmatiche intrusive
C. magmatiche effusive
D. metasedimentarie
E. sedimentarie

74) Cosa succede se la velocità di allontanamento di un oggetto a propulsione dalla Terra supera la velocità di fuga?

A. L'oggetto non può abbandonare la Terra perché su di esso agisce sempre la forza di gravità
B. L'oggetto abbandona la Terra se la sua massa è trascurabile
C. L'oggetto sfugge alla forza di gravità e si ferma
D. L'oggetto vince l'attrazione terrestre e abbandona la Terra
E. Nessuna risposta è corretta

75) Cosa sono i meridiani terrestri?

A. Sono quelle semicirconferenze immaginarie tracciate sulla superficie della Terra
B. Sono quelle semicirconferenze perpendicolari all'asse terrestre e aventi il centro sull'asse
C. Sono quelle semicirconferenze aventi il centro nei Poli e raggio uguale al raggio terrestre
D. Sono quelle semicirconferenze aventi il centro nel centro della Terra
E. Sono quelle semicirconferenze parallele all'equatore

76) Cosa si intende per giorno solare?

A. Il tempo che intercorre tra due culminazioni successive della Luna su uno stesso meridiano
B. Il tempo che intercorre tra due culminazioni successive di una stella su uno stesso meridiano
C. Il tempo di rivoluzione della Luna intorno alla Terra
D. Il tempo che intercorre tra due culminazioni successive del Sole sullo stesso meridiano
E. Sia B che D

77) Come si individua la posizione di un punto sulla superficie terrestre?

A. Mediante la posizione del Sole sull'orizzonte
B. Mediante i meridiani e i paralleli, prendendo come riferimento l'equatore e il meridiano passante per Greenwich
C. Mediante la distanza dal punto al centro della Terra e l'angolo che il

raggio vettore forma con il piano dell'equatore
D. In nessuno dei tre modi descritti
E. Con tutti i modi descritti

78) Il pianeta con la grande *macchia rossa* è:

A. Giove
B. Saturno
C. Marte
D. Plutone
E. Mercurio

79) L'*ozonosfera* è una fascia compresa all'interno della:

A. mesosfera
B. troposfera
C. stratosfera
D. ionosfera
E. tropopausa

80) A cosa è collegata la magnitudo di un terremoto?

A. All'energia rilasciata
B. Al tipo di onde sismiche prodotte
C. Al crollo di manufatti umani
D. Ai danni prodotti
E. Alla profondità dell'ipocentro

81) Quale pianeta è il più vicino al Sole?

A. Saturno
B. Venere
C. Mercurio
D. Marte
E. Giove

82) Quale pianeta ha il maggior numero di satelliti?

A. Urano
B. Giove
C. Marte
D. Saturno
E. Plutone

83) Se l'asse di rotazione terrestre non fosse inclinata rispetto al piano dell'eclittica, ma formasse con esso un angolo di 90°:

A. primavera ed estate durerebbero di più, autunno e inverno avrebbero una durata minore
B. vi sarebbero due stagioni, una calda e una fredda
C. primavera ed estate durerebbero di meno, autunno e inverno avrebbero una durata maggiore
D. non vi sarebbero più le stagioni
E. si avrebbero due stagioni molto simili alla primavera e all'autunno

84) Quali sono i principali involucri interni della Terra?

A. Crosta, mantello e nucleo
B. Crosta, litosfera e astenosfera
C. Litosfera e astenosfera
D. Crosta continentale e nucleo
E. Litosfera e nucleo

85) 1 U.A. (Unità Astronomica) vale:

A. 179.600.000 km, distanza media Terra-Sole
B. 384.000 km, distanza media Terra-Luna
C. 149.600.000 km, distanza media Terra-Sole
D. 9463 × 109 km, distanza media Terra-Sole
E. 30900 × 109 km

86) Per quale motivo il giorno solare è più lungo del giorno sidereo?

A. Perché, rispetto alle altre stelle, la Terra ruota con una velocità angolare apparente maggiore rispetto al Sole
B. Perché il Sole è relativamente fermo, mentre le altre stelle si muovono
C. Perché, nel compiere una rotazione su se stessa, la Terra orbita attorno al Sole nello stesso senso della rotazione

D. Perchè la volta celeste ruota con una velocità apparente maggiore del Sole
E. Sia B che D

87) La seconda legge di Keplero è detta anche:

A. legge delle aree
B. legge dei tempi
C. legge delle orbite
D. legge oraria
E. legge del movimento

88) La linea immaginaria che unisce afelio e perielio è detta:

A. linea dei solstizi
B. linea degli equinozi
C. linea dei nodi
D. linea degli apsidi
E. linea di precessione

89) Cosa sono le glaciazioni?

A. Le glaciazioni sono dei periodi di abbondanti precipitazioni nevose
B. Le glaciazioni sono dei lunghissimi periodi in cui le calotte polari erano così estese da formare una coltre di ghiaccio che copriva quasi tutti i continenti
C. Le glaciazioni sono caratteristiche forme assunte dai ghiacciai alpini
D. Per glaciazioni s'intende un tipo di clima nordico
E. Le glaciazioni sono una forma di crioterapia molto diffusa nei paesi nordici

90) CISIA • 2015 Le pieghe nelle formazioni rocciose sono fenomeni dovuti a:

A. fusione parziale delle rocce
B. azioni erosive di agenti esogeni
C. processi tettonici
D. liquefazione di livelli sabbiosi
E. anomalie magnetiche locali

91) CISIA • 2015 L'età di un sedimento contenente fossili di diverso valore cronologico corrisponde a:

A. quella del fossile percentualmente più diffuso
B. quella del fossile più antico
C. quella del fossile di dimensioni maggiori
D. quella del fossile meglio conservato
E. quella del fossile più recente

92) CISIA • 2015 Il criterio di sovrapposizione stratigrafica dice che:

A. maggiore è lo spessore di depositi sedimentari minore è lo spessore della crosta terrestre
B. le rocce sedimentarie si possono depositare solo sopra altre rocce sedimentarie
C. una roccia che si deposita sopra un'altra ha un'età più giovane rispetto alla sottostante
D. la deposizione di una roccia può avvenire solo in presenza di un substrato di origine magmatica
E. non è possibile avere due rocce diverse della stessa età

93) La lunghezza dell'Equatore è:

A. 40000 km
B. 18000 km
C. 30000 km
D. 10000 km
E. 20000 km

94) Quale figura geometrica disegna la Terra nel suo moto di rivoluzione intorno al Sole?

A. Un cerchio
B. Un'ellisse
C. Un ovale
D. Un semicerchio
E. Un geoide

95) Le stelle con massa compresa tra 0,5 e 6 masse solari, arrivate allo stadio di *giganti rosse*, in quale modo proseguiranno la loro evoluzione?

A. Esploderanno trasformandosi in *stelle a neutroni*
B. Esploderanno in modo violento trasformandosi in *supernovae*
C. Collasseranno diventando *nane bianche*
D. Per contrazione gravitazionale si trasformeranno in *pulsar*
E. Si espanderanno a diventare *supergiganti rosse*

96) Nel diagramma H-R le *giganti rosse* si trovano:

A. circa a metà della sequenza principale
B. in basso a sinistra, al di fuori della sequenza principale
C. in alto a destra, al di fuori della sequenza principale
D. in alto a sinistra, nella sequenza principale
E. in basso a destra al di fuori della sequenza principale

97) Il moto di precessione luni-solare avviene:

A. nello stesso verso del moto di rotazione terrestre e si compie in 13.000 anni
B. in senso contrario a quello di rotazione terrestre e si compie in 26.000 anni
C. in senso contrario a quello di rotazione terrestre e si compie in 13.000 anni
D. nello stesso verso del moto di rotazione terrestre e si compie in 26.000 anni
E. nessuna risposta è corretta

98) Qual è la fossa oceanica più profonda del mondo?

A. Fossa del Giappone
B. Fossa delle Tonga
C. Fossa delle Filippine
D. Fossa delle Marianne
E. Nessuna delle precedenti

99) La fascia dei pianetini (fascia degli asteroidi) è localizzata tra le orbite di:

A. Giove e Saturno
B. Marte e Giove
C. Venere e Terra
D. Terra e Marte
E. Urano e Plutone

100) Qual è la composizione chimica media delle stelle?

A. Idrogeno ed elio
B. Elio e carbonio
C. Elio ed azoto
D. Azoto ed idrogeno
E. Carbonio ed idrogeno

101) Cos'è la diagenesi?

A. La formazione delle rocce
B. La trasformazione delle rocce sedimentarie in rocce metamorfiche
C. La deposizione di un sedimento
D. Le trasformazioni chimiche e fisiche posteriori alla sedimentazione
E. La compattazione dei sedimenti

102) CISIA • 2016 Nell'atmosfera terrestre le aree ad alta pressione si chiamano aree anticicloniche quelle a bassa pressione cicloniche. I venti si generano tra aree a diversa pressione atmosferica. In quale direzione si muovono i venti?

A. Da masse d'aria calde a masse d'aria fredde
B. Dalle aree cicloniche a quelle anticicloniche
C. Dalle aree anticicloniche a quelle cicloniche

D. Da masse d'aria ad alta altitudine a masse d'aria a bassa altitudine
E. Da masse d'aria a bassa pressione a masse d'aria ad alta pressione

103) CISIA • 2016 Cos'è la Pangea?

A. L'assetto delle placche litosferiche continentali nel pre-Cambriano
B. L'ultimo megacontinente che ha terminato l'accrezione nel Permiano Inferiore
C. L'insieme delle terre emerse alla fine del Cretacico
D. L'insieme delle terre emerse attuali
E. La configurazione della superficie terrestre nel Carbonifero Inferiore

104) CISIA • 2016 Perché i margini convergenti mostrano attività sismica a profondità superiore ai 100 km?

A. Per la presenza di materiali con comportamento plastico
B. Per la presenza di fenomeni di subduzione che si spingono a grandi profondità nel mantello
C. A causa del metamorfismo di alta pressione
D. A causa dell'assenza di fluidi in profondità
E. A causa dell'intensità delle spinte delle placche

105) In cosa consiste il bradisismo?

A. Movimento verticale lentissimo e progressivo di ampie aree della crosta terrestre
B. Movimento ondulatorio progressivo
C. Movimento sussultorio della crosta terrestre
D. Lento movimento del fondo marino
E. Fenditure del terreno con emissione di vapori

106) Quali sono i principali tipi di onde sismiche?

A. Onde trasversali e superficiali
B. Onde longitudinali, trasversali e superficiali
C. Onde longitudinali e superficiali
D. Onde trasversali e superficiali
E. Onde primarie e secondarie

107) A che profondità si trova la discontinuità di Gutenberg?

A. Da 10 a 80 km
B. A 2900 km
C. A 4980 km
D. Intorno ai 40 km
E. A 3900 km

108) Cos'è l'ipocentro di un terremoto?

A. Il luogo preciso nel sottosuolo dove si origina un terremoto
B. La zona maggiormente colpita da un sisma
C. Il luogo in superficie da cui si dipartono le onde sismiche
D. Una profonda dislocazione dove si amplifica un terremoto
E. Il punto dove si registra una maggiore intensità sismica

109) Cosa si intende per placca litosferica?

A. Una porzione della zona di transizione
B. Una placca di crosta continentale mobile su un mantello plastico
C. Una parte di mantello terrestre
D. Una porzione di litosfera rigida, costituita dalla crosta più superficiale e dalla parte più rigida del mantello
E. Il fondo dei singoli oceani

110) I moti convettivi si verificano:

A. nella litosfera
B. nella crosta
C. nel nucleo
D. nel mantello
E. nella zona di transizione

111) I principali gas vulcanici sono:

A. vapor acqueo e anidride solforosa
B. anidride carbonica e solforosa
C. vapor acqueo e gas in traccia
D. vapor acqueo, anidride carbonica e solforosa
E. vapor acqueo e anidride carbonica

112) La rarefazione dello strato di ozono atmosferico è provocata:

A. dalle emissioni dei gas serra
B. dalle emissioni di gas che formano lo smog
C. dall'interazione tra la magnetosfera e il vento solare
D. dall'utilizzo indiscriminato dei combustibili fossili
E. dalle piogge acide

113) Cos'è l'isostasia?

A. Una teoria alternativa alla gravitazione universale
B. La condizione di equilibrio esistente tra i grandi blocchi crostali
C. Il processo di formazione delle montagne
D. Il processo che regola il galleggiamento degli iceberg
E. La forza che tiene sospese le zolle

114) I principali satelliti di Giove sono:

A. Io, Europa, Phobos, Callisto
B. Io, Phobos, Deimos, Callisto
C. Phobos, Europa, Callisto
D. Ganimede, Io, Callisto, Europa, Amalthea
E. Io, Europa e Callisto

115) La teoria del rimbalzo elastico è fondata su:

A. l'accumulo di energia elastica di un blocco crostale
B. la previsione statistica dei terremoti
C. comportamento plastico delle rocce
D. tutte le risposte sono corrette
E. tutte le risposte sono errate

116) Sulla superficie lunare i processi di degradazione ed erosione delle rocce sono:

A. inesistenti, perché non c'è atmosfera
B. lentissimi
C. dovuti alla forza di gravità
D. prodotti dal vento solare
E. Sia B che D

117) I vulcani a strato o strato-vulcani:

A. emettono lave molto fluide
B. presentano attività esplosiva con emissione di ceneri e lapilli
C. alternano emissione di ceneri e lapilli
D. formano vasti plateaux basaltici
E. formano plateaux ignimbritici

118) L'epicentro di un terremoto:

A. è il punto da cui si irradia in ogni direzione l'energia di un terremoto
B. è il punto della superficie terrestre sul quale giunge la grande energia dall'ipocentro
C. è il punto in cui si ha la maggiore durata della scossa sismica
D. nessuna risposta è corretta
E. Sia A che C

119) Le nubi ardenti:

A. sono il prodotto dei vulcani sottomarini
B. si generano da un meccanismo di caduta gravitazionale
C. si formano da un meccanismo di flusso di materiali piroclastici
D. sono tipiche di un vulcano di tipo effusivo
E. sono l'insieme delle colate di lava

120) Quale è la legge che descrive la velocità della Terra intorno al Sole?

A. II Legge di Keplero
B. Legge di Newton
C. Legge di Einstein
D. III Legge di Keplero
E. I Legge di Keplero

121) I lahars sono:

A. tranquille effusioni di lava fluida
B. colate di fango formate da acqua e piroclasti
C. violente eruzioni di lava acida
D. violente eruzioni che si innescano quando l'acqua di falda viene a contatto con il magma
E. forme di lava

122) Quando una placca oceanica incontra una placca continentale si ha che:

A. quella continentale si assottiglia
B. si formano vulcani che eruttano basalti
C. parte di quella oceanica viene consumata
D. il margine continentale viene fortemente deformato
E. la placca oceanica si accavalla su quella continentale

123) CISIA • 2015 Le faglie sono:

A. rotture della crosta terrestre dovute al peso delle rocce sovrastanti
B. cavità dovute a dissoluzione di rocce carbonatiche
C. fratture create dai fluidi in pressione
D. fratture della crosta terrestre lungo le quali due blocchi di roccia si muovono
E. discontinuità delle rocce dovuto al rapido raffreddamento dei magmi

124) CISIA • 2015 La presenza di fossili guida in una roccia consente di:

A. stabilirne la polarità
B. stabilirne l'età
C. ricostruire la storia deformativa della roccia
D. stabilire se la roccia può contenere idrocarburi
E. conoscere la composizione mineralogica della roccia

125) CISIA • 2015 Lo zaffiro è una delle varietà gemma di quale minerale presente nella scala di Mohs?

A. Calcite
B. Diamante
C. Corindone
D. Quarzo
E. Gesso

126) Come si chiama il punto centrale di un sisma?

A. Ipocentro
B. Epicentro
C. Baricentro
D. Nadir
E. Zenit

127) Il Sole è una stella situata nel diagramma H–R:

A. al centro della sequenza principale
B. in alto a sinistra della sequenza principale
C. in basso a destra della sequenza principale
D. all'esterno della sequenza principale
E. nessuna risposta è corretta

128) Dall'ipocentro all'epicentro di un terremoto l'energia si propaga con:

A. le onde L attraverso strati solidi
B. le onde L attraverso strati liquidi
C. le onde P ed S in superficie
D. le onde P attraverso strati solidi, liquidi e gassosi
E. nessuna delle suddette

129) Una piega si definisce sinclinale se:

A. i due fianchi convergono verso l'alto
B. i due fianchi convergono verso il basso
C. nel suo nucleo si trovano gli strati più vecchi
D. nel suo nucleo si trovano gli strati più recenti
E. sia A che D

130) Qual è l'elemento chimico più abbondante nel Sole?

A. Idrogeno
B. Elio
C. Litio
D. Carbonio
E. Calcio

131) Una condizione importante perché si possano formare delle precipitazioni atmosferiche è:

A. il raggiungimento del 100% di umidità relativa
B. il raggiungimento del 100% di umidità assoluta
C. l'abbassarsi della temperatura sotto una soglia critica, indipendentemente dai valori dell'umidità
D. l'eguaglianza tra umidità assoluta e umidità relativa
E. nessuna risposta è corretta

132) Nelle stelle, durante la reazione che trasforma l'idrogeno in elio, l'energia prodotta dipende da:

A. perdita di massa che si trasforma in energia
B. emissione di fotoni, neutrini e positroni
C. aumento di energia gravitazionale che si trasforma in energia termica a causa dell'elio formato
D. fissione nucleare dell'elio
E. dall'alta temperatura

133) Quale tipo di sorgente si forma dove una falda freatica interseca un pendio?

A. Sorgente di trabocco
B. Sorgente di emergenza
C. Sorgente di sbarramento
D. Sorgente di deflusso
E. Nessuna delle precedenti

134) La magnitudine apparente di una stella è:

A. la luminosità assoluta della stella
B. la grandezza di una stella in rapporto ad una stella campione
C. la grandezza di una stella in rapporto alla distanza
D. l'energia radiante di una stella
E. la luminosità apparente della stella

135) Il ruolo dell'ozono stratosferico è principalmente:

A. formare uno schermo contro i raggi cosmici e il vento solare
B. riflettere le onde elettromagnetiche, consentendo le trasmissioni radio a lunga distanza
C. proteggere la superficie terrestre dai raggi ultravioletti provenienti dal Sole
D. catturare il calore riflesso dal suolo, contrastando l'Effetto Serra
E. rappresentare una riserva di ossigeno

136) Il bioma della tundra:

A. è particolarmente esteso nell'emisfero australe
B. ospita una grande varietà di specie
C. ospita un numero limitato di produttori primari
D. è caratterizzato da ampie precipitazioni
E. è caratterizzato da erbe alte

137) Le correnti superficiali marine sono influenzate da:

A. la diversa profondità dei fondali oceanici
B. la profondità del termoclino
C. il differente calore specifico dell'acqua del mare rispetto alle terre emerse
D. la differente temperatura delle acque marine alle diverse latitudini
E. lo spirare dei venti

138) La deforestazione produce:

A. un aumento di processi di erosione dei suoli
B. un locale aumento dell'umidità
C. un aumento della biodiversità
D. un mantenimento del numero delle specie vegetali
E. una calcificazione del terreno

139) CISIA • 2016 La regione sorgente dei magmi basaltici è ubicata:

A. nel mantello
B. all'interfaccia nucleo-mantello
C. nella crosta oceanica
D. nella porzione più interna del nucleo terrestre
E. nella porzione più esterna del nucleo terrestre

140) CISIA • 2016 Gran parte della superficie del globo terrestre è coperta da oceani. Quale delle seguenti frasi è corretta?

A. Circa il 15% dell'acqua evaporata da mari e oceani precipita sui continenti
B. Il bilancio tra precipitazioni ed evaporazione è attivo negli oceani e passivo per i continenti
C. L'acqua contenuta in oceani e mari è circa il 70% del totale di acqua del pianeta
D. Il bilancio tra precipitazioni ed evaporazione è attivo per i continenti e passivo negli oceani
E. La percentuale di superficie terrestre occupata dagli oceani è il 90%

141) CISIA • 2016 I prodotti di una attività vulcanica di tipo effusivo sono:

A. rocce argillose
B. rocce arenacee
C. rocce piroclastiche
D. rocce laviche
E. rocce carbonatiche

142) Per compiere un giro su se stessa la terra impiega:

A. un giorno
B. un anno
C. una stagione
D. un mese
E. una settimana

143) La maggior parte delle acque dolci continentali si trova:

A. nelle sorgenti
B. nei laghi
C. nei fiumi
D. nelle falde acquifere
E. nei ghiacciai delle calotte polari

144) Le correnti verticali marine:

A. avvengono partendo dalla superficie verso il fondo
B. sono causate sempre dal vento
C. sono causate da differenze di pressione
D. avvengono indipendentemente dalla temperatura e dalla salinità del mare
E. sono causate da differenze di temperatura e di salinità

145) Il punto debole della teoria di Wegener era che:

A. dimostrava solo l'apertura dell'Oceano Atlantico
B. le linee di costa dei continenti ai due lati degli oceani non coincidevano perfettamente

C. non riusciva a spiegare come si erano formate le catene montuose sul lato occidentale delle due Americhe
D. non spiegava quali fossero le forze che giustificavano il movimento dei continenti
E. c'erano piante e animali di specie diverse sui continenti separati dagli oceani

146) Le radiogalassie sono:

A. le uniche galassie che emettono onde radio
B. galassie molto lontane caratterizzate da intensa emissione radio
C. lo stadio finale dell'evoluzione delle galassie nane
D. il primo stadio di evoluzione delle galassie lenticolari
E. galassie irregolari nell'emissione di segnali

147) Le onde più grandi che si possono formare nelle acque degli oceani sono:

A. le onde di tempesta
B. le onde morte
C. le onde di marea
D. i frangenti
E. le onde anomale (da maremoto)

148) L'inversione termica nell'atmosfera si verifica quando:

A. uno strato di aria calda si trova sotto uno strato di aria più fredda
B. l'aria a contatto con la superficie terrestre si riscalda rapidamente
C. uno strato di aria fredda si trova al di sotto di uno strato di aria più calda
D. il gradiente verticale di temperatura si inverte
E. Sia A che C

149) Le nubi che si formano ad alta quota e non provocano precipitazioni sono:

A. cumuli
B. cirri
C. nembi
D. cirrocumuli
E. stratocumuli

150) Cosa viene prodotto da una forte differenza di potenziale elettrico all'interno di una nube?

A. Fulmine
B. Lampo
C. Pioggia
D. Vortice
E. Tuono

151) Le dorsali oceaniche:

A. eruttano lava prevalentemente feldspatiche
B. sono le zone di massima profondità dei bacini oceanici
C. sono un sistema di monti sottomarini che ricoprono i fondali oceanici
D. si formano lungo il margine di una placca convergente
E. nessuna risposta è corretta

152) Le nane bianche sono stelle che si collocano al di fuori della sequenza principale del diagramma H-R in quanto sono stelle:

A. vecchie, pochissimo luminose
B. appena formate
C. in via di formazione
D. nella fase di maturità
E. nella fase di espansione

153) La pomice è una roccia assai leggera che galleggia sull'acqua per:

A. la sua composizione mineralogica
B. la sua composizione chimica
C. la presenza di molti pori all'interno della sua massa
D. la sua natura di roccia effusiva
E. nessuna risposta è corretta

154) Le onde sismiche superficiali sono indicate come:

A. primarie
B. secondarie
C. di compressione
D. trasversali
E. lunghe

155) Il punto di massima vicinanza della Luna alla Terra si chiama:

A. perielio
B. afelio
C. perigeo
D. apogeo
E. nadir

156) All'equatore:

A. si ha la notte più lunga il 22-12
B. si ha il dì più lungo il 21-6
C. si ha il dì più lungo il 23-9
D. il 23-9 non vede il Sole
E. presenta sempre 12 h di luce e 12 h di buio

157) I pianeti si muovono:

A. lungo orbite circolari
B. più velocemente all'afelio
C. più lentamente al perielio
D. compiendo movimenti regolati dalle tre leggi di Keplero
E. Sia B che C

158) Il magnetismo terrestre:

A. è dovuto al nucleo ferroso della Terra
B. è originato dagli isotopi radioattivi del mantello
C. è causato dai moti convettivi del mantello
D. è causato da correnti elettriche in movimento lungo il nucleo esterno
E. nessuna risposta è corretta

159) CISIA • 2015 La figura sotto rappresenta un tratto di fiume. Il verso del flusso di acqua è indicato dalla freccia, le lettere A e B indicano due punti sulla riva del corso d'acqua.

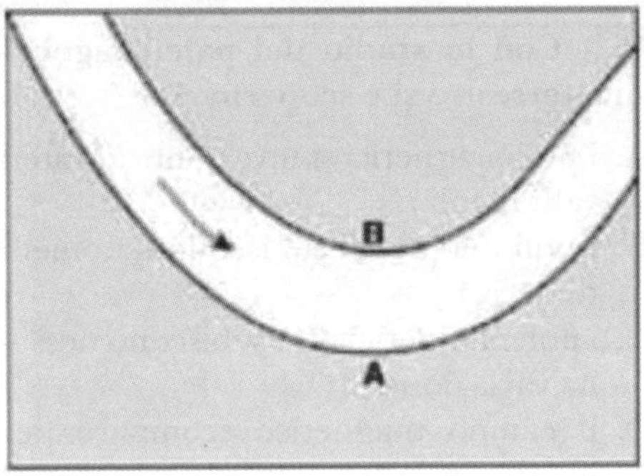

La profondità dell'acqua è maggiore vicino al punto A rispetto a quella vicino al punto B perché l'acqua in A:

A. è più lenta e questo favorisce la deposizione
B. ha la stessa velocità che in B, ma ha un angolo di incidenza diverso
C. è più veloce, e questo favorisce l'erosione
D. è più veloce, e questo favorisce la deposizione
E. è più lenta e questo favorisce l'erosione

160) CISIA • 2015 Il suolo si forma principalmente attraverso i seguenti processi:

A. attività umana
B. capillarità
C. alterazione ed attività biologica
D. erosione glaciale
E. erosione da parte delle acque superficiali

161) Un atollo è:

A. un'isola circondata da formazioni coralline
B. un'isola corallina a forma di anello che al suo interno rac¬chiude una laguna
C. un'isola delle Antille

D. un blocco di ghiaccio galleggiante
E. una lunga e stretta lingua di sabbia galleggiante detta an¬che isola di sbarramento

162) Con lo studio del paleomagnetismo terrestre si è scoperto che:

A. i poli magnetici si invertono ad intervalli regolari
B. i poli magnetici subiscono fenomeni di deriva
C. i poli magnetici non subiscono nessuna variazione
D. il campo magnetico scompare per lunghi periodi
E. i poli magnetici migrano

163) Durante il ciclo dell'acqua:

A. l'acqua che giunge al suolo rimane tutta in superficie
B. l'acqua assimilata dagli organismi viene restituita solo alla loro morte
C. l'acqua muta continuamente di stato a causa del calore del vulcanesimo
D. le trasformazioni dell'acqua sono causate dal calore del Sole
E. l'acqua che arriva al suolo viene assorbita solo dal terreno

164) Le rocce piogene o organogene:

A. vengono anche dette ortochimiche
B. si formano per precipitazione in ambiente acquatico
C. si formano per azione degli agenti atmosferici
D. si formano per azione di organismi viventi
E. sono rocce metamorfiche

165) I paralleli terrestri:

A. sono circoli massimi passanti per i poli
B. sono paralleli all'equatore
C. sono paralleli all'asse terrestre
D. si trovano ad est ed ovest del parallelo di riferimento
E. sono 360

166) La fusione termonucleare all'interno di una stella:

A. si fonda sulla catena protone-protone
B. viene innescata anche a basse temperature
C. può essere sostituita dalla fissione nucleare
D. si basa su interazioni tra elettroni degli atomi di idrogeno
E. produce H_2 a partire da He

167) Le prove della deriva dei continenti di Wegener sono di tipo:

A. paleontologico
B. artistico
C. batteriologico
D. astronomico
E. chimico

168) La crosta continentale è:

A. più spessa sotto gli oceani
B. separata dal mantello dalla discontinuità di Gutenberg
C. più spessa di quella oceanica
D. costituita da rocce basaltiche
E. di composizione omogenea

169) La grande *macchia rossa* di Giove corrisponde a:

A. un'eruzione vulcanica
B. un cratere da impatto meteoritico
C. un fenomeno meteorologico perturbativo (enorme tempesta nell'atmosfera)
D. un gorgo marino
E. un brillamento

170) Come vengono classificate le rocce sedimentarie?

A. Calcaree, organogene e di deposito chimico-fisico
B. Clastiche, calcaree ed argillose
C. Detritiche, chimiche ed organogene
D. Evaporitiche, silicee e calcaree
E. Clastiche, detritiche ed organogene

171) CISIA • 2016 **Il rischio vulcanico si può definire come il prodotto della probabilità di occorrenza di un evento eruttivo per il danno che ne potrebbe conseguire. Rischio = PVE (dove P = Pericolosità ossia la probabilità che un fenomeno di determinata intensità si verifichi in un certo intervallo di tempo in una data area; V = Vulnerabilità di persone, edifici e infrastrutture ossia è la propensione a subire danni in conseguenza dell'evento; E = Esposizione ossia il numero di unità degli elementi a rischio come vite umane e case presenti in una certa area). Indica quale tra le aree sotto riportate ha più alto rischio vulcanico.**

A. L'area del Vesuvio
B. L'area del Monte Erebus in Antartide
C. L'area della dorsale medio atlantica nell'oceano Atlantico
D. L'area del Monte Vulture in Basilicata
E. L'Africa sahariana

172) CISIA • 2016 **L'evoluzione climatica dell'ultimo secolo mostra una generale tendenza all'aumento della temperatura media dell'aria al livello del suolo con progressiva riduzione delle masse di ghiaccio polare e continentale e fenomeni di innalzamento del livello marino. La maggior parte dei climatologi definisce tale fenomeno "riscaldamento globale" e lo attribuisce principalmente:**

A. all'abbandono delle campagne e all'urbanizzazione, soprattutto nei paesi in via di sviluppo
B. al massiccio rilascio in atmosfera di gas serra, in specie anidrite carbonica, per effetto delle attività antropiche
C. all'aumento indiscriminato delle polveri sottili, determinato dalle attività industriali e dalla proliferazionedei motori a scoppio
D. alla modifica del regime delle correnti oceaniche principali, tra cui la Corrente del Golfo e la corrente diHumboldt
E. al dissolvimento dello strato di ozono in atmosfera, causato da variazioni nell'inclinazione dell'asse dirotazioneterrestre

173) CISIA • 2016 **Il nucleo interno è costituito da:**

A. ferro e nichel
B. materiali carbonatici
C. zolfo e carbonio
D. silicio e carbonio
E. materiali silicatici

174) I fossili sono:

A. resti di minerali conservati negli strati della crosta terre¬stre
B. resti o impronte di organismi vissuti in epoche remote e conservati negli strati della crosta terrestre
C. resti di attrezzi agricoli conservati negli strati della crosta terrestre
D. resti umani pietrificati a seguito di una eruzione vulcanica
E. resti animali pietrificati a seguito di una eruzione vulcanica effusiva

175) CISIA • 2016 **Quanto è lungo approssimativamente un grado di latitudine?**

A. È compreso tra 200 e circa 300 km
B. Non possiamo calcolarlo senza sapere anche la longitudine
C. Circa 111 km

D. Circa 360 km
E. È compreso tra 0 e circa 90 km

176) CISIA • 2016 Quale delle seguenti caratteristiche NON è una caratteristica della crosta oceanica?

A. La sua densità è di circa 3,0 g/cm^3
B. Ha uno spessore che varia tra i 40 ed i 70 km
C. È composta da basalti e gabbri
D. È ricoperta da uno strato di sedimenti
E. Al suo interno la velocità di propagazione delle onde sismiche P è di 7,7 km/s

177) In che cosa consiste la differenza tra magma e lava?

A. La lava è quasi completamente priva di gas che erano contenuti nel magma
B. La lava ha un minore contenuto in silice rispetto al magma
C. La lava ha le stesse caratteristiche in composizione del magma, ma, a differenza di questo, scorre in superficie
D. La lava può essere solo basaltica
E. Tutte le risposte sono corrette

178) Le onde sismiche P ed S, a seconda del mezzo attraversato, cambiano:

A. solo la velocità
B. solo la direzione
C. la velocità e la direzione
D. né la velocità né la direzione
E. assumono la stessa velocità

179) Le strutture più antiche della crosta terrestre sono:

A. le dorsali oceaniche
B. i cratoni
C. gli orogeni
D. le fosse tettoniche
E. gli archi magmatici

180) Le linee che congiungono tutti i punti che hanno la stessa pressione atmosferica sono dette:

A. isoterme
B. isobare
C. isobate
D. isosipse
E. isocore

181) La forza di gravità sulla Luna è:

A. maggiore di quella sulla Terra
B. uguale a quella sulla Terra
C. minore di quella sulla Terra
D. non è possibile misurare la forza di gravità sulla Luna
E. 1/8 di quella sulla Terra

182) Il vulcanesimo effusivo:

A. non coesiste mai con il vulcanesimo esplosivo
B. non è mai accompagnato da esplosioni, neppure di modesta entità
C. può originare nubi ardenti di varia forma, a causa delle esplosioni da cui è caratterizzato
D. è accompagnato da emissioni di lava
E. è sempre accompagnato al vulcanesimo intrusivo

183) Tra i prodotti vulcanici:

A. materiali solidi ed aeriformi sono tipici
B. i composti aeriformi abbondano nell'eruzione effusiva
C. si trovano solo emissioni solide, indipendentemente dal tipo di vulcano
D. si trovano solo emissioni gassose, in relazione con il tipo di attività vulcanica
E. abbonda l'acqua

184) Sono stati individuati tre tipi di margini che delimitano le placche: convergenti, divergenti e...

A. convettivi
B. passivi
C. discordi
D. conservativi
E. concordi

185) I materiali solidi espulsi dal vulcano possono avere diverse dimensioni. Quale delle seguenti serie rispetta il loro ordine crescente?

A. Ceneri, polveri, lapilli, bombe vulcaniche
B. Polveri, ceneri, bombe vulcaniche e lapilli
C. Polveri, ceneri, lapilli, bombe vulcaniche
D. Polveri, lapilli, ceneri, bombe vulcaniche
E. Polveri, pomici, tufi

186) La struttura dei minerali:

A. è prevalentemente amorfa
B. è prevalentemente vetrosa
C. è quasi sempre regolare, cioè cristallina
D. non ha caratteristiche ben definite
E. è quasi mai cristallina

187) Le rocce magmatiche:

A. si formano per cementazione dalle piroclastiche
B. derivano dalla sedimentazione di sabbie ed argille
C. derivano dal consolidamento di materiale fuso eruttato dai vulcani
D. vengono anche dette ortochimiche
E. hanno sempre struttura porfidica

188) CISIA • 2016 Quali delle seguenti caratteristiche tessiturali hanno le rocce magmatiche intrusive?

A. Hanno cristalli di dimensioni millimetriche-centimetriche
B. Hanno cristalli millimetrici detti fenocristalli immersi in una massa di fondo minuta e/o vetrosa
C. Hanno clasti di dimensioni millimetriche-centimetriche
D. Hanno cristalli isorientati lungo la scistosità
E. Hanno clasti di dimensioni micrometriche

189) CISIA • 2016 La sfaldatura dei minerali è la tendenza a rompersi secondo piani ben definiti. Quale delle seguenti affermazioni è corretta?

A. È ugualmente sviluppata in tutti i minerali
B. Riflette la struttura interna di un dato minerale
C. Dipende dalla pressione cui è sottoposto il minerale
D. È un fenomeno dovuto all'alterazione dei minerali
E. È tipica delle strutture cristalline in cui la forza di legame è nulla in tutte le direzioni

190) CISIA • 2016 L'intensità di un terremoto, espressa in gradi, si valuta con:

A. il sismometro
B. la scala Mercalli
C. la scala Richter
D. la magnitudo
E. la lettura del sismogramma

191) La "savana" è:

A. una bevanda tradizionale russa
B. un capo d'abbigliamento delle tribù dell'Africa Centrale
C. una tecnica di lavorazione della seta
D. una vegetazione tipica delle regioni tropicali
E. un'imbarcazione dei popoli del Nord Europa

192) Le rocce intrusive:

A. hanno struttura porfidica
B. hanno struttura vetrosa
C. non hanno struttura cristallina in quanto solidificano rapidamente
D. solidificano lentamente ed assumono struttura olocristallina
E. hanno struttura scistosa

193) Nel metamorfismo da contatto si ha:

A. trasformazione nella composizione e nella cristallizzazione delle rocce
B. presenza di basse temperature
C. intervento di alte pressioni
D. azione di agenti esogeni
E. diagenesi

194) Il circolo d'illuminazione:

A. rappresenta la linea che divide la zona illuminata da quella in ombra della Terra
B. è una linea di demarcazione visibile
C. è una fascia ai Poli, una linea all'equatore
D. divide le zonc polari da quelle temperate
E. nessuna risposta è esatta

195) CISIA • 2015 Il gesso, solfato di calcio bi-idrato $CaSO_4 2H_2O$ si forma in natura attraverso:

A. raffreddamento del magma
B. precipitazione chimica di acqua di mare
C. diminuzione di pressione in fluidi di alta temperatura
D. riscaldamento di rocce silicatiche
E. compattazione e cementazione di gusci di organismi marini

196) CISIA • 2015 Le unghie umane hanno durezza nella scala di Mohs di circa 2.5. Quale coppia di minerali è più tenera di un'unghia?

A. Pirite e magnetite
B. Grafite e talco
C. Apatite e talco
D. Zolfo e fluorite
E. Calcite e halite

197) CISIA • 2016 Il modello di Reid per spiegare la causa di un terremoto si chiama:

A. modello della scossa sismica
B. modello del rimbalzo elastico
C. modello del ciclo sismico
D. modello meccanico dei terremoti
E. modello del rimbalzo sismico

198) Cos'è uno tsunami?

A. Grande onda marina provocata da un tornado formatosi sull'oceano
B. Una variante cinese del sushi giapponese
C. Grande onda marina provocata da una scossa sismica sul fondo oceanico
D. Traduzione in giapponese della parola terremoto
E. Un centro di sismologia giapponese

199) La percentuale dell'ossigeno nell'aria è:

A. 21%
B. 50%
C. 72%
D. 90%
E. 60%

200) Le valli fluviali:

A. hanno profilo trasversale a V
B. sono sempre sospese
C. hanno profilo longitudinale con contropendenze
D. hanno profilo trasversale ad U
E. hanno profilo trasversale con contropendenze

RISPOSTE CORRETTE

1) B	41) A	81) C	121) B	161) B
2) A	42) B	82) B	122) D	162) A
3) D	43) A	83) D	123) D	163) D
4) B	44) B	84) A	124) B	164) D
5) B	45) B	85) C	125) C	165) B
6) C	46) A	86) C	126) B	166) A
7) B	47) D	87) A	127) A	167) A
8) A	48) B	88) D	128) D	168) C
9) C	49) A	89) B	129) B	169) C
10) E	50) B	90) C	130) A	170) C
11) E	51) A	91) E	131) A	171) A
12) D	52) B	92) C	132) A	172) B
13) B	53) C	93) A	133) D	173) A
14) B	54) D	94) B	134) E	174) B
15) D	55) A	95) C	135) C	175) C
16) E	56) D	96) C	136) C	176) B
17) C	57) B	97) B	137) E	177) C
18) D	58) C	98) D	138) A	178) A
19) B	59) B	99) B	139) A	179) B
20) B	60) C	100) A	140) D	180) B
21) A	61) A	101) D	141) D	181) C
22) B	62) E	102) C	142) A	182) D
23) D	63) C	103) B	143) E	183) A
24) E	64) A	104) B	144) E	184) D
25) E	65) A	105) A	145) D	185) C
26) B	66) B	106) B	146) B	186) C
27) C	67) D	107) B	147) E	187) C
28) A	68) A	108) A	148) E	188) A
29) D	69) C	109) D	149) D	189) B
30) E	70) A	110) D	150) A	190) B
31) A	71) E	111) D	151) C	191) D
32) B	72) B	112) B	152) A	192) D
33) A	73) B	113) B	153) C	193) A
34) C	74) D	114) D	154) E	194) A
35) D	75) A	115) A	155) C	195) B
36) A	76) D	116) A	156) E	196) B
37) B	77) b	117) C	157) D	197) B
38) D	78) A	118) B	158) D	198) C
39) E	79) C	119) C	159) C	199) A
40) B	80) A	120) A	160) C	200) A

PARTE TERZA – CULTURA SCIENTIFICA

CAPITOLO 1
Matematica

1.1 • Insiemi numerici

Numeri naturali. Operazioni, proprietà e definizioni

1) Per ogni numero naturale n maggiore di 1, quale dei risultati delle seguenti espressioni è un numero intero dispari: I) 2n + 1; II) 2n + 4; III) 2n – 3?

A. Solo la I e la II
B. Solo la I
C. Solo la II
D. Solo la III
E. Solo la I e la III

2) M/O • 2015 La dose di "Nutridrixol" che deve essere prescritta ad un paziente dipende dal suo peso espresso in kg (*m*) e può essere calcolata considerando $D = \frac{2m+20}{3}$. La dose, in mg, è data dal valore di D approssimato al multiplo di 10 più vicino.

Qual è il peso minimo (in kg) dei pazienti a cui viene prescritta una dose di 60 mg di "Nutridrixol"?

A. 75
B. 65
C. 80
D. 77,5
E. 72,5

3) In una famiglia ciascuno dei figli ha almeno 3 fratelli e 3 sorelle. Da quanti figli almeno è costituita la famiglia?

A. 7
B. 10
C. 8
D. 9
E. 6

Potenze

4) $5^3/5^{-3}$=

A. 1
B. 5
C. 25
D. 15.625
E. 12.000

5) 15^0 =

A. 150
B. 0
C. –15
D. 1
E. 15

6) $2^4 \times 4^6$ =

A. 6^2
B. 2^{16}
C. 2^{10}
D. 4^{10}
E. 6^4

7) Il valore di $3^5 : 3$ è uguale a:

A. 3^{-5}
B. 3^6
C. 3^5
D. 3^{-3}
E. 3^4

8) $10^3 \times 10^5 =$

A. 0,01
B. 10^2
C. 0
D. 10^8
E. 0,5

9) $10^5 \times 10^{-3} =$

A. 1000
B. 10^3
C. 10^2
D. 10^{-8}
E. $10^{-5/3}$

10) L'espressione $5 \times 10^0 + 5 \times 10^1 + 2 \times 10^2 + 3 \times 10^3$ vale:

A. 5523
B. 4250
C. 3255
D. 3200
E. 3250

11) $1 \times 10^1 + 2 \times 10^2 + 4 \times 10^4 =$

A. 40.210
B. 4210
C. 42
D. 421
E. 402.010

12) CINECA • 2019 Quale è l'ordine decrescente dei seguenti numeri?

$a = 3^{-10}$;
$b = 10/3$;
$c = -10^3$;
$d = -3^{10}$;
$e = -3/10$;
$f = 10^{-3}$
A. a, f, b, d, c, e
B. f, b, a, d, c, e
C. b, f, a, e, c, d
D. c, d, e, b, f, a
E. d, c, e, a, f, b

13) $4^{13} + 4^{13} =$

A. 4^{26}
B. 4^{16}
C. 2×4^{13}
D. 8^{13}
E. 4^{14}

14) $(1 \times 10^0) + (2 \times 10^1) + (5 \times 10^3) =$

A. 732
B. 5021
C. 5020
D. 125
E. 521

15) $1 \times 2^1 + 1 \times 2^3 + 1 \times 2^4 =$

A. 18
B. 36
C. 10
D. 26
E. 7

16) $10^{-12}/10^3 =$

A. 10^{-9}
B. 10^7
C. 10^{-4}
D. 10^{15}
E. 10^{-15}

17) L'espressione $(2^n + 2^{n+1})^2$, con n intero, è anche uguale a:

A. 3×4^n
B. 2^{4n+2}
C. 9×4^n
D. 4^{4n+2}
E. 2^{2n+2n}

18) Il valore della seguente espressione

$$\left(3^{\frac{3}{2}} + 3^{\frac{1}{3}}\right)^2 - 27 - 3^{\frac{2}{3}}$$ **è pari a:**

A. $2 \times 3^{3/2}$
B. $2 \times 3^{4/5}$
C. $2 \times 3^{10/6}$
D. $2 \times 3^{2/3}$

E. $2 \times 3^{11/6}$

19) Quanto vale l'espressione $10^3 - 10^2$?

A. 9×10^2
B. 10
C. 10^5
D. 9^5
E. 9×10

20) $5^{10} + 5^{10} =$

A. 2×5^{10}
B. 5^{10}
C. 10^{10}
D. 5^{100}
E. 25^{10}

21) La potenza $((X^2)^4)^5$ è uguale a:

A. X^{30}
B. X^{10}
C. X^{40}
D. X^6
E. X^{11}

22) Il doppio di 2^{15} è:

A. 4^{16}
B. 2^{16}
C. 4^{30}
D. 2^{30}
E. 4^{15}

23) La terza parte di 9^6 è:

A. 9^2
B. 3^{11}
C. 3^2
D. 3^6
E. 9^5

24) Quale fra le seguenti espressioni rappresenta il triplo del quadrato del successivo di un numero naturale *n*?

A. $3(n^2 + 1)$
B. $3n^2 + 1$
C. $(3n + 1)^2$
D. $3(n+1)^2$
E. $[3(n + 1)]^2$

25) Quale delle seguenti espressioni è uguale a 6^5?

A. $9 \times 3^4 \times 2^4$
B. $18 \times 3^3 \times 2^4$
C. $12 \times 3^3 \times 2^4$
D. $12 \times 3^4 \times 2^4$
E. $6 \times 3^3 \times 2^5$

Numeri primi. Divisibilità

26) Quanti sono i numeri primi tra 2 e 11 (2 e 11 compresi, se primi)?

A. 4
B. 6
C. 5
D. 3
E. Nessuno

27) I possibili resti della divisione di un numero per 10 sono:

A. tutti i numeri naturali > 10
B. qualsiasi numero naturale
C. 0, 1, 2, 3, 4, 5, 6, 7, 8, 9
D. 0, 2, 3
E. tutti i numeri naturali < 9

28) Il numero 14733 è divisibile per:

A. 7
B. 3
C. 11
D. 5
E. 13

29) Quale dei seguenti numeri non è un numero primo?

A. 13
B. Nessuna delle altre risposte è corretta
C. 31
D. 5
E. 27

30) Per quali numeri risulta divisibile 1250?

A. è divisibile solo per 2, per 5 e per 10
B. nessuno
C. è divisibile solo per 2 e per 5
D. nessuna delle risposte indicate è corretta
E. solo per 10

31) Quanti sono i divisori (con resto nullo) del numero 100 con 1 e 10 compresi?

A. 15
B. 9
C. 5
D. 10
E. 3

32) Dato il prodotto $N = 2010 \times 2011 \times 2012$, determinare quale dei seguenti interi non è divisore di N.

A. 15
B. 18
C. 12
D. 4022
E. 20

33) Qual è il più piccolo numero naturale n per il quale la quantità $5 \times n - 6$ è un multiplo di 13?

A. 9
B. 8
C. 6
D. 7
E. 10

34) La somma di due numeri dispari consecutivi è sempre divisibile:

A. per 4 ma non per 3
B. non è possibile stabilirlo
C. per 4
D. per 2 ma non per 3
E. per 2 ma non per 4

Scomposizione di un numero in fattori primi

35) Una potenza perfetta è un numero intero che si può scrivere nella forma a^b, con a e b interi maggiori o uguali a 2. Determinare quale dei seguenti interi NON è una potenza perfetta.

A. 500
B. 1000
C. 2500
D. 125
E. 216

36) Determinare quale dei seguenti numeri non è un quadrato perfetto:

A. 256
B. 800
C. 11×44
D. 10000
E. 12×27

Massimo Comune Divisore (M.C.D.) e minimo comune multiplo (m.c.m.)

37) Il minimo comune multiplo tra due numeri è 36 ed il loro massimo comune divisore è 6; i due numeri sono:

A. 12 e 18
B. 6 e 12
C. 6 e 18
D. 24 e 36
E. 11 e 23

38) Qual è il minimo comune multiplo tra 20, 15, 4 e 10?

A. 60
B. 30
C. 300
D. 120
E. 49

39) Se due numeri sono primi tra loro, allora:

A. il loro prodotto è un numero primo

B. il loro minimo comune multiplo è il maggiore dei due numeri
C. il loro massimo comune divisore è 1
D. sono entrambi numeri primi
E. almeno uno dei due deve essere primo

40) Due numeri interi positivi, entrambi non primi, hanno massimo comun divisore 7 e minimo comune multiplo 105. Allora la loro somma è:

A. 112
B. 36
C. 22
D. 42
E. 56

Numeri razionali

41) Quanto vale l'espressione 1/2 – 1/3 – 1/4?
A. 1/6
B. –1/12
C. 1/12
D. –1/62
E. –1/6

42) Dati i seguenti numeri: 0,8; –1/3; 11/7; –0,2; 7/11, qual è il valore della differenza fra il maggiore ed il minore?

A. 1,70
B. 40/21
C. 124/70
D. 71/40
E. 69/7

43) 1/200 + 1/200 =

A. 1/100
B. 2/200
C. 1/200
D. 1/400
E. 2/100

44) Quale delle seguenti quaterne dà l'ordine crescente dei quattro numeri $x = 10^{-2}$; $y = -10^2$; $z = 1/10^{-3}$; $t = -10^{-4}$?

A. z, x, y, t
B. t, z, y, x
C. t, z, x, y
D. y, x, t, z
E. y, t, x, z

45) Calcolare il valore dell'espressione $(2^{-3}) + (4^{-5}) \times (6^{-8})$:

A. nessuna delle altre risposte è corretta
B. 1
C. 2
D. 0
E. –1

46) -2^{-3}=

A. 6
B. –0,125
C. 0,125
D. 8
E. 4

47) 5 + 1/2 + 1/3 =

A. 25/3
B. 35/6
C. 30/5
D. 7/6
E. 27/6

48) CINECA • 2015 Indicare il minore tra i seguenti numeri: 0,22; 25/100; $21 \cdot 10^{-2}$; 1/5; 1/4.

A. 0,22
B. $21 \cdot 10^{-2}$
C. 1/4
D. 25/100
E. 1/5

49) L'espressione 4×10^{-2} =

A. 0,04
B. 0,4
C. 400
D. 40
E. 4

50) Dividere un numero per 0,05 equivale a moltiplicarlo per:

A. 2
B. 10
C. 20
D. 50
E. 5

51) CISIA • 2015 L'espressione $\frac{1}{0,2}$ è uguale a:

A. $2 \cdot 10^{-1}$
B. 5
C. 1/5
D. 2
E. 0,02

52) $2,5 \times 10^{-4} + 5 \times 10^{-5} =$

A. $7,5 \times 10^{-4}$
B. $0,3 \times 10^{-3}$
C. $2,55 \times 10^{-4}$
D. 30×10^{-3}
E. $5,5 \times 10^{2}$

53) Quanto vale l'espressione $3^8/9^4$?

A. 5
B. 1/3
C. 3
D. 2
E. 1

54) $10^{-3}/10^9 =$

A. 10^{-12}
B. 6
C. 6^6
D. 10^6
E. 10^{-6}

55) L'espressione $0/(10^4 \times 10^{-6})$ vale:

A. 10^2
B. 10^{-2}
C. nessuna delle altre risposte è corretta
D. 10^{-10}
E. infinito

56) La decima parte di 10^{20} è:

A. 5^{10}
B. 10^{21}
C. 1^{20}
D. 10^{10}
E. 10^{19}

57) CISIA • 2016 Il quoziente della divisione 20 : 0,0002 è:

A. $4 \cdot 10^5$
B. $4 \cdot 10^6$
C. 10^6
D. 10^4
E. 10^5

58) Determinare il valore della seguente espressione numerica

$$\frac{(-2)^2}{-2} - \left[-(-2)^2 \cdot (-2)^{-1}\right].$$

A. –4
B. 0
C. +2
D. –2
E. –3

59) La millesima parte di 1000^{10} è:

A. 1.000^{11}
B. 10^{29}
C. 1.000^9
D. 1^{10}
E. 100^{27}

60) Il valore della seguente espressione $\frac{10^{-3} \cdot 10^9}{10^6}$ è:

A. 10^6
B. 0
C. 10^{10}
D. 10^{-2}
E. 1

61) M/O • 2014 Calcolare il valore della seguente frazione:

$$\frac{127^2 - 73^2}{2}$$

A. 10800
B. 1458
C. 5400
D. 20000
E. 10000

62) Quanto fa 0,036/0,9?

A. 0,004
B. 400
C. 0,0004
D. 0,04
E. 0,4

63) (0,4) × (0,4) × (0,4) è uguale a:

A. 0,064
B. 0,0064
C. 0,64
D. 0,16
E. 0,016

64) In una successione ereditaria nella quale gli eredi sono 4 fratelli, al maggiore di essi la defunta madre ha riservato la quota disponibile, cioè 1/3 dell'eredità. Supponendo che i quattro fratelli divideranno fra loro in parti uguali la rimanente quota dei 2/3, quale frazione dell'eredità spetterà al fratello maggiore?

A. 1/5
B. 1/4
C. 1/2
D. 1/6
E. 1/3

65) Determinare il valore della seguente espressione $\left[-(2)^2-(-3)^{-3}\right]^{-1}$:

A. 31/108
B. 25/108
C. 108/23
D. 108/25
E. 108/31

66) Il prezzo del petrolio è oggi di 50 dollari al barile e il rapporto fra il valore del dollaro e il valore dell'euro è 0,8 (un dollaro vale 0,8 euro). Se fra un anno il prezzo del petrolio raggiungesse i 75 dollari al barile e il rapporto fra dollaro ed euro fosse pari a 0,6 ne risulterebbe che il prezzo in euro di *un barile* di petrolio:

A. diminuirebbe di 5 euro
B. aumenterebbe di 10 euro
C. aumenterebbe di 2 euro
D. rimarrebbe invariato
E. aumenterebbe di 5 euro

67) Due tappeti stesi sul pavimento si sovrappongono parzialmente e l'area S della regione di sovrapposizione è pari a 1/4 dell'area del primo tappeto e a 1/7 dell'area del secondo. Se indichiamo con T l'area della porzione di pavimento occupata complessivamente dai due tappeti, quale delle seguenti relazioni è corretta?

A. T = 11 S
B. T = 12 S
C. T = 10 S
D. T = 9 S
E. T = 8 S

68) La somma $2,1 \times 10^4 + 3,5 \times 10^3$ dà come risultato:

A. $2,45 \times 10^7$
B. $5,6 \times 10^4$
C. $5,6 \times 10^7$
D. $24,5 \times 10^3$
E. $5,6 \times 10^{12}$

69) Quale delle seguenti disuguaglianze è vera?

A. 10/3 < 3,6 < 11/3
B. 9/2 < 3,6 < 11/2
C. 8/3 < 3,6 < 10/3

D. 7/3 < 3,6 < 8/3
E. 5/2 < 3,6 < 7/2

70) Sia b un numero diverso da 0. Se a è il triplo di b e c è metà di b, qual è il rapporto tra $3c$ e $2a$?

A. 2/3
B. 3/2
C. 1/2
D. 1/6
E. 1/4

71) Un numero h verifica la relazione $2 < h < 3$. Si può dedurre che:

A. $h^2 < 4$
B. $1/h > 1/2$
C. $h^{1/2} > 2$
D. $1/h^{1/2} < 1/3$
E. $1/h^2 < 1/4$

72) Qual è il risultato della divisione di $0{,}16 \times 10^{-4}$ per 0,05?

A. 3,2
B. 0,0032
C. 0,32
D. 0,00032
E. 0,032

73) Quale delle seguenti disuguaglianze è VERA?

A. $10^{100} < 100^{10}$
B. $10^{-100} < 100^{-10}$
C. $-10^{100} < -100^{10}$
D. $100^{-10} < 10^{-100}$
E. $10^{100} < -100^{10}$

74) Determinare il valore della seguente espressione $\dfrac{2^{-1}+2^{-2}}{2^{-3}-2^{-4}}$:

A. 3
B. 8
C. 4
D. 12
E. 16

Numeri interi relativi

75) I valori delle seguenti potenze 2^{-2}, $(1/3)^{-3}$, $(-4)^{-4}$ sono rispettivamente:

A. 1/4, 27, 1/256
B. 4, 27, impossibile
C. 1/4, 1/27, 128
D. 1/4, 1/6, 1/121
E. 1/4, impossibile, 1/128

76) $(-5 + 12) + (6 - 7) - (3 - 4) =$

A. –7
B. –4
C. 4
D. 7
E. –3

77) L'opposto della somma di a con l'opposto di b in simboli è:

A. $-(a - b)$
B. $-(a + b)$
C. $a - b$
D. $-a + b^{-1}$
E. $-a - b^{-1}$

Numeri irrazionali e reali

78) Quale dei numeri inseriti nelle risposte è il massimo?

A. 3
B. 1
C. $\pi/2$
D. 2,5
E. $\pi/4$

79) Siano a e b due numeri reali tali che $a + b < 0$ e $ab > 0$. Quale delle seguenti proposizioni è vera?

A. $a > 0$ e $b < 0$
B. $a > 0$ e $b > 0$
C. $a < 0$ e $b < 0$
D. $a > -b$
E. $b > -a$

80) Quale delle seguenti quaterne di numeri è ordinata secondo valori decrescenti ?

A. $\pi \cdot 10^{-2}$; $3144 \cdot 10^{-5}$; $31{,}4 \cdot 10^{-3}$; $315 \cdot 10^{-4}$
B. $315 \cdot 10^{-4}$; $3144 \cdot 10^{-5}$; $\pi \cdot 10^{-2}$; $31{,}4 \cdot 10^{-3}$
C. $3144 \cdot 10^{-5}$; $31{,}4 \cdot 10^{-3}$; $315 \cdot 10^{-4}$; $\pi \cdot 10^{-2}$
D. $315 \cdot 10^{-4}$; $\pi \cdot 10^{-2}$; $31{,}4 \cdot 10^{-3}$; $3144 \cdot 10^{-5}$
E. $31{,}4 \cdot 10^{-3}$; $\pi \cdot 10^{-2}$; $3144 \cdot 10^{-5}$; $315 \cdot 10^{-4}$

81) CISIA • 2016 Quale dei numeri proposti approssima meglio $\sqrt{4 \cdot 10^7}$?

A. $6 \cdot 10^3$
B. $8 \cdot 10^3$
C. $6 \cdot 10^4$
D. $2 \cdot 10^4$
E. $2 \cdot 10^3$

Proporzioni

82) Il valore calorico dei seguenti componenti, espresso in kcal/100 mg, è: Glicidi 0,4; Proteine 0,4;Lipidi 0,9. Un campione del formaggio A contiene 14,50 g di proteine, 11,12 g di lipidi e 5,50 g di glicidi. Il numero totale di kcal del campione è circa:

A. 190
B. 175
C. 220
D. 195
E. 180

83) M/O • 2014 Tre amici ricevono complessivamente €36 da suddividere tra di loro nelle seguenti proporzioni 2:3:7. Qual è la differenza tra l'ammontare più grande e quello più piccolo ricevuto dai tre amici?

A. € 6
B. € 3
C. € 15
D. € 9
E. € 12

84) CISIA • 2015 Una miscela di acqua e zucchero ha un valore energetico di circa 50 kilocalorie per 100 millilitri. Lo zucchero ha un valore energetico di circa 400 kilocalorie per 100 grammi. Un cucchiaino di zucchero ne contiene circa 5 grammi. Una lattina contiene 330 millilitri di miscela. Quanti cucchiaini di zucchero sono contenuti in una lattina di miscela?

A. 7
B. 7,5
C. 6
D. 6,5
E. più di 8

85) Dall'osservazione che l'ombra di un paletto verticale alto 1 m è lunga 1,5 m e che alla stessa ora quella di un edificio è lunga 90 metri, si deduce che l'edificio è alto:

A. 100 m
B. 60 m
C. 40 m
D. 50 m
E. 80 m

86) Quali sono i due numeri la cui somma risulta 56 e che sono proporzionali a 2 e 5 secondo lo stesso coefficiente?

A. Le informazioni non sono sufficienti per poter calcolare i due numeri
B. I due numeri sono 35 e 26
C. I due numeri sono 20 e 36
D. I due numeri sono 27 e 29
E. I due numeri sono 16 e 40

87) Con il contenuto di una botte di vino si riempiono 160 fiaschi della capacità di un litro e mezzo.

Quante bottiglie della capacità di litri 0,80 si potrebbero riempire con la stessa quantità di vino?

A. 300
B. 320
C. 360
D. 240
E. 280

88) Su una carta geografica con scala 1:100 000 la distanza tra due città è di 10 cm. Quale sarà la distanza tra le due città su una carta geografica con scala 1:50 000?

A. 5 cm
B. 15 cm
C. 25 cm
D. 10 cm
E. 20 cm

89) CISIA • 2015 Venti maccheroni pesano 24 grammi. Quanti maccheroni circa ci sono in un pacco da un chilogrammo?

A. fra 810 e 820
B. fra 820 e 830
C. fra 800 e 810
D. fra 830 e 840
E. fra 840 e 850

Percentuali

90) V • 2014 Il 1° Gennaio un orologio indica correttamente le ore 15:06. Alla stessa ora del giorno successivo indica invece le ore 14:54; qual è l'errore in percentuale nella misura del tempo da parte dell'orologio, calcolato in questo intervallo di 24 ore?

A. 1,67%
B. 1,20%
C. 10,0%
D. 20,0%
E. 0,83%

91) Se il 3% di N è 15, quanto vale N?

A. 560
B. 450
C. 500
D. 0,45
E. 0,50

92) Un animale ha una massa M_1 = 40 kg; dopo 4 mesi, la sua massa, che indichiamo ora con M_2, è aumentata del 25% rispetto a M_1. Dopo altri quattro mesi, la sua massa, che indichiamo ora con M_3, è aumentata del 20% rispetto a M_2; dopo un ulteriore aumento del 10% rispetto a M_3, la massa finale M_4 è:

A. 66 kg
B. 70 kg
C. 58 kg
D. 60 kg
E. 50 kg

93) Una città ha inizialmente una popolazione di 360.000 abitanti. Questa aumenta, dapprima, di 2/3; il nuovo numero aumenta, poi, del 50%; quanti sono gli abitanti dopo questi aumenti?

A. 1.350.000
B. 900.000
C. 600.000
D. 750.000
E. 2.000.000

94) Il valore iniziale di una grandezza che a seguito dell'incremento del 20% ha assunto il valore di 2160 era:

A. 1850
B. 1800
C. 1500
D. 1600
E. 1720

95) In Italia, in un certo anno, 824 persone di sesso maschile si sono ammalate di AIDS. Sapendo che esse costitui-

sono l'80% del totale di coloro che si sono ammalati di AIDS, questi ultimi sono:

A. 890
B. 1483
C. 989
D. 1100
E. 1030

96) Il 3% di una certa somma ammonta a 60.000 euro. Allora l'intera somma ammonta a euro:

A. 50.000
B. 100.000
C. 2.000.000
D. 1.930.000
E. 200.000

97) Una lastra di un determinato materiale, spessa 1 cm, assorbe il 50% dell'intensità di una radiazione incidente. Se lo spessore diventa 3 cm, quale frazione dell'intensità incidente verrà trasmessa?

A. 0%
B. 12,5%
C. 33,33%
D. 75%
E. 25%

98) Il 12% di 2.500.000 è:

A. 450.000
B. 30%
C. 300.000
D. 30.000
E. 3.000.000

99) In una comunità di 5000 persone, il 5% dei membri viene colpito da una malattia infettiva che richiede il ricovero nel 50% dei casi; quanti ricoveri sono avvenuti?

A. 150
B. 125
C. 100
D. 50
E. 75

100) Il prezzo nominale di un televisore è 750 euro. Un commerciante lo vende a 600 euro. Lo sconto praticato sul prezzo nominale è:

A. 12,5%
B. 25%
C. 8%
D. 20%
E. 15%

101) Si consideri un numero positivo x; lo si incrementi del 18% e si riduca successivamente il risultato del 18%; chiamando y il numero così ottenuto:

A. $x < y$
B. $x = y$
C. nessuna delle altre risposte è corretta
D. $x > y$
E. x minore o uguale a y

102) La spesa farmaceutica annua italiana è ipoteticamente diminuita da 5 miliardi a 4,5 miliardi. La variazione percentuale è:

A. –10%
B. –5%
C. 5%
D. 10%
E. –25%

103) CISIA • 2015 Per fare il 30% di un certo lavoro ho impiegato un'ora e mezza. Per completarlo, lavorando alla stessa velocità, mi mancano:

A. 230 minuti
B. 180 minuti
C. 300 minuti
D. 250 minuti
E. 210 minuti

104) Lo 0,00002‰ (cioè: per mille) del numero *N* vale 0,006. Quanto vale *N*?

A. $N = 30.000$
B. $N = 120.000$
C. $N = 300.000$
D. $N = 600.000$
E. $N = 900.000$

105) Il 20% della metà di un numero è 10. Qual è il numero?

A. 125
B. 80
C. 100
D. 20
E. 24

106) Il 2% del 30% di una certa quantità:

A. corrisponde allo 0,6% di quella quantità
B. corrisponde al 32% di quella quantità
C. corrisponde al 6% di quella quantità
D. corrisponde al 60% di quella quantità
E. dipende dal valore della quantità

107) Qual è la cifra in euro che, impiegata per sei mesi al tasso annuo di interesse semplice del 2%, produce un guadagno di 500 euro?

A. 100 000
B. 10 000
C. 12 500
D. 50 000
E. 25 000

108) All'inizio del 2016 ho comprato 1000 euro di azioni. Nel 2016 il valore è aumentato del 5% e nel 2017 del 10%. A fine del 2017 quanto avrò guadagnato rispetto all'inizio del 2016?

A. 100 euro
B. 155 euro
C. 110 euro
D. 115 euro
E. 80 euro

109) CISIA • 2016 Nella tabella sono indicati il numero di maschi e femmine residenti in cinque comuni. In quale comune è maggiore la percentuale di femmine?

	Maschi	Femmine
Castelletto	900	1100
Oltrecastello	400	410
Castelforte	880	1120
Castelpietra	320	480
Castelvecchio	1250	1200

A. Castelvecchio
B. Oltrecastello
C. Castelforte
D. Castelletto
E. Castelpietra

110) Aumentando del 10% le lunghezze della base e dell'altezza di un rettangolo, l'area aumenta del:

A. 20%
B. 100%
C. 121%
D. 21%
E. 10%

111) Un fascio di raggi X paralleli che arriva su uno strato di 5 mm di spessore di un certo materiale viene assorbito nella misura del 50%. Se inviassimo lo stesso fascio su uno strato di 1,5 cm di spessore dello stesso materiale, quale percentuale del fascio incidente riuscirebbe ad emergere?

A. Circa 33%
B. Circa 17%
C. Inferiore al 1%
D. Circa 5%
E. Circa 12,5%

112) Il 31 dicembre di ogni anno, l'Istituto di Statistica di un determinato

paese pubblica nel proprio Rapporto annuale l'ammontare delle spese mediche sostenute in quell'anno. Ipotizzando una crescita annua del 30% delle spese mediche, nel Rapporto di quale anno apparirà per la prima volta un ammontare superiore al doppio della spesa sostenuta nel 2010?

A. 2012
B. 2014
C. 2015
D. 2013
E. 2011

113) Un supermercato, in un giorno particolare, pratica uno sconto del 15% su tutti i prezzi di listino. Sul prodotto X pratica un ulteriore sconto del 20%. Qual è lo sconto complessivo praticato sul prodotto X?

A. 35%
B. 5%
C. 17,5%
D. 30%
E. 32%

114) CISIA • 2016 Durante i saldi una maglia viene venduta a 26 euro. Qual è lo sconto rispetto al prezzo originale di 40 euro?

A. 35%
B. 55%
C. 65%
D. 14%
E. 40%

115) Se investo 12.000 euro per 3 mesi al tasso annuale del 5%, l'interesse che ottengo per tali tre mesi è ...

A. 60,00 euro
B. 150,00 euro
C. 600,00 euro
D. 15,00 euro
E. 300,00 euro

116) Una commissione è composta per il 60% da donne, di cui il 40% sono laureate in veterinaria. Inoltre, nel totale della commissione (uomini e donne), i laureati in veterinaria sono il 60%. Determinare, tra gli uomini presenti in commissione, la percentuale di quelli laureati in veterinaria.

A. 60%
B. 80%
C. 20%
D. 40%
E. 90%

117) Il numero di individui di una popolazione è aumentato in un anno del 27%. Se *P* era il numero all'inizio dell'anno, qual è il numero alla fine dell'anno?

A. $P \times 1{,}27$
B. $P \times 0{,}27$
C. $P + 0{,}27$
D. $P + 1{,}27$
E. $P/0{,}27$

118) In modalità "prestazioni elevate", il consumo di energia di un computer portatile aumenta del 25% rispetto all'utilizzo normale. Di quanto diminuisce la durata della batteria nell'utilizzo "prestazioni elevate" rispetto all'utilizzo normale?

A. 40%
B. 33%
C. 20%
D. 30%
E. 25%

119) Il 60% degli operai di uno stabilimento è iscritto al sindacato CLIG, mentre il 40% della parte rimanente è iscritto al sindacato SLIC. Non vi sono iscritti ad altri sindacati, mentre 36 operai non sono iscritti a nessun sinda-

cato. Quanti sono gli operai dello stabilimento?

A. 150
B. 100
C. 136
D. 900
E. 60

120) 25 *once fluide* inglesi corrispondono approssimativamente a 24 *once fluide* americane. In percentuale, di quanto è più grande, circa, un'*oncia fluida* americana rispetto a quella inglese?

A. 4%
B. 5%
C. 8%
D. 1%
E. 2%

121) Una ditta che vendeva un medicinale in confezioni da 100 grammi al prezzo di 10 euro ciascuna,ha ridotto ora le confezioni ad 80 grammi, mantenendo il prezzo di 10 euro. Di quanto è aumentato il prezzo del medicinale?

A. del 15%
B. dell'80%
C. del 25%
D. del 20%
E. del 10%

122) Per irrigare un terreno viene utilizzato un terzo dell'acqua contenuta in un serbatoio. Se al termine dell'irrigazione nel serbatoio si trovano ancora 6000 litri di acqua significa che i litri utilizzati sono stati:

A. 3000
B. 4000
C. 3500
D. 2500
E. 2000

Grandezze direttamente e grandezze inversamente proporzionali

123) Detta k una costante, l'affermazione x e y sono inversamente proporzionali equivale a:

A. $x = ky$
B. $xy = k$
C. $x + y = k$
D. $y = kx$
E. $x - y = k$

124) Le ampiezze di due angoli di un pentagono sono 90° e 150° mentre le ampiezze dei rimanenti tre angoli sono proporzionali ai numeri 5, 7 e 13.

Quale delle seguenti terne rappresenta le ampiezze dei tre angoli incogniti?

A. 60° 84° 156°
B. 50° 90° 160°
C. 64° 82° 154°
D. 60° 80° 160°
E. 72° 100° 188°

125) Se una grandezza x è proporzionale al quadrato di una grandezza y e y è inversamente proporzionale ad una grandezza z, allora:

A. x è inversamente proporzionale a z^2
B. la relazione tra x e z è diversa da quelle delle risposte precedenti
C. x è direttamente proporzionale a z
D. x è inversamente proporzionale a z
E. x è direttamente proporzionale a z^2

126) Due grandezze positive *a* e *b* sono legate da una relazione per cui se *b* dimezza allora *a* quadruplica. Una sola tra le seguenti è la relazione tra *a* e *b*. Quale?

A. $a = 2/b$
B. $a = 1/b^2$
C. $a = 8b$
D. $a = 4\sqrt{b}$

E. $a = \frac{4}{\sqrt{2b}}$

Progressioni

127) Un nano spaziale raddoppia la sua altezza ogni giorno. Al nono giorno comincia a ridurre la sua altezza con una velocità doppia. Dopo quanti giorni dall'inizio sarà ritornato alla sua altezza iniziale?

A. 15
B. 12
C. 10
D. 13
E. 14

128) Una cellula si divide regolarmente in due nuove cellule in ogni unità di tempo T. Quante cellule troveremo dopo un lasso di tempo = 5T?

A. 16
B. 8
C. 32
D. 13
E. 63

129) Qual è la somma dei primi 100 numeri naturali?

A. 5.000
B. 10.000
C. 5.050
D. 15.000
E. 20.000

130) Se i primi termini di una progressione geometrica sono 1, 3, 9, qual è l'ottavo termine?

A. 729
B. 6.561
C. 243
D. 81
E. 2.187

131) Quanto vale la ragione di una progressione aritmetica se il quarto termine vale 12 e il nono vale 37?

A. 4
B. 3
C. 10
D. 8
E. 5

132) Indica la somma dei primi 50 numeri dispari:

A. 6500
B. 500
C. 4500
D. 2500
E. 3500

1.2 • Algebra classica

Monomi e operazioni tra monomi

133) $a^m \times a^n$ è uguale a:

A. $a^{(m-n)}$
B. $a^{(m+n)}$
C. $a^{2(m \times n)}$
D. $n \times a^m$
E. nessuna delle altre risposte è corretta

134) Per x, y, z diversi da zero, il quoziente tra i monomi $4xy^5z$ e $2xy^3z^{-3}$ risulta:

A. $-2y^2z^4$
B. $-y^2z^2$
C. $2y^2z^{-2}$
D. $x^{-1}yz^{-2}$
E. $2y^2z^4$

135) $a^{(x+r)}$ vale:

A. $a^x \times a^r$
B. $a \times (x+r)$
C. $a + (x+r)$
D. $a^x + a^r$
E. $a^r \times (x+r)$

136) Per x diverso da 0, il reciproco del reciproco di x^{-1}, vale:

A. x
B. $-x$
C. $1/x$
D. $-1/x$
E. x^2

137) CINECA • 2015 **Quale, fra i monomi qui sotto elencati, è un minimo comune multiplo dei seguenti monomi:**

$3p^2r^4$; $-2q^2r^2$; $5p^2r^2$; $-6q^3r^3$?
A. $30p^2q^2r^2$
B. $p^2q^3r^4$
C. r
D. $30p^2q^3r^4$
E. r^2

138) Per quale valore di n appartenente a N il monomio $\frac{7}{5}x^{n-2}y^{n-7}$ risulta intero?

A. $n > 3$
B. $n > 7$
C. $n > 4$
D. $n \geq 7$
E. $2 < n < 7$

139) L'espressione $[(x^{5n})^n : x^{n^2} - x^{3n^2} : x^{-n^2}]^{-3}$, con x diverso da zero e n appartenente a N_0, risulta:

A. priva di significato per ogni x appartenente a R
B. 1
C. –1
D. 0
E. –2

140) Sia dato il monomio $23xy^2z^3t^2$. Allora il grado del monomio è:

A. 4
B. 8
C. 12
D. 9
E. 7

141) Stabilire quali delle seguenti coppie di monomi sono simili:

A. $3xyz$; $3xyz^2$
B. $3x$; $3y$
C. $\frac{2}{3}xy$; $\frac{2}{3}xz$
D. $\frac{2}{3}xyz$; $\frac{2}{3}x^2y$
E. $3x^2yz^2$; $\sqrt{3}\,x^2yz^2$

142) Il grado del monomio $-xy$ è uguale a:

A. –1
B. 2
C. 1
D. –2
E. 3

143) Determinare il valore della seguente espressione $\frac{3x^{-2}y^4z^{-3}}{3^{1/2}zy^{-1}x^2}$:

A. $\frac{3^{1/2}y^{-5}z^{-1}}{x^4}$
B. $\frac{3^{1/2}y^5z^4}{x^4}$
C. $\frac{\sqrt{3}x^4y^5}{z^4}$
D. $\frac{y^5z^4}{\sqrt{3}x^4}$
E. $\frac{y^5z^{-4}}{3^{-1/2}x^4}$

144) Dati i seguenti monomi $3xy^2$; $14x^2yz$; $6x^2y^2z^2$, il loro m.c.m. (minimo comune multiplo) è:

A. $144x^2y^2z^2$
B. $x^2y^2z^2$
C. $3xy$
D. $42x^2y^2z^2$
E. $24xyz^2$

Polinomi e operazioni tra polinomi

145) Siano *a* e *b* numeri reali. L'espressione $(2a^3)^2 + (2b^2)^3$ vale:

A. $4a^6 + 8b^6$
B. $4a^5 + 6b^5$
C. $4a^6 + 4b^6$
D. $4a^5 + 8b^5$
E. $4a^6 + 6b^6$

146) Siano x e y numeri reali. L'espressione (6 + 3x + 12y)/3 equivale a:

A. 4 + y + 4x
B. 2 + x + 4y
C. 4 + x + 4y
D. 2 + 2 x (x + 5y)
E. 2 + y + 5x

147) Il polinomio $x^2 - 2x - 1$ è uguale a:

A. x (x – 2) – 1
B. $(1 - x)^2$
C. $(x - 1)^2 \cdot (x - 1)$
D. $(x + 1)^2$
E. $(x - 1) \cdot (x + 1)$

148) Determinare il valore della seguente espressione $\frac{4+2x+12y}{2}$:

A. $4 + x + 6y$
B. $2 + 2x + 6y$
C. $2 + x + 6y$
D. $4 + y + 6x$
E. $2 + 2(x + 6y)$

149) L'espressione $(3a^2)^3 + (9b)^2$ equivale a:

A. $9a^6 + 18b^2$
B. $27a^5 + 81b^3$
C. $3a^6 + 9b^2$
D. $9a^5 + 18b^3$
E. $27a^6 + 81b^2$

150) L'espressione $x - y^{-1}$, con $y = 0$, equivale a:

A. $x - 1 + y$
B. $(x/y) - 1$
C. $(x \cdot y^{-1})/y$
D. $(x - 1)/y$
E. $(y - x)/x \cdot y$

151) M/O • 2014 Semplificare la seguente espressione: $(4x)^{-2}\sqrt{16x^6}$ con $x > 0$

A. $64x$
B. x
C. $\frac{x^2}{4}$
D. $\frac{x}{4}$
E. x^2

152) Sia dato il polinomio $x^3 + xy^2 + x + z^2x$. Allora il grado del polinomio è:

A. 3
B. 9
C. 10
D. 6
E. 12

153) Il prodotto $(2x - 3y)(2x + 3y)$ è uguale a:

A. $4x^2 + 9y^2$
B. $4x^2 - 12xy + 9y^2$
C. $4x^2 + 12xy + 9y^2$
D. $4x^2 - 9y^2 + 1$
E. $4x^2 - 9y^2$

Prodotti notevoli

154) Siano *a* e *b* numeri reali. Dire quale delle seguenti eguaglianze è falsa:

A. $(a + b) \times (a - b) = a^2 - b^2$
B. $(a + b) \times (a + b) = a^2 + 2ab + b^2$
C. nessuna delle altre risposte è corretta
D. $(a + b) \times (a - b) = a^2 + b^2$
E. $(a + b) \times (a + b) = (a + b)^2$

155) Per ogni *x* e *y* numeri reali, $(2x - y)^2$ vale:

A. $4x^2 + y^2$

B. $4x + y^2$
C. $4x^2 - y^2$
D. $4x^2 - y^2 - 2xy$
E. $4x^2 + y^2 - 4xy$

156) Se x e y sono numeri reali, $(x + y) \cdot (x - y)$ è uguale a:

A. $x^2 + y^2$
B. $x^2 - y^2$
C. $x^2 + y^2 - 2xy$
D. $x^2 - y^2 + xy$
E. $x^2 + y^2 + 2xy$

157) Sapendo che $x + y = 2$, quanto vale $x^2 + y^2$?

A. 4
B. $2 + xy$
C. $4 - 2xy$
D. 6
E. $2x + y^2$

158) Quale delle seguenti uguaglianze è corretta?

A. $(a - b)^2 = a^2 - b^2$
B. $(a - b)^2 = (a - b)(a + b)$
C. $(a - b)^2 = (a + b)^2$
D. $(a - b)^2 = -(b - a)^2$
E. $(a - b)^2 = (b - a)^2$

159) Se $x = y - z$, allora:

A. $x^2 = y^2 + z^2 + 2yz$
B. $x^2 = y^2 - z^2$
C. $x^2 = y^2 + z^2$
D. $x^2 = y^2 + z^2 - 2yz$
E. $x^2 = y^2 \times z^2$

160) La seguente espressione $(a + b)^2 - (a - b)^2$ si può scrivere:

A. ab
B. $4ab$
C. $a^2 - b^2$
D. $a^2 + b^2$
E. $2ab$

161) Determinare il valore della seguente espressione $(2x + y)^3$:

A. $x^3 + 3x^2y + 3xy^2 + y^3$
B. $(2x + y)(4x^2 + 2xy + y^2)$
C. $8x^3 - 12x^2y + 6xy^2 - y^3$
D. $8x^3 + 12x^2y + 6xy^2 + y^3$
E. $8x^3 + y^3$

162) $(a + b)^3 - (a - b)^3 =$

A. $a^3 - b^3 + 2b^2$
B. $2b \cdot (b^2 + 3a^2)$
C. $a^3 - b^3$
D. $a^3 - b^3 + 2ab$
E. $2b \cdot (a^3 + b^3)$

Potenza n-esima di un binomio. Triangolo di Tartaglia

163) La quantità $(a + b)^3$ è uguale a:

A. $a^3 - 3b^3$
B. $a^3 + b^3$
C. $a^3 - b^3$
D. $(a + b) \times (a + b)^2$
E. $a^3 + 3ab + b^3$

Teorema del resto e teorema di Ruffini

164) Per quale valore di k il polinomio $P(x) = 2x^5 + kx^3 - x^2 + 2x - 1$ è divisibile per $x - 1$?

A. $k = 2$
B. $k = -1/3$
C. $k = -1$
D. $k = 1$
E. $k = -2$

165) Per quale dei seguenti binomi è divisibile $x^8 - a$?

A. $x^{-8} - a^{-1}$
B. $x^4 - a^3$
C. $x^3 + a^{1/3}$
D. $x - a^{1/8}$
E. $x^5 - a^{1/5}$

166) Il resto della divisione del polinomio $x^4 + 5x^3 - 7x + 6$ per $x - 2$ è:

A. 48
B. $x - 46$
C. -5
D. 6
E. -4

167) Se il resto della divisione tra il polinomio $P(x) = x^3 - 2x^2 + k - 3$ e $A(x) = 2x - 1$ è $R = -2$, allora k vale:

A. 11/8
B. -3
C. 1/2
D. $-1/2$
E. -2

168) Indicare quale fra i polinomi di primo grado elencati è fra i fattori di $2x^3 - 3x^2 - 11x + 6$.

A. $x - 3$
B. $x - 2$
C. $x - 1$
D. $x + 4$
E. $x + 1$

169) Gli zeri del polinomio $P(x) = x^2 + ax + b$ sono -1 e 2. Allora $P(7)$ vale:

A. 35
B. 40
C. 54
D. 42
E. 30

Scomposizione di un polinomio in fattori

170) La differenza $x^5 - x^3$ vale:

A. $x^3(x^2 - 1)$
B. $x^2(x^3 - 1)$
C. $x^3 - x^2$
D. $x^5/3$
E. x^2

171) L'espressione $x^2 - 3x + 2$ è uguale a:

A. $(x - 1)(x - 2)$
B. $(x + 1)(x + 2)$
C. $(x - 1)^2$
D. $(x^2 - 1)(x - 2)$
E. $(x - 1)(x + 2)$

172) Il polinomio $x^4 - 3x^2 + a$ con a appartenente ad R:

A. ha come zero $x = 2$ per il valore di a uguale a 1
B. ha come zero $x = 2$ in corrispondenza di un valore di a positivo
C. ha come zero $x = 2$ in corrispondenza di un valore di a negativo
D. è irriducibile per ogni valore di a
E. si può scomporre in $(x + a)(x^2 - 1)$

173) L'espressione algebrica $(2xy - x^2 - y^2) \times (y - x)$ in quale forma semplificata si può scrivere?

A. $-(x + y)^3$
B. y^3x^3
C. $x^3 + y^3$
D. $x^3 - y^3$
E. $(x - y)^3$

174) L'espressione $k = y^2 + z^2 - 1 - 2yz$ si può scrivere:

A. $k = (yz)(y + 1)(y - 1)$
B. $k = (y - z + 1)(y - z - 1)$
C. $k = (y + z)(y - z) - 1$
D. $k = (yz + 1)(yz - 1)$
E. $k = (y + z + 1)(y - z - 1)$

175) Siano x e y due numeri reali, allora:

A. $x^2 + y^2 = (x + y)^2$
B. $x^2 + y^2$ non si può ridurre ulteriormente nel campo dei numeri reali
C. $x^2 + y^2 = (x^2 - 2xy - y^2)$
D. $x^2 + y^2 = (x - y) \cdot (x + y)$
E. $x^2 + y^2 = (x + y) \cdot (x + y)$

176) L'espressione $x^2 + y^2 - 2xy - 1$ si può scrivere nella forma:

A. $(x - y)^2 - 1$
B. $(x + y + 1)(-x - y - 1)$
C. $(x \cdot y - x)(y \cdot x + x) - 1$
D. $(x + y + 1)(x - y - 1)$
E. $(x + y)(x - y) - 1$

177) Scomporre in fattori il polinomio $x^2y^2 + 4xy + 4$:

A. $xy - y^2$
B. $x^2 - y + xy$
C. $xy - 1$
D. $x^2 - y^2$
E. $(xy + 2)^2$

178) Il polinomio $10x^3 - 4x^2$ si scompone nel prodotto:

A. $2x^2(5x - 2)$
B. $2x^2(5x - 1)$
C. $2x^3(x - 2)$
D. $2x^3(5x - 2)$
E. $x^2(5x - 2)$

179) Il trinomio $x^2 + 5x + 6$ può essere scomposto in:

A. $(x + 2)(x + 3)$
B. $(x + 2)(x - 3)$
C. $x(5x + 6) + x$
D. $(x + 3x)(2 - x)$
E. $x(x + 5(x + 6))$

180) Quale dei seguenti polinomi è un divisore del polinomio $625x^5 - x$?

A. $5x^2 + 1$
B. $5x^2 - 1$
C. $5x + 1$
D. $25x^4 + 1$
E. $x - 5$

181) Si consideri il polinomio $p(x) = x^4 - x^3 - x^2 - x - 2$. Quale delle seguenti affermazioni è VERA?

A. $p(x)$ minore o uguale a 0 per qualsiasi valore reale di x
B. $p(x)$ non è divisibile per $x^2 + 1$
C. $p(x) > 0$ per $x < -1$ oppure $x > 2$
D. $p(x) = -3$ se $x = 1$
E. L'equazione $p(x) = 0$ ha quattro soluzioni reali distinte

182) CISIA • 2016 Il polinomio $x^2 + x + 1$ si può scrivere nella forma $(x + b)^2 + c$, dove b e c sono due numeri. Allora c è uguale a:

A. $\frac{1}{4}$
B. $\frac{3}{2}$
C. $\frac{5}{4}$
D. $\frac{3}{4}$
E. $\frac{1}{2}$

183) Il minimo comune multiplo dei polinomi $x + y$ e $x^2 - y^2$ è:

A. $x + y$
B. $(x + y)(x - y)$
C. $(x - y)$
D. $(x - y)^2$
E. $(x + y)^2$

Frazioni algebriche e operazioni con le frazioni algebriche

184) Se a e b sono numeri reali diversi da 0, $(a + b)/(a \times b)$ =

A. $(1/a)/(1/b)$
B. $(1/a) + (1/b)$
C. $(a - b) \times (a \times b)$
D. $(a + b)/(a - b)$
E. $(1/a) \times (1/b)$

185) Per c diverso da 0, $(12c - 2b)/2c$ =

A. $6c - b/c$
B. $6 - 2b$

C. $(6-2b)/c$
D. $6b-6c$
E. $6-b/c$

186) CINECA • 2016 **Ridurre ai minimi termini (semplificare) la frazione algebrica $(9x^2-1)/(12x^2-4x)$.**

A. $(9x-1)/(x-3)$
B. $(3x-1)/4x$
C. $(3x-1)/(4x-4)$
D. $(9x-1)/(12x-4)$
E. $(3x+1)/4x$

187) In quale forma semplificata si può scrivere l'espressione riportata?

$$\frac{a^8-b^4}{a^2-b}$$

A. $(a^2-b)(a^2+b)$
B. a^4-b^4
C. $(a^4+b^2)(a^2+b)$
D. a^6-b^3
E. a^2+b^2

188) CISIA • 2015 **Siano a, b due numeri diversi da zero e diversi fra loro. L'espressione $a^{-1}-b^{-1}$ è uguale a:**

A. $(a-b)^{-1}b^{-1}$
B. $(a-b)a^{-1}b^{-1}$
C. $(b-a)a^{-1}b^{-1}$
D. $(a-b)^{-1}$
E. $(b-a)^{-1}a^{-1}$

189) Per quali valori di x l'espressione $x^{-1}-(x-1)^{-1}$ perde di significato contemporaneamente nei due addendi?

A. 0, 1
B. –1, 2
C. 1/2, –1
D. –1, –3
E. –1, –1

190) L'espressione $\dfrac{a^{2n}+a^n}{1-a^{2n}}$ con a appartenente ad $R-\{-1, 1\}$, ed n appartenente ad N_0 equivale a:

A. $1/(1-a^n)$
B. $1-a^n$
C. $-a^n/(a^n-1)$
D. a^n-1
E. $a^n/(a^n-1)$

191) Dati $x, y > 0$, l'espressione $\dfrac{x^4+y^4}{(xy)^3}$ è equivalente a:

A. $2x^2+2y^2$
B. $(x/y^3)+(y/x^3)$
C. $(x/y^2)+(y/x^2)$
D. $(x^2/y)+(y^2/x)$
E. $(1/y^3)+(1/x^3)$

192) L'espressione algebrica $3/(2-a)-a/(a-2)$ è uguale a:

A. $(3+a)/(2-a)$
B. $(-a+3)/(2+a)$
C. $(3-a)/(2-a)$
D. $(3+a)/(a-2)$
E. $(3-a)/(a-2)$

193) L'espressione algebrica $4/(a-1)+a/(1-a)$ è uguale a:

A. $(4+a)/(a-1)$
B. $(4-a)/(a-1)$
C. $(a+4)/(1+a)$
D. $(a-4)/(a-1)$
E. $a+1$

194) Calcolare $-(2^6-x^2)/(x-8)$.

A. $16-x$
B. $x+8$
C. $x-8$
D. $-x+8$
E. $-32-x$

195) Per quale valore di x l'espressione $(x-5)^{-2}$ assume valori negativi?

A. Per $x > 5$
B. Per $x < 0$
C. Per $-5 < x < 5$
D. Per $x < -5$
E. Per nessun valore di x

196) L'espressione $x^2 - \frac{1}{x^2}$, definita per x diversa da zero, è uguale a:

A. $\left(x^2 - \frac{1}{x}\right)^2$
B. $\left(x - \frac{1}{x}\right)\left(x + \frac{1}{x}\right)$
C. $\frac{1}{x^2} - x^2$
D. 1
E. $\frac{x^4 - 1}{x^4}$

197) L'espressione $\left(x + \frac{1}{x}\right)^2$, definita per x diversa da zero, è uguale a:

A. $x^2 + \frac{1}{x^2} + 2$
B. $x^2 + \frac{1}{x^2}$
C. $x^2 + \frac{1}{x^2} + 1$
D. $x^2 - \frac{1}{x^2}$
E. $x^2 + \frac{1}{x^2} - 2$

198) La frazione $x/(x^2 - 1)$ esiste:

A. per x diverso da 1
B. per x diverso da 1 e x diverso da – 1
C. per $x > 1$
D. per ogni x reale
E. per x diverso da zero

199) L'espressione $\frac{1}{x^2} - \frac{1}{y^3}$, definita per x diverso da zero ed y diverso da zero, è uguale a:

A. $\frac{x^2 - y^3}{x^2 y^3}$
B. $\frac{1}{x^2 - y^3}$
C. $\left(\frac{1}{x} - \frac{1}{y}\right)\left(\frac{1}{x} + \frac{1}{y}\right)$
D. $\frac{y^3 - x^2}{x^2 y^3}$
E. $y^3 - x^2$

200) Per a diverso da 0, è $1/a + 1/(2a) + 1/(4a) =$

A. $(7a)/3$
B. $3/(7a)$
C. $7/(4a)$
D. $8a$
E. $(1/8)a$

1.3 • Equazioni e disequazioni

Equazioni di I grado

201) Quale valore di x soddisfa l'equazione $0{,}01x + 4 = 1$?
A. $x = -200$
B. $x = 50$
C. $x = -50$
D. $x = -300$
E. $x = 100$

202) L'equazione $4(y - 1/4) = 1$ ha come soluzione:

A. $y = 1/4$
B. $y = -1/2$
C. $y = 0$
D. $y = 1$
E. $y = 0{,}5$

203) CINECA • 2017 **La soluzione dell'equazione $6x + 11 = 2x - 1$ è:**

A. –1
B. 2
C. –3
D. 3
E. 1

204) Ricavare x dalla relazione $k + x = 3xy - 7$ con y diverso da 1/3.

A. $-(k+7)/(1-3y)$
B. $(3y-1)(k+7)$
C. $(k+7)/(2y)$
D. $(k-7)/(y-3)$
E. $(3y-7)/(k+1)$

205) Quali fra le seguenti equazioni sono equivalenti fra loro? 1) $6x - 4 = 8$; 2) $6x - 1 = 2$; 3) $x(6x - 4) = 8x$; 4) $3x - 6 = 0$.

A. La 1) e la 3)
B. La 1) e la 4)
C. La 1) e la 2)
D. La 3) e la 2)
E. La 2) e la 4)

206) La compagnia telefonica *A* calcola il prezzo di ogni telefonata sommando a una quota fissa (scatto alla risposta) di euro 0,15 una tariffazione di 1/4 di centesimo al secondo. La compagnia *B* invece fa pagare una quota fissa (scatto alla risposta) pari a euro 0,25 e poi 1/5 di centesimo al secondo. Qual è la massima durata al di sotto della quale una telefonata risulta meno costosa se effettuata con la compagnia *A*?

A. 2 minuti e 40 secondi
B. 3 minuti esatti
C. 3 minuti e 30 secondi
D. 2 minuti e 20 secondi
E. 3 minuti e 20 secondi

207) Se a è il numero reale tale che $\left(\sqrt{2}-1\right)a=\sqrt{5}$ allora:

A. $\left(\sqrt{5}-1\right)a=1$
B. $\left(\sqrt{10}-\sqrt{2}\right)a=10$
C. $\left(\sqrt{5}+\sqrt{2}\right)a=5$
D. $\left(\sqrt{10}-\sqrt{5}\right)a=5$
E. $\left(\sqrt{5}+\sqrt{2}\right)a=10$

208) Determinare il valore del numero reale x tale che: $2^{-3/2}\sqrt{2} + \sqrt{3}\,x = 7/2$

A. $3 \cdot \sqrt{2}$
B. $2 \cdot \sqrt{3}$
C. $\sqrt{3}$
D. $\sqrt{2}$
E. $3 \cdot \sqrt{3}$

209) Relativamente alla soluzione dell'equazione algebrica di primo grado $Ax - B = 0$, quale delle seguenti affermazioni è corretta?

A. L'equazione non ha soluzioni reali se: $A > 0$, $B = 0$
B. L'equazione non ha soluzioni reali se: $A > 0$, $B < 0$
C. L'equazione ha soluzioni reali sempre (purché A sia diverso da 0)
D. L'equazione non ha soluzioni reali se: $A < 0$, $B < 0$
E. L'equazione ha soluzioni reali solo se: $A > 0$, $B > 0$

Sistemi di equazioni algebriche

210) Il sistema di due equazioni in due incognite $\begin{cases} x+y=1 \\ 2x-2y=-4 \end{cases}$

A. ha come soluzione $x = -1/2$, $y = 3/2$
B. ha infinite soluzioni
C. ha come soluzione $x = 2$, $y = 1$
D. ha come soluzione $x = 0$, $y = 0$
E. ha come soluzione $x = 1$, $y = 0$

211) La somma di tre aree è 1.600. La prima è il 20% della seconda e la seconda è il 50% della terza. Le tre aree misurano:

A. 100; 500; 1.000
B. 150; 600; 850
C. 100; 510; 990
D. 300; 400; 800
E. 200; 500; 900

212) Il sistema $ax + by = c$; $a_1x + b_1y = c_1$ ha un'unica soluzione soltanto se:

A. $ab_1 - a_1b = 0$
B. $ac_1 - a_1c = 0$
C. $ac_1 - a_1c$ diverso da 0
D. nessuna delle altre risposte è corretta
E. $ab_1 - a_1b$ diverso da 0

213) La somma di due numeri x e y è 20. La loro differenza è 8. x e y valgono:

A. non è possibile stabilirlo
B. 1/2 e 15/2
C. 14 e 6
D. 12 e 8
E. 1/2 e 39/2

214) Qual è la soluzione del sistema $x + y = 1$, $x - y = 0$?

A. $x = 1/2, y = -1/2$
B. $x = 0, y = 1$
C. $x = 0, y = 0$
D. $x = -1; y = 2$
E. $x = 1/2, y = 1/2$

215) In un esame, 16 studenti sono stati respinti e il 90% è stato promosso. Quanti studenti si sono presentati all'esame?

A. 84
B. 160
C. 116
D. 205
E. 190

216) Un padre ha 50 anni e il figlio 26. Quando l'età del padre è stata o sarà tripla di quella del figlio?

A. Fra 14 anni
B. Fra 21 anni
C. 14 anni fa
D. Mai
E. Non è possibile stabilirlo

217) CINECA • 2018 L'equazione $x - 4\ (2 - x) = -33$ ha soluzione per x uguale a:

A. –5
B. 35
C. –3
D. 2
E. 5

218) Il sistema $\begin{cases} x^2 + y^2 - 9 = 0 \\ y = x - 5 \end{cases}$, per x, y reali

A. ha una sola soluzione
B. non ha soluzioni
C. ha due soluzioni coincidenti
D. ha due soluzioni distinte
E. ha infinite soluzioni

219) Dei seguenti sistemi lineari uno solo è determinato (ha una ed una sola soluzione). Quale di essi?

A. $\begin{cases} 2x - y - 9 = 0 \\ -x + 2y + 6 = 0 \end{cases}$

B. $\begin{cases} y = 2x + 1 \\ y = 2x + 3 \end{cases}$

C. $\begin{cases} x + y = 1 \\ \frac{1}{2}x = 2 - \frac{1}{2}y \end{cases}$

D. $\begin{cases} y = 2x - 1 \\ x - \frac{1}{2}y = \frac{1}{2} \end{cases}$

E. $\begin{cases} x = 2y - 1 \\ y = \frac{1}{2}x + \frac{1}{2} \end{cases}$

220) Indicare tutti e soli i valori del parametro reale "a" per i quali il seguente sistema ammette soluzioni reali nelle incognite x e y:

$$\begin{cases} 2\sqrt{x}+\sqrt{y}=a-1 \\ \sqrt{x}-3\sqrt{y}=2 \end{cases}$$

A. $a>5$
B. $a>1$
C. a maggiore uguale 5
D. ogni valore di a
E. a maggiore uguale 1

221) Dei seguenti sistemi lineari uno solo è indeterminato (ha infinite soluzioni). Quale di essi?

A. $\begin{cases} y=2x+1 \\ y=2x+3 \end{cases}$

B. $\begin{cases} x=2y-1 \\ 2x=2y-1 \end{cases}$

C. $\begin{cases} x+y=1 \\ \frac{1}{2}x=2-\frac{1}{2}y \end{cases}$

D. $\begin{cases} y=2x-1 \\ x-\frac{1}{2}y=\frac{1}{2} \end{cases}$

E. $\begin{cases} 2x-y-9=0 \\ -x+2y+6=0 \end{cases}$

222) Un contadino alleva polli e conigli. Se possiede 55 capi che hanno complessivamente 160 zampe, quanti sono i conigli?

A. 15
B. 20
C. 30
D. 10
E. 25

223) CISIA • 2015 Il sistema di equazioni $\begin{cases} \frac{x}{1+y}=1 \\ 2^{x-1}=4^y \end{cases}$ **ha una sola soluzione** $(\bar{x},\bar{y})$.

Il prodotto $\bar{x}\cdot\bar{y}$ **vale:**

A. 0
B. 4
C. 1
D. 2
E. 3

224) CISIA • 2016 Il sistema $\begin{cases} 2x+\sqrt{y}=1 \\ x-3\sqrt{y}=-10 \end{cases}$ **ha un'unica soluzione** $(\bar{x},\bar{y})$**. Quanto vale** $\bar{x}+\bar{y}$ **?**

A. 10
B. 0
C. 8
D. –10
E. –8

225) Tre variabili *s*, *t*, *v* diverse da zero verificano le relazioni $s=t^2+t$ **e** $(v-1)/t = 2$**. Si esprima** v^2 **in funzione della sola variabile *s*.**

A. $v^2 = 2s+1$
B. $v^2 = (s+1)^2$
C. $v^2 = s^2+1$
D. $v^2 = 4s+1$
E. $v^2 = s+1$

Disequazioni: definizioni e principi di equivalenza

226) Siano *a*, *b*, *c* tre numeri reali positivi tali che $a \times b > c$**. Quale delle seguenti disuguaglianze risulta non vera?**

A. $a \times b \times c > c^2$
B. $-a < -c/b$
C. $a/c < 1/b$
D. $a^2 \times b \times c > c$
E. $b^2/c > b/a$

227) Se per ipotesi si ha $0 < x < y < 1$, allora:

A. $x^2 > x$
B. $x \cdot y < x$
C. $x^2 > y$
D. $x \cdot y > x$
E. $y^{1/2} < x$

228) CISIA • 2016 Per ogni coppia di numeri *s* e *t* tali che $s < 0$ e $t > s$, vale:

A. $1 < \frac{s}{t}$
B. $\frac{t}{s} < 1$
C. $ts > s^2$
D. $t^2 > ts$
E. $t^2 > s^2$

229) Siano *x*, *y*, *z* tre numeri reali positivi, tali che sia $xy > z$. Quale delle seguenti disuguaglianze risulta falsa?

A. $\frac{x}{z} < \frac{1}{y}$
B. $\frac{y^2}{z} > \frac{y}{x}$
C. $-x < -\frac{z}{y}$
D. $xyz > z^2$
E. $-y < -\frac{z}{x}$

230) *x* e *y* sono due numeri reali positivi tali che $y < x$. Di conseguenza:

A. $1 < \frac{x}{y}$
B. $x^2 < y$
C. $1 > \frac{x}{y}$
D. $x^2 < xy$
E. $y + x < x + y$

Disequazioni di I grado

231) Quali sono i numeri reali che soddisfano la condizione "diminuiti della loro metà sono maggiori del loro doppio":

A. tutti quelli maggiori di zero
B. tutti quelli maggiori di uno
C. tutti quelli minori di zero
D. tutti quelli compresi tra zero e uno
E. non esistono numeri che soddisfano la condizione richiesta

232) Se $x + 1$ è minore di $2x + 3$ e a sua volta $2x + 3$ è minore di $3x - 1$, allora il numero reale x necessariamente soddisfa la condizione:

A. $x > 5$
B. $x < 2$
C. $x > 1$
D. $x < 3$
E. $x > 4$

Disequazioni fratte

233) Tutte le soluzioni della disequazione seguente $\frac{2x+7}{x-3} < 2$ sono date dall'intervallo:

A. $-5/2 < x < 3$
B. $x < 5/2$
C. $x < 3$
D. x minore uguale a 3
E. $-5/2 < x < 5/2$

234) La disequazione seguente $\frac{x-1}{x+1} \geq 0$ è soddisfatta:

A. per $x < -1$ e $x \geq 1$
B. per $x < -1$ e $x > 1$
C. per $-1 < x \leq 1$
D. per $x \leq 1$ e $x \geq 1$
E. per $x \leq -1$ e $x > 1$

235) Si consideri la disequazione frazionaria $\frac{2}{x-1} > -\frac{x}{x-1} - 1$. La soluzione è:

A. $x > 1$
B. $-\frac{1}{2} < x < 1$
C. $x < -\frac{1}{2}$
D. $x < -\frac{1}{2} \cup x > 1$
E. $x > \frac{1}{2} > 1$

236) CISIA • 2015 Quale tra quelli indicati è l'insieme delle soluzioni della disequazione:

$$\frac{1}{x} > \frac{1}{x-1}$$

A. $\{x > -1\}$
B. $\{-1 < x\}$
C. $\{0 < x < -1\}$
D. l'insieme dei numeri reali $\mathbb{R}$
E. l'insieme vuoto

237) L'insieme delle soluzioni della disequazione seguente $\frac{x}{1-x^2} \geq 0$ è:

A. $[0, 1)$
B. $(-\infty, -1) \cup (0, 1)$
C. $(-1, 1)$
D. $[0, +\infty)$
E. $[0, 1) \cup (1, +\infty)$

Sistemi di disequazioni algebriche

238) Sia c un numero positivo assegnato. Qual è l'insieme delle soluzioni del seguente sistema di disequazioni?

$$\begin{cases} x^2 - 4c^2 \leq 0 \\ |x| - c \geq 0 \end{cases}$$

A. $(-\infty, -2c] \cup [2c, +\infty)$
B. L'insieme vuoto
C. $[-2c, -c] \cup [c, 2c]$
D. $[-c, c]$
E. $[c, 2c]$

Equazioni di II grado incomplete

239) Indicare le soluzioni dell'equazione $x^2 + x = 0$.

A. 2 e –2
B. 0 e 1
C. –1 e 1
D. 0 e –2
E. 0 e –1

240) L'equazione di 2° grado $x(x - a) = 0$ ha per soluzioni:

A. $x_1 = 0$; $x_2 = a$
B. $x_1 = 0$; $x_2 = -a$
C. $x_1 = 1$; $x_2 = 1/a$
D. $x_1 = -1$; $x_2 = -1/a$
E. $x_1 = 1$; $x_2 = a$

241) CISIA • 2016 Quale dei seguenti valori di x è soluzione dell'equazione $x^2 = 8^6$?

A. 4^3
B. 2^9
C. 2^6
D. 8^4
E. 4^6

242) CINECA • 2016 L'equazione di secondo grado $x^2 + 1 = 0$, nell'insieme dei numeri reali:

A. è sempre verificata
B. è verificata soltanto per $x = -1$
C. non è mai verificata
D. è verificata per $x = 1$ e $x = -1$
E. è verificata soltanto per $x = 1$

243) L'equazione di secondo grado $ax^2 + b = 0$ ha radici reali quando:

A. $a < 0$ e qualunque sia il segno di b
B. $b < 0$ e qualunque sia il segno di a
C. a e b sono entrambi positivi
D. a e b sono entrambi negativi
E. a e b hanno segni opposti

Equazioni di II grado complete

244) CINECA • 2019 Quali sono le soluzioni dell'equazione $4x^2 + 3x - 1 = 0$?

A. $x = 1/2$ e $x = 4$
B. $x = 1$ e $x = -1/4$
C. $x = 1/4$ e $x = -1$
D. $x = 1/3$ e $x = -4$
E. $x = -3$ e $x = 3/2$

245) Le radici dell'equazione $x^2 + 3x = 28$ sono:

A. due, di segno diverso
B. una sola
C. due, negative
D. due, positive
E. tre

246) Se un'equazione di secondo grado ha come unica radice –1, il suo discriminante è:

A. < 0
B. 1
C. 0
D. > 0
E. un numero immaginario

247) Se il discriminante di una equazione di secondo grado è negativo, le radici dell'equazione:

A. non sono reali
B. sono due, reali e di segno opposto
C. sono due, reali e dello stesso segno
D. sono tre
E. si riducono ad una sola, reale

248) Data l'equazione $2x^2 + bx + c = 0$, qual è la coppia di valori b e c che produce le soluzioni 11 e 3?

A. $b = -7$, $c = 33/2$
B. $b = 14$, $c = -66$
C. $b = -28$, $c = -33$
D. $b = -28$, $c = 66$
E. $b = 14$, $c = -33$

249) CISIA • 2016 La somma delle soluzioni dell'equazione $x^2 - 2x = 3$ è:

A. –2
B. –3
C. 1
D. nessuno dei valori indicati nelle altre risposte
E. 3

250) M/O • 2017 L'equazione di secondo grado $kx^2 - 3kx + (k+1) = 0$, con $k \neq 0$, ha una soluzione uguale a –1 per:

A. $k = 1$
B. $k = -1/5$
C. $k = -1$
D. nessun valore di k
E. $k = 3$

251) Nell'equazione di secondo grado $x^2 - ax + 2a = 0$ la lettera x rappresenta l'incognita mentre a è un parametro reale. L'equazione ammette $x = \pi$ come soluzione se e solo se:

A. $a = \pi^2$
B. $a = \pi/(1 - \pi)$
C. $a = \pi - 2$
D. $a = \pi^2/(2 + \pi)$
E. $a = \pi^2/(\pi - 2)$

252) L'equazione di secondo grado che ammette per soluzioni $x_1 = \sqrt{3}$ e $x_2 = -\dfrac{1}{\sqrt{2}}$ è:

A. $2x^2 - (2\sqrt{3} - \sqrt{2})x + \sqrt{6} = 0$
B. $2x^2 + (2\sqrt{3} - \sqrt{2})x + \sqrt{6} = 0$
C. $x^2 - (\sqrt{3} - \sqrt{2})x - \sqrt{6} = 0$
D. $2x^2 + (2\sqrt{3} - \sqrt{2})x - \sqrt{6} = 0$
E. $2x^2 - (2\sqrt{3} - \sqrt{2})x - \sqrt{6} = 0$

253) L'equazione algebrica di secondo grado $Ax^2 + 2Bx + C = 0$ in uno dei casi seguenti non ha soluzioni nel campo reale. In quale caso?

A. $A > 0, B = 0, C < 0$
B. $A = 0, B > 0, C < 0$
C. $B^2 - AC = 0$
D. $(B^2 - AC) > 0$
E. $A > 0, B = 0, C > 0$

254) Se l'equazione $x^2 + ax + b = 0$ ha soluzioni 5 e 1, il discriminante vale:

A. 6
B. 56
C. 16
D. 4
E. 29

255) Una sola delle seguenti equazioni ha soluzioni reali. Quale?

A. $x^2 - 5x + 5 = 0$
B. $x^2 - 4x + 6 = 0$
C. $x^2 - 5x + 7 = 0$
D. $x^2 - 3x + 3 = 0$
E. $x^2 - 4x + 5 = 0$

256) Per un fissato valore del parametro k, si sa che il polinomio $P(x) = x^2 - 3x + k$ ha un'unica radice. Quale delle seguenti condizioni è vera?

A. $2 < k < 3$
B. $0 < k < 1$
C. $-1 < k < 0$
D. $-2 < k < -1$
E. $1 < k < 2$

257) L'allungamento x di una corda soddisfa la condizione $1/2\ kx^2 - gx - 2g = 0$ con $g,k > 0$. Posto $c = k/g$, si ha che x vale:

A. $\frac{1}{2}c\left(1+\sqrt{1+4c}\right)$

B. $\frac{1}{c}\left(1+\sqrt{1+4c}\right)$

C. $\frac{1}{2cg}\left(1+\sqrt{1+4cg}\right)$

D. $\frac{1}{cg}\left(1+\sqrt{1+4cg}\right)$

E. $\frac{1}{2c}\left(1+\sqrt{1+4c}\right)$

258) Data l'equazione seguente, $\frac{x^2}{2}+3x+2=0$, la più grande delle sue soluzioni è:

A. $\frac{3+\sqrt{13}}{4}$

B. $\frac{-3+\sqrt{5}}{4}$

C. $3 + \sqrt{13}$

D. $-3 + 2\sqrt{5}$

E. $\sqrt{5} - 3$

Equazioni numeriche fratte

259) Trovare la soluzione dell'equazione 1/y = 10.

A. 1
B. 0
C. 0,1
D. 1^{-10}
E. 10

260) Nella relazione 1/p + 1/q = 1/r si ponga p = 3 e q = 5. Risulta r =

A. 8/15
B. 8
C. 15
D. 15/8
E. 23

261) Le soluzioni dell'equazione seguente $\frac{3}{x^2-1}=\frac{1}{x^2-3}$ sono:

A. –2, 0
B. 1, 3
C. l'equazione non ha soluzioni
D. –4, 4
E. –2, 2

Scomposizione di un trinomio di II grado in fattori primi di I grado

262) Quanto vale il discriminante dell'equazione $x^2 + ax + b = 0$ quando le soluzioni sono 5 e 1?

A. 16
B. 8
C. 10
D. 4
E. 12

Disequazioni di II grado

263) La doppia disequazione $16 < x^2 < 36$ è verificata:

A. per $-6 < x < -4$
B. per $-6 < x < 4$
C. per $4 < x < 6$
D. per $-6 < x < -4$ oppure $4 < x < 6$
E. per $-4 < x < 6$

264) V • 2014 La soluzione della disequazione $15 - 7x - 2x^2 > 0$ è:

A. $-1,5 < x < 5$
B. $x < -1,5$ o $x > 5$
C. $-5 < x < 1,5$
D. $x > 1,5$
E. $x < -5$ o $x > 1,5$

265) CINECA • 2015 Qual è la soluzione della disequazione $(x-5)(x-5) > 0$?

A. Tutti i valori di x
B. $-5 < x < 5$
C. $x > 5$
D. Nessuna delle altre alternative è corretta
E. $x \neq 5$

266) CINECA • 2016 La disequazione $(x + 2)(x + 3) < 0$ è verificata per:

A. $x < -3$
B. $-3 < x < -2$
C. $x < -3; x > -2$
D. $x < 2$
E. $x > 3$

267) Quale delle seguenti disuguaglianze è vera per ogni numero d maggiore di -2 e diverso da zero?

A. $d^2 < -2d$
B. $d^3 > -2d^2$
C. $-d > 2$
D. $2d < -4$
E. $-1 + d < -3$

268) Qual è l'insieme dei valori di p per i quali la disequazione $px^2 - 4p^2 \geq 0$ NON ammette soluzioni?

A. $\{p \leq 0\}$
B. $\{p \geq 0\}$
C. $\{p < 0\}$
D. $\{p$ diverso da $0\}$
E. $\{p > 0\}$

Equazioni irrazionali

269) V • 2018 Siano x un numero reale, $m = |x|$, $p = \sqrt{x^2}$, $q = \sqrt[3]{x^3}$ quale fra le seguenti relazioni è vera per ogni x?

A. $p = x$
B. $p = q$
C. $m = x$
D. $m = q$
E. $m = p$

270) La soluzione dell'equazione seguente $\sqrt{4+\sqrt{4+x}} = 4$ è:

A. 4
B. 140
C. 12
D. -4
E. -140

271) La soluzione dell'equazione seguente $\sqrt{13+\sqrt{4+x}}$ è:

A. $x = 8$
B. $x = 16$

C. $x = 140$
D. $x = -140$
E. $x = -8$

Disequazioni irrazionali

272) La disequazione seguente $\sqrt{x} \leq x^2$ è verificata per:
A. ogni x non negativo
B. $|x| \geq 0$
C. $0 \leq x < 1$
D. $x \geq 1$
E. $|x^2| \geq 1$

273) La disequazione seguente $\sqrt{\frac{x^2-1}{|x|}} \leq 0$:

A. non è mai verificata
B. è verificata per x uguale a più o meno 1
C. è verificata per ogni x
D. è verificata per $x < -1$ oppure $x > 1$
E. è verificata per ogni x diverso da zero

Equazioni di grado superiore al II

274) CISIA • 2016 Quale tra le seguenti equazioni ha soluzioni reali?
A. $x^4 + 1 = 0$
B. $\frac{1}{x^2-1} = 0$
C. $x^4 = x^4 + 1$
D. $x^4 = 2x^4$
E. $(x^2+1)^3 = 0$

275) CISIA • 2016 Quante soluzioni ha l'equazione $(x^2 - \pi)(x^2 - 1) = 0$?
A. 1
B. 2
C. 4
D. 3
E. 0

276) Quale delle seguenti equazioni ha il *minor numero* di soluzioni reali?
A. $x^4 - 6 = 0$
B. $x^5 - 5x = 0$
C. $x^5 + 5x = 0$
D. $x^4 + 5 = 0$
E. $x^3 + 5 = 0$

277) Data la seguente uguaglianza $(x - 2)^5 = (x - 2)^7$, quanti sono i numeri reali che verificano l'uguaglianza?

A. 1
B. 5
C. 4
D. 3
E. 2

Disequazioni di grado superiore al II

278) Le soluzioni della disequazione $(2 - x)(x + 1)x < 0$ sono:
A. $-1 < x < 0$ oppure $x > 2$
B. $-1 < x < 0$
C. $x < -1$ oppure $0 < x < 2$
D. $0 < x < 1$ oppure $x > 2$
E. $x > 2$

Logaritmi: definizioni e proprietà

279) $\log_{10} 100 + \log_{10} 10 + \log_{10} 1 + \log_{10} 0{,}1 =$
A. 4,1
B. $\log_{10} 111{,}1$
C. 2,2
D. 1
E. 2

280) CISIA • 2016 Se vale l'uguaglianza $q^r = 2$, allora si ha:
A. $\log_q 2 = r$
B. $\log_2 r = q$
C. $\log_q r = 2$
D. $\log_r q = 2$
E. $\log_2 q = r$

281) Il $\log_2 32$ vale:

A. $3\sqrt{2}$
B. 12
C. 5
D. 64
E. 8

282) Se $\log_a 17 = 3$, quale delle seguenti eguaglianze è vera?

A. $a^3 = 17$
B. $a = 17^{-3}$
C. $a = 17^3$
D. $a^3 = 1/17$
E. $a = 17/3$

283) Se *x* e *k* sono due numeri reali positivi, quanto vale $\log (x \cdot k)$?

A. $k \cdot \log x$
B. $x - \log k$
C. $\log x \cdot \log k$
D. $\log x + \log k$
E. $x \cdot \log k$

284) Quale dei seguenti numeri è più vicino al $\log_2 15$?

A. 2
B. 15
C. 5
D. 8
E. 4

285) Il $\log_{10} 1$ è uguale a:

A. 1
B. –1
C. nessuna delle altre risposte è corretta
D. infinito
E. 0

286) $\log_3 81 =$

A. 47
B. 3^{81}
C. 27
D. 4
E. 81^3

287) $\log_2 7 + \log_2 3 =$

A. $2^7 + 2^3$
B. $7^2 + 2^5$
C. $\log_2 21$
D. $\log_2 7/3$
E. $\log_2 10$

288) $\log_2 n = 6$ per:

A. n = 64
B. n = 104
C. n = 42
D. n = 62
E. n = 12

289) Il logaritmo decimale di un numero compreso fra 0 e 1 è:

A. minore di –1
B. minore di 0
C. maggiore di 0
D. compreso tra –1 e +1
E. compreso tra –1 e 0

290) Quale dei seguenti numeri differisce dagli altri?

A. $\log_4 64$
B. $\log_e e^3$
C. $\log_2 8$
D. $\log_5 125$
E. $\log_3 16$

291) CINECA • 2019 $\log_3(1/3 \cdot 3^3 \cdot 1/9)$ è uguale a:

A. –1
B. 3
C. 0
D. nessuna delle altre risposte è corretta
E. 1

292) Quanto vale il logaritmo in base 100 del numero 0,0001?

A. +2
B. +4
C. +1
D. 0,01

E. –2

293) Sia k un numero reale. Il $\log_2 4^k$ vale:

A. $k + 2$
B. $k^{1/2}$
C. $2k$
D. $k/2$
E. $k - 2$

294) Il logaritmo in base 7 di un numero x positivo è un numero y tale che:

A. $y^7 = x$
B. $x^7 = y$
C. $7^y = x$
D. $7^7 = y$
E. $10^y = 7$

295) L'uguaglianza $\log_{10}(-a) + \log_{10}(-b) = \log_{10} ab$ è vera:

A. solo se i numeri reali a,b sono entrambi negativi
B. qualunque siano i numeri reali a,b
C. solo se a = b = 0
D. nessuna delle altre risposte è corretta
E. solo se i numeri reali a,b sono entrambi positivi

296) Quanto vale il logaritmo decimale di 0,01?

A. 100
B. +2
C. +3
D. –1
E. –2

297) $\log_{10} 4 + \log_{10} 25 =$

A. 29
B. 2
C. 13
D. 6,25
E. 0,40

298) $\log_{16} 4^{1/3} =$

A. –3/4
B. 1/6
C. 1/5
D. 1/8
E. 3/4

299) Il logaritmo decimale di 99,99 è:

A. compreso tra 0 e 1
B. minore di 0
C. compreso tra 1 e 2
D. compreso tra 10 e 100
E. compreso tra 3 e 10

300) Per a e b entrambi positivi, lg (a/b)

A. $\lg (a - b)$
B. $\lg a - \lg b$
C. $\lg a / \lg b$
D. $\lg a \times \lg b$
E. $\lg a + \lg b$

301) Sia x un numero reale positivo. Allora $5 \log_{10} x^3$ è uguale a:

A. $8 \log_{10} x$
B. $5 (\log_{10} x)^3$
C. $3 \log_{10} x^5$
D. $5^3 \log_{10} x$
E. $5 (\log_{10} x + 3)$

302) Se $\log_b M = m$ e se $\log_b N = n$, il valore di $\log_b \dfrac{M}{N^K}$ è:

A. $\dfrac{b^m}{b^n} + K$
B. $m - Kn$
C. $M - N^K$
D. $M - KN$
E. $m - n^K$

303) Quanto vale il radicale seguente $\log_{10} \sqrt{10^{-8}}$?

A. –0,8
B. –4
C. 0,4
D. 0,04

E. 8

304) Per $x > 0$, $\log x + \log x + \log x$ è uguale a:

A. $\log x^3$
B. $3x$
C. $(\log x)^3$
D. $\log 3x$
E. $\log x/3$

305) La base x di $\log_x \frac{27}{8} = 3$, con $x \neq 1$, $x > 0$, è:

A. $x = 1/2$
B. $x = 1/5$
C. $x = 2$
D. $x = 3$
E. $x = 3/2$

306) $\log_{1/2}4 =$

A. –2
B. 2
C. 4
D. –4
E. 1/2

307) $\log_{1/3}27 =$

A. 3
B. 27
C. 2
D. –3
E. –27

308) Uno solo dei numeri seguenti è compreso tra 2 e 3. Quale?

A. $\log_6 30$
B. $\log_5 30$
C. $\log_{10} 30$
D. $\log_2 30$
E. $\log_3 30$

309) Sia p il logaritmo in base 10 del numero $4^{13} \times 5^{28}$. Quale delle seguenti è corretta?

A. $26 < p < 27$
B. $28 < p < 29$
C. $27 < p < 28$
D. $30 < p < 31$
E. $29 < p < 30$

310) Quale dei seguenti valori equivale al numero $\log_{16} 4$?

A. $1 - \log_{16} 4$
B. $\log_4 16$
C. $\log_{10} 4 - \log_{10} 16$
D. $\log_4 1$
E. $\log_4 16 - 1$

Equazioni logaritmiche

311) Se il logaritmo in base 9 di x è uguale a –3 allora:

A. $x = 1/3$
B. l'equazione non ha senso perché il valore di un logaritmo non può mai essere negativo
C. $x = 1/729$
D. $x = 729$
E. l'equazione non ha senso perché la base è maggiore di 1

312) Se $\log_3 6/c = 2$, allora c è uguale a:

A. 2
B. 1
C. 3/2
D. 1/3
E. 2/3

313) Data l'equazione $5 \log x = \log 32$, si può affermare che x è uguale a:

A. nessuna delle altre risposte è corretta
B. 5
C. 1/2
D. $4/(2)^{-1/2}$
E. 8

314) Nell'espressione $-\log_4 x = 1/2$, x vale:

A. 2
B. 1/4

C. 4
D. 1
E. 1/2

315) Quale fra le seguenti equazioni ha soluzioni nell'insieme dei numeri reali?

A. $(3x-2)^2 = b$ con b numero reale negativo
B. $2\text{sen}^2 x - 3 = 0$
C. $1/(a-x) = a-x$ con a numero reale
D. $1/(a-x) = 0$ con a numero reale
E. $\dfrac{\lg^2 x + \sqrt{2}}{x^2+2} = 0$

316) L'equazione $\lg(1 + x^2) = x - 1 - x^2$ non può avere soluzioni. Quale, tra le seguenti, ne è la motivazione?

A. Il secondo membro non si annulla mai
B. Né il primo membro né il secondo si annullano
C. Una funzione logaritmica non può avere intersezioni con una parabola
D. Il primo membro è sempre positivo o nullo mentre il secondo membro è sempre negativo
E. La funzione logaritmica è sempre positiva

317) Data l'equazione $4\lg(x) = \lg 16$, si può affermare che x è uguale a:

A. $4/2^{-1/2}$
B. 5
C. 2
D. 8
E. 1/2

318) Qual è la soluzione dell'equazione $\log((2x+1)/x) = 0$?

A. –1
B. 2
C. –1/2
D. 1/2
E. 1

319) L'insieme di tutte le soluzioni dell'equazione $2\log x = \log 16$ è:

A. {4}
B. {–log 14, +log 14}
C. {–4, +4}
D. {log 8}
E. {log 14}

320) L'insieme di tutte le soluzioni dell'equazione $2\lg x = \lg 5$ è:

A. $\left\{-\sqrt{5}, +\sqrt{5}\right\}$
B. $\left\{\lg\dfrac{5}{2}\right\}$
C. {3}
D. $\left\{\sqrt{5}\right\}$
E. {–3,+3}

321) Sapendo che $\log_2(x^5) = 15$, il valore di x è:

A. 3
B. 3^2
C. 5
D. 2^3
E. 2^2

322) Una soluzione dell'equazione aritmetica $\log_2 x(x+3) = 2$:

A. $x = -1$
B. $x = 0$
C. $x = 1$
D. $x = 3$
E. $x = 2$

323) CISIA • 2015 **Il numero $\log_8 4$ è uguale a:**

A. $\sqrt{2}$
B. $\dfrac{2}{3}$
C. $\sqrt[3]{2}$
D. $\dfrac{3}{2}$
E. $\dfrac{1}{2}$

324) Una popolazione è data al tempo *t* dalla legge $N(t) = M \cdot 2^{-t}$ dove *M* è una costante. Si ha evidentemente $N(0) = M$. La popolazione si riduce ad un terzo di *M* dopo un tempo *t* pari a:

A. $\log_2 3$
B. $-\log_3 2$
C. $1/M \log_2 3$
D. $\log_3 1/M$
E. $\log_3 2$

325) La relazione tra livello sonoro *L* e intensità sonora *I* di un rumore è $L = \log_{10} I + 12$. Allora se la differenza tra i livelli sonori di due rumori vale 2, quanto vale il rapporto tra le loro intensità sonore?

A. 112
B. 24
C. 100
D. 12
E. 20

Disequazioni logaritmiche

326) Sia *x* un numero reale tale che $x \log x < 0$. Ciò equivale a:

A. $x < -1$
B. $x < 0$
C. $0 < x < 1$
D. $-1 < x < 0$
E. $x > 1$

Equazioni esponenziali

327) L'equazione $0{,}01^x + 4 = 14$ ha come soluzione:

A. 0,02
B. 0,5
C. 2
D. –2
E. –0,5

328) È data l'equazione $2^{x^2} = 16$. L'insieme di tutte le sue soluzioni reali è:

A. $\{(\log_2 8)^{1/2}\}$
B. $\{4\}$
C. $\{-2; +2\}$
D. $\{2\}$
E. $\{-1/2 \ln 16; +1/2 \ln 16\}$

329) Indicare tutti e soli i valori del parametro reale *a* per i quali il seguente sistema $\begin{cases} 2^x + 3^y = a \\ 2^x - 3^y = 1 \end{cases}$ ammette soluzioni reali nelle incognite *x* e *y*.

A. $a > -1$
B. $a > 1$
C. $a > 1$
D. ogni valore di *a*
E. $a > -1$

330) Il valore di *x* che soddisfa l'espressione $2^{\sqrt{x}} = 64$ è:

A. 0
B. 32
C. 36
D. 18
E. 12

331) Si consideri l'equazione $9^{\sqrt{3-x}} = 3^x$. Quale delle seguenti affermazioni è VERA?

A. L'equazione ha due soluzioni reali la cui somma è –4
B. L'equazione non ha soluzioni reali
C. L'equazione ha due soluzioni reali il cui prodotto è –12
D. L'equazione ha una soluzione reale pari a –6
E. L'equazione ha una soluzione reale pari a 2

Disequazioni esponenziali

332) La disequazione $\sqrt[x]{5^{x-3}} > 1$, con $x \in N$, $x > 1$, è verificata per:

A. $0 < x < 3$
B. $x > 3$
C. $0 < x < 7$

D. $x > 1$
E. ogni valore di x

333) Quali sono le soluzioni della disequazione $2^{(x+3)} \geq 0$?

A. $x > -3$
B. La disequazione è soddisfatta per ogni valore reale di x
C. $x < -3$
D. $-3 < x < 3$
E. La disequazione non è soddisfatta per alcun valore reale di x

Equazioni e disequazioni esponenziali risolvibili con logaritmi

334) Calcolare il valore della x per cui $5^{2x} = 1$.
A. $x = 0$
B. $x = 5$
C. $x = 1/2$
D. $x = -1$
E. $x = 2$

335) Indicare il valore corretto di x nella seguente equazione: $e^x = 5$ (con e = 2,7183 base dei logaritmi naturali o neperiani).

A. $x = \lg_5 e$
B. $x = \lg_e 5$
C. $x = e/5$
D. $x = 5/e$
E. $x = \lg_{10} 5$

336) Una radice dell'equazione $2^{x+2} \times 3^x = 1/9$ è:

A. 0
B. –2
C. 2
D. 2/3
E. 1/2

337) La disequazione $\sqrt[x]{2} < 3$, con $x \leq N$, $x > 1$ è verificata per:

A. $x > 2$
B. $x > \lg_2 3$
C. $x > \lg_3 2$
D. nessuna delle precedenti affermazioni è vera
E. $x > 3$

Equazioni con valori assoluti

338) L'insieme delle soluzioni dell'equazione $2x = -|x| - 2$ è formato da:
A. due numeri interi
B. un solo numero intero
C. nessun numero intero
D. nessun numero reale
E. un numero intero e un numero razionale non intero

339) CINECA • 2015 L'equazione con valore assoluto $|x| = 1$ ammette:

A. una soluzione, $x = 1$
B. nessuna soluzione
C. tre soluzioni, $x = -1$, $x = 0$ e $x = 1$
D. una soluzione, $x = -1$
E. due soluzioni, $x = -1$ e $x = 1$

Disequazioni con valori assoluti

340) Nell'insieme dei numeri reali la disequazione $|x - 1| \leq 2$ è verificata per:
A. $-1 \leq x \leq 2$
B. $-1 \leq x \leq 3$
C. $-2 \leq x \leq 2$
D. $1 \leq x \leq 3$
E. $-1 < x \leq 2$

341) CISIA • 2015 Quale tra quelli indicati è l'insieme delle soluzioni della disequazione:

$$|3x+1|<1$$

A. $\left\{x < -\frac{2}{3}\right\} \cup \left\{x > \frac{2}{3}\right\}$

B. $\left\{x > -\frac{2}{3}\right\}$

C. $\left\{0 < x < \frac{2}{3}\right\}$

D. $\left\{-\frac{2}{3} < x < 0\right\}$

E. $\left\{-\frac{2}{3} < x < \frac{2}{3}\right\}$

342) Si consideri la disequazione $4 \leq |x - 3|$. Quale delle seguenti relazioni non è equivalente alla disequazione proposta?

A. $12 \leq |3x - 9|$
B. $4 \leq \sqrt{x^2 - 6x + 9}$
C. $4(x - 3) \leq (x - 3)^2$
D. $x \leq -1 \vee x \geq 7$
E. $16 \leq (x - 3)^2$

1.4 • Radicali

Radicali aritmetici

343) CISIA • 2015 L'espressione $\left(\sqrt{1000}\right)^3$ è uguale a:
A. $10^4\sqrt{10}$
B. $100\sqrt{10}$
C. 10^5
D. $10\sqrt{1000}$
E. 10^4

344) Il radicale aritmetico $(-a/b)^{1/2}$, con b diverso da 0, esiste per:

A. a e b qualsiasi
B. a e b discordi
C. b diverso da 0
D. a positivo e b qualsiasi
E. a e b concordi

345) Il radicale aritmetico $(a^4 + 2a^2)^{1/2}$, con a appartenente ad R, vale:

A. $a \times 3^{1/2}$
B. $a \times (a + 2)^{1/2}$
C. $|a| \times a^{1/2}$
D. $|a| \times (a^2 + 2)^{1/2}$
E. $a \times (|a| + 2)^{1/2}$

346) L'espressione seguente $2^{x^2} = 16$ intesa come radice aritmetica è uguale a:

A. $|x|$
B. $\pm x$
C. $|x^{1/2}|$
D. x
E. $x^{1/2}$

347) La quantità $(3 - |2 + x|)^{1/2}$ è definita solo per i valori reali di x che soddisfano una delle seguenti condizioni. Quale?

A. $-5 \leq x \leq +1$
B. $-2 \leq x \leq +2$
C. x diverso da 2
D. $-5 \leq x \leq +3$
E. per ogni x

Proprietà invariantiva e semplificazione dei radicali aritmetici

348) CISIA • 2015 Sappiamo che tre numeri positivi T, l, g sono legati dalla relazione: $T = 2\pi\sqrt{\frac{l}{g}}$.

Quale delle espressioni seguenti è uguale a g, se $T = \frac{2\pi}{\omega}$?

A. $\omega^2 l$
B. $\frac{l}{\omega}$
C. $\frac{l}{\omega^2}$
D. $\frac{\omega}{l}$
E. ωl

349) CISIA • 2016 Due grandezze positive m e v sono legate dalla relazione:

$$m = \frac{1}{\sqrt{1 - v^2}}.$$

Allora v è uguale a:

A. $\sqrt{1 - \frac{1}{m}}$

B. $\sqrt{1+\frac{1}{m^2}}$

C. $\frac{1}{1+m^2}$

D. $\sqrt{1-\frac{1}{m^2}}$

E. $1-\frac{1}{m}$

350) Indicare il valore del seguente radicale $\sqrt[8]{0,0016}$:

A. 4
B. $0,2^{1/2}$
C. $2 \times (2)^{1/2}$
D. 1/16
E. $2^{1/2}/2$

351) Indicare il valore della seguente espressione $\sqrt[6]{8^n}$:

A. $86n$
B. $2^{1/2}$
C. $(2^n)^{1/2}$
D. $2n$
E. $2 \times (2^n)^{1/2}$

352) Indicare il valore dell'espressione $\sqrt[n^2-1]{\frac{a^n}{a}}$, con $a > 0$:

A. $\sqrt[n+1]{a^{n-1}}$
B. $\sqrt[n]{a}$
C. $\sqrt[n]{a^{n+1}}$
D. $\sqrt[n+1]{a^{n+3}}$
E. $\sqrt[n+1]{a}$

353) Indicare il valore del seguente radicale $\sqrt[3]{(64/24)}$:

A. 4^{-3}
B. 4/3
C. $\sqrt{18}+\sqrt{32}$
D. $\sqrt[3]{64}+\sqrt[3]{27}$
E. 4^3

354) Il radicale $\sqrt{3}$ è uguale a:

A. $\sqrt[10]{32}$
B. $\sqrt[8]{12}$
C. $\sqrt[6]{27}$
D. $\sqrt[12]{6561}$
E. $\sqrt[4]{6}$

355) CISIA • 2015 Per ogni numero reale positivo *x* si ha che:

A. $x^2 > x$
B. $\frac{1}{x} > \frac{1}{\sqrt{x}}$
C. $\frac{1}{x} > \frac{1}{x^2}$
D. nessuna delle altre opzioni è vera
E. $x > \sqrt{x}$

356) Indicare il valore del seguente radicale aritmetico $\sqrt{\frac{0,0081a^2b^4}{c^6}}$:

A. $\frac{0,3ab^2}{c^3}$

B. $\frac{0,3a^2b}{c^2}$

C. $\frac{0,3^2|a|b^2}{|c^3|}$

D. $\frac{0,3^2ab^2}{c^3}$

E. $\frac{0,3\cdot ab^2}{|c^3|}$

357) Indicare il valore del seguente radicale aritmetico $\sqrt{\frac{25}{a^2}}$, con $a \geq 0$:

A. $a^{2/5}$
B. $5/a$
C. $5/|a|$
D. $a/5$
E. $5 \cdot a$

358) La radice quadrata di 0,4 è uguale a:

A. 0,2
B. $\sqrt{10}/5$
C. $\sqrt{10}/4$
D. 0,002
E. 0,16

Riduzione di più radicali allo stesso indice

359) Dati i radicali $a=\sqrt[5]{10}$ e $b=\sqrt[3]{5}$ stabilire se:

A. non si possono confrontare perché hanno indici diversi
B. $a>b$
C. $a=2b$
D. $a<b$
E. $a=b$

Prodotto e quoziente di radicali

360) Indicare il valore della seguente espressione $\sqrt[3]{10}\cdot\sqrt[5]{10}$:

A. $\sqrt[15]{10}$
B. $\sqrt[15]{10^8}$
C. $\sqrt[8]{10}$
D. $\sqrt{10}$
E. $\sqrt[15]{10^2}$

361) Indicare il valore della seguente espressione $\dfrac{45.000^3\cdot\sqrt{0,0004}}{\sqrt{0,000081}\cdot 250.000}$:

A. 81×10^7
B. 81×10^5
C. 81×10^6
D. 81×10^4
E. $8,1\times10^6$

Potenza di un radicale

362) Indicare il valore della seguente espressione $\left(\sqrt[4]{3}\right)^2$:

A. 3
B. $\sqrt{3^4}$
C. $3\sqrt{3}$
D. $\sqrt{3}$
E. 3^2

363) Indicare il valore del seguente radicale $\left(\sqrt[3]{4a^2b}\right)^2$:

A. $2a\sqrt[3]{2|a|b^2}$
B. $2|a|\sqrt[3]{2|a|b^2}$
C. $2|a|\sqrt[3]{2ab^2}$
D. $2a\sqrt[3]{2ab^2}$
E. $2|a|\sqrt[3]{2ab^2}$

364) Calcolare: $\left(\sqrt{\left(\frac{3}{2}\right)^{-2}+\left(\frac{1}{2}\right)^2}\right)^2$

A. $\dfrac{\sqrt{10}}{2}$
B. $\dfrac{\sqrt{5}}{6}$
C. $\dfrac{25}{36}$
D. $\dfrac{7}{6}$
E. $\sqrt{\dfrac{5}{13}}$

Estrazione di radice da un radicale

365) Indicare il valore della seguente espressione $\sqrt[5]{\sqrt[3]{3}}$:

A. $\dfrac{1}{\sqrt{3}}$
B. $\sqrt[15]{3}$
C. $\sqrt[8]{3}$
D. $\sqrt{3}$
E. $\sqrt[5]{27}$

366) Il radicale aritmetico $\sqrt[3]{\sqrt{\sqrt[5]{x^6 y^{12}}}}$ con *x*, *y* appartenente a *R*, equivale a:

A. $\sqrt[10]{xy^3}$

B. $\sqrt[5]{xy^3}$

C. $\sqrt[15]{xy^3}$

D. $\sqrt[5]{xy^2}$

E. $\sqrt[5]{|x|\,y^2}$

Trasporto di un fattore fuori e dentro il segno di radice

367) Quale di questi numeri è radice cubica di –27?

A. 9
B. –3
C. –9
D. 3
E. 0

368) Il radicale aritmetico $\sqrt[3]{x^3 y}$ equivale a:

A. $\sqrt{|x||y|}$

B. $|x|\sqrt[3]{y}$

C. $|x|\sqrt[3]{|y|}$

D. $x\sqrt[3]{y}$

E. $x\sqrt[3]{|y|}$

Somma di radicali

369) L'espressione $\sqrt{18}+\sqrt{32}$ vale:

A. $\sqrt{50}$
B. $2\sqrt{20}$
C. 10
D. $20\sqrt{2}$
E. $\sqrt{98}$

370) L'espressione $\sqrt{3}+\sqrt[3]{3}$ vale:

A. $\sqrt[5]{3^6}$
B. $\sqrt[6]{3}$
C. quesito senza soluzione univoca o corretta
D. $\sqrt[6]{3^2}$
E. $\sqrt{9}+\sqrt[6]{9}$

371) Si consideri la quantità riportata. A quale dei seguenti valori essa equivale?

$$\frac{\left(\sqrt{3}\right)^{60}}{3^{20}}+\frac{\sqrt{3^{2^5}}}{9^{\sqrt{16}}}$$

A. 2×3^{10}
B. 9
C. 10×3^8
D. 3^{18}
E. $3^{10} - 1/3^8$

372) Determinare quale dei seguenti numeri coincide con la formula riportata.

$$\frac{1}{\sqrt{2}}+\frac{1}{\sqrt{2}}+\frac{1}{\sqrt{2}}+\frac{1}{\sqrt{2}}$$

A. 2
B. $4/4 \times 2^{1/2}$
C. $8^{1/2}$
D. $1/4 \times 2^{1/2}$
E. 1/2

Radicali doppi

373) L'espressione $\sqrt{3+\sqrt{8}}$ è uguale a:

A. $\sqrt{3} + 2\sqrt{2}$
B. $\sqrt{3} + \sqrt{2}$
C. $\sqrt{11}$
D. $\sqrt{3} + \sqrt{8}$
E. $\sqrt{2} + 1$

Potenze ad esponente razionale

374) Indicare il valore della seguente espressione $\sqrt[3]{2^4}$:

A. $2(12)^{1/2}$

B. $2^{4/3}$
C. 2
D. $12(12)^{1/2}$
E. $2^{3/4}$

375) L'espressione $\left(2^{\frac{1}{4}} \cdot 2^{\frac{3}{2}}\right)^{\frac{2}{3}}$ equivale a:

A. $\sqrt[6]{2}$
B. $2\sqrt[6]{2}$
C. $2^{3/4}$
D. $2\sqrt{2}$
E. $\sqrt[3]{4}$

376) Il radicale $(4)^{1/3}$ è uguale a:

A. $(256)^{1/12}$
B. $(24)^{1/12}$
C. $(12)^{1/3}$
D. $(8)^{1/6}$
E. $(32)^{1/9}$

377) L'espressione $\left(0{,}008a^3b^6\right)^{\frac{2}{3}}$ equivale a:

A. $\frac{25}{a^2b^4}$
B. a^2b^4
C. $\frac{5}{a^2b}$
D. $\frac{25}{a^3b}$
E. $\frac{5}{a^3b}$

378) La radice algebrica $\sqrt[3]{a-1}$ ha significato per:

A. $a<0$
B. $a>1$
C. $a>0$
D. $a<1$
E. ogni valore di a

379) Il valore dell'espressione $\sqrt{27}+\sqrt{12}$ è:

A. $\sqrt{78}$
B. $\sqrt{50}$
C. $\sqrt{75}$
D. $\sqrt{69}$
E. $\sqrt{39}$

1.5 • Funzioni analitiche

Generalità

380) Data la funzione $y = a + bx$, se x raddoppia, di quanto aumenta y?
A. bx
B. b
C. $2a + 2b$
D. $2b$
E. $2a$

381) Per quali valori reali di x la funzione $y = (ax)^2 + 3$ ha valori positivi?

A. Solo $x = -3$
B. Solo $x = a$
C. Tutti
D. Nessuno
E. Solo $x = 3$

382) CISIA • 2016 Sono date le funzioni $f(x)=\sqrt{x}$ e $g(x)=\frac{1}{x}$. L'insieme delle soluzioni della disequazione $f(x)<g(x)$ è:

A. $(1,+\infty)$
B. $(0, 1)$
C. $(-\infty,1)$
D. $(0, 1)\cup(1,+\infty)$
E. $(0,+\infty)$

383) Quale delle seguenti equazioni rappresenta una funzione $y = f(x)$ tale che $f(2) = -1$ e che $f(-1) = 5$?

A. $y = -x^2 + 2x - 1$
B. $y = x^2 - 3x + 1$
C. $y = -2x^2 + x + 8$
D. $y = 2x^2 - x - 7$

E. $y = 3x^2 - 2x$

384) Data una funzione $f(x)$ tale che $f(x+1) = \frac{2f(x)+2}{2}$ e $f(1) = 2$, quanto vale $f(2)$?

A. 1/2
B. 2
C. 3
D. 1
E. 0

385) Una fornitura di gas per uso domestico prevede una quota fissa mensile (il mese è convenzionalmente inteso di 30 giorni) di 5,1 euro per il servizio di distribuzione e un costo unitario per metro cubo di gas consumato di 0,65 euro. Indicata con y la spesa complessiva giornaliera e con x il consumo giornaliero in metri cubi, individuare la relazione tra le variabili x e y.

A. $y = 0{,}17 + 0{,}65x$
B. $y = 0{,}65x + 5{,}1$
C. $y = 0{,}65x - 5{,}1$
D. $y = (0{,}65/x) - 0{,}17$
E. $y = (0{,}65/x) + 0{,}17$

386) La funzione $y = Ax^B$, con A e B numeri positivi, è equivalente alla funzione:

A. $y = \ln(x)/A \times B$
B. $y = AB \lg x$
C. nessuna delle altre risposte è corretta
D. $y = A \times B \ln(1/x)$
E. $\lg y = \lg A + \lg x + \lg B$

387) Osservate la tabella riportata. Attraverso quale delle seguenti relazioni sono collegate le grandezze x e y?

x	y
1	1
3	25
5	73
7	145
9	241

A. $3y = x^2 - 2$
B. $y = x^2 - 2$
C. $3x^2 = y - 2$
D. $y^2 = x + 2$
E. $3x^2 = y + 2$

388) Una fabbrica di bulloni sostiene una spesa fissa mensile media di Euro 120.000 (il mese commerciale è intero di 30 giorni) e un costo di produzione di Euro 3,15 per ogni bullone prodotto. Indicata con y la spesa giornaliera complessiva e con x il numero di bulloni prodotti in un giorno, individuare la relazione tra le variabili x e y.

A. $y = 4000 + 3{,}15x$
B. $y = 4000 + 3{,}15/x$
C. $y = 120.000 + 3{,}15x$
D. $y = 3{,}15x - 120.000$
E. $y = 3{,}15/x - 4000$

389) La funzione $y = a^{-x}$ con $a > 0$:

A. può essere sia positiva che negativa
B. interseca l'asse delle ascisse
C. non interseca l'asse delle ordinate
D. è sempre negativa
E. è sempre positiva

390) Data la funzione $y = 9x^2$, si ha che $\lg y$ è:

A. $18 \lg x$
B. $2x \lg 9$
C. $\lg 18x$
D. $9 + \lg x$
E. $2 \lg 3 + 2 \lg |x|$

391) Per quale coppia di valori di x la funzione $f(x) = x^2 - 5x + 6$ fornisce lo stesso risultato $f(x) = 6$?

A. 3; 1
B. 0; 5
C. 1; 3
D. –1; 5
E. 0; 1

392) Determinare per quale valore di K il punto $P(K,K)$ appartiene alla funzione $xy + 4 = 0$.

A. (1, –1)
B. (1/4, –1/4)
C. (1/2, –1/2)
D. (4, –4)
E. (2, –2)

393) Per quali valori di x la funzione $f(x) = x^3$ e la reciproca $1/f(x)$ si intersecano?

A. $x_1 = -1$, $x_2 = +1$
B. $x_1 = -2$, $x_2 = +2$
C. In nessun punto
D. $x_1 = -3$, $x_2 = +3$
E. $x_1 = 3$, $x_2 = 4$

394) Quale delle seguenti equazioni rappresenta una funzione lineare $y = f(x)$ tale che $f(-2) = 3$ e $f(3) = -2$?

A. y = x + 5
B. y = –2x + 4
C. y = –2x – 1
D. y = x – 5
E. y = –x + 1

395) Sia $f(x) = 5x$. Allora $f(x + 1) - f(x)$ è uguale a:

A. 5
B. $5 \cdot 5x$
C. 1
D. $4 \cdot 5x$
E. $5x$

396) Sia data la funzione $f(x) = \sqrt{|x| + 3x - 1}$, $f(2x)$ vale:

A. $\sqrt{2|x| + 6x - 1}$
B. $\sqrt{2|x| + 6x - 2}$
C. $2\sqrt{|x| + 3x - 1}$
D. $2\sqrt{|2x| + 6x - 1}$
E. $\sqrt{|2x| + 3x - 1}$

397) La funzione $f(x) = 2 + x^2$ ammette come funzione reciproca:

A. $g(x) = \frac{1}{2} + \frac{1}{x^2}$
B. $g(x) = \frac{1}{2 + x^2}$
C. nessuna funzione
D. $g(x) = \sqrt{x - 2}$
E. $g(x) = 2 + \frac{1}{x^2}$

398) La funzione $2 + \mathrm{tg}^2(x)$:

A. non ammette funzione reciproca
B. ha come funzione reciproca $g(x) = 2 - \mathrm{tg}^2(x)$
C. ha come funzione reciproca $g(x) = 2\frac{1}{\mathrm{tg}^2(x)}$
D. ha come funzione reciproca $g(x) = \frac{1}{2} + \frac{1}{\mathrm{tg}^2(x)}$
E. ha come funzione reciproca $g(x) = \frac{1}{2 + \mathrm{tg}^2(x)}$

399) La funzione $f(x) = \lg_{10}\left(1 + \frac{1}{x}\right)$ è minore di zero per:

A. $x < -1$, $x > 0$
B. $-1 < x < 0$
C. $x < -1$
D. x appartenente a R
E. $x < 0$

400) La relazione rappresentata dal diagramma seguente

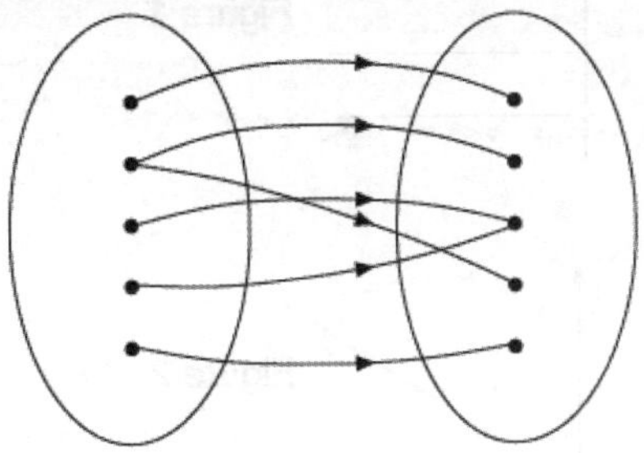

A. non è una funzione
B. è una funzione biettiva
C. è una funzione suriettiva
D. è una funzione composta
E. è una funzione iniettiva

401) Per ogni coppia di numeri $a,b > 0$, la funzione $f(x) = \log x$ soddisfa:

A. $f(a \times b) = f(a) + f(b)$
B. $f(a + b) = f(a) + f(b)$
C. $f(a + b) = f(a) \times f(b)$
D. $f(a \times b) = f(a) \times f(b)$
E. $f(a \times b) = f(a) - f(b)$

402) Sono dati gli insiemi $A = \{1,2,3\}$ e $B = \{p,q,r,s,t\}$. Quante sono le funzioni $f: A \to B$ tali che $f(1) = s$?

A. 10
B. 12
C. 16
D. 20
E. 25

403) CINECA • 2016 Sia $f(x) = (x^2 - 1)^{1/3}$, allora $f(3)$ vale:

A. 1
B. 4
C. 2
D. ±2
E. $2\sqrt{2}$

404) Sia f la funzione definita per ogni numero naturale n maggiore di 2 dalla formula $f(n) = 3(n - 2)$. Quale delle seguenti espressioni è costante?

A. $f(n + 1)/f(n)$
B. $f(n)/n$
C. $f(n) - n$
D. $f(n + 1)/3n$
E. $f(n + 1) - f(n)$

405) CISIA • 2016 È data la funzione $f(x) = x^2 - 4$. Per quale dei seguenti valori di t si ha $f(t + 3) = 0$?

A. 2
B. 0
C. –5
D. –3
E. 4

Funzioni composte e inverse

406) Se $f(x) = (x + 1)/2$ e $g(x) = 2x + 1$, allora $f \circ g$ risulta equivalente a:

A. $x^2 + 1$
B. $x/2 + 1$
C. $x + 1$
D. $x^3 - 1$
E. x^{-2}

407) La funzione $y = \ln(x - 1)$ ha per funzione inversa:

A. $x = 1 + e^y$
B. $x = 1 - e^x$
C. $x = 1 + ey$
D. $x = 1 - e^y$
E. $x = 1 + y^e$

Grafico di una funzione

408) CISIA • 2015 In figura è rappresentato il grafico di una delle seguenti funzioni. Quale?

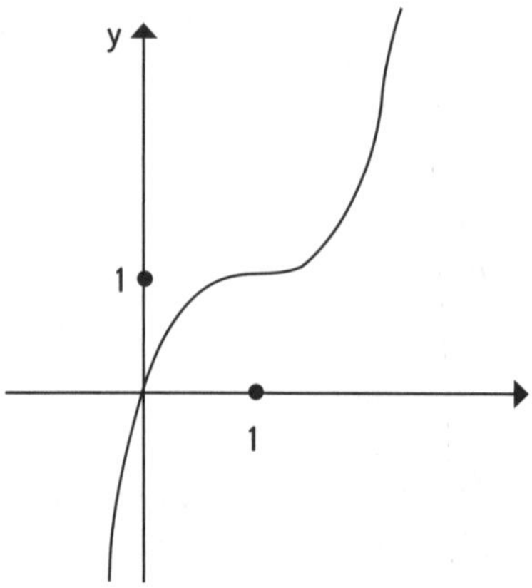

A. $x^3 - 1$
B. $(x + 1)^3 - 1$
C. $x^3 + 1$
D. $(x - 1)^3 - 1$
E. $(x - 1)^3 + 1$

409) CISIA • 2015 In figura è rappresentato parte del grafico di una retta *r*. Sapendo che la retta passa per il punto *Q* = (–9, 8) (che è fuori dalla figura), quanto vale l'area del triangolo compreso fra la retta *r* e gli assi?

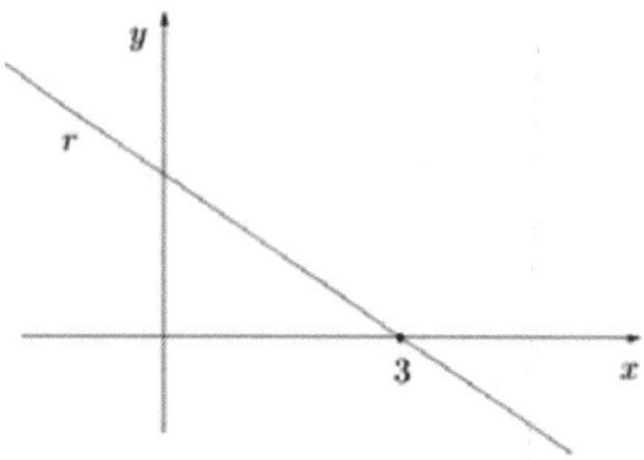

A. 6
B. 2
C. 3
D. $3\sqrt{2}$
E. $2\sqrt{2}$

410) Il grafico dell'area *A* di un triangolo in funzione dell'altezza *h* e con base costante è dato da:

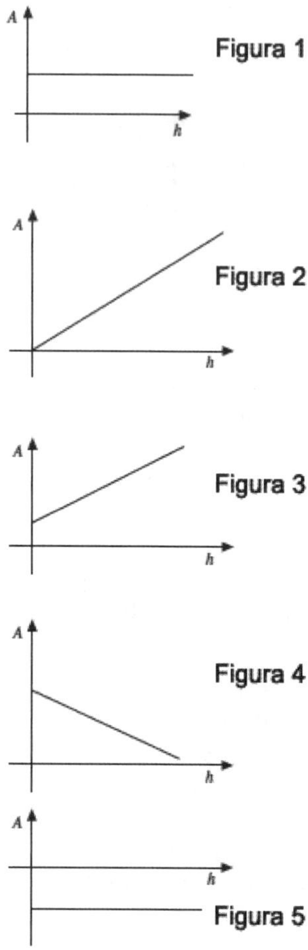

A. Figura 4
B. Figura 5
C. Figura 2
D. Figura 1
E. Figura 3

411) Il grafico della seguente funzione $f(x) = \log_{\frac{1}{2}}(x - 1)$:

A. interseca due volte l'asse *x*
B. giace tutto nel primo e quarto quadrante
C. giace sempre sotto l'asse *x*
D. non interseca mai l'asse *x*
E. giace sempre sopra l'asse *x*

412) I grafici delle funzioni $f(x) = e^x$ e $f(x) = -x$ si intersecano:

A. due volte
B. una sola volta
C. tre volte
D. mai
E. quattro volte

413) In figura è rappresentato il grafico di una delle seguenti funzioni. Quale?

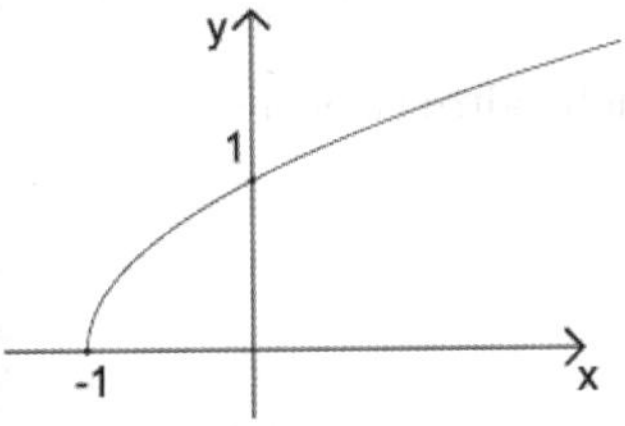

A. $f(x) = (x + 1)^{1/2}$
B. $f(x) = (1 - x)^{1/2}$
C. $f(x) = (x)^{1/2} - 1$
D. $f(x) = 1 + (x^{1/2})$
E. $f(x) = (x - 1)^{1/2}$

414) CISIA • 2016 **In figura è rappresentato il grafico di una funzione $f: [-6, 6] \rightarrow \mathbb{R}$. Qual è l'insieme degli x tali che $f(x) \leq 2$?**

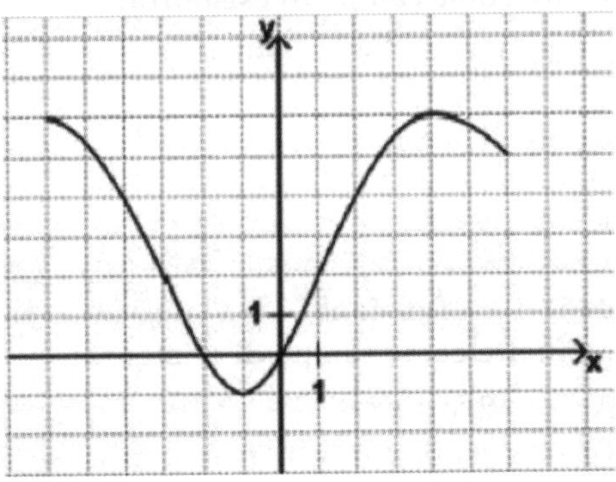

A. [–3, 1]
B. [–1, 6]
C. [–6, –3] ∪ [1, 6]
D. [–6, 4]
E. [–6, 1]

415) Sono date le funzioni:

$$g(x) = x^2, \quad f(x) = \begin{cases} 0 & \text{se } x < 1 \\ x - 1 & \text{se } x \geq 1 \end{cases}$$

Si sa che il grafico della funzione composta $h(x) = f(g(x))$ è uno dei seguenti. Quale?

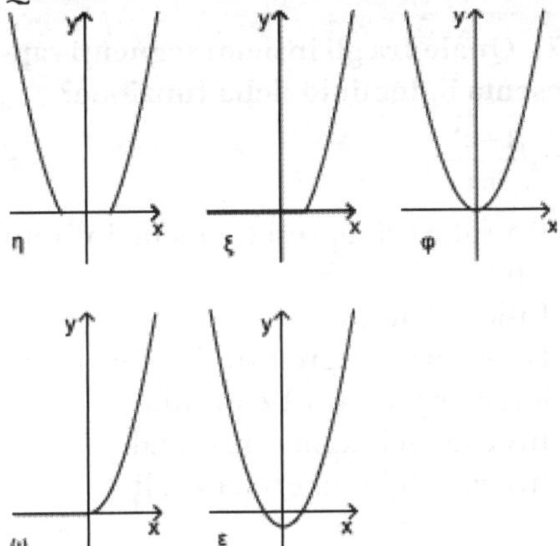

A. φ
B. η
C. ω
D. ε
E. ξ

416) CISIA • 2016 **In figura è rappresentato il grafico di una delle seguenti funzioni. Quale?**

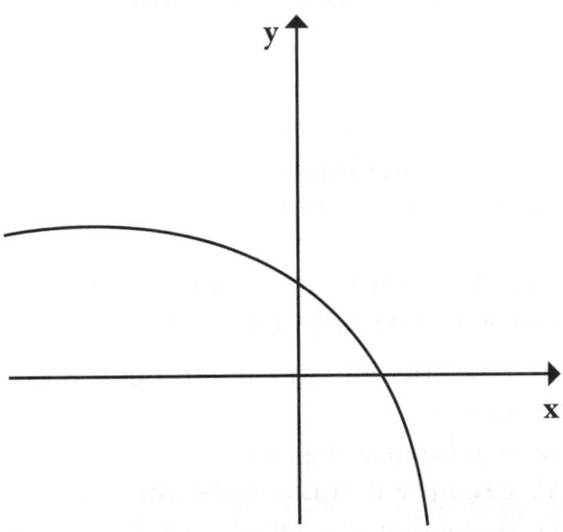

A. -2^{x-3}
B. $3-2^{-x}$
C. 2^{-3x}
D. $3 \cdot 2^{-x}$
E. $3-2^{x}$

Dominio di una funzione

417) Quale fra gli insiemi seguenti rappresenta il dominio della funzione?

$$y=\sqrt{\frac{1-e^x}{\ln x}}$$

A. Per valori compresi tra meno infinito e 0
B. Insieme vuoto
C. Per valori compresi tra 0 e 1 e per valori compresi tra 1 e infinito
D. Insieme dei numeri razionali
E. Insieme dei numeri naturali

418) Quale delle seguenti funzioni non ha come dominio *R*?

A. $f(x) = x^{-1}$
B. $f(x) = x^3$
C. $f(x) = x^2 + 1$
D. $f(x) = x^2 - x$
E. $f(x) = x + 1$

419) La curva dell'equazione $y=-\frac{\sqrt{7}+1}{|x|}$ ha il grafico contenuto nel:

A. 1° e 2° quadrante
B. 1° e 3° quadrante
C. 2° e 3° quadrante
D. 1° e 4° quadrante
E. 3° e 4° quadrante

420) Essendo x e y due variabili reali, la funzione: $y = \ln(|x| - 1)$:

A. è positiva in ogni punto del suo dominio
B. è definita solo per $x \geq 1$
C. è sempre definita e positiva
D. non è definita per $-1 \leq x \leq 1$
E. è definita solo per $x \leq 1$

421) Essendo x e y due variabili reali, la funzione $y=\sqrt{|x|-1}$:

A. è definita solo per $x \leq 1$
B. è definita solo per $x \geq 1$
C. non è definita per $-1 < x < 1$
D. è sempre definita e positiva
E. è positiva in ogni punto del suo dominio

422) Il dominio della funzione $f(x)=\sqrt{\log_{1/2} x}$ risulta:

A. $x \geq 1/2$
B. nessuna delle altre risposte è corretta
C. $x > 0$
D. $0 < x \leq 1$
E. $0 < x < 1$

423) Il campo di esistenza della funzione $f(x)=\frac{1}{\sqrt{x(x-1)}}$ è:

A. $0 < x < 1$
B. $x > 2$
C. tutto *R*
D. $x \leq 0,\ x \geq 1$
E. $x < 0,\ x > 1$

424) La funzione $f(x) = \lg_{10}(1 - x^2)$ ammette come campo di esistenza:

A. $x \geq 1$
B. $-1 < x < 1$
C. $x \leq -1,\ x \geq 1$
D. $x \leq -1$
E. $-1 \leq x \leq 1$

425) La funzione $f(x)=\sqrt[4]{x(x^2-4)}$ ammette come campo di esistenza:

A. $x \leq -2,\ 0 \leq x \leq 2$
B. $-2 < x < 0;\ x > 2$
C. tutto *R*
D. $-2 \leq x \leq 0,\ x \geq 2$
E. $-2 \leq x \leq 2$

426) CISIA • 2015 Sia $f(x)$ una funzione definita su un insieme E e a valori reali. Si dice che la funzione f è *limitata inferiormente* se è vero che *esiste un numero M tale che, per ogni* $x \in E$, si ha $f(x) > M$.

Pertanto, affermare che la funzione non è limitata inferiormente equivale a dire che:

A. per ogni numero M esiste $x \in E$ tale che $f(x) < M$
B. per ogni numero M e per ogni $x \in E$, si ha $f(x) > M$
C. esiste un numero M tale che, per ogni $x \in E$, si ha $f(x) < M$
D. esiste un numero M ed esiste $x \in E$ tale che $f(x) < M$
E. nessuna delle altre opzioni è vera

427) La funzione $f(x)=\dfrac{x}{\sqrt{x^2-9}}$ ammette come insieme di definizione:

A. $-3 < x < 3$
B. $x = -3,\ x \geq 3$
C. $x > 0$
D. $x < -3,\ x > 3$
E. tutto R

428) La funzione $f(x)=\sqrt{16-x^4}$:

A. ha come campo di esistenza $-4 \leq x \leq 4$
B. esiste in tutto R
C. ha come campo di esistenza $-16 \leq x \leq 16$
D. $f(x)$ è diverso da zero sempre nel suo campo di esistenza
E. ha come campo di esistenza $-2 \leq x \leq 2$

429) Il campo di esistenza della funzione $f(x)=\ln\dfrac{x}{x^2+5x+4}$ è:

A. $0 \leq x < 1,\ x > 4$
B. $x > 0$
C. tutto R
D. $x < 0,\ 1 < x < 4$
E. $-4 < x < -1,\ x > 0$

Funzioni pari e dispari

430) Sia $f(x)$ una funzione pari. Quale delle seguenti affermazioni è esatta?

A. $f(x)$ può essere dispari solo se è una funzione relativa
B. $f(x)$ può essere dispari solo se è una funzione polinomiale
C. $f(x)$ non può essere dispari
D. $f(x)$ può essere dispari solo se è una funzione esponenziale
E. $f(x)$ può essere dispari

431) La funzione $f(x) = x/(\log|x|)$ è:

A. dispari
B. né pari né dispari
C. dispari solo per $x > 0$
D. pari
E. pari solo per $x > 0$

432) Le funzioni $f(x) = e^x$ e $g(x) = e^{-x}$ sono:

A. simmetriche rispetto all'origine
B. non simmetriche
C. simmetriche rispetto all'asse y
D. simmetriche rispetto all'asse x
E. non simmetriche rispetto all'asse y

433) Quale fra le seguenti funzioni ha il grafico simmetrico all'origine degli assi?

A. $y = x^4 - 7x^2 + 1$
B. $y = x^5 \cdot \sqrt{3} - \dfrac{1}{3x}$
C. $y = \sqrt{x^2 + |x+4|}$
D. $y = \dfrac{2}{5}x^7 - x^5\sqrt{2} + \dfrac{1}{6}$
E. $y = \sqrt{x^2 + |x| + 4}$

434) La funzione $f(x)=\dfrac{1}{1+x^2}$:

A. è una funzione dispari
B. non ha zeri

C. è sempre maggiore di 1
D. non è una funzione pari
E. è sempre minore di 1

435) La funzione $f(x) = 2^x$:

A. ha come reciproca $g(x) = 2^{\frac{1}{x}}$
B. è definita solo per $x > 0$
C. è una funzione dispari
D. ammette come funzione inversa $g(x) = \lg_2(x)$
E. non ammette funzione inversa

436) La funzione $f(x) = x^5$:

A. non ha zeri
B. ammette funzione inversa e la sua funzione inversa è $g(x) = \sqrt[5]{x}$
C. non è dispari
D. è sempre positiva
E. ammette funzione reciproca per ogni x appartenente a R

437) La funzione $f(x) = 1 + \frac{1}{1+x^2}$:

A. è sempre maggiore di 1
B. assume almeno due volte il valore 1
C. se $x < 0$, allora $f(x) < 0$
D. $f(0)$ è diverso da 2
E. non è simmetrica rispetto all'asse y

438) La funzione $f(x) = x - x^3$:

A. ha un solo zero in $x = 0$
B. non si ha mai $f(x) < 0$
C. è simmetrica rispetto all'origine
D. interseca una sola volta la bisettrice del II e del IV quadrante
E. per $x > 0$ si ha $f(x) > 0$

439) Quale delle seguenti affermazioni sulla funzione $f(x) = \log_2(x^2 + 1)$ è corretta?

A. Il grafico di f è simmetrico rispetto all'origine
B. È una funzione limitata
C. È una funzione positiva
D. Il grafico di f è simmetrico rispetto all'asse delle y
E. È una funzione crescente per ogni x reale

440) CISIA • 2015 Una funzione a valori reali, definita sull'insieme dei numeri reali, si dice pari se per ogni numero reale x si ha $f(-x) = f(x)$. Quale delle seguenti funzioni non è pari?

A. $\sin(x^2)$
B. $\cos\left(x + \frac{\pi}{2}\right)$
C. $\cos(x + 2\pi)$
D. $1 + \cos x$
E. $(\sin x)^2$

1.6 • Geometria analitica

Piano cartesiano

441) Il segmento individuato da due punti di coordinate cartesiane pari a (2, 4) e (–2, 1) ha lunghezza eguale a:
A. 3
B. 5
C. 10
D. 4
E. 16

442) Se ogni coppia di numeri seguenti rappresenta le coordinate cartesiane di un punto, qual è quello più lontano dall'origine?

A. (2, 9)
B. (4, 4)
C. (0, 7)
D. (2, 5)
E. (6, 1)

443) Nel piano cartesiano i due punti di coordinate (0, 0) e (3, 4) hanno distanza:

A. 5

B. 7
C. 12
D. 0
E. 1

444) CISIA • 2016 **L'area del triangolo *ABC* in figura vale:**

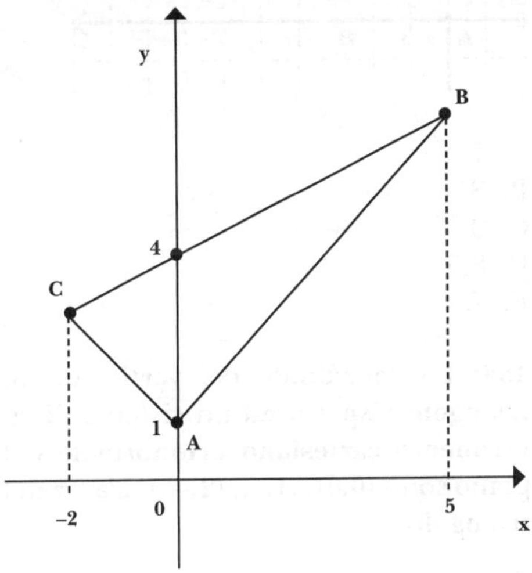

A. 9
B. 14
C. $\frac{21}{2}$
D. $\frac{15}{2}$
E. $\frac{9}{2}$

445) Quale distanza hanno nel piano cartesiano i punti che hanno coordinate (3,0) e (0,4)?

A. 12
B. 25
C. 5
D. 3
E. 4

446) Stabilire quale dei seguenti punti giace nel terzo quadrante:

A. (1, 2)
B. (–2, 1)
C. (–1, –2)
D. (1, –2)
E. (–1, 2)

447) La distanza tra i punti P = (2,2) e Q = (1,1) vale:

A. 0
B. 2
C. 1
D. $\sqrt{2}$
E. $-\sqrt{2}$

448) Il punto medio del segmento di estremi *A* = (–2,1) e *B* = (1,–2) ha coordinate:

A. (1/2,1/2)
B. (0,0)
C. (–3/2,–3/2)
D. (–1/2,–1/2)
E. (–2,1)

449) I punti (–1,0); (0,–1); (0,0):

A. sono allineati
B. sono i vertici di un triangolo isoscele
C. non possono essere i vertici di un triangolo
D. sono i vertici di un triangolo equilatero
E. non sono i vertici di un triangolo rettangolo

450) Quanto misura l'area del triangolo che ha i vertici collocati nei punti *A*(2, 5), *B*(7, 5), *C*(11, 0) del piano cartesiano?

A. 12,5
B. 13,5
C. 14,5
D. 14
E. 12

451) I punti *A*(–3, 1), *B*(6, 7) e *C*(–3, 6) sono i vertici del triangolo ombreggiato in figura. Qual è l'area di tale triangolo?

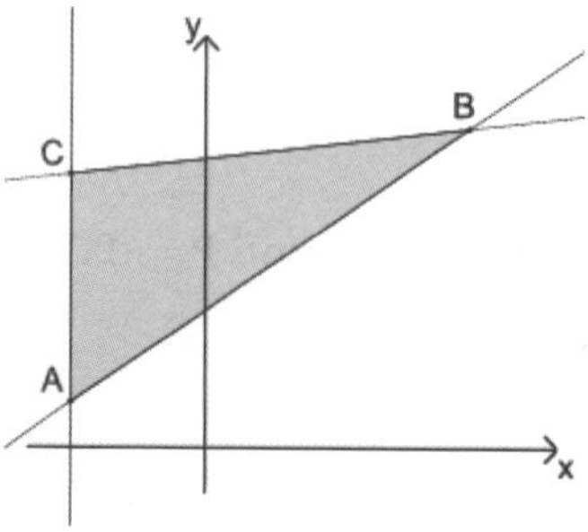

A. 22,5
B. 23,5
C. 24
D. 22
E. 23

452) Sono dati i cinque punti in figura. Quale dei seguenti triangoli ha la stessa area del poligono ombreggiato?

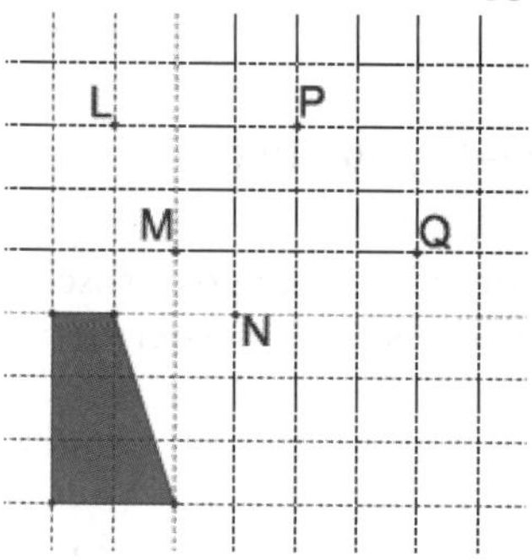

A. LQP
B. NQP
C. QPM
D. NPL
E. MNQ

453) Nel piano cartesiano sono dati i punti *A*(0,0) e *B*(3,0). Tra tutti i triangoli *APB*, con il vertice *P* sulla curva *Γ* indicata in figura, ve n'è uno di area massima. Tale area è uno dei valori seguenti. Quale?

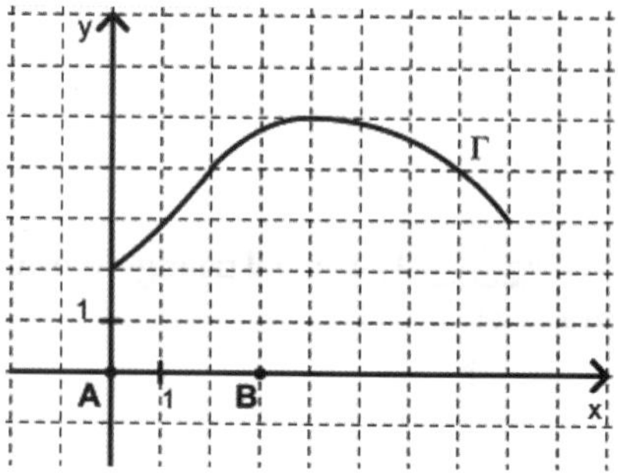

A. 7
B. 8
C. 9
D. 8,5
E. 7,5

454) Le coordinate dei vertici di un triangolo rispetto ad un sistema di riferimento cartesiano ortonormale nel piano sono (0,0), (1,1), (2,–2). L'area del triangolo è:

A. 2
B. 4
C. 2,5
D. $2^{1/2}$
E. 3

Intersezione tra curve

455) Le rette di equazioni $x - y = 0$ e $x + y = 2$:

A. non si intersecano
B. si intersecano nel punto (1, 1)
C. si intersecano nel punto (2, 0)
D. si intersecano nei punti (1, 1) e (2, 2)
E. si intersecano nei punti (1, 1) e (0, 0)

456) V • 2014 La retta di equazione $y = 2x$ interseca la circonferenza di equazione $x^2 + y^2 = 20$ nel punto di coordinate (a, b), dove $a \geq 0$ e $b \geq 0$. Qual è il valore di $a + b$?

A. 6
B. 8
C. 2

D. 4
E. 3

457) Quali sono le coordinate dei punti di intersezione della curva $2y^2 = 3x + 8$ con l'asse delle y?

A. (2,0); (1,1)
B. (2,0); (0,–2)
C. (2,0); (–2,0)
D. (0,2); (0,–2)
E. (0,2); (–2,0)

458) V • 2016 La distanza tra i punti di intersezione delle due rette x = 3 e y = –4 con gli assi misura:

A. –5
B. 5
C. 1
D. –1
E. 7

459) CISIA • 2016 Per quale dei seguenti valori di a le rette di equazioni $2x + ay = 7$, $ax + 3y = 4$ NON si intersecano?

A. 6
B. 3
C. 2
D. $\sqrt{6}$
E. $\sqrt{7}$

460) Quali sono le coordinate dei punti di intersezione della curva di equazione $y^2 = x + 24$ con la retta di equazione $x = 1$?

A. (1, 5) (1, –5)
B. (1, 5/4) (1, –5/4)
C. (1, 25) (1, –25)
D. (3, 2) (–3, –2)
E. (1, 5/2) (1, –5/2)

461) In un sistema di riferimento cartesiano nel piano, le rette di equazione y = 2x + 3, y = 9 – x:

A. si incontrano in un punto del terzo quadrante
B. non si incontrano in alcun punto del piano
C. si incontrano in un punto del secondo quadrante
D. si incontrano in un punto del primo quadrante
E. si incontrano in un punto del quarto quadrante

462) Consideriamo, nel piano cartesiano, la parabola di equazione $y = x^2$ e la retta di equazione $y = x + a$, dove a è un parametro reale. La retta e la parabola NON hanno punti di intersezione se e solo se:

A. $a < 0$
B. $a > 0$
C. $1 + 4a < 0$
D. a maggiore uguale 0
E. $a + 1 > 0$

463) In quanti punti si incontrano i grafici delle funzioni $f(x) = x^2 – 5$, $g(x) = |x|$?

A. Nessuno
B. Due
C. Quattro
D. Tre
E. Uno

Retta in forma esplicita

464) Il coefficiente angolare di una retta è:

A. il valore della tangente trigonometrica dell'angolo che la retta forma con il semiasse positivo delle ascisse
B. la misura in radianti dell'angolo che la retta forma con il semiasse positivo delle ascisse
C. il valore del coseno dell'angolo che la retta forma con il semiasse positivo delle ascisse
D. la misura in gradi dell'angolo che la retta forma con il semiasse positivo delle ascisse
E. nessuna delle altre risposte è corretta

465) L'equazione di una retta nel piano cartesiano è y = a + bx. Il coefficiente b è:

A. il valore di y per x = 0
B. il valore di y per x = 1
C. l'intersezione della retta con l'asse y
D. una misura della pendenza della retta
E. l'intersezione della retta con l'asse x

466) Sia data la retta $y = 2x + b$. Perché la retta passi per il punto (1,3) è necessario che b assuma il valore:

A. 3/2
B. 4
C. 2/3
D. 1
E. 6

467) La retta di equazione $y = 3x + 2$ interseca l'asse delle x in un punto:

A. di ascissa negativa
B. di ascissa uguale a 2/3
C. di ascissa uguale a 3/2
D. di ascissa nulla
E. di ascissa positiva

468) La retta di equazione $y = 3x$:

A. è parallela all'asse x
B. non passa per alcun punto
C. è parallela all'asse y
D. non passa per l'origine
E. passa per il punto P = (2,6)

469) Se la retta y = ax + b passa per i punti di coordinate (1,0) e (0,–1), quale condizione è vera?

A. a > 0; b > 0
B. a < 0; b > 0
C. a > 0; b < 0
D. a < 0; b < 0
E. Nessuna delle altre risposte è corretta

470) In un piano cartesiano l'equazione $y = x$ rappresenta:

A. una retta parallela all'asse x
B. una retta parallela all'asse y
C. la bisettrice del I e III quadrante
D. un punto del piano
E. una parabola

471) A proposito della retta $y = mx + q$ rappresentata nella figura è possibile affermare che:

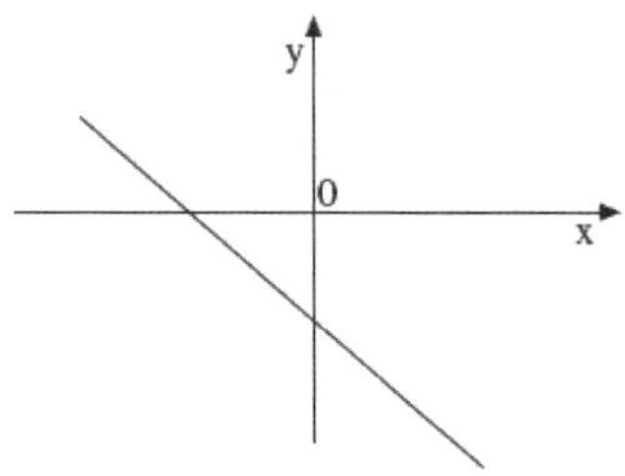

A. $m \geq 0$ e $q < 0$
B. $m < 0$ e $q < 0$
C. $m < 0$ e $q > 0$
D. $m < 0$ e $q >= 0$
E. $m > 0$ e $q > 0$

472) Nella figura è rappresentata una retta di equazione cartesiana $y = -5x/3 + 3/5$. Il punto di intersezione con l'asse delle ascisse ha coordinata x pari a:

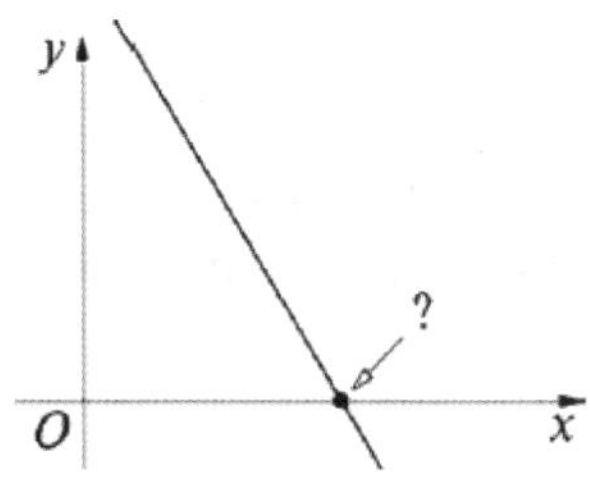

A. 2/5
B. 5/3
C. 9/25
D. 3
E. 3/25

473) Determinare l'insieme di disuguaglianze che descrive esattamente la

regione del piano cartesiano indicata in grigio nella figura.

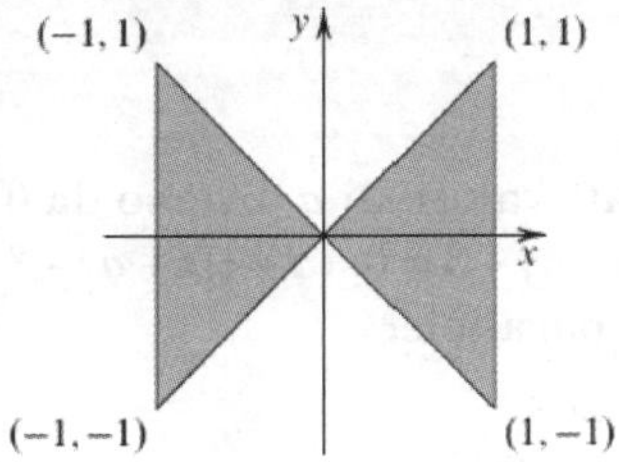

A. $y \leq |x|, |x| \leq 1$
B. $y \leq x, x \leq 1$
C. $|y| \leq |x|, |x| \leq 1$
D. $y \leq x, |x| \leq 1$
E. $|y| \leq x, x \leq 1$

474) La retta di equazione $y = -2x + 3$ passa per il punto di coordinate:

A. (0, –3)
B. (–3, –9)
C. (3, 9)
D. (0, 3)
E. (0, 0)

475) Sia m un numero reale. In un piano cartesiano ortogonale, l'equazione $y = mx$, al variare di m nell'intervallo $(-\infty,+\infty)$, descrive:

A. tutte le rette del piano passanti per l'origine, ad eccezione dell'asse delle ordinate
B. tutte le rette del piano passanti per l'origine
C. tutte le rette del piano passanti per l'origine, ad eccezione dell'asse delle ascisse
D. una retta parallela all'asse delle ascisse
E. tutte le rette del piano

476) In un piano cartesiano ortogonale, l'equazione $y = mx$, per $m = 1$, descrive:

A. quesito senza soluzione univoca o corretta
B. tutte le rette del piano passanti per l'origine, ad eccezione dell'asse delle ascisse
C. tutte le rette del piano passanti per l'origine
D. una retta passante per l'origine
E. tutte le rette del piano

477) La retta $y = 7x$:

A. passa per il punto (–1/7, 1)
B. passa per il punto (1, –6)
C. è interamente contenuta nel I e nel III quadrante
D. non passa per l'origine
E. ha coefficiente angolare pari a 7

478) La retta $y = -3x + 4$:

A. interseca l'asse y nel punto (0,4)
B. è parallela alla retta $y = -5x + 4$
C. ha coefficiente angolare pari a 4
D. non interseca l'asse x
E. ha ordinata all'origine pari a –3

Rette parallele e rette perpendicolari

479) Sia $y = 1 - 4x$ l'equazione di una retta. Quale, tra le seguenti rette, è perpendicolare alla retta data?

A. $y = 1 + 4x$
B. $y = 2 - 0{,}25x$
C. $y = 6 + 0{,}25x$
D. $y = -1 + 4x$
E. Nessuna delle altre risposte è corretta

480) Nel piano x,y le equazioni $y = x + 1$ e $y = x + 3$ rappresentano:

A. due rette parallele
B. due rette perpendicolari
C. due rette che si intersecano nel punto (1, 3)
D. due rette che si intersecano nel punto (2, 3)
E. due rette che si intersecano nell'origine

481) Due rette di equazioni $y = mx + p$ e $y = nx + q$ sono tra loro parallele se:

A. $m + n = -1$
B. $m - n = 0$
C. $m + n = 1$
D. $m + n = 0$
E. $m - n = -1$

482) Siano m, m', k, k' numeri reali con m e m' non nulli. Siano $y = mx + k$; $y = m'x + k'$ due rette del piano. Quale relazione deve sussistere affinché esse siano perpendicolari?

A. $m = 1/m'$
B. $k = k'$
C. $m = m'$
D. $m = -1/m'$
E. $k = -1/k'$

483) M/O • 2015 Quale delle seguenti è un'equazione di una retta perpendicolare alla retta $4x + 6y = 5$?

A. $x + 3y = 1$
B. $6x + 4y = 17$
C. $2x + 3y = 5$
D. $4x - 6y = 21$
E. $3x - 2y = 14$

484) Nel piano cartesiano, le rette di equazioni: $y = 2x + a$; $y = 2x - 3 - b$, con a e b numeri reali:

A. non sono parallele tra loro
B. sono entrambe parallele all'asse delle ordinate (y)
C. sono entrambe parallele all'asse delle ascisse (x)
D. si intersecano nel punto $x = 0$, $y = 0$, origine degli assi
E. sono parallele fra loro

485) Due rette di equazioni $y = mx$ e $y = nx$ (con m e n non nulli) sono tra loro perpendicolari se:

A. $m \times n = 1$
B. $m \times n = 1/2$
C. $m \times n = 2$
D. $m \times n = -1$
E. $m = n$

486) Per quale valore di a diverso da 0 le due rette $x - ay + 3 = 0$, $(a + 1)x + ay - 3 = 0$ non sono parallele?

A. a diverso da 3
B. a diverso da –2
C. a diverso da –1
D. a diverso da 1/2
E. a diverso da +2

487) Determinare i valori del parametro reale a (se esistono) per cui le seguenti rette r ed s risultano perpendicolari r) $a^2x + (a - 4)y + a + 2 = 0$ s) $2x - 3y + 9a = 0$

A. per $a = 0$
B. per $-3 < a < 2$
C. per $a = 1$
D. per ogni valore di a diverso sia da 0 che da 4
E. per nessun valore di a

488) Tra le seguenti equazioni quali rappresentano due rette tra loro perpendicolari?

A) $x(1 - x) + 2y = 2 - x^2$
B) $-x + 1/2y = 3$
C) $2x = -y - 2$
D) $x/3 - y = 2$

A. B e C
B. A e D
C. Non sono rappresentate rette perpendicolari
D. C e D
E. A e B

489) Stabilire quale fra le seguenti rette è parallela alla retta $y = 2x + 5$

A. $y=-\frac{1}{2}x+3$
B. $y=\frac{1}{2}x-\frac{1}{25}$
C. $y=\frac{1}{25}x+25$
D. $y = 25x + 2$
E. $y = 2x + 1$

490) M/O • 2016 La retta passante per il punto (1, –1) e ortogonale alla retta di equazione $2x + y + 6 = 0$ ha equazione:

A. $x + y - 3 = 0$
B. $y + 2x - 1 = 0$
C. $2y - x - 3 = 0$
D. $2y - x + 3 = 0$
E. $y - 2x + 1 = 0$

491) Nel piano cartesiano la retta di equazione $y = mx + q$ è perpendicolare alla retta $3x - 2y = 5$. Quanto vale il coefficiente angolare m?

A. –3/2
B. –2/5
C. –2/3
D. –3/5
E. 2/5

492) Sia r la retta di equazione $x + 2y - 1 = 0$. Quale tra le seguenti è l'equazione di una retta perpendicolare a r?

A. $y = 2x$
B. $y = -x$
C. $y = (1/2)x$
D. $y = -2x$
E. $y = (-1/2)x$

493) Le rette r e s in figura sono perpendicolari. L'equazione della retta s è:

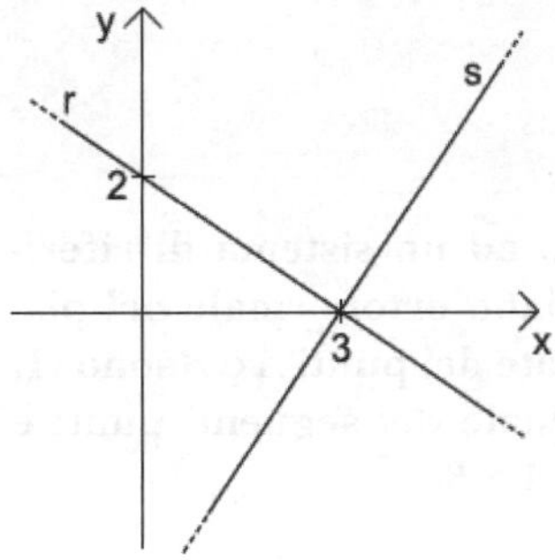

A. $3x - 2y - 9 = 0$
B. $2x - 3y - 6 = 0$
C. $3x + 2y - 9 = 0$
D. $2x + 3y - 6 = 0$
E. $3x - 2y - 6 = 0$

494) Sia r la retta del piano cartesiano di equazione $y = 3$. Determinare quale delle seguenti rette è perpendicolare a r.

A. $y = -1/3$
B. $x = -3^{1/2}$
C. $y = -3$
D. $y = -1/3x$
E. $y = 1/3$

Retta in forma implicita

495) L'insieme dei punti (x,y) del piano che soddisfano l'equazione $(x^2 - 4)(y - 1) = 0$ è formato da:

A. tre rette
B. tre punti
C. due punti
D. una parabola e un punto
E. una retta e una parabola

Fasci propri di rette e retta passante per due o più punti

496) CISIA • 2016 Per quale valore di a i punti (–5, –3), (2, a) e (12, 31) del piano cartesiano sono allineati?

A. 1
B. Per nessuno dei valori indicati nelle altre risposte

C. –1
D. 17
E. 11

497) Rispetto ad un sistema di riferimento cartesiano ortonormale nel piano le coordinate dei punti *A* e *B* sono (1, 1) e (3, 2). Quale dei seguenti punti è allineato con *A* e *B*?

A. (3, 3)
B. (–1, 0)
C. (2, 3)
D. (1, 3)
E. (2, 1)

498) L'equazione della retta passante per i punti (0,0) e $\left(\sqrt{2}, 4\sqrt{2}\right)$ è:

A. $y = 4x$
B. $y = 4x + 1$
C. $y = 1/4x - 1$
D. $y = 1/4x + 2$
E. $y = 1/4x$

499) Una retta di coefficiente angolare *m* = 5/7 passa per i punti (–3, –2) e (a, 3) del piano cartesiano. Quanto vale il parametro *a*?

A. 5
B. 3,5
C. 2
D. 4,5
E. 4

500) La retta passante per *A*(2,0) con pendenza 1/3 interseca l'asse *y* nel punto:

A. (0, 2)
B. (0, – 2)
C. (0, – 3/4)
D. (0, – 2/3)
E. (0, – 1)

501) Se il coefficiente angolare della retta che congiunge il punto *A*, di coordinate cartesiane (*a*, 2), con il punto *B*, di coordinate cartesiane (4, *b*), è uguale a 3, qual è la relazione che lega *a* con *b*?

A. $b = 12 - 2a$
B. $b = 14 - 2a$
C. $b = 14 - 3a$
D. $b = 12 + 3a$
E. $b = 12 - 3a$

Distanza di un punto da una retta

502) Nel piano cartesiano indichiamo con *H* la proiezione ortogonale dell'origine *O* = (0, 0) sul segmento *AB* di estremi *A* = (2, 0) e *B* = (0, 1). Quanto vale la distanza fra *O* ed *H*?

A. $3\sqrt{5}/2$
B. $\sqrt{5}/5$
C. $2\sqrt{5}/5$
D. $5\sqrt{2}/3$
E. $\sqrt{5}/3$

Circonferenza

503) Sia *r* un numero reale positivo. La curva che nel piano *x*, *y* ha equazione $x^2 + y^2 = r^2$ è:

A. una circonferenza
B. una parabola
C. un'ellisse
D. una retta
E. una iperbole

504) V • 2016 L'equazione della circonferenza che ha centro in (2; 1) e passa per l'origine è:

A. $(x-2)^2 + (y-1)^2 = \sqrt{5}$
B. $x^2 + y^2 = 5$
C. $x^2 + 4x + y^2 + 2y = 0$
D. $(x-2)^2 + (y-1)^2 = 25$
E. $(x-2)^2 + (y-1)^2 = 5$

505) CISIA • 2016 In figura sono rappresentati una semicirconferenza di centro *O* e raggio 1 e due suoi punti *A* e *B*; sappiamo che l'angolo *AOB* è retto. L'area della regione ombreggiata è:

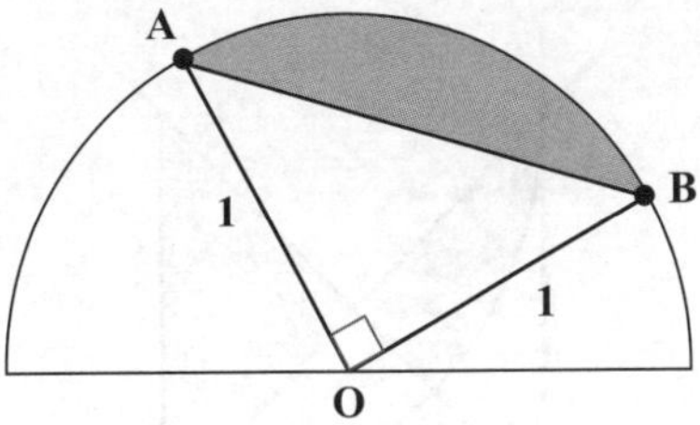

A. $\frac{\pi}{4}-\frac{1}{2}$
B. $\frac{\pi}{2}-\frac{1}{\sqrt{2}}$
C. $\frac{\pi}{2}-\frac{1}{2}$
D. $\frac{\pi}{4}-1$
E. $\frac{\pi}{4}-\sqrt{2}$

506) Per quale valore di k la circonferenza di equazione $x^2 + y^2 + 2kx + (k - 2)y - 3 = 0$ ha il centro appartenente all'asse x?

A. $k = 2$
B. $k = 1$
C. $k = -1/2$
D. $k = 0$
E. nessun valore di k

507) Per quali valori di k l'equazione $x^2 + y^2 + 2x - 6y + k = 0$ rappresenta una circonferenza?

A. $k > 0$
B. $k > 10$
C. $k < 10$
D. nessun valore di k
E. $k < 0$

508) Stabilire se l'equazione $x^2 + y^2 - 2x + 4y + 5 = 0$ rappresenta:

A. l'equazione di una circonferenza con il centro appartenente all'asse x
B. l'equazione di una circonferenza degenere
C. l'equazione di una circonferenza con il centro nell'origine degli assi
D. l'equazione di una circonferenza
E. l'equazione di una circonferenza con il centro appartenente all'asse y

509) M/O • 2017 La circonferenza di equazione $x^2 + y^2 - 4x = 0$:

A. ha raggio uguale a 4
B. ha centro sull'asse y
C. passa per l'origine del sistema di assi cartesiani
D. ha centro nell'origine del sistema di assi cartesiani
E. passa per il punto (0; 2)

510) Uno solo fra i seguenti settori circolari costituisce l'insieme dei punti del piano per i quali risulta il sistema $\begin{cases} y \leq |x| \\ x^2 + y^2 \leq 1 \end{cases}$. Di quale settore si tratta?

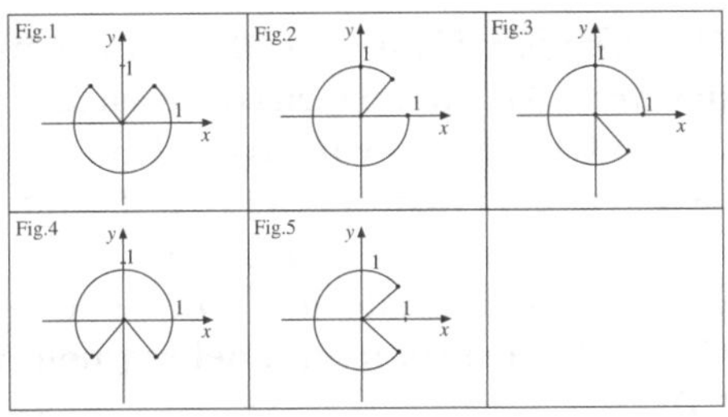

A. Fig. 3
B. Fig. 4
C. Fig. 5
D. Fig. 2
E. Fig. 1

511) CISIA • 2015 Nella figura si vede un sistema di assi cartesiani, sui quali non sono riportati i valori delle coordinate, e si vede inoltre una circonferenza, che rappresenta l'insieme delle soluzioni di una delle seguenti equazioni. Quale?

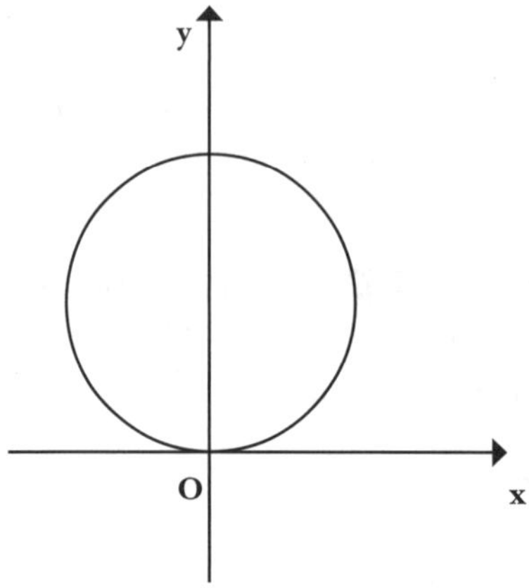

A. $x^2+(y+1)^2=1$

B. $x^2+(y-2)^2=1$

C. $x^2+(y+2)^2=\pi$

D. $x^2+(y-1)^2=4$

E. $x^2+(y-2)^2=4$

512) V • 2019 **Siano A e B gli estremi dell'arco AB di una circonferenza di centro C e raggio 4 cm tali che l'ampiezza dell'angolo $\hat{ACB}$ sia 120° e D il punto di intersezione delle tangenti alla circonferenza tracciate dai punti A e B. Qual è la misura, in cm, del segmento CD?**

A. 4

B. 8

C. $4\sqrt{3}$

D. $4\sqrt{2}$

E. 6

513) CISIA • 2015 **Con riferimento alla figura, sapendo che *ABOC* è un quadrato, che *BDC* è un arco di circonferenza centrata in *O* e che la distanza di *A* da *O* è 2, quanto vale l'area della regione ombreggiata?**

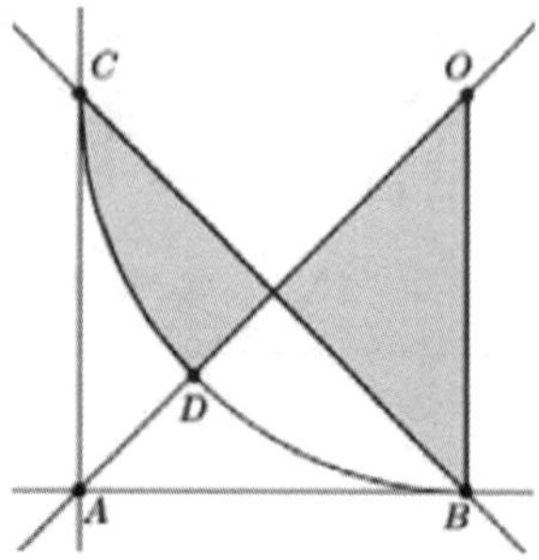

A. $\frac{\pi^2}{16}$

B. $\frac{3}{4}$

C. $\frac{1}{2}$

D. $\frac{\pi}{4}$

E. $\frac{\pi}{3\sqrt{2}}$

514) Quanti punti di intersezione possono avere una circonferenza e una parabola, come minimo e come massimo rispettivamente?

A. 1 e 4
B. 2 e 4
C. 2 e 2
D. 0 e 4
E. 1 e 3

515) Si consideri il segmento PQ in figura. La lunghezza di tale segmento è:

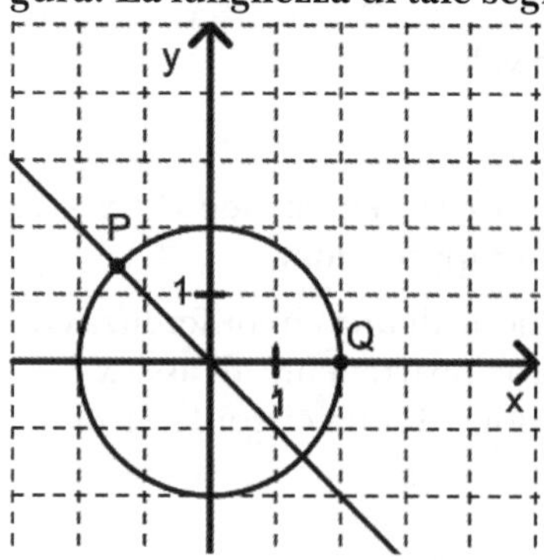

A. $\sqrt{2\sqrt{2}+1}$
B. $2\sqrt{2-\sqrt{2}}$
C. $2\sqrt{2+\sqrt{2}}$
D. $\sqrt{2\left(2-\sqrt{2}\right)+1}$
E. $2\sqrt{2\left(\sqrt{2}-1\right)}$

Parabola

516) Qual è il vertice della parabola $y = x^2$?

A. (0,0)
B. (1,2)
C. (0,2)
D. (2,1)
E. (2,2)

517) La parabola di equazione $y = x^2 - 1$ ha per vertice il punto:

A. (0,2)
B. (0,–1)
C. (1,0)
D. (1,1)
E. (0,0)

518) La parabola di equazione $y = 4 - x^2$:

A. taglia l'asse x in due punti entrambi di ascissa positiva
B. taglia l'asse x in due punti simmetrici rispetto all'origine
C. è tangente all'asse x
D. non taglia l'asse x
E. taglia l'asse x in due punti entrambi di ascissa negativa

519) Per quale valore di k appartenente ad R la parabola di equazione $y = 2x^2 - kx + k - 2$ passa per l'origine?

A. $k = -1$
B. $k = 2$
C. $k = 3$
D. $k = 0$
E. $k = 4$

520) Se il fuoco di una parabola ha coordinate (0,–3) e la direttrice ha equazione $y = 1$, la parabola:

A. ha asse di simmetria parallelo all'asse delle ascisse
B. non interseca l'asse delle ordinate
C. non interseca l'asse delle ascisse
D. passa per l'origine degli assi cartesiani
E. ha il vertice nel punto di coordinate (–2,0)

521) La rappresentazione grafica della funzione $y = (-2x + 10)^2$:

A. è una parabola con la concavità rivolta verso l'alto e che è tangente all'asse x
B. è una parabola che non taglia né è tangente all'asse x
C. è una circonferenza di centro: $x = 5$; $y = 0$
D. è una parabola con la concavità rivolta verso il basso e che è tangente all'asse x
E. è una retta con pendenza negativa

522) Per quali valori di k la parabola di equazione $y = kx^2 + (k + 1)x - 2$ con k diverso da 0, presenta un vertice di ascissa negativa?

A. $-1 < k < 0$
B. $k > 0$
C. $k < -1$
D. $k > 3$
E. $k < -2$

523) Nel piano riferito a coordinate cartesiane l'equazione $y = x^2 - 4x + 3$ rappresenta una parabola che:

A. ha il fuoco di coordinate (2;–1)
B. è simmetrica rispetto alla retta $x = 1$
C. ha la concavità rivolta verso il basso
D. è simmetrica rispetto alla retta $x = 2$
E. ha il vertice di coordinate (1;0)

524) In figura è rappresentato il grafico della funzione $f(x) = 4x^2$. Si sa che il triangolo ombreggiato ha area 3. Quanto vale b?

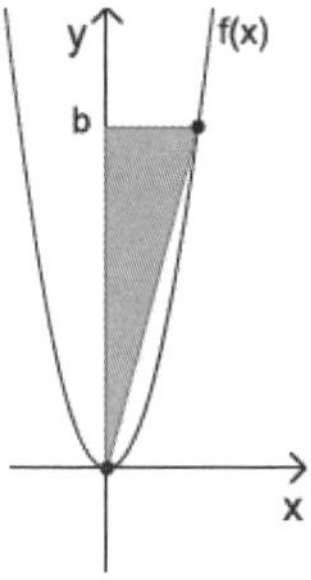

A. $\sqrt[3]{12}$
B. $3\sqrt{12}$
C. $\sqrt[3]{\sqrt{12^2}}$
D. $\sqrt{12}$
E. $2\sqrt[3]{12}$

Ellisse

525) L'ellisse è definita come il luogo geometrico dei punti del piano per i quali:
A. è costante la somma dei quadrati delle distanze da due punti fissi
B. è costante la differenza tra le distanze tra due punti fissi
C. è costante la somma delle distanze da due punti fissi
D. è uguale la distanza da un punto fisso e da una retta
E. è uguale la distanza da due punti fissi

526) L'eccentricità dell'ellisse è data:
A. dalla distanza focale
B. dal rapporto tra la distanza focale e la lunghezza dell'asse maggiore
C. dal prodotto tra la distanza focale e la lunghezza dell'asse minore
D. dal prodotto tra la distanza focale e la lunghezza dell'asse maggiore
E. dal rapporto tra la distanza focale e la lunghezza dell'asse minore

527) Per quali valori di k l'equazione $\frac{x^2}{k-1}+\frac{y^2}{3-k}=1$ rappresenta un'ellisse?
A. $k > -1$
B. $1 < k < 3$
C. $k < 3$
D. k qualsiasi
E. $k > 1$

Iperbole

528) Le equazioni degli asintoti dell'iperbole di equazione $(x^2/16) - (y^2/9) = 1$ sono:
A. $y = \pm x$
B. $y = \pm 9/16\ x$
C. $y = \pm 16/9\ x$
D. $y = \pm 4/3\ x$
E. $y = \pm 3/4\ x$

529) Nel piano, l'iperbole equilatera $xy = k$, con k appartenente ad R_0, ha come asintoti:
A. due rette che dipendono da k
B. le bisettrici del II e IV quadrante
C. gli assi cartesiani
D. due rette qualsiasi
E. le bisettrici del I e III quadrante

Luoghi geometrici nel piano cartesiano

530) CISIA • 2015 In un piano è dato un sistema di coordinate cartesiane x, y. L'insieme dei punti $P = (x, y)$ tali che $\log_2(x^2) = 0$ è:
A. una coppia di rette parallele
B. un punto
C. una circonferenza
D. l'insieme vuoto
E. una coppia di rette perpendicolari

531) Nel piano cartesiano è assegnato il punto (–1, 1). Il suo simmetrico rispetto alla bisettrice del secondo e quarto quadrante è il punto:
A. (0, 1)

B. (–1, 0)
C. (–1, 1)
D. (0, 0)
E. (1, –1)

1.7 • Geometria euclidea

Punto, piano, retta e segmenti

532) Nel piano, due rette sono parallele quando:

A. formano un angolo acuto
B. formano un angolo ottuso
C. sono perpendicolari alla stessa retta
D. formano un angolo retto
E. hanno un punto in comune

533) Due rette dello spazio sono sghembe se:

A. sono incidenti
B. non sono complanari
C. sono complanari
D. sono parallele
E. giacciono sullo stesso piano

534) Quale fra le seguenti affermazioni non è un postulato (o assioma) di Euclide?

A. Tutti gli angoli retti sono uguali tra loro
B. Da ogni punto ad ogni altro punto è possibile condurre una linea retta
C. Per tre punti non allineati passa una e una sola circonferenza
D. Se una retta, intersecando altre due rette, forma con esse da una medesima parte angoli la cui somma è minore di due angoli retti, allora queste due rette, indefinitamente prolungate, finiscono con l'incontrarsi
E. Con centro e raggio scelti a piacere è possibile tracciare una circonferenza

535) Due rette che giacciono nello stesso piano:

A. individuano due piani perpendicolari
B. si incontrano formando sempre un angolo retto
C. possono essere parallele
D. sono parallele
E. non si incontrano mai

536) L'intersezione tra due piani genera:

A. un punto
B. una retta
C. una semiretta
D. un piano
E. una curva

537) Il luogo dei punti equidistanti da due punti assegnati *A* e *B* è:

A. una retta perpendicolare al segmento $\overline{AB}$ e passante per A
B. una retta perpendicolare al segmento $\overline{AB}$ e passante per B
C. la circonferenza di centro A e passante per B
D. l'asse del segmento $\overline{AB}$
E. una retta parallela al segmento $\overline{AB}$

Angoli nel piano euclideo

538) L'angolo di 45° è:

A. ottuso
B. piatto
C. retto
D. giro
E. acuto

539) Un angolo di 120° è:

A. piatto
B. acuto
C. ottuso
D. retto
E. giro

540) Un angolo è convesso se:

A. non contiene il prolungamento dei suoi lati
B. è minore o uguale ad un angolo retto

C. parte da un punto nel piano
D. è maggiore o uguale ad un angolo retto
E. è maggiore di un angolo piatto

Classificazione e proprietà dei triangoli

541) M/O • 2014 Si consideri un triangolo rettangolo isoscele con l'ipotenusa di lunghezza *h* cm e area di *S* cm². Quale tra le seguenti esprime la corretta relazione tra *h* ed *S*?

A. $h = 2\sqrt{2} \times S$
B. $h = 2\sqrt{S}$
C. $h = \sqrt{2}$
D. $h = \frac{\sqrt{S}}{2}$
E. $h = \sqrt{\frac{S}{2}}$

542) CISIA • 2015 Nella figura si vedono quattro triangoli isosceli uguali. Se la distanza fra i punti *A* e *C* è 1, allora il quadrato della distanza fra i punti *A* e *B* è:

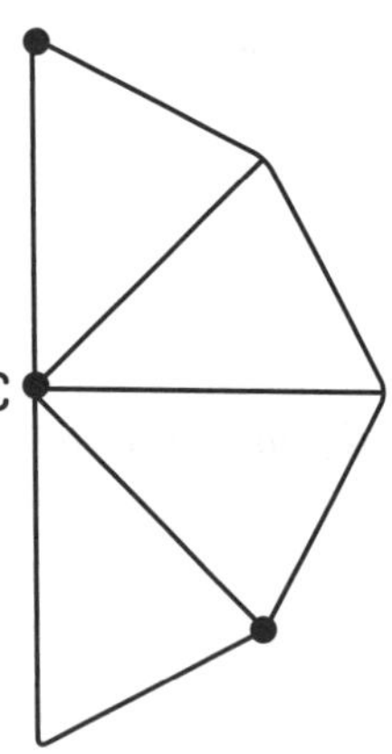

A. 1,5
B. $1+\sqrt{2}$
C. 2
D. 3
E. $2+\sqrt{2}$

543) In un triangolo, gli angoli α, β e γ valgono: $\alpha = X$; $\beta = a + 30°$; $\gamma = b + 60°$. Quanto vale l'angolo α (cioè *X*)?

A. $X = 20°$
B. $X = 60°$
C. $X = 80°$
D. $X = 45°$
E. $X = 90°$

544) Siano dati tre segmenti *AA'*, *BB'* e *CC'* tali che: *AA'* = 2cm; *BB'* = 1,5 · *AA'*; *CC'* =2,0 · *BB'*. Quale triangolo è possibile costruire con questi lati?

A. Un triangolo scaleno
B. Un triangolo ottusangolo
C. Un triangolo rettangolo
D. Un triangolo acutangolo
E. Non è possibile costruire nessun triangolo

545) CISIA • 2015 Ho a disposizione tre aste rigide, che hanno lunghezza l_1, l_2, l_3. Vorrei utilizzare le tre aste per formare un triangolo. Posso farlo in uno solo dei casi indicati, quale?

A. $l_1 = 100$, $l_2 = 90$, $l_3 = 100$
B. $l_1 = 1$, $l_2 = 2$, $l_3 = 3$
C. $l_1 = 4$, $l_2 = 10$, $l_3 = 5$
D. $l_1 = 10$, $l_2 = 10$, $l_3 = 30$
E. $l_1 = 600$, $l_2 = 200$, $l_3 = 300$

Teorema di Pitagora

546) Un triangolo rettangolo ha un cateto lungo 4 e area 8. Il quadrato dell'ipotenusa è pari a:

A. 8
B. 32
C. 17
D. 20
E. 22

547) La mia città dista 600 km dalla città di Agnese e 1400 km da quella di

Barbara. Di quanti km almeno distano le città di Agnese e Barbara?

A. 2000
B. 1200
C. 600
D. 800
E. 1400

548) Un triangolo rettangolo è anche isoscele. La sua ipotenusa è lunga 1 m. Quanto vale l'area del triangolo?

A. $1/4\ m^2$
B. $1\ m^2$
C. $1/8\ m^2$
D. $1/2\ m^2$
E. $2\ m^2$

549) Un triangolo rettangolo ha un'ipotenusa la cui lunghezza supera di 4 *m* (*m* = metri) la lunghezza del cateto minore e supera di 2 *m* la lunghezza del cateto maggiore.

Da queste informazioni possiamo dedurre che:

A. la lunghezza dell'ipotenusa è di 8 *m*
B. la lunghezza del cateto minore è di 4 *m*
C. il triangolo rettangolo è anche isoscele
D. il perimetro è di 20 *m*
E. la lunghezza del cateto maggiore è di 8 *m*

550) Un triangolo rettangolo ha area pari a 6 cm² ed un cateto misura 3 cm. Stabilire quale delle seguenti affermazioni è falsa.

A. Il perimetro misura 12 cm
B. L'altezza relativa all'ipotenusa misura 2,4 cm
C. L'altezza relativa all'ipotenusa misura 4,8 cm
D. L'ipotenusa misura 5 cm
E. L'altro cateto misura 4 cm

551) Un cane è legato, mediante una catena lunga 13 m, a un palo che dista 5 m da un sentiero rettilineo. Determinare la lunghezza del tratto di sentiero accessibile al cane.

A. 16 m
B. 24 m
C. 26 m
D. 20 m
E. 18 m

552) I cateti di un triangolo rettangolo sono lunghi, rispettivamente, 303 e 404. Determinare la lunghezza dell'ipotenusa.

A. 507
B. 705
C. 707
D. 505
E. 575

Teoremi di Euclide

553) Quale delle seguenti espressioni è vera per ogni triangolo ABC, rettangolo in A e tale che AH sia l'altezza relativa all'ipotenusa?

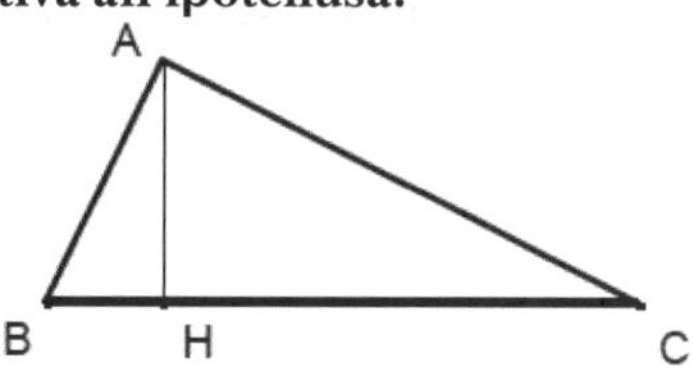

A. $\overline{AB}^2 = \overline{BC}^2 + \overline{AC}^2$
B. $\overline{BC} : \overline{AH} = \overline{AH} : \overline{HC}$
C. $\overline{AH}^2 = \overline{BH} \cdot \overline{HC}$
D. $\overline{AB}^2 = \overline{BC} \cdot \overline{AH}$
E. $\overline{AB}^2 = \overline{AH}^2 - \overline{BH}^2$

Quadrilateri. Trapezi, parallelogrammi, rettangoli

554) L'area di un trapezio di base maggiore *B*, base minore *b* e altezza *h* è:

A. $B \times b \times h$
B. $B \times b$
C. $B \times b/h$
D. $(B + b) \times h$
E. $(B + b) \times h/2$

555) Il rapporto tra la diagonale e il lato di un quadrato è uguale a:

A. un numero immaginario
B. $\sqrt{2}$
C. 1
D. 2
E. π

556) In un parallelogramma ciascuna delle diagonali, rispetto al semiperimetro, ha lunghezza:

A. certamente minore
B. certamente maggiore
C. una maggiore, l'altra minore
D. infinita
E. uguale

557) V • 2015 Le diagonali (ossia le linee che uniscono i vertici opposti) di un rombo misurano rispettivamente 4 cm e 8 cm. Qual è il perimetro del rombo in cm?

A. 16
B. 24
C. $8\sqrt{5}$
D. $16\sqrt{5}$
E. $8\sqrt{3}$

558) Un rettangolo mantiene la stessa area se si aumenta la base di 8 cm e si diminuisce l'altezza di 5 cm. La sua area però, se si diminuisce la base di 5 cm e si aumenta l'altezza di 8 cm aumenta di 130 cm^2. I lati sono:

A. Base = 60 cm; altezza = 30 cm
B. Base = 50 cm; altezza = 20 cm
C. Base = 30 cm; altezza = 40 cm
D. Base = 40 cm; altezza = 30 cm
E. Base = 35 cm; altezza = 45 cm

559) In un rombo una diagonale è il doppio dell'altra e l'area vale 36 cm^2. Quanto vale il lato del rombo?

A. Non si può determinare
B. $6 \times \sqrt{2}$ cm
C. 6 cm
D. $6 \times \sqrt{5}$ cm
E. $3 \times \sqrt{5}$ cm

560) Il rettangolo della figura seguente ha dimensioni *a* e *b*, con *a* maggiore di *b*. Quanto deve valere *x* affinché l'area del parallelogrammo ombreggiato sia uguale all'area della rimanente parte?

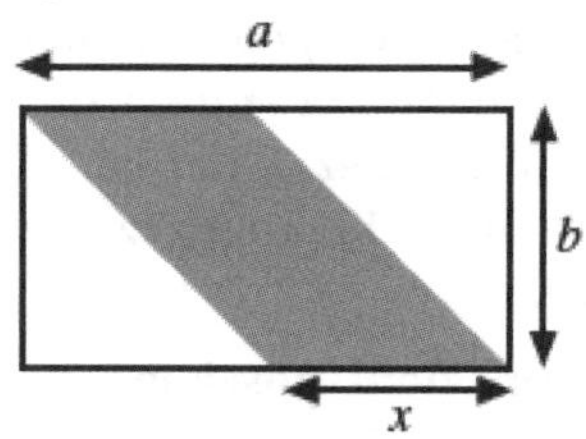

A. $ab/2$
B. $(a + b)/2$
C. $b/2$
D. $a/2$
E. $2a/b$

561) Un trapezio isoscele ha perimetro di 50 cm e le basi di 7 cm e 17 cm. Qual è la sua area?

A. 312 cm^2
B. 144 cm^2
C. 102 cm^2
D. 288 cm^2
E. 156 cm^2

562) CISIA • 2015 Ho un rettangolo *T* e lo modifico diminuendo un lato del 10% e l'altro lato del 20%. Ottengo così un nuovo rettangolo *T'*. Il rapporto fra l'area di *T'* e l'area di *T*:

A. è $\frac{18}{25}$
B. è $\frac{\sqrt{2}}{2}$
C. dipende dal rapporto fra i lati del rettangolo
D. dipende dall'area del rettangolo
E. è $\frac{70}{100}$

563) Un foglio di carta quadrato viene piegato a metà; si ottiene così un rettangolo che ha perimetro 18 cm. Qual è l'area del quadrato iniziale, espressa in cm²?

A. 32
B. 16
C. 48
D. 36
E. 64

564) La somma dei perimetri di un quadrato e di un triangolo equilatero è pari a 29 cm, mentre la lunghezza del lato del quadrato supera di 2 cm quella del lato del triangolo equilatero. Quanti centimetri quadrati misura l'area del triangolo?

A. $9\sqrt{3}/4$
B. $13\sqrt{3}/4$
C. $4\sqrt{3}$
D. $\sqrt{5}/3$
E. $11\sqrt{3}/4$

Triangoli

565) Due triangoli sono sicuramente uguali quando sono uguali:

A. le tre coppie di angoli
B. due lati e l'angolo compreso tra essi
C. un lato e l'angolo opposto ad esso
D. due lati e la somma degli angoli interni
E. due lati e l'angolo opposto ad uno di essi

566) M/O • 2016 Siano dati due triangoli rettangoli simili. Se il primo ha cateti di lunghezza 3 e 4 cm, e il secondo ha area pari al quadruplo dell'area del primo, qual è la lunghezza dell'ipotenusa del secondo triangolo?

A. 16 cm
B. 5 cm
C. 20 cm
D. 12 cm
E. 10 cm

567) CISIA • 2016 Un triangolo ha i lati lunghi 10 cm, 10 cm e 12 cm. Qual è la sua area?

A. 1200 cm^2
B. 60 cm^2
C. 48 cm^2
D. 96 cm^2
E. 50 cm^2

Circonferenze

568) Un quadrato ha il lato *L* uguale al raggio di una circonferenza. Il rapporto fra il perimetro del quadrato e la misura della circonferenza risulta:

A. dipendente dal valore che assume *L*
B. > 1
C. $= 1$
D. $= 2$
E. < 1

569) Il lato di un quadrato è uguale al diametro di una circonferenza (o cerchio). Il rapporto tra la misura della diagonale del quadrato e quella della lunghezza della circonferenza è:

A. maggiore di π
B. uguale a 2
C. uguale a π
D. uguale ad 1
E. minore di 1

570) L'area di un cerchio di raggio unitario è uguale a:

A. $1/2\,\pi$
B. 2π
C. $2/2$
D. π^2
E. π

571) Di due cerchi, il primo ha area doppia del secondo. Qual è il rapporto tra la lunghezza della circonferenza del primo e quella della circonferenza del secondo?

A. 2
B. 2π
C. $2^{1/2}$
D. π
E. 2×2

572) Due cerchi hanno raggi di lunghezza l'una tripla dell'altra. Quale è il rapporto tra la misura della superficie del cerchio di raggio maggiore e quella della superficie del cerchio di raggio minore?

A. 3π
B. 9
C. 23
D. 3
E. π

573) Se la diagonale di un quadrato è uguale al diametro di un cerchio dividendo l'area del cerchio per l'area del quadrato si ottiene:

A. $(\pi)^{1/2}/2$
B. $(\pi)^{1/2}/3$
C. π
D. $\pi/2$
E. $\pi/3$

574) L'area della porzione di piano S compresa tra le due semicirconferenze e il segmento AO di lunghezza r è:

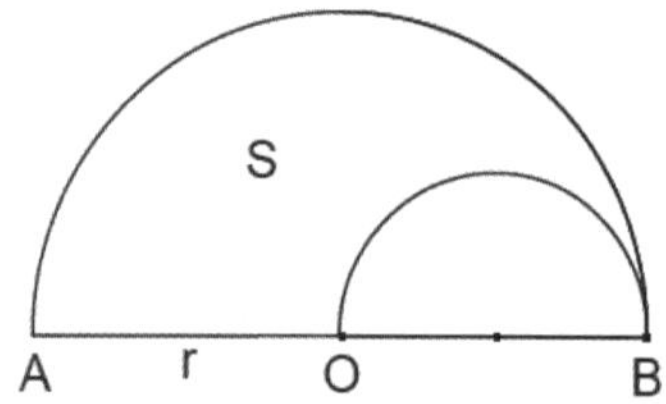

A. $r^2/2$
B. $\pi r^2/10$
C. $3\pi r^2/8$
D. $\pi r^2/6$
E. $r^2/3$

575) Nella figura seguente il cerchio esterno ha raggio *r*. I punti comuni tra i cerchi sono tutti di tangenza e i quattro cerchi più piccoli sono tutti uguali e hanno i centri sul diametro del cerchio esterno. Qual è il raggio del quinto cerchio interno?

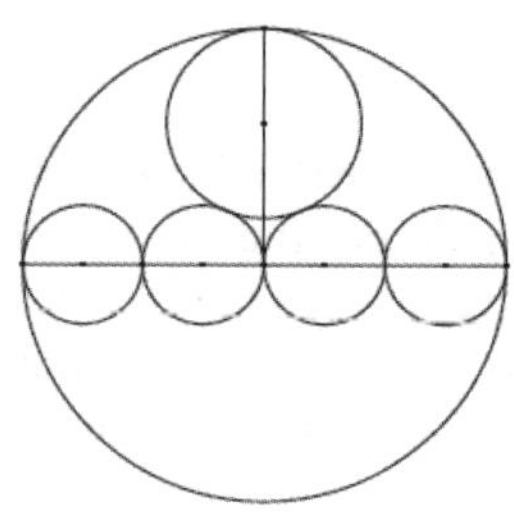

A. $2/5\,r$
B. $\frac{r}{4}\sqrt{3}$
C. $r/3$
D. $\frac{2}{5}r\sqrt{2}$
E. $\frac{\sqrt{5}-1}{4}r$

576) Nella figura seguente il cerchio e il semicerchio interni sono tangenti tra loro e con il semicerchio esterno. Poiché il semicerchio esterno ha raggio r e il cerchio intermedio ha, evidentemente, raggio r/2, quanto vale il raggio del semicerchio più piccolo di centro C?

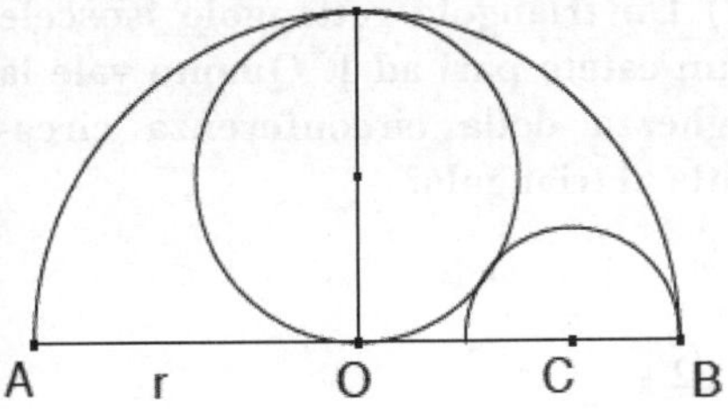

A. $r/6$
B. $r/4$
C. $2/9\ r$
D. $r/3$
E. $5/18\ r$

577) Dato un rettangolo di base doppia dell'altezza *h*, il raggio del cerchio equivalente misura:

A. $h\frac{\sqrt{2}}{\pi}$
B. $\frac{2}{\pi}\sqrt{h}$
C. $h\frac{2}{\sqrt{\pi}}$
D. $h\sqrt{\frac{2}{\pi}}$
E. $h\sqrt{\frac{3}{\pi}}$

578) L'area di un cerchio vale 300 m^2. Quale delle seguenti misure dà con migliore approssimazione il raggio del cerchio?

A. 1 m
B. 3,14 m
C. 10 m
D. 20 m
E. 100 m

579) Si consideri un triangolo equilatero di lato 4 cm. Su ciascun lato si costruisca un semicerchio. Stabilire quanto vale l'area della figura ottenuta.

A. $6\pi + 12$ cm^2
B. $6\pi - 4\sqrt{3}$ cm^2
C. $2\pi + \sqrt{3}$ cm^2
D. $6\pi + 4\sqrt{3}$ cm^2
E. $2\pi + 4\sqrt{3}$ cm^2

580) Una retta si dice tangente rispetto ad una circonferenza se:

A. la interseca in almeno due punti
B. giace sullo stesso piano
C. individua il diametro
D. la interseca in un solo punto
E. è esterna alla circonferenza

581) Ad un disegnatore si richiede di tracciare in un piano una circonferenza tangente nei punti *A* e *B* a due rette che si intersecano nel punto *P*, e tale che le distanze di *A* e *B* da *P* siano, rispettivamente, 8 cm e 6 cm. Quale delle seguenti affermazioni è vera?

A. Il raggio della circonferenza è di 12 cm
B. Il problema è risolubile solo se le due rette sono perpendicolari
C. Il raggio della circonferenza è di 10 cm
D. Il centro di questa circonferenza si trova sulla bisettrice di uno degli angoli formati dalle due rette
E. È impossibile tracciare una tale circonferenza

582) Un semicerchio e un quadrato hanno la stessa area. Determinare il rapporto tra il lato del quadrato ed il raggio del semicerchio.

A. $\pi^2/4$
B. $2/\pi$
C. $2^{1/2}$
D. $\pi^{1/2}/2^{1/2}$
E. $\pi/2$

Poligoni inscritti e circoscritti

583) Se l'area di un quadrato inscritto in un cerchio vale *A*, l'area del cerchio è:

A. $A \times \pi/2$
B. $A \times \sqrt{2}/2$
C. $A \times 2$
D. $A \times \pi$
E. $A \times \pi \times 2$

584) Ogni triangolo che sia inscritto in un cerchio e abbia un lato coincidente con un diametro dello stesso è:

A. equilatero
B. la condizione è impossibile
C. rettangolo
D. scaleno
E. isoscele

585) All'interno di una circonferenza (di raggio R) è inscritto un quadrato (di lato L). I vertici del quadrato stanno quindi sulla circonferenza. Quale relazione lega L a R?

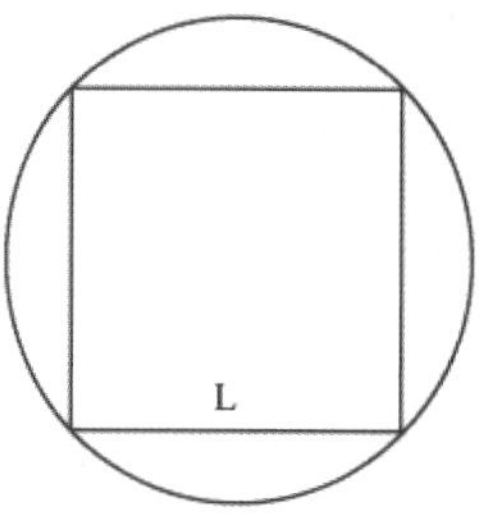

Raggio della circonferenza = R

A. $L = 2 \times R$
B. $L = \sqrt{2} \times R^{1/2}$
C. $L = \sqrt{2} \times R$
D. $L = 3{,}1416 \times R$
E. $L = R/\sqrt{2}$

586) Il rapporto fra l'area del cerchio circoscritto a un quadrato e quella del cerchio inscritto nel medesimo quadrato è pari a:

A. 1,5
B. 3
C. 2,5
D. $\sqrt{2}$
E. 2

587) Un triangolo rettangolo isoscele ha un cateto pari ad 1. Quanto vale la lunghezza della circonferenza circoscritta al triangolo?

A. 2π
B. π
C. $\sqrt{2}\,\pi$
D. $\pi/\sqrt{2}$
E. $\pi/2$

Poligoni regolari. Poligoni qualsiasi

588) Un quadrato ed un triangolo equilatero hanno lo stesso perimetro. Qual è il rapporto tra il lato del quadrato e il lato del triangolo?

A. 4/3
B. 3/4
C. 2/3
D. 1
E. 1/2

589) M/O • 2019 **Cosa si può affermare riguardo al perimetro di un quadrato di area minore di 81 m^2?**

A. È maggiore o uguale a 36 m
B. È minore o uguale a 9 m
C. È uguale a 36 m
D. È maggiore di 36 m
E. È sempre minore di 36 m

590) La somma degli angoli interni di un pentagono non regolare:

A. ha il valore 360 gradi
B. il valore è sicuramente inferiore a 540 gradi
C. ha il valore 540 gradi
D. ha il valore 1080 gradi
E. il valore dipende dalla lunghezza dei lati

591) Si consideri un poligono di sette lati. Allora:

A. il numero delle diagonali è 20
B. può avere un angolo interno maggiore di un angolo piatto

C. il numero delle diagonali che escono dallo stesso vertice è 6
D. la somma degli angoli interni è pari a 900° (o 5 π)
E. ha sempre i lati e gli angoli uguali

592) Si consideri un poligono regolare di 12 lati. Stabilire quale delle seguenti affermazioni è falsa.

A. Esistono due circonferenze con lo stesso centro, una inscritta e l'altra circoscritta al poligono
B. Ha 54 diagonali
C. Il numero delle diagonali che escono dallo stesso vertice è 9
D. Non è inscrivibile in una circonferenza
E. Ogni angolo interno misura 150° o (10/12)π

593) Sia ABCDEF un esagono regolare. Determinare l'ampiezza dell'angolo AEB.

A. 15°
B. 45°
C. 60°
D. 20°
E. 30°

594) Le diagonali di un esagono sono:

A. 12
B. 9
C. 3
D. 18
E. 6

Geometria solida

595) Lo spigolo di un cubo ha lunghezza 10 mm. Il volume del cubo, in m^3, ha misura:

A. 10^{-6}
B. 10
C. 10^{-15}
D. 10^{-3}
E. 100

596) Un triangolo rettangolo, ruotando attorno a un cateto, genera una figura solida. Quale?

A. Un cono
B. Un tronco di cono
C. Un cilindro
D. Un tronco di piramide
E. Una piramide

597) Che cosa si ottiene se si considera la sezione di un cilindro circolare retto con un piano perpendicolare all'asse del cilindro?

A. Un'iperbole
B. Un'ellisse
C. Un trapezio
D. Una circonferenza
E. Un triangolo

598) Il rapporto tra la misura del volume e la misura della superficie di una sfera di raggio r è:

A. $r/2$
B. r^2
C. π
D. $r/3$
E. πr

599) Un cono e un cilindro circolari retti hanno uguale altezza e il raggio di base del cono è uguale al diametro del cilindro. Detto V il volume del cono e W il volume del cilindro, il rapporto V/W è:

A. 4/3
B. 3/4
C. 2
D. 3
E. 1

600) Qual è il volume di una sfera di diametro unitario?

A. 4/3 π
B. π^3
C. 3/4

D. $\pi/6$
E. $4/3\,\pi^3$

601) Data una sfera di raggio *R* ed un cubo di lato *L* (con *R* = *L*), il rapporto fra le superfici è:

A. $4\,\pi/3$
B. $2\,\pi/3$
C. $2\,\pi$
D. $6/2\,\pi$
E. $4/\pi$

602) Il diametro di una sfera ha lunghezza 6 cm; approssimativamente, il volume della sfera è:

A. 113 cm^2
B. 113 cm^3
C. 904 cm^3
D. 111 cm
E. 113 cm

603) Un cilindro ha raggio di base *r* e altezza *h*. Un cono ha raggio di base 2*r* e altezza 3*h*. Il volume del cono rispetto al volume del cilindro sarà dunque:

A. doppio
B. quadruplo
C. uguale
D. sestuplo
E. triplo

604) Due sfere hanno raggi di lunghezza l'una tripla dell'altra. Quale è il rapporto tra la misura del volume della sfera di raggio maggiore e quella del volume della sfera di raggio minore?

A. π
B. 3π
C. 9
D. 27
E. 21

605) Se si fa ruotare un trapezio rettangolo intorno al lato ortogonale agli altri due, si genera:

A. un tronco di cono
B. un cono
C. un cilindro
D. un solido costituito da due coni uniti per la base
E. un tronco di piramide

606) Se si raddoppia il raggio di una sfera, il suo volume:

A. raddoppia
B. aumenta di 9 volte
C. aumenta di 4 volte
D. aumenta di 3 volte
E. aumenta di 8 volte

607) La superficie di una sfera di raggio *R* è:

A. il volume della sfera diviso il quadrato dell'area del cerchio di raggio *R*
B. un terzo del volume della sfera
C. 4/3 della lunghezza della circonferenza di raggio *R*
D. 4/2 della lunghezza della circonferenza di raggio *R*
E. quattro volte l'area del cerchio di raggio *R*

608) Se una sfera e un cubo hanno uguale volume, la superficie della sfera è:

A. doppia di quella del cubo
B. i dati forniti non sono sufficienti per rispondere
C. uguale a quella del cubo
D. minore di quella del cubo
E. maggiore di quella del cubo

609) Due coni C_1 e C_2 circolari retti hanno uguale base di raggio *R*. L'altezza H_1 del cono C_1 è uguale alla metà dell'altezza H_2 del cono C_2. In che rapporto stanno i volumi V_1 e V_2 dei due coni?

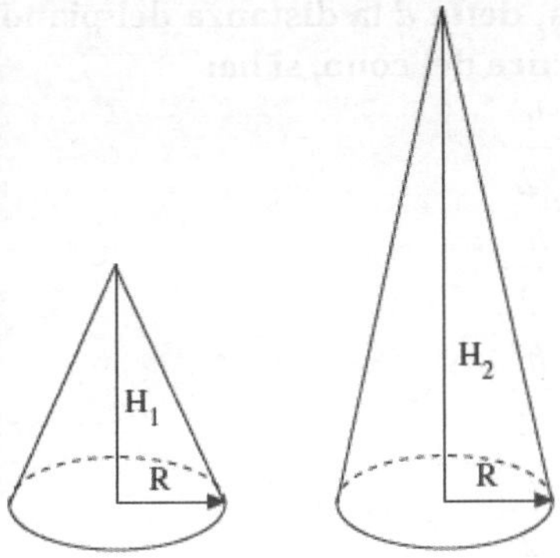

A. $V_1/V_2 = 1/2$
B. $V_1/V_2 = 1/3$
C. $V_1/V_2 = 1/9$
D. $V_1/V_2 = 1/\pi$
E. $V_1/V_2 = 1/4$

610) Il volume *V* di un cilindro retto a base circolare di raggio *R* e di altezza *H* vale:

A. $V = 2\pi RH$
B. $V = 1/3\ \pi R^2 H$
C. $V = \pi R^2 H$
D. $V = 2\pi R^2 H$
E. $V = \pi R^2 H^2$

611) Dato un cilindro retto a base circolare di raggio *R* e altezza $h = 2R$, qual è il rapporto fra il suo volume e quello della sfera massima contenibile?

A. 3/2
B. $\pi/2$
C. 4/3
D. 3π
E. $6/\pi$

612) Dato un cubo di volume V_C ed una sfera di volume V_S (diametro sfera = lato del cubo), calcolare il rapporto $(V_C - V_S)/V_C$:

A. $\pi/3$
B. $1 - \pi/2$
C. $1 - \pi/6$
D. $\pi/2$
E. $\pi/6$

613) Un triangolo rettangolo, ruotando intorno all'ipotenusa, genera:

A. un tronco di cono
B. due coni uniti per la base
C. un prisma
D. una piramide
E. un cono retto

614) Il rapporto tra i volumi di due cubi è 4. Qual è il rapporto tra le loro superfici?

A. 3/2
B. $4^{2/3}$
C. 2
D. 4
E. 1/3

615) CISIA • 2016 Il volume del solido che si ottiene ruotando il triangolo di vertici (1,0), (3,0) e (0,2) di un giro completo attorno all'asse *y* è:

A. $\frac{8}{3}\pi$
B. 6π
C. 4π
D. $\frac{16}{3}\pi$
E. 2π

616) Due coni retti, a base circolare e di uguale altezza *h*, hanno raggi di base *r* e *s*, con *r* = 0,5 *s*. In quale rapporto stanno i volumi rispettivi *V* (del cono con raggio di base *r*) e *W* (del cono con raggio di base *s*)?

A. $V/W = 1/3 \cdot 1/2$
B. $V/W = 1/4$
C. $V/W = 1/2$
D. $V/W = 1/6$
E. $V/W = 1/3$

617) Sono date due sfere di raggi rispettivamente R_1, R_2 e superfici S_1, S_2. Se $\frac{R_1}{R_2} = 8$ allora $\frac{S_1}{S_2}$:

A. 16
B. 2
C. 64
D. 8
E. 4

618) Sia *S* una sfera di raggio 9 cm. Stabilire quale delle seguenti affermazioni è vera.

A. Il volume di S è 972 π cm^3
B. La superficie di S è 81 π cm^2
C. Il rapporto tra il volume di S e la sua superficie è 1/3 cm
D. Il volume di S è 729 cm^3
E. La superficie di S è 324 cm^2

619) Un cilindro ha il raggio di base di 1 cm e l'altezza di 2 cm. Allora:

A. la superficie laterale è 4 cm^2
B. il volume è 2π cm^3
C. la superficie totale è 6 cm^2
D. il volume è 2 cm^2
E. il rapporto tra volume e superficie totale è $\pi/3$ cm

620) Una sfera di marmo piena, la cui superficie misura 100 π cm^2, viene divisa in due parti uguali. Quanto vale (in centimetri quadrati) la superficie di ciascuna di queste parti?

A. 75 π
B. 50 π
C. 80 π
D. 70 π
E. 60 π

621) CISIA • 2015 Un cono ha altezza h e area di base *A*. Viene sezionato con un piano *B* parallelo alla base e si ottiene così una sezione la cui area è la metà di *A*. Allora, detta *d* la distanza del piano *B* dal vertice del cono, si ha:

A. $d^3 = \frac{h^3}{2}$
B. $d^3 = \frac{h^2}{2}$
C. $d^2 = \frac{h^3}{2}$
D. $d^2 = \frac{h^2}{2}$
E. $d = \frac{h}{2}$

622) In un cubo i lati di ogni faccia, cioè gli *spigoli*, hanno lunghezza 2. Quanto distano i punti medi di due spigoli non complanari?

A. $\sqrt{5}$
B. $\sqrt{2}$
C. $\sqrt{6}$
D. $\sqrt{3}$
E. $\sqrt{7}$

623) Una piramide ha per base un triangolo rettangolo isoscele. L'ipotenusa del triangolo e l'altezza della piramide misurano *a*. Qual è il volume della piramide?

A. $a^3/12$
B. $a^3/8$
C. $a^3/6$
D. $\frac{a^3}{6\sqrt{2}}$
E. $\frac{a^3}{4\sqrt{3}}$

624) Un esaedro regolare ha:

A. 6 facce e 8 spigoli
B. 12 spigoli e 12 vertici
C. 6 spigoli e 6 facce
D. 6 facce e 8 vertici
E. 6 vertici e 8 facce

1.8 • Goniometria

Circonferenza goniometrica. Angoli in gradi e in radianti

625) La misura in radianti di un angolo di 60° è:

A. $\pi/2$
B. $\pi/7$
C. non esprimibile perché il radiante non è una misura degli angoli
D. $\pi/3$
E. $2\pi/3$

626) Dire quale, tra le seguenti affermazioni, è corretta:

A. 3,14 rad/sec = 2π rad/sec
B. 1 giro/minuto = 2π rad/sec
C. π rad/sec = 180°/sec
D. 6,28 rad/sec = 360°
E. 4,20 rad/sec = 360°

627) A quanti radianti corrispondono 180°?

A. π
B. 2π
C. $\pi/2$
D. $3\pi/2$
E. 3

628) Un angolo di 360° sessagesimali corrisponde approssimativamente a:

A. 4 radianti
B. 6,28 radianti
C. 2 radianti
D. 3,14 radianti
E. 2,8 radianti

629) La terza parte di un angolo retto misura:

A. $\pi/2$ radianti
B. 45 gradi
C. $\pi/6$ radianti
D. 60 gradi
E. $\pi/3$ radianti

630) Quanto vale in gradi sessagesimali un angolo la cui misura in radianti è: $4/3\ \pi$?

A. 120°
B. 180°
C. 240°
D. 135°
E. 225°

631) Un angolo di ampiezza 1 radiante corrisponde a:

A. 33° sessagesimali
B. poco meno di 60° sessagesimali
C. 50° sessagesimali
D. poco più di 60° sessagesimali
E. un angolo retto

632) Un angolo di 270 gradi in radianti misura:

A. $2\pi - \pi/3$
B. $\pi/2$
C. $(3/2)\pi$
D. $\pi + \pi/3$
E. π

633) L'angolo che misurato in radianti vale $(5/4)\ \pi$ in gradi vale:

A. 210 gradi
B. 45 gradi
C. 225 gradi
D. 315 gradi
E. 135 gradi

634) Un vecchio orologio analogico con quadrante a 12 ore si è fermato e segna l'una e 36 minuti. L'ampiezza del più piccolo degli angoli tra la lancetta delle ore e quella dei minuti è:

A. 172°
B. 170°
C. 174°
D. 166°
E. 168°

Teorema della corda

635) Nel seguente quadrato ABCD, di lato *a*, il cerchio di centro O è inscritto nel triangolo ACD.

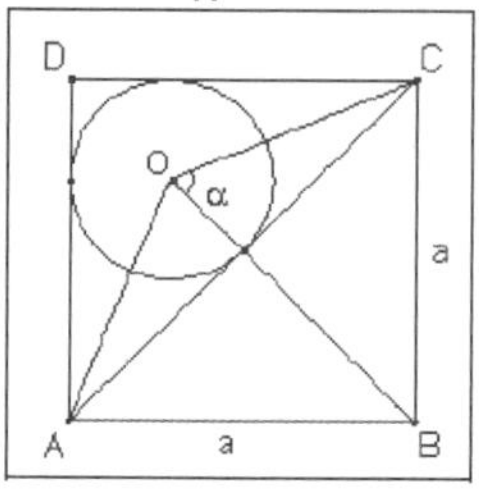

Qual è il valore in gradi dell'angolo *α* = BOC?

A. dipende dal valore del lato *a*
B. $\alpha = 65{,}5°$
C. $\alpha = 60°$
D. $\alpha = 72°$
E. $\alpha = 67{,}5°$

636) In un cerchio di raggio *r*, quanto è lunga una corda che dista dal centro un terzo di *r*?

A. $\frac{8\sqrt{2}}{3}r$
B. $\frac{5\sqrt{2}}{3}r$
C. $\frac{\sqrt{2}}{3}r$
D. $\frac{2\sqrt{2}}{3}r$
E. $\frac{4\sqrt{2}}{3}r$

Seno e coseno di un angolo

637) L'insieme dei valori assunti, per *x* reale, dalla funzione $f(x) = \text{sen}^2 x$:

A. è l'insieme dei numeri reali
B. è l'intervallo $(0,\pi)$ estremi inclusi
C. è l'intervallo $(-2,2)$ estremi inclusi
D. è l'intervallo $(-1,1)$ estremi inclusi
E. è l'intervallo $(0,1)$ estremi inclusi

638) V • 2014 Calcolare il valore dell'espressione: $\cos\pi + \cos 2\pi + \cos 3\pi + \cos 4\pi + \ldots + \cos 10\pi$

[gli angoli sono misurati in radianti]

A. 1
B. –1
C. 10
D. 0
E. –10

639) Il coseno dell'angolo di 110° è:

A. maggiore del seno dell'angolo di 110°
B. maggiore di 1/2
C. uguale al coseno dell'angolo di 290°
D. negativo
E. nessuna delle altre risposte è corretta

640) Per quale dei seguenti angoli il coseno NON è nullo?

A. 360 gradi
B. 270 gradi
C. 630 gradi
D. 90 gradi
E. 450 gradi

641) L'espressione goniometrica sen 30° + cos 120° vale:

A. $\sqrt{3}$
B. 0
C. 1
D. $-\sqrt{3}$
E. 2

642) L'espressione goniometrica $\text{sen}^2\,\alpha + \cos^2\alpha$ vale:

A. 0
B. 1
C. –1
D. 2
E. –2

643) Nel piano riferito a coordinate cartesiane sia l'angolo HOA = *α*. La

misura "orientata" del segmento OK, indicato nella figura seguente, rappresenta ...

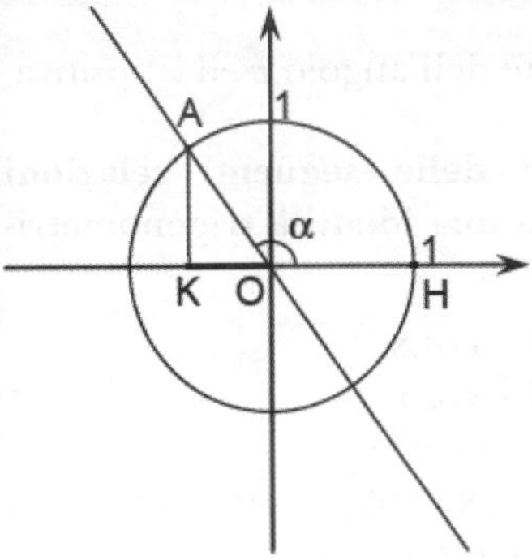

A. la tangente dell'angolo α
B. il seno dell'angolo α ed è negativo
C. il coseno dell'angolo α ed è positivo
D. il seno dell'angolo α ed è positivo
E. il coseno dell'angolo α ed è negativo

644) Si consideri la funzione y = sen x (x esprime l'ampiezza dell'angolo in radianti). I valori della funzione sen 1, sen 2, sen 3 e sen 4, disposti in ordine crescente, risultano:

A. sen3, sen4, sen2, sen1
B. sen1, sen2, sen3, sen4
C. sen2, sen1, sen4, sen3
D. sen4, sen3, sen1, sen2
E. sen4, sen3, sen2, sen1

645) I valori y assunti dalla funzione $y = f(x) = 1 + \text{sen}^2(x)$ sono:

A. $1 < y < 2$
B. $-1 \leq y \leq 1$
C. $0 \leq y \leq 1$
D. $0 < y < 1$
E. $1 \leq y \leq 2$

646) La funzione $f(x) = \dfrac{1}{2 + \cos^2(x)}$ assume i seguenti valori:

A. $\frac{1}{3} < y < \frac{1}{2}$
B. $\frac{1}{3} \leq y \leq \frac{1}{2}$
C. $2 < y < 3$
D. $2 \leq y \leq 3$
E. $y < \frac{1}{3}, y > \frac{1}{2}$

647) L'espressione sen $\frac{\pi}{2}$ + 2 senπ – 3 sen $\frac{3}{2}\pi$ – 2 sen $\frac{\pi}{6}$ vale:

A. 0
B. 2
C. –1
D. 5
E. 3

648) Per ogni x reale la quantità sen $x \cdot$ sen $x \cdot \text{sen}^2\, x$ è sempre:

A. uguale a 4 $\text{sen}^2 x$
B. negativa o nulla
C. positiva o nulla
D. strettamente negativa
E. strettamente positiva

649) Stabilire, nell'intervallo $[\pi, 2\pi]$, quale delle seguenti relazioni è vera.

A. $\text{sen}(x) < 0$
B. $0 \leq \text{sen}(x) \leq 1$
C. $\text{sen}(x) = -\sqrt{1 - \cos^2(x)}$
D. $-1 \leq \text{sen}\,(x) \leq -\frac{1}{2}$
E. $\text{sen}(x) = \sqrt{1 - \cos^2(x)}$

650) $\text{sen}^2\alpha + \cos^2\alpha = 3$ per:

A. tutti i valori di α
B. α positivi
C. alcuni valori di α
D. nessun valore di α
E. α negativi

651) Determinare il più grande tra i seguenti numeri:

A. sen(50°)

B. cos(60°)
C. sen(30°)
D. cos(40°)
E. cos(20°)

Tangente e cotangente di un angolo

652) Il valore di tg (π/4) è:
A. $\sqrt{2}$
B. $\sqrt{3/2}$
C. 3
D. 1
E. 1/2

653) Si consideri la funzione trigonometrica *y* = tg *x* con 0 < *x* < 2 *π* (*x* esprime l'ampiezza dell'angolo in radianti). I valori della funzione: tg 1, tg π/3, tg 3, tg π, disposti in ordine crescente, risultano:

A. tg 1, tg 3, tg π, tg π/3
B. tg π/3, tg π, tg 3, tg 1
C. tg π, tg 1, tg p/3, tg 3
D. tg 3, tg π, tg 1, tg π/3
E. tg 1, tg π/3, tg 3, tg π

654) Nel piano riferito a coordinate cartesiane sia *p* l'angolo (HOA). La misura "orientata" del segmento HP, rappresentato nella seguente figura, è:

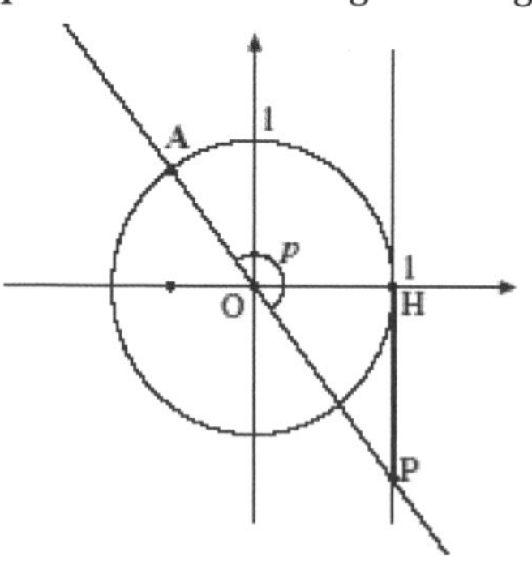

A. la tangente dell'angolo *p* ed è positiva
B. la cotangente dell'angolo *p* ed è negativa
C. la cotangente dell'angolo *p* ed è positiva
D. la tangente dell'angolo *p* ed è negativa
E. la secante dell'angolo *p* ed è positiva

655) Quale delle seguenti relazioni rappresenta una identità trigonometrica?

A. sen x = 1 + cos x
B. sen x = 1 – cos x
C. sen^2 x = 1 + $\cos^2$ x
D. sen x = cos x · cotg x, x diverso da kπ, con k numero intero
E. sen x = cos x · tg x, x diverso da π/2 + kπ, con k numero intero

Funzioni goniometriche fondamentali e loro grafici

656) La funzione *y* = cos *x*/sen *x* ha periodo:
A. π/6
B. π/4
C. π
D. π/3
E. π/2

657) Nell'intervallo [0,2*π*] le funzioni *y* = cos(*x*) e *y* = sen(*x*) sono entrambe positive per:

A. $x \in (0, \pi)$
B. $x \in \left(\frac{3}{2}\pi, 2\pi\right)$
C. $x \in \left(0, \frac{\pi}{2}\right)$
D. $x \in \left(0, \frac{\pi}{4}\right) \cup \left(\frac{7}{4}\pi, 2\pi\right)$
E. $x \in (\pi, 2\pi)$

658) Consideriamo la funzione *f(x)* = sin(*x*) + cos(*2x*), definita per ogni *x* reale. Determinare quale delle seguenti

affermazioni relative alla funzione $f(x)$ è FALSA.

A. Non assume valori maggiori di $5^{1/2}$
B. $f(\pi) = 1$
C. Non assume valori minori di –3
D. Non si annulla mai
E. È periodica

659) Una sola delle seguenti funzioni ha periodo π. Quale?

A. sen x + (sen $x)^2$
B. sen(x^2)
C. (sen $x)^2$
D. sen x + cos x
E. x + sen x

660) Si consideri la famiglia di funzioni del tipo a sen x + b tali che a > 0, b > 0; il valore massimo della funzione è uguale a 3; il grafico della funzione incontra l'asse x. Qual è il valore minimo del parametro a per una funzione di questa famiglia?

A. 2/3
B. 3/4
C. 4/3
D. 3/2
E. 1/3

661) Qual è, tra i seguenti, l'intervallo di lunghezza maggiore sul quale la funzione $f(x)$ = sen x è invertibile?

A. $[-\pi, \pi]$
B. $[0, 2\pi]$
C. $[-\pi/2, \pi/2]$
D. $[0, \pi]$
E. $[0, \pi/2]$

Angoli associati

662) Per ogni α reale, è cos (360° + α) =
A. cos 360°
B. cos 36°
C. cos α
D. sen (360° + α)
E. sen α

663) Se α non è un multiplo di π, cotg (π + α) è uguale a:

A. –cotg α
B. cotg α
C. tg α
D. 3
E. cotg ($\pi - \alpha$)

664) Per qualunque α, è sen (360° – α) =

A. cos (360° + α)
B. tg α
C. sen α
D. cos 360°
E. –sen α

665) Determinare quale delle seguenti funzioni soddisfa la relazione $f(-x) = -f(x)$, per ogni numero reale x.

A. sen(x^2)
B. sen$^3(x)$
C. sen$^2(x)$
D. cos$^3(x)$
E. cos(x^3)

Formule goniometriche

666) Siano x e y numeri reali. Se $x + y = \pi$ radianti, la giusta identità è:
A. nessuna delle altre risposte è corretta
B. sen x + sen y = 0
C. cos x + cos y = 0
D. cos x + cos y = –1
E. sen x + sen y = 1

667) Il valore dell'espressione sen$^2\alpha$ – cos$^2\alpha$ è:

A. sen 2α
B. cos^2 α
C. sempre nullo
D. dipendente dal valore di α
E. sempre uguale a 1

668) La seguente espressione goniometrica sen(9α) – sen(3α) equivale a:

A. 1/2 (cos(6α) – cos(12α))
B. 3(sen(3α) – sen(α))
C. 6sen(α)
D. sen(9α)cos(3α) – sen(3α)cos(9α)
E. 2cos(6α)sen(3α)

669) Quale fra le seguenti relazioni goniometriche è vera per ogni valore di α?

A. sen(2α) = 2sen α cos α
B. tg α = sen α/cos α
C. cotg α = 1/tg α
D. cos(π /2 + α) = sen α
E. sen(π + α) = sen α

670) Per qualsiasi x, sen x · cos x =

A. cos (x/2)
B. 0,5 × sen 2 x
C. 0,25 × cos 2 x
D. 0,5 × cos 2 x
E. sen (x/2)

671) Per ogni x reale, la quantità 1 – cos^2 (2x) è sempre:

A. negativa o nulla
B. strettamente positiva
C. positiva o nulla
D. nessuna delle altre risposte è corretta
E. uguale a 4 sen^2x

672) Per ogni x reale la quantità sen 2x è uguale a:

A. sen(x + 2)
B. cos^2(x) – sen^2(x)
C. 2 sen x
D. 2 sen$x$ cos$x$
E. 1 – cos^2(x)

673) L'espressione sen (x + y) vale, per ogni x ed y reali:

A. cos (x) cos (y) + sen (x) sen (y)
B. sen (x) cos (y) – cos (x) sen (y)
C. sen (x) + sen (y)
D. sen (x) cos (y) + cos (x) sen (y)
E. cos (x) cos (y) – sen (x) sen (y)

674) Nell'intervallo (–π/4, π/4) l'espressione tg(2x) è uguale a:

A. $\frac{\text{sen}(2x)}{\cos(2x)}$

B. $\frac{\text{sen}(2x)}{\sqrt{1-\text{sen}^2(2x)}}$

C. $\frac{\text{sen}(2x)}{1-\text{sen}^2(2x)}$

D. $\sqrt{\frac{2\text{sen}(x)\cos(x)}{\cos^2(2x)-\text{sen}^2(2x)}}$

E. 2 tg(x)

675) Se sen(x) = 2/3 e 90° < x < 180°, allora sen(2x) vale:

A. –1/9
B. 4/3
C. $-4\sqrt{5}$ /9
D. $-2\sqrt{5}$ /3
E. $-2\sqrt{5}$ /9

Equazioni e disequazioni goniometriche

676) Una delle soluzioni dell'equazione sen x = + 1 è:

A. x = –90°
B. x = 0°
C. x = 90°
D. x = 60°
E. x = 180°

677) L'equazione sen^2 x – 4 sen$x$ + 4 = 0:

A. ha come soluzione x = π/6
B. ha come soluzione x = π/8
C. ha come soluzione x = π/4
D. non ha soluzioni
E. ha come soluzione x = 2π/3

678) L'equazione sen(2x) = 2:

A. ha tra le soluzioni il numero $x = \pi/2$
B. ha tra le soluzioni il numero $x = \pi/6$
C. è una identità
D. non ha soluzioni reali
E. ha tra le soluzioni il numero $x = \pi/4$

679) CISIA • 2015 Nell'intervallo [0, 2π] l'equazione $\frac{\cos x}{\sin x} = 1$ ha due soluzioni. Il loro prodotto è:

A. $-\frac{1}{2}$
B. $\frac{5}{16}\pi^2$
C. $\frac{1}{16}\pi^2$
D. 1
F. $\frac{1}{2}$

680) CISIA • 2016 Nell'intervallo $[0,\ 2\pi]$ l'equazione $\sin x = \frac{1}{3}$ ha due soluzioni. Indichiamo con c la più piccola delle due; allora l'altra è:

A. $\pi + c$
B. $\pi - c$
C. $2\pi - c$
D. $\frac{\pi}{2} - c$
E. $\frac{\pi}{2} + c$

681) Nell'intervallo [0,2π] la disequazione sen (x) > cos(x) è verificata per:

A. $x \in (0, 2\pi)$
B. $x \in \left(\frac{7}{4}\pi, 2\pi\right)$
C. $x = \frac{\pi}{4}$ oppure $x = \frac{5}{4}\pi$
D. nessun valore della x
E. $x \in \left(\frac{\pi}{4}, \frac{5}{4}\pi\right)$

682) Nell'intervallo ($-\pi/2$, $\pi/2$) la disequazione tg (x) > $\sqrt{3}$ è verificata se e solo se:

A. $\frac{\pi}{4} < x < \frac{\pi}{2}$
B. $\frac{\pi}{6} < x < \frac{\pi}{3}$
C. $\frac{\pi}{3} < x < \frac{\pi}{2}$
D. $-\frac{\pi}{2} < x < \frac{\pi}{3}$
E. $-\frac{\pi}{3} < x < \frac{\pi}{3}$

683) Nell'intervallo [0,2π], $\text{sen}(x) = \frac{\sqrt{3}}{2}$ se:

A. $x = \frac{\pi}{3}$ oppure $x = \frac{2}{3}\pi$
B. $x = \frac{7}{6}\pi$ oppure $x = \frac{11}{6}\pi$
C. $x = \frac{4}{3}\pi$ oppure $x = \frac{5}{3}\pi$
D. $x = \frac{\pi}{4}$ oppure $x = \frac{3}{4}\pi$
E. $x = \frac{\pi}{6}$ oppure $x = \frac{5}{6}\pi$

684) Nell'intervallo [0,2π], sen(x) = cos(x) se e solo se:

A. $x = \frac{\pi}{4}$ oppure $x = \frac{3}{4}\pi$
B. $x = 0$
C. $x = \frac{5}{4}\pi$ oppure $x = \frac{7}{4}\pi$
D. $x = \frac{\pi}{4}$ oppure $x = \frac{5}{4}\pi$
E. $x = \pi/4$

685) Nell'intervallo ($-\pi/2$, $\pi/2$) la disequazione $-1 \le$ tg(x) ≤ 1 è verificata:

A. se $-\frac{\pi}{6} \le x \le \frac{\pi}{6}$
B. se $-\frac{\pi}{4} \le x \le \frac{\pi}{4}$

C. sempre
D. mai
E. se $-\frac{\pi}{4} < x < \frac{\pi}{4}$

686) Nell'intervallo $[0, 2\pi]$ la disequazione $\frac{1}{2} \leq \text{sen}(x) \leq \frac{\sqrt{2}}{2}$ è verificata se e solo se:

A. $\frac{7}{6}\pi \leq x \leq \frac{5}{4}\pi$ oppure $\frac{7}{4}\pi \leq x \leq \frac{11}{6}$
B. $\frac{\pi}{6} \leq x \leq \frac{\pi}{4}$ oppure $\frac{3}{4}\pi \leq x \leq \frac{5}{6}\pi$
C. $\frac{\pi}{6} \leq x \leq \frac{\pi}{4}$
D. $\frac{\pi}{6} < x < \frac{\pi}{4}$ oppure $\frac{3}{4}\pi < x < \frac{5}{6}\pi$
E. $\frac{7}{6}\pi \leq x \leq \frac{5}{4}\pi$

687) Quali sono i valori di x nell'intervallo $[-\pi;\pi]$ che verificano la seguente equazione trigonometrica: sen$x + 1/2 > 0$?

A. $-\frac{\pi}{2} < x < \frac{\pi}{3}$
B. $-\frac{\pi}{6} < x < \frac{7}{6}\pi$
C. $-\frac{\pi}{3} < x < \frac{\pi}{3}$
D. $-\frac{\pi}{8} < x < \frac{\pi}{3}$
E. $-\frac{\pi}{4} < x < \frac{\pi}{4}$

Teoremi su triangoli qualsiasi

688) Siano a, b, c i lati di un triangolo qualsiasi, α l'angolo opposto al lato a, β l'angolo opposto al lato b, γ l'angolo opposto al lato c. Inoltre A rappresenti l'area del triangolo. Qual è la giusta relazione?

A. $b^2 = a^2 + c^2 - 2\,ca\cos\beta$
B. $b = a\,\text{sen}\,\beta$
C. $c = b\,\text{tg}\,\beta$
D. $\frac{a}{\text{sen}\,\alpha} = \frac{b}{\cos\beta}$
E. $A = ab\,\text{sen}\,\gamma$

Teoremi sui triangoli rettangoli

689) La semiretta PT è tangente alla circonferenza di raggio r nel punto T. Se il segmento PO misura $2r$, l'angolo POT vale:

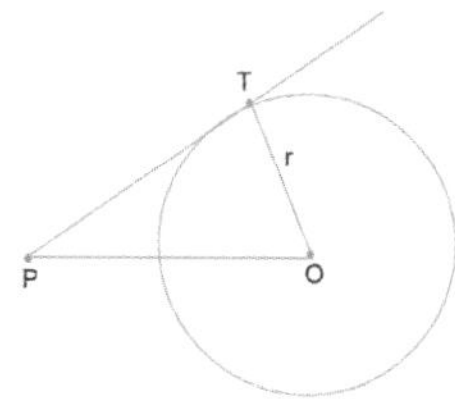

A. 45°
B. 30°
C. 54°
D. 60°
E. 72°

690) Il triangolo CAB della figura è rettangolo in A, ha l'ipotenusa che misura $2a$ e l'angolo in C che è di 60°. Le tre semicirconferenze aventi per diametro i lati del triangolo individuano due regioni, dette lunule, indicate in figura con L_1 e L_2. La somma delle aree di dette lunule è:

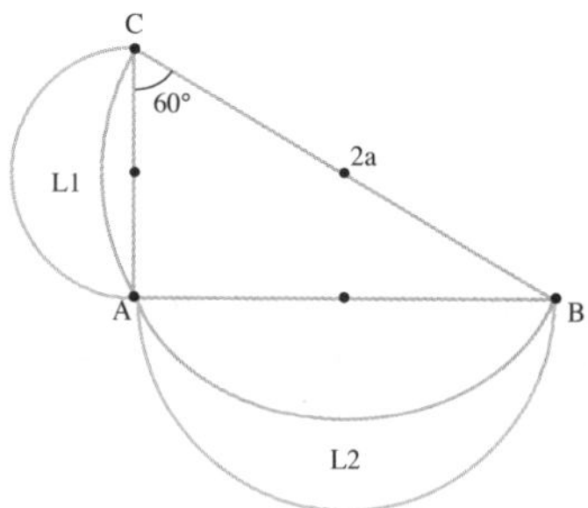

A. $2/3\ a^2$
B. $\pi/2\ a^2$
C. $\pi/8\ a^2$
D. $3/4\ \pi a^2$
E. $a^2\sqrt{3}/2$

691) La sommità di un palo verticale rettilineo di altezza 6 m è collegata con un punto del terreno per mezzo di una fune tesa, in modo che questa formi con la direzione orizzontale un angolo di 30°. Qual è la lunghezza della fune?

A. $6 \times \sqrt{2}$ m
B. 18 m
C. $6 \times \sqrt{3}$ m
D. 15 m
E. 12 m

692) La semiretta AB è tangente alla circonferenza di raggio *r* nel punto B e il segmento AO misura 2*r*. L'angolo OAB vale:

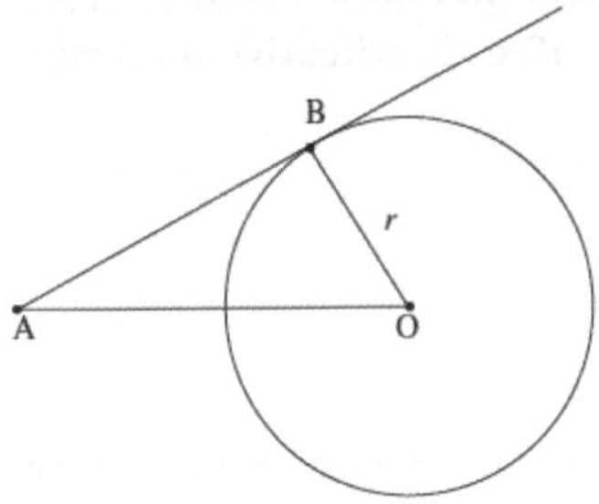

A. 27°
B. 30°
C. 36°
D. 45°
E. 60°

693) CISIA • 2016 Il palo verticale schematizzato in figura è posto in una zona piana. I raggi del sole formano un angolo di ampiezza α con il suolo e l'ombra ha lunghezza *L*. Allora la distanza dal suolo del punto del palo che si trova alla massima altezza è uguale a:

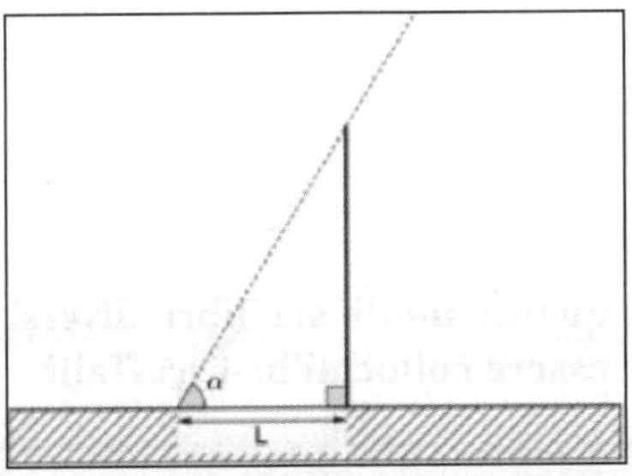

A. $L\sin\alpha$
B. $L\cos\alpha$
C. $\frac{L}{\tan\alpha}$
D. $L\tan\alpha$
E. $\frac{L}{\sin\alpha}$

694) Considera gli angoli α, β in figura; quale tra la seguenti relazioni è corretta?

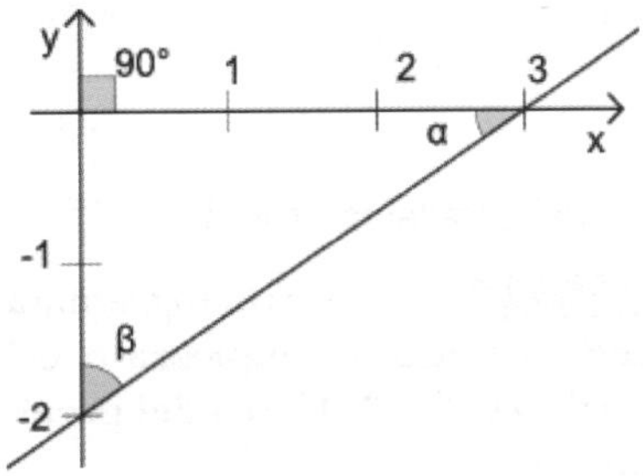

A. senβ < sen α
B. tanβ > tan α
C. senβ < cos α
D. cosβ > cos α
E. tgβ < cos α

695) Due triangoli rettangoli T_1 e T_2 hanno un cateto in comune. L'angolo di T_1 adiacente a tale cateto misura 60°, mentre l'angolo di T_2 adiacente al cateto misura 30°. Allora:

A. l'area di T_2 è circa il 36% di quella di T_1
B. l'area di T_2 è circa il 50% di quella di T_1
C. l'area di T_2 è circa il 33% di quella di T_1
D. l'area di T_2 è circa il 43% di quella di T_1
E. l'area di T_2 è circa il 25% di quella di T_1

696) La retta in figura passa per i punti *P*(–2,0) e *Q*(5,4) e forma un angolo β con l'asse delle *x*. Quanto vale tg β?

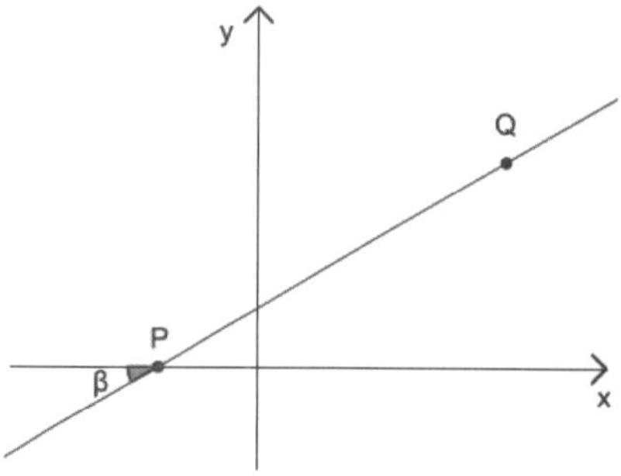

A. 5/4
B. 4/3
C. 4/5
D. 7/4
E. 4/7

Area del parallelogramma

697) CISIA • 2016 **Un parallelogramma ha un angolo acuto di ampiezza α e i lati di lunghezza 2 e 3. L'area del parallelogramma è**
A. $6\sin\alpha$
B. $5\sin\alpha$
C. $6\cos\alpha$
D. $2\sin\alpha + 3\cos\alpha$
E. $6\sin\alpha\cos\alpha$

1.9 • Probabilità, statistica e calcolo combinatorio

Disposizioni

698) Disponendo di 7 lettere dell'alfabeto, tutte diverse, il numero di parole con 4 lettere che si possono formare potendo ripetere 2 o 3 o 4 volte la stessa lettera è:
A. 4^4
B. 49
C. 4^7
D. 7^7
E. 7^4

699) Quanti sono i numeri naturali di quattro cifre dispari distinte?
A. 60
B. 20
C. 625
D. 5
E. 120

700) Quanti sono i numeri naturali formati da al più quattro cifre dispari distinte?
A. 30
B. 205
C. 180
D. 120
E. 625

701) Quanti sono i numeri naturali formati da tre cifre significative distinte?
A. 120
B. 504
C. 648
D. 720
E. 630

702) Quanti sono i numeri di tre cifre (non necessariamente distinte) che si possono scrivere con le cifre 2, 3 e 5?
A. 27
B. 6
C. 9
D. 15
E. 12

703) Quanti sono i numeri naturali di 5 cifre tutte diverse, che non contengono né l'1 né il 2 né il 3?
A. 840
B. 5040
C. 120
D. 2520
E. 21

704) In quanti modi sei libri diversi possono essere collocati in 4 scaffali?
A. 4096

B. 256
C. 120
D. 88
E. 1260

705) Un'urna contiene 6 palline bianche e 2 palline rosse. Eseguendo 8 estrazioni successive senza reimmissione, quanti allineamenti distinti di palline rosse e bianche si possono ottenere?

A. 60
B. 10
C. 28
D. 20
E. 45

706) Determinare quante sono le parole di 7 lettere (anche senza senso) che si possono scrivere utilizzando solo le 4 lettere A, C, G, T (si intende che non bisogna necessariamente utilizzare tutte le 4 lettere, per cui per esempio anche la parola AGGTATA va bene).

A. 4^7
B. $7 \cdot 4$
C. $(7 \cdot 6 \cdot 5 \cdot 4)/(4 \cdot 3 \cdot 2)$
D. 7^4
E. $7 \cdot 6 \cdot 5 \cdot 4$

707) Dei numeri hanno le seguenti caratteristiche:

- **hanno almeno 3 volte 4 come cifra;**
- **sono minori di 1000;**
- **non contengono cifre dispari.**

Quanti sono i numeri con tali caratteristiche?

A. 3
B. 4
C. 1
D. 7
E. 2

708) Quanti numeri di tre cifre possono formarsi con 0, 1, 2, 3?

A. 100
B. 48
C. 30
D. 44
E. 12

709) CISIA • 2016 **Un test è costituito da 20 quesiti, ognuno dei quali ha 5 opzioni di risposta. In quanti modi diversi si può rispondere all'intero test, assegnando esattamente una risposta a ciascun quesito?**

A. $20 \cdot 5$
B. 20^5
C. 5^{20}
D. Nessuna delle altre risposte è corretta
E. $20 \cdot 19 \cdot 18 \cdot 17 \cdot 16$

Combinazioni

710) Quanti ambi si possono formare con 90 numeri differenti?

A. 2900
B. 7200
C. 27.000
D. 4005
E. 8010

711) CISIA • 2015 **Ho due camion e un'automobile e devo formare una squadra di tre autisti che guidino ciascuno uno degli automezzi. Posso scegliere fra 10 persone, di cui sei hanno la patente B e quattro hanno la patente C. Chi ha la patente C può guidare camion e automobili; chi ha la patente B può guidare automobili, ma non può guidare camion. Quante squadre diverse posso formare?**

A. 72
B. 36
C. 48
D. 24
E. 120

712) Tredici persone si stringono la mano. Ciascuna stringe la mano a tutte

le altre. Quante sono le strette di mano in totale?

A. 78
B. 156
C. 13
D. 169
E. 26

713) Un giocatore di biliardo vuole che la palla colpita vada dalla sponda A alle sponde B, C e D e torni in A dopo aver toccato ogni sponda una sola volta. In quanti modi diversi può riuscirci?

A. 8
B. 6
C. 4
D. 24
E. 3

714) Si supponga di voler disporre le quattro lettere *a*, *b*, *c*, *d* in raggruppamenti composti da due elementi, essendo ammissibile ripetere un oggetto più di una volta. I raggruppamenti possibili sono:

A. 24
B. 18
C. 16
D. 8
E. 12

715) Ad un convegno partecipano 21 persone. Ciascuno dei partecipanti stringe la mano a ciascuno degli altri. Quante sono state complessivamente le strette di mano?

A. 420
B. 42
C. 25
D. 384
E. 210

716) Un pittore dispone di sei colori e vuole colorare un suo disegno in tanti modi quanti sono possibili combinando due colori, senza mai ripetere le combinazioni: quanti disegni colorerà?

A. 21
B. 14
C. 12
D. 20
E. 15

717) Quanti sono i modi distinti di realizzare un poker d'assi (4 assi e 1 carta diversa) scegliendo in un mazzo di 52 carte da gioco? (L'ordine di scelta delle carte non ha importanza)

A. 13
B. 4
C. 52
D. 48
E. 26

Definizione classica e definizione frequentista di probabilità

718) La probabilità che lanciando simultaneamente due dadi si ottengano due numeri la cui somma vale 11 è, rispetto alla probabilità che si ottengano due numeri la cui somma vale 10:

A. doppia
B. non paragonabile, perché si tratta di eventi diversi
C. minore
D. uguale
E. maggiore

719) La probabilità che lanciando due dadi si ottengano due numeri la cui somma vale 5 è, rispetto a quella di ottenere due numeri la cui somma vale 4:

A. uguale
B. minore
C. maggiore
D. doppia
E. tripla

720) CISIA • 2015 **In una scatola sono contenuti 10 cubetti bianchi, 5 cubetti neri e 5 cubetti rossi. Qual è il numero minimo di cubetti da estrarre per essere sicuri di averne 5 dello stesso colore?**

A. 13
B. 6
C. 10
D. 9
E. 11

721) M/O • 2016 **Lanciando contemporaneamente due dadi non truccati, che probabilità vi è di ottenere "nove"?**

A. 1/12
B. 1/8
C. 1/4
D. 1/9
E. 1/6

722) In un vassoio ci sono 100 caramelle di cui 35 all'arancia, 33 alla menta e 32 al limone. Prendendo a caso una caramella dal vassoio, qual è la probabilità che non sia alla menta?

A. 0,33
B. 0,65
C. 0,67
D. 0,68
E. 0,32

723) Due dadi vengono lanciati contemporaneamente. Qual è la probabilità di ottenere un punteggio minore o uguale a 4?

A. 1/18
B. 1/12
C. 1/6
D. 1/2
E. 1/9

724) Lanciando contemporaneamente due dadi regolari a sei facce, qual è la probabilità che il risultato sia 4?

A. 2/3
B. 1/6
C. 1/12
D. 1/18
E. 1/8

725) Un'urna contiene 100 palline numerate da 1 a 100. La probabilità che estraendo una pallina essa rechi un numero divisibile per 6 è:

A. 4/25
B. 8/25
C. 33/100
D. 3/20
E. 17/100

726) Lanciando contemporaneamente due dadi, qual è la probabilità che si abbiano due facce con somma 7?

A. 1/7
B. 1/3
C. 5/36
D. 2/7
E. 1/6

727) Un sacchetto contiene 8 biglie rosse e 2 bianche. Quante biglie bianche bisogna aggiungere per fare in modo che la probabilità di estrarre una biglia bianca sia pari a 1/3?

A. 8
B. 7
C. 10
D. 2
E. 4

728) La probabilità che nel lancio di due dadi si ottenga la somma 5 rispetto a quella che si ottenga la somma 11 è:

A. minore
B. il triplo
C. maggiore
D. il doppio
E. la metà

729) Supponiamo che un evento abbia probabilità $p = 0,4$. Allora l'evento ad esso complementare ha probabilità pari a:

A. 0,4
B. 0,6
C. 0,5
D. 1,4
E. non è possibile calcolarla

730) Nel gioco dei dadi, lanciando contemporaneamente due dadi, qual è la probabilità che si abbiano due facce con somma complessiva 8?

A. 1/12
B. 1/12
C. 5/36
D. 7/36
E. 1/4

731) Estraendo una carta da un mazzo di 40 carte, calcolare la probabilità che non esca una figura.

A. 50%
B. 99%
C. 85%
D. 70%
E. 55%

732) Nel lancio di un dado, qual è la probabilità che esca un numero dispari o maggiore di 4?

A. 4
B. 1/3
C. 3/6
D. 1/4
E. 2/3

733) Tirando contemporaneamente due dadi con facce numerate da 1 a 6, qual è la probabilità che la somma dei due punteggi ottenuti sia divisibile per 5?

A. 1/5
B. 1/6
C. 1/7
D. 2/11
E. 7/36

734) Ho 7 nipoti, 2 maschi e 5 femmine. Ho comperato 5 regali di uno stesso tipo per le femmine e 2 regali di un altro tipo per i maschi. Se distribuisco a caso i regali, qual è la probabilità che entrambi i maschi ricevano il regalo per loro pensato?

A. 1/21
B. 1/49
C. 4/49
D. 2/21
E. 1/42

735) In un'urna sono contenuti 32 gettoni rossi e 8 bianchi. La probabilità di estrarre un gettone bianco è pari al:

A. 20%
B. 80%
C. 100%
D. 33%
E. 25%

736) Supponiamo che un evento abbia probabilità $p = 0,1$. Allora l'evento ad esso complementare ha probabilità pari a:

A. 1
B. –0,1
C. 0,5
D. 0,9
E. 1,1

737) La probabilità che lanciando 4 volte una moneta non truccata esca sempre testa è:

A. 1/4
B. 1/16
C. 1/8
D. 3/16
E. nessuna delle alternative è valida

738) M/O • 2015 **La probabilità con cui un paziente deve attendere meno di dieci minuti il proprio turno in un ambulatorio medico è 0,8. Qual è la probabilità che una paziente che si reca due volte presso l'ambulatorio medico attenda, almeno una delle due volte, meno di dieci minuti prima di essere ricevuta dal medico?**

A. 0,25
B. 0,64
C. 0,04
D. 0,96
E. 0,8

739) Una scatola contiene 60 biglietti numerati da 1 a 60. Estraendo un biglietto a caso, la probabilità che il numero risulti maggiore di 57 oppure minore di 4 è:

A. 9/3600
B. 1/10
C. 5/60
D. 50/(60 × 59)
E. 9/60

740) Nel gioco dei dadi, lanciando contemporaneamente due dadi, qual è la probabilità che si abbiano due facce con somma complessiva 8?

A. 2/7
B. 1/6
C. 1/7
D. 5/36
E. 1/3

Probabilità totale per eventi compatibili

741) In una scatola vi sono 10 lampadine, delle quali solo 7 non sono difettose. Estraendo a caso due lampadine contemporaneamente, la probabilità dell'evento E = "le lampadine sono entrambe non difettose" è:

A. 11/13
B. 7/15
C. 7/10
D. 8/15
E. 7/9

Probabilità totale per eventi incompatibili

742) Due eventi sono incompatibili quando:

A. il verificarsi dell'uno influenza la probabilità del verificarsi dell'altro
B. il verificarsi dell'uno non influenza la probabilità del verificarsi dell'altro
C. non possono verificarsi contemporaneamente
D. si verificano simultaneamente
E. avvengono in modi differenti

743) Supponiamo di avere due eventi A e B disgiunti tali che $P(A) = 0{,}3$ e $P(A \cup B) = 0{,}7$.

A. $P(B) = 0{,}4$
B. la probabilità di B non è calcolabile
C. $P(B) = 0{,}3$
D. $P(B) = 1$
E. $P(B) < 0{,}4$

Probabilità composta per eventi indipendenti

744) Se in un'urna sono contenute 10 palline numerate dall'1 al 10, qual è la probabilità di estrarre la pallina n. 5 estraendo insieme due palline?

A. 1/90
B. 1/80
C. 2/10
D. 2/90
E. 1/10 + 1/9

745) La probabilità che lanciando 3 monete si ottengano tre risultati identici (tutte teste ovvero tutte croci) è:

A. 2/3

B. 2/8
C. 1
D. 0
E. 3/8

746) Lanciando tre volte una moneta non truccata, qual è la probabilità che escano tre croci?

A. 1/8
B. 3/8
C. 0
D. 0,3
E. 8/3

747) CISIA • 2016 La probabilità che, lanciando due volte un dado a 6 facce, il numero ottenuto al primo lancio sia minore del numero ottenuto al secondo lancio è:

A. $\frac{5}{6}$
B. $\frac{5}{12}$
C. $\frac{3}{7}$
D. $\frac{1}{2}$
E. $\frac{1}{3}$

748) Qual è la probabilità che lanciando 6 volte una moneta escano esattamente 4 teste?

A. 15/16
B. 1/16
C. 15/64
D. 5/32
E. 1/64

749) La probabilità che lanciando contemporaneamente 3 dadi escano un 2 e due 3 è:

A. 1/27
B. 1/54
C. 1/18
D. 1/216
E. 1/72

750) Se si lancia un dado 5 volte con quale probabilità il "2" esce esattamente 3 volte?

A. $1/6^3$
B. $5^2/6^5$
C. $2(5^3/6^5)$
D. 1/2
E. $(1/2)(5^2/6^2)$

751) La probabilità che con 4 lanci di dadi si ottenga sempre il numero 6 è:

A. 1/1296
B. 4/6
C. 1/216
D. 1/1000
E. 1/36

752) La probabilità che con cinque lanci di una moneta si verifichi l'evento croce – testa – croce – testa – croce è:

A. 1/4
B. 1/5
C. 1/100
D. 1/75
E. 1/32

753) In una scatola vi sono 10 palline nere, una rossa e una verde. Qual è la probabilità pescando due palline che esse siano nell'ordine la rossa e la verde?

A. $(2/10) \cdot (1/9)$
B. $(1/12) + (1/11)$
C. $(1/12) \cdot (1/11)$
D. 2/10
E. 2/12

754) Supponiamo di lanciare 3 volte un dado equilibrato. Calcolare la probabilità di ottenere per tre volte il numero 6.

A. 1/36

B. L'evento è impossibile
C. 1
D. 1/6
E. 1/216

755) Un dado viene lanciato 2 volte: qual è la probabilità che nel primo lancio esca un numero pari e nel secondo il numero 6?
A. 1/8
B. 2/3
C. 1/12
D. 1/2
E. 1/4

756) Sulle sei facce di un dado compaiono le cifre da 1 a 6. Si lancia il dado due volte; qual è la probabilità che il 3 non esca al primo lancio ed esca al secondo?

A. 5/36
B. 25/36
C. 18/36
D. 1/36
E. 6/36

757) CISIA • 2015 **In una scatola si trovano nove palline, su ciascuna delle quali è scritta una delle cifre tra 1 e 9. Si estrae a caso una pallina dalla scatola e si legge il numero, poi si rimette la pallina nella scatola. Si fa una nuova estrazione casuale e si legge il numero.**

Qual è la probabilità che il prodotto dei numeri letti sulle due palline estratte sia dispari?
A. 56/81
B. 1/3
C. 1/4
D. 3/4
E. 25/81

758) Tirando contemporaneamente cinque dadi con facce numerate da 1 a 6, qual è la probabilità di ottenere cinque numeri pari?
A. 1/32
B. $(1/6)^5$
C. 1/6
D. 1/10
E. 1/25

Probabilità condizionata e formula di Bayes

759) Da un mazzo di 40 carte (10 cuori, 10 quadri, 10 fiori, 10 picche) se ne estraggono tre; qual è la probabilità che siano tre assi fra i quattro presenti, supponendo di non rimettere la carta estratta nel mazzo?
A. 1/2470
B. 3/10
C. 3/800
D. 4/3705
E. 1/120

760) Da un mazzo di 40 carte (10 cuori, 10 quadri, 10 fiori, 10 picche) se ne estraggono tre; qual è la probabilità che siano tutte e tre di fiori, supponendo di non rimettere la carta estratta nel mazzo?

A. 25/1482
B. 9/800
C. 11/247
D. 3/247
E. 7/10

761) Luca arriva in ritardo in classe una volta su 3 e quando arriva puntuale davanti a scuola, si attarda al bar con gli amici una volta su quattro. Qual è la probabilità che Luca entri puntualmente in classe?

A. 3/4
B. 1/2
C. 1/6
D. 1/4
E. 1/12

762) Da un mazzo di 40 carte (10 cuori, 10 quadri, 10 fiori, 10 picche) se ne estraggono tre; qual è la probabilità che siano tre figure fra le dodici presenti, supponendo di non rimettere la carta estratta nel mazzo?

A. 33/1600
B. 9/10
C. 33/494
D. 36/1235
E. 11/494

763) Si ha un'urna contenente 8 palline bianche. Qual è il numero minimo di palline rosse che bisognerebbe aggiungere perché, estraendo due palline contemporaneamente, la probabilità che esse siano una bianca e una rossa sia 16/45?

A. 8
B. 10
C. 5
D. 3
E. 2

764) Un bambino ha un sacchetto contenente 12 cioccolatini e 8 caramelle; se ne pesca 2 a caso, la probabilità che abbia estratto 2 caramelle vale:

A. 14/95
B. 8/5
C. 1
D. 4/5
E. 3/5

765) Un sacchetto contiene palline: il 25% sono gialle, il 50% sono rosse e la parte restante sono verdi. Il 10% delle palline di ogni colore è difettoso. Le palline, anche quelle difettose, sono tra loro indistinguibili al tatto. Si estrae a caso una pallina. La si vorrebbe gialla (non importa se difettosa), oppure rossa, purché non difettosa. Qual è la probabilità che la pallina estratta sia del tipo desiderato?

A. 75%
B. 60%
C. 70%
D. 65%
E. 55%

Frequenza assoluta e relativa. Distribuzione statistica

766) Dati i seguenti valori: 1, 3, 4, 2, 5, 3, 3, 2, 6, 5, la frequenza relativa della classe 5 vale:

A. 0,2
B. 0,4
C. 0,5
D. 0,3
E. 0,8

767) La frequenza assoluta di una modalità di un carattere statistico:

A. un rapporto statistico
B. la probabilità con cui essa si verifica
C. il numero di volte in cui essa si verifica
D. il numero di volte in cui essa si verifica rispetto al numero totale di prove effettuate
E. il numero di volte in cui essa si verifica meno il numero totale di prove effettuate

768) Si definisce variabile statistica:

A. una distribuzione di frequenze di un carattere quantitativo
B. una distribuzione di frequenze di un carattere qualitativo
C. la probabilità di un fenomeno ad assumere caratteristiche diverse durante la raccolta dati
D. l'attitudine di un fenomeno ad assumere modalità qualitative diverse tra di loro
E. un insieme di caratteristiche rilevate su una o più unità statistiche

Rappresentazione dei dati

769) In una piantina geografica disegnata in scala 1:500.000, a quanto corrisponde ogni centimetro?

A. 50 metri
B. 500 metri
C. 50000 metri
D. 5000 metri
E. 50 kilometri

770) In figura sono riportati i dati sulle vendite nell'anno 2008 di quattro ditte. Nel 2009 le vendite delle ditte Delta, Pinter e Grandi aumentano di 10 unità, mentre la ditta Ontario incrementa le sue vendite di 80 unità. Nel 2009 la percentuale di vendite sul totale della ditta Ontario è:

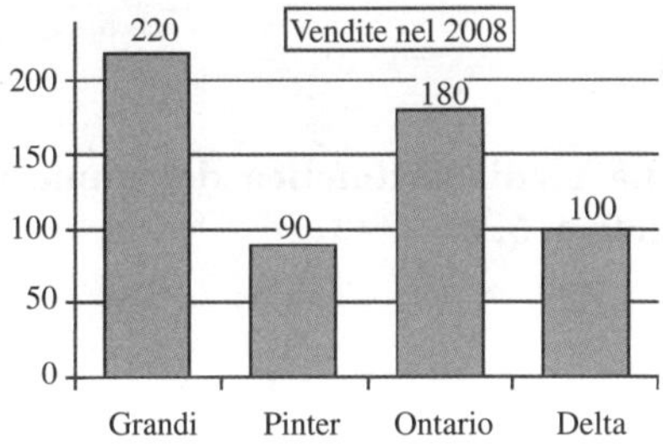

A. tra il 35% e il 40%
B. superiore al 40%
C. tra il 30% e il 35%
D. tra il 25% e il 30%
E. inferiore al 25%

771) La modalità completa di presentazione dei dati è:

A. tabellare e grafica
B. con tabella a doppia entrata
C. con tabella semplice
D. a stereogramma
E. a ideogramma

772) Dati i seguenti valori 1, 3, 4, 2, 5, 3, 3, 2, 6, 5, il grafico a torta che li rappresenta sarà formato da:

A. 3 spicchi
B. 7 spicchi
C. 6 spicchi
D. 4 spicchi
E. 5 spicchi

773) Per rappresentare variabili qualitative viene utilizzato generalmente:

A. l'istogramma
B. la piramide delle età
C. la curva di Lexis
D. il diagramma a punti
E. il diagramma a barre

774) Il diagramma a punti può essere utilizzato per illustrare la:

A. distribuzione per età e sesso di una popolazione
B. distribuzione per età di una popolazione
C. relazione tra due variabili quantitative
D. relazioni tra due variabili qualitative
E. relazione tra tre variabili qualitative

Media aritmetica e media pesata

775) Quanto vale la media aritmetica dei numeri 3, 4, 5, 6, 7?

A. 3
B. 4
C. 2
D. 5
E. 0

776) M/O • 2015 Un gruppo di 10 ciclisti è composto da 6 uomini e 4 donne. I 10 ciclisti pesano in media 74 kg. Il peso medio dei 6 uomini è 82 kg. Quanto pesano in media le 4 donne?

A. 63 kg
B. 64,5 kg
C. 62 kg
D. 66 kg
E. 72 kg

777) Uno studente universitario ha superato 4 esami, ed ha la media dei voti uguale a 23; quale è il voto minimo che lo studente dovrà prendere all'esame successivo affinché la media diventi almeno 25?

A. 28
B. 26
C. 30
D. 29
E. qualunque sia il voto all'esame successivo, la media non potrà raggiungere il valore 25

778) Il valor medio dei numeri 1/2, 2/3, 3/2 è uguale a:

A. 8/9
B. 7/9
C. 1
D. 11/9
E. 10/9

779) V • 2016 Un gruppo è costituito da 20 maschi con età media pari a 25 anni e da 10 femmine con età media pari a 37 anni. Qual è l'età media dell'intero gruppo?

A. 31 anni
B. 27 anni
C. 28 anni
D. 30 anni
E. 29 anni

780) CISIA • 2016 In un gruppo di 7 persone, l'età media è di 30 anni. Al gruppo si aggiungono altre 3 persone, di età media 40 anni. Allora l'età media del gruppo diventa:

A. 34 anni
B. 35 anni
C. 33 anni
D. 32 anni
E. 36 anni

781) M/O • 2016 La media aritmetica di cinque numeri è 14. Se la media aritmetica dei primi due è 20, allora la media aritmetica degli altri tre è:

A. 10
B. 12
C. 14
D. 9
E. 8

782) M/O • 2018 La media aritmetica di un insieme di 4 numeri *a*, *b*, *c*, *d* è 25. Se eliminiamo i numeri $a = 30$ e $c = 40$ quanto vale la media aritmetica dei numeri rimasti?

A. 10
B. 15
C. Non si può determinare
D. 22
E. 23

783) La media aritmetica dei numeri –5, –2, 0, 4, 5, è:

A. 2
B. 0,4
C. 3,2
D. 0,5
E. 0

Indici statistici di variabilità. Mediana. Moda

784) Delle seguenti successioni di dati, individuare quella che ha per moda il valore 4.

A. 7; 7; 4; 3; 1
B. 1; 4; 2; 1; 2
C. 1; 2; 3; 4; 5
D. 4; 2; 5; 4; 3
E. 3; 3; 8; 3; 3

785) Qual è la somma degli scarti della media aritmetica dei numeri 2, 4, 6, 8?

A. –5
B. –3

C. 0
D. 5
E. 3

786) In una serie ordinata di 7 numeri la mediana:

A. è il terzo numero
B. non possiamo determinarla
C. è il quarto numero
D. è la media aritmetica tra il terzo, il quarto e il quinto numero
E. è il primo numero

787) Dati i seguenti valori 1, 3, 4, 2, 5, 3, 3, 2, 6, 5, la varianza vale:

A. 0
B. –2,24
C. 2,45
D. 2,24
E. –2,45

788) Dati i seguenti valori 1, 3, 4, 2, 5, 3, 3, 2, 6, 5, la deviazione standard vale:

A. Non possiamo determinarla
B. –1,497
C. 2,24
D. 1,497
E. 0

789) In questa serie di valori 12, 11, 10, 11, 11:

A. la media e la moda sono uguali, la mediana è diversa
B. hanno tutti valori diversi
C. la media e la mediana sono uguali, la moda è diversa
D. media, moda e mediana coincidono
E. mediana e moda coincidono, la media è diversa

790) Nella seguente serie di numeri trovare la moda: 2; 4; 6; 14; 10; 2.

A. 5
B. 4
C. 6
D. 2
E. 8

791) Il coefficiente di variazione è:

A. il rapporto fra la media e la varianza
B. il rapporto tra la varianza e la media
C. il rapporto fra la media e lo scarto quadratico medio
D. una quantità adimensionale
E. il rapporto fra lo scarto quadratico medio e la media

792) La moda dei valori 4, 7, 4, 7, 8, 14, 14, 14, 6 è:

A. 8
B. 4
C. 7
D. 14
E. 6

793) Il campo di variazione dei seguenti valori 2, 8, 18, 35, 46, 71, 89 è:

A. 4
B. 10
C. 33
D. 44
E. 87

794) Dati i seguenti valori 1, 3, 4, 2, 5, 3, 3, 2, 6, 5, la mediana vale:

A. 3,4
B. 4
C. 3
D. 3,5
E. 4,5

795) V • 2015 **Nelle prime 10 partite del campionato una squadra ha segnato il seguente numero di reti:**

0 0 1 1 2 2 2 3 5 6

Qual è la somma di media, mediana e moda delle reti segnate nelle dieci partite?

A. 6,0
B. 7,7
C. 6,7
D. 6,5
E. 6,2

796) La deviazione standard di un insieme di dati è:

A. la somma algebrica degli scarti dalla media
B. la media aritmetica degli scarti dalla media
C. la media aritmetica dei quadrati degli scarti dalla media
D. la radice quadrata della media aritmetica dei quadrati degli scarti dalla media
E. la somma algebrica dei quadrati degli scarti dalla media

797) In una serie ordinata di 41 dati la mediana è:

A. il 21° dato
B. un dato compreso tra il 20° e il 21°
C. la media aritmetica del 19° e 20° dato
D. il 20° dato
E. la media aritmetica del 21° e 20° dato

798) La moda dei valori 4, 7, 8, 14, 7, è:

A. 7
B. 4
C. 12
D. 14
E. 8

799) La mediana di un numero pari di osservazioni:

A. è il valore più alto di una serie di osservazioni
B. non si può calcolare
C. è il valore più basso di una serie di osservazioni
D. corrisponde alla sommatoria di tutti i valori diviso il numero di osservazioni
E. corrisponde alla somma dei due valori centrali diviso 2

800) Il primo quartile di una distribuzione di frequenza:

A. coincide con la media
B. coincide con la mediana
C. è quel valore al di sotto del quale si trova 1/4 dei valori della distribuzione
D. è quel valore al di sopra del quale si trova 1/4 dei valori della distribuzione
E. è quel valore al di sotto del quale si trovano i 3/4 dei valori della distribuzione

RISPOSTE CORRETTE

1) E	53) E	105) C	157) C	209) C
2) E	54) A	106) A	158) E	210) A
3) C	55) C	107) D	159) D	211) A
4) D	56) E	108) B	160) B	212) E
5) D	57) E	109) E	161) D	213) C
6) B	58) A	110) D	162) B	214) E
7) E	59) C	111) E	163) D	215) B
8) D	60) E	112) D	164) E	216) C
9) C	61) C	113) E	165) D	217) A
10) C	62) D	114) A	166) A	218) B
11) A	63) A	115) B	167) A	219) A
12) C	64) C	116) E	168) A	220) C
13) C	65) E	117) A	169) B	221) D
14) B	66) E	118) C	170) A	222) E
15) D	67) C	119) A	171) A	223) A
16) E	68) D	120) A	172) C	224) C
17) C	69) A	121) C	173) E	225) D
18) E	70) E	122) A	174) B	226) C
19) A	71) E	123) B	175) B	227) B
20) A	72) D	124) A	176) A	228) B
21) C	73) B	125) A	177) E	229) A
22) B	74) D	126) B	178) A	230) A
23) B	75) A	127) B	179) A	231) C
24) D	76) D	128) C	180) C	232) E
25) B	77) A	129) C	181) C	233) C
26) C	78) D	130) E	182) D	234) A
27) C	79) C	131) E	183) B	235) D
28) B	80) B	132) D	184) B	236) C
29) E	81) A	133) B	185) E	237) B
30) D	82) E	134) E	186) E	238) C
31) B	83) C	135) A	187) C	239) E
32) B	84) E	136) C	188) C	240) A
33) A	85) B	137) D	189) A	241) B
34) C	86) E	138) D	190) C	242) C
35) A	87) A	139) A	191) B	243) E
36) B	88) E	140) B	192) A	244) C
37) A	89) D	141) E	193) B	245) A
38) A	90) E	142) B	194) B	246) C
39) C	91) C	143) E	195) E	247) A
40) E	92) A	144) D	196) B	248) D
41) B	93) B	145) A	197) A	249) D
42) B	94) B	146) B	198) B	250) B
43) A	95) E	147) A	199) D	251) E
44) E	96) C	148) C	200) C	252) E
45) A	97) B	149) E	201) D	253) E
46) B	98) C	150) C	202) E	254) C
47) B	99) B	151) D	203) C	255) A
48) E	100) D	152) A	204) A	256) A
49) A	101) D	153) E	205) B	257) B
50) C	102) A	154) D	206) E	258) E
51) B	103) E	155) E	207) D	259) C
52) B	104) C	156) B	208) C	260) D

261) E	315) C	369) E	423) E	477) E
262) A	316) D	370) C	424) B	478) A
263) D	317) C	371) C	425) D	479) C
264) C	318) A	372) C	426) A	480) A
265) E	319) A	373) E	427) D	481) B
266) B	320) D	374) B	428) E	482) D
267) B	321) D	375) B	429) E	483) E
268) C	322) C	376) A	430) C	484) E
269) E	323) B	377) A	431) A	485) D
270) B	324) A	378) E	432) C	486) B
271) C	325) C	379) C	433) B	487) E
272) D	326) C	380) A	434) B	488) E
273) B	327) E	381) C	435) D	489) E
274) D	328) C	382) B	436) B	490) D
275) C	329) C	383) B	437) A	491) C
276) D	330) C	384) C	438) C	492) A
277) D	331) E	385) A	439) D	493) A
278) A	332) B	386) C	440) B	494) B
279) E	333) B	387) E	441) B	495) A
280) A	334) A	388) A	442) A	496) E
281) C	335) B	389) E	443) A	497) B
282) A	336) B	390) E	444) C	498) A
283) D	337) C	391) B	445) C	499) E
284) E	338) B	392) E	446) C	500) D
285) E	339) E	393) A	447) D	501) C
286) D	340) B	394) E	448) D	502) C
287) C	341) D	395) D	449) B	503) A
288) A	342) C	396) A	450) A	504) E
289) B	343) A	397) B	451) A	505) A
290) E	344) B	398) E	452) D	506) A
291) C	345) D	399) C	453) E	507) C
292) E	346) A	400) A	454) A	508) B
293) C	347) A	401) A	455) B	509) C
294) C	348) A	402) E	456) A	510) E
295) A	349) D	403) C	457) D	511) E
296) E	350) B	404) E	458) B	512) B
297) B	351) C	405) C	459) D	513) D
298) B	352) E	406) C	460) A	514) D
299) C	353) B	407) A	461) D	515) C
300) B	354) C	408) E	462) C	516) A
301) C	355) D	409) C	463) B	517) B
302) B	356) C	410) C	464) A	518) B
303) B	357) C	411) B	465) D	519) B
304) A	358) B	412) B	466) D	520) C
305) E	359) D	413) A	467) A	521) A
306) A	360) B	414) A	468) E	522) A
307) D	361) A	415) B	469) C	523) D
308) B	362) D	416) E	470) C	524) C
309) C	363) B	417) B	471) B	525) C
310) A	364) C	418) A	472) C	526) B
311) C	365) B	419) E	473) C	527) B
312) E	366) E	420) D	474) D	528) E
313) A	367) B	421) C	475) A	529) C
314) E	368) C	422) D	476) D	530) A

531) C	585) C	639) D	693) D	747) B
532) C	586) E	640) A	694) B	748) C
533) B	587) C	641) B	695) C	749) E
534) C	588) B	642) B	696) E	750) C
535) C	589) E	643) E	697) A	751) A
536) B	590) C	644) D	698) E	752) E
537) D	591) D	645) E	699) E	753) C
538) E	592) D	646) B	700) B	754) E
539) C	593) E	647) E	701) C	755) C
540) A	594) B	648) C	702) A	756) A
541) B	595) A	649) C	703) D	757) E
542) E	596) A	650) D	704) A	758) A
543) A	597) D	651) E	705) C	759) A
544) E	598) D	652) D	706) A	760) D
545) A	599) A	653) D	707) C	761) B
546) B	600) D	654) D	708) B	762) E
547) D	601) B	655) E	709) C	763) E
548) A	602) B	656) C	710) D	764) A
549) E	603) B	657) C	711) C	765) C
550) C	604) D	658) D	712) A	766) A
551) B	605) A	659) C	713) B	767) C
552) D	606) E	660) D	714) C	768) E
553) C	607) E	661) C	715) E	769) D
554) E	608) D	662) C	716) E	770) A
555) B	609) A	663) B	717) D	771) A
556) A	610) C	664) E	718) C	772) C
557) C	611) A	665) B	719) C	773) E
558) D	612) C	666) C	720) A	774) C
559) E	613) B	667) D	721) D	775) D
560) D	614) B	668) E	722) C	776) C
561) B	615) D	669) A	723) C	777) E
562) A	616) B	670) B	724) C	778) A
563) D	617) C	671) C	725) A	779) E
564) A	618) A	672) D	726) E	780) C
565) B	619) B	673) D	727) D	781) A
566) E	620) A	674) A	728) D	782) B
567) C	621) D	675) C	729) B	783) B
568) E	622) C	676) C	730) C	784) D
569) E	623) A	677) D	731) D	785) C
570) E	624) D	678) D	732) E	786) C
571) C	625) D	679) B	733) E	787) D
572) B	626) C	680) B	734) A	788) D
573) D	627) A	681) E	735) A	789) D
574) C	628) B	682) C	736) D	790) D
575) A	629) C	683) A	737) B	791) E
576) D	630) C	684) D	738) D	792) D
577) D	631) B	685) B	739) B	793) E
578) C	632) C	686) B	740) B	794) C
579) D	633) C	687) B	741) B	795) E
580) D	634) E	688) A	742) C	796) D
581) E	635) E	689) D	743) A	797) A
582) D	636) E	690) E	744) C	798) A
583) A	637) E	691) E	745) B	799) E
584) C	638) D	692) B	746) A	800) C

CAPITOLO 2
Fisica

2.1 • Grandezze fisiche e vettori

Grandezze fisiche e misure > Grandezze omogenee ed unità di misura

1) Nel S.I., il prodotto di una forza per una distanza si esprime in:

A. watt/s
B. m/s
C. watt/m
D. newton · m
E. pascal/m^3

2) Nel Sistema Internazionale la temperatura si misura in:

A. ohm
B. gradi Reamur
C. gradi Celsius
D. Kelvin
E. gradi Fahrenheit

3) Nel Sistema Internazionale S.I., l'unità di misura della forza è:

A. il joule
B. la dina
C. il watt
D. il volt
E. il newton

4) Il watt (W) è l'unità che misura:

A. energia
B. lavoro
C. potenza
D. velocità
E. calore

5) Quale delle seguenti espressioni è dimensionalmente corretta? (E = energia, W = potenza, F = forza, v = velocità, P = pressione, L = lunghezza, t = tempo, V = volume, m = massa).

A. V = F/tm
B. W = PV
C. W = FLt
D. F = E/L
E. F=L/E

6) Nel Sistema Internazionale l'unità di misura della pressione è il pascal. Quanto vale 1 pascal?

A. 1 N/m^2
B. 10 N
C. 1 atm
D. 10 kg/cm^2
E. 1 N/m

7) Nel S.I. l'unità di misura dell'energia è:

A. m^2s
B. kg · m^2/s^2
C. m/s
D. kg · m/s^2
E. kg · m · s

8) Nel S.I. la frequenza si misura in:

A. m^{-1}
B. sec^{-2}
C. hertz
D. volt
E. secondi

9) Il chilowattora è un'unità di misura di:

A. intensità di corrente
B. frequenza
C. velocità
D. potenza
E. energia

10) La potenza elettrica si misura in:

A. ampere
B. erg
C. watt
D. joule
E. volt

11) L'ohm misura:

A. una carica magnetica
B. un flusso magnetico
C. un lavoro
D. una resistenza
E. l'intensità di corrente

12) La densità di un corpo si misura nel S.I. in:

A. dine/cm^3
B. torr
C. kg/m^3
D. N/m^3
E. è un numero puro

13) La quantità di calore si può misurare in:

A. joule
B. grammi
C. ampere
D. gradi centigradi
E. atmosfere

14) Nel S.I. l'induzione magnetica si misura in:

A. coulomb
B. farad
C. volt
D. tesla
E. watt

15) La seguente somma di grandezze: 10 m + 20 cm + 5 kg vale:

A. 35 kg · m
B. 1025 kg · cm
C. è indeterminata
D. 35 kg · cm
E. non ha senso

16) Una resistenza elettrica percorsa da corrente elettrica dissipa una certa quantità di energia. Nel S.I. tale energia viene misurata in:

A. dine
B. ampere
C. volt · ampere
D. joule
E. coulomb

17) Quali fra queste grandezze fisiche sono omogenee?

A. Lavoro, potenza, calore
B. Energia interna, calore, pressione
C. Energia potenziale, potenziale elettrostatico, calore
D. Energia, calore, pressione
E. Lavoro, calore, energia cinetica

18) CISIA • 2015 Con quale delle seguenti unità di misura non è possibile misurare un'energia?

A. Erg
B. Kilowattora
C. Joule
D. Caloria
E. Volt

19) L'energia di una particella si misura in:

A. watt
B. newton
C. dine
D. ohm
E. elettronvolt

20) Tra le seguenti unità di misura quale non può essere usata per indicare il peso di un corpo?

A. Dina
B. Grammo-peso
C. Joule
D. Newton
E. Nessuna delle altre risposte è corretta

21) L'erg è una unità di misura di:

A. forza
B. densità
C. potenza
D. lavoro
E. massa

22) Quale di queste grandezze non è misurabile in joule nel Sistema Internazionale SI?

A. Lavoro
B. Energia potenziale gravitazionale
C. Calore
D. Temperatura assoluta
E. Energia cinetica

23) Il candidato immagini di dividere una pressione (al numeratore) per una forza (al denominatore). Cosa ottiene come risultato?

A. Una lunghezza
B. Una potenza
C. Il reciproco di una superficie
D. Un'energia
E. Una superficie

24) Le unità joule, erg, caloria, elettronvolt sono unità di misura dell'energia?

A. Tutte e 4
B. Nessuna
C. 2 sì 2 no
D. 3 sì 1 no
E. 1 sì 3 no

25) Le unità pascal, baria, watt, tesla sono unità di misura:

A. 3 di pressione, una di potenza
B. 2 di pressione, 2 di induzione magnetica
C. 1 di pressione, 2 di potenza, una di induzione magnetica
D. 2 di pressione, una di potenza, una di induzione magnetica
E. 2 di pressione, 2 di potenza

26) La temperatura assoluta si misura:

A. in Kelvin
B. in gradi Celsius
C. in gradi Fahrenheit
D. in chilocalorie
E. in ampere

27) M/O • 2014 Quale/i dei seguenti prodotti tra grandezze ha/hanno le stesse unità di misura di un lavoro?

1. Pressione × volume
2. Massa × variazione di altezza
3. Carica × differenza di potenziale

A. Solo 2 e 3
B. Solo 1
C. Solo 2
D. Solo 1 e 3
E. Solo 3

Grandezze fisiche e misure > Prefissi per le unità di misura

28) Un millimetro cubo equivale alla:

A. millesima parte di un millimetro cubo
B. centesima parte di un centimetro cubo
C. decimillesima parte di un centimetro cubo
D. millesima parte di un centimetro cubo
E. decima parte di un centimetro cubo

29) Quale frazione di un centimetro è un micrometro?

A. La decima parte
B. La millesima parte
C. La decimillesima parte
D. La centesima parte
E. la ventesima parte

30) Un pC corrisponde a:

A. 10^{-6} C
B. nessuna delle altre risposte è corretta
C. 10^{9} C
D. 10^{12} C
E. 10^{-9} C

31) Un centimetro cubo equivale alla:

A. centesima parte di un litro
B. centesima parte di un centilitro
C. decima parte di un litro
D. decimillesima parte di un centilitro
E. millesima parte di un litro

32) Una millimole:

A. è pari a 10^{-3} moli
B. è pari a 1000 moli
C. è pari a 10^{3} moli
D. non esiste
E. è pari a 10^{10} moli

33) Un mA corrisponde a:

A. 10^{-3} A
B. 10^{-9} A
C. 10^{-5} A
D. 10^{-2} A
E. 10^{-6} A

34) Un nF corrisponde a:

A. 10^{9} F
B. 10^{10} F
C. 10^{-12} F
D. 10^{-3} F
E. 10^{-9} F

35) Il prefisso Giga equivale a:

A. 10^{6}
B. 10^{9}
C. 10^{20}
D. 10^{3}
E. 10^{12}

36) Una città con un milione di alloggi, ciascuno dei quali consuma mediamente 1 kilowatt di potenza elettrica, richiede una centrale elettrica:

A. da 1 GeV
B. da 1 kilowatt
C. da 1 Gigawatt
D. da 1 Megawatt
E. da 1 Megajoule

37) Nel 1926 Perrin ottenne il premio Nobel per i suoi studi sulle dimensioni di atomi o molecole. Un suo famoso esperimento prevede di lasciar cadere una goccia di acido oleico sulla superficie dell'acqua in un catino. L'acido resterà a galla formando una chiazza circolare che (per le speciali proprietà dell'acido stesso) avrà spessore pari alle dimensioni tipiche di una sola molecola (strato monomolecolare). Sapendo che il volume di acido oleico contenuto nella goccia che viene lasciata cadere è di 10^{-4} cm^3 e rimane costante misurando il diametro della chiazza (circa 28 cm) che produce nell'acqua, dare una stima delle dimensioni dello strato molecolare sapendo che il volume di acido oleico resterà sempre lo stesso.

A. $28 \cdot 10^{-4}$ cm
B. $1.6 \cdot 10^{-17}$ cm
C. $6.4 \cdot 10^{-7}$ m
D. $1.6 \cdot 10^{-7}$ cm
E. $1.6 \cdot 10^{7}$ cm

Grandezze fisiche e misure > Conversioni

38) La quantità normale di glucosio nel sangue è pari a circa 100 milligrammi per decilitro. Quanto glucosio c'è in 5 litri di sangue?

A. 10 grammi
B. 500 milligrammi
C. Nessuna delle altre risposte è corretta
D. 50 grammi
E. 1 grammo

39) Una atmosfera fisica equivale a:

A. nessuna delle altre risposte è corretta
B. 10,3 kg peso/cm^2
C. 9,8 N/cm^2
D. 1 N/m^2
E. 10,13 bar

40) Una caloria (cal) equivale a:

A. 1 W
B. 1 erg · m
C. 1/273 J
D. 4,18 J
E. 1 N · m

41) Un punto si muove alla velocità v = 36 km/h. A quale valore in m/s tale velocità corrisponde?

A. 3,6 m/s
B. 36 m/s
C. 0,36 m/s
D. 36.000 m/s
E. 10 m/s

42) 1 A (angstrom) vale:

A. 10^{10} m
B. 10^{-9} m
C. 10^{-11} m
D. 10^{-8} m
E. 10^{-10} m

43) Se, in acqua di mare, il prodotto d · g (densità · accelerazione di gravità) ha un valore numerico vicino a 10^4, le adatte unità di misura saranno:

A. N/m^3
B. dyne/cm^2
C. joule/m^2
D. newton/m
E. pascal/m^2

44) Quale tra le seguenti relazioni è esatta?

A. 1 Pa = 100 N/m^2
B. 1 ohm = 1,6 · 10^{-12} V/A
C. 1 atm = 1 torr
D. 3,14 rad = 360°
E. 1 N = 10^5 dine

45) Che relazione c'è tra erg e joule?

A. 1 erg = 1 joule
B. 1 joule = 10^7 erg
C. 1 joule = 4,18 erg
D. Nessuna, perché non sono unità di misura della stessa grandezza fisica
E. 1 erg = 6,626 · 10^{27} joule

46) Quale delle seguenti forze ha intensità (modulo) minore?

A. 30 N
B. 25 barie · m^2
C. 300 Pa · cm^2
D. Il peso (per noi, sulla Terra) di una massa di 10 kg
E. 100 dine

47) Quanti millimetri cubi sono contenuti in un millilitro?

A. 1000
B. 1
C. 100
D. 10.000
E. 10

48) In un contenitore ci sono 2 litri di liquido, di cui il 75% è vino ed il restante 25% è acqua. Determinare quanti centimetri cubi di vino bisogna aggiungere per portare la percentuale di vino all'80%.

A. 400
B. 500

C. 100
D. 200
E. 300

49) Un solido di un certo materiale ha una densità uniforme di 2 g/cm^3 e un volume V_0 a una temperatura di 20° C. Il volume V del solido varia in funzione della temperatura T secondo la legge $V - V_0 = V_0 \times 0{,}002 \times (T - 20°)$. Se il solido ha una massa di 10 g, quale sarà il suo volume alla temperatura T = 40 °C?

A. 5,5 cm^3
B. 5,2 cm^3
C. 5,04 cm^3
D. 5,02 cm^3
E. 5,002 cm^3

Grandezze fisiche e misure > Cifre significative e cifre decimali

50) Qual è il valore arrotondato alla seconda cifra decimale del numero 0,3876?

A. 0,30
B. 0,37
C. 0,40
D. 0,39
E. 0,38

51) Il valore arrotondato alla terza cifra decimale del numero 0,7836 è:

A. 0,780
B. 0,785
C. 0,788
D. 0,784
E. 0,783

Grandezze fisiche e misure > Grandezze fondamentali e grandezze derivate

52) Fra le seguenti, tre sono grandezze fisiche fondamentali nel Sistema Internazionale:

A. intensità luminosa, tempo, corrente elettrica
B. massa, energia, potenziale
C. lunghezza, forza, intensità luminosa
D. tempo, temperatura, potenziale
E. massa e tempo

53) Quale dei seguenti gruppi di grandezze fisiche comprende solo grandezze fondamentali (e non derivate) del Sistema Internazionale?

A. Nessuna delle altre risposte è corretta
B. Resistenza elettrica, lunghezza, massa e tempo
C. Corrente elettrica, massa, lunghezza e tempo
D. Lunghezza, massa, tempo e forza
E. Lunghezza, massa, temperatura e forza

Grandezze fisiche e misure > Errore assoluto ed errore relativo

54) La misura di una massa è risultata essere 20 ± 0,5 mg. Quant'è l'errore relativo?

A. 0,5%
B. 25%
C. 5,0%
D. 20,05%
E. 2,5%

55) Un apparecchio di misura indica un valore pari a $1{,}33 \cdot 10^5$. Stimare l'errore relativo della misura sulla base delle cifre significative fornite:

A. 2%
B. 1,5%
C. 0,75%
D. 2,75%
E. 2,25%

56) Gli errori di misura:

A. sono assoluti
B. in alcune condizioni di misura sono nulli

C. possono essere evitati
D. possono essere conosciuti esattamente
E. sono inevitabili

57) Misurando la larghezza *l* e l'altezza *h* di un tavolo, si trovano i seguenti valori: $l = 180 \pm 0,2$ cm e $h = 80 \pm 0,1$ cm. Dire quale delle due misure è più precisa.

A. *l*
B. Nessuna delle altre risposte è corretta
C. Per rispondere occorre conoscere gli errori assoluti
D. Hanno la stessa precisione
E. *h*

Vettori > Grandezze scalari e grandezze vettoriali

58) Una grandezza scalare deve essere espressa:

A. da due numeri
B. da un numero puro
C. da un numero e dall'unità di misura
D. dall'unità di misura
E. da un numero e dalla relativa direzione

59) Delle quattro grandezze sottoelencate, una sola ha carattere vettoriale. Quale?

A. Nessuna delle altre risposte è corretta
B. Potenziale
C. Impulso
D. Energia
E. Temperatura

60) Individuare l'alternativa in cui le grandezze fisiche si susseguono secondo la serie: scalare, vettoriale, scalare.

A. Temperatura, volume, spostamento
B. Massa, volume, forza peso
C. Forza peso, massa, volume
D. Spostamento, volume, massa
E. Massa, forza peso, volume

61) Le intensità di 2 grandezze fisiche si dicono direttamente proporzionali quando:

A. l'una aumenta in conseguenza all'altra
B. il loro prodotto è costante
C. il loro rapporto è costante
D. crescono contemporaneamente
E. la loro somma è costante

Vettori > Calcolo vettoriale mediante il metodo grafico e proprietà dei vettori

62) Una grandezza scalare, moltiplicata per una grandezza vettoriale, dà come risultato:

A. una grandezza scalare
B. una grandezza sia scalare che vettoriale
C. la costante di Planck
D. una grandezza vettoriale
E. una grandezza intensiva

63) Due forze uguali agiscono su di un corpo in direzioni perpendicolari l'una all'altra. Il modulo delle due forze è di 1 N. Quanto vale il modulo della forza complessiva?

A. 1 N
B. 22 N
C. 2 N
D. $2^{1/2}$ N
E. 0 N

64) Un bambino regge due cani di ugual peso con due guinzagli uguali. I cani partono di scatto. Il bambino perderà più facilmente l'equilibrio se le direzioni dei cani sono:

A. a 60 gradi
B. coincidenti con stesso verso
C. a 90 gradi
D. coincidenti con versi opposti
E. a 45 gradi

65) Due forze hanno lo stesso modulo F, formano tra loro un angolo $\alpha < 90°$ e sono applicate allo stesso punto. Il modulo della risultante è:

A. $2 \cdot F \cdot \cos(\alpha/2)$
B. $2 \cdot F \cdot \sin(\alpha/2)$
C. $F^2 \cdot \sin(\alpha)$
D. $2 \cdot F \cdot \sin(\alpha)$
E. $F^2 \cdot \cos(\alpha)$

66) Tre forze di uguale intensità *p* sono applicate ai vertici di una lamina a forma di triangolo equilatero e dirette come i lati, nel verso indicato in figura.

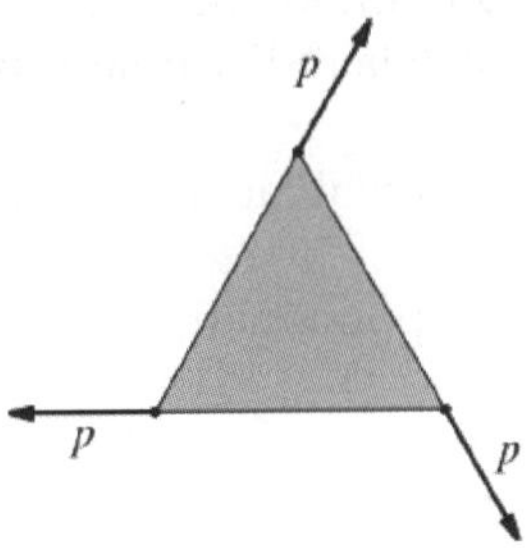

Il risultante di queste forze ha intensità pari a:

A. $p\sqrt{3}/2$
B. $2p$
C. $3p$
D. zero
E. p

Vettori > Versori, rappresentazione cartesiana e somma dei vettori

67) CINECA • 2016 La somma di due vettori aventi lo stesso punto di applicazione è il vettore:

A. avente per modulo la somma dei moduli e direzione parallela a entrambi i vettori
B. dato dalla diagonale del parallelogramma costruito su di essi
C. avente per modulo la somma dei moduli e per direzione quella del vettore di modulo maggiore
D. avente per modulo la somma dei moduli e direzione perpendicolare a entrambi i vettori
E. avente per modulo la differenza dei moduli e per direzione quella del vettore di modulo maggiore

68) CISIA • 2016 Per ottenere la risultante di due forze aventi lo stesso punto di applicazione cosa si deve fare?

A. È sufficiente applicare il Teorema di Pitagora
B. Occorre orientarle nella stessa direzione
C. Nessuna delle altre risposte è corretta
D. Comporle vettorialmente
E. Sommare i loro moduli

Vettori > Prodotto scalare e prodotto vettoriale

69) Il prodotto scalare tra due vettori è positivo quando l'angolo α che essi formano tra loro è:

A. $> 90°$
B. $= 45°$
C. $< 90°$
D. $< 45°$
E. $> 45°$

70) Il prodotto vettoriale è un prodotto tra:

A. uno scalare e un vettore, con risultato uguale ad un vettore
B. uno scalare e un vettore, con risultato uguale ad uno scalare
C. due vettori, con risultato uguale ad uno scalare
D. due vettori, con risultato uguale ad un vettore
E. nessuna delle altre risposte è corretta

71) Il prodotto di due vettori non nulli:

A. è sempre uno scalare
B. può essere sia un vettore che uno scalare, a seconda del tipo di prodotto
C. è un vettore sempre nullo: solo gli scalari si possono moltiplicare tra di loro
D. ha come risultato un vettore che giace nello stesso piano dei due vettori
E. è sempre un vettore

2.2 • Cinematica in una dimensione

Velocità media, velocità istantanea e moto rettilineo uniforme

72) La linea costituita dall'insieme delle posizioni occupate da un corpo in movimento viene detta:

A. linea di posizione
B. percorso
C. traiettoria
D. rettilineo
E. velocità angolare

73) CINECA • 2015 **Qual è la velocità di un camion che percorre un tragitto di 153 km in 1h 30′?**

A. 102 km/h
B. 100 km/h
C. 95 km/h
D. 114 km/h
E. 107 km/h

74) La velocità media di un'automobile che viaggia per 200 km a 50 km/h e per 160 km a 80 km/h è:

A. 55 km/h
B. 65 km/h
C. 60 km/h
D. 90 km/h
E. 70 km/h

75) L'equazione $x = 4t + 5$, dove x è una lunghezza misurata in metri e t un tempo misurato in secondi, descrive:

A. nessuna delle altre risposte è corretta
B. uno stato di quiete
C. un moto uniformemente accelerato con accelerazione costante $a = 2\ m \cdot s^{-2}$
D. un moto uniforme con velocità costante $v = 4\ m \cdot s^{-1}$
E. un moto periodico

76) Nel moto rettilineo uniforme, spazio e tempo sono:

A. direttamente proporzionali
B. lo spazio varia con la radice quadrata del tempo
C. lo spazio varia con il quadrato del tempo
D. inversamente proporzionali
E. costanti

77) Quando un corpo si muove di moto rettilineo uniforme:

A. la sua velocità è nulla
B. la forza applicata al corpo è costante
C. la sua accelerazione è costante
D. lo spazio percorso varia col quadrato del tempo
E. la sua velocità è costante

78) La velocità istantanea di un punto, al tempo t, è definita come:

A. nessuna delle altre risposte è corretta
B. la derivata della posizione del punto rispetto al tempo t
C. il prodotto dell'accelerazione per il tempo t
D. lo spazio percorso nel tempo t
E. la distanza coperta in un secondo a partire dal tempo t

79) Un'auto viaggia a 120 km/h. Quanti metri percorre in un secondo?

A. 12 m
B. 0,12 m
C. 3,3 m
D. 33,3 m
E. 120 m

80) In auto percorriamo un primo tratto in leggera discesa di 100 km alla velocità costante di 100km/h, e un secondo tratto in salita di 100 km alla velocità costante di 50 km/h. Possiamo affermare che:

A. dato che abbiamo tratti in discesa, è impossibile che la velocità possa rimanere costante
B. il modulo del vettore velocità media può essere anche superiore a 100 km/h, dato che non ci muoviamo lungo una retta
C. la media delle velocità indicate dal tachimetro durante il moto è circa 66,7 km/h
D. la media delle velocità indicate dal tachimetro durante il moto è circa 75 km/h
E. nessuna delle altre risposte proposte è corretta, visto che non abbiamo tenuto conto della natura vettoriale della velocità

81) La velocità, dal punto di vista dimensionale, è:

A. lunghezza/tempo
B. lunghezza/(tempo)^2
C. (lunghezza)^2/(tempo)^2
D. (lunghezza)^2/tempo
E. (lunghezza)$^{-2}$/tempo

82) La città di Rapafritta è collegata mediante tre strade distinte al mare, al lago e alla montagna. Ciascuna delle tre strade è lunga 70 km. Sulla strada per il mare occorre mantenere un limite di velocità pari a 50 km/h. La strada che porta al lago prevede nella prima metà un limite di velocità pari a 70 km/h e nella seconda metà un limite pari a 30 km/h. Infine la strada che porta in montagna ha nella prima metà un limite di velocità pari a 80 km/h e nella seconda metà un limite pari a 20 km/h. Se Alfredo, residente a Rapafritta, vuole portare la propria famiglia in vacanza, mantenendo lungo il viaggio sempre una velocità pari al limite consentito, in quale dei tre luoghi giungerà prima?

A. Al lago e in montagna
B. Al lago
C. Al mare
D. In montagna
E. Raggiungerà nello stesso tempo i tre luoghi

83) Un cavallo si muove al galoppo lungo un tratto rettilineo di 510 m muovendosi alla velocità di 54 km/h, nel tratto successivo, anch'esso di 510 m, si muove alla velocità di 18 km/h. Qual è stata la velocità media del cavallo lungo l'intero tratto percorso?

A. 36 km/h
B. 34 km/h
C. 7,5 m/s
D. 10 m/s
E. 38 km/h

84) In una gara di atletica al "via" l'atleta A parte con velocità 8 m/s mentre l'atleta B attende 2 secondi e poi parte con velocità 10 m/s. Quanti metri dovrà fare B per raggiungere A?

A. 80
B. 16
C. 8
D. 60
E. 32

Accelerazione media, accelerazione istantanea e moto rettilineo uniformemente accelerato

85) Un moto uniformemente accelerato deve essere necessariamente:

A. a velocità costante
B. ad accelerazione crescente
C. a velocità crescente
D. nessuna delle altre risposte è corretta
E. ad accelerazione nulla

86) Se un corpo si muove di moto uniformemente accelerato, partendo con velocità iniziale nulla:

A. nessuna delle altre risposte è corretta
B. la velocità è costante
C. la distanza è proporzionale al tempo trascorso
D. l'accelerazione è nulla
E. la velocità è proporzionale al tempo trascorso

87) CISIA • 2016 La velocità raggiunta dopo un tempo *t* in un moto accelerato, con accelerazione costante *a* e velocità iniziale nulla:

A. rimane nulla
B. è uguale a $2at$
C. è inversamente proporzionale al tempo
D. è uguale a $\frac{1}{2}at^2$
E. è direttamente proporzionale al tempo

88) Un'automobile percorre un rettilineo infinitamente lungo. Esprimo lo spazio percorso in chilometri (km) e il tempo in ore (h). La velocità dell'auto sia costante ed uguale a 100 km/h. A partire da un certo istante in poi l'auto subisce un'accelerazione negativa costante, uguale a -200 km/h^2. Dopo quanti minuti si inverte il verso di marcia?

A. 5
B. Mai
C. 30
D. 60
E. 1

89) CINECA • 2018 Con quale accelerazione si deve muovere un martello del peso di 1 kg per sviluppare una forza di 2 N?

A. 4 m/s^2
B. 2 m/s^2
C. 1 m/s^2
D. 10 m/s^2
E. 6 m/s^2

90) CISIA • 2016 In un ascensore la tensione delle funi cambia per effetto dell'accelerazione durante la fase di partenza, e della decelerazione durante la fase di arresto. Per un ascensore che sta decelerando, la tensione delle funi che sorreggono la cabina:

A. diminuisce sempre sia se l'ascensore è in salita sia se l'ascensore è in discesa
B. diminuisce se l'ascensore sta salendo e aumenta se l'ascensore sta scendendo
C. aumenta sempre: sia se l'ascensore sta salendo sia se l'ascensore sta scendendo
D. aumenta se l'ascensore sta salendo e diminuisce se l'ascensore sta scendendo
E. la tensione delle funi non cambia durante la decelerazione ne se l'ascensore sta salendo ne se sta scendendo

91) V • 2015 Quale delle seguenti automobili ha l'accelerazione media più alta?

A. Un'automobile che accelera da 20 m/s a 60 m/s in 4 s
B. Un'automobile che accelera da 0 a 2,0 m/s in 0,5 s
C. Un'automobile che accelera da 0 a 60 m/s in 10 s
D. Un'automobile che accelera da 10 m/s a 30 m/s in 8 s
E. Un'automobile che accelera da 0 a 10 m/s in 10 s

92) M/O • 2015 Un tram sta viaggiando lungo dei binari dritti e orizzontali ad una velocità di 12,0 m s^{-1} quando vengono attivati i freni. A causa di questo, il tram decelera con un tasso costante di 1,50 m s^{-2} fino a fermarsi.

Qual è la distanza percorsa dal tram nel tempo totale in cui ha decelerato?

A. 18,0 m
B. 96,0 m
C. 48,0 m
D. 108,0 m
E. 216,0 m

93) CISIA • 2015 Un corpo è in moto: quale delle seguenti affermazioni sulla sua accelerazione è corretta?

A. L'accelerazione è sempre e solo diretta verso il centro di curvatura, quando il moto è curvo
B. L'accelerazione è sempre e solo diretta come la tangente alla traiettoria
C. L'accelerazione è puramente centripeta quando il modulo della velocità è costante
D. Per un generico moto rettilineo, l'accelerazione è nulla
E. L'accelerazione è nulla quando la velocità al quadrato non cambia

94) Su di una autostrada rettilinea e pianeggiante, un motociclista viaggia ad una velocità di 75 km/h quando intravede una automobile in panne, ferma sulla carreggiata. Il motociclista frenando arresta il suo veicolo in 90 m. Procedendo ad una velocità di 100 km/h e frenando con la stessa intensità, in quanto spazio si arresterebbe il veicolo?

A. 160 m
B. 180 m
C. 120 m
D. 115 m
E. 150 m

95) Un tram percorre un cammino rettilineo a velocità costante v_0 = 36km/h. A un certo punto passa accanto ad un motociclista fermo che si muove immediatamente in moto rettilineo per inseguirlo, con accelerazione a = 0,1m/s^2. Trascurando la resistenza dell'aria, dopo quanti metri il motociclista raggiunge il tram?

A. 1 km
B. 4 km
C. 2 km
D. 3 km
E. 5 km

Moto di caduta libera

96) Un sasso viene lasciato cadere da fermo. Dopo 2 s la sua velocità è circa:

A. 10 m/s
B. 30 m/s
C. nessuna delle altre risposte è corretta
D. 20 m/s
E. 0 m/s

97) L'altezza dal suolo alla quale la velocità di un grave in caduta libera senza attriti, inizialmente a riposo a 12 m, uguaglia la metà di quella finale, è:

A. 9
B. 7
C. 3
D. 10
E. 6

98) Una palla lasciata cadere da un'altezza H impiega T secondi a raggiungere il suolo. Quanto impiegherà a raggiungere il suolo se lasciata cadere da un'altezza 4H? (Trascurare l'attrito dell'aria).

A. T
B. 2T
C. 4T
D. 8T
E. T/2

99) Nel moto di caduta naturale di un grave sulla Terra:

A. l'accelerazione cresce rapidamente
B. la velocità è funzione crescente del tempo
C. l'accelerazione è costante
D. si trascura sempre l'attrito dell'aria
E. la velocità è funzione inversa del tempo

100) V • 2016 In una camera a vuoto vengono lasciati cadere, da una distanza di 1 metro dal suolo e nello stesso istante, due oggetti di volume e massa diversi. Si può affermare che:

A. l'oggetto di massa maggiore tocca il suolo per primo
B. i due oggetti toccano il suolo contemporaneamente
C. l'oggetto di massa minore tocca il suolo per primo
D. l'oggetto di volume maggiore tocca il suolo per primo
E. l'oggetto di volume minore tocca il suolo per primo

101) CISIA • 2015 Due corpi vengono fatti cadere con velocità iniziale nulla da un'altezza h, il primo in caduta libera, il secondo lungo un piano inclinato. Si trascuri ogni tipo di attrito. Quale delle seguenti affermazioni sulla velocità con cui i due corpi giungono al suolo è corretta?

A. Il corpo che scende lungo il piano inclinato possiede velocità maggiore
B. La velocità è uguale per i due corpi
C. Non è possibile rispondere se non si conoscono le masse dei due corpi
D. Non è possibile rispondere se non si conosce l'angolo di inclinazione del piano
E. Il corpo in caduta libera possiede velocità maggiore

102) Si lasciano cadere a terra dalla medesima altezza un foglio ed una pallina, entrambi di carta e di massa 15 grammi:

A. essi arrivano a terra contemporaneamente
B. arriva prima la pallina, perché c'è l'attrito dell'aria
C. arriva prima la pallina, perché ha peso maggiore
D. arriva prima la pallina, perché la forza peso dipende dalla superficie del corpo
E. arriva prima il foglio perché ha una maggiore superficie

103) In un ambiente, in cui è stato fatto il vuoto, lascio cadere (in caduta libera) una piuma di 10 g, una sfera di legno da 200 g e una piccola sferetta di ferro da 1 g e misuro i tempi di caduta (dalla stessa quota, nelle stesse condizioni di partenza, per uno stesso percorso). Quale di questi tempi è il minore e quale il maggiore?

A. Minore per il legno e maggiore per la piuma
B. Minore per la piuma e maggiore per il ferro
C. Non si può rispondere senza conoscere i volumi dei tre oggetti
D. Non vi è minore né maggiore perché i tre tempi sono uguali
E. Minore per il ferro e maggiore per la piuma

104) Un sasso viene lasciato cadere con velocità nulla in un pozzo. Il rumore del sasso che tocca il fondo giunge dopo 6 secondi dall'istante iniziale. La profondità del pozzo è di circa:

A. 45 m
B. 180 m
C. 90 m
D. 450 m
E. 0,018 km

105) Due sfere S_1 ed S_2 hanno lo stesso diametro e densità rispettivamente di 8 g/cm^3 e 16 g/cm^3. Cadendo simultaneamente nel vuoto:

A. la sfera S_1 arriva per prima al suolo
B. le due sfere arrivano al suolo simultaneamente
C. i tempi di caduta dipendono dal rapporto delle due masse
D. la sfera S_2 arriva per prima al suolo
E. la sfera S_1 arriva al suolo con un tempo doppio rispetto a quello impiegato da S_2

106) Un corpo di ferro di 5 chili ed uno di piombo di 2 chili vengono lasciati cadere da dieci metri di altezza indipendentemente l'uno dall'altro. In un secondo esperimento i due corpi vengono strettamente legati insieme ed il corpo così composto è lasciato cadere dalla stessa altezza. Sapendo che l'effetto dell'attrito dell'aria è trascurabile, si indichi quale delle affermazioni seguenti è l'UNICA CORRETTA quando si confronti il moto effettuato dai due corpi con quello del corpo composto:

A. il corpo leggero tende a frenare il corpo più pesante perché pesa di meno
B. il corpo composto segue un moto che dipenderà da come è stato legato
C. il corpo più pesante tende a frenare il corpo più leggero perché ha maggiore inerzia
D. i tre corpi seguono lo stesso moto di caduta
E. i tre corpi seguono tre distinti moti perché i materiali sono diversi

107) Un sasso di massa m viene lasciato cadere da un edificio. Trascurando l'attrito dell'aria e detta g l'accelerazione di gravità terrestre, quale sarà l'energia cinetica del corpo, dopo che è trascorso un tempo t dall'inizio della caduta?

A. $1/2\ mgt^2$
B. $1/2\ mgt$
C. mg^2t^2
D. mgt
E. $1/2\ mg^2t^2$

108) Diego con un calcio vuole lanciare il pallone verticalmente verso l'alto, in modo che Pino, affacciato al quarto piano ad un'altezza pari a 14 m, possa afferrarlo. Cosa si può affermare in relazione alla velocità iniziale che Diego deve imprimere al pallone? (Si trascurino gli attriti e si consideri l'accelerazione di gravità terrestre pari a $g = 9{,}8\ m/s^2$)

A. La velocità deve essere almeno pari a circa 16,6 m/s
B. La velocità deve essere pari a circa 16,6 m/s, nessun altro valore è ammesso
C. La velocità deve essere al massimo pari a circa 11,7 m/s

D. La velocità deve essere al massimo pari a circa 16,6 m/s
E. La velocità deve essere almeno pari a circa 11,7 m/s

109) M/O • 2017 Luca vuole tuffarsi da una scogliera a picco sul mare, ma non riesce a valutarne l'altezza. Decide di lasciar cadere in acqua un sasso e con un cronometro misura il tempo che intercorre tra il momento in cui l'ha lasciato cadere e il momento in cui lo vede toccare l'acqua. Se il tempo misurato è 2 secondi, trascurando l'attrito con l'aria, è possibile calcolare approssimativamente l'altezza della scogliera?

A. Sì, la scogliera sarà alta circa 15 metri
B. Sì, la scogliera sarà alta circa 40 metri
C. Sì, la scogliera sarà alta circa 10 metri
D. Sì, la scogliera sarà alta circa 20 metri
E. No, i dati non sono sufficienti a calcolare approssimativamente l'altezza della scogliera

Grafici dei moti rettilinei

110) Un'automobile si muove con velocità $v = v_o + at$; in cui: $v_o = 6$ m/s; $a = 2$ m/s^2; t misurato in s. Il grafico dello spazio percorso in funzione del tempo, nel caso di spazio iniziale uguale a zero, rappresenta:

A. una retta non passante per l'origine degli assi
B. un arco di parabola con il vertice posto fuori dell'origine degli assi
C. un arco di parabola con il vertice nell'origine degli assi
D. una retta passante per l'origine degli assi
E. una funzione indeterminata (non si hanno sufficienti elementi per rispondere)

111) Consideriamo un tram nel percorso rettilineo fra due fermate. Se per metà percorso l'accelerazione è $a = a_1$ mentre nella seconda metà è $a = -a_1$, quale sarà il grafico della velocità? (a1 è costante positiva, t_1, t_2, t_3 sono gli istanti in cui il tram si trova rispettivamente all'inizio, a metà e alla fine del percorso)

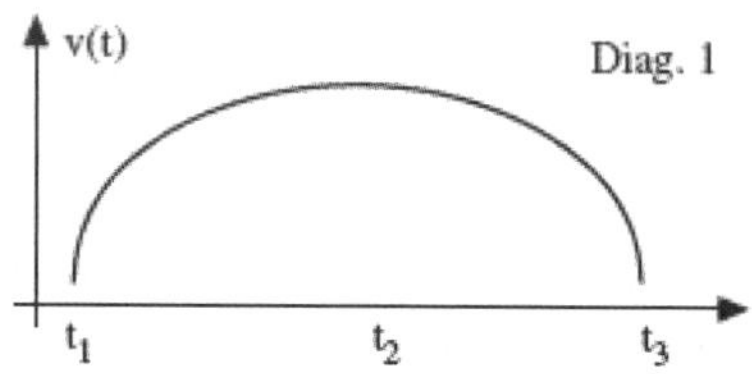

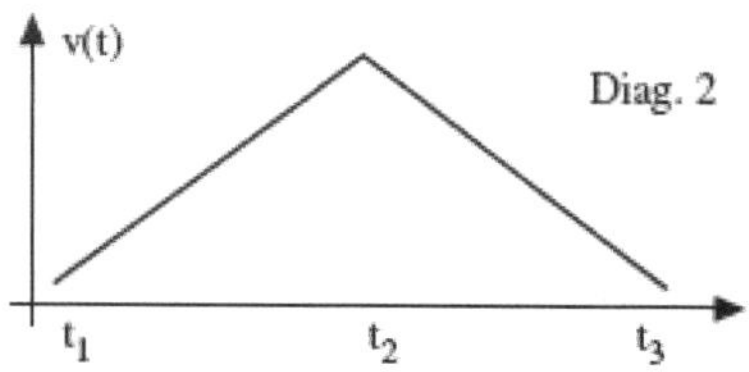

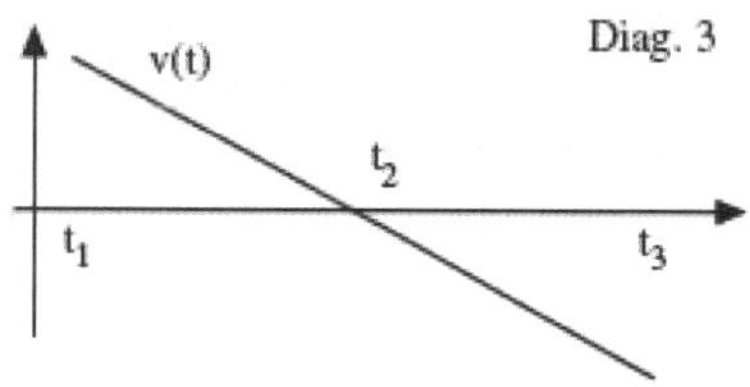

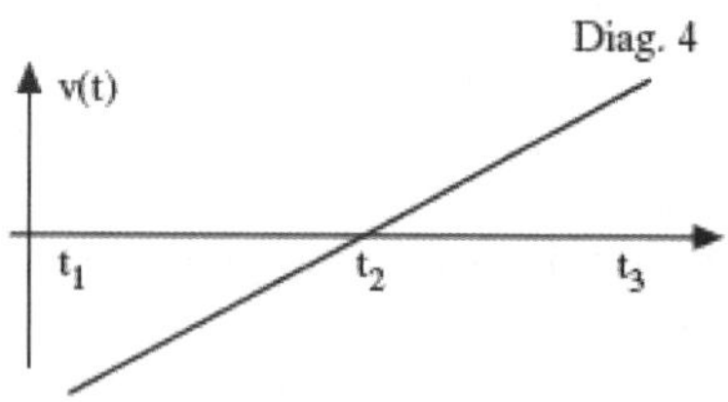

A. Nessuno dei 4
B. Diagramma 2
C. Diagramma 4
D. Diagramma 3
E. Diagramma 1

112) Quale dei seguenti moti, rappresentato in un piano carte-

siano con il tempo in ascissa e lo spazio percorso in ordinata, viene descritto con una parabola?

A. Moto vario
B. Moto rettilineo uniformemente accelerato
C. Moto armonico semplice
D. Moto circolare uniforme
E. Moto rettilineo uniforme

2.3 • Moto in due dimensioni

Vettore velocità e vettore accelerazione

113) In quale dei seguenti moti l'accelerazione normale è nulla?

A. Moto circolare uniforme
B. Moto circolare accelerato
C. Moto parabolico
D. Moto armonico semplice
E. Moto rettilineo uniformemente accelerato

114) È possibile che un corpo che si muove di moto uniforme sia dotato di accelerazione?

A. No, mai
B. Sì, se il corpo è sottoposto alla forza peso
C. Sì, se il moto avviene in aria
D. Sì, se la traiettoria è curva
E. Sì, se il moto è rettilineo

Moto parabolico del proiettile

115) Un proiettile viene sparato verso l'alto con un angolo di inclinazione α diversa da 0 rispetto all'orizzontale. La sua traiettoria sarà:

A. circolare
B. armonica
C. parabolica
D. iperbolica
E. rettilinea

116) Dire quale, tra le seguenti affermazioni sul moto bidimensionale di un proiettile, è corretta:

A. velocità e accelerazione sono ortogonali nel punto più alto della traiettoria
B. la velocità si annulla nel punto più alto della traiettoria
C. l'accelerazione si annulla nel punto più alto della traiettoria
D. l'accelerazione è sempre ortogonale alla traiettoria
E. la velocità è sempre costante

117) L'altezza massima raggiunta da un proiettile sparato con una certa velocità è tanto più elevata quanto:

A. maggiore è la sua massa
B. maggiore è la gittata
C. maggiore è la componente verticale della velocità
D. più piccola è la sua massa
E. maggiore è la componente orizzontale della velocità

118) Durante il moto di un proiettile la componente del vettore velocità lungo l'asse x è:

A. funzione del tempo al quadrato
B. il prodotto dell'accelerazione per il tempo
C. funzione lineare del tempo
D. nulla
E. costante nel tempo

119) CISIA • 2016 Una palla da golf viene lanciata con inclinazione di 30° rispetto al piano orizzontale e, trascurando gli attriti, percorre una traiettoria parabolica. Quale delle seguenti affermazioni è corretta?

A. La componente orizzontale della velocità è costante
B. La componente verticale della velocità è costante

C. L'accelerazione della pallina è diretta verso l'alto
D. L'accelerazione della pallina è nulla lungo tutta la traiettoria
E. Al culmine della traiettoria la velocità è nulla

Moto circolare

120) Un oggetto di massa m = 0,5 kg, legato ad una fune, viene fatto ruotare su una traiettoria circolare ad una frequenza di 2 Hz. Qual è la sua velocità angolare in radianti al secondo?

A. 3π/s
B. 2π/s
C. 6π/s
D. $1{,}5\pi$/s
E. 4π/s

121) Una valigia munita di rotelle con raggio di 5 cm viene trascinata a 7,2 km/h. La velocità angolare delle rotelle, espressa in unità S.I., è:

A. 40
B. $4 \cdot 10^{-2}$
C. 50
D. 50/2
E. 30

122) Velocità e accelerazione nel moto circolare uniforme:

A. hanno direzioni perpendicolari
B. hanno la stessa direzione e verso opposto
C. hanno direzioni che formano un angolo che dipende dalla frequenza di rotazione
D. hanno stesso verso e direzione opposta
E. hanno la stessa direzione e lo stesso verso

123) Nel moto circolare uniforme il vettore:

A. accelerazione è nullo
B. accelerazione è costante
C. velocità è nullo
D. velocità ruota
E. velocità è costante

124) La velocità angolare della lancetta dei minuti in un orologio da campanile è:

A. 2π rad/h
B. funzione della longitudine
C. costante
D. $1/(2\pi)$ h/rad
E. crescente nel tempo

125) In un moto circolare uniforme esiste accelerazione?

A. No, mai
B. No, trattandosi di un moto che si svolge su un piano
C. Sì, dovuta al fatto che la velocità cambia continuamente di direzione
D. Sì, ma solo se la traiettoria giace su un piano verticale
E. Non si hanno elementi per rispondere

126) Nel moto circolare uniformemente vario, il vettore velocità è:

A. costante in modulo, variabile in direzione
B. costante in direzione e modulo
C. variabile in direzione e modulo
D. costante in direzione, ma non in modulo
E. variabile in direzione, ma non in modulo

127) In quale dei seguenti moti l'accelerazione tangenziale è nulla?

A. Moto circolare accelerato
B. Moto circolare uniforme
C. Moto iperbolico
D. Moto rettilineo uniformemente accelerato

E. Moto armonico

128) CISIA • 2015 **Abbiamo due palline che si muovono su due circonferenze di raggio diverso, compiendo entrambe un moto uniforme. Quale delle seguenti affermazioni è corretta?**

A. Se hanno lo stesso periodo, l'accelerazione centripeta è inversamente proporzionale al raggio
B. Se hanno la stessa accelerazione centripeta, la velocità è inversamente proporzionale al raggio
C. Se hanno la stessa velocità, hanno anche lo stesso periodo
D. Se hanno la stessa velocità lineare, l'accelerazione centripeta è inversamente proporzionale al raggio
Se hanno la stessa accelerazione centripeta, la velocità è proporzionale al raggio

129) Un'asta è fatta ruotare in un piano verticale attorno ad uno dei suoi estremi (A). All'altro estremo è incollata una pallina che, ad un certo istante, quando si trova nel punto più alto della traiettoria, si stacca. Da quel momento la pallina cade:

A. con moto armonico semplice
B. verticalmente
C. di moto parabolico
D. di moto circolare
E. con un moto che è la combinazione di un moto circolare attorno all'estremo A e di un moto parabolico di caduta

130) Un corpo celeste ha periodo di rotazione T pari a 36 ore. Allora detta ω la sua velocità angolare e detta ω_T quella terrestre:

A. ω = 2/36 radiante/s
B. ω = 36 ore/radiante
C. $\omega > \omega_T$
D. $\omega < \omega_T$
E. ω = 1/T

131) Sia dato un moto rettilineo in cui la velocità passa da 4 m/s a 6 m/s in 2 s. L'accelerazione centripeta vale:

A. 4 m/s^2
B. (4/2 - 6/2) m/s^2
C. (6/2 - 4/2) m/s^2
D. 2 m/s^2
E. zero

132) Una ruota di bicicletta durante il moto rotola senza strisciare sulla strada. La velocità della bicicletta è costante e vale V_0. Sapendo che il raggio della ruota vale R si domanda la velocità istantanea del punto della ruota più lontano dal suolo.

A. La velocità del centro moltiplicata per il raggio, quindi $V_0 \cdot R$
B. Il doppio della velocità del centro, quindi $2 \cdot V_0$
C. È un moto accelerato e la velocità aumenta
D. La stessa del centro: V_0
E. Non può essere specificata

133) Una pallina è soggetta a moto circolare uniforme, su un piano orizzontale, senza attriti, trattenuta da un filo.

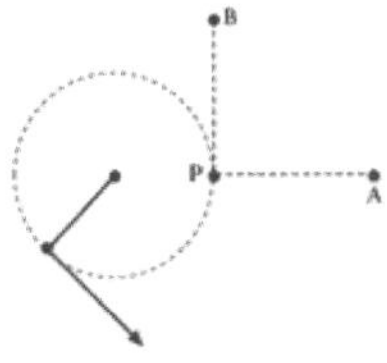

Quando passa per P viene liberata. Si può dire che:

A. colpirà né A né B
B. colpirà B
C. colpirà A

D. inizia moto accelerato
E. inizia moto ritardato

134) Un sasso ruota attorno ad un centro fisso trattenuto da un filo lungo 1 m con velocità angolare $\omega = \sqrt{10}$ rad/s. Qual è (entro il 2%) la giusta proposizione (g accelerazione di gravità)?

A. È sottoposto ad una accelerazione pari a 1 g
B. La velocità periferica è π^2 m/s
C. La frequenza del moto è 2 Hz
D. La velocità periferica è $10 \cdot \pi$ m/s
E. È sottoposto ad una accelerazione pari a 10 g

135) Una fionda è costituita da un sasso vincolato a percorrere 5 giri al secondo lungo una circonferenza di raggio L = 1 m per mezzo di una corda rigida. Quando il sasso si stacca dalla corda la sua velocità è:

A. diversa per sassi di massa diversa
B. pari alla velocità del suono
C. di circa 300 m/s
D. di circa 30 m/s
E. di 5 s

136) Un corpo costretto a percorrere un'orbita circolare di raggio 10 metri alla velocità di 10 metri al secondo, percorrerà in un secondo un arco di circonferenza corrispondente ad un angolo pari a:

A. un radiante
B. 0.1 radianti
C. tutto l'angolo giro
D. 10 radianti
E. metà angolo giro

137) Un giradischi si muove a 45 giri al minuto. Per calcolare la velocità angolare in radianti / secondo, quale dei seguenti calcoli è CORRETTO?

A. Manca il valore del raggio del disco per poter eseguire il conto
B. Velocità angolare = 45 $(2\pi)/360$ = 0,8 radianti / secondo
C. Velocità angolare = 45 $(2\pi)/60$ = 4,7 radianti / secondo
D. Velocità angolare = 45 $(2\pi)/180$ = 1,6 radianti / secondo
E. Velocità angolare = 45/60 = 0,75 radianti / secondo

138) Un corpo puntiforme di massa M è dotato di un moto con componente tangenziale dell'accelerazione uguale a zero, e con componente radiale (o centripeta) dell'accelerazione costante e diversa da zero. Il modulo della velocità è V. Quale delle seguenti affermazioni è errata?

A. Il corpo puntiforme esegue un moto circolare uniforme
B. Il modulo del vettore velocità rimane costante nel tempo
C. La componente centripeta dell'accelerazione è proporzionale al quadrato del modulo della velocità V e inversamente proporzionale al raggio della traiettoria circolare
D. La componente centripeta dell'accelerazione è proporzionale al quadrato del modulo della velocità V
E. Il corpo puntiforme esegue un moto con traiettoria elicoidale

139) Un moto circolare uniforme avviene con frequenza pari a 2 Hz. Si può dedurre che:

A. il moto avviene ad una velocità di 2 m/s
B. occorrono 2 secondi per percorrere una intera circonferenza di raggio pari ad 1 m
C. l'intera circonferenza viene percorsa in mezzo secondo
D. la velocità angolare del moto vale πs^{-1}

E. il periodo del moto vale 2 secondi

140) In un moto circolare uniforme il periodo T è il tempo impiegato per percorrere l'intera circonferenza. Il numero di giri compiuti nell'unità di tempo è:

A. 1/T
B. 2T
C. 2π/T
D. 2πT
E. T/2π

141) Un punto gira con moto circolare uniforme percorrendo un arco pari a 1/4 della lunghezza della circonferenza nel tempo di 1 secondo. Quale sarà il suo periodo?

A. 4 s
B. 1 s
C. (1/4) s
D. 10 s
E. 0,2 s

Moto armonico

142) Il moto armonico è un moto:

A. uniformemente ritardato
B. con velocità costante
C. uniformemente accelerato
D. uniforme
E. periodico

143) Un moto si dice periodico quando:

A. le variabili del moto assumono gli stessi valori ad intervalli di tempo uguali
B. ha traiettoria ellittica e velocità variabile
C. le grandezze fisiche che vi compaiono hanno sempre gli stessi valori
D. l'accelerazione del mobile non è mai nulla
E. la velocità del mobile è sempre costante

144) La frequenza f in un moto armonico è legata al periodo T dalla relazione:

A. $f = T^{-1}$
B. f = 2 π/T
C. f = 2 πT
D. nessuna delle altre risposte è corretta
E. f = T

145) Quante operazioni elementari binarie compie un computer con un microprocessore di frequenza pari a 3GHz in 10 secondi?

A. 3 miliardi di operazioni
B. 30 miliardi di operazioni
C. 3 milioni di operazioni
D. 30 milioni di operazioni
E. 300 milioni di operazioni

146) (Simboli: T = periodo; f = frequenza; ω = 3,1416..). Per descrivere un moto armonico si utilizza anche la velocità angolare ω. Quale delle seguenti relazioni è ERRATA?

A. T = 1/f
B. ω = 2 · π / T
C. f = 1/T
D. T = 2 · π · ω
E. T = 2 · π / ω

147) Nel moto armonico di un corpo puntiforme su una traiettoria rettilinea:

A. la velocità del corpo è costante nel tempo
B. la velocità del corpo presenta una variazione periodica
C. il vettore "velocità" del corpo ha sempre la stessa direzione e sempre lo stesso verso
D. la velocità del corpo cresce linearmente nel tempo
E. la velocità del corpo è costante nel tempo, ma solo in un semiperiodo

148) Un quarzo compie 10^7 oscillazioni al secondo. Qual è il periodo di oscillazione?

A. 10^7 Hz
B. 10^{-7} Hz
C. 10^{-7} s
D. 10 s
E. 10^7 s

Moti relativi

149) La traiettoria risultante dal moto circolare uniforme di un punto in un piano, quando il piano si muove di moto rettilineo uniforme lungo la perpendicolare al piano stesso, è:

A. una parabola
B. curvilinea
C. un'elicoide
D. un'ellisse
E. un'iperbole

150) Una macchina che viaggia alla velocità di 100 km/h incrocia un'altra macchina proveniente in senso opposto che viaggia alla velocità di 50 km/h. La velocità relativa tra le due automobili vale:

A. 75 km/h
B. 25 km/h
C. 150 km/h
D. 50 km/h
E. 120 km/h

151) CISIA • 2015 In una giornata estiva un gatto sta appollaiato su uno dei muri a secco che delimitano un sentiero largo L = 3 m. Il muro è alto h = 1. 25 m. A un tratto un topolino esce correndo dalla sua tana alla base del muro di fronte e tenta di rifugiarsi in un foro alla base del muro dove sta il gatto: il topolino impiega circa 1.5 s ad attraversare il sentiero. Quanto deve attendere il gatto per saltare giù (in verticale) dal muretto e atterrare esattamente sul topolino? Si assuma che $g = 10\ m/s^2$.

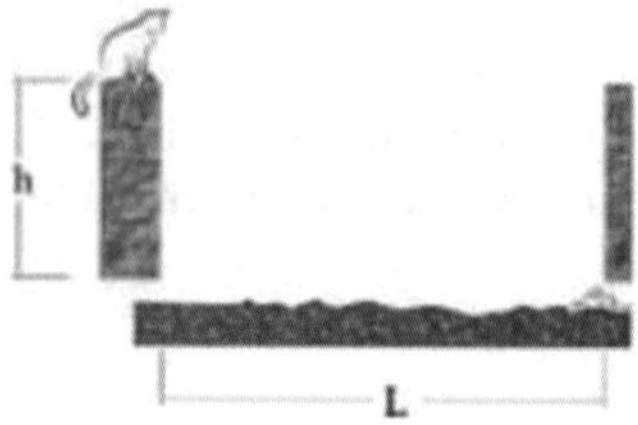

A. Circa 0.0 s, deve saltare subito
B. Circa 0.5 s
C. Circa 1.0 s
D. Nessuna delle altre risposte è corretta
E. Circa 1.5 s

152) Un elicottero sta viaggiando in direzione Nord Ovest a una velocità di circa 70 km/h rispetto al suolo, in assenza di vento. Entra in una regione in cui sta spirando un vento in direzione Nord Est alla velocità di circa 70 km/h rispetto al suolo. Con che velocità si muoverà l'elicottero rispetto al terreno, se mantiene, rispetto all'aria, la stessa velocità che aveva prima?

A. a circa 70 km/h
B. a circa 0 km/h
C. a circa 100 km/h
D. a circa 140 km/h
E. a circa 50 km/h

153) Un aereo viaggia a 800 km/h, in assenza di vento, in direzione Est per 400 km, poi ritorna indietro. Il tempo impiegato per realizzare l'intero percorso è quindi un'ora. Quando, lungo il tragitto, soffia un vento diretto verso Ovest (o verso Est) pari a 50 km/h costante per tutto il percorso, il tempo di percorrenza (andata e ritorno) sarà:

A. quaranta minuti se il vento spira da Ovest
B. meno di un'ora
C. mezz'ora se il vento spira da Est
D. venti minuti
E. più di un'ora

2.4 • Principi della dinamica

Concetto di forza

154) M/O • 2016 Osservando un oggetto perfettamente immobile in galleggiamento nel mare, che cosa si può dire delle forze che agiscono su di esso?

A. Agiscono solo le forze convettive delle correnti marine che lo tengono sollevato dal fondo
B. La forza peso non agisce in mare
C. La forza di Archimede risulta maggiore di tutte le altre forze
D. Non agisce alcuna forza
E. Agiscono più forze, ma la loro risultante è nulla

155) M/O • 2015 Un corpo di massa m è inizialmente a riposo. La velocità del corpo varia uniformemente da zero a v nel tempo t. Cosa rappresenta l'espressione mv/t per il corpo considerato?

A. L'accelerazione media
B. La quantità di moto finale
C. La forza risultante
D. La potenza media
E. L'energia cinetica finale

La prima legge di Newton

156) Un corpo è sottoposto ad una forza di modulo F costante e parallela al piano di appoggio; si verifica che il moto risultante è rettilineo ed uniforme con velocità V. Se ne conclude che la forza d'attrito:

A. è nulla
B. è uguale ed opposta alla forza di modulo F
C. è ortogonale al piano di appoggio
D. è metà della forza F ed ha la stessa direzione e verso
E. è metà della forza F ed ha la stessa direzione e verso opposto

157) In assenza di attrito ad un corpo viene applicata una forza F per un tempo t. Quando cessa l'applicazione della forza, il corpo:

A. si muove solo di moto armonico
B. continua a muoversi di moto rettilineo uniforme
C. continua a muoversi di moto uniformemente ritardato
D. si ferma
E. continua a muoversi di moto uniformemente accelerato

158) Di che moto si muove un corpo nel vuoto?

A. Di moto vario
B. Di moto uniforme
C. È fermo
D. Di moto uniformemente accelerato
E. Nessuna delle altre risposte è corretta

159) La prima legge di Newton afferma che:

A. il campo gravitazionale è un campo conservativo
B. un corpo non soggetto a forze esterne permane nel suo stato di quiete o di moto rettilineo uniforme
C. la somma dell'energia potenziale e dell'energia cinetica è costante
D. un corpo soggetto ad una forza prosegue di moto accelerato variabile
E. un corpo soggetto ad una forza acquista una accelerazione proporzionale ad essa

160) Un corpo di massa m al variare del tempo si sposta senza attrito a velocità costante v. La risultante F delle forze applicate sarà:

A. $F = v/m$

B. $F = m/v$
C. $F = mg$
D. $F = 0$
E. $F = mv$

161) Quando cessa istantaneamente l'azione di qualunque forza su un corpo di massa m:

A. il corpo si arresta
B. il corpo prosegue con moto rettilineo uniforme
C. il corpo decelera fino a ritornare alla velocità iniziale
D. nulla cambia
E. il corpo ricade compiendo una traiettoria parabolica

162) Due forze di uguale intensità F sono applicate a un punto e formano fra di loro un angolo pari a 30°. Quanto deve essere l'intensità di una terza forza da applicare al medesimo punto per creare una condizione di equilibrio?

A. $2F\sqrt{3}$
B. 2F/2
C. $F\sqrt{2}$
D. $F\sqrt{3}$
E. 2F

La seconda legge di Newton

163) Su un corpo di 100 g inizialmente fermo agisce una forza costante di 10 N. Il moto del corpo sarà:

A. uniformemente accelerato con $a = 0{,}1\ m/s^2$
B. uniformemente accelerato con $a = 10^2\ m/s$
C. uniforme alla velocità costante di 100 m/s
D. uniformemente accelerato con $a = 100\ m/s^2$
E. uniformemente accelerato con $a = 1\ m/s^2$

164) Se un corpo si muove con un'accelerazione costante:

A. il suo moto si dice uniforme
B. su di esso agisce una forza costante
C. mantiene costante la quantità di moto
D. la sua velocità si mantiene costante
E. sicuramente su di esso agisce una forza

165) Se un corpo si muove nel vuoto di moto circolare uniforme:

A. su di esso agisce una accelerazione variabile
B. la sua energia cinetica dipende dal tempo
C. sicuramente su di esso agisce una forza
D. persiste in tale stato se non intervengono altre cause
E. si muove in assenza di attrito

166) Applicando una forza della medesima intensità a corpi diversi, i due corpi acquistano:

A. accelerazioni direttamente proporzionali alle masse
B. accelerazioni inversamente proporzionali alle masse
C. la stessa accelerazione
D. velocità direttamente proporzionali alle accelerazioni
E. la stessa velocità

167) Un'automobile, nel percorrere a velocità costante una traiettoria curva, trascurando l'attrito dell'aria, è sottoposta:

A. a una forza centripeta proporzionale al quadrato della velocità
B. nessuna delle altre risposte è corretta
C. a una forza centrifuga direttamente proporzionale alla velocità
D. a una forza centrifuga inversamente proporzionale alla massa dell'auto
E. a una forza centripeta inversamente proporzionale alla massa dell'auto

168) Un corpo è soggetto ad una forza diretta verticalmente. Se ne deduce che:

A. il moto è rettilineo e uniforme
B. la velocità del corpo è sempre diretta verticalmente
C. nessuna delle altre affermazioni è vera a priori: il tipo di moto dipende dalla velocità iniziale del corpo
D. il moto è circolare ma non uniforme
E. il moto avviene lungo una retta verticale

169) Un corpo sottoposto ad una forza F si muove con un'accelerazione:

A. indipendente da F
B. parallela ad F
C. inversamente proporzionale ad F
D. perpendicolare ad F
E. proporzionale alla massa

170) Per inerzia di un corpo s'intende:

A. la sua naturale tendenza a conservare il proprio stato di quiete o di moto rettilineo uniforme
B. la sua naturale tendenza al moto uniformemente accelerato
C. il tempo necessario affinché esso acquisti una accelerazione uguale a g
D. nessuna delle altre risposte è corretta
E. l'accelerazione che acquista quando è soggetto ad una forza unitaria

171) Per mantenere un punto materiale in moto circolare uniforme è necessario applicare una forza:

A. costante tangenziale alla circonferenza
B. centrifuga variabile in modulo
C. centripeta costante in modulo
D. centrifuga costante in modulo
E. centripeta variabile in modulo

172) Un pilota di aviogetto di massa m descrive una circonferenza di raggio r con velocità v. Il seggiolino dovrà sopportare una forza centrifuga pari a:

A. m^2/vr
B. vr^2/m
C. $(1/2)\, mv^2/r$
D. mv^2/r
E. mvr^2

173) Un corpo di 4 kg di massa è soggetto ad una forza costante di 20 N. La sua accelerazione è pari a:

A. 5 m/s
B. 80 J/s
C. 5 m/s^2
D. 80 m/s
E. 5 J/s

174) Se *F* è la forza applicata ad un corpo ed *a* la sua accelerazione, il rapporto *F/a* rappresenta:

A. la massa del corpo
B. la pressione esercitata sul corpo
C. la quantità di moto del corpo
D. la velocità del corpo
E. nessuna delle altre risposte è corretta

175) La forza applicata ad un punto materiale di massa m è:

A. la variazione dell'accelerazione del punto
B. il rapporto tra potenza e accelerazione
C. il prodotto della massa per la rapidità di variazione temporale della velocità
D. il rapporto tra massa ed accelerazione
E. la potenza della sollecitazione sul punto

176) Due forze, fra di loro perpendicolari, di intensità 3 N e 4 N, agiscono simultaneamente su di un corpo di massa

5 kg. L'accelerazione che esse producono è:

A. 5 m/s^2
B. 0,1 m/s^2
C. 0,5 m/s^2
D. 5 m/s
E. 1 m/s^2

177) La forza è definita come il prodotto:

A. della massa per la velocità
B. della potenza per la velocità
C. della massa per lo spostamento
D. della massa per l'accelerazione
E. della potenza per il tempo

178) Un corpo libero di muoversi soggetto ad una forza costante:

A. si muove con velocità costante
B. aumenta in modo esponenziale la propria velocità
C. diminuisce la propria massa
D. si muove con accelerazione costante
E. sta fermo

179) Una stessa forza applicata a corpi diversi produce:

A. la stessa velocità
B. la stessa velocità ma diversa potenza
C. la stessa accelerazione
D. accelerazioni direttamente proporzionali alle masse
E. accelerazioni inversamente proporzionali alle masse

180) Per costringere un corpo a muoversi percorrendo un'orbita circolare di modulo costante con una velocità costante in un piano orizzontale praticamente privo di attrito, il corpo stesso va sollecitato con:

A. una forza costante diretta verso il centro del cerchio
B. una forza ortogonale al piano d'appoggio
C. una forza diretta lungo la direzione del moto
D. due forze uguali ed opposte
E. un'opportuna spinta iniziale e poi lasciato libero di muoversi

181) A due masse m_1 e $m_2 = 2\ m_1$ viene applicata una stessa forza *F*. Le accelerazioni acquistate dalle due masse, a_1 e a_2, sono legate dalla relazione:

A. $a_1/a_2 = 2$
B. $a_1/a_2 = 0,5$
C. $a_1 = a_2$
D. $a_1/a_2 = -2$
E. $a_1/a_2 = 1$

182) Un corpo di massa M percorre una circonferenza con velocità V costante in modulo. La forza F agente sul corpo è:

A. nulla
B. diversa da zero, e tangente alla traiettoria
C. diversa da zero e inversamente proporzionale alla accelerazione centripeta
D. diversa da zero e diretta radialmente verso il centro della circonferenza (centripeta)
E. diversa da zero e diretta radialmente verso l'esterno della circonferenza (centrifuga)

183) Su un corpo puntiforme di massa M agiscono contemporaneamente due forze (F_1 e F_2). Se agisse solo la forza F_1 l'accelerazione del corpo sarebbe a_1. Se agisse solo F_2, l'accelerazione sarebbe a_2. Ma poiché agiscono contemporaneamente F_1 e F_2, con quale accelerazione si muoverà il corpo?

A. Sempre uguale ad a_2, se a_2 maggiore di a_1
B. Sempre uguale ad a_1, se a_1 maggiore di a_2

C. Uguale al prodotto di a_1 per a_2
D. Sempre uguale alla differenza vettoriale $a_1 - a_2$
E. Uguale alla somma vettoriale di a_1 e a_2

184) Un corpo di peso P è sospeso in quiete mediante un filo che produce una tensione T. La forza totale che agisce sul corpo è:

A. diretta verso l'alto
B. diretta verso il basso
C. T
D. nessuna delle altre risposte è corretta
E. P

185) Il Titanic aveva una massa di 6×10^7 chilogrammi. Quale forza applicata era necessaria per imprimere un'accelerazione di 0,1 metri al secondo per secondo (senza tener conto degli attriti a cui poteva essere sottoposto)?

A. $6 \times 10^7 \times 9{,}8 \times 0{,}1 = 5{,}9 \times 10^7$ Newton
B. $6 \times 10^7 \times 9{,}8 = 5{,}9 \times 10^8$ Newton
C. $6 \times 10^7 / 0{,}1 = 6 \times 10^8$ Newton
D. $6 \times 10^7 \times 0{,}1 = 6 \times 10^6$ Newton
E. Una forza pari al suo peso

186) Nel caso in cui su di un corpo agisce una forza costante non nulla, il corpo si muove:

A. con accelerazione inversamente proporzionale alla forza applicata
B. con velocità sempre costante
C. di moto rettilineo uniforme
D. di moto uniformemente accelerato
E. con velocità proporzionale alla forza applicata

187) Un corpo di massa m descrive una circonferenza di raggio r con velocità v. Il corpo dovrà sopportare una forza centrifuga pari a:

A. $(1/2)\ m \cdot v^2/r$
B. v^2r/m
C. $m \cdot v \cdot r^2$
D. $m \cdot v^2/r$
E. vr^2/m

188) Un corpo puntiforme si muove di moto rettilineo uniformemente accelerato a partire dal tempo t = 0, con una velocità iniziale diversa da zero. Se dopo un secondo il corpo ha percorso 3 m e dopo due secondi ha percorso 10 m, la sua accelerazione è pari a:

A. $2\ m/s^2$
B. $1\ m/s^2$
C. $5\ m/s^2$
D. $3\ m/s^2$
E. $4\ m/s^2$

189) Il sistema mostrato in figura è privo di qualsiasi attrito ed è in equilibrio. Sono note le masse m_1 ed m_2 ed è noto l'angolo di inclinazione del piano α. Considerando la fune ideale, quanto vale la sua tensione T? (Si consideri l'accelerazione di gravità terrestre pari a g)

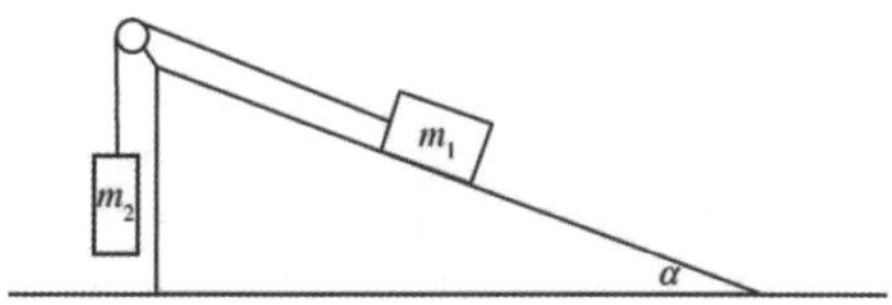

A. $T = (m_1 \sin\alpha + m_2)g$
B. $T = m_2 g \sin\alpha$
C. $T = m_1 g$
D. $T = m_1 g \sin\alpha$
E. $T = m_2 g \cos\alpha$

190) Quanto vale l'accelerazione impressa a un corpo di massa 1 g da una forza di 20 N?

A. $200\ m/s^2$
B. $20.000\ m/s^2$
C. $2\ m/s^2$
D. $0{,}05\ m/s^2$
E. $20\ m/s^2$

191) Supponiamo di avere una bilancia di precisione posizionata su di un ascensore in movimento. Se misuriamo il peso di un corpo di massa M, esso sarà:

A. maggiore quando l'ascensore si muove verso l'alto, qualunque sia il tipo di moto
B. maggiore solo quando l'ascensore si muove verso il basso di moto accelerato
C. lo stesso qualunque sia il moto dell'ascensore
D. maggiore quando l'ascensore si muove verso il basso, qualunque sia il tipo di moto
E. maggiore solo quando l'ascensore si muove verso l'alto di moto accelerato

192) Un cosmonauta "galleggia" senza sforzo all'interno di una stazione spaziale che orbita intorno alla Terra a velocità angolare costante. Questo avviene principalmente perché:

A. la sua accelerazione centripeta è uguale a quella della stazione spaziale
B. essendo la sua velocità costante, la sua accelerazione è nulla, quindi per il secondo principio della dinamica non è soggetto a forze esterne
C. si muove all'interno di un veicolo ad atmosfera compensata nel quale la pressurizzazione è tale da equilibrare la forza gravitazionale
D. è sufficientemente lontano dalla Terra da non risentire dell'attrazione di gravità terrestre
E. la stazione spaziale viene in realtà fatta ruotare sul suo asse per compensare la forza di attrazione gravitazionale della Terra

La terza legge di Newton

193) Due barche di massa diversa si accostano tirandosi con una fune. Quale di queste affermazioni è vera?

A. Le due barche hanno stessa velocità ma diversa potenza
B. La barca più grande sta ferma
C. La forza che fanno i marinai sulla barca grande è minore di quella che fanno quelli sulla barca piccola
D. Gli spostamenti delle due barche sono diversi
E. La velocità delle due barche rispetto all'acqua è uguale

194) La terza legge della dinamica afferma che:

A. ad ogni azione corrisponde una reazione uguale e contraria
B. un corpo che si muove di moto rettilineo uniforme è soggetto ad una forza nulla
C. la forza peso è una forza conservativa
D. un corpo non soggetto a forze rimane in quiete
E. un corpo soggetto ad una forza acquista una accelerazione proporzionale a tale forza

195) Le forze di attrazione Terra-Luna e Luna-Terra sono:

A. opposte in modulo ma uguali in direzione
B. uguali in modulo, direzione e verso
C. la seconda maggiore della prima
D. uguali in modulo ma opposte
E. la prima maggiore della seconda

196) Un uomo dà un calcio a una bottiglia che si trova ai suoi piedi. La forza esercitata dalla bottiglia sull'uomo è:

A. uguale alla forza esercitata dall'uomo sulla bottiglia
B. nulla
C. la sua intensità dipende dalla direzione del calcio

D. maggiore della forza esercitata dall'uomo sulla bottiglia
E. minore della forza esercitata dall'uomo sulla bottiglia

197) La spinta di un motore a razzo viene prodotta:

A. dalla compressione del getto di gas di scarico sull'aria sottostante
B. nessuna delle altre risposte è corretta
C. per inerzia
D. da forze interne al sistema gas di scarico-razzo
E. dalla compressione del getto di gas di scarico sul gas precedentemente espulso

Forza peso

198) La massa di una persona è 70 kg. Il suo peso è:

A. 70 + 9,8 kg
B. 70/9,8 kg
C. 70 · 9,8 N
D. 70/9,8 N
E. 70 · 9,8 kg

199) CINECA • 2016 Sapendo che l'accelerazione di gravità vale 9,8 m/s^2, qual è il peso di una valigia con massa uguale a 10 kg?

A. 9,8 N
B. Nessuna delle altre risposte è corretta
C. 980 N
D. 98 N
E. 0,98 N

200) Per conoscere la forza esercitata da un oggetto dal peso di 10 newton appoggiato sul pavimento di una stanza, occorre conoscere:

A. la posizione dell'oggetto rispetto alla superficie del pavimento
B. la densità del corpo
C. niente altro
D. l'area della superficie su cui poggia il corpo
E. l'area della superficie su cui poggia il corpo e la posizione del baricentro

201) Il peso di un corpo:

A. è una grandezza che dipende sia dalle caratteristiche del corpo che dalla sua posizione
B. per la legge della gravitazione universale dipende quadraticamente dalla massa del corpo
C. dipende dalla massa in corpo quando è in quiete
D. è una caratteristica del corpo che si può stabilire una volta per tutte
E. è una grandezza che caratterizza un corpo solo se è in quiete

202) CINECA • 2015 Nel Sistema Internazionale, un corpo di massa 10 kg pesa:

A. 19,6 N
B. 9,8 N
C. 98 N
D. 980 N
E. 196 N

203) Quale delle seguenti forze ha intensità (modulo) minore?

A. 100 dine
B. 50 kg
C. 2 barie · m^2
D. 200 Pa · cm^2
E. Il peso (per noi, sulla Terra) di una massa di 20 kg

204) Nel Sistema Internazionale, un corpo di massa 5 kg ha peso:

A. 4,9 N
B. 49 N
C. 9,8 N
D. 1,96 N
E. 50 N

205) Il peso e la massa di un corpo sono grandezze:

A. inversamente proporzionali
B. aventi la stessa unità di misura
C. con identico valore ma diverse unità di misura
D. direttamente proporzionali
E. aventi lo stesso valore numerico nel S.I.

206) L'accelerazione di gravità sulla Luna è circa 1/6 di quella sulla Terra. La massa di un uomo che si trova sulla Luna è:

A. uguale a quella che ha sulla Terra
B. 6 volte quella che ha sulla Terra
C. 1/36 di quella che ha sulla Terra
D. 36 volte quella che ha sulla Terra
E. 1/6 di quella che ha sulla Terra

207) CISIA • 2015 Una persona entra in un ascensore e sale su una bilancia pesa persone. Prima che l'ascensore inizi a muoversi, la bilancia indica 80 kg. Partito l'ascensore, la bilancia segna stabilmente 78 kg. Cosa può dedurre la persona?

A. L'ascensore sta accelerando verso l'alto con un'accelerazione costante
B. L'ascensore sta accelerando verso il basso con un'accelerazione costante
C. L'ascensore si muove verso il basso con velocità costante
D. L'ascensore è in caduta libera
E. L'ascensore si muove verso l'alto con velocità costante

208) Un abitante di Roma sale al mattino sulla bilancia nella sua abitazione e nota di pesare 72 Kg. Se venisse istantaneamente trasportato sulla cima del Monte Bianco, come varierebbe il suo peso?

A. Diminuirebbe
B. Una eventuale variazione dipende dalla differenza di pressione atmosferica tra Roma e il Monte Bianco
C. Una eventuale variazione dipende dalla differenza di temperatura tra Roma e il Monte Bianco
D. Rimarrebbe invariato
E. Aumenterebbe

209) Una bottiglia di plastica contiene, sul fondo, delle biglie di acciaio. Lasciamo cadere la bottiglia da una grande altezza, con una velocità iniziale nulla. Quale affermazione tra le seguenti si ritiene corretta, nell'ipotesi di poter trascurare l'attrito tra bottiglia e aria?

A. Le sfere lentamente ruotano all'interno della bottiglia, a causa della forza di Coriolis
B. Nei primi istanti del moto le sfere si portano dalle parti del collo della bottiglia, a causa dell'inerzia
C. Le sfere rimangono sul fondo, come conseguenza del fatto che la forza peso è proporzionale alla massa
D. Le sfere rimangono sul fondo, come conseguenza del fatto che l'acciaio ha una densità maggiore della plastica
E. Le sfere sono accelerate verso il collo della bottiglia, a causa della spinta di Archimede

210) Il peso di un corpo sulla Luna è minore del peso dello stesso corpo sulla Terra perché:

A. il raggio della Luna è minore della massa della Terra
B. il rapporto tra la massa e il quadrato del raggio è minore per la Luna che per la Terra
C. la massa della Luna è minore della massa della Terra
D. la Luna è priva di atmosfera
E. l'accelerazione di gravità diminuisce con l'aumentare della distanza della Terra

211) Nina, Elena e Silvia hanno tre borracce identiche contenenti 1 kg d'acqua ciascuna. Le tre ragazze partono da Roma verso tre destinazioni diverse: Nina si reca al Polo Nord, Elena all'equatore mentre Silvia va al Polo Sud. Posto che le borracce sono rimaste sigillate durante il viaggio, arrivate a destinazione, si verifica che:

A. il peso della borraccia di Silvia è minore di quello della borraccia di Elena
B. il peso della borraccia di Elena è minore di quello della borraccia di Nina
C. il peso delle tre borracce è esattamente lo stesso
D. la massa della borraccia di Elena è minore di quella alla partenza
E. il peso delle borracce di Silvia e di Nina dipende dal periodo dell'anno in cui avviene la misura, dato che l'asse terrestre è inclinato

Forza elastica

212) Un filo elastico segue la legge di Hooke se:

A. dopo essere stato allungato, ritorna alla lunghezza iniziale
B. è di gomma
C. la forza e l'allungamento sono proporzionali
D. la forza è uguale all'allungamento
E. la forza ne impedisce l'allungamento

213) CISIA • 2016 Una massa *M* appesa ad una molla di costante elastica *K* compie oscillazioni di ampiezza *A*. Se si raddoppia l'ampiezza delle oscillazioni, quale delle seguenti affermazioni è corretta?

A. Il periodo delle oscillazioni raddoppia
B. Il periodo delle oscillazioni si dimezza
C. La frequenza delle oscillazioni raddoppia
D. Lo spazio percorso dalla massa in un periodo raddoppia
E. La frequenza delle oscillazioni si dimezza

214) CISIA • 2016 Per COMPRIMERE una molla di 10 cm rispetto alla posizione di equilibrio è necessario compiere un lavoro $L = 1{,}7\ J$. Il lavoro necessario per ALLUNGARE la molla di 10 cm rispetto alla posizione di equilibrio è:

A. $L = -1{,}7\ J$
B. $L = 1{,}7\ J$
C. $L = 0\ J$
D. $L = -3{,}4\ J$
E. $L = 3{,}4\ J$

215) Una molla viene sollecitata con una forza di 100 N, subendo un allungamento di 50 mm; la costante elastica della molla vale:

A. 20 kN/m
B. 20 N/mm
C. 2 N/m
D. 2 kN/m
E. 20 N/m

Forza di attrito

216) CISIA • 2016 Un ragazzo scivola a velocità costante lungo uno scivolo del parco giochi. Tenendo conto dell'attrito quale delle seguenti affermazioni è corretta?

A. La risultante delle forze applicate è diretta verso il basso
B. Le forze di attrito compiono un lavoro nullo
C. La risultante delle forze applicate è diretta verso l'alto
D. La forza di attrito è maggiore della risultante delle altre forze agenti
E. La risultante delle forze applicate è nulla

217) È possibile che un corpo scenda lungo un piano inclinato con velocità costante?

A. Sì, se è trascurabile la resistenza dell'aria
B. No, a causa della resistenza dell'aria
C. No, a causa dell'accelerazione di gravità
D. Sì, se è trascurabile qualsiasi forma di attrito
E. Sì, se è presente attrito

218) In un veicolo che si avvia su strada diritta, tutto il contenuto è sottoposto ad una forza:

A. proporzionale alla accelerazione di gravità
B. proporzionale alla velocità
C. diretta in verso opposto alla velocità
D. detta di Coriolis
E. diretta in verso concorde alla velocità

219) Un blocco di materiale di massa 2 kg è sottoposto ad una forza F = 2 N costante e parallela al piano di appoggio; si verifica che il moto risultante è uniformemente accelerato con accelerazione pari a 0.5 m/sec^2. Se ne conclude che la forza d'attrito:

A. vale 1 N
B. è ortogonale al piano di appoggio
C. è metà della forza F ed ha la stessa direzione e verso
D. è nulla
E. varia lungo il percorso

220) V • 2018 Un oggetto, inizialmente in quiete, scivola su un piano inclinato da una altezza di 10 cm, percorre un tratto orizzontale e risale su un piano inclinato con pendenza di 30°. Quanti centimetri percorre sul secondo piano prima di fermarsi se l'oggetto durante tutto il suo moto non incontra alcun attrito?

A. 10
B. 5
C. 17,321
D. 8,660
E. 20

221) Se non ci fosse attrito fra le sue scarpe e il pavimento, un uomo riuscirebbe a camminare?

A. Sì, solo se è molto pesante
B. Sì, ma con difficoltà
C. Sì, in ogni caso
D. No, in nessun caso
E. Sì, solo se è molto leggero

La legge della gravitazione universale di Newton e le leggi di Keplero

222) La legge di gravitazione universale afferma tra l'altro che due masse si attraggono con una forza:

A. inversamente proporzionale al quadrato della distanza
B. direttamente proporzionale alla loro distanza
C. inversamente proporzionale al prodotto delle masse
D. nessuna delle altre risposte è corretta
E. indipendente dai valori delle masse

223) V • 2014 Qual è l'unità di misura della costante G usata nella legge di gravitazione universale $F = Gm_1m_2/r^2$?

A. $Nm^2\ kg^{-2}$
B. $kg\ m^{-2}$
C. $m^2\ kg^{-1}$
D. $Nm^{-2}kg^2$
E. $kg^3\ m^{-2}$

224) Il peso di un corpo, a livello del mare, varia con la latitudine; le due cause principali sono:

A. la Terra ruota e non è sferica
B. le azioni della Luna e del Sole
C. la massa del corpo non è costante e la Terra non è sferica

D. la massa del corpo non è costante e la Terra ruota
E. la massa del corpo e la forza gravitazionale

225) Un astronauta in orbita non avverte alcuna sensazione di peso. Perché?

A. Al di fuori dell'atmosfera la forza di gravità è nulla
B. Per l'assenza dell'atmosfera
C. A quella distanza dalla Terra la forza di gravità è del tutto trascurabile
D. La forza di gravità produce la stessa accelerazione sull'astronauta e sulla navicella
E. Si è raggiunto un equilibrio tra la forza di gravità della Terra e quella della Luna

226) Il pianeta Giove orbita a una distanza di circa 5,2 u.a. dal Sole. Il suo periodo di rivoluzione è circa:

A. 25 anni
B. 100 anni
C. 200 anni
D. 12 anni
E. 5 anni

227) Un satellite artificiale può ruotare a lungo intorno alla Terra se è posto su un'orbita di raggio abbastanza grande. Ciò perché:

A. la forza centrifuga che deve far equilibrio al peso è tanto maggiore quanto maggiore è il raggio dell'orbita (a parità di velocità angolare)
B. al di fuori dell'atmosfera è nulla l'attrazione terrestre
C. per evitare l'attrazione terrestre deve trovarsi nel vuoto assoluto
D. più alta è la quota, minore è l'azione frenante dell'atmosfera
E. per poter ruotare su un'orbita chiusa deve uscire dal campo di gravitazione della Terra

228) Un satellite che percorre con velocità costante v_0 un'orbita stabile circolare a distanza R dal centro della Terra, viene fatto frenare più volte ed immesso in un'orbita circolare stabile a distanza inferiore pari a 0,8 R. Della velocità con cui percorre la nuova orbita possiamo dire che:

A. è rimasta la stessa perché l'energia cinetica si conserva
B. è più grande di v_0 perché la forza centripeta (e quindi centrifuga) è maggiore
C. è nulla
D. è sicuramente inferiore a v_0 a causa delle frenate
E. è rimasta la stessa perché l'energia potenziale si conserva

229) Per effetto della forza di attrazione gravitazionale, due corpi puntiformi, posti ad una certa distanza e aventi ciascuno una propria massa, si attirano con una forza:

A. inversamente proporzionale al quadrato della distanza
B. direttamente proporzionale al quadrato della distanza
C. inversamente proporzionale alla distanza
D. direttamente proporzionale alla distanza
E. esponenziale decrescente

230) Quale fra le seguenti è la formula dimensionale della costante di gravitazione G che appare nella formula $F = G \cdot MM_1/R^2$?

A. $M \cdot L^2 \cdot T^3$
B. $M^{-2} \cdot L^2$
C. $M \cdot L \cdot T^{-2}$
D. $M^2 \cdot L^{-2}$
E. $M^{-1} \cdot L^3 \cdot T^{-2}$

231) Una particella si muove sotto l'azione di una forza attrattiva che segue la legge dell'inverso del quadrato, $F = -k/r^2$, dove r è la distanza della particella dal punto fisso in cui ha origine la forza e k una costante positiva. La particella può percorrere:

A. un'orbita chiusa a forma di ellisse
B. soltanto una linea retta
C. un'orbita chiusa triangolare
D. un'orbita chiusa rettangolare
E. qualsiasi orbita purché non chiusa

232) Su un pianeta, che abbia una densità pari a quella della terra, ma raggio pari solo alla metà di quello terrestre, un corpo che sulla superficie terrestre abbia un peso P, avrà un peso:

A. pari al doppio di P
B. uguale a P
C. pari alla metà di P
D. pari a quattro volte P
E. pari a un quarto di P

233) Il vettore accelerazione di gravità g, in ogni punto della superficie terrestre:

A. esprime la sola intensità del campo gravitazionale
B. esprime la sola direzione del campo gravitazionale
C. esprime il rapporto costante tra forza gravitazionale e volume del corpo
D. non ha alcuna relazione con il campo gravitazionale
E. esprime l'intensità, la direzione e il verso del campo gravitazionale

2.5 • Lavoro, energia e quantità di moto

Periodo di oscillazione di un pendolo semplice

234) Fra tutte le seguenti operazioni, una soltanto fa raddoppiare il periodo di oscillazione di un pendolo semplice che compie piccole oscillazioni attorno alla sua posizione di equilibrio. Quale?

A. Quadruplicare l'ampiezza di oscillazione del pendolo
B. Quadruplicare la lunghezza del pendolo
C. Raddoppiare la massa del pendolo
D. Triplicare la lunghezza e la massa del pendolo
E. Raddoppiare l'ampiezza di oscillazione del pendolo

235) Un pendolo ha un periodo di oscillazione di 1 s. Se si quadruplica la lunghezza del pendolo, che valore assumerà il periodo?

A. $2^{1/2}$ s
B. 4 s
C. 3 s
D. 0,25 s
E. 2 s

236) Due lampadari di una cattedrale, di peso e forma diversi, sono appesi a due catene di lunghezza disuguale. Nello spolverarli il sacrestano li fa leggermente oscillare e ne cronometra i periodi di oscillazione. Cosa ne può dedurre?

A. I periodi di oscillazione dipendono dalla lunghezza delle catene
B. I periodi di oscillazione dipendono dalla lunghezza delle catene e dal peso dei lampadari

C. I periodi di oscillazione dipendono dal peso dei lampadari
D. I periodi di oscillazione dipendono dalla forma e dal peso dei lampadari
E. I periodi di oscillazione dipendono solo dalla spinta iniziale

237) Foucault nel 1851 sospese con un filo di 67 m una sfera di 28 kg al soffitto della cupola del Pantheon di Parigi e la fece oscillare per una famosa dimostrazione. Trovate fra le seguenti l'affermazione sicuramente ERRATA.

A. La frequenza di oscillazione si riduceva con le ore
B. L'ampiezza di oscillazione si riduceva con le ore
C. Il periodo sarebbe stato lo stesso usando un'altra massa
D. Il moto era periodico
E. Il piano di oscillazione mutava rispetto al pavimento

238) Facciamo compiere piccole oscillazioni a un pendolo, costituito da un peso sostenuto da un filo di massa trascurabile. Quando il pendolo si trova alla massima ampiezza di oscillazione tagliamo il filo. Cosa succede al peso?

A. Sale in verticale per un breve tratto sino a fermarsi, per poi iniziare a cadere
B. Descrive una parabola, partendo con una velocità iniziale in direzione orizzontale
C. Cade in verticale, partendo con velocità iniziale nulla
D. Descrive una parabola, partendo con una velocità iniziale verso l'alto, tangente alla traiettoria del pendolo quando il filo viene tagliato
E. Cade lungo una traiettoria che per i primi istanti coincide con quella che seguirebbe se il filo fosse integro

Lavoro compiuto da una forza

239) Per saltare un ostacolo, un uomo che ha una massa di 70 kg deve innalzare il proprio baricentro di 1,5 m. Quale lavoro (in valore assoluto) viene fatto dalla forza peso?

A. $70 \text{ kg} \cdot 1{,}5 \text{ m} \cdot 9{,}81 \text{ m/s}^2 = 1030$ chilogrammetri
B. La forza peso non compie alcun lavoro
C. $70 \text{ kg} \cdot 1{,}5 \text{ m} \cdot 9{,}81 \text{ m/s}^2 = 1030$ calorie
D. $70 \text{ kg} \cdot 1{,}5 \text{ m} \cdot 9{,}81 \text{ m/s}^2 = 1030$ joule
E. $1/2 \cdot 70 \text{ kg} \cdot 1{,}5 \text{ m} \cdot (9{,}81 \text{ m/s}^2)^2 = 5052$ joule

240) Un satellite gira sulla sua orbita intorno alla Terra. Il lavoro che la forza di gravitazione compie sul satellite in un'orbita completa è:

A. nullo
B. pari a 1
C. negativo
D. positivo
E. positivo o negativo a seconda che l'orbita sia destrorsa o sinistrorsa

241) Un punto materiale si muove su un piano orizzontale, percorrendo una distanza d. Sapendo che la forza normale (reazione normale del piano) vale F, il lavoro compiuto dalla forza normale è:

A. F · d
B. pari a 1
C. non può essere determinato perché dipende dall'angolo tra F e d
D. non può essere determinato perché dipende dalla forza peso
E. pari a 0, perché forza normale e spostamento sono ortogonali

242) M/O • 2016 Un alpinista di massa 70 kg deve affrontare un tratto misto in montagna. La prima parte del percorso, di avvicinamento alla parete, consiste

in un sentiero lungo 1,2 km che supera un dislivello di 600 m. Giunto alla fine del sentiero, l'alpinista scala la parete verticale alta 200 m. Qual è approssimativamente il lavoro totale compiuto dall'alpinista contro la forza di gravità?

A. $5{,}6 \cdot 10^5$ J
B. $4{,}54 \cdot 10^5$ W
C. $9{,}8 \cdot 10^5$ J
D. $3{,}5 \cdot 10^5$ J
E. $2 \cdot 10^6$ J

243) Indicare quale delle seguenti relazioni tra le grandezze fisiche è corretta:

A. forza · velocità = massa
B. massa · velocità = forza
C. forza · spostamento = lavoro
D. spazio/tempo = accelerazione
E. spazio · accelerazione = forza

244) Un ragazzo di massa m fa pattinaggio sopra un lago ghiacciato percorrendo un tratto di lunghezza L. Se l'accelerazione di gravità è g, il lavoro fatto dalla gravità vale:

A. $m \cdot g \cdot L$
B. zero
C. $m \cdot L$
D. $m \cdot g \cdot \sin(90°)$
E. $m \cdot g \cdot \cos(0°)$

245) Un corpo pesante è sospeso ad una fune lunga ed è in equilibrio: il corpo è quindi fermo e la corda perfettamente in verticale. Se, in queste condizioni, si spinge orizzontalmente e lentamente il corpo di un piccolo tratto, si scoprirà che tale spostamento è per nulla faticoso malgrado il suo grande peso: perché?

A. L'attrito dell'aria è nullo per spostamenti piccoli
B. La fune produce anche una spinta in orizzontale
C. Il perno su cui è fissata la corda al soffitto produce una spinta orizzontale
D. I piccoli spostamenti praticamente orizzontali non sono impediti da alcuna forza apprezzabile
E. Il corpo è sottoposto alla pressione atmosferica anche orizzontalmente

246) La forza F di modulo F = 32 N sposta il suo punto di applicazione nella direzione e nel verso indicati in figura di uno spostamento S = 450 cm. Il lavoro compiuto dalla forza F è:

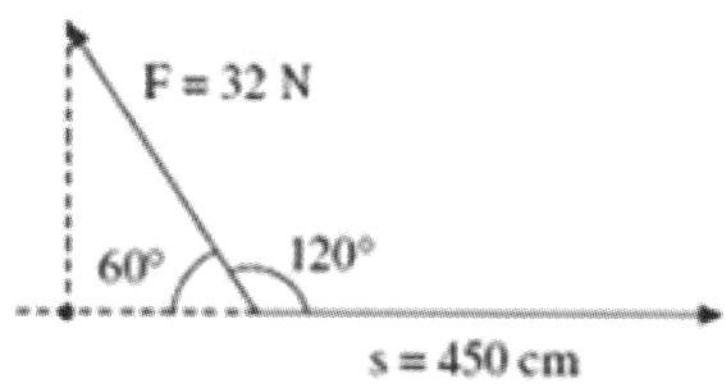

A. -32 N · 450 cm · cos 60° = -7200 J
B. -32 N · 450 · 10^{-2} m · cos 120° = 72 J
C. -32 N · 450 · 10^{-2} m · sen 60° = $-72 \cdot 3^{1/2}$ J
D. 32 N · 450 · 10^{-2} m · cos 120° = -72 J
E. 32 N · 450 · 10^{-2} m · sen 120° = $72 \cdot 3^{1/2}$ J

247) Un cameriere trasporta un vassoio la cui massa, sommata a quella della pietanza in esso riposta, è pari a m. Il cameriere attraversa una sala pianeggiante, lunga una distanza pari a L, mantenendo sollevato il vassoio ad un'altezza h dal pavimento della sala. Quale lavoro avrà compiuto la forza della mano che mantiene sollevato il vassoio, durante l'attraversamento della sala?

A. $m \cdot h$
B. $m \cdot g \cdot L$
C. $m \cdot L$
D. 0
E. $m \cdot g \cdot h$

248) Qual è il lavoro compiuto dalle forze del campo gravitazionale terrestre se un uomo porta un corpo di massa M = 30 kg sulla sommità di una torre alta h = 100 m salendo a piedi e lo riporta al punto di partenza scendendo in ascensore?

A. 2000 J
B. 20 J
C. 980 J
D. 9,8 J
E. 0 J

249) Calcolare il lavoro necessario per far muovere di un tratto s = 1 km un carrello su una rotaia rettilinea priva di attrito, utilizzando una forza F = 100 N che forma un angolo t = 30° rispetto alla direzione del moto.

A. 46 kJ
B. 66 kJ
C. 36 kJ
D. 87 kJ
E. 56 kJ

Energia cinetica. Teorema lavoro-energia cinetica

250) L'effetto dell'attrito su un corpo si manifesta attraverso:

A. un aumento di energia cinetica
B. un aumento di velocità
C. una diminuzione di energia cinetica
D. una diminuzione di energia potenziale gravitazionale
E. un aumento di accelerazione

251) Qual è il valore dell'angolo che la direzione di una forza applicata ad un corpo deve formare con la velocità affinché la sua azione sia frenante?

A. 90°
B. < 60°
C. > 90°
D. < 90°
E. 0°

252) L'energia cinetica, ad un certo istante, di un corpo di massa m = 6 kg è di 147 J. La velocità del corpo allo stesso istante è:

A. 7 m/s
B. 49 m/s
C. 42 m/s
D. 24,5 m/s
E. 10 m/s

253) Un'auto che viaggia alla velocità di 60 km/h possiede un'energia cinetica di 16000 J. Se la velocità viene portata a 120 km/h, l'energia cinetica posseduta dall'auto diventa:

A. 32000 J
B. 90000 J
C. 8000 J
D. 16000 J
E. 64000 J

254) V • 2016 L'energia cinetica di una moto di massa uguale a 300 kg che viaggia alla velocità di 6 m/s è pari a:

A. 5.400 J
B. 2.700 J
C. 900 J
D. 10.800 J
E. 1.800 J

255) Calcolare il lavoro che bisogna compiere per far variare la velocità di un corpo di massa m = 2 kg da 4 m/s a 6 m/s.

A. 24 J
B. 32 J
C. 20 J
D. 6 J
E. 48 N

256) Due automobili A (massa 1000 kg) e B (massa 2250 kg) hanno la stessa

energia cinetica quando le rispettive velocità sono, ad esempio:

A. A = 50 km/h e B = 100 km/h
B. A = 100 km/h e B = 225 km/h
C. A = 60 km/h e B = 40 km/h
D. A = 20 km/h e B = 40 km/h
E. A = 60 km/h e B = 10 km/h

257) Due automobili di ugual massa viaggiano a velocità rispettivamente uguali a 140 e 110 km/h. In quale rapporto stanno le loro energie cinetiche?

A. $(110/140)^3$
B. $(140/110)^2$
C. (140/110)/140
D. (140/110)
E. $(140/110)^{1/2}$

258) L'energia cinetica di un corpo di massa M e velocità V può essere negativa?

A. Sì, se il corpo viene frenato nel suo moto
B. Sì, se il corpo si muove di moto uniformemente ritardato
C. Sì, se la velocità del corpo diminuisce
D. Sì, se la velocità è negativa
E. Mai, perché M è maggiore di zero e V^2 è sempre maggiore (o uguale) a zero

259) La variazione di energia cinetica di un corpo, di massa M e che si muove inizialmente con velocità V_1, può essere negativa?

A. No, perché $M > 0$ e $V_1 > 0$
B. Sì, ma solo se il corpo si muove di moto circolare uniforme
C. Sì, ma solo se il corpo è animato da un moto uniformemente accelerato (con accelerazione > 0)
D. Sì, se il corpo passa dalla velocità V_1 ad una velocità V_2, con $V_2 < V_1$
E. No, perché non ha senso parlare di energia cinetica negativa

260) In un'automobile di massa $M = 10^3$ kg solo l'11,77% dell'energia prodotta dal motore è utilizzata per far muovere il veicolo. Sapendo che la combustione di un litro di benzina fornisce un'energia di $3{,}4 \times 10^7$ J, quanta benzina è necessaria per portare la macchina da 0 a 72 km/h?

A. 0,05 l
B. 3 l
C. 1,05 l
D. 0,3 l
E. 0,5 l

Potenza

261) CISIA • 2015 Un bollitore elettrico, capace di erogare 1 kW di potenza, è riempito con un 1.0 kg di acqua (distillata) a temperatura 20 °C. Quanto tempo è necessario affinché l'acqua arrivi alla temperatura di ebollizione? Si assuma che tutta la potenza sia assorbita dall'acqua.

A. Circa 335 s
B. Circa 50.5 s
C. Circa 4185 s
D. Circa 505 s
E. Circa 150 s

262) Un wattora (Wh) vale:

A. $3 \cdot 10^6$ sec
B. $3 \cdot 10^{-6}$ sec
C. $3{,}6 \cdot 10^3$ joule
D. $3{,}6 \cdot 10^{-3}$ joule
E. $2 \cdot 10^4$ sec

263) Il prodotto watt per secondi dà:

A. una velocità
B. una potenza
C. un'accelerazione
D. nessuna delle altre risposte è corretta
E. una forza

264) Un uomo che pesa 60 kg cammina in salita superando, ogni ora, un dislivello di 240 m:

A. la velocità ascensionale è 4 m/s
B. la potenza impiegata per vincere la forza di gravità è 40 W
C. la potenza muscolare media è 20 W
D. i dati non sono ragionevoli
E. la velocità ascensionale è 150 m/s

265) Un chilowattora è equivalente a:

A. 1000 watt
B. 3.600.000 joule
C. 1000 calorie
D. 3.600.000 watt
E. 3.650 joule

266) M/O • 2014 Una forza costante di 7,00 N viene applicata lungo una linea retta ad un corpo, per spostarlo di 13 m, parallelamente alla direzione della forza, in 5 secondi. Qual è la potenza sviluppata dalla forza per spostare il corpo?

A. 1,82 W
B. 18,2 W
C. 9,10 W
D. 91,0 W
E. 455 W

267) Il lavoro che una macchina compie nell'unità di tempo si chiama:

A. potenza
B. energia potenziale
C. energia cinetica
D. resistenza passiva
E. intensità di corrente

268) CINECA • 2015 Per sollevare di 10 metri un ascensore di massa totale uguale a 800 kg, utilizzando un motore di potenza uguale a 8.000 W, saranno approssimativamente necessari:

A. 10 secondi
B. 20 secondi
C. 1 minuto
D. 80 secondi
E. 5 secondi

269) Sia dato un corpo in moto rettilineo a cui viene applicata per 10 s una forza di 100 N agente lungo la traiettoria e che si oppone al moto per una distanza di 2 m. La potenza sviluppata dalla forza è uguale a:

A. 20 W
B. 200 W
C. 2 kW
D. 5 W
E. 500 W

270) Un watt equivale a:

A. 1,5 N
B. 1 N · m
C. 1 N/s
D. 1 J/s
E. 1 kg/s

271) Durante un trasloco abbiamo la necessità di sollevare un pianoforte dalla strada sino a una finestra posta a un'altezza di 15 m. Sapendo che il pianoforte ha una massa di 400 kg, quanto impiegherà, come minimo, un motore di 1 kW a portare il pianoforte dalla strada alla finestra?

A. Circa 6 secondi
B. Alcune ore
C. Circa 1 minuto
D. Circa 10 minuti
E. Poco più di un'ora

272) Una corrente di 2 Ampere viene erogata da una batteria a corrente continua ed alimenta due lampadine collegate in parallelo che offrono una resistenza di 100 Ohm ciascuna. Quanto vale la potenza (in Watt) erogata dalla batteria?

A. 200 Watt
B. 1/50 Watt
C. 40 Watt
D. 1/40 Watt
E. 400 Watt

273) Siano date due macchine A e B. La macchina A assorbe una potenza da 70 kW ed è accesa per 2 ore, la macchina B impegna 140 kW e resta accesa 1 ora. Possiamo dire dell'energia spesa che:

A. quella di A sta a quella di B come 35 sta a 140
B. quella di B è uguale a 2 volte quella di A
C. è uguale per le due macchine
D. nella macchina A è doppia rispetto a quella della macchina B
E. quella di A sta a quella di B come 140 sta a 35

274) Una gru solleva una trave di 260 kg ad una velocità costante pari a 1,5 m/s. Quanti montacarichi con potenza pari a 190 W servirebbero per sviluppare una potenza pari a quella della gru mentre solleva la trave?

A. Circa 20
B. Circa 40
C. 2
D. Circa 10
E. 4

275) Un argano con una potenza ben definita solleva singolarmente sacchetti di cemento di massa pari a 5,0 kg dal suolo stradale fino al sesto piano in un tempo pari a 30 secondi. Terminati i sacchetti di 5,0 kg, vengono caricati sul gancio dell'argano sacchetti di un peso differente. Sviluppando la medesima potenza di prima, l'argano solleva i sacchetti in un tempo pari a 51 secondi. Qual è la massa dei nuovi sacchetti?

A. 8,0 kg
B. 8,5 kg
C. Circa 3 kg
D. 7,5 kg
E. Circa 10 kg

Forze conservative ed energia potenziale

276) La forza di attrito è non conservativa, perché:

A. il lavoro fatto dalla forza di attrito non dipende da alcun fattore
B. il lavoro fatto dalla forza di attrito lungo un percorso chiuso è sempre nullo
C. il lavoro fatto dalla forza di attrito dipende dal percorso
D. l'energia per un sistema in cui è presente l'attrito non si conserva
E. è nulla la variazione di energia cinetica

277) Due persone scalano una montagna: una segue i tornanti, mentre l'altra si arrampica in linea retta verso la cima. Supponendo che ambedue abbiano lo stesso peso, quale delle due compie maggiore lavoro contro la forza di gravità?

A. Quella che segue i tornanti, perché percorre uno spazio più lungo
B. Compiono lo stesso lavoro
C. Quella che si arrampica, perché deve produrre un maggiore sforzo
D. Il lavoro dipende dal tempo impiegato per la scalata
E. Quella che si arrampica compie un lavoro esattamente doppio rispetto a quella che segue i tornanti

278) Quando un grave lanciato verticalmente verso l'alto ricade nel punto di lancio, il lavoro complessivo effettuato nel campo gravitazionale è:

A. nullo perché costantemente nullo
B. negativo

C. pari a 1
D. positivo
E. complessivamente nullo, ma non nullo nella fase ascendente e in quella discendente

279) Una molla compressa di un tratto x = 2 cm ha un'energia potenziale U = 0,5 J. Calcolare la costante elastica della molla.

A. 250 N/m
B. 425 N/m
C. 2500 N/m
D. 625 N/m
E. 300 N/m

280) L'energia potenziale di una palla lanciata verso l'alto è massima:

A. nel punto più alto raggiunto
B. nell'istante dell'impatto con il suolo
C. al momento del lancio
D. durante la discesa
E. durante la salita

281) Due corpi con la stessa massa si trovano ad altezze diverse rispetto al suolo. L'energia potenziale del corpo che si trova più in alto sarà:

A. uguale a 9,81 J
B. uguale all'energia potenziale del corpo più in basso
C. minore dell'energia potenziale del corpo più in basso
D. maggiore dell'energia potenziale del corpo più in basso
E. la metà dell'energia potenziale del corpo più in basso

Conservazione dell'energia meccanica

282) Due corpi cadono da una stessa altezza. Il primo cade liberamente, mentre il secondo cade scivolando su un piano inclinato. Se si trascurano completamente gli attriti:

A. arriva a terra prima il corpo che scivola sul piano inclinato
B. sia la velocità finale che il tempo impiegato a cadere sono diversi
C. i due corpi arrivano a terra con la stessa velocità
D. i due corpi arrivano a terra con la stessa velocità e impiegando lo stesso tempo
E. i due corpi impiegano lo stesso tempo ad arrivare a terra

283) Due corpi X e Y di ugual massa sono lanciati verticalmente verso l'alto nel campo gravitazionale terrestre partendo dalla stessa quota. Se le velocità iniziali dei due corpi sono rispettivamente V_X e $V_Y = 2V_X$, quale delle seguenti affermazioni è ERRATA?

A. Le accelerazioni di X e Y sono uguali
B. L'energia cinetica iniziale di X è un quarto dell'energia cinetica di Y
C. Nessuna delle altre risposte è corretta
D. L'altezza massima raggiunta da X è doppia di quella raggiunta da Y
E. La quantità di moto iniziale di Y è doppia della quantità di moto di X

284) Un pendolo semplice formato da una pallina attaccata ad un filo sta oscillando. Quando arriva nel punto più basso, si rompe il filo. Cosa succede alla pallina?

A. Cade descrivendo un arco di parabola
B. Cade descrivendo un arco di iperbole
C. Cade descrivendo un arco di circonferenza
D. Cade lungo la verticale
E. Risale lungo la traiettoria circolare

285) Un corpo di massa m = 5 kg cade da fermo e in assenza di attrito da un'altezza di 10 metri. Supponendo costante

l'accelerazione di gravità, quanto vale la sua energia cinetica alla fine del percorso?

A. 980 kg · m^2/s
B. 980 N
C. 490 J
D. 0,98 J
E. 300 J

286) Un corpo viene lasciato cadere verticalmente da fermo da una certa altezza ed acquista alla fine un'energia cinetica E. Quale energia acquista se la massa viene raddoppiata?

A. 4E
B. 3E
C. 2E
D. E
E. E/2

287) L'energia meccanica di un corpo è uguale:

A. alla somma della sua energia cinetica e potenziale
B. alla sua energia cinetica
C. alla differenza tra la sua energia cinetica e potenziale
D. al quadrato del prodotto tra la sua energia cinetica e potenziale
E. alla sua energia potenziale

288) Un corpo puntiforme di massa M inizialmente in quiete viene fatto cadere nel vuoto (sotto l'azione della sola forza gravitazionale; si escludono quindi durante il moto urti o contatti) da una certa altezza h rispetto ad un piano orizzontale di riferimento. Quando il corpo arriva su tale piano, l'energia cinetica è:

A. minore dell'energia cinetica iniziale
B. maggiore dell'energia potenziale gravitazionale iniziale
C. uguale all'energia cinetica iniziale
D. minore dell'energia potenziale gravitazionale iniziale
E. uguale all'energia potenziale gravitazionale iniziale

289) Un corpo pesante di massa M si muove (senza attriti) nel campo di forze conservativo della gravità (g = cost) con energia cinetica T, energia potenziale U ed energia totale E. Indicare l'equazione ERRATA:

A. mg = m · Δv/Δt
B. U = M · g · h
C. E = T - U
D. T = E - U
E. T = 1/2 M · v^2

290) Trascurando gli effetti dovuti agli attriti, un corpo lasciato scivolare lungo un piano inclinato ed inizialmente ad altezza H dal suolo e un corpo di massa doppia lasciato cadere lungo la verticale sempre da un'altezza H rispetto al suolo:

A. le velocità di arrivo al suolo dipendono dall'inclinazione del piano inclinato
B. avranno velocità diverse al momento del loro arrivo al suolo
C. arriveranno a terra nello stesso istante se partono allo stesso istante
D. avranno la stessa velocità al momento del loro arrivo al suolo
E. il corpo di massa doppia acquisterà una velocità doppia nell'arrivare al suolo

291) Due sfere di diametro identico, l'una di sughero e l'altra di piombo, sono ricoperte esternamente con la stessa vernice, rendendole identiche all'aspetto. Vengono lasciate cadere contemporaneamente dalla stessa altezza. In che modo è possibile distinguere la sfera di sughero da quella di piombo?

A. Questo esperimento non permette di distinguerle
B. La sfera di sughero ondeggia nell'aria mentre quella di piombo cade lungo una linea retta
C. La sfera di sughero arriva prima di quella di piombo e lascia una traccia meno profonda nel terreno
D. La sfera di piombo arriva prima di quella di sughero e lascia una traccia più profonda nel terreno
E. Entrambe le sfere arrivano allo stesso tempo, ma quella di piombo lascia una traccia più profonda nel terreno

292) Dell'acqua scorre entro un tubo lungo circa 10 metri e posto verticalmente. Alla sommità, lo alimenta un grande serbatoio. L'acqua in uscita dal tubo cade sulle pale di una ruota da mulino che è così indotta a ruotare facendo muovere i meccanismi della macina. Quale delle affermazioni seguenti è più adatta per identificare la conservazione dell'energia nel sistema descritto?

A. L'energia potenziale viene trasformata in energia cinetica e quindi in lavoro
B. Si conserva l'energia perché la temperatura dell'acqua resta costante
C. La massa d'acqua si conserva e quindi si conserva la sua energia potenziale
D. L'energia cinetica dell'acqua rimane costante e quindi trasformata in lavoro
E. L'acqua acquista energia potenziale cadendo

293) Un blocco viene lanciato su un piano inclinato privo di attrito con velocità v = 2m/s. Si vuole conoscere l'altezza h cui arriva il blocco.

A. 20 cm
B. 25 cm
C. 30 cm
D. 10 cm
E. 15 cm

Conservazione dell'energia totale

294) Quando un pendolo viene sollecitato da una forza esterna comincia ad oscillare, ma le sue oscillazioni si smorzano rapidamente al cessare della forza esterna. Ciò avviene:

A. perché agiscono delle forze di tipo conservativo
B. perché agiscono delle forze di tipo dissipativo
C. perché la forza applicata dall'esterno non è conservativa
D. perché viene violato il 1° principio della termodinamica
E. perché viene compiuto lavoro contro la forza di gravità

295) Un'automobile di massa m scende dalla quota h a velocità costante perché usa i freni e si porta al livello del mare (indichiamo con U l'energia potenziale di gravità e con T l'energia cinetica). In tale situazione:

A. l'energia dissipata per attrito uguaglia la variazione di energia cinetica
B. $\Delta T = m \cdot g \cdot h$
C. $\Delta U = m \cdot g/h$
D. la ΔU uguaglia la variazione di energia cinetica
E. non si può applicare il teorema di conservazione dell'energia meccanica

296) Un sasso lasciato cadere da 20 cm di altezza produce sulla sabbia una buca di profondità 3 mm. Se lo stesso sasso è lasciato cadere da un'altezza doppia produrrà una buca profonda (circa):

A. 6 mm
B. dipende dalla massa del sasso
C. 1 cm

D. 2 mm
E. 12 mm

297) Un corpo di massa M lanciato verticalmente verso l'alto con velocità iniziale di 20 m/sec raggiunge l'altezza di 15 metri. Si può concludere che:

A. l'attrito esercitato dall'aria è trascurabile
B. il moto è uniforme
C. l'accelerazione di gravità varia apprezzabilmente durante il moto
D. percorre una traiettoria parabolica
E. ha perduto energia a causa dell'attrito dell'aria

Quantità di moto

298) La quantità di moto:

A. è uguale al prodotto della forza compiuta su un corpo per la sua massa
B. è uguale al prodotto della massa di un corpo per la sua accelerazione
C. è uguale al prodotto della massa di un corpo per la sua velocità
D. è uguale al prodotto della densità di un corpo per la sua velocità
E. è uguale al prodotto della forza per il tempo in cui agisce

299) Quale tra le seguenti affermazioni è valida per le quantità di moto?

A. Sono proporzionali allo spazio percorso
B. Sono quantità scalari
C. Nessuna delle altre risposte è corretta
D. Sono nulle se il moto è rettilineo e uniforme
E. Si sommano con la regola del parallelogrammo

300) La quantità di moto si misura in:

A. g/metri
B. Newton · metri
C. chilogrammi · metri · secondi
D. Newton · secondi
E. metri · secondi

301) Un corpo X ha velocità doppia di un corpo Y. I due corpi hanno uguali quantità di moto. In che relazione stanno le loro energie cinetiche?

A. L'energia cinetica di X è uguale a quella di Y
B. L'energia cinetica di X è la metà di quella di Y
C. L'energia cinetica di X è un quarto di quella di Y
D. L'energia cinetica di X è un mezzo di quella di Y
E. L'energia cinetica di X è due volte quella di Y

302) Un astronomo osserva che un meteorite (di massa m_1 e velocità v_1) si dirige contro un secondo avente massa $m_2 = 2 \cdot m_1$ e velocità $v_2 = v_1/2$ che gli va incontro sulla stessa retta. Potremo asserire che:

A. il baricentro del sistema è all'infinito
B. l'urto sarà elastico
C. hanno la stessa quantità di moto
D. non si possono incontrare
E. hanno quantità di moto uguali ed opposte

Conservazione della quantità di moto ed urti

303) In un sistema isolato, il vettore quantità di moto si conserva:

A. solo se le forze interne sono dissipative
B. mai
C. solo se le forze interne sono conservative
D. sempre
E. solo se non ci sono forze interne

304) Nell'urto anelastico di due corpi liberi si conserva la quantità di moto del sistema composto dai due corpi?

A. No, se i due corpi non hanno la stessa massa
B. No, in quanto non si conserva l'energia
C. No, in quanto sul sistema agiscono solo forze esterne
D. Sì, in quanto sul sistema non agiscono forze esterne
E. No, in quanto l'urto è anelastico

305) CISIA • 2015 Un vagone ferroviario di massa M_1 = 3000 kg, durante una manovra a spinta, si muove su un binario rettilineo e orizzontale alla velocità di 3 km/h. Questo vagone urta un altro vagone di massa M_2 = 2000 kg che si muove nella stessa direzione e verso del precedente alla velocità di 1 km/h. Nell'urto scatta un meccanismo che lega i due vagoni. Quale sarà la velocità con cui si muovono i due vagoni legati insieme immediatamente dopo l'urto?

A. 1.00 km/h
B. 2.20 km/h
C. 1.40 km/h
D. 2.00 km/h
E. 4.00 km/h

306) Nell'urto tra due corpi, in assenza di interazioni con altri corpi, viene sempre conservata:

A. la quantità di moto totale
B. l'energia meccanica totale
C. l'energia potenziale totale
D. l'energia cinetica totale
E. sia l'energia cinetica che l'energia meccanica

307) La direzione e il verso della quantità di moto q:

A. sono opposti rispetto a quelli della velocità
B. coincidono con la direzione e il verso della velocità v
C. non si possono determinare
D. dipendono dalla massa del corpo
E. coincidono con quelli della velocità solo in un sistema isolato

308) CISIA • 2016 Due oggetti si urtano in modo totalmente anelastico. Durante un urto certamente:

A. si conserva l'energia meccanica
B. si conserva la quantità di moto
C. si conserva l'energia potenziale
D. si conserva l'energia cinetica
E. non si conserva la quantità di moto ma l'energia totale del sistema rimane invariata

309) Un atleta con massa pari a 100 kg corre su un percorso rettilineo con una velocità di 4 m/s. Un proiettile di massa pari a 1 kg viene sparato da un cannone con velocità pari a 500 m/s. Quale dei due corpi ha quantità di moto maggiore?

A. L'atleta, perché ha massa maggiore
B. Hanno entrambi la stessa quantità di moto
C. L'atleta, perché corre lungo un percorso rettilineo
D. Il proiettile, nonostante la massa sia molto più piccola
E. Nessuna delle altre risposte è corretta

Teorema dell'impulso

310) Una forza costante F, agendo per un tempo t su un corpo di massa m, ne fa aumentare la velocità di un fattore 10 rispetto a quella iniziale. Si può senz'altro affermare che:

A. la quantità di moto del corpo è aumentata di 10 volte
B. l'energia cinetica del corpo è aumentata di 10 volte

C. la temperatura del corpo è aumentata di 10 gradi
D. la quantità di moto del corpo è diminuita di 30 volte
E. l'accelerazione del corpo è aumentata di 10 volte

311) Un corpo di massa m si muove su di un piano orizzontale con velocità v. Ad un certo punto A della sua traiettoria incomincia a sentire l'effetto di una forza d'attrito che supponiamo di modulo costante nel tempo e per tutto il resto della traiettoria del corpo, il quale si ferma dopo un tempo Δt. Quanto vale il modulo della forza d'attrito?

A. $F = m \cdot v^2 \cdot \Delta t/2$
B. $F = 2mv \cdot \Delta t$
C. $F = v/\Delta t$
D. $F = mv/\Delta t$
E. $F = 2\,\Delta t/m$

2.6 • Cenni di dinamica e statica del corpo rigido

Definizione di corpo rigido

312) Un corpo viene detto rigido se, in seguito all'applicazione di una forza:

A. subisce solo deformazioni plastiche
B. subisce deformazioni sia elastiche che plastiche
C. nessuna delle altre risposte è corretta
D. subisce solo deformazioni elastiche
E. subisce deformazioni crescenti nel tempo

Centro di massa

313) Il centro di massa di un sistema di particelle si muove di moto uniformemente accelerato:

A. quando le particelle non interagiscono tra loro
B. quando le particelle sono in numero pari
C. quando la risultante delle forze esterne che agiscono sulle particelle è costante
D. quando le particelle sono in numero dispari
E. quando le particelle interagiscono esclusivamente tra loro

314) Il baricentro di un corpo è definito come:

A. il punto avente accelerazione massima
B. il punto di applicazione della forza peso
C. il punto di applicazione della forza elastica
D. un punto avente accelerazione nulla
E. un punto avente velocità nulla

315) La distanza media Terra-Luna è circa 380.000 km e il raggio della Luna è circa 1750 km (0,27 volte quello della Terra); il rapporto tra la massa della Luna e quella della Terra è 1/81. Quale delle seguenti risposte individua più correttamente la posizione del centro di massa (o baricentro) del sistema Terra-Luna?

A. A mezza via tra la Luna e la Terra
B. All'interno della Terra, ma non al centro
C. Il centro della Luna
D. All'interno della Luna, ma non al centro
E. Il centro della Terra

Coppia di forze

316) Ad un corpo libero vengono applicate due forze parallele di uguale intensità e verso opposto. Le due forze:

A. possono produrre una rotazione del corpo

B. possono produrre una traslazione del corpo
C. non producono mai né una rotazione né una traslazione del corpo
D. producono sempre una traslazione del corpo
E. producono sempre una rotazione del corpo

317) Per coppia di forze si intende:

A. l'insieme di due forze aventi lo stesso verso e la stessa intensità
B. l'insieme di due forze aventi lo stesso verso e la stessa direzione
C. l'insieme di due forze parallele di verso opposto e di uguale intensità
D. l'insieme di due forze parallele e concordi di intensità l'una doppia dell'altra
E. l'insieme di due forze perpendicolari con stesso verso e uguale intensità

Equazioni cardinali della dinamica e della statica

318) Si definisce momento di una forza rispetto a un punto:

A. il prodotto della forza per la velocità del corpo su cui agisce
B. il prodotto vettoriale del braccio per la forza
C. il prodotto della forza per il suo spostamento
D. il prodotto della forza per il tempo
E. il prodotto della forza per la massa del corpo

319) Se la somma vettoriale delle forze applicate a un corpo è nulla, l'accelerazione risultante dal baricentro del corpo sarà:

A. non si può rispondere se non si conosce la massa del corpo
B. decrescente
C. crescente
D. costante
E. nulla

320) Un corpo rigido sospeso per un punto fisso qualsiasi:

A. nessuna delle altre risposte è corretta
B. può ruotare
C. non può muoversi
D. può rototraslare
E. può traslare

321) Sia data una forza costante e di modulo F_1 diverso da 0. Sia inoltre dato un punto A_1 giacente sulla retta di azione di F_1. Il punto A_1 disti L_1 (con L_1 diverso da 0) dal punto di applicazione di F_1. Analogamente, sia data una seconda forza costante, di modulo F_2 diverso da 0, e un punto A_2 giacente sulla retta di azione di F_2. Sia L_2 (con L_2 diverso da 0) la distanza di A_2 dal punto di applicazione di F_2. Che relazione c'è tra il momento M_1 di F_1 rispetto ad A_1 e il momento M_2 di F_2 rispetto ad A_2?

A. Non si può rispondere se non si conoscono i valori di F_1, F_2, L_1 e F_2
B. $M_1 > M_2$ se $L_2 < L_1$
C. $M_1 > M_2$ se $L_2 > L_1$
D. $M_1 > M_2$ se $F_1 > F_2$ e contemporaneamente $L_1 > L_2$
E. $M_2 = M_1 = 0$

Equilibrio

322) Un'asta di peso trascurabile è incernierata ad un estremo e porta all'altro estremo un peso di 100 N. La forza necessaria a mantenere orizzontale l'asta e applicata nel suo punto medio deve essere:

A. rivolta verso l'alto e uguale a 100 N
B. rivolta verso il basso e uguale a 45 N
C. rivolta verso l'alto e uguale a 200 N
D. rivolta verso l'alto e uguale a 50 N
E. rivolta verso il basso e uguale a 50 N

323) Un corpo sospeso per il suo baricentro:

A. è in equilibrio stabile
B. nessuna delle altre risposte è corretta
C. è in equilibrio indifferente
D. è in equilibrio instabile
E. non è in equilibrio

324) Una configurazione di equilibrio è stabile se:

A. ha energia cinetica minima
B. ha energia potenziale massima
C. ha energia potenziale minima
D. ha energia cinetica e potenziale massimi
E. ha energia cinetica massima

325) Un'asta omogenea di peso 100 N è incernierata all'estremo A ad un muro verticale e mantenuta in posizione orizzontale da una fune fissata all'estremo B e al soffitto. La tensione della fune vale:

A. 100 N
B. 200 N
C. 50 N
D. 75 N
E. 255 N

326) In una bilancia a bracci diseguali, un corpo di massa M1 = 1,048 kg posto sul braccio di lunghezza L_1 viene equilibrato da una massa M_2 = 995 g posta sull'altro braccio di lunghezza L_2. Il rapporto tra le lunghezze dei bracci, L_1/L_2, è:

A. 0,949
B. 1,022
C. 1,365
D. 0,901
E. 1,054

327) L'equilibrio si dice instabile se:

A. il corpo, comunque spostato, viene ad assumere sempre una posizione di equilibrio analoga a quella iniziale
B. nessuna delle altre risposte è corretta
C. il corpo, spostato anche lievemente, non torna mai spontaneamente nella posizione iniziale
D. il corpo, comunque spostato, torna spontaneamente nella posizione iniziale
E. il corpo, comunque spostato, si porta in una posizione intermedia tra quella iniziale e quella finale

328) Un'asta pesante, omogenea e rettilinea, di lunghezza 6 m, è collocata in posizione orizzontale su due appoggi H e K privi di attrito, posti alla stessa quota e ipotizzabili come puntiformi. L'estremo sinistro dell'asta è alla distanza di 1 m dall'appoggio H, mentre l'estremo destro dell'asta è alla distanza di 2 m dall'appoggio K. Quale delle seguenti affermazioni relative alle forze esercitate dall'asta sui due appoggi è corretta?

A. Le forze esercitate su H e K sono uguali fra loro
B. La forza esercitata su H è la metà di quella esercitata su K
C. La somma delle forze esercitate sui supporti è pari alla metà del peso dell'asta
D. La forza esercitata su K è il triplo di quella esercitata su H
E. La forza esercitata su K è uguale al peso dell'asta

329) Un'asta rettilinea e rigida AB è incernierata in A ad un punto fisso intorno al quale è libera di ruotare senza attrito ed è mantenuta in posizione orizzontale da un cavo d'acciaio verticale collegato ad essa in B. L'asta ha un peso trascurabile, ma nel suo punto medio è appoggiato un carico puntiforme. Se si sposta questo carico e lo si colloca più vicino a B, a tre quarti dell'asta, come

si modifica la tensione nel cavo rispetto alla situazione precedente?

A. Diminuisce del 25%
B. Raddoppia
C. Aumenta del 15%
D. Aumenta del 50%
E. Resta inalterata

330) Un'asta uniforme e rettilinea di estremi A e B ha lunghezza pari a 6 metri e si trova in posizione verticale, incernierata nell'estremo A ad un punto fisso. A metà dell'asta viene applicata una forza orizzontale di intensità pari a 5 N (Newton). Quale deve essere l'intensità di una forza di verso opposto da applicare in un punto P a distanza di 2 metri da A affinché sia soddisfatta la condizione di equilibrio?

A. 5,5 N
B. 7,5 N
C. 6,5 N
D. 5 N
E. 8 N

Leve e guadagno meccanico

331) Il funzionamento dell'avambraccio umano è assimilato dai fisici a quello di una macchina semplice. Di quale tipo di macchina semplice si tratta?

A. È una leva di primo genere perché il fulcro (gomito) si trova tra la resistenza e la potenza
B. È una macchina semplice che non funziona come una leva
C. È una leva di secondo genere perché interresistente
D. È una leva di terzo genere perché, anche se sembra interfulcrale, la potenza agisce tra il fulcro (gomito) e la resistenza
E. È una leva di secondo genere perché tutte le leve del corpo umano sono di secondo genere

332) L'asta in figura è rigida, ha lunghezza l e può ruotare liberamente intorno al punto fisso O al quale è incernierata. L'asta rimane in equilibrio in posizione orizzontale sotto l'azione delle forze verticali p e q. Il punto H, dov'è applicata la forza p, ha distanza 2l/3 dall'estremo O e distanza l/3 dall'altro estremo, dov'è invece applicata la forza q. Quale delle relazioni seguenti può sussistere fra le intensità p e q delle forze? (Le forze sono misurate in Newton)

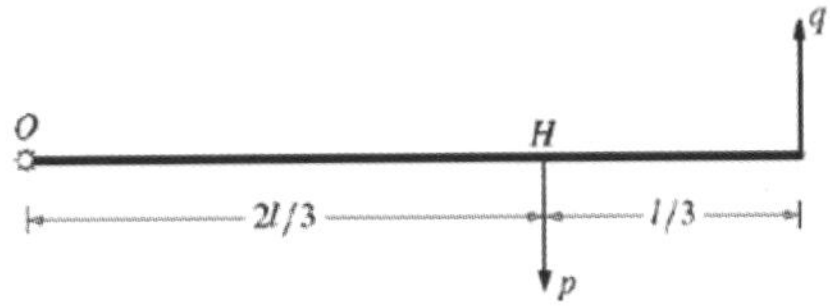

A. p = 4 N; q = 3 N
B. p = 3 N; q = 3 N
C. p = 5 N; q = 4 N
D. p = 2 N; q = 1 N
E. p = 6 N; q = 4 N

333) In una leva, in base alla posizione relativa dei punti di applicazione di R (forza di carico, detta anche resistenza) e di P (forza applicata, detta anche potenza) rispetto al fulcro, si può calcolare il guadagno meccanico G. Indicando con X_R e X_P i rispettivi bracci di R e P dal fulcro, vale la relazione:

A. $G = P X_R / R X_P$
B. $G = X_R / X_P$
C. $G = X_P / X_R$
D. $G = R X_R / P X_P$
E. $G = X_R X_P$

2.7 • Fluidi

Densità e peso specifico

334) Un farmaco è contenuto in un flacone da 75 ml e ha una mas-

sa di 150 g. Quali sono, rispettivamente, la sua densità assoluta e la sua densità relativa?

A. 3 g/cm^3; 1,5
B. 2; 2 g/cm^3
C. 2 g/cm^3; 2
D. 0,5 cm^3/g; 0,5
E. 0,5; 0,5 cm^3/g

335) Di una sostanza si sa che il peso specifico relativo vale 2,7. La densità relativa:

A. vale 2,7 diviso l'accelerazione di gravità
B. si ottiene dividendo 2,7 per la massa
C. si ottiene moltiplicando 2,7 per il volume
D. ha lo stesso valore
E. vale 2,7 moltiplicato per l'accelerazione di gravità

336) In un tubetto da 50 ml sono contenuti 25 grammi di pomata dermatologica. Qual è la densità del farmaco?

A. 5 g/cm^3
B. 0,5 kg/m^3
C. 1,5 g/cm^3
D. 0,5 g/m^3
E. 0,5 kg/l

337) Un recipiente ha lo stesso peso sia quando contiene 50 litri di acqua sia quando contiene 39,7 litri di glicerina. Sapendo che 1000 kg/m^3 è la densità dell'acqua, qual è la densità della glicerina?

A. 1259 kg/m^3
B. 1050 kg/m^3
C. 1322 kg/m^3
D. 794 kg/m^3
E. 824 kg/m^3

338) La densità di un liquido è 1,41 g/ml. Ciò significa che:

A. 20 ml pesano 141 g
B. 20 ml pesano 28,2 g
C. 1 L pesa 1,4 g
D. 1 ml pesa 1,41 kg
E. 10 ml pesano 141 mg

339) La densità dell'aria:

A. cresce, ma non linearmente, con l'altezza
B. nessuna delle altre risposte è corretta
C. diminuisce linearmente con l'altezza
D. diminuisce, ma non linearmente, con l'altezza
E. cresce linearmente con l'altezza

340) La grandezza che si misura in N/m^3 (unità di forza su unità di volume) è:

A. la pressione osmotica
B. la densità
C. il peso specifico
D. la massa
E. la tensione superficiale

341) Un cubo di lato 0,3 metri e del peso di 30 kg ha densità:

A. 11 kg/metro cubo
B. 8 kg/metro cubo
C. 110 kg/metro cubo
D. 1,1 kg/metro cubo
E. 1,1 kg/litro

342) Due corpi di eguale densità debbono necessariamente avere:

A. massa e volume proporzionali
B. stesso peso
C. stessa massa
D. stesso volume
E. massa e volume inversamente proporzionali

343) Un recipiente a forma cubica di lato 1 dm è riempito per metà del suo volume di acqua. Le condizioni esterne sono tali da produrre un'evaporazione dell'acqua di 1 g/ora. Dopo dieci ore il livello dell'acqua:

A. è rimasto costante
B. è salito di 1 mm
C. è sceso di 10 mm
D. è sceso di 1 mm
E. è ridotto a zero

344) Due oggetti a forma di cubo hanno rispettivamente lato di 5 e di 10 cm. I due cubi hanno esattamente lo stesso peso. Se indichiamo con p il peso specifico del cubo più piccolo e con P il peso specifico del cubo più grande, in che rapporto stanno i pesi specifici p e P?

A. (p/P) = 2
B. (p/P) = 8
C. Non si può calcolare il rapporto p/P non essendo noto il peso (uguale) dei due cubi
D. (p/P) = 16
E. (p/P) = 4

345) Si definisce peso specifico relativo di una sostanza:

A. il rapporto tra la massa della sostanza e la massa di una generica sostanza presa come riferimento (alla temperatura di 273 K)
B. il rapporto tra il peso della sostanza e il peso di un uguale volume di acqua distillata a 4 gradi Celsius
C. la massa dell'unità di volume della sostanza
D. il rapporto tra il peso specifico e l'accelerazione di gravità
E. il prodotto tra la densità assoluta e l'accelerazione di gravità

346) 100 cm^3 di acqua pesano approssimativamente:

A. 0.1 kg
B. 1 g
C. 200 g
D. 1 kg
E. 10 g

Pressione

347) CISIA • 2016 Il sistema circolatorio porta il sangue nelle varie parti del corpo. Di quanto aumenterebbe la pressione del sangue nella testa se ti mettessi a testa in giù? Supponi di essere alto 1,70 m e considera la densità del sangue uguale a quella dell'acqua ($d_{acqua} = 10^3$ kg/m^3) e $g = 9,8 m/s^2$.

A. $5,7 \times 10^3$ Pa
B. $1,67 \times 10^4$ Pa
C. 16,7 Pa
D. $1,67 \times 10^6$ Pa
E. 1,67 Pa

348) La pressione atmosferica che agisce sulla superficie di un lago aumenta del 5 per mille in termini relativi, corrispondenti a 5 mbar in valore assoluto. Di conseguenza, la pressione ad una data profondità:

A. non varia
B. varia di una quantità dipendente dalla profondità
C. varia del 5 per 1000
D. varia di 5 mbar
E. varia di 20 mbar

349) Per la pressione possono essere utilizzate tutte le seguenti unità di misura, tranne una. Quale?

A. Newton/m^2
B. Atmosfere/m^2
C. Nessuna delle altre risposte è corretta
D. Metri di acqua
E. Millimetri di mercurio

350) La pressione atmosferica:

A. diminuisce di 100 torr per ogni 100 metri di incremento di altitudine
B. aumenta di 100 torr per ogni 1000 metri di incremento di altitudine
C. aumenta con l'aumentare dell'altitudine

D. non varia con il variare dell'altitudine
E. diminuisce con l'aumentare dell'altitudine

351) Se il volume è espresso in metri cubi e la pressione in pascal, il loro prodotto è espresso in:

A. dine
B. newton
C. joule
D. watt
E. kg

352) Un recipiente cilindrico alto 30 cm è riempito di liquido. La pressione sul fondo del recipiente dipende:

A. dalla comprimibilità del liquido
B. dalla densità del liquido
C. dal volume del recipiente
D. dalla massa del liquido
E. dalla sezione del cilindro

353) Due cilindri, le cui basi hanno raggi diversi, vengono riempiti con la stessa quantità di un liquido; la pressione che si esercita sul fondo è:

A. indipendente dal tipo di liquido
B. minore nel cilindro di raggio minore
C. maggiore nel cilindro di raggio maggiore
D. la stessa
E. maggiore nel cilindro di raggio minore

354) Il sangue che scorre nelle arterie dell'uomo, come noto, ha una certa pressione. Quale tra le seguenti unità di misura (o simboli) potrebbe essere correttamente usata per esprimere questa pressione, anche se l'unità è inusuale nel campo specifico?

A. millibar/cm^3
B. $N \cdot m^2$
C. N/m^3
D. atmosfere
E. cm^3

355) Un contenitore cilindrico e un contenitore conico hanno la stessa altezza, pari a 10 cm, e la stessa area di base, pari a 10^3 cm^2. Entrambi poggiano con la loro base su un piano orizzontale e sono interamente riempiti con un olio avente una densità di 900 g/l. Assumendo che sia $g = 10$ m/s^2, l'intensità della forza esercitata dall'olio sul fondo del recipiente è:

A. 9 N sia per il cilindro che per il cono
B. 9 N per il cilindro e 3 N per il cono
C. 90 N sia per il cilindro che per il cono
D. è superiore, per l'elevata viscosità dell'olio, a quella che si sarebbe prodotta se i recipienti fossero stati riempiti di acqua distillata
E. 90 N per il cilindro e 30 N per il cono

Legge di Stevino

356) La pressione P esercitata da una colonna di liquido di densità d avente altezza h e sezione di area A è data da (g = accelerazione di gravità):

A. per rispondere occorre conoscere la massa della colonna di liquido
B. $P = dgh/A$, dove A è l'area della sezione della colonna
C. $P = dg/A$
D. $P = dg$
E. $P = dgh$

357) Un recipiente aperto contiene un liquido (densità d, pressione ambiente P_a). La differenza di pressione tra due punti situati a profondità che differiscano di un'altezza h è:

A. d/g
B. $P_a - d \cdot g \cdot h$
C. $d \cdot g \cdot h$
D. P_a/dgh

E. $P_a + d \cdot g \cdot h$

358) Quale delle seguenti colonne di acqua esercita sul fondo la pressione maggiore?

A. Altezza 2 m; sezione 1 cm^2
B. Altezza 1,40 m; sezione 1 cm^2
C. Altezza 0,80 m; sezione 0,1 m^2
D. Altezza 1 m; sezione 10 cm^2
E. Altezza 1 m; sezione 2 cm^2

359) Due recipienti di forma diversa contengono una stessa quantità di un certo liquido. Si indichino con F e con p rispettivamente la forza e la pressione esercitate dal liquido sul fondo dei due recipienti. È vero che nei due recipienti:

A. in generale le F e le p sono diverse
B. sia F che p sono identiche
C. solo le due F sono identiche
D. F è il doppio di p
E. solo le due p sono identiche

360) Quale altezza deve avere una colonna d'acqua (d = 1 g/cm^3) per esercitare la stessa pressione di una colonna di 1 m di mercurio (d = 13,59 g/cm^3)?

A. 1359 cm
B. 1359 dm
C. 1,359 dm
D. 13,59 cm
E. 1,359 m

361) Una colonna d'acqua alta 10 m esercita sul fondo una pressione il cui valore:

A. è uguale a 2 atm
B. è inferiore a 700 mm Hg
C. è superiore a 2 atm
D. è pari a 1000 mm Hg
E. supera di circa 1 atm la pressione esterna

362) Sono dati due recipienti di forma e volume diversi e riempiti con uno stesso tipo di liquido. Sulla superficie libera dei due recipienti si esercita la stessa pressione atmosferica. Se nei due recipienti si raggiunge la stessa altezza di liquido rispetto alle rispettive superfici di fondo (piane e orizzontali), in quale di essi la pressione sul fondo sarà maggiore?

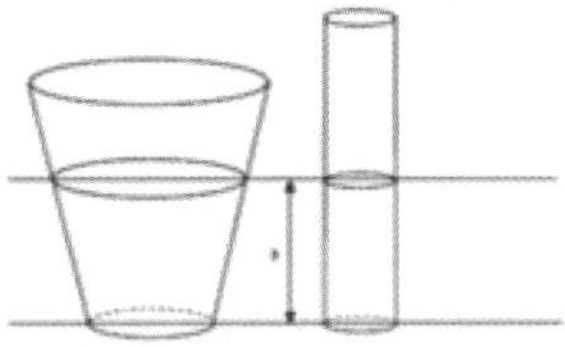

A. In entrambi i recipienti la pressione sul fondo sarà uguale
B. In quello che ha una minore superficie di fondo
C. In quello che ha una maggiore superficie libera
D. In quello che contiene un maggior volume di liquido
E. In quello che ha una maggiore superficie di fondo

363) CISIA • 2016 Un sub osserva una bolla d'aria che da una profondità di circa 15 m si muove verso la superficie dell'acqua. Trascurando la variazione di temperatura tra fondo e superficie, di quanto aumenta il volume della bolla? (Ricorda che a partire dalla superficie dell'acqua dove la pressione è quella atmosferica, sott'acqua la pressione aumenta di circa 1 atmosfera ogni 10 metri)

A. $V_{sup} = 9V_{fondo}$
B. $V_{sup} = 15V_{fondo}$
C. $V_{sup} = 2{,}5V_{fondo}$
D. $V_{sup} = 0{,}25V_{fondo}$
E. $V_{sup} = V_{fondo}$

364) Le giraffe hanno un collo lungo circa 5 m. Assumendo per il sangue una densità pari a quella dell'acqua, che differenza di pressione ci aspettiamo alla base del collo tra quando la giraffa ha il collo disteso in verticale e quando ha il collo disteso in orizzontale?

A. Circa 0,05 atm
B. Circa 5 atm
C. Circa 0,5 atm
D. Circa 50 cm Hg
E. Circa 50 atm

365) Una piccola cisterna d'acqua ha la forma di un parallelepipedo retto con area di base pari a 4 m^2 e una capienza di 10.000 litri. Se però in questo momento contiene solo 8.000 litri, quanto vale in metri la distanza fra la superficie libera dell'acqua e il bordo superiore della cisterna?

A. 0,5
B. 1,0
C. 1,5
D. 0,75
E. 1,2

366) La pressione di un fluido all'interno di un recipiente cilindrico dipende:

A. solo dalla profondità del punto in esame
B. dalla densità del fluido e dalla profondità del punto in esame
C. solo dalla densità del fluido
D. dal materiale di cui è fatto il recipiente
E. solo dalla sezione del recipiente

367) Verso molto lentamente un olio, a densità 0,95 in unità del c.g.s., in un recipiente cilindrico di vetro, precedentemente riempito fino a metà con acqua (densità 1 in unità del c.g.s.). Dopo un po', all'equilibrio, posso osservare che:

A. nessuna delle altre risposte perché l'olio si disperde in acqua formando una soluzione e non si può più parlare di un 'livello dell'acqua'
B. il livello dell'acqua è decisamente salito
C. il livello dell'acqua è decisamente sceso
D. il livello dell'acqua non è cambiato (salvo possibili piccole variazioni ai bordi del recipiente, per effetto della tensione superficiale)
E. non si può rispondere per mancanza di dati

368) La pressione di un'atmosfera è:

A. la pressione atmosferica a 76 m dal livello del mare a 4° C
B. la pressione a livello del mare in qualsiasi giorno dell'anno
C. la pressione esercitata da una colonna d'acqua di 76 m d'altezza
D. la pressione esercitata da una colonna di mercurio di 76 cm d'altezza a 0° C
E. nessuna delle altre risposte è corretta

369) Per misurare la pressione atmosferica, Torricelli utilizzò un tubo di vetro riempito di mercurio. La scelta del mercurio è dovuta principalmente:

A. al suo colore (un liquido trasparente avrebbe reso difficoltosa la lettura del livello raggiunto)
B. alla sua densità (un liquido meno denso avrebbe richiesto un tubo più lungo)
C. alla sua elevata conducibilità termica (un liquido termicamente isolante sarebbe stato meno sensibile alle variazioni meteorologiche)
D. alla sua bassa resistività elettrica (un liquido elettricamente isolante non consentirebbe di scaricare a terra le cariche in eccesso in caso di avverse condizioni atmosferiche)
E. alla sua bassa temperatura di fusione (altri liquidi non sarebbero utilizzabili nelle giornate molto fredde)

Principio di Archimede

370) Se immergiamo in acqua (densità = 1 g/cm^3) due sfere S_1 ed S_2 che hanno rispettivamente densità di 0,8 g/cm^3 e 1,6 g/cm^3:

A. la sfera S_2 galleggia, la sfera S_1 affonda
B. le due sfere si attraggono
C. la sfera S_1 galleggia, la sfera S_2 affonda
D. le due sfere affondano
E. all'equilibrio le due sfere galleggiano

371) Un bambino sta facendo galleggiare una barca di plastica nella vasca da bagno. La barca è carica di soldatini di piombo. Ad un certo istante il carico viene gettato in acqua. Che cosa non succede?

A. La barca rimasta vuota galleggia con volume sommerso minore
B. I soldatini affondano
C. nessuna delle altre risposte è corretta
D. Il livello dell'acqua nella vasca aumenta
E. Il livello dell'acqua nella vasca diminuisce

372) Ricordando il famoso principio di Archimede, quale delle seguenti affermazioni è corretta?

A. Il principio non vale in presenza di gravità
B. Il principio non vale per i liquidi viscosi
C. Il principio vale solo per i liquidi e non per i gas
D. Il principio prevede una spinta solo in presenza della forza di gravità
E. Il principio vale solo se il corpo immerso ha densità uniforme

373) In merito alle spinte di Archimede esercitate su un pezzo di sughero e su un pezzo di ferro di uguale volume completamente immersi in acqua, si può dire che:

A. è maggiore quella sul ferro
B. è assente per il ferro perché va a fondo
C. è assente per il sughero
D. sono tra loro uguali
E. è maggiore quella sul sughero

374) Il piombo ha una densità più alta del ferro. Due cubetti di massa uguale, uno di piombo e uno di ferro, sono immersi completamente in acqua. In che relazione sta la spinta di Archimede che agisce sul cubetto di piombo rispetto a quella che agisce sul cubetto di ferro?

A. È uguale
B. È il doppio
C. È minore
D. Dipende dalla profondità a cui sono immersi i cubetti
E. È maggiore

375) In un recipiente del peso di 10 kg e contenente 100 litri d'acqua (d = 1 g/ml) viene immerso un corpo del volume di 1 litro e del peso di 5 kg. Il corpo viene sostenuto da una corda (di peso e volume trascurabili) e non tocca il fondo del recipiente; questo poggia sul piatto di una bilancia, il cui indice segna:

A. 111 kg
B. 109 kg
C. 105 kg
D. 120 kg
E. 110 kg

376) Un corpo di peso P_1 e densità D_1 galleggia su un fluido di peso P_2 e densità D_2, quindi:

A. $P_1 > P_2$
B. $P_1 < P_2$
C. $D_1 < D_2$

D. $D_1 > D_2$
E. $P_2 > P_1$

377) Un cubetto di ghiaccio galleggia sull'acqua perché:

A. la densità del ghiaccio è inferiore a quella dell'acqua
B. solidificando, l'acqua diminuisce di volume
C. il peso specifico del ghiaccio è superiore a quello dell'acqua
D. la temperatura del ghiaccio è inferiore a quella dell'acqua
E. l'acqua ha una massa minore

378) Un palloncino A viene gonfiato con un certo volume V di aria. Un secondo palloncino B, identico ad A, viene gonfiato con un pari volume V di un gas il cui peso specifico è inferiore a quello dell'aria. Si può affermare che:

A. la forza di Archimede agisce soltanto su corpi immersi in un liquido, per cui la forza di Archimede agente sui due palloncini immersi nell'aria è nulla
B. la forza di Archimede che agisce sul palloncino A è uguale alla forza di Archimede che agisce sul palloncino B
C. la forza di Archimede che agisce sul palloncino A è inferiore alla forza di Archimede che agisce sul palloncino B
D. la forza di Archimede che agisce sul palloncino A è superiore alla forza di Archimede che agisce sul palloncino B
E. nessuna delle altre risposte è corretta

379) Un parallelepipedo di legno galleggia in una vaschetta piena d'acqua distillata. Nella vaschetta viene successivamente disciolto del sale da cucina. Indicate quale affermazione descrive più adeguatamente ciò che accade dopo lo scioglimento del sale nell'acqua:

A. il parallelepipedo rimane nella stessa posizione occupata precedentemente
B. il parallelepipedo sale leggermente rispetto alla linea di galleggiamento precedente
C. il parallelepipedo affonda completamente nell'acqua
D. non vi sono dati sufficienti per fare una previsione attendibile
E. il parallelepipedo scende leggermente rispetto alla linea di galleggiamento precedente

380) CINECA • 2016 Un corpo ha una massa di 30 g e un volume di 50 cm^3. Ponendolo in acqua, che cosa succede?

A. Galleggia
B. Resta sospeso in prossimità della superficie
C. Nessuna delle altre alternative è corretta
D. Viene sommerso in profondità
E. Affonda

381) Il principio di Archimcdc stabilisce che ogni corpo immerso in un fluido qualsiasi riceve una spinta dal basso verso l'alto pari al peso del fluido spostato. Cosa si può dire della spinta di Archimede sulla superficie lunare?

A. La spinta di Archimede dipende dalla massa del fluido spostato e quindi assume lo stesso valore in qualunque regione dello spazio all'interno del sistema solare
B. La spinta di Archimede è presente sulla superficie lunare ma assume, a parità di condizioni, valori più bassi di quelli che assume sulla superficie terrestre
C. Non dipendendo da forze gravitazionali, la spinta di Archimede è presente (con la stessa intensità che assume sulla Terra) in qualunque punto del-

lo spazio e quindi anche sulla superficie della Luna
D. Sulla superficie lunare la spinta di Archimede è sempre nulla
E. La spinta di Archimede è presente solo sulla superficie terrestre

382) La spinta di Archimede NON dipende:

A. dal valore dell'accelerazione di gravità
B. dalla densità del mezzo
C. dalla profondità alla quale il corpo è immerso
D. dal volume del corpo
E. dal peso specifico del mezzo

383) Sia dato un parallelepipedo rettangolo omogeneo e pieno, avente lati a, b, c, che galleggia su di un liquido di densità 1,2 g/cm^3, con il lato a perpendicolare alla superficie libera del liquido. La metà di a emerge, l'altra metà è sommersa. Quanto vale la densità del materiale con cui è fatto il parallelepipedo?

A. 2,4 g/cm^3
B. 0,6 g/cm^3
C. 0,2 g/cm^3
D. Non si può rispondere senza sapere i valori dei lati
E. 0,4 g/cm^3

384) Un ragazzo riempie d'acqua una bottiglia di vetro, la chiude con un piccolo tappo e la deposita sull'acqua di uno stagno. Dica il candidato se:

A. resta sotto il pelo dell'acqua
B. la discesa sarà con accelerazione crescente
C. affonda
D. non si può dire se galleggia o affonda
E. galleggia

385) Per misurare la densità del sangue relativa all'acqua si può usare una miscela di xilene (densità relativa 0,87) e di bromobenzene (densità relativa 1,50). Quale delle seguenti tecniche sperimentali utilizzereste per la misura?

A. Si cambia la proporzione nella miscela sino a che abbia lo stesso colore del sangue
B. Si cambia la proporzione nella miscela sino a che in due capillari uguali miscela e sangue salgano della stessa quantità
C. Si cambia la miscela sino a che abbia lo stesso pH del sangue
D. Si calcola il rapporto tra i pesi di pari volumi di sangue e miscela al 50% di xilene e bromobenzene
E. Si cambia la proporzione nella miscela sino a che le gocce di sangue immerse nella stessa rimangano in sospensione

386) Una sfera rigida, piena ed omogenea, immersa in una soluzione acquosa di glicerina, galleggia mantenendo fuori dal fluido una porzione pari a 1/6 del suo volume. Determinare la densità del materiale di cui è composta la sfera sapendo che la densità del fluido è pari a 1,2 g/cm^3.

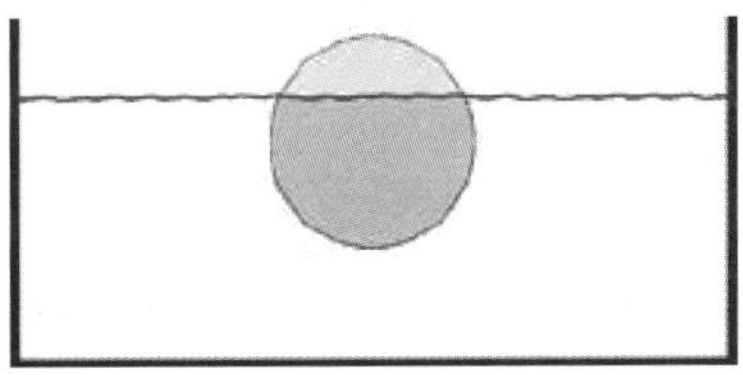

A. 1 g/cm^3
B. 1,2 g/cm^3
C. 1,6 g/cm^3
D. 0,8 g/cm^3
E. 0,6 g/cm^3

387) Una papera di plastica è immersa per 1/4 del proprio volume all'interno

dell'acqua di una vasca da bagno. Qual è approssimativamente la densità della papera di plastica?

A. 25 g/dm^3
B. 250 g/l
C. 25 kg/m^3
D. 2,5 kg/dm^3
E. 0,025 g/cm^3

388) CISIA • 2015 **Una tavola di legno, di volume totale pari a 20 dm^3, immersa in acqua (densità 10 kg^3/m^3) emerge per il 20%. Che forza verticale dobbiamo applicare alla tavola per immergerla completamente? Si assuma che g = 10 m/s^2.**

A. 40 N
B. 20 kgp
C. 20 N
D. Non è possibile rispondere non conoscendo la densità del legno
E. 4 N

Tensione superficiale e capillarità

389) In due tubi capillari verticali di raggio diverso comunicanti, il livello di un liquido che bagna la parete è più alto:

A. nel capillare di raggio maggiore
B. nel capillare posto a sinistra
C. il livello è lo stesso
D. dipende solo dal colore del liquido
E. nel capillare di raggio minore

390) Per tensione superficiale si intende:

A. la forza tangente alla superficie libera di un liquido che agisce su un tratto di perimetro di lunghezza unitaria
B. lo sforzo cui si trova sottoposta la superficie di un corpo
C. lo sforzo che è in grado di sostenere un capillare
D. la forza che agisce sull'unità di superficie di un corpo fluido
E. la curvatura che assume in un capillare il menisco di liquido ascendente o discendente

Dinamica dei fluidi ideali. Teorema di Bernoulli

391) Il parametro che indica la direzione del flusso di materia nei fluidi (gas e liquidi) è:

A. la densità
B. la viscosità
C. la forza
D. la pressione
E. la temperatura

392) La velocità di un liquido che scorre, con flusso stazionario, in un condotto a sezione variabile:

A. aumenta dove la sezione si allarga
B. resta immutata in quanto si è fatta l'ipotesi che il flusso sia stazionario
C. diminuisce sempre per effetto della viscosità
D. aumenta dove la sezione si restringe
E. è costante

393) Che cos'è il gradiente di pressione in un condotto?

A. La variazione di pressione agli estremi del condotto
B. Il rapporto tra la differenza di pressione agli estremi del condotto e la sua lunghezza
C. Il rapporto tra la differenza di pressione agli estremi del condotto e la sua sezione
D. La domanda non ha senso, in quanto non si può parlare di gradiente di pressione in un condotto
E. La velocità di scorrimento del liquido nel condotto

394) Nel moto di un liquido in un condotto, che cos'è la portata?

A. Il rapporto fra la quantità di liquido che passa attraverso una sezione del condotto e l'intervallo di tempo in cui tale passaggio avviene
B. La quantità di liquido che passa in una qualunque sezione del condotto
C. La quantità massima di liquido che può passare nel punto più stretto del condotto
D. La quantità di liquido che passa in una sezione unitaria del condotto
E. La quantità di liquido unitaria che passa attraverso una sezione del condotto in 1 secondo

395) Un liquido ideale scorre con moto stazionario in un condotto cilindrico (quindi a sezione costante) a pareti rigide, inclinato di 45 gradi sull'orizzontale; la velocità:

A. aumenta al diminuire dell'altezza
B. resta invariata se l'inclinazione si riduce
C. diminuisce al diminuire dell'altezza
D. aumenta all'aumentare dell'ampiezza dell'angolo
E. è costante

396) Dall'osservazione che, strizzando l'estremità di un tubo di gomma in cui scorre l'acqua, il getto va più lontano, si deduce che, per una data portata:

A. non c'è relazione tra sezione e velocità
B. la velocità dell'acqua non varia
C. la velocità dell'acqua è proporzionale alla sezione del tubo
D. la velocità dell'acqua è inversamente proporzionale alla sezione del tubo
E. nessuna delle altre risposte è corretta

397) Un fluido (gas o liquido) passa sempre:

A. da una posizione a pressione maggiore a una posizione a pressione minore
B. da una posizione a temperatura maggiore a una posizione a temperatura minore
C. da una posizione a pressione minore a una posizione a pressione maggiore
D. da una posizione a temperatura minore a una posizione a temperatura maggiore
E. da una posizione a pressione maggiore ad una posizione a temperatura maggiore

398) Un recipiente (aperto in alto) è riempito d'acqua fino ad un'altezza di 2,5 m. Viene praticato un foro ad un'altezza di 1 m sopra il fondo del recipiente. La velocità di uscita dell'acqua è:

A. 4,42 m/s
B. 3,42 m/s
C. 1,42 m/s
D. 5,42 m/s
E. 2,42 m/s

399) Il teorema di Torricelli asserisce che:

A. ogni corpo immerso in un liquido riceve una spinta dal basso verso l'alto pari al peso della massa di liquido spostata
B. la velocità di deflusso di un liquido reale varia inversamente alla sezione del condotto
C. la velocità di deflusso di un liquido attraverso un foro in un recipiente dipende dal dislivello tra il foro ed il pelo libero del liquido
D. nessuna delle altre risposte è corretta
E. la pressione atmosferica a livello del mare ammonta a 760 torr

400) In un condotto orizzontale a pareti rigide, a sezione circolare costante, scorre con moto stazionario un liquido perfetto (o ideale), assoggettato alle sole forze di gravità e di pressione (Fi-

gura). Dette P_1 la pressione in una sezione a monte, e P_2 in una sezione a valle (il liquido cioè scorre dalla sezione 1 verso la sezione 2), quale delle seguenti relazioni è CORRETTA?

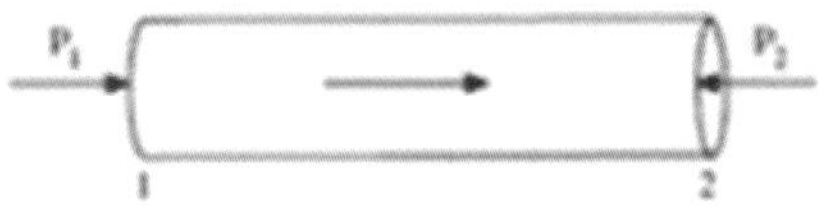

A. $P_1 < P_2$
B. Non si può dire nulla senza conoscere l'area (costante) della sezione
C. $P_1 = P_2$
D. Non si può dire nulla senza conoscere la velocità (costante) del liquido
E. $P_1 > P_2$

401) La portata di un condotto:

A. è il volume di liquido che attraversa una sezione nell'unità di tempo
B. è la massa di liquido che esce dal condotto
C. dipende dal fluido
D. dipende dalla quota del condotto
E. si misura in litri · minuti

402) In un libro di fisiologia leggiamo che mediamente nei mammiferi la circolazione polmonare ha una pressione più bassa della circolazione sistemica. Quale tra le seguenti motivazioni potrebbe essere una plausibile giustificazione fisica?

A. Data la posizione relativa, la differenza di pressione idrostatica tra gli organi coinvolti nella circolazione polmonare è minore dell'analoga differenza di pressione nella circolazione sistemica
B. Il sangue della circolazione sistemica, ricco di nutrienti, ha una pressione osmotica più alta
C. Il sangue che scorre nei polmoni si muove lentamente, in modo da bene ossigenarsi
D. Il sangue povero di ossigeno ha una pressione inferiore
E. Il volume del sangue immesso nella circolazione polmonare ogni secondo è assai minore di quello immesso nella circolazione sistemica

403) In una tubatura orizzontale a sezione circolare viene trasportato un flusso costante d'acqua. Se in un punto nel quale la tubatura ha una sezione di area 6 cm^2 l'acqua viaggia a 0,80 m/s, quale è la sua velocità in un punto nel quale l'area della sezione è di 4 cm^2?

A. 1,50 m/s
B. 1,20 m/s
C. 0,40 m/s
D. 0,60 m/s
E. 0,75 m/s

404) Dalla parte superiore di un condotto verticale di sezione costante S_1 fuoriesce un getto di un liquido ideale. Come deve essere modificata la sezione del foro di uscita perché il getto di liquido possa raggiungere un'altezza doppia? (Sia S_2 la nuova sezione e si ipotizzi che la portata volumetrica del getto del liquido si mantenga costante; inoltre si trascuri la resistenza dell'aria)

A. $S_2 = S_1/2$
B. $S_2 = 2\,S_1$
C. $S_2 = S_1/\sqrt{2}$
D. $S_2 = \sqrt{2}\,S_1$
E. $S_2 = S_1$

Fluidi viscosi

405) Un corpo, partendo dalla quiete, viene fatto cadere all'interno di un fluido viscoso. Il suo moto è:

A. uniformemente ritardato
B. uniformemente accelerato

C. prima accelerato e poi uniforme
D. prima accelerato e poi ritardato
E. prima ritardato e poi uniforme

2.8 • Termologia. Calorimetria. Termodinamica

Temperatura e termometri

406) La temperatura di 0 °C corrisponde a:

A. 373,15 Kelvin
B. 273,15 Kelvin
C. 0 Kelvin
D. -273,15 Kelvin
E. -373,15 Kelvin

407) Il caffè contenuto in una tazza situata in un ambiente a temperatura costante di 20 °C si è raffreddato dalla temperatura di 90 °C a quella di 70 °C in tre minuti. Se si desidera bere il caffè alla temperatura di 50 °C, è necessario attendere ancora:

A. 2 minuti
B. 3 minuti
C. 1 minuto
D. più di 3 minuti
E. meno di un minuto

408) L'effusione dei gas attraverso fori sottili è regolata dalla legge di Graham, che stabilisce che la velocità di effusione (diffusione) ad una data temperatura dipende solo dalla massa molecolare (p.M.), ed è inversamente proporzionale alla sua radice quadrata. Quale delle seguenti affermazioni non può essere dedotta dalla lettura del brano precedente?

A. A parità di temperatura i gas più leggeri effondono più velocemente
B. Un gas di p.M. 25 u.m.a. effonde con velocità doppia rispetto ad un gas di p.M. 100 u.m.a.
C. La velocità di effusione è indipendente dalla temperatura
D. La velocità di effusione è inversamente proporzionale alla radice quadrata del p.M.
E. nessuna delle altre risposte è corretta

409) Una scatola di polistirolo (materiale sintetico bianco, leggero, a basso coefficiente di conducibilità termica) contiene 100 g di acqua alla temperatura di 30 °C e viene messa in frigorifero. Dopo 1000 secondi la temperatura è di 20 °C. Quale delle seguenti affermazioni è vera?

A. La capacità termica dell'acqua è calata di 1 kcal/°C
B. Il frigorifero ha sottratto 10 kcal all'acqua
C. L'acqua ha perso 1000 joule
D. L'acqua ha erogato mediamente la potenza di 1000 watt
E. La variazione di temperatura per unità di tempo è stata di -0.01 °C/s

410) Il comune termometro a mercurio usato per misurare la temperatura corporea si basa sul principio della:

A. conservazione dell'energia
B. relazione temperatura-pressione
C. capillarità
D. dilatazione termica
E. azione e reazione

Dilatazione dei solidi e dei liquidi

411) In generale, per un dato aumento di temperatura si dilatano di più i solidi o i liquidi?

A. Non vi è differenza tra i due tipi di materiale
B. I solidi

C. I liquidi
D. I liquidi con densità inferiore a quella dell'acqua
E. dipende dall'entità dell'aumento

412) Quando l'acqua solidifica in una conduttura, si può verificare la rottura dei tubi. Ciò avviene:

A. perché nella solidificazione l'acqua diviene corrosiva
B. se i tubi sono di grosso diametro
C. perché nel passaggio allo stato solido il volume dell'acqua diminuisce creando vuoti dannosi
D. perché nella solidificazione l'acqua aumenta di volume
E. perché nella solidificazione l'acqua aumenta di temperatura

413) Per effetto della dilatazione termica di un corpo si ha la variazione:

A. del volume e della massa del corpo
B. del prodotto tra densità e volume del corpo
C. della densità e della massa del corpo
D. del solo volume del corpo, mentre massa e densità non variano
E. della densità e del volume del corpo

Calore, calore specifico e capacità termica

414) Il calore specifico di una sostanza è per definizione:

A. la temperatura della sostanza
B. il calore necessario a far passare l'unità di massa della sostanza dallo stato solido allo stato liquido
C. il calore che la sostanza è in grado di produrre
D. la quantità di calore che deve essere somministrata all'unità di massa della sostanza per aumentarne la temperatura di 1 °C
E. il calore contenuto nell'unità di volume di tale sostanza

415) Il calore:

A. non è mai negativo
B. è sinonimo di caloria
C. è energia in transito tra due corpi dotati di diversa temperatura
D. costituisce l'energia interna dei corpi
E. è una proprietà dei corpi

416) La quantità di calore che occorre fornire a 200 g di acqua per innalzarne la temperatura da 20 a 40 gradi è all'incirca pari a:

A. 200 kcal
B. 40.000 joule
C. 30.000 cal
D. 4000 cal
E. 400 cal

417) Per portare 20 g di rame dalla temperatura di 20 °C alla temperatura di 70 °C occorrono 92 calorie. Qual è il calore specifico del rame?

A. 36,8 cal · g/°C
B. 0,092 cal/(g ·°C)
C. 92 kcal · g/°C
D. 9 kcal · g/°C
E. 0,23 cal/(g ·°C)

418) Quale quantità di calore viene dissipata in un'ora da una comune lampada ad incandescenza di 60 watt alimentata dalla rete elettrica?

A. Circa 50 calorie (piccole calorie)
B. Circa 5 calorie (piccole calorie)
C. Circa 5.000 calorie (piccole calorie)
D. Circa 50.000 calorie (piccole calorie)
E. Circa 500 calorie (piccole calorie)

419) La quantità di calore necessaria per innalzare la temperatura di 1 kg d'acqua da 14,5 °C a 15,5 °C è:

A. 4,18 kcal
B. 100 kcal
C. 1 J
D. 1000 kcal
E. 1 kcal

420) Per calcolare l'aumento della temperatura di un corpo susseguente alla somministrazione di una quantità di calore nota occorre conoscere anche:

A. il calore specifico e la massa del corpo
B. la composizione chimica del corpo
C. nessuna delle altre risposte è corretta
D. il calore specifico del corpo
E. la temperatura iniziale e la massa del corpo

421) Per scaldare di un grado centigrado 1000 g di sostanza A è necessaria la stessa quantità di calore che serve per scaldare di un grado centigrado 2000 grammi di sostanza B. Se ne deduce che il calore specifico di B, rispetto al calore specifico di A, è:

A. il doppio
B. cinque volte maggiore
C. la metà
D. quattro volte maggiore
E. uguale

422) Nell'esperimento del mulinello di Joule si osserva che:

A. il calore si conserva meglio del lavoro
B. il calore si conserva
C. il lavoro può essere solo parzialmente convertito in calore
D. il lavoro può essere totalmente convertito in calore
E. il calore può essere totalmente convertito in lavoro

423) L'acqua viene utilizzata nei circuiti di raffreddamento:

A. per la sua piccola capacità termica
B. perché è un liquido incomprimibile
C. perché è duttile
D. perché è un liquido inerte
E. per il suo elevato calore specifico

424) Il calore specifico dell'acqua è 1 kcal/(kg · °C); pertanto la quantità di calore necessaria per aumentare di 10 °C la temperatura di 10 kg di acqua è uguale a:

A. 1 kcal
B. 10 cal
C. 1 cal
D. 100 kcal
E. 1000 kcal

425) CISIA • 2016 Sono dati 2 blocchetti A e B di materiali diversi. Se si fornisce ad entrambi la stessa quantità di calore si osserva che la temperatura di A sale meno di quella di B. Quale delle seguenti affermazioni è sicuramente corretta?

A. Il materiale che costituisce A ha un calore specifico maggiore di quello che costituisce B
B. La capacità termica di A è maggiore di quella di B
C. La capacità termica di A è minore di quella di B
D. La situazione descritta non può mai verificarsi
E. Il materiale che costituisce A ha un calore specifico minore di quello che costituisce B

426) Il calore specifico dell'acqua è circa 5 volte quello di un metallo M. Quindi:

A. la temperatura di fusione di M è 5 volte più alta di quella dell'acqua
B. il peso specifico di M è 5 volte quello dell'acqua
C. per scaldare di 1° C 1 litro d'acqua occorrono 0,2 kcal
D. la capacità termica di 5 kg d'acqua uguaglia quella di 1 kg di M

E. per scaldare di 1° C 1 kg di M occorrono 0,2 kcal

427) Per riscaldare un blocco di rame di massa 60 kg da 20 °C a 60 °C serve una certa quantità di calore Q. Per riscaldare invece da 20 °C a 40 °C un blocco di rame di massa 30 kg servirà quindi una quantità di calore pari a:

A. Q / 4
B. 3Q / 4
C. Q / 3
D. Q / 2
E. 2Q / 3

428) Per innalzare di 1 grado centigrado la temperatura di 1 g di acqua è necessario fornire 4,186 J. Che quantitativo di energia bisogna fornire per innalzare la temperatura di 10 kg di acqua da 25 °C a 85 °C, supponendo che il calore specifico dell'acqua resti costante?

A. $2{,}51 \cdot 10^2$ J
B. $2{,}51 \cdot 10^5$ J
C. $2{,}51 \cdot 10^6$ J
D. $2{,}51 \cdot 10^3$ J
E. $2{,}51 \cdot 10^4$ J

Transizioni di fase e calore latente

429) Diminuendo la pressione esterna esercitata sulla superficie libera di un liquido, la temperatura di ebollizione:

A. resta costante
B. dipende dal liquido
C. diminuisce
D. aumenta
E. non è definibile

430) Quando in un recipiente aperto un liquido evapora, si osserva, in generale, per il liquido:

A. diminuzione di temperatura del liquido
B. diminuzione di pressione nel liquido
C. espansione del liquido
D. aumento di pressione nel liquido
E. aumento di temperatura del liquido

431) Quando l'acqua pura bolle a pressione costante, con il passare del tempo la sua temperatura:

A. va sempre diminuendo
B. va sempre aumentando
C. non è possibile stabilirlo
D. dipende dal volume del liquido
E. si mantiene costante

432) Estraendo da un frigo un recipiente chiuso e contenente acqua fredda si osserva, dopo qualche minuto, che sulla superficie esterna si formano delle goccioline d'acqua. Tale fenomeno è dovuto:

A. al raccogliersi in goccioline di un velo d'acqua che si era depositato sul recipiente mentre era all'interno del frigo
B. all'umidità presente nel frigo
C. al fenomeno dello sbrinamento
D. al vapore d'acqua atmosferico che condensa sulle pareti fredde del recipiente
E. all'acqua che trasuda attraverso le pareti del recipiente

433) La temperatura di ebollizione dell'acqua a 3000 metri di altitudine rispetto a quella a livello del mare:

A. è il triplo
B. è la metà
C. è minore
D. è il doppio
E. resta invariata

434) Per quale delle seguenti ragioni nelle pentole a pressione domestiche il cibo si cuoce prima che nelle pentole tradizionali?

A. A causa delle ridotte quantità di aria presenti nella pentola
B. L'aumento di pressione frantuma le cellule
C. L'evaporazione è ridotta
D. Al crescere della pressione diminuisce la temperatura di ebollizione e quindi diminuisce la velocità delle reazioni chimiche
E. Al crescere della pressione aumenta la temperatura di ebollizione e quindi la velocità delle reazioni chimiche

435) Per fondere un grammo di sostanza alla temperatura di fusione, occorre fornire una quantità di calore pari:

A. alla capacità termica
B. al peso della sostanza
C. al calore latente di fusione
D. al calore specifico
E. alla temperatura

436) Come viene chiamato il passaggio dallo stato solido a quello aeriforme?

A. Condensamento
B. Fusione
C. Brinamento
D. Sublimazione
E. Evaporazione

437) La temperatura di ebollizione di un liquido:

A. dipende dalla temperatura esterna
B. dipende dalla massa del liquido
C. dipende dalla pressione esercitata sul liquido
D. cresce con la densità del liquido
E. è una costante fisica assoluta

438) Aumentando la pressione esterna su di un liquido, il punto di ebollizione:

A. si abbassa
B. dipende dalla quantità di liquido
C. non cambia
D. si innalza
E. non è possibile stabilirlo

439) Durante il passaggio per ebollizione dallo stato liquido allo stato gassoso:

A. il rapporto tra pressione e volume resta costante
B. la temperatura aumenta
C. il prodotto della pressione per il volume resta costante
D. la temperatura resta costante
E. il volume resta costante

440) Quando l'acqua alla temperatura di 0 °C si trasforma in ghiaccio, cede all'ambiente:

A. calore di fusione
B. calore di reazione
C. calore di evaporazione
D. calorie
E. calore specifico

441) A che temperatura bolle l'acqua di mare alla pressione di un'atmosfera?

A. Minore di 50 °C
B. Oltre i 1000 °C
C. Oltre i 100 °C
D. Minore di 100 °C
E. 100 °C

442) Nel corso di un lento passaggio di stato da acqua a ghiaccio, la temperatura:

A. resta costante e l'acqua cede calore
B. aumenta e l'acqua assorbe calore
C. diminuisce e l'acqua assorbe calore
D. aumenta e l'acqua cede calore
E. resta costante il calore e aumenta l'acqua

443) La differenza tra gas e vapore consiste nel fatto che il vapore:

A. è bianco, il gas è trasparente
B. non è un aeriforme
C. conduce la corrente meglio del gas

D. può essere liquefatto per compressione
E. è meno denso del gas

444) Se la temperatura di un corpo è minore di quella dell'ambiente circostante, come si può cedere calore dal corpo all'ambiente?

A. Per irraggiamento
B. Sia per conduzione che per irraggiamento
C. Per conduzione
D. In nessun modo
E. Per evaporazione nell'ambiente di liquidi presenti sulla superficie del corpo

445) Le molecole che evaporano da una tazza d'acqua ad 80 gradi sono quelle che:

A. risultano più leggere
B. pesano di più
C. hanno maggiore velocità
D. si sono ionizzate per riscaldamento
E. hanno minore velocità

446) Nel deserto, i nomadi indossano indumenti di lana: premesso che spesso alcuni comportamenti hanno un fondamento scientifico, quale delle seguenti frasi pensate che possa offrire la spiegazione corretta?

A. L'affermazione è probabilmente falsa, in quanto date le temperature del deserto sarebbe assurdo vestirsi con della lana
B. La lana viene utilizzata in quanto, essendo un buon isolante, protegge dalle alte temperature del deserto
C. I nomadi utilizzano la lana in quanto altre fibre non sono disponibili
D. Gli indumenti di lana sono facilmente colorabili, e questo aiuta a individuare le persone da lontano
E. Gli indumenti di lana non hanno bisogno di essere lavati spesso, il che è un bene data la scarsità di acqua nel deserto

447) Cosa si intende per fusione?

A. Il passaggio dallo stato liquido a quello gassoso
B. Il passaggio dallo stato solido a quello liquido
C. Tutte le risposte sono corrette
D. Il passaggio dallo stato solido a quello gassoso
E. Nessuna delle altre risposte è corretta

448) Che differenza c'è tra gas e vapore?

A. Si parla di gas quando la temperatura è superiore a quella critica, di vapore quando la temperatura è inferiore
B. Il gas è irrespirabile, contrariamente al vapore
C. Si parla di vapore solo nel caso dell'acqua, tutti gli altri aeriformi sono gas
D. Si parla di vapore quando la temperatura è superiore a quella critica, di gas quando la temperatura è inferiore
E. Non c'è nessuna differenza

449) Il calore latente di fusione di una sostanza pura, a pressione costante, è l'energia termica che:

A. non si manifesta palesemente nella trasformazione solido-liquido
B. bisogna fornire a una sostanza per aumentare la sua temperatura da quella di fusione a quella di ebollizione
C. si libera quando la sostanza passa dallo stato gassoso a quello liquido
D. bisogna sottrarre a una sostanza per farla fondere
E. bisogna fornire a una sostanza per farla fondere

450) CISIA • 2015 **Per una cottura rapida di alcuni cibi si utilizza la pentola a pressione il cui uso prevede di inserire nella pentola il cibo da cuocere immerso in una certa quantità d'acqua. Dopo avere chiuso ermeticamente la pentola e averla messa sul fuoco, a un certo punto l'acqua inizia a bollire e il vapore fuoriesce dalla valvola di sicurezza. In queste condizioni, entro la pentola:**

A. la temperatura dell'acqua in ebollizione dipende dall'intensità della fiamma che scalda la pentola
B. la temperatura dell'acqua in ebollizione dipende dalla quantità di acqua immessa nella pentola
C. il coperchio ermetico conserva meglio il calore fornito
D. la temperatura dell'acqua in ebollizione è 100 °C
E. la temperatura dell'acqua in ebollizione è maggiore di 100 °C

451) Se 1 kg di etilbenzene fonde a –95 °C, 500 g della stessa sostanza:

A. fondono a – 47,5 °C
B. fondono a + 47,5 °C
C. fondono a – 95 °C
D. fondono a + 95 °C
E. fondono a 89 K

Calorimetria

452) Mescolando un kg di ghiaccio con un kg di acqua bollente (calore di fusione cf = 80 kcal/kg), si ottiene all'equilibrio acqua a:

A. 90 °C
B. 50 °C
C. 70 °C
D. 10 °C
E. 20 °C

453) M/O • 2019 **Due oggetti di uguale massa in contatto termico costituiscono un sistema isolato. La temperatura iniziale dei due oggetti è rispettivamente di t °C e 0 °C; supponendo che non avvengano cambiamenti di stato, qual è la temperatura di equilibrio se il calore specifico dell'oggetto più caldo è 9 volte quello dell'oggetto più freddo?**

A. t °C
B. 0,9t °C
C. 0,5t °C
D. 0,1t °C
E. 2t °C

454) Due masse uguali d'acqua hanno rispettivamente temperature di 60 e 20 °C. Mescolandole, in assenza di scambi termici con l'esterno, la temperatura finale di equilibrio sarà:

A. 30 °C
B. 80 °C
C. occorre conoscere il valore della massa totale
D. 10 °C
E. 40 °C

455) Una sfera di alluminio, avente massa 0,5 kg, calore specifico 0,21 kcal/kg · °C, densità 2,7 g/cm^3 e alla temperatura di 280 K, viene immersa in 150 kg di acqua. La temperatura finale dell'acqua:

A. aumenta di oltre 13 °C
B. rimane invariata
C. aumenta di 3 °C
D. non può essere determinata con i soli dati forniti
E. aumenta di 3 K

456) Due corpi di ugual massa, di ugual temperatura, ma caratterizzati da calori specifici molto diversi, vengono messi in contatto. Cosa avviene?

A. Il calore passa dal corpo di calore specifico maggiore a quello caratterizzato da calore specifico minore

B. I due corpi non si scambiano calore
C. Il calore passa dal corpo di calore specifico minore a quello caratterizzato da calore specifico maggiore
D. La temperatura del corpo avente calore specifico maggiore diminuisce mentre aumenta quella dell'altro corpo
E. La temperatura del corpo avente calore specifico maggiore aumenta mentre diminuisce quella dell'altro corpo

457) Il calore di fusione del ghiaccio è 80 kcal/kg. Se introduciamo in un termos 100 g di ghiaccio a 0 gradi centigradi e 100 g di acqua a 60 gradi centigradi, la temperatura di equilibrio del sistema sarà:

A. 30 gradi centigradi
B. 20 gradi centigradi
C. 50 gradi centigradi
D. -20 gradi centigradi
E. 0 gradi centigradi

458) In un contenitore vi sono 250 g di acqua ad una temperatura di 21 °C. Nel contenitore vengono versati 500 g di acqua alla temperatura di 45 °C. Il contenitore viene chiuso in modo che l'acqua in esso presente non possa scambiare calore con l'esterno e l'acqua al suo interno viene mescolata. Trascurando la capacità termica del contenitore, quale sarà la temperatura di equilibrio raggiunta dalla massa d'acqua?

A. 32 °C
B. 35 °C
C. 29 °C
D. 37 °C
E. 30 °C

459) Una caraffa con 1 kg di acqua a temperatura ambiente (Tamb = 20 °C), viene appoggiata su un blocco di 100 g di ghiaccio. Considerando il calore latente del ghiaccio 300kJ/kg, calcolare la temperatura che raggiunge l'acqua quando il ghiaccio è completamente liquefatto (si consideri il calore specifico dell'acqua 4kJ/(kg × K); non si consideri la variazione di temperatura del recipiente).

A. 7,5 °C
B. 10 °C
C. 12,5 °C
D. 5 °C
E. 15 °C

Conduzione, convezione ed irraggiamento

460) In quale processo di propagazione del calore vi è trasferimento di materia?

A. Conduzione
B. Raffinazione
C. In tutti i casi menzionati
D. Irraggiamento
E. Convezione

461) Nel vuoto è possibile la trasmissione del calore?

A. Sì, ma solo per conduzione
B. Sì, ma solo per convezione
C. Sì, ma solo per raffinazione
D. Sì, ma solo per irraggiamento
E. No, in nessun caso

462) Un recipiente contenente acqua calda cede calore all'ambiente. Il calore ceduto dipende:

A. soltanto dalla temperatura ambiente
B. da nessuna delle grandezze considerate
C. soltanto dalla massa di acqua
D. soltanto dalla differenza di temperatura fra acqua ed ambiente
E. tanto dalla massa d'acqua quanto dalla differenza di temperatura fra acqua ed ambiente

463) La propagazione di calore per conduzione è legata:

A. ad una differenza di concentrazione
B. ad una differenza di pressione
C. ad una differenza di temperatura
D. alla circolazione di un liquido
E. ad una differenza di calore

464) Il corpo umano alla temperatura di circa 36 gradi centigradi equivale ad una sorgente di radiazione che emette circa 1000 Watt di potenza (una piccola stufa!), come mai non siamo visibili al buio? Perché:

A. nel nostro corpo non circola una corrente elettrica sufficiente
B. la componente di radiazione emessa alle frequenze visibili è trascurabile
C. per essere visti occorre essere illuminati da una sorgente esterna
D. la pelle blocca le radiazioni elettromagnetiche emesse dal corpo umano
E. ad una temperatura così bassa non vengono emesse onde elettromagnetiche

465) Si definisce "conducibilità termica" λ di un materiale la quantità di calore (espressa in calorie, cal) che in 1 secondo ne attraversa uno strato piano di area superficiale 1 m^2 e di spessore 1 m quando fra le sue due facce vi sia la differenza di temperatura di 1 °C. Il valore di λ per pareti in mattone è pari a 0,15 cal/(m·s·°C) mentre il valore di λ per lastre di calcestruzzo è pari a 0,20 cal/(m·s· °C). Due pareti di identico spessore dividono un ambiente interno da uno esterno; le condizioni sono tali che le facce delle pareti sono mantenute a temperatura costante e pari a 20 °C all'interno e a 10 °C all'esterno. Se una parete è realizzata in mattoni e ha una superficie di 8 m^2 e la seconda è realizzata con una lastra di calcestruzzo di superficie 6 m^2, quale delle seguenti affermazioni è vera?

A. La parete in calcestruzzo trasmette in un'ora la quantità di calorie che la parete in mattone trasmette in mezz'ora
B. Le due pareti trasmettono in un'ora la stessa quantità di calorie
C. La parete in calcestruzzo trasmette in un'ora i 4/3 delle calorie trasmesse dalla parete in mattone
D. La parete in calcestruzzo trasmette in un'ora i 3/4 delle calorie trasmesse dalla parete in mattone
E. La parete in calcestruzzo trasmette in un'ora la quantità di calorie che la parete in mattone trasmette in due ore

Primo principio della termodinamica ed energia interna

466) Se due corpi, uno di massa M e velocità V_1 ed uno di massa M/4 e velocità $V_2 = 2\ V_1$, si arrestano per attrito:

A. il corpo di massa minore sviluppa una quantità di calore maggiore
B. la quantità di calore dipende dal coefficiente di attrito
C. il corpo di massa maggiore sviluppa una quantità di calore maggiore
D. viene sviluppata la stessa quantità di calore
E. viene sviluppata una diversa quantità di calore

467) Un sistema assorbe 200 cal ed ha un aumento di energia interna pari a 419 J. Determinare il lavoro scambiato dal sistema.

A. 100 cal
B. 200 cal
C. 719 cal
D. 619 cal
E. 219 cal

468) Il primo principio della termodinamica:

A. riguarda solamente le trasformazioni reversibili
B. è valido soltanto per i gas perfetti
C. è un principio di inerzia
D. è un principio di conservazione dell'energia
E. è un principio di formazione dell'energia

469) L'energia totale di un sistema isolato:

A. tende sempre ad aumentare
B. non aumenta né diminuisce
C. tende sempre a diminuire
D. aumenta con l'aumentare della temperatura
E. resta costante nel tempo

470) In termodinamica la somma di tutte le energie possedute dai componenti di un sistema si definisce energia:

A. nucleare
B. interna
C. d'azione
D. potenziale
E. libera

471) Se una gragnuola di sassi viene lanciata in uno stagno colmo d'acqua, la temperatura dello stagno varia?

A. No, perché i sassi non sono stati riscaldati
B. Sì, si alza, perché l'energia cinetica viene trasferita alle molecole del liquido
C. Sì, si abbassa perché la capacità termica del sistema è cambiata
D. Sì, si abbassa perché i sassi non hanno la stessa densità dell'acqua
E. Sì, si alza, perché il livello dell'acqua si alza

472) Il primo principio della Termodinamica descrive lo scambio di energie fra il Sistema Termodinamico e l'Universo esterno. Le grandezze coinvolte sono: la variazione ΔU dell'energia interna U, il lavoro L fatto dal sistema (positivo se esce energia) e il calore Q scambiato (positivo se entra energia). Una sola affermazione è giusta:

A. $Q = 0$ se la trasformazione è ciclica
B. $\Delta U + Q + L = 0$
C. $\Delta U = Q/L$
D. $\Delta U = 0$ se la trasformazione è ciclica
E. $\Delta U = 0$ se la trasformazione è adiabatica

Leggi dei gas perfetti e trasformazioni termodinamiche

473) A pressione costante, la relazione esistente tra il volume e la temperatura in un gas è:

A. $V = T$
B. $V = R/T$
C. $V \cdot T =$ costante
D. $V/T =$ costante
E. $V = R\text{-}T$

474) Un contenitore chiuso è riempito di gas perfetto. In che relazione stanno la pressione e la temperatura del gas e il volume occupato?

A. Il prodotto di pressione, temperatura e volume è una costante
B. La temperatura è proporzionale al rapporto tra pressione e volume
C. Il volume è proporzionale al prodotto di pressione e temperatura
D. Il prodotto di pressione e volume è proporzionale alla temperatura
E. La pressione è proporzionale al prodotto di volume e temperatura

475) CINECA • 2018 **Se a temperatura costante si dimezza il volume di un gas, la sua pressione:**

A. aumenta ma non raddoppia
B. si dimezza
C. si mantiene costante finché non varia la T
D. si raddoppia
E. diminuisce di un terzo

476) Un recipiente da un litro contenente un gas ideale viene messo in comunicazione con un altro recipiente da un litro inizialmente vuoto, in maniera che il gas si distribuisca uniformemente tra i due recipienti. I recipienti sono termicamente isolati. Come varia la temperatura del gas?

A. Raddoppia
B. Rimane uguale
C. Triplica
D. Dipende dal tipo di gas
E. Si dimezza

477) Due recipienti di uguale volume, il primo dei quali è alla temperatura di 127 °C mentre il secondo è a 27 °C, contengono uno stesso tipo di gas trattabile come gas perfetto. In entrambi i recipienti il gas esercita la stessa pressione. In tale stato, il rapporto R tra il numero di moli di gas nel recipiente a più alta temperatura e il numero di moli di gas nel recipiente a temperatura minore vale:

A. 4/3
B. 27/127
C. 1
D. 2/3
E. 3/4

478) Quando un gas perfetto a pressione P e volume V subisce una espansione isoterma, si può affermare che:

A. P/V = cost
B. PV non è costante
C. V = cost
D. PV = cost
E. P = cost

479) Usando velocemente una pompa da bicicletta, si nota un aumento della temperatura della pompa. Ciò è dovuto:

A. alla temperatura esterna
B. ad un processo di compressione quasi isovolumico
C. ad un processo di compressione quasi adiabatico
D. ad un processo di compressione quasi isotermo
E. all'attrito dello stantuffo

480) Una trasformazione adiabatica:

A. è una trasformazione in cui non vi è scambio di calore tra ambiente e sistema
B. è una trasformazione in cui la temperatura del sistema si mantiene sempre costante
C. è un processo sporadico
D. avviene sempre ad energia interna costante
E. è una trasformazione sempre reversibile

481) Un recipiente di 4 litri, munito di coperchio mobile, contiene azoto gassoso a 20 °C e alla pressione standard; se, mantenendo costante la temperatura, il volume viene portato a sedici litri innalzando il coperchio, la pressione diventa uguale a:

A. 0,25 atm
B. 1 atm
C. 19 atm
D. 16 atm
E. 4 atm

482) Alla temperatura di 273,15 K (0 °C) e alla pressione di 105 Pa, due moli di N_2 occupano un volume:

A. di circa 0,45 L

B. maggiore di quello di due moli di C_{12} (Mr = 70)
C. maggiore di quello di due moli di H_2
D. di circa 20 L
E. di circa 45 L

483) Un cilindro con un pistone contiene N moli di un gas perfetto alla temperatura T. Se la temperatura raddoppia, il numero di moli sarà:

A. N^2
B. $(1/273)^N$
C. N/2
D. 2 N
E. N

484) Quando due volumi uguali di gas perfetti diversi possono contenere lo stesso numero di molecole?

A. Quando hanno uguale temperatura e pressione
B. Se hanno uguale temperatura ma diversa pressione
C. Sempre alla temperatura di zero gradi Celsius
D. Quando hanno uguale pressione e temperatura diversa
E. Sempre alla pressione di 1 bar

485) Un recipiente a pareti rigide (volume costante) contiene due moli di gas perfetto in un volume V_0 a pressione P_0 e temperatura T_0. Se iniettiamo nel recipiente altre due moli di gas perfetto operando in modo che la temperatura dello stato finale di equilibrio sia uguale a quella iniziale, la pressione finale sarà:

A. $P_f = P_0$
B. $P_f = P_0/2$
C. $P_f = P$
D. $P_f = 2\ P_0$
E. $P_f = 4\ P_0$

486) Il volume di 22,4 litri è quello occupato da:

A. 1 mole di qualunque gas alle condizioni standard
B. 1 equivalente di una soluzione molare
C. 1 mole di azoto liquido
D. 1 mole di idrogeno
E. 1 kg di acqua allo stato di vapore

487) Un recipiente di un litro contiene O_2 in condizioni standard; se si porta il volume a mezzo litro comprimendo il recipiente e se si mantiene costante la temperatura, quale sarà la pressione nel recipiente?

A. 1,5 atm
B. 3 atm
C. 1520 mm Hg
D. 860 mm Hg
E. 66 mm

488) Una miscela gassosa, che contiene il 20% di azoto, si trova alla pressione di 2 atmosfere. La pressione parziale dell'azoto vale:

A. 1 atmosfera
B. 152 mm Hg
C. 2 atmosfere
D. 400 mm Hg
E. 304 mm Hg

489) L'equazione di stato dei gas ideali è:

A. PV = R/T
B. PT = nV
C. P/V = K
D. PV = nRT
E. PV = R

490) Con una trasformazione isobara un gas ideale, inizialmente a 27 °C, è portato a 327 °C; se il volume iniziale era di 2 litri, quello finale è:

A. 6 litri
B. 4 dm^3

C. 2,1 litri
D. 7 litri
E. 4 m^3

491) Chi ha formulato la seguente espressione: "volumi uguali di gas differenti, nelle stesse condizioni di temperatura e pressione, contengono lo stesso numero di molecole"?

A. Charles
B. Avogadro
C. Lavoisier
D. Gay-Lussac
E. Boyle e Mariotte

492) In una trasformazione isoterma di un gas, si mantiene costante la pressione. Ne consegue che:

A. il volume del gas resta costante
B. non è possibile stabilirlo
C. il volume del gas aumenta
D. la massa del gas varia
E. il volume del gas diminuisce

493) Un gas reale tende a comportarsi come un gas ideale:

A. al di sopra di 200 atm
B. al di sotto di 273,15 K
C. esclusivamente ad elevate pressioni
D. a basse temperature ed elevate pressioni
E. a basse pressioni ed elevate temperature

494) Comprimendo reversibilmente e adiabaticamente un gas perfetto, la sua temperatura:

A. rimane costante, perché in un gas perfetto l'energia potenziale è nulla
B. diminuisce, perché diminuisce il volume
C. diminuisce, perché si riduce la sua energia interna
D. rimane costante, perché non c'è scambio di calore con l'esterno
E. aumenta, perché aumenta la sua energia interna

495) Una data quantità di gas perfetto, contenuto in un recipiente a pareti rigide, viene riscaldata dalla temperatura di 27 gradi centigradi a quella di 127 gradi centigradi. La sua pressione è aumentata di un fattore:

A. 3/2
B. 10
C. 4/3
D. 100
E. 2

496) Una mole di He a temperatura 0 °C e pressione 1 atm (N = num. di Avogadro):

A. ha 4 N protoni
B. occupa 22,4 m^3
C. ha 4 · N atomi
D. ha N atomi
E. occupa 1 m^3

497) 10^{20} atomi di gas sono contenuti in un volume di 1 metro cubo. All'aumentare della temperatura aumenta la pressione del gas in quanto:

A. il gas si allontana dalla condizione di gas perfetto
B. l'energia cinetica delle molecole aumenta
C. il volume delle molecole aumenta
D. il gas tende alla condizione di gas perfetto
E. l'energia interna non varia

498) Un recipiente rigido contiene un gas ideale ad una data pressione. Un aumento di temperatura del gas provoca:

A. una diminuzione di densità
B. la liquefazione del gas
C. un aumento di pressione
D. nessun effetto
E. effetti diversi in diverse ore del giorno

499) La tensione di vapore di un liquido può essere misurata in:

A. volt
B. watt
C. metri cubi
D. atmosfere
E. joule

500) Un ragazzo nuota in una piscina termale in cui l'acqua ha temperatura uniforme e pari a quella del corpo umano. Il ragazzo, mentre nuota ad una profondità di 1,8 m sotto il livello dell'acqua, produce una bolla d'aria che ha inizialmente un volume di 200 cm^3 e risale verso la superficie. Quale volume avrà raggiunto la bolla d'aria in prossimità della superficie di separazione tra l'acqua della piscina e l'aria sovrastante?

A. 275 cm^3
B. 245 cm^3
C. 265 cm^3
D. 235 cm^3
E. 250 cm^3

501) CISIA • 2015 Un gas perfetto, inizialmente in uno stato di equilibrio, subisce una trasformazione ignota (non necessariamente reversibile) sino ad arrivare ad un nuovo stato di equilibrio in cui la temperatura è il doppio di quella iniziale e il volume il triplo di quello iniziale. Cosa possiamo dire della pressione finale?

A. È due terzi di quella iniziale
B. È sei volte quella iniziale
C. Niente, non avendo specificato la trasformazione
D. È tre mezzi di quella iniziale
E. È un sesto di quella iniziale

502) M/O • 2016 A temperatura costante, se la pressione si dimezza, il volume di un gas perfetto:

A. raddoppia
B. quadruplica
C. rimane costante
D. si dimezza
E. si riduce a un quarto

Il lavoro nelle trasformazioni termodinamiche dei gas

503) Quando si comprime un gas in un cilindro e si vuole allo stesso tempo mantenere costante la sua temperatura:

A. siamo costretti a sottrarre calore al gas raffreddandolo
B. dobbiamo fornire calore al gas riscaldandolo
C. dobbiamo trasferire il massimo di energia possibile al gas
D. dobbiamo trasferire il minimo di energia possibile al gas
E. siamo costretti ad isolare termicamente il cilindro

504) È possibile comprimere adiabaticamente un gas perfetto a temperatura costante?

A. Sì, e il lavoro compiuto dal gas sarà negativo
B. Sì, sempre
C. Sì, e il lavoro compiuto dal gas sarà positivo
D. Sì, e il lavoro compiuto dal gas sarà nullo
E. No, non è possibile

505) Per calcolare il lavoro compiuto da un gas che si espande ad una pressione costante nota è sufficiente conoscere:

A. la variazione di temperatura del gas
B. la variazione di volume del gas
C. il volume iniziale del gas
D. la velocità di espansione del gas
E. la massa del gas

506) Il lavoro necessario per comprimere una mole di gas perfetto ben isolato termicamente:

A. viene fornito dallo stesso gas
B. è nullo perché non c'è scambio di calore con l'esterno
C. non è mai nullo
D. non può essere espresso in Joule ma in Pascal
E. non dipende dal valore del volume finale a cui si giunge

Teoria cinetica ed energia interna dei gas perfetti

507) L'energia interna di un gas perfetto è:

A. una costante
B. la somma delle energie cinetiche e potenziali delle diverse molecole
C. la quantità di calore posseduta dal gas
D. la temperatura del gas
E. la somma delle energie cinetiche delle diverse molecole

508) V • 2014 Un gas ideale X è costituito da particelle di massa m ed energia cinetica media E. Un altro gas ideale Y è costituito da particelle di massa 4 m ed energia cinetica media 2E.

Se la temperatura assoluta del gas X è di 200 K, qual è la temperatura assoluta del gas Y?

A. 100 K
B. 50 K
C. 400 K
D. 800 K
E. 1600 K

509) M/O • 2015 Il volume di una data massa di un gas ideale viene trasformato adiabaticamente. Quale tra le seguenti affermazioni riguardanti questa trasformazione deve essere vera?

A. La temperatura assoluta NON cambia
B. La pressione NON cambia
C. NON vi è alcuno scambio di energia termica con l'ambiente circostante
D. La variazione di temperatura assoluta è direttamente proporzionale alla variazione di pressione
E. La variazione di volume è istantanea

510) Gli urti, che nei gas ideali vengono supposti come perfettamente elastici, determinano un continuo trasferimento di energia cinetica da una molecola all'altra; ne consegue che, in un determinato istante, le molecole non posseggono tutte lo stesso valore di energia cinetica. Mediante calcoli statistici è possibile dimostrare che i valori dell'energia cinetica in un sistema contenente un gran numero di molecole sono distribuiti intorno ad un valore medio E_m, dipendente esclusivamente dalla temperatura assoluta, a cui è direttamente proporzionale; la statistica dimostra che, se il numero di molecole del sistema è sufficientemente elevato, è del tutto lecito sostituire alla popolazione reale delle molecole con valori individuali dell'energia cinetica una popolazione ideale in cui tutte le molecole posseggono il valore E_m. Quale delle seguenti informazioni non può essere dedotta dalla lettura del brano precedente?

A. Nei gas avvengono continuamente urti tra le molecole
B. Il valore dell'energia cinetica media dipende dal numero delle molecole del sistema
C. Se la temperatura assoluta raddoppia, raddoppia anche il valore di E_m
D. Gli urti nei gas ideali vengono supposti come perfettamente elastici

E. In una popolazione reale l'energia cinetica varia da molecola a molecola

511) La temperatura di un corpo è un indice:

A. della capacità termica del corpo
B. del calore posseduto dal corpo
C. del calore scambiato dal corpo
D. di vita
E. dell'energia cinetica media delle particelle del corpo

512) A quale temperatura centigrada le molecole di un gas hanno energia cinetica media uguale alla metà di quella che hanno a temperatura ambiente (considerata di circa 27 gradi centigradi)?

A. -123 gradi centigradi
B. 150 gradi centigradi
C. 54 gradi centigradi
D. 13,5 gradi centigradi
E. -150 gradi centigradi

513) Durante l'espansione adiabatica e reversibile di un gas perfetto, il lavoro compiuto dal sistema è uguale:

A. alla variazione dell'energia cinetica totale delle molecole del gas
B. alla variazione di entropia del gas
C. alla diminuzione di energia cinetica elastica dello stesso gas
D. alla quantità di calore assorbita dall'ambiente
E. alla diminuzione dell'energia potenziale intermolecolare

514) Un gas racchiuso ermeticamente in un cilindro viene riscaldato tramite un fornello. L'aumento di temperatura produrrà nel gas:

A. una diminuzione, in media, delle dimensioni delle molecole
B. uno spostamento delle molecole verso la parte più lontana alla fonte di calore
C. un rallentamento del moto delle molecole
D. uno spostamento delle molecole verso la parte più vicina alla fonte di calore
E. un aumento dell'energia cinetica media delle sue molecole

Entropia e secondo principio della termodinamica

515) Si vuole realizzare una trasformazione termodinamica ciclica il cui unico risultato sia quello di convertire in lavoro il calore sottratto ad un'unica sorgente termica. La trasformazione:

A. è possibile solo se la trasformazione è rigorosamente isoterma
B. non è mai possibile
C. è possibile in ogni caso
D. è possibile solo se la trasformazione è adiabatica
E. è sempre possibile

516) L'entropia di un sistema termodinamico ha un'interpretazione microscopica. Essa infatti può essere definita come:

A. l'energia associata agli urti dovuti al moto caotico delle molecole
B. il disordine nella configurazione spaziale degli oggetti che compongono il sistema
C. il grado di agitazione termica delle molecole
D. il logaritmo del numero di stati microscopici corrispondenti a un certo stato macroscopico
E. nessuna delle altre risposte è corretta

517) Quale fra queste sigle indica la variazione di entropia?

A. ΔU
B. ΔT
C. ΔG

D. ΔS
E. ΔH

518) In un sistema isolato la variazione di entropia in una trasformazione:

A. rimane costante solo nelle trasformazioni cicliche irreversibili
B. rimane costante solo nelle trasformazioni isoterme
C. è sempre uguale a zero
D. è assolutamente isolante
E. è sempre maggiore o uguale a zero

519) Il secondo principio della termodinamica esclude la possibilità di:

A. produrre lavoro mediante calore
B. trasformare integralmente il calore in lavoro in un processo ciclico
C. trasformare integralmente il calore in lavoro in una trasformazione isoterma
D. trasformare calore in lavoro
E. tutte le alternative sono corrette

520) L'impossibilità di convertire completamente e in maniera ciclica il calore in un'altra forma di energia è stabilita:

A. dal primo principio della termodinamica
B. dal principio di conservazione della quantità di moto
C. dal secondo principio della termodinamica
D. dal principio dell'equilibrio mobile
E. dal terzo principio della termodinamica

521) L'energia meccanica è completamente trasformabile in energia termica?

A. No
B. Sì, ma solo se si tratta di energia cinetica
C. Sì
D. Sì, ma solo se si tratta di energia potenziale gravitazionale
E. Sì, ma solo se si tratta di una trasformazione reversibile

●●○ Macchine termiche e frigoriferi

522) È possibile far passare il calore da un corpo più freddo a un corpo più caldo?

A. Sì, sempre
B. Sì, se si spende energia nel processo
C. Sì, se il corpo più freddo ha un calore specifico più elevato
D. Sì, se il corpo più caldo ha un calore specifico più elevato
E. No, mai

523) Il rendimento di una macchina termica si esprime:

A. in calorie
B. in chilowattora
C. con un numero puro
D. in joule
E. in volt

524) Il rendimento di una macchina non può mai essere maggiore di 1 perché ciò violerebbe:

A. il principio di conservazione dell'energia
B. il terzo principio della termodinamica
C. il teorema di conservazione dell'energia meccanica
D. il secondo principio della dinamica
E. il principio della massima entropia

525) Un frigorifero ha lo scopo di mantenere a bassa temperatura una cella frigorifera. Nel contempo esso ha l'effetto di:

A. aumentare l'umidità dell'ambiente
B. raffreddare l'ambiente
C. riscaldare l'ambiente in cui si trova
D. lasciare immutato l'ambiente
E. ridurre l'umidità dell'ambiente

526) Il ciclo di Carnot è costituito da una serie di trasformazioni di stato che, fissate le temperature dei serbatoi di calore:

A. possono essere percorse soltanto in verso orario
B. possono essere compiute soltanto da un gas perfetto
C. portano il sistema da una condizione di minore ad una di maggiore entropia
D. consentono di calcolare con una formula molto semplice il rendimento di macchine ideali
E. consentono di calcolare il risparmio energetico

527) Premesso che calore e lavoro sono misurati utilizzando la stessa unità di misura, il rendimento di una macchina termica è definito come:

A. lavoro ottenuto / calore speso
B. temperatura iniziale / temperatura finale
C. quantità di calore ottenuto / temperatura iniziale
D. quantità di calore speso / lavoro ottenuto
E. quantità di calore speso / temperatura finale

528) Si può trasferire del calore da un corpo che si trova ad una temperatura di 350 K ad uno che si trova ad una temperatura di 87 °C?

A. Sì, solo se la pressione rimane costante
B. Non è possibile rispondere, perché le due temperature sono misurate usando scale diverse
C. No, perché si violerebbe il primo principio della termodinamica
D. Sì, solo se la trasformazione è reversibile
E. Sì, ma solo compiendo un lavoro

529) In ogni frigorifero una certa quantità di calore viene sottratta ogni secondo alla cella fredda e ceduta all'ambiente esterno a temperatura più alta, ossia del calore passa da un corpo più freddo ad uno più caldo. Scegli quale tra le seguenti risposte è CORRETTA.

A. Per spiegare il funzionamento di un frigorifero occorre fare ricorso alle leggi della meccanica quantistica
B. Anche una macchina frigorifera deve funzionare rispettando il secondo principio della termodinamica; la spiegazione del suo funzionamento sta nel fatto che il passaggio di calore da un corpo più freddo a uno più caldo non è l'unico risultato che si ottiene durante ogni ciclo
C. Il funzionamento di un frigorifero si può spiegare solo tenendo presente che i cicli vengono compiuti da gas molto particolari, che non seguono la legge dei gas perfetti, e che inquinano l'atmosfera
D. Quanto sopra affermato è vero perché il secondo principio della termodinamica si applica solo alle macchine termiche che trasformano in lavoro il calore sottratto a una certa sorgente
E. Quanto sopra affermato è vero perché il frigorifero è una delle macchine termiche che funziona indipendentemente dal secondo principio della termodinamica

530) Una certa quantità d'acqua viene messa a bollire accendendo il fuoco di un fornello sotto la pentola che la contiene. Una pentola del tutto simile e con la stessa quantità di acqua viene riscaldata e portata ad ebollizione per mezzo di un fornello elettrico; in un caso si usa gas metano, nell'altro la corrente elettrica, eppure si possono confrontare i costi dei due processi e decidere quale sia più conveniente, come mai?

A. In realtà i due processi non sono confrontabili, i costi sono convenzionali

B. In entrambi i casi la grandezza di riferimento è l'energia spesa: è questa che costa
C. Una convenzione internazionale (annualmente rinnovabile) rende le quantità confrontabili
D. In questo caso particolare potenza elettrica ed energia termica sono confrontabili
E. L'acqua è un bene universale ed è utilizzata come riferimento

531) Una macchina termica di Carnot lavora tra le temperature di 100 °C e 0 °C assorbendo 373 J dalla sorgente calda. Quanto lavoro è in grado di fornire?

A. 100 J
B. 20 J
C. 50 J
D. 10 J
E. 200 J

532) Il rendimento termodinamico è:

A. il rapporto fra l'entropia della reazione e il lavoro compiuto da una macchina termica
B. il rapporto fra il calore dissipato e il calore assorbito da una macchina termica
C. il rapporto fra il lavoro compiuto e il calore dissipato da una macchina termica
D. il rapporto fra il lavoro compiuto e il calore assorbito da una macchina termica
E. il rapporto fra il calore assorbito e il lavoro compiuto da una macchina termica

2.9 • Ottica geometrica ed onde

Riflessione e rifrazione della luce

533) Per quale motivo il cielo appare di colore azzurro?

A. L'atmosfera contiene azoto, che è un gas di colore azzurro
B. Perché la luce solare ha una componente blu più intensa
C. A causa del riflesso del mare
D. Nessuna delle altre risposte è corretta
E. Perché la luce di lunghezza d'onda minore viene deflessa maggiormente dall'aria

534) Stiamo nuotando immersi sott'acqua sul fondo di una lunga piscina; alziamo gli occhi e vediamo le cose sopra di noi, ma se spingiamo lo sguardo lontano dal punto in cui ci troviamo, notiamo che la superficie acqua-aria si comporta come uno specchio che rimanda le immagini interne alla piscina. Il fenomeno è dovuto:

A. alla mancanza di luce diretta
B. alle proprietà della riflessione totale interna
C. alle proprietà della superficie dell'acqua quando si aggiunge cloro
D. all'eccessiva illuminazione esterna
E. alle proprietà della superficie dell'acqua

535) Perché esiste il fenomeno della dispersione della luce bianca quando questa attraversa un prisma di vetro?

A. Perché il vetro è un mezzo più denso dell'aria
B. Perché l'indice di rifrazione del mezzo dipende dalla frequenza delle radiazioni elementari incidenti
C. Perché in un mezzo trasparente la luce non va in linea retta
D. Perché la luce ha velocità costante e molto elevata sia nel vuoto che nei mezzi
E. In realtà è un fenomeno dovuto ad una percezione distorta dell'occhio

536) Supponendo che per un'ipotetica radiazione luminosa la lunghezza d'onda in acqua sia uguale ai 3/4 di quella in aria, si calcoli l'indice di rifrazione relativo dell'acqua rispetto all'aria.

A. 1,66
B. 1,33
C. 1,00
D. 0,50
E. 0,75

537) CISIA • 2016 **Quale delle seguenti affermazioni è sicuramente FALSA?**

A. L'indice di rifrazione della luce in un materiale è direttamente proporzionale alla velocità della luce in quel materiale
B. Dato un materiale trasparente, le radiazioni luminose di diversa frequenza si propagano in esso con diverse velocità
C. L'indice di rifrazione della luce in un materiale è inversamente proporzionale alla velocità della luce in quel materiale
D. Per spiegare la formazione dell'arcobaleno occorre tenere conto della dipendenza dell'indice di rifrazione dal colore della luce
La luce monocromatica che attraversa un prisma viene deviata

538) Un fascio di luce che si propaga in acqua (indice di rifrazione $n_1 = 4/3$) incide sulla superficie in quiete di una piscina all'aperto (indice di rifrazione dell'aria $n_2 = 1$) con un angolo di 60° rispetto alla normale. Calcolando l'angolo del raggio rifratto rispetto alla normale, si deduce che:

A. esso è di 60°
B. esso è di 45°
C. la luce non viene rifratta ma riflessa
D. esso è di 30°
E. esso è di 90°

Specchi sferici

539) Si consideri uno specchio sferico. Il punto di intersezione tra la calotta dello specchio e l'asse ottico prende il nome di:

A. diottro
B. immagine reale
C. vertice
D. fuoco
E. immagine virtuale

540) Detta f la distanza focale di uno specchio sferico divergente ed R il raggio di curvatura, vale la relazione:

A. $R = -f/2$
B. $1/f = +1/R$
C. $1/f = -1/R$
D. $f = -R/2$
E. $f = +R/2$

541) Si consideri uno specchio sferico. Detta p la distanza tra l'oggetto e lo specchio, q la distanza tra l'immagine (reale) e lo specchio ed f la distanza focale, per la formula dei punti coniugati si ha:

A. $1/p + 1/q = 1/f$
B. $p + q = f$
C. $1/p - 1/q = 1/f$
D. $p + q = 1/f$
E. $1/q - 1/p = 1/f$

542) Si consideri un segmento di lunghezza l e la sua immagine fornita da uno specchio sferico. Sia l' la lunghezza del segmento immagine. L'ingrandimento lineare m dello specchio è:

A. $m = l/l'$
B. $m = l' \cdot l$
C. $m = l' + l$
D. $m = l' - l$
E. $m = l'/l$

Lenti sottili

543) Quando si utilizza una lente di ingrandimento, l'immagine di un oggetto situato tra il fuoco e la lente è:

A. capovolta
B. virtuale
C. immaginaria
D. fittizia
E. reale

544) Si consideri una lente con distanza focale *f*. Il potere diottrico Φ della lente è:

A. $\Phi = 2/f$
B. $\Phi = 1/\sqrt{f}$
C. $\Phi = -f$
D. $\Phi = 1/f$
E. $\Phi = f/2$

545) Si consideri una lente sottile e convergente. L'immagine di un oggetto posto tra il fuoco e l'asse ottico della lente:

A. è reale e più piccola rispetto all'oggetto
B. è virtuale e più grande rispetto all'oggetto
C. è reale e più grande rispetto all'oggetto
D. è virtuale e più piccola rispetto all'oggetto
E. si forma all'infinito

546) Il "potere diottrico" o "convergenza" di una lente è:

A. la curvatura della sua superficie
B. l'inverso della sua divergenza
C. l'inverso della sua distanza focale
D. proporzionale al suo spessore
E. la sua capacità di concentrare la luce

547) Data una lente sottile convergente immersa in aria (essendo l'indice di rifrazione del materiale della lente maggiore di quello dell'aria), affinché si formi un'immagine virtuale dove deve essere posto il punto oggetto?

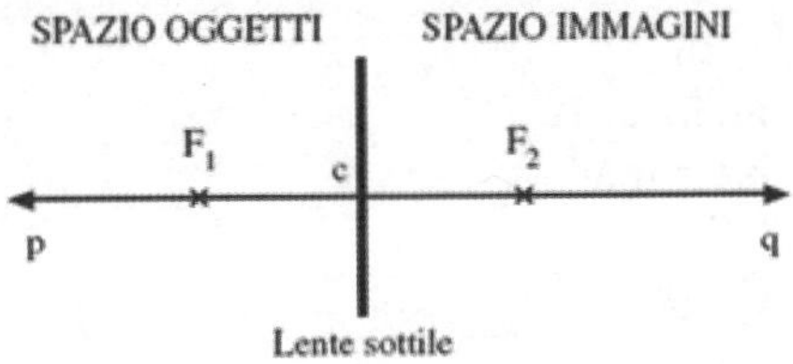

A. Nello spazio oggetti, ad una distanza p dal centro ottico della lente pari a due volte la distanza focale
B. Una lente convergente non può mai formare un'immagine virtuale, qualunque sia la posizione del punto oggetto nello spazio oggetti
C. Nello spazio oggetti, ad una distanza p dal centro ottico della lente minore della distanza focale della lente
D. Nello spazio oggetti, ad una distanza infinita dal centro ottico della lente
E. Nello spazio oggetti, ad una distanza p dal centro ottico della lente pari al potere diottrico della lente

548) Un raggio di luce rossa ed uno verde sono paralleli all'asse ottico di una lente convergente che è teoricamente senza difetti. Di conseguenza:

A. non succede niente perché al di là della lente i raggi divergono
B. si forma una immagine di color giallo sul secondo fuoco della lente
C. si formeranno due immagini con i rispettivi colori sul primo fuoco della lente
D. si forma una immagine di color giallo all'infinito
E. non succede niente perché la luce non è bianca

549) Un vetro per occhiali protettivi lascia passare 1/5 della luce incidente. Quale frazione della luce incidente passerà attraverso tre strati sovrapposti dello stesso vetro?

A. 1/15
B. $(4/5)^3$
C. Nessuna
D. 3/5
E. $(1/5)^3$

Occhio e visione

550) L'occhio umano ha convenzionalmente una distanza focale di 17 mm. Un occhio miope invece ha bisogno di una distanza focale più lunga, per visualizzare bene gli oggetti distanti. Qual è il potere diottrico della lente da applicare per correggere il difetto visivo di un miope che necessita una distanza focale di 20 mm?

A. -8,8 diottrie, la lente è divergente
B. -0,9 diottrie, la lente è divergente
C. +8,8 diottrie, la lente è convergente
D. -0,9 diottrie, la lente è convergente
E. +0,9 diottrie, la lente è convergente

551) CISIA • 2015 Osserviamo un oggetto posto a qualche metro di distanza: l'immagine dell'oggetto che si forma sulla retina dei nostri occhi sarà:

A. reale, invertita, rimpicciolita
B. reale, diritta, rimpicciolita
C. virtuale, invertita, rimpicciolita
D. reale, invertita, ingrandita
E. virtuale, diritta, rimpicciolita

Onde meccaniche longitudinali e trasversali

552) Se un suono si propaga in un certo mezzo con la velocità di 500 m/s ed ha una frequenza di 100 Hz, la lunghezza d'onda di tale suono è:

A. 500 - 100 = 400 metri
B. 500/100 = 5 metri
C. 100/500 = 0,2 metri
D. 10/500 = 0,1 metri
E. 500 · 100 = 50.000 metri

553) L'attività presente sulla superficie solare consiste essenzialmente in esplosioni termonucleari. Perché allora è possibile vedere il sole, ma non ascoltarlo?

A. Perché il suono non si propaga nel vuoto
B. A causa del gas interstellare
C. Perché è troppo caldo
D. Nessuna delle altre risposte è corretta
E. Perché è troppo lontano

554) Un'onda longitudinale con frequenza 200 Hz ha una lunghezza d'onda pari a 0,5 m. Calcolare la velocità di propagazione.

A. 100 m/s
B. 300 m/s
C. 20 m/s
D. 10 m/s
E. 200 m/s

555) Se un suono si propaga in un certo mezzo con una velocità di 400 m/s e ha una frequenza di 50 Hz, la sua lunghezza d'onda vale:

A. 0,125 metri
B. 20000 metri
C. 20 metri
D. 350 metri
E. 8 metri

556) In quale dei seguenti mezzi il suono si propaga più velocemente?

A. Vuoto
B. La velocità di propagazione è costante a prescindere dal materiale
C. Aria
D. Ferro
E. Acqua

557) Un suono si propaga in un bacino pieno d'acqua. Quale delle seguenti affermazioni è corretta in relazione alle molecole d'acqua?

A. Esse oscillano parallelamente alla direzione di propagazione
B. Esse oscillano parallelamente alla superficie del liquido
C. Nessuna delle altre risposte è corretta
D. Esse oscillano perpendicolarmente alla superficie del liquido
E. Esse oscillano perpendicolarmente alla direzione di propagazione

558) CISIA • 2015 **Un'onda ha lunghezza d'onda di 0.2 m e frequenza di 25 Hz. Quanto valgono il periodo *T* e la velocità di propagazione *v* di quest'onda?**

A. $v = 5$ s, T = 0.4 m/s
B. $v = 0.04$ m/s, T = 5 s
C. $v = 0.5$ m/s, T = 0.4 s
D. $v = 5$ m/s, T = 0.4 s
E. $v = 5$ m/s, T = 0.04 s

Principio di sovrapposizione. Interferenza

559) L'eco è dovuta al fenomeno di:

A. rifrazione di onde sonore
B. interferenza di onde sonore
C. riflessione di onde sonore
D. nessuna delle altre risposte è corretta
E. diffrazione di onde sonore

560) Indicare quale delle seguenti affermazioni circa le onde sonore è falsa.

A. Esibiscono il fenomeno della riflessione
B. Nessuna delle altre risposte è corretta
C. Esibiscono il fenomeno dell'interferenza
D. Non si propagano nel vuoto
E. Esibiscono il fenomeno della rifrazione

Intensità di un'onda

561) Una pila elettrica alimenta una piccola radio e una bella musica si diffonde nella stanza: perché è necessaria l'energia della pila per permettere il funzionamento della radio?

A. Per captare ed amplificare il segnale che proviene dalla stazione emittente
B. Perché senza pila la radio può solo emettere segnali ma non raccoglierli
C. Per abbattere la resistenza dei fili
D. Per permettere all'antenna di sollevarsi e raccogliere il segnale acustico
E. Per riscaldare l'amplificatore e mandare segnali alla stazione emittente

562) Una sorgente che consideriamo puntiforme emette, in un mezzo isotropo, onde sonore sferiche con potenza P_u = 100 W. Supponendo che la membrana sensibile di un rilevatore di suoni abbia una superficie S = 31,4 cm^2 e che si trovi a una distanza d = 10 m dalla sorgente, quanto vale la potenza P_m percepita dal rilevatore?

A. P_m = 0,25mW
B. P_m = 250mW
C. P_m = 2,5mW
D. P_m = 25mW
E. P_m= 2,5 W

Limiti di udibilità

563) Nell'aria gli ultrasuoni sono onde elastiche:

A. con lunghezze d'onda uguali a quelle dei suoni udibili, ma con velocità di propagazione molto più elevata
B. con lunghezze d'onda minori di quelle dei suoni udibili
C. la domanda non ha senso perché gli ultrasuoni non sono onde elastiche
D. con lunghezze d'onda maggiori di quelle dei suoni udibili

E. con lunghezze d'onda minori di quelle dei suoni udibili e con velocità di propagazione più elevata

564) Il suono che normalmente si ode è:

A. una vibrazione che si propaga solo nei fluidi
B. una vibrazione di natura elettromagnetica
C. una vibrazione entro un definito intervallo di frequenza
D. una vibrazione meccanica di frequenza elevata
E. una vibrazione entro un qualsiasi intervallo di frequenza

565) Il decibel è una unità utilizzata:

A. nell'acustica
B. nella meccanica
C. nella termodinamica
D. nell'ottica
E. nell'idrostatica

566) Il suono è legato alla emissione, propagazione, ricezione e percezione di onde. Quale delle seguenti affermazioni è CORRETTA?

A. Se la frequenza è di 1 Hz, l'orecchio umano percepisce l'onda come suono
B. Il suono si propaga in qualunque mezzo, compreso il vuoto assoluto
C. Se la frequenza è di 100.000 Hz, l'orecchio umano percepisce l'onda come suono
D. Se la frequenza è di 3.000 Hz, l'orecchio umano percepisce l'onda come suono
E. Si tratta di onde elettromagnetiche

Effetto Doppler

567) CISIA • 2015 Quale delle seguenti affermazioni sull'effetto Doppler è corretta?

A. L'effetto Doppler si verifica solo per onde longitudinali
B. L'effetto Doppler spiega come mai il suono di una sirena in avvicinamento rispetto all'ascoltatore sia percepito come più acuto
C. L'effetto Doppler si verifica solo in presenza di un mezzo vibrante rispetto al quale sorgente o osservatore sono in moto
D. L'effetto Doppler spiega come mai il suono di una sirena in allontanamento rispetto all'ascoltatore sia percepito come più acuto
E. L'effetto Doppler si verifica solo per onde trasversali

568) Supponiamo di conoscere esattamente la frequenza del suono prodotto da una sorgente sonora quando il veicolo su cui è collocata si trova in quiete. Se adesso supponiamo che il veicolo si metta in movimento, il suono che percepiamo, se ci troviamo su un altro veicolo pure in movimento, ha frequenza:

A. più alta quando i due veicoli si avvicinano e più bassa quando si allontanano
B. identica a quella che percepiremmo se entrambi i veicoli fossero in quiete
C. più bassa sempre
D. più alta sempre
E. più bassa quando i due veicoli si avvicinano e più alta quando si allontanano

569) CISIA • 2016 Osserviamo un segnale radio emesso da una sorgente che ci viene incontro muovendosi con velocità *V*:

A. La frequenza dell'onda elettromagnetica osservata è maggiore della frequenza con cui viene emessa
B. La lunghezza d'onda delle onde elettromagnetiche osservate è proporzionale alla velocità della sorgente

C. La velocità delle onde elettromagnetiche osservate è proporzionale alla velocità della sorgente
D. L'intensità delle onde radio osservate cresce proporzionalmente alla velocità della sorgente
E. La velocità delle onde elettromagnetiche osservate è inversamente proporzionale alla velocità della sorgente

Onde elettromagnetiche e spettro

570) Un'onda elettromagnetica di frequenza f si propaga nel vuoto con velocità c. La sua lunghezza d'onda λ è data da:

A. $\lambda = 1/f$
B. $\lambda = f/c$
C. $\lambda = cf$
D. $\lambda = c$
E. $\lambda = c/f$

571) Le microonde sono:

A. ultrasuoni
B. onde elettromagnetiche
C. onde meccaniche
D. onde luminose
E. elettroni con lunghezza d'onda dell'ordine del micron

572) Qual è la differenza fra le onde utilizzate nelle trasmissioni radiofoniche e televisive?

A. In entrambe le trasmissioni si usano onde sonore (o elastiche), ma con lunghezze d'onda diverse
B. Nelle trasmissioni radiofoniche si utilizzano onde sonore (o elastiche); nelle trasmissioni televisive si utilizzano onde luminose
C. In entrambe le trasmissioni si usano onde elettromagnetiche, ma con lunghezze d'onda diverse
D. Nessuna delle altre risposte è corretta
E. Nelle trasmissioni radiofoniche si utilizzano onde elettromagnetiche; nelle trasmissioni televisive si trasmettono fasci di elettroni

573) Il colore di una radiazione monocromatica dipende:

A. dal numero degli atomi che si diseccitano per unità di tempo
B. dalla sua velocità nel vuoto
C. dalla sua intensità
D. non è possibile definirlo
E. dalla sua frequenza

574) Un raggio di luce rossa ed un'onda radio sono onde elettromagnetiche che si propagano nel vuoto:

A. con uguale velocità ed uguale lunghezza d'onda
B. con uguale velocità ed uguale frequenza
C. con diversa velocità ed uguale lunghezza d'onda
D. con uguale velocità e diversa lunghezza d'onda
E. con diversa velocità e diversa lunghezza d'onda

575) I raggi gamma sono:

A. onde meccaniche
B. onde elettromagnetiche
C. un'invenzione della fantascienza
D. particelle complesse
E. raggi laser

576) I raggi X sono:

A. una corrente di cariche negative e positive in moto con direzione opposta
B. una corrente di cariche positive
C. una corrente di cariche negative
D. onde elettromagnetiche
E. un flusso di neutroni

577) Con riferimento alla radiazione X, individui il candidato quale tra le seguenti affermazioni è giusta (si ricordi il valore dell'Angstrom: 1Å = 10^{-10}m).

A. Un'onda elettromagnetica di lunghezza d'onda uguale a 0,1 Å può essere una radiazione X
B. Un fascio di radiazione X, quando attraversa la materia e non interagisce, diminuisce la sua velocità di propagazione
C. Un'onda elettromagnetica di lunghezza d'onda uguale a 10^4 Å può essere una radiazione X
D. Un fascio di radiazione X, quando attraversa la materia e non interagisce, aumenta la sua velocità di propagazione
E. La velocità di propagazione della radiazione X nel vuoto è tanto maggiore quanto maggiore è la sua energia

578) I raggi X, come è noto, sono radiazioni molto penetranti in quanto costituiti da fotoni di alta energia. Tale potere penetrante è tanto maggiore quanto più grande è:

A. la lunghezza d'onda della radiazione
B. la frequenza della radiazione
C. la velocità dei fotoni
D. la carica dei fotoni
E. il numero dei fotoni

579) Cosa sono i raggi infrarossi?

A. Sono ultrasuoni
B. Sono raggi di natura elastica, come il suono, ma con una frequenza diversa
C. Sono i raggi luminosi che danno origine alla nostra (umana) sensazione del colore violetto
D. Sono raggi di natura elettromagnetica, che in assenza di dispositivi speciali, non possono essere visti dall'occhio umano normale
E. Non sono onde elettromagnetiche, ma di altra natura

580) La luce visibile ha una delle seguenti caratteristiche. Quale?

A. È un'onda che non si può propagare nel vuoto assoluto
B. È un'onda di vibrazione meccanica del mezzo in cui si propaga
C. È solo un'illusione, senza nessuna relazione con i fenomeni ondulatori
D. Si propaga nel vuoto ad una velocità di 300 km/s
E. È un'onda elettromagnetica la cui lunghezza d'onda è tipicamente compresa (circa) tra 400 nm e 700 nm

581) La frequenza di un'onda luminosa è dell'ordine di 1015 Hz. Il valore della lunghezza d'onda è:

A. 0,3 μm
B. 0,1 mm
C. 10 m
D. 1 m
E. 1 mm

582) Pensando ai raggi X ed ai raggi Gamma, trovate la CORRETTA proposizione.

A. Essi sono entrambi onde elettromagnetiche
B. Non si possono usare in Medicina
C. I raggi X sono più lenti dei raggi Gamma
D. I raggi X sono più energici dei raggi Gamma
E. Gli X sono visibili dall'occhio, i Gamma no

583) Le onde elettromagnetiche che vengono utilizzate per le trasmissioni radio tra imbarcazioni:

A. trasportano energia ma solo se in un certo intervallo di frequenze
B. contengono campi magnetici ma non elettrici
C. trasportano energia indipendentemente dalla frequenza utilizzata
D. contengono campi elettrici, ma non magnetici

E. non possono trasportare energia che si scaricherebbe in mare

Interferenza e diffrazione

584) Un fascio di luce polarizzata linearmente lungo la direzione z si propaga lungo l'asse x e viene fatto passare attraverso due polarizzatori lineari che formano, con l'asse z, gli angoli indicati nella figura seguente. Qual è l'intensità del fascio risultante?

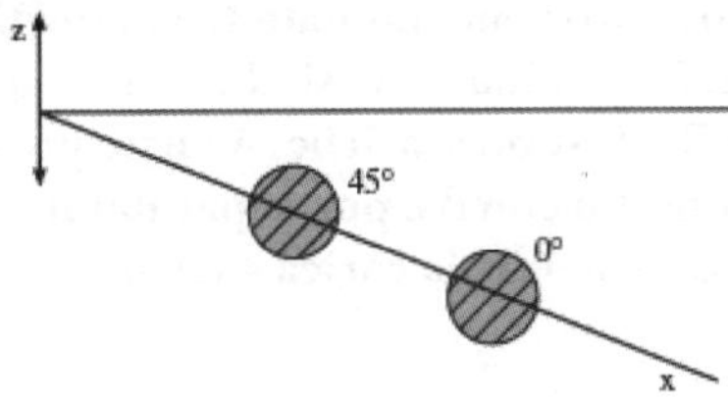

A. Il 50% di quella iniziale
B. Il 70% di quella iniziale
C. Zero
D. Il 100% di quella iniziale
E. Il 25% di quella iniziale

585) Un fascio coerente di luce monocromatica incide perpendicolarmente su un diaframma con una fenditura. Su uno schermo parallelo al diaframma si produce una figura di diffrazione la cui distribuzione di intensità è rappresentata dalla figura seguente. Cosa avviene se si riduce la larghezza della fenditura?

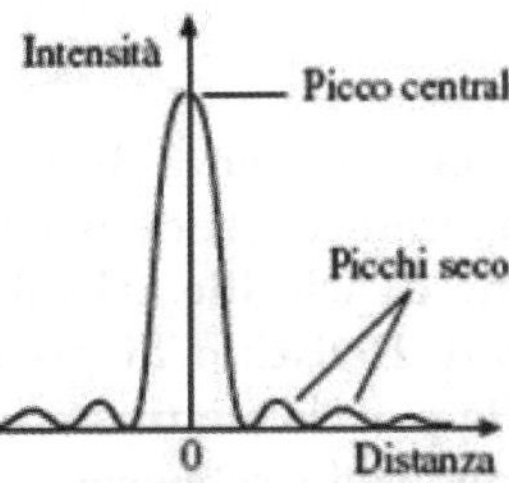

A. L'intensità del picco centrale aumenta, quella dei picchi secondari diminuisce e la larghezza della distribuzione resta la stessa
B. L'intensità di tutti i picchi aumenta, così come la larghezza della distribuzione
C. L'intensità di tutti i picchi resta la stessa e la larghezza della distribuzione aumenta
D. L'intensità di tutti i picchi diminuisce e la larghezza della distribuzione resta la stessa
E. L'intensità di tutti i picchi diminuisce e la larghezza della distribuzione aumenta

586) Un fascio di luce monocromatica incide su una fenditura sottile. Nella figura di diffrazione il primo minimo si trova ad un angolo θ rispetto alla posizione centrale. Quali delle seguenti affermazioni sono vere?
Riducendo la larghezza della fenditura, si riduce l'angolo θ.
Aumentando la lunghezza d'onda della luce, aumenta l'angolo θ.
Aumentando la frequenza della luce, aumenta l'angolo θ.
Si vedono zone di luce anche ad angoli maggiori di θ.

A. Solo la terza e la quarta
B. Solo la seconda
C. Solo la prima e la terza
D. Solo la prima, la seconda e la quarta
E. Solo la seconda e la quarta

587) Un fascio di luce linearmente polarizzata, avendo attraversato una soluzione di destrosio (glucosio destrogiro) uscirà:

A. con polarizzazione parzialmente lineare e parzialmente circolare a seconda della concentrazione
B. con polarizzazione circolare
C. con luce tanto meno polarizzata quanto maggiore è la concentrazione della soluzione

D. con una polarizzazione lineare secondo una direzione deviata di un angolo proporzionale alla concentrazione della soluzione
E. con la stessa polarizzazione lineare della luce incidente

588) È dato un sistema di due polarizzatori ortogonali fra di loro sui quali incide della luce. Tra i due s'inserisce un terzo polarizzatore inclinato rispetto al primo di 45°. Cosa si può affermare sull'intensità luminosa che passa attraverso il sistema dei tre polarizzatori?

A. È uguale all'intensità luminosa della luce che fuoriesce dal primo polarizzatore
B. È metà dell'intensità luminosa della luce che fuoriesce dal primo polarizzatore
C. È il doppio dell'intensità luminosa della luce che fuoriesce dal primo polarizzatore
D. È un quarto dell'intensità luminosa della luce che fuoriesce dal primo polarizzatore
E. È nulla

2.10 • Elettrostatica

Elettrizzazione dei corpi. Conservazione della carica elettrica

589) La costante dielettrica di un mezzo è:

A. non ha alcun significato fisico
B. indice della polarizzabilità del dielettrico
C. indice di quanto è carico il dielettrico
D. dimensionale
E. indice della temperatura di un corpo

590) Due sferette elettricamente cariche con carica di segno opposto vengono collocate vicine l'una all'altra, ciascuna sospesa ad un filo inizialmente verticale. Indicare la descrizione più adeguata tra le seguenti:

A. le sferette si attraggono
B. le sferette non si muovono dalla posizione iniziale
C. le sferette si mettono a ruotare
D. le sferette si respingono
E. le sferette oscillano indefinitamente

591) Tre palline metalliche A, B e C uguali tra loro sono montate su supporti isolanti. La pallina A possiede carica +q, mentre B e C sono scariche. A viene portata a contatto con B e poi, separatamente, con C. Alla fine la carica su A sarà:

A. +q/4
B. +q
C. +q/3
D. +q/2
E. +q/6

592) Una barretta di plastica strofinata con un panno di lana, se avvicinata a pezzetti di carta, li attira a sé:

A. per le particolari proprietà elettriche dell'aria
B. per attrazione magnetica
C. perché il campo gravitazionale diminuisce intorno alla barretta
D. perché vengono indotte delle cariche elettriche sulla carta
E. perché la carta è un buon conduttore elettrico

593) La maggior presenza di ossigeno in camera operatoria rende pericolosa la formazione di scintille. Al solo fine di scongiurare il rischio di produzione di scintille per via elettrostatica, gli operatori sanitari dovrebbero:

A. indossare scarpe isolanti per impedire pericolose scariche a terra

B. indossare guanti di materiale isolante per ostacolare il passaggio delle cariche
C. tenere bassa l'umidità dell'aria perché l'aria secca non disperde le cariche
D. indossare scarpe in grado di condurre, per scaricare a terra qualsiasi carica
E. evitare di strofinare con un panno bagnato gli aghi metallici, che potrebbero disperdere cariche per effetto della dispersione delle punte

La legge di Coulomb

594) Se r è la distanza tra due cariche puntiformi, la forza elettrostatica è proporzionale a:

A. r^2
B. r^{-2}
C. r^{-1}
D. r/2
E. r

595) M/O • 2015 Due particelle cariche e isolate sono poste, nel vuoto, a una certa distanza. La forza elettrostatica tra le due particelle è di 4,0 N. Quale sarebbe il valore della forza elettrostatica se la distanza tra le particelle fosse dimezzata?

A. 16,0 N
B. 4,0 N
C. 1,0 N
D. 2,0 N
E. 8,0 N

596) La forza tra due cariche elettriche è massima quando il mezzo interposto tra di esse è:

A. un solido conduttore
B. un liquido
C. il vuoto
D. nessuna delle altre risposte è corretta
E. un gas inerte

597) La costante dielettrica dell'acqua è 80. Se due cariche elettriche positive vengono poste ad una certa distanza in acqua, esse, rispetto al vuoto:

A. si respingono con una forza 6400 volte minore
B. si attraggono con una forza 80 volte minore
C. si attraggono con una forza 6400 volte minore
D. si comportano allo stesso modo
E. si respingono con una forza 80 volte minore

598) Se le intensità di due cariche vengono raddoppiate e contemporaneamente si raddoppia anche la loro distanza, la forza di attrazione delle cariche:

A. si quadruplica
B. si raddoppia
C. rimane inalterata
D. diventa otto volte maggiore
E. si dimezza

599) Tra due cariche elettriche puntiformi si esercita una forza (di attrazione o di repulsione) espressa dalla legge di Coulomb. Quale delle seguenti affermazioni è CORRETTA?

A. Se la costante elettrica si dimezza la forza aumenta di 4 volte
B. Se una delle due cariche raddoppia la forza aumenta di 4 volte
C. Se la distanza tra le cariche raddoppia la forza è 2 volte minore
D. Se la distanza tra le cariche raddoppia la forza è 4 volte minore
E. Se la costante dielettrica raddoppia la forza aumenta di 2 volte

600) Secondo la legge di Coulomb due cariche uguali, unitarie (nel S.I.) se sono distanti 1 metro si respingono con

una forza F pari a 9 miliardi di newton circa, per cui:

A. se ciascuna carica è 1 mC allora F = 9000 N
B. se una carica è 1 nC e l'altra 1 μC allora F = 9 N
C. se ciascuna carica è 1 mC allora F = 9 N
D. se una carica è 1 mC e l'altra 1 μC allora F = 9 dyne
E. se ciascuna carica è 1 nC allora F = 9 N

601) Due cariche elettriche puntiformi sono mantenute ad una distanza fissa pari a 1 cm. Le cariche valgono $q_1 = 2\mu C$ e $q_2 = 2\mu C$. In quale punto della retta che congiunge le due cariche posso portare una terza carica di valore arbitrario q in modo che su di essa agisca una forza elettrica risultante nulla?

A. Dipende dal valore q della terza carica
B. In nessun punto
C. A distanza di 1 cm dalla carica negativa
D. A distanza di 1 cm dalla carica positiva
E. Nel punto di mezzo tra le due cariche

602) Tre cariche Q_1, Q_2 e Q_3 sono disposte su di una stessa retta. Se $Q_1 = Q_2 = -Q_3$, la forza che agisce su Q_3:

A. non può mai essere nulla
B. è nulla se Q_1 è in posizione intermedia tra Q_2 e Q_3
C. è nulla se Q_2 è in posizione intermedia tra Q_1 e Q_3
D. nessuna delle altre risposte è corretta
E. è nulla se Q_3 è in posizione intermedia tra Q_1 e Q_2

603) Un atomo di idrogeno è formato da un protone e un elettrone, approssimabili puntiformi, di massa $m_p = 1{,}67 \cdot 10^{-27}$ kg e $m_e = 9{,}11 \cdot 10^{-31}$ kg, e carica di modulo $q = 1{,}60 \cdot 10^{-19}$ C. Il modello di Bohr rappresenta l'atomo come un sistema planetario in cui l'elettrone ruota attorno al protone, considerato fermo, su un orbita di raggio $r = 5{,}29 \cdot 10^{-11}$ m. Qual è la velocità dell'elettrone in questo modello? (si ricorda che ε_0 è circa $8{,}9 \cdot 10^{-12}$ F/m)

A. $2{,}2 \cdot 10^8$ m/s
B. $2{,}2 \cdot 10^2$ m/s
C. $2{,}2 \cdot 10^4$ m/s
D. $2{,}2 \cdot 10^6$ m/s
E. 2,2 m/s

2.11 • Campo elettrico

604) Una particella priva di carica, in moto rettilineo ed uniforme, che entra in un campo elettrico diretto perpendicolarmente alla direzione della velocità della particella, descrive una traiettoria:

A. ellittica
B. circolare
C. rettilinea
D. iperbolica
E. parabolica

605) Ponendo due cariche uguali da 1 coulomb alla distanza di 1 m:

A. nel punto medio è nullo il campo elettrico
B. la repulsione è 9 dine
C. la repulsione è 9 miliardi di dine
D. nel punto medio è nullo il potenziale
E. l'attrazione è 9 miliardi di newton

606) Individuare, tra le seguenti risposte, le due espressioni che esprimono entrambe l'intensità del campo elettrico:

A. N/m; Volt/m
B. N/Coulomb; Volt/m
C. N/Coulomb; Joule/m
D. N/n; Volt/v
E. Volt · m; N/m

607) L'intensità del campo elettrico è dimensionalmente:

A. una forza funzione della posizione
B. un lavoro per unità di carica elettrica
C. una forza per unità di carica elettrica
D. nessuna delle altre risposte è corretta
E. una forza per unità di intensità di corrente

608) Ponendo un conduttore in un campo elettrostatico:

A. si manifesta un campo magnetostatico in virtù delle cariche del conduttore
B. si ha una polarizzazione del conduttore
C. non accade nulla
D. si ha il fenomeno dell'induzione elettrostatica
E. si manifesta una corrente elettrica costante

609) Quando si ha una distribuzione di cariche, il campo elettrico da essa prodotto si misura in:

A. N · m
B. N · sec
C. volt/m
D. m/volt
E. volt · m

610) Se una carica elettrica positiva q è immersa in un campo elettrico E, subisce una forza:

A. $F = q/E$
B. $F = qE$
C. $F = q^2E$
D. $F=qE^2$
E. $F = 0$

611) Una carica elettrica puntiforme è soggetta alla forza elettrostatica esercitata da un campo elettrico costante in modulo, direzione e verso. Non esistono altre forze agenti su questa carica. La carica è inizialmente in quiete. Quale moto assume la carica, in assenza di altre forze?

A. Circolare uniforme
B. Nessuno: rimarrà in quiete
C. Rettilineo uniformemente accelerato
D. Rettilineo armonico
E. Rettilineo uniforme (a velocità costante)

612) Due campi elettrici, rispettivamente di 3 V/m e 4 V/m, sono diretti ortogonalmente l'uno all'altro. Calcolarne il modulo del vettore risultante:

A. 2 V/m
B. 7 V/m
C. 3/4 V
D. 5 V/m
E. è necessario precisare il verso dei vettori componenti

613) L'intensità della forza agente su una carica elettrica puntiforme che si trova in un campo elettrico (costante in modulo, direzione e verso) di intensità E:

A. è inversamente proporzionale a E
B. è proporzionale al cubo di E
C. è direttamente proporzionale a E
D. è inversamente proporzionale al quadrato di E
E. è proporzionale al quadrato di E

614) Un sistema di cariche è costituito da due cariche puntiformi uguali ed opposte collocate ad una certa distanza tra di loro. Che cosa si può dire del campo elettrico generato da un tale sistema?

A. È identico a quello di una carica puntiforme di valore pari a metà della carica positiva
B. È identico a quello di una carica puntiforme di valore pari a metà della carica negativa
C. È dato dalla differenza dei campi elettrici prodotti dalle singole cariche

D. È dato dalla somma vettoriale dei campi elettrici prodotti dalle singole cariche
E. È dappertutto nullo perché le due cariche sono uguali ed opposte

2.12 • Energia e potenziale elettrostatico

Lavoro e potenziale elettrostatico

615) Il lavoro per portare due cariche puntiformi ed uguali Q, inizialmente molto distanti fra loro, a distanza *a* fissata sia L. Quanto sarà il lavoro speso per portare tre cariche dello stesso tipo e valore Q ai vertici di un triangolo equilatero di lato sempre uguale ad *a* anch'esse inizialmente a distanze molto grandi tra di loro?

A. 4 L
B. 6 L
C. 9 L
D. 3 L
E. 2 L

616) Quale delle seguenti affermazioni è falsa? Il potenziale in un punto P di un campo elettrostatico:

A. è uguale all'energia potenziale della carica unitaria positiva posta in P
B. dipende dal valore della carica posta in P
C. nessuna delle altre risposte è corretta
D. dipende dal valore delle cariche che generano il campo
E. è uguale al lavoro fatto dalle forze del campo per portare la carica unitaria positiva dal punto P all'infinito

617) Il potenziale elettrico:

A. è la forza coulombiana in un punto
B. si misura in ampere
C. ha le dimensioni di un lavoro diviso per una carica
D. è il lavoro fatto per spostare una carica
E. è una costante

618) Il volt è definito come:

A. il prodotto tra il watt e l'ohm
B. il rapporto tra il joule e il coulomb
C. il rapporto tra l'ampere e il coulomb
D. il prodotto tra il joule e l'ampere
E. il rapporto tra l'ampere e il joule

619) Per spostare una carica positiva di 2 coulomb da un punto a potenziale di 5 V ad un punto a potenziale di 2 V senza variare la sua energia cinetica, occorre effettuare sulla carica un lavoro pari a:

A. -4 J
B. + 10 J
C. + 6 J
D. -6 J
E. -8 J

620) Fra due punti vi è la differenza di potenziale di 1 volt quando il lavoro eseguito per spostare la carica di 1 coulomb è pari a:

A. 1 joule
B. 1 farad
C. 1 metro/secondo
D. 1 cm
E. 1 watt

621) L'energia potenziale di una carica elettrica di q coulomb, posta in una posizione dove il potenziale vale V volt è:

A. qV
B. q/2
C. 0
D. q/V
E. V

622) La differenza di potenziale si misura in:

A. volt/m
B. ampere
C. volt · m

D. joule/coulomb
E. joule/s

623) Se in un campo elettrico il potenziale nel punto A è uguale al potenziale nel punto B, il lavoro da compiere per spostare una carica da A a B è:

A. pari a 1
B. massimo
C. nullo
D. negativo
E. impossibile da determinare

624) Una carica di +8 coulomb si muove da un punto a potenziale di 6 V ad un punto a potenziale di 2 V. Il lavoro fatto dalla forza del campo è pari a:

A. nessuna delle altre risposte è corretta
B. -32 J
C. +6 J
D. -2 J
E. +32 J

625) Tra il catodo e l'anodo di un tubo a raggi X esiste una differenza di potenziale pari a 50.000 V. L'energia degli elettroni nel momento in cui urtano l'anodo è:

A. praticamente nulla
B. 50 kW
C. 1 J
D. 100 J
E. 50 keV

626) Il potenziale elettrico in un generico punto non lontano da una carica positiva:

A. non esiste, non si può parlare di potenziale di un punto
B. si misura in volt/cm
C. è una grandezza dimensionale
D. è un vettore
E. è uno scalare

627) Il lavoro fatto CONTRO le forze del campo elettrico per portare una carica elettrica q puntiforme da distanze molto grandi ad un punto vicino ad una seconda carica elettrica Q vale L. Ne segue che:

A. il potenziale elettrico associabile a quel punto vale L/2
B. non può essere associato un potenziale elettrico a quel punto
C. il potenziale elettrico associabile a quel punto vale L
D. il potenziale elettrico associabile a quel punto vale L/q
E. il potenziale elettrico associabile a quel punto vale $L \cdot q$

628) I punti sulla faccia superiore di un cilindro di materiale conduttore di altezza uguale a 25 cm si trovano ad un potenziale di 20 V rispetto al potenziale di terra. I punti sulla superficie laterale, che si trovano ad una altezza di 12,5 cm dalla base inferiore, si trovano ad un potenziale di:

A. 12,5 V
B. 5 V
C. 20 V
D. 10 V
E. 8 V

629) Siano M e N due punti di un campo elettrico. Una carica puntiforme q si sposta da M ad N seguendo uno dei percorsi indicati in figura e le forze del campo compiono il lavoro L. Delle seguenti affermazioni qual è quella corretta?

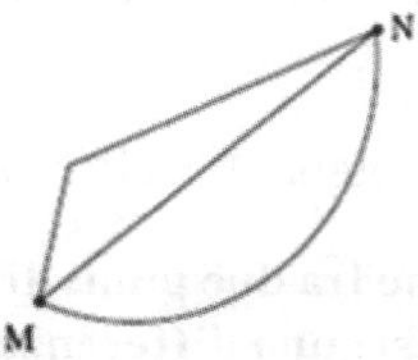

A. La differenza di potenziale tra N ed M è uguale al lavoro L
B. Il lavoro L dipende dal percorso seguito dalla carica q per spostarsi da M ad N
C. La differenza di potenziale tra N e M è L/q
D. La differenza di potenziale è una grandezza vettoriale
E. La differenza di potenziale tra N e M è Lq

630) Due cariche elettriche uguali ed opposte si trovano ad una distanza D. Quanto vale il potenziale elettrico nel punto di mezzo tra le due cariche?

A. Non è definito
B. Il doppio del potenziale dovuto ad ogni singola carica
C. Tende all'infinito
D. La metà del potenziale dovuto ad ogni singola carica
E. Zero

631) Trovare il potenziale elettrostatico generato da un nucleo di stagno (supposto puntiforme) di carica Q = 50 *e* a una distanza r = 10^{-12} m. Si assuma che la carica *e* dell'elettrone valga *e* = 1,6 × 10^{-19} C e che la costante di Coulomb valga k = 9 × 10^9 N m^2/C^2.

A. Il potenziale elettrostatico vale 7,2V
B. Il potenziale elettrostatico vale 7,2 · 10^2 V
C. Il potenziale elettrostatico vale 7,2 × 10^3 V
D. Il potenziale elettrostatico vale 7,2 × 10^5 V
E. Il potenziale elettrostatico vale 7,2 × 10^4 V

Superfici equipotenziali. Elettronvolt

632) È possibile che fra due punti di un campo elettrico vi sia una differenza di potenziale nulla?

A. Sì, se il campo è dovuto a cariche negative
B. Sì, se i due punti si trovano sulla stessa superficie equipotenziale
C. No, se il campo elettrico è uniforme
D. Sì, sempre
E. No, mai

633) Sia S una superficie equipotenziale di un campo elettrico qualsiasi. In un punto P di S il vettore campo elettrico E:

A. è perpendicolare ad S
B. è nullo
C. ha una direzione che dipende dalla distribuzione di cariche che genera il campo
D. è tangente ad S
E. forma con la normale ad S un angolo acuto

2.13 • Flusso del campo elettrico

Flusso elettrico. Teorema di Gauss

634) Il flusso del campo elettrico (teorema di Gauss) uscente da una superficie chiusa S è proporzionale:

A. al prodotto delle cariche contenute entro S
B. al potenziale dei punti di S
C. al lavoro occorrente per portare le cariche all'interno della superficie
D. alla somma algebrica delle cariche contenute entro S
E. alla somma algebrica delle cariche contenute entro S divisa per il potenziale dei punti di S

635) Il campo elettrico in un punto P distante r da un piano uniformemente carico ed esteso indefinitamente:

A. varia come e^{-r}
B. è indipendente da r

C. varia come $1/r^2$
D. nessuna delle altre risposte è corretta
E. varia come $1/r$

636) Un conduttore elettricamente carico nelle immediate vicinanze di un proprio punto:

A. tutte le altre risposte sono corrette
B. si comporta come un condensatore
C. genera un campo elettrico proporzionale alle proprie dimensioni
D. genera un campo elettrico proporzionale alla densità superficiale di carica
E. genera un campo elettrico proporzionale alla carica che possiede

637) Si consideri un conduttore cavo, di forma sferica e raggio R, sulla cui superficie è presente una carica elettrica +Q. All'interno del conduttore è praticato il vuoto, pertanto la costante dielettrica vale ε_0. Detta r la distanza dal centro della superficie sferica del conduttore, quanto vale il campo elettrico per r < R?

A. 0
B. $\frac{Q}{4\pi\varepsilon_0 r}$
C. $\frac{Q}{4\pi\varepsilon_0 r^2}$
D. $\frac{Q}{4\pi\varepsilon_0 R^2}$
E. $\frac{Q}{4\pi\varepsilon_0 R}$

638) Si consideri una lastra di dimensioni molto maggiori rispetto alla distanza considerata dalla lastra stessa. Se la lastra è carica con una densità di carica superficiale +σ, cosa succede al campo elettrico generato dalla lastra al raddoppiare della distanza dalla lastra stessa?

A. Resta invariato
B. Raddoppia
C. Si dimezza
D. Diventa la quarta parte
E. Quadruplica

639) All'interno di un corpo metallico (conduttore perfetto), carico con una carica Q:

A. il potenziale elettrico dipende dalla posizione
B. il campo elettrico è costante e diverso da zero
C. nessuna delle altre risposte è corretta
D. il potenziale elettrico è zero
E. il campo elettrico è zero

Condensatori > Capacità di un condensatore

640) Un sistema di due lastre metalliche affacciate e isolate e con cariche uguali in valore e segno opposto costituisce un:

A. condensatore
B. voltmetro
C. conduttore
D. voltametro
E. nessuna delle altre risposte è corretta

641) La capacità di un condensatore è inversamente proporzionale:

A. alla superficie delle armature
B. alla distanza delle armature
C. al potenziale applicato
D. alla costante dielettrica del dielettrico interposto fra le armature
E. al suo peso

642) Nello spazio presente tra le due facce parallele di un condensatore piano a facce parallele è presente dell'aria. Il condensatore è connesso ad un generatore da 100 V a corrente continua. In seguito, un foglio di materiale dielettrico viene inserito tra le due facce

parallele del condensatore. I valori di quali grandezze cambiano quando il dielettrico viene inserito tra le due facce parallele?

A. Sia la capacità del condensatore che la carica sulle due facce parallele del condensatore
B. Solo la differenza di potenziale tra le facce parallele del condensatore
C. Sia la capacità del condensatore che la differenza di potenziale tra le facce parallele del condensatore
D. Solo la capacità del condensatore
E. La capacità del condensatore, la differenza di potenziale tra le facce parallele del condensatore e la carica sulle due facce del condensatore

643) La relazione fra la capacità C di un condensatore, la carica Q presente sulle armature e la d.d.p. V tra queste è:

A. $C = Q \cdot V$
B. $C = Q$
C. $C = V/Q$
D. $C = 1/2 \cdot Q \cdot V^2$
E. $C = Q/V$

644) Le armature di un condensatore piano e isolato vengono allontanate. La differenza di potenziale tra le armature:

A. non è definibile
B. generalmente si riduce
C. diminuisce
D. resta costante
E. aumenta

645) L'energia immagazzinata in un condensatore è pari:

A. a 1
B. a zero
C. a infinito
D. alla capacità del condensatore
E. al lavoro fatto per caricarlo

646) Tra le armature di un condensatore piano carico isolato (lontano dai bordi) le linee di forza del campo elettrico sono:

A. rettilinee e perpendicolari alle armature
B. circolari in piani perpendicolari alle armature
C. circolari in piani paralleli alle armature
D. rettilinee e parallele alle armature del condensatore
E. circolari e parallele alle armature

647) Un condensatore a piastre piane e parallele in aria, carico e isolato, presenta una differenza di potenziale di 10 kV tra le sue armature; se viene posto tra le armature un materiale isolante (es. ceramica) con una costante dielettrica relativa Er = 10, la differenza di potenziale tra le armature:

A. rimane uguale, ma diminuisce la carica
B. aumenta, ma diminuisce la carica
C. aumenta di 10 volte, la carica rimane identica
D. diminuisce di 10 volte e la carica rimane identica
E. aumenta di 100 volte e la carica resta costante

648) In un condensatore piano con d.d.p. = 100 volt e dielettrico il vuoto, un elettrone si stacca dall'armatura negativa con velocità nulla. Qual è la sua energia cinetica a metà della traiettoria?

A. 25 eV
B. 10 eV
C. 2500 eV
D. 50 eV
E. 5000 eV

649) Si consideri un condensatore di capacità 5 μF collegato ad una pila da

1,5 V. Qual è la carica depositata su ciascuna delle armature del condensatore?

A. $3,33 \cdot 10^{-6}$ C
B. $7,5 \cdot 10^{-6}$ C
C. $4 \cdot 10^{-6}$ C
D. $1,2 \cdot 10^{-6}$ C
E. $4,8 \cdot 10^{-6}$ C

650) Introducendo un dielettrico tra le armature di un condensatore, la sua capacità aumenta perché:

A. aumenta l'intensità del campo elettrico tra le due armature
B. il dielettrico si polarizza
C. per la presenza del dielettrico le armature sono più distanziate
D. il dielettrico non permette il passaggio delle cariche elettriche
E. aumenta la differenza di potenziale tra le due armature

651) Gli squali sono dotati di organi in grado di rilevare debolissimi campi elettrici, sino a valori di 1μV/m. A che distanza dovremmo porre due piani conduttori paralleli a cui applichiamo una differenza di potenziale di 1,5 mV per avere campi elettrici dell'ordine di quelli rilevati da uno squalo?

A. 1,5 mm
B. 15 μ
C. 1,5 μm
D. 1,5 km
E. 1,5 m

652) Un condensatore da 8 μF richiede:

A. 8 C per caricarlo a 1 V
B. 1 μC per caricarlo a 8 V
C. 8 C per caricarlo a 8 μV
D. 8 μC per caricarlo a 1 V
E. 88 μC per caricarlo a 1 V

653) La capacità di un condensatore vale C = 300 pF e la differenza di potenziale fra le sue armature è V = 1 kV. Trovare la carica Q presente su ciascuna armatura.

A. Q = 300 μC
B. Q = 300 C
C. Q = 300 pC
D. Q = 300 nC
E. Q = 300mC

654) Se un condensatore piano, ideale, vuoto, carico viene isolato e in esso si inserisce un dielettrico con costante dielettrica relativa $\varepsilon_r = 2$:

A. il campo elettrico interno si dimezza, la capacità si dimezza
B. il campo elettrico interno rimane invariato, la capacità raddoppia
C. il campo elettrico interno si dimezza, la capacità raddoppia
D. il campo elettrico interno raddoppia, la capacità si dimezza
E. il campo elettrico interno raddoppia, la capacità raddoppia

655) Determinare la carica depositata sulle armature di un condensatore di capacità C = 1 μF sottoposto a una differenza di potenziale di 10 V.

A. 10 μC
B. 0,1 mC
C. 1 mC
D. 1 μC
E. 0,1 μC

Condensatori in serie ed in parallelo

656) CINECA • 2017 Ponendo in parallelo tre condensatori di capacità uguale a 60 microfarad ciascuno, la capacità totale vale:

A. 60 microfarad
B. 20 microfarad
C. 180 microfarad
D. 400 microfarad
E. 120 microfarad

657) Trovare la capacità equivalente di tre condensatori uguali, ciascuno di capacità $24 \cdot 10^{-12}$ F, collegati in serie:

A. 90 nF
B. 72 nF
C. 8 pF
D. 72 pF
E. 24 nF

658) V • 2016 Due condensatori con capacità pari a 12 μF e 4 μF sono collegati in serie; essi equivalgono a un unico condensatore di capacità pari a:

A. 16 μF
B. 0,33 μF
C. 8 μF
D. 3 μF
E. 4 μF

2.14 • Circuiti in corrente continua

La corrente elettrica

659) L'unità di misura della carica elettrica è esprimibile in:

A. watt
B. coulomb · ampere
C. volt/m
D. ohm · volt
E. ampere · s

660) L'intensità di corrente elettrica si può misurare in ampere. Un ampere è:

A. 1 J / 1 s
B. 1 W/1 s
C. 1 V / 1 s
D. 1 coulomb / 1 s
E. 1 farad / 1 V

661) Un individuo a contatto con il suolo prende la scossa solo quando dei tre fili (fase, neutro, terra) della rete elettrica domestica tocca:

A. una qualunque coppia di fili
B. il filo di fase
C. il filo neutro
D. il filo di terra
E. qualsiasi altro filo

662) Il filamento di una lampadina è percorso da un'intensità di corrente di 1 A. Quanti elettroni al secondo attraversano la sezione del conduttore?

A. Tra 10^{18} e 10^{19} elettroni/secondo
B. 10^3 elettroni/secondo
C. 10^5 elettroni/secondo
D. Tra 10^{-18} e 10^{-19} elettroni/secondo
E. Un elettrone/secondo

663) La corrente in un conduttore metallico è dovuta:

A. al moto di cariche positive e negative
B. al moto degli elettroni
C. al moto di un fluido
D. al moto di un'onda elettromagnetica
E. nessuna delle altre risposte è corretta

664) Indicando con Q la carica elettrica che attraversa nel tempo t la sezione di area A di un conduttore, si definisce intensità di corrente *I*:

A. $I = Q/t$
B. $I = A/t$
C. $I = Q \cdot A/t$
D. $I = Q \cdot t$
E. $I = Q \cdot A \cdot t$

665) Un elettrone possiede una carica di $1{,}6 \cdot 10^{-19}$ coulomb. Se una corrente di 1,6 ampere attraversa un conduttore per 1 secondo, questo è attraversato da un numero di elettroni il cui logaritmo decimale è:

A. -19
B. 19
C. 22
D. 190
E. 1,9

666) La corrente elettrica che passa nel filamento di una lampadina ad incandescenza convenzionalmente è assunta come moto di cariche positive. In realtà è data dal moto di:

A. neutroni
B. nuclei degli atomi di cui è costituito il filamento
C. elettroni
D. neutrini
E. fotoni

667) In un voltametro a nitrato d'argento $AgNO_3$ si fa passare corrente 0,1 ampere per 10 secondi:

A. al catodo vi sarà sviluppo di idrogeno nascente
B. non vi sarà aumento di temperatura della soluzione
C. l'argento si deposita all'anodo
D. sarà passata una carica di 1 coulomb
E. l'argento si deposita al catodo in ragione di 1,118 mMol

668) Il passaggio della corrente elettrica attraverso una soluzione acquosa è legato al moto di:

A. ioni positivi e negativi nel verso della corrente
B. ioni positivi nel verso della corrente ed elettroni nel verso opposto
C. ioni positivi nel verso della corrente e ioni negativi nel verso opposto
D. elettroni nel verso opposto a quello convenzionale della corrente
E. ioni positivi nel verso della corrente in assenza di moto di tutte le altre cariche

669) M/O • 2016 Le potenze utilizzate dai seguenti elettrodomestici sono:

P(ferro da stiro) = 1 kW
P(televisore) = 150 W
P(lavatrice) = 2,5 kW
P(forno elettrico) = 1.500 W

Se vengono collegati alla rete domestica (220 V), quale degli elettrodomestici è attraversato da una corrente di intensità maggiore?

A. Il ferro da stiro
B. Il televisore
C. La lavatrice
D. Sono attraversati tutti dalla stessa corrente
E. Il forno elettrico

670) Quale delle seguenti soluzioni conduce in maniera apprezzabile la corrente elettrica?

A. Soluzione di metano in benzina
B. Soluzione acquosa di alcool etilico
C. Soluzione acquosa di bromuro di sodio
D. Soluzione acquosa di glucosio
E. Soluzione di cloruro di sodio in metanolo puro

Legge di Joule

671) Uno scalda-acqua elettrico da 1100 W che lavora a 220 V:

A. ammette 0,5 A
B. ammette 11 A
C. consuma 1,1 kWh/s
D. ammette 15 A
E. ha una resistenza di 44 ohm

672) Con un fornello di resistenza R, cui è applicata una tensione (o differenza di potenziale) V, si vuole fare bollire un litro d'acqua. Il tempo necessario è proporzionale a:

A. V
B. R
C. V^{20}
D. V^2
E. R^2

673) Ai morsetti di due resistenze R_1 e R_2 sono applicate, rispettivamente, le

differenze di potenziale elettrico V_1 e V_2. Si sa che R_1 vale due volte R_2 e inoltre V_1 vale un mezzo di V_2. Che relazione c'è tra le potenze P_1 e P_2 dissipate rispettivamente da R_1 e R_2 per effetto Joule?

A. $P_1 = (1/8) P_2$
B. $P_1 = (1/4) P_2$
C. $P_1 = (4) P_2$
D. $P_1 = (8) P_2$
E. P_1 è uguale a P_2

674) Una corrente elettrica *I* passa, per un tempo *t*, in un conduttore ai cui estremi esiste una differenza di potenziale *V*. L'energia dissipata è:

A. V/I
B. V/II
C. VIt
D. VI
E. It

675) Un ferro da stiro dissipa una potenza di 880 W. Se viene alimentato da una tensione di rete di 220 V, la corrente I che lo attraversa e la sua resistenza elettrica valgono:

A. I = 4 A; R = 55 ohm
B. I = 9 A; R = 50 ohm
C. I = 4 A; R = 880 ohm
D. I = 0,25 A; R = 55 ohm
E. I = 0,25 A; R = 880 ohm

676) Una lampada ad incandescenza da 120 watt ed uno scaldabagno elettrico da 1.500 watt sono alimentati dalla stessa tensione. Segue che:

A. le resistenze elettriche dei due apparecchi sono le stesse
B. è più elevata la resistenza dello scaldabagno elettrico
C. non si può rispondere senza conoscere le correnti
D. è più elevata la resistenza della lampada ad incandescenza
E. nessuna delle altre risposte è corretta

677) Indicando con *R* la resistenza elettrica di un conduttore, con *V* la differenza di potenziale applicata agli estremi e con *I* la corrente che lo percorre, la potenza dissipata per effetto Joule è:

A. $P = V / I$
B. $P = V \cdot R \cdot I$
C. $P = V \cdot I$
D. $P = V \cdot R$
E. $P = I \cdot R^2$

678) A parità di intensità di corrente che attraversa un conduttore, l'entità dell'energia dissipata per effetto Joule dipende:

A. solo dalla resistenza
B. dalla resistenza e dal tempo
C. dalla massa e dal tempo
D. dalla capacità elettrica e dalla resistenza
E. dal calore specifico e dalla resistenza

679) Quale relazione indica la potenza dissipata da una resistenza *R* ai cui capi vi è una d.d.p. *V* ed è attraversata da un'intensità di corrente *I*?

A. $V \cdot I^2$
B. V^2/R
C. $V \cdot R^2$
D. I^4/V
E. I^2/V

680) Una resistenza percorsa da una corrente *I* = 2 A dissipa una potenza *P*. Ad un determinato istante *P* si dimezza. Ciò perché la corrente *I* ha assunto il valore:

A. 1/4
B. 1/2 A
C. 1 A
D. $\sqrt{2}A$
E. 2 A

681) Nelle centrali elettriche si usa calore per produrre energia elettrica; è possibile produrre calore dall'energia elettrica?

A. Sì, ma non tutta l'energia elettrica può essere trasformata in calore
B. No, in quanto quella elettrica è una forma pregiata di energia
C. Raramente
D. Sì
E. No

682) Due fili cilindrici A e B di rame ugualmente lunghi sono percorsi dalla stessa corrente elettrica. Il diametro del filo B è doppio di quello del filo A. Detta P_A la potenza dissipata dal filo A per effetto Joule e P_B la potenza dissipata dal filo B:

A. $P_B = P_A/8$
B. $P_B = P_A/2$
C. $P_B = P_A/4$
D. $P_B = 4P_A$
E. $P_B = 2P_A$

683) La formula che esprime l'energia E dissipata in una resistenza R in un tempo t quando alla resistenza è applicata una tensione V è: $E = V^2 \cdot t/R$. Se V = 0,2 volt, R = 0,10 ohm, e t = 10^{-2} secondi, dire quanto vale E.

A. E = 4. 000 J
B. $E = 4 \cdot 10^{-6}$ J
C. E = 4 J
D. $E = 4 \cdot 10^{-3}$ J
E. $E = 8 \cdot 10^{-2}$ J

684) Una stufetta elettrica da 770 Watt è collegata alla rete elettrica domestica che eroga 220 Volt. Qual è il valore efficace della corrente elettrica circolante?

A. 62,8 A
B. 0,28 A
C. 1,75 mA
D. 12,25 mA
E. 3,5 A

685) Una resistenza di 2 ohm è attraversata da una corrente e la potenza sviluppata è di 18 W. Quanto vale la differenza di potenziale ai capi della resistenza?

A. 36 V
B. 6 V
C. 4,5 V
D. 24 V
E. 9 V

686) La potenza dissipata da un conduttore ohmico di resistenza elettrica *R* è data dalle formule $W = VI = I^2 R = V^2/R$. Quale delle seguenti affermazioni è CORRETTA?

A. La resistenza del conduttore aumenta proporzionalmente al quadrato della tensione
B. Raddoppiando la tensione applicata al conduttore la potenza dissipata raddoppia
C. Raddoppiando la corrente che passa nel conduttore la potenza dissipata raddoppia
D. La resistenza del conduttore diminuisce proporzionalmente al quadrato della corrente che lo attraversa
E. La resistenza del conduttore non dipende né dalla tensione né dalla corrente

687) Una batteria ideale fornisce una differenza di potenziale di 6 V. Se tra i terminali viene collegata una resistenza di 24 ohm, quale sarà la potenza dissipata per effetto Joule?

A. 0,3 W
B. 3 W
C. 84 W
D. 1,5 W
E. 9 W

688) Una lampadina da 100 W e un ferro da stiro da 1 kW possono consumare la stessa energia?

A. Sì, se funzionano per tempi uguali
B. Sì, quando sono alimentati in serie
C. Sì, quando sono alimentati in parallello
D. No, in nessun caso
E. Sì, se funzionano per tempi inversamente proporzionali alla loro potenza

689) Si abbia un conduttore di estremi A e B percorso da una corrente continua di intensità I e sia V la differenza di potenziale tra A e B. Detta R la resistenza del conduttore, l'energia W dissipata in un tempo t nel conduttore è data dalla formula:

A. $W = V^2Rt$
B. $W = IV/t$
C. $W = I^2Rt$
D. $W = IVt/R$
E. $W = IVRt$

690) Una stufetta elettrica assorbe dalla rete una potenza P = 2 kW se sottoposta alla differenza di potenziale di 200 V in corrente continua. Se si potesse aumentare la tensione dell'alimentatore al valore di 400 V senza mutare la struttura della stufa, la potenza assorbita risulterebbe:

A. 4P
B. P
C. P^2
D. 2P
E. P/2

691) Quale delle seguenti affermazioni sulla legge di Joule è ERRATA?

A. Quando una corrente elettrica percorre un conduttore, una parte dell'energia fornita dalla pila si trasforma in calore
B. La legge di Joule riguarda il calore, l'intensità e la resistenza
C. La legge di Joule riguarda il calore specifico
D. Uno dei casi in cui l'effetto Joule è nocivo è quello dovuto alle correnti parassitarie di Foucault
E. Il calore Q derivante dalla corrente di intensità I, che percorre nell'unità di tempo il conduttore di resistenza R, è proporzionale al quadrato dell'intensità

692) Una resistenza attraversata da una corrente di 10 A dissipa per effetto Joule 200 W. Se si raddoppia l'intensità della corrente, la potenza dissipata diventa:

A. 300 W
B. 200 W
C. 800 W
D. 100 W
E. 400 W

693) La differenza di potenziale elettrico ai capi di una lampadina è costante e pari a 100 V. Per un periodo di tempo pari a 1000 s la lampadina assorbe una potenza elettrica di 160 W. Sapendo che la carica dell'elettrone è $1{,}60 \cdot 10^{-19}$ C, quanti elettroni si può ritenere abbiano attraversato una sezione trasversale del filo che alimenta la lampadina nell'intervallo di tempo considerato?

A. 10^{-16}
B. $6{,}02 \cdot 10^{23}$
C. 10^{22}
D. 10^{23}
E. $1{,}60 \cdot 10^{22}$

694) Un pannello fotovoltaico è un generatore di corrente elettrica continua. Supponiamo che la potenza della radiazione luminosa solare incidente sia di circa 500 W/m², che, dopo opportune trasformazioni mediante apparati elettronici, sia disponibile una corrente incognita, alla tensione continua di 200 V, e che global-

mente si abbia un rendimento energetico del 20%. Possiamo dedurre che:

A. la corrente ottenibile da 1 metro quadro di pannello è circa 2,5 A
B. i dati forniti non consentono di calcolare la corrente disponibile
C. la corrente ottenibile da 1 metro quadro di pannello è circa 0,5 A
D. la resistenza elettrica di un metro quadro di pannello è circa 80 ohm
E. la resistenza elettrica di un metro quadro di pannello è circa 320 ohm

695) Un ferro da stiro elettrico ha una resistenza R = 20Ω e assorbe una corrente I = 5A. Calcolare il calore sviluppato nel tempo Δt = 1 minuto.

A. Il calore sviluppato vale 6×10^3 J
B. Il calore sviluppato vale 2×10^4 J
C. Il calore sviluppato vale 3×10^4 J
D. Il calore sviluppato vale 2×10^3 J
E. Il calore sviluppato vale 500 J

696) Se in un circuito chiuso costituito da una batteria, una resistenza e un conduttore, la corrente è uguale a 2 A e la resistenza totale è uguale a 10 ohm, la potenza dissipata dalla resistenza è:

A. 200 W
B. 5 W
C. 20 W
D. 4 W
E. 40 W

Leggi di Ohm

697) L'intensità di corrente elettrica in un filo conduttore:

A. è il numero di elettroni che circolano nel conduttore in un secondo
B. è il numero di cariche che attraversano una sezione del conduttore in un determinato tempo
C. si misura in mm
D. dipende dalla differenza di potenziale agli estremi del filo
E. si misura in volt/secondo

698) CINECA • 2018 Quale dei seguenti enunciati corrisponde alla prima legge di Ohm?

A. La potenza dissipata in un conduttore è proporzionale alla corrente
B. La resistenza di un conduttore è inversamente proporzionale alla temperatura assoluta
C. L'intensità di corrente in un conduttore è proporzionale alla differenza di potenziale applicata ai suoi estremi
D. La corrente in un conduttore si annulla a 0 K
E. La resistenza di un conduttore dipende dalle sue caratteristiche geometriche

699) La resistenza di un conduttore ohmico è:

A. direttamente proporzionale alla tensione
B. indipendente dalla temperatura
C. indipendente dalla tensione
D. direttamente proporzionale alla corrente
E. indirettamente proporzionale alla tensione

700) V • 2014 Un filo di alluminio ha una sezione di $1{,}0 \times 10^{-6} m^2$. Il filo è lungo 16,0 cm ed ha una resistenza pari a $4{,}0 \times 10^{-3} \Omega$.
Qual è la resistività dell'alluminio di cui è fatto questo filo?

A. $2{,}5 \times 10^{-6}$ Ωm
B. $2{,}5 \times 10^{-8}$ Ωm
C. $2{,}5 \times 10^{-5}$ Ωm
D. $6{,}4 \times 10^{4}$ Ωm
E. $6{,}4 \times 10^{6}$ Ωm

701) All'aumentare della lunghezza, la resistenza elettrica di un conduttore di sezione costante:

A. diminuisce
B. non varia
C. aumenta
D. non è possibile stabilirlo a priori
E. aumenta o diminuisce a seconda della resistività del materiale

702) Un uccellino si posa su di un cavo elettrico che si trova ad un potenziale di 1000 V, cosa succede?

A. Si ustiona
B. Aumenta la sua resistenza
C. È attraversato da una debole corrente perché, per il potere disperdente delle punte, l'elettricità sfugge lungo le piume isolanti delle ali
D. Non gli succede nulla perché per il passaggio di corrente occorre una differenza di potenziale
E. Rimane fulminato

703) La resistenza di un conduttore ohmico di forma cilindrica è direttamente proporzionale:

A. al quadrato della sezione
B. alla sezione
C. alla metà della sezione
D. al cubo della sezione
E. alla lunghezza

704) Attraverso un filo di rame lungo 10 m passa una corrente di 8 A. Dimezzando la lunghezza del filo e mantenendo costante la differenza di potenziale ai suoi capi, l'intensità di corrente:

A. diventa di 4 A
B. diventa di 2 A
C. rimane invariata
D. diventa di 25 A
E. diventa di 16 A

705) CISIA • 2016 Quale delle seguenti affermazioni è sicuramente FALSA?

A. La resistenza di un conduttore ohmico è inversamente proporzionale alla sua sezione
B. La resistenza di un conduttore ohmico dipende dal materiale di cui è costituito
C. La resistenza di un conduttore ohmico dipende dalla sua temperatura
D. La resistenza di un conduttore ohmico è direttamente proporzionale alla sua lunghezza
E. La resistenza di un conduttore ohmico è inversamente proporzionale alla sua temperatura termodinamica assoluta

706) CINECA • 2016 La resistenza di un filo lungo 6 metri è pari a 10 ohm. Se si applica ai suoi estremi una differenza di potenziale pari a 20 V, quanto vale la corrente che attraversa il filo?

A. 0,5 A
B. 20 W
C. 2 A
D. 20 A
E. 10 W

707) Di quale fattore si deve aumentare il diametro di un filo conduttore per far diminuire la sua resistenza di un fattore 2?

A. $\sqrt{2}$
B. 2
C. 4
D. 2π
E. 8

708) La resistività r di un conduttore si misura in:

A. ohm/metro
B. ohm
C. ohm · metro
D. ohm/sec
E. ohm · volt

709) Quale dei seguenti grafici mostra la caratteristica corrente I – tensione V di un conduttore ohmico?

A.
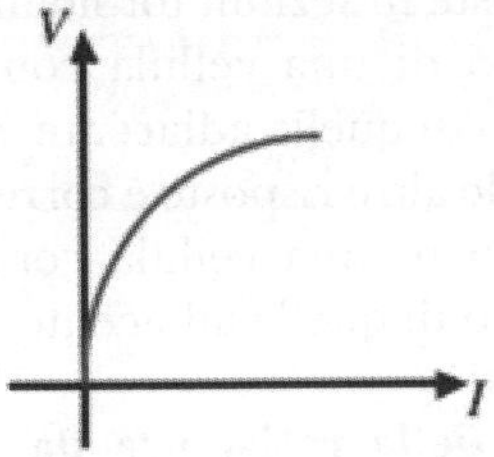

B.
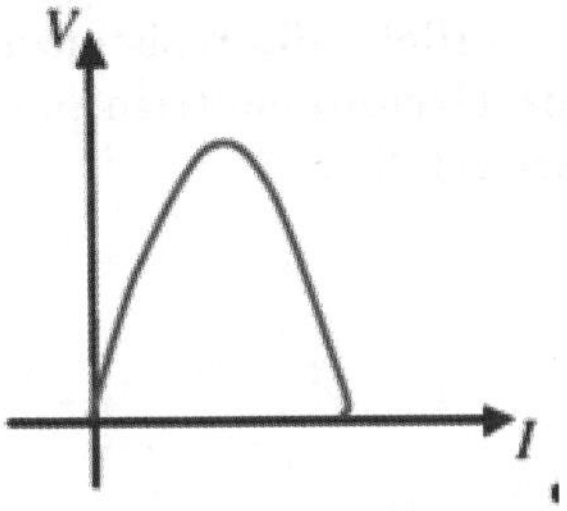

C.
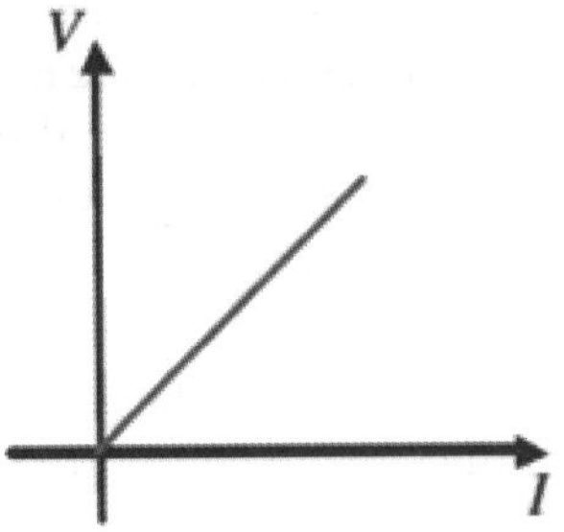

D.
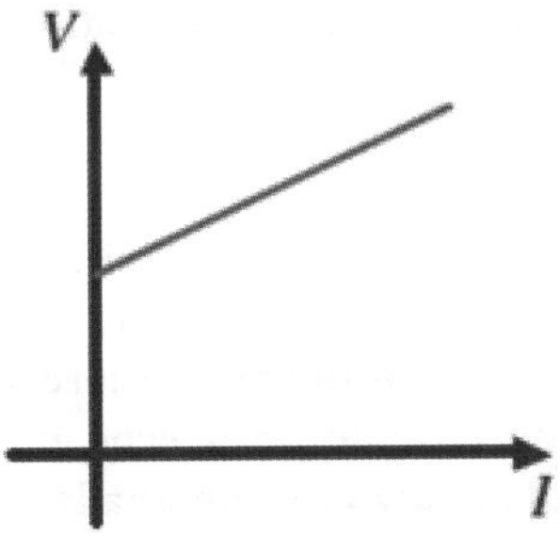

E.
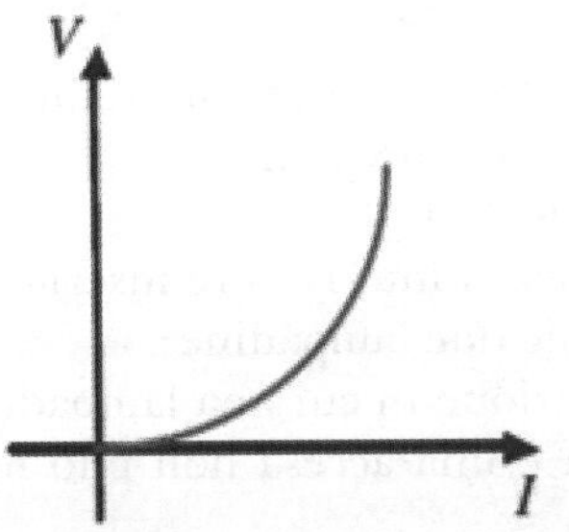

710) A una resistenza R = 1 ohm viene applicata una tensione V_1 = 6 V. Se si raddoppia il valore della resistenza, per mantenere costante la corrente che circola nel componente è necessario applicare una nuova tensione V_2 pari a:

A. 2 V
B. 12 V
C. 3 V
D. 24 V
E. ancora 6 V

Resistori in serie e in parallelo

711) Un circuito elettrico è costituito da tre resistenze collegate in parallelo. Le prime due hanno un valore di 20 e 40 ohm rispettivamente, mentre il valore resistivo della terza è ignoto. Misurando la resistenza totale del circuito si ricava un valore di 12 ohm. Qual è il valore più probabile della terza resistenza?

A. 240 ohm
B. 48 ohm
C. 120 ohm
D. 72 ohm
E. 32 ohm

712) M/O • 2014 **Quando due resistenze elettriche (rispettivamente uguali a R e 4R) sono collegate in serie, la resistenza equivalente della combinazione è pari a 50 Ω. Se le medesime resistenze fossero collegate in parallelo, quale sarebbe la resistenza equivalente?**

A. 12 Ω
B. 10 Ω
C. 32 Ω
D. 50 Ω
E. 8 Ω

713) CISIA • 2015 **Due conduttori sono collegati in parallelo quando:**

A. sono percorsi dalla stessa corrente elettrica
B. l'estremo finale del primo coincide con l'estremo iniziale del secondo
C. la differenza di potenziale del circuito rimane costante
D. sono sottoposti alla stessa differenza di potenziale
E. l'estremo iniziale del primo coincide con l'estremo iniziale del secondo

714) Se 2 fili identici di resistenza 4 ohm vengono disposti in parallelo, la resistenza equivalente è:

A. 8 ohm
B. 0,5 ohm
C. 16 ohm
D. 2 ohm
E. 5 ohm

715) Due resistenze di 10 ohm ciascuna sono collegate in parallelo e la differenza di potenziale ai loro capi è di 200 V. La resistenza equivalente vale:

A. 2000 ohm
B. 5 ohm
C. 0,2 ohm
D. 20 ohm
E. 2 ohm

716) I pesci elettrici producono scariche elettriche fino a duemila watt. Le scariche originano da organi elettrici formati da pile di cellule multinucleate a forma di moneta, chiamate elettroplacche. A seconda che le scariche elettriche siano originate da pesci di acqua dolce o di acqua salata, saranno caratterizzate rispettivamente da alto voltaggio e basso amperaggio, e viceversa. Sapendo che in un circuito elettrico il collegamento in serie produce alto voltaggio e quello in parallelo alto amperaggio, come saranno configurati gli organi elettrici nelle specie marine?

A. Le cellule degli organi elettrici non avranno orientamento specifico
B. Le cellule degli organi elettrici saranno disposte in sezioni toroidali
C. Polo positivo di una cellula contro polo positivo di quella adiacente
D. Nessuna delle altre risposte è corretta
E. Polo positivo di una cellula contro polo negativo di quella adiacente

717) Il valore della resistenza da aggiungere in parallelo alla resistenza di carico R di un circuito elettrico per ridurne il valore a 1/3 è:

A. R/3
B. R/6
C. R
D. R/2
E. 2R

718) Due lampade sono collegate in parallelo a una d.d.p. costante. Se il filamento di una di esse si interrompe:

A. diminuisce l'intensità di corrente nelle altre
B. aumenta la luminosità delle altre
C. l'intensità di corrente nelle altre raddoppia
D. l'intensità di corrente nelle altre rimane invariata
E. si spengono anche le altre

719) Due lampadine sono inserite in un circuito che comprende una pila e un interruttore. Come devono essere collegate le due lampadine perché possa verificarsi la condizione che una lampadina sia accesa e una sia spenta?

A. In parallelo con l'interruttore inserito in uno dei due rami
B. Perpendicolari
C. In serie con l'interruttore inserito in mezzo alle due lampadine
D. La condizione in cui una lampadina è spenta e una accesa non può mai

verificarsi perché le lampadine appartengono allo stesso circuito
E. In serie

720) Il valore della resistenza da aggiungere in parallelo alla resistenza di carico R di un circuito elettrico per ridurne il valore a 1/4 è:

A. R/8
B. R/3
C. R/2
D. R/9
E. R/4

721) Delle lampadine sono collegate in serie. Cosa succede quando il filamento di una di esse si interrompe?

A. Le lampadine si spengono tutte
B. Nessuna delle altre risposte è corretta
C. L'intensità di corrente aumenta
D. La potenza dissipata aumenta
E. Si spengono solo le due lampadine vicino alla lampadina rotta

722) V • 2015 Due resistori, di resistenza R e 4R, sono connessi in serie in modo da ottenere una resistenza totale di 100 Ω. Questi due resistori vengono ora connessi tra di loro in parallelo in un circuito a corrente continua. Qual è ora la resistenza risultante?

A. 20 Ω
B. 25 Ω
C. 400 Ω
D. 16 Ω
E. 625 Ω

723) CISIA • 2016 Due resistori sono posti in parallelo in un circuito alimentato da un generatore che eroga una differenza di potenziale V_0. Indicare QUALE di queste affermazioni è certamente SBAGLIATA.

A. Il rapporto tra le correnti nei due resistori è $I_1/I_2 = R_1/R_2$
B. La corrente nei resistori è proporzionale alla differenza di potenziale erogata dal generatore
C. Il rapporto tra le correnti nei due resistori è $I_1/I_2 = R_2/R_1$
D. La corrente è maggiore nel resistore che presenta resistenza minore
E. La differenza di potenziale è la stessa ai capi dei due resistori

724) Siano date 3 resistenze elettriche, ohmiche, poste in parallelo. Due di esse valgano 10 Ω, la terza valga 1 MΩ. La resistenza equivalente vale:

A. circa 1 M Ω
B. circa 2/10 Ω
C. circa 5 Ω
D. circa 1/20 M Ω
E. circa 10 Ω

725) In un circuito elettrico vi sono una pila da 10 volt e due resistenze in serie R_1 e R_2. Se la potenza totale è 50 watt e $R_2 = 3 \cdot R_1$, quanto vale R_1 in ohm?

A. 1
B. 128/7
C. 64/7
D. 1/2
E. 64/14

726) Abbiamo 4 pile, ciascuna è da 1,5 V. Le colleghiamo in serie (collego il + della prima al - della seconda, il + della seconda al - della terza e, infine, il + della terza al - della quarta). Quanto vale la differenza di potenziale d.d.p. (in valore assoluto) tra il - della prima e il + della quarta, a circuito aperto?

A. Si crea un immediato cortocircuito, per cui immediatamente si ha 0 V
B. Si annullano le cariche, quindi non succede nulla, ma si ottiene comunque 0 V
C. Si ottiene una d.d.p. da 1,5 V di minor durata, ma più precisa e più stabile
D. Si ottiene una d.d.p. di 6 V

E. Si ottiene una d.d.p. da 1,5 V, ma di maggiore durata

727) Siano date 2 resistenze elettriche (ohmiche) R_A e R_B, con $R_B > R_A$ diverso da 0. Quando poste in serie la resistenza equivalente valga R_S; quando poste in parallelo la resistenza equivalente valga R_P. Quale tra le seguenti relazioni è possibile?

A. $R_S > R_P$
B. $R_S < R_A$
C. $R_S = R_P$
D. $R_S < R_P$
E. $R_P > R_B$

728) A casa ho 3 lampadine ad incandescenza, identiche tra loro. Al fine di illuminare la stanza, le collego in parallelo e confronto il risultato con quello ottenuto usando una sola delle lampadine. Considero anche il consumo di energia elettrica e osservo che:

A. faccio più luce, ma spendo di più
B. faccio meno luce, ma spendo di meno
C. faccio più luce e spendo di meno
D. non aumenta la luce, ma spendo di meno
E. faccio meno luce e spendo di più

729) Ai morsetti A e B della resistenza R è applicata una differenza di potenziale V_{AB}, ed è quindi percorsa da una corrente I_1 (Figura). Una uguale differenza di potenziale $V_{CD} = V_{AB}$ è applicata ai morsetti C e D di due resistenze in parallelo, ciascuna pure di valore R, che sono percorse rispettivamente da due correnti I_2 e I_3. Quale delle seguenti affermazioni è ERRATA?

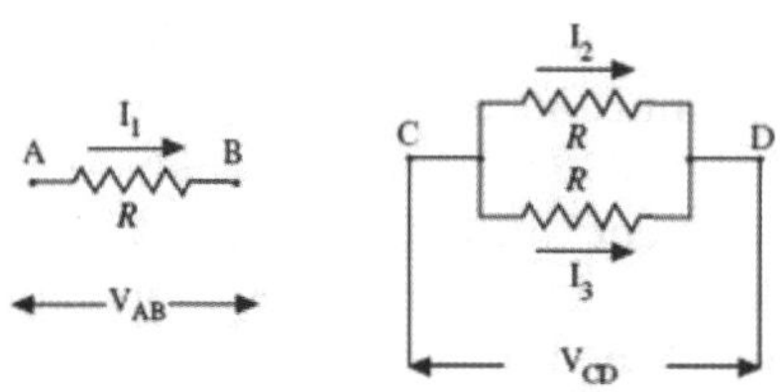

A. $I_1 = I_2 = I_3$
B. La corrente totale tra i morsetti *CD* è doppia di I_1
C. La resistenza equivalente tra *CD* è uguale a (1/2) R
D. La potenza dissipata tra i morsetti *AB* è metà di quella dissipata tra i morsetti *CD*
E. $I_1 = I_2 + I_3$

730) Siano date 2 lampadine ad incandescenza A e B, entrambe da 60 W ed entrambe da 220 V. Le collego in parallelo e le alimento a 220 V utilizzando una presa di casa. Quale tra le seguenti affermazioni è applicabile a questo caso?

A. Si accende solo una delle due lampadine
B. Si accendono entrambe con la stessa intensità luminosa di quella che ha ciascuna lampadina quando accesa da sola (una per volta)
C. Entrambe le lampadine restano spente
D. Si accendono entrambe, ciascuna con intensità luminosa metà di quando accese da sole (una per volta)
E. Si accendono entrambe, ciascuna con intensità luminosa doppia di quando accesa da sola (una per volta)

731) Due pile da 4,5 volt ciascuna vengono collegate in serie per alimentare una resistenza da 90 Ω:

A. la temperatura della resistenza crescerà di 9°C
B. la potenza sarà 810 watt
C. la corrente sarà 10 ampere
D. la corrente sarà 810 ampere
E. la potenza sarà poco inferiore a 1 watt

732) Due lampadine costruite per funzionare in corrente continua ed alla dif-

ferenza di potenziale di 9 volt, vengono erroneamente collegate in serie (invece che in parallelo) e poi collegate ad una batteria che eroga 9 volt. L'intensità della luce da esse emessa in questa errata configurazione:

A. è più intensa del normale e la loro durata ridotta alla metà
B. è la stessa, ma la corrente raddoppia e la batteria si scarica rapidamente
C. è circa la metà della normale intensità luminosa perché la corrente è dimezzata
D. restano spente perché la batteria non può funzionare in questa configurazione
E. non emettono luce perché destinate a bruciarsi quasi istantaneamente

733) Tre resistenze R_1, R_2, e R_3 sono inserite in un circuito, tra i punti P e Q, come indicato nel grafico. Qual è la resistenza totale del tratto di circuito PQ, supponendo trascurabile la resistenza dei tratti di filo conduttore che connettono le resistenze con i punti P e Q e le resistenze tra loro?

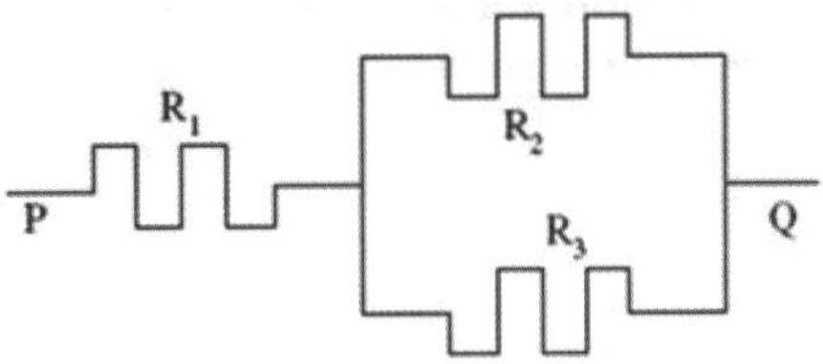

A. $R = 1 / R_1 + 1 / R_2 + 1 / R_3$
B. $R = 1 / R_1 + (R_2 + R_3) / (R_2 R_3)$
C. $R = R_1 + (R_2 R_3) / (R_2 + R_3)$
D. $R = R_1 + 1 / R_2 + 1 / R_3$
E. $R = R_1 + R_2 + R_3$

734) In un circuito elettrico alimentato da una batteria sono inserite due resistenze in parallelo. Perché la corrente erogata dalla batteria è la somma delle correnti che attraversano le singole resistenze?

A. Perché gli elettroni hanno carica negativa
B. Perché l'effetto Joule nel circuito è nullo
C. Perché la differenza di potenziale erogata dalla batteria è costante nel tempo
D. Per il principio di conservazione della carica elettrica
E. Perché si conserva l'energia cinetica degli elettroni

735) Ad una batteria da automobile da 12 V vengono collegati in serie 2 elementi resistivi così costituiti:

1 Due resistenze da 60 e 120 ohm collegate tra loro in parallelo.
2 Una resistenza da 40 ohm.
Trascurando la resistenza dei conduttori, qual è il valore più probabile della corrente circolante nel circuito?

A. 960,0 mA
B. 66,6 mA
C. 150,0 mA
D. 54,5 mA
E. 600,0 mA

736) Tre lampade di 50 watt, 50 watt e 100 watt, rispettivamente, sono connesse in parallelo ed alimentate in corrente continua da una batteria che fornisce una tensione costante di 25 Volt. Quanto vale la corrente erogata dalla batteria?

A. Dipende dalle dimensioni della batteria
B. 4 ampere
C. 8 ampere
D. 5 coulomb al secondo
E. 8 coulomb

737) CINECA • 2015 La resistenza *R* di un filo conduttore di sezione *S* e lunghezza *l*:

A. dipende da l ma non da S
B. aumenta all'aumentare di S
C. aumenta all'aumentare di l
D. diminuisce all'aumentare di l
E. dipende da S ma non da l

738) Si consideri il ramo di un circuito mostrato in figura, ai capi del quale è applicata una differenza di potenziale pari a V. Se ciascuno dei quattro resistori esprime una resistenza pari ad R, si può affermare che:

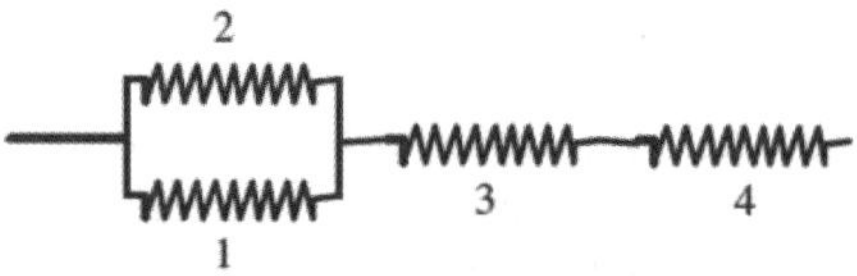

A. la differenza di potenziale ai capi del resistore 2 è identica alla differenza di potenziale ai capi del resistore 3
B. la corrente che attraversa il resistore 2 è la metà di quella che attraversa il resistore 3
C. la differenza di potenziale ai capi del resistore 1 differisce da quella presente ai capi del resistore 2
D. la corrente che attraversa il resistore 1 è identica alla corrente che attraversa il resistore 4
E. la corrente che attraversa il resistore 3 è differente dalla corrente che attraversa il resistore 4

739) In un circuito due resistenze, rispettivamente da 10 e 20 ohm, sono connesse in parallelo ad un generatore ideale da 12 V. La potenza totale sviluppata dal circuito è circa:

A. 18 W
B. 12 W
C. 36 W
D. 21 W
E. 6 W

740) Una resistenza R_1=5Ω e una seconda resistenza R_2 ignota, collegate in serie, dissipano 10 W se collegate a un generatore di tensione continua da 20 V. Quanto vale R_2?

A. Circa 5,7 Ω
B. 1 Ω
C. 15 Ω
D. 35 Ω
E. Circa 3,3 Ω

741) Se un circuito, formato da due resistenze R_1 e R_2, viene collegato a un generatore di tensione continua a 10 V, dissipa 20 W. Qual è una possibile configurazione del circuito?

A. R_1 = 3 Ω, R_2 = 2 Ω, in parallelo
B. R_1 molto grande, R_2 circa 5 Ω, in serie
C. R_1 = 2 Ω, R_2 = 2 Ω, in parallelo
D. R_1 = 6 Ω, R_2 = 30 Ω, in parallelo
E. R_1 = 10 Ω, R_2 = 10 Ω, in serie

742) Un circuito è composto da un generatore di corrente continua, che fornisce una d.d.p. pari a 1 V, e da 5 resistori identici posti in parallelo fra di loro, di resistenza pari a 5 Ω ciascuno: qual è la potenza istantanea assorbita in totale dai resistori?

A. 0 kW
B. 5 W
C. 1 W
D. 1 kW
E. 5 kW

Leggi di Kirchhoff

743) In un circuito elettrico un nodo rappresenta il punto in cui:

A. convergono almeno tre rami
B. sono collegate fra loro una resistenza ed una induttanza
C. nessuna delle altre risposte è corretta
D. sono collegate fra loro le due capacità
E. convergono più di due terminali

744) Dato il circuito in figura in cui R_1 = 10 Ω, R_2 = R_3 = 20 Ω, V_A = 10 volt, V_B = 0, allora:

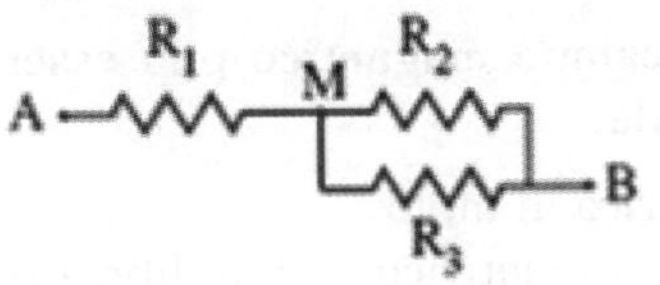

A. V_M = (40/50) · 10 V
B. le tre resistenze equivalgono a una resistenza totale di 30 Ω
C. V_M = 5 V
D. la potenza complessiva è 100/30 W
E. la corrente complessiva è 10/40 A

745) Due batterie di forza elettromotrice ε_1 = 20 V ed ε_2 = 8 V e resistenza interna r_1 = 0,5 Ω e r_2 = 0,2 Ω sono poste in serie e connesse fra loro tramite i morsetti negativi. In serie con loro è posta una resistenza R = 5,3 Ω. Si vuole conoscere il valore della corrente nel circuito.

A. 2,3 A
B. 4,7 A
C. 3,0 A
D. 5,3 A
E. 2,0 A

Circuiti RC

746) Una batteria in grado di fornire una carica pari a 20 A · h e una differenza di potenziale pari a 12 V è collegata ad una lampadina di resistenza R = 15 ohm. Calcolare il tempo di scaricamento della batteria.

A. 9 h
B. 16 h
C. 25 h
D. 30 h
E. 0,04 h

2.15 • Forze e campi magnetici e induzione elettromagnetica

Il campo magnetico

747) Una calamita attira pezzetti di limatura di ferro:

A. perché induce delle cariche elettriche nei pezzettini di ferro
B. perché il ferro è un buon conduttore elettrico
C. perché il campo gravitazionale diminuisce intorno alla calamita
D. per le particolari proprietà magnetiche dell'aria
E. perché induce un momento di dipolo magnetico nei pezzetti di ferro

748) In un campo magnetico costante, una particella carica in moto in generale:

A. segue una traiettoria lineare
B. aumenta progressivamente la propria energia cinetica
C. segue una traiettoria parabolica
D. si muove di moto rettilineo uniforme
E. segue una traiettoria a forma di elica cilindrica

749) Una carica elettrica si muove di moto rettilineo uniforme in una regione di spazio in cui sono presenti sia un campo magnetico che uno elettrico. Come devono essere i due campi?

A. Il campo elettrico deve essere nullo
B. Identici
C. Paralleli e con verso opposto
D. Ortogonali
E. Paralleli e con lo stesso verso

750) In presenza di un campo magnetico, una spira percorsa da corrente elettrica ed un ago magnetico:

A. si comportano in modi completamente differenti

B. si comportano in maniera sempre equivalente
C. sono sistemi non confrontabili
D. nessuna delle altre risposte è corretta
E. ammettono un'equivalenza a determinate condizioni

751) Una carica elettrica puntiforme si muove, nel vuoto, lungo una traiettoria circolare. La zona in cui essa si muove è sede di un campo:

A. gravitazionale uniforme
B. che varia periodicamente nel tempo
C. che varia in funzione della traiettoria
D. magnetico uniforme
E. elettrico uniforme

752) Un campo magnetico costante esercita una forza su una carica elettrica:

A. solo se essa è positiva
B. mai
C. se essa è in movimento
D. solo se essa è negativa
E. sempre

753) Una particella carica ferma in un campo magnetico uniforme e stazionario e libera di muoversi:

A. non inizia a muoversi
B. inizia a muoversi con moto ellittico
C. inizia a muoversi con un moto parabolico
D. inizia a muoversi con un moto circolare
E. inizia a muoversi con un moto rettilineo

754) Un corpo carico positivamente si trova tra le espansioni di una calamita. Su di esso si esercita una forza?

A. No, perché il campo magnetico non produce alcuna azione sulle cariche elettriche
B. Sì, se il corpo è fermo
C. Sì, se il corpo si muove con velocità non parallela al campo magnetico
D. Sì, se il corpo si muove con velocità parallela al campo magnetico
E. Sì, sempre

755) Un campo magnetico può essere prodotto da:

A. una carica in moto
B. un dipolo elettrico in equilibrio fra le armature di un condensatore piano e parallelo
C. non può essere riprodotto
D. un campo elettrostatico
E. due cariche elettriche fisse, uguali e opposte

756) Un magnete che si smagnetizza quando viene annullato il campo magnetico si dice:

A. temporaneo
B. permanente
C. riluttante
D. risonante
E. rilucente

757) Una carica elettrica positiva ferma tra i poli di un magnete:

A. subisce una forza parallela al campo magnetico
B. non subisce alcuna forza da parte del magnete
C. è attratta dal polo Sud del magnete
D. è attratta dal polo Nord del magnete
E. subisce una forza perpendicolare al campo magnetico

758) Una particella elettricamente carica che si muove di velocità costante attraversa una zona in cui è presente un campo magnetico. Cosa possiamo dire della velocità della particella?

A. Subisce variazioni in modulo ma non in direzione
B. Non subisce variazioni di sorta
C. Subisce variazioni in modulo e direzione

D. Subisce variazioni in direzione ma non in modulo
E. Viene bruscamente annullata

759) Il campo magnetico terrestre esercita un momento di forza sull'ago di una bussola. Una delle seguenti affermazioni è certamente sempre vera:

A. le interazioni magnetiche sono uno degli esempi in cui i principi della meccanica non sono validi
B. a causa della natura vettoriale del momento di forza, la bussola funziona correttamente solo nell'emisfero boreale
C. per il terzo principio della dinamica, l'ago della bussola esercita un analogo momento di forza sulla terra
D. per il secondo principio della dinamica, nell'emisfero australe l'ago della bussola comincia ad accelerare verso il polo Nord
E. data la natura dei momenti di forza, è necessario un meccanismo di richiamo altrimenti l'ago comincerebbe a ruotare, senza indicare il Nord

760) Il campo elettrico e il campo magnetico sono campi vettoriali:

A. il primo conservativo, il secondo non conservativo
B. entrambi non conservativi
C. il primo non conservativo, il secondo conservativo
D. le cui linee di campo sono, in entrambi i casi, linee chiuse
E. entrambi conservativi

761) Consideriamo una carica elettrica puntiforme che si muove in un campo magnetico uniforme. Il lavoro compiuto dal campo magnetico sulla carica:

A. è sempre costante e diverso da 0
B. è sempre infinito
C. è sempre nullo
D. dipende dal valore del campo magnetico
E. dipende dal valore della carica elettrica

762) Affinché una particella carica immersa in un campo magnetico percorra una traiettoria circolare è necessario che:

A. sia inizialmente in movimento, vi sia presenza di campi elettrici, il campo magnetico sia costante
B. parta da ferma, vi sia assenza di campi elettrici, il campo magnetico sia variabile
C. sia inizialmente in movimento, vi sia assenza di campi elettrici, il campo magnetico sia costante
D. sia inizialmente in movimento, vi sia assenza di campi elettrici, il campo magnetico sia variabile
E. parta da ferma, vi sia presenza di campi elettrici, il campo magnetico sia costante

La legge di Biot-Savart

763) Se in un piano una circonferenza rappresenta una linea di campo del vettore induzione magnetica, il campo magnetico può essere creato da:

A. un filo rettilineo di lunghezza infinita, percorso da corrente continua di intensità costante, posto lungo un diametro della circonferenza
B. una spira circolare percorsa da corrente sovrapposta alla circonferenza
C. una piccola calamita posta nel centro della circonferenza
D. un filo rettilineo di lunghezza finita, percorso da corrente continua di intensità variabile, perpendicolare al piano e passante per il centro della circonferenza
E. un filo rettilineo di lunghezza infinita, percorso da corrente continua di intensità costante, perpendicolare al

piano e passante per il centro della circonferenza

764) Un campo magnetico può essere prodotto:

A. soltanto da magneti permanenti
B. da un opportuno sistema di cariche elettriche in quiete
C. da una carica elettrica in quiete
D. da circuiti percorsi da correnti
E. nessuna delle altre risposte è corretta

765) Una pallina inizialmente ferma, che porta su di sé una carica elettrica, è immersa in una regione di spazio ove può risentire soltanto dell'azione di un campo magnetico. Se quest'ultimo è creato da un filo verticale percorso da corrente, la pallina:

A. non si muoverà affatto
B. nessuna delle altre risposte è corretta
C. si muoverà di moto circolare uniforme attorno al filo
D. si muoverà verticalmente con accelerazione costante
E. si muoverà di moto uniformemente accelerato verso il filo

766) Il modulo del campo di induzione magnetica generato da un filo rettilineo indefinito ha una dipendenza dalla distanza D dal filo proporzionale a:

A. D
B. D^2
C. $D^{1/2}$
D. D^{-1}
E. D^4

767) Le linee di forza del campo magnetico prodotto da un filo rettilineo indefinito percorso da corrente sono:

A. eliche cilindriche aventi per asse il filo
B. rette parallele al filo
C. iperboli
D. circonferenze aventi per asse il filo
E. rette ortogonali al filo e convergenti in esso

768) Intorno ad un filo metallico percorso da corrente elettrica si stabilisce:

A. un campo magnetico
B. un campo gravitazionale
C. un campo elettrico
D. una differenza di potenziale elettrico
E. un campo di etere

769) Un filo elettrico nel vuoto (costante di permeabilità magnetica μ_0) è percorso da una corrente I e genera un campo magnetico B. Una carica elettrica +q si muove ad una distanza r dal filo con velocità costante v, in una direzione parallela al filo e con verso concorde a quello della corrente che attraversa il filo. La carica +q è soggetta ad una forza F. Quale delle seguenti affermazioni è FALSA?

A. Il modulo della forza avvertita dalla carica vale $F = \mu_0 qvI/2\pi r$
B. La forza F cui è soggetta la carica +q è un vettore che giace nel piano perpendicolare alla direzione del filo
C. Poiché la corrente I che percorre il filo e la carica elettrica +q si muovono nella stessa direzione e con lo stesso verso, esse rappresentano due correnti concordi soggette a forze che tendono ad allontanare reciprocamente il filo e la carica
D. Se la carica fosse ferma, il modulo della forza F da essa avvertita sarebbe nullo
E. Il campo magnetico generato dal filo ha modulo $B = \mu_0 I/2\pi r$

770) L'intensità del campo magnetico generato da un filo di lunghezza infinita percorso da corrente:

A. è inversamente proporzionale alla corrente
B. dipende dalla costante dielettrica del vuoto

C. è inversamente proporzionale alla distanza dal filo
D. è nulla
E. non dipende dalla corrente

Forza magnetica fra due conduttori paralleli

771) La forza che si esercita tra due fili conduttori rettilinei e paralleli percorsi da correnti uguali ed equiverse è:

A. ortogonale ai fili e repulsiva
B. ortogonale ai fili e attrattiva
C. parallela e repulsiva
D. parallela ai fili
E. nulla

772) Due fili conduttori rettilinei, paralleli ed accostati, se percorsi da corrente elettrica:

A. si attraggono se il verso di percorrenza è opposto
B. interagiscono attrattivamente quali che siano le correnti in gioco
C. interagiscono repulsivamente quali che siano le correnti in gioco
D. producono il fenomeno dell'interferenza magnetica
E. si attraggono se il verso di percorrenza è uguale

773) Due conduttori rettilinei paralleli percorsi da corrente continua nello stesso verso:

A. interagiscono con forze che dipendono dal materiale dei conduttori
B. si annullano
C. si attraggono
D. si respingono
E. non esercitano alcuna forza reciproca

Induzione elettromagnetica: legge di Faraday-Neumann-Lenz

774) Una spira ruota fra i poli Nord e Sud di un magnete. Il valore assoluto della forza elettromotrice indotta è massimo quando:

A. la faccia della spira forma un angolo di 45 gradi con le linee di forza
B. la spira si trova agli antipodi di uno dei due poli
C. la faccia della spira è perpendicolare alle linee di forza
D. la faccia della spira è parallela alle linee di forza
E. la spira si trova nelle immediate vicinanze di uno dei due poli

775) Una spira circolare piana di area S uguale a 1 dm^2 poggia su una superficie orizzontale. Un campo magnetico, diretto orizzontalmente, ha intensità che cresce ogni secondo di 0,1 tesla. La f.e.m. indotta ai capi della spirale vale:

A. 0,001 V
B. 0 V
C. 10 V
D. 0,1 V
E. 0,01 V

776) Una spira di filo conduttore immersa in un campo magnetico è percorsa da corrente quando:

A. il flusso del campo magnetico attraverso la spira varia
B. la resistenza del conduttore è molto piccola
C. l'intensità del campo magnetico è molto grande
D. il flusso del campo magnetico attraverso la spira è costante
E. la spira è schermata da influssi esterni

777) Se avviciniamo rapidamente una potente calamita ad una spira formata

da un filo di rame chiuso a cerchio, si può notare che:

A. nella spira viene indotta una circolazione di corrente elettrica
B. la spira si illumina
C. la spira si deforma trasformandosi in un'ellisse molto stretta e lunga
D. la spira inizia a ruotare con velocità costante intorno ad un suo diametro
E. il rame dapprima neutro acquista una forte carica elettrica indotta

778) Perché una dinamo di bicicletta possa permettere alla lampadina di accendersi deve:

A. avere una buona calamita
B. avere un condensatore per accumulare cariche elettriche
C. essere collegata a una pila alcalina
D. avere olio refrigerante per disperdere il calore
E. essere fatta di materiale superconduttore

779) Un campo magnetico ha direzione perpendicolare al piano cartesiano mostrato in figura ed ha verso uscente. Il campo magnetico è costante al variare della coordinata spaziale y, mentre diminuisce all'aumentare della coordinata spaziale x. In quale dei seguenti casi non si induce alcuna corrente nel circuito C mostrato in figura?

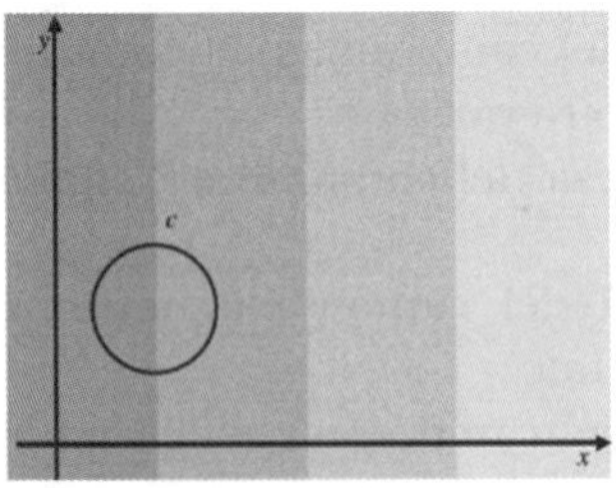

A. Facendo ruotare il circuito C intorno ad un asse perpendicolare al piano cartesiano e passante per uno dei punti del circuito
B. Facendo ruotare il circuito C intorno ad un asse solidale con il diametro parallelo all'asse y
C. Muovendo il circuito C lungo una direzione parallela all'asse y
D. Muovendo il circuito C lungo una direzione parallela all'asse x
E. Facendo ruotare il circuito C intorno ad un asse solidale con il diametro parallelo all'asse x

780) Una spira di rame è posata sul pavimento. Uno sperimentatore tiene in mano una calamita a forma di barra e ne avvicina il polo nord alla spira con movimento verticale. Si può prevedere che durante il movimento della calamita:

A. si creerà una corrente indotta se e solo se lo sperimentatore avrà cura di seguire le linee del campo magnetico terrestre
B. la spira verrà attirata dalla calamita
C. gli effetti elettromagnetici saranno trascurabili perché il rame non è un materiale ferromagnetico
D. nella spira circolerà corrente
E. il campo magnetico indotto nella spira sarà tale da attrarre la calamita

Circuiti e strumenti in corrente alternata

781) Quale dei seguenti apparecchi può essere impiegato soltanto in corrente alternata?

A. Nessuno
B. Trasformatore
C. Elettrocalamita
D. Lampada ad incandescenza
E. Tubo a raggi X

782) In un filo di rame percorso da corrente alternata:

A. si genera nello spazio un campo magnetico variabile, non parallelo al filo

B. si produce un effetto di elettrolisi delle molecole
C. non si sviluppa calore
D. si genera nello spazio un campo magnetico costante
E. si genera nello spazio un campo magnetico costante e parallelo al filo

783) La corrente alternata a 50 hertz che fluisce dalla rete italiana nelle nostre case, ha la proprietà:

A. di riacquistare lo stesso valore 50 volte al minuto
B. di valere al massimo 50 ampere
C. di essere continua e valere al massimo 50 coulomb al secondo
D. di riacquistare lo stesso valore 50 volte al secondo
E. di alternare valori negativi e positivi arbitrari

784) Per trasportare l'energia elettrica su lunghe distanze si utilizzano linee elettriche ad alta tensione che viene poi ridotta alla tensione di utilizzo nella rete urbana (220 V) da apposite centrali di trasformazione e distribuzione. Qual è il principale motivo di tale scelta?

A. Si riducono le possibilità di allacciamenti illegali alla rete
B. A parità di energia elettrica trasportata, si aumenta la corrente circolante
C. Si riducono le dispersioni di elettricità nell'atmosfera
D. Si riducono i costi di generazione dell'energia elettrica
E. A parità di energia elettrica trasportata, si riduce la dissipazione termica

2.16 • Cenni di fisica nucleare e radioattività

Gli effetti biologici delle radiazioni ionizzanti

785) Un elettroscopio messo vicino ad una sorgente di raggi X si scarica rapidamente perché:

A. i raggi X assorbono energia
B. i raggi X sono costituiti da particelle cariche negativamente
C. i raggi X hanno potere ionizzante
D. i raggi X hanno piccolissima lunghezza d'onda
E. i raggi X penetrano nei corpi

786) I raggi X, come è noto, sono radiazioni molto penetranti in quanto costituiti da fotoni ad alta energia. Tale potere penetrante è tanto maggiore quanto più grande è:

A. la lunghezza d'onda della radiazione
B. la frequenza della radiazione
C. la carica dei fotoni
D. il numero dei raggi
E. il numero dei fotoni

787) Mettere in ordine decrescente per la capacità di penetrazione le radiazioni nucleari alfa, beta e gamma?

A. Alfa, Beta, Gamma
B. Gamma, Alfa, Beta
C. Beta, Alfa, Gamma
D. Gamma, Beta, Alfa
E. Beta, Gamma, Alfa

Radioattività e decadimenti radioattivi

788) All'interno del nucleo, all'atto di emissione di un elettrone negativo, un neutrone:

A. si annichilisce
B. raddoppia il suo volume
C. rimane inalterato
D. si trasforma in radiazione elettromagnetica
E. si trasforma in un protone

789) L'attività di una sorgente radioattiva, la cui unità di misura è il curie (vecchia) o il bequerel (nuova), esprime il numero:

A. di raggi beta emessi
B. totale di raggi alfa e gamma emessi
C. di disintegrazioni al secondo
D. di atomi della sorgente
E. di raggi X emessi per unità di superficie

790) Un isotopo radioattivo ha un tempo di dimezzamento di 8 ore. Quale frazione di un campione di tale isotopo sarà ancora presente dopo un giorno?

A. 1/15
B. 1/9
C. 1/3
D. 1/8
E. 1/16

791) Se le radiazioni alfa, beta, gamma sono immerse in un campo elettrico, quali di esse sono soggette alla forza elettrica?

A. Beta e gamma
B. Solo alfa
C. Alfa e beta
D. Tutte
E. Gamma

792) Le radiazioni beta sono:

A. protoni
B. fotoni
C. neutroni
D. radiazioni elettromagnetiche
E. elettroni

793) Per emivita di un nuclide radioattivo si intende:

A. il tempo necessario perché decada al 100%
B. il tempo necessario perché decada al 10%
C. l'emivita non è correlata al decadimento radioattivo
D. il tempo necessario perché decada al 50%
E. nessuna delle altre risposte è corretta

794) La radioattività può essere rivelata per mezzo di:

A. un apparecchio radioricevente
B. una lastra fotografica
C. un colorimetro
D. uno spettrofotometro
E. un termostato

Reazioni nucleari indotte > Fissione e fusione nucleare

795) Per essere utilizzato in un reattore nucleare, l'uranio deve essere arricchito, cioè la percentuale di isotopo 235 deve essere superiore a un valore critico pari a circa il 3%. La ragione di questo fatto è che:

A. l'isotopo 235 è l'unico isotopo dell'uranio che subisce una fissione quando viene colpito da un neutrone
B. l'isotopo 235 produce un'energia maggiore nella reazione nucleare, per cui l'uranio arricchito è un combustibile di migliore qualità
C. i reattori in commercio sono prodotti per usare solo questo particolare tipo di uranio, in maniera da evitare utilizzi a scopi non pacifici
D. tutto l'uranio in circolazione è stato già utilizzato in reattori nucleari, e deve essere rigenerato per poter essere utilizzato nuovamente
E. nessuna delle altre risposte è corretta

796) L'energia solare è dovuta a:

A. sublimazione
B. combustione
C. fusione nucleare
D. fissione nucleare

E. conduzione

797) A proposito dei fenomeni di fissione e fusione nucleari si può dire che:

A. la fissione è sempre pulita
B. sono esoenergetici
C. sono sempre artificiali
D. la fusione è stata usata nelle centrali elettriche
E. nella fusione il nucleo si rompe in due o più frammenti

Struttura del nucleo e interazione forte

798) Perché ^{73}Li e ^{74}Be sono detti "isobari"?

A. Perché sono uguali
B. Perché appartengono a righe diverse della Tavola Periodica
C. Per definizione
D. Perché hanno le stesse proprietà fisiche
E. Perché hanno ugual numero di massa

799) La perdita di un neutrone da parte di un nucleo di un atomo comporta:

A. una diminuzione di un'unità di A per quell'elemento
B. un aumento della carica positiva del nucleo
C. un aumento di un'unità di Z per quell'elemento
D. un'emissione di particelle alfa e beta
E. non comporta nulla

800) Siamo in tema di Fisica Atomica. Trovate l'unica affermazione CORRETTA:

A. nel nucleo troviamo protoni, neutroni ed elettroni positivi
B. le forze coulombiane sono trascurabili entro il nucleo
C. il nucleo occupa quasi il 10% del volume dell'atomo
D. il numero di massa A è dato da (numero protoni) + (numero neutroni) + (numero elettroni)
E. le forze tra nucleoni sono a corto raggio d'azione

RISPOSTE CORRETTE

1) D	53) C	105) B	157) B	209) C
2) D	54) E	106) D	158) E	210) B
3) E	55) C	107) E	159) B	211) B
4) C	56) E	108) A	160) D	212) C
5) D	57) A	109) D	161) B	213) D
6) A	58) C	110) B	162) D	214) B
7) B	59) C	111) B	163) D	215) D
8) C	60) E	112) B	164) B	216) E
9) E	61) C	113) E	165) C	217) E
10) C	62) D	114) D	166) B	218) C
11) D	63) D	115) C	167) A	219) A
12) C	64) B	116) A	168) C	220) E
13) A	65) A	117) C	169) B	221) D
14) D	66) D	118) E	170) A	222) A
15) E	67) B	119) A	171) C	223) A
16) D	68) D	120) E	172) D	224) A
17) E	69) C	121) A	173) C	225) D
18) E	70) D	122) A	174) A	226) D
19) E	71) B	123) D	175) C	227) D
20) C	72) C	124) A	176) E	228) B
21) D	73) A	125) C	177) D	229) A
22) D	74) C	126) C	178) D	230) E
23) C	75) D	127) B	179) E	231) A
24) A	76) A	128) D	180) A	232) C
25) D	77) E	129) C	181) A	233) E
26) A	78) B	130) D	182) D	234) B
27) D	79) D	131) E	183) E	235) E
28) D	80) C	132) B	184) D	236) A
29) C	81) A	133) B	185) D	237) A
30) B	82) C	134) A	186) D	238) C
31) E	83) C	135) D	187) D	239) D
32) A	84) A	136) A	188) E	240) A
33) A	85) D	137) C	189) D	241) E
34) E	86) E	138) E	190) B	242) A
35) B	87) E	139) C	191) E	243) C
36) C	88) C	140) A	192) A	244) B
37) D	89) B	141) A	193) D	245) D
38) C	90) B	142) E	194) A	246) D
39) A	91) A	143) A	195) D	247) D
40) D	92) C	144) A	196) A	248) E
41) E	93) C	145) B	197) D	249) D
42) E	94) A	146) D	198) C	250) C
43) A	95) C	147) B	199) D	251) C
44) E	96) D	148) C	200) C	252) A
45) B	97) A	149) C	201) A	253) E
46) E	98) B	150) C	202) C	254) A
47) A	99) B	151) C	203) A	255) C
48) B	100) B	152) C	204) B	256) C
49) B	101) B	153) E	205) D	257) B
50) D	102) B	154) E	206) A	258) E
51) D	103) D	155) C	207) B	259) D
52) A	104) B	156) B	208) A	260) A

261) A	315) B	369) B	423) E	477) E
262) C	316) A	370) C	424) D	478) D
263) D	317) C	371) D	425) B	479) C
264) B	318) B	372) D	426) E	480) A
265) B	319) E	373) D	427) A	481) A
266) B	320) B	374) C	428) C	482) E
267) A	321) E	375) A	429) C	483) E
268) A	322) C	376) C	430) A	484) A
269) A	323) C	377) A	431) E	485) D
270) D	324) C	378) B	432) D	486) A
271) C	325) C	379) B	433) C	487) C
272) A	326) A	380) A	434) E	488) E
273) C	327) C	381) B	435) C	489) D
274) A	328) B	382) C	436) D	490) B
275) B	329) D	383) B	437) C	491) B
276) C	330) B	384) C	438) D	492) A
277) B	331) D	385) E	439) D	493) E
278) E	332) E	386) A	440) A	494) E
279) C	333) C	387) B	441) C	495) C
280) A	334) C	388) A	442) A	496) D
281) D	335) D	389) E	443) D	497) B
282) C	336) E	390) A	444) E	498) C
283) D	337) A	391) D	445) C	499) D
284) A	338) B	392) D	446) B	500) D
285) C	339) D	393) B	447) B	501) A
286) C	340) C	394) A	448) A	502) A
287) A	341) E	395) E	449) E	503) A
288) E	342) A	396) D	450) E	504) E
289) C	343) D	397) A	451) C	505) B
290) D	344) B	398) D	452) D	506) C
291) E	345) B	399) C	453) B	507) E
292) A	346) A	400) C	454) E	508) C
293) A	347) B	401) A	455) D	509) C
294) B	348) D	402) A	456) B	510) B
295) E	349) B	403) B	457) E	511) E
296) A	350) E	404) C	458) D	512) A
297) E	351) C	405) C	459) C	513) A
298) C	352) B	406) B	460) E	514) E
299) E	353) E	407) D	461) D	515) B
300) D	354) D	408) C	462) E	516) D
301) E	355) C	409) E	463) C	517) D
302) E	356) E	410) D	464) B	518) E
303) D	357) C	411) C	465) B	519) B
304) D	358) A	412) D	466) D	520) C
305) B	359) A	413) E	467) A	521) C
306) A	360) A	414) D	468) D	522) B
307) B	361) E	415) C	469) B	523) C
308) B	362) A	416) D	470) B	524) A
309) D	363) C	417) B	471) B	525) C
310) A	364) C	418) D	472) D	526) D
311) D	365) A	419) E	473) D	527) A
312) C	366) B	420) A	474) D	528) E
313) C	367) D	421) C	475) D	529) B
314) B	368) D	422) D	476) B	530) B

531) A	585) E	639) E	693) C	747) E
532) D	586) E	640) A	694) C	748) E
533) E	587) D	641) B	695) C	749) D
534) B	588) D	642) A	696) E	750) E
535) B	589) B	643) E	697) D	751) D
536) B	590) A	644) E	698) C	752) C
537) A	591) A	645) E	699) C	753) A
538) C	592) D	646) A	700) B	754) C
539) C	593) D	647) D	701) C	755) A
540) D	594) B	648) D	702) D	756) A
541) A	595) A	649) B	703) E	757) B
542) E	596) C	650) B	704) E	758) D
543) B	597) E	651) D	705) E	759) C
544) D	598) C	652) D	706) C	760) A
545) B	599) D	653) D	707) A	761) C
546) C	600) A	654) C	708) C	762) C
547) C	601) E	655) A	709) C	763) E
548) B	602) E	656) C	710) B	764) D
549) E	603) D	657) C	711) C	765) A
550) A	604) C	658) D	712) E	766) D
551) A	605) A	659) E	713) D	767) D
552) B	606) B	660) D	714) D	768) A
553) A	607) C	661) B	715) B	769) C
554) A	608) D	662) A	716) C	770) C
555) E	609) C	663) B	717) D	771) B
556) D	610) B	664) A	718) D	772) E
557) A	611) C	665) B	719) A	773) C
558) E	612) D	666) C	720) B	774) D
559) C	613) C	667) D	721) A	775) B
560) B	614) D	668) C	722) D	776) A
561) A	615) D	669) C	723) A	777) A
562) A	616) B	670) C	724) C	778) A
563) B	617) C	671) E	725) D	779) C
564) C	618) B	672) B	726) D	780) D
565) A	619) D	673) A	727) A	781) B
566) D	620) A	674) C	728) A	782) A
567) B	621) A	675) A	729) E	783) D
568) A	622) D	676) D	730) B	784) E
569) A	623) C	677) C	731) E	785) C
570) E	624) E	678) B	732) C	786) B
571) B	625) E	679) B	733) C	787) D
572) C	626) E	680) D	734) D	788) E
573) E	627) D	681) D	735) C	789) C
574) D	628) C	682) C	736) C	790) D
575) B	629) C	683) D	737) C	791) C
576) D	630) E	684) E	738) B	792) E
577) A	631) E	685) B	739) D	793) D
578) B	632) B	686) E	740) D	794) B
579) D	633) A	687) D	741) D	795) A
580) E	634) D	688) E	742) C	796) C
581) A	635) B	689) C	743) A	797) B
582) A	636) D	690) A	744) C	798) E
583) C	637) A	691) C	745) E	799) A
584) E	638) A	692) C	746) C	800) E

CAPITOLO 3
Chimica

3.1 • La materia e la chimica

Proprietà e trasformazioni

1) Quale dei seguenti NON può essere considerato un fenomeno chimico?

A. Digestione del cibo
B. Evaporazione di una massa d'acqua
C. Esplosione di un candelotto di dinamite
D. Crescita di un filo d'erba
E. Arrugginimento di una sbarra di ferro

2) Che cosa avviene durante la combustione di una candela?

A. Un consumo di anidride carbonica
B. Una sublimazione
C. Un processo chimico
D. Una evaporazione della cera
E. Un'emissione di ossigeno

3) V • 2016 La combustione dell'idrogeno in aria produce prevalentemente:

A. acqua
B. ossidi di azoto
C. ossidi di zolfo
D. ammoniaca
E. anidride carbonica

4) CISIA • 2016 Quale tra i seguenti rapporti definisce correttamente la densità?

A. peso/massa
B. energia/volume
C. massa/volume
D. massa/lunghezza
E. peso/larghezza

Sostanze pure e simboli per esprimerle

5) La formula minima di un composto indica:

A. la disposizione spaziale degli atomi nella molecola
B. la struttura degli atomi di carbonio
C. il rapporto tra gli orbitali
D. il rapporto tra gli atomi nella molecola
E. l'appartenenza alla serie stereochimica L o D

6) Quando due o più elementi si combinano tra loro si formano:

A. elettroni
B. protoni
C. atomi
D. miscugli
E. composti chimici

7) Quale dei seguenti elementi si trova sotto forma di molecole monoatomiche?

A. Sia l'ossigeno che l'elio
B. Ossigeno
C. Idrogeno
D. Elio
E. Cloro

8) CISIA • 2015 Quale delle seguenti molecole biatomiche NON si può formare?

A. CO
B. F_2
C. CaO
D. HS

E. HCl

9) Un elemento è costituito da atomi:

A. aventi lo stesso numero di nucleoni
B. aventi lo stesso numero di neutroni
C. aventi tutti lo stesso numero di protoni
D. tutti diversi tra loro
E. aventi uguale numero di massa

10) CISIA • 2016 Quale sostanza non può essere decomposta in sostanze più semplici?

A. Ammoniaca
B. Metanolo
C. Alluminio
D. Metano
E. Acqua

Rapporti ponderali nei composti

11) L'acqua ossigenata è:

A. una forma allotropica dell'acqua
B. un composto diverso dall'acqua
C. una forma reattiva dell'acqua
D. una soluzione di ossigeno in acqua
E. una forma isotopica dell'acqua

12) Sono stati ottenuti, con quattro differenti metodi, quattro campioni di uno stesso ossido di azoto. La percentuale in peso di azoto risulta essere la stessa in ognuno dei quattro campioni. Ciò costituisce una prova della legge:

A. di Einstein
B. della conservazione della massa
C. di Avogadro
D. delle proporzioni multiple
E. delle proporzioni definite (e costanti)

13) Nell'elettrolisi dell'acqua i volumi di idrogeno ed ossigeno che si liberano agli elettrodi sono in rapporto di:

A. 2 : 1
B. 3 : 1
C. 1 : 1
D. 1 : 2
E. 1 : 3

I miscugli

14) Indicare il numero di fasi presenti in un sistema contenuto in un bicchiere d'acqua contenente una soluzione acquosa satura di NaCl con il sale da cucina sul fondo e un cubetto di ghiaccio galleggiante:

A. 5
B. 4
C. 6
D. 3
E. 7

15) Quale dei seguenti sistemi non è eterogeneo?

A. Sospensione
B. Fumo
C. Schiuma
D. Emulsione
E. Nessuna delle risposte è corretta

16) CINECA • 2017 Il sale da cucina è il cloruro di sodio, NaCl, solubile in acqua liquida fino a una concentrazione massima di 348 g per kg di acqua a temperatura ambiente. Se si prova a scioglierne in quantità maggiore senza variare la temperatura:

A. il sale in eccesso galleggia sulla superficie della soluzione
B. l'acqua comincia a bollire
C. l'acqua solidifica
D. il sale evapora
E. il sale in eccesso si raccoglie sul fondo del recipiente

17) Un solido disciolto in un liquido rappresenta:

A. un solido non si può sciogliere in un liquido

B. una sospensione liquida
C. una soluzione liquida
D. una soluzione solida
E. una soluzione gassosa

18) V • 2015 Quale/i delle seguenti affermazioni su elementi, miscele e composti è/sono corretta/e?

1. Le miscele devono contenere almeno due composti.
2. I composti devono contenere almeno due elementi.
3. Due elementi diversi reagiscono tra di loro per dare sempre lo stesso composto binario.

A. Solo 3
B. Solo 1 e 2
C. Solo 2 e 3
D. Solo 1
E. Solo 2

19) Una soluzione satura di glucosio in acqua, in presenza del soluto indisciolto, rappresenta un esempio di:

A. sistema omogeneo
B. sistema monofasico
C. emulsione
D. individuo chimico
E. sistema eterogeneo

20) V • 2015 Un campione d'aria è chiuso in un contenitore a temperatura ambiente (20 °C) e viene portato a una temperatura di –100 °C alla quale sia l'acqua che l'anidride carbonica sono allo stato solido. Quale delle seguenti righe mostra il tipo di miscuglio che si ottiene a 20 °C e a -100 °C in questo esperimento?

Riga	20 °C	-100 °C
1	Omogeneo (gas)	Eterogeneo (solido + gas)
2	Eterogeneo (gas)	Omogeneo (solido + gas)
3	Omogeneo (gas)	Eterogeneo (liquido + gas)
4	Eterogeneo (gas)	Omogeneo (liquido + gas)
5	Omogeneo (gas)	Omogeneo (solido)

A. Riga 2
B. Riga 3
C. Riga 4
D. Riga 5
E. Riga 1

21) L'aria atmosferica filtrata dalle particelle solide è:

A. una dispersione non colloidale di più gas
B. una miscela eterogenea (miscuglio) di più gas
C. una dispersione colloidale di gas
D. una miscela eterogenea di più gas
E. una soluzione di più gas

22) Cos'è la distillazione?

A. Non è un processo di separazione
B. È un processo di separazione basato sul diverso peso atomico
C. È un processo di soluzione
D. È un processo di separazione basato sul diverso punto di ebollizione
E. È un processo di separazione basato sul diverso peso molecolare

23) Quale affermazione riguardante le miscele è FALSA?

A. Miscela è sempre sinonimo di soluzione
B. Le miscele possono essere solide, liquide o gassose
C. Le miscele possono essere omogenee o eterogenee
D. Nelle miscele sono presenti gli atomi
E. In una miscela possono essere presenti una o più fasi

Atomi, isotopi e ioni

24) L'atomo di un elemento e un suo ione si differenziano nel numero di:
A. protoni
B. massa
C. composti
D. elettroni
E. neutroni

25) V • 2014 Un atomo ha la configurazione elettronica che termina in s^2. Qual è il suo numero atomico?
A. 10
B. 3
C. 12
D. 6
E. 8

26) Un catione è:
A. un atomo che ha perso protoni
B. un atomo che ha acquistato protoni
C. un atomo che ha perso neutroni
D. una particella mono- o poliatomica con una o più cariche positive
E. una sostanza contenente il gruppo funzionale del chetone

27) V • 2016 Quale differenza sussiste tra gli isotopi 18 e 16 dell'ossigeno?
A. Il primo possiede due protoni in meno
B. Il primo possiede due neutroni in più
C. Il primo possiede due protoni in più
D. Il secondo possiede due neutroni in più
E. Il primo possiede due elettroni in più

28) CISIA • 2015 Indicare il numero complessivo di protoni e neutroni contenuti nel nuclide ^{16}O:
A. 16
B. 32
C. 8
D. 61
E. 24

29) V • 2015 Il sodio ha numero atomico 11 e il magnesio 12.
Lo ione Na^+ è più grande dello ione Mg^{2+}.
Quale delle seguenti affermazioni spiega la differenza di grandezza tra gli ioni?
A. Lo ione sodio ha più elettroni dello ione magnesio
B. Lo ione magnesio ha meno orbitali dello ione sodio
C. L'atomo di magnesio ha una carica nucleare maggiore dell'atomo di sodio
D. L'atomo di sodio è più elettronegativo dell'atomo di magnesio
E. L'atomo di sodio acquista un solo elettrone

30) Gli atomi dell'elemento ossigeno:
A. sono identici tra di loro
B. hanno uguale numero di neutroni ma possono differire per il numero di elettroni
C. hanno uguale numero di protoni ma possono differire per il numero di neutroni
D. hanno la stessa massa atomica
E. hanno uguale numero di elettroni ma possono differire per il numero di protoni

31) Qual è la massa atomica di $^{238}_{92}U$?
A. 146,05 u.m.a.
B. 11,2 u.m.a.
C. 92 u.m.a.
D. 346,05 u.m.a.
E. 238,05 u.m.a.

32) Il numero di massa di un atomo è uguale al numero totale di:
A. protoni e neutroni

B. protoni e elettroni
C. neutroni
D. protoni
E. elettroni

33) I protoni di un atomo determinano:

A. il peso
B. il numero di massa
C. il numero atomico
D. il peso atomico
E. il numero quantico

34) Gli isotopi sono elementi chimici che:

A. hanno lo stesso numero di orbitali
B. hanno lo stesso numero di elettroni e neutroni
C. hanno lo stesso numero di neutroni
D. hanno lo stesso numero di protoni ma differiscono per il numero di neutroni
E. hanno lo stesso numero di elettroni

35) L'elemento radioattivo tecnezio si utilizza in campo medico. Indicare il numero di elettroni, protoni e neutroni in un atomo di $^{99}_{43}Tc$:

A. 43, 56, 59
B. 43, 43, 43
C. 43, 43, 58
D. 43, 43, 57
E. 43, 43, 56

36) CINECA • 2016 Gli isotopi 12 e 14 del carbonio differiscono tra loro per:

A. un protone
B. due neutroni
C. due protoni
D. un protone e un neutrone
E. il numero di elettroni

37) La carica di un atomo è:

A. uguale al numero atomico
B. negativa
C. uguale alla massa
D. positiva
E. nulla

38) Un atomo neutro contiene 13 protoni, 13 elettroni e 14 neutroni; il peso atomico è circa:

A. 26
B. 13
C. 22
D. 27
E. 40

39) Il cobalto ha tre isotopi radioattivi utilizzati in campo medico. Essi contengono rispettivamente 30, 31 e 33 neutroni. Indicare il simbolo di questi isotopi sapendo che il Co ha 27 come numero atomico:

A. $^{57}_{2}Co$; $^{5}_{2}Co$; $^{60}_{17}Co$
B. $^{57}_{27}Co$; $^{58}_{27}Co$; $^{60}_{27}Co$
C. $^{33}_{72}Co$; $^{33}_{127}Co$; $^{33}_{131}Co$
D. $^{57}_{30}Co$; $^{57}_{31}Co$; $^{57}_{33}Co$
E. $^{30}_{3}Co$; $^{30}_{30}Co$; $^{30}_{31}Co$

40) M/O • 2017 Due atomi hanno numero atomico 6 e numero di massa rispettivamente 12 e 14. Si può affermare che:

A. i due elementi sono carbonio e azoto
B. i due elementi appartengono a gruppi diversi della tavola periodica
C. i due elementi hanno lo stesso numero di neutroni
D. i due elementi appartengono a periodi diversi della tavola periodica
E. si tratta di due isotopi dello stesso elemento

41) Quale massa ha un atomo formato da 13 protoni, 14 neutroni e 10 elettroni?

A. Circa 27 u.m.a.
B. Circa 37 u.m.a.
C. Circa 77 u.m.a.

D. Circa 13 u.m.a.
E. Circa 23 u.m.a.

42) Il carbonio, avendo numero atomico uguale a 6 e numero di massa uguale a 12, possiede:

A. 10 protoni e 2 neutroni
B. 6 neutroni e 16 protoni
C. 6 neutroni
D. 6 protoni
E. 6 protoni e 6 neutroni

43) Gli atomi di un elemento:

A. nessuna delle risposte è corretta
B. hanno uguale numero di neutroni ma possono differire per il numero di protoni
C. hanno la stessa massa atomica
D. hanno uguale numero di protoni ma possono differire per il numero di neutroni
E. sono tutti identici tra loro

44) In un nucleo atomico il numero dei neutroni è sempre:

A. pari al numero dei protoni
B. pari al numero degli elettroni
C. dato dalla differenza tra peso degli elettroni e peso dei protoni
D. dato dalla differenza tra numero di massa e numero atomico
E. dato dalla differenza tra peso dei protoni e peso degli elettroni

45) La massa di un atomo è sostanzialmente determinata:

A. nessuna delle risposte è corretta
B. dai neutroni e dagli elettroni
C. dalle cariche
D. dai protoni e dai neutroni
E. solo dai neutroni

46) CINECA • 2018 L'atomo di sodio e l'atomo di potassio:

A. appartengono al secondo gruppo della tavola periodica
B. possiedono lo stesso numero di protoni
C. possiedono lo stesso numero di elettroni nei rispettivi livelli esterni
D. sono dei non metalli
E. appartengono allo stesso periodo della tavola periodica

47) V • 2017 Il trizio è un isotopo dell'idrogeno. Sapendo che il suo numero di massa è 3 è possibile affermare che:

A. il nucleo del trizio è formato da tre protoni
B. il nucleo del trizio è formato da un protone e due neutroni
C. il numero atomico del trizio è due
D. la massa atomica del trizio è 1 u
E. il trizio ha la stessa configurazione elettronica del litio

48) Quanti elettroni, protoni e neutroni ha, nell'ordine, lo ione H^-?

A. 0 1 1
B. 1 1 0
C. 1 1 2
D. 2 1 0
E. 2 1 1

49) Un atomo di zolfo ha 16 protoni e 17 neutroni. Quale affermazione è corretta?

A. L'atomo ha numero di massa 33
B. La massa dei suoi elettroni è uguale alla massa dei suoi protoni
C. L'atomo ha una carica positiva
D. L'atomo ha numero atomico 33
E. L'atomo ha una carica negativa

50) Una sola delle seguenti affermazioni concernenti lo ione potassio (Z = 19, P.A. = 39) è errata. Quale?

A. Nel nucleo sono presenti 19 protoni

B. Attorno al nucleo sono presenti 18 elettroni
C. Nel nucleo sono presenti un numero di elettroni inferiore a 39
D. La massa atomica relativa è 39
E. Nel nucleo sono presenti 39 neutroni

51) Nell'isotopo radioattivo ^{14}C del carbonio sono presenti:

A. 7 protoni, 7 neutroni, 7 elettroni
B. 6 protoni, 8 neutroni, 6 elettroni
C. 7 protoni, 6 neutroni, 7 elettroni
D. 6 protoni, 7 neutroni, 6 elettroni
E. 8 protoni, 6 neutroni, 6 elettroni

52) CINECA • 2015 Due atomi di magnesio che possiedono ugual numero atomico ma numero di massa diverso – rispettivamente 25 e 26 – rappresentano:

A. due elementi diversi
B. due elementi con diverso numero di protoni
C. due elementi con lo stesso numero di neutroni
D. due isotopi del medesimo elemento
E. due isomeri del medesimo elemento

53) Tra le seguenti affermazioni riguardanti il numero atomico (Z) del ^{12}C, individuare quella FALSA.

A. È uguale alla metà del suo numero di massa (A)
B. È dato dalla media ponderata delle masse di tutti gli isotopi del C
C. È numericamente uguale al numero dei neutroni del ^{12}C
D. È uguale al numero atomico del ^{14}C
E. È numericamente uguale al numero degli elettroni del ^{12}C

3.2 • Il modello atomico: chimica e orbitali

Le basi teoriche del modello a orbitali

54) Secondo la teoria atomica di Bohr, l'elettrone che orbita attorno al nucleo dell'idrogeno:

A. può avere qualsiasi momento angolare, ma la sua energia deve essere un multiplo intero di una quantità detta quanto di energia
B. deve avere necessariamente momento angolare nullo
C. si muove su orbite di energia e momento angolare costanti, emettendo o assorbendo radiazione elettromagnetica solo nel passare da un'orbita all'altra
D. emette una radiazione elettromagnetica di frequenza pari alla frequenza di rotazione attorno al nucleo
E. nessuna delle risposte è corretta

55) Cosa si intende con il termine orbitale?

A. La distanza massima dell'orbita con più energia
B. La valenza dell'atomo
C. La regione di spazio nella quale è massima la probabilità di trovare l'elettrone
D. L'orbita descritta dall'elettrone attorno al nucleo
E. La distanza tra gli elettroni di un atomo

56) Il principio di indeterminazione di Heisenberg stabilisce che:

A. non è possibile misurare con precisione arbitraria l'energia di un sistema fisico quantistico
B. l'energia di un sistema fisico quantistico è determinata a meno di un quanto di energia
C. il numero di protoni contenuti in un atomo non può essere misurato con precisione
D. non è possibile misurare contemporaneamente con precisione arbitraria posizione e velocità di una particella

E. non è possibile misurare nessuna grandezza fisica con precisione arbitraria

57) Secondo la teoria di Bohr, un elettrone che ruota attorno al nucleo in un livello energetico dello stato fondamentale (quindi previsto dalla condizione quantica):

A. emette continuamente fotoni
B. si avvicina progressivamente al nucleo
C. non varia la sua energia
D. emette energia e crea un campo elettrico
E. emette energia e crea un campo magnetico e un campo elettrico

58) L'orbitale è la soluzione di una funzione:

A. aritmetica
B. d'onda
C. di stato
D. logaritmica
E. esponenziale

59) Dove sono localizzati gli elettroni in un atomo?

A. Su orbitali molecolari
B. Su orbite esterne
C. Nel nucleo
D. Nel nucleolo
E. In orbitali attorno al nucleo

60) In base al modello atomico di Bohr, quando un elettrone passa da uno stato fondamentale ad uno stato eccitato, l'atomo:

A. si raffredda
B. emette una radiazione luminosa
C. perde un protone
D. acquista energia
E. emette energia

Gli orbitali e i numeri quantici

61) Gli orbitali f possono essere descritti al massimo da:

A. 8 elettroni
B. 14 elettroni
C. 6 elettroni
D. 10 elettroni
E. 18 elettroni

62) M/O • 2016 Il numero quantico di spin:

A. ha sempre valore $(n-1)$ dove n rappresenta il numero quantico principale
B. può assumere tutti i valori interi da n a $-n$, zero compreso
C. fornisce indicazioni sul tipo di orbitale in cui l'elettrone è contenuto
D. fornisce indicazioni sulla distanza dell'elettrone dal nucleo
E. fornisce indicazioni sul verso della rotazione dell'elettrone intorno al proprio asse

63) Un orbitale p ha forma di:

A. un ellissoide
B. un cono
C. due circonferenze legate a formare un otto
D. due sfere diffuse, una per ciascun lato del nucleo
E. una sfera

64) Un orbitale s ha forma di:

A. una clessidra
B. una ciambella
C. una circonferenza
D. un cilindro
E. una sfera

65) Un orbitale 3d può essere caratterizzato da:

A. $n = 2, 6, l = 5, m_L = 1$

B. $n = 2, l = 3, m_L = 1$
C. $n = 3, l = 3, m_L = 3$
D. $n = 3, l = 2, m_L = 1$
E. n = 3, l = 2, mL = 3

66) CINECA • 2015 Completare in modo corretto la frase: "L'energia di un orbitale ...".

A. non dipende dal valore del numero quantico principale
B. è indipendente dal numero quantico secondario
C. diminuisce al crescere del numero quantico principale
D. aumenta al crescere del numero quantico principale
E. dipende dal numero quantico principale ed è indipendente dal numero quantico secondario

67) I valori del numero quantico secondario degli orbitali s, p, d ed f sono rispettivamente:

A. - 1, 2, 3, 4
B. 2, 4, 5e, 7
C. 0, - 1, 2, 3
D. 1, 2, 3, 4
E. 0, 1, 2, 3

68) M/O • 2019 Quale tra le seguenti affermazioni riguardanti i numeri quantici NON è corretta?

A. Il numero quantico angolare *l* può assumere tutti i valori tra 0 e *(n-1)*
B. Il numero di orbitali possibili per ogni valore di n e n^3
C. Il numero quantico principale *n* può assumere tutti i valori interi positivi da 1 a infinito
D. Il numero quantico di spin m_s può assumere solo due valori
E. Il numero quantico magnetico *m* indica le diverse possibilità di orientazione degli orbitali nello spazio

69) Il numero quantico secondario di un elettrone:

A. fornisce indicazioni sulla distanza media dell'elettrone dal nucleo
B. fornisce indicazioni sul tipo di orbitale in cui l'elettrone è contenuto
C. può avere i valori +1/2 e -1/2
D. ha sempre il valore del numero quantico principale diminuito di una unità
E. può essere positivo o negativo

70) Quali valori può assumere il numero quantico principale (n) di un elemento?

A. Valori frazionari
B. Valori interi e positivi
C. Valori negativi
D. Valori infiniti
E. Valori compresi nell'intervallo (0; 2)

71) Come sono orientati gli orbitali p?

A. Gli orbitali p non esistono
B. Non sono orientati
C. In base al numero quantico principale
D. Parallelamente gli uni rispetto agli altri
E. Perpendicolarmente gli uni rispetto agli altri

●●○ Configurazioni elettroniche degli atomi

72) V • 2016 Quale tra le seguenti configurazioni elettroniche esterne è tipica degli atomi F, Cl e Br, appartenenti al gruppo degli alogeni?

A. s^2p^6
B. s^2p^5
C. s^2
D. s^2p^3
E. s^2p^4

73) Il numero quantico di spin può assumere valori:

A. - 1, + 1
B. 0, n - 1
C. + 1/2, 0, - 1/2
D. + 4, -0,1
E. + 1/2, -1/2

74) Secondo il principio di esclusione di Pauli, un orbitale atomico può contenere al massimo:

A. tre elettroni con spin antiparalleli
B. due elettroni con spin antiparalleli
C. due elettroni con spin paralleli
D. due elettroni purché differenti per il valore del numero quantico principale
E. nessuna delle risposte è corretta

75) Il massimo numero di elettroni contenuti negli orbitali di tipo p è:

A. 6
B. 2
C. 4
D. 6
E. 8

76) CISIA • 2016 Qual è la carica dello ione più stabile dell'elemento che ha configurazione elettronica $1s^2\ 2s^2\ 2p^6\ 3s^2\ 3p^1$?

A. +2
B. –3
C. +5
D. +3
E. –2

77) In un atomo quanti elettroni possono avere gli stessi valori per tutti i quattro numeri quantici?

A. 2
B. 6
C. 10
D. Nessuno
E. 3

78) Il numero massimo di elettroni che possono essere contenuti negli orbitali di tipo 4d è:

A. 6
B. 2 con spin opposto
C. 4
D. 10
E. 8

79) L'ordine di riempimento degli orbitali atomici per gli elementi del terzo periodo è:

A. 3s, 3p
B. 3p, 3s, 3d
C. 4s, 3d, 4p
D. 3s, 2p, 3p
E. 4s, 4d, 4p

80) Il numero massimo di elettroni contenuto in ciascuno dei cinque orbitali 5f è:

A. 10
B. 2
C. 1
D. 6
E. 14

81) La struttura elettronica $1s^2\ 2s^2\ 2p^6\ 3s^2\ 3p^4$ è caratteristica di:

A. un gas nobile
B. un metallo
C. un elemento del quarto gruppo
D. un non metallo
E. un elemento di transizione

82) Il numero massimo di elettroni che può essere contenuto in totale nei primi 3 livelli elettronici è:

A. 30
B. 28
C. 10
D. 26
E. 18

83) I gas nobili (ad eccezione dell'elio) hanno tutti configurazione elettronica esterna di tipo:

A. s^2p^8
B. s^2p^4
C. s^2p^6
D. sp^6
E. sp^8

84) CISIA • 2015 Una delle seguenti configurazioni elettroniche atomiche non è possibile. Quale?

A. $1s^2\ 2s^2\ 2p^5$
B. $1s^2\ 2s^2\ 2p^6$
C. $1s^2\ 2s^2\ 2d^1$
D. $1s^2\ 2s^2\ 2p^6\ 3s^2\ 3p^6\ 4s^2\ 3d^5$
E. $1s^1$

85) Il numero massimo di elettroni contenuto negli orbitali di tipo f, s, d è rispettivamente:

A. 7, 1, 5
B. 5, 2, 10
C. 10, 14, 2
D. 2, 10, 14
E. 14, 2, 10

86) Tra i seguenti orbitali, quale è occupato preferenzialmente da un elettrone?

A. 6p
B. 6s
C. 5s
D. 5p
E. 5d

87) Qual è la configurazione elettronica del catione Al^{3+}, sapendo che il numero atomico di Al è 13?

A. $1s^22s^22p^6$
B. $1s^22s^22p^43s^2$
C. $1s^22s^22p^63s^23p^1$
D. $1s^22s^22p^63s^23p^6$
E. $1s^22s^22p^63s^2$

3.3 • Ordine tra gli elementi: la tavola periodica

La massa degli atomi e delle molecole

88) L'unità di misura delle masse atomiche è pari a:

A. 1/16 della massa di un atomo di ossigeno
B. massa dell'atomo di idrogeno, in quanto è l'atomo di massa minore
C. 1/12 della massa di un atomo di carbonio
D. nessuna delle risposte è corretta
E. 1/12 della massa di un atomo dell'isotopo del carbonio con numero di massa 12

89) M/O • 2016 Quanto pesa una molecola di anidride carbonica?

A. $4,4 \times 1,67 \times 10^{-27}$ kg
B. $22 \times 1,67 \times 10^{-27}$ kg
C. $44 \times 1,67 \times 10^{-27}$ kg
D. $44 \times 167 \times 10^{-17}$ kg
E. $44 \times 0,167 \times 10^{-35}$ kg

90) CISIA • 2015 Quale massa di zolfo (massa atomica relativa 32 u) contiene lo stesso numero di atomi di 3 g di carbonio (massa atomica relativa 12 u)?

A. 4 g
B. 12 g
C. 16 g
D. 20 g
E. 8 g

91) CISIA • 2016 Un contenitore chiuso di volume *V* e alla temperatura *T*, contiene tre sostanze gassose, *A*, *B* e *C*, in uguale numero di moli. Quali delle seguenti affermazioni è FALSA?

A. $p_A = p_B = p_C$

B. $p_A = \dfrac{P \cdot n_A}{n_A + n_B + n_C}$
C. $m_A = m_B = m_C$
D. $P_t = p_A + p_B + p_C$
E. $P_t = (n_A + n_B + n_C) \cdot \dfrac{RT}{V}$

92) V • 2016 In che cosa consiste la massa atomica relativa di un atomo?

A. Nella massa di un atomo espressa in grammi
B. Nel rapporto tra la massa dell'atomo in esame e la sedicesima parte della massa dell'isotopo 16 dell'ossigeno
C. Nel rapporto tra la massa dell'atomo in esame e la dodicesima parte della massa dell'isotopo 12 del carbonio
D. Nella massa di una mole di atomi dell'elemento in esame
E. Nessuna delle altre alternative è corretta

93) CISIA • 2015 La massa atomica relativa dell'atomo ^{16}O è uguale a 16 u. Qual è la massa di un atomo di ossigeno?

A. $2{,}657 \cdot 10^{23}$ g
B. 32 g
C. 16 g
D. $2{,}657 \cdot 10^{-23}$ g
E. La massa di un atomo non è determinabile

94) I pesi atomici degli elementi H, P e O sono rispettivamente 1, 31 e 16 (u.m.a.). Il peso molecolare (espresso in u.m.a.) dell'acido ortofosforico (H_3PO_4) è:

A. 98
B. 82
C. 48
D. 66
E. 96

95) Una molecola di ossigeno (massa atomica 16 u.m.a.) pesa:

A. $16 \times 6{,}02 \times 10^{23}$ u.m.a.
B. 16 g
C. 2×16 g
D. 2×16 u.m.a.
E. 16 u.m.a.

96) M/O • 2014 Il cloro ha due isotopi con masse atomiche relative di 35 u e 37 u. Un campione di CH_2Cl_2 ha una massa molecolare relativa di 86 u. Quale/i tra questi di seguito potrebbe/ro essere il campione?

1. Una miscela 50% di $CH_2(^{35}Cl)_2$ e 50% di $CH_2(^{37}Cl)_2$
2. 100% di $CH_2{}^{35}Cl^{37}Cl$
3. Una miscela 25% di $CH_2(^{35}Cl)_2$ e 75% di $CH_2{}^{35}Cl^{37}Cl$
[Massa atomica relativa: H = 1 u, C = 12 u]

A. Solo 1 e 2
B. Solo 1
C. Solo 2
D. Solo 3
E. Solo 1 e 3

97) V • 2014 Un composto ha la seguente composizione percentuale in massa:

40,2% K   26,9% Cr   32,9% O
Qual è la formula empirica di tale composto?
[Massa atomica relativa: K = 39 u; Cr = 52 u; O = 16 u]

A. $KCrO_2$
B. $KCrO_4$
C. $K_2Cr_2O_4$
D. $K_2Cr_2O_7$
E. K_2CrO_4

La mole

98) CINECA • 2015 Quanto pesa una mole di ferro (numero di massa 56, numero atomico 26)?

A. 82 g

B. 56 mg
C. 56 g
D. 56 kg
E. 26 g

99) La massa molare dello zolfo è 32,006 g. Quante moli di zolfo sono presenti in un bicchiere riempito con 64,132 g di zolfo?

A. 1 mole
B. 2 moli
C. 32,066 moli
D. 5 moli
E. 82,6 moli

100) V • 2014 22,0 g di un gas occupano 5,60 dm^3 a temperatura e pressione standard (STP).

Qual è la massa molare del gas? [Volume molare del gas = 22,4 dm^3 a STP]

A. 108 g mol^{-1}
B. 44,0 g mol^{-1}
C. 88,0 g mol^{-1}
D. 5,50 g mol^{-1}
E. 176 g mol^{-1}

101) CINECA • 2018 Il numero di Avogadro rappresenta il numero di molecole contenute:

A. in una mole
B. in un m^3
C. in un cm^3
D. in un kg
E. in un dm^3

102) In una mole di idrogeno atomico ci sono circa:

A. $6 \cdot 10^{-23}$ elettroni e $6 \cdot 10^{23}$ protoni
B. $6 \cdot 10^{23}$ elettroni e $6 \cdot 10^{-23}$ protoni
C. $6 \cdot 10^{3}$ elettroni e $6 \cdot 10^{-23}$ protoni
D. $6 \cdot 10^{-23}$ elettroni e $6 \cdot 10^{-23}$ protoni
E. $6 \cdot 10^{23}$ elettroni e $6 \cdot 10^{23}$ protoni

103) Un foglio di rame puro pesa 254,184 g. Indicare quante moli di rame esso contiene se la massa molare del rame è 63,546 g:

A. 1 mole
B. 63,546 moli
C. 4 moli
D. 50,665 moli
E. 4 moli

104) Se in un'automobile ci sono parti cromate corrispondenti a 104 g di cromo, quante moli di cromo ci sono in quell'automobile?

A. 3 moli
B. 2 moli
C. 4 moli
D. Nessuna delle risposte è corretta
E. 1 mole

105) Un cilindro graduato contiene 1003,0 g di mercurio. Determinare quante moli di mercurio sono presenti nel cilindro se la massa molare del mercurio è 200,6 g.

A. 13,35 moli
B. 25 moli
C. 5 moli
D. 25,40 moli
E. 43 moli

106) Una mole di molecole è:

A. pari alla massa molare di un atomo
B. l'insieme degli atomi contenuti in un numero di Avogadro di molecole
C. la quantità di sostanza che contiene un numero di Avogadro di molecole
D. un modo abbreviato di dire molecole
E. una quantità di sostanza in grammi di sostanza pari al numero di Avogadro

107) Quale di queste affermazioni è corretta?

A. Una mole di acqua contiene una mole di atomi di idrogeno

B. Una mole di acqua contiene $6{,}022 \cdot 10^{23}$ atomi
C. Una mole di acqua contiene $6 \cdot 10^{23}$ atomi
D. La massa molare dell'acqua è 18,01 g
E. La massa di un atomo di ${}^{12}_{6}C$ è esattamente 18,0000 g

108) La massa atomica relativa dell'uranio ${}^{238}_{92}U$ è 238,0508. Qual è la massa in grammi di una mole di ${}^{238}_{92}U$?

A. 238,0508 g
B. 233,99 g
C. $6{,}022137 \cdot 10^{23}$g
D. $395{,}2229 \cdot 10^{-24}$g
E. Ng

109) Quale delle seguenti affermazioni è corretta (considera che il P.A. di N = 14 u.m.a.)?

A. 28 molecole di N_2 pesano 1 g
B. 28 moli di N_2 pesano 1 g
C. Una molecola di N_2 occupa 22,414 L in condizioni standard
D. Una mole di N_2 pesa 28 g
E. Una molecola di N_2 pesa 28 g

110) Una nmole corrisponde a:

A. 10^2 pmoli
B. 10^{-3} micromoli
C. 10^{-4} micromoli
D. 10^9 moli
E. 10^{-3} fmoli

111) Il peso molecolare dell'acido fosforico è 98 u.m.A. Quanti g pesano 0,05 mol del composto?

A. 4,9
B. 0,98
C. 0,005
D. 0,0049
E. 0,49

112) A quante moli corrispondono 9,0 ml di un composto avente P.M. 153, e densità 1,7 g/ml?

A. 10,0
B. 1,0
C. 0,10
D. 0,29
E. 0,050

113) Un litro di CO e un litro di CO_2 nelle stesse condizioni di temperatura e pressione:

A. hanno la stessa densità
B. hanno masse che stanno nel rapporto 1:2
C. contengono lo stesso numero di atomi
D. hanno la stessa massa
E. contengono lo stesso numero di molecole

114) A 0° C e alla pressione di 1 atmosfera, due moli di gas N_2:

A. contengono 760×22414 molecole
B. contengono 22414 molecole
C. occupano un volume maggiore rispetto a quello di due moli di gas H_2
D. occupano un volume di poco più di 20 litri
E. occupano un volume di poco meno di 45 litri

115) V • 2018 Secondo il principio di Avogadro volumi uguali di gas diversi, misurati nelle stesse condizioni di pressione e temperatura:

A. contengono lo stesso numero di particelle
B. contengono sempre lo stesso numero di atomi
C. hanno la stessa massa
D. contengono sempre 6,02 x 1023 particelle
E. contengono un numero di particelle proporzionale al numero atomico dei gas

116) In quale delle seguenti masse sono contenute 6,022 × 10^{23} molecole? (Massa atomica: Na: 23 uma, Cl: 35 uma, Br: 80 uma, O: 16 uma, F: 16 uma).

A. Nessuna delle risposte è corretta
B. 58 g di NaBr
C. 58 g di Na_2O
D. 58 g di NO
E. 58 g di NaCl

117) Indicare la massa in grammi di un volume di 11,2 litri di CH_4 in condizioni standard.

A. 10 g
B. Nessuna delle risposte è corretta
C. 11 g
D. 4 g
E. 8 g

118) Quanto pesa una mole di carbonio (numero di massa 12, numero atomico 6)?

A. 12 g
B. 12 kg
C. Una quantità in g pari al numero di Avogadro
D. 18 g
E. 6 g

119) Quante moli di H_2O (peso molecolare = 18) sono contenute in 1000 g di acqua a 4° C?

A. 55,55
B. 5,5
C. 0,50
D. 1,00
E. 100,00

120) Una mole di un gas alla temperatura di 0° C e alla pressione di 1 atm occupa un volume di 22,414 litri. Calcolare quante moli di gas occupano 1,12 litri.

A. 0,5
B. 0,05
C. 0,001
D. 0,1
E. 1,0

121) Quanti atomi di idrogeno sono presenti in una mole di acqua?

A. $2,12 \cdot 10^{-15}$
B. $2 \cdot 10^{5}$
C. $1,1 \cdot 10^{15}$
D. $6,02 \cdot 10^{23}$
E. $1,204 \cdot 10^{24}$

122) A quante moli corrispondono 4,0 ml di un composto avente massa molecolare pari a 50 u.m.a. e densità 1,25 g/ml?

A. 0,01
B. 0,1
C. 0,2
D. 0,003
E. 0,5

La tavola periodica

123) Quali elementi hanno i più elevati valori di affinità elettronica?

A. Gli alogeni
B. I metalli alcalini
C. Gli elementi indicati hanno la medesima affinità elettronica
D. I gas nobili
E. Gli elementi del II gruppo della tavola periodica

124) Il primo elemento degli alogeni è:

A. il sodio
B. il ferro
C. il cloro
D. il fluoro
E. l'ossigeno

125) Un elemento del VII gruppo della tavola periodica:

A. ha una elevata elettronegatività

B. ha una bassa elettronegatività
C. è un potente nucleofilo
D. ha un basso potenziale di ionizzazione
E. ha estrema facilità a ossidarsi

126) Il carbonio è contenuto nel gruppo:

A. III
B. I
C. II
D. V
E. IV

127) CISIA • 2016 Quale dei seguenti elementi non si trova combinato in natura?

A. Cu
B. Ba
C. Ca
D. He
E. Al

128) CINECA • 2016 L'elemento più elettronegativo è:

A. l'idrogeno
B. il carbonio
C. l'ossigeno
D. il fluoro
E. l'elio

129) M/O • 2015 Un atomo ha configurazione elettronica 2, 8, 18, 7.

Quale delle opzioni sottostanti riporta la posizione corretta di questo elemento nella Tavola Periodica (Periodo e Gruppo) e la carica dello ione nel suo composto ionico binario (Carica)?

A. Periodo: 4; Gruppo: 17; Carica: 1-
B. Periodo: 4; Gruppo: 17; Carica: 1+
C. Periodo: 4; Gruppo: 15; Carica: 2-
D. Periodo: 4; Gruppo: 15; Carica: 1-
E. Periodo: 3; Gruppo: 17; Carica: 1-

130) V • 2014 Qual è l'affermazione corretta relativa al Periodo 3 della Tavola Periodica andando da sinistra a destra, da Na a Cl?

A. Il carattere metallico aumenta
B. Vengono progressivamente riempiti gli orbitali *3d*
C. Il numero di livelli elettronici occupati aumenta
D. I raggi atomici diminuiscono
E. L'elettronegatività diminuisce

131) Nella tavola periodica le dimensioni degli atomi, escludendo i gas nobili:

A. aumentano da destra verso sinistra lungo un periodo
B. aumentano all'aumentare del peso atomico
C. aumentano da sinistra verso destra lungo un periodo
D. aumentano all'aumentare del numero atomico
E. aumentano dal basso verso l'alto lungo un gruppo

132) M/O • 2015 Il calcio e lo stronzio sono entrambi elementi del Gruppo 2 della Tavola Periodica. Il calcio ha numero atomico 20 e lo stronzio ha numero atomico 38.
Quale delle seguenti affermazioni è corretta?

A. Il primo potenziale di ionizzazione del calcio è inferiore a quello dello stronzio
B. Entrambi i metalli reagiscono con l'ossigeno per formare ossidi basici con formula MO (dove M sta per Ca o Sr)
C. Lo stronzio ha un raggio atomico più piccolo del calcio
D. Lo stronzio è più elettronegativo del calcio
E. Entrambi gli elementi reagiscono con il cloro per formare composti co-

valenti con formula MCl_2 (dove M sta per Ca o Sr)

133) Indicare il metallo di transizione:

A. Cr
B. Ca
C. nessuno dei metalli indicati è di transizione
D. B
E. Al

134) I gas nobili costituiscono:

A. il diciottesimo gruppo della tavola periodica
B. il quindicesimo gruppo della tavola periodica
C. il settimo gruppo della tavola periodica
D. il quarto gruppo della tavola periodica
E. il primo gruppo della tavola periodica

135) Le proprietà chimiche di un atomo sono determinate dal suo:

A. numero di massa
B. numero di neutroni
C. numero atomico
D. numero di Avogadro
E. peso atomico

136) Tutti gli elementi di un gruppo hanno:

A. la stessa affinità elettronica
B. lo stesso potenziale di ossidazione
C. lo stesso numero quantico principale
D. la stessa configurazione elettronica interna
E. la stessa configurazione elettronica esterna

137) Gli alogeni:

A. hanno la tendenza a perdere gli elettroni più esterni
B. hanno la tendenza a formare ioni positivi
C. sono gas nobili
D. hanno la tendenza a formare ioni negativi
E. hanno la tendenza ad acquistare un elettrone

138) L'arsenico ha simbolo:

A. Ar
B. An
C. As
D. Au
E. Ac

139) V • 2015 L'isotopo di un elemento è $^{27}_{13}X$.

Qual è la posizione dell'elemento X nella Tavola Periodica?

A. Periodo: 2; Gruppo: 13
B. Periodo: 3; Gruppo: 13
C. Periodo: 3; Gruppo: 9
D. Periodo: 4; Gruppo: 9
E. Periodo: 5; Gruppo: 1

140) La distribuzione degli elementi nella tavola periodica è determinata dal valore crescente di:

A. massa atomica
B. raggio atomico
C. elettropositività
D. numero atomico
E. elettronegatività

141) CINECA • 2019 Indicare l'alogeno:

A. Fe
B. Xe
C. Ca
D. I
E. nessuna delle altre alternative è corretta

142) Un atomo che ha acquistato un elettrone rispetto al suo stato fondamentale è definito:

A. protone

B. catione
C. positrone
D. anione
E. neutrone

143) Quale fra le seguenti affermazioni è errata?

A. I metalli sono conduttori di calore
B. Tutti i metalli sono solidi a temperatura ambiente
C. I metalli sono malleabili
D. I non metalli possono formare ioni
E. Tutti i metalli sono buoni conduttori elettrici

144) V • 2015 La tabella sottostante mostra a quale gruppo della Tavola Periodica appartengono i singoli elementi:

Elemento	Gruppo
B	13
Br	17
C	14
F	17
H	1
N	15
O	16
P	15

Quale delle seguenti molecole o ioni ha la stessa forma della fosfina (PH_3)?

A. BrF_3
B. CO_3^{2-}
C. BF_3
D. H_3O^+
E. NO_3^-

145) Tra le seguenti proprietà degli elementi, presenta un andamento periodico:

A. il numero atomico
B. il peso molecolare
C. l'affinità elettronica
D. il numero di massa
E. la massa nucleare

146) Quale elemento corrisponde alla configurazione elettronica $1s^2 2s^2 2p^4$?

A. Piombo
B. Ossigeno
C. Azoto
D. Alluminio
E. Boro

147) Nella tavola periodica degli elementi, il numero atomico lungo un periodo:

A. varia in modo casuale
B. aumenta esponenzialmente
C. resta invariato
D. diminuisce progressivamente
E. aumenta progressivamente

148) Gli elementi del gruppo VIIA hanno configurazione elettronica esterna:

A. s
B. s^2p^3
C. s^2p
D. sp^2
E. s^2p^5

149) A quale elemento neutro, non eccitato, appartiene la seguente struttura elettronica esterna: $2s^2 2p^2$?

A. N
B. K
C. Fe
D. O
E. C

150) Gli elementi non di transizione inseriti nello stesso gruppo del sistema periodico presentano lo stesso:

A. numero di elettroni nello strato più esterno

B. valore di elettronegatività
C. valore del potenziale di prima ionizzazione
D. numero di protoni
E. numero di neutroni

151) Nel V gruppo del sistema periodico, comprendente l'azoto, è posto anche l'elemento antimonio. Qual è il suo simbolo?

A. Am
B. An
C. Sb
D. St
E. At

152) L'affinità elettronica di un atomo:

A. è la variazione di energia legata all'acquisto di un elettrone
B. è la variazione di energia legata all'acquisto di un protone
C. è la variazione di energia per la cessione di un elettrone
D. misura la tendenza ad attrarre elettroni di legame
E. misura la tendenza ad attrarre elettroni

153) In quale gruppo si trovano, nel sistema periodico, i metalli alcalino-terrosi?

A. Nel I gruppo
B. Nel II gruppo
C. Nel III gruppo
D. Nel IV gruppo
E. Nel gruppo zero

154) Dall'alto in basso lungo un gruppo, il raggio degli atomi:

A. aumenta esponenzialmente
B. aumenta
C. non varia
D. aumenta per i primi tre periodi e poi decresce
E. decresce

155) Gli elementi con configurazione elettronica esterna s^2p^6 sono:

A. alogeni
B. gas nobili
C. metalli alcalino-terrosi
D. metalli alcalini
E. calcogeni

156) Indicare il catione alcalino:

A. Na
B. N^+
C. K^+
D. Ca
E. R

157) Quale dei seguenti elementi non appartiene al I gruppo?

A. Mg
B. Na
C. Rb
D. Cs
E. Li

158) M/O • 2014 Si assuma che i valori delle prime sei energie di ionizzazione (espresse in kJ mol^{-1}) di un elemento siano: 738, 1450, 7730, 10500, 13600 e 18000. Quale/i delle seguenti affermazioni è/sono corretta/e?

1. L'elemento appartiene al Gruppo 2 della Tavola Periodica
2. Il valore 7730 kJ mol^{-1} corrisponde al processo: $X^{3+}(g) - e^- \rightarrow X^{4+}(g)$
3. L'elemento appartiene al Periodo 2 della Tavola Periodica

A. Solo 2
B. Solo 1 e 3
C. Solo 3
D. Solo 1 e 2
E. Solo 1

159) Una sola delle seguenti associazioni è CORRETTA. Quale?

A. Sr = metallo alcalino

B. S = attinide
C. Cs = metallo alcalino
D. H = gas nobile
E. K = metallo alcalino terroso

160) Il ripetersi periodico di certe proprietà riscontrabili negli elementi dipende:

A. dal numero atomico
B. dalla struttura elettronica esterna
C. dal peso atomico
D. dalla massa atomica
E. dal peso specifico

161) M/O • 2014 L'elemento idrogeno ha tre diversi isotopi: ^{1}H, ^{2}H e ^{3}H. Il numero atomico dell'idrogeno è 1. Considerando un singolo atomo per ciascun isotopo, quale delle seguenti affermazioni è corretta?

A. ^{3}H ha il triplo dei protoni di ^{1}H
B. ^{2}H ha il doppio dei neutroni di ^{1}H
C. ^{1}H ha la metà degli elettroni di ^{2}H
D. ^{3}H ha un protone, un neutrone e un elettrone
E. ^{3}H ha il doppio dei neutroni di ^{2}H

162) Quale dei seguenti elementi appartiene agli elementi di transizione?

A. Br
B. Al
C. As
D. Mn
E. B

163) In quale delle seguenti risposte gli elementi sono disposti nel corretto ordine crescente del potenziale di ionizzazione?

A. C, N, O, F
B. O, N, C, F
C. C, O, N, F
D. F, O, C, N
E. F, O, N, C

164) Lungo un periodo della tavola periodica, dal I al VII gruppo, il raggio atomico:

A. diminuisce progressivamente nei primi tre periodi, aumenta progressivamente negli altri
B. resta costante
C. aumenta progressivamente
D. aumenta progressivamente nei primi due periodi, diminuisce progressivamente negli altri
E. diminuisce progressivamente

165) V • 2014 La tabella riporta le energie di ionizzazione successive di un elemento del Periodo 3 della Tavola Periodica degli Elementi.

	1ª	2ª	3ª	4ª	5ª	6ª
Energia di attivazione ($kJ\ mol^{-1}$)	790	1600	3200	4400	16000	20000

A quale gruppo della Tavola Periodica appartiene questo elemento?

A. Gruppo 1
B. Gruppo 2
C. Gruppo 14
D. Gruppo 13
E. Gruppo 15

166) M/O • 2015 Nella tabella sottostante sono riportati i valori delle prime otto energie di ionizzazione di un elemento il cui numero atomico è minore di 20:

	I	II	III	IV	V	VI	VII	VIII
Energia di ionizzazione ($kJ\ mol^{-1}$)	578	1817	2745	11577	14842	18379	23326	27465

A quale Gruppo della Tavola Periodica appartiene l'elemento?

A. Gruppo 1
B. Gruppo 2
C. Gruppo 13
D. Gruppo 14

E. Gruppo 15

167) I metalli alcalino-terrosi hanno in comune:

A. tre elettroni nello strato più esterno
B. un elettrone nello strato più esterno
C. due elettroni nello strato più esterno
D. nessun elettrone nello strato più esterno
E. otto elettroni nello strato più esterno

168) Indicate la SOLA affermazione ERRATA se riferita all'elemento calcio:

A. reagisce con lo ione ortofosfato
B. nei denti forma la fluoroapatite
C. il suo simbolo è Ca
D. è un metallo alcalino
E. forma l'idrossiapatite

169) I gas nobili non sono reattivi perché:

A. hanno pochi elettroni nello strato esterno
B. non reagiscono con gli acidi
C. presentano basse forze di van der Waals
D. sono presenti allo stato monoatomico
E. l'orbitale più esterno è completamente occupato dagli elettroni

170) Quale di queste coppie di elementi appartiene allo stesso gruppo della tavola periodica degli elementi?

A. K e O
B. K e Ca
C. Na e Cl
D. Ca e O
E. Ca e Mg

171) Il carbonio appartiene, nella tavola periodica, al gruppo:

A. VIII
B. I
C. VII
D. II
E. IV

172) Quale elemento NON fa parte del gruppo dei metalli alcalini?

A. Cs
B. Fr
C. Na
D. Li
E. Mg

173) Qual è la configurazione elettronica esterna del Calcio?

A. $4s^2$
B. $5s^2$
C. $6s^2$
D. $2s^2$
E. $3s^2$

174) Procedendo lungo un periodo della tavola periodica, da sinistra a destra, le proprietà metalliche:

A. si accentuano
B. variano periodicamente
C. restano costanti
D. aumentano proporzionalmente
E. diminuiscono

175) Quale dei seguenti è un elemento chimico?

A. Il bronzo
B. Il diamante
C. Lo smeraldo
D. Il piombo
E. Il topazio

176) Quale minerale è costituito da carbonio purissimo cristallizzato?

A. L'ametista
B. Il diamante
C. Il rubino
D. Il quarzo
E. Il topazio

177) Indicare quale dei seguenti elementi NON è un metallo:

A. Hg
B. Ti
C. Cu
D. P
E. Sn

178) Quale, tra i seguenti, NON è un gas nobile?

A. L'argon
B. L'ossigeno
C. Il neon
D. Il radon
E. L'elio

179) Il simbolo chimico del magnesio è:

A. Ma
B. Mn
C. Mg
D. Me
E. M

180) Nella tavola periodica i gas nobili:

A. si trovano nella colonna centrale
B. si trovano nella colonna più a destra
C. si trovano nella prima colonna a sinistra
D. si trovano nel diciassettesimo gruppo
E. si trovano nel terzo gruppo

181) Nella tavola periodica, le dimensioni degli atomi, escludendo i gas nobili:

A. aumentano dal basso verso l'alto lungo un gruppo
B. aumentano da destra verso sinistra lungo un periodo
C. aumentano all'aumentare del numero atomico
D. aumentano all'aumentare del peso atomico
E. aumentano da sinistra verso destra lungo un periodo

182) Gli alogeni sono:

A. metalli
B. estremamente reattivi
C. tutti gassosi a temperatura ambiente
D. elementi dotati di basso potenziale di ionizzazione
E. elementi caratterizzati da una bassa elettronegatività

183) Nella tavola periodica, un elemento che inizia un nuovo livello con un solo elettrone è un:

A. atomo
B. metallo
C. metallo alcalino
D. metallo alcalino-terroso
E. gas nobile

184) A quale gruppo appartiene l'elemento O?

A. VI A
B. IV A
C. II A
D. V A
E. I A

185) Nella tavola periodica degli elementi l'energia di ionizzazione dall'alto in basso lungo un gruppo:

A. diminuisce solo negli ultimi tre gruppi
B. resta invariata
C. cresce progressivamente
D. cresce nei primi tre gruppi, resta invariata negli altri
E. decresce progressivamente

186) In quale dei seguenti gruppi di elementi sono contenuti soltanto metalli?

A. Sr, S, Cr, Cu
B. Al, Na, Mo, Hg
C. Zn, K, Si, Ba
D. S, Cl, Na, Cr
E. C, Ca, Cs, I

187) Indicare gli alogeni tra i seguenti elementi: Li, Na, Ca, Mg, F, B, Cl, I, Br, U, Ti:

A. Ca, Mg, F, B
B. F, Cl, I, Br, U, Ti
C. F, Cl, I, Br
D. Li, Na, Ca, Mg, U, Ti
E. Li, Na, Ca, Mg, B

188) Lo ione K^+ si forma da un atomo di potassio per:

A. perdita di un elettrone
B. perdita di un neutrone
C. perdita di un neutrone e un elettrone
D. acquisto di un protone
E. perdita di un elettrone e acquisto di due protoni

189) M/O • 2016 Nel sistema periodico, gli elementi sono incasellati:

A. in ordine di A crescente dal basso verso l'alto in colonne parallele
B. in ordine di elettronegatività decrescente da sinistra verso destra in file orizzontali
C. in ordine di Z crescente da sinistra verso destra in file orizzontali, andando a capo quando inizia il riempimento di un nuovo livello energetico
D. in ordine di numero atomico decrescente da sinistra verso destra in file orizzontali, andando a capo quando inizia il riempimento di un nuovo livello energetico
E. in ordine di massa atomica crescente da destra verso sinistra in file orizzontali, andando a capo quando inizia il riempimento di un nuovo livello energetico

3.4 • I legami tra ioni e tra atomi

Legame ionico e composti ionici

190) Il legame ionico è:

A. un legame covalente eteropolare
B. nessuna delle risposte è corretta
C. un legame di natura elettrostatica
D. un legame tra due atomi uguali
E. un debole legame di interazione elettrostatica tra molecole di solvente e soluto

191) CISIA • 2015 Considerando le proprietà del legame ionico, quale fra le seguenti affermazioni è ERRATA?

A. Il punto di fusione di un composto ionico è generalmente molto inferiore rispetto al punto di fusione di un composto molecolare
B. La differenza di elettronegatività fra gli elementi che costituiscono un composto ionico è elevata
C. L'unità molecolare di un composto ionico non è definibile
D. La conducibilità elettrica di un composto ionico allo stato fuso è elevata
E. Il cloruro di sodio è un composto ionico

192) CISIA • 2015 Quale fra i seguenti sistemi NON contiene ioni?

A. Cloruro di sodio solido
B. Cloruro di sodio fuso
C. Soluzione acquosa di idrossido di calcio
D. Soluzione acquosa di acido cloridrico
E. Glucosio

193) V • 2016 Il legame ionico è un legame:

A. intermolecolare
B. che si instaura tra atomi metallici
C. apolare
D. in cui gli elettroni vengono condivisi tra due atomi uguali
E. di natura elettrostatica che si instaura tra ioni di segno opposto

Il legame covalente e le strutture di Lewis

194) V • 2016 Quale legame tiene uniti l'atomo di bromo e l'atomo di idrogeno nel composto HBr?

A. Idrogeno
B. Ionico
C. Dativo
D. Covalente puro
E. Covalente polare

195) Un atomo di carbonio può formare al massimo:

A. 4 legami covalenti
B. 2 legami covalenti
C. 1 legame covalente
D. 6 legami covalenti
E. 3 legami covalenti

196) CINECA • 2015 Come viene definito il legame che unisce due atomi di idrogeno?

A. Legame ionico
B. Legame allosterico
C. Legame neutro
D. Legame a idrogeno
E. Legame covalente

197) Il legame covalente:

A. consiste nello scambio di protoni da parte degli atomi coinvolti
B. consiste nella messa in compartecipazione di coppie di elettroni fra atomi
C. si forma solo fra atomi uguali
D. porta in ogni caso alla formazione di ioni
E. non riguarda la condivisione di elettroni fra atomi

198) Il triplo legame è:

A. un legame derivante dalla compartecipazione di tre coppie di elettroni
B. un legame tra tre atomi diversi
C. un legame tra tre neutroni
D. un legame che coinvolge tre elettroni
E. un legame tra due atomi di idrogeno

199) CINECA • 2016 Quale dei seguenti composti organici presenta nella sua molecola un triplo legame C—C?

A. $C_2H_5NH_2$
B. CH_4
C. C_2H_2
D. HCOOH
E. CH_3NH_2

200) Nella molecola biatomica dell'azoto è contenuto:

A. un legame doppio
B. due doppi legami
C. un legame semplice
D. un legame doppio e uno triplo
E. un legame triplo

201) Quando due atomi si legano, per energia di legame si intende:

A. l'energia donata da un atomo all'altro nella formazione del legame
B. nessuna delle risposte è corretta
C. la somma del contenuto energetico di ciascun elettrone coinvolto nel legame
D. l'energia acquistata dagli atomi per la formazione del legame
E. l'energia perduta dagli atomi per la formazione del legame

202) Per legame covalente doppio si intende:

A. un legame che deriva dalla compartecipazione di due coppie di elettroni
B. un legame tra due neutroni
C. un legame che deriva dalla compartecipazione di una coppia di elettroni
D. un legame tra due ioni
E. un legame tra due molecole

203) Il legame di coordinazione o dativo è un legame:

A. ionico
B. nessuna delle risposte è corretta
C. covalente
D. dipolo-dipolo
E. a idrogeno

204) Una sola delle molecole sottoindicate non ha alcun doppietto elettronico libero. Quale?

A. Dietil etere
B. Idrogeno solforato
C. Ammoniaca
D. Acqua
E. Metano

205) Nella molecola NH_3, l'atomo di azoto mette in compartecipazione con ciascun atomo di H:

A. tre elettroni
B. nessun elettrone
C. due elettroni
D. quattro elettroni
E. un elettrone

206) Quale tra i seguenti elementi può formare 3 legami covalenti semplici con 3 atomi di cloro?

A. Ba
B. F
C. B
D. Na
E. Kr

207) Tra due atomi di carbonio si forma un legame doppio quando:

A. i due atomi condividono 2 elettroni
B. i due atomi condividono 4 elettroni
C. due elettroni sono trasferiti da un atomo all'altro
D. i due atomi condividono un elettrone
E. un elettrone è trasferito da un atomo all'altro

I legami tra ioni e tra atomi > Elettronegatività e polarità e i legami

208) CISIA • 2015 **L'elettronegatività è definita come:**

A. il numero di ossidazione dell'atomo
B. l'energia richiesta per strappare un elettrone da un atomo
C. l'energia scambiata quando un elettrone è aggiunto a un atomo neutro
D. la capacità di un atomo di attrarre gli elettroni impegnati in un legame
E. la capacità di un atomo di cedere elettroni quando prende parte ad un legame

209) Un atomo di iodio:

A. può sempre combinarsi con un altro atomo di iodio mediante legame covalente di qualsiasi tipo
B. può combinarsi con un altro atomo di iodio mediante legame covalente omopolare
C. può combinarsi con un altro atomo di iodio mediante legame covalente elettrostatico
D. non può combinarsi in alcun modo con un altro atomo di iodio
E. è più elettronegativo del cloro

210) L'elemento più elettronegativo è:

A. F
B. Na
C. O
D. S
E. K

211) Indicare quale delle seguenti molecole contiene un solo legame covalente puro:

A. NaCl
B. CO_2
C. HCl
D. Cl_2

E. CO

212) Nella molecola H_2, i due atomi di idrogeno sono uniti da un legame:

A. covalente omopolare
B. nessuna delle risposte è corretta
C. covalente eteropolare
D. ionico
E. idrogeno

213) I legami presenti nella molecola di acqua (H_2O) sono:

A. uno ionico e l'altro covalente
B. uno covalente e l'altro a ponte di idrogeno
C. covalenti apolari
D. a ponte di idrogeno
E. covalenti polari

214) Nella molecola HBr, i due atomi sono uniti da un legame:

A. a ponte di idrogeno
B. covalente polarizzato
C. dativo
D. ionico
E. covalente non polarizzato

215) V • 2014 Perché CCl_4 non è una molecola polare?

A. C forma quattro legami e Cl solo due
B. C e Cl hanno uguali valori di elettronegatività
C. Cl è più elettronegativo di C
D. CCl_4 è una molecola tetraedrica
E. Le dimensioni dell'atomo di C sono inferiori rispetto a quelle dell'atomo di Cl

216) Il legame chimico fra due atomi identici è:

A. dativo
B. polare
C. ionico
D. covalente eteropolare
E. covalente omopolare

217) CINECA • 2016 La molecola biatomica del cloro (Cl_2) contiene un legame:

A. dativo
B. covalente eteropolare
C. covalente doppio
D. ionico
E. covalente omopolare

218) Il legame è ionico nel composto di formula:

A. CH_3COOH
B. KCl
C. CO_2
D. nessuna delle risposte è corretta
E. NH_3

219) Un legame polare:

A. è un legame idrogeno
B. è un legame tra atomi con uguale elettronegatività
C. presenta gli elettroni ugualmente condivisi
D. è un legame tra atomi con elettronegatività diversa
E. è un legame ionico

220) Il legame presente nella molecola HF è:

A. nessuna delle risposte è corretta
B. ionico
C. a ponte di idrogeno
D. covalente polarizzato
E. covalente omopolare

221) Quale delle seguenti sostanze è un composto ionico?

A. Cl_2
B. Nessuna delle risposte è corretta
C. H_2
D. HCl gassoso
E. $MgCl_2$

222) L'elettronegatività è:

A. minore nell'Ossigeno che nello Zolfo
B. maggiore nel Potassio che nel Litio
C. maggiore nel Fosforo che nell'Azoto
D. minore nel Carbonio che nel Litio
E. maggiore nel Fluoro che nell'Ossigeno

223) Il legame covalente è polarizzato quando:

A. richiede la compartecipazione di due coppie elettroniche
B. si stabilisce tra ioni
C. si stabilisce tra atomi con differente elettronegatività
D. si stabilisce tra atomi eguali
E. richiede la compartecipazione di tre coppie elettroniche

224) Nella molecola HCl, i due atomi sono uniti da un legame:

A. covalente polarizzato
B. a ponte di idrogeno
C. ionico
D. covalente puro
E. dativo

225) In un legame covalente omopolare gli elettroni sono distribuiti:

A. in egual misura tra atomi uguali
B. solo su un atomo e non sull'altro
C. in diversa misura tra atomi diversi
D. in egual misura tra atomi diversi
E. in diversa misura tra atomi uguali

226) Il legame covalente può essere di tipo:

A. pi greco
B. sigma e pi greco
C. sigma e delta
D. sigma, pi greco e delta
E. sigma

227) Il legame covalente eteropolare si ha tra:

A. atomi aventi uguale elettronegatività
B. ioni e atomi neutri
C. ioni negativi aventi uguale elettronegatività
D. atomi aventi diversa elettronegatività
E. ioni positivi aventi uguale elettronegatività

228) Quale indicazione può far supporre che un composto binario sia ionico?

A. I due elementi che lo costituiscono sono entrambi dello stesso periodo
B. I due elementi che lo compongono sono entrambi non-metalli
C. Il composto conduce la corrente elettrica solo allo stato solido
D. Dei due elementi che lo costituiscono uno appartiene al gruppo I e l'altro al gruppo VII
E. I due elementi che lo compongono sono entrambi metalli

Polarità delle molecole

229) L'acqua ha la proprietà di:

A. avere una bassa costante dielettrica indipendente dal suo contenuto in sali
B. essere un dipolo con l'estremità negativa sull'ossigeno
C. assumere una struttura perfettamente ordinata allo stato liquido
D. formare legami apolari con se stessa
E. nessuna delle risposte è corretta

230) Quale fra i seguenti è un solvente polare?

A. Etere dietilico
B. Esano
C. Acqua
D. Cloroformio
E. Benzene

La geometria delle molecole: teoria VSEPR

231) Nel metano:

A. la molecola ha struttura tetraedrica
B. la molecola è planare, con il C al centro e gli H ai vertici di un quadrato
C. gli atomi formano fra loro angoli di 120°
D. gli atomi formano fra loro angoli di 90°
E. gli atomi formano tra loro angoli di 45°

232) CISIA • 2016 La teoria VSEPR può essere utilizzata per prevedere la geometria e la polarità di una molecola. Quale dei seguenti composti ha un momento di dipolo diverso da zero?

A. NF_3
B. BeF_2
C. CCl_4
D. PF_5
E. SF_6

233) Lo ione ammonio (NH^{4+}) e il metano (CH_4) hanno in comune:

A. la struttura planare
B. la carica elettrica
C. l'ibridazione sp^3
D. le spiccate proprietà acide
E. il carattere nettamente acido

234) M/O • 2015 Quali sono l'angolo di legame e la struttura tridimensionale dello ione ammonio?

[Secondo la teoria VSEPR]

A. struttura = planare quadrata — angolo di legame = 90°
B. struttura = piramidale a base quadrata — angolo di legame = 107°
C. struttura = tetraedrica — angolo di legame = 109,5°
D. struttura = piramidale a base quadrata — angolo di legame = 109,5°
E. struttura = tetraedrica — angolo di legame = 90°

235) La molecola del metano ha una geometria:

A. non nota
B. planare quadrata
C. tetraedrica
D. lineare
E. planare non quadrata

236) Assegnare nell'ordine ad ognuna delle seguenti molecole il numero della corrispondente descrizione: H_2O; CH_4; HF; NH_3
1. tre legami covalenti e una coppia di elettroni non condivisa
2. due legami covalenti e due coppie di elettroni non condivise
3. quattro legami covalenti
4. un legame covalente e tre coppie di elettroni non condivise

A. 2,3,4,1
B. 4,3,2,1
C. 2,3,1,4
D. 3,2,4,1
E. 1,2,3,4

La geometria delle molecole: orbitali ibridi

237) Gli orbitali ibridi sp^3 formano angoli di:

A. 180°
B. 0°
C. 109,5°
D. 90°
E. 120°

238) Due atomi di carbonio formano fra loro un doppio legame se si trovano nello stato di ibridazione:

A. d^2sp^6
B. d^2sp^3
C. sp^2
D. sp
E. sp^3

239) L'ibridazione del carbonio nel metano è:

A. sp^2
B. sp
C. sp^3
D. $1s^22s^22p^2$
E. $1s^22p^3$

240) Gli orbitali ibridi sp formano angoli di ampiezza:

A. 180°
B. 90°
C. 109,5°°
D. 45°
E. 120°

241) Qual è la struttura spaziale di una ibridazione sp^3?

A. Piramidale
B. Cilindrica
C. Tetraedrica
D. Cubica
E. Quadrata

242) Nell'ibridazione sp^2:

A. sono coinvolti due orbitali p e due orbitali s
B. si forma un angolo di 109°
C. sono coinvolti due orbitali s e due orbitali p
D. sono coinvolti un orbitale s ed uno p
E. si forma un angolo di 120°

243) Che tipo di ibridazione degli orbitali presentano gli atomi di carbonio che formano un doppio legame C=C?

A. d^2sp^3
B. sp^3
C. sp^2
D. dsp
E. sp

244) Che tipo di ibridazione hanno gli atomi di carbonio impegnati in un triplo legame?

A. spd^2
B. sp^2
C. sp^2d
D. sp
E. sp^3

245) Gli orbitali ibridi sp^2:

A. formano fra loro angoli di 45°
B. formano fra loro angoli di 90°
C. formano fra loro angoli di 180°
D. sono diretti lungo i vertici di un triangolo equilatero
E. sono diretti lungo le tre direzioni dello spazio

246) Quando un atomo di carbonio è ibridato sp^2 si formano:

A. due orbitali ibridi che si dispongono ai due lati opposti del nucleo e due orbitali p non ibridati perpendicolari a questo asse
B. sei orbitali liberi diretti lungo i vertici di un triangolo equilatero
C. quattro orbitali ibridi diretti lungo i vertici di un tetraedro
D. due orbitali ibridi sp^2 e 2 orbitali non ibridati diretti lungo i vertici di un triangolo equilatero
E. tre orbitali ibridi sp^2 giacenti su un piano e un orbitale non ibridato perpendicolare al piano

247) Qual è la struttura spaziale di una molecola con ibridazione sp?

A. Cilindrica
B. Lineare
C. Quadrata
D. Tetraedrica
E. Piramidale

248) Indicare quale delle seguenti molecole ha ibridazione sp^3:

A. H_2SO_4
B. CH_4
C. $CH_2=C=CH_2$
D. $CH_2=CH_2$
E. CH≡CH

249) Due atomi di carbonio formano fra loro un triplo legame solo se si trovano nello stato di ibridazione:

A. se non sono ibridizzati
B. sp^2
C. sp
D. sp^3
E. sp^{-3}

250) Un composto contenente un atomo di carbonio ibrido sp^2 ha struttura:

A. ottoaedrica
B. lineare
C. tetraedica
D. esaedrica
E. planare

Il legame metallico

251) V • 2019 Nel legame metallico:
A. strati di ioni positivi si alternano a strati di ioni negativi
B. ioni positivi e negativi si attraggono reciprocamente
C. ioni positivi e negativi sono circondati da elettroni di valenza delocalizzati
D. atomi neutri si attraggono reciprocamente
E. ioni positivi sono circondati da elettroni di valenza delocalizzati

252) Gli atomi che formano un legame covalente:

A. si scambiano elettroni
B. nessuna delle risposte è corretta
C. condividono elettroni e sovrappongono orbitali
D. condividono elettroni e conservano orbitali atomici
E. sovrappongono orbitali ma non condividono elettroni

3.5 • I legami tra le molecole e proprietà delle sostanze

I legami intermolecolari

253) V • 2015 Date le tre coppie di sostanze indicate di seguito, si identifichi per ogni coppia quale sostanza presenta forze intermolecolari maggiori.
1. CH_4 e CBr_4
2. N_2 e NO
3. $CH_3CH_2CH_2NH_2$ e $(CH_3)_3N$
[Si assumano temperatura e pressione standard (STP)]
A. 1: CBr_4, 2: N_2, 3: $(CH_3)_3N$
B. 1: CBr_4, 2: NO, 3: $CH_3CH_2CH_2NH_2$
C. 1: CBr_4, 2: N_2, 3: $CH_3CH_2CH_2NH_2$
D. 1: CH_4, 2: NO, 3: $(CH_3)_3N$
E. 1: CH_4, 2: N_2, 3: $(CH_3)_3N$

254) L'H_2O bolle a temperatura più alta rispetto all'H_2S perché:

A. non contiene legami a ponte di idrogeno, che invece sono presenti nell'H_2S
B. è un acido più forte dell'H_2S
C. ha un peso molecolare maggiore di quello dell'H_2S
D. ha un peso molecolare minore di quello dell'H_2S
E. contiene legami a ponte di idrogeno, che invece non sono presenti nell'H_2S

255) Il legame dipolo-dipolo è:

A. un'interazione debole che si instaura tra molecole polari di acqua e gli ioni di una sostanza disciolta
B. un'interazione forte che si instaura tra due ioni di carica opposta
C. un'interazione tra i poli della pila
D. un'interazione debole che si instaura tra molecole apolari
E. un'interazione debole che si instaura tra molecole polari

256) Il legame idrogeno:

A. è un legame di natura elettrostatica
B. è un legame forte
C. si forma tra idrogeno e un altro atomo molto elettropositivo
D. si forma solo tra idrogeno e ossigeno
E. si forma solo tra due atomi di idrogeno

257) CINECA • 2018 Il cloro a pressione e a temperatura ambiente si trova soltanto sotto forma di:

A. liquido e gas in equilibrio
B. solido
C. gas
D. liquido
E. soluzione

Legami intermolecolari, stati di aggregazione e cambiamenti di stato della materia

258) CINECA • 2015 Un liquido bolle:

A. quando la temperatura oltrepassa i 100 °C
B. quando la tensione di vapore è zero
C. quando la tensione di vapore eguaglia la pressione atmosferica
D. quando si formano abbondanti bollicine
E. a 100 °C

259) M/O • 2014 Quale tipo di forze intermolecolari esiste nel tetraclorometano?

A. Legame covalente
B. Attrazione permanente dipolo-dipolo
C. Legame idrogeno
D. Attrazione istantanea dipolo-dipolo
E. Legame ionico

260) CISIA • 2016 La pressione viene definita come la forza esercitata sull'unità di superficie. Quale fra le seguenti NON è una unità di misura della pressione?

A. Atmosfere (Atm)
B. Bar (bar)
C. Torricelli (Torr)
D. Pascal (Pa)
E. Newton (N)

261) M/O • 2015 A temperatura ambiente le sostanze sottostanti sono tutte dei gas. Quale di queste sostanze avrà il più alto punto di ebollizione?

A. NH_3
B. CO
C. H_2S
D. CH_4
E. NF_3

262) CINECA • 2016 La temperatura di fusione dell'acqua è la temperatura alla quale:

A. l'acqua liquida congela
B. l'acqua liquida evapora
C. il ghiaccio si trasforma in gas
D. il vapor acqueo liquefà
E. coesistono i tre stati liquido, solido e aeriforme

263) M/O • 2016 Dall'equazione generale di stato dei gas perfetti si può dedurre che:

A. in condizioni di temperatura e numero di moli costanti, il volume di un gas è direttamente proporzionale alla sua pressione

B. in condizioni di pressione e numero di moli costanti, se si aumenta la temperatura di un gas, il suo volume rimane costante
C. in condizioni di temperatura e pressione costanti, il numero di moli di un gas diminuisce all'aumentare del volume
D. in condizioni di volume e numero di moli costanti, la pressione di un gas è direttamente proporzionale alla sua temperatura assoluta
E. in condizioni di volume e numero di moli costanti, aumentando la pressione di un gas, la sua temperatura assoluta diminuisce

264) V • 2015 L'ammoniaca (NH_3) ha un punto di ebollizione pari a –33 °C. La fosfina (PH_3) ha invece un punto di ebollizione pari a –88 °C. Quale delle seguenti affermazioni spiega perché hanno punti di ebollizione così differenti?

A. La NH_3 è una molecola più grande della PH_3
B. La NH_3 è un composto ionico. La PH_3 è un composto molecolare
C. La NH_3 ha una massa inferiore alla PH_3
D. La NH_3 forma ponti idrogeno intermolecolari più facilmente della PH_3
E. La NH_3 ha una struttura molto grande. La PH_3 ha una struttura molecolare semplice

265) CINECA • 2015 In chimica, la condensazione è il passaggio di stato:

A. da gassoso a liquido
B. da solido a liquido
C. da gassoso a solido
D. da liquido a gassoso
E. da solido a gassoso

266) Cosa potrebbe essere contenuto nei tre recipienti rappresentati in figura, a 15°C e 1 atm?

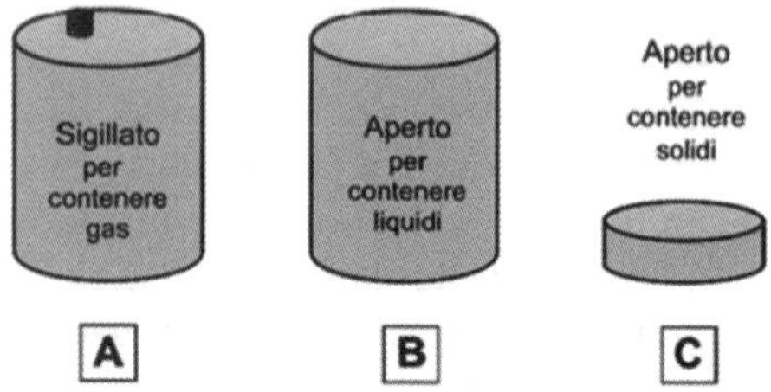

A. In A Br_2 o HCl, in B NH_2, in C I_2
B. In A I_2 o Br_2, in B NH_2 o HCl
C. In A Br_2 o NH_3, in B HCl, in C I_2
D. In A Br_2 o I_2, in B NH_2, in C HCl
E. In A NH_3 o HCl, in B Br_2, in C I_2

La solubilizzazione delle sostanze e dei composti ionici

267) Perché l'olio non si scioglie in H_2O?

A. Perché ha peso molecolare più alto
B. Nessuna delle risposte è corretta
C. Perché è formato da molecole idrofile
D. Perché è più viscoso
E. Perché è formato da molecole idrofobe

268) V • 2019 Quale tra le seguenti affermazioni riferite alla solubilità NON è corretta?

A. La solubilità dei gas nei liquidi generalmente aumenta all'aumentare della temperatura
B. La solubilità di alcuni solidi nei liquidi diminuisce all'aumentare dalla temperatura
C. In acqua a 20 °C la solubilità di CO_2 è maggiore di quella di O_2
D. La solubilità di una sostanza in un solvente si riferisce alla soluzione satura
E. In acqua a 20 °C la solubilità di N_2 è minore di quella di O_2

269) Nell'acqua si sciolgono meglio i soluti:

A. bivalenti
B. apolari
C. molecolari
D. covalenti
E. polari

270) Se una sostanza X si scioglie in esano e non in acqua, la molecola di X è:

A. non polare
B. ionica
C. polare
D. idratata
E. ferrosa

271) I composti ionici:

A. sono più facilmente solubili in solventi polari
B. sono solubili in solventi incapaci di formare legami a idrogeno
C. non sono solubili
D. sono più facilmente solubili in solventi apolari
E. sono sempre solubili in benzina

3.6 • Le soluzioni

La concentrazione

272) V • 2016 In 500 mL di soluzione acquosa sono disciolti 36 g di glucosio (M.M. = 180 u). La molarità della soluzione è:

A. 1 M
B. 0,2 M
C. 0,4 M
D. 0,1 M
E. 2 M

273) Se si fa variare la temperatura di una soluzione, non varia:

A. la densità
B. il volume
C. la molalità
D. tutte le risposte sono corrette
E. il percento in volume

274) M/O • 2016 Una soluzione (1) di NaCl ha concentrazione molare doppia rispetto a una soluzione (2) di Na_2SO_4.

Se si mescolano 100 mL della soluzione 1 con 200 mL della soluzione 2, la concentrazione dello ione Na^+ nella soluzione finale sarà:

A. doppia rispetto alla soluzione 1
B. tripla rispetto alla soluzione 1
C. la metà rispetto alla soluzione 2
D. uguale a quella della soluzione 1
E. doppia rispetto alla soluzione 2

275) CISIA • 2015 Indicare la soluzione MENO concentrata tra le seguenti:

A. 1 mole di soluto in 3 litri di soluzione
B. 1 mole di soluto in 8 litri di soluzione
C. 2 moli di soluto in 8 litri di soluzione
D. 1 mole di soluto in 1 litro di soluzione
E. 2 moli di soluto in 10 litri di soluzione

276) M/O • 2016 Qual è la concentrazione di una soluzione contenente 2,0 moli di soluto in 0,5 kg di solvente?

A. 4,0 m
B. 0,2 m
C. 1,0 N
D. 2,0 M
E. 4,0 M

277) V • 2016 Se 0,3 moli di CO_2 occupano un volume pari a 6,72 litri, che volume occupa lo stesso numero di moli di NO nelle stesse condizioni di temperatura e pressione?

A. 2,24 L
B. 67,20 cL
C. 0,3 L
D. 2.240 mL
E. 6.720 mL

278) L'anidride carbonica (CO_2) si distribuisce con un determinato coefficiente fra la fase gassosa e la fase acquosa. Una sola delle seguenti affermazioni è corretta. Quale? La concentrazione della CO_2 nella fase acquosa:

A. è indipendente dalla temperatura
B. è indipendente dal pH della fase acquosa
C. aumenta quando la temperatura diminuisce
D. aumenta quando la temperatura aumenta
E. diminuisce quando la temperatura diminuisce

279) V • 2015 **Quanto idrossido di potassio è presente in 25 cm^3 di una soluzione di idrossido di potassio 1,5 M? [Si assuma massa atomica relativa: H = 1; O = 16; K = 39]**

A. 2,7 g
B. 1,7 g
C. 3,3 g
D. 2,1 g
E. 3,7 g

Come viene espressa la concentrazione

280) Un grammoequivalente di NH_4Cl (P.M. = 53,45) è:

A. 26,73 g
B. 13,36 g
C. 53,45 g
D. 17,82 g
E. 106,9 g

281) Quanti equivalenti sono contenuti in una mole di $Al(OH)_3$?

A. 2
B. 1
C. 4
D. 3
E. 7

282) La molarità (M) esprime il numero di:

A. molecole di soluto per litro di soluzione
B. grammi di soluto per litro di solvente
C. grammi di soluto per kg di solvente
D. moli di soluto per kg di solvente
E. moli di soluto per litro di soluzione

283) Quale fra queste unità rappresenta il numero di moli di soluto contenute in un litro di soluzione?

A. Percento in volume
B. Normalità
C. Molalità
D. Nessuna delle risposte è corretta
E. Molarità

284) M/O • 2014 **2 g di idrossido di sodio sono sciolti in 200 ml di acqua. Qual è la molarità dell'idrossido di sodio nella soluzione risultante? [masse atomiche relative: H = 1 u; O = 16 u; Na = 23 u]**

A. 0,05 M
B. 0,25 M
C. 0,10 M
D. 0,50 M
E. 0,18 M

285) Sapendo che il peso atomico del bario è 137 e del cloro 35, un litro di soluzione 0,5 M di cloruro di bario ne contiene:

A. 77,9 g
B. 110 g
C. 103,5 g
D. 12 g
E. 120 g

286) Quale fra queste unità rappresenta il numero di moli di soluto disciolte in 1 kg di solvente puro?

A. Normalità
B. Specificità

C. Percento in peso
D. Molarità
E. Molalità

287) Una soluzione contenente 0,07 moli di HF in 100 ml è:

A. 0,7 M
B. 0,07 m
C. 0,07 N
D. 0,9 N
E. 0,07 M

288) Sapendo che il peso molecolare dell'acido acetico è 60 e quello dell'acido cloridrico è 36, per preparare due soluzioni dello stesso volume e di uguale molarità si debbono sciogliere rispettivamente:

A. 12 g di acido acetico e 3,6 g di acido cloridrico
B. 12 g di acido acetico e 12 g di acido cloridrico
C. 12 mg di acido acetico e 36 mg di acido cloridrico
D. $60 \cdot 10^{-2}$ g di acido acetico e $36 \cdot 10^{-2}$ g di acido cloridrico
E. 10^{-2} g di entrambi i composti

289) Qual è la frazione molare dell'acqua in una soluzione di glucosio in acqua? (La frazione molare del glucosio è 0,04).

A. 1,04
B. 0,90
C. 0,96
D. 0,06
E. 1,96

290) Quanti g di $MgSO_4$ (P.M. = 120) occorrono per preparare 2000 ml di una soluzione 3 M?

A. 120 g
B. 720 g
C. 500 g
D. 480 g
E. 360 g

291) Una soluzione acquosa di acido solforico 0,1 M contiene:

A. 0,1 mol di acido in 100 ml di soluzione
B. 1 ml di acido in 1 ml di soluzione
C. 0,0001 mol di acido in 1 ml di soluzione
D. 0,001 mol di soluto in 1 litro di soluzione
E. 0,1 mol di acido in 10 litri di acqua

292) Quanti grammi di una sostanza avente peso molecolare pari a 100 u.m.A. sono necessari per preparare 10 ml di una soluzione 2,5 M?

A. 10,00
B. 1,25
C. 2,50
D. 5,00
E. 250,00

293) Una soluzione contenente 0,05 moli di HCl in 100 mL è:

A. 0,05 M
B. 0,05 m
C. 0,05 N
D. 0,5 m
E. 0,5 M

294) In 100 ml di una soluzione 2M sono presenti 6 grammi di soluto. Qual è il peso molecolare del soluto in u.m.a.?

A. 3
B. 60
C. 12
D. 30
E. 120

La diluizione

295) CISIA • 2015 5,00 g di un sale vengono sciolti in 100 mL di acqua. 10 mL della soluzione così ottenuta vengono prelevati e diluiti a 100 mL.

A quanto corrisponde il peso del residuo secco di questa seconda soluzione?

A. 0,05 g
B. 5,00 g
C. 2,00 g
D. 1,00 g
E. 0,50 g

296) A quale volume bisogna diluire 50 ml di soluzione acquosa di HCl (aq) 6 M per ottenere HCl (aq) 0,2 M?

A. 1500 mL
B. 3000 mL
C. 1700 mL
D. 150 mL
E. 300 mL

297) A quale volume si devono portare 10 ml di HCl 6M perché la concentrazione finale sia 0,5 M?

A. 12 ml
B. 240 ml
C. 60 ml
D. 83 ml
E. 120 ml

Le soluzioni elettrolitiche

298) V • 2016 Quale dei seguenti composti è un elettrolita?

A. Esano
B. Glucosio
C. Nitrato di potassio
D. Butano
E. Fenolo

299) Quando un elettrolita si dice forte?

A. Quando è parzialmente ionizzato
B. Quando ha poche cariche (positive e negative)
C. Quando ha molte cariche (positive o negative) effettive
D. Quando è totalmente dissociato in ioni
E. Quando è formato esclusivamente da cationi

300) Sono elettroliti forti in acqua:

A. tutte le anidridi
B. tutti gli acidi
C. tutte le basi
D. tutti gli idrossidi
E. tutti i sali solubili

301) Quale dei seguenti campioni di soluzioni acquose contiene un numero di moli di ioni cloruro diverso dagli altri?

A. 100 mL di $CaCl_2$ 0,50 M
B. 500 mL di NaCl 0,10 M
C. 1000 mL di HCl 0,10 M
D. 250 mL di $BaCl_2$ 0,20 M
E. 2000 mL di HCl 0,05 M

Le proprietà colligative

302) Una soluzione acquosa di NaCl (contenente 9 g di sale per litro di soluzione) è isotonica con il sangue e, se sterile, può essere iniettata per via endovenosa perché rispetto al sangue ha la stessa:

A. nessuna delle risposte è corretta
B. composizione del plasma
C. concentrazione molare di ioni cloruro
D. pressione osmotica
E. concentrazione molare di ioni sodio

303) La pressione osmotica di una soluzione acquosa 1 M di glucosio a 27°C è circa:

A. 10 atm
B. 300 atm

C. 2 atm
D. 24,6 atm
E. 1 atm

304) Indicare la soluzione con pressione osmotica maggiore:

A. solfato di rame 0,05 M
B. urea 0,1 M
C. nessuna delle risposte è corretta
D. cloruro di sodio 0,05 M
E. glucosio 0,1 M

305) CINECA • 2016 Una soluzione acquosa di KBr rispetto all'acqua pura ha:

A. volume maggiore
B. lo stesso punto di ebollizione
C. lo stesso punto di congelamento
D. punto di ebollizione più alto
E. punto di ebollizione più basso

306) CINECA • 2016 Due soluzioni, non elettrolitiche, separate da una membrana semipermeabile, si dicono isotoniche:

A. se contengono sostanze differenti ma in concentrazioni uguali
B. se le concentrazioni delle soluzioni rimangono invariate
C. se contengono la stessa sostanza in concentrazioni differenti
D. se il soluto passa dalla soluzione più concentrata a quella più diluita
E. in nessuno dei casi indicati nelle altre alternative

307) V • 2016 La soluzione S_1 è ipertonica rispetto alla soluzione S_2, pertanto:

A. nelle stesse condizioni di temperatura la tensione di vapore di S_2 è maggiore della tensione di vapore di S_1
B. S_2 esercita una pressione osmotica maggiore rispetto a S_1
C. la temperatura di ebollizione di S_1 è minore della temperatura di ebollizione di S_2
D. S_1 congela a temperatura più elevata rispetto a S_2
E. S_2 è maggiormente concentrata

308) Affermare che la salinità del mare si aggira intorno al 3,5%, equivale a dire che:

A. su 1000 g di acqua di mare, 3,5 g sono di sali
B. su 20000 g di acqua di mare, 350 g sono di sali
C. su 10000 g di acqua di mare, 35 g sono di sali
D. su 100 g di acqua di mare, 350 g sono di sali
E. su 10000 g di acqua di mare, 350 g sono di sali

309) Una membrana che si lascia attraversare più o meno facilmente da alcune sostanze, mentre non si lascia attraversare da altre, si chiama:

A. transpermeabile
B. ultrapermeabile
C. semipermeabile
D. permeabile
E. extrapermeabile

310) Quale dei seguenti fenomeni NON si verifica quando si diluisce una soluzione acquosa di un non elettrolita?

A. Aumento della tensione di vapore
B. Diminuzione della pressione osmotica
C. Aumento della temperatura di congelamento
D. Diminuzione della molarità
E. Aumento della temperatura di ebollizione

311) Per elettroliti forti, in soluzione sufficientemente diluita (molalità: m $< 10^{-2}$), la concentrazione attiva ai fini delle proprietà colligative è data dal prodotto della concentrazione anali-

tica dell'elettrolita per l'indice di dissociazione n; questo è definito come il numero di ioni in cui una formula di elettrolita si dissocia; così, ad esempio, per NaCl si ha n = 2. L'abbassamento crioscopico Δtc di una soluzione acquosa 0,002 m di NaCl può essere calcolato pertanto dall'espressione Δtc = K_c × 0,002 × 2, dove Kc è la costante crioscopica dell'acqua, che ha il valore 1,86. Quindi, l'abbassamento crioscopico di una soluzione acquosa 0,0001 m di solfato di alluminio $Al_2(SO_4)_3$ è dato da:

A. $\Delta tc = 1{,}86 \cdot 10^{-4} \times 6$
B. $\Delta tc = 1{,}86 \cdot 10^{-4} \times 2$
C. $\Delta tc = 1{,}86 \cdot 10^{-3} \times 3$
D. $\Delta tc = 1{,}86 \cdot 10^{-4} \times 5$
E. $\Delta tc = 1{,}86 \cdot 10^{-3} \times 5$

312) Una soluzione A è ipotonica rispetto ad una soluzione B se:

A. la soluzione B bolle a temperatura più bassa rispetto alla soluzione A
B. alla stessa temperatura la pressione osmotica di A è maggiore della pressione osmotica di B
C. alla stessa temperatura la tensione di vapore di A è maggiore della tensione di vapore di B
D. la soluzione B congela a temperatura più alta rispetto alla soluzione A
E. alla stessa temperatura la tensione di vapore di A è minore della tensione di vapore di B

313) Indica quale è la pressione osmotica a 0°C di una soluzione di urea allo 0,5% p/V sapendo che il P.M. dell'urea è uguale a 60:

A. 200 mm H_2O
B. 1870 mm H_2O
C. 0,867 atm
D. 800 mm Hg
E. 1,867 atm

314) Quale tra le seguenti NON è una proprietà colligativa delle soluzioni?

A. La densità
B. La pressione osmotica
C. L'innalzamento ebullioscopico
D. L'abbassamento crioscopico
E. L'abbassamento della pressione di vapore

3.7 • Le trasformazioni chimiche

Il simbolismo per esprimere una trasformazione chimica

315) Il bilanciamento di una reazione chimica permette di:

A. prevedere la spontaneità di una reazione
B. conoscere il rapporto ponderale fra i reagenti
C. nessuna delle risposte è corretta
D. prevedere se la reazione sarà esotermica o endotermica
E. conoscere la velocità di formazione dei prodotti

316) Una reazione chimica comporta sempre la trasformazione:

A. di un composto ionico in uno covalente
B. di almeno una stessa sostanza da solida a liquida o gassosa
C. di una o più specie chimiche in altre
D. di un elemento in un altro
E. di una specie atomica in un'altra

317) CISIA • 2015 Quale fra le seguenti è l'equazione bilanciata?

A. $2Na_{(s)} + H_2O_{(l)} \rightarrow NaOH_{(aq)} + H_{2(g)}$
B. $2Na_{(s)} + H_2O_{(l)} \rightarrow 2NaOH_{(aq)} + H_{2(g)}$
C. $2Na_{(s)} + 2H_2O_{(l)} \rightarrow 2NaOH_{(aq)} + 2H_{2(g)}$
D. $Na_{(s)} + H_2O_{(l)} \rightarrow NaOH_{(aq)} + H_{2(g)}$
E. $2Na_{(s)} + 2H_2O_{(l)} \rightarrow 2NaOH_{(aq)} + H_{2(g)}$

318) Il bilanciamento di una reazione chimica è imposto dalla legge di:

A. Gay-Lussac
B. Lavoisier
C. Dalton
D. Dannon
E. Proust

319) Nella reazione (da bilanciare): $As_2O_3 + HCl \rightarrow AsCl_3 + H_2O$, i coefficienti stechiometrici dell'equazione di reazione sono:

A. 1-3 → 2-1
B. 1-3 → 2-3
C. 2-6 → 2-3
D. 1-2 → 1-1
E. 1-6 → 2-3

320) La reazione $Ca(OH)_2 + H_2SO_4 \rightarrow CaSO_4 + H_2O$:

A. non può avvenire in nessun caso
B. deve essere bilanciata sia a livello dei reagenti che dei prodotti
C. deve essere bilanciata a livello dei reagenti
D. è bilanciata
E. deve essere bilanciata a livello dei prodotti

321) V • 2018 Quali sono i valori da attribuire ai coefficienti *a*, *b*, *c* per bilanciare correttamente la seguente reazione chimica $aNH_3 + bO_2 \rightarrow cNO + 6H_2O$?

A. $a = 4$; $b = 5$; $c = 4$
B. $a = 4$; $b = 4$; $c = 5$
C. $a = 3$; $b = 2$; $c = 4$
D. $a = 4$; $b = 1$; $c = 3$
E. $a = 3$; $b = 1$; $c = 3$

322) Assegnare gli opportuni coefficienti stechiometrici alla seguente reazione:

$KClO_3 + H_2SO_4 \rightarrow KHSO_4 + HClO_4 + ClO_2 + H_2O$

A. 3; 3 → 3; 1; 2; 1
B. 4; 2 → 3; 1; 2; 1
C. 2; 4 → 1; 2; 1; 3
D. 2; 2 → 2; 1; 1; 1
E. 1; 1 → 1; 1; 1; 1

323) Indicare quale delle seguenti reazioni NON è corretta.

A. $NH_3 + H_2SO_4 = NH_4SO_4$
B. $NH_3 + HCl = NH_4Cl$
C. $K_2CO_3 + H_2SO_4 = K_2SO_4 + H_2O + CO_2$
D. $NH_4HCO_3 + HCl = NH_4Cl + CO_2 + H_2O$
E. $CaO + 2HCl = CaCl_2 + H_2O$

324) Qual è il corretto bilanciamento per $Cl_2 + KOH \rightarrow KCl + KClO + H_2O$?

A. $2Cl_2 + KOH \rightarrow KCl + 3KClO + H_2O$
B. $Cl_2 + KOH \rightarrow 2KCl + 4KClO + H_2O$
C. $Cl_2 + 2KOH \rightarrow KCl + KClO + H_2O$
D. $3Cl_2 + 2KOH \rightarrow KCl + 2KClO + 2H_2O$
E. $Cl_2 + 3KOH \rightarrow 2KCl + KClO + 2H_2O$

Stechiometria e calcoli stechiometrici

325) Nei due membri di un'equazione chimica è uguale:

A. la somma dei coefficienti stechiometrici
B. il numero di atomi di ciascun elemento
C. nessuna delle risposte è corretta
D. il rapporto tra le masse di reagenti e prodotti
E. il numero di molecole

326) M/O • 2018 Quali sono i valori da attribuire ai coefficienti *a*, *b*, *c* per bilanciare correttamente la seguente reazione chimica? $3Cl_2 + aNaOH \rightarrow bNaClO_3 + cNaCl + 3H_2O$

A. $a = 6$; $b = 2$; $c = 4$
B. $a = 3$; $b = 2$; $c = 4$
C. $a = 6$; $b = 1$; $c = 5$

D. $a = 4$; $b = 1$; $c = 3$
E. $a = 3$; $b = 1$; $c = 5$

327) V • 2015 Data l'equazione:

$a\,NH_3 + b\,O_2 \rightarrow 4\,NO + c\,H_2O$
Quale valore deve avere il coefficiente *b* affinché l'equazione sia bilanciata?
A. 4
B. 5
C. 10
D. 8
E. 3

328) CINECA • 2015 18 g di acqua sono necessari per trasformare 56 g di ossido di calcio in idrossido di calcio. Quanti grammi di acqua sono necessari per trasformare 25 g di ossido di calcio?

A. 8,036
B. 9,000
C. 12,000
D. 3,000
E. 3,234

329) Calcolare quante moli di zolfo devono essere messe a reagire in presenza di ossigeno (reagente in eccesso) per ottenere 20 grammi di SO_3 (peso molecolare: 80 UMA), dopo aver bilanciato la seguente reazione:

$S + O_2 \rightarrow SO_3$
A. 0,125
B. 0,50
C. 3,00
D. 1,00
E. 0,25

330) M/O • 2015 Quando 1,2 g di magnesio reagiscono completamente con acido solforico diluito e in eccesso, il magnesio solfato prodotto viene separato, disidratato e ha un peso finale di 5,5 g. La reazione è:
$Mg + H_2SO_4 \rightarrow MgSO_4 + H_2$
Qual è la resa di magnesio solfato in percentuale?
"Si assuma massa atomica relativa: Mg = 24; S = 32; O = 16"
A. 22%
B. 71%
C. 80%
D. 92%
E. 8%

331) Ammettendo che la seguente reazione (non bilanciata), $Fe_2O_3(s) + Al(s) \rightarrow Al_2O_3(s) + Fe(s)$, avvenga in maniera completa, quante moli di ossido di alluminio si otterrebbero mescolando 4 moli di ossido di ferro (III) con 4 moli di alluminio?

A. 8
B. 1
C. 4
D. 6
E. 2

332) Indicare la massa di ossido di calcio (calce viva) che si ottiene da 1 kg di $CaCO_3$, se la reazione è: $CaCO_3 = CaO + CO_2$ (p.at. Ca = 40, p.at. C = 12, p.at. O = 16 u.m.a)

A. 200 g
B. 1 kg
C. 560 g
D. 56 g
E. 2 kg

333) V • 2015 Il propano reagisce con l'ossigeno secondo la reazione indicata di seguito:

$C_3H_8(g) + 5\,O_2(g) \rightarrow 3\,CO_2(g) + 4\,H_2O(g)$
Se 100 cm^3 di propano vengono miscelati con 900 cm^3 di ossigeno, qual è il volume di gas totale che rimarrà alla fine della reazione, assumendo che i volumi di tutti i gas siano misurati alla stessa temperatura e pressione?
A. 700 cm^3

B. 300 cm^3
C. 1300 cm^3
D. 1700 cm^3
E. 1100 cm^3

334) Se nella reazione $3NO_2 + H_2O \rightarrow 2HNO_3 + NO$ si formano 1,80 mol di NO, allora nella stessa reazione:

A. si consumano 3,60 mol di HNO_3
B. si consumano 3,60 mol di H_2O
C. si formano anche 5,40 mol di NO_2
D. si formano anche 3,60 mol di HNO_3
E. si formano anche 1,80 mol di HNO_3

335) M/O • 2015 Data l'equazione:

$3\ Cu + x\ HNO_3 \rightarrow y\ Cu(NO_3)_2 + z\ H_2O + 2\ NO$
Quale valore devono avere i coefficienti *x* e *z* affinché l'equazione sia bilanciata?
A. $x = 4; z = 2$
B. $x = 8; z = 4$
C. $x = 6; z = 3$
D. $x = 10; z = 5$
E. $x = 2; z = 1$

Classificazione delle reazioni

336) CISIA • 2016 Quale delle seguenti é una reazione di combustione?
A. $2Na(s) + 2H_2O \rightarrow 2NaOH(l) + H_2(g)$
B. $AgNO_3(l) + KCl(l) \rightarrow AgCl(s) + KNO_3(l)$
C. $Fe(s) + 1/2\ O_2 \rightarrow FeO(s)$
D. $CH_4(g) + 2O_2(g) \rightarrow CO_2(g) + 2H_2O(l)$
E. $10FeSO_4(l) + 2KMnO_4(l) + 8H_2SO_4(l) \rightarrow 5Fe_2(SO_4)_3(l) + 2MnSO_4(l) + K_2SO_4(l) + 8H_2O(l)$

337) CISIA • 2016 Quale tipo di reazione avviene quando un metallo subisce corrosione?

A. Neutralizzazione
B. Combustione
C. Saponificazione
D. Polimerizzazione
E. Ossidoriduzione

338) CISIA • 2016 Quale delle seguenti sostanze libera $H_2(g)$ quando messa a contatto con acqua?

A. HCl
B. NH_3
C. Na
D. CaO
E. Zn

339) M/O • 2014 Quante delle seguenti reazioni sono solo ossidazioni (Ox), quante solo riduzioni (Red), quante ossidoriduzioni (Redox)?

$2H^+ + 2e^- \rightarrow H_2$
$Ag^+ + Cl^- \rightarrow AgCl$
$Cu^+ \rightarrow Cu^{2+} + e-$
$2Cu^+ \rightarrow Cu + Cu^{2+}$
$Mg \rightarrow Mg^{2+} + 2e^-$

A. Ox: 1	Red: 2	Redox: 1
B. Ox: 2	Red: 1	Redox: 1
C. Ox: 1	Red: 1	Redox: 2
D. Ox: 2	Red: 1	Redox: 2
E. Ox: 2	Red: 2	Redox: 1

Aspetti energetici delle reazioni: la termodinamica

340) Un valore positivo della variazione di energia libera indica che la reazione è:
A. spontanea
B. endotermica
C. molto veloce
D. esotermica
E. non spontanea

341) M/O • 2015 Considerando le reazioni all'equilibrio sottostanti, in quale delle reazioni verrà prodotta una quantità maggiore di X in entrambi i casi in cui si abbia o un aumento della temperatura o un aumento della pressione? [Si assuma che non avvenga un cambiamento di stato quando temperatura o pressione vengono cambiate]

A. Q(g) + R(g) [3 X(g) + T(g) la reazione diretta è esotermica
B. 2 Q(g) ⇌ X(g) la reazione diretta è endotermica
C. Q(g) + R(g) ⇌ 2 X(g) + T(g) la reazione diretta è endotermica
D. Q(g) + R(g) ⇌ X(g) la reazione diretta è esotermica
E. Q(g) + R(g) ⇌ 2 X(g) la reazione diretta è esotermica

342) Una reazione chimica è esotermica se:

A. si libera calore
B. aumenta l'entropia
C. non si hanno variazioni termiche
D. diminuisce l'entropia
E. si deve fornire calore

343) Una reazione che avviene con rifornimento di energia dall'esterno e porta alla produzione di molecole ad alto contenuto energetico è detta:

A. esoergonica
B. eterotrofa
C. esogena
D. termica
E. endoergonica

344) Se il ΔG di una reazione è uguale a zero, come sarà la reazione?

A. Esotermica
B. All'equilibrio
C. Endotermica
D. Spontanea
E. Nessuna delle risposte è corretta

345) Una reazione si definisce endotermica quando:

A. presenta una velocità di reazione elevata
B. avviene con assorbimento di calore
C. si trova all'equilibrio
D. nessuna delle risposte è corretta
E. avviene con sviluppo di calore

346) Se il ΔG di una reazione è minore di 0:

A. la reazione procede spontaneamente
B. la reazione è all'equilibrio
C. la variazione di energia libera è maggiore di 0
D. la reazione non avviene spontaneamente
E. la reazione si blocca

347) Un sistema termodinamico si definisce isolato quando:

A. non può trasferire né energia né materia con l'ambiente esterno
B. può solo cedere o acquistare calore dall'ambiente esterno
C. non si ha alcuna modificazione dei parametri che lo caratterizzato
D. può trasferire solo energia ma non materia con l'ambiente esterno
E. non avviene alcuna trasformazione al suo interno

3.8 • La velocità delle reazioni e l'equilibrio

La cinetica chimica

348) Un catalizzatore è:

A. un composto che accelera una reazione consumandosi
B. un composto che si aggiunge per impedire l'inquinamento
C. un composto che accelera una reazione senza consumarsi
D. un composto che inibisce una reazione consumandosi
E. un composto che inibisce una reazione senza consumarsi

349) M/O • 2014 Quando un catalizzatore è aggiunto ad una reazione chimica, quale/i dei seguenti eventi accade/ono?

1. L'energia di attivazione viene abbassata
2. La quantità finale di prodotto aumenta
3. Aumenta la velocità di formazione dei prodotti

A. Solo 2
B. Solo 1
C. Solo 3
D. Solo 1 e 3
E. Solo 1 e 2

350) CISIA • 2015 **Per la reazione R→P, il grafico riporta come varia la concentrazione del reagente R in funzione del tempo a partire dalla concentrazione iniziale $[R]_0 = 1{,}0$ M.**

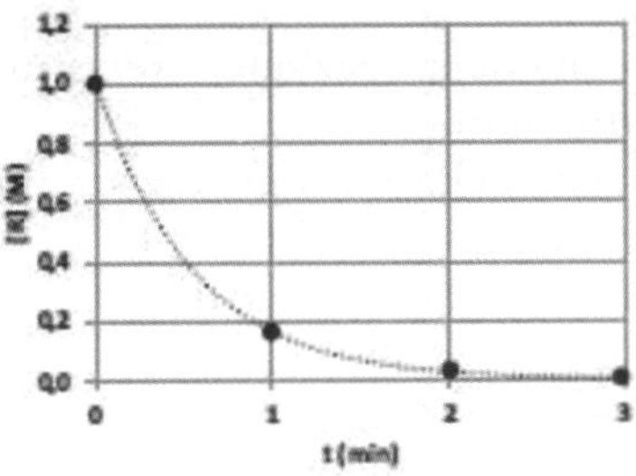

Indicare a quale tempo la velocità di reazione assume il valore massimo.

A. al tempo $t_3 = 3$ min
B. mai: la velocità della reazione è costante
C. al tempo $t_1 = 1$ min
D. al tempo $t_0 = 0$ min
E. al tempo $t_2 = 2$ min

351) La costante di velocità di una reazione dipende:

A. dalla concentrazione dei reagenti
B. sia dalla pressione che dalla concentrazione di reagenti
C. dalla pressione
D. dalla temperatura
E. da tutte queste variabili

352) Completare in modo corretto l'espressione: l'effetto di un catalizzatore positivo su una reazione di equilibrio è quello di:

A. diminuire il valore della costante di equilibrio
B. aumentare il valore della costante di equilibrio
C. aumentare l'energia di attivazione
D. lasciare invariata l'energia di attivazione
E. diminuire l'energia di attivazione

353) La cinetica chimica è la disciplina che si occupa dello studio della velocità di reazione e di tutti i fattori che la influenzano. Tali fattori sono:

1. il numero, la tipologia e la distribuzione delle fasi in cui sono presenti i reagenti
2. la concentrazione delle specie reagenti nell'ambiente di reazione
3. la temperatura del sistema chimico in cui ha luogo la reazione
4. la presenza di un catalizzatore

A. sono vere solo la 2 e la 3
B. sono vere solo la 2 e la 4
C. sono vere la 2 la 3 e la 4
D. sono tutte vere
E. la quantità totale di prodotti ottenuti in un determinato tempo

354) Con l'espressione velocità di reazione in cinetica chimica si intende:

A. il tasso di variazione nel tempo delle concentrazioni delle specie chimiche coinvolte nella reazione.
B. la velocità di attrazione degli elettroni presenti nelle molecole
C. la variazione di massa che interviene nella reazione
D. la capacità di una reazione di raggiungere l'equilibrio
E. la velocità con la quale la reazione si trasforma da endotermica in esotermica

355) CINECA • 2019 Gli enzimi catalizzano le reazioni chimiche. Questo significa che:

A. le rendono energeticamente possibili
B. forniscono energia ai reagenti
C. sottraggono energia ai reagenti
D. le accelerano, diminuendo l'energia di attivazione (Ea) di una reazione
E. aumentano la temperatura delle reazioni

356) Con l'aumentare della temperatura, la velocità di una reazione chimica:

A. non varia
B. cresce in maniera esponenziale
C. cresce con legge di proporzionalità diretta
D. cresce moderatamente
E. diminuisce

L'equilibrio chimico: un equilibrio dinamico

357) Indicare la corretta K_{eq} relativa alla reazione $Ca(OH)_2 + H_2SO_4 \leftrightarrows CaSO_4 + 2\ H_2O$:

A. $[CaSO_4] \cdot [H_2O]$ / $[Ca(OH)_2] \cdot [H_2SO_4]$
B. nessuna delle risposte è corretta
C. $[CaSO_4] \cdot [H_2O]^2$/ $[Ca(OH)_2] \cdot [H_2SO_4]$
D. $[Ca(OH)_2] \cdot [H_2SO_4]$ / $[CaSO_4] \cdot [H_2O]^2$
E. $[Ca(OH)_2] \cdot [H_2SO_4]$ / $[CaSO_4]$

358) La costante di equilibrio di una reazione chimica è costante:

A. a temperatura costante
B. al variare della pressione
C. al variare della temperatura
D. nessuna delle risposte è corretta
E. a pressione costante

359) Una reazione chimica si trova in uno stato di equilibrio quando:

A. la concentrazione dei reagenti è minore di quella dei prodotti
B. la concentrazione dei reagenti è maggiore di quella dei prodotti
C. le concentrazioni dei reagenti e dei prodotti non cambiano più
D. la concentrazione dei reagenti è uguale a zero
E. la concentrazione dei reagenti è uguale a quella dei prodotti

360) Si dice che una reazione raggiunge lo stato di equilibrio chimico quando:

A. inizia ad avvenire la reazione inversa
B. la velocità della reazione diretta è uguale alla velocità della reazione inversa
C. la velocità della reazione inversa inizia a diminuire
D. la velocità della reazione diretta inizia a diminuire
E. la velocità della reazione diretta si riduce a zero

361) M/O • 2014 La seguente reazione è esotermica: $2\ T(g) + 3\ X(g) \leftrightarrows 5\ Z(g)$

Quale delle seguenti affermazioni è corretta?

A. All'equilibrio, T e X producono Z alla stessa velocità con cui Z produce T e X
B. Un catalizzatore aumenta la quantità di prodotto Z
C. Un aumento di pressione causa un aumento della quantità di prodotto Z
D. Un aumento di temperatura causa un aumento della quantità di prodotto Z
E. L'aggiunta di Z sposta la posizione dell'equilibrio verso destra

362) In una reazione reversibile all'equilibrio:

A. le due costanti di velocità sono uguali

B. i prodotti e i reagenti sono alla stessa concentrazione
C. le velocità delle reazioni diretta e inversa sono l'una il doppio dell'altra
D. le velocità delle reazioni diretta e inversa sono uguali
E. la reazione si arresta

Modificazioni di uno stato di equilibrio: effetto della concentrazione, della pressione e della temperatura

363) Quale dei seguenti metodi può funzionare, nell'equilibrio tra sostanze gassose: A + B = C + D, per ridurre la quantità del prodotto C?
A. Aggiungere B
B. Diminuire A
C. Diminuire la pressione
D. Aggiungere A
E. Aumentare la pressione

364) CISIA • 2016 **Considerando pari a K il valore della costante del seguente equilibrio chimico: $N_2(g) + 3H_2(g) \rightleftarrows 2NH_3(g)$ quale sarà il suo valore, a temperatura costante, se la concentrazione molare di H_2 raddoppia?**
A. K
B. K/4
C. K^2
D. K/8
E. 2K

365) Se si aumenta la pressione, tenendo costante la temperatura, l'equilibrio della reazione in fase gassosa $2SO_3 \leftrightarrows 2SO_2+O_2$
A. si sposta a destra
B. rimane inalterato
C. si sposta in modo da produrre un aumento di entropia
D. si sposta in modo da favorire la liberazione dell'ossigeno gassoso
E. si sposta a sinistra

3.9 • Le reazioni di ossido-riduzione

Il numero di ossidazione

366) CINECA • 2015 **Il massimo numero di ossidazione del fosforo è:**
A. 5
B. 4
C. 2
D. -2
E. 3

367) V • 2014 **Qual è il numero di ossidazione del cromo nel composto $Al_2(CrO_4)_3$?**
A. +2
B. +6
C. +4
D. −4
E. −6

368) Qual è il numero di ossidazione del cromo nel composto $Cr(OH)_3$?
A. −3
B. −6
C. + 6
D. + 3
E. 0

369) In uno ione poliatomico la somma algebrica dei numeri di ossidazione è:
A. zero
B. uguale alla somma del quadrato della carica diviso due
C. positiva
D. uguale alla carica dello ione
E. tre volte la carica dello ione

370) Il numero di ossidazione dell'ossigeno nella molecola di H_2O è:
A. 0
B. + 3
C. −1
D. −2
E. + 1/2

371) Indicare il composto in cui il fosforo ha il più basso numero di ossidazione.

A. Nessuna delle risposte è corretta
B. HPO_3
C. H_3PO_4
D. P_2O_5
E. P_2O_3

372) Il carbonio ha numero di ossidazione negativo in:

A. CCl_4
B. $C_6H_{12}O_6$
C. C_2H_6
D. CO
E. $CHCL_3$

373) CISIA • 2015 Indicare il numero di ossidazione dello zolfo in H_2 SO_4:

A. +2
B. 6
C. 0
D. 2
E. +6

374) V • 2015 Le molecole e gli ioni nell'elenco di seguito contengono azoto: N_2 NH_4^+ NO NO_2^- N_2O_4 N_2H_4 Quale delle seguenti opzioni riporta correttamente la sequenza di molecole e ioni in ordine crescente di ossidazione dell'azoto dal più negativo al più positivo?

A. NO_2^-, N_2H_4, N_2, NO, N_2O_4, NH_4^+
B. NO_2^-, N_2O_4, NH_4^+, NO, N_2H_4, N_2
C. NH_4^+, N_2H_4, N_2, NO, NO_2^-, N_2O_4
D. N_2, NO, N_2H_4, NO_2^-, NH_4^+, N_2O_4
E. N_2H_4, NH_4^+, N_2, NO, NO_2^-, N_2O_4

375) Si è osservato che spesso gli elementi presentano nei loro composti, oltre al numero di ossidazione massimo, corrispondente al numero d'ordine del gruppo a cui appartengono, anche un valore del numero di ossidazione inferiore di due unità a quello massimo. Pertanto i numeri di ossidazione del fosforo (che si comporta in conformità dell'osservazione sovraesposta) sono:

A. 6 e 4
B. 1 e -1
C. 5 e 3
D. 4 e 2
E. 3 e 1

376) Indicare la sequenza, tra quelle sottoindicate, ordinata secondo numeri di ossidazione crescenti per l'azoto:

A. N_2O_4, HNO_3, HNO_2
B. NO, N_2O_4, HNO_2
C. N_2H_4, NO, HNO_2
D. HNO_3, N_2O_4, HNO_2
E. HNO_3, HNO_2, N_2O_4

377) Il valore massimo del numero di ossidazione del cloro è:

A. +3
B. +1
C. 0
D. +7
E. –1

378) Il numero di ossidazione dell'ossigeno nell'acqua ossigenata (H_2O_2) è:

A. 0
B. +1/2
C. –1
D. –1/2
E. –2

379) CINECA • 2016 La somma algebrica dei numeri di ossidazione degli atomi di NH_4^+ è:

A. –1
B. 0
C. +1
D. –4
E. +4

380) V • 2016 L'anione dicromato CrO_4^{2-} si trasforma nel catione Cr^{3+} e in questa reazione l'atomo di Cr:

A. passa da numero di ossidazione +6 a +3 e si riduce
B. passa da numero di ossidazione +4 a +3 e si riduce
C. passa da numero di ossidazione –2 a +3 e si ossida
D. passa da numero di ossidazione –2 a +3 e si riduce
E. passa da numero di ossidazione +6 a +3 e si ossida

381) Indicare il composto in cui l'atomo di cloro ha numero di ossidazione maggiore:

A. HCl
B. NaCl
C. $HClO_2$
D. CCl_4
E. $HClO_4$

382) L'unico composto in cui l'ossigeno ha numero di ossidazione +2 è:

A. HClO
B. F_2O
C. CO_2
D. H_2O_2
E. H_2SO_4

383) Il numero di ossidazione dell'ossigeno nella molecola O_2 è:

A. -4
B. +6
C. -2
D. 0
E. +2

Le reazioni redox

384) CINECA • 2016 Nella seguente reazione: $2\ NaCl + Br_2 \rightarrow Cl_2 + 2\ NaBr$:

A. il bromo e il cloro si ossidano e il sodio si riduce
B. il cloro si riduce e il sodio si ossida
C. il cloro si ossida e il bromo si riduce
D. non si hanno ossidazioni né riduzioni
E. il cloro si riduce e il bromo si ossida

385) Un ossidante è una sostanza contenente almeno un atomo che nella reazione considerata:

A. perde nuclei
B. acquista nuclei
C. nessuna delle risposte è corretta
D. perde elettroni
E. acquista elettroni

386) Nella semireazione $Mn^{2+} + 2e^- \rightarrow Mn$, il manganese:

A. non si ossida né si riduce
B. si ossida
C. si riduce
D. si ossida ma non si riduce
E. nessuna delle risposte è corretta

387) M/O • 2016 Quale elemento si riduce nella reazione $Zn + FeCl_2 \rightleftharpoons ZnCl_2 + Fe$?

A. Lo zinco metallico
B. Il ferro di $FeCl_2$
C. Il cloro di $FeCl_2$
D. Nessun elemento varia il proprio stato di ossidazione
E. Il cloro di $ZnCl_2$

388) Nella reazione $I_2 + 2\ Fe^{2+} \rightarrow 2\ I^- + 2\ Fe^{3+}$:

A. I_2 si ossida e Fe^{2+} si riduce
B. Fe^{2+} è l'ossidante
C. I^2 è il riducente
D. I^2 si riduce e Fe^{2+} si ossida
E. nessuna delle risposte è corretta

389) V • 2015 Data la seguente reazione di ossidoriduzione tra ioni ossalato ($C_2O_4^{2-}$) e ioni permanganato (MnO_4^-) in soluzione acquosa acida:

$5\ C_2O_4^{2-}(aq) + 2\ MnO_4^{-}(aq) + 16\ H^+(aq) \rightarrow 10\ CO_2(g) + 2\ Mn^{2+}(aq) + 8\ H_2O(l)$
Quale delle seguenti affermazioni è corretta?

A. Il carbonio viene ossidato
B. Il carbonio viene ridotto
C. L'idrogeno viene ridotto
D. L'idrogeno viene ossidato
E. Il manganese viene ossidato

390) CISIA • 2016 **Quale dispositivo fa sì che una reazione avvenga attraverso una corrente elettrica applicata esternamente?**

A. Cella galvanica
B. Cella elettrolitica
C. Cella elettrochimica
D. pHmetro
E. Cella chimica

391) Nella reazione $Zn + Cu^{2+} \rightarrow Cu + Zn^{2+}$, lo Zn è:

A. riducente
B. ossidante
C. né ossidante né riducente
D. la specie che si riduce
E. nessuna delle risposte è corretta

392) In una reazione di ossido-riduzione il numero di elettroni persi dal riducente è uguale al numero di elettroni acquistati dall'ossidante?

A. No
B. Solo se in numero pari
C. Solo se il riducente non perde elettroni
D. Sì
E. No, perché il riducente acquista elettroni

393) Per ottenere un metallo allo stato di elemento da un minerale che lo contiene sotto forma di ossido, quale tra le seguenti trasformazioni chimiche si deve effettuare?

A. Riduzione
B. Neutralizzazione
C. Ossidazione
D. Ibridazione
E. Acidificazione

394) Nella reazione $2\ Zn + O_2 \rightarrow 2\ ZnO$:

A. c'è un errore
B. l'ossigeno si ossida
C. l'ossigeno e lo zinco non subiscono alcuna variazione
D. l'ossigeno e lo zinco si riducono
E. l'ossigeno si riduce

395) V • 2014 **Quale/i delle seguenti reazioni è/sono delle ossidoriduzioni?**

1. $Cl_2\ (aq) + 2Br- (aq) \rightarrow Br_2\ (aq) + 2Cl^-\ (aq)$
2. $Cl_2\ (aq) + H_2O(l) \rightarrow H{+}Cl^-\ (aq) + HOCl(aq)$
3. $H^+Cl^-\ (aq) + H_2O(l) \rightarrow H_3O^+\ (aq) + Cl^-\ (aq)$

A. Solo 2
B. Solo 3
C. Solo 1 e 2
D. Solo 1 e 3
E. Solo 2 e 3

396) Quali di questi composti ha proprietà ossidanti?

A. NaCl
B. H_2
C. HCl
D. Na
E. H_2O_2

397) Che quantità di acqua si forma dall'ossidazione di 22,4 litri di metano (considerati a 0° C e 1 atm)?

A. 18 g
B. 11,2 kg
C. 36 g
D. 22,4 kg
E. 36 kg

398) La pila è un dispositivo normalmente utilizzato per:

A. trasformare energia potenziale in energia chimica
B. utilizzare energia elettrica per effettuare una reazione chimica
C. trasformare energia chimica in energia elettrica
D. trasformare energia chimica in calore
E. trasformare energia termica in energia elettrica

399) Nella reazione: $Fe + Cu^{2+} = Fe^{2+} + Cu$:

A. il Fe acquista elettroni
B. gli elementi non variano il loro stato di ossidazione
C. lo ione Cu^{2+} è l'agente ossidante
D. il Fe è l'agente ossidante
E. lo ione Cu^{2+} è l'agente riducente

400) In una pila avviene globalmente una reazione di:

A. neutralizzazione
B. trasformazione di ioni in atomi metallici
C. ossidoriduzione
D. doppio scambio fra i metalli
E. trasferimento di elettroni da un metallo ad uno ione

401) L'ossidazione totale di una molecola di metano dà origine a:

A. due moli di CO_2
B. due moli di CO_2 e due moli di H_2O
C. una mole di CO_2
D. una mole di CO_2 e due moli di H_2O
E. una mole di CO ed una mole di CO_2

402) Nella seguente reazione $Mg + CaCl_2 \rightarrow MgCl_2 + Ca$ lo ione che si riduce è:

A. nessuno, si ha solo ossidazione
B. Ca^{2+}
C. Mg^{2+}
D. Cl^-
E. tutti

403) Nella seguente reazione:
$3\ Cu + 8\ HNO_3 \rightarrow 3\ Cu(NO_3)_2 + 2NO + 4\ H_2O$

A. il Cu si ossida
B. l'N cede elettroni
C. il Cu si riduce
D. il Cu acquista elettroni
E. l'N si ossida

404) In una reazione di ossido-riduzione:

A. l'ossidante acquista elettroni, il riducente acquista protoni
B. l'ossidante acquista protoni, il riducente perde elettroni
C. si ha solo trasferimento di protoni
D. l'ossidante perde elettroni, il riducente li acquista
E. l'ossidante acquista elettroni, il riducente li perde

405) Nella reazione seguente:

$2Ca_2(PO_4)_2 + 10\ C + 6\ SiO_2 \rightarrow P_4 + 6\ CaSiO_3 + 10\ Co$

A. il fosforo si riduce e il carbonio si ossida
B. il fosforo si riduce e calcio e carbonio si ossidano
C. il fosforo si ossida e il carbonio si riduce
D. il fosforo si riduce, e carbonio e silicio si ossidano
E. il fosforo si riduce e il silicio si ossida

406) In una pila avviene:

A. una trasformazione di cationi in anioni
B. l'idrolisi di un sale
C. l'elettrolisi di un sale
D. una trasformazione di neutroni in protoni ed elettroni con conseguente generazione di corrente elettrica

E. un trasferimento di elettroni da una coppia ossido-riduttiva ad un'altra

407) Quali sono i prodotti di una reazione tra un ossido metallico e un acido?

A. Sale più acqua
B. Un acido e una base
C. Un idrossido
D. Due sali
E. Un sale più debole

408) In una reazione in cui $PbCl_2$ si trasforma in $PbCl_4$, si può affermare che:

A. entrambi gli elementi si sono ossidati
B. il piombo si è ossidato
C. il piombo si è ridotto
D. il cloro si è ossidato
E. il cloro si è ridotto

409) Un metallo M sposta il Rame (Cu), da una soluzione acquosa di rame(II) solfato riducendolo allo stato di rame elementare ma non sposta lo Zinco (Zn) da una soluzione acquosa di zinco(II) solfato. Come devono essere ordinati i tre metalli per rispettare l'ordine di capacità riducente crescente?

A. Cu < M < Zn
B. M < Cu < Zn
C. Zn < M < Cu
D. Zn < Cu < M
E. Cu < Zn < M

410) Se in una reazione gli ioni Ag^+ in soluzione si trasformano in atomi del metallo, ciò significa che gli ioni Ag^+:

A. si ossidano
B. agiscono da ossidanti
C. perdono protoni
D. acquistano neutroni
E. cambiano il loro numero atomico

3.10 • La nomenclatura dei composti inorganici

Gli idracidi

411) V • 2019 Quale tra i seguenti composti è un idruro?

A. HBr
B. HCN
C. CaH_2
D. $Mg(OH)_2$
E. $CuSO_4 \cdot 5H_2O$

412) Tutti gli idracidi sono acidi che non contengono ossigeno e sono formati da idrogeno combinato con:

A. un metallo alcalino terroso
B. un metallo alcalino
C. un metallo di transizione
D. un elemento dei primi due gruppi
E. uno o più non metalli

413) Un idracido si differenzia da un ossido perché:

A. il numero di atomi di idrogeno è superiore a quello di atomi di ossigeno
B. non contiene ossigeno
C. il numero di atomi di ossigeno è inferiore a quello di atomi di idrogeno
D. il numero di atomi di ossigeno è superiore a quello di atomi di idrogeno
E. non è ossidante

La nomenclatura dei composti inorganici > Gli ossidi acidi (o anidridi)

414) L'anidride arseniosa corrisponde alla formula:

A. AsO_3
B. AsO
C. As_2O_3
D. A_sO_2
E. Ar_2O_3

415) Il nome del composto P_2O_5 è:

A. ossido di piombo
B. biossido di fosforo
C. anidride fosforica
D. anidride fosforosa
E. ossido di fosforo

416) Se un atomo di di ossigeno acquista due elettroni, si forma uno ione:

A. ossido
B. idrossido
C. idrossonio
D. ossidulo
E. perossido

417) Denominare il seguente composto: P_4O_{10}.

A. Dicloruro di mercurio
B. Ossido di fosforo
C. Solfuro di stagno
D. Ossido di piombo
E. Fosfuro di alluminio

418) Il composto Cl_2O_7 è:

A. anidride clorosa
B. anidride perclorica
C. anidride ipoclorica
D. anidride ipoclorosa
E. anidride clorica

419) L'anidride solforosa corrisponde alla formula:

A. H_2SO_3
B. H_2S
C. non esiste
D. SO_3
E. SO_2

420) Il nome ufficiale del composto P_2O_5 è:

A. ossido di fosforo
B. anidride fosforosa
C. diossido di pentafosforo
D. pentossido di difosforo
E. sesquiossido di fosforo

421) "I composti costituiti da due elementi vengono in genere denominati utilizzando la radice del nome del secondo elemento nella formula, seguita da "di" e dal nome del primo elemento; il numero di atomi di ciascun elemento nella formula è indicato da un prefisso (mono, di, tri, tetra, penta, ecc.; il prefisso mono viene in genere omesso). Così, ad esempio, il composto Al_2O_3 viene chiamato triossido di dialluminio, e il composto ICl prende il nome di cloruro di iodio". Sulla base delle regole indicate nel testo, quali sono le formule del tetrossido di diazoto e del pentacloruro di fosforo?

A. N_2O_4; PCl_3
B. Na_22O_4; PCl_5
C. N_2O_4; FCl_5
D. N_2O_3; FCl_5
E. N_2O4; PCl_5

422) Cosa sono le anidridi?

A. Composti binari formati da metallo e ossigeno
B. Composti ternari formati da idrogeno, non metallo e ossigeno
C. Composti binari formati da idrogeno e un non metallo
D. Composti binari formati da uno ione metallico e dall'anione OH^-
E. Composti binari formati da un non metallo con ossigeno

●●○ La nomenclatura dei composti inorganici > Gli ossiacidi (o ossacidi)

423) Una sola delle seguenti associazioni è errata. Indicare quale.

A. NH_4B = ammonio bromuro
B. H_2SO_3 = acido solforoso
C. SO_2 = anidride solforosa
D. HNO_2 = acido nitroso
E. H_3PO_4 = acido ortofosforico

424) L'acido nitroso corrisponde alla formula:

A. H_2NO_4
B. HNO_2
C. $N(OH)_3$
D. HNO_3
E. NO_2

425) L'anidride dell'acido carbonico è:

A. CO_3^-
B. HCOOH
C. CO
D. H_2CO_2
E. CO_2

426) Quale delle seguenti è la formula dell'acido solforico?

A. $H_2S_2O_5$
B. H_2SO_3
C. H_2SO_4
D. HSO_2
E. H_2S

427) L'acido fosforoso H_3PO_3 è:

A. un acido monoprotico
B. un acido triprotico
C. un acido biprotico
D. una base trivalente
E. un acido trivalente

428) Qual è l'anidride corrispondente all'acido solforoso?

A. SO_3
B. H_2SO
C. S_2O_3
D. H_2SO_4
E. SO_2

429) Un certo elemento forma un ossido, che quando è sciolto in acqua forma una soluzione acida.

Quale, tra le seguenti è la deduzione più ragionevole? È un:

A. elemento di transizione
B. elemento che appartiene al gruppo degli elementi alcalini
C. metallo
D. gas nobile
E. non metallo

430) L'acido perclorico corrisponde alla formula:

A. H_2ClO
B. HClO
C. $HClO_3$
D. $HClO_2$
E. $HClO_4$

La nomenclatura dei composti inorganici > Gli ossidi basici

431) Un ossido basico è un composto binario che si ottiene per reazione tra:

A. sale e acqua
B. gas e ossigeno
C. non metallo e ossigeno
D. metallo e acqua
E. metallo e ossigeno

432) L'ossido di magnesio corrisponde alla formula:

A. MgO_2
B. MgO
C. Mg_2HO_2
D. Mg_2O_2
E. $Mg(OH)_2$

433) Indicare la formula dell'ossido rameico.

A. Cu_2O
B. CuO
C. CuO_2
D. Cu_2O_2
E. CuOH

434) L'ossido di rubidio corrisponde a:

A. Rb_2O_2
B. Rb_4O
C. RbO
D. RbO_3
E. Rb_2O

435) Gli ossidi basici vengono formati dal legame tra:

A. acqua + metallo
B. idrogeno + non metallo
C. ossigeno + metallo
D. idrogeno + non metallo
E. ossigeno + non metallo

436) Il composto Hg_2O corrisponde a:

A. ossido mercuroso
B. perossido di idrogeno
C. ossido mercurio
D. la formula Hg_2O non esiste
E. idrossido mercuroso

437) L'ossido di litio corrisponde alla formula:

A. Li_2O_2
B. Li_3O
C. LiO_2
D. Li_2O
E. LiO

438) Un metallo si differenzia da un non metallo perché:

A. forma ossidi con caratteristiche basiche
B. è resistente alla corrosione
C. forma ossidi con caratteristiche acide
D. ha una elevata elettronegatività
E. forma sempre legami ionici

La nomenclatura dei composti inorganici > Gli idrossidi

439) Gli idrossidi sono composti:

A. covalenti formati da un non metallo, idrogeno ed ossigeno
B. formati da un metallo legato covalentemente ad idrogeno e ad ossigeno
C. ternari formati da atomi di un metallo, di idrogeno e di ossigeno
D. binari formati da atomi di idrogeno e di ossigeno
E. binari formati da atomi di un metallo e atomi di ossigeno o di idrogeno

440) L'idrossido di alluminio corrisponde alla formula:

A. $AlOH$
B. $Al(OH)_3$
C. $Al_3(OH)_3$
D. Al_2HO_3
E. Al_2O_3

441) CINECA • 2019 Il composto KOH è:

A. perossido di potassio
B. superossido di potassio
C. idrossido di potassio
D. ossido acido di potassio
E. idrossido di sodio

442) L'ossido di potassio, reagendo con l'acqua, forma:

A. non reagisce
B. una soluzione acida
C. potassio libero
D. un sale
E. una soluzione basica

443) La reazione tra un ossido di un elemento poco elettronegativo e l'acqua forma:

A. un idruro
B. un acido
C. una soluzione basica
D. potassio
E. un idracido

444) Una reazione che permette di ottenere la calce spenta dalla calce viva è la seguente:

CaO(calce viva) + $H_2O \rightarrow Ca(OH)_2$(calce spenta)

In essa:

A. un ossido di un metallo alcalino terroso reagisce con acqua per dare un idrossido
B. un ossido di un metallo alcalino terroso reagisce con acqua per dare un sale
C. un ossido di un metallo alcalino reagisce con acqua per dare un idrossido
D. un ossido di un metallo alcalino reagisce con acqua per dare un acido
E. un ossido di un metallo alcalino terroso reagisce con acqua per dare un acido

La nomenclatura dei composti inorganici > Sali

445) Il solfato di calcio corrisponde alla formula:

A. $CaSO_3$
B. Ca_3SO_4
C. CaSO
D. non esiste
E. $CaSO_4$

446) V • 2016 Quale tra le seguenti formule chimiche identifica lo ione carbonato?

A. CO_3^{2-}
B. HCO_3^-
C. CO_2^-
D. CO_3^{2+}
E. HCO_2^-

447) Il cloruro è:

A. nessuna delle altre risposte è corretta
B. il nucleo dell'atomo di cloro
C. un anione
D. una molecola
E. un catione

448) Il solfito acido di sodio corrisponde a:

A. $NaSO_3$
B. $NaHSO_3$
C. Na_2SO_3
D. NaHSO
E. $NaHSO_4$

449) L'ipoclorito rameoso corrisponde a:

A. CuCO
B. $Cu_2(ClO)_3$
C. $Cu(ClO)_2$
D. Cu_2ClO
E. CuClO

450) Il perclorato di manganese corrisponde alla formula:

A. $MnClO_4$
B. $Mn(ClO_4)_4$
C. $Mn(ClO_4)_2$
D. MnCl
E. $Mn_2(ClO)$

451) Quale di queste formule è corretta?

A. Ca_2SO_4
B. $NaSO_3$
C. Ca_2IO
D. $NaSO_4$
E. Na_2SO_4

452) Qual è il composto rappresentato dalla formula $FeSO_3$?

A. Solfito ferroso
B. Fenil solfuro
C. Solfato ferroso
D. Solfato ferrico
E. Solfito ferrico

453) La formula del solfato di ammonio è:

A. $(NH_4)_2SO_4$
B. NH_3SO_4
C. NH_4SO
D. NH_2SO_4
E. NH_4SO_4

454) Per reazione tra un'anidride e un idrossido si forma:

A. un acido
B. un metallo
C. un sale
D. una base
E. un biossido

455) Il fluoruro di magnesio corrisponde alla formula:

A. MgF_2
B. Mg_2F
C. Mg_2F_2
D. MgF
E. $Mg(FO)_2$

456) Denominare il seguente composto: AlP.

A. Fosfuro di alluminio
B. Fluoruro di alluminio
C. Dicloruro di mercurio
D. Solfuro di stagno
E. Ossido di fosforo

457) Denominare il seguente composto: Hg_2Cl_2.

A. Fosfuro di alluminio
B. Dicloruro di idrogeno
C. Ossido di fosforo
D. Dicloruro di mercurio
E. Solfuro di stagno

458) Indicare lo ione perclorato:

A. ClO_4^-
B. ClO-
C. Cl_4O^+
D. Cl-
E. ClO_2

459) La sostanza NaOH può formare un sale reagendo con:

A. NH_3
B. H_2
C. HBr
D. CH_4
E. H_2O

460) La reazione tra acido fosforico e idrossido di potassio produce:

A. fosfato di potassio e idrogeno
B. la reazione non avviene affatto
C. ossido di potassio e anidride fosforica
D. fosfato di potassio e acqua
E. fosfina gassosa, acqua e idruro di potassio

461) Quale sale si ottiene per reazione dello zinco metallico con acido perclorico?

A. $ZnCr_2O_7$
B. $Zn(ClO_4)_2$
C. $Zn(ClO_2)_2$
D. $Zn(OH)_2$
E. Zn_2Cl_2

462) Quale delle seguenti formule chimiche è errata?

A. CaO
B. $BaCl_2$
C. RbBr
D. Al_2F_3
E. $KMnO_4$

463) Quale dei seguenti composti è un sale inorganico?

A. HCl
B. NaOH
C. CH_3OH
D. CH_4
E. Na_2SO_4

464) La durezza dell'acqua è dovuta al:

A. solfato di potassio
B. cloruro di sodio
C. carbonato di sodio
D. carbonato di calcio e sodio
E. carbonato e bicarbonato di calcio

465) Il composto formato dagli ioni Fe^{+++} e SO_4^{2-} ha formula:

A. Fe_2SO_4
B. $Fe(SO_4)_2$
C. $Fe_2(SO_4)_3$
D. $Fe_2(SO_4)_2$
E. $FeSO_4$

466) Il nome corretto del composto KCl è:

A. clorito di potassio
B. cloruro di potassio
C. clorato di potassio
D. potassio-clorito
E. clorato potassico

467) Un sale è un composto:

A. ottenuto anche per reazione fra un acido e una base
B. che non presenta proprietà acide o basiche
C. la cui soluzione acquosa risulta neutra
D. formato da molecole
E. sempre molto solubile in acqua

468) Quanti atomi di ossigeno sono presenti in una molecola di fosfato calcico?

A. 6
B. 10
C. 12
D. 9
E. 8

469) Quanti atomi di magnesio, fosforo, ossigeno sono presenti nel fosfato di magnesio?

A. 3: 2: 8
B. 1: 1: 3
C. 3: 1: 4
D. 3: 2: 6
E. 3: 1: 8

3.11 • Acidità e basicità

Gli acidi e le basi

470) In una reazione in cui l'acqua si trasforma in ione idrossido, OH^-, essa si comporta da:

A. acido
B. sostanza neutra
C. base
D. gas nobile
E. sostanza anfotera

471) V • 2014 Tra i composti elencati qui sotto:
CO_2 MgO HCl Na_2O HNO_3 NO_2 H_2SO_4 SO_2 K_2O KOH
Quanti sono acidi e quanti basici in soluzione acquosa?

A. acidi = 4 basici = 6
B. acidi = 5 basici = 5
C. acidi = 7 basici = 3
D. acidi = 6 basici = 4
E. acidi = 8 basici = 2

472) Indicare l'acido triprotico:

A. acido fosforico
B. acido solfidrico
C. acido cloridrico
D. acido acetico
E. idrogenato di zolfo

473) V • 2016 Le ammine primarie e secondarie:

A. sono acide perché l'azoto ha un doppietto elettronico disponibile
B. sono acide perché hanno atomi di idrogeno legati all'azoto

C. sono basiche perché l'azoto ha un doppietto elettronico disponibile
D. non sono né acide né basiche perché il doppietto elettronico non condiviso stabilizza il gruppo amminico
E. possono dare anidridi

474) Quale delle seguenti triplette di acidi è disposta in ordine decrescente (da sinistra a destra) di forza acida?

A. Acido acetico → acido nitroso → acido permanganico
B. Acido solforico → acido solforoso → acido cianidrico
C. Acido solforoso → acido citrico → acido nitrico
D. Acido acetico → acido nitroso → acido nitrico
E. Acido solforico → acido nitrico → acido perclorico

475) V • 2014 Quale dei seguenti gruppi funzionali è presente nella molecola $CH_3CH_2CONH_2$?

A. Ossidrilico
B. Estereo
C. Ammidico
D. Chetonico
E. Amminico

476) Identificare l'acido (secondo la definizione di Brønsted e Lowry):

A. C_6H_6
B. OH^-
C. NH_4^+
D. $Ca(OH)_2$
E. NaOH

477) Indicare l'acido biprotico:

A. acido solforico
B. acido cloridrico
C. acido nitrico
D. acido fosforico
E. acido citrico

478) V • 2014 Quale/i dei seguenti acidi è/sono monoprotico/i in soluzione acquosa?

1. CH_3COOH 2. HNO_3 3. H_3PO_4

A. Solo 1 e 2
B. Solo 1
C. Solo 2
D. Solo 3
E. Solo 2 e 3

479) L'acido è una sostanza che cede all'acqua:

A. protoni
B. ioni negativi OH^-
C. ioni negativi H^-
D. ioni positivi H^+
E. elettroni

480) Secondo Brønsted-Lowry l'acido coniugato della base CO_3^{2-} è:

A. CO_2
B. H_3O^+
C. HCO_3^-
D. H_2CO^3
E. HNO_3

481) V • 2015 Tutte le equazioni sottostanti descrivono reazioni acido-base. In quale delle reazioni il composto sottolineato si comporta da acido di Lewis e non da acido di Brønsted-Lowry?

A. $NH_3 + H_2O \rightarrow NH_4^+ + OH^-$
B. $CH_3COOH + NaOH \rightarrow CH_3COONa + H_2O$
C. $NH_3 + BCl_3 \rightarrow H_3NBCl_3$
D. $[Cu(H_2O)_6]^{2+} + H_2O \rightarrow [Cu(H_2O)_5OH]^+ + H_3O^+$
E. $HNO_3 + H_2SO_4 \rightarrow H_2NO_3^+ + HSO_4^-$

482) Indicare una coppia coniugata acido-base nella seguente reazione: $CN^- + H_2O = HCN + OH^-$:

A. H_2O, HCN
B. CN^-, H_2O

C. CN^-, OH^-
D. H_2O, OH^-
E. HCN, OH^-

483) L'ossido di potassio reagendo con l'acqua forma:

A. un acido
B. una soluzione neutra
C. potassio libero
D. un sale
E. una base

484) In soluzione acquosa indica quale, fra gli acidi CH_3COOH e HCl, è più forte:

A. sono egualmente forti perché contengono egual numero di atomi di idrogeno dissociabili
B. HCl perché maggiormente dissociato
C. CH_3COOH perché ha peso molecolare maggiore
D. CH_3COOH perché ha più atomi di idrogeno
E. HCl perché ha peso molecolare minore

485) Una soluzione acquosa 0,0001 M di un acido debole presenta una concentrazione di ioni idronio:

A. 10^{-3M}
B. 10^{-2M}
C. minore di 10^{-4M}
D. 10^{-4M}
E. maggiore di 10^{-2M}

486) Secondo Brønsted e Lowry, l'acido coniugato della base HPO_4^{2-} è:

A. H_3PO_4
B. HPO_4^{2+}
C. HPO_4^-
D. H_2PO_4
E. $H_2PO_4^-$

487) Secondo la teoria di Brønsted-Lowry, nelle reazioni acido-base viene trasferito un protone da un acido ad una base, con formazione di un nuovo acido e di una nuova base, che vengono chiamati rispettivamente "acido coniugato" della base di partenza e "base coniugata" dell'acido di partenza; la reazione è reversibile e l'equilibrio è favorevole alla formazione dell'acido e della base più deboli. Pertanto:

A. l'acido coniugato di PO_4^{3-} è H_3PO_4
B. la base coniugata di H_3O^+ è H_2O
C. nella reazione tra HCl e acqua si formano ioni idruro e ioni cloruro
D. nella reazione tra NH_3 e H_2O si formano ioni idronio e ioni ammonio
E. la base coniugata di H_2SO_4 è SO_4^{2-}

488) M/O • 2016 Quale dei seguenti composti reagisce con acqua per formare un acido ossigenato?

A. Cl_2O_3
B. Na_2O
C. NH_3
D. Al_2O_3
E. KOH

489) Quale di queste sostanze con acqua forma un idrossido?

A. K_2O
B. SO_3
C. HCl
D. NO_2
E. LiCl

490) Indica, tra i seguenti composti, quello che in soluzione acquosa dà idrolisi basica:

A. NH_4Cl
B. CH_3COONa
C. NaBr
D. NaCl
E. KCl

Autoionizzazione e prodotto ionico dell'acqua

491) Data la reazione $H_2O \leftrightarrows H^+ + OH^-$:

A. l'acqua cede ioni e protoni
B. l'acqua è completamente dissociata
C. l'equilibrio è spostato verso destra
D. l'equilibrio è spostato verso sinistra
E. non c'è equilibrio

492) Indicare il valore della concentrazione ossidrilionica molare dell'acqua pura.

A. 7^{-10} M
B. 10^{-14} M
C. 7 M
D. 10^{-3} M
E. 10^{-7} M

493) 2 L di acqua pura contengono:

A. 0,000002 moli di ossidrilioni
B. 2 moli di ossidrilioni
C. nessuna delle altre risposte è corretta
D. 0,2 moli di ossidrilioni
E. 0,002 moli di ossidrilioni

494) In una reazione in cui l'acqua si trasforma in ione idronio, H_3O^+, essa si comporta da:

A. sostanza anfotera
B. acido
C. sostanza neutra
D. tampone
E. base

495) V • 2016 Qual è la concentrazione molare degli ioni OH^- in una soluzione acquosa 10^{-3} M di glucosio?

A. 10^{-7} M
B. 10^{-3} M
C. 7 M
D. 10^{-5} M
E. 10^{-11} M

496) Se in una soluzione acquosa la concentrazione degli ioni ossidrile è 10^{-3} moli/litro, la concentrazione degli ioni idrogeno deve essere:

A. 10^4 moli/litro
B. 10^{-4} moli/litro
C. 10^{-3} moli/litro
D. 10^{-5} moli/litro
E. 10^{-11} moli/litro

Acidità, basicità e neutralità delle soluzioni

497) Una soluzione neutra è caratterizzata:

A. da una pressione osmotica uguale a quella atmosferica
B. nessuna delle altre risposte è corretta
C. da una concentrazione di ione idrogeno uguale a quella dello ione ossigeno
D. da una concentrazione di idrogeno uguale a quella dell'ossigeno
E. da una concentrazione di ione idrogeno uguale a quella dello ione ossidrile

498) Una soluzione avente una concentrazione di $OH^- = 10^{-1}$ M è:

A. acida
B. neutra
C. anfotera
D. basica
E. più acida rispetto ad una avente $[OH^-] = 10^{-4}$M

499) V • 2015 20 g di NaOH sono sciolti in 500 mL di acqua.
Qual è il volume minimo di questa soluzione necessario per neutralizzare 25 mL di una soluzione 1 mol/L di H_2SO_4(aq)?

“Si assuma massa atomica relativa: H = 1; O = 16; Na = 23; S = 32”

A. 25 mL
B. 12,5 mL
C. 75 mL
D. 50 mL
E. 100 mL

500) Una soluzione acquosa 10^{-6} M di KOH presenta una concentrazione di ioni H_3O^+ pari a:

A. 10^{-10} M
B. nessuna delle altre risposte è corretta
C. $6 \cdot 10^{-7}$ M
D. 10^{8} M
E. 10^{-5} M

501) M/O • 2015 **Qual è il volume minimo di una soluzione acquosa di idrossido di potassio 0,150 mol/L necessario per neutralizzare completamente una soluzione acquosa contenente 5×10^{-3} mol di acido succinico ($HOOC\text{-}CH_2CH_2COOH$)?**

A. 33,3 mL
B. 16,7 mL
C. 167 mL
D. 66,7 mL
E. 300 mL

502) V • 2014 **In una soluzione, la concentrazione di ioni H_3O^+ è $1,0 \times 10^{-8}$ mol dm^{-3}. Qual è la concentrazione di ioni OH– nella soluzione espressa in mol dm^{-3}?**

A. $1,0 \times 10^{-2}$
B. $1,0 \times 10^{-4}$
C. $1,0 \times 10^{-8}$
D. $1,0 \times 10^{-10}$
E. $1,0 \times 10^{-6}$

503) Una soluzione ha $[OH^-] = 10^{-12}$ M. Essa:

A. nessuna delle altre risposte è corretta
B. contiene un eccesso di OH^-
C. è basica
D. è neutra
E. è acida

504) Una soluzione basica è caratterizzata:

A. dall’ossigeno disciolto ad una pressione uguale a quella atmosferica
B. da una concentrazione di ioni ossidrile superiore a quella degli ioni idrogeno
C. da una concentrazione di ioni ossidrile inferiore a quella degli ioni idrogeno
D. dall’ossigeno disciolto ad una pressione inferiore a quella atmosferica
E. da una concentrazione di ioni idrogeno superiore a quella di ioni ossidrile

505) In una soluzione diluita di un acido forte monoprotico, tipo HCl abbiamo una $[H^+] = 0,001$mol/l. Qual è la concentrazione degli ioni $[OH^-]$ espressa in mol/l?

A. 10^{-3}
B. 10^{-7}
C. 10^{-14}
D. 10^{-11}
E. 10^{-12}

506) Una soluzione di acido acetico 0,1 M (Ka = $1,8 \cdot 10^{-5}$) è:

A. più acida di una soluzione 0,1 M di acido cloridrico
B. neutra
C. basica
D. acida come una soluzione 0,1 M di acido cloridrico
E. meno acida di una soluzione 0,1 M di acido cloridrico

507) Una soluzione di cloruro di ammonio è:

A. basica
B. acida

C. neutra
D. soprasatura
E. colorata

Il pH di una soluzione

508) Cos'è il pH?

A. Il logaritmo dell'inverso della concentrazione di ioni H^+
B. Il logaritmo del reciproco della concentrazione ossidrilionica
C. Nessuna delle altre risposte è corretta
D. L'esponente della potenza in base 10 che esprime la concentrazione di ioni H^+
E. Il logaritmo dell'inverso della concentrazione di ioni H^+ e OH^-

509) M/O • 2015 Dell'acqua viene aggiunta a 10 cm^3 di una soluzione acquosa di acido cloridrico 2 mol dm^{-3} in modo da ottenere 1000 cm^3 di acido cloridrico diluito. Di quanto varia il valore del pH della soluzione acida?

A. Il valore del pH aumenta di 1
B. Il valore del pH rimane invariato
C. Il valore del pH diminuisce di 1
D. Il valore del pH diminuisce di 2
E. Il valore del pH aumenta di 2

510) Una soluzione ha $[H^+] = 10^{-2}$ M. Il pH è:

A. 4
B. 2
C. 14
D. -2
E. 12

511) V • 2015 Quale delle seguenti coppie di sostanze reagendo dà una soluzione con pH inferiore a 7?

A. $CaO(s) + H_2O(l)$
B. $K_2CO_3(s) + H_2O(l)$
C. $Mg(s) + H_2O(l)$
D. $NH_3(g) + H_2O(l)$
E. $CO_2(g) + H_2O(l)$

512) M/O • 2016 Qual è il valore del pH di una soluzione acquosa contenente 0,001 moli di HCl in 10 litri?

A. 1
B. 0,001
C. 3
D. 4
E. 10

513) CINECA • 2015 Se la soluzione acquosa 0,1 M di una sostanza ha un pH uguale a 4,5, la sostanza in soluzione è:

A. una sostanza neutra
B. un acido forte
C. un acido debole
D. una base di Lewis
E. acido cloridrico

514) V • 2015 Quale delle seguenti espressioni matematiche mostra come calcolare il pH di una soluzione acquosa di acido solforico 0,002 M?

A. $pH = \log_{10} 0{,}004$
B. $pH = -\log_{10} 0{,}001$
C. $pH = -\log_{10} 0{,}002$
D. $pH = -\log_{10} 0{,}004$
E. $pH = \log_{10} 0{,}002$

515) Una soluzione a pH = 3 ha una concentrazione di ioni ossidrile pari a:

A. 10^9 M
B. 10^{-11} M
C. 10^{-9} M
D. 10^{-3} M
E. 10^3 M

516) Una soluzione acquosa ha pH = 12. Essa è:

A. acida
B. basica
C. neutra

D. è necessario indicare quale soluto è presente
E. tampone

517) CINECA • 2015 Il pH di una soluzione di NaOH 10^{-7} M sarà:

A. tra 6,5 e 7,0
B. tra 8,0 e 8,5
C. tra 7 e 7,5
D. tra 5,5 e 6,0
E. tra 9,0 e 9,5

518) In una soluzione a pH > 7:

A. $[H_3O^+] > [OH^-]$
B. $[OH^-] > [H_3O^+]$
C. $[H^+] = [OH^-]$
D. $[H^+] > [OH^-]$
E. $[H^+] < [OH^-]$

519) M/O • 2015 Le seguenti soluzioni acquose acide hanno diversi valori di pH:

1. 0,2 mol dm^{-3} HCl
2. 0,1 mol dm^{-3} HNO_3
3. 0,2 mol dm^{-3} H_2SO_4
4. 0,1 mol dm^{-3} CH_3COOH
Quale delle seguenti opzioni rappresenta la sequenza delle soluzioni in ordine crescente di pH (da sinistra a destra)?

A. 1, 3, 2, 4
B. 2, 4, 1, 3
C. 4, 3, 1, 2
D. 3, 1, 2, 4
E. 4, 2, 1, 3

520) Il pH di una soluzione 0,1 M di KOH è:

A. 10
B. 1
C. 5
D. 7
E. 13

521) Se in una soluzione acquosa il pH = 7,3, la $[H^+]$ è:

A. 7,3 M
B. 10^{-14} M
C. $7,3^{10}$ M
D. $10^{-7,3}$ M
E. 10^7 M

522) Il pH di una soluzione di HCl (acido forte) 0,000000001 M è circa:

A. 0
B. 5
C. - 9
D. nessuna delle altre risposte è corretta
E. 9

523) La soluzione in cui prevale la concentrazione degli ioni idronio H_3O^+ rispetto agli ioni OH^- ha:

A. pH = 7
B. pH = 5
C. pH < 7
D. pH > 7
E. pH < 5

524) Una soluzione ha pH = 13. Il valore $[OH^-]$ è:

A. $[OH^-] = 10^{-8}$ M
B. $[OH^-] = 10^{-13}$ M
C. $[OH^-] = 1^{-13}$ M
D. $[OH^-] = 10^{-1}$ M
E. $[OH^-] = 1$ M

525) Cosa accade se si scioglie ammoniaca in acqua?

A. La soluzione diventa acida e il pH si alza sopra 7
B. La soluzione diventa basica e il pH si abbassa al di sotto di 7
C. La soluzione diventa basica e il pH si alza sopra 7
D. La soluzione diventa acida e il pH si abbassa sotto 5

E. La soluzione diventa basica ma il pH resta intorno a 7

526) Il pH di una soluzione acquosa che contiene 10^{-4} moli di HCl in 100 ml è:

A. 3
B. 2
C. 1
D. - 4
E. 4

527) CISIA • 2016 **Qual è il pH di una soluzione di HCl 0,00001 molare?**

A. 1
B. 5
C. 7
D. 9
E. 4

528) Una soluzione ha $[H^+] = 10^{-3}$ M. Il pH è:

A. 11
B. 9
C. 6
D. - 3
E. 3

529) M/O • 2019 **In una soluzione acquosa la concentrazione molare degli ioni OH^- è $5{,}8 \times 10^{-9}$. Qual è il valore del pH della soluzione?**

A. 8,2
B. 9,8
C. 4,2
D. 5,8
E. 6,1

530) Indicare l'effetto di un acido forte su una cartina al tornasole:

A. scioglie la cartina
B. la colora di verde
C. la colora di rosso
D. la colora di giallo
E. la colora di blu

531) Indicare il valore di pH di una soluzione 1 M di $HClO_4$ a 25° C:

A. 1
B. 0
C. -1
D. 7
E. 10

532) Valeria ha mangiato un limone. Sapendo che gli acidi presenti nel limone sono deboli, e che l'acido cloridrico contenuto nelsucco gastrico è forte, il pH (normalmente tra 2 e 3) nel succo gastrico di Valeria, dopo aver mangiato il limone, verosimilmente:

A. diventa minore di 1
B. diventa neutro
C. si abbassa un po'
D. non si modifica
E. diventa maggiore di 7

533) La relazione pH + pOH = 14 è valida:

A. solo per soluzioni acquose basiche
B. per qualsiasi soluzione, anche non acquosa purché contenente un acido e una base
C. per tutte le soluzioni acquose
D. solo per soluzioni acquose neutre
E. solo per soluzioni acquose contenenti un acido o una base

534) Quante moli di HCl sono presenti in 100 litri di soluzione acquosa di tale sostanza a pH = 5?

A. 0,001
B. 100
C. 0,005
D. 0,000001
E. 0,00001

535) L'acido nitrico è forte, l'acido nitroso è debole; il pH di una soluzione

acquosa di acido nitroso risulterà sicuramente maggiore di quello di una soluzione acquosa di acido nitrico:

A. mai
B. sempre
C. se le due soluzioni hanno la stessa concentrazione
D. se le due soluzioni si trovano alla stessa temperatura
E. se la soluzione di acido nitroso è più concentrata di quella di acido nitrico

536) In che rapporto deve essere diluita una soluzione acquosa di un acido forte affinché il pH passi da 4 a 5?

A. 1:10
B. 1:9
C. 4:5
D. 1:1
E. 5:4

537) La soluzione di un acido forte:

A. ha pOH molto minore di 7
B. ha pOH maggiore di quello di una soluzione di un acido debole ad uguale concentrazione
C. ha pOH minore di quello di una soluzione di un acido debole ad uguale concentrazione
D. ha pOH poco minore di 7
E. ha pH maggiore di pOH

538) Variando il valore di pH di una soluzione da 4 a 6 la concentrazione degli ioni idrogeno:

A. aumenta di 2 volte
B. resta immutata
C. diminuisce di 100 volte
D. aumenta di 100 volte
E. diminuisce di 2 volte

539) Una soluzione acquosa A contiene due moli per litro dell'acido forte HCl ed una soluzione acquosa B contiene una mole per litro di HCl. Il pH della soluzione A:

A. è uguale a quello della soluzione B
B. è comunque superiore a 1
C. è sempre superiore a 1
D. è inferiore a quello della soluzione B
E. è superiore a quello della soluzione B

540) Quale delle seguenti soluzioni ha il pH minore?

A. HCl 0,01 N
B. HCl 0,4 N
C. HCl 0,1 N
D. HCl 0,8 N
E. HCl 0,2 N

541) Individuare la successione corretta che ordina, in base al PH crescente, le seguenti soluzioni acquose:

a) NH_3 0,1 M
b) HNO_3 0,1 M
c) KOH 0,1 M
d) HNO_3 0,001 M
e) HCl 1 M

A. e, b, a, c, d
B. c, a, d, e, b
C. e, b, d, c, a
D. e, b, d, a, c
E. a, c, d, b, e

542) Quante moli di HCl sono necessarie per preparare 500 ml di una soluzione a pH = 3?

A. 5×10^3
B. 5×10^{-2}
C. 10^{-3}
D. 5×10^{-4}
E. 10^3

Un sale può essere acido, basico o neutro

543) Una soluzione di KBr all'1% è:

A. acida
B. ipotonica
C. isotonica
D. neutra
E. basica

544) Una soluzione acquosa di NaCl avrà un pH:

A. compreso tra 5 e 7
B. maggiore di 7
C. minore di 7
D. uguale a 7
E. minore di 0

545) Il pH di una soluzione di acetato di sodio è:

A. basico
B. acido
C. nessuna delle altre risposte è corretta
D. neutro
E. zero, perché il composto è un sale

546) Qual è il pH di una soluzione acquosa di $CaCl_2$ 0,2 molare?

A. 2,0
B. 7,0
C. 0,2
D. 4,0
E. 7,8

547) Quando si scioglie in acqua l'idrogenocarbonato (o bicarbonato) di sodio, $NaHCO_3$, la soluzione risultante è:

A. neutra
B. fortemente acida
C. debolmente basica
D. effervescente
E. debolmente acida

548) Quando si scioglie in acqua un sale che si può considerare derivato da un acido forte e da una base forte, la soluzione che si ottiene ha pH neutro. I sali formati da basi forti e acidi deboli danno luogo a soluzioni basiche, mentre i sali formati da acidi forti e basi deboli danno luogo a soluzioni acide. Una certa soluzione di cloruro di ammonio ha pH = 6,2; una certa soluzione di cianuro di cesio ha pH = 8,4. Pertanto si può affermare che:

A. l'idrossido di cesio è una base debole, l'ammoniaca è una base forte
B. l'idrossido di cesio e l'ammoniaca sono basi forti
C. l'idrossido di cesio è una base forte, l'ammoniaca è una base debole
D. l'idrossido di cesio e l'ammoniaca sono basi deboli
E. l'acido cianidrico è forte

Le soluzioni tampone

549) Una soluzione tampone è data dalla miscela di:

A. un acido forte ed il sale di una base forte
B. nessuna delle altre risposte è corretta
C. un acido forte ed una base forte a pari concentrazione
D. un acido debole ed una base forte a pari concentrazione
E. una base forte ed il sale di un acido forte

550) M/O • 2016 Una proprietà che caratterizza le soluzioni tampone è che il valore del pH:

A. è sempre superiore a 11
B. non varia mai
C. non varia significativamente per aggiunte moderate di acidi o basi forti
D. è sempre inferiore a 3
E. dipende solamente dalla concentrazione di acido

551) Se un litro di una soluzione tampone formata da un acido debole ed un suo sale con una base

forte viene diluito con acqua a 3 litri, il pH della soluzione ottenuta:

A. diventa acido
B. aumenta
C. diventa basico
D. diminuisce
E. resta invariato

552) Se si aggiunge NH_4Cl ad una soluzione di ammoniaca:

A. si forma urea
B. il pH non cambia
C. la soluzione diventa più basica
D. il pH diminuisce
E. si può ottenere una soluzione tampone

553) M/O • 2014 Quale/i delle seguenti affermazioni relative a una soluzione tampone acida è/sono corretta/e?
1. Il pH non varia qualunque sia la quantità di acido o base aggiunti alla soluzione
2. È formata da un sale di un acido disciolto in una soluzione dello stesso acido
3. Le soluzioni tampone possono avere solo valori di pH compresi tra 3 e 6

A. Solo 1
B. Solo 1 e 2
C. Solo 3
D. Solo 2
E. Solo 2 e 3

554) CISIA • 2016 25 mL di una soluzione di idrossido di sodio 1 M sono neutralizzati da:

A. 25 mL di una soluzione di acido cloridrico 1,5 M
B. 20 mL di una soluzione di acido cloridrico 1,25 M
C. 50 mL di una soluzione di acido cloridrico 1,0 M
D. 100 mL di una soluzione di acido cloridrico 0,025 M
E. 25 mL di una soluzione di acido cloridrico 0,5 M

3.12 • La chimica organica

Proprietà dei composti organici

555) I composti organici sono quelli che:

A. contengono zirconio
B. non esistono in natura
C. non contengono assolutamente carbonio
D. contengono carbonati
E. contengono carbonio

556) In quali solventi sono solubili gli alcani?

A. In H_2SO_4 concentrato
B. Nel benzene
C. Nei solventi polari
D. In H_2O
E. In acidi diluiti

557) V • 2016 Per disidratazione degli alcoli si possono ottenere:

A. acidi carbossilici
B. chetoni
C. alcani
D. alchini
E. alcheni

Isomeria

558) Si definiscono isomeri composti diversi che:

A. presentano diverse proprietà ma sono composti da molecole uguali
B. presentano la stessa formula grezza o molecolare
C. appartengono alla stessa classe di composti organici
D. differiscono solo per la presenza di isotopi
E. presentano le stesse proprietà chimiche

559) Esaminando la struttura del 2-butene, quanti isomeri geometrici si possono avere?

A. 2
B. 10
C. Neanche uno
D. 4
E. 6

560) Gli enantiomeri:

A. sono degli isomeri conformazionali
B. hanno proprietà fisiche diverse
C. hanno il senso di rotazione identico
D. hanno proprietà chimiche identiche
E. variano sempre il valore della rotazione

561) Gli isomeri cis e trans sono:

A. tautomeri
B. isomeri geometrici
C. isomeri di struttura
D. isomeri ottici
E. isomeri conformazionali

562) L'isomeria ottica è dovuta alla presenza nella molecola di:

A. di cinque sostituenti diversi
B. due gruppi funzionali diversi
C. un atomo di carbonio asimmetrico
D. un triplo legame
E. un doppio legame

563) M/O • 2016 Condizione sufficiente affinché una molecola organica possieda isomeria ottica è:

A. la presenza di un doppio legame tra due atomi di carbonio
B. la diversa posizione di un sostituente lungo la catena di atomi di carbonio
C. la presenza di almeno tre atomi di carbonio asimmetrici
D. la presenza di almeno un atomo di carbonio chirale
E. la presenza di un triplo legame tra due atomi di carbonio

564) Un atomo di carbonio è asimmetrico quando:

A. la molecola che lo contiene presenta elementi di simmetria
B. è legato ad altri 4 atomi di carbonio
C. presenta ibridazione sp^2
D. è legato a quattro gruppi o atomi diversi
E. nessuna delle altre risposte è corretta

565) Nell'etilene e nel propilene può esistere isomeria cis-trans?

A. Sì in quanto presentano entrambi gli atomi di carbonio legati a due gruppi differenti
B. No, mai
C. Nell'etilene no, nel propilene sì
D. Nel propilene no, nell'etilene sì
E. Sì, in entrambi

566) Quali delle sostanze di formule: A. CH_3-CH_2Cl; B. CH_3-$CHCl_2$; C. CH_3-CCl_3; D. CH_2Cl-CH_2Cl sono isomere tra loro?

A. A e B
B. B e D
C. B e C
D. A e C
E. A e D

567) V • 2019 Quanti isomeri costituzionali sono possibili nella molecola C_3H_8O?

A. 5
B. 2
C. 1
D. 4
E. 3

Gli idrocarburi alifatici e aromatici (areni)

568) La formula di struttura CH_2=CH-CH=CH_2 corrisponde a:

A. butano
B. 1-butene
C. 3-butanone
D. 2-butene
E. butadiene

569) Quali sono gli idrocarburi saturi?

A. I dieni
B. Gli alcheni
C. Gli alcani
D. Gli alchini
E. I polieni

570) L'acetilene è un:

A. alchene
B. cicloalchene
C. cicloalcano
D. alcano
E. alchino

571) Gli alchini sono:

A. eterociclici
B. idrocarburi saturi
C. idrocarburi policiclici
D. idrocarburi insaturi
E. idrocarburi aromatici

572) In che stato fisico si trova il metano?

A. Liquido
B. Gas
C. Dipende da dove viene estratto
D. Colloidale
E. Solido

573) Indicare il propano.

A. CH_3-CH_2
B. CH_3-CH_2-CH_2-CH_3
C. CH_3-CH_2-CH_3
D. CH_4
E. CH_2-CH_2-CH_2

574) In un alchene il numero degli atomi di carbonio è sempre uguale:

A. alla terza parte del numero degli atomi di idrogeno
B. al doppio del numero degli atomi di idrogeno
C. alla metà del numero degli atomi di idrogeno
D. a un quinto del numero degli atomi di idrogeno
E. al numero di atomi di idrogeno

575) Qual è la formula generale per indicare i termini della serie degli alcani?

A. C_nH_{2n-2}
B. $C_{2n}H_{2n+2}$
C. C_nH_{2n-4}
D. C_nH_{2n}
E. C_nH_{2n+2}

576) Come si dividono gli idrocarburi alifatici?

A. Areni e composti ciclici
B. Ciclici ed aromatici
C. Nessuna delle altre risposte è corretta
D. Saturi ed insaturi
E. Saturi ed aromatici

577) Che tipo di ibridazione hanno gli atomi di C nel propano?

A. Tutti sp^2
B. Uno sp^3 e gli altri due sp^2
C. Tutti sp^3
D. Due sp e uno sp^2

E. Uno sp^2 e gli altri due sp^3

578) Qual è il nome del C_2H_2?

A. Metano
B. Etano
C. Etilene
D. Acetilene
E. Non esiste un tale composto

579) Per idratazione (addizione di H_2O) degli alcheni si ottengono:

A. gli alcoli
B. gli alcani
C. gli acidi carbossilici
D. gli alchini
E. gli idruri

580) Indicare l'etano:

A. CH_3-CH_2-CH_3
B. CH_2-CH_2
C. CH_3-CHO
D. CH_3-CH_3
E. CH_4

581) Quali sono gli idrocarburi insaturi?

A. Butano
B. Alcani
C. Paraffine
D. Alcheni
E. Etano

582) M/O • 2015 Qual è il nome sistematico IUPAC del composto organico con formula $CH_3CBr_2CH(OH)(CH_2)_4CH_3$?

A. 7,7-dibromo-ottan-1-olo
B. 2,2-dibromo-ottan-3-olo
C. 7,7-dibromo-eptan-6-olo
D. 2,2-dibromo-eptan-3-olo
E. 2,2-dibromo-ottan-2-olo

583) L'atomo di carbonio nel metano è:

A. quaternario
B. secondario
C. terziario
D. metilico
E. chirotopico

584) Gli alcheni hanno formula molecolare generale:

A. CnH_{2n}
B. CH_2H_{2n}
C. CnH_{2n-2}
D. CnH_n
E. CnH_{2n+2}

585) Gli atomi di carbonio nell'anello benzenico hanno ibridazione:

A. sp
B. spd
C. sp^2
D. sp^3
E. sp^2d

586) C_6H_6 è la formula corrispondente al composto:

A. metano
B. esano
C. benzene
D. cicloesano
E. esadiene

587) Quale tra le seguenti sostanze appartiene alla categoria dei composti eterociclici con carattere aromatico?

A. Tetraidrofurano
B. Benzene
C. Acetone
D. Piridina
E. Cicloesene

588) CISIA • 2015 Se una catena idrocarburica lineare è formata da cinque atomi di carbonio, quanti atomi di idro-

geno sono necessari perché sia definita satura?

A. 15
B. 10
C. 20
D. 12
E. 5

589) L'ibridazione sp^2 del carbonio si trova nei seguenti composti:

A. etano
B. cicloalcani
C. acetilene o etino
D. benzene ed etene
E. alcani

590) L'etene reagisce con il cloro, con il bromo e con l'acido cloridrico. Tali reazioni sono esempi di:

A. nessuna delle altre risposte è corretta
B. condensazione
C. neutralizzazione
D. sostituzione
E. addizione

591) Per idrogenazione degli alcheni si ottengono:

A. alcoli
B. alchini
C. dieni
D. alcani
E. idruri

592) Un alcano è un composto organico:

A. costituito da carbonio, ossigeno e idrogeno
B. con un legame doppio C=C
C. costituito solo da idrogeno e carbonio
D. del quale non è nota l'esatta formula molecolare
E. con proprietà simili agli alcali

593) Quale di queste sostanze appartiene alla classe dei composti eterociclici a carattere aromatico?

A. Tetraidrofurano
B. Pirrolo
C. Benzene
D. Cicloesano
E. Cicloalcheni

594) In quale di questi composti si riscontra la risonanza?

A. Etere etilico
B. Cloroformio
C. Nessuna delle altre risposte è corretta
D. Benzene
E. Metano

595) Ogni atomo di carbonio nell'esano ha ibridazione:

A. s^3p
B. sp^1d
C. sp
D. sp^2
E. sp^3

596) Cosa si ottiene per combustione del metano?

A. H_2O e O_2
B. CO_2 e H_2
C. CO_2 e H_2O
D. CO_2 e O_2
E. O_2 e H_2

597) Il composto CH_3-CH_2-CH_3 presenta:

A. tre atomi di carbonio primari
B. due atomi di carbonio primari e uno secondario
C. un atomo di carbonio primario e due secondari
D. tre atomi di carbonio secondari
E. un atomo di carbonio terziario e due primari

598) A che formula corrisponde il butano?

A. CH_3-CH_2-CH_2
B. CH_3-CH_2-CH_2-CH_3
C. CH_3-CH_3
D. CH_3-CH_2-CH_3
E. CH_2=CH-CH_3

599) Il composto CH_2=CH-CH=CH_2 è un diene con doppi legami:

A. cumulati
B. coniugati
C. isolati
D. dispersi
E. mai cumulati

600) Gli alchini sono idrocarburi contenenti almeno:

A. un legame triplo
B. un atomo d'azoto
C. tre legami doppi
D. un legame semplice
E. un legame doppio

601) In che stato fisico si trovano gli alcani che hanno catene lineari che vanno da 18 atomi di carbonio in poi?

A. Gel
B. Liquido
C. Supersolido
D. Solido
E. Gas

602) Il butano appartiene a:

A. alcheni
B. alchini
C. alcani
D. idrocarburi aromatici
E. dieni

603) Quale fra questi è il metano?

A. CH_4
B. C_2H_6
C. C_2H_4
D. C_6H_6
E. C_2H_2

604) Fra il metano, il propano, il butano e l'esano, chi avrà punto di ebollizione più alto?

A. Nessuna delle altre risposte è corretta
B. Esano
C. Butano
D. Propano
E. Metano

605) I composti organici contenenti solo atomi di C e H vengono detti:

A. idrocarburi
B. colloidi
C. idrossidi
D. grafiti
E. idruri

606) I legami fra gli atomi di carbonio negli alcani di che tipo sono?

A. A volte σ e a volte π
B. Tutti π
C. Tutti σ
D. A volte dativi e a volte π
E. Dativi

607) Gli atomi di carbonio dell'esano sono:

A. due primari, due secondari e due terziari
B. tutti secondari
C. tre primari e tre secondari
D. tutti primari
E. tutti terziari

608) Il numero di atomi di H presenti in un alchene contenente n atomi di C è:

A. 2n + 2
B. 2n
C. 2n – 2
D. n + 2

E. n – 2

609) Nella molecola dell'etilene i due atomi di carbonio sono uniti da:

A. 2 legami ionici
B. 3 legami ionici
C. 1 legame σ ed 1 legame π
D. 3 legami covalenti
E. 2 legami covalenti e 1 ionico

610) CINECA • 2019 Il legame chimico tra gli atomi di carbonio nell'etano è un legame di tipo:

A. covalente apolare
B. covalente polare
C. ionico
D. dativo
E. metallico

611) La desinenza -ene, secondo le regole internazionali di nomenclatura, spetta:

A. nessuna delle altre risposte è corretta
B. agli alcheni
C. alle ammidi
D. ai sali di acidi a lunga catena
E. agli esteri

612) Quanti atomi di idrogeno sono presenti in una molecola di ciclopentadiene?

A. 10
B. 9
C. 7
D. 8
E. 6

613) Tra i seguenti solventi organici indicare quello più clorurato:

A. para-diclorobenzene
B. clorobenzene
C. cloroformio
D. cloruro di metile
E. diclorometano

614) Quante moli di CO_2 si formano nella combustione completa di tre moli di CH_4?

A. 3
B. 1
C. 2
D. 1,5
E. Nessuna, perché il metano non brucia

615) L'etene reagisce con il cloro, con l'acqua ossigenata e con lo iodio, dando, in tutti e tre i casi, reazioni di:

A. un meccanismo diverso da quelli indicati nelle precedenti risposte
B. addizione nucleofila
C. sostituzione nucleofila
D. sostituzione elettrofila
E. addizione elettrofila

616) Quale dei seguenti composti si ottiene addizionando acqua ad un alchene?

A. Alcool
B. Alcano
C. Aldeide
D. Etere
E. Chetone

617) V • 2014 Quale/i delle seguenti affermazioni è/sono corretta/e relativamente ai legami carbonio–carbonio?
1. L'energia di legame cresce nell'ordine C–C, C=C, C≡C
2. La lunghezza del legame C–C è doppia rispetto a quella del legame C=C
3. Nel legame C=C gli atomi di carbonio condividono quattro elettroni

A. Solo 1 e 2
B. Solo 3
C. Solo 2 e 3
D. Solo 1 e 3
E. Solo 1

618) Soltanto una delle seguenti affermazioni a proposito del benzene è errata. Quale?

A. Gli atomi di C sono ibridati sp^2
B. Gli angoli di legame sono di circa 120°
C. I sei atomi di carbonio si trovano ai vertici di un esagono regolare
D. La molecola contiene quattro elettroni in orbitali p non ibridati
E. La molecola contiene sei elettroni in orbitali p non ibridati

619) M/O • 2018 Affinché un composto sia aromatico è necessario che:

A. contenga solo atomi di carbonio e idrogeno
B. contenga legami tripli
C. i suoi atomi siano ibridizzati sp3
D. non sia ciclico
E. contenga elettroni π delocalizzati

620) Qual è la formula generale degli alcani? (n = 1, 2, 3, 4 ...).

A. C_nH_{4n}
B. C_nH_{2n-6}
C. C_nH_{2n}
D. C_nH_{2n+2}
E. C_nH_{2n-2}

621) Gli alchini posseggono:

A. un triplo legame C-C
B. un doppio legame C-O
C. un triplo legame C-O
D. un legame singolo C-C
E. un doppio legame C-C

622) V • 2017 Quale tra le seguenti serie di composti è formata solo da composti aromatici?

A. Benzene, toluene, naftalene, fenantrene
B. Acetilene, benzene, toluene, naftalene
C. Toluene, benzene, butano, pentano
D. Toluene, naftalene, fenantrene, etilene
E. Butano, toluene, etilene, naftalene

623) Quali sono i prodotti che derivano dalla combustione di metano e ossigeno?

A. Carbonio e idrogeno
B. Anidride carbonica
C. Acqua
D. Anidride carbonica e acqua
E. Carbonio e acqua

624) Date le rappresentazioni delle strutture molecolari riportate in figura si può affermare che:

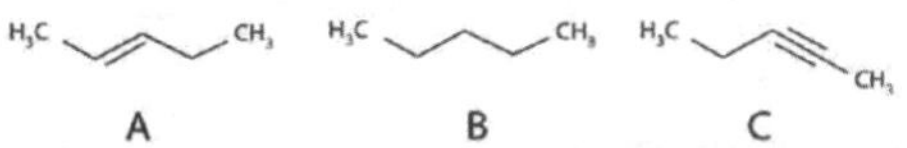

A. A è un alchene, B un alcano e C un alchino
B. A è un alchino, B un alcano e C un alchene
C. A è un alcano, B un alchino e C un alchene
D. A è un alchino, B un alchene e C un alcano
E. A è un alcano, B un alchene e C un alchino

Composti organici ternari: alcoli, aldeidi, chetoni, acidi carbossilici, fenoli e ammine

625) L'acido benzoico ha formula:

A. C_6H_5COOH
B. $CH_3CO_{13}OH$
C. $C_6H_{13}COOH$
D. CH_3COOH
E. HCOOH

626) La struttura R-NH_2 caratterizza:

A. i nitrili
B. le ammine secondarie
C. le ammidi
D. gli amminoacidi
E. le ammine primarie

627) Il gruppo -CH_2OH è caratteristico:

A. delle aldeidi
B. degli esteri
C. dei chetoni
D. degli acidi carbossilici
E. Nessuna delle altre risposte è corretta

628) V • 2014 Qual è il nome sistematico IUPAC del composto organico con formula: CCl_2HCF_2CClFH?

A. 1,1,3–tricloro–2,2,3–trifluoropropano
B. 1,1,3–trifluoro–2,2,3–tricloropropano
C. 2,2,3–trifluoro–1,1,3–tricloropropano
D. 2,2,3–tricloro–1,1,3–trifluoropropano
E. 1,1,3–trifluoro–1,2,2–tricloropropano

629) Per ossidazione di aldeidi si ottengono:

A. esteri
B. eteri
C. acidi carbossilici
D. alcoli
E. alchini

630) Per acidi grassi naturali insaturi si intende che:

A. sono poco reattivi
B. contengono solo legami doppi
C. contengono solo legami semplici
D. sono tutti acidi bicarbossilici
E. contengono doppi legami semplici

631) Gli acidi carbossilici, R-COOH, interagiscono con l'acqua dando luogo a:

A. R-COO^- + H_3O^+
B. R-COO^+ + H_3O^+
C. R-CHO + H_3O_2
D. R-CHO + H_2O_2
E. R-COO_2 + H_2O_2

632) Qual è la struttura della benzaldeide?

A. $C_8H_{12}CH{=}O$
B. $C_6H_{11}CH{=}O$
C. $C_6H_5CH{=}O$
D. $C_6H_9CH{=}O$
E. C_6H_5CH

633) CISIA • 2016 Quale dei seguenti composti è un acido organico?

A. CH_3OH
B. CH_3CHO
C. CH_3COOH
D. CH_3OCH_3
E. H_3COCH_3

634) Il composto R-CHO è:

A. uno zucchero
B. un alcool
C. un chetone
D. un acido carbossilico
E. una aldeide

635) Qual è la struttura dell'etere dietilico?

A. CH_3-O-CH_3
B. C_2H_5-O-C_2H_5
C. $C_6H_{11}CH{=}O$
D. CH_3-O-C_2H_5
E. C_3H_7-O-C_2H_5

636) Qual è l'acetone?

A. CH_3-CO-OH
B. CH_3-CO-CH_3
C. CH_3-CH_2-CHO
D. CH_3-CHO
E. CH_{11}CHO

637) L'acido propandioico corrisponde alla struttura:

A. HO-CH_4-CH_8-COOH
B. CH_3-CH_2-CH_2-COOH
C. HO-CH_2-CH_2-COOH
D. CH_3-CH_2-COOH
E. HOOC-CH_2-COOH

638) V • 2016 La formula generale R–O–R′ è caratteristica:

A. degli esteri
B. delle aldeidi
C. dei chetoni
D. degli eteri
E. degli alcoli

639) Quale dei seguenti composti è un alcool?

A. CH_3-CH_2-COOH
B. COOH-COOH
C. $(CH_3)_2$-CH_2-CH_3
D. CH_3-CH_2-CH_2OH
E. sia la A che la B

640) CINECA • 2015 La desinenza -one, secondo le regole internazionali di nomenclatura, spetta:

A. ai chetoni
B. nessuna delle altre alternative è corretta
C. alle ammidi
D. ai sali di acidi a lunga catena
E. agli esteri

641) Qual è il nome corrente del dimetilchetone?

A. Pirrolo
B. Sale
C. Acetone
D. Cloroformio
E. Anilina

642) M/O • 2016 Individuare l'affermazione FALSA riguardo al doppio legame tra atomi di carbonio.

A. È più debole del legame triplo tra atomi di carbonio
B. Non è mai presente nei chetoni
C. È più forte del legame semplice tra atomi di carbonio
D. Gli atomi di carbonio che lo formano sono generalmente ibridati sp^2
E. È presente negli alcheni

643) Le ammine sono composti organici formalmente derivati da:

A. acido nitrico
B. acido nitroso
C. glucosio
D. idrazina
E. ammoniaca

644) M/O • 2019 Quale delle seguenti affermazioni riguardanti chetoni e aldeidi è corretta?

A. I chetoni contengono sempre doppi legami carbonio-carbonio
B. Le aldeidi hanno un atomo di ossigeno ed uno di idrogeno legati al carbonio carbonilico
C. Le aldeidi hanno due atomi di carbonio legati al carbonio carbonilico
D. I chetoni hanno sempre un atomo di idrogeno legato al carbonio carbonilico
E. Le aldeidi hanno due atomi di ossigeno legati al carbonio carbonilico

645) L'acetato di isopropile è un:

A. estere
B. ossido di metilene

C. epossido
D. etere
E. sale organico

646) La principale caratteristica degli acidi carbossilici è:

A. la duttilità
B. la basicità
C. l'incapacità di formare legami idrogeno
D. l'acidità
E. le molecole apolari

647) Il composto CH_2O prende il nome di:

A. diidrossido di carbonio
B. ossido di metilene
C. formaldeide
D. ossidruro di carbonio
E. benzene

648) Qual è il nome del CH_3-O-C_3-H_7?

A. Dipropil etere
B. Metil-propil etere
C. Formaldeide
D. Dimetil etere
E. Dimetil estere

649) M/O • 2014 Un alcol primario può essere ossidato a dare prima una aldeide e poi un acido carbossilico. Quale delle seguenti sequenze rappresenta l'ordine corretto di queste reazioni?

A. $C_4H_9CH_2OH \rightarrow C_4H_9CHO \rightarrow C_4H_9COOCH_3$
B. $CH_3CH(OH)CH_3 \rightarrow CH_3COCH_3 \rightarrow CH_3CH_2COOH$
C. $HCOOH \rightarrow HCHO \rightarrow CH_2OH$
D. $CH_2{=}CH_2 \rightarrow CH_3CHO \rightarrow CH_3COOH$
E. $CH_3CH_2CH_2CH_2OH \rightarrow CH_3CH_2CH_2CHO \rightarrow CH_3CH_2CH_2COOH$

650) Mediante una reazione di ossidazione un alcool secondario si trasforma in:

A. aldeide
B. alcool terziario
C. chetone
D. ossalato
E. acido carbossilico

651) La reazione fra un acido carbossilico ed un alcool con eliminazione di acqua produce:

A. una anidride
B. un etere
C. uno zucchero
D. un estere
E. una ammide

652) Il composto CH_3-CH_2-NH-CH_3 prende il nome di:

A. metil-etil ammina
B. cicloesene
C. ammoniaca etanoata
D. ammoniaca etilica
E. dietil ammina

653) Gli alcoli sono:

A. composti organici contenenti il gruppo -NH_2
B. sali dell'acido pimelico
C. composti organici contenenti il gruppo -OH
D. idrocarburi ciclici
E. idrocarburi basici

654) Il dimetilchetone ha struttura:

A. CH-CO-C
B. CH_3-CO-CH_3
C. CH_3-O-CH_3
D. CH_3 -CH_2-CO-CH_3
E. CH_3-CHO

655) Il gruppo ossidrile (-OH) è presente:

A. nei chetoni
B. negli idrocarburi
C. negli alcoli

D. nelle ammine terziarie
E. nelle ammine

656) Secondo la nomenclatura internazionale, -oico è la desinenza da assegnare ad un:

A. aldeide
B. acido carbossilico
C. chetone
D. idrocarburo polinsaturo
E. idrocarburo saturo

657) Che tipo di ibridazione degli orbitali presenta il C nell'etere dietilico?

A. sp^3d^2
B. sp^2
C. sp^3
D. sp
E. spd

658) Il composto CH_3-CH_2-O-CH_2-CH_3 è:

A. un'aldeide
B. un alcool
C. un chetone
D. un estere
E. un etere

659) CH_3-CHOH-CH_2-CH_2-CH_3 rappresenta:

A. un estere
B. un amminoacido
C. un acido
D. un alcool
E. un etere

660) Un'ammide è rappresentata dalla formula:

A. CH_3-CH_2-NH_2
B. CH-CH_2-NH
C. CH_3-$CONH_2$
D. CH_3-$COONH_4$
E. $(CH_3)_2NH$

661) Cosa sono i dioli?

A. Sono composti aventi due gruppi -OH
B. Sono composti aventi due gruppi -COOH
C. Sono composti aventi due gruppi - NH
D. Sono composti aventi due gruppi -NH^2
E. Sono composti aventi un gruppo -OH

662) Qual è il nome del CH_3-CH_2-CHO?

A. Acetaldeide
B. Benzene
C. Etanale
D. Aldeide butirrica
E. Propanale

663) Il glicerolo è:

A. un lipide
B. un acido
C. alcool etilico
D. un carboidrato
E. 1,2,3-propantriolo

664) Passando dall'aldeide CH_3CHO all'alcool CH_3CH_2OH, è avvenuta:

A. una reazione di scambio di protoni
B. una ossidazione
C. una riduzione
D. un'evaporazione
E. una reazione di neutralizzazione

665) La glicerina è:

A. un chetone
B. un acido carbossilico
C. un acido borico
D. un esplosivo
E. anche detta glicerolo

666) Gli alcoli si sciolgono in acqua?

A. No, mai
B. Dipende se nell'acqua sono sciolti anche dei sali

C. Sì, sempre
D. Dipende dalla temperatura del gruppo alchilico
E. Dipende dalla lunghezza del gruppo alchilico dell'alcool stesso

667) Non possono formare tra loro legami a idrogeno:

A. tutte le sostanze indicate possono formare tra loro legami a idrogeno
B. le ammine primarie
C. gli acidi carbossilici
D. le ammine terziarie
E. gli alcoli

668) La formula CH_3CHO corrisponde a:

A. carboidrato
B. pentanale
C. ossido di etilene
D. acetaldeide
E. glicerina

669) Qual è la differenza fra atomo di carbonio primario e secondario?

A. Il primario non è legato ad un altro atomo di carbonio, il secondario si
B. Il primario si trova in un etere, il secondario in un alcool
C. Il primario è legato solo ad un altro atomo di carbonio, il secondario ad altri due
D. Il primario è il più importante, il secondario è meno importante
E. Il primario si trova in un alcool, il secondario in un etere

670) Qual è il nome del composto Cl-CH_2CH_2OH?

A. 2-cloroetanolo
B. Alcool etilico
C. 3-cloropropanolo
D. Cloruro di etile
E. 5-cloroetanolo

671) Quale tra le seguenti sostanze è un alcool?

A. Anilina
B. Acetone
C. Etanolo
D. nessuna delle sostanze indicate è un alcool
E. Acetato

672) La struttura dei fenoli è:

A. ARHHO
B. ArOH
C. ArH
D. ArO
E. NHOH

673) Quale tra queste non è una caratteristica fisica degli alcoli?

A. Il gruppo -OH è molto polare
B. Non possono formare legami idrogeno
C. A temperatura ambiente, gli alcoli più leggeri sono sotto forma di liquidi incolori e miscibili con l'acqua
D. I punti di ebollizione sono molto alti
E. Sono liquidi associati

674) Quale fra i seguenti composti è un acido carbossilico?

A. CH_3-CH_2-CHO
B. CH-NOOH
C. CH^3-CO-CH^3
D. CH^3-CH_2-CO-O-CO-CH_2-CH_3
E. CH_3-CH_2-COOH

675) Quale dei seguenti composti è un'ammina primaria?

A. HH-NOOH
B. CH_3-CH_2-COOH
C. CH_3-CH_2-NH-CH_3
D. CH_3-CH_2-NH_2
E. CH_3-CH_2-SH

676) A quale delle seguenti formule corrisponde l'etanolo?

A. C_3H_6O
B. $C_2H_4O_2$
C. C_3H_8O
D. C_2H_4O
E. CH_3CH_2OH

677) CINECA • 2015 Quale fra le seguenti è la formula dell'alcool etilico?

A. CH_3-CH_2-CH_2-OH
B. CH2-OH-CH_2-OH
C. CH_3-CH_2-CH_2-CH_2-OH
D. CH_3-CH_2-OH
E. CH_3-OH

678) Quale dei seguenti composti è un alcool?

A. CH_3CH_2OH
B. CH_3-CH_2-CH_2-NH_2
C. CH_3-CH_2-COOH
D. $(CH_3)_2CH_2$-CH_3
E. COOH-COOH

679) La desinenza caratteristica delle aldeidi è:

A. -ano
B. -ene
C. -ale
D. -one
E. -eri

680) La formula $CH_3CH_2CH_2CH_2CHO$ corrisponde a:

A. idrato di carbonio
B. pentanale
C. acido propionico
D. ossido di metilene
E. composto inesistente

681) Cos'è l'anilina?

A. CHNH
B. $C_6H_5NH_2$
C. Un composto eterociclico
D. Una ammina terziaria
E. Un amminoacido

682) Quale composto è rappresentato dalla formula CH_3-CO-CH_3?

A. Un alcool
B. Un estere
C. Un chetone
D. Un'aldeide
E. Una vitamina

683) Gli acidi grassi sono acidi formati da lunghe catene di atomi di carbonio, le quali possono essere:

A. sia sature che insature
B. solo insature
C. prive di peso
D. solo sature
E. gli acidi grassi non sono formati da catene di atomi di carbonio

684) Quale delle seguenti formule è quella dell'acido formico?

A. CHHOC
B. HCOOH
C. $C_6H_5CH_2COOH$
D. CH_3OCH_3
E. $CH_3CH_2COCH_2OH$

685) Individuare fra le seguenti molecole gli eteri:

1. R_1-CO-R_2
2. R-COH
3. R_1-O-R_2
4. R-CO-NH_2
5. CH_3OH

A. 3
B. 2, 3
C. 1 ,2, 3
D. 1, 5
E. 1, 3

686) La presenza di un alogeno (che è caratterizzato da un'elevata elettronegatività) su un acido carbossilico a dare

un alogenuro acilico del tipo: (vedi figura a lato),come modifica la reattività?

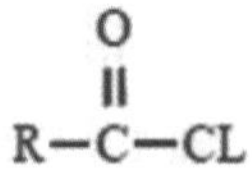

A. Diminuisce la reattività nei confronti di nucleofili, in quanto rende δ- il carbonio del gruppo C=O
B. Diminuisce la reattività nei confronti di nucleofili, in quanto rende δ+ il carbonio del gruppo C=O
C. Non modifica in nessun modo la reattività
D. Aumenta la reattività nei confronti di nucleofili, in quanto rende ancora più δ+ il carbonio del gruppo C=O
E. Aumenta la reattività nei confronti di nucleofili, in quanto rende ancora più δ- il carbonio del gruppo C=O

687) Gli alcoli sono caratterizzati da punti di ebollizione più alti dei corrispondenti alcani. Questo a causa:

A. del tipo di legame tra O-C
B. della possibilità di formare dei legami a H
C. della polarità della molecola
D. dell'elevata simmetria delle molecole
E. di ragioni non ben conosciute

688) I composti CH_3-CH_2-O-CH_2-CH_3 e CH_3-CO-CH_3 sono, nell'ordine:

A. un chetone e un etere
B. un etere e un chetone
C. un estere e un chetone
D. una anidride e un etere
E. un chetone e un estere

689) Un atomo di carbonio si definisce terziario se:

A. è il terzo della catena carboniosa
B. è legato a tre gruppi -OH
C. è legato ad altri tre atomi di carbonio
D. è legato a tre atomi di idrogeno
E. occupa la posizione 3 in un anello aromatico

690) Il gruppo funzionale -CH_2OH si chiama:

A. alcolico terziario
B. carbossilico
C. alcolico primario
D. carbonilico
E. alcolico secondario

691) Il composto CH_3-CH_2-NH-CH_2-CH_3 è:

A. un nitrito
B. un'ammide
C. un nitrile
D. un'ammina primaria
E. un'ammina secondaria

692) Il composto $(CH_3CH_2CH_2)_3N$ è:

A. un sale di ammonio terziario
B. una nitrosammina
C. una ammide terziaria
D. una ammina
E. un nitrile

693) Una ammina terziaria deve contenere almeno:

A. tre atomi di carbonio
B. sei atomi di carbonio
C. due atomi di carbonio
D. tre atomi di azoto
E. sei atomi di azoto

694) Gli acidi carbossilici:

A. in genere hanno bassi valori della costante di dissociazione
B. non formano sali
C. formano ammine mediante reazione con l'ammoniaca
D. si ottengono per riduzione delle aldeidi
E. formano esteri mediante reazione con altri acidi carbossilici

695) Gli acidi organici di origine biologica sono caratterizzati da:

A. non formare sali con basi forti
B. comportamento acido solo in solventi organici
C. forte acidità
D. debole acidità
E. capacità di liberare ossidrilioni

696) Indicare l'unica reazione che porta alla formazione di ammidi:

A. ammoniaca + acido carbossilico
B. chetone + alcool
C. ammoniaca + alogenoalcano
D. ammoniaca + aldeide
E. alcool + alcool

697) Nella molecola di una ammide sono contenute almeno le seguenti specie atomiche:

A. carbonio, idrogeno, azoto e ossigeno
B. carbonio, azoto e idrogeno
C. carbonio e azoto
D. carbonio, azoto e ossigeno
E. azoto e ossigeno

698) In quale delle seguenti molecole è contenuto meno ossigeno?

A. 2,4-diidrossipentanale
B. Acido butanoico
C. Acetato di etile
D. Diidrossiacetone
E. Propilesiletere

699) Indicare in quale dei seguenti composti è contenuto il maggior numero di atomi di ossigeno:

A. alcool bivalente
B. etere semplice
C. acido dicarbossilico
D. alcool trivalente
E. dichetone

700) Quale delle seguenti coppie di composti è collegata da legami a ponte di idrogeno?

A. Acqua-ciclopentano
B. Acqua-etano
C. Etano-propano
D. Etanolo-metanolo
E. Benzene-acqua

701) Il propanone e il propanale:

A. sono epimeri
B. sono antipodi ottici
C. hanno entrambi forte carattere basico
D. possiedono entrambi un gruppo carbonilico
E. hanno entrambi forte carattere acido

702) V • 2018 Quale delle seguenti affermazioni relative agli eteri è corretta?

A. Contengono un atomo di ossigeno legato a due atomi di carbonio
B. Sono derivati degli acidi carbossilici
C. Non contengono atomi di ossigeno
D. Possono essere ottenuti per condensazione di un alcol e di un acido carbossilico
E. Devono contenere un gruppo funzionale ossidrilico

703) Un "acido carbossilico" è:

A. un composto organico che contiene un gruppo "COOH"
B. un composto organico che contiene un gruppo "CH"
C. un composto organico che contiene un gruppo "CHO"
D. un composto organico che contiene un gruppo "CO"
E. un composto organico che contiene un gruppo "CHOO"

704) La riduzione di un'aldeide porta a:

A. un alcool secondario
B. un alcool primario

C. un acido carbossilico
D. un'ammina
E. un processo cloro-soda

705) Qual è il nome del CH_3-CH_2-CHO?

A. Aldeide butirrica
B. Propanale
C. Acetaldeide
D. Etanale
E. Etanolo

706) Il composto CH_3-CH_2-O-CH_2-CH_3 è:

A. non esiste
B. un etere
C. un'aldeide
D. un chetone
E. un alcool

707) Qual è il nome del CH_3-O-C_3H_7?

A. Dipropil etere
B. Dimetil estere
C. Dimetil etere
D. Metil propil etere
E. Dimetil dipropil etere

708) V • 2019 Quale delle seguenti reazioni trasforma un alcol in un acido carbossilico?

A. Riduzione
B. Sostituzione
C. Addizione
D. Ossidazione
E. Eliminazione

709) Qual è la formula bruta dell'etanale?

A. C_3H_2O
B. C_2H_3O
C. C_2H_4O
D. $C_3H_2O_2$
E. C_3HO_2

710) Quale è la formula bruta dell'aldeide propionica (propanale)?

A. C_3H_5O
B. C_2H_4O
C. C_3H_6O
D. $C_3H_6O_2$
E. $C_2H_3O_2$

711) La seguente struttura organica $CH_3COOCH_2CH_3$ corrisponde a:

A. un etere
B. un fenolo
C. un estere
D. un chetone
E. un acido carbossilico

712) Il cicloesanone è:

A. una aldeide
B. un alchene
C. un alcol
D. un idrocarburo aromatico
E. un chetone

3.13 • Sostanze organiche di interesse biologico

I carboidrati

713) L'amido è:

A. un polisaccaride
B. una proteina
C. un lipide
D. un acido nucleico
E. una vitamina

714) Quale dei seguenti glicidi non è un monosaccaride?

A. Glucosio
B. Galattosio
C. Sono tutti monosaccaridi
D. Fruttosio
E. Saccarosio

715) Che cosa è il saccarosio?

A. Uno zucchero
B. Una proteina
C. Un lipide
D. Un nucleotide
E. Un grasso

716) La cellulosa è:

A. un polimero del glucosio
B. una proteina cellulare
C. un polimero del fruttosio
D. un lipide che si trova sulla membrana delle cellule vegetali
E. un miscuglio tra fruttosio e glucosio

717) Il legame glicosidico è presente:

A. non esiste
B. nei metalli
C. nelle proteine
D. nei grassi semplici
E. nei polisaccaridi

718) Il monosaccaride più comune nelle cellule viventi è:

A. il fruttosio
B. il maltosio
C. il glucosio
D. l'amido
E. il proteosio

719) Il glucosio in H_2O è:

A. idrofago
B. lipofilo
C. solubile perché presenta gruppi funzionali idrofili
D. insolubile
E. idrofobo

720) Il fruttosio è:

A. un aldoso a 5 atomi di carbonio
B. un chetoso a 5 atomi di carbonio
C. un chetoso a 6 atomi di carbonio
D. un chetoso a 7 atomi di carbonio
E. un aldoso a 6 atomi di carbonio

721) CISIA • 2016 **Durante la fermentazione del mosto d'uva, quale dei seguenti fenomeni NON avviene?**

A. Si sviluppa anidride carbonica
B. Aumenta il grado alcolico
C. Parte degli zuccheri viene trasformata in alcool
D. Viene assorbita anidride carbonica dall'ambiente
E. Parte degli amminoacidi viene trasformata in alcool

722) A quale classe di monosaccaridi appartiene il glucosio?

A. Tetrosi
B. Esosi
C. Pexosi
D. Pentosi
E. Triosi

723) La cellulosa è formata da:

A. glucosio + glucosio
B. fruttosio + fruttosio
C. glucosio + galattosio
D. galattosio + mannosio
E. fruttosio + mannosio

724) I glucidi sono costituiti da:

A. C, N, O
B. S, N, P
C. C, N, H
D. C, S, H
E. C, H, O

725) V • 2019 **Quale tra le seguenti affermazioni, riguardanti i polisaccaridi, è corretta?**

A. L'amilopectina e il glicogeno hanno entrambi una struttura ramificata

B. La cellulosa ha prevalentemente funzione di riserva energetica
C. L'amido è formato prevalentemente da amilopectina, che ha struttura lineare, e da amilosio, che ha struttura ramificata
D. Dall'idrolisi dell'amilosio si ottengono molecole di glucosio e dall'idrolisi dell'amilopectina si ottengono molecole di fruttosio
E. Il glicogeno è formato da lunghe catene lineari di molecole di glucosio, unite tra loro mediante legami a idrogeno

726) La molecola polisaccaridica che funge da riserva energetica negli organismi animali è:

A. il saccarosio
B. il glucosio
C. il glicogeno
D. il fruttosio
E. cellobiosio

727) Gli aldosi di importanza biologica sono:

A. solo quelli delle serie M ed L
B. della serie M
C. della serie D
D. della serie L
E. indifferentemente della serie D o L

728) I monosaccaridi sono:

A. sinonimo di glicogeno
B. lunghi polimeri di amminoacidi
C. nessuna definizione è appropriata
D. composti che presentano un gruppo carbossilico
E. composti con formula $C_nH_{2n}O_n$

729) Il saccarosio è formato da:

A. nessuna delle alternative presenti è corretta
B. glucosio + galattosio
C. glucosio + fruttosio
D. fruttosio + galattosio
E. fruttosio + fruttosio

730) La cellulosa:

A. è un monosaccaride
B. è un polisaccaride che l'uomo non riesce a scindere per mancanza di enzimi
C. è una proteina vegetale
D. è un disaccaride
E. un oligosaccaride

731) Quando due molecole di glucosio ($C_6H_{12}O_6$) reagiscono per formare una molecola di maltosio ($C_{12}H_{22}O_{11}$), la formula del maltosio non è $C_{12}H_{24}O_{12}$ perché:

A. si ha consolidamento
B. si verifica una idrolisi
C. si ha una transesterificazione
D. si elimina acqua
E. si aggiunge acqua

732) I glicidi sono:

A. vitamine
B. zuccheri
C. esteri della glicerina con acidi grassi
D. prodotti di idrolisi dei grassi
E. polimeri di amminoacidi

733) Alcuni zuccheri sono detti pentosi perché:

A. contengono 4 gruppi alcolici
B. contengono 5 gruppi alcolici
C. contengono 50 atomi di carbonio
D. contengono 5 gruppi insaturi
E. contengono 5 atomi di carbonio

734) Che tipo di funzione ha il glicogeno?

A. Di struttura
B. Di nutrizione immediata
C. Di riserva
D. Di idratazione

E. Di trasporto

735) Il glucosio differisce dal galattosio per:

A. la composizione isotopica
B. le dimensioni della catena
C. il numero di gruppi -OH presenti nella molecola
D. la configurazione di un carbonio asimmetrico
E. la configurazione di due carboni asimmetrici

736) Uno zucchero a 3 atomi di carbonio è detto:

A. glicogeno
B. polioside
C. plurisaccaride
D. disaccaride
E. trioso

737) Che tipo di funzione ha la cellulosa?

A. Strutturale
B. Di trasporto
C. Enzimatica
D. Colorante
E. Energetica

738) Quale dei seguenti zuccheri è un polisaccaride?

A. Glucosio
B. Fruttosio
C. Melitosio
D. Saccarosio
E. Amilosio

739) Quale delle seguenti macromolecole è un omopolimero (costituito cioè da monomeri identici)?

A. DNA
B. Glicogeno
C. nessuna delle macromolecole indicate
D. Emoglobina
E. RNA

740) Il termine esoso indica:

A. un polisaccaride
B. un disaccaride
C. uno zucchero la cui catena è formata da 6 atomi di C
D. un monosaccaride raro
E. un composto chimico che commercialmente ha un prezzo troppo elevato

741) A quale di queste classi di composti appartiene l'amilosio?

A. Ammidi
B. Acidi sialici
C. Proteine globulari
D. Trigliceridi
E. Polisaccaridi

742) Un carboidrato con n. atomi di carbonio possiede:

A. una funzione idrossilica e n-1 funzioni carboniliche
B. una funzione carbonilica e n-1 funzioni amminiche
C. una funzione carbonilica e n-1 funzioni idrossiliche
D. una funzione idrossilica e n-1 funzioni alcoliche
E. un ugual numero di funzioni idrossiliche e carboniliche

743) Il lattosio è un disaccaride costituito da:

A. due molecole di glucosio
B. una molecola di glucosio ed una molecola di fruttosio
C. due molecole di galattosio
D. una molecola di glucosio ed una molecola di galattosio
E. una molecola di galattosio e una molecola di fruttosio

744) Nella formazione di un disaccaride da due monosaccaridi:

A. il primo monosaccaride si ossida, il secondo si riduce
B. entrambi i monosaccaridi si ossidano
C. entrambi i monosaccaridi si riducono
D. si elimina acqua
E. si forma in alcuni casi un legame ammidico, in altri casi un legame glicosidico

745) In un disaccaride i due monosaccaridi costituenti sono legati attraverso un legame:

A. peptidico
B. glicosidico
C. ionico
D. a ponte di idrogeno
E. secondario

746) L'idrolisi dell'amido conduce a:

A. glucosio
B. glucosio e fruttosio
C. aldeidi e chetoni
D. acidi grassi
E. glicerolo

747) Quale delle seguenti affermazioni sul glucosio è falsa?

A. Possiede una funzione aldeidica
B. È uno zucchero
C. Possiede un gruppo chetonico
D. È costituito da 6 atomi di carbonio
E. Differisce dal galattosio per la sua configurazione

748) Gli animali conservano i carboidrati sotto forma di:

A. saccarosio
B. glucosio
C. amido
D. glicogeno
E. galattosio

749) Il fruttosio ($C_6H_{12}O_6$) è:

A. un idrocarburo
B. un poliidrossichetone
C. un aldoesoso
D. un aldopentoso
E. una poliidrossialdeide

I lipidi

750) Gli acidi grassi posti in acqua:

A. evaporano
B. tendono a formare una struttura lineare
C. si dissolvono
D. non modificano la loro aggregazione
E. tendono a formare le micelle

751) Indicare fra i seguenti composti quello che presenta il maggior numero di gruppi ossidrilici:

A. glicerolo
B. tutti i composti indicati hanno lo stesso numero di gruppi ossidrilici
C. pentacolo
D. butanolo
E. propanolo

752) Indicare il sapone:

A. cloruro di polivinile
B. polistirolo
C. benzolo
D. glucosio
E. stearato di sodio

753) Quale delle seguenti sostanze si scioglie meglio in solventi apolari?

A. L'acido solforico
B. L'acetato di potassio
C. Un grasso neutro
D. L'idrossido di sodio
E. Il solfato di potassio

754) La struttura delle membrane cellulari si avvale di:

A. esteri del colesterolo
B. acidi grassi semplici
C. triacilgliceroli
D. qualunque tipo di lipidi
E. fosfolipidi

755) Quando si riscalda fino all'ebollizione un estere in ambiente basico:

A. si ottengono acidi carbossilici e alcolati, e il processo si chiama saponificazione
B. si ottengono acidi carbossilici e aldeidi, e il processo si chiama esterificazione
C. si ottengono sali degli acidi carbossilici ed alcoli, e il processo si chiama dismutazione
D. si ottengono sali degli acidi carbossilici ed alcoli, e il processo si chiama saponificazione
E. si ottengono acidi carbossilici e alcoli, e il processo si chiama esterificazione

756) I saponi naturali:

A. sono acidi grassi monoinsaturi
B. sono acidi grassi polinsaturi
C. sono trigliceridi
D. sono i sali di potassio o di sodio degli acidi grassi
E. sono acidi grassi saturi

757) Una molecola di lipide semplice è composta da glicerolo e acidi grassi in rapporto:

A. tre/tre
B. uno/due
C. uno/uno
D. uno/quattro
E. uno/tre

758) I trigliceridi insaturi:

A. sono formati a partire da acidi grassi con catena più corta di quelli di un trigliceride saturo
B. contengono più atomi di idrogeno dei trigliceridi saturi con lo stesso numero di atomi di carbonio
C. sono presenti unicamente nei vegetali
D. sono formati a partire da acidi grassi con doppi legami nella catena carboniosa
E. sono formati a partire da un minor numero di molecole di acidi grassi rispetto ad un trigliceride saturo

Gli amminoacidi e le proteine

759) CINECA • 2018 Le proteine sono macromolecole i cui monomeri sono:

A. amidi
B. amminoacidi
C. acidi grassi
D. nucleotidi
E. lipidi

760) I protidi sono costituiti da:

A. carboidrati
B. un insieme di aminoacidi
C. un insieme di acidi nucleici
D. un insieme di grani
E. enzimi

761) Valutare quali dei seguenti legami caratterizzano la struttura primaria di una proteina: (A) legami a idrogeno; (B) legami peptidici; (C) interazioni idrofobiche; (D) legami disolfuro; (E) forze di van der Waals.

A. A e D
B. B e C
C. B e D
D. solo di tipo B
E. A, C ed E

762) Un amminoacido essenziale è:

A. un amminoacido che è codificato da una sola tripletta

B. un amminoacido che le nostre cellule non sanno sintetizzare
C. un amminoacido che è presente solo nelle proteine di origine animale
D. un amminoacido che è presente solo nelle proteine di origine vegetale
E. un amminoacido che fa parte del sito attivo di un enzima

763) Il legame peptidico è un legame:

A. anidridico
B. nessuno dei legami menzionati
C. ionico
D. covalente
E. a idrogeno

764) La struttura quaternaria di una proteina è generata:

A. dall'ordine di sequenza degli amminoacidi
B. da legami disolfuro
C. dalle interazioni non covalenti fra più subunità
D. dai legami idrogeno fra legami peptidici
E. nessuna delle altre risposte è corretta

765) Quale dei seguenti composti è un amminoacido?

A. Adrenalina
B. Nessuna delle altre risposte è corretta
C. Colina
D. Treonina
E. Istamina

766) L'acido aspartico è:

A. un peptide acido
B. un amminoacido
C. un ossiacido
D. un glicolo
E. un acido minerale forte

767) CINECA • 2016 Gli amminoacidi si legano tra loro per formare:

A. i polimeri acidi
B. i polisaccaridi
C. le proteine
D. le ammine
E. le ammidi

768) Quanti tipi di atomi sono contenuti (al minimo) in un aminoacido?

A. 3
B. 5
C. 18
D. 6
E. 4

769) Un amminoacido è una:

A. sostanza contenente i gruppi funzionali alcolico ed amminico
B. sostanza contenente i gruppi carbossilico ed amminico
C. sostanza contenente maltosio e glucosio
D. sostanza che per idrolisi produce proteine
E. sostanza ottenuta per idrolisi dei trigliceridi

770) Quale tra i seguenti composti è un amminoacido?

A. Anilina
B. Alanina
C. Atropina
D. Adrenalina
E. Formalina

771) Quale delle seguenti formule rappresenta un amminoacido?

A. $H_2N\text{-}CH_2\text{-}COOH$
B. $H_2N\text{-}CH_2\text{-}CHO$
C. $H_2N\text{-}CH_2\text{-}CH_2OH$
D. $H_2N\text{-}CH_3\text{-}HOHN$
E. $HOHN\text{-}CH_2\text{-}CH_2OH$

772) L'indicazione Ala-Ala corrisponde a:

A. un composto aromatico
B. un'ammina
C. un disaccaride
D. un dipeptide
E. un diestere

773) Quale dei seguenti amminoacidi contiene zolfo?

A. Valina
B. Tirosina
C. Lisina
D. Metionina
E. Prolina

774) Quale delle seguenti formule rappresenta un amminoacido?

A. $H_2N\text{-}CH_2\text{-}CH_2OH$
B. $H_2N\text{-}CH_2\text{-}CHO$
C. $HOHN\text{-}CH_2\text{-}CH_2OH$
D. H_2O
E. $H_2N\text{-}CH_2\text{-}COOH$

775) "La glutammato deidrogenasi è un enzima allosterico complesso. Il suo peso molecolare è di circa 300000 unità di massa atomica (u.m.a.) e l'enzima è formato da sei subunità identiche, ognuna delle quali contiene una singola catena polipeptidica". Ammettendo che il peso molecolare medio di ciascun residuo di aminoacido sia 100 u.m.a., i residui amminoacidici presenti in ciascuna subunità dell'enzima sono pertanto circa:

A. 5000
B. 500
C. 3000
D. 300
E. 300000

776) Il legame che caratterizza la struttura secondaria di una proteina è quello:

A. ionico
B. peptidico
C. covalente omopolare
D. a ponte di idrogeno
E. disolfuro

777) Il legame che stabilizza l'alfa elica di una proteina è:

A. disolfuro
B. a ponte di idrogeno
C. peptidico
D. ionico
E. glicosidico

778) Indicare quale tra le seguenti affermazioni è corretta:

A. alcune proteine non contengono carbonio
B. alcune proteine non contengono azoto
C. tutte le proteine contengono fosforo
D. tutte le proteine contengono azoto
E. tutte le proteine contengono zolfo

779) La glicina (o glicocolla) è:

A. un amminoacido
B. un polimero di sintesi
C. una sintesi
D. una proteina adesiva
E. un polisaccaride

780) Si definiscono amminoacidi essenziali quelli che:

A. sono presenti in tutte le proteine
B. sono indispensabili per definire la struttura proteica
C. hanno un elevato contenuto energetico
D. non possono essere sintetizzati dall'organismo umano
E. contengono solo gruppi laterali apolari

I nucleotidi e gli acidi nucleici

781) Il ribosio è:

A. un nucleotide a 5 atomi di carbonio
B. un acido nucleico
C. un nucleoside
D. un monosaccaride a 5 atomi di carbonio con una funzione aldeidica
E. un disaccaride con una molecola di glucosio e una di fruttosio

782) Quali elementi chimici, tra quelli elencati qui di seguito, sono presenti negli acidi nucleici?

A. C, H, O, N, S
B. C, H, O
C. C, H, O, S
D. C, H, O, N
E. C, H, O, N, P

783) Qual è la differenza tra i termini nucleoside e nucleotide?

A. Il nucleotide è un nucleoside privo del gruppo fosforico
B. Non c'è differenza
C. Il nucleoside è un nucleotide privo del gruppo fosforico
D. Nessuna delle altrc risposte è corretta
E. Il nucleoside è un nucleotide privo del gruppo solforico

784) L'RNA è formato da:

A. acidi grassi
B. enzimi
C. glicidi
D. nucleotidi
E. ossiacidi

785) Quale di questi composti è un costituente dell'RNA?

A. Ribosio
B. Glucosio
C. Fruttosio
D. Acetone
E. Deossiribosio

786) Le basi azotate presenti nell'acido ribonucleico sono:

A. adenina - guanina - uracile - citosina
B. adenina - timina - uracile - citosina
C. adenina - guanina - pirimidina - citosina
D. adenina - serina - guanina - citosina
E. adenina - guanina - timina - citosina

787) In un nucleotide il legame tra l'acido fosforico (H_3PO_4) e lo zucchero è un legame di tipo:

A. glicosidico
B. anidridico
C. sublime
D. ad alta energia
E. estereo

788) Indicare il nucleotide:

A. adenosina monofosfato
B. acido fosfatidico
C. nessuna delle risposte è corretta
D. miosina
E. alanina

789) L'adenina è:

A. un acido fosfatidico
B. un alcaloide
C. un ormone
D. un aminoacido
E. un'ammina aromatica secondaria

790) Il desossiribosio è un monosaccaride con:

A. 1 atomo di carbonio
B. 3 atomi di carbonio
C. 4 atomi di carbonio
D. 6 atomi di carbonio
E. 5 atomi di carbonio

791) Un nucleoside è:

A. il glicoside di una base azotata con ribosio o desossiribosio
B. l'estere fosforico del ribosio
C. un sapone
D. l'anidride di un acido nucleico

E. l'estere di una base azotata con acido fosforico

792) Gli acidi nucleici presenti nelle cellule sono:

A. 15
B. 4
C. 1
D. 2
E. 20

793) DNA e RNA differiscono per:

A. nulla
B. sostituzione di timina con uracile
C. sostituzione di guanina con uracile
D. sostituzione di citosina con uracile
E. sostituzione di adenina con uracile

794) Le basi azotate presenti nel DNA sono:

A. alanina-guanina-uracile-citosina
B. adenina-timina-uracile-citosina
C. adenina-guanina-pirimidina-citosina
D. adenina-guanina-uracile-citosina
E. adenina-guanina-timina-citosina

795) Gli acidi ribonucleici sono costituiti da:

A. basi azotate-ribosio-acido solforico
B. basi azotate-ribosio-acido fosforico
C. basi azotate-acido fosforico-desossiribosio
D. acidi grassi-fosfato-ribosio
E. aminoacidi-desossiribosio-acido fosforico

796) Il legame fosfodiesterico è sicuramente presente:

A. nell'acetato di etile
B. nei peptidi
C. nel saccarosio
D. nel DNA
E. nel glucosio

La massa degli atomi e delle molecole

797) Il peso in grammi corrispondente alla massa atomica è:

A. la massa
B. il peso atomico
C. il grammoatomo
D. il peso di un atomo
E. il numero atomico

798) Il peso molecolare è:

A. la somma dei pesi atomici del 90% degli atomi di una molecola
B. la somma dei pesi atomici di tutti gli atomi costituenti una molecola
C. la semisomma dei pesi atomici di tutti gli atomi di una molecola
D. un multiplo della somma dei pesi atomici degli atomi di una molecola
E. la somma dei pesi atomici del 50% degli atomi di una molecola

799) CINECA • 2016 Quale tra le seguenti è la formula di un composto avente formula minima CH_2O e peso molecolare 180?

A. $C_6H_{12}O_6$
B. $C_2H_4O_2$
C. CH_2O
D. $C_3H_6O_3$
E. $C_8H_4O_8$

800) Supponendo che l'abbondanza relativa dei diversi isotopi del cloro sia: 75% cloro-35 (34,96 u.m.a.) e 25% cloro-37 (36,96 u.m.a.), la massa del cloro risulterebbe:

A. 71,92 u.m.a.
B. 35,96 u.m.a.
C. 35,46 u.m.a.
D. 39,96 u.m.a.
E. 34,96 u.m.a.

RISPOSTE CORRETTE

1) B	53) B	105) C	157) A	209) B
2) C	54) C	106) C	158) E	210) A
3) A	55) C	107) D	159) C	211) D
4) C	56) D	108) A	160) B	212) A
5) D	57) C	109) D	161) E	213) E
6) E	58) B	110) B	162) D	214) B
7) D	59) E	111) A	163) C	215) D
8) D	60) D	112) C	164) E	216) E
9) C	61) B	113) E	165) C	217) E
10) C	62) E	114) E	166) C	218) B
11) B	63) D	115) A	167) C	219) D
12) E	64) E	116) E	168) D	220) D
13) A	65) D	117) E	169) E	221) E
14) D	66) D	118) A	170) E	222) E
15) E	67) E	119) A	171) E	223) C
16) E	68) B	120) B	172) E	224) A
17) C	69) B	121) E	173) A	225) A
18) E	70) B	122) B	174) E	226) B
19) E	71) E	123) A	175) D	227) D
20) E	72) B	124) D	176) B	228) D
21) E	73) E	125) A	177) D	229) B
22) D	74) B	126) E	178) B	230) C
23) A	75) A	127) D	179) C	231) A
24) D	76) D	128) D	180) B	232) A
25) C	77) D	129) A	181) B	233) C
26) D	78) D	130) D	182) B	234) C
27) B	79) A	131) A	183) C	235) C
28) A	80) B	132) B	184) A	236) A
29) C	81) D	133) A	185) E	237) C
30) C	82) B	134) A	186) B	238) C
31) E	83) C	135) C	187) C	239) C
32) A	84) C	136) E	188) A	240) A
33) C	85) E	137) E	189) C	241) C
34) D	86) C	138) C	190) C	242) E
35) E	87) A	139) B	191) A	243) C
36) B	88) E	140) D	192) E	244) D
37) E	89) C	141) D	193) E	245) D
38) D	90) E	142) D	194) E	246) E
39) B	91) C	143) B	195) A	247) B
40) E	92) C	144) D	196) E	248) B
41) A	93) D	145) C	197) B	249) C
42) E	94) A	146) B	198) A	250) E
43) D	95) D	147) E	199) C	251) E
44) D	96) A	148) E	200) E	252) C
45) D	97) E	149) E	201) E	253) B
46) C	98) C	150) A	202) A	254) E
47) B	99) B	151) C	203) C	255) E
48) D	100) C	152) A	204) E	256) A
49) A	101) A	153) B	205) E	257) C
50) E	102) E	154) B	206) C	258) C
51) B	103) E	155) B	207) B	259) D
52) D	104) B	156) C	208) D	260) E

261) A	315) B	369) D	423) A	477) A
262) A	316) C	370) D	424) B	478) A
263) D	317) E	371) E	425) E	479) D
264) D	318) B	372) C	426) C	480) C
265) A	319) E	373) E	427) B	481) C
266) E	320) E	374) C	428) E	482) D
267) E	321) A	375) C	429) E	483) E
268) A	322) A	376) C	430) E	484) B
269) E	323) A	377) D	431) E	485) C
270) A	324) C	378) C	432) B	486) E
271) A	325) B	379) C	433) B	487) B
272) C	326) C	380) A	434) E	488) A
273) C	327) B	381) E	435) C	489) A
274) D	328) A	382) B	436) A	490) B
275) B	329) E	383) D	437) D	491) D
276) A	330) D	384) C	438) A	492) E
277) E	331) E	385) E	439) C	493) C
278) C	332) C	386) C	440) B	494) E
279) D	333) E	387) B	441) C	495) A
280) C	334) D	388) D	442) E	496) E
281) D	335) B	389) A	443) C	497) E
282) E	336) D	390) B	444) A	498) D
283) E	337) E	391) A	445) E	499) D
284) B	338) C	392) D	446) A	500) B
285) C	339) B	393) A	447) C	501) D
286) E	340) E	394) E	448) B	502) E
287) A	341) B	395) C	449) E	503) E
288) D	342) A	396) E	450) C	504) B
289) C	343) E	397) C	451) E	505) D
290) B	344) B	398) C	452) A	506) E
291) C	345) B	399) C	453) A	507) B
292) C	346) A	400) C	454) C	508) A
293) E	347) A	401) D	455) A	509) E
294) D	348) C	402) B	456) A	510) B
295) E	349) D	403) A	457) D	511) E
296) A	350) D	404) E	458) A	512) D
297) E	351) D	405) A	459) C	513) C
298) C	352) E	406) E	460) D	514) D
299) D	353) D	407) A	461) B	515) B
300) E	354) A	408) B	462) D	516) B
301) B	355) D	409) A	463) E	517) C
302) D	356) B	410) B	464) E	518) E
303) D	357) C	411) C	465) C	519) D
304) C	358) A	412) E	466) B	520) E
305) D	359) C	413) B	467) A	521) D
306) A	360) B	414) C	468) E	522) D
307) A	361) A	415) C	469) A	523) C
308) E	362) D	416) A	470) A	524) D
309) C	363) B	417) B	471) D	525) C
310) E	364) A	418) B	472) A	526) A
311) D	365) E	419) E	473) C	527) B
312) C	366) A	420) D	474) B	528) E
313) E	367) B	421) E	475) C	529) D
314) A	368) D	422) E	476) C	530) C

531) B	585) C	639) D	693) A	747) C
532) D	586) C	640) A	694) A	748) D
533) C	587) D	641) C	695) D	749) B
534) A	588) D	642) B	696) A	750) E
535) C	589) D	643) E	697) A	751) A
536) A	590) E	644) E	698) E	752) E
537) B	591) D	645) A	699) C	753) C
538) C	592) C	646) D	700) D	754) E
539) D	593) B	647) C	701) D	755) D
540) D	594) D	648) B	702) A	756) D
541) D	595) E	649) E	703) A	757) E
542) D	596) C	650) C	704) B	758) D
543) D	597) B	651) D	705) B	759) B
544) D	598) B	652) A	706) B	760) B
545) A	599) B	653) C	707) D	761) C
546) B	600) A	654) B	708) D	762) B
547) C	601) D	655) C	709) C	763) D
548) C	602) C	656) B	710) C	764) C
549) B	603) A	657) C	711) C	765) D
550) C	604) B	658) E	712) E	766) B
551) E	605) A	659) D	713) A	767) C
552) E	606) C	660) C	714) E	768) E
553) D	607) D	661) A	715) A	769) B
554) B	608) B	662) E	716) A	770) B
555) E	609) C	663) E	717) E	771) A
556) B	610) A	664) C	718) C	772) D
557) E	611) B	665) E	719) C	773) D
558) B	612) E	666) E	720) C	774) E
559) A	613) C	667) D	721) D	775) B
560) D	614) A	668) D	722) B	776) D
561) B	615) E	669) C	723) A	777) B
562) C	616) A	670) A	724) E	778) D
563) D	617) D	671) C	725) A	779) A
564) D	618) D	672) B	726) C	780) D
565) B	619) E	673) B	727) C	781) D
566) B	620) D	674) E	728) E	782) E
567) E	621) A	675) D	729) C	783) C
568) E	622) A	676) E	730) B	784) D
569) C	623) D	677) D	731) D	785) A
570) E	624) A	678) A	732) B	786) A
571) D	625) A	679) C	733) E	787) E
572) B	626) E	680) B	734) C	788) A
573) C	627) E	681) B	735) D	789) E
574) C	628) A	682) C	736) E	790) E
575) E	629) C	683) A	737) A	791) A
576) D	630) E	684) B	738) E	792) D
577) C	631) A	685) A	739) B	793) B
578) D	632) C	686) D	740) C	794) E
579) A	633) C	687) B	741) E	795) B
580) D	634) E	688) B	742) C	796) D
581) D	635) B	689) C	743) D	797) C
582) B	636) B	690) C	744) D	798) B
583) D	637) E	691) E	745) B	799) A
584) A	638) D	692) D	746) A	800) C

CAPITOLO 4
Biologia

4.1 • La chimica dei viventi

Bioelementi

1) I bioelementi (o elementi biogeni) sono:

A. gli elementi chimici su cui dovrebbe basarsi una sana alimentazione
B. gli elementi chimici di base degli organismi viventi animali e vegetali
C. gli elementi chimici di base dei soli organismi viventi animali
D. gli elementi sintetici di base dell'ingegneria genetica
E. gli elementi chimici di base dei soli organismi viventi vegetali

2) Indicare quale tra i seguenti bioelementi è presente solo in piccolissime quantità (tracce) nella materia vivente:

A. idrogeno
B. calcio
C. azoto
D. iodio
E. ossigeno

3) CISIA • 2015 Gli elementi chimici di cui sono principalmente costituiti gli organismi viventi sono:

A. carbonio - ossigeno - fosforo
B. carbonio - idrogeno - azoto
C. carbonio - ossigeno - azoto
D. idrogeno - ossigeno – azoto
E. carbonio - idrogeno - ossigeno

Importanza biologica delle interazioni deboli

4) M/O • 2018 I legami a idrogeno sono responsabili:

A. della struttura secondaria delle proteine
B. del legame fra basi contigue su un filamento di DNA
C. dell'interazione fra catene di acidi grassi nel doppio strato lipidico delle membrane cellulari
D. dell'appaiamento purina-purina e pirimidina-pirimidina nella doppia elica del DNA
E. del legame tra un aminoacido e il rispettivo t-RNA

5) I legami a idrogeno rivestono un ruolo importante:

A. nella formazione del legame peptidico tra due aminoacidi
B. nel determinare la struttura tridimensionale delle proteine e degli acidi nucleici
C. nei processi di polimerizzazione di molecole biologiche
D. nell'appaiamento purina-purina e pirimidina-pirimidina del DNA
E. nella utilizzazione degli zuccheri quale materiale energetico

6) I legami a idrogeno sono interazioni deboli che si instaurano:

A. tra un qualsiasi atomo legato covalentemente ad un atomo di idrogeno

B. tra un atomo di idrogeno legato covalentemente ad un solo atomo fortemente elettronegativo patto che appartenga alla stessa molecola
C. tra un atomo di idrogeno legato covalentemente ad un atomo debolmente elettronegativo e un atomo debolmente elettronegativo facente parte di un'altra o della stessa molecola
D. tra un atomo di idrogeno legato covalentemente ad un atomo fortemente elettronegativo e un atomo fortemente elettronegativo facente parte di un'altra o della stessa molecola
E. tra un atomo di azoto legato covalentemente ed un atomo di idrogeno fortemente elettronegativo

Proprietà dell'acqua

7) L'acqua è una molecola:

A. apolare
B. dotata di poca forza coesiva
C. con una regione elettropositiva ed una elettronegativa
D. gassosa
E. che partecipa alla formazione di legami covalenti

8) Quale proprietà dell'acqua provoca il suo innalzamento in un capillare?

A. La viscosità
B. La densità
C. La tensione di vapore
D. La flessibilità
E. La tensione superficiale

Le molecole organiche degli organismi viventi e loro funzioni

9) Indica quale delle seguenti è la più tipica funzione biologica dei lipidi:

A. la funzione di riserva energetica
B. la funzione di trasporto
C. la funzione informativa
D. la funzione catalitica
E. la funzione elettrica

10) Quali sono i fondamentali composti della materia vivente?

A. Carboidrati, acidi grassi, amminoacidi, acidi nucleici
B. Emoglobina e albumina
C. Amminoacidi
D. Amminoacidi e lipidi
E. Carboidrati e lipidi

11) Qual è la funzione primaria dei carboidrati negli esseri viventi?

A. Accumularsi nel tessuto adiposo
B. Fornire energia
C. Formare DNA
D. Formare proteine
E. Drenare i liquidi

12) Le più importanti forme di energia necessaria per la sopravvivenza dell'uomo sono:

A. le vitamine
B. le proteine che assimiliamo con gli alimenti
C. i grassi
D. i sali minerali
E. i grassi e gli zuccheri che assimiliamo con gli alimenti

13) Tra le tante funzioni svolte dalle proteine le più importanti sono:

A. enzimatiche e strutturali
B. di mantenere costante la temperatura corporea
C. di accumulare energia
D. di accumulare e cedere energia
E. scheletriche

14) M/O • 2015 Quale dei seguenti composti biochimici NON ha un numero pari di atomi di carbonio?

A. Glucosio
B. Deossiribosio
C. Amilopectina
D. Amilosio
E. Maltosio

15) Il glicogeno è formato:

A. da maltosio e glucosio
B. da amminoacidi
C. solo da glucosio
D. da glucosio e fruttosio
E. solo da fruttosio

16) CISIA • 2015 Quale dei seguenti carboidrati è un monosaccaride:

A. galattosio
B. amido
C. saccarosio
D. glicogeno
E. lattosio

17) CINECA • 2018 La vitamina C se assunta in grande quantità:

A. provoca lo scorbuto
B. diminuisce le difese immunitarie
C. nessuna delle altre alternative è corretta
D. protegge dalle infezioni
E. limita l'assorbimento del ferro

18) M/O • 2019 Quale tra le seguenti affermazioni sui trigliceridi è corretta?

A. Quelli che contengono solo acidi grassi polinsaturi a catena corta sono generalmente solidi a temperatura ambiente
B. Possono contenere acidi grassi saturi e insaturi nella stessa molecola
C. Si formano per idrolisi da una molecola di glicerolo e tre molecole di acido grasso
D. Quelli che contengono solo acidi grassi saturi, a parità di lunghezza delle catene carboniose, hanno un punto di fusione più basso di quelli che contengono solo acidi grassi polinsaturi
E. Gli acidi grassi di uno stesso trigliceride hanno sempre catene carboniose tutte della stessa lunghezza

19) CINECA • 2016 Gli amminoacidi "non essenziali" sono quegli amminoacidi:

A. che fanno parte di proteine non essenziali
B. di cui è meglio evitare la somministrazione con la dieta
C. che danno origine ai corpi chetonici
D. di cui l'organismo può fare a meno
E. che l'organismo è capace di sintetizzare

20) M/O • 2015 Quale delle seguenti affermazioni descrive correttamente il glicogeno umano?

1. È un polimero del glucosio.
2. È un ormone prodotto dal pancreas.
3. Può essere accumulato come fonte di energia in cellule epatiche e muscolari.

A. Solo 2
B. Solo 1 e 3
C. Solo 1 e 2
D. Solo 3
E. Solo 1

21) In quale dei seguenti processi il ribosio assume un ruolo centrale?

A. Fermentazione
B. Ossidazione
C. Attività enzimatica
D. Sintesi proteica
E. Omeostasi

22) CINECA • 2015 Gli acidi grassi si distinguono in saturi, monoinsaturi e polinsaturi a seconda della:

A. presenza di uno o più gruppi carbossilici

B. presenza di uno o più atomi di ossigeno
C. presenza di uno o più doppi legami
D. presenza di acidi grassi essenziali
E. lunghezza dell'acido grasso

23) V • 2015 Quale/i dei seguenti composti è/sono un carboidrato/i?

1. Deossiribosio
2. Glicogeno
3. Maltosio

A. Solo 1 e 3
B. Solo 2 e 3
C. Solo 1 e 2
D. Solo 3
E. Tutti

24) Le proteine derivano:

A. dalla condensazione di amminoacidi
B. dall'idrolisi di amminoacidi
C. dall'idrolisi dei grassi
D. dalla condensazione di zuccheri
E. dalla carenza di zuccheri

25) I comuni lipidi sono costituiti da mescolanze di:

A. glicerine
B. glicidi
C. gliceridi
D. acidi grassi superiori
E. saponi

26) Quale delle seguenti macromolecole è un omopolimero?

A. Albumina
B. DNA
C. Amido
D. Emoglobina
E. RNA

Ruolo degli enzimi

27) Quando l'enzima e il suo substrato si combinano:

A. si modifica la struttura primaria della proteina
B. avvengono cambiamenti di conformazione a carico del substrato
C. non avviene nessun cambiamento spaziale
D. un enzima non può combinarsi con il suo substrato
E. viene ceduta energia termica all'enzima

28) Quale di queste affermazioni riguardante gli enzimi è vera?

A. Sono sostanze di natura sintetica
B. Sono sostanze di natura lipidica
C. L'enzima viene trasformato dalla reazione che catalizza
D. Ognuno di essi può catalizzare tanti tipi di reazioni
E. Ognuno di essi catalizza un determinato tipo di reazione

29) La regione di un enzima che si lega con il substrato è il:

A. sito attivo
B. prodotto
C. coenzima
D. reagente
E. cofattore

30) M/O • 2016 Quale di questi enzimi NON è normalmente presente in una cellula animale sana?

A. Trascrittasi inversa
B. DNA elicasi
C. RNA polimerasi
D. DNA ligasi
E. DNA polimerasi

31) Per sito attivo si intende:

A. il sito del substrato che reagisce con l'enzima
B. il sito dell'enzima dove si attacca il substrato

C. l'ala cardiaca
D. il luogo della cellula dove avvengono le reazioni
E. il muscolo

32) V • 2015 **Quale delle seguenti affermazioni NON descrive le caratteristiche dell'enzima umano pepsina?**

A. È costituito da aminoacidi
B. Contiene legami peptidici
C. Contiene legami non peptidici
D. Contiene una struttura a α-elica
E. Funziona in modo ottimale in condizioni alcaline

33) Gli enzimi che catalizzano la sintesi di molecole complesse appartengono alla classe delle:

A. isomerasi
B. ossidoreduttasi
C. idrolasi
D. ligasi
E. transferasi

34) M/O • 2014 **Quali legami possono essere presenti nella molecola di un enzima digestivo?**

1. Legame peptidico
2. Legame disolfuro
3. Legame ionico
4. Legame idrogeno
A. Tutti
B. Solo 1, 2 e 3
C. Solo 1, 2 e 4
D. Solo 2, 3 e 4
E. Solo 1, 3 e 4

35) Molti enzimi, oltre a possedere il normale sito con cui legano il substrato, presentano un secondo sito, detto allosterico. Quando particolari molecole regolatrici si legano a quest'ultimo, si ha una piccola variazione della struttura della molecola dell'enzima che ne provoca l'attivazione o l'inibizionE. Pertanto si può dire che un enzima allosterico:

A. non possiede il sito attivo
B. non possiede il sito allosterico
C. è una proteina priva di struttura terziaria
D. è una proteina che può cambiare forma
E. non può legare il substrato

4.2 • La cellula come base della vita

Teoria cellulare

36) CINECA • 2016 **L'unità strutturale e funzionale dei viventi è:**
A. la cellula
B. il genoma
C. il DNA
D. l'RNA
E. la molecola

37) La teoria cellulare, la cui elaborazione a metà '800 da parte di Schleiden e Schwann segna la nascita della biologia moderna, afferma che:

1. la cellula è l'unità fondamentale della materia vivente
2. tutti gli organismi viventi sono formati da cellule
3. le cellule derivano esclusivamente dalla divisione di altre cellule
A. sono vere la 1, la 2 e la 3
B. sono vere solo la 1 e la 2
C. sono vere solo la 2 e la 3
D. è vera solo la 3
E. è vera solo la 2

Dimensioni cellulari

38) Qual è l'ordine crescente delle seguenti strutture?
A. Virus, proteina, atomo, batterio
B. Nessuna delle altre risposte è corretta
C. Proteina, atomo, batterio, virus

D. Atomo, virus, batterio, proteina
E. Atomo, proteina, virus, batterio

39) L'unità di misura più utile per indicare le dimensioni delle cellule dell'organismo umano è il:

A. nanometro
B. il millilitro
C. centimetro
D. micrometro
E. millimetro

40) Il diametro di una cellula della mucosa boccale è circa 50 μm, corrispondente a:

A. 5 nm
B. 0,05 cm
C. 0,05 mm
D. 0,5 nm
E. 0,5 mm

41) Considerando un elefante ed una formica, quale di queste affermazioni è VERA?

A. Le cellule dell'elefante sono più complesse di quelle della formica
B. Le cellule dell'elefante sono più grandi di quelle della formica
C. La formica ha cellule più piccole
D. L'elefante contiene un maggior numero di cellule
E. Le molecole dell'elefante sono più grandi di quelle della formica

Microscopi

42) Un microscopio ottico consente ingrandimenti di oltre 1000 volte.Al massimo ingrandimento è possibile osservare:

A. macromolecole proteiche
B. anticorpi
C. virus
D. geni purificati ed isolati
E. batteri

43) Se si volessero riprendere delle immagini per un documentario in cui far vedere i cromosomi in movimento durante la divisione cellulare, sarebbe necessario utilizzare:

A. lo zoom di una telecamera
B. il microscopio ottico perché ha un elevato potere di risoluzione
C. il microscopio ottico perché il preparato è vivo
D. il microscopio elettronico a trasmissione per il suo potere di ingrandimento
E. il microscopio elettronico a scansione per osservare meglio la superficie dei cromosomi

44) La figura si riferisce ad un microscopio ottico. La struttura indicata con la lettera A prende il nome di:

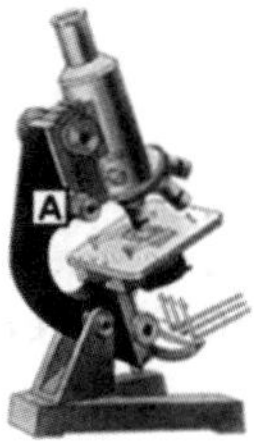

A. vite micrometrica
B. vite macrometrica
C. obiettivo ad ingrandimento minore
D. oculare
E. diaframma

Cellula procariotica ed eucariotica

45) Le cellule che presentano DNA circolare sono:

A. nuclei
B. i batteri
C. i virus
D. le cellule animali
E. i funghi

46) Una cellula eucariotica animale è costituita da:

A. parete cellulare, nucleo
B. membrana cellulare, citoplasma, corpi nucleari
C. membrana cellulare, citoplasma, nucleo
D. parete cellulare, citoplasma, nucleo
E. membrana cellulare e nucleo

47) I procarioti:

A. sono privi di membrana nucleare
B. possiedono una spessa membrana nucleare
C. possiedono la membrana nucleare
D. presentano ribosomi 80S
E. hanno DNA o RNA

48) I plastidi contenenti carotenoidi responsabili della colorazione di frutti e fiori sono detti:

A. mitocondri
B. centroli
C. cromoplasti
D. sferoplasti
E. xilema e floema

49) CINECA • 2016 Come si dividono le cellule procariote?

A. Per meiosi
B. Per scissione semplice
C. Per mitosi
D. Per fissione binaria
E. Nessuna delle altre alternative è corretta

50) La parete cellulare è:

A. un involucro rigido che circonda le cellule dei vegetali e di molti procarioti
B. un involucro flessibile che circonda tutte le cellule
C. un involucro rigido ed elastico che circonda le cellule eucariotiche
D. una membrana che riveste la cavità toracica e quella addominale
E. un rivestimento del tessuto osseo

51) CINECA • 2015 La cellulosa è:

A. un monosaccaride con funzione strutturale
B. un polisaccaride con funzione di riserva energetica
C. una catena di peptidi
D. un polimero del β-glucosio
E. un polimero dell'α-glucosio

52) Qual è la differenza più evidente che intercorre tra una cellula procariotica e una eucariotica?

A. Le dimensioni
B. La differenza sta soltanto nelle dimensioni
C. Nei procarioti manca un vero e proprio nucleo, caratteristico invece degli eucarioti
D. Negli eucarioti manca un vero proprio nucleo, caratteristico invece dei procarioti
E. I procarioti sono circondati dal capside

53) M/O • 2018 Nei procarioti l'operone è:

A. il sito di legame per il repressore posto tra promotore e geni strutturali
B. un plasmide utilizzato come vettore genico
C. l'unità funzionale della trascrizione
D. una polimerasi in grado di trascrivere più geni contemporaneamente
E. un fattore della trascrizione

54) M/O • 2015 Le cellule procariote ed eucariote possono entrambe avere:

1. Guanina
2. Ribosomi
3. Flagelli

A. Solo 1 e 2
B. Solo 1 e 3
C. Solo 2 e 3
D. Tutte
E. Solo 2

55) Quale è l'ordine di complessità crescente delle seguenti strutture?

A. Atomo, proteina, virus e batterio
B. Proteina, atomo, virus e batterio
C. Virus, proteina, atomo e batterio
D. Virus, batterio, atomo, proteina
E. Proteina, atomo, batterio e virus

56) CISIA • 2016 Le cellule procariotiche sono provviste di:

A. nucleoli
B. lisosomi
C. parete cellulare di chitina
D. mitocondri
E. DNA e RNA

57) Gli eucarioti sono:

A. organuli inferiori
B. cellule prive di attività
C. organismi costituiti da cellule il cui nucleo risulta ben distinto
D. organismi costituiti da cellule il cui nucleo non risulta ben distinto
E. organismi primitivi

58) Quali dei seguenti organuli non appartengono alla cellula animale?

A. Plastidi
B. Mitocondri
C. Lisosomi
D. Flagelli
E. Centrioli

59) Quale struttura svolge una funzione diversa nelle cellule animali e vegetali?

A. Flagelli
B. Mitocondri
C. Vacuoli
D. Ribosomi
E. Macromolecole proteiche

60) Esistono cellule dotate sia di mitocondri che di cloroplasti, quali?

A. Cellule vegetali
B. Cellule di mammiferi
C. Cellule di insetti
D. nessuna delle altre risposte è corretta
E. Cellule batteriche

61) CINECA • 2016 Che cos'è il peptidoglicano?

A. Il componente fondamentale della parete cellulare batterica
B. Una glicoproteina che viene sintetizzata dai batteri
C. Il componente fondamentale della parete cellulare delle cellule vegetali
D. Il componente fondamentale della parete cellulare dei soli batteri gram-negativi
E. Il componente fondamentale della parete cellulare delle cellule animali

62) Negli organismi pluricellulari:

A. le cellule hanno solo funzione digestiva
B. le cellule si specializzano in modo da svolgere ognuna una determinata funzione
C. le cellule non si specializzano
D. ogni cellula svolge tutte le funzioni
E. le cellule non svolgono alcuna funzione

63) Presenta un nucleo delimitato da membrana la cellula:

A. eucariotica
B. procariotica
C. virale
D. aploide
E. batterica

64) I cloroplasti si trovano:

A. nel citoplasma delle cellule vegetali
B. nel nucleo delle cellule vegetali
C. nel citoplasma delle cellule animali
D. nelle sole cellule animali
E. nel nucleo delle cellule animali

65) Nei procarioti il materiale genetico consiste:

A. in diverse molecole di DNA
B. in una unica molecola lineare di DNA
C. in due molecole circolari di DNA
D. in una unica molecola circolare di DNA
E. in due o più molecole lineari di DNA

66) I cloroplasti sono:

A. cellule specializzate nella riproduzione, capaci di dare origine ad un nuovo individuo dopo la fusione con un gamete
B. cellule deputate alla riproduzione
C. pigmenti verdi presenti nella clorofilla
D. ormoni vegetali che esplicano varie azioni sull'accrescimento, sulla fioritura, sulla germinazione dei semi
E. organuli verdi delle cellule vegetali, in cui hanno luogo tutte le reazioni chimiche della fotosintesi

67) M/O • 2015 Dati i seguenti processi:

1. Fermentazione alcolica
2. Glicolisi
3. Fosforilazione ossidativa
4. Ciclo di Krebs
Quali avvengono esclusivamente all'interno di organelli di cellule eucariote, come ad esempio il lievito?

A. Solo 1, 3 e 4
B. Solo 3 e 4
C. Solo 1 e 4
D. Solo 2, 3 e 4
E. Solo 1 e 2

68) I mitocondri NON sono presenti nelle cellule:

A. dei funghi
B. delle piante
C. dei protisti
D. dei procarioti
E. degli invertebrati

69) Dall'osservazione della figura si può dedurre che essa rappresenta:

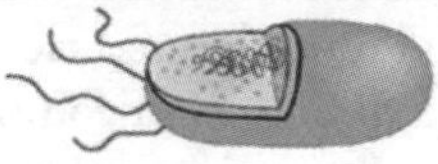

A. un lievito
B. una cellula procariotica
C. una muffa
D. una cellula eucariotica
E. una cellula fungina

70) Il sistema di endomembrane è una caratteristica di:

A. tutte le cellule eucariotiche
B. solo delle cellule animali
C. tutte le cellule procariotiche
D. virus
E. solo delle cellule vegetali

71) La teoria endosimbionte sostiene che cloroplasti e mitocondri si siano evoluti da organismi unicellulari procarioti. Indica quale delle seguenti affermazioni è a sostegno di tale teoria:

A. entrambi gli organuli sono dotati di microtubuli
B. entrambi gli organuli contengono molecole di tRNA
C. entrambi gli organuli contengono molecole di DNA e di RNA
D. entrambi gli organuli contengono molecole di RNA
E. entrambi gli organuli contengono molecole di DNA

72) I batteri crescerebbero all'infinito secondo una progressione geometrica, se non intervenissero alcuni fattori che ne riducono o limitano la continua espansione. Questi fattori sono tali per cui una curva di crescita in una quantità determinata di terreno di coltura può essere divisa in tre fasi: una prima fase che esprime una crescita esponenziale dei batteri (i

batteri crescono in modo esponenziale con il passare del tempo); una seconda fase nella quale il numero di batteri della coltura è costante nel tempo; una fase finale in cui il numero di batteri in coltura (per unità di volume) diminuisce nel tempo. Quale tra i seguenti fenomeni spiega l'esistenza della terza fase?

A. La crescita dei batteri è ostacolata dalla progressione geometrica
B. I batteri invecchiano e muoiono come tutti gli organismi viventi
C. Il terreno di coltura limitato è il fattore determinante
D. Ad ogni divisione corrisponde la morte delle due cellule figlie
E. La crescita dei batteri è limitata dalla presenza troppo ravvicinata di altri batteri

73) Quale delle seguenti strutture si trova nei procarioti?

A. La membrana nucleare
B. La membrana cellulare
C. I mitocondri
D. Il fuso mitotico
E. L'apparato di Golgi

74) Quale struttura svolge una funzione diversa nelle cellule animali e vegetali?

A. Nucleo
B. Vacuoli
C. Ribosomi
D. Membrana cellulare
E. Mitocondri

75) Dall'osservazione al microscopio ottico di una cellula si nota che in essa sono presenti mitocondri e ribosomi insieme ad altri organuli. Si può sicuramente escludere che si tratti:

A. della cellula di un lievito usato per la panificazione
B. di una cellula di calamaro gigante
C. del micelio di un fungo del terreno
D. di un batterio in forte attività metabolica
E. di una cellula vegetale con attività fotosintetica

76) V • 2016 La cromatina è:

A. il pigmento presente nei globuli rossi
B. un microfilamento contrattile
C. un pigmento presente nello strato superficiale della pelle
D. il complesso di proteine e acidi nucleici presente nel nu¬cleo di una cellula eucariotica
E. un materiale contenuto nel citoplasma

77) I flagelli batterici:

A. sono costituiti da microtubuli
B. sono importanti per l'assunzione di cibo
C. hanno una struttura diversa da quella dei flagelli eucariotici
D. sono importanti per la riproduzione batterica
E. servono per allontanare i virus batterici

78) Identificare l'affermazione corretta. Gli eucarioti sono organismi:

A. esclusivamente pluricellulari
B. che si riproducono esclusivamente per via sessuata
C. le cui cellule sono provviste di molteplici compartimenti intracellulari
D. il cui nucleo non è delimitato da membrana
E. i cui nuclei hanno un corredo cromosomico diploide

79) CINECA • 2019 Si immagini di avere una cellula contenente ribosomi, DNA, una membrana plasmatica, una parete cellulare e mitocondri. Che tipo di cellula potrebbe essere?

A. Una cellula vegetale
B. Una cellula renale
C. Un batterio
D. Una cellula uovo
E. Un batteriofago

80) Le pareti cellulari degli eucarioti (esclusi i funghi) sono principalmente costituite da:

A. amminoacidi
B. trigliceridi
C. glucidi
D. fosfolipidi
E. colesterolo

81) Indicare quale tra le seguenti strutture o componenti è assente in una cellula batterica:

A. membrana plasmatica
B. parete cellulare
C. fosfolipidi
D. apparato di Golgi
E. ribosomi

82) Quale delle seguenti strutture è presente in tutte le cellule degli organismi viventi?

A. Parete cellulare
B. Mitocondrio
C. Membrana plasmatica
D. Reticolo endoplasmatico
E. Nucleo

Membrana cellulare: struttura, funzioni e trasporto attraverso la membrana

83) CINECA • 2016 Il trasporto attivo delle sostanze nutritive all'interno della cellula batterica:

A. avviene sempre con modificazione del substrato
B. avviene con esclusivo utilizzo di meccanismo di tipo "simporto"
C. necessita di un dispendio energetico per il trasporto
D. avviene con esclusivo utilizzo di meccanismo di tipo "uniporto"
E. avviene secondo gradiente di concentrazione

84) V • 2014 Si consideri un fosfolipide costituito da una testa e da una doppia coda.

Quale delle seguenti affermazioni NON è corretta?

A. La testa è idrofilica
B. La testa contiene un gruppo fosfato
C. Le code sono idrofobiche
D. La testa è carica positivamente
E. La testa contiene una molecola di glicerolo

85) L'endocitosi indica:

A. detta pompa sodio/potassio
B. l'eliminazione all'esterno di materiali prodotti dalle cellule
C. l'introduzione di materiali esterni nella cellula
D. la fuoriuscita di materiali interni al di fuori della cellula
E. sinonimo di trasporto attivo

86) Per fagocitosi si intende:

A. l'ingestione di fluidi attraverso piccole vescicole
B. l'ingestione di qualsiasi sostanza
C. un particolare tipo di degenerazione cellulare
D. nessuna delle altre risposte è corretta
E. l'ingestione di particelle solide, quali microrganismi o detriti cellulari, tramite vescicole

87) CINECA • 2015 Un processo patologico che alteri il controllo della concentrazione di proteine ed elettroliti fra l'interno e l'esterno della cellula verosimilmente potrebbe essere localizzato:

A. nella membrana cellulare
B. nel tubulo renale

C. nei mitocondri
D. nei lisosomi
E. nell'apparato di Golgi

88) L'esocitosi è:

A. la capacità di alcune molecole di riemettere luce se irradiate
B. il meccanismo attraverso il quale una cellula animale ingloba materiali solidi e liquidi
C. il meccanismo attraverso il quale una cellula eucariota secerne all'esterno materiali vari impacchettati in vescicole
D. la capacità delle piante di reagire alla luce con movimenti di crescita
E. l'incapacità di alcune cellule di liberarsi di scarti tossici

89) Macromolecole oppure materiali di grosse dimensioni attraversano la membrana plasmatica mediante:

A. diffusione facilitata
B. proteine trasportatrici
C. esocitosi o endocitosi
D. osmosi
E. ibridazione

90) Il trasporto attivo mediato di una sostanza attraverso la membrana cellulare:

(1) richiede ATP;
(2) richiede un trasportatore;
(3) avviene per osmosi;
(4) avviene secondo gradiente di concentrazione.
Riguardo alle precedenti affermazioni:
A. è corretta solo la (2)
B. è corretta solo la (3)
C. è corretta solo la (1)
D. sono tutte corrette
E. sono corrette solo la (1) e la (2)

91) CISIA • 2015 Nel passaggio di molecole attraverso le membrane biologiche, quale dei seguenti processi è accoppiato direttamente al consumo di ATP?

A. Trasporto attivo primario
B. Diffusione facilitata
C. Passaggio di O_2 e CO_2 attraverso la membrana plasmatica
D. Flusso di ioni attraverso i canali ionici
E. Osmosi

92) Per pinocitosi si intende:

A. infezione da fagi
B. espulsione di sostanze tossiche
C. ingestione di fluidi attraverso piccole vescicole
D. ingestione di qualsiasi sostanza
E. ingestione di particelle più grandi, quali microrganismi o detriti cellulari, tramite vescicole grandi

93) Le membrane biologiche sono semipermeabili. Ciò significa che il passaggio di sostanze attraverso di esse:

A. non è completamente libero
B. avviene sempre per gradiente di concentrazione
C. avviene sempre con consumo di energia
D. è completamente libero dall'esterno verso l'interno
E. avviene solo in una metà

94) Un recipiente è suddiviso da una membrana semipermeabile in due comparti, contenente ciascuno una soluzione. Nel comparto A il livello del liquido diminuisce.Quale tra le seguenti supposizioni può essere considerata CORRETTA?

A. Le due soluzioni sono isotoniche
B. La soluzione del comparto A ha più soluto di quella del comparto B
C. La soluzione del comparto B è ipotonica rispetto a quella del comparto A

D. La soluzione del comparto A è ipertonica rispetto a quella del comparto B
E. La soluzione del comparto A è ipotonica rispetto a quella del comparto B

95) Quale delle seguenti affermazioni relative all'osmosi NON è CORRETTA?

A. l'osmosi obbedisce alle leggi della diffusione
B. l'acqua si muove verso le cellule con minor potenziale osmotico
C. i globuli rossi devono essere mantenuti in un liquido ipotonico nei loro confronti
D. la concentrazione dei soluti è il principale fattore del potenziale osmotico
E. due cellule con identici potenziali osmotici sono reciprocamente isotoniche

96) La figura si riferisce ad uno dei meccanismi di trasporto attraverso la membrana cellulare. Si può affermare che:

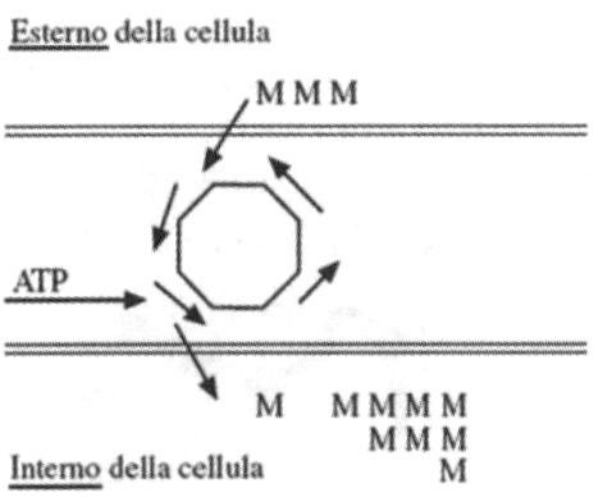

A. ad ogni passaggio di M, la cellula guadagna energia
B. M è una molecola che si sposta verso l'esterno della cellula per osmosi
C. M è una molecola che si muove contro gradiente
D. M è una molecola che attraversa la membrana per diffusione
E. M è una molecola che si muove secondo gradiente

97) Il meccanismo rappresentato in figura si riferisce all'entrata di molecole dall'esterno all'interno di una cellula. Può essere considerato un fenomeno di:

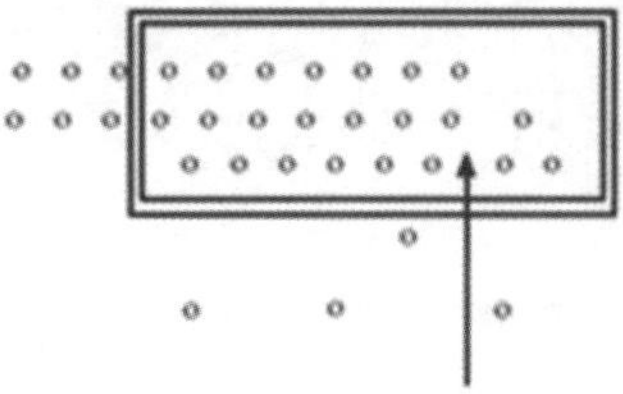

A. osmosi
B. diffusione semplice
C. diffusione facilitata
D. trasporto attivo
E. pinocitosi

98) Un recipiente è diviso in due scomparti da una membrana semipermeabile simile a quella cellulare. Tale membrana separa una soluzione di NaCl al 10% da una soluzione di KCl al 5%. Si può osservare che:

A. il flusso d'acqua si muove dalla soluzione al 10% verso quella al 5%
B. non si ha alcuna variazione del livello dell'acqua nei due scomparti
C. diminuisce il livello d'acqua nella soluzione al 10%
D. il cloruro di potassio va verso la soluzione al 10%
E. il flusso d'acqua si muove dalla soluzione al 5% verso quella al 10%

99) Molecole di ossigeno entrano in un globulo rosso mediante il processo di:

A. pinocitosi
B. trasporto facilitato
C. trasporto attivo
D. osmosi
E. diffusione

100) Il fenomeno rappresentato nei tre bicchieri è definito:

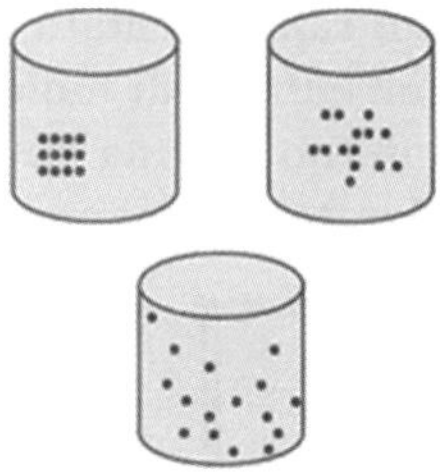

A. pinocitosi
B. plasmolisi
C. osmosi
D. diffusione
E. turgore

101) Il trasporto passivo del glucosio attraverso la membrana cellulare non richiede consumo di ATP. Da dove proviene l'energia necessaria per il trasporto?

A. Dalla pompa del sodio
B. Da fenomeni di endocitosi
C. Da meccanismi di trasporto accoppiato
D. Dall'idrolisi di composti diversi dall'ATP
E. Dal gradiente di concentrazione

102) Gli ioni inorganici:

A. attraversano le membrane cellulari grazie a vescicole proteiche
B. non attraversano mai le membrane cellulari
C. attraversano le membrane cellulari grazie a proteine di trasporto
D. attraversano le membrane cellulari grazie a vescicole di fosfolipidi
E. attraversano liberamente le membrane cellulari

103) Come cambiano i globuli rossi quando vengono posti in una soluzione salina ipotonica?

A. Aumentano in volume perché assumono acqua dalla soluzione
B. Diminuiscono in volume perché rilasciano sali nella soluzione
C. Diminuiscono in volume perché rilasciano acqua nella soluzione
D. Rimangono invariati perché la soluzione salina è compatibile con il citoplasma
E. Aumentano in volume perché assumono sali dalla soluzione

104) Identificare cosa hanno in comune la diffusione facilitata e il trasporto attivo:

A. consentono entrambi il trasporto di molecole di grossa dimensione
B. provvedono entrambi al trasporto dei soluti solo dall'esterno all'interno della cellula
C. richiedono entrambi l'intervento di proteine trasportatrici
D. richiedono entrambi ATP
E. avvengono entrambi contro un gradiente di concentrazione elettrochimico

105) La figura rappresenta schematicamente due cellule vegetali, 1 e 2, ma in condizioni differenti. Quale delle seguenti affermazioni è CORRETTA?

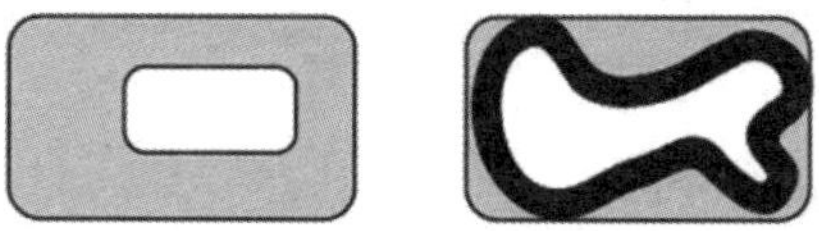

1 2

A. La cellula 1 è stata posta in acqua distillata e la cellula 2 in una soluzione salina
B. La cellula 1 è in piena luce, la cellula 2 si trova al buio
C. La cellula 1 è stata posta in una soluzione salina, la cellula 2 in acqua distillata
D. La cellula 1 è stata riscaldata, la cellula 2 è stata raffreddata

E. La cellula 1 è in normali condizioni di pressione, la cellula 2 è in un ambiente a bassa pressione

106) Quale fenomeno consente all'ossigeno e all'anidride carbonica di attraversare la membrana plasmatica dei globuli rossi?

A. Trasporto attivo
B. Diffusione
C. Endocitosi
D. Esocitosi
E. Trasporto passivo

107) Una cellula è immersa in una soluzione isotonica. Avviene che:

A. la cellula diventa iperplasica
B. l'acqua esce dalla cellula
C. l'acqua entra ed esce dalla cellula in ugual misura
D. la cellula va incontro a lisi
E. l'acqua entra nella cellula

108) Quale completamento è corretto per la frase seguente? "La diffusione facilitata attraverso le membrane cellulari ......"

A. è una forma di trasporto attivo
B. non è mediata da proteine
C. sfrutta il gradiente di concentrazione
D. è un processo che avviene contro gradiente di concentrazione
E. richiede l'ATP come fonte di energia per il movimento delle sostanze

109) Identificare l'affermazione errata. La membrana cellulare:

A. contiene proteine
B. contiene colesterolo
C. regola il movimento di materiale dentro e fuori la cellula
D. è il luogo dove avviene la sintesi proteica
E. nessuna delle altre risposte è corretta

110) La membrana cellulare è:

A. semipermeabile
B. impermeabile
C. rigida
D. duttile
E. permeabile

111) Gli acidi grassi sono costituenti delle membrane cellulari sotto forma di:

A. nucleotidi
B. carboidrati
C. trigliceridi
D. fosfoglucidi
E. fosfolipidi

112) Lo spessore della membrana plasmatica è:

A. circa 75-100 Angstrom
B. circa 5-6 Angstrom
C. circa 1900-2000 Angstrom
D. circa 200-300 Angstrom
E. circa 10-11 mm

113) Il modello di membrana plasmatica attualmente accettato è quello di Singer e Nicolson; esso è formato da:

A. un doppio strato fosfolipidico interno e un doppio strato fosfolipidico esterno
B. un doppio strato fosfolipidico con proteine intrinseche ed estrinseche
C. un doppio strato fosfolipidico circondato da proteine
D. un triplo strato fosfolipidico circondato da proteine
E. un doppio strato fosfolipidico interno e un doppio strato di proteine esterno

114) CINECA • 2019 La membrana plasmatica:

A. è formata da un solo strato lipidico
B. è formata da un doppio strato lipidico con proteine

C. nessuna delle altre alternative è corretta
D. non è formata da alcuno strato lipidico
E. è formata da un triplo strato lipidico

115) Si intende per membrana plasmatica:

A. la membrana che delimita il mitocondrio dal resto degli organuli cellulari
B. una membrana che racchiude e delimita il DNA dal resto della cellula
C. una membrana che racchiude e delimita le cellule eucariotiche e che controlla il passaggio di ioni e di molecole dall'ambiente esterno all'interno della cellula e viceversa
D. una sottile membrana che racchiude e delimita le varie componenti plasmatiche
E. una spessa membrana che racchiude e delimita i vari granuli

116) La proprietà chimico-fisica di alcune molecole di membrana detta "anfipatia" consiste:

A. in una caratteristica non posseduta dai fosfolipidi e dagli sfingolipidi
B. nel carattere di polarità e idrofobia delle teste dei lipidi
C. nel possedere teste apolari, rivolte verso le soluzioni acquose dell'interno e dell'esterno della cellula, e code polari, rivolte le une verso le altre
D. nella coesistenza di regioni polari e apolari in una stessa molecola
E. in una caratteristica comune a tutti i componenti della membrana

●●○ Strutture cellulari e loro specifiche funzioni > Citoscheletro, matrice extracellulare e giunzioni cellulari

117) Quali sono le principali strutture subcellulari coinvolte nel mantenimento della forma, nel movimento e nella divisione di una cellula?

A. Vescicole e vacuoli
B. Mitocondri
C. Solo flagelli
D. Microtubuli e microfilamenti
E. Ciglia e flagelli

118) Quale di queste cellule dell'uomo si muove mediante un flagello?

A. Cellula muscolare
B. nessuna cellula è in grado di muoversi mediante un flagello
C. Epatocito
D. Spermatozoo
E. Uovo

119) CISIA • 2015 Quale dei seguenti accoppiamenti struttura – funzione è corretto?

A. Ribosomi liberi - sintesi di proteine integrali di membrana
B. Reticolo endoplasmatico liscio - sintesi delle proteine
C. Citoscheletro - movimento cellulare
D. Apparato di Golgi - digestione intracellulare
E. Nucleolo - sintesi di RNA messaggero

120) La tubulina è una proteina:

A. localizzata sulla membrana citoplasmatica ed implicata nei processi di trasporto di molecole
B. che forma un canale di collegamento tra cellule adiacenti
C. presente negli pseudopodi delle amebe
D. utilizzata dalla cellula quale componente di uno dei filamenti del citoscheletro
E. nelle cellule animali, ma non in quelle vegetali

Strutture cellulari e loro specifiche funzioni > Nucleo, citoplasma, reticolo endoplasmatico, apparato di Golgi, mitocondri, lisosomi, altri organuli

121) L'apparato del Golgi:

A. fa parte del reticolo endoplasmatico liscio
B. nessuna delle altre risposte è corretta
C. è il sito di elaborazione finale di polisaccaridi e di glicoproteine destinati ad essere escreti dalla cellula
D. fa parte del nucleo
E. è sito di accumulo di polisaccaridi di riserva

122) CINECA • 2019 In quale delle seguenti strutture cellulari si svolge la respirazione?

A. Nella membrana cellulare
B. Nel nucleo
C. Nel reticolo endoplasmatico
D. Nel mitocondrio
E. Nel lisosoma

123) Quale funzione riveste l'apparato del Golgi?

A. Funzione di sostegno
B. Funzione riproduttiva
C. È il centro direttivo della cellula
D. Secrezione e trasporto di sostanze da una parte all'altra della cellula
E. È sede della divisione cellulare

124) Il nucleo è:

A. situato all'esterno della cellula
B. situato sempre centralmente
C. situato sempre ai margini
D. situato di solito centralmente, ma può assumere, in determinati tipi cellulari, una posizione eccentrica
E. situato sempre in posizione eccentrica

125) CINECA • 2015 Il lisosoma è un vacuolo citoplasmatico:

A. contenente enzimi ossidativi che demoliscono il perossido di idrogeno
B. in cui si svolge la maggior parte delle reazioni cataboliche del metabolismo cellulare
C. contenente sostanze di riserva
D. contenente enzimi idrolitici
E. in cui si svolge la sintesi proteica

126) M/O • 2016 La principale funzione dei lisosomi è:

A. la digestione intracellulare
B. l'immagazzinamento di energia
C. la sintesi di glicoproteine
D. la sintesi dei lipidi
E. la respirazione cellulare

127) Il reticolo endoplasmatico è:

A. costituito da una complessa rete di membrane all'interno del citoplasma
B. un artefatto della tecnica istologica, visibile all'interno del citoplasma
C. un involucro costituito da glucosio e galattosio
D. la sede della respirazione cellulare
E. la sede della sintesi proteica

128) L'apparato del Golgi è:

A. l'insieme del nucleo e della membrana nucleare
B. nessuna delle altre risposte è corretta
C. un organulo citoplasmatico
D. l'insieme del citoplasma e della membrana cellulare
E. l'equivalente dei mitocondri nei procarioti

129) I mitocondri sono organuli che partecipano al processo di:

A. nessuna delle altre risposte è corretta
B. respirazione cellulare
C. secrezione

D. digestione cellulare
E. fotosintesi

130) Quale delle seguenti strutture cellulari non è costituita da membrane?

A. Nessuna delle altre risposte è corretta
B. Cromosomi
C. Mitocondri
D. Reticolo endoplasmatico
E. Corpo di Golgi

131) V • 2019 Quale delle seguenti affermazioni che si riferiscono ai lisosomi NON è corretta?

A. Sono prodotti dall'apparato di Golgi
B. Al loro interno il valore di pH è circa 5
C. Contengono enzimi idrolitici attivi
D. Contengono enzimi ad azione perossidasica
E. Sono coinvolti nei processi di autofagia

132) CISIA • 2016 In quale compartimento delle cellule vegetali viene sintetizzato l'amido?

A. Vacuolo
B. Reticolo endoplasmatico
C. Mitocondrio
D. Citoplasma
E. Plastidio

133) M/O • 2014 In quale dei seguenti organelli avviene solitamente la sintesi proteica?

1. Cloroplasto
2. Mitocondrio
3. Nucleo

A. Solo 1 e 3
B. Tutti
C. Solo 2 e 3
D. Solo 1 e 2
E. Nessuno

134) M/O • 2015 L'immagine al microscopio elettronico mostra all'interno di una cellula del fegato umano decine di organelli di forma simile e di dimensioni comprese tra 0,25 μm e 0,75 μm. Questi organelli hanno una membrana singola e liscia.

Quali tra gli organelli elencati di seguito potrebbero essere?

A. Nucleoli
B. Mitocondri
C. Centrioli
D. Ribosomi
E. Lisosomi

135) V • 2016 Quale dei seguenti organelli cellulari è responsabile della rielaborazione dei prodotti sintetizzati nella cellula (ad esempio legando una porzione glucidica alle proteine)?

A. Mitocondrio
B. Citoscheletro
C. Lisosoma
D. Perossisoma
E. Apparato di Golgi

136) Il reticolo endoplasmatico rugoso:

A. presenta dei ribosomi associati
B. presenta dei lisosomi e dei mitocondri associati
C. non presenta ribosomi associati
D. presenta dei cloroplasti nella faccia interna
E. nessuna delle altre risposte è corretta

137) I perossisomi:

A. sono le centrali energetiche della cellula perché fabbricano ATP
B. sono vescicole dotate di membrana contenenti enzimi ossidativi che demoliscono il perossido di idrogeno

C. sono vescicole dotate di membrana contenenti enzimi idrolitici impegnati nelle digestioni cellulari
D. contengono clorofilla e sono importanti per la fotosintesi
E. nessuna delle altre risposte è corretta

138) M/O • 2016 Negli esseri umani, quale tra le seguenti cellule è normalmente priva di nucleo?

A. Osteoblasto
B. Neurone
C. Spermatozoo
D. Eritrocita maturo
E. Granulocita neutrofilo

139) Quali sono, fra i seguenti componenti delle cellule eucariotiche, quelli nella cui struttura non sono presenti membrane?

A. Lisosomi
B. Nucleo
C. Apparato di Golgi
D. Nucleoli
E. Nessuna delle altre risposte è corretta

140) I ribosomi sono presenti nel citoplasma:

A. soltanto allo stato libero
B. nessuna delle altre risposte è corretta
C. soltanto a formare i polisomi
D. allo stato libero, associati tra loro a formare i polisomi, o associati al reticolo endoplasmatico
E. associati soltanto al reticolo endoplasmatico

141) Il reticolo endoplasmatico liscio:

A. presenta lisosomi e cloroplasti nella faccia interna
B. non presenta ribosomi nella faccia esterna
C. presenta ribosomi nella faccia esterna
D. nessuna delle altre risposte è corretta
E. presenta mitocondri nella faccia esterna

142) Il nucleo cellulare:

A. contiene gli acidi nucleici (il DNA organizzato in cromosomi e l'RNA), ma non i nucleoli
B. nessuna delle altre risposte è corretta
C. contiene solo DNA e nessun nucleolo
D. contiene gli acidi nucleici (DNA organizzato in cromosomi ed RNA) e uno o più nucleoli
E. non contiene gli acidi nucleici

143) Il citoplasma delle cellule è composto prevalentemente da:

A. proteine
B. glucidi
C. polimeri
D. acqua
E. lipidi

144) Le invaginazioni della membrana interna dei mitocondri sono dette:

A. cripte mitocondriali
B. cordoni mitocondriali
C. nessuna delle altre risposte è corretta
D. corpi mitocondriali
E. creste mitocondriali

145) La sostanza colloidale piuttosto densa contenuta nel nucleo della cellula si chiama:

A. nucleosi
B. nessuna delle altre risposte è corretta
C. nucleolema
D. nucleotide
E. nucleoplasma

146) Il citoplasma è:

A. un materiale più o meno fluido contenuto all'interno delle cellule in cui sono sospesi gli organuli cellulari

B. un'impalcatura di filamenti di proteine che interseca tutta la cellula
C. un pigmento presente nei cloroplasti
D. nessuna delle altre risposte è corretta
E. un organulo cellulare con funzione di movimento

147) Nel nucleo il materiale genetico è localizzato:

A. nella membrana plasmatica
B. nessuna delle altre risposte è corretta
C. nel vacuolo
D. nei cromosomi
E. nel citoplasma

148) Il nucleo è separato dal citoplasma da:

A. una doppia membrana
B. tre membrane
C. nessuna delle altre risposte è corretta
D. quattro membrane
E. una membrana singola

149) In quale delle seguenti strutture cellulari si trova l'RNA? I) Nel nucleo; II) nel citoplasma; III) nei ribosomi.

A. In I), in II) e in III)
B. Solo in I)
C. Solo in II)
D. nessuna delle altre risposte è corretta
E. Solo in I) e III)

150) M/O • 2016 **In quale dei sottoindicati processi sono coinvolti i citocromi?**

A. Glicolisi
B. Sintesi di elettroni
C. Trasporto di elettroni
D. Ciclo di Krebs
E. Sintesi di proteine

151) Il nucleolo è:

A. un vecchio termine con cui, in passato, si indicava il nucleo
B. una struttura nucleare, a membrana semplice, rivestita esternamente dai ribosomi
C. una struttura nucleare, non rivestita da membrane, sito della sintesi degli RNA ribosomali
D. una struttura semplice del nucleo presente nei batteri
E. un organello citoplasmatico strettamente aderente al nucleo, in cui avviene la sintesi dei ribosomi

152) Le cisterne cis dell'apparato di Golgi sono rivolte verso:

A. i mitocondri
B. il nucleo
C. i lisosomi
D. la membrana plasmatica
E. i perossisomi

153) Identificare l'affermazione errata relativa al reticolo endoplasmatico:

A. è poco sviluppato nelle cellule impegnate attivamente nella sintesi
B. alcuni suoi distretti effettuano la glicosilazione delle proteine
C. è formato da una rete tridimensionale di tubuli e cisterne appiattite
D. alcune sue parti sono associate a ribosomi
E. se ne conoscono due tipi: rugoso e liscio

154) Il pH all'interno dei lisosomi è:

A. variabile in funzione del materiale da digerire
B. neutro
C. acido
D. dipendente dalle condizioni metaboliche della cellula
E. basico

155) Nel reticolo endoplasmatico rugoso avviene la sintesi di proteine destinate:

A. alla secrezione
B. ai perossisomi
C. ai mitocondri
D. al nucleo
E. al citoplasma

156) Quale dei seguenti componenti della cellula eucariotica NON è delimitato da membrana?

A. Il ribosoma
B. Il nucleo
C. Le cisterne del reticolo endoplasmatico
D. Il mitocondrio
E. Il lisosoma

157) Indicare, fra quelli indicati, il comparto cellulare maggiormente coinvolto nel meccanismo di secrezione proteica.

A. Lisosoma
B. Mitocondrio
C. Parete cellulare
D. Cloroplasto
E. Reticolo endoplasmatico

158) Quale tra le seguenti affermazioni sui mitocondri NON è corretta?

A. La loro membrana fosfolipidica interna è permeabile agli ioni H^+
B. Contengono sia DNA sia ribosomi
C. Sono sede della fosforilazione ossidativa
D. Possono essere coinvolti nel processo apoptotico
E. Sono assenti nelle cellule procariotiche

159) CISIA • 2016 La teoria "endosimbiontica" spiega l'origine delle cellule eucariotiche attraverso una successione di relazioni simbiotiche tra cellule procariotiche di tipo diverso. Viene spiegata in questo modo l'origine di:

A. cloroplasti
B. sistema di endomembrane
C. cianobatteri
D. nucleo
E. citoscheletro

160) All'interno della cellula, la sintesi dei polipeptidi ha luogo:

A. nei ribosomi e centrioli
B. nei ribosomi e protoplasmi
C. nei ribosomi
D. nei ribosomi e lisosomi
E. nei reticoli endoplasmatici lisci, grazie ai lisosomi associati

161) Una delle seguenti associazioni tra struttura cellulare e funzione è errata. Quale?

A. Cloroplasto - Fotosintesi
B. Nucleo - Trascrizione
C. Lisosomi - Digestione cellulare
D. Mitocondrio - Respirazione cellulare
E. Apparato di Golgi - Sintesi di polipeptidi

●●○ Riproduzione cellulare > ciclo cellulare

162) CINECA • 2015 Le fasi del ciclo cellulare sono, nell'ordine:

A. $G_1 - G_2 - S - M$
B. $S - G_1 - G_2 - M$
C. $G_1 - M - S - G_2$
D. $G_1 - S - G_2 - M$
E. $M - S - G_1 - G_2$

163) Le cellule differenziate:

A. hanno meno funzioni specifiche di quelle non differenziate
B. vivono solo pochi secondi
C. sono destinate a morire dopo un certo numero di divisioni
D. sono aspecifiche
E. non muoiono mai

164) La fase del ciclo cellulare precedente la mitosi è detta:

A. interfase
B. meiosi
C. premitosi
D. metafase
E. fase S

165) M/O • 2016 Nelle cellule eucariotiche, il DNA si replica durante:

A. la fase S
B. la citocinesi
C. la fase G_1
D. la fase G_2
E. la fase M

166) M/O • 2016 Nelle cellule eucariotiche, il trascritto primario di mRNA (o pre-mRNA):

A. può essere immediatamente tradotto in proteina
B. viene prodotto dalla DNA polimerasi
C. può uscire dal nucleo non appena è stato sintetizzato
D. è presente nel citoplasma
E. contiene sia introni sia esoni

167) Il ciclo cellulare è comunemente diviso in 4 fasi. Le fasi G (G_1 e G_2) sono quelle durante le quali avviene la crescita cellulare, ossia il raddoppio di tutto il contenuto cellulare; nella fase S avviene la duplicazione del DNA; nella fase M avviene la divisione cellulare. La corretta successione delle fasi del ciclo cellulare è:

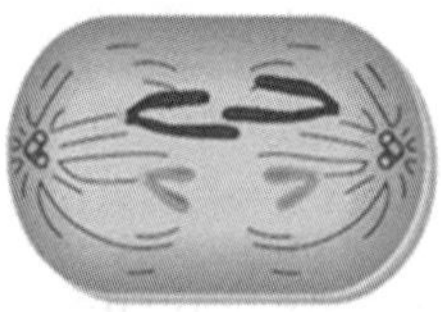

A. M, G_1, G_2, S
B. G_1, M, G_2, S
C. G_1, G_2, S, M
D. G_1, S, G_2, M
E. S, M, G_1, G_2

168) Le cellule somatiche che in un tessuto mitoticamente attivo hanno una quantità di DNA pari alla metà di altre cellule dello stesso tessuto si trovano in:

A. G_2
B. metafase
C. G_1
D. profase
E. anafase

169) In quale fase del ciclo cellulare i cromosomi non sono condensati?

A. Nell'interfase
B. Nella profase
C. Nell'anafase
D. Nella metafase
E. Nella telofase

170) CISIA • 2015 Il grafico mostra la crescita di una popolazione di alghe unicellulari, mantenute per 25 giorni in condizioni controllate di laboratorio.

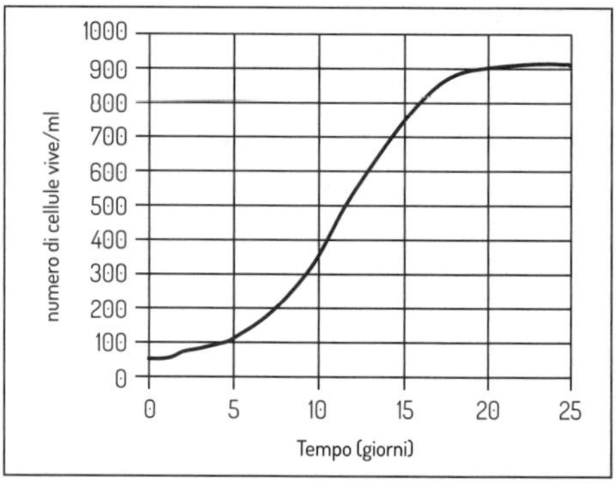

Per quale intervallo di tempo possiamo affermare che il numero delle cellule che nascono è uguale al numero delle cellule che muoiono?

A. Da 20 a 25 giorni
B. Da 0 a 5 giorni
C. Da 5 a 10 giorni
D. Da 15 a 20 giorni
E. Da 10 a 15 giorni

Riproduzione cellulare > corredo cromosomico

171) Il corredo cromosomico nel normale corso della vita di una cellula:

A. rimane inalterato
B. subisce modificazioni di struttura
C. subisce modificazioni numeriche
D. va incontro a degradazione
E. nessuna delle altre risposte è corretta

172) La colchicina è un farmaco che interferisce con i microtubuli del fuso mitotico, bloccando la cellula in metafase. Tale trattamento è pertanto utilizzato per evidenziare:

A. il cariotipo
B. il corredo aploide
C. il genotipo
D. la cromatina
E. il fenotipo

173) Alcune cellule prelevate dalla cute sono state coltivate su un substrato nutritivo. Tramite un'opportuna tecnica si è potuto misurare la quantità di DNA che una cellula di questa coltura presentava al passare del tempo, come riporta il grafico. Si può dedurre che la cellula dopo:

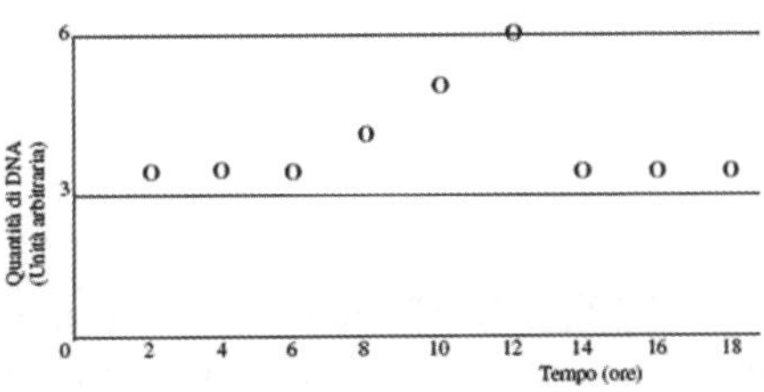

A. 4 ore è in anafase
B. 6 ore ha iniziato la meiosi
C. 14 ore muore
D. 6 ore è morta
E. 6 ore ha iniziato la mitosi

174) Il rapporto di compattazione del DNA in un cromosoma durante la metafase, in cui è massima la condensazione di cromatina, è di 1:10^4. Ciò significa che se il DNA di un cromosoma lungo circa 4μm fosse completamente svolto, si otterrebbe un filamento lungo:

A. 16.000 μm cioè 16mm
B. 4.000 μm cioè 40 cm
C. 40.000 μm cioè 40 m
D. 40.000 μm cioè 40 cm
E. 40.000 μm cioè 4cm

Riproduzione cellulare > mitosi e meiosi

175) CINECA • 2016 La mitosi è:

A. un processo di divisione cellulare
B. la fase del ciclo dove avviene la sintesi del DNA
C. sinonimo di ciclo cellulare
D. la divisione delle sole cellule epidermiche
E. nessuna delle altre alternative è corretta

176) Due cicli successivi di divisioni cellulari non separati da una fase di sintesi di DNA prendono il nome di:

A. meiosi
B. telofase
C. doppia mitosi
D. mitosi
E. interfase

177) V • 2019 Durante la gametogenesi umana, quanti cromatidi e quanti cromosomi sono presenti in un oocita secondario alla metafase della seconda divisione meiotica?

A. 92 cromatidi e 46 cromosomi
B. 46 cromatidi e 46 cromosomi
C. 23 cromatidi e 46 cromosomi
D. 23 cromatidi e 23 cromosomi
E. 46 cromatidi e 23 cromosomi

178) Nelle cellule germinali normalmente avviene:

A. la ricombinazione artificiale
B. la replicazione
C. sia la mitosi che la meiosi, a seconda della fase di maturazione
D. la mitosi
E. la meiosi

179) Telofase e citodieresi sono:

A. due fasi della replicazione
B. due fasi della mitosi e della meiosi
C. due fasi della mitosi solamente
D. fasi della maturazione di un virus
E. due stadi di maturazione delle cellule sessuali

180) La fase della mitosi caratterizzata dal fatto che tutti i cromosomi si raccolgono al centro della cellula prende il nome di:

A. profase
B. anafase
C. interfase
D. metafase
E. telofase

181) CISIA • 2016 Lo stadio della divisione cellulare rappresentato nella figura è classificabile come:

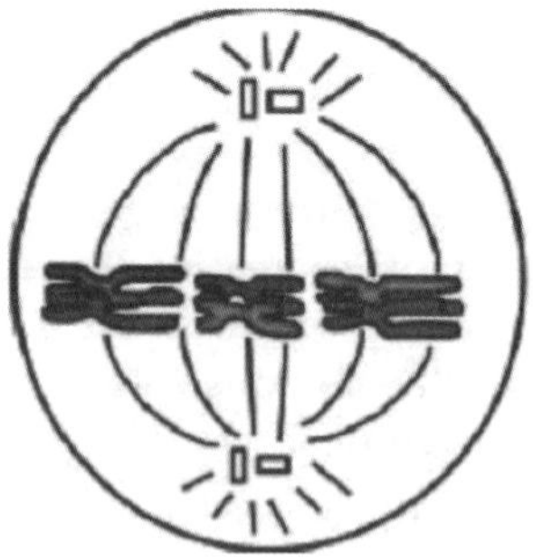

A. mitosi con 6 cromosomi
B. meiosi I con 6 cromosomi
C. meiosi I con 3 cromosomi
D. meiosi II con 3 cromosomi
E. meiosi II con 6 cromosomi

182) M/O • 2019 Quale dei seguenti processi NON avviene durante la mitosi?

A. La duplicazione del DNA
B. La condensazione del DNA
C. La separazione dei cromatidi fratelli
D. La rimozione delle coesine centromeriche
E. La frammentazione dell'involucro nuclear

183) In seguito alla meiosi si formano:

A. 4 cellule con DNA identico
B. 4 cellule con DNA diverso
C. 2 cellule aploidi
D. 4 cellule diploidi
E. 2 cellule con DNA uguale

184) V • 2016 Quale delle seguenti affermazioni sull'anafase è corretta?

A. È una vitamina
B. È una parte dell'interfase
C. È una fase esclusiva della meiosi
D. È una fase esclusiva della mitosi
E. È una fase sia della mitosi sia della meiosi

185) I cromosomi si legano alle fibre del fuso mitotico mediante:

A. gli alleli
B. gli organizzatori del nucleolo
C. le costrizioni secondarie
D. i centromeri
E. i telomeri

186) V • 2017 L'affermazione: "la membrana nucleare si dissolve e i nucleoli divengono poco visibili o scompaiono" a quale fase della mitosi o della meiosi può essere attribuita?

A. Alla metafase I della meiosi
B. All'anafase I della meiosi
C. Alla profase della mitosi
D. Alla telofase della mitosi
E. Alla metafase II della meiosi

187) V • 2014 **Quale dei seguenti processi utilizza la mitosi?**

1. Formazione di globuli rossi nel midollo osseo da cellule staminali
2. Rigenerazione della mucosa danneggiata nell'apparato digerente
3. Sviluppo del sistema nervoso nell'embrione

A. Tutti
B. Solo 1
C. Solo 3
D. Solo 1 e 2
E. Solo 2 e 3

188) I centrioli sono:

A. sinonimo di centromeri
B. cromosomi in interfase
C. parti dei centromeri
D. i punti di attacco del fuso mitotico
E. sinonimo di centrosomi

189) Nella profase della seconda divisione meiotica:

A. i cromosomi sono costituiti da un unico cromatidio
B. la cellula possiede un numero diploide di cromosomi
C. i cromosomi omologhi si accoppiano per formare le tetradi
D. la cellula possiede un numero aploide di cromosomi
E. i cromosomi omologhi si separano

190) M/O • 2014 **Alcune sostanze utilizzate nella cura per il cancro non permettono il disassemblamento del fuso mitotico. In quale delle seguenti fasi si arresta la mitosi a seguito del trattamento con tali sostanze?**

A. Interfase
B. Profase
C. Anafase
D. Telofase
E. Metafase

191) Dall'osservazione della figura, si può dedurre che essa rappresenta:

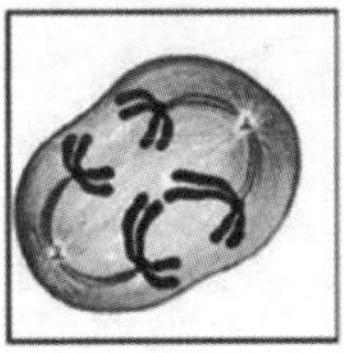

A. la metafase della mitosi
B. l'anafase della 2ª divisione meiotica
C. la profase della 1ª divisione meiotica
D. l'anafase della 1ª divisione meiotica
E. l'anafase della mitosi

192) La figura rappresenta una cellula in anafase della 1° divisione meiotica. Dalla sua osservazione si può dedurre che la cellula originaria avesse un 2n uguale a:

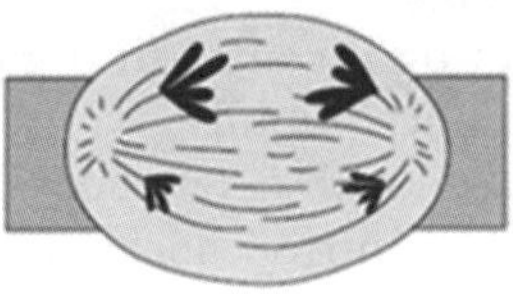

A. 16
B. 4
C. 2
D. 8
E. 10

193) Nel nucleo di una cellula che ha appena effettuato la divisione cellulare sono presenti A unità di DNA. Indica quale quantità di DNA sarà presente nella stessa cellula all'inizio della metafase I:

A. A/4
B. A
C. 2A
D. 4A
E. A/2

194) Nel ciclo vitale di un organismo formato da cellule eucariotiche, la me-

iosi dimezza il numero di cromosomi di una cellula diploide, formando cellule aploidi durante:

A. profase II
B. anafase II
C. metafase II
D. profase I
E. anafase I

195) Indicare la sequenza corretta delle diverse fasi della mitosi:

A. profase, metafase, anafase, telofase
B. metafase, anafase, telofase, profase
C. anafase, profase, telofase, metafase
D. interfase, metafase, anafase, telofase
E. telofase, profase, anafase, metafase

196) In una cellula animale in metafase mitotica possiamo trovare:

A. nessun centriolo
B. un centriolo in ogni centro di organizzazione dei microtubuli
C. una coppia di centrioli nel nucleo
D. due coppie di centrioli localizzati nella piastra metafasica
E. una coppia di centrioli in ogni centro di organizzazione dei microtubuli

197) Se durante l'anafase mitotica di una cellula con 10 cromosomi (n = 5) i due cromatidi che costituiscono un singolo cromosoma non si separassero:

A. non avverrebbe la citodieresi
B. una delle cellule figlie avrebbe 13 cromosomi
C. le cellule figlie avrebbero 5 cromosomi ciascuna
D. una delle due cellule figlie avrebbe 9 cromosomi
E. si otterrebbe una cellula figlia con 6 cromosomi e una con 4

198) Quale evento caratterizza la meiosi ma non la mitosi?

A. I cromatidi si separano
B. Si condensa la cromatina
C. I cromosomi ricombinano
D. La telofase precede la citocinesi
E. Si riorganizza il citoscheletro

199) Indicando con C il contenuto in DNA di un gamete, una cellula somatica in metafase ha un contenuto in DNA pari a:

A. C
B. 4C
C. 0,5C
D. 3C
E. 2C

200) Identificare l'affermazione errata. Durante la mitosi:

A. ciascun membro di ogni coppia di cromosomi omologhi segrega in una delle due cellule figlie
B. ciascun cromatide di un cromosoma segrega in una delle due cellule figlie
C. scompare la membrana nucleare
D. avvengono duc divisioni nucleari precedute da una sola duplicazione
E. i cromosomi sono più spiralizzati che in interfase

201) Il numero diploide (2n) di cromosomi durante la meiosi:

A. non viene modificato
B. viene dimezzato
C. viene quadruplicato
D. viene raddoppiato
E. viene ridotto a un quarto

202) Relativamente alla meiosi (identificare l'affermazione corretta):

A. il DNA viene duplicato tra la I e la II divisione meiotica
B. le cellule figlie della I divisione meiotica contengono entrambi i cromosomi di ciascuna coppia cromosomica

C. i cromosomi omologhi si separano durante l'anafase I
D. essa porta alla formazione di cellule diploidi
E. il crossing-over avviene alla metafase II

203) La figura mostra due cromosomi omologhi in fase di crossing-over durante la meiosi di una cellula a corredo 2n = 2. Quale, delle 5 serie di cellule aploidi ottenute alla fine della meiosi, contiene i giusti cromosomi?

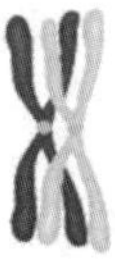

A. 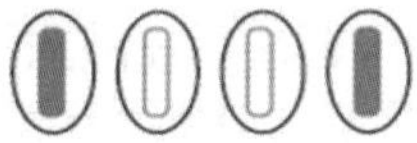

B. 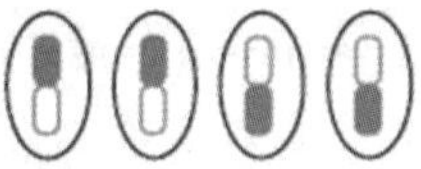

C. 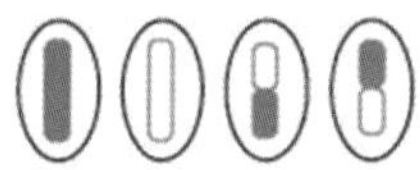

D. 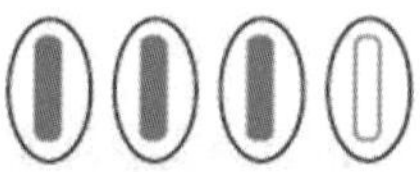

E. 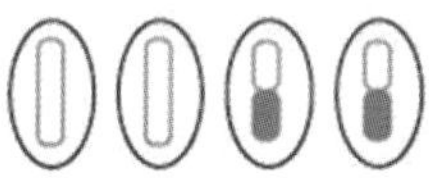

204) CISIA • 2015 In assenza di mutazioni genetiche, le cellule eucariotiche generate per mitosi dalla stessa cellula progenitrice:

A. hanno lo stesso genotipo della cellula madre
B. hanno un contenuto di DNA pari al doppio rispetto alla cellula madre
C. hanno un contenuto di DNA dimezzato rispetto alla cellula madre
D. mantengono sia lo stesso genotipo che lo stesso fenotipo della cellula madre
E. mantengono lo stesso fenotipo della cellula madre

205) Una differenza tra meiosi e mitosi è che:

A. la meiosi si verifica solo negli organismi aploidi, la mitosi in tutti gli organismi
B. durante la meiosi il DNA non è replicato
C. i cromosomi omologhi si appaiano nella meiosi ma non nella mitosi
D. il DNA è maggiormente replicato in meiosi piuttosto che in mitosi
E. il DNA si duplica prima della mitosi ma non prima della meiosi

206) La fine della metafase è segnata dalla separazione di?

A. Nucleo
B. Fibre del fuso
C. Cromatidi
D. Cinetocoro
E. Cromosomi

Tessuti animali > Tessuto epiteliale

207) Il tessuto epiteliale è:

A. nessuna delle altre risposte è corretta
B. un tessuto con funzioni di rivestimento e di secrezione
C. un tessuto avente solo funzione di protezione
D. un tessuto che ha solo funzione di sostegno
E. un tessuto formato da neuroni e da cellule accessorie con cui sono a contatto

208) Una cavità rivestita da cellule epiteliali specializzate alla secrezione di determinate sostanze si chiama:

A. papilla gustativa

B. ghiandola
C. morula
D. epifisi
E. cannula

209) CINECA • 2016 **Quale delle seguenti strutture è una ghiandola?**

A. Cistifellea
B. Colon
C. Epiglottide
D. Pancreas
E. Pleura

210) Una ghiandola priva di dotto escretore, che secerne direttamente nel sangue, è detta:

A. olocrina
B. endocrina
C. esocrina
D. apocrina
E. autocrina

211) Una ghiandola esocrina è:

A. un organo a secrezione esterna
B. un organo a secrezione interna
C. solo il fegato nel nostro organismo
D. nessuna delle altre risposte è corretta
E. le isole di Langherans

212) I cheratinociti sono cellule particolari che si trovano, insieme ai melanociti:

A. nel rivestimento dei batteri
B. nell'epidermide
C. nella mucosa intestinale
D. nel tegumento degli insetti
E. nel derma

213) Indicare quale delle seguenti funzioni non è propria delle giunzioni strette (*tight junction*):

A. permettere la comunicazione e lo scambio di piccole molecole tra cellule vicine
B. garantire la continuità di strutture epiteliali
C. sigillare le cavità corporee
D. impedire la diffusione delle proteine di membrana e dei lipidi tra le regioni apicale e basolaterale
E. separare i fluidi extracellulari

214) Quale, tra le seguenti caratteristiche, è propria delle cellule epiteliali?

A. Si trovano solo sulla superficie corporea
B. Alcune svolgono un ruolo secretorio
C. Hanno un'abbondante matrice extracellulare
D. Sono in grado di contrarsi
E. Generano una corrente elettrica

Tessuti animali > Tessuto connettivo > il sangue

215) I globuli rossi hanno vita assai breve; vengono distrutti:

A. nel pancreas
B. nel midollo osseo
C. nel fegato e nella milza
D. nello stomaco
E. nei polmoni

216) Qual è la funzione dell'emoglobina?

A. Trasportare ferro
B. Trasportare i sali necessari al nostro corpo
C. Trasportare energia
D. Trasportare ossigeno
E. Trasportare acidi grassi

217) Nel sangue sono presenti in maggior numero:

A. leucociti
B. piastrine
C. lisosomi
D. eritrociti
E. granulociti

218) Le piastrine hanno la funzione di:

A. trasportare lisosomi
B. trasportare O_2
C. partecipare alla coagulazione del sangue
D. trasportare emoglobina
E. trasportare CO_2

219) Da cosa è formata la serie bianca del sangue?

A. Emazie
B. Granulociti, monociti e linfociti
C. Monociti
D. Lisosomi, monociti, granulociti
E. Linfociti, emazie e piastrine

220) CINECA • 2018 L'emoglobina è una molecola che si trova:

A. nel plasma
B. nei globuli rossi
C. nei globuli bianchi
D. nelle piastrine
E. nei vasi linfatici

221) La più diffusa metallo-proteina dell'organismo umano è localizzata:

A. nel fegato
B. nel cuore
C. negli eritrociti
D. nel cervello
E. nel plasma

222) I globuli rossi nei mammiferi:

A. posseggono due nuclei
B. posseggono solo nucleoli
C. posseggono un solo nucleo
D. non posseggono il nucleo
E. posseggono più di due nuclei

223) Gli eritrociti sono:

A. monociti
B. macrofagi
C. lisosomi
D. globuli rossi
E. globuli rossi e globuli bianchi

224) Quale delle seguenti proteine non è propria del plasma?

A. Il fibrinogeno
B. L'albumina
C. L'immunoglobulina
D. La protrombina
E. L'emoglobina

225) Tra le seguenti cellule umane è privo di nucleo:

A. il leucocita
B. lo spermatozoo
C. l'osteocita
D. l'eritrocita
E. il neurone

226) La proteina che ha concentrazione più elevata nel plasma umano è:

A. la gammaglobulina
B. la globulina
C. il fibrinogeno
D. l'emoglobina
E. l'albumina

Tessuti animali > tessuto connettivo > tessuto cartilagineo e tessuto osseo

227) I tessuti connettivi:

A. hanno funzione di sostenere l'organismo e di connettere insieme tessuti e organi diversi
B. permettono la trasmissione degli stimoli
C. permettono i movimenti del corpo
D. hanno funzione di sostenere l'organismo, ma non di connettere insieme tessuti e organi diversi
E. nessuna delle altre risposte è corretta

228) La cartilagine è:

A. un enzima
B. una ghiandola endocrina
C. un tessuto vegetale non differenziato

D. un tessuto epiteliale
E. un tessuto connettivo di sostegno

229) V • 2015 **Quale delle seguenti molecole ha funzione strutturale?**

A. Emoglobina
B. Catalasi
C. Collagene
D. Anticorpo
E. Adrenalina

230) Il più abbondante sale organico presente nelle ossa è:

A. $CaCl_2$
B. Na_2CO_3
C. $Ca_3(PO_4)_2$
D. $NaNO_3$
E. $CaSO_4$

231) Il tessuto più mineralizzato del corpo dei mammiferi è:

A. la cartilagine
B. lo smalto del dente
C. l'osso spugnoso
D. l'osso compatto
E. la dentina

232) Gli osteoblasti sono:

A. cellule particolarmente abbondanti in caso di osteoporosi
B. cellule che demoliscono il tessuto osseo
C. i precursori delle cellule dell'osso
D. le tipiche cellule del tessuto osseo contenute all'interno di lacune
E. i precursori del tessuto cartilagineo

233) L'Organizzazione Mondiale della Sanità definisce normale una densità ossea fino a 10% circa inferiore alla norma, osteopenia una riduzione della densità ossea tra 10 e 25% ed osteoporosi una densità ossea abbassata di oltre il 25% rispetto ai valori medi della persona giovane (densità = 100%). Il rischio di frattura del femore è funzione della densità ossea: ad esempio per ogni diminuzione della densità ossea del 10% circa, il rischio di frattura aumenta, come mostra il diagrammA. Nel caso di osteoporosi corrispondente al 70% di densità ossea, il rischio di una frattura al femore aumenta:

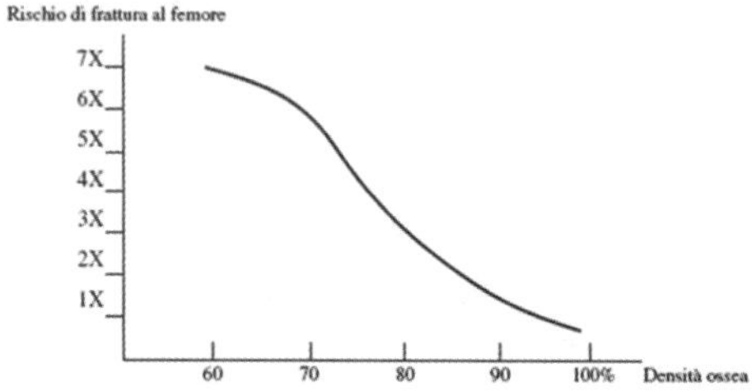

A. 2 volte
B. del 70%
C. 70 volte
D. del 30%
E. 6 volte

Tessuti animali > Tessuto muscolare

234) I muscoli scheletrici cardiaci e lisci:

A. differiscono solo per struttura anatomica
B. differiscono solo per la sede
C. non differiscono affatto
D. differiscono per sede, funzione e struttura anatomica
E. differiscono per sede e funzione

235) Una proprietà delle cellule muscolari è:

A. l'eccitabilità
B. tutte le altre risposte
C. nessuna delle altre risposte è corretta
D. la colorabilità
E. la spontaneità dell'eccitamento

236) La più abbondante proteina fibrosa dell'organismo umano è costituita da:

A. fibronectina
B. albumina
C. fibrinogeno
D. collageno
E. beta-cheratina

237) V • 2016 **Il tessuto muscolare liscio:**

A. è il tessuto del muscolo cardiaco
B. permette i movimenti dello scheletro
C. possiede cellule allungate contenenti numerosi nuclei
D. costituisce i muscoli volontari
E. risponde a stimoli nervosi e ormonali

238) Il tessuto muscolare possiede una proprietà caratteristica:

A. estensibilità
B. contrattilità
C. elasticità
D. permeabilità
E. irritabilità

239) Nei muscoli volontari vi sono due tipi di fibre: alcune, dette rosse, sono utilizzate per contrazioni lente ma persistenti e sono ricche di mioglobina e di mitocondri; altre, dette pallide, sono utilizzate per contrazioni rapide ma assai affaticanti. Si può dedurre che:

A. le fibre pallide non contengono proteine contrattili
B. le fibre pallide sotto grande sforzo attuano il ciclo di Krebs, producendo acido lattico
C. la mioglobina è una proteina contrattile supplementare
D. le fibre rosse utilizzano molto ossigeno
E. le fibre rosse ricavano l'energia per la contrazione da processi fermentativi

Tessuti animali > Tessuto nervoso

240) Dall'interpretazione della figura si può dedurre che il triangolo indicato con la lettera S corrisponde a:

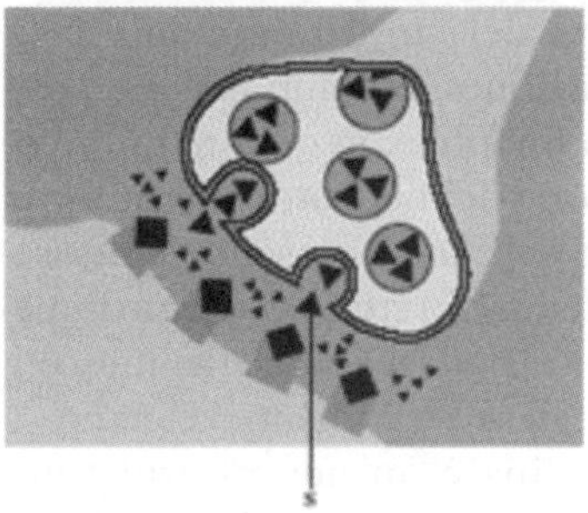

A. un neurotrasmettitore
B. un mitocondrio
C. ioni Calcio
D. ioni Sodio
E. molecole di acqua

241) Il curaro è un veleno ricavato dalla corteccia macerata di varie piante sudamericane. Agisce debolmente se ingerito, ma diventa letale se inoculato nel sangue. Per questo motivo era applicato dagli indigeni sulla punta delle frecce destinate a ferire le prede durante la caccia. Contiene diversi alcaloidi tossici che agiscono sui centri motori inducendo paralisi flaccida ai muscoli scheletrici in quanto li rilassa completamente. Il suo principio attivo – la tubocurarina – si lega ai recettori postsinaptici per l'acetilcolina bloccandoli, impedendo così l'azione stimolante dell'acetilcolina. Il curaro causa inoltre il blocco della ventilazione polmonare, determinando la morte per asfissia. In medicina il curaro viene usato soprattutto in chirurgia, sfruttandone l'effetto miorilassante sulla muscolatura, per cui le dosi di anestetico impiegate nelle operazioni possono essere ridotte. **Dalla lettura del breve brano e dalla sua interpretazione solo una delle afferma-**

zioni riportate NON può essere considerata corretta. Indicare quale:

A. se il curaro è ingerito, i succhi gastrici riescono a degradarlo facilmente, annullando così il suo effetto tossico
B. i derivati del curaro agiscono nella propagazione dell'impulso nervoso a livello sinaptico, in quanto inibiscono l'azione dei neurotrasmettitori
C. i derivati del curaro possono essere usati nelle terapie in cui è necessario impedire contrazioni spastiche dei muscoli, come negli avvelenamenti da tetano
D. l'acetilcolina è un neurotrasmettitore che blocca la trasmissione nervosa a livello postsinaptico, impedendo l'azione stimolante del curaro
E. i derivati del curaro possono essere usati nelle operazioni chirurgiche perché permettono di utilizzare dosi ridotte di anestetico

242) I gas nervini, dal potente ed irreversibile effetto tossico, sono sostanze chimiche inibitori dell'enzima colinesterasi, la cui funzione è di idrolizzare il neurotrasmettitore acetilcolina, degradandola. Si indichi, tra quelle proposte, la conseguenza immediata meno probabile dell'avvelenamento da gas nervini:

A. le sinapsi colinergiche sono completamente bloccate
B. si ha paralisi muscolare con tetanismo
C. le placche neuromuscolari sono in modo persistente contratte
D. il numero di cromosomi delle cellule viene alterato in seguito a continue delezioni
E. si ha asfissia per paralisi diaframmatica intercostale

243) La mielina è:

A. una fibra nervosa
B. una vitamina
C. una sostanza bianca che ricopre la fibra nervosa
D. una sostanza vegetale derivante dal miele
E. una cellula epiteliale

244) Indica con quale, tra le sottoelencate modalità, uno stimolo innesca il potenziale d'azione nel neurone:

A. attivando la pompa sodio - potassio
B. causando l'ingresso di ioni potassio dall'ambiente extracellulare attraverso la membrana plasmatica
C. causando l'ingresso di ioni sodio dall'ambiente extracellulare attraverso la membrana plasmatica
D. attivando il rilascio di uno specifico neurotrasmettitore nell'ambiente intracellulare
E. causando l'uscita di ioni sodio dall'ambiente intracellulare

245) Le cellule rappresentate in figura sono definite:

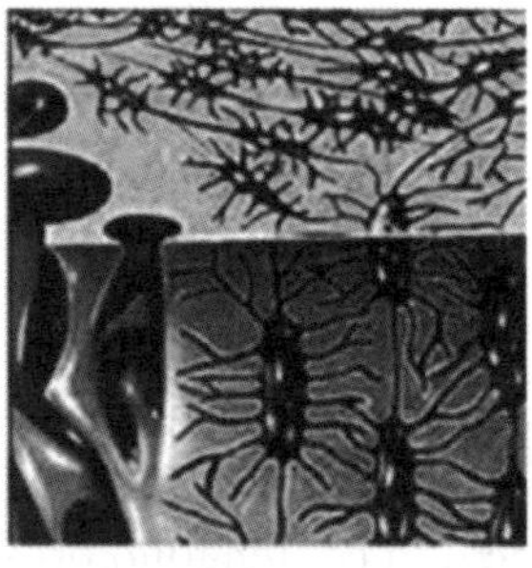

A. Leucociti
B. Condrociti
C. Osteociti
D. Neuroni
E. Epatociti

246) La figura rappresenta le condizioni elettrostatiche a livello di un tratto della membrana di un assone. Si può dedurre che la membrana:

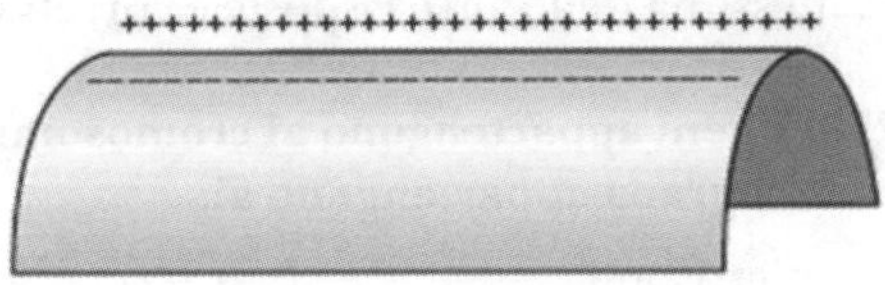

A. si trova in potenziale di riposo
B. si trova in potenziale d'azione
C. sta trasmettendo l'impulso
D. presenta un potenziale di 0 mV
E. presenta un potenziale di +50 mV

4.3 • Bioenergetica

La valuta energetica delle cellule: ATP

247) L'ATP:

A. contiene un legame anidridico e due legami fosfoesterei
B. contiene due legami anidridici ad alta energia ed uno estereo
C. contiene tre legami anidridici ad alta energia
D. contiene tre legami fosfoesterei
E. corrisponde all'acido adenosindifosforico

248) Il bilancio energetico nei sistemi biologici è misurato in:

A. mol
B. watt
C. tesla
D. cal o kcal
E. celsius

249) Che cosa significa per un organismo essere autotrofo?

A. Essere simbionte
B. Non dipendere da altri organismi per la propria nutrizione
C. Nutrirsi di alimenti animali o vegetali
D. Nessuna delle altre risposte è corretta
E. Essere parassita

250) M/O • 2016 Quale delle seguenti alternative meglio descrive la funzione dell'ATP?

A. È l'organulo cellulare in cui viene immagazzinato l'ossigeno e per questo motivo è una riserva di energia per la cellula
B. È la molecola che serve a trasportare gli elettroni che partecipano alla catena di trasporto, liberando grandi quantità di energia
C. È una molecola che consente esclusivamente il funzionamento delle pompe per il trasporto attivo attraverso la membrana cellulare
D. È la molecola in cui viene immagazzinata l'energia a livello cellulare
E. Nessuna delle altre alternative è corretta

251) M/O • 2019 Quale tra le seguenti modalità di trasporto attraverso la membrana plasmatica richiede normalmente idrolisi di ATP?

A. Diffusione di O2
B. Diffusione facilitata mediante canali proteici
C. Diffusione attraverso canali ionici
D. Pompa ionica
E. Osmosi

252) CINECA • 2016 L'ATP è:

A. un monomero di acido nucleico (DNA e RNA)
B. un nucleotide trifosfato
C. nessuna delle altre alternative è corretta
D. un nucleoside
E. un acido trifosforico

253) L'adenosina monofosfato (AMP) contiene:

A. un legame anidridico
B. un legame fosfoestereo
C. un legame estereo

D. un legame amminico
E. un legame ad alta energia

Fotosintesi: reazioni della fase luminosa e della fase oscura

254) L'enzima ribulosio 1,5 bisfosfato carbossilasi (rubisco) fissa il carbonio della molecola di anidride carbonica ad una molecola a 5 atomi di carbonio, il ribulosio 1,5 bisfosfato (RuBP). Tale reazione inizia:
A. la catena di trasporto mitocondriale
B. il ciclo di Krebs
C. il ciclo di Calvin-Benson
D. il ciclo dei pentoso fosfati
E. la catena di trasporto fotosintetica

255) M/O • 2014 Quali delle seguenti molecole può essere prodotta in una cellula fotosintetica in assenza di luce?

1. NADH
2. $FADH_2$
3. $NADP^+$
A. Nessuna
B. Tutte
C. Solo 2 e 3
D. Solo 3 e 1
E. Solo 1 e 2

256) L'ossigeno che respiriamo deriva:
A. dalla respirazione ossidativa
B. dalla rottura di una molecola di H_2O da parte di organismi fotosintetici
C. dalla conversione di energia
D. dal processo di glicolisi
E. dalla molecola di CO_2

257) Tra le seguenti proprietà una sola non è comune a tutti gli esseri viventi. Quale?
A. Sintesi di macromolecole
B. Organicazione del carbonio
C. Conversione di energia
D. Evoluzione
E. nessuna delle altre risposte è corretta

258) I geni appartengono ai cromosomi come i grana appartengono ai:
A. microsomi
B. lisosomi
C. mitocondri
D. amiloplasti
E. cloroplasti

259) Reazioni al buio e reazioni alla luce avvengono:
A. nella respirazione aerobica
B. nella fotosintesi
C. solo nelle cellule animali
D. nella respirazione anaerobica
E. in tutte le cellule

260) V • 2017 Nella fase oscura della fotosintesi le molecole di anidride carbonica:
A. si decompongono in singoli atomi di carbonio e ossigeno
B. si decompongono grazie all'enzima ribulosiodifosfato carbossilasi
C. formano molecole a 3 atomi di carbonio con formazione di ATP
D. si legano ciascuna a uno zucchero a 5 atomi di carbonio
E. richiedono per la loro fissazione 2 molecole di ATP e 3 di NADP+

261) Il processo che serve ad accumulare energia, utilizzando anidride carbonica e acqua e producendo ossigeno e glucosio, è:
A. la citodieresi
B. la respirazione anaerobica
C. la glicolisi
D. la respirazione aerobica
E. la fotosintesi

262) Nella fotosintesi:
A. l'energia chimica è trasformata in energia elettromagnetica

B. i mitocondri hanno una parte attiva
C. l'energia elettromagnetica è trasformata in energia chimica
D. il ciclo principale è quello di Krebs
E. l'energia solare si trasforma in energia elettromagnetica

263) M/O • 2015 Quale tra i composti elencati di seguito NON è un prodotto del ciclo di Calvin?

A. Fosfato inorganico
B. $NADP^+$
C. Trioso fosfato
D. ADP
E. Diossido di carbonio

264) V • 2015 Quale delle seguenti affermazioni NON rappresenta in modo corretto la respirazione aerobica e le reazioni della fase luce indipendente della fotosintesi?

A. CO_2 è prodotto nella respirazione aerobica ed è usato nelle reazioni della fase luce indipendente
B. ATP è prodotto nella respirazione aerobica ed è usato nelle reazioni della fase luce indipendente
C. La respirazione aerobica e le reazioni della fase luce indipendente possono avvenire contemporaneamente
D. L'idrogeno può essere aggiunto e rimosso da un coenzima nella respirazione aerobica, ma può solo essere rimosso da un coenzima nelle reazioni della fase luce indipendente
E. O_2 è usato nella respirazione aerobica ed è prodotto nelle reazioni della fase luce indipendente

265) Quando respirano le piante?

A. Di giorno
B. A cicli periodici
C. Solo con la luce
D. Di notte
E. Sia di giorno che di notte

266) Perché la fotosintesi è essenziale per la vita?

A. Fornisce energia in forma utilizzabile solo dai carnivori
B. Fornisce energia in forma utilizzabile solo dagli erbivori
C. Nessuna delle altre risposte è corretta
D. Fornisce energia termica
E. Fornisce energia in forma utilizzabile solo dalle piante

267) In una quercia CO_2 è prodotta come risultato del processo di:

A. respirazione
B. organicazione del carbonio
C. fotosintesi
D. ossidazione
E. glicolisi

268) La fotosintesi è un complesso di reazioni chimiche in seguito alle quali si realizza la trasformazione di:

A. CO_2 e H_2O in lipidi e ossigeno
B. CO e H_2O_2 in lipidi e carboidrati
C. CO_2 e H_2O in carboidrati e ossigeno
D. CO e H_2O in lipidi e ossigeno
E. CO e H_2O in carboidrati e ossigeno

269) La fotosintesi comprende:

A. solo reazioni luminose
B. reazioni che escludono il buio
C. solo reazioni al buio
D. reazioni che avvengono indipendentemente dalla presenza di luce
E. reazioni alla luce e reazioni al buio

270) Indicare quali prodotti si generano durante la fase luminosa della fotosintesi:

A. NADPH, ATP e ossigeno
B. NADPH, ATP e anidride carbonica
C. NADH, ossigeno ed acqua
D. NADH, anidride carbonica e acqua
E. NADP, ATP e anidride carbonica

271) L'attività fotosintetica varia all'aumentare della concentrazione di CO_2. Il diagramma rappresenta tale relazione.

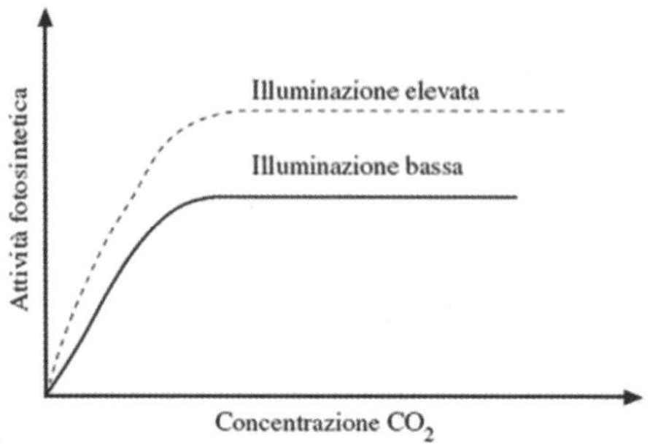

A. L'attività fotosintetica è costante in estate
B. Le due grandezze, CO_2 e attività fotosintetica, sono inversamente proporzionali
C. La relazione tra CO_2 e attività fotosintetica risente della temperatura giornaliera
D. La relazione tra CO_2 e attività fotosintetica risente della concentrazione di ossigeno
E. La relazione tra CO_2 e attività fotosintetica è condizionata dalle condizioni di illuminazione

272) Il termine "fotosintesi" indica il processo con cui gli organismi vegetali convertono l'energia luminosa in energia chimica utilizzata poi per la sintesi di composti organici altamente energetici. Indicare, tra quelli elencati, quali sono i composti utilizzati per l'accumulo dell'energia chimica durante la fase luminosa della fotosintesi:

A. NADH e NADPH
B. ATP, NADH e NADPH
C. ATP e NADH
D. glucosio
E. ATP e NADPH

273) La fotorespirazione consiste:

A. nella semplice formazione di una molecola di acqua a partire dagli ioni idrogeno presenti nello stroma dei cloroplasti
B. nella produzione di ATP durante un processo simile a quello della fosforilazione ossidativa
C. nella fissazione dell'anidride carbonica, da parte dell'ossigeno gassoso proveniente dall'atmosfera con produzione di un composto chiamato PEP (acido fosfoenolpiruvico)
D. in processi ossidativi che avvengono in presenza di luce con formazione di acqua e anidride carbonica
E. nella scissione del ribulosio 1,5 bisfosfato in una molecola a tre atomi di carbonio e in una molecola a due atomi di carbonio con interruzione del ciclo di Calvin-Benson

274) Le reazioni del ciclo di Calvin-Benson che servono a ridurre le molecole di anidride carbonica in molecole di 3-fosfoglicerato avvengono:

A. nella matrice mitocondriale
B. nelle creste mitocondriali
C. nelle membrane dei tilacoidi
D. nel citosol delle cellule vegetali
E. nello stroma dei cloroplasti

275) Nella fotosintesi clorofilliana la fissazione del carbonio:

A. è il processo con cui gli atomi di carbonio della CO_2 vengono incorporati nel ribulosio 1,5-difosfato
B. avviene nel fotosistema II
C. è l'assorbimento di CO_2 attraverso gli stomi
D. è la produzione di CO_2 durante il ciclo di Calvin-Benson
E. si svolge nei grani

276) Per fotosintetizzare una pianta richiede:

A. anidride carbonica e acqua
B. anidride carbonica e monossido di carbonio
C. monossido di carbonio e acqua
D. ossigeno e anidride carbonica
E. ossigeno e acqua

277) Quale degli organismi seguenti è in grado di effettuare la fotosintesi?

A. Muschio
B. Polipo
C. Corallo
D. Protozoo
E. Spugna

278) L'acqua si muove tra le particelle del suolo verso le radici delle piante per:

A. coesione
B. imbibizione
C. adesione
D. capillarità
E. contatto

279) In quale parte della cellula vegetale avviene la fotosintesi?

A. Cloroplasti
B. Ribosomi
C. Mitocondri
D. Nucleo
E. Lisosomi

280) Le foglie delle piante più evolute sono dotate di aperture che servono a regolare l'eccessiva perdita di acqua; tali pori sono detti:

A. lenticelle
B. alveoli
C. stomi
D. nodi
E. stami

281) Quale tra i seguenti elementi è presente nella molecola della clorofilla?

A. Magnesio
B. Manganese
C. Ferro
D. Cadmio
E. Cobalto

282) Le piante scambiano gas con l'atmosfera attraverso piccole aperture sulla superficie fogliare chiamate:

A. stomi
B. lenticelle
C. cloroplasti
D. tricomi
E. follicoli

283) L'ossigeno rilasciato nel corso della fotosintesi delle piante proviene da:

A. ossidazione del NADPH
B. degradazione dei grassi
C. scissione dell'acqua
D. scomposizione degli zuccheri
E. scissione della CO_2

284) Nel ciclo di Calvin avvengono reazioni nelle quali:

A. si produce ATP
B. si producono amminoacidi
C. si degradano acidi grassi
D. si formano molecole di zuccheri
E. si produce NADPH

L'utilizzazione della materia e dell'energia da parte degli organismi eterotrofi

285) Quale tipo di energia utilizzano le cellule animali per lo svolgimento delle loro funzioni?

A. Cinetica
B. Nucleare
C. Termica
D. Meccanica
E. Chimica

286) Il catabolismo è:

A. sinonimo di metabolismo
B. la fase di formazione di molecole
C. il processo di accelerazione del metabolismo
D. il processo di degradazione di molecole complesse
E. la fase oscura della fotosintesi

287) V • 2014 Quale delle seguenti molecole rappresenta un prodotto finale della glicolisi nell'uomo?

A. H_2O
B. Lattato
C. RuBP
D. CO_2
E. NAD ridotto

288) La tappa finale della degradazione degli alimenti, quella che porta alla formazione di ATP, avviene:

A. nel plasma
B. nei ribosomi
C. nel citosol
D. nei mitocondri
E. nel nucleo

289) L'effetto immediato del blocco della respirazione in cellule eucariotiche è:

A. l'arresto della sintesi di AMP
B. la morte cellulare
C. l'arresto della sintesi di DNA
D. l'arresto della sintesi di ATP
E. la dispnea

290) V • 2016 I processi del metabolismo energetico della cellula eucariotica si svolgono per la maggior parte:

A. nel mitocondrio
B. nel reticolo endoplasmatico
C. nel nucleo
D. nel lisosoma
E. nell'apparato di Golgi

291) Un processo è anaerobico quando:

A. avviene in presenza di ossigeno
B. avviene in presenza di anidride carbonica
C. richiede poca energia cinetica
D. richiede poco movimento muscolare
E. avviene in assenza di ossigeno

292) Le macromolecole biologiche vengono demolite:

A. per fornire ATP
B. in presenza di emoglobina
C. per dare origine ad anidride carbonica
D. perché non sono digeribili
E. con la sintesi del DNA

293) Nell'uomo il prodotto finale della fermentazione anaerobica è:

A. acido piruvico
B. acetil-CoA
C. acido lattico
D. acido glicolico
E. acido acetico

294) Nelle cellule eucariotiche:

A. avvengono processi sia aerobici (prevalentemente) che anaerobici
B. avvengono solo processi aerobici
C. avviene sempre la fotosintesi
D. avvengono solo processi anaerobici
E. avvengono solo processi metabolici

295) Se in una coltura di cellule blocchiamo le funzioni mitocondriali, otteniamo l'interruzione:

A. della sintesi dei lipidi
B. dell'attività glicolitica
C. della sintesi proteica
D. della sintesi dei carboidrati
E. della sintesi di grandi quantità di ATP

296) Il ricambio o metabolismo è quella caratteristica dei viventi per cui essi:

A. sono capaci di scambiare messaggi tra loro
B. devono assumere e cedere materia ed energia all'ambiente
C. sono in grado di assimilare lipidi
D. sono in grado di sentire gli stimoli
E. sono in grado di individuare, mediante l'olfatto, determinate sostanze

297) In quali fasi si può dividere il metabolismo?

A. Metabolismo e catabolismo
B. Anabolismo e catabolismo
C. Metafase e anafase
D. Profase e anafase
E. Fase oscura e fase luminosa

298) Nell'uomo può avvenire anche:

A. la reazione al buio
B. la fotolisi
C. la fotosintesi
D. la fermentazione lattica
E. il ciclo di Calvin

299) Nei mitocondri si svolge:

A. la fotosintesi
B. il ciclo di Krebs e la fosforilazione ossidativa
C. la sintesi del glicogeno
D. il ciclo di Calvin-Benson e la fosforilazione ossidativa
E. la glicolisi anaerobia e il ciclo di Krebs

300) Durante sforzi fisici e in scarsa presenza di O_2 le cellule muscolari effettuano la:

A. glicogenolisi
B. respirazione aerobica
C. fotosintesi
D. respirazione anaerobica
E. funzione metabolica

301) Nelle cellule muscolari dell'uomo si forma acido lattico quando:

A. il rifornimento di ossigeno diventa insufficiente
B. c'è troppa quantità di zuccheri nel sangue
C. la temperatura supera i 37°C
D. c'è iperventilazione
E. non c'è sufficiente quantità di glucosio

302) La formazione di acido lattico avviene:

A. nel ciclo di Calvin
B. con una resa energetica alta
C. quando c'è iperventilazione
D. in processi aerobici
E. in processi anaerobici

303) L'ossigeno che introduciamo nel nostro organismo con la respirazione polmonare ci serve per:

A. trasformare il sangue per renderlo più fluido
B. ossidare le sostanze nutritizie allo scopo di ricavarne energia
C. trasformare il sangue arterioso in sangue venoso
D. neutralizzare l'anidride carbonica che si forma nel nostro organismo
E. facilitare la circolazione del sangue

304) Quante molecole di ATP vengono prodotte nella glicolisi per ogni molecola di glucosio?

A. 7
B. 2
C. 1
D. 32
E. 65

305) M/O • 2014 Durante la fase aerobica della respirazione cellulare, la demolizione del glucosio rilascia diossido di carbonio. Per ogni molecola di glucosio, quante molecole di diossido di carbonio vengono rilasciate rispettivamente nella decarbossilazione os-

sidativa del piruvato (L) e nel ciclo di Krebs (K)?

A. L=2; K=4
B. L=1; K=2
C. L=4; K=2
D. L=2; K=1
E. L=2; K=2

306) CISIA • 2015 **Uno zucchero in quantità nota, bruciato in una bomba calorimetrica fino a CO_2 e H_2O, produce 999 kJ di energia. La stessa quantità dello stesso zucchero mediante il processo di respirazione cellulare produce 13 moli di ATP. Se per produrre una mole di ATP sono necessari 31 kJ, quale è l'efficienza della respirazione?**

A. Circa 40%
B. Circa 10%
C. Circa 60%
D. Circa 30%
E. Circa 50%

307) Lo schema rappresenta in modo sintetico le molecole prodotte ad ogni tappa della glicolisi e della fosforilazione ossidativa. Il processo indicato con la freccia 4 è definito:

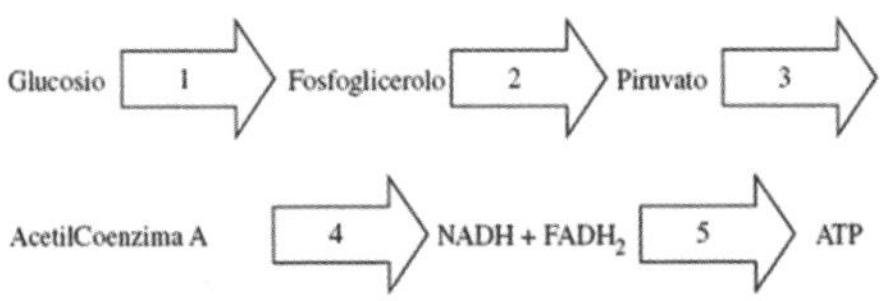

A. ciclo di Calvin
B. glicolisi
C. accoppiamento chemiosmotico
D. ciclo di Krebs
E. plasmolisi

308) Nella fermentazione lattica la trasformazione di acido piruvico in acido lattico ha lo scopo di:

A. riossidare il NADH
B. produrre ATP
C. produrre alcool etilico
D. produrre ADP
E. produrre anidride carbonica

309) Le calorie che si ottengono dalla demolizione di una mole di glucosio sono:

A. di più se la demolizione avviene nella cellula
B. le stesse, indipendentemente dal sito di demolizione
C. funzione dell'organismo che si prende in considerazione
D. funzione della situazione metabolica cellulare
E. di più se la demolizione avviene al di fuori della cellula

310) Un organismo è eterotrofo quando dipende per la nutrizione solo:

A. da processi chemiosintetici
B. da molecole organiche presenti nel suolo
C. da molecole inorganiche provenienti da fonti esterne
D. da molecole organiche provenienti da fonti esterne
E. dalla fotosintesi

311) Quali delle seguenti sostanze non sono in grado di utilizzare gli eterotrofi?

A. Composti organici precedentemente sintetizzati dagli autotrofi
B. Carbonio organico
C. Acqua
D. Nitrati
E. Nessuna delle altre risposte è corretta

312) I mitocondri e i cloroplasti hanno in comune:

A. l'essere presenti nelle cellule eucariotiche
B. l'essere delimitati da una doppia membrana

C. tutte le proprietà elencate
D. il fatto di contenere DNA
E. la funzione di trasformare energia

313) Lo schema rappresenta il ciclo dell'ATP. La freccia 1 rappresenta:

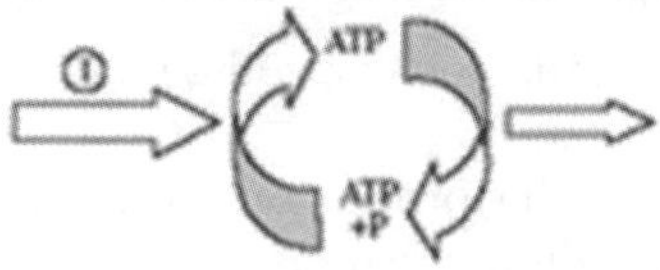

A. l'energia prodotta dalle reazioni endoergoniche
B. l'energia prodotta dalle reazioni esoergoniche
C. l'idrolisi dell'ATP
D. l'energia utile per compiere una reazione esoergonica
E. la condensazione dell'ATP

314) Il glucosio, all'interno delle cellule animali, viene accumulato sotto forma di:

A. ammina
B. glicogeno
C. adipe
D. glicerina
E. glicolipide

315) Nelle cellule degli eucarioti, durante il processo catabolico che porta alla demolizione di una molecola di glucosio, in quale delle seguenti fasi viene liberato il maggior numero di molecole di CO_2?

A. Il trasporto degli elettroni
B. Il ciclo di Krebs
C. La glicolisi
D. La fosforilazione ossidativa
E. La fermentazione lattica

316) La cellula ricava energia attraverso:

A. sintesi dei lipidi
B. aumento della temperatura
C. elettrolisi
D. rottura dei legami chimici
E. sintesi degli zuccheri

317) L'AMP ciclico:

A. è un isomero dell'ATP
B. si forma nel DNA in seguito all'azione dei raggi ultravioletti su due molecole di adenina contigue
C. è una molecola segnale delle cellule procariotiche ed eucariotiche
D. è il trasportatore di energia più utilizzato dalle cellule procariotiche
E. è un neurotrasmettitore di tipo chimico che agisce nello spazio intersinaptico

318) M/O • 2017 Il ciclo di Krebs:

A. produce GTP, NADH e CO_2
B. utilizza glucosio
C. fa parte della glicolisi anaerobica
D. fa parte della glicolisi aerobica
E. consuma ATP e produce CO_2

4.4 • Riproduzione ed ereditarietà

Riproduzione asessuata e sessuata

319) La riproduzione asessuale o vegetativa porta alla formazione di individui:

A. 3/4 diversi; 1/4 uguali
B. 2 diversi e 2 uguali
C. tutti geneticamente diversi
D. tutti geneticamente uguali
E. 3/4 uguali; 1/4 diversi

320) Il numero di cromosomi presenti in un gamete maturo è:

A. poliploide
B. diploide
C. $2n$

D. aploide
E. nessuna delle altre risposte è corretta

321) Una cellula aploide differisce da una diploide perché contiene:

A. un patrimonio cromosomico doppio
B. una quantità dimezzata di DNA
C. una quantità doppia di proteine
D. una quantità dimezzata di RNA
E. una quantità doppia di DNA

322) CINECA • 2015 La generazione di due figli aploidi è il risultato:

A. della metafase
B. della meiosi
C. della micosi
D. della mitosi
E. della telofase

323) I gameti maschili e femminili:

A. sono i cromosomi Y e X
B. hanno un corredo cromosomico aploide
C. hanno corredo cromosomico aneuploide
D. possiedono 46 cromosomi
E. sono i luoghi di produzione delle cellule sessuali

324) Nell'organismo diploide:

A. tutti e due i patrimoni cromosomici derivano dal padre
B. tutti e due i patrimoni cromosomici derivano dalla madre
C. uno dei due patrimoni cromosomici deriva dalla madre, l'altro dal padre
D. uno dei due patrimoni cromosomici deriva dal figlio, l'altro dalla madre
E. uno dei due patrimoni cromosomici deriva dal padre, l'altro dal figlio

325) Rispetto a quello delle cellule somatiche, il numero di cromosomi contenuto nei gameti è:

A. la metà
B. il doppio
C. il triplo
D. un quarto
E. uguale

326) La riproduzione agamica è:

A. una anomalia della riproduzione sessuata
B. il processo di riproduzione con intervento di cellule sessuali
C. propria dei vegetali
D. propria dei mammiferi
E. il processo di riproduzione senza l'intervento di cellule sessuali

327) Diploide è il termine usato per indicare:

A. un organismo di cui si considerano due coppie di geni diversi
B. una cellula che contiene solo due cromosomi
C. una cellula che contiene solo una coppia di cromosomi omologhi
D. la metà di un corredo cromosomico normale
E. una cellula che contiene l'assetto completo di coppie di cromosomi omologhi

328) Lo sviluppo di un uovo non fecondato è noto come:

A. rigenerazione
B. crossing over
C. partenogenesi
D. differenziazione
E. metamorfosi

329) La coppia di cromosomi che derivano uno dal padre e l'altro dalla madre si chiama:

A. cromosomi omologhi
B. eterocromatina
C. cromatidi fratelli
D. deficienza cromosomica

E. cromosomi sessuali

330) Sono aploidi:

A. i prodotti della fusione dei gameti
B. gli organismi che possiedono un doppio corredo di cromosomi in ciascun nucleo cellulare
C. tutti gli essere umani con 46 cromosomi
D. gli organismi che possiedono un singolo corredo di cromosomi in ciascun nucleo cellulare
E. gli organismi privi di arti

331) Nella meiosi, la divisione equazionale è:

A. la prima
B. nessuna delle altre risposte è corretta
C. costituita da due divisioni
D. la seconda
E. inesistente

332) Con il termine di fecondazione intendiamo:

A. la riproduzione asessuata
B. l'atto sessuale
C. la fusione artificiale di due cellule germinali
D. la produzione di gameti
E. la fusione di due gameti

333) Quale tra le seguenti cellule ha lo stesso numero di cromosomi della cellula uovo?

A. Spermatozoi
B. Cellule somatiche
C. Cellule epatiche
D. Globuli rossi
E. Globuli bianchi

334) Con 2*n* e *n* si indicano rispettivamente:

A. gli eterozigoti e gli omozigoti
B. un corredo diploide e aploide
C. il numero di ovulazioni e di spermatozoi
D. un corredo aploide e diploide
E. il rapporto tra gameti e gonadi

335) La meiosi avviene nell'uomo?

A. Sia nella spermatogenesi che nell'ovogenesi
B. No
C. Sì, ma solo riguardo alle cellule somatiche
D. Solo nella spermatogenesi
E. Sì, ma solo qualche volta

336) Sono aploidi:

A. le cellule germinali
B. le cellule epiteliali
C. tutte le cellule presenti nell'organismo
D. i mitocondri
E. le cellule somatiche

337) Nelle cellule germinali si ha:

A. la partenogenesi
B. la mitosi e la meiosi
C. la gemmazione
D. solo la mitosi
E. solo la meiosi

338) M/O • 2015 Quale delle seguenti cellule del corpo umano contiene l'acrosoma?

A. Un bastoncello
B. Una cellula uovo
C. Uno spermatozoo
C. Un fagocita
E. Un linfocita

339) I gameti:

A. sono cellule della linea germinale con corredo cromosomico diploide
B. sono cellule somatiche
C. sono forme alternative dello stesso gene

D. sono cellule della linea germinale con corredo cromosomico aploide
E. sono due organismi della stessa specie ma con diverso corredo genetico

340) È diploide:

A. il gamete
B. la cellula epiteliale
C. l'uovo
D. lo spermatozoo
E. l'ovulo

341) L'organismo o la cellula che contiene nel suo nucleo un doppio patrimonio cromosomico complesso si definisce:

A. aneuploide
B. poliploide
C. dominante
D. aploide
E. diploide

342) Se un gamete ha 25 cromosomi, la cellula diploide prima che inizi la spermatogenesi ha:

A. 5 cromosomi
B. 25 cromosomi
C. 10 cromosomi
D. 50 cromosomi
E. 12 coppie di cromosomi

343) Attraverso la meiosi e la fecondazione gli animali superiori:

A. danno origine ad una prole aploide
B. danno origine ai gameti
C. presentano alternanza di generazione, aploide e diploide
D. danno origine ad una prole con lo stesso numero di cromosomi dei genitori
E. danno origine a cellule diploidi

344) Un corredo cromosomico di tipo aploide si ottiene tramite:

A. oogenesi
B. scissione binaria
C. meiosi
D. ciclo mitotico
E. partenogenesi

345) Quanti cromosomi sono presenti nel nucleo dello spermatozoo o dell'ovulo umano?

A. 40
B. 23
C. 20 coppie
D. 130
E. 46

346) Una cellula con 20 coppie di cromosomi entra in mitosi. Ciascuna delle due cellule figlie avrà un numero di cromosomi pari a:

A. 60
B. 40
C. 80
D. 20
E. 5

347) La riproduzione sessuale è vantaggiosa perché:

A. produce individui bene adattati all'ambiente
B. produce cellule figlie aventi lo stesso patrimonio genetico della cellula madre
C. produce individui con identica costituzione genetica
D. produce più individui della riproduzione asessuale
E. produce individui con diversa costituzione genetica

348) Il corredo cromosomico normale della specie umana è rappresentato da:

A. 44 autosomi + 1 eterocromosoma (totale 45 cromosomi)
B. 42 autosomi + 4 eterocromosomi (totale 46 cromosomi)

C. 48 autosomi + 4 eterocromosomi (totale 52 cromosomi)
D. 48 autosomi + 2 eterocromosomi (totale 50 cromosomi)
E. 44 autosomi + 2 eterocromosomi (totale 46 cromosomi)

349) La fecondazione della cellula uovo avviene per:

A. fusione con miliardi di spermatozoi
B. fusione con milioni di spermatozoi
C. fusione con molti spermatozoi
D. fusione con uno spermatozoo
E. la capacità dell'ovocita di accogliere gli spermatozoi

350) CINECA • 2018 **I gameti sono:**

A. cellule nervose e gliali
B. recettori cutanei
C. cellule uovo e spermatozoi
D. cellule muscolari e satelliti
E. cellule epiteliali

351) La sessualità consiste:

A. nell'esistenza di cellule specializzate per la riproduzione
B. nella capacità di unirsi tra diverse specie
C. nell'esistenza di una pulsione riproduttiva
D. nell'esistenza di individui diversi morfologicamente nella stessa specie
E. nell'esistenza di gameti differenti, capaci di fondere il proprio patrimonio genetico

352) CINECA • 2017 **In ciascun gamete di un essere umano si trovano:**

A. 2 cromosomi sessuali
B. 46 cromosomi
C. 23 coppie di cromosomi
D. 46 autosomi
E. 23 cromosomi

353) Il cromatide è:

A. un organulo cellulare
B. una struttura cellulare simile ai cloroplasti
C. il materiale usato nella tecnica di colorazione istologica
D. una particella della membrana plasmatica
E. uno dei due filamenti che si origina dalla duplicazione del cromosoma

354) Nel nucleo di una cellula dell'epitelio di rivestimento del testicolo umano, quanti cromosomi troviamo?

A. 23
B. 50
C. 44
D. 46
E. 48

355) L'uovo fecondato da uno spermatozoo prende il nome di:

A. morula
B. zigote
C. ovogone
D. gamete
E. cellula germinale

356) Se un mulo (cavalla × asino) giunge all'età riproduttiva, generalmente è:

A. fertile
B. sterile se maschio, fertile se femmina
C. fertile se si adatta all'ambiente
D. un mulo non arriva all'età riproduttiva
E. sterile

357) La divisione dei batteri avviene per:

A. scissione binaria
B. meiosi
C. coniugazione
D. mitosi
E. partenogenesi

358) In seguito a divisione meiotica una cellula con 16 cromosomi darà luogo a cellule con:

A. 8 cromosomi
B. 16 cromosomi
C. 2 cromosomi
D. 32 cromosomi
E. 24 cromosomi

359) Per quale dei seguenti eventi è importante la riproduzione sessuata?

A. Segregazione degli omologhi
B. Divisione riduzionale
C. Inattivazione del cromosoma x
D. Ricombinazione genica
E. Meiosi

360) Le specie viventi che hanno più possibilità di adattarsi ai cambiamenti ambientali sono quelle i cui individui si riproducono:

A. per partenogenesi
B. per gemmazione
C. per riproduzione sessuata
D. asessualmente
E. per autofecondazione

361) Una conseguenza del processo di meiosi è che:

A. il cariotipo viene dimezzato
B. si originano due cellule
C. nelle cellule derivanti sono presenti tutti i cromosomi e i loro omologhi
D. il DNA delle cellule che si originano è geneticamente identico
E. il corredo cromosomico delle cellule che ne derivano corrisponde a quello della cellula originaria

362) Lo schema rappresenta i successivi stadi della spermatogenesi.

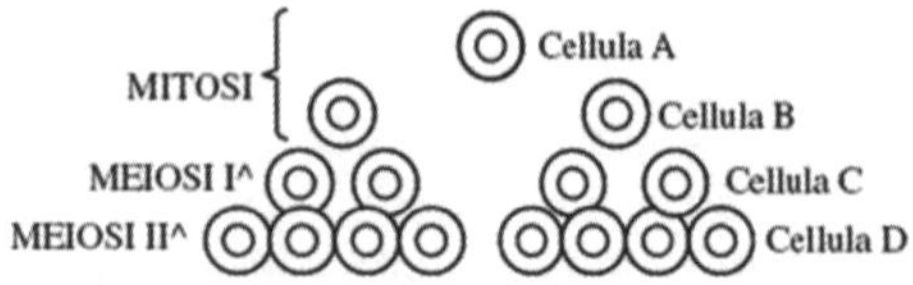

Se una delle cellule D ha 19 cromosomi, la cellula B avrà:

A. 38 cromosomi
B. 38 cromatidi
C. 76 cromosomi
D. 19 cromatidi
E. 19 cromosomi

363) Nel corso dell'evoluzione la fecondazione interna ha sostituito, in molti animali, quella esterna. Ciò ha avuto come conseguenza:

A. la diminuzione della mortalità dovuta al parto
B. una diminuzione del numero delle uova prodotte
C. un aumento del numero dei figli
D. un aumento del numero delle uova prodotte
E. una diminuzionc delle cure parentali

364) Lo schema rappresenta il ciclo vitale di un essere umano.

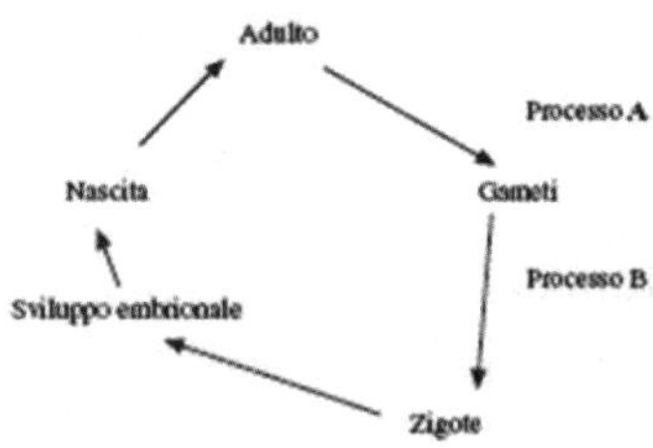

Il processo rappresentato con la lettera B avviene:

A. nella vagina
B. nelle ovaie
C. nei testicoli
D. nell'ovidotto
E. nei tubuli seminiferi

365) Lo schema della figura rappresenta due processi implicati nella riproduzione della specie.

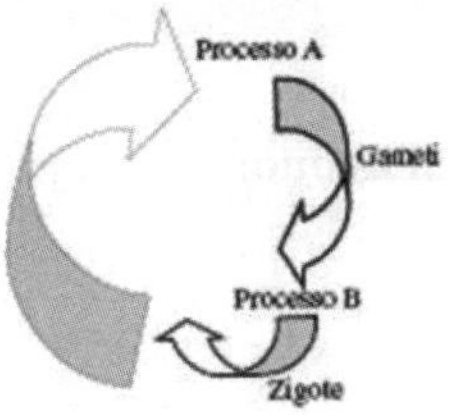

Il processo A rappresenta:
A. l'organogenesi
B. la meiosi
C. la fecondazione
D. l'embriogenesi
E. la mitosi

366) Dall'incrocio di un cane maschio e di un gatto femmina può nascere:
A. 50% cani e 50% gatti indipendentemente dal sesso
B. nulla
C. 50% cani maschi e 50% gatti femmine
D. individui ibridi
E. cani maschi e gatti femmine in percentuale variabile

367) Il prodotto della fusione tra gamete maschile e gamete femminile è uno zigote:
A. poliploide
B. diploide
C. aploide
D. triploide
E. disomico

368) Diversamente dalla riproduzione asessuale, la riproduzione sessuale:
A. è un modo più rapido di produrre progenie
B. è più efficiente
C. è meno efficiente nel rimuovere mutazioni dannose da una popolazione
D. limita la variabilità genetica tra i membri di una popolazione
E. è più efficace nell'aumentare la fitness

369) Lo stadio diploide si ripristina mediante la:
A. divisione dello zigote
B. fusione dei gameti
C. maturazione dell'uovo
D. divisione meiotica
E. duplicazione del DNA

370) I cromosomi omologhi presentano uguale sequenza di:
A. geni
B. aminoacidi
C. proteine
D. nucleotidi
E. alleli

371) Gli spermatozoi sono prodotti:
A. nei tubuli seminiferi
B. nel condotto deferente
C. nell'epididimo
D. nelle gonadi
E. nella prostata

372) Se la quantità di DNA in un gamete di un organismo animale è pari a C, quale sarà la quantità di DNA in una cellula somatica dello stesso organismo durante la profase mitotica?
A. 2C
B. 8C
C. 4C
D. C
E. C/2

373) Se il numero di cromosomi nelle cellule di una foglia di una pianta è 42, il numero di cromosomi in una cellula radicale, in una cellula uovo e nelle cellule dell'embrione della stessa pianta saranno rispettivamente:

A. 21, 21, 21
B. 42, 42, 42
C. 21, 21, 42
D. 42, 21, 42
E. 42, 21, 21

374) La spermatogenesi e l'oogenesi si differenziano per diversi aspetti. Indica tra le seguenti l'affermazione NON corretta.

A. Dopo la pubertà la spermatogenesi continua per tutta la vita, mentre l'oogenesi si arresta alla menopausa
B. La spermatogenesi è un processo che interessa contemporaneamente moltissimi spermatogoni, mentre l'oogenesi è un processo ciclico che porta a maturazione solitamente un solo oocita primario alla volta
C. Lo spermatogonio è presente solo nell'embrione, mentre l'oogonio è presente nell'ovaio fino al suo rilascio da parte del follicolo maturo
D. Partendo da una singola cellula germinale la spermatogenesi porta alla formazione di quattro spermatozoi, l'oogenesi produce una sola cellula uovo
E. La spermatogenesi si completa quasi sempre in modo continuo, mentre l'oogenesi normalmente si arresta, temporaneamente, allo stadio di oocita secondario

375) Nell'organismo femminile dove è presente il "corpo di Barr"?

A. Nell'oocita
B. Nel nucleo delle cellule somatiche
C. Tra i due emisferi cerebrali
D. Nel citoplasma delle cellule del follicolo
E. Alla base dei flagelli

376) L'individuo diploide che in loci corrispondenti possiede alleli diversi sui due cromosomi omologhi è:

A. monozigote
B. eugenico
C. procariote
D. eterozigote
E. eucariote

377) I geni appartengono:

A. agli autosomi
B. ai cromosomi
C. ai mitocondri
D. ai cloroplasti
E. ai lisosomi

378) Sono costituiti da DNA e si trovano nei cromosomi dove occupano una posizione ben determinata, si chiamano:

A. geni
B. mitocondri
C. perossisomi
D. cloroplasti
E. ribosomi

379) L'insieme dei geni contenuti nei cromosomi di un individuo si definisce:

A. allelismo
B. genotipo
C. geotropismo
D. fenotipo
E. normotipo

380) Come si definiscono i cromosomi che portano gli stessi geni, ma in configurazioni alleliche diverse?

A. Cromosomi X
B. Cromosomi sessuali
C. Cromosomi omologhi
D. Cromosomi Y
E. Cromosomi a spazzola

381) In genetica gli alleli sono:

A. due particelle con diverso corredo cromosomico
B. due cromosomi, divisi uno in una cellula ed uno in un'altra

C. due organismi con uguale corredo genetico
D. due organismi con diverso corredo genetico
E. forme alternative dello stesso gene, che occupano loci corrispondenti su cromosomi omologhi

382) Il fenotipo è:

A. l'insieme di geni i cui prodotti modificano l'espressione di altri geni
B. il prodotto della segregazione meiotica
C. la costituzione genetica di un individuo
D. l'insieme di caratteri morfologici in un individuo, derivati dagli alleli che li determinano
E. l'unione di segmenti di DNA nel corso dell'evoluzione

383) La principale funzione della reazione acrosomale è:

A. facilitare la penetrazione dei rivestimenti dell'uovo da parte dello spermatozoo
B. attivare la cellula uovo
C. aumentare la motilità dello spermatozoo
D. impedire la fecondazione interspecifica
E. provocare la fusione dei due pronuclei

384) L'unità funzionale del patrimonio genetico di ogni individuo, in grado di esprimere un carattere ereditario, è detta:

A. genotipo
B. allele
C. cromosomi
D. gonadi
E. gene

385) I caratteri genetici (genoma):

A. si esplicano sempre nel fenotipo
B. si esplicano solo nel geotropismo
C. l'esplicazione del genoma nel fenotipo varia con la specie considerata e non con l'ambiente
D. possono o meno esplicarsi nel fenotipo in rapporto all'ambiente
E. il fenotipo è indipendente dal genoma

386) Uno dei due costituenti di una coppia di geni che determina un dato carattere è detto:

A. cariotipo
B. antigene
C. allele
D. diploide
E. aploide

387) La forma alternativa di un gene, che occupa lo stesso locus su più cromosomi, si chiama:

A. allele
B. allelomorfo
C. allogenico
D. allopoliploide
E. allotipo

388) Col termine di omozigote si indica:

A. un tipo di riproduzione asessuata
B. un'associazione di individui di specie diversa con reciproco vantaggio
C. un organismo che possiede alleli identici per un determinato carattere
D. un tipo di cromosomi omologhi
E. il prodotto di fusione di due gameti

389) I geni sono:

A. filamenti di RNA nucleare
B. proteine di membrana
C. sequenze di aminoacidi
D. i siti attivi di un enzima
E. tratti di DNA che possono codificare per particolari peptidi

390) Nel genotipo di un individuo gli alleli a un determinato locus sono:

A. sempre identici
B. uno di origine materna e uno di origine paterna
C. entrambi di origine materna
D. entrambi di origine paterna
E. sempre diversi

391) Un individuo che in loci corrispondenti possiede gli stessi alleli su cromosomi omologhi è detto:

A. omozigote
B. operone
C. plasmodio
D. eterozigote
E. allogenico

392) L'ermafroditismo è:

A. la presenza di soli organi riproduttivi femminili in un individuo
B. la presenza di soli organi riproduttivi maschili in un individuo
C. lo sviluppo di un uovo con la fecondazione artificiale
D. lo sviluppo di un uovo senza essere fecondato
E. la presenza di organi riproduttori maschili e femminili nello stesso individuo

393) Eterozigote è un termine adottato in genetica per indicare:

A. forme alternative dello stesso cromosoma
B. l'insieme dei caratteri ereditari di un organismo
C. organismi che si nutrono di vegetali
D. un individuo nel quale un carattere è rappresentato da una coppia di alleli diversi
E. un individuo portatore di una coppia di geni in forma dominante

394) I geni:

A. sono siti attivi degli enzimi
B. non esistono nell'uomo
C. determinano le caratteristiche strutturali e funzionali di ciascun individuo
D. sono strutture della membrana nucleare
E. sono costituiti da segmenti di RNA

Genetica mendeliana > Leggi di Mendel

395) Il cambiamento nella composizione genetica di una popolazione (o di una specie) con la formazione di individui (o di organismi) con genotipi differenti si definisce:

A. eteroploidia
B. euploidia
C. evoluzione
D. allopoliploidia
E. mutazione

396) Un carattere ereditario è detto recessivo quando:

A. è autosomico
B. non si manifesta nell'eterozigote
C. si manifesta nell'omozigote dominante
D. è legato al sesso
E. si manifesta nell'eterozigote

397) Le leggi di Mendel definiscono il comportamento:

A. di tutti i caratteri ereditari
B. solo dei caratteri che non incidono sulla vita di un individuo
C. di tutti i caratteri ereditari dei piselli
D. solo dei caratteri che appartengono al mondo dei vegetali
E. dei soli caratteri del mondo animale

398) V • 2016 Dall'incrocio tra due individui con genotipo Aa, quali genotipi e con quali probabilità si potranno avere in F1?

A. 100% aa
B. 25% AA, 50% Aa, 25% aa
C. 100% AA
D. 50% Aa, 50% aa
E. 50% AA, 25% Aa, 25% aa

399) Secondo le leggi di Mendel dall'incrocio tra due individui eterozigoti per un carattere possono nascere figli:

A. 100% con fenotipo dominante
B. 100% con fenotipo recessivo
C. 75% con fenotipo dominante e 25% con fenotipo recessivo
D. 50% con fenotipo dominante e 50% con fenotipo recessivo
E. genotipi tutti diversi

400) Un organismo con genotipo AaBb (alleli genici a segregazione indipendente) produce gameti AB, Ab, aB, ab, nel rapporto di:

A. 1 : 2 : 2 : 1
B. 9 : 3 : 3 : 1
C. 1 : 2 : 1
D. 3 : 1
E. 1 : 1 : 1 : 1

401) Applicando la legge dell'assortimento indipendente, un individuo con genotipo GgFf produce i gameti:

A. G, g, F, f
B. tutti gameti uguali
C. GF, Gf, gF, gf
D. GF
E. gf

402) Le "linee pure" di Mendel erano individui che:

A. per impollinazione incrociata davano sempre discendenti puri
B. non erano in grado di autoimpollinarsi
C. per autoimpollinazione davano discendenti ibridi
D. erano ottenuti mediante impollinazione incrociata
E. presentavano sempre caratteri identici a quelli dei genitori

403) In una razza di cani il carattere "assenza di pelo" è dovuto al genotipo eterozigote Hh. I cani con pelo normale sono omozigoti recessivi (hh); il genotipo omozigote dominante (HH) è letale e gli individui nascono morti. Dall'incrocio tra due cani mancanti di pelo, con quale frequenza si hanno cuccioli mancanti di pelo, sul totale dei cuccioli nati vivi?

A. 2/3
B. 1/3
C. Tutti mancanti di pelo
D. Nessuno mancante di pelo
E. Tutti a pelo normale

404) V • 2016 Una pianta di pisello appartenente a una linea pura per semi lisci e verdi (RRyy) viene incrociata con una pianta di pisello appartenente a una linea pura per semi rugosi e gialli (rrYY). Quale dei seguenti genotipi si avrà nella generazione F1?

A. RRyy
B. RRYY
C. RrYy
D. rrYY
E. rryy

405) Incrociando una pianta a fenotipo dominante (A) con una a fenotipo recessivo (a) i genotipi delle piante che si ottengono potranno essere:

A. Aa oppure aa
B. AA oppure aa
C. sicuramente diversi dai genotipi dei genitori
D. AA oppure Aa
E. esclusivamente Aa

406) Un coniglio maschio dal pelo grigio lungo è stato accoppiato con un coniglio femmina dal pelo grigio lungo. Dall'unione sono nati 16 coniglietti con le seguenti caratteristiche: 9 con il pelo grigio lungo, 3 con il pelo grigio corto, 1 con il pelo bianco corto, 3 con il pelo bianco lungo. Quali sono i caratteri recessivi?

A. Bianco / lungo
B. Grigio / corto
C. Grigio / lungo
D. Bianco / nero
E. Bianco / corto

407) Il sordomutismo è una malattia genetica autosomica polimerica dovuta a due coppie di geni. I due alleli a e b sono responsabili della malattia, purché una o entrambe le coppie siano omozigoti. Risultano pertanto sordomuti coloro il cui genotipo è:

A. AABB
B. AABb
C. AaBB
D. AaBb
E. aaBb

408) V • 2015 Il colore del pelo di un animale può essere nero, marrone o bianco (ossia assenza di colore). Il diverso colore è dato dall'interazione di due geni presenti su loci diversi e non associati tra loro.

Il gene B/b ha due alleli: B rende il pelo nero e b marrone.
Il gene C/c ha due alleli: C garantisce colore del pelo mentre c no.
Si effettuano tre incroci:
Incrocio 1: animale con pelo nero × animale con pelo nero; la progenie ha pelo nero, marrone e bianco
Incrocio 2: animale con pelo nero × animale con pelo marrone; la progenie ha solo pelo nero
Incrocio 3: animale con pelo bianco × animale con pelo nero; la progenie ha pelo nero o marrone
Quale riga della seguente tabella indica il corretto genotipo dei genitori per ciascuno dei tre incroci?

riga	incrocio 1	incrocio 2	incrocio 3
1	BbCc × BBcc	BBcc × bbCC	bbCC × BbCc
2	BbCc × BBCc	BbCc × BbCc	BBcc × BbCc
3	BbCc × BBCc	BBcc × BbCc	bbCC × BbCc
4	BbCc × BbCc	BBcc × bbCC	Bbcc × BbCC
5	BbCc × BbCc	Bbcc × bbCC	Bbcc × BbCC

A. Riga 2
B. Riga 3
C. Riga 4
D. Riga 1
E. Riga 5

409) Se si incrocia un individuo eterozigote per una caratteristica dominante con un omozigote recessivo con quale probabilità avremo individui con il fenotipo recessivo?

A. 10%
B. 100%
C. 25%
D. 50%
E. 1%

410) Si incrocia una pianta a fiore rosso, il cui genotipo non è noto, con una a fiore bianco (recessivo) e si ottengono piante a fiori bianchi. Quale, tra le seguenti, è la probabilità prevista da Mendel di ottenere piante a fiore bianco?

A. 10%
B. 50%
C. 25%
D. 75%
E. 100%

411) Il colore nero (N) della pelliccia delle pecore è dominante sul bianco

(n). Come è possibile determinare il genotipo di una pecora nera?

A. La incrocio con una pecora nera
B. Sicuramente è omozigote perché è nera
C. Non è possibile determinare il genotipo
D. La incrocio con una pecora bianca
E. Sicuramente è eterozigote perché il nero è dominante

412) Nella specie umana l'allele T che dà sensibilità alla feniltiocarbamide (una sostanza di sapore amaro) è dominante sull'allele t che dà insensibilità. Un uomo sensibile sposa una donna non sensibile; hanno un figlio sensibile. Da tali dati si può dedurre con sicurezza:

A. il genotipo del padre è tt
B. il genotipo del figlio è TT
C. il genotipo del padre è Tt
D. il genotipo del figlio è Tt
E. il genotipo della madre è Tt

413) Individui con genotipo AaBb sono stati incrociati con individui aabb. Nella progenie si sono ottenute quattro classi genotipiche (AaBb, Aabb, aaBb, aabb), equifrequenti. Questi risultati confermano:

A. la legge di Mendel della segregazione dei caratteri
B. la legge di Mendel dell'assortimento indipendente
C. il fenomeno dell'associazione dei geni
D. l'esistenza dell'allelismo multiplo
E. la legge di Mendel dell'uniformità della prima generazione ibrida

414) Linee pure di piante di bocca di leone con fiori rossi incrociate con piante a fiori bianchi hanno dato luogo a una F_1 costituita da piante con fiori rosa. In F_2 si sono osservati fiori rossi:rosa:bianchi in un rapporto fenotipico di 1:2:1. La spiegazione più probabile è che:

A. il conteggio delle piante con fiori rosa è stato fatto in modo poco accurato
B. il colore rosa dei fiori indica che le piante a fiori rossi non erano delle linee pure
C. l'allele che determina colore rosso mostra dominanza incompleta
D. il colore dei fiori è dovuto a due o più geni complementari
E. la trasmissione ereditaria del carattere in questa pianta non segue le leggi di Mendel

415) Secondo il principio della segregazione di Mendel si ritiene esatto che:

A. ogni gamete eredita un solo gene per carattere
B. in ogni gamete si trasferiscono entrambi i geni per un carattere
C. in ogni individuo ciascun gene è rappresentato da coppie di caratteri
D. al momento della formazione dei gameti gli alleli di un gene segregano indipendentemente dagli alleli di un altro gene
E. i caratteri dipendono dall'attività di un singolo gene

416) Un concetto fondamentale della genetica si basa sull'ipotesi che una coppia di fattori si separi nel processo di formazione delle cellule gametichE. Questo concetto è contenuto:

A. nella legge di Mendel della dominanza
B. nell'effetto linkage
C. nel principio di Hardy-Weinberg
D. nella legge di Mendel sulla disgiunzione degli alleli
E. nella legge di Mendel dell'indipendenza

417) Gregorio Mendel osservò che incrociando piselli a semi gialli con pi-

selli a semi verdi otteneva piselli a semi gialli. La sua interpretazione di questo risultato fu che il carattere:

A. "colore verde" non veniva ereditato
B. "colore verde" non si manifestava nella progenie
C. "colore giallo" distruggeva il carattere "colore verde"
D. "colore verde" non veniva trasmesso
E. "colore giallo" era recessivo

418) In una razza di cani il carattere "assenza di pelo" è dovuto al genotipo eterozigote Hh. I cani con pelo normale sono omozigoti recessivi (hh); il genotipo omozigote dominante (HH) è letale e gli individui nascono morti. Se un allevatore vuole cani privi di pelo, gli converrà fare un accoppiamento tra:

A. un individuo con genotipo hh e l'altro con genotipo HH
B. entrambi i genitori mancanti di pelo
C. un omozigote dominante ed uno recessivo
D. due individui entrambi hh
E. un individuo con pelo normale e l'altro mancante di pelo

419) Dall'incrocio mendeliano Aa × Aa si originano individui con fenotipi:

A. tutti recessivi
B. tutti dominanti
C. 50% recessivi e 50% dominanti
D. 25% recessivi e 75% dominanti
E. tutti uguali

420) Due topi neri femmine, X e Y, vengono incrociati con lo stesso maschio bruno. La femmina X ha 9 topi neri e 7 bruni e la femmina Y 14 neri. Quali sono rispettivamente i genotipi dei topi X e Y, chiamando B l'allele che determina colore nero e b quello che determina colore bruno?

A. Bb; BB
B. BB; Bb
C. BB; BB
D. Bb; Bb
E. BB; bb

421) CINECA • 2016 La validità della legge di Mendel, detta dell'assortimento indipendente, può essere verificata sperimentalmente solo nel caso di caratteri codificati da geni localizzati:

A. sugli stessi cromosomi
B. sugli stessi cromatidi
C. su cromosomi omologhi
D. su cromosomi diversi
E. su mitocondri

422) In una cellula sessuale, che ancora non ha subito la meiosi, una coppia di cromosomi omologhi porta due geni su loci lontani tra loro, come in figura. I gameti che ne deriveranno potrebbero essere:

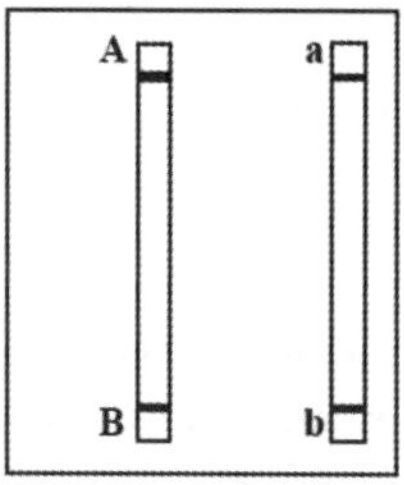

A. tutti omozigoti
B. di 4 tipi
C. di 2 tipi
D. di 1 tipo
E. tutti eterozigoti

423) Incrociando due piante di pisello si ottengono 50% di piante a colore rosso e 50% di piante a colore bianco. Quali possono essere i probabili genotipi dei genitori?

A. aa e aa
B. Aa e Aa
C. Aa e aa
D. AA e Aa
E. AA e aa

424) In un tipo di pianta il carattere "fiore rosso" (R) è dominante rispetto al carattere "fiore giallo" (r). Una pianta a fiori rossi, selezionata per molte generazioni, viene incrociata con una pianta a fiori gialli, pure selezionata per molte generazioni. Quali saranno i possibili risultati di tale incrocio?

A. Tutte piante a fiori rossi
B. 50% di piante a fiori gialli e 50% di piante a fiori rossi
C. 75% di piante a fiori gialli e 25% di piante a fiori rossi
D. Tutte piante a fiori gialli
E. 75% di piante a fiori rossi e 25% di piante a fiori gialli

425) Un albino è una persona che non ha pigmenti nella pelle. Il carattere è dovuto alla presenza dell'allele recessivo A. Un maschio di colorito normale figlio di genitori e nonni normali sposa una donna normale con un genitore albino. Qual è la probabilità che il loro primo figlio sia albino?

A. Praticamente nulla
B. 50%
C. 75%
D. 25%
E. 100%

426) Si ottiene un rapporto fenotipico di 9:3:3:1 nella progenie di un incrocio tra individui:

A. eterozigoti per due geni indipendenti
B. eterozigoti per un singolo gene
C. omozigoti
D. omozigoti della generazione parentale
E. eterozigoti per tre geni indipendenti

427) Da piante di bocca di leone a fiore rosso, incrociate con piante a fiori bianchi si è ottenuta una F_1 costituita da piante con fiori rosa. In F_2 è atteso un rapporto fenotipico di:

A. 1:1
B. 3:1
C. 1:1:1:1
D. 9:3:3:1
E. 1:2:1

428) Due genitori fenotipicamente normali hanno un primo figlio affetto da una malattia autosomica recessiva. Ora aspettano un secondo figlio: quale sarà la probabilità che sia anch'esso ammalato?

A. 50%
B. Sicuramente il figlio sarà sano
C. Non è possibile stabilirlo
D. 100%
E. 25%

429) M/O • 2014 **Da un incrocio tra due individui aventi genotipo eterozigote per due geni, entrambi a dominanza completa, qual è la percentuale della progenie che avrà un fenotipo diverso da quello dei genitori (assumendo che tutti gli individui sopravvivano)?**

A. 63%
B. 56%
C. 44%
D. 6%
E. 19%

430) Dall'incrocio tra due individui eterozigoti per un carattere genetico autosomico recessivo, che impedisce lo sviluppo embrionale dell'omozigote recessivo, con quale probabilità si avranno, alla nascita, individui omozigoti dominanti?

A. 0
B. 1/4
C. 3/4
D. 1/2
E. 1/3

431) La legge della segregazione di Mendel afferma che:

A. ogni individuo possiede due copie di ogni fattore e che esse si separano durante la formazione dei gameti
B. ogni individuo possiede numerose copie di ciascun fattore e che esse si separano (segregano) durante la formazione dello zigote
C. i caratteri ereditari non segregano mai
D. incrociando due linee pure differenti per un carattere ereditario, tutti i figli sono uguali tra loro e mostrano il carattere di uno dei due genitori
E. durante la fecondazione si ha la segregazione dei caratteri ereditari

Genetica mendeliana > Interazione tra alleli (dominanza completa, incompleta, codominanza)

432) Un gene che si esprime sia in forma omozigote che eterozigote è detto:
A. dominante
B. recessivo
C. diploide
D. aploide
E. aneuploide

433) Il carattere dominante è:

A. il carattere che si manifesta in omozigosi
B. un carattere portato sul cromosoma Y
C. nessuna delle altre risposte è corretta
D. il carattere che si manifesta sia in omozigosi che in eterozigosi
E. il carattere che si manifesta in eterozigosi

434) M/O • 2016 Quante classi fenotipiche compaiono nella prima generazione a seguito di un incrocio mendeliano tra due doppi eterozigoti?

A. 2
B. 4
C. 1
D. 8
E. 10

435) V • 2014 Il colore del pelo nei conigli è determinato da un solo gene che ha quattro alleli:

aguti (C), cincillà (C°), himalayano (Ch), albino (c).
Quanti diversi genotipi sono possibili per il colore del pelo nel coniglio?
A. 7
B. 4
C. 6
D. 16
E. 10

436) Si supponga che il rapporto tra femmine e maschi sia 1:1. Una coppia ha già due figlie e nessun figlio. Se pianificano di avere sei figli, con quale probabilità avranno una famiglia di tutte figlie?

A. 1/4
B. 1/8
C. 1/32
D. 1/16
E. 1/64

437) In una specie di anatra il colore del piumaggio è determinato da un gene con tre alleli, due dei quali codominanti ed uno recessivo rispetto agli altri due.Quanti fenotipi si possono ottenere e quanti genotipi?

A. 3 fenotipi e 4 genotipi
B. 4 fenotipi e 6 genotipi
C. 6 fenotipi e 9 genotipi
D. 3 fenotipi e 6 genotipi
E. 6 fenotipi e 6 genotipi

438) Uno dei loci autosomici che controllano il colore degli occhi nella Drosophila ha due alleli, uno per gli occhi marroni e uno per gli occhi rossi. Mo-

scerini di una linea pura con occhi marroni sono stati incrociati con moscerini di una linea pura con occhi rossi. Gli individui della generazione F_1 hanno occhi rossi. Quale conclusione si può ricavare da questo esperimento?

A. Questi alleli sono andati incontro ad assortimento indipendente
B. Questi alleli sono andati incontro a segregazione
C. Questi geni sono associati all'X
D. Questi geni sono associati all'Y
E. L'allele per gli occhi rossi è dominante sull'allele per gli occhi marroni

439) Nei polli la forma della cresta è determinata dall'interazione tra due geni, P e R, non associati tra loro. La cresta "a rosa" si sviluppa quando il gene P presenta entrambi gli alleli recessivi e il gene R almeno un allele dominante. Qual è la probabilità che dall'incrocio di due individui eterozigoti per entrambi i geni nasca un pollo con la cresta "a rosa"?

A. 1/2
B. 3/16
C. 1/16
D. 3/4
E. 9/16

Genetica mendeliana > Reincrocio e alleli multipli

440) Effettuando un test-cross (o backcross) si può determinare:
A. il fenotipo di entrambi i genitori osservando il genotipo dei figli
B. il fenotipo di tutta la prole osservando il fenotipo dei genitori
C. il fenotipo dei figli osservando il genotipo dei genitori
D. il genotipo di un genitore osservando le frequenze fenotipiche della prole
E. il genotipo della prole di due genitori con genotipo noto

441) Per determinare se il genotipo di una pianta di pisello a seme giallo è omozigote dominante (YY) o eterozigote (Yy), bisogna effettuare un test-cross con piante aventi genotipo:

A. Yy
B. Y
C. YY
D. y
E. yy

442) Quale dei seguenti genotipi è corrispondente ad una condizione di eterozigosi?

A. GG
B. Gg
C. AA
D. aa
E. gg

443) Un individuo viene definito doppio eterozigote se presenta:

A. due alleli con mutazioni non identificate
B. due alleli con due diverse mutazioni
C. un allele normale e un allele mutato
D. due loci con quattro diversi alleli
E. due alleli identici

444) Un organismo doppio eterozigote per due geni indipendenti produce gameti:

A. AB : ab
B. Ab : aB
C. AB : Ab : aB : ab
D. Aa : Bb
E. A : b : B : a

Genetica mendeliana > Crossing-over e ricombinazione

445) La ricombinazione è:

A. la comparsa di omozigoti dominanti
B. l'incrocio tra omozigoti recessivi
C. l'incrocio tra cugini
D. la comparsa di eterozigoti recessivi
E. la comparsa nella progenie di una combinazione genetica differente da quella dei genitori

446) V • 2016 Quando avviene il crossing-over?

A. Durante la metafase mitotica
B. Durante la profase meiotica I
C. Durante l'anafase meiotica II
D. Durante l'anafase mitotica
E. Durante la profase mitotica

447) M/O • 2016 Con il termine crossing-over si identifica:

A. lo scambio di segmenti non corrispondenti tra due cromatidi fratelli di una coppia di cromosomi omologhi durante la profase II della meiosi
B. lo scambio di segmenti esattamente corrispondenti tra due cromatidi non fratelli di una coppia di cromosomi omologhi durante la profase della mitosi
C. l'interscambio di materiale nucleo-citoplasmatico
D. lo scambio di segmenti esattamente corrispondenti tra due cromatidi non fratelli di una coppia di cromosomi omologhi durante la profase I della meiosi
E. i fenomeni di trasporto attraverso la membrana

448) Due differenti geni A e B, localizzati rispettivamente sul cromosoma 1 e sul cromosoma 8, al momento della meiosi:

A. ricombinano
B. sono letali
C. segregano nello stesso gamete
D. si incrociano
E. assortiscono indipendentemente

449) Il crossing-over:

A. dimezza il corredo cromosomico
B. permette la riproduzione sessuale
C. avviene in tutte le cellule dei tessuti di un organismo
D. avviene nella profase della mitosi e della meiosi
E. favorisce il riassortimento del corredo genetico

450) Due geni sono detti associati quando:

A. sono localizzati sullo stesso cromosoma e non mostrano un assortimento indipendente
B. codificano per la stessa proteina
C. l'espressione di un gene è coordinata con quella dell'altro gene coinvolto nella stessa catena metabolica
D. codificano per proteine diverse
E. sono localizzati su due cromosomi diversi e segregano indipendentemente uno dall'altro

451) Quale destino subiscono i due alleli di un gene nel corso della meiosi?

A. Migrano nello stesso gamete
B. Si duplicano
C. Segregano in gameti diversi
D. Si attivano
E. Si modificano

452) La "ricombinazione" tra due geni è minima quando i geni sono localizzati:

A. uno sul cromosoma X e l'altro su un autosoma
B. sullo stesso cromosoma a piccola distanza tra loro
C. sullo stesso cromosoma a grande distanza tra loro

D. sui cromatidi di cromosomi diversi
E. su cromosomi diversi

453) Una coppia di alleli difficilmente può subire il crossing-over se i due alleli:

A. sono localizzati sugli autosomi
B. si trovano in loci lontani
C. si trovano in loci vicini
D. sono localizzati sul cromosoma Y
E. sono recessivi

454) "Ogni individuo possiede nelle cellule somatiche due alleli per ciascun carattere autosomico, ma nei suoi gameti se ne riscontra uno solo". Ciò è dovuto:

A. ai caratteri multiallelici
B. all'assortimento indipendente
C. all'epistasi
D. alla segregazione
E. all'eredità poligenica

Genetica classica > Cromosomi sessuali, determinazione del sesso ed ereditarietà legata al sesso

455) Un individuo di sesso maschile riceve il corredo genetico legato al cromosoma Y:

A. dalla madre
B. da nessuno dei genitori
C. nessuna delle altre risposte è corretta
D. dal padre
E. da entrambi i genitori

456) V • 2014 In un incrocio, l'individuo 1 ha genotipo AABBdd e l'individuo 2 ha genotipo aabbDD. Quale percentuale della loro progenie avrà fenotipo identico all'individuo 1, sapendo che i geni A, B e D sono a dominanza completa?

A. 33%
B. 75%
C. 0%
D. 50%
E. 100%

457) M/O • 2016 Qual è il numero di autosomi normalmente presenti in uno spermatozoo umano?

A. 1
B. 2
C. 22
D. 23
E. 44

458) I cromosomi sono:

A. siti attivi degli enzimi
B. strutture della membrana plasmatica
C. strutture dei mitocondri
D. strutture filamentose composte principalmente da DNA
E. organelli citoplasmatici

459) Le cellule somatiche sono:

A. tutte le cellule dell'organismo ad esclusione di quelle sessuali
B. i somi batterici
C. solo le cellule epiteliali
D. le cellule sessuali
E. le cellule dell'epidermide

460) Un maschio portatore di un carattere legato al cromosoma X trasmette tale carattere:

A. alla prima figlia femmina
B. a tutte le figlie femmine, che possono non manifestarlo
C. a metà dei figli maschi
D. a tutti i figli maschi
E. al primo figlio maschio

461) Il padre trasmette il cromosoma Y:

A. solo ai figli maschi
B. al primo figlio maschio
C. solo alle figlie femmine
D. sia ai maschi che alle femmine
E. né ai maschi né alle femmine

462) Il cromosoma sessuale femminile, presente in duplice esemplare nelle femmine e in singolo esemplare nei maschi, è il:

A. cromosoma Y
B. cromosoma 21
C. cromosoma X
D. cromosoma Z
E. cromosoma S

463) Una femmina con una malattia ereditaria legata al cromosoma X trasmette tale carattere a:

A. tutte le figlie e metà dei figli maschi
B. al primo figlio maschio o alla prima figlia femmina
C. tutti i figli maschi e metà delle figlie
D. metà dei figli maschi e metà delle figlie
E. metà dei figli maschi solamente

464) Il numero di autosomi in uno spermatozoo umano è:

A. 23
B. 20 + X e Y
C. 22
D. 46
E. 2

465) Che cosa sono gli autosomi?

A. Organuli citoplasmatici ricchi di enzimi idrolitici
B. Cromosomi presenti solo nelle cellule somatiche
C. Cromosomi necessari per la determinazione del sesso
D. Tutti i cromosomi presenti nel nucleo di una cellula tranne i cromosomi sessuali
E. Cromosomi necessari per la determinazione del sesso

466) Un feto umano è maschio o femmina a seconda:

A. del tempo intercorso dopo l'ovulazione
B. del tipo di spermio
C. del tipo di alimentazione della madre
D. della qualità degli ovociti fecondati
E. del tipo di uovo

467) I gemelli monozigoti (identici) derivano dall'unione di:

A. un uovo e uno spermatozoo
B. due uova e uno spermatozoo
C. un uovo e due spermatozoi
D. cromosomi sessuali omologhi
E. due uova e due spermatozoi

468) Se la caratteristica è situata sul cromosoma sessuale X e il gene alterato per quella caratteristica ha una frequenza del 10%, quale percentuale dei maschi la presenterà?

A. 1%
B. 25%
C. 100%
D. 50%
E. 10%

469) Se un locus è situato sul cromosoma sessuale Y ed un gene presente in quel locus e che determina una certa caratteristica ha una frequenza del 5%, quale percentuale dei maschi presenterà la caratteristica stessa?

A. Nessuno
B. 100%
C. 5%
D. 10%
E. 50%

470) Gli organismi in cui uno stesso individuo produce i gameti dei due sessi si definiscono:

A. dioici
B. monozigoti
C. eterozigoti

D. diploidi
E. monoici

471) M/O • 2014 **Un bambino maschio, figlio di genitori fenotipicamente sani, ha ereditato una patologia causata da un gene localizzato sul cromosoma X. Quali delle seguenti affermazioni sono corrette?**
1. Se la patologia è causata da un allele recessivo, allora la madre deve avere genotipo eterozigote
2. Se la patologia è causata da un allele recessivo, allora la nonna paterna del bambino non era affetta da tale patologia
3. È possibile che la patologia sia causata da un allele dominante

A. Solo 2 e 3
B. Solo 1 e 2
C. Solo 1 e 3
D. Tutte
E. Nessuna

472) M/O • 2015 **Negli esseri umani, una specifica malattia è causata da un allele recessivo posto sul cromosoma X. In uno stato, in un anno, nascono 5000 bambini e tutti hanno una coppia normale di cromosomi sessuali. Tra questi bambini, 80 maschi e 15 femmine manifestano la malattia, mentre 1920 sono maschi sani. 2085 femmine nascono senza l'allele recessivo e 900 sono portatrici sane della malattia.**
Se da ogni bambino nato in questo anno si prelevasse una sola cellula della guancia, quale sarebbe il numero totale di copie dell'allele recessivo presente?

A. 110
B. 995
C. 1010
D. 95
E. 1090

473) In una famiglia con 3 bambini, qual è la probabilità che due siano maschi e una femmina?

A. 1/8
B. 7/8
C. 1/2
D. 3/8
E. 1/4

474) Se una cellula uovo normale è fecondata da uno spermatozoo che porta il cromosoma X qual è la probabilità che l'individuo generato sia di sesso maschile o femminile?

A. 50% intersesso e 50% femminile
B. 75% femminile e 25% maschile
C. 100% femminile
D. 75% maschile e 25% femminile
E. 50% femminile e 50% maschile

475) Per prevedere le combinazioni alleliche risultanti da un incrocio, si può usare:

A. la matrice di Mendel
B. il reticolo di Morgan
C. il rettangolo di Lamarck
D. il modello di Darwin
E. il quadrato di Punnett

476) Un fenotipo o genotipo o allele ritenuto "normale" perché prevalente in una data popolazione si definisce:

A. dominante
B. mutante
C. omologo
D. fattoriale
E. selvatico

477) Il seguente albero genealogico riguarda la trasmissione di una malattia a carattere non dominante legata al sesso. Si può sicuramente dedurre che:

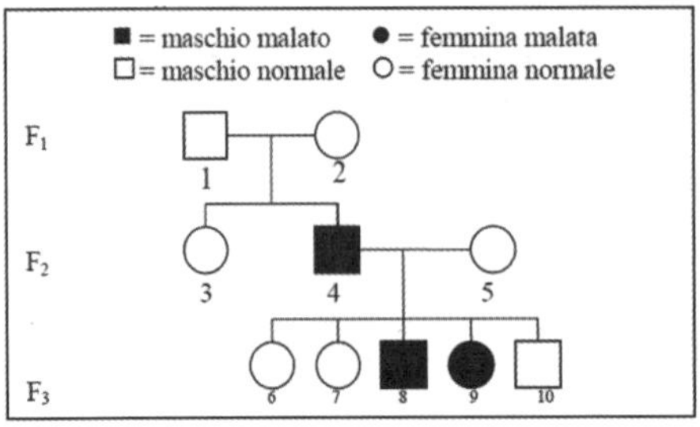

A. tutti gli individui di F_3 sono eterozigoti
B. la donna 2 di F_1 è omozigote per il carattere considerato
C. la figlia 3 di F_2 è sicuramente omozigote
D. la donna 5 di F_2 è eterozigote per il carattere considerato
E. l'uomo 1 di F_1 è portatore sano del carattere considerato

478) Nella Drosophila il carattere "occhi a barra" è dominante legato al sesso. Si incrocia una femmina eterozigote con occhi a barra con un maschio con occhi normali. I figli, indipendentemente dal sesso, saranno:

A. sicuramente tutti con occhi normali
B. tutti con genotipo eterozigote
C. 50% con occhi normali, 50% con occhi a barra
D. sicuramente tutti con occhi a barra
E. tutti con genotipo omozigote

479) L'albero genealogico riportato si riferisce ad una famiglia in cui compare il carattere "incapacità di distinguere alcuni colori" dovuto ad un allele recessivo che si trova sul cromosoma X. Dal suo esame si può dedurre che:

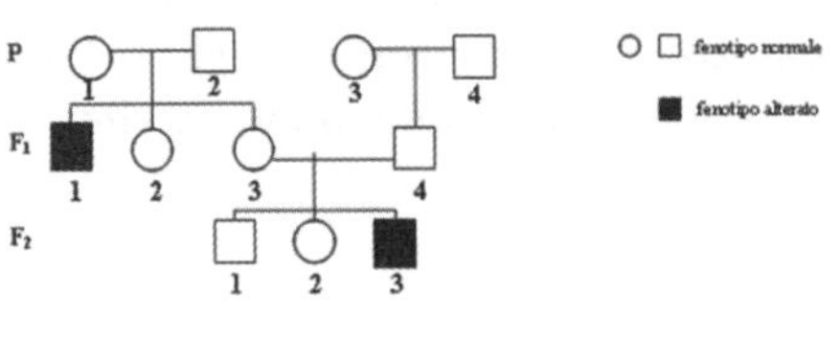

A. la donna F_1-3 è sicuramente portatrice del gene alterato
B. il figlio F_2-1 diventerà malato
C. la donna P-1 è sicuramente omozigote
D. la figlia F_2-2 è sicuramente omozigote
E. la donna F_1-2 è sicuramente eterozigote

480) "I cromosomi umani che determinano il sesso sono davvero una strana coppia. Il cromosoma Y è molto più piccolo dell'X, contiene solo alcune decine di geni in confronto ai 2000-3000 contenuti nel cromosoma X, è strapieno di "DNA spazzatura", sequenze di nucleotidi che non contengono alcuna istruzione per produrre molecole utili. Tuttavia contiene un certo numero di geni importanti per la sopravvivenza e la fertilità dei maschi, come il gene SRY che codifica per una proteina che determina la formazione dei testicoli attivando altri geni su diversi cromosomi. Fino a tempi recenti i biologi avevano difficoltà a spiegare in che modo il cromosoma Y si fosse ridotto in simili condizioni: si pensava comunque che X e Y si fossero evoluti a partire da autosomi simili di un antenato primordiale. Infatti le loro estremità sono molto simili e possono dar luogo al processo di ricombinazione durante la meiosi, scambiandosi reciprocamente dei frammenti. L'allineamento dei cromosomi è anche cruciale per la corretta distribuzione dei cromosomi negli spermatozoi. Gli scienziati oggi sono giunti alla conclusione che i cromosomi sessuali umani in origine formassero una coppia di autosomi omologhi di uguale lunghezza. Una serie di mutazioni ha fatto sì che uno dei due cromosomi degenerasse, perdendo molti geni e dando origine all'attuale cromosoma Y".

(Da *Le Scienze*, n. 393 2001: "Le stranezze del cromosoma Y" di K. Jegalian e B. Lahan)

Una prova che i cromosomi X e Y fossero un tempo autosomi omologhi è data dal fatto che:

A. sul cromosoma Y c'è il gene SRY responsabile della mascolinità, come nel cromosoma X
B. il cromosoma X è strapieno di DNA spazzatura
C. le estremità dei due cromosomi si allineano durante la meiosi e possono ricombinarsi
D. il cromosoma Y deriva per duplicazione dal cromosoma X
E. gli autosomi omologhi da cui derivano erano già in origine diversi tra loro

---

481) Si consideri l'albero genealogico di una famiglia in cui è presente un gene recessivo legato al sesso che determina una malattia genetica. Quale sarà il genotipo della femmina di F_3?

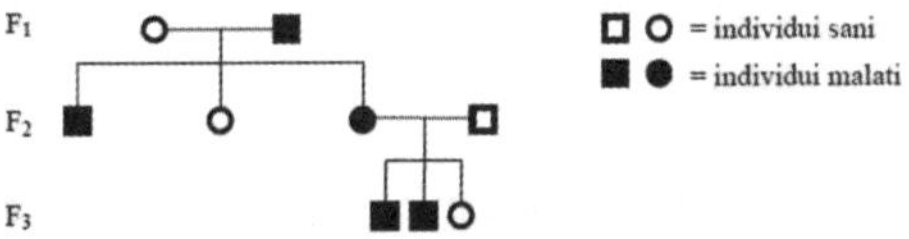

A. Probabilmente eterozigote
B. Probabilmente omozigote
C. Sicuramente omozigote
D. Sicuramente recessivo
E. Sicuramente eterozigote

---

482) La determinazione del sesso nella maggior parte dei mammiferi dipende:

A. nessuna delle altre risposte è corretta
B. dal tipo di cromosoma sessuale (X o Y) contenuto nello spermatozoo che feconda l'uovo
C. dal numero di autosomi presenti nei gameti maschili
D. dal tipo di gameti prodotti dalla femmina
E. dall'età dei genitori all'atto della fecondazione

---

483) Uno spermatozoo portatore di un cromosoma X feconda una cellula uovo. Il risultato sarà:

A. 50% di probabilità che sia femmina e 50% che sia maschio
B. 100% che sia femmina
C. molto probabile che sia femmina
D. 100% che sia maschio
E. molto probabile che sia maschio

---

484) I geni mitocondriali nella nostra specie:

A. non vengono trasmessi
B. si trasmettono per via paterna
C. si trasmettono con il cromosoma Y
D. si trasmettono con il cromosoma X
E. si trasmettono per via materna

Genetica classica > Mappe cromosomiche

---

485) Il patrimonio genetico nelle cellule somatiche di un organismo pluricellulare:

A. varia a seconda del fenotipo
B. è costante in tutte le cellule
C. varia a seconda della specifica funzione cellulare
D. è sempre ridotto rispetto a quello delle corrispondenti cellule sessuali
E. varia da cellula a cellula

---

486) Il corredo cromosomico di un individuo, rappresentato come un insieme di cromosomi sistemati in coppie omologhe ed etichettati, è detto:

A. genotipo
B. fenotipo
C. cariotipo
D. poliformismo
E. allelismo

487) Il materiale nucleare costituito da DNA e proteine basiche (istoni), che si organizzerà in cromosomi prima della divisione cellulare, è detto:

A. nucleotide
B. cromoforo
C. cromatina
D. nucleosoma
E. cariotipo

488) I telomeri sono:

A. cromosomi con più centromeri
B. cromosomi con più membrane
C. le due estremità dei cromosomi
D. cellule intermedie che si formano durante la seconda divisione meiotica
E. organuli citoplasmatici di forma vacuolare

489) Nella specie umana la sequenza ripetuta nei telomeri è composta da:

A. sei nucleotidi TTAGGG
B. tre nucleotidi TTA
C. quattro nucleotidi TTAA
D. otto nucleotidi TTTAAAGG
E. cinque nucleotidi TTAAG

490) Il corredo cromosomico base di ogni individuo di qualsiasi specie si definisce:

A. gametogenesi
B. ginecomastia
C. genoma
D. germinale
E. enoteca

491) L'analisi del cariotipo serve a evidenziare:

A. i polimorfismi del DNA
B. la sequenza base del filamento di m-RNA
C. le mutazioni puntiformi
D. le aberrazioni cromosomiche strutturali e numeriche
E. la delezione di un singolo gene

492) Gli autosomi nell'uomo sono in numero di:

A. 46
B. 44
C. 2
D. 48
E. 20

493) Responsabile della coesione tra i cromatidi fratelli è:

A. il dominio centrale
B. il dominio di appaiamento
C. il dominio del cinetocore
D. il DNA
E. il centromero

494) È stato possibile iniziare a costruire una mappa cromosomica:

A. associando la frequenza del crossing-over alla distanza relativa dei geni sui cromosomi
B. verificando l'andamento della meiosi nei gameti maschili
C. esaminando il tipo di cromosomi presenti nel maschio e nella femmina
D. esaminando i gameti di più generazioni
E. esaminando il numero di cromosomi di un cariotipo

495) Il numero di cromosomi presenti in una cellula somatica di una donna è:

A. 44 + XX
B. 23 + XX
C. 22 + X
D. 44 + XY
E. 46 + XX

496) È possibile contare con maggior facilità il numero di cromosomi quando:

A. la cellula è in metafase
B. la cellula è all'inizio dell'interfase
C. la cellula è in riposo
D. la cellula è in telofase
E. la cellula è metabolicamente attiva

Genetica molecolare > DNA: struttura, duplicazione, geni ed ipotesi di un gene-un enzima

497) Negli acidi nucleici gli zuccheri contenuti sono:

A. solo ribosio e deossiribosio a seconda se si tratta di RNA o DNA
B. maltosio e glucosio
C. glucosio e ribosio
D. legati a 2 gruppi fosforici
E. solo il ribosio

498) V • 2014 Cosa rende il DNA carico negativamente?

A. Il gruppo fosfato
B. Lo zucchero
C. Le basi azotate
D. Il legame idrogeno
E. Il legame fosfodiesterico

499) I geni, che specificano la struttura delle proteine, sono contenuti:

A. nel mesosoma
B. nessuna delle altre risposte è corretta
C. nel nucleolo
D. nel citoplasma
E. nei ribosomi

500) Un gene è costituito da:

A. un cromosoma
B. una sequenza di nucleosidi
C. una sequenza di lisosomi
D. una catena di aminoacidi
E. una sequenza di nucleotidi

501) La struttura del DNA è stata chiarita mediante:

A. risonanza magnetico-nucleare
B. microscopio elettronico a scansione
C. spettrometria di massa
D. spettrometria all'infrarosso
E. cristallografia a raggi X

502) CISIA • 2016 Quale dei 5 riquadri indicati dai simboli Q_1 - Q_2 - Q_3 - Q_4 - Q_5 rappresenta un singolo nucleotide?

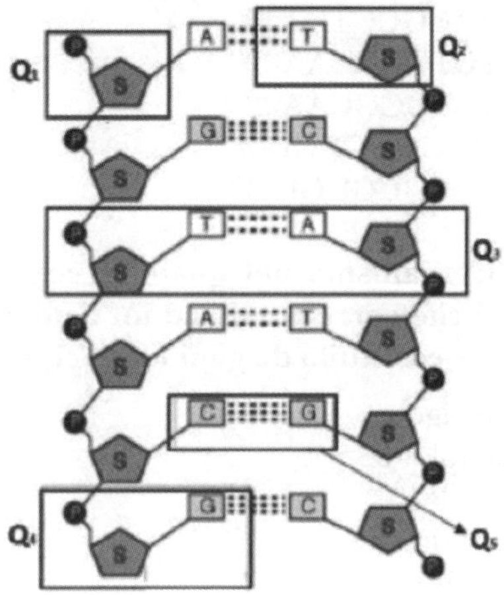

A. Riquadro Q_4
B. Riquadro Q_2
C. Riquadro Q_1
D. Riquadro Q_5
E. Riquadro Q_3

503) M/O • 2014 Un frammento di DNA a doppia elica contiene 12 molecole di timina e 15 molecole di guanina. Quanti singoli legami idrogeno tra basi azotate sono complessivamente presenti all'interno di questo frammento di DNA?

A. 27
B. 69
C. 54
D. 66
E. 81

504) CINECA • 2015 Gli esoni sono:

A. organelli citoplasmatici

B. regioni specializzate di proteine
C. sequenze di DNA codificanti
D. RNA non codificanti
E. sequenze di DNA non codificanti

505) CISIA • 2016 **Quale delle sequenze proposte può legarsi a una sequenza 5′-ACACGCGTT-3′ per costituire un segmento di DNA a doppio filamento?**

A. 5′-AACGCGTGT-3′
B. 5′-TGTGCGAAA-3′
C. 5′-TGTGCGCAA-3′
D. 5′-UUCGCGUGU-3′
E. 5′-AACGCGUGU-3′

506) L'organismo nel quale la coppia di geni che corrisponde ad un dato carattere è costituita da geni identici, è:

A. omozigote
B. aneuploide
C. aploide
D. eterozigote
E. diploide

507) Il DNA è costituito da polimeri di:

A. glucosaminoglicani
B. aminoacidi
C. basi pirimidiniche e aminoacidi
D. nucleotidi
E. basi puriniche e fosfato

508) Il DNA differisce dall'RNA perché:

A. l'adenina sostituisce l'uracile
B. è a triplo filamento
C. l'uracile sostituisce la citosina
D. si trovano in cellule diverse
E. è a doppio filamento

509) I geni sono tratti di:

A. glicidi
B. cellule epiteliali
C. lipidi
D. DNA
E. proteine

510) La struttura secondaria del DNA è determinata da legami che si stabiliscono fra le coppie:

A. C,T e U,A
B. T,U e C,G
C. G,A e T,U
D. T,A e C,G
E. U,A e T,A

511) Il DNA è formato da:

A. quattro filamenti polinucleotidici
B. un filamento polinucleotidico
C. una sequenza semplice di aminoacidi
D. due filamenti polinucleotidici avvolti ad elica
E. due filamenti di aminoacidi avvolti ad elica

512) I pentosi entrano nella costituzione:

A. dei polipeptidi
B. delle proteine
C. dei nucleotidi
D. del glicogeno
E. delle membrane cellulari

513) V • 2016 **Se in una doppia elica di DNA il contenuto di timina è pari al 34%, quale sarà la percentuale di citosina?**

A. 66%
B. 34%
C. 32%
D. 17%
E. 16%

514) Quante sono le basi azotate che formano il DNA?

A. Due
B. Quattro
C. Cinque
D. Tre
E. Sei

515) Il modello di Watson e Crick del DNA prevede:

A. accoppiamento complementare fra uracile (U) e guanina (G)
B. una struttura a doppia elica
C. nessuna delle altre risposte è corretta
D. accoppiamento complementare fra timina (T) e guanina (G)
E. accoppiamento complementare fra citosina (C) e timina (T)

516) Una porzione della molecola di DNA che costituisce un'unità funzionale è detta:

A. genotipo
B. genetica
C. gene
D. nucleotide
E. codone

517) L'appaiamento dei filamenti polinucleotidici complementari in una molecola di DNA è dovuto a:

A. legami covalenti polari
B. interazioni idrofile
C. legami idrogeno
D. legami ionici
E. interazioni idrofobe

518) Si analizza la composizione nucleotidica di 5 campioni di DNA e si ottengono i risultati sotto indicati. In quale caso si è certamente verificato un errore nell'analisi?

A. 35% guanina, 35% citosina, 15% timina, 15% adenina
B. 30% citosina, 30% adenina, 20% guanina, 20% timina
C. 33% timina, 17% citosina, 17% guanina, 33% adenina
D. 25% adenina, 25% citosina, 25% guanina, 25% timina
E. 50% basi puriniche, 50% basi pirimidiniche

519) V • 2016 Si definisce semiconservativa la replicazione del DNA in quanto:

A. solo metà delle informazioni genetiche vengono duplicate
B. avviene soltanto in circa la metà delle cellule di un individuo
C. solo un filamento della doppia elica figlia è neosintetizzato
D. ogni singolo filamento della doppia elica contiene per metà materiale genetico originale e per metà materiale genetico di nuova sintesi
E. si realizza in individui a ciclo vitale aplonte e non diplonte

520) I frammenti di Okazaki:

A. sono segmenti di DNA prodotti in modo discontinuo durante la duplicazione del DNA
B. sono il prodotto del taglio del DNA da parte degli enzimi di restrizione
C. sono sequenze nucleotidiche che danno inizio alla duplicazione del DNA
D. sono sequenze ripetitive all'estremità dei cromosomi
E. sono prodotti dall'azione della DNA elicasi

521) Quante basi appartenenti alla classe delle pirimidine si trovano nel DNA?

A. Tre
B. Due
C. Quattro
D. Cinque
E. Sei

522) L'RNA è formato da:

A. dodici filamenti di polinucleotidi
B. sei filamenti di aminoacidi
C. quattro filamenti di aminoacidi
D. una singola catena polinucleotidica
E. due catene polinucleotidiche

523) Chargaff eseguì importanti ricerche sul metabolismo dei grassi e sul chimismo degli acidi nucleici, in particolare sul DNA. Ricorrendo alla tecnica di cromatografia su carta riuscì a separare la molecola del DNA nelle sue basi costituenti e a determinare la loro percentuale di abbondanza relativa. I suoi studi costituirono un passo decisivo verso la conoscenza della struttura del DNA, evidenziata in seguito da Watson e Crick.

I dati di Chargaff sulla composizione in basi del DNA indicarono che:

A. la quantità di adenina è sempre uguale a quella della citosina
B. le coppie A-T e C-G sono sempre presenti in uguale percentuale
C. la quantità di purine è sempre uguale a quella di pirimidine
D. la somma di A + T è uguale alla somma di C + T
E. il rapporto tra A + T e G + C è di 1 a 1

524) V • 2015 Viene condotto un esperimento per dimostrare che il DNA si replica in modo semiconservativo.

Dei batteri *Escherichia coli* sono stati fatti crescere in un mezzo di coltura in cui la fonte di azoto contiene solamente azoto pesante (^{15}N). Successivamente, sono stati selezionati i batteri in cui tutto l'azoto nel DNA era ^{15}N. Questi batteri sono stati poi fatti crescere in un altro terreno, la cui sola fonte di azoto era azoto leggero ^{14}N, e fatti dividere per tre volte. Dopo la terza divisione, qual è la percentuale di molecole di DNA che contengono sia ^{15}N che ^{14}N?

A. 12,5%
B. 50%
C. 25%
D. 75%
E. 100%

525) Meselson e Stahl nel 1957 fornirono prove sperimentali che ciascun filamento di DNA serviva da stampo per il nuovo DNA, dimostrando così il processo di duplicazione semiconservativa del DNA. Essi fecero crescere un ceppo di *Escherichia coli* in un terreno contenente azoto pesante (15N), quindi lo passarono in un terreno contenente azoto leggero (14N). Dopo due generazioni esaminarono i risultati e constatarono che la percentuale di DNA composto da un'elica pesante (con azoto 15) e da una leggera (con azoto 14) era:

A. 0%
B. 25%
C. 100%
D. 50%
E. 75%

526) Molecole di DNA di organismi appartenenti alla stessa specie differiscono tra loro in quanto presentano:

A. amminoacidi diversi
B. una diversa complementarità tra le basi azotate
C. basi azotate diverse
D. una diversa sequenza delle basi azotate
E. zuccheri diversi

527) Sia il seguente tratto di DNA: ATTGGCAGCCCC. Identificare la sequenza che rappresenta correttamente la sua duplicazione.

A. TAACCCACGGGG
B. TAACCGTCGCCC
C. TAACCGTCGGGG
D. TAAGCCTCGGGG
E. TAACCATCGGGA

528) V • 2015 Quante reazioni di condensazione avvengono durante la formazione di una catena di tre nucleoti-

di a partire da fosfato, deossiribosio e basi azotate?

A. 8
B. 2
C. 5
D. 6
E. 0

529) Sia il seguente tratto di DNA ATT GGC AGC CCC ATG e la corrispondente sequenza che deriva dalla sua duplicazione TAA CCG TCG GCC TAC. Quale tripletta della sequenza duplicata non è stata scritta in modo CORRETTO?

A. TCG
B. CCG
C. TAC
D. TAA
E. GCC

530) Nel processo di "duplicazione", secondo la Biologia Molecolare:

A. avviene la traduzione del messaggio genetico
B. viene copiata la doppia elica del DNA
C. l'mRNA copia la successione dei nucleotidi del DNA
D. un'elica del DNA viene copiata
E. avviene la trascrizione del messaggio genetico

531) Che cosa permette alla cellula di tener depositata nel DNA l'informazione riguardante tutte le sequenze di amminoacidi di tutte le proteine dell'organismo?

A. Il codice genetico
B. L'embrione
C. Il cromosoma X
D. Il mitocondrio
E. L'alide

532) CINECA • 2016 Le elicasi nella duplicazione del DNA:

A. rompono i legami fosfodiesterici tra i nucleotidi dello stesso filamento
B. rompono i legami a idrogeno che mantengono unite le due emieliche
C. rompono i legami covalenti che mantengono unite le due emieliche
D. mantengono distese le due emieliche del DNA
E. rompono i legami a idrogeno tra i nucleotidi dello stesso filamento

533) La minima differenza tra due alleli è relativa a:

A. un nucleotide
B. un introne
C. un amminoacido
D. un esone
E. un codone

534) Le due emi-eliche del DNA sono tenute insieme:

A. da legami covalenti
B. da legami semplici
C. dalle proteine
D. da legami ionici
E. da legami idrogeno

535) Quale affermazione riguardante la duplicazione del DNA è CORRETTA?

A. Durante tale processo vengono uniti tra loro ribonucleosidi monofosfato per mezzo della DNA polimerasi
B. Avviene solo nei gameti prima di meiosi o mitosi
C. Si tratta di un processo conservativo
D. La sintesi del DNA avviene in modo continuo per un filamento e in modo discontinuo per l'altro, a causa dell'unica direzione di assemblaggio di un nuovo filamento da parte della DNA polimerasi
E. La direzione della nuova sintesi è 3' → 5', antiparallela a quella del filamento stampo

536) Il numero delle molecole di adenina in una molecola di DNA è uguale al numero di molecole di:

A. guanina
B. fosforo
C. uracile
D. timina
E. citosina

Genetica molecolare > Il DNA dei procarioti e il cromosoma degli eucarioti

537) Il chiasma cromosomico è:

A. una connessione tra due cromatidi non fratelli di cromosomi omologhi appaiati nella meiosi
B. la fusione di due cromosomi
C. l'acquisto di un cromosoma
D. nessuna delle altre risposte è corretta
E. la perdita di un cromosoma

538) V • 2014 Quale delle seguenti affermazioni per il DNA dei procarioti NON è corretta?

A. Solitamente non contiene proteine istoniche
B. Di solito ha una forma circolare
C. Si trova nel citoplasma
D. I plasmidi contengono DNA
E. È contenuto nel nucleolo

539) I cromosomi sono formati da:

A. solo DNA
B. DNA, ADP e proteine
C. DNA, RNA e proteine
D. 2 autosomi
E. RNA e proteine

540) Il DNA batterico è racchiuso in una struttura detta:

A. nucleoide
B. nucleo
C. nucleolo
D. cromatide
E. nucleasi

541) Molecole di DNA di organismi appartenenti a specie diverse differiscono tra loro in quanto:

A. presentano zuccheri diversi
B. presentano una diversa complementarità tra le basi azotate
C. presentano basi azotate diverse
D. presentano una diversa sequenza delle basi azotate
E. presentano amminoacidi diversi

Genetica molecolare > Dogma centrale della biologia

542) CINECA • 2016 Il flusso dell'informazione genetica si verifica da:

A. RNA a proteine a DNA
B. DNA a RNA a proteine
C. proteine a RNA a DNA
D. DNA a proteine a RNA
E. RNA a DNA a proteine

543) La sintesi di DNA a partire da RNA:

A. è operata dalla trascrittasi inversa
B. è operata da enzimi di restrizione
C. è operata dalla RNA polimerasi
D. è impossibile
E. è operata dalla DNA polimerasi

544) La trascrizione del DNA a partire da un filamento di RNA:

A. avviene in alcuni virus
B. non può mai avvenire
C. avviene prima della mitosi
D. avviene nei batteri
E. avviene quando una cellula si riproduce velocemente

545) Un virus a RNA può moltiplicarsi nella cellula ospite grazie ad una serie di enzimi, tra cui:

A. DNA ricombinante
B. DNA ligasi
C. transcrittasi inversa

D. DNA replicasi
E. enzimi di restrizione

●●○ Genetica molecolare > RNA: trascrizione, maturazione dell'RNA, ribosomi, tRNA

546) L'RNA transfer è detto così perché:

A. produce un trasferimento di energia
B. trasporta l'acido nucleico
C. trasporta l'aminoacido sui ribosomi
D. trasporta l'aminoacido nel nucleo
E. trasporta l'aminoacido nella membrana plasmatica

547) Gli acidi ribonucleici sono costituiti da:

A. amminoacidi - acido fosforico - desossiribosio
B. basi azotate - acido fosforico - desossiribosio
C. basi azotate - aminoacidi - acido solforico
D. basi azotate - acido fosforico - ribosio
E. basi azotate - acido solforico - ribosio

548) L'RNA ribosomiale partecipa alla:

A. gemmazione
B. inserzione
C. traduzione
D. delezione
E. duplicazione

549) La molecola di RNA dotata di una tripletta complementare a quella che codifica per un determinato aminoacido e di un sito che lega l'aminoacido stesso, si definisce:

A. RNA messaggero
B. hnRNA
C. RNA ribosomiale
D. RNA polimerasi
E. RNA transfer

550) CINECA • 2018 In biologia, si definisce trascrizione la sintesi di:

A. polisaccaridi
B. DNA
C. RNA
D. lipidi
E. proteine

551) V • 2016 Quale funzione svolge l'rRNA?

A. Trasporta gli aminoacidi al ribosoma
B. Trasporta l'informazione genetica dal nucleo al ribosoma
C. Interviene nella maturazione del pre-mRNA
D. Costituisce lo scheletro strutturale e funzionale del ribosoma
E. Funge da stampo per la sintesi della proteina

552) V • 2016 La trascrizione del DNA produce:

A. una molecola di RNA a doppio filamento
B. una molecola di DNA a singolo filamento
C. una molecola di RNA a singolo filamento
D. una proteina
E. una molecola di DNA a doppio filamento

553) Nelle cellule vegetali l'RNA viene sintetizzato:

A. per la maggior parte nel nucleo
B. solo nei lisosomi
C. solo nei cloroplasti
D. per la maggior parte nei cloroplasti e una piccola parte nel nucleo
E. solo nei mitocondri

554) CINECA • 2018 I tRNA:

A. sono responsabili della trascrizione del DNA

B. sono RNA secreti nell'ambiente extra-cellulare
C. sono RNA coinvolti nella terminazione della trascrizione
D. trasportano i singoli amminoacidi ai lisosomi durante la sintesi proteica
E. trasportano i singoli amminoacidi ai ribosomi durante la sintesi proteica

555) CINECA • 2019 Quale delle seguenti affermazioni è vera?

A. Il codone si trova nel DNA, l'anticodone nel tRNA
B. Il codone si trova nel mRNA, l'anticodone nel tRNA
C. Il codone si trova nel tRNA, l'anticodone nel mRNA
D. Il codone si trova nel mRNA, l'anticodone nel DNA
E. Il codone si trova nel DNA, l'anticodone nel mRNA

556) L'mRNA è:

A. una macromolecola organica
B. una macromolecola la cui funzione non è stata ancora determinata
C. il prodotto di delezione del materiale genetico
D. un acido nucleico che contiene il genoma cellulare
E. un acido nucleico che dirige la sintesi proteica

557) Le molecole di RNA che sono parti strutturali dei ribosomi sono:

A. RNA ribosomiali
B. il prodotto di delezione del materiale genetico
C. RNA polimerasi
D. non esistono molecole di RNA nei ribosomi
E. RNA transfer

558) Durante la trascrizione viene copiata:

A. la struttura delle proteine
B. la struttura dell'mRNA
C. l'elica di tRNA
D. la molecola di DNA
E. tutta la molecola di mRNA

559) I ribosomi sono:

A. piccole particelle di RNA e proteine che sono coinvolte nella produzione delle proteine
B. piccole particelle di DNA presenti nel citoplasma
C. piccole particelle di RNA e proteine che costituiscono le sedi di produzione di DNA
D. piccole particelle di DNA che costituiscono le sedi di produzione delle proteine
E. piccole particelle di RNA e proteine che non costituiscono le sedi di produzione delle proteine

560) Il filamento di RNA prodotto per trascrizione da un gene, la cui sequenza di basi codifica per la sequenza aminoacidica di una protcina è chiamata:

A. RNA polimerasi
B. rottura cromatidica
C. RNA ribosomiale
D. tRNA
E. RNA messaggero

561) M/O • 2014 Quale delle seguenti proprietà NON può essere usata per distinguere la molecola di DNA da quella di mRNA maturo?

A. Presenza di introni
B. Tipo di zucchero presente
C. Presenza di una doppia elica
D. Presenza di legami fosfodiesterici
E. Presenza di uracile

562) Lo schema rappresenta il processo di:

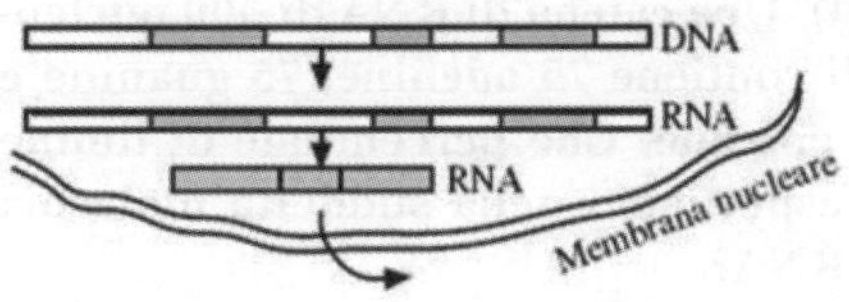

A. splicing
B. sostituzione
C. crossing-over
D. duplicazione
E. traduzione

563) L'anticodone del tRNA riconosce:

A. le basi complementari sul DNA
B. un amminoacido specifico
C. una proteina specifica
D. le basi complementari sull'RNA messaggero
E. le basi complementari sull'RNA ribosomale

564) L'organismo umano è in grado di sintetizzare un numero di proteine diverse molto maggiore del numero dei propri geni. Questo è possibile perché:

A. si verifica la ricombinazione
B. si verificano mutazioni
C. il nostro organismo è costituito da moltissime cellule diverse che contengono geni diversi
D. si verifica l'amplificazione genica
E. esiste lo splicing alternativo dell'RNA

565) CINECA • 2016 Quale delle seguenti affermazioni sulla RNA polimerasi è corretta?

A. Produce solo mRNA
B. Può produrre molte catene polipeptidiche contemporaneamente tramite la formazione di poliribosomi
C. Trascrive sia gli esoni sia gli introni
D. Ha una funzione nella traduzione
E. Crea legami covalenti tra i nucleotidi del DNA e i nucleotidi complementari dell'RNA

566) Quanti tipi di mRNA esistono in una cellula eucariote?

A. Tanti quanti sono i ribosomi
B. Tanti quante sono le proteine da produrre
C. 64
D. Tanti quanti sono i tRNA
E. 20

567) L'RNA è costituito dal ribosio che, rispetto al desossiribosio che forma il DNA, presenta:

A. due atomi di ossigeno in meno
B. due atomi di carbonio in più
C. un atomo di idrogeno in più
D. un atomo di ossigeno in più
E. tre atomi di idrogeno in meno

568) La trascrizione avviene in tre stadi. Quali?

A. Replicazione, transcrittasi e contrazione
B. Catalisi, inibizione enzimatica e modulazione allosterica
C. Induzione, adattamento indotto e duplicazione
D. Inizio, allungamento e terminazione
E. Telomerasi, meiosi e anafase

569) La sequenza di DNA alla quale si lega la RNA polimerasi per iniziare la trascrizione prende il nome di:

A. *starter*
B. promotore
C. sequenza d'origine
D. polipeptide iniziale
E. codone originario

570) V • 2015 Quale/i dei seguenti acidi nucleici è/sono coinvolto/i sia nella trascrizione che nella traduzione?

1. DNA
2. mRNA
3. tRNA

A. Solo 1
B. Solo 3
C. Solo 1 e 2
D. Solo 2
E. Tutti

571) La figura rappresenta schematicamente il t-RNA. Nella porzione indicata con la lettera V si lega:

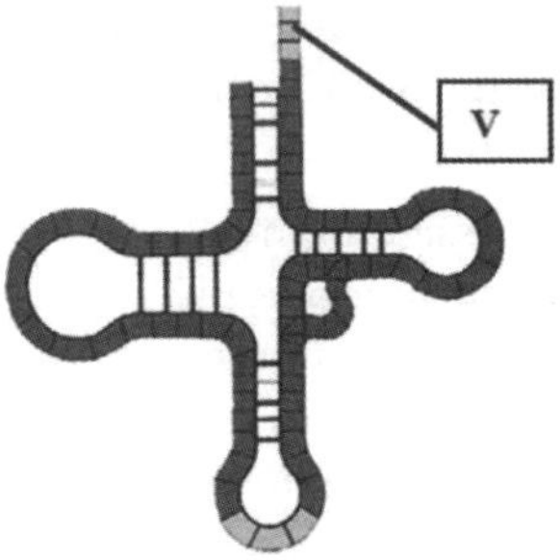

A. un codone dell'RNA
B. un codone del DNA
C. un anticodone
D. una proteina
E. un amminoacido

572) La quantità di adenina presente in una molecola di m-RNA prima della maturazione o splicing è uguale alla quantità di:

A. uracile della semielica di t-RNA
B. timina della semielica di m-RNA
C. timina della semielica di DNA trascritta
D. uracile della semielica di DNA trascritta
E. adenina della semielica di DNA trascritta

573) L'assemblaggio dei ribosomi avviene nel:

A. apparato di Golgi
B. reticolo endoplasmatico rugoso
C. lisosomi
D. citoplasma
E. nucleolo

574) Una catena di RNA di 300 nucleotidi contiene 75 adenine, 75 guanine e 75 citosine. Che percentuale di timine ci aspettiamo nella suddetta molecola di RNA?

A. 10%
B. 75%
C. 50%
D. 0%
E. 25%

Genetica molecolare > Regolazione dell'espressione genica nei procarioti e negli eucarioti

575) Una cellula eucariotica anucleata non riesce a vivere a lungo perché:
A. non può operare la pinocitosi
B. non avviene la sintesi proteica
C. non riesce a respirare
D. nessuna delle altre risposte è corretta
E. non avviene la digestione cellulare

576) Il diagramma A della figura esprime la produzione dell'enzima beta galattosidasi da parte di *Escherichia coli*, in un terreno che viene arricchito di lattosio; il diagramma B, quando dal terreno si toglie il lattosio. Tale variazione è conseguenza di:

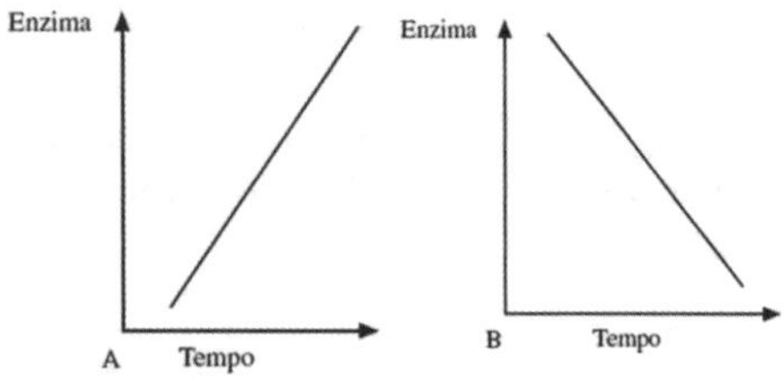

A. inibizione ormonale
B. regolazione genica
C. ricombinazione genica
D. adattamento indotto
E. espressione genica

577) M/O • 2015 **Date le seguenti tre modalità di regolazione dell'espressio-**

ne genica in eucarioti, quale/i avviene/avvengono prima della traduzione?
1. Splicing alternativo di pre-mRNA.
2. Alterazione epigenetica del DNA attraverso metilazione.
3. Rimozione per via enzimatica di peptidi segnale da una proteina precursore.

A. Solo 2 e 3
B. Tutte
C. Solo 1 e 2
D. Solo 1
E. Solo 3

578) Il differenziamento di una cellula eucariotica è dovuto a:

A. inibizione della mitosi
B. espressione simultanea di tutti i geni
C. espressione selettiva di geni specifici
D. delezione selettiva di geni specifici
E. amplificazione selettiva di geni specifici

579) I geni omeotici:

A. regolano la specificazione di strutture anatomiche nello sviluppo embrionale
B. sono l'unità funzionale della regolazione genica nei procarioti
C. sono responsabili dell'omeostasi
D. sono i geni che si esprimono nelle cellule differenziate
E. se inattivati trasformano una cellula tumorale in una cellula sana

Genetica molecolare > Traduzione, il codice genetico, modificazioni post-traduzionali, folding e degradazione delle proteine

580) Il codice genetico è universale. In altre parole:

A. è identico per tutti gli individui
B. la duplicazione del DNA avviene con la stessa modalità nei procarioti e negli eucarioti
C. in tutti gli esseri viventi il DNA è la sede di caratteri ereditari
D. il significato delle 64 triplette è lo stesso per tutti gli esseri viventi
E. nessuna delle altre risposte è corretta

581) Una tripletta di basi azotate nell'RNA messaggero, che codifica per un determinato aminoacido, si definisce:

A. alide
B. anticodone
C. codone
D. coronarie
E. condilo

582) M/O • 2015 Qual è il massimo numero possibile di legami idrogeno tra mRNA e tRNA in un ribosoma durante la traduzione?

A. 18
B. 9
C. 3
D. 6
E. 12

583) La traduzione avviene nei ribosomi e richiede la presenza di una serie di elementi, ECCETTO:

A. enzimi
B. aminoacidi
C. mitocondri
D. tRNA
E. ATP

584) Il codone è costituito da:

A. una tripletta di aminoacidi
B. una tripletta di nucleotidi dell'RNA messaggero che governa l'inserimento di un particolare aminoacido in una catena polipeptidica
C. una tripletta di nucleotidi dell'RNA transfer
D. una tripletta di nucleotidi del DNA mitocondriale

E. una tripletta di enzimi interposta tra i nucleotidi

585) La tripletta nucleotidica dell'RNA transfer che riconosce nell'RNA messaggero una tripletta complementare che codifica per un aminoacido si definisce:

A. condilo
B. tripeptide
C. anti-oncogene
D. codone
E. anticodone

586) Le parole del codice genetico sono costituite da combinazioni di:

A. tre aminoacidi
B. tre nucleosidi
C. tre nucleotidi
D. due nucleotidi
E. cinque nucleotidi

587) I tre nucleotidi adiacenti in una molecola di tRNA che sono complementari e si appaiano con i tre nucleotidi di un codone in una molecola di mRNA durante la sintesi proteica si definiscono:

A. anticodoni
B. aploidi
C. nucleosidi
D. codoni
E. aneuploidi

588) Una molecola di RNA la cui sequenza nucleotidica è tradotta in una sequenza aminoacidica nei ribosomi durante la sintesi polipeptidica si definisce:

A. nessuna delle altre risposte è corretta
B. RNA ribosomiale
C. RNA messaggero
D. RNA polimerasi
E. RNA transfer

589) La regola di trasformazione dell'informazione, per cui una sequenza di 3 basi in una molecola di DNA codifica la sintesi di un determinato aminoacido è chiamata:

A. coefficiente di correlazione
B. coefficiente di selezione
C. coefficiente di reincrocio
D. corredo cromosomico
E. codice genetico

590) Le fasi iniziali della traduzione si svolgono nel seguente ordine:

A. tRNA si lega a mRNA; mRNA si lega alla subunità minore del ribosoma; la subunità maggiore si lega alla minore
B. mRNA si lega alla subunità maggiore del ribosoma; tRNA si lega all'mRNA; la subunità minore si lega alla maggiore
C. la subunità minore del ribosoma si lega alla maggiore; mRNA si lega a questo complesso; tRNA si lega all'mRNA
D. tRNA si lega alla subunità maggiore del ribosoma; la subunità minore si lega alla maggiore; mRNA si lega al ribosoma intero
E. mRNA si lega alla subunità minore del ribosoma; tRNA si lega all'mRNA; la subunità maggiore si lega alla minore

591) Il codone sull'mRNA dell'aminoacido serina è UCA. La sequenza complementare del DNA è:

A. AGT
B. UCT
C. TGA
D. ACU
E. AGU

592) Sia il seguente filamento di DNA: TGG ACT AGC. Gli anticodoni del tRNA corrispondenti sono:

A. TGG TGU UCG
B. UGG ACU AGC
C. TCC TGU TCG

D. AGG TGA ACG
E. ACC UGA UCG

593) Durante la traduzione, nella fase di allungamento, il tRNA che porta il polipeptide in via di sintesi e quello che porta un nuovo amminoacido:

A. occupano i siti E e P del ribosoma
B. occupano i siti E e A del ribosoma
C. occupano i siti P e A del ribosoma
D. occupano solo il sito P, in momenti alternati
E. non si trovano mai contemporaneamente legati al ribosoma

594) Il primo amminoacido di una proteina presenta sempre:

A. il gruppo NH_2 non impegnato nel legame peptidico
B. il gruppo COOH libero
C. il gruppo NH_2 impegnato nel legame peptidico
D. un gruppo fenolico
E. un gruppo SH libero

595) In una breve catena nucleotidica costituita da tre nucleotidi ciascuno di basi diverse, quante sequenze differenti sono possibili?

A. 6
B. 9
C. 1
D. 3
E. 64

596) I proteasomi sono complessi multiproteici implicati, nel processo di degradazione proteica intracellulare. Indica con quale molecola si associano le proteine per poter essere degradate dal proteasoma:

A. ATP
B. RNA
C. ubiquitina
D. glucosio
E. acido piruvico

597) Indica la sequenza corretta degli organuli che intervengono nella sintesi e nella secrezione di una proteina:

A. ribosomi, mitocondri, apparato di Golgi, vescicole, lisosomi
B. nucleo, nucleolo, reticolo endoplasmatico liscio, vescicole, apparato di Golgi
C. ribosomi, reticolo endoplasmatico liscio, reticolo endoplasmatico rugoso, lisosomi, membrana cellulare
D. nucleo, mitocondri, membrana nucleare, ribosomi, apparato di Golgi
E. ribosomi, reticolo endoplasmatico rugoso, apparato di Golgi, vescicole, membrana cellulare

598) Se si sintetizzasse "in vitro" una molecola di mRNA usando solo due tipi di nucleotidi, adenina e uracile, quante triplette diverse potrebbero essere presenti in quella molecola di mRNA?

A. 4
B. 8
C. 3
D. 6
E. 12

599) È possibile che una mutazione per sostituzione di un solo nucleotide in un gene batterico non modifichi affatto la struttura primaria della proteina codificata da quel gene?

A. Sì, soltanto se si verifica una mutazione contraria
B. Sì, se la mutazione ha interessato un introne
C. Sì, se la mutazione provoca uno slittamento della cornice di lettura
D. No
E. Sì, dal momento che il numero di codoni che codificano per i 20 amminoacidi è maggiore di 20

600) Per una proteina formata da 150 amminoacidi, qual è il numero minimo di codoni che deve avere l'mRNA che l'ha prodotta?

A. 150
B. 50
C. 450
D. 75
E. 300

601) Scegliere quale delle seguenti caratteristiche NON è propria del codice genetico.

A. Ridondanza
B. Universalità
C. Presenza di triplette di inizio della traduzione
D. Corrispondenza esatta tra un singolo codone e un singolo aminoacido
E. Presenza di triplette di stop della traduzione

602) Quali sono gli elementi che permettono la traduzione dell'informazione genetica codificata dalla successione di basi azotate in una successione di amminoacidi?

A. Gli RNA di trasferimento
B. Gli RNA ribosomiali
C. Gli amminoacil-tRNA-sintetasi
D. Gli RNA messaggeri
E. Nessuna delle altre risposte è corretta

603) Come quadro di riferimento del codice genetico si utilizzano tipicamente:

A. i codoni presenti a livello del DNA nucleare
B. i codoni presenti a livello del DNA mitocondriale
C. i codoni presenti a livello dell'RNA di trasporto
D. i codoni presenti a livello dell'RNA messaggero
E. gli anticodoni presenti a livello dell'RNA di trasporto

604) Quali delle seguenti affermazioni a proposito della traduzione è corretta?

A. Una molecola di rRNA della subunità ribosomiale maggiore catalizza la formazione del legame peptidico tra il polipeptide presente nel sito P e il nuovo amminoacido presente nel sito A
B. Una molecola di rRNA della subunità ribosomiale maggiore catalizza la formazione del legame peptidico tra il polipeptide presente nel sito A e il nuovo amminoacido presente nel sito P
C. In una fase del processo di traduzione, il ribosoma sposta il tRNA del sito P, con il suo polipeptide, nel sito A
D. L'allungamento del polipeptide prosegue fino a che un anticodone di stop di un t-RNA non occupa il sito P del ribosoma
E. Il codone dell'mRNA nel sito P del ribosoma forma legami a idrogeno con l'anticodone di una molecola di tRNA in arrivo

605) Quale delle seguenti affermazioni a proposito del codice genetico è corretta?

A. Il codice genetico è l'informazione genetica presente sul DNA
B. Il codice genetico è l'informazione genetica presente sull'RNA
C. Il codice genetico è la corrispondenza di ciascun gene con una singola proteina
D. Il codice genetico è l'insieme di corrispondenze tra i 20 amminoacidi naturali e i codoni dei tRNA
E. Il codice genetico è l'insieme di corrispondenze tra i 20 amminoacidi naturali e le 64 possibili triplette di basi azotate

606) L'imprinting genomico è quel fenomeno per cui:

A. ambedue i cromosomi di quella certa coppia provengono dallo stesso genitore
B. una patologia si manifesta solo nell'età adulta
C. solo l'allele materno o solo quello paterno deve essere attivo
D. una patologia genetica è legata all'età materna avanzata
E. una patologia si manifesta in epoca prenatale

607) Qual è il tipico codone di inizio a livello dell'RNA messaggero?

A. AGU, che codifica anche per l'amminoacido serina
B. AUG, che infatti non codifica per alcun amminoacido
C. AGU, che infatti non codifica per alcun amminoacido
D. AUG, che codifica anche per l'amminoacido metionina
E. UAG, che codifica per l'amminoacido metionina

608) CISIA • 2016 Nel 1961, gli scienziati Nirenberg e Matthaei prepararono un mRNA sintetico poli-U, costituito solo da nucleotidi contenenti uracile. Aggiungendo il poli-U in una provetta contenente tutti i fattori necessari per la sintesi proteica, ottennero la sintesi *in vitro* di una catena polipeptidica composta da un solo tipo di amminoacido, la fenilalanina. **Questo esperimento, ripetuto più volte, dava sempre lo stesso risultato, dimostrando che:**

A. le proteine sono costituite da un solo tipo di amminoacidi
B. il codone UUU codifica per l'amminoacido fenilalanina
C. il poli-U non può essere tradotto
D. l'amminoacido fenilalanina contiene uracile
E. la sintesi delle proteine non avviene correttamente *in vitro*

609) Individuare l'affermazione ERRATA tra le seguenti:

A. il codice genetico è detto ridondante perché ad ogni tripletta corrispondono più amminoacidi
B. la "traduzione" del codice genetico è operata mediante l'RNA transfert o tRNA
C. il codice genetico è basato su un sistema di triplette di nucleotidi
D. il DNA contiene le informazioni per la sintesi delle proteine che avviene sui ribosomi
E. i cromosomi omologhi sono identici; infatti, uno è l'esatta copia dell'altro

610) Un qualsiasi m-RNA presenta sempre come tripletta iniziale AUG, corrispondente all'amminoacido metionina. Ciò significa che:

A. le proteine non presentano mai l'amminoacido metionina lungo la loro sequenza
B. l'amminoacido metionina è presente solo all'inizio di una proteina
C. la tripletta AUG è presente solo all'inizio di un m-RNA
D. le proteine contengono sempre l'amminoacido metionina
E. la tripletta AUG indica sia l'inizio della costruzione di una proteina sia l'amminoacido metionina

611) La sequenza AUGGCCUGGGGU rappresenta un tratto di mRNA situato su un ribosoma che permette la sintesi di una breve catena proteica formata dai seguenti amminoacidi: metionina-alanina-triptofano-glicina. Il tRNA che

trasporta l'amminoacido triptofano ha come anticodone la tripletta:

A. ACC
B. GGU
C. GGG
D. CCU
E. UGG

612) Una catena di m-RNA contiene la tripletta UUU corrispondente all'informazione per l'amminoacido fenilalanina. L'anticodone di t-RNA capace di legare questo amminoacido sarà:

A. CCC
B. TTT
C. AAA
D. UUU
E. GGG

613) CISIA • 2015 **Qual è la lunghezza massima della catena polipeptidica codificata da un frammento di mRNA di 15 nucleotidi?**

A. 3 aminoacidi
B. 5 aminoacidi
C. 15 aminoacidi
D. 13 aminoacidi
E. 10 aminoacidi

Genetica molecolare > Traduzione, il codice genetico, modificazioni post-traduzionali, folding e degradazione delle proteine

614) Qual è la sequenza degli eventi che trasformano le informazioni codificate nel DNA in strutture proteiche tridimensionali?

A. Trascrizione - traduzione - duplicazione
B. Traduzione - duplicazione - trascrizione
C. Trascrizione - duplicazione - traduzione
D. Duplicazione - trascrizione - traduzione
E. Traduzione - trascrizione - duplicazione

615) Una proteina è costituita da 100 aminoacidi. Quanti nucleotidi costituiscono l'mRNA codificante?

A. 50
B. 300
C. 100
D. 200
E. 125

616) Quanti amminoacidi sono codificati dalla sequenza di mRNA "UUGUCGACACUC"?

A. Quattro
B. Nessuno
C. Uno
D. Due
E. Sei

617) Individuare nel seguente insieme di codoni genetici quello errato:

A. UTT
B. GCC
C. AGG
D. CCC
E. UAA

618) Identificare l'affermazione errata. Le proteine:

A. possono essere coinvolte in ruoli di difesa
B. possono avere attività enzimatica
C. sono coinvolte nel trasporto di molecole attraverso le membrane cellulari
D. sono costituite da amminoacidi
E. sono depositarie dell'informazione genetica

619) La degenerazione del codice genetico implica che:

A. alcune triplette codifichino per tutti i tipi di amminoacidi
B. il codice genetico subisca cambiamenti ad ogni generazione
C. ogni organismo abbia il proprio codice genetico
D. ogni tripletta di nucleotidi possa codificare per due o più amminoacidi
E. un amminoacido possa essere codificato da più di una tripletta di nucleotidi

620) Identificare, fra le seguenti, l'affermazione errata.

A. Le molecole di RNA possono avere proprietà catalitiche
B. Il materiale genetico dei virus può essere costituito sia da DNA sia da RNA
C. Le proteine possono codificare per acidi nucleici
D. Il nucleo degli eucarioti contiene sia DNA sia proteine
E. Le molecole di DNA costituiscono il materiale genetico

621) M/0 • 2016 Da quante triplette è costituito il codice genetico?

A. Un numero variabile a seconda della specie considerata
B. 20, come gli amminoacidi che codifica
C. 12, a causa della ridondanza degli amminoacidi
D. 36
E. 64

Genetica umana > Alberi genealogici, trasmissione dei caratteri monofattoriali e multifattoriali

622) Molti caratteri nell'uomo, quali peso, statura, diabete, sono multifattoriali. Un carattere multifattoriale è determinato dalla interazione tra:

A. l'ambiente e un singolo gene
B. fattori ambientali post-natali
C. nessuna delle altre risposte è corretta
D. fattori ambientali pre- e post-natali
E. l'ambiente e più geni

623) CINECA • 2015 Qual è il rischio di generare figli affetti da emofilia quando nella coppia di genitori il padre ne è affetto e la madre è sana?

A. 50% dei figli maschi
B. 25%
C. 100% dei figli maschi
D. Nessuna delle altre alternative è corretta
E. 50%

624) La figura rappresenta l'albero genealogico di una famiglia, seguita per 3 generazioni. I quadrati e i cerchi pieni indicano rispettivamente maschi e femmine affetti da una malattia ereditaria.

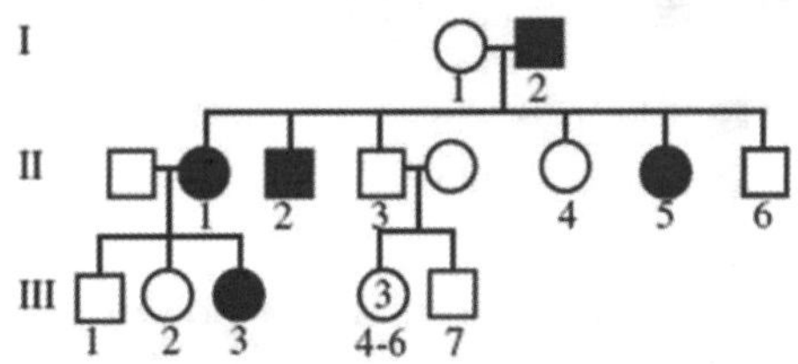

Di quale tipo di ereditarietà si tratta?

A. Ereditarietà di un carattere legato al cromosoma Y
B. Ereditarietà di un carattere autosomico recessivo
C. Ereditarietà di un carattere autosomico dominante
D. Ereditarietà di un carattere recessivo legato al cromosoma X
E. Ereditarietà di un carattere dominante legato al cromosoma X

625) Si consideri l'albero genealogico riportato, riguardante un carattere dominante. Si può dedurre che:

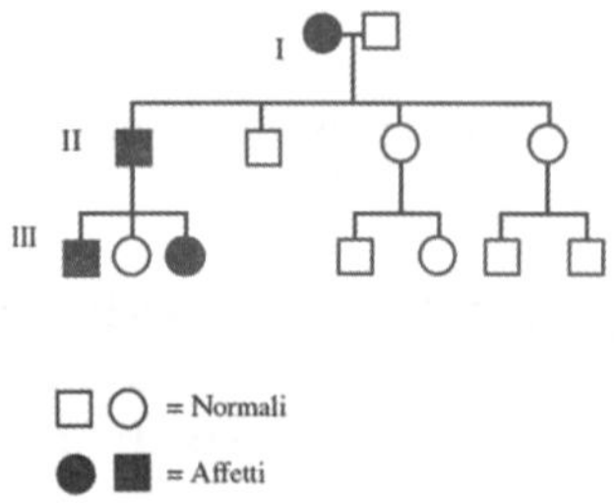

A. il maschio affetto della II è omozigote
B. la donna affetta della I è omozigote
C. il maschio della I è eterozigote
D. il carattere è autosomico
E. il carattere è legato al sesso

626) Si consideri il seguente albero genealogico.

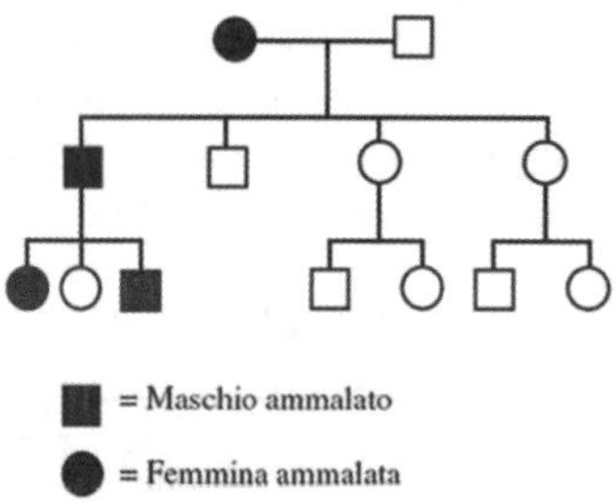

Rappresenta:
A. un'eredità dominante legata al cromosoma Y
B. un'eredità autosomica recessiva
C. un'eredità autosomica dominante
D. un'eredità recessiva legata al cromosoma X
E. un'eredità poligenica

627) V • 2015 In un incrocio diibrido, alcuni dei discendenti hanno un fenotipo diverso rispetto a quello dei genitori. Quale delle seguenti affermazioni può spiegare il manifestarsi di questo fenotipo?

1. È avvenuta una mutazione.
2. I genitori sono entrambi eterozigoti per entrambi i geni.
3. Un genitore è eterozigote per entrambi i geni e l'altro genitore è omozigote recessivo per entrambi i geni.
A. Solo 1 e 2
B. Solo 1 e 3
C. Solo 2 e 3
D. Tutte
E. Solo 1

628) La corea di Huntington è dovuta ad un allele dominante. Ogni bambino nato da una coppia in cui un genitore è sano e l'altro è affetto da tale patologia, ha probabilità di essere eterozigote pari a:
A. 50%
B. 100%
C. 75%
D. 0%
E. 25%

629) I difetti di rifrazione della vista, il diabete, il labbro leporino, la spina bifida, il glaucoma e lo strabismo tendono a ricorrere all'interno di un gruppo familiare, ma non è stato possibile ricondurli alla mutazione di un singolo gene. Per questo motivo, disturbi o malattie similari vengono definite:
A. metamorfiche
B. polialleliche
C. poligeniche
D. polimeriche
E. allegoriche

630) L'osteogenesi imperfetta è una malattia genetica a trasmissione autosomica dominante, dovuta ad anomalie nella sintesi del collagene. Si manifesta con anomalie cliniche a carico dello scheletro, delle articolazioni, delle orecchie, della cute e dei denti. Si può dire che:
A. un marito affetto trasmette l'anomalia alla moglie

B. la malattia colpisce maschi e femmine con ugual probabilità
C. un genitore affetto non trasmette la malattia ai figli
D. i figli di un genitore affetto sono sicuramente tutti malati
E. solo i figli maschi di un genitore affetto saranno malati

631) Si consideri l'albero genealogico di una famiglia in cui è presente un gene recessivo non legato al sesso che determina una malattia genetica.

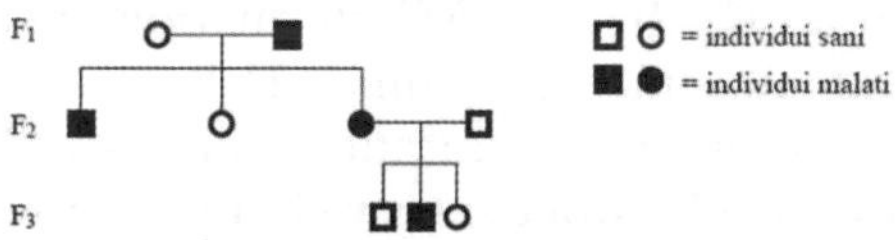

Possiamo dire con certezza che:
A. il maschio sano di F_3 è omozigote
B. la femmina sana di F_2 è eterozigote
C. la femmina sana di F_3 è omozigote
D. il maschio malato di F_2 è eterozigote
E. la femmina di F_1 è omozigote

632) L'albero genealogico riportato si riferisce ad un carattere dominante.

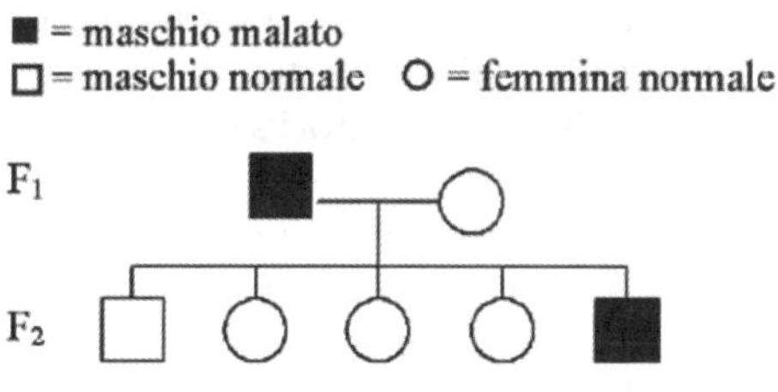

Si può dedurre che:
A. la donna della F_1 è eterozigote
B. il gene è situato sul cromosoma Y
C. il maschio affetto della F_1 è sicuramente omozigote
D. il maschio affetto della F_2 è omozigote
E. il carattere è autosomico

633) Nell'albero genealogico di una famiglia si sono verificati casi di una malattia genetica recessiva, non legata al sesso. Si può escludere che nasca un bambino affetto da tale malattia:
A. se il genitore è omozigote dominante
B. se i nonni del nascituro erano sani
C. se entrambi i genitori sono eterozigoti
D. se uno degli zii del nascituro è sano
E. se entrambi i genitori non manifestano la malattia

634) V • 2014 Che cosa è possibile trovare in un cromosoma umano?

1. Esoni
2. Introni
3. Proteine
A. Tutti
B. Solo 1
C. Solo 1 e 2
D. Solo 2 e 3
E. Solo 1 e 3

635) "L'acondroplasia è una patologia mendeliana ereditata con modello autosomico dominante. Le caratteristiche cliniche più importanti sono: bassa statura sproporzionata con arti corti e tozzi, macrocefalia con fronte prominente, dovute ad un mancato sviluppo della cartilagine di accrescimento delle ossa lunghe. È la più comune causa di nanismo nell'uomo ed ha una prevalenza stimata di circa un affetto ogni 20000 nati vivi. Nell'80% dei casi la storia familiare è negativa cioè si tratta probabilmente di una nuova mutazione. Lo sviluppo intellettuale nei pazienti affetti dall'acondroplasia è comunque normale e riescono a condurre una vita regolare."

Dalla lettura del brano si può, con buone probabilità, dedurre che se un individuo affetto da acondroplasia sposa una donna normale:
A. il 25% dei figli è normale come la madre
B. tutti i suoi figli saranno sani

C. non potrà avere figli
D. sicuramente entrambi i genitori dell'individuo affetto da nanismo erano malati
E. il 50% dei figli presenterà la stessa patologia del padre

636) Si consideri l'albero genealogico di una famiglia in cui è presente un gene dominante non legato al sesso che determina una malattia genetica.

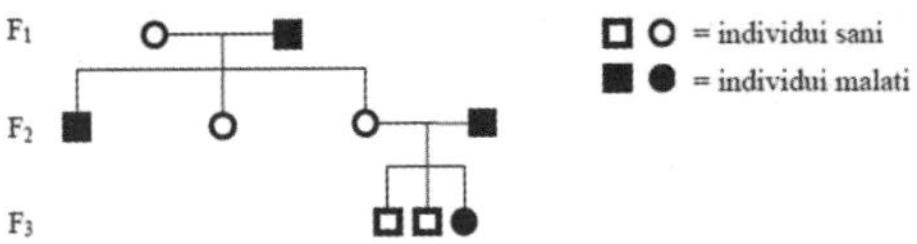

Possiamo dire con certezza che:
A. i due maschi sani di F_3 sono eterozigoti
B. la femmina sana di F_1 è eterozigote
C. il figlio maschio malato di F_2 è omozigote
D. le due femmine sane di F_2 sono eterozigoti
E. la femmina malata di F_3 è eterozigote

637) La maggioranza delle persone affette da malattie ereditarie recessive di tipo mendeliano sono nate da genitori normali. Questo perché:

A. entrambi i genitori sono eterozigoti
B. i genitori hanno sviluppato tardivamente la malattia
C. entrambi i genitori sono omozigoti dominanti
D. entrambi i genitori sono omozigoti recessivi
E. l'ambiente di vita dei genitori non era favorevole all'insorgere della malattia

638) "La Corea di Huntington è una malattia genetica degenerativa ereditaria che colpisce il sistema nervoso. Il termine 'corea', introdotto per la prima volta da Paracelso, deriva dal greco e significa 'danza', mentre George Huntington per primo descrisse la malattia. Il riferimento alla 'danza' è dovuto ai movimenti involontari che, insieme ad alterazioni della personalità e a una progressiva demenza, caratterizzano clinicamente questa malattia. La causa della Corea di Huntington è la mutazione di un gene, che si trova sul braccio corto del cromosoma 4. Quando questo gene è alterato contiene una serie di ripetizioni della tripletta Citosina-Adenina-Guanina (CAG), che dà l'informazione per l'aminoacido 'glutamina'. L'alterazione si trasmette come carattere dominante."
Dopo la lettura del breve brano, individuare l'affermazione ERRATA:

A. se il gene alterato è presente in entrambi genitori, solo il 25% dei figli ha la probabilità di essere sano
B. se nessun figlio è ammalato, nessuno delle generazioni successive sarà colpito
C. se un genitore è ammalato, i figli hanno il 50% di probabilità di ereditare la malattia
D. la mutazione viene ereditata con maggior probabilità dai figli maschi
E. non esistono portatori sani

639) In un caso di eredità poligenica, i geni A, B, C controllano tutti la produzione di un pigmento di colore rosso. A quale dei genotipi riportati corrisponde la massima produzione di colore?

A. aaBBcc
B. AAbbcc
C. AaBBCc
D. AaBbCc
E. aabbCc

640) Il seguente albero genealogico riguarda la trasmissione di un carattere monofattoriale non legato al sesso.

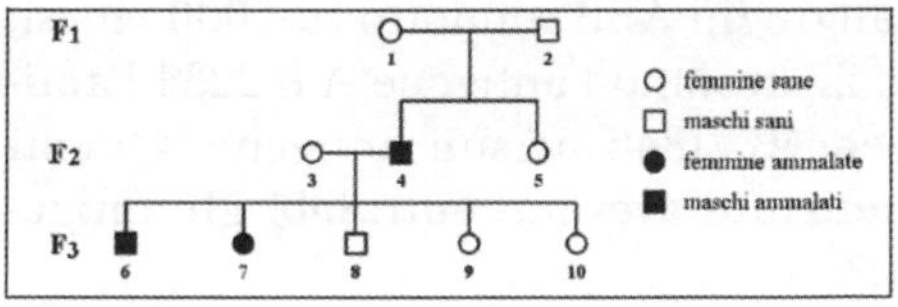

Si può sicuramente dedurre che:
A. entrambi gli individui della F_1 sono eterozigoti per il carattere considerato
B. la femmina 5 della F_2 è sicuramente eterozigote
C. la femmina 3 della F_2 è omozigote
D. il maschio della F_1 è omozigote
E. tutti gli individui della F_3 sono eterozigoti

641) L'albero genealogico riportato rappresenta l'ereditarietà di un carattere dominante.

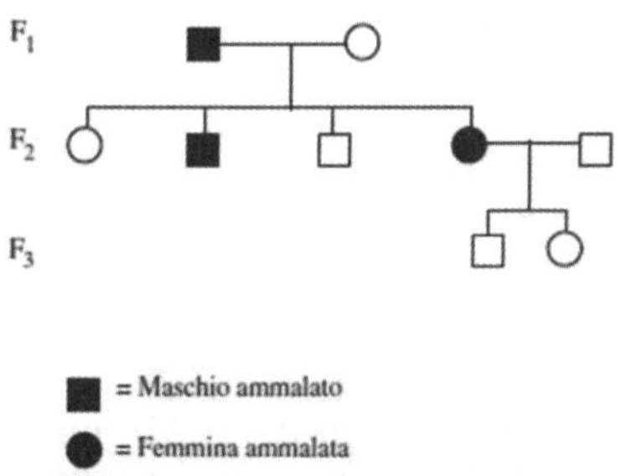

Dal suo studio si può affermare che:
A. il carattere è legato al sesso
B. l'individuo maschio della F_1 è eterozigote
C. l'individuo maschio sano della F_2 è eterozigote
D. l'individuo maschio della F_1 è omozigote
E. l'individuo femmina della F_1 è eterozigote

642) M/O • 2016 La fibrosi cistica è una frequente malattia ereditaria di tipo autosomico recessivo. Se un individuo portatore sano sposa un individuo sano (non portatore), qual è la probabilità che possa nascere un figlio malato?
A. 75%
B. 25%
C. 50%
D. 100%
E. 0%

Genetica umana > Gruppi sanguigni

643) Da un incrocio fra una donna di gruppo sanguigno AB ed un uomo di gruppo 0 nasceranno figli:
A. di gruppo A o B
B. di gruppo A e 0
C. di gruppo B e 0
D. di gruppo 0
E. di gruppo A, B e 0

644) Da un incrocio fra una donna di gruppo sanguigno AB ed un uomo di gruppo AB nasceranno figli:
A. nessuna delle altre risposte è corretta
B. di gruppo A e B
C. di gruppo A, B o AB
D. di gruppo AB
E. di gruppo A e AB

645) Il sistema AB0 è:
A. il nome di un sistema omeostatico
B. un sistema di gruppi sanguigni
C. l'insieme di anticorpi
D. il sistema di coagulazione del sangue
E. l'insieme delle attività trasfusionali

646) M/O • 2015 Un uomo che non ha mai ricevuto una trasfusione di sangue ha gruppo sanguigno di tipo AB.

Quale/i delle seguenti affermazioni descrive/ono correttamente questo individuo?
1. Possiede anticorpi anti-A e anti-B.
2. Ha un fenotipo che indica co-dominanza.

3. Ha alcune cellule con solo l'antigene A e alcune cellule con solo l'antigene B.

A. Solo 1 e 2
B. Solo 2 e 3
C. Solo 1
D. Solo 2
E. Solo 3

647) CISIA • 2015 **Tre neonate sono state confuse nella nursery e devono essere attribuite ai rispettivi genitori. Sulla base dei dati forniti scegli la combinazione corretta.**

Genitori			
	Rossi	Bianchi	Verdi
Gruppo sanguigno dei 2 genitori	A A	A B	B B

Neonate			
	Anna	Emma	Sofia
Gruppo sanguigno	B	A	AB

A. Emma Rossi, Sofia Bianchi, Anna Verdi
B. Anna Rossi, Emma Bianchi, Sofia Verdi
C. Sofia Rossi, Emma Bianchi, Anna Verdi
D. Emma Rossi, Anna Bianchi, Sofia Verdi
E. Anna Rossi, Sofia Bianchi, Emma Verdi

648) È possibile suddividere la popolazione umana in quattro gruppi sulla base di due specificità antigeniche (A e B). Alcuni individui presentano la specificità A (gruppo A), altri la specificità B (gruppo B), altri entrambe (gruppo AB), ed infine vi sono individui in cui non è espressa né l'una né l'altra specificità (gruppo 0). In uno studio sui gruppi sanguigni AB0 condotto su 6000 cinesi, 2527 avevano l'antigene A e 2234 l'antigene B, 1846 nessun antigene. **Quanti individui avevano entrambi gli antigeni?**

A. 607
B. 4154
C. 1652
D. 293
E. 4761

649) La figura rappresenta l'albero genealogico che riguarda l'ereditarietà dei gruppi sanguigni in una famiglia. Quali potranno essere i gruppi sanguigni dei nipoti?

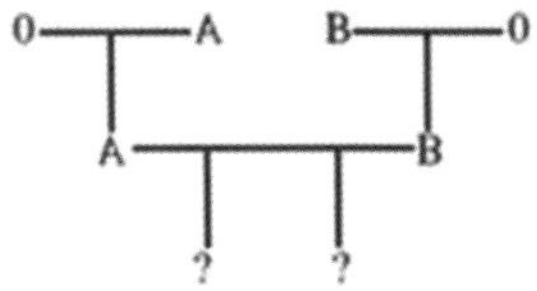

A. A, B, AB, 0
B. Sicuramente 0
C. Sicuramente B
D. Solo AB
E. Sicuramente A

650) Genitori di gruppo sanguigno A hanno un figlio di gruppo sanguigno 0. Si può affermare che per entrambi i genitori:

A. il fenotipo è AB
B. il fenotipo è A
C. il genotipo non è determinabile
D. il genotipo è 00
E. il genotipo è AA

651) Il gruppo sanguigno umano più comune è determinato da alleli codominanti di tre differenti tipi (A, B, 0) che pertanto possono originare:

A. 4 diversi genotipi
B. 4 diversi fenotipi

C. 8 diversi genotipi
D. 6 diversi fenotipi
E. 8 diversi fenotipi

652) In una famiglia, il padre ha gruppo sanguigno B e la madre ha gruppo sanguigno A. Essi hanno parecchi figli, tutti con gruppo sanguigno AB. Si potrebbe ragionevolmente presumere che:

A. il genotipo del padre sia A0 e della madre B0
B. il genotipo dei genitori sia 00 e BB
C. il genotipo dei genitori sia AA e BB
D. il genotipo dei genitori sia AB
E. il genotipo di entrambi i genitori sia 00

653) CINECA • 2016 Gli individui di gruppo sanguigno 0:

A. hanno ereditato un allele di tipo 0 da ciascun genitore
B. hanno sicuramente qualche parente di gruppo sanguigno 0
C. possono avere figli esclusivamente di gruppo sanguigno 0
D. hanno sempre entrambi i genitori di gruppo sanguigno 0
E. hanno necessariamente almeno un genitore di gruppo sanguigno 0

Mutazioni geniche, cromosomiche e genomiche

654) Le radiazioni ionizzanti ed i mutageni chimici negli organismi viventi provocano:

A. un aumento della frequenza di mutazione
B. una diminuzione della frequenza di mutazione
C. nessuna delle altre risposte è corretta
D. un aumento delle sole mutazioni svantaggiose
E. una diminuzione delle sole mutazioni svantaggiose

655) CINECA • 2019 Le mutazioni sono:

A. modificazioni casuali del materiale genetico, ereditabili dalle cellule figlie
B. modificazioni casuali di proteine, non trasmissibili
C. meccanismi con cui le cellule si difendono da eventi potenzialmente letali
D. meccanismi di morte programmata delle cellule
E. modificazioni del materiale genetico, non trasmissibili alle cellule figlie

656) La sindrome di Down è una malattia:

A. virale
B. genetica
C. che dipende dal sesso
D. batterica
E. autoimmune

657) Le mutazioni che per l'evoluzione umana possono essere considerate di maggiore rilevanza sono quelle che avvengono:

A. nelle cellule epiteliali
B. nelle cellule del fegato
C. nelle cellule del sistema nervoso
D. nelle cellule riproduttive
E. in tutti i tipi di cellule

658) I matrimoni tra cugini primi sono geneticamente sconsigliabili:

A. perché aumentano la probabilità di omozigosi per malattie recessive
B. perché aumenta notevolmente la probabilità di morte dell'embrione
C. perché aumenta il rischio di malattie ereditarie controllate da alleli dominanti
D. perché la consanguineità aumenta genericamente la sterilità
E. per ragioni morali

659) La trisomia del cromosoma 21 determina:

A. la sindrome di cri du chat
B. la sindrome di Tourette
C. la sindrome di Turner
D. la sindrome di Down
E. la sindrome di Klinefelter

660) CISIA • 2016 Una mutazione determina una diminuzione della velocità di catalisi dell'enzima E1. Se la sequenza metabolica è:

A — enzima E1 → B — enzima E2 → C quale sarà la conseguenza più probabile di questa mutazione?

A. Accumulo di B e diminuita produzione di A e C
B. Accumulo di A e diminuita produzione di B e C
C. Accumulo di B e C e diminuita produzione di A
D. Accumulo di A e B e diminuita produzione di C
E. Accumulo di C e diminuita produzione di A e B

661) Quale di queste è una mutazione?

A. Feedback
B. Crossing-over
C. Traslitterazione
D. Inversione
E. Traduzione

662) CINECA • 2018 La sindrome di Klinefelter è data da un'anomalia del numero dei cromosomi sessuali ed è caratterizzata da un genotipo:

A. XXY
B. XYY
C. X0
D. Y0
E. XXX

663) L'inversione cromosomica consiste in una:

A. traslocazione di un autosoma su un cromosoma del sesso
B. traslocazione fra due cromosomi sessuali
C. rottura del cromosoma a livello del centromero
D. doppia rottura con rotazione di 90° del frammento cromosomico
E. doppia rottura con rotazione di 180° del frammento cromosomico

664) CINECA • 2015 Quale dei seguenti cariotipi determina la sindrome di Klinefelter?

A. 47, XYY
B. 46, YY
C. 47, XXY
D. 48, XXYY
E. 47, XX + 21

665) Quale delle seguenti mutazioni vi aspettate che produca con maggiore probabilità effetti dannosi in un organismo?

A. Una sostituzione nucleotidica
B. Una delezione di tre basi consecutive nella porzione centrale di un gene
C. La mutazione di una singola base nella porzione centrale di un introne
D. L'inserzione di tre basi vicino all'estremità iniziale della sequenza codificante
E. L'inserzione di una singola base vicino all'estremità iniziale della sequenza codificante

666) Il diagramma rappresenta l'incidenza della sindrome di Down secondo l'età della madre.

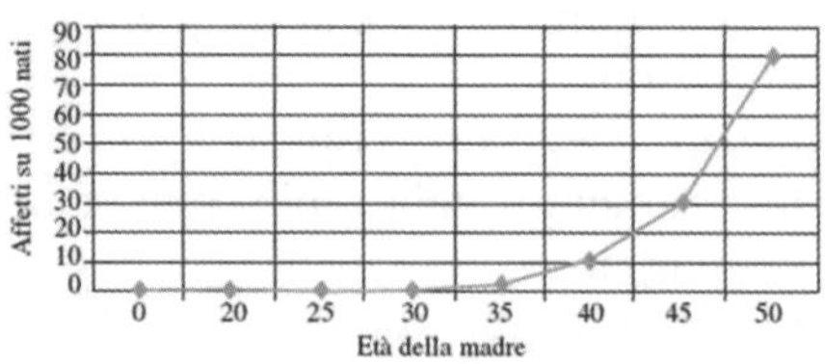

Il rischio di avere un figlio con tale fenotipo per una donna di 45 anni è:

A. 3%
B. 0,05%
C. 4%
D. 45%
E. 1%

667) Durante la seconda divisione meiotica, una eventuale non-disgiunzione dei cromatidi del cromosoma 21 produce una cellula germinale con un cromatidio soprannumerario e una con un cromatidio mancante. Con la fecondazione si dovrebbero quindi produrre, con identica frequenza, zigoti trisomici e zigoti monosomici. La monosomia del cromosoma 21, invece, è molto meno comune della trisomia. La causa di ciò potrebbe essere:

A. le cellule germinali prive del cromatidio e/o gli embrioni monosomici sono scarsamente vitali
B. il cromosoma mancante viene recuperato da altre cellule
C. gli individui monosomici sono perfettamente sani e quindi sfuggono alla diagnosi
D. gli zigoti monosomici raddoppiano il cromosoma ricostituendo la condizione normale
E. gli individui monosomici vengono confusi alla diagnosi con i trisomici

668) In che cosa consiste una mutazione frameshift?

A. Un codone che codifica per un amminoacido viene convertito in una sequenza differente di basi per l'inserimento o la delezione di una o due basi
B. Un codone che codifica per un amminoacido viene convertito per sostituzione di una base in un codone di stop
C. Un codone che codifica per un amminoacido viene convertito per sostituzione di una base in un codone differente
D. Un codone che codifica per un amminoacido viene sempre convertito in un codone di stop per l'inserimento o la delezione di una o due basi
E. Un codone che codifica per un amminoacido viene convertito per sostituzione di una base in un codone sinonimo

669) Le aneuploidie possono risultare da:

A. non disgiunzione
B. disgiunzione
C. espansione di specifiche triplette
D. mutazioni per sostituzioni di singola base
E. mutazione per delezione di singola base

670) V • 2016 In una famiglia, da genitori con orecchie normali, nascono una figlia con orecchie deformi e un figlio con orecchie normali. Dopo aver stabilito che non si tratta di un carattere poligenico, né di una mutazione de novo, si può ipotizzare che:

A. il carattere orecchie deformi sia un carattere autosomico dominante
B. solo il padre sia portatore del carattere
C. il carattere orecchie deformi sia un carattere autosomico recessivo
D. il carattere orecchie deformi sia un carattere autosomico e che solo la madre ne sia portatrice
E. il carattere orecchie deformi sia un carattere determinato da un gene presente nel cromosoma Y

671) Se una mutazione provoca la delezione di una base nella regione di un gene che specifica una proteina, quale sarà l'effetto sulla sintesi di quella proteina?

A. La proteina sarà tutta modificata
B. La proteina non subirà modificazioni
C. La proteina sarà modificata dal punto della delezione in poi
D. La proteina avrà un aminoacido sostituto
E. La proteina non verrà tradotta

672) La tripletta di nucleotidi AAT presente in una molecola di DNA subisce una mutazione, trasformandosi nella tripletta AAC. Ciò nonostante, dopo la traduzione, non si ha alcun cambiamento nella funzionalità della proteina che si forma. Ciò perché:

A. la proteina, una volta formata, si corregge per poter svolgere la propria funzione
B. il tRNA della cellula trasporta solo l'amminoacido corrispondente alla tripletta AAT
C. la proteina, una volta formata, subisce una mutazione inversa
D. il codice del DNA è ridondante
E. l'm-RNA ha corretto la mutazione

673) M/O • 2016 **Una mutazione genica puntiforme interessa:**

A. un intero cromosoma
B. singoli nucleotidi
C. parti cospicue di un singolo cromosoma
D. un intero genoma
E. unicamente l'RNA

Le nuove frontiere della genetica: DNA ricombinante e sue applicazioni

674) Che cos'è un clone?

A. Un gruppo di cellule geneticamente identiche derivate da un'unica cellula
B. Un gruppo di cellule isolate e infettate da un virus per studiarne la reazione
C. Una cellula fotosensibile della retina dei vertebrati
D. Una proteina fibrosa elastica presente nei tessuti connettivi
E. Uno stadio dello sviluppo degli embrioni animali

675) Se si unisce nella stessa molecola DNA umano e DNA di un batterio, si ottiene:

A. un organismo transgenico
B. non è possibile unire DNA umano e DNA di un batterio
C. una molecola mutante
D. una molecola di DNA ricombinante
E. un organismo donato

676) Un transgene è un gene:

A. associato con un altro gene, indipendentemente dal tipo di associazione (cis o trans)
B. introdotto nel genoma di un organismo diverso da quello da cui proviene
C. nessuna delle altre risposte è corretta
D. che codifica una proteina coinvolta in catene metaboliche ramificate
E. associato in trans con un altro gene

677) M/O • 2018 **Un plasmide è:**

A. una proteina con attività regolatrice
B. un elemento genetico procariotico a replicazione autonoma
C. un organulo citoplasmatico delimitato da una doppia membrana
D. una molecola di DNA circolare che si replica solo nel nucleo delle cellule eucariotiche
E. un protozoo patogeno

678) Nella tecnologia del DNA ricombinante, il termine vettore si riferisce:

A. ad una molecola di DNA usata per veicolare altro DNA in opportune cellule ospiti

B. alla cellula ospite in cui è stato inserito il DNA estraneo
C. all'enzima che taglia il DNA in frammenti di restrizione
D. alla piastra contenente il frammento di DNA estraneo
E. all'estremità coesiva di un frammento di DNA

679) CISIA • 2016 **Il numero di copie amplificate di una molecola di DNA dopo 6 cicli di PCR sarà:**

A. 18
B. 6
C. 64
D. 12
E. 36

680) Un batterio che produce insulina umana è un organismo:

A. che possiede enzimi diversi rispetto a batteri della stessa specie
B. che è diventato geneticamente modificato
C. che ha subito una mutazione spontanea
D. che ha perso le sue normali capacità metaboliche
E. che è stato clonato

681) Piccole molecole di DNA di forma circolare presenti nei batteri che vengono replicate e trasmesse alla discendenza indipendentemente dal resto del DNA, si chiamano:

A. plasmodi
B. sporozoi
C. coccidei
D. polisaccaridi
E. plasmidi

682) Se si assemblasse un nuovo batteriofago con il rivestimento proteico di un fago T2 e il DNA di un fago T4, e lo si introducesse in una cellula batterica, da tale cellula verrebbero liberati fagi contenenti:

A. le proteine del fago T4 e il DNA del fago T2
B. le proteine e il DNA del fago T4
C. le proteine e il DNA della cellula batterica
D. le proteine e il DNA del fago T2
E. le proteine del fago T2 e il DNA del fago T4

683) M/O • 2018 **Gli enzimi di restrizione:**

A. sono presenti nei retrovirus
B. determinano la formazione di proteine più corte del normale
C. sono coinvolti nella duplicazione del DNA
D. riconoscono sequenze palindromiche
E. sono necessari per la migrazione elettroforetica del DNA

684) La figura mostra le estremità coesive del DNA di pecora e del DNA umano. Le basi mancanti delle estremità sono le seguenti:

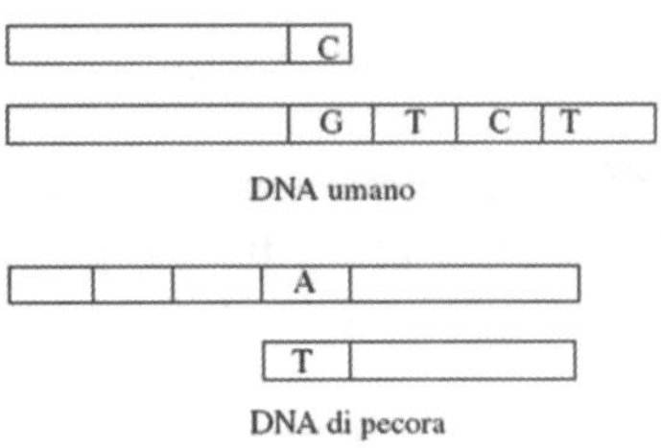

A. UGU
B. TAT
C. TCT
D. ATA
E. AGA

685) Una proprietà della maggior parte degli enzimi di restrizione consiste nella loro capacità di riconoscere:

A. sequenze di sei coppie di basi
B. residui purinici

C. sequenze AATT
D. residui pirimidinici
E. sequenze palindromiche

686) Quale dei seguenti casi, reali o di fantasia, può essere considerato un esempio di OGM?

A. La pecora Dolly
B. Un batterio produttore di insulina
C. Un mandarancio
D. La mela avvelenata della favola di Biancaneve
E. Il mostro di Frankenstein

687) L'elettroforesi su gel è una tecnica comunemente utilizzata per l'analisi del DNA. Quale delle seguenti affermazioni relative a questa tecnica è corretta?

A. Permette di identificare le sequenze dei frammenti di DNA analizzati
B. Permette di separare frammenti di DNA in base alle loro dimensioni
C. Richiede l'utilizzo di nucleotidi marcati con fluorocromi
D. Permette di amplificare frammenti di DNA
E. Fa migrare i frammenti di dimensioni maggiori più velocemente

688) M/O • 2015 Un gene viene trasferito da una cellula animale di una specie X ad una cellula di un altro organismo Y.
Quale dei seguenti organismi indicati di seguito potrebbe essere Y?
1. Un altro animale di specie X.
2. Un animale di un'altra specie.
3. Un batterio.

A. Tutti
B. Solo 1 e 3
C. Solo 2 e 3
D. Solo 1 e 2
E. Solo 3

689) Un virus a RNA può moltiplicarsi nella cellula ospite grazie a:

A. enzimi di restrizione
B. carboidrati
C. vitamine
D. batteri
E. traduzione

690) Le applicazioni della PCR (reazione a catena della polimerasi) sono molteplici: in biologia, in medicina, in medicina legale. Indicare, tra quelle elencate, quella ERRATA.

A. Eseguire mappe genetiche
B. Curare le allergie dovute a inquinanti chimici e alimentari
C. Incriminare o scagionare individui sospettati di un delitto
D. Eseguire test di diagnosi prenatale
E. Analizzare i cambiamenti avvenuti nel corso dell'evoluzione

691) Quale delle seguenti affermazioni che si riferiscono alla "reazione a catena della polimerasi (PCR)" è CORRETTA?

A. Può essere utilizzata solo su molecole di DNA sintetico
B. Richiede elevate quantità di DNA di partenza
C. La reazione può avvenire solo all'interno di una cellula batterica
D. Può essere definita una clonazione genica
E. È una reazione che non richiede enzimi

692) Per DNA ricombinante si intende:

A. la sostituzione di un cromosoma eucariotico alterato con uno sano
B. una molecola di DNA che ha subito la ricombinazione durante il crossing-over
C. una nuova molecola di DNA, di origine sintetica
D. la duplicazione rapida di un cromosoma

E. una molecola di DNA che contiene segmenti di DNA proveniente da una cellula diversa

4.5 • Eredità e ambiente

Basi genetiche dell'evoluzione e legge di Hardy-Weinberg

693) L'evoluzione, ossia l'accumulo di cambiamenti genetici nel tempo, ha come oggetto di studio:

A. le cellule
B. gli individui
C. gli embrioni
D. i cromosomi
E. le popolazioni

694) Il grado di variabilità genetica di una popolazione è definito in base:

A. al numero di alleli di ogni gene
B. al numero di fenotipi relativi a ogni carattere
C. alla frequenza di incroci con altre popolazioni
D. alla casualità degli incroci
E. al numero di individui della popolazione

695) La legge di Hardy-Weinberg, applicata agli organismi che si riproducono sessualmente, prevede che una popolazione mantenga il suo equilibrio genetico a patto che siano verificate alcune condizioni. Individuare tra le seguenti l'unica condizione che deve essere soddisfatta.

A. Non deve esserci un flusso genico
B. La selezione naturale deve favorire gli eterozigoti
C. Gli accoppiamenti non devono essere casuali
D. Si devono verificare mutazioni spontanee
E. La popolazione deve essere di piccole dimensioni

I fattori evolutivi > Deriva genetica

696) Ciascuna delle isole Galapagos possiede una varietà straordinaria di forme viventi diverse da quelle delle altre isole e dal continente perché:

A. sono isole abbastanza lontane fra loro e dal continente
B. sono esposte a forti variazioni del livello delle acque a causa delle maree
C. sono state frequentemente utilizzate per i test nucleari
D. sono isole antichissime, hanno infatti circa 1 miliardo di anni
E. sono isole di origine vulcanica

697) La flora e la fauna naturali dell'Australia sono differenti da quelle di altri continenti, perché l'Australia:

A. è bagnata dall'Oceano Pacifico
B. è il continente più giovane
C. è rimasta separata dagli altri continenti per un lungo periodo di tempo
D. è il solo continente completamente localizzato nell'emisfero sud
E. è per la maggior parte un deserto

698) CISIA • 2016 L'aumento della frequenza di un fenotipo in una popolazione selvatica di pesci può essere determinato da quale de seguenti fattori?

1. Una mutazione vantaggiosa
2. Aumento del successo riproduttivo degli individui con quel fenotipo
3. Un cambiamento delle condizioni ambientali

A. 2 e 3 ma non 1
B. Solo 2
C. Solo 1
D. Solo 3
E. 1 – 2 – 3

I fattori evolutivi > Mutazione

699) In genetica il contributo in geni che un individuo fornisce al pool genico della generazione successiva, cioè il suo successo riproduttivo, è definito:
A. fitness
B. flusso genico
C. incrocio
D. deriva genica
E. selezione direzionale

700) Molti geni umani hanno sequenze molto simili a quelle dei geni corrispondenti nello scimpanzé. La spiegazione più verosimile è che:
A. lo scimpanzé deriva dall'uomo
B. l'uomo deriva dallo scimpanzé
C. uomo e scimpanzé condividono un progenitore evolutivamente recente
D. uomo e scimpanzé appartengono allo stesso genere
E. uomo e scimpanzé sono il risultato di una convergenza evolutiva

I fattori evolutivi > Selezione

701) Il processo dell'evoluzione dipende:
A. dall'azione delle mutazioni sulla selezione naturale
B. dall'azione della selezione naturale sulle mutazioni
C. dalle mutazioni che colpiscono le cellule somatiche
D. da cambiamenti non ereditabili
E. dalle regole comportamentali tramandate di generazione in generazione

702) CISIA • 2015 Le mandorle sono amare o dolci in base alla presenza e alla quantità di amigdalina, un composto che porta alla liberazione di acido cianidrico (cianuro), tossico anche in piccole quantità. Il sapore amaro probabilmente rappresenta un vantaggio poiché ne scoraggia il consumo. Le mandorle dolci, originatesi in seguito ad una mutazione che inibisce la produzione di amigdalina, furono raccolte dall'uomo, consumate e anche coltivate, dapprima casualmente, poi consapevolmente. **Questo è considerato un processo di:**
A. selezione artificiale
B. selezione naturale
C. speciazione
D. adattamento
E. produzione di organismi geneticamente modificati (OGM)

703) L'isolamento prezigotico impedisce:
A. il successo riproduttivo di un ibrido interspecifico
B. lo sviluppo embrionale dello zigote
C. la crescita numerica degli individui di una specie
D. nessuna delle altre risposte è corretta
E. l'unione di uova e spermatozoi

704) V • 2014 **L'evoluzione richiede obbligatoriamente:**
1. variazione genetica
2. selezione naturale
3. predazione
A. Solo 1 e 2
B. Solo 1
C. Solo 1 e 3
D. Solo 2 e 3
E. Solo 2

705) Gli individui eterozigoti per l'allele dell'anemia mediterranea (recessivo) presentano una forma lieve della malattia, che in genere non provoca loro grossi problemi in quanto i loro globuli rossi sono solo più piccoli. Questi individui mostrano una maggiore resistenza alla malaria, una malattia provocata da un protozoo che si sviluppa all'interno dei globuli rossi. Nelle zone

malariche la selezione naturale agisce a favore degli individui:

A. affetti da malaria
B. eterozigoti
C. che non hanno globuli rossi
D. sia omozigoti dominanti che recessivi
E. omozigoti recessivi

706) Nel 1859, in Australia, furono introdotti i conigli. In tale nuovo ambiente, gli animali avevano pochissimi competitori, parassiti e predatori, mentre era presente una grande sovrabbondanza di cibo. In queste condizioni, la popolazione di conigli è andata incontro a:

A. rapide e frequenti mutazioni
B. crescita esponenziale
C. generazione spontanea
D. diminuzione nelle dimensioni della popolazione
E. estinzione

La speciazione

707) Una piccola popolazione di volpi rimane isolata geograficamente da altre della stessa specie.Quale tra queste elencate potrà costituire una eventuale conseguenza?

A. Gli individui della popolazione andranno sempre più a differenziarsi geneticamente l'uno dall'altro
B. Sicuramente la popolazione muore in breve tempo
C. Sicuramente non è più possibile l'incrocio con la popolazione d'origine
D. La specie di volpi assumerà caratteristiche genetiche diverse dalla popolazione di origine
E. Eventuali mutazioni non avranno conseguenze sulla popolazione

708) L'interfecondità di generazioni successive è una caratteristica di individui appartenenti a:

A. stessa specie
B. stessa classe
C. diversi continenti
D. stesso ambiente
E. stesso genere

709) V • 2019 Una speciazione allopatrica può verificarsi:

A. solo se dall'incrocio di individui appartenenti a specie differenti nascono individui fertili
B. se due popolazioni della stessa specie occupano lo stesso territorio
C. dagli incroci tra individui di specie differenti che occupano lo stesso territorio
D. solo se gli organismi di una data specie presentano uno spiccato dimorfismo sessuale
E. se due popolazioni della stessa specie si trovano separate geograficamente

Le teorie evolutive

710) M/O • 2015 Quale delle seguenti affermazioni è corretta?

A. La selezione naturale e la selezione artificiale agiscono sui geni
B. La selezione naturale agisce sugli alleli, mentre la selezione artificiale agisce sui geni
C. La selezione artificiale agisce sugli alleli, mentre la selezione naturale agisce sui geni
D. La selezione naturale e la selezione artificiale agiscono sugli alleli
E. La selezione naturale agisce sui geni, mentre la selezione artificiale agisce sui cromosomi interi

711) CISIA • 2015 In base alla figura sottostante, quale delle seguenti affermazioni è sbagliata?

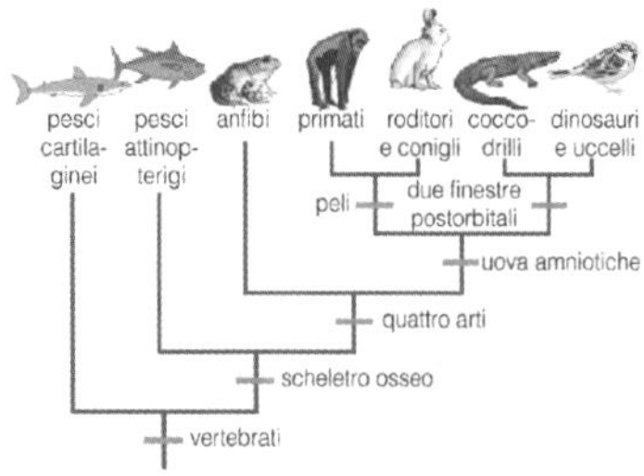

Modificato da: (http://evolution.berkeley.edu)

A. Tutti gli animali vertebrati provvisti di quattro arti derivano dallo stesso progenitore
B. Tutti gli animali provvisti di vertebre condividono un progenitore comune
C. Dinosauri e Uccelli derivano dai Coccodrilli
D. Pesci attinopterigi e tetrapodi condividono un progenitore comune
E. Pesci cartilaginei e Pesci attinopterigi appartengono a linee filetiche distinte

712) Secondo Lamarck, il meccanismo che permette l'evoluzione è:

A. la selezione causata da catastrofi geologiche
B. la selezione naturale
C. la capacità di adattamento
D. l'ereditarietà dei caratteri acquisiti
E. la lotta per la sopravvivenza

713) Sia Lamarck che Darwin proposero che:

A. le specie sono il risultato di una creazione divina
B. i reperti fossili indicano che le specie sono entità fisse
C. i cambiamenti indotti dall'ambiente sono ereditari
D. le specie possono subire cambiamenti nel tempo
E. l'adattamento deriva dall'uso o non uso delle diverse strutture anatomiche

714) Darwin riteneva che l'evoluzione avvenisse attraverso:

A. la mitosi
B. l'ereditarietà delle mutazioni
C. la meiosi
D. l'ereditarietà dei caratteri acquisiti
E. la selezione naturale

715) CINECA • 2015 La conquista delle terre emerse è stata realizzata da:

A. anfibi
B. nessuna delle altre alternative è corretta
C. ciclostomi
D. pesci
E. alghe verdi-azzurre

716) La figura rappresenta un esempio di:

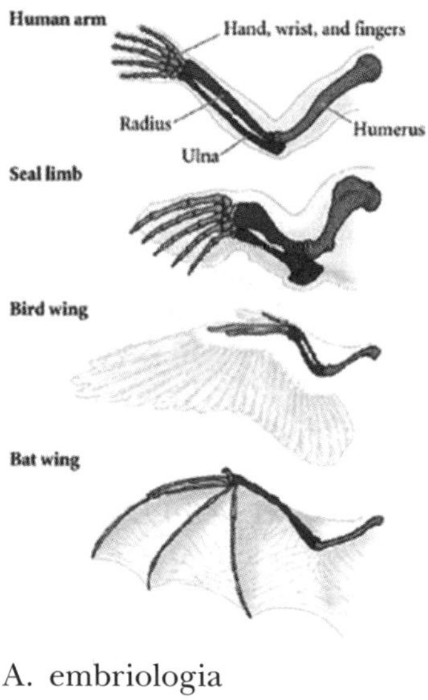

A. embriologia
B. mutazione
C. omologia
D. analogia
E. convergenza evolutiva

717) La figura rappresenta gli stadi di sviluppo embrionale dei Vertebrati. Rappresenta pertanto una prova a sostegno:

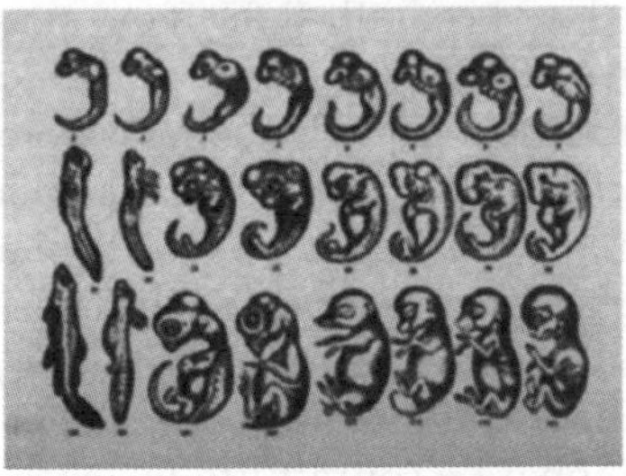

A. della teoria lamarckiana
B. della riproduzione sessuata
C. della teoria evolutiva
D. delle ipotesi di Mendel
E. della teoria cellulare

718) Quali strutture, tra le coppie sotto elencate, sono considerate omologhe?

A. Le ali di un uccello e le ali di una farfalla
B. Le zampe degli insetti e gli arti dell'uomo
C. Il guscio di una chiocciola e il guscio di un protozoo foraminifero
D. Il carapace di un granchio e lo scudo dorsale di una tartaruga
E. Le ali di un uccello e le pinne pettorali di una balena

719) I caratteri acquisiti durante la vita sono trasmissibili alla progenie?

A. Sì, ma raramente
B. Sì, ma solo quelli che determinano modifiche delle funzioni e non della struttura
C. No, mai
D. Sì, è la base della teoria evoluzionistica attualmente più accreditata
E. Soltanto se determinano un vantaggio riproduttivo

Modelli evolutivi

720) CINECA • 2015 Nell'evoluzione convergente:

A. popolazioni diverse tendono ad assomigliarsi, anche se sono imparentate solo alla lontana
B. le specie si diversificano nel tempo
C. specie diverse mostrano un mutuo adattamento
D. popolazioni simili e imparentate, se vivono in ambienti separati, si diversificano nel tempo
E. si ha la comparsa di caratteri omologhi

721) Il grafico rappresenta l'albero evolutivo di alcune specie. Dal suo studio si deduce che:

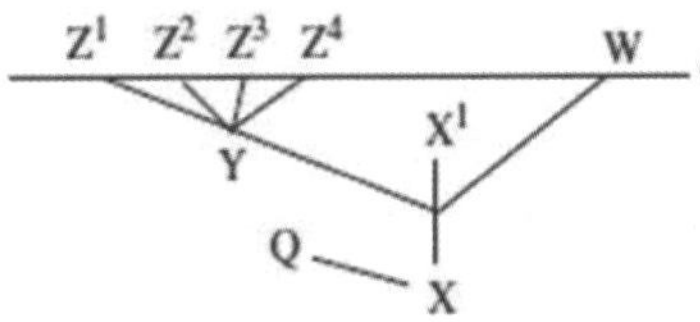

A. Z^4 e W sono due specie strettamente imparentate
B. Q appartiene alla stessa specie di X
C. Z^1 e Z^3 appartengono alla stessa specie
D. Y è l'antenato comune a tutte le specie attualmente viventi
E. X^1 è una specie estinta

722) Nell'ambito degli effetti che la selezione naturale opera sulle variazioni fenotipiche, la selezione divergente:

A. elimina gli individui con uno dei fenotipi estremi
B. favorisce gli individui posti ai due estremi della gamma fenotipica
C. elimina gli individui eterozigoti
D. porta alla stabilizzazione di una popolazione, eliminando i fenotipi che più si discostano da quello maggiormente rappresentato
E. favorisce le varietà fenotipiche intermedie

4.6 • Anatomia e fisiologia degli animali e dell'uomo

Apparato circolatorio > Coagulazione del sangue

723) Durante l'emostasi primaria le cellule endoteliali, a causa della lesione, secernono il fattore di von Willebrand (vWF), una proteina che:

A. si dispone presso il ventricolo, permettendo l'adesione piastrinica mediante l'interazione tra le piastrine e la matrice extracellulare esposta
B. si dispone presso la lesione, permettendo l'adesione piastrinica mediante l'interazione tra le piastrine e la matrice extracellulare esposta
C. si divide per creare fibrina
D. si dispone presso la lesione, per formare piastrine
E. si associa al collagene della matrice extracellulare

724) Sono riportati alcuni eventi legati al processo di coagulazione.

1. le molecole di fibrina si agglutinano formando un reticolo
2. la protrombina si trasforma in trombina
3. il fibrinogeno si trasforma in fibrina
4. si forma un coagulo
Riconoscere la giusta sequenza con cui tali eventi si susseguono:

A. 2 - 4 - 3 - 1
B. 3 - 2 - 4 - 1
C. 2 - 3 - 1 - 4
D. 1 - 3 - 4 - 2
E. 3 - 1 - 4 - 2

725) Gli emboli o trombi che si formano nel circolo venoso, soprattutto nelle vene degli arti inferiori, vengono portati dalla corrente sanguigna attraverso vasi sempre più grossi fino al cuore, di qui ai polmoni, dove i coaguli si fermano causando un'ostruzione e determinando l'insorgenza di un quadro clinico noto come embolia polmonare. L'embolia polmonare si manifesta con difficoltà respiratoria, ipotensione, insufficienza cardiaca, dolori al torace, affanno, svenimenti. Il trattamento contro l'embolia polmonare è soprattutto farmacologico, e prevede l'assunzione di anticoagulanti tipo eparina e di trombolitici. **Si può affermare che l'embolia polmonare è conseguente a occlusione dei capillari derivati da:**

A. vena polmonare
B. arteria carotide
C. arteria polmonare
D. alveolo polmonare
E. vena cava superiore

Apparato circolatorio > Cuore, circolazione e funzionamento del cuore

726) CISIA • 2015 La circolazione nell'uomo comprende due circuiti principali: la grande e la piccola circolazione. Quale delle seguenti comprende le tappe principali della piccola circolazione?

A. Ventricolo sinistro - arterie polmonari - alveoli polmonari - tessuti del corpo
B. Ventricolo destro - aorta - arterie - tessuti del corpo
C. Ventricolo sinistro - arterie polmonari - vene polmonari - tessuti del corpo
D. Ventricolo sinistro - aorta - arterie - tessuti del corpo
E. Ventricolo destro - arterie polmonari - vene polmonari - atrio sinistro

727) Nel sistema circolatorio si susseguono nell'ordine:

A. pompa, vasi di distribuzione, raccolta e scambio

B. pompa, vasi di distribuzione, scambio e raccolta
C. pompa, vasi di scambio, distribuzione e raccolta
D. pompa, vasi di raccolta, distribuzione e scambio
E. pompa, vasi di raccolta, scambio e distribuzione

728) La funzione valvolare consiste:

A. nell'impedire il reflusso del sangue nella cavità di provenienza
B. nel permettere il passaggio di sangue ad intervalli alle vene
C. nell'impedire il passaggio di sangue tra atri e ventricoli
D. nessuna delle altre risposte è corretta
E. nel mantenere elevata la pressione arteriosa

729) Il cuore:

A. contiene solo sangue non ossigenato
B. contiene solo sangue ossigenato
C. si trova nell'ipocondrio sinistro
D. batte a un ritmo molto diverso da individuo a individuo
E. è formato da un muscolo con caratteristiche intermedie tra quello liscio e quello striato

730) La vena più vicina al cuore prende il nome di:

A. giugulare
B. sopraepatica
C. safena
D. cava
E. iliaca

731) Il sangue delle vene polmonari è ricco di:

A. carbaminoemoglobina
B. emoglobina
C. anidride carbonica
D. ossiemoglobina
E. mioglobina

732) L'atrio sinistro riceve sangue:

A. dalle vene polmonari
B. dalle vene cave
C. dall'aorta
D. dall'atrio destro
E. non ossigenato

733) M/O • 2015 Quale delle seguenti strutture si trova al limite tra la vena cava superiore e l'atrio destro del cuore umano?

A. Nodo atrio-ventricolare
B. Il fascio di His
C. Nodo seno-atriale
D. Fibre del Purkinje
E. Valvole semilunari

734) La diastole è:

A. la fase inspiratoria alveolare
B. la fase di rilasciamento del cuore
C. la pressione massima nelle arterie
D. una delle parti di cui è composto un osso lungo
E. la fase di contrazione del cuore

735) CINECA • 2019 Nel cuore, la circolazione sistemica ha origine:

A. dal ventricolo sinistro
B. dal ventricolo destro
C. dall'atrio sinistro
D. dall'atrio destro
E. dalla vena porta

736) Lo schema rappresenta la circolazione del sangue tra cuore, polmoni e cellule del corpo. Le strutture in cui avvengono gli scambi gassosi tra il sangue e l'ambiente esterno sono:

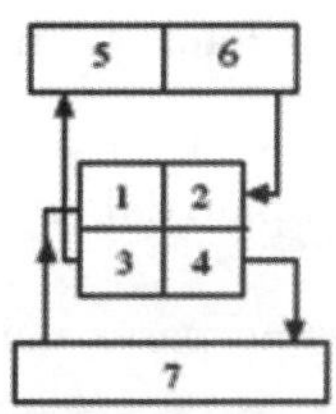

A. 2 e 4
B. 7
C. 3 e 4
D. 1 e 2
E. 5 e 6

737) La stenosi delle valvole cardiache è causata da rigidità e calcificazione dei loro lembi e conseguente riduzione del flusso sanguigno attraverso di esse. La stenosi mitralica comporta riduzione del flusso sanguigno tra:

A. ventricolo sinistro e aorta
B. atrio sinistro e ventricolo sinistro
C. atrio destro e ventricolo sinistro
D. atrio destro e ventricolo destro
E. atrio sinistro e atrio destro

738) A quale delle strutture indicate in figura con numeri corrisponde il pacemaker naturale che induce la contrazione del cuore?

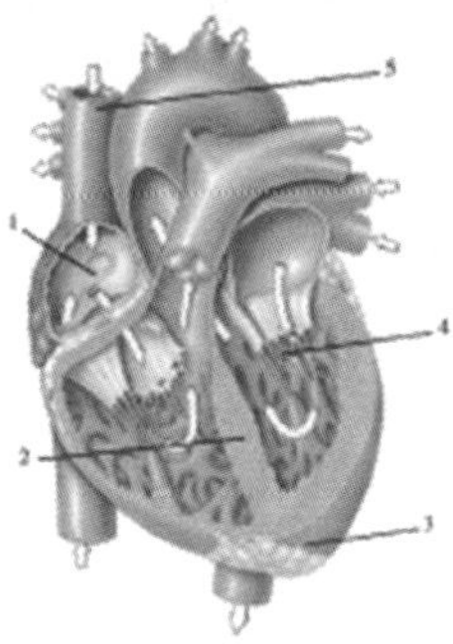

A. 5
B. 2
C. 3
D. 1
E. 4

739) Per gittata cardiaca si intende:

A. il volume di sangue pompato dal ventricolo al minuto
B. la quantità di sangue che passa nei tessuti al minuto
C. la dilatazione ritmica delle arterie dovuta alla pressione
D. il numero di battiti del cuore al minuto dovuti alla sua contrazione
E. la forza che il sangue esercita sulle pareti dei vasi

740) L'accelerazione della frequenza delle pulsazioni del cuore conseguente ad un forte spavento è dovuta ad una stimolazione da parte del:

A. sistema nervoso simpatico
B. sistema nervoso parasimpatico
C. sistema endocrino
D. sistema nervoso volontario
E. sistema nervoso automatico

741) A quale tratto dell'elettrocardiogramma rappresentato nella figura corrisponde una pressione del sangue pari a 120 mm Hg?

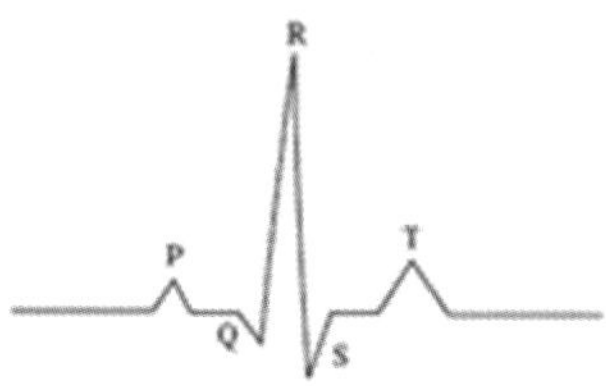

A. QRS
B. P
C. S
D. PQ
E. T

742) Il vaso indicato in figura con la lettera V corrisponde a:

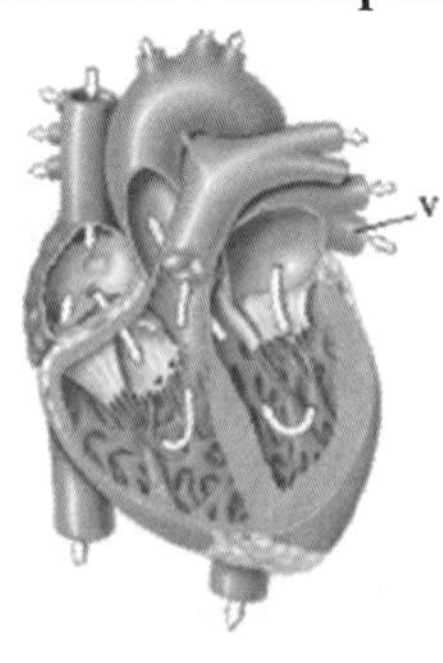

A. arteria aorta
B. arteria carotide
C. vena polmonare
D. arteria polmonare
E. vena cava inferiore

743) La valvola mitrale si trova tra:

A. atrio destro e atrio sinistro
B. atrio destro e ventricolo destro
C. ventricolo destro e arteria polmonare
D. atrio sinistro e ventricolo sinistro
E. ventricolo destro e ventricolo sinistro

744) La contrazione degli atri del cuore comporta:

A. la diastole degli atri
B. la chiusura delle valvole tricuspide e bicuspide
C. la diastole dei ventricoli
D. l'apertura delle valvole semilunari
E. la sistole dei ventricoli

745) Il nodo seno-atriale è anche noto con l'eponimo:

A. nodo di Tawara
B. nodo di His
C. nodo di Langerhans
D. nodo di Purkinje
E. nodo di Keith e Flack

746) Quale tra i seguenti NON è un componente del sistema di conduzione del battito cardiaco?

A. Nodo seno-atriale
B. Fascio di His
C. Nodo seno-ventricolare
D. Nodo atrio-ventricolare
E. Fibre di Purkinje

747) Quale delle figure rappresenta correttamente il flusso del sangue nel cuore e nelle arterie e vene ad esso connesse?

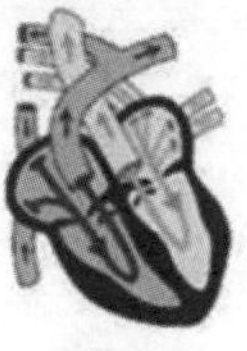
Figura 1

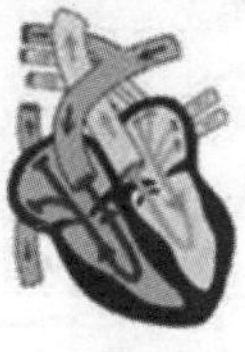
Figura 2

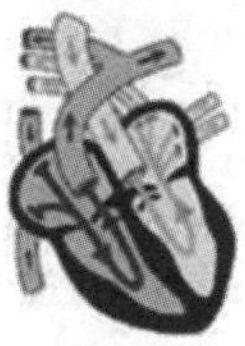
Figura 3

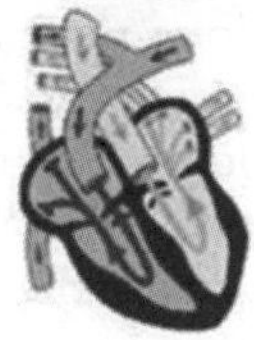
Figura 4

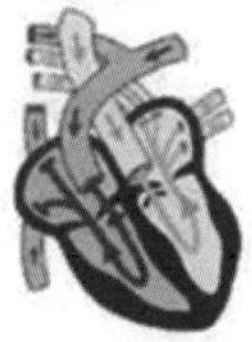
Figura 5

A. Figura 5
B. Figura 4
C. Figura 2
D. Figura 1
E. Figura 3

Apparato circolatorio > Pressione sanguigna e suo controllo

748) La pressione nel circolo ematico:
A. mantiene sempre valori medi tra un massimo e un minimo teorico
B. è individuata da due valori, massimo e minimo
C. varia solo in condizioni fisiologiche
D. non varia mai
E. nessuna delle altre risposte è corretta

749) Il diagramma rappresenta l'andamento della pressione del sangue nel circolo sanguigno. Il tratto B indica:

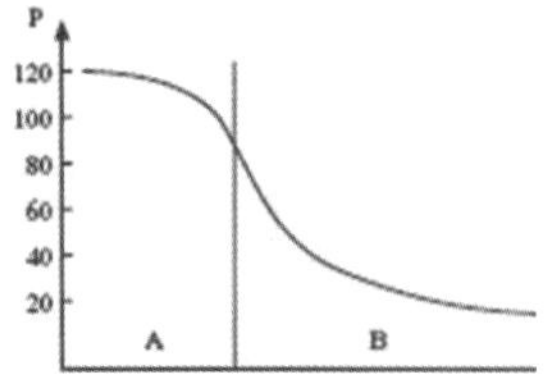

A. la pressione nelle arterie della circolazione sistemica
B. la pressione nelle vene polmonari
C. la pressione nei capillari e nelle arteriole
D. la pressione nelle vene della circolazione sistemica
E. la pressione nelle coronarie

750) Il valore medio della pressione diastolica è:

A. 70 mm Hg
B. 120 mm Hg
C. 100 mm Hg
D. 75 ml/battito
E. 5,25 l/minuto

751) La vasocostrizione si verifica come risposta ad una diminuzione della temperatura corporea. La vasodilatazione è conseguenza dell'aumento della temperatura corporea o dell'ingestione di sostanze alcoliche. Ad una persona che ha la pressione sanguigna bassa è consigliabile al mattino:

A. fare un bagno caldo
B. bere un bicchiere d'acqua e zucchero
C. bere un bicchiere di latte caldo
D. fare una doccia fredda
E. bere un bicchierino di grappa

752) La pressione del sangue ha un valore medio compreso tra 80/120. La minima corrisponde alla:

A. sistole ventricolare
B. sistole atriale
C. chiusura delle valvole a nido di rondine
D. diastole atriale
E. diastole ventricolare

Apparato circolatorio > Sangue

753) CINECA • 2016 I linfociti sono cellule:
A. epatiche
B. epiteliali
C. della glia
D. del sistema immunitario
E. muscolari

754) Il plasma è:

A. sinonimo di linfa
B. la parte liquida del sangue
C. sinonimo di sangue
D. costituito da globuli rossi
E. la parte figurata del sangue

755) Indicare quale delle seguenti affermazioni relative ai globuli rossi è ERRATA:

A. i globuli rossi hanno forma discoidale con una caratteristica depressione al centro
B. il numero di globuli rossi nella donna è di circa 4,5-5 milioni per mm^3 di sangue
C. sulla superficie dei globuli rossi sono presenti particolari glicoproteine responsabili dei gruppi sanguigni
D. in caso di forti emorragie i globuli rossi circolanti nel sangue si moltiplicano attivamente
E. i globuli rossi sono prodotti dal midollo rosso delle ossa

756) Leggiamo su un articolo il seguente testo: "Una grave forma di anemia, l'anemia perniciosa, è dovuta ad una carenza di vitamina B12 che può essere provocata dalla presenza di parassiti intestinali. In carenza di questa vitamina il midollo spinale, sede della produzione delle cellule del sangue, non riesce a svolgere correttamente la sua funzione e vengono prodotti globuli rossi di dimensioni più grandi del normale e in numero insufficiente." **Questo testo contiene un grave errore in quanto:**

A. l'anemia perniciosa non è mai dovuta a carenza di vitamina B12
B. nell'anemia perniciosa i globuli rossi sono più piccoli del normale e non più grandi
C. il midollo spinale non è sede della produzione dei globuli rossi
D. i parassiti intestinali non alterano i livelli di vitamina B12
E. la vitamina B12 non è importante per la produzione dei globuli rossi

757) Una di queste non è una delle cellule circolanti nel sangue:

A. eosinofilo
B. monocita
C. neutrofilo
D. mastocita
E. linfocita

758) I globuli rossi hanno vita assai breve. Vengono distrutti:

A. nei reni
B. nel fegato e nella milza
C. nel midollo osseo
D. nel miocardio
E. nel midollo spinale

●●○ Apparato circolatorio > Scambi di acqua e sostanze attraverso la parete dei capillari

759) I capillari sono elementi importanti nella circolazione del sangue perché in essi ha luogo:

A. la depurazione degli agenti infettivi
B. lo scambio di materia tra sangue e cellule
C. la produzione dei globuli rossi
D. un forte aumento nella spinta del sangue
E. la produzione di globuli bianchi

760) Lo schema rappresenta gli scambi tra le cellule dei tessuti e un capillare. La freccia 2 indica:

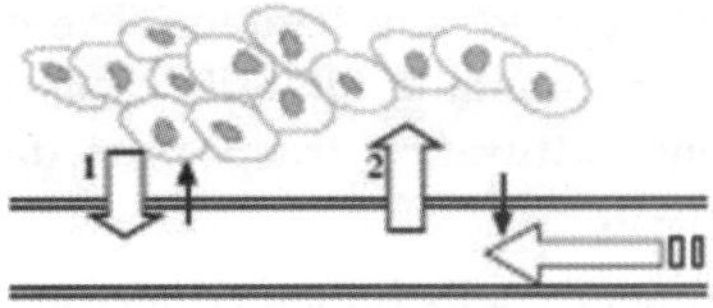

A. il passaggio di emoglobina
B. il passaggio dei globuli rossi
C. il passaggio di CO_2 e rifiuti
D. la pressione osmotica
E. il passaggio di O_2 e nutrienti

●●○ Apparato circolatorio > Sistema linfatico

761) I vasi linfatici decorrono comunemente:

A. solo nel fascio vascolo-nervoso del collo
B. tra gli organi
C. nel fascio vascolo-nervoso
D. tra i muscoli
E. in fasce proprie

762) Quale dei seguenti NON è un componente del sistema linfatico?

A. Timo
B. Tonsilla
C. Placca di Peyer
D. Glomerulo
E. Milza

●●○ Apparato circolatorio > Trasporto dell'ossigeno e dell'anidride carbonica

763) La maggior parte dell'anidride carbonica trasportata dal sangue:

A. è legata alle proteine plasmatiche
B. si trova disciolta nel plasma
C. si trova nel citoplasma degli eritrociti

D. si trova nel plasma sotto forma di ioni bicarbonato
E. si trova nei globuli rossi legata all'emoglobina

764) Quale dei seguenti eventi non aumenta la quantità di ossigeno catturata e trasportata dai globuli rossi?

A. Un aumento della velocità di respirazione
B. Un aumento della superficie alveolare
C. Una diminuzione del flusso di sangue nei polmoni
D. Un aumento del numero di molecole di emoglobina nei globuli rossi
E. Un aumento della pressione dell'ossigeno nei polmoni

765) Lo schema rappresenta lo scambio di ossigeno ed anidride carbonica attraverso l'endotelio dei capillari sanguigni. Più in particolare, lo schema rappresenta:

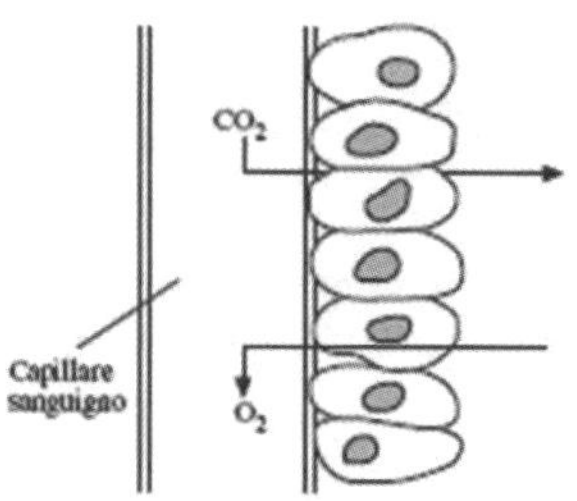

A. lo scambio dei gas tra capillari e cellule dei tessuti
B. lo scambio dei gas tra capillari e muscoli
C. lo scambio dei gas tra capillari e cavità del cuore
D. lo scambio dei gas tra capillari e alveoli polmonari
E. lo scambio dei gas tra capillari e villi intestinali

766) L'areogramma rappresenta le percentuali dei gas coinvolti nella respirazione. La porzione con il numero 1 indica:

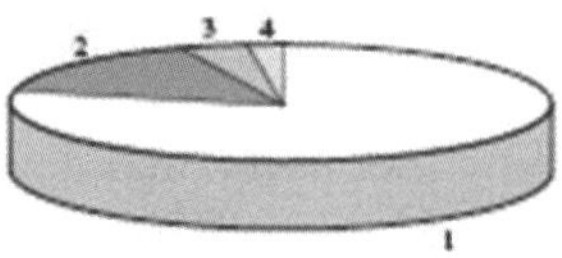

A. l'ossigeno
B. l'idrogeno
C. l'anidride carbonica
D. l'azoto
E. il vapore acqueo

767) Quale tra le seguenti sostanze si lega all'emoglobina con un legame più forte?

A. Monossido di carbonio
B. Anidride carbonica
C. Acqua
D. Azoto
E. Ossigeno

768) ... e ... influiscono su quasi ogni aspetto del processo coagulativo.

A. Sodio e vitamina K
B. Calcio e vitamina B12
C. Calcio e vitamina K
D. Sodio e vitamina B12
E. Fosforo e vitamina B12

769) Considerando la reazione reversibile $H_2O + CO_2 \rightarrow H_2CO_3 \rightarrow H^+ + HCO_3^-$ si può dedurre che a livello dei capillari sistemici:

A. aumenta la quantità di HCO_3^-
B. la reazione non muta il suo equilibrio
C. diminuisce la quantità di HCO_3^-
D. diminuisce la quantità di CO_2
E. la reazione è spostata verso sinistra

770) Durante la vita fetale viene espressa una emoglobina di tipo "fetale", capace di ossigenarsi a spese dell'emoglobina adulta presente nel sangue

materno. L'emoglobina fetale dovrà quindi avere:

A. un'affinità per l'ossigeno superiore a quella dell'adulto
B. un peso molecolare superiore all'emoglobina dell'adulto
C. un'affinità per la CO_2 superiore a quella dell'adulto
D. una velocità di trasporto nei capillari molto alta
E. un punto isoelettrico superiore all'emoglobina dell'adulto

771) Il grafico rappresenta la curva di saturazione con l'ossigeno dell'emoglobina (linea tratteggiata) e della mioglobina (linea continua). A basse concentrazioni di ossigeno, quale dei due pigmenti respiratori lega più facilmente ossigeno?

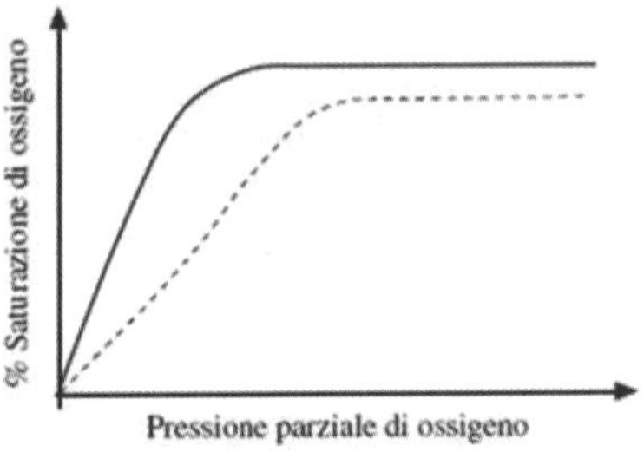

A. L'emoglobina
B. Il grafico non consente di rispondere
C. In modo uguale entrambi i pigmenti
D. La mioglobina
E. L'emoglobina in ambiente anaerobico

772) L'anemia è:

A. una vitamina
B. una condizione patologica del sangue
C. una carenza di CO_2 nei tessuti
D. un eccesso di calcio nei reni
E. una condizione fisiologica del sangue

Apparato circolatorio > Vasi sanguigni

773) Le arterie:
A. originano solo dal ventricolo sinistro
B. originano dai due ventricoli e trasportano sangue ai tessuti
C. originano dai due atri e trasportano sangue ai tessuti
D. arrivano ai due ventricoli
E. presentano le valvole mitrali

774) I vasi:

A. sono formati sempre dal solo endotelio
B. trasportano solo sangue
C. trasportano sangue e/o linfa
D. non si arborizzano mai
E. contengono sempre fibre elastiche e muscolari

775) I vasi con il diametro più piccolo sono:

A. le arteriole
B. le venule
C. le vene
D. le arterie
E. i capillari

776) M/O • 2014 Quale/i dei seguenti vasi sanguigni trasporta/no sangue ossigenato?

1. Arteria polmonare
2. Vena polmonare
3. Arteria renale
A. Solo 2
B. Solo 1 e 3
C. Solo 2 e 3
D. Solo 3
E. Solo 1 e 2

777) In quale parte del corpo viene portato il sangue tramite le arterie succlavie?

A. Nell'addome
B. Nelle gambe
C. Nel torace
D. Nella testa e nel collo
E. Negli arti superiori, pareti toraciche e, tramite le arterie vertebrali, parte dell'encefalo

778) La carotide è:

A. un'arteria che porta sangue alle braccia
B. un'arteria che porta sangue alla testa
C. un'arteria che porta sangue al cuore
D. una vena che va al fegato
E. una vena che porta sangue ai polmoni

779) Il sangue ossigenato giunge al cuore attraverso:

A. la vena cava inferiore
B. le arterie polmonari
C. le vene polmonari
D. l'aorta
E. la vena cava superiore

780) V • 2018 Nei vertebrati l'apparato circolatorio è chiuso. Questo significa che:

A. il cuore è diviso in parte destra e sinistra, nettamente separate tra loro
B. la circolazione è divisa in sistemica e polmonare
C. il sangue non si mescola mai con i liquidi interstiziali
D. è presente un solo cuore
E. il circolo sanguigno e linfatico non comunicano tra loro

781) M/O • 2015 La tabella mostra la concentrazione massima di glucosio, ossigeno e urea espressa nelle stesse unità arbitrarie (u.a.) prese in diversi vasi sanguigni in un mammifero sano.

Vaso sanguigno	Glucosio (u.a.)	Ossigeno (u.a.)	Urea (u.a.)
X	0,9	39	0,6
Y	1,3	40	1,4
Z	0,8	91	1,4

Quale delle seguenti opzioni identifica correttamente i vasi sanguigni?

A. X = Vena porta; Y = Vena renale; Z = Vena polmonare
B. X = Vena porta; Y = Vena polmonare; Z = Vena renale
C. X = Vena polmonare; Y = Vena porta; Z = Vena renale
D. X = Vena renale; Y = Vena porta; Z = Vena polmonare
E. X = Vena renale; Y = Vena polmonare; Z = Vena porta

782) L'aorta nasce:

A. dal tronco dell'arteria polmonare
B. dall'atrio destro del cuore
C. dal ventricolo destro del cuore
D. dal ventricolo sinistro del cuore
E. dall'atrio sinistro del cuore

783) Le valvole a nido di rondine si trovano:

A. nelle vene
B. nei capillari
C. tra atri e ventricoli
D. nell'aorta discendente
E. nelle arterie degli arti inferiori

784) L'aorta è una arteria di tipo:

A. muscolare
B. polmonare
C. mucoide
D. connettivale
E. elastico

785) V • 2015 In esseri umani sani, quali delle seguenti affermazioni sul sistema cardiocircolatorio sono vere?

1. L'aorta ha la pressione più alta di tutti i vasi sanguigni ed è collegata al ventricolo destro.
2. La vena cava ha valvole che prevengono il reflusso del sangue.
3. La vena polmonare porta sangue ossigenato ed è collegata all'atrio sinistro.
4. Le pareti dei vasi capillari sono formate da un singolo strato di cellule e consentono il passaggio di amido e altri nutrienti nei tessuti.

A. Solo 1 e 2
B. Solo 3 e 4
C. Solo 1, 2 e 3
D. Solo 2 e 3
E. Tutte

786) L'arteria mesenterica superiore origina da:

A. carotide
B. arteria ipogastrica
C. arteria renale destra
D. aorta
E. arteria iliaca esterna

787) Quale di questi rami non partecipa alla costituzione del circolo di Willis?

A. Arteria cerebrale anteriore
B. Arteria comunicante anteriore
C. Arteria comunicante posteriore
D. Arterie striate laterali
E. Arteria cerebrale posteriore di sinistra

●●○ Apparato digerente > Struttura e funzionamento

788) Dopo un pasto abbondante a base di carne, quali sono i prodotti finali più rilevanti che provengono dalla digestione?

A. Trisaccaridi
B. Amido
C. Proteine
D. Disaccaridi
E. Amminoacidi

789) V • 2014 Dove viene prodotta la bile?

A. Nel pancreas
B. Nella cistifellea
C. Nel dotto biliare
D. Nel fegato
E. Nell'intestino tenue

790) Quale delle seguenti strutture fa parte del tubo gastro-enterico?

A. Tromba di Eustachio
B. Milza
C. Trachea
D. Laringe
E. Digiuno

791) V • 2015 Quale delle seguenti affermazioni sulla digestione degli esseri umani è corretta?

A. Le lipasi scindono i legami estere dei trigliceridi
B. Le proteasi sono prodotte dal pancreas per scindere i legami glicosidici del cibo ingerito
C. Il maltosio è idrolizzato dalla maltasi per produrre glucosio e lattosio
D. La bile è rilasciata nel duodeno per abbassare il pH del contenuto dello stomaco (chimo)
E. La bile idrolizza i lipidi per produrre acidi grassi e glicerolo

792) L'ultimo tratto dell'intestino si chiama:

A. duodeno
B. retto
C. colon
D. ileo
E. cieco

793) Le strutture intestinali deputate all'assorbimento sono i:

A. ponti di villina
B. filamenti di actina
C. microfilamenti
D. microvilli
E. microtubuli

794) L'acido prodotto dalle ghiandole gastriche è:

A. l'acido cloridrico
B. l'acido citrico

C. l'acido ascorbico
D. l'acido lattico
E. l'acido acetilsalicilico

795) Nella saliva vi è la presenza di sostanza ad attività:

A. batterica
B. antibatterica
C. lubrificante
D. emulsionante
E. antispastica

796) A quale funzione sono preposti i villi intestinali?

A. Respirazione
B. Digestione
C. Minzione
D. Nessuna delle altre risposte è corretta
E. Assorbimento

797) La motilità intestinale è di tipo:

A. intermittente
B. trifasico
C. continuo
D. peristaltico
E. bifasico

798) La digestione consiste di processi:

A. meccanici, chimici, soprattutto enzimatici
B. solo meccanici
C. fisici
D. solo chimici
E. solo enzimatici

799) Quale organo produce la proteina albumina?

A. Fegato
B. Cuore
C. Pancreas
D. Surrene
E. Cistifellea

800) Individuare l'accoppiamento improprio.

A. Bile - Secrezione esterna
B. Sistema linfatico - Linfonodo
C. Nessuna delle altre risposte è corretta
D. Succo gastrico - Secrezione interna
E. Insulina - Ormone

801) CINECA • 2019 Quale, tra le seguenti, è una funzione della bile?

A. Rompere la struttura quaternaria delle proteine
B. Emulsionare i grassi
C. Scomporre i carboidrati in zuccheri semplici
D. Favorire la motilità duodenale
E. Digerire le proteine

802) Il fegato è:

A. una ghiandola esocrina isolata
B. un organo linfoide
C. un organo che regola il metabolismo del glucosio
D. una ghiandola olocrina
E. una ghiandola esocrina ed endocrina annessa al canale digerente

803) I principali prodotti della digestione che vengono assorbiti a livello dei villi intestinali sono:

A. glicogeno, proteine ed acidi grassi
B. glucosio, aminoacidi, sali e grassi emulsionati
C. proteine
D. vitamine e proteine
E. ormoni, aminoacidi e grassi neutri

804) M/O • 2016 Nell'uomo, durante la digestione degli alimenti, il pH acido:

A. favorisce l'attivazione del pepsinogeno
B. permette l'emulsione dei grassi
C. blocca l'attività gastrica
D. favorisce l'attività della flora batterica

E. favorisce l'attivazione degli enzimi pancreatici

805) Individuare l'accoppiamento improprio.

A. Sigma - Retto
B. Duodeno - Uretere
C. Ileo-Intestino
D. Pancreas - Insulina
E. Appendice - Colon

806) L'esofago mette in comunicazione:

A. laringe e stomaco
B. stomaco e colon
C. stomaco e duodeno
D. ileo e colon
E. faringe e stomaco

807) Il cardias è:

A. uno sfintere dello stomaco
B. una valvola del cuore
C. il muscolo cardiaco
D. uno sfintere del duodeno
E. uno sfintere del retto

808) La ptialina è:

A. un ormone intestinale
B. un enzima del succo intestinale per la digestione dei glicidi
C. un enzima contenuto nella saliva per la digestione degli amidi
D. un enzima del succo gastrico per la digestione delle proteine
E. una sostanza che favorisce la coagulazione del sangue

809) Sia la figura:

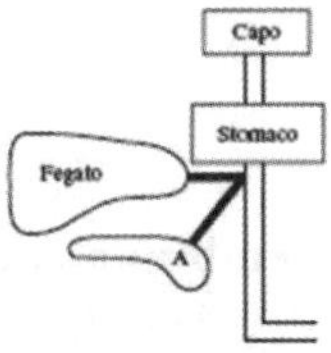

la struttura indicata con la lettera A rappresenta:

A. il pancreas
B. il cuore
C. il diaframma
D. i polmoni
E. il colon

810) CINECA • 2015 I prodotti della digestione sono assorbiti principalmente a livello:

A. dell'intestino tenue e immessi in parte nei capillari e in parte nei vasi linfatici
B. del colon e selezionati secondo la funzione
C. del colon e immessi in parte nei capillari e in parte nei vasi linfatici
D. dello stomaco le proteine, dell'intestino tenue i lipidi e del crasso i glucidi
E. dell'intestino crasso e immessi nella circolazione linfatica ed ematica

811) Il grafico rappresenta il processo della digestione chimica di zuccheri, proteine e grassi lungo il tubo digerente, qui suddiviso in 5 settori uguali. Le proteine vengono digerite nei settori:

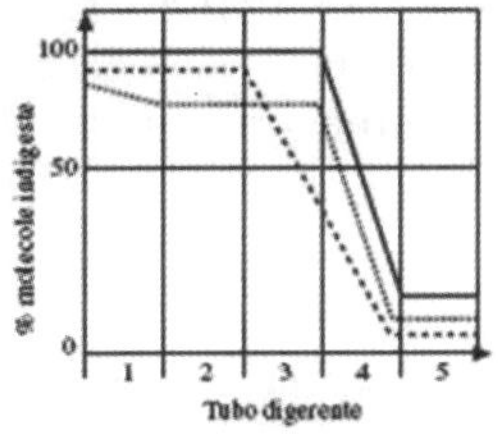

A. 4 e 5
B. 2 e 3
C. 2 e 4
D. 1 e 2
E. 3 e 4

812) Il grafico riportato nella figura rappresenta in ascissa i diversi tratti (A-B-C-D-E) dell'apparato digerente (bocca, esofago, stomaco, intestino tenue,

intestino crasso) e in ordinata la concentrazione dei cibi dopo il pasto. La linea disegnata rappresenta pertanto:

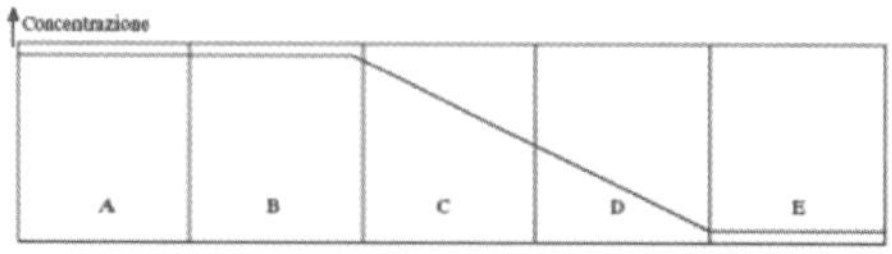

A. la produzione della bile
B. l'andamento della digestione delle proteine
C. l'andamento della digestione degli zuccheri
D. l'andamento della digestione dei grassi
E. l'assorbimento dei grassi

813) Nell'attività digestiva dell'uomo un pH acido:

A. favorisce l'attività della flora batterica
B. permette l'emulsionamento dei grassi
C. favorisce l'attivazione degli enzimi pancreatici
D. favorisce l'attivazione del pepsinogeno
E. blocca l'attività gastrica

814) Durante la digestione, qual è la funzione dell'enzima tripsina?

A. Nell'intestino, idrolizza peptidi proteici in catene più corte
B. Nello stomaco, comincia la digestione chimica delle proteine
C. Nell'intestino, demolisce i lipidi in acidi grassi e glicerolo
D. Nello stomaco, demolisce i lipidi in acidi grassi e glicerolo
E. Nell'intestino, scinde i carboidrati complessi in molecole più semplici

815) I sali biliari:

A. idrolizzano i glucidi
B. scindono i trigliceridi in acidi grassi e glicerolo
C. digeriscono le proteine
D. distruggono i globuli rossi
E. riducono i lipidi in piccole goccioline

816) L'attivazione della pepsina, l'enzima che digerisce le proteine, è favorita da:

A. un'alta concentrazione di ioni idrogeno
B. una bassa concentrazione di ioni idrogeno
C. un'esigua quantità di acqua
D. un basso livello di HCl
E. un alto valore di pH

817) Una cellula dello stomaco produce pepsina e non insulina, perché:

A. l'insulina prodotta non viene trasferita nello stomaco
B. non presenta il gene dell'insulina
C. sono attivi solo i geni per la produzione di pepsina
D. non sono presenti i recettori per l'insulina
E. ha geni diversi rispetto ad una del pancreas

818) Per dispepsia si intende:

A. mal di denti ricorrente
B. diminuzione della memoria
C. cefalea cronica
D. sensazione di fame
E. difficoltà di digestione

819) Il termine "cardias" si riferisce:

A. alla valvola di comunicazione tra esofago e stomaco
B. alla muscolatura tipica del cuore
C. alla membrana che avvolge il cuore
D. alla meninge più interna che avvolge il cervello
E. allo strato muscolare che avvolge i vasi sanguigni

820) Il peritoneo è una membrana che avvolge:

A. il cuore

B. l'intestino
C. le ossa
D. il cervelletto
E. i polmoni

821) Spesso la calcolosi biliare è asintomatica e viene scoperta casualmente nel corso di altre indagini. Più della metà di questi pazienti non sviluppa sintomi o complicazioni nemmeno nel corso degli anni. Solo quando i calcoli si muovono dalla loro sede di formazione, si hanno episodi acuti e molto dolorosi, le coliche biliari, caratterizzate da un forte dolore addominale che tende a irradiarsi anche alla schiena. Un sintomo inequivocabile è l'ittero, cioè la colorazione giallastra della cute dovuta all'entrata in circolo nel sangue della bilirubina, un costituente della bile, che non compie più il suo percorso fisiologico. **Il "percorso fisiologico" della bile è:**

A. l'uretere
B. l'arteria renale
C. il coledoco
D. la vena porta
E. la vena epatica

822) M/O • 2014 **Quale/i delle seguenti affermazioni è/sono corretta/e?**

1. I villi intestinali aumentano la superficie di assorbimento nel colon
2. I villi intestinali sono caratterizzati dalla presenza di molti capillari sanguigni
3. I villi intestinali sono caratterizzati dall'assenza di vasi linfatici

A. Nessuna
B. Solo 2
C. Solo 3
D. Solo 1
E. Tutte

823) Qual è il nome della porzione di intestino più vicina allo stomaco?

A. Ileo
B. Cieco
C. Digiuno
D. Duodeno
E. Colon

824) La colecisti ha la funzione:

A. di concentrare e conservare la bile
B. di conservare intatta la bile
C. nessuna delle altre risposte è corretta
D. di purificare il sangue
E. di produrre la bile

825) Il colon ascendente:

A. è in rapporto con il muscolo iliaco
B. fa seguito al colon trasverso
C. entra in rapporto con il rene sinistro
D. è completamente circondato da peritoneo
E. si porta sino alla porzione inferiore del lobo sinistro del fegato

826) La mucosa del colon si differenzia da quella del tenue in quanto:

A. la mucosa del colon ha villi
B. la mucosa del colon non ha cellule caliciformi mucipare
C. la mucosa del colon non ha villi
D. la mucosa del colon non ha ghiandole
E. la mucosa del colon non presenta noduli linfatici solitari

827) Quale di questi legamenti rappresenta un mezzo di fissità del fegato?

A. Nessuna delle risposte è corretta
B. Legamento di Treitz
C. Legamento lacunare
D. Legamenti triangolari
E. Legamento cardinale

828) Nell'apparato digerente umano la maggior parte degli enzimi attivi nella digestione agiscono:

A. nello stomaco
B. nell'intestino crasso
C. nell'ileo
D. nel digiuno
E. nel duodeno

829) La peristalsi determina:

A. il riassorbimento nel tubulo renale
B. la regolazione della pressione sanguigna
C. la contrazione dei muscoli antagonisti
D. la trasmissione dell'impulso nel sistema nervoso
E. la progressione del cibo nell'apparato digerente

Apparato locomotore

830) La rotula è:

A. un legamento del ginocchio
B. un osso corto del piede
C. una valvola cardiaca
D. sinonimo di patella
E. un muscolo

831) Quali tra le ossa elencate fanno parte del bacino?

A. Pube
B. Tutte le risposte sono esatte
C. Osso sacro
D. Ischio
E. Ileo

832) La clavicola è:

A. un osso della cintura scapolare
B. un osso del cingolo pelvico
C. un organo dell'apparato digerente
D. un legamento del ginocchio
E. un muscolo dell'arto superiore

833) V • 2016 Cos'è l'atlante?

A. Una vertebra toracica
B. Nessuna delle altre risposte è corretta in quanto l'atlante non è una vertebra
C. Una vertebra sacrale
D. Una vertebra cervicale
E. Una vertebra lombare

834) Il cranio, la colonna vertebrale, lo sterno e le costole formano una parte del sistema scheletrico. Essa è:

A. la parte appendicolare
B. nessuna delle altre risposte è corretta
C. la parte assile
D. la parte fissa
E. la parte cartilaginea

835) Due muscoli sono detti antagonisti perché:

A. agiscono contemporaneamente
B. producono il movimento in ossa differenti
C. uno produce il movimento negli arti superiori mentre l'altro in quelli inferiori
D. mentre uno è in contrazione l'altro è rilassato, e viceversa, e inoltre fanno muovere lo stesso segmento osseo in direzioni opposte
E. uno si contrae sempre e l'altro si rilassa sempre

836) Il midollo rosso:

A. è ricco di cellule adipose, con funzione di riserva
B. è ricco di cellule progenitrici delle cellule del sangue
C. è ricco di cellule con funzioni neuronali
D. forma il tessuto osseo compatto
E. permette la calcificazione delle ossa

837) Nell'uomo, come in quasi tutti i vertebrati, vi sono due strutture - dette cinture - che servono a raccordare gli arti con lo scheletro assile. Si può affermare che:

A. le ossa della cintura scapolare sono saldamente fuse tra loro

B. solo la cintura pelvica si connette direttamente con la colonna vertebrale
C. la cintura scapolare e la cintura pelvica si connettono entrambe direttamente con la colonna vertebrale
D. solo la cintura scapolare si connette con la colonna vertebrale
E. la cintura pelvica permette l'articolazione tra anca e omero

838) Le apofisi vertebrali sono:

A. il canale vertebrale in cui si trova il midollo spinale
B. i corpi delle vertebre cervicali
C. gli anelli vertebrali che formano il canale vertebrale
D. prolungamenti dell'anello vertebrale
E. i punti da cui partono i nervi spinali

839) In quale regione della colonna vertebrale cinque vertebre sono fuse insieme in un unico blocco?

A. Regione sacrale
B. Regione toracica
C. Regione cervicale
D. Regione lombare
E. Coccige

840) La diafisi è:

A. una ghiandola esocrina
B. l'interruzione di un processo fisiologico
C. una piccola esostosi
D. una parte di un osso lungo
E. la frattura di una epifisi

841) Le ossa contengono un tessuto molle detto midollo osseo. In particolare, nelle epifisi delle ossa lunghe è presente:

A. il midollo rosso, con funzione emopoietica
B. il midollo giallo, che permette la rigenerazione dell'osso
C. il midollo spinale, con funzione emopoietica
D. il midollo giallo, che produce globuli rossi e bianchi
E. il midollo rosso, che permette l'allungamento dell'osso

842) La figura rappresenta una tipica vertebra toracica.

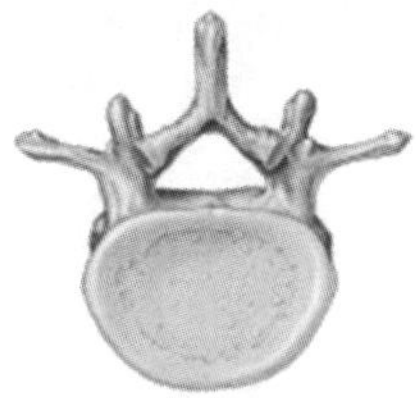

Si può asserire che il corpo vertebrale:
A. racchiude il midollo spinale
B. si articola con le costole
C. è rivolto verso l'esterno del nostro corpo
D. si articola con lo sterno
E. è rivolto verso l'interno del nostro corpo

843) Individuare la proposizione VERA. Considerando lo scheletro della mano, non è un osso del carpo:

A. scafoide
B. pisiforme
C. piramidale
D. semilunare
E. astragalo

Apparato muscolare

844) L'inizio della contrazione a livello della placca motrice di un muscolo scheletrico è permesso da:
A. riassorbimento di ioni calcio da parte dell'actina
B. liberazione di ossigeno da parte dei numerosi mitocondri
C. liberazione di ioni calcio dal reticolo sarcoplasmatico
D. liberazione di ioni Fe^{2+} da parte della mioglobina

E. accorciamento della miosina

845) M/O • 2014 Due delle seguenti strutture anatomiche necessitano di actina e miosina per espletare la loro funzione principale. Quali?

1. Alveoli
2. Diaframma
3. Muscoli intercostali
4. Pleura

A. Solo 2 e 4
B. Solo 1 e 2
C. Solo 3 e 4
D. Solo 2 e 3
E. Solo 1 e 3

846) M/O • 2015 Quale delle seguenti affermazioni descrive correttamente le caratteristiche della contrazione del muscolo scheletrico umano?

A. Gli ioni calcio si legano all'actina, causano il movimento della tropomiosina ed espongono i siti di legame dell'actina per la miosina
B. Gli ioni calcio si legano alla troponina, causano il movimento della tropomiosina ed espongono i siti di legame della miosina per l'actina
C. Gli ioni calcio si legano alla troponina, causano il movimento della tropomiosina ed espongono i siti di legame dell'actina per la miosina
D. Gli ioni calcio si legano alla tropomiosina, causano il movimento della troponina ed espongono i siti di legame della miosina per l'actina
E. Gli ioni calcio si legano alla tropomiosina, causano il movimento della troponina ed espongono i siti di legame dell'actina per la miosina

Apparato respiratorio

847) L'ossigeno è trasportato in maggioranza:

A. dalle piastrine
B. nessuna delle altre risposte è corretta
C. dagli eritrociti
D. disciolto nel plasma
E. dai leucociti

848) La funzione degli alveoli polmonari è quella di:

A. trattenere l'anidride carbonica
B. trattenere l'eccesso di azoto
C. consentire gli scambi dei gas respiratori
D. raffreddare l'aria inspirata
E. filtrare l'aria trattenendo le impurità in essa contenute

849) CISIA • 2016 Scegli il termine corretto, tra quelli proposti, per completare il titolo della colonna di destra della tabella:

Organismo	**Sistema...**
lombrico	tegumento umido
mosca	trachee e spiracoli
pesce	branchie e rete di capillari

A. sensoriale
B. circolatorio
C. escretore
D. tegumentario
E. respiratorio

850) M/O • 2017 La faringe nell'uomo:

A. presenta nella sua parte media le corde vocali
B. riceve lo sbocco delle cavità nasali
C. si trova tra la laringe e la trachea
D. permette solo il passaggio dell'aria
E. permette solo il passaggio del bolo alimentare

851) CINECA • 2018 Le corde vocali sono situate:

A. nella faringe
B. al di sotto dei bronchi

C. in posizioni diverse a seconda della tonalità del suono che viene emesso
D. nella trachea
E. nella laringe

852) Il polmone:

A. è poco ventilato
B. non è irrorato
C. è un organo pari
D. è avvolto dal peritoneo
E. è dotato di diastole

853) CINECA • 2019 Fa parte dell'apparato respiratorio:

A. il crasso
B. l'esofago
C. lo stomaco
D. la trachea
E. nessuna delle altre alternative è corretta

854) A quale delle figure corrisponde la posizione del diaframma nel corso dell'inspirazione?

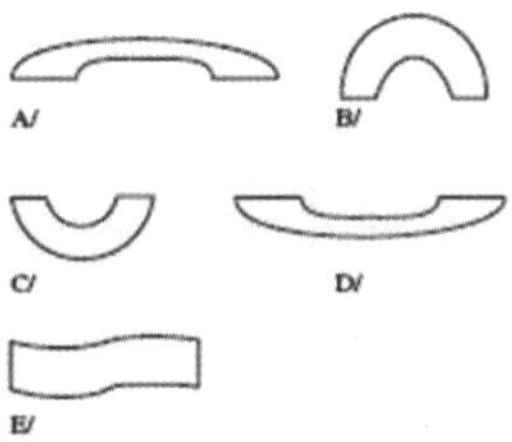

A. B/
B. A/
C. E/
D. C/
E. D/

855) Arrivando in teleferica a quote superiori a 2500 metri di altitudine, un individuo è soggetto a iperventilazione. Ciò perché:

A. la CO_2 non si stacca dall'emoglobina
B. la pressione parziale dell'ossigeno è minore
C. la quantità di CO_2 è maggiore
D. l'ossigeno non può sciogliersi nel sangue
E. la pressione parziale dell'ossigeno è maggiore

856) La struttura indicata in figura con la lettera S si riferisce a:

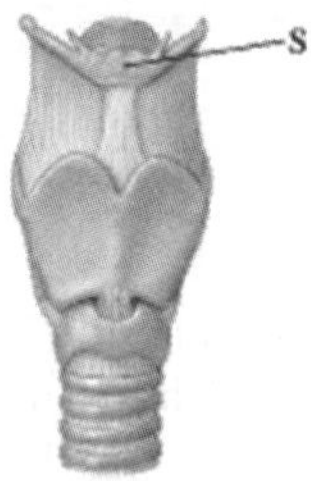

A. laringe
B. osso ioide
C. trachea
D. tiroide
E. faringe

857) Il diaframma è:

A. una lamina muscolare che separa la cavità toracica da quella addominale
B. una lamina cartilaginea che permette la fonazione
C. un rivestimento tendineo dell'apparato digerente
D. un muscolo piatto che permette la peristalsi dello stomaco
E. una lamina epiteliale che riveste i polmoni

858) Le pieghe che delimitano superiormente il ventricolo laringeo sono dette:

A. ventricolari
B. vocali
C. salivari
D. faringoepiglottiche
E. glossoepiglottiche

Apparato tegumentario

859) Una ghiandola che per mezzo di un dotto escretore riversa il suo secreto all'esterno o in una cavità del corpo comunicante con l'esterno viene detta:

A. pituitaria
B. endocrina
C. tiroidea
D. esocrina
E. olocrina

860) M/O • 2016 Il derma:

A. si trova al di sopra dell'epidermide
B. è costituito da tessuto epiteliale pluristratificato
C. è costituito da cellule ricche di chitina
D. avvolge i follicoli piliferi
E. presenta uno strato corneo

861) CISIA • 2016 All'EXPO di Milano 2015, gli insetti sono stati proposti come risorsa alimentare per l'uomo. L'appetibilità di questi animali è legata alla loro consistenza croccante, che è dovuta alla presenza di:

A. uno strato di rivestimento corneo
B. una parete di cellulosa
C. un rivestimento di collagene
D. un endoscheletro di tessuto osseo
E. un esoscheletro di chitina

Apparato uro-genitale > Apparato genitale femminile, ovaio e ciclo ovarico, utero e ciclo mestruale

862) L'epitelio vaginale è:

A. pavimentoso composto
B. ciliato
C. colonnare
D. cilindrico semplice
E. pavimentoso semplice

863) Quale dei seguenti organi è di natura muscolare?

A. Fegato
B. Milza
C. Polmoni
D. Pancreas
E. Utero

864) Gli ormoni sessuali femminili che controllano il ciclo mestruale sono:

A. progesterone ed estrogeni
B. lattotropo e aldosterone
C. testosterone e cortisolo
D. testosterone e glucagone
E. aldosterone e cortisolo

865) Il metabolismo dei lattobacilli presenti in ambiente vaginale contribuisce prevalentemente a:

A. ostacolare la proliferazione di germi patogeni in ambiente vaginale
B. mantenere una costante neutralità in ambiente vaginale
C. rendere basico il pH dell'ambiente vaginale per ostacolare l'attecchimento di germi patogeni
D. lubrificare il canale vaginale
E. stimolare la produzione di estrogeni

866) La rottura e il distacco della mucosa uterina in assenza di fecondazione è detta:

A. scissione
B. endometriosi
C. ovulazione
D. gastrulazione
E. mestruazione

867) La vagina è:

A. un muscolo uterino
B. una ghiandola surrenale
C. una parte dell'apparato genitale maschile

D. un organo dell'apparato genitale femminile comunicante con l'esterno
E. una vitamina

868) La tonaca mucosa vaginale:

A. non contiene ghiandole
B. contiene ghiandole tubuloalveloari composte
C. contiene ghiandole tubulari semplici
D. contiene ghiandole tubuloacinose composte
E. contiene ghiandole tubulari ramificate

869) In un ciclo mestruale di 28 giorni, l'ovulazione avviene:

A. al 25° giorno
B. al 10° giorno
C. al 5° giorno
D. al 7° giorno
E. al 14° giorno

870) L'endometrite è un'infezione dovuta ad alcuni germi (Streptococchi, Stafilococchi, *Escherichia coli*, Enterococchi, ecc.) che riguarda:

A. la mucosa uterina
B. gli alveoli polmonari
C. la mucosa orale
D. l'endotelio dei capillari sanguigni
E. la cavità gastrica

871) Il progesterone viene prodotto:

A. dal follicolo prima dell'ovulazione
B. dal follicolo dopo l'ovulazione
C. dall'endometrio prima dell'ovulazione
D. dal corpo luteo prima dell'ovulazione
E. dal corpo luteo dopo l'ovulazione

872) M/O • 2015 In una donna sana, quattro ormoni sono rilasciati a livelli diversi durante il ciclo mestruale. L'aumento del rilascio di uno di questi ormoni promuove l'evento successivo. Quale delle opzioni possibili elencate di seguito mostra la corretta sequenza del rilascio degli ormoni a partire dall'inizio della mestruazione?

[→ = seguito da]

A. FSH → estrogeno → LH → progesterone
B. FSH → estrogeno → progesterone → LH
C. Estrogeno → FSH → progesterone → LH
D. Estrogeno → progesterone → LH → FSH
E. Progesterone → estrogeno → LH → FSH

873) La quantità di progesterone in una donna sessualmente matura:

A. inizia a diminuire dopo l'ovulazione
B. inizia ad aumentare all'inizio del ciclo mestruale
C. è elevata quando è elevata la quantità di LH
D. inizia ad aumentare dopo l'ovulazione
E. si mantiene costante per tutto il ciclo mestruale

874) Quale dei seguenti organi è di natura muscolare?

A. Utero
B. Fegato
C. Polmoni
D. Milza
E. Pene

875) L'endometrio è:

A. lo sfintere urinario
B. l'epitelio intestinale
C. la mucosa uterina
D. la mucosa gastrica
E. il tessuto ghiandolare del fegato

876) Quale tra i seguenti grafici meglio rappresenta la produzione dell'ormone FSH durante il ciclo ovarico?

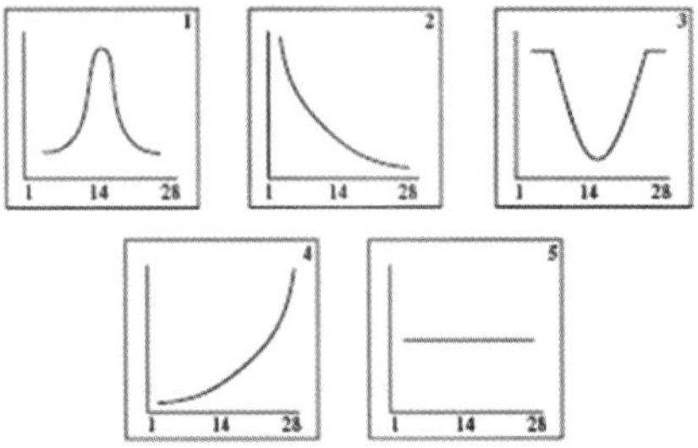

A. 4
B. 1
C. 3
D. 5
E. 2

877) Un utero in posizione fisiologica è:

A. retroversoflesso
B. retroverso
C. retroflesso
D. antiverso e retroflesso
E. antiverso e antiflesso

878) Quali tra i seguenti legamenti rappresentano il vero mezzo di fissità dell'utero?

A. Legamento cardinale (del Mackenrodt)
B. Legamenti larghi
C. Legamenti diagonali
D. Legamenti rotondi
E. Legamento sospensore

Apparato uro-genitale > Apparato genitale maschile, vie spermatiche, regolazione dell'attività riproduttiva maschile

879) La testa dello spermatozoo:

A. non esiste in condizioni fisiologiche
B. non ha funzioni
C. viene detta zigote
D. nessuna delle altre risposte è corretta
E. permette la penetrazione attraverso la membrana dell'uovo

880) L'organo deputato alla produzione di cellule aploidi è:

A. il fegato
B. l'epidermide
C. il pancreas
D. la gonade
E. il cervello

881) Le gonadi producono:

A. antigeni
B. ormoni e cellule sessuali
C. immunoglobulina
D. anticorpi
E. solo ormoni

882) Indicare qual è il significato del termine "corpi cavernosi".

A. Parte posteriore delle narici
B. Formazioni patologiche polmonari
C. Diffusa carie dentale
D. Formazioni vascolari del pene
E. Malformazioni ossee

883) Le cellule interstiziali (o di Leydig) sono disseminate nel tessuto connettivo compreso tra i tubuli seminiferi dei testicoli. Esse sono preposte a:

A. dividersi per meiosi generando gli spermatociti
B. secernere il testosterone, l'ormone sessuale maschile
C. trasportare gli spermatozoi verso il dotto deferente
D. provvedere al sostegno ed alla nutrizione delle future cellule sessuali
E. dividersi per mitosi generando gli spermatogoni

884) CINECA • 2018 Quale struttura anatomica NON è presente in un essere umano di sesso maschile?

A. Uretra
B. Uretere
C. Vescica

D. Tuba di Falloppio
E. Gonadi

885) Indicare le affermazioni corrette sui corpi cavernosi del pene.

A. Il setto del pene li separa per tutta la loro lunghezza
B. Durante l'erezione raggiungono tutti lo stesso grado di turgore
C. Durante l'erezione è impossibile la minzione
D. Nessuna delle altre risposte è corretta
E. Il glande sporge oltre l'estremità libera dei corpi cavernosi

Apparato uro-genitale > Apparato urinario e vie urinarie, il rene ed il suo funzionamento ed il controllo del funzionamento

886) Riguardo alle sostanze azotate, i reni hanno la funzione di:

A. trasformarle
B. eliminarle
C. produrle
D. non modificarne il contenuto ematico
E. assorbirle

887) CINECA • 2017 Il rene svolge tutte le seguenti funzioni tranne:

A. intervenire nella regolazione della quantità di globuli rossi presenti nel sangue attraverso la secrezione di eritropoietina
B. intervenire nel mantenimento dell'equilibrio idrico-salino dell'organismo
C. intervenire nella regolazione ormonale della pressione sanguigna
D. provvedere all'escrezione dei prodotti del catabolismo cellulare
E. eliminare molecole introdotte con la dieta e non digerite

888) L'azoto in molti mammiferi, compreso l'uomo, si elimina prevalentemente come:

A. ammoniaca
B. urea
C. urina
D. acido urico
E. aminoacidi

889) Individuare l'accoppiamento improprio.

A. Cuore - Ventricolo
B. Colon - Pericardio
C. Uretra - Vescica
D. Ureteri - Reni
E. Testicoli - Ormoni

890) L'apparato urinario è formato:

A. dalla prostata
B. dai reni e dalle vie urinarie
C. dai reni e dell'apparato endocrino
D. dal surrene
E. dalle vie urinarie

891) Nella specie umana, l'ultrafiltrato ottenuto a livello della capsula di Bowman del nefrone è costituito in condizioni normali da:

A. proteine, globuli rossi, acqua
B. acqua, glucosio, urea, sali
C. acqua, urea, urina
D. acido urico e acqua
E. acqua e ammoniaca

892) La maggior parte delle sostanze di rifiuto presenti nell'urina deriva dal metabolismo di:

A. zuccheri
B. proteine
C. glucosio
D. sali minerali
E. lipidi

893) La corretta successione dei processi che avvengono in un neufrone è:

A. filtrazione, riassorbimento, secrezione, escrezione
B. secrezione, riassorbimento, filtrazione, escrezione
C. filtrazione, escrezione, riassorbimento, secrezione
D. escrezione, filtrazione, riassorbimento, secrezione
E. escrezione, secrezione, riassorbimento, filtrazione

894) Il glucosio presente normalmente nel sangue riesce a passare attraverso le pareti della capsula di Bowman del nefrone ed entra nei tubuli renali, dove sono anche convogliate le sostanze di rifiuto da eliminare con l'urina. In realtà, solo nelle urine degli individui diabetici è presente glucosio. Ciò perché:

A. le cellule dei tubuli renali dei diabetici hanno la capacità di sintetizzare nuovo glucosio, che entra così nei tubuli escretori
B. a causa dell'elevata concentrazione di glucosio nel sangue dei diabetici, la quantità di glucosio che passa nel filtrato glomerulare supera la capacità di riassorbimento dei tubuli renali
C. nei diabetici le cellule dei tubuli renali hanno perso la capacità di riassorbire il glucosio presente nel filtrato glomerulare
D. le cellule dei tubuli renali dei diabetici non sono attivate dall'insulina e quindi non possono riassorbire il glucosio
E. nei diabetici l'insulina secreta dai reni non è in quantità sufficiente per permettere il riassorbimento del glucosio, che viene così eliminato

895) Le piramidi midollari del rene sono costituite principalmente da:

A. tubuli contorti prossimali e distali
B. anse di Henle dei nefroni iuxtamidollari, vasi e dotti collettori
C. nessuna delle altre risposte è corretta
D. glomeruli iuxtamidollari e vasi arciformi
E. dotti collettori, vasi e glomeruli iuxtamidollari

Apparato uro-genitale > Fecondazione e inizio della gravidanza, parto e allattamento

896) L'uovo, dopo l'ovulazione, raggiunge l'utero tramite:

A. la cervice
B. la tuba di Falloppio
C. l'uretere
D. la prostata
E. la vagina

897) La fecondazione nella donna avviene nelle tube. Le tube sono canali che collegano:

A. le ovaie all'utero
B. le ovaie al peritoneo
C. l'utero alla vagina
D. l'utero con i genitali esterni
E. le ovaie alla vagina

898) Una rapida successione di divisioni cellulari, che si verifica nell'uovo subito dopo la sua fecondazione, si definisce:

A. gastrulazione
B. neurulazione
C. blastocele
D. segmentazione
E. ricongiunzione

899) L'uovo, espulso dall'ovaia, può vivere:

A. indefinitamente
B. una settimana
C. 8 ore
D. 72 ore
E. 24-48 ore

900) L'uovo fecondato si impianta:

A. nella tuba uterina
B. nella vagina
C. nessuna delle altre risposte è corretta
D. nell'ovaio
E. nell'utero

901) In caso di gravidanza:

A. matura un nuovo follicolo
B. il corpo luteo degenera
C. cessa la produzione di estrogeni
D. continua la produzione di progesterone
E. cessa la produzione di gonadotropina corionica

902) Le contrazioni uterine sono fortemente stimolate da:

A. progesterone
B. FSH
C. ossitocina
D. LH
E. inibina

●●○ Embriologia > Annessi embrionali

903) L'amnios è:

A. la membrana più interna in cui è racchiuso l'embrione di alcuni vertebrati
B. un esame di laboratorio
C. un muscolo
D. una ghiandola
E. una parte dell'encefalo

904) L'organo che assicura la respirazione, la nutrizione e la protezione dell'embrione e del feto si chiama:

A. tubo neurale
B. duodeno
C. cordone nefrogeno
D. placenta
E. surrene

905) La placenta:

A. è una ghiandola endocrina
B. non permette gli scambi nutritizi
C. contiene sostanze di riserva
D. è una protezione per il feto
E. permette gli scambi respiratori e nutritizi tra madre e feto

906) L'amniocentesi è:

A. l'ecografia del feto durante la gravidanza
B. l'eliminazione della placenta dopo il parto
C. il prelievo del liquido amniotico per analisi prenatali
D. la resezione dei tubuli seminiferi dei testicoli
E. il parto eseguito con taglio cesareo

907) Il talidomide è un farmaco venduto negli anni '50-'60 del secolo scorso come ipnotico, sedativo e antinausea, rivolto soprattutto alle donne in gravidanza. Fu messo in commercio da una ditta tedesca dopo tre anni di sperimentazione sugli animali (cani, gatti, topi, conigli) che evidenziarono l'innocuità del farmaco. La nascita di migliaia di bambini focomelici, cioè con assenza degli arti o evidente riduzione della diafisi delle ossa lunghe, indusse la ditta produttrice a ritirare definitivamente dal commercio il farmaco. **Da tali premesse si può dedurre che:**

A. durante la gravidanza le madri dei bimbi focomelici hanno contratto un'infezione virale che ha provocato le malformazioni
B. il principio teratogeno del farmaco riesce ad attraversare la barriera placentale

C. le madri dei bimbi focomelici erano geneticamente predisposte alle deformazioni degli arti
D. i genitori dei bimbi focomelici erano entrambi portatori del gene letale
E. un farmaco sperimentato sugli animali risulta sicuramente innocuo per l'uomo

Embriologia > Foglietti embrionali

908) L'embrione è:

A. la più esterna delle tre membrane meningee che rivestono l'encefalo e il midollo spinale
B. una fase avanzata nello sviluppo di un mammifero
C. il vaso che connette l'arteria polmonare con l'aorta durante la vita fetale
D. uno stadio precoce nello sviluppo di un animale o di un vegetale
E. lo strato più esterno del citoplasma

909) La rapida successione delle divisioni cellulari che si verificano nello zigote viene definita:

A. gastrulazione
B. ontogenesi
C. intensificazione
D. segmentazione
E. moltiplicazione

910) Lo sviluppo di un individuo dalla fecondazione allo stadio adulto si definisce con il termine:

A. uterogenesi
B. gastrulazione
C. ontogenesi
D. ovogenesi
E. spermiogenesi

911) Identificare quale dei seguenti accoppiamenti è ERRATO.

A. Mesoderma - Scheletro
B. Endoderma - Fegato e pancreas
C. Ectoderma - Sistema circolatorio
D. Mesoderma - Gonadi
E. Ectoderma - Sistema nervoso

912) Considerando lo schema della figura, quale foglietto embrionale non è rappresentato nelle strutture 3 e 4?

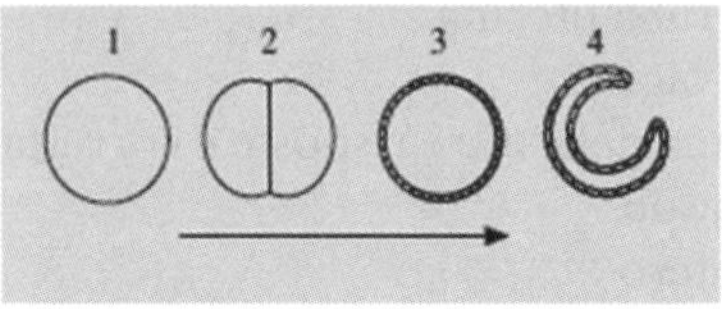

A. Endoderma
B. Mesoderma
C. Ectoderma
D. Epidermide
E. Blastocele

913) In quale delle seguenti fasi dello sviluppo embrionale si completa la formazione dell'endoderma, del mesoderma e dell'ectoderma?

A. Feto
B. Blastula
C. Zigote
D. Gastrula
E. Morula

Embriologia > Organogenesi

914) L'embrione umano si sviluppa normalmente:

A. nelle tube di Falloppio
B. nelle trombe uterine
C. nell'ovaio
D. nello spessore della parete uterina
E. nello spessore della parete addominale

915) Il processo di neurulazione, o chiusura del tubo neurale, include:

A. innalzamento delle pieghe neurali e fusione dei margini dorsali delle pieghe neurali

B. innalzamento della placca primitiva e delle pieghe neurali
C. innalzamento delle pieghe neurali e segmentazione
D. segmentazione e innalzamento della placca primitiva
E. innalzamento delle pieghe neurali e allontanamento dei loro margini

Il sistema nervoso > L'impulso nervoso, potenziali d'azione e tessuti eccitabili

916) V • 2014 Nell'uomo che cosa accelera la trasmissione di un segnale in un neurone sensoriale?
1. L'aumento dell'intensità dello stimolo
2. La riduzione del diametro dell'assone
3. La mielinizzazione dell'assone

A. Solo 1 e 3
B. Solo 1
C. Solo 3
D. Solo 2
E. Solo 2 e 3

917) L'ormone TSH è prodotto:

A. dalla neuroipofisi e agisce sulla tiroide
B. dalla tiroide e agisce sulla corteccia surrenale
C. dall'adenoipofisi e agisce sulla cartilagine di accrescimento
D. dall'adenoipofisi e agisce sulla tiroide
E. dalla tiroide e agisce sull'ipofisi

918) M/O • 2015 Si consideri un neurone sensoriale umano coinvolto nel riflesso patellare. Che cosa dovrà attraversare, per primo, la membrana post-sinaptica di questo neurone affinché si generi un potenziale d'azione?

A. Ca^{2+}
B. Neurotrasmettitore
C. ATP
D. K^+
E. Na^+

919) La funzione principale dei neurotrasmettitori è:

A. fare da collegamento tra l'ambiente esterno e interno
B. permettere l'attività della pompa sodio/potassio
C. trasmettere l'impulso lungo l'assone
D. condurre gli impulsi in corrispondenza delle sinapsi
E. rendere più veloce la trasmissione dell'impulso nervoso

920) Cosa sono le sinapsi?

A. Zone di contatto tra virus
B. Organuli cellulari propri dei neuroni
C. Zone di contatto tra due batteri durante lo scambio di materiale genetico
D. Organuli cellulari propri delle cellule vegetali
E. Interconnessioni tra neuroni in cui si effettua la trasmissione degli impulsi nervosi

921) V • 2015 Quale dei seguenti valori è più vicino al picco di potenziale di azione di un tipico neurone sensoriale umano?

A -30 mV
B. +40 mV
C. 0 mV
D. -70 mV
E. +110 mV

Il sistema nervoso > Sistema autonomo o vegetativo

922) Solo una delle definizioni sotto riportate corrisponde al sistema autonomo:

A. è parte del sistema nervoso periferico
B. è la sostanza grigia del sistema nervoso centrale
C. comprende il cervello e il midollo spinale
D. presenta assoni rivestiti di mielina
E. è un cordone nervoso protetto dalle vertebre

923) Il centro bulbare regolatore dell'attività cardiovascolare:

A. rilascia adrenalina, che stimola il cuore
B. manda segnali ai chemocettori dell'aorta e delle carotidi
C. manda segnali al sistema nervoso autonomo
D. stimola i centri encefalici superiori
E. agisce direttamente sul cuore

924) Il centro di controllo cardiovascolare si trova:

A. nelle pareti dell'aorta
B. nell'atrio destro del cuore
C. nel cervelletto
D. nel bulbo o midollo allungato
E. nel sistema autonomo

Il sistema nervoso > Sistema nervoso centrale, midollo spinale ed encefalo

925) La struttura encefalica che controlla l'equilibrio è:
A. il bulbo
B. il cervelletto
C. il talamo
D. la dura madre
E. il tronco cerebrale

926) Il cervelletto:

A. fa parte del mesencefalo
B. è la parte più piccola del cervello
C. collega i due emisferi cerebrali
D. fa parte del rombencefalo
E. contiene due ventricoli

927) La corteccia cerebrale:

A. riceve le informazioni sensoriali e coordina adeguate risposte motorie
B. coordina l'equilibrio e i movimenti sincroni
C. controlla gli istinti, le emozioni e la memoria
D. attiva un arco riflesso semplice
E. coordina alcuni riflessi basilari, come quelli necessari per la respirazione e la circolazione

928) Gli uccelli coordinano perfettamente i muscoli connessi al volo e sanno facilmente orientarsi. Quale parte del loro encefalo è pertanto particolarmente sviluppata?

A. Bulbo
B. Prosencefalo
C. Cervelletto
D. Cervello
E. Midollo spinale

929) M/O • 2014 In quale riga sono correttamente riportate le funzioni relative ad ogni struttura anatomica indicata in colonna?

	midollo allungato	**ipofisi**	**cervello**	**cervelletto**
1	controlla ritmo cardiaco e respirazione	produce l'ormone FSH	coordina equilibrio	controlla le emozioni
2	coordina equilibrio	controlla le emozioni	controlla ritmo cardiaco e respirazione	produce l'ormone ADH
3	controlla ritmo cardiaco e respirazione	produce l'ormone ADH	controlla le emozioni	coordina equilibrio

4	controlla le emozioni	coordina equilibrio	produce l'ormone ADH	controlla ritmo cardiaco e respirazione
5	coordina equilibrio	controlla ritmo cardiaco e respirazione	controlla le emozioni	produce l'ormone FSH

A. Riga 5
B. Riga 1
C. Riga 2
D. Riga 4
E. Riga 3

930) Nel lobo frontale e parietale del cervello, lungo il solco centrale, si trovano la corteccia motoria e la corteccia sensoriale. Dalla corteccia motoria partono gli stimoli destinati ai muscoli scheletrici. Più esattamente gli stimoli partono da aree specifiche corrispondenti alle singole regioni del corpo. L'estensione di queste aree:

A. dipende dal tipo degli stimoli che invia
B. è proporzionale alla capacità di ottenere movimenti molto precisi
C. è maggiore per la regione del tronco e dell'anca
D. è proporzionale all'estensione della regione controllata
E. è maggiore dove la sensibilità è minore

931) Il midollo allungato o bulbo contiene i centri nervosi preposti:

A. alla percezione del dolore e del piacere
B. alla regolazione della frequenza respiratoria e cardiaca
C. al coordinamento dei movimenti muscolari
D. al mantenimento dell'equilibrio
E. al coordinamento dei riflessi visivi e uditivi

932) Tutte le seguenti strutture contribuiscono alla formazione del campo H di Forel, ad eccezione di:

A. fascicolo subtalamico
B. fornice
C. ansa lenticolare
D. fascicolo lenticolare
E. fascio dentatotalamico

●●○ Il sistema nervoso > Sistema nervoso periferico e sistema nervoso somatico o volontario

933) Un esempio di "effettore" è:

A. la retina dell'occhio
B. un neurone sensoriale
C. il nervo sciatico
D. una papilla gustativa della lingua
E. il muscolo bicipite

934) L'innervazione sensitiva della laringe è fornita prevalentemente dal nervo:

A. glosso-faringeo
B. ipoglosso
C. linguale
D. laringeo superiore
E. laringeo inferiore

935) Il ramo mascellare del trigemino innerva:

A. la fronte
B. l'elice dell'orecchio
C. il naso
D. la cute sull'angolo della mandibola
E. la cute del labbro superiore

936) Una possibile lesione a carico del III nc, IV nc e VI nc e della branca oftalmica del V nc può determinarsi nel:

A. nessuna delle altre risposte è corretta
B. angolo pontocerebellare
C. tegmento mesencefalico
D. seno cavernoso
E. tegmento pontino

937) L'innervazione parasimpatica da parte del X nc si estende a:

A. flessura splenica del colon
B. polmone
C. valvola ileocecale
D. vescica
E. ileo

938) I nervi cranici che trasportano fibre parasimpatiche sono:

A. il III nc, il VII nc, il IX nc
B. il V nc, il X nc
C. l'VIII nc
D. il II nc, il IV nc, il XII nc
E. il I nc, il VI nc

La risposta immunitaria > Alterazioni del sistema immunitario

939) È considerata una reazione immunopatologica:

A. la nefrite
B. l'allergia
C. l'azotemia
D. la glicemia
E. la sterilità

940) L'anafilassi è:

A. una reazione immunitaria
B. una condizione fisiologica
C. una reazione nervosa
D. una patologia renale
E. una patologia polmonare

941) L'artrite reumatoide è:

A. una degenerazione del miocardio
B. una malattia autoimmune
C. la perdita dell'elasticità dei tendini delle articolazioni
D. una particolare forma di insufficienza respiratoria
E. un precoce invecchiamento della retina

942) Per immunità si intende:

A. resistenza a uno specifico invasore
B. produzione naturale di interferone
C. attività espletata dai fagociti in seguito a una infezione
D. capacità di non contrarre più alcuna malattia
E. infezione che non provoca risposta immunitaria

943) CINECA • 2016 Quale delle seguenti affermazioni relative alle malattie autoimmuni è corretta?

A. Insorgono nel periodo perinatale di immaturità immunologica
B. Consistono in una risposta immunitaria verso antigeni esogeni
C. Sono caratterizzate dalla produzione di autoanticorpi
D. Si verificano quando si instaura una tolleranza indotta da bassa dose di antigene
E. Derivano da eccessiva selezione clonale

944) Le allergie costituiscono una reazione spropositata del sistema immunitario nei confronti di un agente estraneo scarsamente pericoloso, con produzione di una eccessiva quantità di anticorpi specifici della classe IgE. Responsabili di questa eccessiva risposta sono:

A. le mucose del naso e della bocca
B. i linfociti T
C. i linfociti B
D. le piastrine
E. i linfociti killer

La risposta immunitaria > Immunità acquisita

945) Gli antigeni sono:

A. farmaci antidepressivi
B. prodotti della risposta immunitaria
C. geni regolatori

D. prodotti fisiologici del nostro corpo
E. prodotti riconosciuti estranei dal nostro organismo

946) La rosolia e la varicella:

A. colpiscono solo i maschi
B. si possono contrarre più volte nella vita
C. sono più frequenti dopo i 40 anni
D. colpiscono solo le femmine
E. conferiscono un'immunità per tutta la vita

947) Quando una persona contrae una malattia, il suo organismo produce anticorpi che restano anche quando il soggetto è guarito. In questo caso si parla di immunità:

A. definitiva
B. risolutiva
C. passiva
D. attiva, acquisita
E. passiva, acquisita

948) CINECA • 2016 Gli anticorpi sono:

A. nucleotidi
B. proteine
C. polisaccaridi
D. fosfolipidi
E. amminoacidi

949) La vaccinazione comporta l'inoculazione di:

A. antinfiammatori
B. anticorpi
C. antibiotici
D. antigeni
E. antiepilettici

950) Per vaccinazione si intende:

A. la somministrazione di anticorpi
B. l'induzione di una tolleranza immunologica
C. la stimolazione alla produzione di anticorpi
D. la profilassi con antibiotici
E. la somministrazione di antinfiammatori

951) Le tonsille sono:

A. organi linfoidi
B. ghiandole sebacee
C. produttrici di enzimi digestivi
D. ammassi di tessuto che non servono a nulla
E. ghiandole salivari

952) CINECA • 2015 A seguito del riconoscimento dell'antigene, un linfocita T helper:

A. degranula
B. produce anticorpi
C. dedifferenzia
D. extravasa
E. prolifera

953) Sostanze (generalmente di natura proteica) che, introdotte in un organismo, stimolano in esso la formazione di anticorpi, si chiamano:

A. antigeni
B. anticodoni
C. antisettici
D. alcaloidi
E. aracnoidi

954) V • 2015 Quale/i delle seguenti affermazioni è/sono vera/e per la risposta immunitaria primaria e secondaria?
1. Può essere attivata dall'esposizione a un antigene.
2. Produce anticorpi specifici contro un antigene.
3. I linfociti attuano la fagocitosi.

A. Solo 1 e 3
B. Solo 1
C. Solo 2
D. Solo 3

E. Solo 1 e 2

955) Qualsiasi molecola che può stimolare la produzione di anticorpi che reagiscono specificatamente con essa si chiama:

A. linfocito
B. gene
C. androgenesi
D. ginogenesi
E. antigene

956) Quali fra le seguenti cellule NON fanno parte del sistema immunitario?

A. Cellule dendritiche
B. Fibroblasti
C. Linfociti B
D. Linfociti T
E. Mastociti

957) Le cellule della memoria del sistema immunitario sono:

A. anticorpi totipotenti
B. antigeni dello stesso tipo
C. immunoglobuline di difesa
D. cellule nervose
E. linfociti particolari

958) Gli anticorpi sono prodotti da:

A. linfociti T helper
B. macrofagi
C. proteine del complemento
D. plasmacellule
E. linfociti citotossici

959) I due diagrammi rappresentano la risposta immunitaria primaria e secondaria a un antigene estraneo circolante nel sangue.

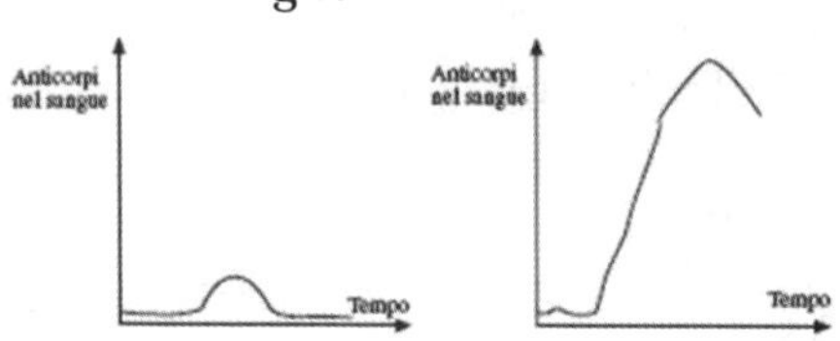

La risposta più efficace rappresentata nel 2° diagramma è dovuta:

A. all'attivazione delle cellule della memoria
B. alla presenza di un maggior numero di fagociti
C. al fatto che l'antigene estraneo non è più nocivo
D. alla formazione di nuovi linfociti T helper
E. alla presenza di un maggior numero di linfociti T citotossici

960) A scopo profilattico, le società moderne attuano vaccinazioni di massa contro varie malattie. Tali vaccini sono molto spesso:

A. sieri di pazienti guariti
B. antigeni attenuati
C. sieri di animali sani
D. anticorpi modificati
E. sieri di animali infettati

961) Il nostro sistema immunitario reagisce all'attacco di agenti patogeni o a molecole estranee in modo specifico o aspecifico. Quale delle seguenti reazioni è specifica?

A. Emostasi
B. Risposta umorale
C. Sistema del complemento
D. Fagocitosi
E. Risposta infiammatoria

962) Quale delle seguenti funzioni NON è propria dei linfociti T helper?

A. Produrre interleuchine
B. Attivare i linfociti T citotossici
C. Legarsi a un MHC II
D. Attivare i macrofagi
E. Attivare la formazione di plasmacellule

963) Responsabili dell'immunità cellulo-mediata sono:

A. linfociti T

B. linfociti B
C. globuli rossi
D. fagociti
E. istamina e complemento

964) L'immunità attiva artificiale per una determinata malattia si ottiene:

A. sottoponendo l'individuo a vaccinazione
B. somministrando antibiotici all'individuo
C. sottoponendo l'individuo a sieroprofilassi
D. esponendo l'individuo all'infezione
E. isolando l'individuo dal contatto con i portatori della malattia

965) Cosa si intende per "shock anafilattico"?

A. Stato di grave malessere dovuto a un'emozione improvvisa
B. La più drammatica reazione allergica, comprendente caduta della pressione, insufficienza respiratoria e perdita di coscienza
C. Stato di grave malessere causato da febbre molto alta
D. Stato di grave malessere dovuto a una forte perdita di liquidi
E. Stato di grave malessere dovuto a una forte perdita di sangue

966) Quali delle seguenti cellule sono particolarmente abili nel distruggere le cellule tumorali?

A. Plasmacellule
B. Neutrofili
C. Cellule B citotossiche
D. Cellule NK
E. Mastociti

967) Quale tra i seguenti termini NON indica una tipologia di vaccini?

A. A bersaglio
B. Ricombinanti
C. A subunità
D. Uccisi
E. Attenuati

968) Quale tra i seguenti elementi partecipa alla risposta immunitaria specifica?

A. Linfocita natural killer
B. Macrofago
C. Immunoglobulina
D. Interferone
E. Proteina del complemento

969) Alcuni tipi di leucociti si distinguono per la differente colorabilità dei granuli che contengono. Il leucocita in figura è stato colorato con un colorante basico. Di che tipo di leucocita si tratta?

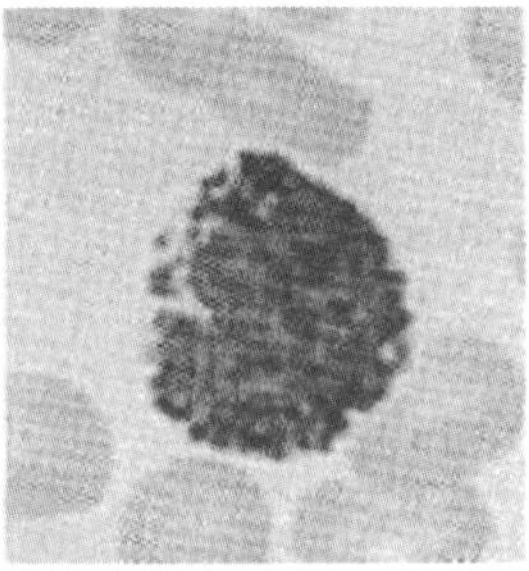

A. Linfocita
B. Neutrofilo
C. Monocita
D. Eosinofilo
E. Basofilo

La risposta immunitaria > Immunità innata

970) I meccanismi di difesa non specifici, innati, includono:
A. formazione di complessi antigene-anticorpo
B. linfociti B
C. cellule della memoria
D. linfociti T
E. infiammazione

971) Quale delle seguenti affermazioni NON è riferibile alle molecole di interferone?

A. Agiscono stimolando la risposta cellulare all'agente patogeno
B. Sono anticorpi specifici contro batteri gram-positivi
C. Sono molecole di natura proteica
D. Vengono prodotte in risposta ad infezioni virali
E. Interagiscono con recettori di membrana di molti tipi di cellule

972) M/O • 2019 **I macrofagi sono:**

A. cellule epiteliali dell'intestino tenue
B. batteri con intensa azione fagocitaria
C. organismi che si cibano di resti in decomposizione
D. cellule fagocitiche che si sviluppano per differenziamento dei monociti
E. cellule dalla cui frammentazione si producono le piastrine

Omeostasi e sistema endocrino > Ghiandola pineale

973) La melatonina è un ormone prodotto da una ghiandola posta alla base del cervello, ed ha la funzione di regolare il ciclo sonno-veglia. Per questo è usata da chi fa lunghi viaggi in aereo con repentini cambi di fuso orario. La ghiandola che produce la melatonina è:

A. il timo
B. il surrene
C. l'ipofisi
D. la tiroide
E. l'epifisi

974) La ghiandola epifisi è anatomicamente situata:

A. nell'area postrema
B. nessuna delle altre risposte è corretta
C. sopra il tratto olfattorio
D. tra i tubercoli quadrigemini superiori
E. nell'ippocampo

975) Gli acervuli calcarei presenti nell'epifisi dell'adulto sono:

A. tessuto muscolare
B. concrezioni calcaree
C. cellule gliali
D. formazioni nervose
E. vasi sanguigni

Omeostasi e sistema endocrino > Ghiandole surrenali

976) La produzione di quale ormone può essere stimolata da una forte emozione?

A. Cortisone
B. Adrenalina
C. Tiroxina
D. Glucagone
E. Ossitocina

977) Le funzioni del rene e la pressione sanguigna interagiscono tra loro; infatti, un non corretto funzionamento renale può causare ipertensione. L'acqua corporea totale viene mantenuta costante grazie all'azione di alcuni ormoni, come l'ADH secreto dall'ipotalamo e l'aldosterone, secreto dalla corteccia surrenale, la cui azione è di far riassorbire ioni sodio e acqua dai reni. Nel morbo di Addison l'aldosterone è assente o ridotto. **Ciò comporta:**

A. un'elevata perdita di acqua con le urine e conseguente bassa pressione
B. un'elevata perdita di acqua con le urine e conseguente alta pressione
C. un mancato riassorbimento dell'acqua e conseguente alta pressione
D. un aumento della diuresi e conseguente alta pressione
E. una diminuzione della diuresi e conseguente bassa pressione

978) Le ghiandole surrenali sono:

A. comprese entro la fascia renale
B. avvolte dalla fascia endopelvica
C. comprese nelle fasce del collo
D. avvolte dal peritoneo
E. avvolte dalla fascia endotoracica

979) La midollare del surrene:

A. nessuna delle altre risposte è corretta
B. è una ghiandola a cordoni
C. produce ormoni androgeni
D. è una ghiandola anale
E. ha la stessa origine embriologica della corticale

Omeostasi e sistema endocrino > Gonadi

980) Le gonadi sono:

A. ghiandole dell'apparato urinario
B. organi dell'apparato genitale maschile e femminile
C. organi dell'apparato genitale femminile
D. ghiandole salivari
E. ormoni

981) Il testosterone, gli estrogeni e il progesterone sono:

A. ormoni sessuali maschili
B. ormoni sessuali maschili e femminili
C. metodi contraccettivi
D. vitamine
E. prodotti industriali

982) Indicare quale dei seguenti ormoni NON è di natura proteica:

A. insulina
B. testosterone
C. prolattina
D. gonadotropina
E. ormone della crescita

Omeostasi e sistema endocrino > Ipofisi

983) V • 2015 Quali ormoni possono essere secreti dalla ghiandola pituitaria di una donna sana?

A. Ormone adrenocorticotropo, ormone follicolo stimolante, ormone luteinizzante ed estrogeno
B. Adrenalina, ormone follicolo stimolante, ossitocina e vasopressina (ADH)
C. Adrenalina, estrogeno, ossitocina e vasopressina (ADH)
D. Ormone adrenocorticotropo, ormone follicolo stimolante, ormone luteinizzante e vasopressina (ADH)
E. Ormone luteinizzante, estrogeno, ossitocina e vasopressina (ADH)

984) L'ormone idrosolubile adrenalina agisce se presente all'esterno della cellula, mentre non agisce se viene iniettato nel citosol. Perché?

A. La composizione chimica del citosol inibisce la funzione dell'ormone
B. I segnali chimici attivati dall'ormone agiscono a livello extracellulare
C. L'ormone all'interno della cellula trasloca nel nucleo dove non può agire
D. Soltanto all'esterno della cellula è possibile raggiungere la concentrazione necessaria
E. L'ormone deve legarsi alla porzione extracellulare del suo specifico recettore

985) L'ipofisi è collegata a:

A. ipogastrio
B. ipolimnio
C. epifisi
D. ipotalamo
E. ipogeo

986) Un ormone agisce unicamente sulle sue cellule bersaglio perché:

A. solo esse contengono i geni che stimolano l'ormone
B. non sono permeabili all'ormone
C. solo ad esse arriva il sangue contenente l'ormone
D. sono sempre situate in prossimità della ghiandola che ha prodotto l'ormone
E. solo esse posseggono i recettori specifici per l'ormone

987) La funzionalità di quale tra i seguenti organi NON è direttamente influenzata da ormoni prodotti dall'ipofisi anteriore?

A. Surrene
B. Ghiandola mammaria
C. Ovaio
D. Rene
E. Tiroide

Omeostasi e sistema endocrino > Mantenimento dell'equilibrio idrico-salino

988) In generale il contenuto totale di acqua in un organismo animale:

A. aumenta dai primi stadi di sviluppo fino alla senescenza
B. si stabilizza in età matura
C. non varia durante tutta la vita
D. diminuisce dai primi stadi di sviluppo fino alla senescenza
E. oscilla notevolmente e regolarmente durante il corso della vita

989) In caso di scarsa assunzione di liquidi:

A. l'urina è meno concentrata
B. l'ipotalamo produce una maggior quantità di ormone ADH
C. la produzione di urina aumenta
D. il riassorbimento di acqua a livello dei tubuli collettori diminuisce
E. il rene restituisce meno acqua al sangue

990) V • 2016 Quando si parla di "omeostasi" ci si riferisce:

A. alla facoltà degli organismi viventi di autodistruzione dei tessuti morti
B. alla capacità degli esseri viventi di autoalimentarsi
C. a una particolare forma di riproduzione asessuata
D. nessuna delle altre alternative è corretta
E. alla facoltà di autoregolazione degli organismi viventi

991) I reni intervengono nell'omeostasi dell'organismo in quanto regolano:

A. l'assorbimento delle sostanze alimentari
B. l'eliminazione del glucosio e dei grassi ingeriti in eccesso
C. l'eliminazione della cellulosa e delle molecole non digerite
D. la demolizione di molecole complesse in molecole eliminabili
E. la concentrazione di acqua nei tessuti

Omeostasi e sistema endocrino > Omeostasi degli ioni calcio

992) La calcitonina è:

A. un ormone steroideo prodotto dall'ipofisi
B. un ormone proteico prodotto dall'ipofisi
C. un ormone proteico prodotto dalla tiroide
D. un ormone proteico prodotto dalle paratiroidi
E. un ormone steroideo prodotto dalla tiroide

993) Da quale ghiandola è prodotto l'ormone antagonista della calcitonina nella regolazione della calcemia?

A. Ipofisi
B. Paratiroide
C. Midollare surrenale
D. Corticale surrenale
E. Pancreas

Omeostasi e sistema endocrino > Omeostasi glicemica

994) L'insulina, ormone prodotto dalla parte endocrina del pancreas, ha la funzione di:

A. controllare i grani nel sangue
B. controllare gli zuccheri in cavità addominale
C. controllare gli zuccheri nel sangue
D. regolare la pressione sanguigna
E. digerire gli alimenti

995) Se la glicemia nel sangue è bassa, le cellule pancreatiche delle isole del Langerhans:

A. secernono una maggior quantità di glucagone
B. secernono una maggior quantità di succhi pancreatici
C. secernono una maggior quantità di insulina
D. sospendono la produzione di ormoni
E. secernono una maggior quantità di adrenalina

996) Quale dei seguenti esempi di omeostasi NON richiede il coinvolgimento del cervello nel processo di controllo?

1. regolazione della temperatura
2. osmoregolazione (regolazione del contenuto acquoso nel sangue)
3. regolazione della concentrazione di glucosio nel sangue

A. solo 3
B. solo 2
C. solo 1 e 2
D. solo 2 e 3
E. solo 1

997) Se nel sangue di un individuo venissero iniettati contemporaneamente uguali dosaggi degli ormoni insulina e glucagone, non si osserverebbe alcun cambiamento del livello del glucosio ematico, in quanto:

A. i due ormoni agiscono alla stessa velocità e con funzioni opposte
B. entrambi gli ormoni influenzano il passaggio di glucosio dentro e fuori le cellule
C. entrambi gli ormoni producono un calo del livello di glucosio ematico
D. entrambi gli ormoni sono prodotti dal fegato, che ne esercita il controllo
E. sia l'insulina sia il glucagone vengono prodotti dal pancreas, che ne esercita il controllo

Omeostasi e sistema endocrino > Organi endocrini secondari

998) Una ghiandola endocrina è:

A. un organo a secrezione interna
B. un organo a secrezione esterna
C. una malformazione dell'apparato digerente
D. inesistente nell'uomo
E. la ghiandola che produce solo adrenalina

999) Quale delle seguenti ghiandole non è a secrezione interna?

A. Tiroide
B. Salivare
C. Ipofisi
D. Timo
E. Surrenale

1000) L'eritropoietina è:

A. una sostanza prodotta dai reni che sollecita la produzione di globuli rossi
B. un enzima che accelera la formazione del legame peptidico negli zuccheri
C. un enzima prodotto dai globuli rossi che permette il legame tra ossigeno ed emoglobina
D. un pigmento presente nelle cellule dei capelli e della pelle
E. un ormone prodotto dalle piastrine che impedisce la coa-gulazione del sangue

1001) Che cos'è l'ematocrito?

A. Le proporzioni relative dei differenti tipi di globuli bianchi presenti nel sangue
B. La percentuale in volume degli elementi figurati rispetto al volume complessivo del sangue
C. Il conteggio del numero di globuli bianchi, globuli rossi e piastrine presenti nel sangue
D. L'insieme delle proteine del sangue coinvolte nel processo di coagulazione
E. La quantità media di emoglobina presente nei globuli rossi

Omeostasi e sistema endocrino > Pancreas

1002) L'insulina, ormone prodotto dal pancreas, è riversata:
A. nel duodeno
B. nel fegato
C. nell'esofago
D. nel sangue
E. all'esterno del corpo

1003) Il pancreas è una ghiandola:

A. importante soltanto per la digestione
B. esocrina ed endocrina
C. secernente ACTH
D. esclusivamente endocrina
E. esclusivamente esocrina

1004) Il dotto pancreatico sbocca:

A. nel duodeno
B. nello stomaco
C. nell'arteria pancreatica
D. nel colon
E. nel coledoco

1005) Indicare quale delle seguenti molecole NON è un prodotto della secrezione esocrina del pancreas:

A. tripsina
B. lipasi
C. glucagone
D. amilasi
E. idrolasi

1006) Quale delie seguenti coppie di parole ha una sua coerenza interna?

A. Apatia - Insufficienza epatica
B. Insulinemia - Diabete
C. Fantasia Fanatismo eccessivo
D. Dispnea - Visione indistinta
E. Asfissia - Insufficienza renale

1007) Qual è la principale funzione dell'insulina?

A. Stimolare le gonadi
B. Innalzare la concentrazione di azoto nel sangue
C. Innalzare la concentrazione di zuccheri nel sangue
D. Abbassare la concentrazione di azoto nel sangue
E. Abbassare la concentrazione di zuccheri nel sangue

Omeostasi e sistema endocrino > Regolazione del pH del sangue

1008) Quando il pH è basso, diminuisce l'affinità dell'emoglobina con l'ossigeno, che quindi si libera. Ciò avviene:

A. nei tessuti
B. nei polmoni
C. nello stomaco
D. nel cuore
E. nel fegato

1009) L'acido carbonico è un acido debole e insieme allo ione bicarbonato costituisce un sistema tampone presente nel sangue umano. Cosa accade se il pH del sangue scende sotto il valore fisiologico di 7,4?

A. Aumenta la quantità di H_2CO_3 nel sangue
B. Aumenta la quantità di HCO_2^{2-} nel sangue
C. Aumenta la quantità di HCO_3^- nel sangue
D. Aumenta la quantità di CO_3^{2-} nel sangue
E. Aumenta la quantità di H_3CO_2 nel sangue

Omeostasi e sistema endocrino > Risposta allo stress

1010) In situazioni di stress prolungato e di forti tensioni, l'ipotalamo stimola l'ipofisi a produrre l'ormone ACTH che a sua volta stimola la corteccia surrenale a produrre una gran quantità di glicocorticoidi, tra cui il cortisone è il più conosciuto. Questi ormoni agiscono sul metabolismo del glucosio, promuovendone la formazione a partire da grassi e proteine, aumentando così il glucosio ematico; inibiscono inoltre le reazioni infiammatorie e sopprimono le difese immunitarie. **Sulla base di quanto detto, individuare tra le seguenti l'unica affermazione ERRATA:**

A. i glicocorticoidi sono usati nelle malattie autoimmuni
B. nei periodi di stress prolungato si è più sensibili alle malattie infettive
C. il cortisone è usato come farmaco antinfiammatorio
D. i glicocorticoidi potenziano l'effetto del glucagone
E. i glicocorticoidi diminuiscono la disponibilità di glucosio per le cellule

Omeostasi e sistema endocrino > Termoregolazione

1011) Individuare l'accoppiamento improprio.

A. Pressione arteriosa - Ipertensione
B. Sfigmomanometro - Temperatura
C. Temperatura corporea - Febbre
D. Tabagismo - Sigaretta
E. Ipotermia - Freddo

1012) Completare con uno dei termini sottoelencati la seguente frase: "Quando inizia un processo infettivo, il corpo reagisce all'ingresso dell'agente patogeno innalzando la temperatura corporea grazie ad uno stimolo che deriva ...". Il termine è:

A. dall'ipotalamo
B. dal cuore
C. dal fegato
D. dal cervelletto
E. dalla corteccia cerebrale

1013) L'iperventilazione orale, caratteristica dei cani dopo una corsa, è innescata da un "termostato" naturale situato:

A. sotto la lingua
B. sulla pelle
C. nell'ipotalamo
D. nei muscoli
E. nei vasi sanguigni

1014) Quando la temperatura dell'ambiente esterno scende molto al di sotto di 0 °C, nella pelle scatta un meccanismo di termoregolazione che consiste in:

A. vasodilatazione delle arteriole superficiali della pelle

B. vasocostrizione delle arterie profonde del derma
C. vasocostrizione delle arteriole superficiali della pelle
D. termodispersione
E. aumento della sudorazione

Omeostasi e sistema endocrino > Timo

1015) Il timo:
A. stimola lo sviluppo dei linfociti T
B. stimola la tiroide a produrre tiroxina
C. è sotto diretto controllo del sistema nervoso
D. stimola soprattutto la crescita delle ossa
E. produce noradrenalina

Omeostasi e sistema endocrino > Tiroide

1016) L'arteria tiroidea inferiore è un ramo:
A. dell'arteria femorale
B. dell'arteria carotide esterna
C. dell'arteria carotide interna
D. del tronco tireocervicale
E. dell'arteria succlavia

1017) Le cellule parafollicolari:
A. fanno parte del sistema APUD
B. si trovano all'interno del lume follicolare
C. producono il paratormone
D. sono sotto il controllo dell'ormone TSH adenoipofisario
E. non sono legate alla produzione di alcun ormone

Organi di senso

1018) Il disco pigmentato che dà colore all'occhio è detto:
A. iride
B. pupilla
C. retina
D. coroide
E. cornea

1019) Indicate quale delle seguenti parole è eterogenea rispetto alle altre:
A. cornea
B. coclea
C. nervo ottico
D. retina
E. cristallino

1020) La cornea è:
A. un tessuto embrionale
B. una malattia del sistema nervoso
C. un tessuto dell'occhio
D. una patologia della vista
E. una componente dell'orecchio

1021) La retina è:
A. lo strato più interno del globo oculare
B. lo strato più esterno del globo oculare
C. un muscolo oculare
D. lo strato del globo oculare meno sensibile alla luce
E. una lente naturale dell'occhio

1022) Quale delle seguenti coppie di parole ha una coerenza interna?
A. Trachea - Uretra
B. Polmone - Cristallino
C. Papille - Stomaco
D. Labirinto - Orecchio interno
E. Condotto - Tendine

1023) I fotorecettori sono:
A. le papille linguali
B. i recettori del tatto
C. i recettori dell'orecchio
D. i recettori dell'occhio
E. un tipo di fotoni

1024) Nell'occhio dei vertebrati è presente:

A. il liquido cefalorachidiano
B. lo sclerotomo
C. il trofoblasto
D. la cornea
E. nessuna delle altre risposte è corretta

1025) La tuba di Eustachio è costituita da:

A. uno scheletro osseo
B. mucosa
C. uno scheletro osseo nel suo terzo laterale, uno scheletro cartilagineo nei due terzi mediali
D. uno scheletro osseo nei due terzi laterali e fibrocartilagineo nel terzo mediale
E. una struttura muscolare

1026) La contrazione del muscolo retto laterale determina una rotazione dell'occhio:

A. in alto
B. lateralmente
C. non causa alcuna rotazione
D. medialmente
E. in basso

4.7 • Diversità tra i viventi

Animali

1027) In quale delle seguenti categorie sistematiche la specie Homo sapiens non può essere inclusa?
A. Artropodi
B. Vertebrati
C. Cordati
D. Mammiferi
E. Encefalocordati

1028) L'uomo appartiene all'Ordine:

A. degli Onnivori
B. degli Insettivori
C. degli Spongiveri
D. dei Carnivori
E. dei Primati

1029) *Homo sapiens* è composto dalle parole:

A. *Homo* che indica il genere e *sapiens* la razza
B. *Homo* che indica la specie e *sapiens* il genere
C. *Homo* che indica la specie e *sapiens* la razza
D. *Homo* che indica il phylum e *sapiens* che indica il genere
E. *Homo* che indica il genere e *sapiens* la specie

1030) CINECA • 2016 Cosa sono i vertebrati terrestri, e quindi l'uomo?

A. Ammoniotelici
B. Ureotelici
C. Uricotelici
D. Ureotelici, ammoniotelici e uricotelici
E. Nessuna delle altre alternative è corretta

1031) M/O • 2016 Quale affermazione riguardante gli animali è FALSA?

A. Si tratta di organismi esclusivamente eterotermi
B. Si tratta di organismi eterotrofi
C. Sono costituiti da cellule eucariotiche
D. Sono organismi eterotermi o omeotermi
E. Alcune specie animali si possono riprodurre in modo asessuato

Eubatteri ed Archea

1032) Le cianoficee o alghe azzurre sono:
A. batteri
B. eucarioti
C. protozoi
D. procarioti
E. eucarioti enucleati

1033) CINECA • 2019 I batteri di forma sferica sono genericamente detti:

A. vibrioni
B. spirochete
C. bacilli
D. cocchi
E. spirilli

1034) M/O • 2014 Alcune plastiche biodegradabili vengono trattate con batteri termofili, capaci di vivere ad una temperatura di 60 °C. Quale/i delle seguenti affermazioni relative agli enzimi dei batteri termofili è/sono corretta/e?

1. Gli enzimi nei batteri termofili non vengono denaturati per effetto di una temperatura inferiore ai 60°C
2. Gli enzimi nei batteri termofili non funzionano mai a 37 °C
3. Sia gli enzimi dei batteri comuni che di quelli termofili sono costituiti da amminoacidi

A. Solo 1 e 3
B. Solo 1 e 2
C. Solo 2 e 3
D. Solo 2
E. Tutte

Funghi

1035) V • 2018 I lieviti sono:

A. piante
B. funghi
C. animali
D. protisti
E. eubatteri

1036) Gli antibiotici:

A. sono prodotti vegetali
B. sono microrganismi ostili ai sistemi biologici
C. stimolano il sistema immunitario
D. combattono infezioni virali
E. combattono infezioni batteriche e sono anche prodotti da microrganismi

1037) Al genere Penicillium appartiene una numerosa gamma di microrganismi utilizzati in campo biomedico, come il conosciuto Penicillium notatum, o in campo agroalimentare, come il Penicillium camamberti, glaucum, roqueforti. I Penicillium appartengono:

A. alla Classe dei Procarioti
B. al Phylum delle Monere
C. al gruppo dei Lieviti
D. al Phylum dei Protisti
E. al Regno dei Funghi

1038) Il regno dei Funghi non è costituito da organismi:

A. eterotrofi
B. autotrofi
C. per la maggior parte decompositori
D. che possono essere patogeni
E. le cui cellule hanno una parete cellulare composta da chitina

Gli agenti patogeni

1039) Il virus H5N1 è responsabile della:

A. influenza
B. epatite C
C. AIDS
D. peste aviaria
E. poliomielite

1040) CINECA • 2018 In caso di faringite streptococcica, quale deve essere considerata la terapia d'elezione?

A. La somministrazione di lassativi
B. La somministrazione di un corticosteroide
C. La somministrazione esclusiva di un antipiretico
D. L'idratazione per via endovenosa
E. La somministrazione di penicillina

1041) In una infezione latente:

A. il virus vive all'interno della cellula in modo silente
B. il virus non è patogeno
C. il virus è subito distrutto
D. il batterio si riproduce all'interno della cellula e la distrugge
E. il virus ha una vita breve

1042) L'agente patogeno della malaria è:

A. Dictyostelium discoideum
B. Saccaromyces cerevisiae
C. Bacillus subtilis
D. Plasmodium falciparum
E. Escherichia coli

1043) CINECA • 2015 **I "postulati di Koch" riguardano i criteri per:**

A. la classificazione delle malattie causate da microrganismi
B. riconoscere che un particolare microorganismo sia causa di una particolare malattia
C. la determinazione della sensibilità di un microrganismo agli antibiotici
D. l'identificazione di un microrganismo
E. la classificazione di un microorganismo

1044) L'acaro della scabbia è un parassita dell'uomo che scava tortuose gallerie nella pelle umana, dove deposita le sue uova. Esso appartiene al phylum:

A. Nematodi
B. Artropodi
C. Platelminti
D. Molluschi
E. Anellidi

La classificazione dei viventi

1045) Quali tra questi organismi presentano un'organizzazione di tipo molecolare?

A. Le alghe
B. I protozoi
C. Nessuna delle altre risposte è corretta
D. I virus
E. I batteri

1046) Due animali appartengono alla stessa specie se:

A. hanno sembianze simili
B. hanno un progenitore in comune
C. hanno richieste nutrizionali simili
D. possono generare figli fertili
E. possono vivere insieme in un ambiente simile

1047) Quali delle seguenti entità presentano la massima complessità?

A. batteri
B. prioni
C. metazoi
D. alghe
E. virus

1048) Gli organi o le strutture che in organismi di diversa specie hanno la stessa origine evolutiva vengono detti:

A. simili
B. omologhi
C. omeopatici
D. analoghi
E. allopatici

1049) V • 2014 **Quale delle seguenti affermazioni sulla classificazione scientifica degli organismi viventi introdotta da Carl von Linné, più comunemente noto come Linneo, NON è corretta?**

A. Si fonda sulle teorie dell'Evoluzionismo
B. Si basa sul modello aristotelico di definizione mediante genere prossimo e differenza specifica
C. Fa uso di una nomenclatura binomiale già adottata in precedenza

D. Oltre ad animali e piante, la classificazione è stata estesa anche ai minerali
E. Si tratta di un metodo tassonomico per la classificazione degli organismi

1050) Indicare la sequenza gerarchicamente corretta delle categorie sistematiche:

A. Phylum - Classe - Famiglia - Ordine - Specie
B. Phylum - Famiglia - Ordine - Classe - Specie
C. Phylum - Classe - Ordine - Famiglia - Specie
D. Phylum - Ordine - Classe - Famiglia - Specie
E. Classe - Phylum - Ordine - Famiglia - Specie

1051) La trasformazione evolutiva delle squame dei rettili nelle penne degli uccelli è un esempio di:

A. crescita allometrica
B. preadattamento
C. pedomorfosi
D. gradualismo
E. insuccesso dell'ibrido

1052) Quali tra queste strutture sono omologhe tra loro?

A. La zampa anteriore del cane e l'ala del pipistrello
B. Le branchie dei pesci e i polmoni
C. Il corno del rinoceronte e quello del cervo
D. L'occhio del polpo e quello del gatto
E. Una fogliolina di muschio e la foglia di una rosa

1053) Indicare l'asserzione ERRATA tra quelle elencate di seguito:

A. un ordine può comprendere più classi
B. una famiglia può comprendere più generi
C. un phylum può comprendere più classi
D. un genere può comprendere più specie
E. una classe può comprendere più ordini

1054) Quali organismi presentano un minor numero di caratteri in comune?

A. Organismi appartenenti alla stessa specie
B. Organismi appartenenti allo stesso genere
C. Organismi appartenenti alla stessa famiglia
D. Organismi appartenenti alla stessa classe
E. Organismi appartenenti allo stesso ordine

Piante

1055) Nel fiore delle Angiosperme l'insieme dei sepali costituisce:

A. il calice
B. il frutto
C. il pistillo
D. l'ovario
E. la corolla

1056) Quale parte del fiore dopo la fecondazione si trasforma e diventa frutto?

A. Il seme
B. Il polline
C. L'ovario
D. Il petalo
E. Il sepalo

1057) Le piante a semi sono dette:

A. tallofite
B. briofite
C. spermatofite
D. alghe
E. cormofite

1058) CISIA • 2016 Quando un seme germina, la radice si accresce verso il basso. Questo è un fenomeno di:

A. fototropismo positivo
B. idrotropismo
C. fototropismo negativo
D. geotropismo negativo
E. geotropismo positivo

to nella respirazione aerobica ed è prodotto nelle reazioni della fase luce indipendente

1059) CISIA • 2015 In Botanica si definisce frutto la struttura originata dall'ingrossamento dell'ovario conseguente alla fecondazione. Quale, tra quelli elencati, è un frutto in senso botanico?

A. Pomodoro
B. Pera
C. Fragola
D. Ananas
E. Mela

1060) Per fototropismo si intende:

A. il movimento di reazione agli stimoli sonori
B. la proprietà delle piante di orientarsi verso la luce
C. la proprietà di colorarsi di una cellula animale
D. la capacità di alcuni tipi di piante di mimetizzarsi
E. lo svolgersi della fotosintesi clorofilliana

1061) CISIA • 2015 In una pianta:

A. tutte le cellule possiedono cloroplasti ma non mitocondri
B. le cellule dei tessuti fotosintetici possiedono sia cloroplasti che mitocondri
C. tutte le cellule possiedono sia cloroplasti che mitocondri
D. le cellule dei tessuti fotosintetici possiedono cloroplasti, quelle dei tessuti di riserva mitocondri
E. le cellule vegetali non hanno mitocondri

1062) Quale delle seguenti piante si riproduce tramite spore?

A. La felce
B. La betulla
C. L'ulivo
D. Il mandorlo
E. Il larice

1063) Nelle piante, quale evento della riproduzione ha luogo a seguito dell'impollinazione?

A. La germinazione
B. La fecondazione
C. La formazione del fiore
D. La formazione dei semi
E. La dispersione dei semi

Protisti

1064) Cosa sono le amebe?

A. Batteri aerobi
B. Anfibi anuri
C. Virus patogeni
D. Protozoi
E. Mammiferi di piccole dimensioni

1065) I protozoi:

A. si riproducono solo sessuatamente
B. presentano dimensioni intermedie tra quelle dei batteri e dei virus
C. sono incapaci di qualsiasi locomozione
D. sono sinonimi di procarioti
E. sono organismi eucarioti unicellulari

Virus

1066) CINECA • 2018 Da quali caratteristiche dipende la virulenza di un virus?

A. Infettività e potenziale patogeno
B. Invasività, infettività, potenziale patogeno
C. Invasività e tossigenicità

D. Invasività, tossigenicità e potenziale patogeno
E. Infettività e tossigenicità

1067) V • 2016 Quali sono le principali macromolecole che costituiscono i virus?

A. Idrocarburi e carboidrati
B. Proteine e acidi nucleici
C. Molecole complesse in parte sconosciute
D. Proteine
E. Lipidi e zuccheri

1068) Il virus dell'AIDS è un virus a RNA; cosa significa?

A. Nessuna delle altre risposte è corretta
B. Che metabolizza l'RNA della cellula ospite
C. Che il suo materiale genetico è costituito dall'RNA
D. Che utilizza RNA messaggero per dirigere la sintesi delle proprie funzioni
E. Che utilizza l'RNA della cellula ospite per codificare le proprie funzioni

1069) La capacità di utilizzare l'apparato biosintetico delle cellule ospiti per la propria sopravvivenza è caratteristica di:

A. funghi
B. protozoi
C. sia dei funghi sia dei batteri
D. batteri
E. virus

1070) Da cos'è formato il materiale genetico dei virus?

A. Da DNA o da RNA
B. Solo DNA
C. Solo RNA
D. Nessuna delle altre risposte è corretta
E. Da proteine

1071) I virus a RNA devono disporre in proprio di alcuni enzimi in quanto:

A. i virus verrebbero rapidamente distrutti dalle difese dell'ospite
B. gli enzimi posseduti dal virus traducono il DNA virale in proteine
C. gli enzimi posseduti dal virus sono più efficaci per la sintesi di ATP
D. i messaggeri virali non possono essere tradotti dagli enzimi della cellula ospite
E. le cellule ospiti non possiedono enzimi che possano replicare il genoma virale

1072) Quale tra questi virus può indurre un processo di trasformazione cellulare?

A. Picornavirus
B. Reovirus
C. Poxvirus
D. Parvovirus
E. Retrovirus

1073) Il virus della poliomielite è un:

A. Rhinovirus
B. Coronavirus
C. Adenovirus
D. Herpesvirus
E. Enterovirus

1074) La figura mostra un batteriofago che attacca una cellula ospite. I batteriofagi sono:

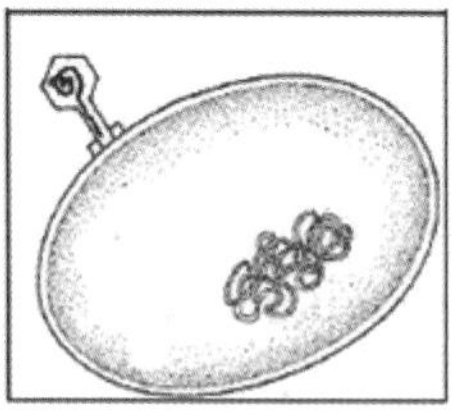

A. batteri capaci di fagocitare i virus
B. batteri che lisano le membrane cellulari degli eucarioti
C. batteri capaci di vita autonoma
D. anticorpi che distruggono i batteri
E. virus che attaccano i batteri

1075) Si vuole ottenere in laboratorio una coltura di virus per studiarne l'infettività. Si dovrà procedere a:

A. isolare il ceppo virale e attendere la sua riproduzione in provetta
B. inoculare i virus in una cavia morta, per maggior sicurezza
C. seminare particelle virali su una piastra sterile
D. seminare particelle virali in un brodo nutritizio
E. infettare con particelle virali colture di cellule ad esse sensibili

1076) CINECA • 2018 **Il termine mughetto è comunemente usato per indicare:**

A. un'infezione batterica responsabile dell'arrossamento dei genitali dei neonati
B. una micosi a carico della mucosa orale, generalmente causata da Candida albicans
C. un altro modo per chiamare la micosi che causa il "piede d'atleta"
D. un'infezione virale tipica della zona dei gomiti caratterizzata da arrossamenti e pelle squamosa
E. un'infezione batterica che rovina le unghie

1077) CINECA • 2019 **I virus sono:**

A. particelle infettive submicroscopiche costituite da sole proteine e acidi nucleici che si replicano sia all'interno che all'esterno delle cellule
B. i batteri patogeni
C. i batteri non patogeni
D. particelle infettive submicroscopiche costituite da proteine e acidi nucleici che si replicano esclusivamente all'interno delle cellule parassitate
E. un sinonimo di prioni

1078) CINECA • 2019 **Tra i seguenti organi, quale rappresenta negli esseri umani la prima difesa importante nei confronti dell'invasione da parte di virus e batteri?**

A. Il cuore
B. La cistifellea
C. I reni
D. I muscoli scheletrici
E. La cute

1079) I virus non sono capaci di riprodursi autonomamente e la loro replicazione può avvenire solo all'interno della cellula ospite infettata. Se si infettano cellule in coltura con un numero di particelle virali almeno uguale al numero di cellule, si ottiene un'infezione sincronizzata. Nelle prime fasi dell'infezione, si ha la scomparsa delle particelle virali inoculate; successivamente compaiono particelle virali all'interno delle cellule e nel terreno di coltura. Si chiama "periodo d'eclisse" quell'intervallo di tempo che va dalla scomparsa del virus alla ricomparsa di nuove particelle virali intracellulari. Si chiama "periodo latente" quell'intervallo di tempo che va dalla scomparsa del virus al rilascio di nuove particelle virali nel terreno di coltura. **Indicare quale dei segmenti rappresenta il periodo di eclisse:**

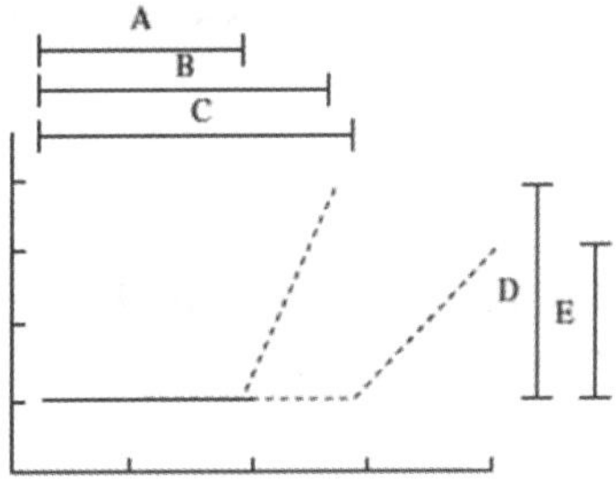

A. E
B. B
C. A
D. D
E. C

4.8 • Interazione tra i viventi

Catene alimentari

1080) Gli animali non possono vivere senza piante perché:

A. riceverebbero una quantità minima di luce
B. rimarrebbero privi di acqua
C. rimarrebbero privi di azoto
D. rimarrebbero privi di energia utilizzabile
E. riceverebbero una quantità eccessiva di luce e calore

1081) I parassiti e i saprofiti:

A. non necessitano di materiale organico
B. necessitano di materiale organico
C. non esistono
D. recano vantaggi alla cellula ospite
E. sono solo eucarioti

1082) Il ciclo biologico del carbonio si compie:

A. unicamente per la presenza di organismi vegetali
B. grazie alla coesistenza di organismi animali e vegetali
C. grazie alle sole attività biologiche degli animali
D. solo all'interno di ecosistemi terrestri
E. solo all'interno di ecosistemi marini

1083) Gli organismi che utilizzano materiali organici morti come fonte di cibo sono detti:

A. protozoi
B. saprofiti
C. deficitari
D. parassiti
E. protisti

1084) I retrovirus:

A. sono virus a DNA
B. utilizzano la trascrittasi inversa per trascrivere il DNA in RNA
C. utilizzano la proteina prionica per trascrivere l'RNA
D. sono virus a DNA che causano l'AIDS
E. sono virus a RNA

1085) L'energia del sole immagazzinata nelle piante viene trasferita ad altri viventi, secondo lo schema.

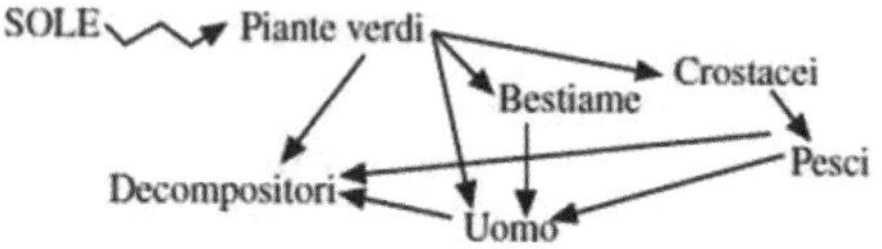

Il bestiame rappresenta:

A. i produttori
B. i consumatori secondari
C. gli autotrofi
D. i semplificatori
E. i consumatori primari

Cicli biogeochimici

1086) Le sostanze non biodegradabili alterano i naturali cicli biogeochimici perché:

A. gli animali non possono decomporle
B. le piante non possono decomporle
C. i microrganismi non possono decomporle
D. i loro coloranti sono velenosi
E. uccidono l'uomo

1087) Quale dei seguenti processi incrementa la quantità di carbonio atmosferico nel ciclo del carbonio?

A. Respirazione
B. Fotosintesi e combustione
C. Combustione
D. Fotosintesi
E. Respirazione e combustione

1088) Lo schema della figura rappresenta il ciclo dell'azoto. La freccia contrassegnata con il n. 2 indica il processo di:

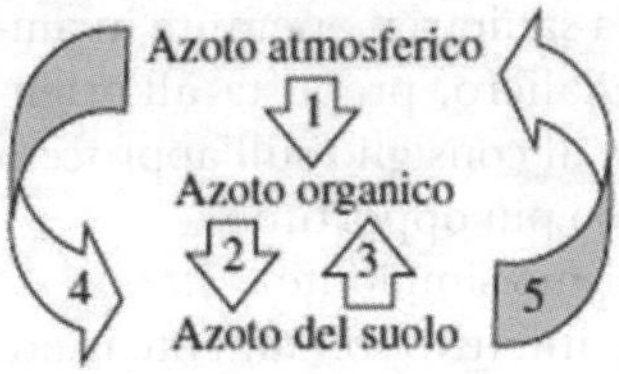

A. sintesi
B. assimilazione
C. decomposizione
D. denitrificazione
E. fissazione

1089) Volendo verificare la presenza di fosforo radioattivo in un ecosistema si può analizzare:

A. la chitina dell'esoscheletro di un insetto
B. la membrana cellulare di un paramecio
C. la cellulosa del fusto di una pianta erbacea
D. i carotenoidi estratti da un frutto
E. la sericina di una ragnatela

Ecosistemi

1090) CISIA • 2016 Nella figura è schematizzata la rete trofica di un ecosistema terrestre, in cui ogni lettera indica una specie. Le frecce, che rappresentano le relazioni trofiche, sono dirette verso il consumatore.

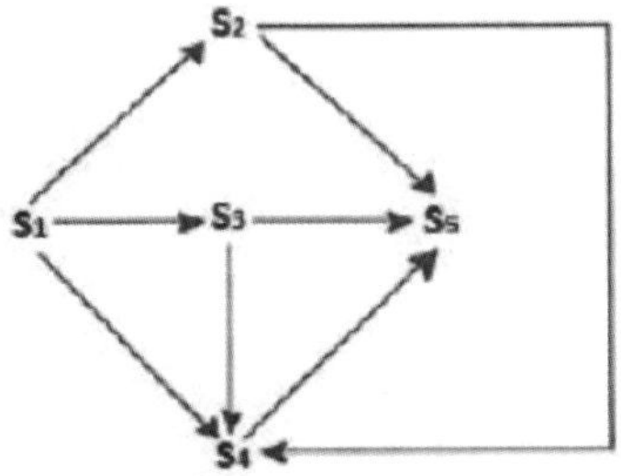

Quale è l'autotrofo?

A. La specie S_3
B. La specie S_4
C. La specie S_1
D. La specie S_2
E. La specie S_5

1091) Per nicchia ecologica si intende:

A. il ruolo di una specie nell'ecosistema
B. la zona occupata da un animale
C. l'insieme degli organismi viventi in un ecosistema
D. gli effetti dei danni inflitti dall'inquinamento agli ecosistemi
E. il guscio dei molluschi

1092) Le interazioni in cui due organismi sono limitati dalla disponibilità reciproca di cibo, spazio, acqua o luce sono dette relazioni di:

A. mutualismo
B. competizione
C. reciprocità
D. interdipendenza
E. commensalismo

1093) Gli elementi fisici e chimici dell'ambiente formano:

A. la biosfera
B. i fattori biotici
C. la nicchia ecologica
D. l'ecosistema
E. i fattori abiotici

1094) Si definisce simbiosi mutualistica:

A. una particolare tipologia di virus
B. un'associazione di individui senza influenze reciproche
C. un'associazione di organismi diversi con reciproco vantaggio
D. un tipo di divisione cellulare
E. un animale autotrofo

1095) Due organismi che utilizzano le stesse risorse disponibili in quantità limitate vengono definiti:

A. simbionti
B. predatori
C. mutualisti

D. parassiti
E. competitori

1096) La radiazione adattiva è comune in seguito ad una estinzione di massa, probabilmente perché:

A. sono vuote molte zone adattive
B. i sopravvissuti di una estinzione di massa sono eccezionalmente ben adattati al loro ambiente
C. l'ambiente invariato in seguito all'estinzione di massa guida il processo evolutivo
D. molte nicchie ecologiche sono occupate
E. l'ambiente induce cambiamenti nei tempi di sviluppo di molte specie

1097) Un ecosistema è caratterizzato:

A. da un flusso di energia e da un ciclo di materia
B. solo da un ciclo di energia e da un ciclo di materia
C. solo da un ciclo di materia
D. solo da un flusso di materia
E. solo da un flusso di energia

1098) Si definisce "opportunista":

A. un soggetto affetto da una carenza vitaminica
B. un soggetto affetto da disturbo ossessivo-compulsivo che lo porta ad adeguarsi alle situazioni per trarne vantaggio
C. una figura sanitaria, operante in ambito ospedaliero, preposta all'orientamento e al consiglio sull'approccio terapeutico più opportuno
D. un organismo simbionte
E. un agente infettivo solitamente innocuo che diventa patogeno negli organismi defedati

Uomo e inquinamento ambientale

1099) Il temuto aumento della temperatura terrestre dovuto al cosiddetto effetto serra dipende:

A. dallo scioglimento dei ghiacci polari
B. dall'aumento di anidride carbonica nell'atmosfera
C. dall'aumento di ossigeno nell'atmosfera
D. dalla diminuzione di anidride carbonica nell'atmosfera
E. dall'abbassamento degli oceani

1100) Le piogge acide sono dovute a modifiche ambientali operate dall'uomo su:

A. ciclo dell'azoto e dello zolfo
B. ciclo del carbonio e dell'ossigeno
C. ciclo dell'azoto e del fosforo
D. ciclo del carbonio e dello zolfo
E. ciclo della CO_2

RISPOSTE CORRETTE

1)	B	55)	A	109)	D	163)	C	217)	D
2)	D	56)	E	110)	A	164)	A	218)	C
3)	E	57)	C	111)	E	165)	A	219)	B
4)	A	58)	A	112)	A	166)	E	220)	B
5)	B	59)	C	113)	B	167)	D	221)	C
6)	D	60)	A	114)	B	168)	C	222)	D
7)	C	61)	A	115)	C	169)	A	223)	D
8)	E	62)	B	116)	D	170)	A	224)	E
9)	A	63)	A	117)	D	171)	A	225)	D
10)	A	64)	A	118)	D	172)	A	226)	E
11)	B	65)	D	119)	C	173)	E	227)	A
12)	E	66)	E	120)	D	174)	E	228)	E
13)	A	67)	B	121)	C	175)	A	229)	C
14)	B	68)	D	122)	D	176)	A	230)	C
15)	C	69)	B	123)	D	177)	E	231)	B
16)	A	70)	A	124)	D	178)	C	232)	C
17)	D	71)	E	125)	D	179)	B	233)	E
18)	C	72)	C	126)	A	180)	D	234)	D
19)	E	73)	B	127)	A	181)	B	235)	A
20)	B	74)	B	128)	C	182)	A	236)	D
21)	E	75)	D	129)	B	183)	B	237)	E
22)	C	76)	D	130)	B	184)	E	238)	B
23)	E	77)	C	131)	D	185)	D	239)	D
24)	A	78)	C	132)	E	186)	C	240)	A
25)	C	79)	A	133)	D	187)	A	241)	D
26)	C	80)	C	134)	E	188)	D	242)	D
27)	B	81)	D	135)	E	189)	D	243)	C
28)	E	82)	C	136)	A	190)	E	244)	C
29)	A	83)	C	137)	B	191)	D	245)	C
30)	A	84)	D	138)	D	192)	B	246)	A
31)	B	85)	C	139)	D	193)	C	247)	B
32)	E	86)	E	140)	D	194)	E	248)	D
33)	D	87)	A	141)	B	195)	A	249)	B
34)	A	88)	C	142)	D	196)	E	250)	D
35)	D	89)	C	143)	D	197)	D	251)	D
36)	A	90)	E	144)	E	198)	C	252)	B
37)	A	91)	A	145)	E	199)	B	253)	C
38)	E	92)	C	146)	A	200)	D	254)	C
39)	D	93)	A	147)	D	201)	B	255)	B
40)	C	94)	E	148)	A	202)	C	256)	B
41)	D	95)	C	149)	A	203)	C	257)	B
42)	E	96)	C	150)	C	204)	A	258)	E
43)	C	97)	D	151)	C	205)	C	259)	B
44)	A	98)	E	152)	B	206)	D	260)	D
45)	B	99)	E	153)	A	207)	B	261)	E
46)	C	100)	D	154)	C	208)	B	262)	C
47)	A	101)	E	155)	A	209)	D	263)	E
48)	C	102)	C	156)	A	210)	B	264)	E
49)	D	103)	A	157)	E	211)	A	265)	E
50)	A	104)	C	158)	A	212)	B	266)	C
51)	D	105)	A	159)	A	213)	A	267)	A
52)	C	106)	B	160)	C	214)	B	268)	C
53)	C	107)	C	161)	E	215)	C	269)	E
54)	D	108)	C	162)	D	216)	D	270)	A

271) E
272) E
273) D
274) E
275) A
276) A
277) A
278) D
279) A
280) C
281) A
282) A
283) C
284) D
285) E
286) D
287) E
288) D
289) D
290) A
291) E
292) A
293) C
294) A
295) E
296) B
297) B
298) D
299) B
300) D
301) A
302) E
303) B
304) B
305) A
306) A
307) D
308) A
309) B
310) D
311) D
312) C
313) B
314) B
315) B
316) D
317) C
318) A
319) D
320) D
321) B
322) D
323) B
324) C
325) A
326) E
327) E
328) C
329) A
330) D
331) D
332) E
333) A
334) B
335) A
336) A
337) B
338) C
339) D
340) B
341) E
342) D
343) D
344) C
345) B
346) B
347) E
348) E
349) D
350) C
351) E
352) E
353) E
354) D
355) B
356) E
357) A
358) A
359) D
360) C
361) A
362) A
363) B
364) D
365) B
366) B
367) B
368) E
369) B
370) A
371) A
372) C
373) D
374) C
375) B
376) D
377) B
378) A
379) B
380) C
381) E
382) D
383) A
384) E
385) D
386) C
387) A
388) C
389) E
390) B
391) A
392) E
393) D
394) C
395) C
396) B
397) A
398) B
399) C
400) E
401) C
402) E
403) A
404) C
405) A
406) E
407) E
408) C
409) D
410) B
411) D
412) D
413) B
414) C
415) A
416) D
417) B
418) B
419) D
420) A
421) D
422) B
423) C
424) A
425) A
426) A
427) E
428) E
429) C
430) E
431) A
432) A
433) D
434) B
435) E
436) D
437) B
438) E
439) B
440) D
441) E
442) B
443) D
444) C
445) E
446) B
447) D
448) E
449) E
450) A
451) C
452) B
453) C
454) D
455) D
456) C
457) C
458) D
459) A
460) B
461) A
462) C
463) D
464) C
465) D
466) B
467) A
468) E
469) C
470) E
471) B
472) C
473) D
474) C
475) E
476) E
477) D
478) C
479) A
480) C
481) E
482) B
483) B
484) E
485) B
486) C
487) C
488) C
489) A
490) C
491) D
492) B
493) B
494) A
495) A
496) A
497) A
498) A
499) B
500) E
501) E
502) A
503) B
504) C
505) A
506) A
507) D
508) E
509) D
510) D
511) D
512) C
513) E
514) B
515) B
516) C
517) C
518) B
519) C
520) A
521) B
522) D
523) C
524) C
525) D
526) D
527) C
528) A
529) E
530) B
531) A
532) B
533) A
534) E
535) D
536) D
537) A
538) E
539) C
540) A
541) D
542) B
543) A
544) A
545) C
546) C
547) D
548) C
549) E
550) C
551) D
552) C
553) A
554) E
555) B

556) E	613) B	670) C	727) B	784) E
557) A	614) D	671) C	728) A	785) D
558) D	615) B	672) D	729) E	786) D
559) A	616) A	673) B	730) D	787) D
560) E	617) A	674) A	731) D	788) E
561) D	618) E	675) D	732) A	789) D
562) A	619) E	676) B	733) C	790) E
563) D	620) C	677) B	734) B	791) A
564) E	621) E	678) A	735) A	792) B
565) C	622) E	679) C	736) E	793) D
566) B	623) D	680) B	737) B	794) A
567) D	624) C	681) E	738) D	795) B
568) D	625) D	682) B	739) A	796) E
569) B	626) C	683) D	740) A	797) D
570) D	627) D	684) E	741) A	798) A
571) E	628) A	685) E	742) C	799) A
572) C	629) C	686) B	743) D	800) D
573) E	630) B	687) B	744) C	801) B
574) D	631) B	688) A	745) E	802) E
575) B	632) E	689) E	746) C	803) B
576) B	633) A	690) B	747) D	804) A
577) C	634) A	691) D	748) B	805) B
578) C	635) E	692) E	749) C	806) E
579) A	636) E	693) E	750) A	807) A
580) D	637) A	694) A	751) D	808) C
581) C	638) D	695) A	752) E	809) A
582) A	639) C	696) A	753) D	810) A
583) C	640) A	697) C	754) B	811) E
584) B	641) B	698) E	755) D	812) B
585) E	642) E	699) A	756) C	813) D
586) C	643) A	700) C	757) D	814) A
587) A	644) C	701) B	758) B	815) E
588) C	645) B	702) A	759) B	816) A
589) E	646) D	703) E	760) E	817) C
590) E	647) A	704) A	761) B	818) E
591) A	648) A	705) B	762) D	819) A
592) B	649) A	706) B	763) D	820) B
593) C	650) B	707) D	764) C	821) C
594) A	651) B	708) A	765) D	822) B
595) A	652) C	709) E	766) D	823) D
596) C	653) A	710) D	767) A	824) A
597) E	654) A	711) C	768) C	825) A
598) B	655) A	712) D	769) A	826) C
599) E	656) B	713) D	770) A	827) D
600) A	657) D	714) E	771) D	828) E
601) D	658) A	715) A	772) B	829) E
602) A	659) D	716) C	773) B	830) D
603) D	660) B	717) C	774) C	831) B
604) A	661) D	718) E	775) E	832) A
605) E	662) A	719) C	776) C	833) D
606) C	663) E	720) A	777) E	834) C
607) D	664) C	721) B	778) B	835) D
608) B	665) E	722) B	779) C	836) B
609) E	666) A	723) B	780) C	837) B
610) E	667) A	724) C	781) D	838) D
611) A	668) A	725) C	782) D	839) A
612) C	669) A	726) E	783) A	840) D

841) A	893) A	945) E	997) A	1049) A
842) E	894) B	946) E	998) A	1050) C
843) E	895) B	947) D	999) B	1051) B
844) C	896) B	948) B	1000) A	1052) A
845) D	897) A	949) D	1001) B	1053) A
846) C	898) D	950) C	1002) D	1054) D
847) C	899) E	951) A	1003) B	1055) A
848) C	900) E	952) E	1004) A	1056) C
849) E	901) D	953) A	1005) C	1057) C
850) B	902) C	954) E	1006) B	1058) E
851) E	903) A	955) E	1007) E	1059) A
852) C	904) D	956) B	1008) A	1060) B
853) D	905) E	957) E	1009) A	1061) B
854) B	906) C	958) D	1010) E	1062) A
855) B	907) B	959) A	1011) B	1063) B
856) B	908) D	960) B	1012) A	1064) D
857) A	909) D	961) B	1013) C	1065) E
858) A	910) C	962) D	1014) C	1066) B
859) D	911) C	963) A	1015) A	1067) B
860) D	912) B	964) A	1016) D	1068) C
861) E	913) D	965) B	1017) A	1069) E
862) A	914) D	966) D	1018) A	1070) A
863) E	915) A	967) A	1019) B	1071) E
864) A	916) C	968) C	1020) C	1072) E
865) A	917) D	969) E	1021) A	1073) E
866) E	918) E	970) E	1022) D	1074) E
867) D	919) D	971) B	1023) D	1075) E
868) A	920) E	972) D	1024) D	1076) B
869) E	921) B	973) E	1025) C	1077) D
870) A	922) A	974) D	1026) B	1078) E
871) E	923) C	975) B	1027) A	1079) C
872) A	924) D	976) B	1028) E	1080) D
873) D	925) B	977) A	1029) E	1081) B
874) A	926) D	978) A	1030) B	1082) B
875) C	927) A	979) A	1031) A	1083) B
876) B	928) C	980) B	1032) D	1084) E
877) E	929) E	981) B	1033) D	1085) E
878) A	930) B	982) B	1034) A	1086) C
879) E	931) B	983) D	1035) B	1087) E
880) D	932) B	984) E	1036) E	1088) C
881) B	933) E	985) D	1037) E	1089) B
882) D	934) D	986) E	1038) B	1090) C
883) B	935) E	987) D	1039) D	1091) A
884) D	936) D	988) D	1040) E	1092) B
885) E	937) A	989) B	1041) A	1093) E
886) B	938) A	990) E	1042) D	1094) C
887) E	939) B	991) E	1043) B	1095) E
888) B	940) A	992) C	1044) B	1096) A
889) B	941) B	993) B	1045) D	1097) A
890) B	942) A	994) C	1046) D	1098) E
891) B	943) C	995) A	1047) C	1099) B
892) B	944) C	996) A	1048) B	1100) A